HANDBUCH DER INNEREN MEDIZIN

BEGRÜNDET VON

L. MOHR UND **R. STAEHELIN**

VIERTE AUFLAGE

HERAUSGEGEBEN VON

G. v. BERGMANN
MÜNCHEN

W. FREY
BERN

H. SCHWIEGK
MARBURG/LAHN

DRITTER BAND / ERSTER TEIL

VERDAUUNGSORGANE

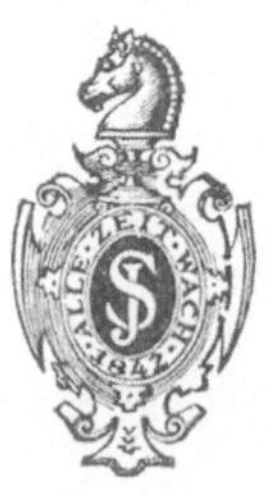

SPRINGER-VERLAG
BERLIN · GÖTTINGEN · HEIDELBERG
1953

VERDAUUNGSORGANE

ERSTER TEIL

BEARBEITET VON

A. GIGON · G. KATSCH · M. LÜDIN
H. PICKERT

MIT 283 ZUM TEIL FARBIGEN ABBILDUNGEN

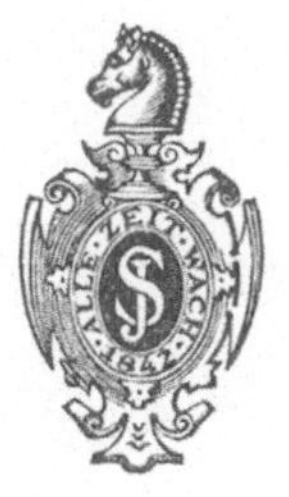

SPRINGER-VERLAG

BERLIN · GÖTTINGEN · HEIDELBERG

1953

ISBN-13: 978-3-642-94609-7   e-ISBN-13: 978-3-642-94608-0
DOI: 10.1007/978-3-642-94608-0

DRUCK DER UNIVERSITÄTSDRUCKEREI H. STÜRTZ AG., WÜRZBURG

Inhaltsverzeichnis.

Seite

Seite

Inhalt des zweiten Teiles.

Krankheiten der Mundschleimhaut.

Von

Alfred Gigon.

Mit 2 Abbildungen.

1. Vorbemerkungen.

Die Mundschleimhaut, sowohl die des Vestibulum als auch jene des Cavum oris, ist embryologisch ein Abkömmling des Ektoderms und besteht aus einem mehrschichtigen Plattenepithel. Die Grenze zwischen hartem und weichem Gaumen kann bei der Lautbildung erkannt werden sowie am Farbunterschied der beiden Schleimhautgebiete. Am harten Gaumen finden sich seitlich zwischen Gaumenplatte und Zahnfächerfortsätzen größere Bindegewebsmassen, in welchen vom Canalis pterygopalatinus kommende Gefäße und Nerven liegen. Der weiche Gaumen ist eine von Schleimhaut überzogene Muskelplatte, die in die Uvula und die Gaumenbögen übergeht. Die Farbe der Mundhöhle tritt durch Einspiegeln von Tageslicht (Stirnspiegel) am besten hervor. Am harten Gaumen ist die Schleimhaut blaßrot, mit einem Stich ins Graue, am weichen Gaumen dunkelrot mit einem leicht gelblichen Ton. Die auf dem vorderen Teil des harten Gaumens vorhandenen Falten sind in ihrer Form genotypisch gebunden. Der Übergang von Mundschleimhaut zu äußerer Haut erfolgt unter Zwischenschaltung des Lippenrotes, das eine nur beim Menschen vorkommende Bildung ist. Das Lippenrot nimmt eine Mittelstellung zwischen Hautfarbe und Schleimhaut ein. Die Röte ist durch die starke Durchblutung und die oberflächliche Lage der Capillarschlingen bedingt. Der Mundboden hat eine glatte, leicht verschiebliche Schleimhaut, die auf die Unterfläche der Zunge übergeht. Seitlich vom Frenulum linguae sind die Plicae timbriatae und die Plicae sublinguales; sie vereinigen sich nahe dem Zungenbändchen in den Carunculae sublinguales, den Ausführungsgängen der Glandulae submaxillares und sublinguales. Der Ductus parotideus seu stenonianus, der lateral vom Masseter verläuft, durchbohrt den M. buccinator und mündet in einem kleinen Zipfel der Wangenschleimhaut, der bei Schlußstellung der Kiefer der Außenseite des oberen 2. Molaren anliegt.

Das Abtasten der Mundhöhle erlaubt nicht nur die Untersuchung der Zahnfächerfortsätze, sondern auch das Erkennen von Veränderungen im Mundboden (zweihändige intra- und extraorale Palpation) und von Lymphdrüsenschwellungen in der Regio submandibularis. Man denke daran, daß der Lymphabfluß der Mundhöhle, und zwar auch vom Oberkiefer vorzugsweise durch die submandibularen Lymphdrüsen geht. Für die Unterlippe, den mittleren Teil des Unterkiefers und die Zungenspitze sind die submentalen Lymphdrüsen knapp unter dem Kinn und in der Nähe des Zungenbeines wichtig.

Die Physiologie der Mundhöhle umfaßt ein weites Gebiet. Die Mundhöhle dient nicht nur der Flüssigkeit- und Nahrungsaufnahme, sondern auch der Sprache und Lautbildung, unter gewissen Bedingungen auch der Atmung. In der Ruhelage sind die unteren Zahnreihen den oberen angenähert, berühren sich aber nicht. Zwischen Zunge und Gaumen bleibt ein kleiner Raum. Bei der Schluß-stellung (Okklusion) sind die Zähne des Oberkiefers in einer genau gegebenen Stellung an die des Unterkiefers gedrückt. Die Schlußstellung ist wie die Papillar-linien der Finger und die Gaumenfalten jedem Individuum eigentümlich und wiederholt sich offenbar auf der Welt nicht ein zweites Mal: zu einem Ober-kiefer paßt in bezug auf den Zusammenschluß der Zahnreihen nur der Unter-kiefer desselben Individuums.

Die Abnützung der Zähne, ihr Abschleifen ist physiologisch. Im 40. Lebens-jahr ist eine Verkürzung der bogenförmigen Zahnreihe um 1 cm eingetreten.

Das Schlucken ist nur im vorderen und mittleren Bereich der Mundhöhle dem Willen unterworfen. Nahrungsteile, die die hintere Mundhöhle und den Rachen erreichen, werden reflektorisch, d. h. unwillkürlich geschluckt.

Die Mundhöhle ist nicht zum normalen Atemweg bestimmt; Mundatmung ist immer der Ausdruck eines pathologischen Zustandes.

Über den Geschmack-, Tast-, Schmerz- und Temperatursinn siehe Bd. 5 des Handbuches.

Von der Mundhöhle aus werden Reflexe ausgelöst, so der Speichelreflex, die Erregung der Magen- und Bauchspeicheldrüsen, wohl auch der Motilität der Gallenwege (äußere und hepatische).

Umgekehrt beeinflussen die tieferen Verdauungsabschnitte die Mundhöhle und ihre Drüsen: namentlich vom Magen aus wird Schleim- und Speichelproduktion angeregt.

Eine *Resorption* kommt in der Mundhöhle für manche Stoffe vor: Nicotin, Alkohol, Cyankali usw. Die *perlinguale* Applikation von Medikamenten (Lin-guetten usw.) wird jetzt reichlich verwendet. Die Resorption findet zwischen Wange und Oberkiefer langsamer statt als sublingual.

Die *Flora* der Mundhöhle ist außerordentlich mannigfaltig. Es kommen vor: Bakterien, Pilze, Algen und Protozoen. Die Lactobacillen, Bacillus fusiformes, Spirochaetes, chromogene Bakterien, die verschiedensten Kokken sind in der normalen Mundhöhle regelmäßig zu finden. Auch Leptothrixarten kommen in jeder Mundhöhle vor.

Lactobacillus acidophilus scheint bei der Cariesbildung eine wichtige Rolle zu spielen. Speichel cariesfreier Menschen soll fähig sein, L. acidophilus zu zer-stören oder sein Wachstum zu hemmen. Der wirksame Stoff soll durch andere Bakterien erzeugt werden, und chemisch eine Stickstoffbindung eines Ammo-niumsalzes sein. Es wird gegen Caries eine Mischung von 22,5% Harnstoff mit 3% Diammoniumphosphat (Poggioli) empfohlen.

Die Mundhöhle ist eine wichtige Infektionsquelle: Die Erreger von Keuch-husten, Influenza, Diphtherie, ferner Meningokokken, Spirochaeta pallida u. a. können durch sie in den Organismus gelangen.

Die Entamoeba buccalis wird gelegentlich in der Mundhöhle gefunden, namentlich bei Carcinomen und chronischen Erkrankungen im Bereiche der Mundhöhle.

II. Mißbildungen und Anomalien.

Sie besitzen vorwiegend chirurgisches Interesse und brauchen hier nicht aus-führlicher beschrieben zu werden: die verschiedenen Formen der Hasenscharte, die Gaumenspalten, der Wolfsrachen, die Gesichtsspalten.

Erwähnt sei auch hier die *Asymmetria faciei*. Die Künstler haben schon längst bemerkt, daß eine vollkommene Symmetrie des Körpers überhaupt nicht vorkommt. Bei den Rechts-händern ist die linke Körperhälfte nicht nur funktionell, sondern auch anatomisch schwächer als die rechte Hälfte. Ist diese Asymmetrie am Gesicht sehr ausgesprochen, so haben wir die angeborene Hemiatrophia faciei (links bei Rechtshändern, rechts bei Linkshändern — wobei zu bemerken ist, daß angeborene Linkshänder durch die Erziehung, die Schuldisziplin, den Zwang der äußeren Verhältnisse die meisten Handlungen doch mit der rechten Hand zu verrichten gelernt haben).

Umgekehrt kann man eine *Hemihypertrophia faciei* beobachten, z. B. rechts bei den Rechtshändern. Diese Anomalien stehen wohl unter der Herrschaft des Zentralnervensystems.

Von den Mißbildungen der Kiefer erwähnen wir nur die Mikrognathie, das Kleinbleiben des Unterkiefers, die zum sog. „Vogelgesicht" führt, die Hypergnathie, die abnorm starke Entwicklung des Unterkiefers, auch Prognathismus genannt. Mikro- und Hypergnathie können auch — jedoch sehr selten — den Oberkiefer treffen.

Der extrem hohe Gaumen ist mit Schmalgesichtigkeit (Leptoprosopie) verbunden.

Eine *Aglossie*, Fehlen der Zunge, ist außerordentlich selten; selten auch die Ankyloglossie, totale Fixation der Zunge am Mundboden und die Makroglossie, die chirurgischer Eingriffe bedarf. Ohne sichere pathologische Bedeutung, aber viel häufiger, ist die Lingua scrotalis, die wohl immer angeboren zu sein scheint.

III. Entzündliche Veränderungen der Mundschleimhaut: Gingivitis und Stomatitis.

Gingivitis. Die auf die Gingiva beschränkte Entzündung ist meistens lokal bedingt (Zahnsteingingivitis). Die Stomatitis ist seltener lokal bedingt und zeigt meistens allgemeine Symptome.

Gingivitis *marginalis*; Gingivitis *catarrhalis*. 1—2 mm breites, entzündliches rotes Band entlang dem Zahnfleischrand, girlandenartig den Zähnen entlang, mit Zahnsteinablagerung (Schmutzgingivitis). Der Rand blutet leicht; keine Schmerzen.

Bei Schmutzgingivitis, Entfernen der Ursache, Mundhygiene.

Bei intern bedingten Gingivitiden: Bekämpfung der internen Ursache.

Gingivitis atrophicans und Gingivitis hypertrophicans (proliferativa), beide durch Zahnerkrankungen, Veränderungen des Alveolarknochens verursacht.

Gingivitis gravidarum, häufig nach dem 4. Monat der Schwangerschaft, mit reichlich Zahnsteinbildung, leicht blutend, manchmal mit Zahnlockerung.

Bei schweren Fällen von Gingivitis mit Geschwürsbildung werden Sulfamide, Antibiotica und P.A.S. empfohlen.

Stomatitis catarrhalis. Die Schleimhaut ist stark rot, trocken, glänzend, entweder in begrenzten Bezirken oder in toto. Ist die ganze Schleimhaut betroffen, so liegen interne Ursachen vor (Obstipation, Urämie, Menstruation, Schwangerschaft) oder lokal: lang dauernder und reichlicher Gebrauch von bestimmten Gewürzen und Speisen (Essig, Pfeffer, Paprika, Schnaps, Tabakkauen) oder Medikamenten, (Kermes, Tartarus stibiatus, Liquiritia usw.); metallhaltige Prothesen (elektrogalvanischer Strom zwischen der Metallprothese und einem anderen Metallstück, Gabel, Messer) oder Zahncaries, ferner schlecht sitzende Prothesen (JEANJEAN). Die Schleimhaut wird stellenweise leicht ödematös, zeigt an Wangen und der Zunge Zahneindrücke. Das Kauen wird erschwert, sehr kalte und sehr heiße Getränke werden unangenehm empfunden.

Therapie. Mundbäder mit Wasserstoffsuperoxyd, Borwasser, Mundhygiene, Behandlung der Zähne. — Lokale Anwendung von Formaldehyd, in letzter Zeit von Penicillin als Pastillen; langsam im Munde zergehen lassen.

Stomatitis ulcerosa (Stomacace, Mundfäule) kommt meistens bei 20- bis 30jährigen, fast nie bei Zahnlosen vor, trifft hauptsächlich Teile des Unterkiefers. Oft kurzes Prodromalstadium mit Kopfschmerzen, Appetitlosigkeit. Dann treten an mehreren Stellen des Zahnfleisches entzündliche Rötung und flache Geschwüre mit einem scharfen Geschwürsstreifen auf. Die Geschwüre sind meist buccal, selten lingual lokalisiert, zeigen graugelbe Ablagerungen. Das Zahnfleisch ist aufgelockert, auf Berührung stark schmerzhaft und blutet leicht. Es bestehen Fieber, fauliger Foetor ex ore, Speichelfluß. Die submaxillaren Lymphdrüsen sind meistens geschwollen. Bakteriell finden sich hauptsächlich Bac. long. spirillus fusiformis und Spirochäten. Diese Erreger erzeugen eine Alkalose des Speichels (p_H 7,1—7,8, während normal 6,8—7,0).

Therapie. Mundhygiene, Neosalvarsan lokal und per injectionem, in schweren Fällen intravenös. Penicillinpräparate, lokal, in schweren Fällen auch per injectionem. — Die wäßrige Penicillinlösung wird nach Trocknen der geschwürigen Schleimhautteile mit Watte und eventuell Speichelsauger auf die Geschwürsfläche und in den Zahnfleischsaum gebracht, und zwar innerhalb einer Stunde 4—5mal. Nach der ersten Sitzung verschwinden meistens die Schmerzen. Heilung nach 3—6 Tagen bei täglicher Applikation des Penicillins. Zur Injektionsbehandlung täglich 300000 E 3—5 Tage hintereinander. Empfohlen werden auch die Sulfamide (z. B. Elkosin) und PAS.

Rousseau empfiehlt bei der Stomatitis ulcerosa necroticans die Einnahme von Chlorammonium und Magnesiumhyposulfit āā 0,25; 3mal täglich 1 Dosis. Der Zweck ist die Bekämpfung der stets vorhandenen Speichelalkalose.

Stomatitis gangraenosa und *Noma* sind in Europa und sogar in Kleinasien selten geworden.

Stomatitis aphthosa. Frech unterscheidet: a) eigentliche Stomatitis aphthosa, Stomatitis aphthosa acuta; b) Dermatitis fibrinosa faciei Moro (nur im Kindesalter); c) aphthoid Popischill; d) Maul- und Klauenseuche; e) solitäre Aphthen: habituelle und nichthabituelle, d. h. nicht rezidivierende Aphthen.

Die solitären Aphthen stellen einen gelblich rundlich-ovalen Belag von Stecknadelkopf- bis Linsengröße, umgeben von einem roten Hof, dar. Es bildet sich eine lokale nekrotisierende Entzündung der Schleimhaut mit einem zentralen Defekt. Die Erkrankung erzeugt beim Kauen brennende Schmerzen. Die Aphthen befinden sich vorwiegend an der Lippenschleimhaut, Wange, selten am Gaumen oder an der Zunge. Sie sind beim Kinde selten. Das Gesicht ist nie beteiligt. Die Solitäraphthe hat mit der Stomatitis aphthosa acuta infectiosa nichts gemeinsames.

Ätiologisch kommen in Frage: a) Stoffwechselstörung meistens hormonal oder vitaminbedingt; b) allergische und nervöse Störungen der Capillarversorgung; c) Reaktion auf bestimmte Stoffe: Tomaten, Erdbeeren, Nüsse, Mandeln, Prothesenstoffe, Anaesthetica (nach Zahnbehandlung), Bakteriotoxine.

Dispositionelle Momente spielen eine Rolle.

Therapie. Desensibilisierung, Vitamine vor allem Nicotinamid, aber auch Vitamin-B-Komplex, Hormone, bei Frauen oft Ovarialhormone.

Heilung nach 5—12 Tagen.

Der Beweis einer *Stomatitis ulcerosa epidemica* ist noch nicht erbracht.

Der *Lippenfurunkel,* häufiger an der Oberlippe. Er kann foudroyant verlaufen und zum Eintritt von Staphylokokken in die Blut- und Lymphbahnen, sogar zu einer Meningitis führen. Die Diagnose ist durch die kegelförmige Aufteilung an der betroffenen äußeren Lippe leicht.

Therapie. Außer einer chirurgischen, Chemotherapeutica: Sulfonamide, ferner Penicillin.

Ein **Erysipel** der Mundschleimhaut kann primär beginnen oder sekundär von einem Erysipel des Gesichtes ausgehen. Das erstere ist relativ selten und geht von einer Streptokokkeninfektion durch Verletzung der Schleimhaut aus. Es kann nach Tonsillektomie auftreten (Laemmle). Das Erysipel erzeugt starke Schluckschmerzen, Fieber, Störung des Allgemeinbefindens, meistens Schüttelfrost. Objektiv ist die Schleimhaut glänzend dunkelrot, purpurfarbig, diffus, ohne scharfe Grenze gegenüber dem gesunden Gebiet. Alle Partien der Mundschleimhaut können betroffen werden. Regelmäßig sind die regionären Drüsen (Submaxillar- und Cervicaldrüsen) geschwollen.

Die Dauer ist relativ kurz, 5—6 Tage. Das Fieber fällt oft kritisch ab. Rezidive unmittelbar nachher sind nicht selten. Die Erkrankung kann auch auf die Gesichtshaut übergehen. Die Diagnose ist oft sehr schwer, weil auf die Veränderung der roten Schleimhautfarbe nicht immer geachtet wird. Die Prognose ist günstig.

Gefährliche Komplikationen sind: Lokal: Ausdehnung auf den Kehlkopf (Glottisödem); allgemein: toxische oder infektiöse Schädigung, namentlich des Herzens.

Prognose: sehr günstig.

Therapie: Chemotherapeutica, Streptomycin.

Im übrigen sei auf das Kapitel Erysipel (s. Bd. I; „Infektionskrankheiten" dieses Handbuches) verwiesen. Bei Erstickungsgefahr durch Fortschreiten auf den Kehlkopf, Tracheotomie.

Die **Mundbodenphlegmone,** perimaxilläre Phlegmone, (sublinguale Phlegmone) gehen von Zähnen (60% der Fälle), von Verletzungen des Mundbodens, von Periostitiden, Tonsillenerkrankungen (14% der Fälle), entzündlichen Speicheldrüsenerkrankungen aus.

Die Phlegmone beginnt akut mit Fieber, Schüttelfrost; die Patienten klagen über Kieferklemme, Schmerzen bei der Nahrungsaufnahme, Schluckbeschwerden.

Der Mundboden ist bretthart, geschwollen, ohne Fluktuation. Die Haut am Kinn ist gespannt, druckempfindlich, später gerötet, manchmal entzündlich ödematös verändert. Auch die Wangenschleimhaut kann entzündlich ödematös sein. Die Phlegmone kann sich auf die Nachbarorgane ausdehnen: Zunge, Gaumen, Glottis. Es kommt nicht zur Eiteransammlung, aber das Gewebe ist stark serös infiltriert. Diese seröse Flüssigkeit ist fast immer stinkend (Anaerobier mit Gasbildung).

Die *Prognose* ist fast immer günstig: CADENAT und LAQARRIGUE empfehlen kombinierte *Therapie*, Penicillin mit Chloromycetin.

Von den von den Zähnen ausgehenden entzündlichen Prozessen sei nur erwähnt, daß dieselben bei starker Infektion der Wurzelhaut via Alveolarknochen zum subperiostalen Absceß und zur *Parulis* (Schwellung im Mundvorhof) mit Ödemen der Weichteile führen können. Schmerzhafte weiche Schwellung der regionären Lymphdrüsen. Die Parulis kann in ein chronisches Stadium übergehen und zu Verwechslung mit Cysten und Tumoren Anlaß geben.

Noch ein Wort über die Bakteriämie nach Zahnextraktionen: OKELL und ELLIOT fanden in 60,9% der Fälle von Zahnextraktionen eine vorübergehende Bakteriämie; $^1/_4$—$^1/_2$ Std nach der Extraktion zeigt das Blut keinen Keim mehr. Dies ist nicht immer der Fall. VOLKER (1948) betont die Gefahr einer Zahnextraktion bei Herzkranken für das Wiederaufleben einer Endokarditis. Die Sulfamide kombiniert mit Penicillin sind die besten prophylaktischen Maßnahmen.

IV. Leukoplakie.

Die Leukoplakie oder Leukokeratose (BESNIER) tritt als Morbus sui generis, meistens aber als Symptom bei verschiedenen Erkrankungen auf. Ursächlich wurde längere Zeit fast nur die Lues beschuldigt. Es besteht aber kein Zweifel, daß es eine Leukoplakie ohne Lues gibt.

Sie ist charakterisiert durch Hyperkeratose und Acanthose: die Keimschicht der Oberhaut ist stark verbreitert, die interpapillären Epithelleisten sind verlängert und vergrößert.

Die Leukoplakie trifft vor allem die Zunge, dann die Unterlippe und die Wange hinter den Lippenwinkeln; sie bildet eine schmale Fläche, die nach hinten schmäler wird und horizontal verläuft, sie trifft auch die den Zähnen anliegende Wangenschleimhaut, seltener die Lippen und den Gaumen.

Anfänglich scheint die rote Schleimhaut durch das getrübte, verdickte Epithel durch. Dann entstehen schleichend, ohne *Beschwerden* eine glatte graue bis bläuliche Oberfläche, stärkere weißliche perlmutterartige derbe Verdickungen, die warzige Gestalt annehmen können und sich nicht ohne Verletzung der Schleimhaut entfernen lassen.

Die Leukoplakie kommt meist nach dem 30. Jahr, bei Männern viel häufiger als bei Frauen, hauptsächlich bei Rauchern und Trinkern vor, sie kann viele Jahre stationär bleiben.

Die Leukoplakie ist meines Erachtens als Syndrom anzusehen, und es bedarf zu ihrer Entstehung sehr wahrscheinlich zweier Momente: 1. eines lokalen Reizes der Mundschleimhaut: Tabak, Alkohol, schlechtes Gebiß usw., 2. einer inneren Erkrankung: Lues, Arthritismus, wohl auch Magen- bzw. Verdauungskrankheiten.

Die französische Literatur kennt eine „Leucoplasie neuro-arthritique irritative" (BROCQ). Man findet sie bei jugendlichen Erwachsenen weiblichen und männlichen Geschlechts, welche zu den „Arthritikern" gehören und zu Dyspepsien, Enterocolitiden neigen. Diese Leukoplakie befindet sich mit Vorliebe an den Wangen auf der Höhe der Zahnreihe, hie und da am Zahnfleisch. Die Wangenschleimhaut zeigt dann nicht selten neben den weißlich bläulichen „Plaques leucoplasiques" zahlreiche rot-gelbliche Granulationen, die sich auch palpieren lassen.

Behandlung. Sorgfältige Hygiene des Mundes, Tabak- und Alkoholverbot, Einschränkung der Gewürze in der Nahrung, Behandlung des Grundleidens. In einigen Fällen habe ich bei hohen Salzsäurepepsindosen bzw. mit Strychninmedikation die Leukoplakie verschwinden sehen. Nach Aussetzen der Medikation kann die Leukoplakie wieder langsam auftreten. Günstig ist auch Arsentherapie. Natürlich eventuell antiluische Kur. Es besteht die Vorschrift, die Leukoplakie lokal nicht zu „reizen". *Keine Ätzmittel!* Man kann jedoch Mundspülungen mit leichten Borax- oder Natriumbicarbonatlösungen empfehlen.

In Frankreich wird die Quelle von St. Christan (Cu-haltiges Wasser) bei Leukoplakie und bei Erkrankungen der Mundschleimhaut besonders empfohlen. Radium- und Röntgentherapie sind mit Vorsicht zu verwenden. Es werden mehr Mißerfolge als Heilungen registriert.

V. Tuberkulose.

Sie ist selten primär, dann aber ist sie prognostisch günstiger als die sekundären Formen.

Die Tuberkulose des Mundes ist beim Manne häufiger als bei der Frau (nach ROUSSEAU 83% gegenüber 17%).

Sie ist charakterisiert durch den chronischen Verlauf, die Neigung zum Gewebszerfall und meistens durch große Schmerzhaftigkeit. Die primäre Tuberkulose des Zahnfleisches kommt nur bei Kindern vor (Genuß von tuberkulöser Milch!). Die Tuberkulose der Mundschleimhaut zeigt verschiedene Formen.

a) Tuberculosis luposa. Die Mundschleimhaut wird viel seltener betroffen als die Nasenschleimhaut, am seltensten wird die Zunge betroffen. Bevorzugt sind die Lippen, das Zahnfleisch und der Gaumen; der Lupus der Mundhöhle ist sehr selten isoliert, trifft fast immer gleichzeitig mit einem Lupus der Haut oder der Nasenschleimhaut zusammen, was die Diagnose wesentlich erleichtert. Der Lupus bildet in der Schleimhaut anfangs weißglänzende Knötchen mit verdickter Epitheldecke. Diese geht aber bald zugrunde und es bleiben höckerige Herde aus blaßroten, wuchernden, glasigen Knötchen. Sie zerfallen sehr leicht und es entstehen oberflächliche Geschwüre mit lebhafter Granulation. Die Ulcerationen können sich stark ausdehnen. Die Vernarbung kann z. B. zu Deformierung der Lippen führen. Wie beim Lupusknötchen der Haut erscheint beim Knötchen der Schleimhaut unter Glasdruck die bräunliche Tönung. Eine Sonde bricht auf Druck in das kranke Gewebe ein.

Der Lupus erreicht nie die Muskeln und Knochen; diese Gewebe werden nur mittelbar beteiligt (Narben usw.).

Der sicherste Beweis des Lupus wie jeder Tuberkulose ist der Nachweis des Bacillus, gewöhnlich ist der Tierversuch notwendig.

Über die diagnostische Anwendung des Tuberkulins siehe andere Kapitel des Handbuches.

Beim Mundhöhlenlupus wie beim Hautlupus ist das Verblüffende das spärliche Vorkommen wenig virulenter Bacillen und die außerordentlich starken lokalen Schädigungen.

b) Tuberculosis miliaris ulcerosa. Als solche werden diejenigen Formen bezeichnet, bei denen der geschwürige Zerfall als eine wesentliche Erscheinung im Krankheitsbild anzusehen ist. Diese Form erscheint bei Kranken, die an fortschreitender Tuberkulose innerer Organe (Lunge, Darm, Nieren) leiden, besonders an den Lippen, an Mundwinkel, Gaumen, Zunge. Sie ist seltener als der Lupus. Es entstehen fast immer durch unmittelbare Einimpfung ausgeschiedener Bacillen aus Knötchen und Pusteln sich rasch ausbreitende schmerzhafte, oberflächliche Geschwüre mit blutendem, teilweise schmierig belegtem Grund. Am Rand sind nicht selten graue, miliare Knötchen sichtbar. Die Ränder sind in der Regel unterhöhlt. Diese Geschwüre enthalten meist reichlich Bacillen. Die Lokalprognose ist immer noch ernst. Streptomycin und P.A.S. sollen günstig wirken. Streptomycin kann in den tuberkulösen Herd und das umgebende Gewebe injiziert werden: pro dosi 2 g. In toto für eine Kur 12 g (COYAZZI).

Selten gibt es *kalte Abscesse*, die aber fast stets an der Zunge lokalisiert sind. Sie bilden die unschuldigste Form der Mundtuberkulose. Bei allen Tuberkuloseformen schwellen häufig die Lymphdrüsen der Nachbarschaft (Unterkiefer, Hals), während die Nackenlymphdrüsen mehr bei malignen Tumoren vorkommen.

Die Tuberculosis miliaris gingivae wird oft übersehen (BURCKHARDT).

c) Tuberculosis colliquativa: ist in der Mundhöhle sehr selten, entsteht fast immer auf hämatogenem Wege, bildet an der Wange oder am Gaumen einen einzelnen harten, tiefen Knoten, der zentral einschmilzt, durchbrechen und ulcerieren kann (kalter Absceß). Differentialdiagnostisch manchmal Schwierigkeiten gegenüber dem luischen Gumma.

d) Disseminierte miliare (hämatogene) Tuberkulose. Tuberkulide erscheinen äußerst selten als Efflorescenzen auf der Mundschleimhaut.

Die Tuberkulose im *Kieferknochen* (Tuberculosa ostitis), selten primär, häufiger sekundär durch Übergreifen von der Nachbarschaft oder hämatogen entstanden, trifft hauptsächlich die Jugend und tritt häufiger im Unter- als im Oberkiefer auf.

Am Infraorbitalrand führt die Tuberkulose zu Abszeßbildung und Fistel. Sie heilt mit einer dem Knochen adhärenten Narbe.

Am Unterkiefer ist die Tuberkulose ernster; sie führt zu Sequesterbildung, Frakturen, Deformierungen.

Die *Diagnose* ist meistens leicht. Gegenüber Lues entscheiden die Seroreaktion und die übrigen Symptome; bei Aktinomykose sind die Drusen nachweisbar. Eine zentrale Tuberkulose des Unterkiefers kann als Osteosarkom imponieren. Der Verlauf ist beim letzteren viel schneller. Das Röntgenbild wird in der Regel entscheiden.

Prognose und *Therapie* hängen vom Allgemeinzustand und von den sonstigen Tuberkuloseerscheinungen ab.

Bei Tuberkulose, hauptsächlich bei jener der Lungen, beobachtet man hie und da Rötung, Brennen der Zunge.

SEVRINGHAUS und Mitarbeiter empfehlen hier Nicotinamidbehandlung.

VI. Lupus erythematosus

ist bekanntlich durchaus verschieden vom Lupus vulgaris und wird von den meisten Dermatologen als nicht tuberkulöse Affektion anerkannt. Das Lippenrot wird relativ oft betroffen, die übrige Schleimhaut der Mundhöhle jedoch sehr selten.

Die ersten Erscheinungen sind kleine Verdickungen von rotvioletter Farbe oder umschriebene Erhebungen von hefebraunem Farbton. Die Oberfläche ist „wie mit Kollodium bestrichen" und zeigt eine feine Schuppenbildung.

Die Randabschnitte der Herde zeigen reichliche Gefäßerweiterungen in besenreisartiger Anordnung und dazwischen grauweiße feine Streifen (leichte Verhornung). Die Schleimhaut wird stellenweise atrophisch. Am häufigsten werden Frauen in den mittleren Jahren befallen. Die Rötung läßt sich vollkommen wegdrücken (kein brauner Lupusfleck).

Der Verlauf ist chronisch. Selten beobachtet man eine akute als *Lupus erythematosus disseminatus* bezeichnete Form, die mit Fieber und heftigen allgemeinen Erscheinungen einhergehen kann. Für die Diagnose wichtig sind die Lokalisation, die eigentümliche Schuppenbildung, die Teleangiektasien, die narbige Atrophie in der Mitte der Herde. Die Lues bildet starke Gewebsverdickungen.

Behandlung: wie beim Lupus erythematosus des Gesichtes. Kryotherapie (CO_2-Schnee: 5—30 γ große Dosen Vitamin D.

VII. Mykosen.
1. Soor (Stomatomycosis, „Schwämmchen") MUGUET.

Der Soorpilz (Oidium albicans, Endomyces albicans) entwickelt sich mit Vorliebe in der Mundhöhle von Kindern und von aus irgendeinem Grunde etwas widerstandslosen Erwachsenen. Bei Säuglingen bis zu 2 Monaten erklärt sich das häufige Auftreten des Soors dadurch, daß die Speicheldrüsen noch nicht funktionieren. Beim Erwachsenen geht der Soorentwicklung immer eine Stomatitis catarrhalis voraus. Der Mund wird trocken und schmerzhaft. Die Erkrankung kann wohl fast immer als Pflegeschaden angesehen werden. Der Pilz kann auf den Ösophag, den Magen, seltener auf die Nase, den Kehlkopf und die Trachea übergehen.

Der Soor bildet weiße, leicht erhabene Fleckchen oder Rasen mit geringer Rötung der Umgebung. Dadurch können Störungen der Nahrungsaufnahme und des Schluckprozesses eintreten. Die weißen, in den ersten Tagen festsitzenden Flecken werden nachher locker und lassen sich mit einem Wattebausch abstreichen.

Mikroskopisch stellen sie reich verzweigte, an den Teilungsstellen septierte Fäden dar, zwischen denen glänzende, runde oder ovale Conidien liegen. Die Kultur geschieht auf schwach sauren zuckerhaltigen Nährböden. Die Fäden färben sich mit Carbolfuchsin hochrot. Prognose gut. «On ne meurt pas du muguet mais on meurt avec le muguet.»

Therapie. Pinselung mit konzentrierter Borsäurelösung oder 2%iger Trypaflavinlösung oder 25%igem Boraxglycerin oder einer Lösung von Methylenblau, Methylviolett āā 0,25 Aq. ad 200,0. Rotwein verhindert ebenfalls die Entwicklung des Soors. Bei Säuglingen ist die Prophylaxe besonders wichtig. Reinigung der Saugflaschen, Lutscher und des Mundes. Mundspülungen mit alkalischen Wässern (Vichy u. ä.).

2. Sporotrichose.

Der am meisten verbreitete Sporotrichon ist der Sp. Beurmanni. Der Pilz lebt als Saprophyt auf Cerealien, Gemüse, Holz. Die Infektion des Menschen geschieht mit Vegetabilien oder mit Insektenstichen, oder via Haustiere. Im Munde ist sie selten lokalisiert, am häufigsten an den Lippen. Es entstehen zuerst kleine, knotenartige Verdickungen, die sehr rasch ulcerieren. Das Ulcus ist schmutzig-graugelb, dehnt sich ziemlich rasch aus; an der Oberfläche und in der Tiefe läßt sich der Pilz nachweisen.

Prognose gut. *Therapie:* Jodkali innerlich 2—6 g pro die.

Lokal: Jodjodkalilösung.

Um Rezidive zu verhüten, muß die Therapie nach der Abheilung der Läsion noch etwa 1 Monat lang fortgesetzt werden.

3. Aktinomykose.

Es sei nur folgendes hinzugefügt. Von HASLUND wird angenommen, daß die Actinomycespilze normalerweise in der Mundhöhle und im Darmkanal vorkommen. Tatsächlich findet man sehr häufig Actinomycesfäden in cariösen Zähnen. Die Pilze sollen dann z. B. durch Verletzungen aktiviert werden (sog. endogene Theorie). Nach der exogenen Theorie (BOSTRÖM) dringt der Pilz stets von außen ein und ist ohne weiteres pathogen. Diese letztere Theorie hat wohl die meisten Anhänger. Inkubationszeit: Wochen bis Jahre. In der Mundhöhle ist die häufigste Lokalisation die Gegend des Processus alveolaris des Unterkiefers. Von dort aus kann sie auf den Mundboden, den Gaumen, die Speicheldrüsen usw., ja sogar via Nasen-Rachenraum auf die Meningen übergreifen. Der Knochen wird beim Menschen im Gegensatz zu den Tieren fast nie angegriffen.

Landbewohner werden nicht viel öfter von einer Aktinomykose befallen als Städter, Frauen ebenso häufig wie Männer. Mangelhafte Zahnpflege, schlechte Gewohnheiten (das Halten eines Getreidehalmes usw. zwischen den Zähnen) begünstigen wahrscheinlich den Eintritt der Pilze in die Gewebe. Die Erkrankung pflanzt sich per contiguitatem fort, selten hämatogen, nicht jedoch auf dem Lymphweg.

Die Mortalität der Mundaktinomykose ist wesentlich zurückgegangen.

Die *Therapie* ist in Bd. I beschrieben.

4. Oosporosen.

Parasiten der Gattung Oospora sind in der Luft, in Boden und Wasser außerordentlich verbreitet. Im Munde sind sie stets vertreten, darunter Oospora lingualis und Oospora buccalis: meistens als Saprophyten. Hie und da bilden sie kleine weißliche Plaques ähnlich dem Soor. — Diagnose durch den mikroskopischen Nachweis.

Therapie. Spülungen mit H_2O_2. Heilung in wenigen Tagen.

VIII. Syphilis.

Erreger: Spirochaeta pallida (Treponema pallidum).

a) Primäres Stadium. Inkubationszeit 2—4, meistens 3 Wochen. Tritt während der Inkubation, also vom Moment der Infektion bis zum Auftreten des Primäraffektes eine neue Infektion ein, so kann es zur *Superinfektion*, d. h. zur Entstehung eines zweiten Primäraffektes kommen.

Von den extragenitalen Primäraffekten sitzen die meisten am Mund, und zwar in erster Linie an den Lippen, besonders der Unterlippe. Der Primäraffekt ist eine harte, umschriebene bis walnußgroße Verdickung, meist in der Mitte der Lippe, mit diffuser Rötung ohne oder mit Substanzdefekt. Im letzteren Fall (Ulcus durum) ist der Defekt scharf umgrenzt, der Grund schmierig braun bis rötlich. Regelmäßig harte indolente Schwellung der regionären Lymphdrüsen.

In den Lippenwinkeln können eigenartige Geschwüre entstehen, welche die Form von Einrissen haben.

Nächst den Lippen sind die Tonsillen, seltener die Zunge und das Zahnfleisch Sitz eines Primäraffektes, letzteres durch Infektion mit zahnärztlichen Instrumenten manchmal verursacht.

Atypische Formen des Primäraffektes findet man als *multiple* Herde oder als sog. *phagedänischen* Schanker mit ausgedehnten Gewebsnekrosen (z. B. bei Diabetes, bei einer Mischinfektion).

Eine besondere Mischinfektion ist das *Ulcus mixtum*, Chancre mixte *Rollet*, die Folge der kombinierten Invasion des Syphiliserregers mit dem Erreger des Ulcus molle, dem Unna-Ducreyschen Bacillus; die luische Affektion erscheint erst etwa 3 Wochen nach dem Manifestwerden des Ulcus molle; der Prozeß zeigt dann eine scheinbare Verschlechterung. Sehr selten kann der Primäraffekt klinisch fehlen, aber die Lymphadenitis ist vorhanden. Eine *spontane* Rückbildung des Primäraffektes ist möglich, und zwar schon innerhalb von 2—3 Wochen.

Diagnose. Am sichersten geschieht sie durch den Nachweis des Erregers. Allerdings besteht bei der Infektion in der Mundhöhle die Schwierigkeit, daß noch andere Treponemen als harmlose Parasiten von dem Treponema pallidum zu differenzieren sind. Beim Primäraffekt muß das Reizserum aus der Gewebstiefe gewonnen werden. Wichtig sind die oft mit Vergrößerung der Lippe einhergehende *Induration* und die oft gewaltige *Lymphdrüsenschwellung*. Die Ganglien sind schmerzlos, beweglich, glatt, bleiben nach Heilung des Ulcus lange noch bestehen. Der Primäraffekt hat eine trockene, das Epitheliom eine blutende Oberfläche.

b) Sekundäres Stadium. Es ist die Folgeerscheinung der hämatogenen Aussaat der Spirochäte und erscheint frühestens 3 Wochen, meistens 6 Wochen und mehr nach dem Primäraffekt. Die Schleimhaut, hauptsächlich am Isthmus faucium, zeigt ein *makulöses rotes Enanthem* mit konfluierenden dunkelroten Flecken. Lippen, Zunge, Wangen können betroffen sein. In der Regel besteht auch Schwellung und Rötung der Tonsillen, des weichen Gaumens und der Uvula (Angina specifica). Diagnostisch wichtig sind die scharfe Abgrenzung am weichen Gaumen und das hartnäckige Persistieren. Häufiger als die makulösen sieht man *papulöse* Efflorescenzen, zuerst erhabene, dunkelrote, ziemlich scharf abgegrenzte Herde. Durch Aufquellung des Epithels entwickelt sich eine hellgraue bis weißliche Verfärbung, die sog. *Plaques opalines* als ein bestimmtes Stadium der Schleimhautpapeln oder *Plaques muqueuses*. Später können Erosionen, Ulcerationen folgen.

Nach den Syphilidologen sind die Plaques muqueuses mit den regionären Condylomata lata die Hauptüberträger der Lues.

Diagnostisch steht hier wieder an erster Stelle der Nachweis des Erregers. Es würde zu weit führen, hier alle Erkrankungen zu erwähnen, die differential-diagnostisch in Frage kommen. Nur folgendes: Aphthen und Herpes sind leicht muldenförmige Vertiefungen, schmerzhaft, die Tuberkulose weist granulomatöse Veränderungen auf, die sich langsam entwickeln, Lupus erythematodes zeigt strahligen Rand und atrophisches Zentrum, Lichen ruber planus „groteske Efflorescenzen".

c) Tertiäres Stadium. Es ist in der Mundhöhle recht häufig: am häufigsten sind ulceröse und gummöse Prozesse. Es ist unabhängig vom Alter, tritt am häufigsten 3—4 Jahre nach dem sekundären Stadium auf. Lokalisiert ist die tertiäre Lues vor allem am Gaumen, dann an der Zunge, seltener an Lippen oder Wangenschleimhaut. — Das Gumma stellt eine verschieden große umschriebene, zuerst rote und derbe, später weichere und gelblichrote, meistens schmerzlose oder wenig schmerzhafte Verdickung dar. Ulcerationen, ausgedehnte Zerstörungen von Schleimhaut und Skelet können folgen: Perforationen des Gaumens, Schwund der Uvula usw., damit Behinderung der Nahrungsaufnahme, der Sprache, der Atmung.

Eine eigentümliche, nicht ganz seltene Lokalisation der tertiären Lues ist die Gegend der oberen *Schneidezähne*. Die Umgebung der anderen Zähne wird niemals betroffen. Als Erklärung wird gegeben, daß diese vordere Partie den Traumen besonders ausgesetzt ist, hauptsächlich aber, daß embryologisch Stirnbein, Nasenbein und Schneidezahn zusammenhängen. Dieses Gebiet ist die Prädilektionsstelle der Lues hereditaria (kraniale Mißbildung, Nasendif-formität, Mißbildung des Zwischenkieferknochens, Mordex apertus, Mißbildung der vorderen Zähne).

Hier kann sich die tertiäre Lues als Gumma entwickeln, und zwar im Innern des Knochens. Dabei entsteht stets und sehr früh eine Lockerung der Schneide-zähne, die später spontan ausfallen können. Diese Form der Lues kann Wochen bis Jahre dauern. Charakterisiert ist sie durch ihre Schmerzlosigkeit.

Am Unterkiefer ist die Lues viel seltener. Sie tritt auch als Gumma auf, das zentral oder subperiostal beginnt, sich ausdehnt und zu Fisteln führen kann. Diese Fisteln bilden die Eingangspforte für die Mundflora, die sekundär eine Osteomyelitis erzeugen kann, eventuell mit Sequesterbildung. Klinisch wichtig als erstes Symptom ist die Lockerung der Zähne und ihr spontanes schmerzloses Ausfallen.

Bei jugendlichen Individuen reagiert das Periost mit Wucherungen (Ex-ostosen, Hyperostosen).

Eine seltene Form ist die *diffus infiltrierende Lues* (diffuses Syphilom) der Lippen mit Vergrößerung der Lippen, am häufigsten der Unterlippen bis auf das dreifache, mit folgender Narbenbildung und Höckerbildung, eventuell Ektropionierung der Lippe, schließlich narbige Atrophie.

Differentialdiagnostisch kommen die verschiedenen Formen der Tuberkulose und das Carcinom in Betracht. Lokalisation, starke Schmerzen, harte regionäre Lymphdrüsenpakete, Blutungsneigung können für Carcinom sprechen.

d) Kongenitale Lues. Im Säuglingsalter entsteht häufig eine *periorale*, flächen-hafte, rote, oft nässende Infiltration, die zu Rhagaden und nach Ausheilung zu narbigen, radiär angeordneten Einziehungen führt (PARRODsche Furchen). Bekannt ist ferner die Erscheinung der Sattelnase.

Später zeigt sich der Symptomenkomplex der HUTCHINSON*schen Trias*, be-stehend in fleckiger Hornhautentzündung (Keratitis parenchymatosa), Taubheit

(Erkrankung des Ohrlabyrinths, Otitis media), Hutchinsonschen Zähnen, d. h. „Tonnenform mit halbmondförmigem Manko an der Schneidekante, besonders der oberen mittleren Schneidezähne.

Therapie. Identisch mit der antiluischen Therapie. Penicillin wird in letzter Zeit bevorzugt.

IX. Gonorrhoe.

Sie ist umstritten. Der bakteriologische Beweis ist noch nicht erbracht, Übertragungsversuche auf die Mundschleimhaut sind negativ ausgefallen.

Nach französischen Autoren kann sie während der Geburt auftreten und nach 4—8 Tagen beim Neugeborenen mit einer flächenhaften Rötung an Gaumen und Zungenrücken erscheinen. Es bilden sich allmählich schmierig belegte, teils blutende Erosionen. Der Prozeß heilt nach einigen Wochen. Bei Erwachsenen lokalisiert sich die Infektion an den Lippen, am Zahnfleisch und am Mundboden: starke Schwellung der Schleimhaut und heftige Schmerzen. Infektionsweg bei Erwachsenen: manuelle Übertragung oder Coitus per os, oder hämatogene Metastasierung. Bisher 40 Fälle von möglicher Stomatitis gonorrhoica publiziert (Ott).

X. Lepra.

Bei der Hälfte der Leprakranken Europas ist die Mundschleimhaut erkrankt. Die tuberöse Form ist hier häufiger als die anästhetische. Die Veränderungen treten in der Mundschleimhaut meist später auf als die Hautsymptome.

Frühsymptome: diffuse entzündliche Rötung und Schwellung, starke Salivation.

Später derbe Knoten (Leprome) an den Lippen, Wangen, Zahnfleisch, Gaumen, Uvula. Typisch soll die Lokalisation an der Raphe des harten Gaumens mit Fortsetzung zur Uvula sein. Diese Leprome sind sehr bacillenreich. Neigung zur Narbenbildung. Diagnose durch die Erkrankung der Haut fast immer gegeben. Therapie: siehe Kapitel Lepra.

XI. Tumoren.

1. Tumoren der Weichteile.

Fibrome in der Form von Polypen können überall in der Mundhöhle vorkommen. Man unterscheidet: feste, fibröse Polypen, rosa bis dunkelrot, weiche, ödematöse Polypen, graurötlich bis rosa, etwas transparent, gelatinös.

Hier und da *Fibromyxome.* Reine Myxome sind sehr selten.

Reine *Lipome* trifft man im höheren Alter, jedoch in der Mundhöhle sehr selten, häufiger an den Gaumenmandeln und im Pharynx.

Teleangiektasien sind an der Lippen- und Wangenschleimhaut nicht selten. *Hämangiome* und *Lymphangiome* sitzen oft an den Lippen und an den Wangen. Die Lippen können dann voluminös werden. Kleine Venenerweiterungen am weichen Gaumen kommen bei chronischer Bronchitis, Herzfehlern, Lebercirrhosen vor. Es können leicht Hämatome auftreten, die nicht mit Angiomen, welche auch vorkommen können, verwechselt werden dürfen.

Am Zungenbändchen entsteht bei Säuglingen die Rigasche oder Fedesche Krankheit, sog. „Produzione sottolinguale", eine derbe Geschwulst von 1—2 cm Durchmesser, die als durch Druck der Zähne beim Saugen entstandene Schwielenbildung angesehen wird. Das Gebilde verschwindet durch das Aufhören des Saugens oder durch Korrektion der Zähne.

Papillome, Neubildungen mit narbiger Oberfläche, befallen meist jugendliche Individuen. Ihre Prädilektionsstelle ist die Uvula. Histologisch zeigen sie den Bau der Verruca der Haut. Sie rezidivieren sehr leicht.

Cystische Geschwülste sind in der Mundhöhle nicht selten. Sie stellen mehr oder weniger kugelige Gebilde mit flüssigem und breiigem Inhalt dar; besonders häufig sind sie am Übergang zwischen hartem und weichem Gaumen. Ein Zusammenhang mit embryonalen Gängen bzw. Spalten wird vermutet.

Die Schleimcysten an der Schleimhaut der Lippen, der Wange und des Gaumens sind Retentionscysten von Schleimdrüsen. Sie stellen kugelige Vorwölbungen dar, von bläulicher Farbe, von prall elastischer Konsistenz. Der Inhalt ist sulzig gallertig.

Die echte *Ranula* (Grenouillette) entsteht am Mundboden neben dem Frenulum. Die Ätiologie ist noch nicht ganz aufgeklärt. Nach einigen Autoren entsteht sie durch Verschluß des Ductus sublingualis oder des Ganges einer anderen Mundbodendrüse. Andere nehmen eine embryonale Anlage an. Für die letztere Auffassung spricht vielleicht die Tatsache, daß der Inhalt chemisch nicht als Speichel bezeichnet werden kann. Das Gebilde ist nicht schmerzhaft, fluktuiert, und die Probepunktion ergibt fast farblosen schleimigen Inhalt. Excision des Sackes ist die richtige Therapie. Andere Cysten des Mundbodens sind Flimmerepithelcysten, die auf die BOCHDALEKschen Gänge (seitliche Gänge des Ductus thyreoglossus) zurückzuführen sind.

Mundbodendermoide können subcutan, submental oder sublingual liegen.

Die Palpation (bimanuell), das Röntgenbild, die Probepunktion erleichtern die Diagnose dieser Gebilde.

Geschwülste aus Muskelgewebe *(Myome)* und aus Nervengewebe sind selten, die ersteren kommen an der Zunge und an den Gaumenbögen vor.

Über einen pigmentierten Naevus in der Form kleiner, papillomatöser Excrescenzen in der Mundschleimhaut, kombiniert mit einem Hautnaevus, ist von FINDER publiziert worden.

Polypen mit verschiedenen Einschlüssen wie Haare, Zähne kommen vor, und zwar fast ausschließlich an der linken Seite des harten Gaumens oder der Rachenwand. Sehr selten sind Teratome am Mundboden vorhanden. Dermoidcysten bevorzugen ebenfalls den Mundboden.

Echinokokkenblasen, Cysticerken kommen in den Lippen, den Wangen, der Mandelgegend vor und können Tumoren vortäuschen.

Tumorartige *Amyloid*ablagerungen in der Form von harten, festen Massen von blaßroter oder transparent gelblicher Farbe sieht man hier und da an den Lippen, der Zunge und an der hinteren Rachenwand.

Endotheliome sitzen meistens zwischen Wangenschleimhaut und weichem Gaumen. Sie erzeugen geringe Beschwerden, können aber maligne entarten.

Sarkome und *Lymphosarkome* der Mundhöhle sind mit Ausnahme der Zungensarkome sehr selten; sie sitzen dann an der Wange oder am Gaumen. Noch seltener sind Melanosarkome.

Die *Carcinome* gehen vom Epithel der Lippen oder der Zunge aus. Bevorzugt werden Männer im höheren Alter. Der Lippenkrebs ist häufiger an der Unterlippe als an der Oberlippe, er beginnt mit einer etwas vorragenden kleinen Verhärtung an der Grenze zwischen Haut und Schleimhaut. Bald bildet sich ein Ulcus mit Borken und infiltrierter Umgebung. Der Tumor kann lange, 3—4 Jahre, stationär bleiben, wächst dann plötzlich rasch; die regionären Lymphdrüsen schwellen auf, Schmerzen sind vorhanden, das Essen wird erschwert. Der Krebs der Oberlippe gilt als gutartiger als derjenige der Unterlippe. Ein Carcinom der Wangenschleimhaut, das in Beziehung zu einer Zahnprothese steht, wird in der Literatur beschrieben. Das vom Zahnfleisch ausgehende Carcinom greift den *Kieferknochen* an.

Differentialdiagnostisch: Der luische Primäraffekt kommt meist bei jüngeren Personen vor, sitzt meist in der Mitte der Lippe, während das Carcinom seitlich ist. Die regionären Lymphdrüsen sind beim Lippenschanker sehr früh und stark vergrößert und indolent. Eine Probeexcision sichert die Diagnose. Der Lippenkrebs ist meist ein Plattenepithelcarcinom.

Therapie bei frühzeitigem Erkennen. Radikalexstirpation eventuell mit Drüsenausräumung. Röntgen und Radium.

Der Mundbodenkrebs ist selten primär, meist sekundär von der Zunge oder von der Gl. sublingualis ausgehend.

Prognose. Ernster als bei Zungencarcinom. Operative Erfolge sind selten.

Der in Europa seltene *Wangenkrebs* ist in den Tropen, wo das Betelkauen vorkommt, sehr häufig.

Differentialdiagnose mit Decubitalgeschwür oft nur durch Probeexcision möglich.

Sehr selten sind der *Krebs des Gaumens und jener der Uvula*. Der Kiefer kann beteiligt sein. Primäre zentrale *Kiefercarcinome* sind von Loos u. a. beschrieben worden.

2. Tumoren des Knochensystems.

Die Geschwülste, die *am Kiefer* selbst vorkommen, sind oft odontogener Natur, gehen also von den Zahngeweben aus. Da sie alle einer chirurgischen, meistens spezialistischen Behandlung bedürfen, seien sie hier nur kurz erwähnt. Es sind:

α) Eine oft enorme Hypertrophie des unterliegenden Knochens, Unter- oder Oberkiefer-Hyperostosen kommen bei Angiomen vor. Es werden auch Naevi mit Osteohypertrophie publiziert. Cernea und Mitarbeiter sind der Ansicht, daß es sich um neuroendokrine Dysgenesien mit primärer Ursache im Hypothalamus handelt.

Diese Hyperostosen wachsen sehr langsam, beginnen vor dem 20. Lebensjahr, sind schmerzlos, gutartig, fühlen sich als diffuse Vorwölbungen an.

Am Unterkiefer beobachtet man hie und da Exostosen, d. h. knollige Knochenvorsprünge meistens an der lingualen Fläche. Sie sind ebenfalls gutartig.

β) *Adamantinome.* Vom Epithel der Zahnleiste ausgehende, meist mehrkammerige Geschwulst, meist am Unterkiefer auftretend. Klinisch merkt man zuerst eine begrenzte Auftreibung des Kieferknochens, anfänglich ohne Schmerzen. Gegenüber der *Kiefercyste* entscheidet das Röntgenbild. Beide gutartig.

γ) *Odontome*, von den Muttergeweben des Zahnes ausgehend. Auftreibung des Kieferknochens oft mit sekundärem Gewebsdefekt, Infektion, Fistelbildung. Der Röntgenbefund gilt als eindeutig. Dichter Tumorschatten von einer Zone röntgendurchlässigen Gewebes

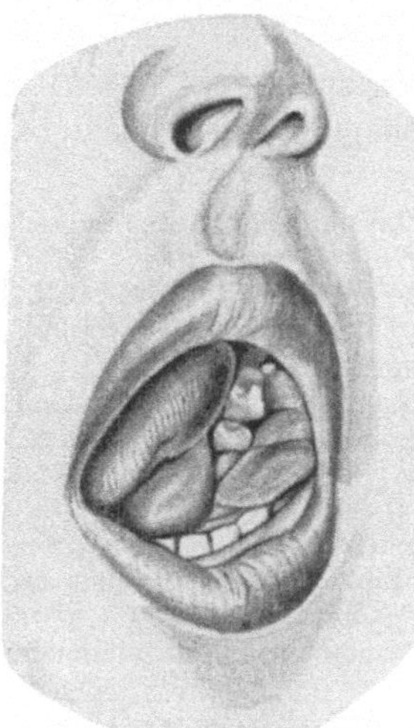

Abb. 1. Epulis sarcomatosa.
(Nach Preiswerk.)

umsäumt. Der Tumor kann knochen- und zahnbeinähnliches Gewebe bilden. Die Identität zwischen Odontomen und Hypophysenganggeschwülsten ist von Erdheim und anderen Autoren pathologisch-anatomisch festgestellt worden.

δ) *Osteome*, oft als Enostose bezeichnet, *Osteofibrome und Fibrome*, letztere von der Ostitis fibrosa kaum zu differenzieren, sind alle gutartig.

Von anderen Geschwülsten des Kiefers seien erwähnt:

ε) *Die Epulis.* Diese Bezeichnung für die am Zahnfleisch aufsitzenden Geschwülste ist analog dem Ausdruck Parulis, für die am Zahnfleisch auftretenden Abszeßbildungen. Sie bleibt jetzt noch auf zwei Geschwulstarten beschränkt:

Die *Epulis granulomatosa* (oder fibromatosa, fibrosa) stellt kleinere, derbe manchmal gestielte Geschwülste am Zahnfleisch dar; pathologisch-anatomisch sind es *entzündliche* Neubildungen unspezifischen Charakters.

Die Diagnose ist leicht, die Therapie besteht in der Excision unter Opferung des zugehörigen Zahnes.

Die *Epulis sarcomatosa* (Riesenzellenepulis) ist umfangreicher, weicher in ihrer Konsistenz, sitzt breitbasig auf dem Zahnfortsatz und ist von brauner bis blauroter Farbe (s. Abb. 1). Es handelt sich nicht um ein echtes Sarkom. Mikroskopisch stellt sich diese Epulis als „ein typisches gefäßreiches Knochenresorptionsgewebe" dar. Sie gehören morphologisch und klinisch zu dem Gebiet der Osteodystrophia fibrosa und sind identisch mit den sog. braunen Tumoren. Der Sitz ist das Paradentium. Da eine Paradentitis oder allgemeine Paradentose vorausgeht, hat man für diese Geschwulst die Bezeichnung Paradentom empfohlen (BALOGH). Selten beobachtet man zentrale Riesenzellgeschwülste der Kiefer, die auch als zentrale „Riesenzellenepulis" bezeichnet werden oder als brauner Tumor. Therapie: Radikale Entfernung.

XII. Verletzungen und chemisch-toxische Schädigungen der Mundhöhle.

Die Mundschleimhaut ist wie die Haut zahlreichen mechanischen, thermischen, und chemisch-toxischen Einflüssen ausgesetzt. Von den *Verletzungen* sind die durch cariöse Zähne oder schlecht sitzende Brücken, bzw. künstliche Gebisse entstandenen interessant. Es entsteht zuerst eine schmerzhafte Schwellung, die sich rasch zu Geschwüren entwickelt. Solche Veränderungen sieht man an Lippen und Wangenschleimhaut. Diese Geschwüre sind deswegen noch von Bedeutung, weil sie hier und da Anlaß zur Verwechslung mit einem malignen Tumor oder mit Lues gegeben haben. Behandlung des Zahnes bzw. Änderung des Gebisses führt immer zur Heilung.

Starke *Hitze* kann zu einer blasigen Abhebung führen.

Gewerbliche und *medikamentöse* Schäden entstehen:

a) durch direkte Einwirkung auf die Mundschleimhaut, durch Einatmen von Gasen, durch Mundpassage, durch Korrosionswirkung von Gegenständen, durch Prothesen oder Substanzen, die in Speisen oder in den in den Mund gebrachten Gegenständen enthalten sind;

b) durch sekundäre Wirkung nach Resorption entweder hämatogen oder via Ausscheidung durch die Speicheldrüsen.

Ammoniak, Chlordämpfe, Säuredämpfe können Stomatitis, Salivation, gelegentlich Geschwüre erzeugen, Säuredämpfe bewirken Erosion an den Zähnen.

Physikalische und chemische Insulte führen nicht selten zu *Abscessen*, namentlich an den Lippen. Allergische Phänomene kommen ferner als Ursache in Betracht.

Bei *Glasbläsern* sind die Lippen leicht rissig und bluten leicht. Im vorderen Teil ist die Mundschleimhaut leicht ödematös geschwollen, somit auch leicht verletzbar. An der Wangenschleimhaut entstehen oft weiße Flecken.

In diesem Zusammenhang sei auf die Schädigung durch gewisse *Staubarten* hingewiesen. Der Zuckerstaub bei Bäckern wird als Ursache der Zahncaries angesehen; ebenso der Mehlstaub bei den Müllern. Von anderen Staubarten kommen Zementstaub, arsen- und phosphorhaltige Staubarten, Quarzsand, Chromstaub, Kalk, Alaun usw. in Betracht. Alle wirken begünstigend auf die Zahncaries. Sie können auch zu Stomatitis und Glossitis führen.

In bezug auf die Schädigung der Mundschleimhaut mit Säuren, Alkalien, mit *Kampfgas* sei auf die betreffenden Kapitel des Handbuches hingewiesen.

Alkohol- und *Tabak*abusus verursachen oft chronische Katarrhe der ganzen Mundschleimhaut. Bei Alkoholikern ist das Uvulaödem auffallend häufig.

Für den Internisten ist die Wirkung gewisser Gifte besonders wichtig.

Arsen macht schon früh Trockenheitsgefühl im Schlunde, Brennen und Schwellen der Lippen, später ulceröse Stomatitis. Die *Jod*medikation kann durch Ausscheidung des Jodes mit dem Speichel zur Rötung und Schwellung der Mundschleimhaut mit den subjektiven Beschwerden einer Stomatitis catarrhalis führen (s. Jodismus). Es wird dagegen Verabreichung von Antipyrin empfohlen, in schweren Fällen Unterbrechung der Ordination. *Chromsäure* erzeugt Entzündungen in Mund und Rachen mit Geschwürsbildung am harten und weichen Gaumen. *Quecksilber*, auch die Anwendung der neuen Hg-Diuretica, führt zu Stomatitis und Glossitis mercuralis. Das Zahnfleisch wird gelockert, heißes Gefühl im Mund mit Speichelfluß, Foetor ex ore, Neigung zu Blutungen, später gangränöse Veränderungen der Weichteile und Knochen. Durch Reaktion des Hg, das in den Gefäßen der Mundschleimhaut zirkuliert, mit dem dort präformierten Schwefelwasserstoff entstehen braune bis braunschwarze Sulfidablagerungen an Zahnfleisch (Sulfidsaum), Gaumen, Wange. *Blei* bildet eine Stomatitis und den charakteristischen, mehr bläulichschwarzen Bleisaum. *Wismut*vergiftung geht mit Stomatitis einher mit der schwarzblauen Verfärbung des Zahnfleisches, des Gaumens, der Lippe, seltener der Wange und Zunge (Wismutsulfidablagerungen). *Gold* erzeugt Stomatitis, oft ein eigentümliches Enanthem mit Schleimhautekchymosen. Silber (bei Silberarbeitern eventuell Silbermedikation) erzeugt an den Zahnhälsen einen grauen Niederschlag, später graue Imprägnierung der Mundschleimhaut (Argyrie).

Bryan erwähnt als Folge der Vernichtung der Bakterienflora im Mund durch Chloromycetin das starke Wuchern von Monilia albicans. *Kupfer*vergiftung erzeugt einen grünblauen Saum des Zahnfleisches, später Blutungen, Ulcerationen. *Zinn* erzeugt Schwellung, Rötung der ganzen Mundschleimhaut. *Salvarsan*vergiftung hat hämorrhagische Stomatitis zur Folge.

In leichten Fällen von *Benzol*vergiftung tritt starke Rötung der Mundschleimhaut auf, in schweren Fällen Blutungen mit skorbutähnlichen Veränderungen.

Über die *Phosphor*vergiftung mit Nekrose des Unterkiefers siehe Kapitel Intoxikationen.

XIII. Pyorrhoe (Paradentose), Zahncaries und Zahnschmerz.

Vielleicht die wichtigste Mundkrankheit, die von manchen Autoren jetzt noch als rein örtliche Mundkrankheit, von der Mehrzahl jedoch als Begleiterscheinung eines allgemeineren Leidens bezeichnet wird, ist die *Pyorrhoe*, jetzt Paradentose, auch Polyalveolyse genannt. Als Paradentium, auch Parodontium wird der Gewebekomplex: Knochen, Zahn und Zahlfleisch in seinem untrennbaren funktionellen und biologischen Zusammenhang genannt.

Die Pyorrhoe ist ein außerordentlich häufiges Syndrom, meistens von chronischem Verlauf, nicht spezifischer Natur, das den Gewebekomplex der Alveolargegend samt Zahnfleisch befällt. Charakteristisch ist die Rarefizierung des Alveolarknochens. Zu dieser fundamentalen Läsion gesellen sich meistens kleine Taschenbildungen mit (Pyorrhoe sensu strictiori) oder ohne eitrigen Prozessen (trockene Pyorrhoe). Das Syndrom ist irreversibel und führt früher oder später zur Lockerung der Zähne. Das Syndrom kann vom Zahnfleisch seinen Ausgang nehmen (epithelial) oder vom Alveolarknochen bzw. Alveolargelenk (mesenchymatös) oder vom ganzen Gewebekomplex zugleich ausgehen.

Die Paradentose führt sehr häufig zu *Granulom*bildung. Das Granulom ist durchschnittlich ein kleinerbsengroßes, derbweiches Gebilde, das der Wurzelspitze anhaftet. Es enthält Zellmaterial histiocytären Ursprungs, Leukocyten, Lymphocyten, Endothelzellen, Mastzellen, Fibroblasten, öfters Cholesterinkrystalle. *Sterile* Granulome existieren nicht.

Die Pyorrhoe ist zu unterscheiden von den Folgen 1. eines lokalen Traumas oder 2. eines lokalen oberflächlichen infektiösen Prozesses, Stomatitis oder Osteomyelitis, oder 3. einer exogenen Intoxikation (Arsen, Benzol u. a.) oder 4. einer spezifischen Erkrankung, Lupus, Lues nervosa, oder 5. eines Tumors (Epulis, Epitheliom, Sarkom), endlich 6. einer Mangelkrankheit, z. B. Skorbut.

Aus der neuesten mir bekannten Zusammenfassung über die Pyorrhoe (FRIEZ) entnehme ich folgendes in bezug auf die Ätiologie. Alle Kapitel der Pathologie wurden für ihre Ätiologie in Anspruch genommen. FRIEZ teilt die wesentlichen Ursachen in 2 Gruppen ein:

1. Die Infektion. Nach VINCENT u. a. ist die Infektion nicht lokalen, sondern intestinalen Ursprungs, d. h. es handelt sich um eine Mikrobenmetastase, fast immer um eine Enterokokken- oder Streptokokkenmetastase. Außer dem Verdauungstractus (Enterocolitis, Appendicitis, Cholecystitis, Colibacillose, enterorenales Syndrom, Dysenterien, chronische Obstipation) kommen noch gynäkologische Infektionen und chronische Eiterungen, z. B. bei der Furunkulose, in Betracht.

Damit bei diesen Erkrankungen eine Pyorrhoe ausbricht, ist noch ein allergisches Moment notwendig. Diese durch den anaeroben Teil der Mundflora verursachte Allergie bedingt eine Änderung des Trophismus der Zellen und damit eine Herabsetzung des Widerstandes des Paradentiums.

2. Die sog. „humorale" Schädigung. Darunter versteht FRIEZ a) die *Intoxikationen* infolge Alkoholismus, Diabetes mellitus, Nieren- und Lebererkrankungen, Histaminämie, welche eine Zahnfleischhyperämie bedingt (Zusammentreffen mit Urticaria, Asthma, Migräne, Eczema, Rheumatismus verschiedener Art, Acidose); b) *endokrine Störungen*, z. B. Störungen der Hypophyse, Schilddrüse, Nebenschilddrüse, Nebenniere, Sexualdrüsen und c) *Ernährungsstörungen*. Mangel an Kalksalzen (in der Kost) oder ungenügende Resorption und Assimilation, Lichtmangel, das Altern.

Ebenso wie Allgemeinerkrankungen die Krankheitsbereitschaft der Zähne und des Paradentiums beeinflussen, so besteht umgekehrt eine starke Beeinflussungsmöglichkeit des Gesundheitszustandes durch Erkrankungen im Zahngebiet.

Die mangelhafte oder fehlende Kaufunktion führt oft zu Störungen im Magen-Darmkanal.

Die Bedeutung der cariösen Zähne als Eingangspforte für Infektionserreger, wie Tuberkelbacillen, Actinomyces u. a. ist besprochen worden.

Der Begriff der „fokalen Infektion", d. h. das sekundäre, von kleinen primären Herden ausgehende Auftreten von Infektionserregern an beliebigen Stellen des Körpers trifft sehr oft das Mundhöhlengebiet: oralfokale (meistens tonsilläre) und dentalfokale Infektion.

Die Erreger der Pyorrhoe der Pulpitis gelangen in die Blut- und Lymphbahnen und können den ganzen Organismus mit Bakterien und Toxinen überschwemmen. Diese Tatsache ist vor etwa 50 Jahren von PÄSSLER hervorgehoben und später von ROSENOW weiter erforscht worden.

Eine große Anzahl von Erkrankungen wurden als Folgen fokaler Infektionen angesehen. An erster Stelle dürfte hier der Rheumatismus (Myositis rheumatica und Gelenkerkrankungen) genannt werden. Endokarditis, Myokarditis, Nephritis, Cholecystitis, Neuritis, Iritis, Erscheinungen von seiten des Verdauungstractus, der Haut, des Nervensystems usw. werden, wenn auch nicht immer, so doch oft mit Recht als Folgen betrachtet.

Die *Zahncaries* ist ein Thema, das noch nicht erschöpft ist. Grundsätzlich gibt es keine Caries ohne Bakterien. Da hier verschiedene Bakteriengruppen am

Werke sind — Fusobakterien (Cladotrix und Leptotrix), Streptokokken, Acido-
bakterien —, gehört sie also mehr oder weniger zu den unspezifischen Infektionskrankheiten. Die Caries wird eingeleitet durch die Wirkung der Säurebildner an
der Zahnoberfläche. „Um die Caries zur Entwicklung gelangen zu lassen, müssen
noch andere Faktoren hinzukommen."

Als solche Faktoren kommen lokale Momente im Zahn selbst (z. B. Minderwertigkeit der Struktur) in der Stellung der Zähne, in den sonstigen Zahnver-
hältnissen (Pflege der Zähne, noch nicht genügend geklärte Speichelwirkung und
allgemeine Ursachen in Betracht. Unter den letzteren seien die Konstitution des
Individuums und der Einfluß der Ernährung auf die Cariesresistenz erwähnt;
wahrscheinlich wirken der Phosphor- und Fluorgehalt der Nahrung und wohl auch
andere Komponenten, über welche noch gestritten wird, resistenzfördernd.
Die endokrinen Drüsen, der Einfluß der Umwelt, des Berufes, der Rasse, spielen
eine Rolle.

Ich darf erwähnen, daß der 1. Molar weitaus am häufigsten der Caries verfällt,
daß ferner die Zähne des Oberkiefers viel häufiger als jene des Unterkiefers, jene
der linken Seite häufiger als jene der rechten Seite erkranken.

Zu erwähnen sind hier die sog. *Synalgien* (douleurs en écho). Die häufigsten
Synalgien des Menschen sind wahrscheinlich die Schmerzäußerungen eines Zahnes,
die durch die Erkrankung eines *anderen* Zahnes bedingt sind. Daher Vorsicht bei
Zahnextraktion auf Grund der subjektiven Lokalisation. Die Synalgie ist stets
homolateral. Häufig besteht auch eine aurikuläre Synalgie: Schmerzen im Ohr
bei Läsion eines Zahnes, hauptsächlich des Unterkiefers.

Durch Zahnerkrankungen kann es zu Hyperästhesie am Gesicht kommen.
Eine einseitige Mydriasis kann durch eine Zahnerkrankung bedingt sein. In
einigen Fällen wurde ein Blepharospasmus durch Zahnextraktion beseitigt. Nicht
selten wird Hypersekretion der einen Tränendrüse infolge Zahnerkrankung
beschrieben (Schneidezähne).

XIV. Die Erkrankungen der Mundschleimhaut als Teilsymptome von Krankheiten.

In diesem Kapitel werden diejenigen Veränderungen im Munde erwähnt oder
beschrieben, die hauptsächlich zum Erkennen einer Krankheit verwertbar sind.
Diese Symptome sind teils Begleiterscheinungen bzw. koordinierte Teilerschei-
nungen im Krankheitsbild, teils Folgeerscheinungen des primären pathologischen
Zustandes.

Ich beschränke mich im folgenden auf die wesentlichen Erscheinungen im
Munde und verweise auf die anderen betreffenden Kapitel dieses Handbuches.

Zwei Bezirke des Mundes sind als „Spiegel" von Krankheiten bevorzugt:
Es sind dies die Wangenschleimhaut, und zwar derjenige Teil, der den Zähnen
direkt gegenüberliegt, und der weiche Gaumen.

a) Bei den **akuten Infektionskrankheiten** ist die Mundschleimhaut stets
beteiligt.

1. Bei den *Masern* sind an der Innenseite der Wangenschleimhaut und der
Lippen sowie an den Umschlagsfalten in 85% aller Fälle schon im Prodromal-
stadium kleine weiße Flecken zu sehen. Dies sind die bekannten Koplikschen
Flecken.

Eine weitere, recht häufige Erscheinung sind die Schwellungen der Drüsen
an den Kieferwinkeln; wahrscheinlich handelt es sich hier um eine Folge der
Beteiligung der Tonsillen, obwohl im Anfangsstadium an den Tonsillen keine
Erscheinungen zu sehen sind.

Mit dem Auftreten des *Masern*ausschlages bilden sich auf der ganzen Mundschleimhaut, besonders am Gaumensegel, dunkelrote, oft unregelmäßig geformte Flecken. Im Laufe der Erkrankung treten im Munde, hauptsächlich auf der Zunge, ein schmieriger Belag sowie eine Schwellung der Schleimhaut auf. Diese Schwellung geht mit derjenigen des Kehlkopfes, der Trachea und der Bronchien parallel. Eine vorsichtige, aber intensive Mundpflege ist bei Masern stets angezeigt (Boraxlösung usw.).

2. Beim *Scharlach* ist der ganze Nasen- und Rachenring schon sehr früh gerötet und geschwollen. Die Rötung endet in typischer Weise am Eingang von Kehlkopf und Ösophagus. Die Patienten klagen über Schluckbeschwerden, Sprechschwierigkeiten, etwas später kommt die charakteristische Himbeerzunge hinzu, die differentialdiagnostisch oft verwertbar ist. Bei schweren Erkrankungen zeigt sich eine Schwellung der ganzen Mund-Rachenschleimhaut mit Beteiligung der Gaumenbögen und der Tonsillen. Dabei bestehen oft ekelerregender Mundgeruch, Infiltration der Halsdrüsen und manchmal im Munde ein Narben hinterlassender Gewebezerfall.

3. Bei der lokal begrenzten *Diphtherie* der Rachen und Tonsillen findet man oft eine diffuse Rötung der gesamten Mundschleimhaut. Der bekannte weiße Belag braucht nicht nur an den Tonsillen, sondern kann am Anfang auch an irgendeiner Stelle der Mundschleimhaut auftreten. Für die Diagnose ist dies sehr wichtig. Im Zusammenhang damit Drüsenschwellung, Erosionen des Mundwinkels und des Lippenrotes. In schweren Fällen können die Belage an jeder Stelle der Mundschleimhaut zu schweren graugrünen, speckig aussehenden Membranen entarten. Daß der bakteriologische Befund ausschlaggebend ist, braucht man nicht hervorzuheben.

4. Bei der *Influenza* und *Grippe* sind die Munderscheinungen je nach den Epidemien sehr wechselnd. Als charakteristisch werden eine tiefrote Verfärbung des weichen Gaumens und eine bandartige Leiste, die von Tonsille zu Tonsille verläuft (vgl. Schick), angegeben.

5. Bei der *Variola* sind schon im Prodromalstadium in Gaumen und Mund katarrhalische Erscheinungen sichtbar. Mit dem Auftreten des Exanthems zeigt sich im ganzen Munde ein ausgedehntes Enanthem mit einer katarrhalischen Angina. Auf dem Boden derselben können sich Papeln und Bläschen bilden, die geschwürig zerfallen und schmerzhaft sind. Die Zunge schwillt an. Starker Mundgeruch. Die Zunge muß täglich öfters gebürstet und die Bläschen sollen mit Boraxlösung behandelt werden. Empfohlen wird auch eine Bestreuung der Bläschen mit Xeroform oder ähnlichem.

6. Beim *Typhus* abdominalis werden die Schleimhäute des Mundes schon im Prodromalstadium borkig und rissig. Später treten Rötung des weichen Gaumens und sehr häufig, hauptsächlich in den Zahnzwischenräumen, Stomatitis auf. Die schmutziggraue, stark belegte, trockene Typhuszunge ist ziemlich charakteristisch; meistens besteht Mundgeruch.

7. Daß bei anderen Infektionskrankheiten, bei Meningitis cerebrospinalis, beim akuten Gelenkrheumatismus, beim Morbus Bang, bei Dysenterie, Sprue, Fleckfieber und schließlich bei der Malaria, partiell bei der Poliomyelitis und Parotitis häufig eine Stomatitis vorkommt, die manchmal sehr früh auftritt und manchmal auch ulcerös ausarten kann, darauf sei nur hingewiesen. Bei allen diesen Erkrankungen ist die Zunge im Fieberstadium oft rissig und zeigt einen weiß-schmutzigen Belag. Dazu gesellt sich oft eine hartnäckige Gingivitis.

8. Bei der Weilschen *Krankheit*, einer Infektion durch die Spirochaeta icterogenes, ist der weiche Gaumen schon im Frühstadium leicht gelblich verfärbt.

Die Zunge ist leicht geschwollen und zeigt weiße, knopfartige Flecken, die geschwürig zerfallen können.

9. Bei den *Windpocken (Varicella)* treten als Früherscheinungen an der Mundschleimhaut kleine Bläschen von kurzer Lebensdauer auf. Beim Platzen dieser Bläschen fließt ein helles, durchsichtiges Sekret heraus. Beim *Rotz* (Malleus) sind die Pusteln in Mund und Nase typisch. Bei der *Maul- und Klauenseuche* zeigt die ganze Mundschleimhaut, mit Ausnahme des harten Gaumens, rote, unregelmäßige, etwas erhabene Flecken, die ineinander übergehen. Auf diesen Flecken entstehen gelbe Bläschen, die aufgehen und sehr schmerzhaft sind. Die Zunge ist vergrößert und es besteht Speichelfluß.

b) Bei Krankheiten des Verdauungsapparates. 1. Zunge und weicher Gaumen sind bei Magen-Darmstörungen oft verändert. In leichten Fällen von Gastritis ist die Zunge feucht, belegt. In schwereren Fällen ist die Zunge rot, rein und trocken. Hie und da erscheinen auf der Zunge unregelmäßige kleine, weiße, leukoplakieähnliche Flecken. Beim Ulcus ventriculi oder Ulcus duodeni beobachtet man jeweilen im hinteren Abschnitt der Zunge und seitlich der Zungenmittellinie oberflächliche, schmerzlose, kleine Epitheldefekte (Glaessner).

Häufiger scheint mir folgende Angabe zuzutreffen. Nach Schick zeigt der weiche Gaumen beim Magengeschwür eine starke Abblassung, beim Ulcus duodeni dagegen ist er auffallend *rot*, bedeutend röter als der harte Gaumen.

Daß eine Stomatitis bei *Hyperacidität* durch den hyperaciden Magensaft, der in die Mundhöhle hinaufgetrieben wird, erzeugt werden kann, möchte ich sehr bezweifeln. Die Stomatitis ist bei Hyperacidität bzw. Hypersekretion meiner Erfahrung nach keineswegs auffallend häufig. Hier wie bei vielen Magenstörungen (Gastritiden mit Hyperacidität usw.) kommt die Magenschädigung als Ursache einer Erkrankung der Mundhöhle ätiologisch keineswegs in Frage. Als primäre Ursache sowohl der Stomatitis als auch der Magenläsion möchte ich in sehr vielen Fällen die Störungen der Kauwerkzeuge, vor allem schlechte Zähne, zahnlose Gebisse und schlechtsitzende Prothesen betrachten. In der Praxis sieht man nach dem Instandstellen des Gebißes doch häufig Abklingen sowohl der Mundhöhlen- als auch der Magenbeschwerden. Eine Stomatitis wird manchmal als Folge oder Begleiterscheinung einer ulcerativen Colitis angesehen. Intensive Vitamin-C-Therapie ist manchmal erfolgreich. Aureomycin und Chloromycetin, die bei Colitis ulcerosa empfohlen werden, führen hie und da zu schwerer Stomatitis und Glossitis (Hobson und Rice-Oxley).

2. Bei den Lebercirrhosen ist das Auftreten einer Stomatitis (die Mundschleimhaut ist hochrot, glatt, glänzend, das Zahnfleisch geschwollen, blutend) ein prognostisch ungünstiges Symptom. Bei allen *Leber*erkrankungen können im Munde Blutungen auftreten. Bei Lebercirrhosen kann auch eine Pigmentierung der Mundschleimhaut vorkommen. Die Ikterusformen spiegeln sich im weichen Gaumen wider. Beim mechanischen Ikterus ist ·er gleichmäßig gelblich, bei Ikterus durch Lebercirrhose sieht man eine gelbstreifige Färbung. Beim hämolytischen Ikterus kann die gelbe Farbe des weichen Gaumens ziemlich intensiv sein, manchmal deutlicher als an der Haut. Beim Bantischen Syndrom zeigt sich als Frühsymptom das Wundsein der blassen Mundschleimhaut mit Neigung zu Blutungen (Zahnfleisch, Wange, Gaumen). Ähnliches sieht man beim Morbus Gaucher. Eine Stomatitis findet man bei der akuten Leberinsuffizienz regelmäßig.

c) Stoffwechselkrankheiten und Vitaminmangel. Bei *Diabetes* ist die Mundschleimhaut trocken, fleckig und gerötet. Es wird eine Gingivitis diabetica chronica beschrieben, die zu Blutungen und schmerzlosem Verlust der Zähne „gingivite expulsive de Magitot" neigt. Die Zahncaries kann sich bei Diabetes außerordentlich rasch entwickeln. Die Paradentose scheint so häufig zu sein, daß man eine „diabetische Paradentose" beschrieben hat. Auch eine diffuse Stomatitis kommt beim Diabetes vor. Bei der *Gicht* ist die Mundschleimhaut partiell gerötet und manchmal ist sie infolge eines chronischen Ödems speckig glänzend. In seltenen Fällen sieht man in der Wangenschleimhaut Gichtknötchen.

Bei *C-Avitaminosen* (Skorbut, MÖLLER-BARLOWsche Krankheit) ist das Zahnfleisch geschwollen, wird dunkelviolett bis schwarz (durch ausgetretenes Blut). Bei Skorbut Speichelfluß und Foetor. Bei C-Hypovitaminose oft Zahnfleischblutungen. Seltener sieht man bei *B-Avitaminosen* bzw. *Pellagra* Blutungen im Munde.

Die *Rachitis* weist im Munde Frühsymptome auf. Das Mundepithel zeigt stellenweise eine Verhornung; oft treten Stomatitis und Glossitis auf. Was die Zähne anbelangt, so fällt vor allem die Furchen- und Rillenbildung an der Oberfläche des Schmelzes auf; der Zahn sieht infolge der Schmelzhypoplasie „wie zerfressen" aus.

d) Krankheiten des Blutes. Bei sekundären Anämien und bei Chlorose ist das Zahnfleisch leicht blutend, die Zungenspitze erweist sich als empfindlich. Bei der *Polycythämie* ist die Mundschleimhaut purpurrot und neigt zu Blutungen. Bei der *Anaemia perniciosa* treten sehr früh Zungenschmerzen auf, die die Nahrungsaufnahme erschweren. Die Zunge ist gegen Kälte, Hitze, saure Speisen usw. empfindlich. Die Zungenspitze sieht glänzend aus, die Papillen werden atrophisch, es entsteht die MÖLLER-HUNTERsche Glossitis. Das Zahnfleisch und der Gaumen sehen blaß aus.

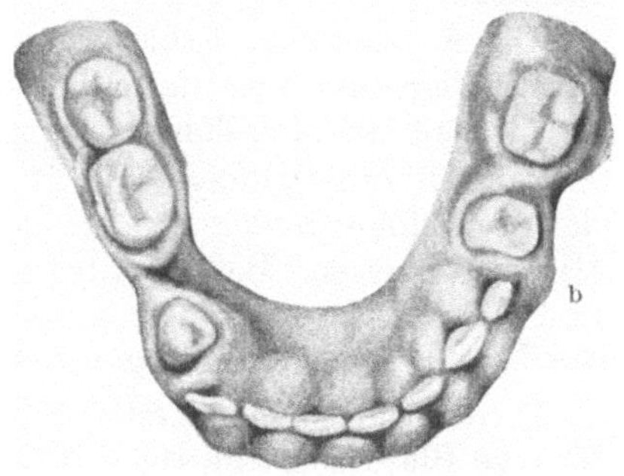

Abb. 2a u. b. Zahnfleischveränderungen bei Myeloblastenleukämie.
a Oberkiefer; b Unterkiefer.
(Nach einer Moulage der Medizinischen Poliklinik Halle.)

Bei *Leukämien* häufig Zahnfleischblutungen. Petechien am harten und weichen Gaumen. Zahnfleisch bei akuten Formen geschwollen, aufgelockert, oft gewuchert (Abb. 2a und b).

Bei *Agranulocytose* Blutungen im Mund, rote Flecken an Wangen- und Gaumenschleimhaut, die zu Nekrose führen können. Zungenspitze schmerzhaft, entzündet.

Bei *Hämophilie* und *Fibrinopenie* oft profuse Blutungen.

Die *chronische essentielle Thrombopenie* geht nicht selten mit Rötung, Schwellung, Blutung und Geschwürsbildung am Zahnfleisch einher. Purpura simplex: stecknadelkopfgroße und größere Blutungen an den Lippen, Wangen und am Zungenrand. Morbus Werlhof (thrombopenische Purpura): sehr profuse Zahnfleischblutungen. In schweren Fällen Blutungen aus jeder Partie der Mundschleimhaut. Lockerung der Gaumenschleimhaut. Anaphylaktoide Purpura: Schleimhautblutungen selten.

Blutungen ohne ulcerative Prozesse treten am häufigsten am Zahnfleisch auf, bei Zahnerkrankungen nach Zahnextraktionen, wobei allgemein prädisponierende Momente eine Rolle spielen; Blutungen treten nicht selten auch am Gaumen, an der Uvula, etwas seltener an der Wangenschleimhaut auf. Die Blutungen erscheinen als dunkelbraunrote Erhebungen von verschiedener Größe.

Alle Erkrankungen, die zu Blutungen am Zahnfleisch führen, erzeugen auch dort anatomische Veränderungen, Gingivitis, Stomatitis, mehr oder weniger intensiver Art.

e) Endokrine Störungen. Bei Myxödem ist die Zunge verdickt, rissig und zeigt Zahneindrücke. Der Patient klagt über Trockenheitsgefühl im Mund. Die Mundschleimhaut ist oft blaß, die Zähne werden rasch brüchig, lockern sich. Beim kindlichen Hypothyreoidismus verzögert sich der Durchbruch der Milchzähne, auch weiterhin Verspätung der Zahnentwicklung; manchmal tritt eine Hyperplasie des Kiefers auf. Beim Basedow beobachtet man eine satte rote Färbung der Schleimhaut; der Patient klagt über Trockenheit im Munde. Die Zähne werden brüchig und fallen aus. Hie und da tritt Hypoplasie des Kiefers auf.

Die *Tetanie* infolge Insuffizienz der Epithelkörperchen zeichnet sich wie die Rachitis durch starke Schmelzdefekte, Falten und Risse im Schmelz aus.

Die Veränderungen des Hypophysenvorderlappens, die zu *Akromegalie* führen, erzeugen im Munde ähnliche Störungen wie das Myxödem: Kieferhyperplasie, Makroglossie, Verdickung der Mundschleimhaut, wobei bei Akromegalie am Gaumen eine charakteristische Wulstbildung auftritt.

Auf die postoperative *Menopause* folgt nicht selten Lockerung und Ausfall der Zähne,

Die Addisonsche Erkrankung (Nebenniere) zeichnet sich durch eine eigenartige Pigmentierung der Mundschleimhaut an Lippen, Zunge und Wangenschleimhaut aus; am Zahnfleisch zeigen sich bräunliche bis blauschwarze Flecken.

Zur Differentialdiagnostik ist zu bemerken: Eine Pigmentansammlung in der Mundhöhle findet sich oft bei gewissen Menschenrassen, Negern, Arabern, Hindu, Chinesen. Bei Metallvergiftungen (Blei, Wismut, Quecksilber), Malaria und Lebercirrhose können ähnliche Flecken auftreten. Bei Bronzediabetes ist die Tönung aschgrau bis graubraun.

f) Kreislauf und Nieren. Bei *Arteriosklerose* entstehen gelegentlich punktförmige Blutungen am weichen Gaumen und Zahnfleischblutungen. Neigung zu neuralgiformen Zahnschmerzen, die nach Verabreichung von Theobrominpräparaten verschwinden können. Pyorrhoe ist häufig. Die kardiale Insuffizienz zeichnet sich manchmal durch eine tiefrote Zunge und einen blassen weichen Gaumen aus. Der Gaumen kann aber auch wie die Lippen und das Zahnfleisch eine bläulich-rote Farbe aufweisen. Herzfehler führen selten zu Blutungen im Munde. Die Pulsation des Gaumensegels bei Aorteninsuffizienz sei hier erwähnt.

Bei *Nierenkranken* ist die Mundschleimhaut oft trocken, brüchig, von blaßroter Farbe; Ödeme sind an der Uvula, am Gaumen und Rachen sichtbar.

Nierenkranke neigen zu Blutungen aus Nase und Mund. Bei Urämie ist die Zunge meistens schmierig belegt. Die Mundschleimhaut kann geschwürig zerfallen.

g) Hauterscheinungen, die auf die Mundschleimhaut übergehen können. Ein Ekzem der Mundschleimhaut kommt isoliert kaum vor, dagegen kann ein Übergreifen von der Haut aus stattfinden. Zahnpasten, Mundwässer können durch ihre Bestandteile (Salol, Seifen u. a.) an Lippen und Mundschleimhaut eine Art Ekzem erzeugen; Jucken, leichtes Brennen, diffuse Rötung, später Auftreten von Bläschen, dann nässendes Stadium und Krustenbildung. Bei Kindern und alten Leuten, besonders Frauen oft Einrisse an den Mundwinkeln („faule Ecken" = Perlèche).

Der *Pemphigus* lokalisiert sich mit Vorliebe an der Mundschleimhaut: 50% aller Fälle zeigen Veränderungen der Mundschleimhaut, mit Bevorzugung der Wangen und des Gaumens. (Initiale Trias: Blasenbildung an Mund, Nabel und Genitale.)

Auch die *Dermatitis herpetiformis Duhring* befällt in der Hälfte der Fälle die Mundschleimhaut.

Der *Lichen ruber planus* findet sich sehr häufig im Mund: an Wangen (Gegend der hinteren Molaren), Zunge, Lippen, seltener in anderen Gebieten. Zuerst weißliche, später perlmutterartige, bald mehr graue, auch blaßrötliche Plaques, scharf abgegrenzt mit Neigung zur Gruppierung. Allmählich entsteht eine charakteristische netzförmige strickwerkartige Zeichnung.

Erythema nodosum. Erhebungen bis zur Kirschkerngröße mit kleinen Blutungen, die zu Ulcerationen führen können.

Erythema exsudat. multiforme. Wie bei der Haut: Erythem, Blasen, Papeln, letztere blaurot im Zentrum, hellrot an der Peripherie. Auch hier Neigung zu Ulcerationen. Die Wangen, die Lippen und das Zahnfleisch werden bevorzugt, selten der Gaumen. Die Erkrankung ist schmerzhaft.

Differentialdiagnostisch: sekundäre Lues und Arzneimittelenanthem. Pemphigus verläuft chronischer mit größeren Blasen.

Die *Sklerodermie* der Gesichtshaut geht meist mit Veränderungen der Mundhöhle einher. Alle Teile der Mundhöhle können beteiligt sein. Es kommt zu Glättung, Härtung, Versteifung der Zunge und Lippen. Die Schleimhaut wird grauweiß bis gelblichweiß. An der Wangenschleimhaut zuweilen Pigmentanhäufung in atrophisierten Bezirken. Es kommt zu Zahnfleischschwund, Verlust von Zähnen.

Therapie meist symptomatisch.

Trichophytie, Sporotrichose, Blastomykose können auf die Mundschleimhaut übergehen.

Eine *Urticaria* wird relativ oft an den Lippen lokalisiert (Primelurticaria u. a.). Das QUINCKEsche Ödem, das „akute, circumscripte, idiopathische, angioneurotische Ödem" hat seinen Lieblingssitz an den Lippen. Wichtig ist die Schmerzfreiheit und die Flüchtigkeit der Schwellung.

Das *Oedema stabile Lassar* erscheint als Elephantiasis der Oberlippe und der Naseneingänge, meistens nach wiederholtem Erysipel. Rezidiv häufig. Jetzt seltener geworden. Soll familiär vorkommen.

Herpes zoster, als „idiopathischer Zoster des Mundes" selten. Öfters sekundär von der Haut (Gebiet des N. supra- oder infraorbitalis oder mentalis) auf die Mundschleimhaut übergreifend: akut mit Schmerzen beginnend und einseitig schießen Bläschen in Gruppen auf. Die Bläschen platzen nach wenigen Tagen, hinterlassen einen blutigen Fleck, der später gelblich wird. Die benachbarten Lymphdrüsen sind geschwollen und schmerzhaft.

XV. Foetor ex ore.

Der üble Mundgeruch kann durch mangelhafte Selbstreinigung und schlechte Mundhygiene bedingt sein. Der Foetor stammt dann von verborgenen Hohlräumen (Zahnlöchern, Zahnfleischtaschen, Belägen am Zahnhals, schlecht sitzenden Prothesen), von einem dicken Zungenbelag, von den Tonsillen (Angina, Tonsillenpfröpfen, Diphtherie- und ähnlichen Belägen), vom Nasenrachenraum (Ozaena, Rhinitis), vom Divertikel der Speiseröhre, von Magen oder Lungenerkrankungen (fötider Bronchitis, Gangrän, Absceß, tuberkulösen Kavernen). Mehr faulig riechend ist er bei Stomatitis, Scharlach, Skorbut, Geschwüren der Mundhöhle (Soor), bei Tuberkulose der Kiefer.

Bei Diphtherie ist der Foetor süßlich, „nach Schreinerleim riechend". Bei eitrigen Prozessen der Lungen ist er oft stinkend. Nach faulen Eiern riechend und subjektiv wahrnehmbar ist er bei Zersetzungsvorgängen im Magen (stenosierenden Prozessen mit Achylie, Pyloruscarcinomen). Bekannt ist ferner der Acetongeruch bei Diabetes, der Ammoniakgeruch bei Urämie, der fäkulente Geruch bei Ileus. Starke Weintrinker produzieren einen eigentümlichen, hauptsächlich wenn gute Weine getrunken werden, nicht unangenehm aromatischen Geruch, der sich von dem Aldehydgeruch der Schnapstrinker wohl unterscheiden läßt. Letzterer scheint mir außerordentlich charakteristisch zu sein.

Für den Arzt von Interesse ist der Knoblauchgeruch, der nicht selten nach therapeutischer Anwendung von Kakodylatpräparaten auftritt. Ich glaube die Beobachtung gemacht zu haben, daß solche Patienten in der Regel auf das Arsen nicht günstig reagieren.

Anhang. Der *Trismus*, die Unmöglichkeit den Mund normal zu öffnen, kann die Folge allgemeiner Erkrankungen (Tetanus, Tollwut, Meningitis, Eklampsie, Strychninvergiftung) oder lokaler Affektionen entzündlicher oder traumatischer Natur in der Gegend der Kiefer sein.

Durch *Narbenbildungen* an den Wangen, in der Muskulatur, Ankylose der Kiefergelenke kann eine permanente Konstriktion der Kiefer entstehen.

Die *Trigeminus*lähmung hat manchmal trophische Störungen zur Folge. Es kam in seltenen Fällen eine Stomatitis ulcerosa (Mal perforant buccal) auftreten. Trophische Störungen können auch bei Tabes vorkommen.

Literatur.

BRYAN, WILLIAMS: Amer. Practitioner **1**, 897 (1950). — BURCKHARDT u. BAHL: Schweiz. med. Wschr. **1934**, 167.

CADENAT et LAGARRIGUE: Revue de Stomat. **51**, 687 (1950). — COJAZZI: Riv. ital. Stomat. **4**, 1177 (1949).

DECHAUME: Précis de Stomatologie. Paris 1949. — DIETZ, H.: Mil. Surgeon **107**, 175 (1950). — DI PALMA: Arch. int. Med. **78**, 405 (1946). — DRIAK: Wien. med. Wschr. **1949**, 432. — Revue de Dermat. **51**, 691 (1950).

FISCHER: Inaug.-Diss. Bern 1948. — FRIEZ: Revue de Stomat. **52**, 511 (1951). — FONIO: Die spezielle Pathologie und Verletzungen der Mundgebilde. Bern: Huber 1945. — FRECH: Inaug.-Diss. Zürich 1945.

HABSON and RICE-OXLEY: Brit. Med. J. **1950**, 68.

JEANJEAN, GABRIEL: Inaug.-Diss. Paris 1938. — JEANNERET: Leitfaden zur Diagnose der Mund- und Zahnkrankheiten. Bern: P. Haupt 1947.

KARLIN and CRUTCHFIELD: Or. Surg. or. Med. a. or. Path. **3**, 1041 (1950).

LAIN: Arch. of Dermat. **25**, 21 (1932). — LOZIER: Or. Surg. or Med. a. or. Path. **3**, 1060 (1950).

MIESCHER: Dermatologica **92**, 319 (1946). — MILLS and PORTER: Canc. Res. **10**, 539 (1950).

OKELL and ELLIOT: Zit. nach DRIAK. — OTT: Schweiz. Mschr. Zahnheilk. **57**, 644 (1947). — Paradentologie **1**, 86 (1947); **3**, 37 (1949).

PAUTRIER u. LASSUEUR: Dermatologica **92**, 44 (1946). — PENINGTON: Dent. Mag. etc. **1**, 25 (1948). — POGGIOLI: Revue Stomat. **52**, 27 (1951).

RAAFLAUB: Schweiz. Mschr. Zahnheilk. **57**, 46 (1947). — RACINE: Pract. oto-rhino-laryng. **5**, 290 (1943). — ROBERT: Dermatologica **92**, 55 (1946). — ROUSSEAU: Revue Stomat. **51**, 744 (1950). — ROUSSEAU-DECELLE et RAISON: Pathologie buccale. Paris: Masson & Co. 1933.

SCHICK: Der Mund als Spiegel der Krankheit. Leipzig: Johann Ambrosius Barth 1939. — SEVRINGHAUS, COHEN, GAUS, SUNG and NIEN LU: Amer. Rev. Tbc. **62**, 360 (1950). — SIDI u. CASALIS: Odontologie **72**, 541, 1951.

WOLF: Klinik der Zahn-, Mund- und Kieferkrankheiten. Berlin u. Wien: Urban & Schwarzenberg 1950.

Krankheiten der Speicheldrüsen.

Von

Alfred Gigon.

Mit 6 Abbildungen.

I. Anatomisches, Physiologisches und Pharmakologisches.

Die *Parotis* liegt oberflächlich dicht unter der Hautmuskulatur vor und unter der Ohrmuschel. Eine Fascie oder Kapsel ist an der äußeren und oberen Fläche der Drüse nicht vorhanden (TRUFFERT). Normalerweise ist die Parotis nicht sichtbar, jedoch meistens auf dem lateralen Teil des Unterkieferastes palpabel. Der Ausführungsgang: Ductus stenonianus, parotideus, mündet etwa gegenüber dem zweiten Molarzahn.

Die *Glandula submaxillaris* liegt, umhüllt von einer Kapsel, unter der Fascia colli superficialis, zum größten Teil im sog. Trigonum submaxillare. Bei nach hinten übergebeugtem Kopfe ist das Trigonum sichtbar; in demselben sind auch die Konturen der Glandula submaxillaris oft sichtbar. Bei nach vorne leicht gebeugtem Kopfe fühlt man sie als einen relativ abgrenzbaren Körper, wenig verschieblich, nicht druckempfindlich. Sie fühlt sich weicher an als eine Lymphdrüse. Ausführungsgang: Ductus Whartonianus, submaxillaris.

Die *Sublingualis* erzeugt am Boden der Mundhöhle die sichtbaren Plicae sublinguales mit den Mündungen der Ductus sublinguales minores. Der Ductus sublingualis major seu Bartholini mündet mit dem Ductus Whartonianus auf der Höhe der Caruncula salivalis. Die Sublinguales sind normalerweise palpapel.

Intra- und periglandulär finden sich an Parotis und Submaxillaris oft typische Lymphknoten. Vergrößerte Lymphknoten sind palpapel.

Die wichtigste Aufgabe der Speicheldrüsen ist die *Produktion des Speichels.* Letztere scheint beim Menschen eine kontinuierliche zu sein. Zusammensetzung und Quantität des Speichels sind allerdings sehr wechselnd. Um sog. *Ruhespeichel* zu gewinnen, muß bis mindestens 2 Std nach erfolgter Nahrungsaufnahme gewartet werden. *Reizspeichel* erfolgt auf mechanischem Wege durch den Kauakt, auf lokalen, z. B. chemischen Reiz, von der Mundschleimhaut aus, auf nervösem (die bekannten Versuche PAWLOWS) und auf hämatogenem Wege. Sämtliche Speicheldrüsen erhalten neben den aus dem Hirn stammenden parasympathischen Absonderungsnerven noch solche aus dem Halssympathicus. Die vegetativen Zentren des Zwischenhirns beeinflussen die Speicheldrüsensekretion: Weder eine frische noch eine jahrelang zurückliegende Chordadurchschneidung schädigt die Funktion der Speicheldrüsen nennenswert (ALTMANN und LÖWY).

Der menschliche Speichel kann durch wiederholtes Ausspeien aus dem reinen Munde in ziemlich reichlicher Menge gewonnen werden. Ein stärkeres Ausfließen des Speichels erfolgt, wenn man die Mundschleimhaut oder viel besser die Zungenspitze wiederholt mit verdünnter Essigsäure oder $^1/_2$%iger Salzsäure näßt.

Das Katheterisieren des Parotisganges ist leicht, namentlich wenn man vor der Sondierung die Mundschleimhaut mechanisch oder die Geschmacksnerven gereizt hat. Dasjenige des Ductus Whartonianus ist oft sehr schwer. KUCK sammelte den Speichel jeder einzelnen Drüse mit Hilfe einer Saugglocke an der Mündung des Ductus. Das *Volumen* des Speichels ist sehr variabel. $^1/_2$—2 Liter je Tag. Die Sekretionskraft, wenn man sich so ausdrücken darf, ist sehr stark. Nimmt man z. B. 20 cm³ einer 20%igen Glucoselösung in den Mund und versucht sie zu behalten, so hat sich die Flüssigkeit nach 10 min mindestens auf 50 cm³ vermehrt; die Flüssigkeitsmenge wächst so stark an, daß es einer großen Anstrengung bedarf, um sie im Mund zu behalten.

Der gemischte Speichel ist eine durchsichtige, leicht viscöse, geschmacklose Flüssigkeit, die beim Schütteln leicht schaumig wird. In einem Glas trennt sich der Speichel in 3 Schichten: 1. Am Boden ein weißlicher Satz, der feste Partikelchen enthält, Epithelzellen aus der Mundschleimhaut, Agglomerate von runden, polynucleären Zellen. 2. Die mittlere Schicht bildet den eigentlichen Speichel, sie ist leicht opalescierend, farblos. 3. Eine oberste, dünne, schäumende Schicht. Der Parotisspeichel ist eine sehr klare Flüssigkeit, mucinarm, nicht viscös;

der submaxillare Speichel ist dünnflüssig, etwas viscös, der Sublingualspeichel ist durchsichtig, sehr zähflüssig und fadenziehend. Viscositätskoeffizient des Ruhespeichels nach POISEUILLE 1,4. Die Parotiden produzieren etwa 30% des Gesamtspeichels (KUCK).

Das *spezifische Gewicht* des gemischten Speichels ist etwa 1004, des Parotisspeichels 1007, des Submaxillarspeichels 1003.

Die *Reaktion* des Speichels ist nicht konstant. Beim Kinde ist sie alkalischer als beim Erwachsenen, beim Kinde im Mittel 7,2 p_H, beim Erwachsenen im Ruhespeichel 6,7 bis 7,4 p_H im Mittel 6,9. Es besteht ein 24stündiger Rhythmus: morgens ist das p_H am höchsten (VERGIN). In der Nacht ist es gewöhnlich niedriger als am Tag.

Eine Gesetzmäßigkeit zwischen Mundbefund und Speichelreaktion ist nicht nachweisbar. Auch keine Beziehung der letzteren zur Zahncaries. — Gärungsprozesse in der Mundhöhle machen den sezernierten Speichel nachträglich saurer.

Der Wassergehalt des Speichels beträgt 98,8 bis 99,5%. In der Trockensubstanz nach VERGIN, rund 38%, Epithel und Mucin, 24% Albumin und Ptyalin, 38% anorganische Salze, davon 1% Kaliumrhodanid. In geringen Mengen befinden sich Na, Ca, Mg, Fe, als Chloride, Phosphate, Bicarbonate. Es werden angegeben in der Trockensubstanz: Ca 3,5 mg-%, Mg 0,39—0,7 mg-% (hohe Werte bei Zahncaries 1,1—1,4 mg-%), Na 18,9 mg-%. K 60 bis 80 mg-%, Fe 0,05 mg-%. Anionen: Cl 50—120 mg-%, F. 0,01 mg-%, P. 12,1 mg-%, also höher als das P des Serums, Carbonate, Bicarbonate. CO_2, Spuren von O_2, N, sind im Speichel gelöst. Rhodanate 6—27 mg-%: sie stammen aus der Parotis und Submaxillaris. Ferner Harnstoff 13—27 mg-%, also weniger als im Blut, Spuren von Harnsäure.

Der Speichel enthält außerdem neben Mucin und Albumin einige Aminosäuren; am reichlichsten ist vertreten Arginin und Glutaminsäure, vom ersteren 3,3—8,6 mg-%, also mehr als im Blutplasma mit 2,3 mg-%. Spuren von Histamin.

Der gemischte Speichel enthält Spuren von Glucose, etwa 10—14 mg-%, bei Diabetikern nicht wesentlich mehr. Ferner Spuren von Milchsäure, von Cholesterin, von Vitamin C, Spuren von Östrogenen, Hypophysenvorderlappenhormonen, währenddem Insulin nie gefunden wurde. HYMANS VAN DEN BERGH hat Spuren von Koproporphyrin nachgewiesen.

Die wichtigsten Fermente des Speichels sind α-Amylase, früher Diastase und α-Glucosidase, früher Maltase genannt. Die Amylase baut Stärke und Glykogen zu Dextrinen und α-Maltose ab. Die Glucosidase greift vor allem Maltose, aber auch Rohrzucker an. Diese Fermente werden auch als Ptyalin bezeichnet.

SCHEER gelang der Nachweis von Lipase im Speichel; ihr Wirkungsoptimum lag bei p_H 7,0. Voss fand ein eiweißspaltendes Ferment. Das rasche Gerinnen blutender Wunden in der Mundhöhle, die Beobachtung, daß Tiere ihre Wunden lecken, lassen daran denken, daß der Speichel einen Einfluß auf die Blutgerinnung ausübt. JOHN HUNTER wies in der Tat nach, daß sich im Speichel eine Substanz befindet, welche die Gerinnung des Blutes beschleunigt, während Magensaft dieselbe aufhält.

Es wurde ein harnsäurespaltendes Ferment gefunden, eine alkalische und eine saure Phosphatase, eine Peroxydase und eine Katalase. Der Submaxillarspeichel enthält die größte Menge von Phosphatasen. Der Speichel enthält antibakterielle Substanzen (Lysozyme, Inhibine, Mudine, Cidime). Filtrierter Speichel wirkt weniger bactericid als frischer Speichel.

Im Speichel sind Blutgruppensubstanz und Blutgruppenferment nebeneinander nachweisbar (SCHIFF). Das Blutgruppenmerkmal ist thermostabil, das Blutgruppenferment thermolabil.

Das von SCHIFF, AKUNE und WEILER in Speichel und Faeces aufgefundene sog. Blutgruppenferment besteht darin, daß die Blutgruppenmerkmale A und B durch dieses Ferment ihre Nachweisbarkeit verlieren. WITEBSKY und SATOH nehmen an, daß das im Speichel enthaltene Blutgruppenferment erst im Sekret entsteht und nicht primär im Organismus gebildet wird. SIEVERS wies nach, daß die stärkste Fermentwirkung im nüchtern gewonnenen Speichel ist, daß sie nach den Mahlzeiten fehlt oder erheblich vermindert ist. Beziehungen mit dem Diastasegehalt des Speichels fehlen.

Schließlich sei erwähnt, daß die Zusammensetzung des Speichels bei verschiedenen Tierspecies verschieden ist. Zum Beispiel Hundespeichel enthält keine Amylase!

Die Aufgaben des Speichels und der Speicheldrüsen.

Bei der Verdauung hat er eine physikalische Aufgabe. Speichel ist notwendig für den Kau- und Schluckvorgang, um die Speisen anzufeuchten und aufzulösen. Chemische Wirkung durch das Ptyalin, welches die Stärke und das Glykogen auflöst. Die Wirkung des Fermentes ist außerordentlich groß. In 1 min kann aus 5 g Brot bei der Passage durch Mund und Ösophag 0,75 g Zucker produziert werden. Das Speichelptyalin wirkt noch einige Zeit im Magen weiter. Ferner sind die Speicheldrüsen ein ausscheidendes Organ für Substanzen, die im Organismus produziert werden, wie Harnstoff, Harnsäure, Milchsäure, Glucose, gewisse

Hormone. Eine größere Anzahl von Stoffen, welche dem Organismus zugeführt werden, werden zum Teil mit dem Speichel ausgeschieden. Einige verleihen ihm einen eigentümlichen Geschmack: bitter bei Jod, metallisch bei Quecksilber, knoblauchähnlich bei Phosphor.

Minimale Mengen Blei, Gold, Bismuth, Brom, Arsen werden auch mit dem Speichel ausgeschieden. MUNCH hat kürzlich nachgewiesen, daß auch Morphin 15—30 Min. nach der Darreichung in minimalen Mengen im Speichel erscheint. (Mo-Nachweis mit Hilfe des Mäuseschwanzphänomens von STRAUB.)

Praktisch wichtig ist die in nicht geringen Mengen im Speichel erfolgende Ausscheidung von chlorsaurem Kalium. Bei akut-entzündlichen Prozessen der Speicheldrüsen scheint daher das Kalichloricum ganz besonders indiziert.

MAYR ist der Ansicht, daß die Speicheldrüsen sich nicht aktiv an der Ausscheidung gewisser Stoffe (Bi, Gold, Salvarsan, Bromsalze) beteiligen. Da der Inhalt einer Blase nach Cantharidenpflaster dieselben Verhältnisse aufweist wie der Speichel, so nimmt MAYR an, daß die gefundenen Substanzen im Speichel nur den Ausdruck einer allgemeinen Gewebsdurchtränkung darstellen, die sich zwangsmäßig allen Flüssigkeiten zuteilt.

Chloroform- und Äthernarkose, besonders mit Mo kombiniert, führt nach vorübergehender Reizung zur Erschöpfung der Speicheldrüsen. Über die Beziehungen zwischen Infektionskrankheiten und Speicheldrüsen s. S. 34.

Eine *innere* Sekretion der Speicheldrüsen ist anzunehmen. MORANO konnte bei Entfernung der Parotiden und Submaxillares den unter Krampfanfällen erfolgenden Tod der Tiere feststellen. Nach Überpflanzung von Drüsengewebe ins Abdomen ging nur ein Teil der Tiere zugrunde. PARHON nimmt eine innere Sekretion an (s. auch S. 29).

Technisches. Sondierung bzw. Katheterisieren des Ductus stenonianus und der Ductus Wharthonianus. DECHAUME (Paris) hat eine besondere Sonde konstruieren lassen. Die *cytologische* Untersuchung des durch Katheterismus oder mittels einer kleinen Saugglocke entnommenen Speichels erleichtert die Diagnostik. Zum Beispiel charakteristische eosinophile Zellen im Speichel bei Parotitis epidemica (SOHIER und LEVRAT). Solche Zellen findet man auch bei der experimentellen Parotitis epidemica der Affen. Rhodankaliumhaltiger Speichel gibt nach leichter Ansäuerung (einige Tropfen verdünnte HCl) mit verdünnter Eisenchloridlösung eine burgunderrote Farbe.

Die qualitative Wirkung der diastatischen Wirkung geschieht am einfachsten bei Verwendung von Stärke als Reagens, durch Nachweis einer Reduktion im Filtrat, selbstverständlich unter Anstellung einer Kontrollprobe. Über Fehlerquellen s. FRICKER.

SULLIVAN und STORWICK empfehlen eine bestimmte Speichelmenge auf eine bestimmte verdünnte Stärkelösung einwirken zu lassen, sie bestimmen die Zeit des Verschwindens der blauen Reaktion in der Lösung mit einer Kaliumtrijodidlösung („Starch hydrolysing Time"). Nach ihrer Methode erhalten sie eine totale „Hydrolyse" der Stärke im Durchschnitt nach 95 sec, bei Erwachsenen mit einem Minimum bei 6 sec, Maximum bei 1800 sec. Bei Schulkindern waren die Werte zwischen 66 und 80 sec.

Bei manchen Untersuchungen müssen die Gärungsvorgänge verhindert werden. Die geschieht nach MAUPERTUIS am besten durch Zusatz von Trichloressigsäure in den frischen Speichel.

Die *Sialographie* wird öfters angewandt. Unmittelbar vor den Röntgenaufnahmen werden für die Aufnahme der Parotis 2,5—3 cm³ Lipiodal injiziert, für jene der Submaxillaris 2,0—2,5 cm³. Allerdings ist die Größe der Speicheldrüsen individuell und auch rassenmäßig verschieden. Slaven haben auffallend große Speicheldrüsen (AUBERT). Bei einer Parotiscyste hat AUBERT ohne Schwierigkeit 10 cm³ Lipiodol injiziert. DUMAS empfiehlt den Injektionsdruck mittels Manometer zu kontrollieren. Ein Druck von 26—29 cm Hg ist nötig, um die Kanälchen zu füllen; mit einem etwas stärkeren Druck erhält er das sog. parenchymatöse Sialogramm. Die Nadel, die z. B. mit etwas Vaselin geschmiert wird, braucht nicht mehr als 1½—3 cm in den Ductus eingeführt zu werden. Am Ende der Injektion erscheint die Drüse geschwollen und der Patient empfindet einen Schmerz, der einige Stunden anhalten kann. Die Schwellung kann 1—2 Tage dauern. Über die Technik der Sialographie s. auch ROSE. Eine Kontraindikation der Sialographie wird von keinem Autor angegeben.

Hie und da wird eine Punktion oder eine Biopsie indiziert sein.

II. Beziehungen der Speicheldrüsen zu anderen Erkrankungen.

1. Es besteht kein Zweifel, daß allgemein pathologische Zustände die Speicheldrüsen ebenso beeinflussen, wie überhaupt jedes andere Organ oder Gewebe des Körpers. Wenn die Veränderungen an den Speicheldrüsen bisher wenig gewürdigt wurden, so liegt es daran, daß ihrer Funktion für das Individuum

eine relativ sekundäre Bedeutung beigemessen wird, ferner, daß bei der alltäglichen Sektionstechnik die Speicheldrüsen meistens vernachlässigt werden.

Ein Drüsenapparat, der pro die normalerweise 1—3 Liter Sekretionsflüssigkeit ausscheidet, wird jedesmal leiden, wenn eine schwere *Störung im Wasserhaushalt* des Körpers besteht. Solche Störungen sind aber keineswegs selten. Kreislaufstörungen jeder Art, Nierenleiden in vorgeschrittenen Stadien bringen stets solche Störungen mit sich. Eine trockene Lederzunge dürfte stets eine Mitbeteiligung der Speicheldrüsen beweisen. Dieselbe läßt sich dadurch klinisch erhärten, daß die Palpation der Speicheldrüsen in diesen Fällen nicht selten leicht schmerzhaft empfunden wird.

Bei *Kachexien, Unterernährungszuständen*, reagieren bisweilen die Speicheldrüsen, fast stets nur die Parotis durch schmerzhafte Schwellung, die eine relative Kiefersperre veranlassen kann, die jedoch verhältnismäßig rasch mit der Störung verschwindet.

Eine 58jährige Frau mit Schrumpfniere bekam jedesmal nach einem Zuckertag (300 g Zucker als ganze Nahrung) eine stark schmerzhafte Schwellung beider Parotiden. Nach 3—4 Tagen gewöhnlicher Nephritisdiät waren die schmerzhaften Schwellungen völlig verschwunden. Diesen Versuch habe ich bei der Patientin 3mal stets mit dem gleichen Erfolg durchgeführt.

2. Der Ruhespeichel der *Diabetiker* ist oft saurer als derjenige gesunder Menschen. Er enthält bisweilen deutliche Mengen von Glucose (Rathery und Binet, Becker und Kestermann). Nach anderen Autoren ist es nicht mehr als im Speichel Gesunder.

Die Rhodanreaktion wird im Speichel der Diabetiker manchmal vermißt.

Frühere Angaben, daß Speichel bei Gicht, Rheumatismus, Typhus saurer ist als normal, müßten nachgeprüft werden.

3. Es wurde nach Beziehungen gesucht zwischen der Zusammensetzung des Speichels, namentlich seiner Reaktion einerseits, der Zahnsteinbildung, der Zahncaries und der Pyorrhoe andererseits.

Von Bedeutung ist das p_H für die Bildung des *Zahnsteins*. Die Dicalciumphosphate geben bei p_H 6,3 einen Niederschlag, die Tricalciumphosphate bei p_H 6,8 und Calciumcarbonat bei p_H 7,9. Je alkalischer der Speichel, desto günstiger sind die Bedingungen für das Auftreten von Zahnstein.

Das krystallisierte Phosphatmineral des Zahnsteins konnte von Mathis durch das Verfahren von Debye-Scherrer eindeutig als Hydroxylapatit $(Ca_{10}(OH)_2(PO_4)_6$ identifiziert werden. Carbonat kommt im Zahnstein nur in sehr geringen Mengen vor.

Die Erklärung der Zahnsteinbildung scheint folgende zu sein: Die Salze sind im Speichel dank der Anwesenheit einer genügenden Menge CO_2 gelöst. Der Verlust von CO_2 aus dem Speichel in der Mundhöhle bedingt eine Fällung von Kalksalzen, die in das Mucin absorbiert werden, das als Folge der Desquamation der Gingivalschleimhaut erscheint (Hulin).

Fehlerhaft ist es, Zahnpasten mit Calciumcarbonat oder Tricalciumphosphat zu verwenden. Auch Seifen sind schädlich, da das Zahnfleisch aufgelockert und retrahiert wird.

In der stomatologischen Literatur wird von einem „Zahndrama" geschrieben, daß Ärzte und Zahnärzte jahrelang Förderer einer verkehrten Zahnbehandlung gewesen sind und Zahnputzmittel empfehlen, welche Kreide und Seifen enthalten.

Über die Beziehungen zwischen Speichel und *Zahncaries* sind die Akten noch nicht geschlossen. Sehr wahrscheinlich spielen folgende Prozesse eine wichtige Rolle: Die oberflächliche Entkalkung des Zahnhalses geschieht durch Gärungssäuren, d. h. durch Milchsäure. Das Speichelmucin wird im Munde in eine adhäsierbare Agglutinationsmasse verwandelt, die auf den Zähnen einen weichen Belag bildet. Dieses Mucin bildet im Niederschlag einen reduzierten Zucker, der durch das ständige Vorhandensein acidogener Bakterien im Mund zu Milchsäure vergoren wird. Wird die Milchsäure nicht neutralisiert, so macht sie Glucose aus Speichelmucin frei; aus der Glucose entsteht wieder Milchsäure (Circulus vitiosus).

Nach SULLIVAN und STORVICK sind ein hoher Amylase- und Maltasegehalt des Speichels, eine hohe Pufferkapazität, ein niedriges p_H günstig gegen die Zahncaries. VERGIN sieht ferner in dem eiweißspaltenden Ferment des Speichels ebenfalls eine natürliche Abwehreinrichtung gegen Caries. Die Zahnläsionen entstehen eigentlich nur, wenn eine Störung im biologischen System Blut-Zahnspeichel auftritt und wenn eine Schädigung der Odontoblasten stattfindet.

4. Die Bakterienflora des Mundes besteht aus Kokken, hauptsächlich Streptokokken, Spirochäten, Leptotrichen und Diphtheroiden. Bekannt ist, daß das Virus der Lyssa im Speichel ausgeschieden wird.

Nach FLEXNER und LEVIS wird das Virus der *Poliomyelitis epidemica* von den Speicheldrüsen ebenfalls ausgeschieden. Bei der Encephalitis lethargica, die übrigens gewöhnlich mit einer vorübergehenden Vergrößerung der Parotis einhergeht, ist das Virus in der Parotis nachgewiesen worden (NETTER).

Interessant ist, daß der Speichel eine bakteriolytische Wirkung gegen das Cholera vibrio hat. Diese Wirkung scheint durch ein Enzym bedingt zu sein.

Der Speichel von unterernährten Individuen und Cholerakranken besitzt entweder gar keinen oder nur einen ganz geringen antibakteriellen Effekt, ein Zeichen dafür, daß die antibakterielle Eigenschaft der Sekretion des Körpers wahrscheinlich eine wichtige Rolle in der Immunität gegen Cholera spielt (DAWSON and BLAGG).

Schließlich wissen wir, daß der Speichel die Ultraviren der Rotsucht, des Mumps und der Grippe sowie Monokokken enthält. Die große Bedeutung des Speichels als Keimträger für die Diphtherie ist ebenfalls bekannt.

5. Symmetrische Schwellungen der Speicheldrüsen kommen bei den *Leuk-ämien* wohl am häufigsten bei der lymphatischen Leukämie vor: Schwellung der Drüsen, Lymphknoten, die zur Infiltration der ganzen Drüsenkörper führen können. Bevorzugt ist das Kindesalter.

(Fall von LANGSCH: 14 Monate altes Kind unter dem Bilde eines Mumps erkrankt. 105000 weiße Blutkörperchen mit 92% Lymphocyten. Tod am 24. Tag. Lymphatische Leukämie. Leukämische Infiltration in Milz, Leber, Nieren. Knochenmark dunkel schwarzrot.)

Schwellung der Parotiden wird bei der PARINAUDschen Conjunctivitis beschrieben.

6. Besonders interessant sind die Beziehungen der Speicheldrüsen zu den *Organen mit innerer Sekretion*. Bekannt ist das Auftreten von Orchitis oder von Eierstockentzündung bei Mumps. Umgekehrt beobachtet man hier und da im Anschluß an Eingriffe an den Genitalorganen besonders bei der Frau eine Parotitis. Hyperplasie der Parotis und Erkrankung der Keimdrüsen treffen nicht sehr selten zusammen. Bei Ovarialstörungen in der Schwangerschaft besteht oft Speichelfluß. Eine gesteigerte Speichelabsonderung, prämenstruell oder menstruell, soll bei chronischer Metritis öfters vorkommen. In der Schwangerschaft ist der Speichel stark sauer.

Experimentell sind die Beziehungen zwischen Speicheldrüsen und Pankreas wiederholt studiert worden. Beiderseitige Resektion des STENONschen Ganges des Hundes beim SANDMAYR-Diabetes erzeugt stärkere Toleranz für Kohlenhydrate. Zurückgehen der Hyperglykämie und der Glucosurie.

Eine doppelseitige Entfernung der Parotis setzt den Blutzucker herab (Fréchelin), während die Entfernung der Submaxillardrüsen keine Veränderung erzeugt.

Nach Parotisentfernung konstatiert Utimura Steigerung der Schilddrüsenfunktion, Vermehrung der Langerhansschen Inseln und des Leberglykogens. Unterbrechung der Absonderung der Parotis erzeugt vermehrte Insulinproduktion (Dohryanieski und Michalowski). Parotishypertrophie geht nach Flaum mit Schwäche des Inselapparates einher.

Jüngere Tiere (Kaninchen) sind gegen die Parotisexstirpation empfindlicher als alte Tiere. Das Wachstum bleibt bei den jüngeren Tieren zurück (Fréchelin). Injektion von eiweißfreiem Parotisextrakt erzeugt beim Kaninchen eine vorübergehende Hyperglykämie (Fréchelin).

Die Unterbindung der Ausführungsgänge der Speicheldrüsen wurde zur Behandlung des menschlichen Diabetes ausgeführt, jedoch ohne deutlichen Erfolg. Die Angaben über die Rolle der Speicheldrüsen im Zuckerstoffwechsel sind klinisch noch nicht brauchbar.

Freudenberg schildert bei 3 Patienten, von denen 2 eineiige Zwillinge sind, ein eigentümliches Syndrom: Diabetes mit Wachstumshemmung, chronischer, rezidivierender, nicht entzündlicher Schwellung der Speicheldrüsen und partiellem Ausfall der äußeren Sekretion des Pankreas.

7. Speichelharnstoff soll bei Urämie erhöht sein. Eine Steigerung des Harnsäurespiegels im Blut geht mit Erhöhung des Harnsäuregehaltes des Speichels einher (Corneau-Montasse).

8. Tempestini publiziert einige Deformitäten des Mundes und der Zähne, zu welchen sich ein totales Fehlen der Parotiden hinzugesellte.

In diesem Zusammenhang sei die einzigartige Beobachtung Naegelis, der Mündung des Ohrspeicheldrüsenganges am Mundwinkel in 3 Generationen erwähnt.

Mißbildungen der Speicheldrüsen sind außerordentlich selten. Es werden adhärierende Drüsenpakete, hauptsächlich der Submaxillaris, beschrieben.

III. Funktionelle Störungen.
1. Speichelfluß.

Auch Sialorrhoe ($\sigma\iota\alpha\lambda o\nu$ = Speichel) genannt: bedeutet *krankhaft vermehrte Speichelausscheidung*. Die tägliche Speichelproduktion kann 3 Liter und mehr betragen.

Von *Ptyalismus* spricht man, wenn der Speichel ständig nach außen befördert wird. Wird der Speichel nur geschluckt, so spricht man von *Sialophagie*. Obwohl Sialorrhoe und Ptyalismus nicht identisch sind, so werden diese Ausdrücke gewöhnlich für dasselbe Bild benützt. Dies hat seinen Grund darin, daß eine Sialorrhoe ohne Ptyalismus praktisch nicht vorkommt, da das ständige Schlucken von Speichel sehr anstrengend ist. Es kann aber ein Ptyalismus ohne Sialorrhoe vorkommen bei Leuten, bei welchen das Schlucken schmerzhaft oder aus anderen Gründen erschwert ist (Lähmungen), und bei Psychopathen (falscher Speichelfluß).

Ätiologie. Vielleicht bildet Speichelfluß in sehr seltenen Fällen eine selbständige Erkrankung: *idiopathischer Speichelfluß*.

Fast immer hat die Sialorrhoe nur *symptomatische* Bedeutung: auch ist sie seltener als früher angenommen wurde.

a) Krankheiten der Speicheldrüsen selbst können Speichelfluß erzeugen; dies kommt bisweilen in der Rekonvaleszenz der Parotitis epidemica vor, vielleicht bei Ranula, bei Tumoren.

b) Die meisten Mundkrankheiten erzeugen reflektorisch Ptyalismus, z. B. bei Stomatitis (Quecksilber, seltener nach Gebrauch von Jod, Arsen, Blei), bei der Dentition, Zahncaries, bei Kieferentzündungen, bei Anginen.

Bei der SWIFT-FEERschen Krankheit (Akrodynie) kommt Speichelfluß auch da vor, wo nur geringgradige Veränderungen der Mundschleimhaut bestehen (JENNY).

Scharf schmeckende Substanzen, Gewürze, Tabak, können durch Reizung der Mundschleimhaut reflektorisch vermehrte Speichelausscheidung veranlassen. Prothesen können mechanisch oder durch ihre Bestandteile, z. B. den Kautschuk, ähnlich wirken.

c) Trigeminusneuralgie geht oft mit Speichelfluß einher, seltener ist er beim „Tic facial". Reizung der Gehörnerven, z. B. durch schrille Töne, kann auch Ptyalismus erzeugen. Ob durch Opticus- oder Olfactorius-Reizung eine krankhaft vermehrte Speichelausscheidung auftreten kann, ist fraglich.

d) Als Begleiterscheinung der verschiedensten Erkrankungen der Speiseröhre, des Magens und Darmes, kommt Ptyalismus vor: Kardiospasmus, Fremdkörper in der Speiseröhre, Ösophagitis und Gastritis (bei Potatoren) usw.

e) Übelkeitsgefühle (auch durch Nauseosa hervorgerufene) gehen mit Ptyalismus einher. Allgemein bekannt ist der häufige Speichelfluß in der Schwangerschaft, bei Erkrankungen der Geschlechtsorgane, ferner bei Reizungszuständen des Nervensystems (Geschmacksvorstellungen, psychischen Erregungen, epileptischem Anfall). Nicht selten ist er bei den funktionellen Neurosen, Neurasthenikern, Geisteskranken.

Beim M. Parkinson ist Ptyalismus die Regel, wohl als Folge der Muskelstörungen. Bei der Encephalitis lethargica und beim postencephalitischen Parkinsonismus kommen oft noch lokale Veränderungen der Speicheldrüsen selbst hinzu.

Bei Tabes kommen Speichelflußkrisen vor: 2—3 Liter in einer Krise. Selten liegen der Sialorrhoe Erkrankungen des Großhirns (Hemiplegie, progressive Paralyse), der Medulla oblongata, der Brücke zugrunde. In Anfällen von Angina pectoris kann Ptyalismus und Harnflut auftreten.

f) Bei Pankreaserkrankungen, Pankreastumoren wird hier und da Speichelfluß, selten Vergrößerung der Parotiden angegeben.

Die Insulinintoxikation führt bei den meisten Tieren zu Speichelfluß. Beim Hund wird schaumiger Speichel reichlich produziert.

Das Adrenalin regt die Speichelsekretion an (LANGLEY). Das Cholin wirkt im gleichen Sinne, jedoch durch Erregung der parasympathischen Nervenapparate.

g) Bestimmte pflanzliche Stoffe und Alkaloide regen die Speichelsekretion an: Folia jaborandi, Pilocarpin, Physostigmin, Muscarin, Strophanthin, Quabain, Digitalis.

Das Jodkali erzeugt nicht selten Speichelfluß, seltener eine vorübergehende Schwellung der Parotis.

Atropin, Daturin, Nicotin lähmen die Speichelsekretion.

Symptomatologie. Ptyalismus sollte durch Messung nachgewiesen werden. Die alten Ärzte unterschieden einen falschen und einen wahren Speichelfluß. Bei Hemiplegien wird das Ausfließen des Speichels aus dem Munde nicht durch vermehrte Produktion, sondern durch die Gesichtsmuskel- und Schluckmuskellähmung bedingt (falscher Speichelfluß).

Subjektiv geben die Patienten an, daß sich der Speichel sehr rasch und in großen Mengen im Munde ansammle, daß sie dadurch im Sprechen behindert werden. Eine gewisse Spannung der Parotisgegend wird bisweilen empfunden. — Störung des Schlafes ist häufig, weil Speichel die Kopfunterlage näßt, oder durch das Bedürfnis, Speichel wiederholt zu schlucken.

Objektiv läßt sich die Speichelmenge annähernd messen. Nach älteren Angaben kann man bis 11 Liter Speichel je Tag erzeugen.

Bisweilen fehlt Rhodankalium und Ptyalin.

Der über die Kinnhaut fließende Speichel erzeugt eine Reizung der Haut (Erythem, Ekzem). Oft bestehen Verdauungsstörungen. Die reichlichen, lufthaltigen Speichelmengen stören die Magentätigkeit. Die während der Nacht im Magen und in der Speiseröhre angesammelten Speichelmengen werden oft leicht, bisweilen unter mühsamen Brechbewegungen nach außen entleert: Vomitus matutinus.

Man unterscheidet einen *transitorischen*, meist gutartigen und einen *kontinuierlichen*, hartnäckigen Speichelfluß. Letzterer ist sehr selten. Er kann, wohl hauptäschlich infolge der unangenehmen Folgen (Störungen des Schlafes, des Appetits, psychischer Aufregung) zu Abmagerung, sogar Kachexie führen.

Diagnose. Sie ist leicht. Da eine idiopathische Sialorrhoe sehr selten, vielleicht gar nicht vorkommt, so ist mit dieser Diagnose nur ein Symptom gefunden, das sich zu den verschiedensten Krankheiten gesellen kann.

Bei funktionellen Neurosen, der Hysterie, Psychasthenie, Neurasthenie, sieht man oft, meistens parallel der Zahnreihe, beiderseits auf der Zunge, nicht selten auch an den Lippencommissuren, weißen Speichel. Es handelt sich durchwegs um Individuen, bei welchen durch abnorme bzw. zu häufige Bewegungen des Kiefers, der Zunge, durch Saugbewegungen, der Speichel innig mit Luft vermengt wird. Der Speichel gewinnt daher ein milchiges Aussehen und eine leicht klebrige Konsistenz. Dieses Symptom fehlt bei Individuen mit organischen Erkrankungen des Verdauungstractus praktisch konstant. Es hat mit Speichelfluß nichts zu tun.

Prognose. Hängt vom Grundleiden ab.

Therapie. Vor allem ist die *Ursache* zu beseitigen. Ist dies nicht möglich, so verordne man Mundspülungen mit essigsaurer Tonerde, Atropin (Atropin. sulfur. Granula à $^1/_2$ mg 2—3mal täglich), Brompräparate, Opium, eventuell Jodkali (SCHRAMM), Röntgentherapie. Bei mehreren Fällen von quälendem Speichelfluß im Spätstadium der Encephalitis lethargica wurden mit Erfolg Röntgenbestrahlungen der Speicheldrüsen vorgenommen. Dosis $^2/_3$—$^3/_4$ HED (APPELRATH). Prothesen aus Kautschuk sind durch Prothesen aus Metall oder aus Resovin zu ersetzen.

2. Speichelverminderung.

Eine Speichelverminderung besteht, wenn nur $^1/_2$ Liter oder weniger Speichel je Tag produziert wird.

Idiopathische Speichelverminderung ist nicht bekannt.

Eigentümlicher Trockenheit im Munde begegnet man bei Diabetes mellitus, Diabetes insipidus, Nierenleiden, Herzinsuffizienz, zentralen Nervenstörungen und im Fieber, namentlich bei und nach der Parotitis epidemica, bei Typhus und bei profusen Diarrhoen. In allen diesen Fällen bestehen lokale Veränderungen an den Speicheldrüsen: bei chronischen Leiden, Entartung, bei akuten, leichte Ödeme und Schwellungen.

Beim MIKULICZschen Syndrom ist sie fast regelmäßig. Bei der peripheren Facialislähmung (oberhalb der Chorda tympani) ist die Speichelverminderung nur auf der kranken Seite. Die Speichelverminderung ist ein Frühsymptom mancher Vergiftungen: Atropin, Opium, Datura, Nicotin, Ptomaine.

Psychisch wirkt Trauer zu Tränen, dabei oft Trockenheit im Munde.

Eine Speichelstockung kann durch schlechte Zähne oder durch fehlerhaftes Gebiß entstehen: letzteres kann eine Schwellung der Mündung des STENONschen Ganges und dadurch eine Verlegung derselben verursachen.

Die Behandlung hat sich nach den Ursachen zu richten. Da Speichelverminderung den Ausbruch einer Speicheldrüsenentzündung begünstigt, so ist lokal eine flüssige Reinigung des Mundes und Anregung der Speichelsekretion geboten.

Pilocarpin (3mal 0,003 g täglich innerlich oder subcutan), galvanischer Strom (eine Elektrode auf den Nacken, die andere auf den Ductus stenonianus) befördern die Speichelsekretion. Pilocarpinspeichel ist sauer.

Cesol bzw. Neucesol, ein synthetisch gewonnenes, dem Arecolin nahestehendes Produkt (innerlich 0,1—0,5 g mehrmals täglich, subcutan 0,2) wird bei quälendem Durst der Diabetiker, Nierenkranken und Operierten als Speichelsekretion anregend empfohlen.

Neucesol soll durch Beschleunigung des Blutzuflusses eine Reizung der Drüsenzellen hervorrufen.

Selbstverständlich muß in allen Fällen das Gebiß kontrolliert und eventuell in Ordnung gebracht werden.

GIORELLI publiziert folgende interessante Beobachtung: 52jährige Frau. Nach Entzündung beider Parotiden vor einem Jahr versiegte der Speichelfluß. Pilocarpin, Jodkali ohne Erfolg. Erst ein aus Magen-Darmschleimhaut und Speicheldrüsen gewonnener Extrakt erzielte innerhalb 3 Monaten völlige Heilung. GIORELLI glaubt, daß es über die Ohrspeicheldrüseninfektion zu einer innersekretorischen Störung gekommen war (zit. nach MIESCH-PARTSCH, 1933).

Die subjektiven Beschwerden, die bei Herzinsuffizienz und Nierenleiden eine Trockenheit im Munde erzeugen, lassen sich oft durch Pinselung der Mundschleimhaut mit Olivenöl lindern, am besten mit Hilfe einer kleinen Glasplatte.

Speichelverminderung ist keine Ursache des Durstgefühls. Letzteres geht mit Trockenheit im Munde nicht parallel. Spülen des Mundes beseitigt die Trockenheit, nicht den Durst.

IV. Entzündliche Erkrankungen der Speicheldrüsen.
1. Die akute Entzündung.

Es kann sich um eine Entzündung der Ausführungsgänge, eine *Sialodochitis* oder um eine entzündliche Schwellung der Drüse, eine *Sialoadenitis* handeln.

Eine reine Sialodochitis, fast immer eine Stenonitis, ist selten. Sie entsteht durch Infektion vom Munde her. Die Ausführungsgänge schwellen an und entleeren in die Mundhöhle ein eitriges Sekret. Das Orificium des Ductus in der Mundhöhle ist gerötet, geschwollen. Durch Druck läßt sich ein Tropfen Eiter herauspressen. Wird ein Ductus verstopft, so entsteht Speichelstauung, Sialostasis, unter Umständen Speichelkoliken, dabei wird dann immer die Drüse affiziert. Gelingt es mittels Sonde den Gang wegsam zu machen, so entleert sich der Speichel, bisweilen im Strahle, die Drüse schwillt rasch ab. Durch fibrinöse Entzündung, durch Speichelsteine und Fremdkörper (einen Strohhalm) kann eine Sialostasis entstehen.

Unter den akuten Sialoadenitiden sind die epidemischen Parotitiden weitaus die häufigsten: Parotitis epidemica (s. Bd. I „Infektionskrankheiten" dieses Handbuches). Bei der Tollwut und bei der Encephalitis lethargica kommt eine Parotitis vor.

Wenn die rechte *und* linke Sublingualspeicheldrüse akut entzündlich anschwellen, so handelt es sich um eine dem epidemischen Mumps der Parotis entsprechende Erkrankung (Bauer).

Die nicht epidemischen akuten Speicheldrüsenentzündungen lassen sich in zwei große Gruppen einteilen. Die erste Gruppe sind Folgen von Erkrankungen der Nachbarschaft: bei lokalisierter Stomatitis, z. B. Reizung der Schleimhaut durch künstliches Gebiß, Ersatzstücke für Zähne, als Folge einer Zahnextraktion, durch Verätzung der Mundschleimhaut, z. B. durch Mundspülen mit einer Sublimatlösung (Schwab) oder bei diffuser Stomatitis nach Infektionen anderer Nachbarorgane, Angina, Angina Ludovici, Otitis media, Mastoiditis, Lymphdrüsenschwellungen, Furunculosis. Aktinomykose, Fremdkörper, Steine im Ductus, Verletzungen kommen ebenfalls vor. Die Submaxillaris ist hier ebenso häufig betroffen wie die Parotis.

Die zweite Gruppe bilden die Entzündungen, hier fast immer Parotitis, bei *schweren Infektionskrankheiten*, bei *kachektischen Individuen* und bei *Operierten*.

Folgende Infektionskrankheiten führen manchmal zu akuten Parotitiden: Typhus, Flecktyphus, Staphylo- und Streptokokkensepsis, Scharlach, Pocken, Erysipelas, Dysenterie, Pneumonie. Unter den schweren, erschöpfenden Erkrankungen mit Kachexie wären zu nennen: Schrumpfniere, Diabetes, Lebercirrhosen, Herzleiden, schwere Anämien, Leukämien, progressive Paralyse.

Poelchacc beschreibt eine Entzündung der Submaxillaris 12 Tage nach typischen Röteln bei einem 11jährigen Mädchen.

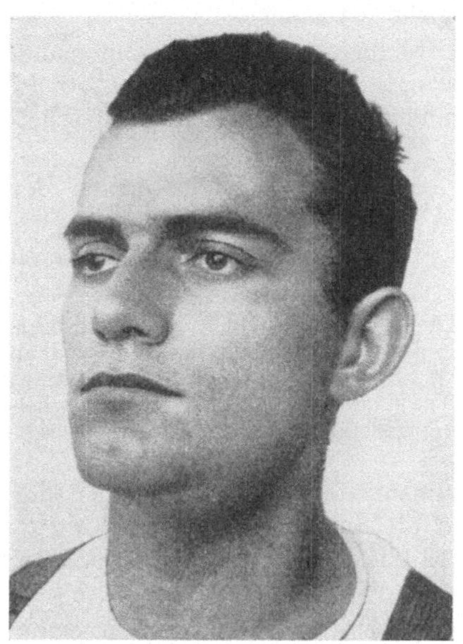

Abb. 1.
Akute Entzündung der Glandula submaxillaris.

Die *postoperativen Parotitiden* sind selten und treten fast nur nach Abdominaloperationen mit Narkosen auf. In 75% der Fälle handelt es sich um Frauen. In der Regel treten sie in den ersten 10 Tagen nach der Operation auf, und zwar bei im voraus relativ widerstandslosen Kranken. Sie können ein- oder doppelseitig sein. Eine Facialislähmung wurde unter 357 Fällen postoperativer Parotitis 16mal beobachtet (Ruppe).

Nach Honigmann gibt es auch eine selbständige Form der akuten Speicheldrüsenentzündung, die Erwachsene in jedem Alter bei voller Gesundheit befallen kann.

Folgenden Fall von Sialoadenitis acuta submaxillaris verdanke ich Herrn Prof. Dr. Staehelin.

B. Karl. 21 Jahre, Student. Eintritt in die Med. Klinik Basel am 13. 10. 22 (s. Abb. 1).

Aus der Anamnese: Hereditär o. B. Mit 2 Jahren Brustfellentzündung. 1918 Grippe. Vor 6 Wochen in die Rekrutenschule eingerückt. Vom 7.—11. 10. große Märsche bei schlechtem Wetter. Am 10. 10. leichtes Kopfweh, 11. 10. Frösteln, allgemeines Unwohlsein, 12. 10. Temperatur morgens 37,9°, Durchfall.

Am 13. deutliche Schwellung der linken Submaxillardrüse, stark druckempfindlich. Temperatur abends 37,8°.

Zunge wenig belegt, hintere Pharynxwand leicht gerötet. Tonsillen o. B. Lungen, Herz, Abdomen o. B. Kein Durchfall mehr.

19. 10. Die Schwellung unterhalb des linken Kieferrandes weniger schmerzhaft, fühlt sich resistenter an.

21. 10. Schwellung einer Lymphdrüse am vorderen Rand des linken Musculus sterno-cleidomastoideus in seinem unteren Drittel.

25. 10. Die Lymphdrüsenschwellung ist zurückgegangen. Die Submaxillarisschwellung immer noch gleich. Die Temperatur schwankte bis heute zwischen 37 und 37,8°.

2. 11. Submaxillarschwellung geht zurück. Patient ist seit 27. 10. fieberfrei.

6. 11. Geheilt entlassen.

Bei jodempfindlichen Menschen wird eine akute Sialoadenitis als Phänomen des Jodismus beschrieben.

Es wurde oft behauptet, daß die akute Entzündung der Speicheldrüsen fast nur die Parotis treffe. Dies dürfte insofern nicht richtig sein, als die Submaxillaris ebenso häufig erkrankt, dagegen die Sublingualis wahrscheinlich seltener. Die Entzündung der Submaxillaris wird nicht selten irrtümlich als Lymphdrüsen-schwellung diagnostiziert.

Die **Pathogenese** der akuten Speicheldrüsenentzündung ist wohl meistens eine ascendierende Infektion vom Munde aus durch den Drüsenkanal oder durch eine Nachbarinfektion oder auf dem Lymphweg. Entzündungserreger werden oft nicht gefunden. Die Rolle des Traumas, z. B. Druck auf die Parotis bei der Narkose durch Vorziehen des Kiefers, scheint keine große Rolle zu spielen. Dagegen wesentlich für das Auftreten der Infektion sind die Gift-wirkung: Mo, Äther, $CHCl_3$, die Ernährung, die Insuffizienz des Kauens, der Zustand der Zähne, die Trockenheit des Mundes.

Cope beobachtete in Bagdad in dem ungewöhnlich heißen Sommer 1917 eine Reihe von schweren, akuten gangräneszierenden Parotitiden mit hoher Mortalität. Er führt dieselben auf die Einwirkung der extremen Hitze zurück (Trockenheit des sonst „reinen" Mundes).

In einigen Fällen scheint der hämatogene Infektionsweg doch in Frage zu kommen. Bei einer 22jährigen Kellnerin mit Pelveo-Peritonitis gonorrhoica trat eine akute Parotitis auf. Im Parotisabsceß fand Wittwer (zit. nach Partsch) Reinkulturen von Gonokokken. Kaiser erwähnt einen Fall von Magenresektion (kein Erbrechen), der am 3. Tag post operationem eine Parotitis aufwies; am 8. Tag Incision. Im Parotitiseiter reichlich Colibacillen. Auch experimentell gelang es, hämatogene Infektionen zu erzeugen.

Die histologischen Veränderungen sind bei duktogener wie bei hämatogener Infektion dieselben.

Von den Speicheldrüsen aus können andererseits die Bakterien ins Blut übergehen und zu einer tödlichen Sepsis führen. Solche Fälle, namentlich bei Neugeborenen, sind in der Literatur beschrieben. Graf hat einen solchen Fall publiziert und dazu 33 Fälle aus der Literatur zusammengestellt. 24mal war der Ausgangspunkt der Infektion die Parotis, 10mal die Submaxillaris bzw. die Sublingualis.

Für die Pathogenese der postoperativen Sialoadenitis spielt vielleicht der folgende Reflex, den Paplow beschrieb, eine Rolle: das Vorziehen einer Darm-schlinge ruft reflektorisch eine Verminderung, ja Sistierung der Speichelabsonde-rung hervor.

Die akute Sialoadenitis kann plötzlich beginnen unter Störung des Allgemein-befindens mit Fieber, Schmerzen, Schwellung in der Drüsengegend. Sie kann auch mehr schleichend beginnen. Nur lokal bemerkt man eine derbe Schwellung, die mehr oder weniger rasch zunimmt. Die Haut über derselben ist manchmal, aber nicht immer leicht gerötet und kann entzündliches Ödem aufweisen. Die Kiefer- und Schluckbewegungen sind meistens schmerzhaft. Die Speichel-produktion ist vermindert, oft besteht Trockenheitsgefühl im Munde.

Gehen die Erscheinungen nach 8—10 Tagen nicht zurück, so muß an eine Eiterung gedacht werden. Seit der Einführung der neuen Chemotherapeutica scheint die akute Sialoadenitis viel seltener zur Eiterung zu führen als früher.

Die Sialographie zeigt bei der akuten Parotitis oft, daß die Drüse sich am Anfang nicht injizieren läßt. Später tritt eine Erweiterung der Kanälchen ein: im Parenchym entstehen nekrotische Stellen, die dann mit Lipiodol nachweisbar sind.

Die **Prognose** der akuten Sialoadenitis ist jetzt günstiger als früher.

Gefahren sind ausgedehnte Drüsennekrosen, schwere Facialislähmung, Durchbruch der Eiterung in den äußeren Gehörgang, Speichelfistel, Ausbreitung nach der Schädelhöhle, nach der Rachenwand (parapharyngeale Abscesse), nach dem Retrovisceralraum bis in das hintere Mediastinum (Durchbruch in die Pleurahöhle) oder nach dem vorderen Mediastinum, allgemeine Sepsis.

Bei 4 Kindern, die nach kurzer Krankheit an meningitischen Erscheinungen starben, fand Gordon[1] bei der Sektion außer „meningealer Kongestion" nur die Zeichen einer „akuten interstitiellen Parotitis", die im Leben symptomlos verlaufen war.

Glottisödem kommt bei tödlicher Parotitis öfters vor (Schottmüller).

Für alle Parotitiden rechnet man in globo eine Mortalität von 46—54% (Blair, Paget, Mayo; zit. nach Ruppe).

Von 64 Fällen von Parotitis bei Flecktyphus starben 24. Die Fälle von Frühparotitis gingen alle zugrunde.

Therapie. Selbstverständlich Behandlung des Grundleidens, ferner Bettruhe, Sulfamide, Penicillin, 4—6 g Sulfamide je Tag oder eventuell zugleich 300000 bis 500000 E Penicillin täglich, je nach dem Erreger, der Intensität der Entzündung bis zu 2 Wochen lang.

Dazu sorgfältige Mundpflege, aber nicht zu viel mechanische Reinigung (Zahnbürste!). Verordnung von Kali chloricum, das mit dem Speichel ausgeschieden wird. Anregung der Speichelabsonderung ist nicht immer günstig. Entfernen, Korrigieren eines künstlichen Gebisses, von Zahnersatzstücken. Eventuell Incision, Enucleation der Drüsen (bei der Submaxillaris in letzter Zeit öfters ausgeführt), Röntgen, Radium.

2. Die subakute und chronische Entzündung.

Es gibt eine chronische Sialodochitis (Kussmaul, Vogeler). Diese Entzündung ist eine fibrinöse und kann die Speichelabsonderung hindern. In einem Fall war der Speichel so dickflüssig, daß er beim Öffnen des Mundes zwischen beiden Zahnreihen eine Brücke bildete.

Die subakute und vor allem die chronische Entzündung, die mit einer Hypertrophie der Drüse einhergeht, ist keineswegs so selten, wie man es früher angenommen hat. Prädilektionsstelle scheint auch hier die Parotis zu sein.

Die **Diagnose** bietet insofern keine Schwierigkeit, als die Drüse selbst stets vergrößert, etwas hart und druckempfindlich ist. Die Entzündung kann einseitig oder doppelseitig, sogar alternierend sein. Sie braucht das Allgemeinbefinden nicht zu stören, auch keine deutlichen funktionellen Symptome zu verursachen.

Die **Ätiologie** kann sehr verschiedener Natur sein und ist nicht leicht zu eruieren, am häufigsten sind es banale, meist einseitige Infektionskeime.

Es werden Parotitiden als *allergische* Erscheinungen beschrieben, die nicht durch direkte Wirkung des Infektionserregers, sondern durch Antigenwirkung „Sensibilisine" entstanden sind. Die Tuberkulose scheint die häufigste Infektion, die zu allergischen Manifestationen in den Speicheldrüsen führt.

Fall von Lambert-Bureau. 20jähriges Mädchen, das bei jeder Überanstrengung Schwellung beider Parotiden zeigt. Cutireaktion mit Tuberkulintherapie und Magnesiumhyposulfit bringt rasche Besserung.

Chronische Parotitiden finden sich bei manchen Erkrankungen oft als erstes Symptom. Über das Mikulicz-Syndrom s. später.

Das Sjögrensche, auch Gougerot-Hower-Sjögrensche Syndrom genannt mit der Trias: trockener Mund, trockenes Auge, fortschreitende Polyarthritis, zeigt eine chronische Entzündung der Speicheldrüsen. Dabei ist die Gewinnung von Speichel fast unmöglich. Die Sialographie zeigt: Hauptkanal manchmal erweitert; die feinen Kanälchen nicht injizierbar. Nach monatelanger endokriner Therapie können die feinen Kanälchen in einigen Fällen wieder sichtbar werden (Parrot).

Bei der Besnier-Boeck-Schaumannschen Krankheit und bei dem Herrfordtschen Syndrom findet man hier und da eine Vergrößerung (chronische Entzündung oder Hypertrophie ?) der Speicheldrüsen mit mangelhafter Speichelproduktion.

Subakute Parotitis kommt in seltenen Fällen bei *Arthritis urica* z. B. im Anschluß an einen Gichtanfall vor. Daglos hat 1912 10 Fälle von Parotitis urica zusammengestellt.

Ferner ist die *urämische Parotitis* bekannt, mit Ptyalismus und Harnstoffabsonderung. Barié fand 8,22 g Harnstoff in 850 g Speichel (Tagesproduktion).

Eine rezidivierende Parotitis als *Folge von Speichelstauung* haben Leriche (doppelseitig) und später Leclerc (einseitig) beschrieben: durch Druck auf die Parotisschwellung wird Speichel herausbefördert. Die Schwellung ging fast immer mit subfebriler Temperatur einher. Leriche erklärt den Zustand durch Dystrophie der elastischen und muskulären Elemente der Speichelgänge. In beiden Fällen Heilung durch Exstirpation eines Stückes des Nervus auriculotemporalis (Lerichesche Operation).

Subakute Parotitiden treten hie und da bei der *Jod*medikation auf. Das *Quecksilber* kann zu akuten, subakuten und chronischen Entzündungen sämtlicher Speicheldrüsen führen (Chauffard). Der Anteil der unmittelbaren Giftwirkung ist von demjenigen der Stomatitis schwer zu scheiden.

Kupfer- und *Blei*vergiftungen führen zu chronischen Parotitiden. Nach Thielemanns weisen 25% aller Bleikrankheiten mehr oder weniger deutliche Schwellungen der Speicheldrüsen auf. Meistens handelt es sich um eine hypertrophische Cirrhose der Parotiden (Claisse et Dupré). Charakteristisch ist das langsame chronische Wachstum, die Doppelseitigkeit, die Unempfindlichkeit der Schwellung und ihre Benignität. Sehr selten sind die Submaxillardrüsen allein geschwollen (Rénon). Klippel und Chabrol haben akute Exacerbationen als Parotiskrisen beschrieben, die dann mit Bleikoliken zusammentrafen.

Nach Claisse und Dupré kommt es selten zu einer *Hydroparotitis* mit Speichelretention. Die Parotisschwellung dauert 1—2 Tage, ist schmerzhaft und von einem leichten Trismus begleitet. Die Schwellung verschwindet dann ziemlich rasch unter Entleerung einer klaren, bisweilen aber auch einer leicht trüben, leukocytenhaltigen Flüssigkeit. Claisse und Dupré sprechen von einer intermittierenden Hydroparotitis, Payne von einer pyogenen Parotitis recurrens. Die Sialographie zeigt Dilatation der Kanälchen; das Röntgenbild ist dem bei Bronchiektasien ähnlich. Nekrotische und sklerosierende Veränderungen im Drüsenparenchym treten hinzu.

Hess glaubt, die chronische Entzündung der *Submaxillaris* als selbständiges Krankheitsbild deuten zu müssen. Er hat aus der Literatur 12 Fälle zusammengestellt, die alle das Bild des Tumors des Mundbodens zeigen. Die Affektion ist schleichend, dauert jahrzehntelang. Die Ursache wird in einer Schädigung des Ausführungsganges und der Drüse durch Bakterien oder kleine Fremdkörper gesucht, infolgedessen Behinderung des Abflusses, Schrumpfung des Drüsenparenchyms und Sklerosierung.

Entzündungen der *Sublingualis* sind selten. Die chronische Entzündung kann die Folge von Wiederholungen akuter Attacken sein. Die Ursache der Entzündung der Sublingualis kommt vom Munde her, bei Individuen mit chronischen Zahnfleisch- oder Zahnerkrankungen. Die Entzündung ist meist einseitig. Die Drüse ist derb geschwollen, fühlt sich hart an und kann taubeneigroß werden. Sie hindert die Zungenbewegung, das Schlucken und das Sprechen. Die Schwellung wird meist der Submaxillaris zugeschrieben, aber deren Ausführungsgang ist frei. Bei Ranula sind Transparenz und Fluktuation maßgebend.

Die Sialographie zeigt bei chronischen Parotitiden kleine Flecken, als Ausdruck von Miliarabscessen im Drüsenparenchym verteilt; beim Kinde nicht selten.

Die **Therapie** ist ähnlich wie bei akuten Entzündungen. Sulfamide, Kataplasmen, Jodsalben manchmal zweckmäßig. Bei chronisch indurierter entzündlicher Sublingualis, eventuell auch bei der Submaxillaris operative Entfernung der kranken Drüse. Immer ist an Zahn- oder Zahnfleischerkrankungen zu denken. Behandlung der primären Erkrankung.

V. Hypertrophien der Speicheldrüsen.

Es gibt Fälle von Vergrößerung der Speicheldrüsen, namentlich der Parotiden, bei welchen man einen entzündlichen Prozeß nicht mit Sicherheit nachweisen kann. Histologisch besteht eine Drüsengewebshyperplasie.

Stets handelt es sich um eine bilaterale, sehr langsam und gutartig verlaufende Vergrößerung der Parotisdrüse. Schmerzen sind nicht vorhanden. Es sind meistens Zufallsbefunde; Patient und seine Umgebung merken nur, daß er am Gesicht allmählich dicker wird.

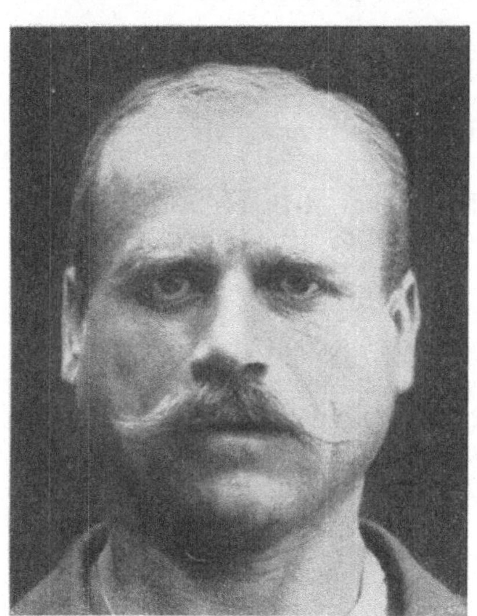

Abb. 2. Parotisvergrößerung bei einem 42jährigen Alkoholiker. (Med. Universitäts-Poliklinik Basel.)

Hierher gehört die Parotisvergrößerung bei der *Fettsucht*. Sprinzels berichtet über 33 derartige Fälle. Stets handelte es sich um den Typus echter Fettleibigkeit. Die Parotishypertrophie bei Fettsucht, namentlich bei älteren männlichen Individuen, ist meiner Erfahrung nach keineswegs sehr selten. Nach Sprinzels handelt es sich um eine parenchymatöse Hypertrophie der Speicheldrüsen und nicht um interstitielle oder periglanduläre Fettbildung. Nach Aschoff bedeuten diese Parotisschwellungen bei der Fettsucht „etwas Besonderes“. Sprinzels möchte die Parotis in den Kreis derjenigen Drüsen einbeziehen, deren Funktion mit der Stoffwechselanomalie der Fettsucht zusammenhängen.

Eine Parotisvergrößerung glaube ich bei *Alkoholikern* nicht selten zu finden. Abb. 2 zeigt eine derartige Hypertrophie bei einem 42jährigen Mann mit Polyneuritis alcoholica.

Bei schwerer *Unterernährung* wird eine Vergrößerung sämtlicher oder eines Paares Speicheldrüsen nicht selten angegeben. Hypertrophie der Speicheldrüsen wird bei manchen *Geisteskranken* beobachtet (Craffe) und bei starken Essern.

Ferner ist bei *Syphilitikern* eine bilaterale Speicheldrüsenschwellung hie und da vorhanden, ohne daß an den Drüsen selbst spezifisch-syphilitische Prozesse nachweisbar wären.

Interessant, namentlich in bezug auf die Frage, ob die Speicheldrüsen zu den endokrinen Drüsen gehören, ist die Beobachtung einer Parotishypertrophie bei *Schilddrüseninsuffizienz* (APERT), bei Myxödem (LEVY und ROTSCHILD, SOURDEL u. a.), und eine beiderseitige Parotis- und Submaxillarishypertrophie beim Morbus Cushing (eigener Fall). Siehe auch S. 29, Speicheldrüsenschwellung bei Diabetes.

Auf Madagaskar findet sich eine hereditäre familiäre Form der Hypertrophie der Parotis: sie wird „Mangy" genannt. Eine ähnliche Hypertrophie wurde in Nordafrika und Indochina beobachtet.

VI. Die lokalisierte Lymphomatose der Speicheldrüsen und der MIKULICZsche Symptomenkomplex.

MIKULICZ hat 1892 eine „eigenartige symmetrische Erkrankung der Tränen- und Mundspeicheldrüsen" beschrieben, die dadurch charakterisiert ist, daß sie symmetrische chronisch und schmerzlos entstandene Vergrößerungen von derber Konsistenz der genannten Drüsen darstellt, ohne Spur von entzündlichen Erscheinungen. Histologisch fand man eine starke Anhäufung von Rundzellen, Lymphocyten, die die Drüsenläppchen auseinanderdrängten.

Die sog. MIKULICZsche Krankheit ist keine Krankheitseinheit sui generis, sondern nur ein Symptomenkomplex. Dieselbe stellt eine symmetrische Lymphomatose der Speicheldrüsen und der Tränendrüsen dar. Es handelt sich also nicht um eine primäre Erkrankung des Drüsenparenchyms, sondern um eine Hypertrophie der lymphoiden Elemente, die normal in den Drüsen vorhanden sind, eine lymphocytäre Durchsetzung des interacinösen Gewebes. In vorgeschrittenen Stadien entsteht durch Wucherung des Bindegewebes eine Cirrhose der Drüse. Die Sialographie ergibt ein diffus verwaschenes Bild (FEUZ).

Die Erkrankung ist im ganzen selten. Häufiger kommen die „formes frustes" vor, bei welchen nur ein Drüsenpaar befallen ist. Am häufigsten kommen symmetrische Schwellungen der Tränendrüsen und der Parotiden vor.

In einigen Fällen fand man außerdem eine Erkrankung des lymphatischen Apparates: Lymphdrüsenschwellung, lymphomatöse Infiltrate. Nicht selten wird eine Milzschwellung angegeben (LÜDIN, JAKOBÄUS u. a.).

Im Falle MIKULICZ waren am harten Gaumen kastaniengroße Geschwulstbildungen vorhanden, die MIKULICZ als vergrößerte Gaumendrüsen ansah, die aber wahrscheinlich Schleimhautlymphome waren.

Pathogenese. Sie ist umstritten. *Familiäre*, symmetrische Speicheldrüsenschwellungen kommen vor (Fall von KÜLLIS, QUINCKE: 5 Brüder, 2 Schwestern, der Vater und 2 Enkel mit Parotisschwellung). Nach MIKULICZ handelt es sich um eine Infektion. KÜMMEL sieht zwischen der Lymphomatose der Speicheldrüsen und der „Pseudoleukämie" nur einen Unterschied: die „Verschiedenheit der Eintrittspforte". Die Ductus erscheinen ihm als Eintrittspforte. GOUGEROT hat den MIKULICZschen Symptomenkomplex zu den pluriglandulären Systemen gerechnet. Von französischen Autoren werden zur Zeit die infektiöse (lokal oder allgemeine) und die endokrine Genese zugunsten einer neurogenen Genese (Sympathicus) verlassen (RUPPE).

Der MIKULICZsche Symptomenkomplex, hauptsächlich die partielle Speicheldrüsenform wurde angeblich angetroffen bei Achylia pancreatica (Fall von NAGEL: keine Autopsie), bei Genitalstörungen (BERTHON, NAGEL), Schilddrüsenhyperplasie, Zirbeldrüsenerkrankungen, Status thymicus, Status lymphaticus, bei der Tuberkulose, relativ oft bei Lues („konstitutionelle" Lues, MOHR), bei Leukämien, bei der Lymphogranulomatose, bei der Fettsucht, bei endokrinen Störungen (Hypogenitalismus). In allen diesen Fällen handelte es sich um Schwellung der betreffenden Drüsenpaare. Ob die Schwellung durch eine Lymphomatose bedingt wurde, ist in vielen Fällen nicht erwiesen.

Symptomatologie. Die Drüsenschwellungen sind stets sichtbar, palpabel und schmerzlos. Sie können beim Essen und Sprechen bzw. beim Öffnen der Lider ein mechanisches Hindernis bilden. Im Falle Mikulicz führten diese Beschwerden zum Arzte. Manchmal Speichelverminderung. Die Tränendrüse liegt bekanntlich an der lateralen Partie der oberen Augenlider. Bei Schwellung derselben hängen die oberen Augenlider in ihrer lateralen Hälfte herunter, manchmal so weit, daß die Lidspalte nur noch einen schmalen dreieckigen Raum darstellt. Das obere Lid kann so schwer werden, daß es der Patient nicht merklich heben kann. Palpatorisch fühlt man in der lateralen Lidhälfte einen kleinhöckerigen, derben, wenig beweglichen Tumor; die leicht ödematöse Lidhaut über dem

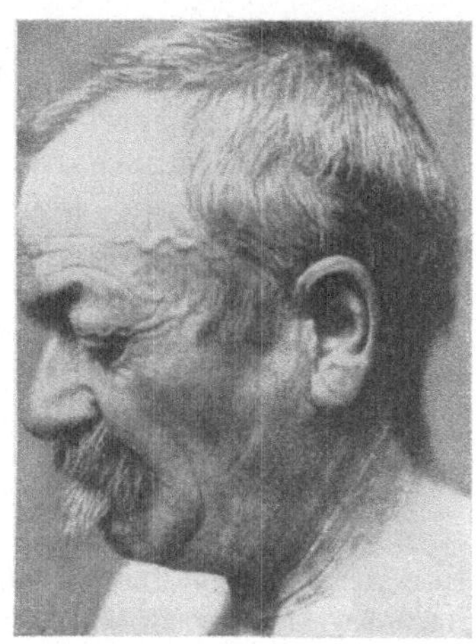 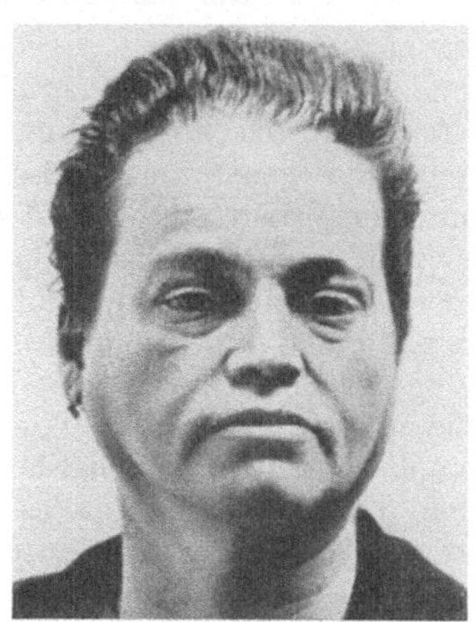

Abb. 3.   Abb. 4.

Abb. 3 und 4. Mikuliczsche Krankheit.

Tumor ist leicht verschiebbar. Die Erkrankung beginnt gewöhnlich mit den Tränendrüsen.

Die Parotisgeschwulst dehnt sich nach vorne bis in die Mitte der Wange aus, nach hinten gegen den Warzenfortsatz und hebt das Ohrläppchen ab. Konsistenz derb elastisch.

Die Submaxillarisvergrößerung ist unter jedem Kiefermuskel sichtbar, die beiden Geschwülste dehnen sich nach der Mittellinie zu aus, wo sie fast immer zusammenstoßen.

Beim Öffnen des Mundes sieht man zwei längliche Geschwülste, den Sublinguales entsprechend; sie ähneln einer auf die Kante gestellten Mandel am Boden der Mundhöhle beiderseits vom Frenulum linguae. Die Schleimhaut über den Tumoren ist oft leicht geschwollen.

Abb. 3, die ich Kollege Lüdin verdanke (veröffentlicht in Strahlentherapie, Bd. 7), zeigt deutlich die Schwellung des oberen Lides, der Parotis- und Submaxillargegend.

Abb. 4 gehört zu folgender eigener Beobachtung:

G. Frieda. 38 Jahre, Hausfrau. 1918 Grippe. Sei sonst bis zur jetzigen Erkrankung nicht krank gewesen. Keine ähnliche Erkrankung in der Familie. 3 Kinder. Vor 4 Jahren normale Geburt des jüngsten Kindes. Seither jeden Winter Husten, kein Auswurf. Seit 3 Jahren Schwellungen vor beiden Ohren, die langsam zunehmen, jedoch im Winter stets größer werden als im Sommer. Bei heißer Witterung sollen die Schwellungen etwas abnehmen. Trockenheitsgefühl im Munde. Periode in Ordnung.

Aus dem Status am 9. 1. 25: Mittellang, mäßiger Ernährungszustand, 65 kg. Haut, sichtbare Schleimhäute etwas blaß. Obere Augenlider leicht verdickt; die palpebrale Tränendrüse fühlbar. Die schmerzlose pralle Parotisschwellung beiderseits kommt auf Abb. 4 deutlich zum Ausdruck. Submaxillares, Sublinguales nur wenig vergrößert, verursachen keine subjektiven Beschwerden. Lingua scrotalis. Rachen, Tonsillen o. B. — Keine Halsdrüsen, Trachealhusten. — Lungen: In der Paravertebralgegend rechts relative Dämpfung. Auskultation: nihil certi. Röntgen: ergibt einen breiten Hilusschatten rechts, den ich als Zeichen von Lymphdrüsenschwellung ansehe. Keine Kalkherde. Lungen im übrigen normal. Herzbefund normal. Puls 90. Blutdruck 105—75 in Hg.

Vorderer Milzpol eine Handbreite vor dem Rippenbogen deutlich palpabel. Milz ziemlich hart.

Leber nicht palpabel. — Varicen an beiden Unterschenkeln. Harn: 0 E., 0 Zucker. Blut: Hämoglobin 70% (SAHLI), sonst Blutbefund normal. Wassermann negativ. Auf Röntgentherapie wesentliche Besserung.

Die *Zusammensetzung des Blutes* bei der MIKULICZschen Krankheit darf außer einer Herabsetzung des Hämoglobingehaltes keine pathologischen Erscheinungen aufweisen. Das Allgemeinbefinden ist nicht alteriert.

Verlauf und Prognose. Diese lokalisierte Lymphomatose kommt in jedem Alter vor, am häufigsten zwischen 20 und 30 Jahren. Das Wachstum der Drüsen ist ein sehr langsames, kann Jahre andauern und zu enormen Entstellungen des Gesichtes führen.

Die Prognose quoad vitam ist gut. Das benachbarte Gewebe wird niemals in Mitleidenschaft gezogen. Die Schwellungen sind rückbildungsfähig.

Patient von MIKULICZ: Die angeschwollene Parotis war nicht exstirpiert worden. Als der Patient kurz nach der Beobachtung an einer Peritonitis erkrankte und eine Woche später starb, bildeten sich die Parotisgeschwülste und die Gaumenschwellungen rapid zurück und waren vor dem Tode fast verschwunden. Fall von HIRSCH-HEINECKE: Beschreibung der Drüsenschwellungen durch HIRSCH, 15 Jahre später waren dieselben völlig verschwunden (HEINECKE, Jodmedikation).

Diagnose. Man ist bisweilen zu wenig präzis in der Diagnosestellung dieses klinischen Bildes. Es muß sich um eine symmetrische Schwellung wenigstens eines Speicheldrüsenpaares handeln. Diese Schwellung muß *langsam, schmerzlos* entstanden sein, von derber Konsistenz, diffus die ganze Drüse treffen, ohne Spur von entzündlichen Vorgängen, und ist benigner Natur.

Zuerst sind auszuschließen sämtliche Erkrankungen der benachbarten Organe: symmetrische lymphatische Infiltrate oder entzündliche Prozesse der Muskulatur, des Periostes, der Schleimhäute der Wangen, der Haut.

Besteht eine chronische symmetrische Schwellung der Speicheldrüsen, so lassen sich die Ursachen in folgende Gruppen einteilen:

1. Gruppe. Symmetrische Schwellungen bei chronischen, unspezifischen (Speichelsteine) oder spezifischen (Lymphogranulomatose, selten Tuberkulose, Lues, Aktinomykose) Entzündungen der Speichel- und Tränendrüsen.

2. Gruppe. Symmetrische Drüsengewebshyperplasien infolge endokriner Störungen (Diabetes, Basedow, Status thymolymphaticus, Fettsucht [Kap. V], Alkoholismus).

3. Gruppe. Symmetrische Hyperplasie des lymphatischen Anteils der Drüsen. Hierher gehört die örtliche lokalisierte Lymphomatose oder MIKULICZ-Krankheit, mit normalem Blutbefund und subjektivem Wohlbefinden. Davon zu trennen, aber in diese Gruppe gehörend sind die symmetrischen Lymphomatosen, die bei aleukämischen oder leukämischen Lymphadenosen oder Myelosen auftreten.

4. Gruppe. Symmetrische Geschwülste: Lipome, Lymphangiome, Lymphosarkome u. a.; andere Konsistenz, andere Begrenzung, andere Erkrankungsherde.

Therapie. Eine spontane Heilung scheint möglich zu sein. Interkurrente Krankheiten bringen die Schwellungen bisweilen zum Verschwinden. Medikamentös kommt vor allem *Arsen* in Betracht; wenn es vertragen wird, große Dosen. Jodpräparate, Jodkali haben in einzelnen Fällen günstig gewirkt.

Eine sehr günstige Einwirkung besitzen die *Röntgenstrahlen*.

Nach 1—2 Bestrahlungen (Filter 2 mm Aluminium, Härte 130 Sklero, Dosis 1 Sabouraud) werden die Drüsenschwellungen weicher und kleiner, um nach weiteren Sitzungen allmählich zu verschwinden (Lüdin, im ganzen 7 Sitzungen). Ähnlich günstige Resultate sind von anderen Autoren beschrieben. Kurzwellenbehandlung wird von Groag empfohlen.

Die *operative* Behandlung, partielle oder totale Exstirpation der erkrankten Drüsen, ist hier und da ausgeführt worden. Partiell exstirpierte Drüsen schwellen nach Mikulicz wieder an.

Der operativen Behandlung ist zumal bei den Speicheldrüsen die Röntgentherapie, eventuell kombiniert mit medikamentöser Behandlung, vorzuziehen.

VII. Die anderen Erkrankungen der Speicheldrüsen.

1. Sklerose der Speicheldrüsen.

Patienten, meistens Frauen nach dem 50. Altersjahre, klagen über vorübergehende, leicht empfindliche Schwellung der Speicheldrüsen, hauptsächlich am Morgen früh, unabhängig von den Mahlzeiten. Es besteht eine Verminderung der Speichelsekretion, sehr selten umgekehrt. Die Sialographie zeigt eine Sklerose der Drüse, wobei das acinöse Gewebe stark verändert sein kann. Gewöhnlich zeigen solche Kranken andere Störungen der Haut, des Verdauungsapparates, der Vasomotoren (Pseudo-Raynaud). Beobachtet wurde diese Störung nach chirurgischer Kastration. *Hormonale Therapie* führt oft zur subjektiven Besserung der Symptome. Allerdings bewirkt bisweilen eine Hormoninjektion eine vorübergehende Schwellung der Speicheldrüsen.

2. Tuberkulose.

Sie ist selten. Bis 1934 hat Schulz 40 Fälle von Tbc. der Speicheldrüsen aus der Literatur zusammengestellt, darunter nur 5 der Submaxillaris. Nach Ruppe (Frankreich) ist die Tbc. der Submaxillaris häufiger als die der Parotis. Die Erkrankung ist fast ausnahmslos einseitig. Der Infektionsweg ist umstritten: duktogen, lymphogen, hämatogen. Wahrscheinlich sind alle drei Wege möglich. Cariöse Zähne und Risse in der Mundschleimhaut spielen eine Rolle.

Erwähnt sei hier, daß Tbc.-Bacillen in der Mundhöhle auch bei offener Tbc. pulmonum sehr selten angetroffen werden. Dies ist ein Beweis, daß die Mundhöhle Abwehrmittel besitzt: mechanische: das Plattenepithel, chemische: der Speichel, biologische: die Bakterienflora des Mundes. — Die Speicheldrüsen-Tbc. kann die einzige klinische Manifestation der Tuberkulose bei dem Kranken darstellen. Die Erkennung wird dadurch erschwert. In der großen Mehrzahl der Fälle wurde die Tbc. der Parotis mit der Parotismischgeschwulst, die Tbc. der Submaxillaris mit einer Speichelsteinerkrankung verwechselt.

Es kommen vor: diffuse Tuberkulose der Drüse, kalte Abscesse, Tumorbildung. — Die Prognose ist relativ gut, *Streptomycin*therapie, eventuell Radiotherapie. Günstig scheint auch die Injektion von Lipiodol zu wirken. Ein chirurgischer Eingriff schützt nicht vor Rezidiven.

3. Syphilis.

Ebenfalls selten. Bis jetzt etwa 100 Fälle publiziert (Lebourg). In $^3/_4$ der Fälle handelt es sich um Erkrankung der Parotis, $^1/_4$ der Submaxillaris, sehr selten der Sublingualis (3 Fälle), 2mal der Nühn-Blandinschen Drüse.

Die Heredolues verhält sich wie die Spätlues. Ausnahme: 1 Fall von Parotisaphasie (Raison, zit. nach Lebourg).

Im Sekundärstadium: banale Form: leichte nicht schmerzhafte Schwellung der Drüsen mit Speichelfluß. Diese vorübergehende Schwellung wird vielleicht oft übersehen. Dennoch wichtig, weil der Speichel Spirochäten enthält. *Subakute*

Form: in den ersten Monaten der Krankheit die Drüsen meistens doppelseitig geschwollen, hart, druckempfindlich, die Haut gespannt, mehr oder weniger gerötet. Die regionalen Lymphdrüsen geschwollen. Oft heftiger spontaner Schmerz, Trismus, Dysphagie, Speichelfluß. Allgemeinsymptome wie bei der Sekundärlues.

Die tertiäre Form trifft fast nur die Parotiden. Man unterscheidet 3 Formen: 1. *Diffuse* Form; doppelseitig mit langsam zunehmender Schwellung, nicht schmerzhaft, hart, mit glatter Oberfläche. Die Schwellung erreicht nie große Dimensionen. Die Haut ist unverändert. Keine Vergrößerung der benachbarten Lymphdrüsen. Heilung erst nach vielen Monaten spezifischer Therapie; endet hie und da mit Drüsenatrophie. 2. *Lokalisierte* Form: dann Gumma, haselnuß- bis apfelgroß, oft steinhart, zuerst unter der Haut beweglich. Haut oft gerötet bis violett. Spontane Heilung oder Erweichung mit Ausfluß durch Fistel nach außen oder durch den Ductus. 3. Pseudo-neoplastische Form, immer einseitig, brettharte Masse, unregelmäßig, fixiert, greift auf die Cervicalgegend über, Lymphdrüsenbeteiligung.

Eine Eiterung findet bei der Syphilis nie statt. Die Speichelproduktion ist nicht vermindert.

Die **Diagnose** beruht auf der Anamnese, anderen luischen Symptomen, Serodiagnose usw. Eventuell Biopsie zur Differentialdiagnose gegenüber Malignom.

Therapie, die spezifische, einschließlich Penicillin.

4. Aktinomykose.

Scheinbar häufiger als früher angenommen wurde. ,,Ductogen" selten, betrifft meistens Submaxillaris, dann Parotis, sehr selten Sublingualis. Sekundär aus Weichteil- oder Knochenherden entstanden. Man vergesse nicht die *mikroskopische* Untersuchung des Speichels. Kombination von Actinomyces und Speichelsteinen wurde manchmal beobachtet (CHEYNEL). Die Aktinomykose kann subakut verlaufen, langsam zunehmende druckempfindliche, brettharte Schwellung; meist aber chronisch über Jahre (Fall von CHEYNEL, mehr als 15 Jahre) hindurch, schmerzlose, sehr harte, etwas bewegliche Schwellung der Drüse. Die Sialographie zeigt ein Bild des ,,Maulwurfhügels" (BUREAU).

Therapie. Operativ. Medikamentös hie und da erfolgreich mit Kombination: Täglich 50000 E Penicillin, 4—6 g Sulfamide, Jodkali während mindestens 14 Tagen. Pause von einigen Wochen, Wiederholung der Kur. In den folgenden Monaten (18—24 Monate, einige Male erneute Kur evtl. mit kleineren Dosen.

5. Speichelsteine (Sialolithiasis).

Die Lithiasis der Speicheldrüsen ist selten, betrifft in der großen Mehrzahl der Fälle die Submaxillaris, seltener die Parotis, noch seltener die Sublingualis. Nach HEINECKE: 82% Submaxillaris, 13% Parotis, 5% Sublingualis. ROEDELIUS ist der Auffassung, daß die Speichelsteine in den letzten Jahren zugenommen haben.

Frauen erkranken seltener als Männer. Speichelsteine kommen in jedem Alter vor, 1 Fall bei einem 3 Wochen alten Kind. Köche und Wirte scheinen bevorzugt zu sein. CHEYNEL erklärt diese Frequenz damit, daß der Koch und der Wirt ihr Geschmacksorgan zur Beurteilung der Speisen übermäßig gebrauchen, was zu einer Speichelhypersekretion führt und zur Steinbildung prädisponieren soll. Zahl (durchschnittlich 3, maximal 30). Form und Größe (maximal 93 g) der Steine sind sehr verschieden.

Zusammensetzung: schwer lösliche organische Verbindungen mit anorganischen Salzen: besonders häufig Calciumphosphate. Der Stein ist dann schmutziggrau oder weißlich. Selten rote Uratsteine. In den Steinen wurden auch nachgewiesen: K, Na, Fe, Mg, Carbonate.

Die Ursache der Speichelsteine kann eine verschiedene sein: 1. *Fremdkörperreiz*, z. B. Zahnbürstenborste, Stachelbeerkern. Fall Engert: Ausfällen von Kalksalzen um einen Grashalm von 2,5 cm Länge in der Mündung des Ductus Whartonianus. 2. Bakterien oder Pilze als Stroma. Naeslund will bei 10 von ihm untersuchten Steinen Actinomycesfäden als Stroma angetroffen haben. Naesland findet in den Steinen sowohl anaerobe wie aerobe Flora. 3. Chronische Entzündung. Stauung mit Kolloidfällung. 4. Allgemeine Störung des Ca-Stoffwechsels.

Die Steine liegen meist in den Drüsengängen. Sie können jahrelang symptomlos bleiben, können auch spontan ausgeschieden werden; meistens verursachen sie Schmerzen durch Speichelstauung hinter dem Konkrement (Speichelkoliken, Tumor salivalis). Hat der gestaute Speichel neben dem Konkrement Abfluß gefunden, so klingt der Schmerzanfall ab. Dauert die Ductusobliteration lange, so sklerosiert die Drüse: Die chronische Infiltration derselben kann ein Carcinom vortäuschen (Kuttner).

Sitzt der Stein im Drüsengewebe (sehr selten), so kommt es fast immer zur Schwellung und Entzündung der Drüse mit Absceßbildung.

Für die **Diagnose** ist der intermittierende Charakter der Schmerzen (Speichelkoliken) wichtig. Dieselben treten zur Zeit der Mahlzeiten auf, weil dann die Speichelproduktion am intensivsten ist. Zugleich erkennt man eine Schwellung, z. B. der sublingualen Gegend bei Steinen im Ductus Whartonianus. Die Mündung des Ductus ist gerötet und Eiter kann aus demselben herausgedrückt werden. Der Wechsel der Größe der Schwellung ist wichtig, um dieselbe von einer Geschwulst zu differenzieren. Nicht selten ist die Beweglichkeit der Zunge erschwert. Sondierung, Sialographie erleichtern die Diagnose.

Therapie. Nicht selten gelingt es durch Erweiterung des Ductus mit Sondierung und Massage der Drüse den Stein herauszubefördern. Operation.

Bemerkung: Fremdkörper sind sehr selten.

6. Speichelfisteln.

Speichel tritt an abnormer Stelle heraus. Speicheldrüsenfistel, Speichelgangfistel. Äußere Fistel: Mündung auf die äußere Haut oder in den äußeren Gehörgang; innere Fistel: Mündung in die Mundhöhle. **Ätiologie:** Verletzungen, Abscesse, Tuberkulose, Lues, Carcinom, Noma. Oft spontane Heilung. Wenn nicht: Operation, Radiumtherapie.

7. Speicheldrüsencysten.

Speicheldrüsencysten sind embryonaler Natur oder stellen Retentionscysten dar. Je nach der Lage des Hindernisses Speichelgang- oder Speicheldrüsencysten. Erstere bilden fluktuierende, walzen- oder spindelförmige Schwellungen, deren Längsachse der Richtung des erkrankten Ganges (angeborener, erworbener, narbiger Verschluß) entspricht. Letztere sind an der Sublingualis nicht selten (Ranula). Infolge einer chronisch-interstitiellen Entzündung werden die kleinen Gänge komprimiert, durch Sekretverhaltung entstehen zuerst kleine Cysten, die zu größeren konfluieren und schließlich die einkammerige Ranula bilden. Die Ranula stellt eine kugelige Vorwölbung unter der Zunge dar. Ihre bläuliche

Farbe, die oberflächliche Ähnlichkeit mit der Kehlblase des Frosches hat den eigentümlichen Namen veranlaßt.

Cysten der Parotis oder der Submaxillaris sind sehr viel seltener als die Ranula. **Therapie:** Operation.

Abb. 5 stammt aus der hiesigen Med. Klinik (damals Prof. STAEHELIN).

Patient S. Ernst. 39 Jahre, Hilfsarbeiter.

8. 9. 24. Seit 1913 hat Patient einen haselnußgroßen Tumor über dem rechten Os jug. durch Trauma ist Hämatom aufgetreten, später trat eine Geschwulst auf. Die Geschwulst wurde zeitweise größer, dann wieder kleiner. Oft hatte er ziemlich Schmerzen. Zeitweise hört Patient am rechten Ohr schlechter. 1921 wurde die Geschwulst eröffnet. Nach Heilung der Wunde Fistelbildung in die Mundhöhle. Die Fistel schließt sich zeitweise und bricht dann wieder durch, wenn die Geschwulst gewachsen ist. Patient hat dann eine gelbe, salzig schmeckende Flüssigkeit im Munde und der Tumor fällt ganz zusammen.

In der Mitte des rechten Jochbogens der auf Abb. 5 sichtbare 2:3 cm große Tumor. Über dem Tumor läuft eine senkrechte Narbe. Konsistenz prall-elastisch, nicht verschieblich auf der Unterlage. Durch Druck auf die Cyste entleert sich in die Mundhöhle eine leicht trübe, seröse Flüssigkeit. Versuch einer Bismutfüllung der Cyste vom Ductus aus gelang nicht. Auf dem Nacken große lange Narbe von Karbunkeloperation. — Patient verweigert die operative Behandlung.

Diagnose. Retentionscyste der Parotis.

Die Cyste verursacht bei der Sialographie ein „Defektbild".

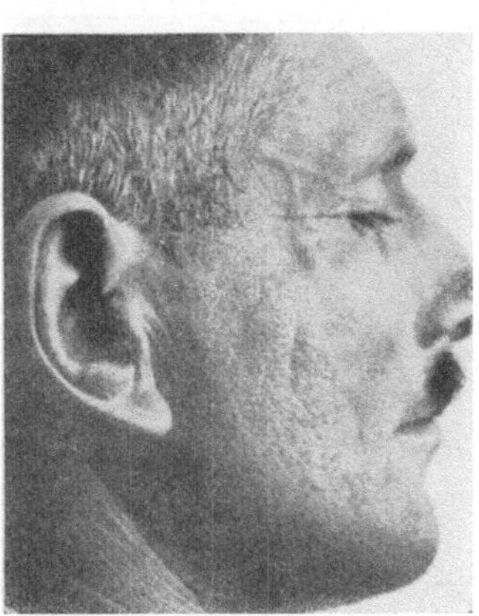

Abb. 5. Speicheldrüsencyste.

8. Pneumatocele.

Pneumatocele der Parotis bei Glasbläsern. Eine individuelle Disposition ist dazu erforderlich. Die Diagnose ist durch die lauten Perkussionsschall ergebende laterale Schwellung gegeben. Entfernung des N. auriculo-temporalis wirkt günstig (LERICHE, Presse méd. 1922).

9. Geschwülste.

Die Parotis weist die größte Zahl der Tumoren auf (10 Parotistumoren zu 1 Submaxillaristumor). Die häufigsten Geschwülste sind die *Mischtumoren* der Parotis. Die Pathogenese ist noch umstritten. Interessant ist bei letzteren das Auftreten ektopischer Speicheldrüsenmischgeschwülste im Gesichtsbereich. FROELKING nimmt an, daß die Mischgeschwülste ihre Entstehung abgesprengten Teilen von den Stellen des Ektoderms verdanken, an denen die Potenz vorhanden war, Speicheldrüsen zu bilden.

Auch das histologische Bild wird verschieden gedeutet. Nach FRY sind die Mischtumoren in Wirklichkeit Geschwülste rein epithelialen Ursprungs, die in der Mehrzahl der Fälle von den Ausführungsgängen ausgehen, selten von den Drüsenzellen. Das mucinöse Material ist ein Sekretionsprodukt der Tumorzellen. Andere Anschauungen s. DILLANGE.

Die Annahme, daß die Mischgeschwülste keine Metastasen machen, ist widerlegt worden (Metastasen in der Pleura, PARTSCH 1926). Rezidive kommen vor nach MACFARLAND in 25%, nach WOOD in 45% der Fälle, im Durchschnitt $2^1/_2$ Jahre nach der Operation.

In 25% (WOOD) der Fälle findet eine maligne Entartung der Mischgeschwülste statt.

Nicht mehr selten sind Berichte über Mischgeschwülste der Submaxillaris. MORESTIN beschreibt ein 6500 g schweres Submaxillargewächs. Selbst über Sublingualismischgeschwülste liegen Publikationen vor (KUTTNER, ESCHWEILER).

Carcinome sind nicht sehr selten. *Prognose* ungünstig. Rezidiv ist die Regel. BÉRARD und DUNET geben durch Operation und Radiumbehandlung 33% Heilung an nach 3 Jahren

Sarkome sind seltener. *Prognose* günstiger als bei Carcinom. Metastasen in den Speicheldrüsen sind äußerst selten; bisher keine Heilung.

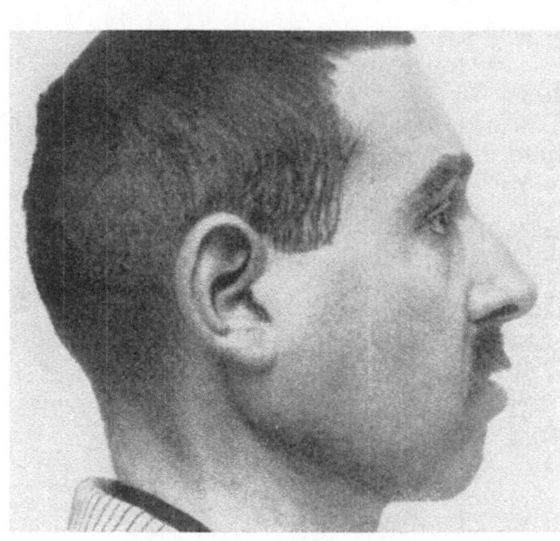

Abb. 6. Chondromyxosarkom.

Sialographisch ist die Differentialdiagnose benigner oder maligner Tumor selten möglich. Jedenfalls sind mehrere Aufnahmen nötig. Abnormer Verlauf der Kanäle spricht für Tumor. Über Differentialdiagnose s. REDON und GRELET. „Defektbilder" müssen genau geprüft werden.

Gutartige Tumoren sind selten. 57 Fälle von Parotis*angiomen* hat MAC FARLAND in der Literatur gesammelt. Sie sind embryonalen Ursprungs, erscheinen schon im frühen Kindesalter. — Adenome, Lymphangiome, Lipome, Fibrome, Myxome werden beobachtet.

Abb. 6, die ich Herrn Prof. HOTZ (Chirurg. Klinik Basel) verdanke, stellt ein Chondromyxosarkom dar.

Akzessorische, aberrierende Speicheldrüsen kommen vor, jedoch selten (ein Fall, BERGER-MAGRAN, Presse méd. 1921).

Die *Therapie* der Geschwülste der Speicheldrüsen ist eine chirurgische, Kombination mit Radium scheint erfolgreich.

Literatur.

ALPERN: Thèse de Paris **1935**. — ALTMANN u. LOEWY: Arch. Ohr- usw. Heilk. **134**, 188 (1933). — APPELRATH: Strahlenther. 18, 593 (1923). — ARIMA: Arch. exper. Path. u. Pharmakol. **83**, 1 (1918). — AUBERT et GUÉRIN: Revue de Stomat. **51**, 644 (1950).

BATAILLE: Revue de Stomat. **51**, 632, 673 (1950). — BAUER: Klin. Wschr. **1930 I**, 117. — BECKER u. KESTERMANN: Dtsch. Arch. klin. Med. **179**, 232 (1936). — BENEDICT and MEIGS: Surg. etc. **51**, 626 (1930). Zit. nach SCHMIDT, Fortschr. Zahnheilk. **9**, 1, 198 (1933).—BÉRARD CREYSSEL et COLSON: Lyon chir. **27**, 285 (1930). — BERGEIM and BARNFIELD: J. dent. Res. **24**, 141 (1945).— BERTELLI: Arch. Chir. Oris **2**, 1 (1934). — BONIFAZI: Helvet.-med. Acta **3**. — BREITNER: Med. Klin. **1935 I**. — BÜLBRING and DAWES: J. of Pharmacol. **84**, 177 (1945). — BUREAU: Revue de Stomat. **51**, 649 (1950).

CHEYNEL: Concours méd. **72**, 1237 (1950). — CHRISTIANSEN, G. W., and BRADLEY: U. S. nav. med. Bull. **45**, 960 (1945). — CLAISSE et DUPRÉ: Presse méd. **1897**. — CRAFFE: Thèse de Paris **1924**.

DALCHE: Presse méd. **1920**, Nr 80. — DAWSON and BLAGG: J. dent. Res. **29**, 240 (1950). — DECHAUME et BONNEAU: Revue de Stomat. **51**, 622 (1950). — DECHAUME, BONNEAU et PLANCKE: Presse méd. **58**, 1159 (1950). — DECHAUME, GOGUEL et POULLAIN: Revue de Stomat. **51**, 521 (1950). — DENEZE: Odontologo, S. 972. Buenos-Ayres 1934. Zit. nach Schweiz. Mschr. Zahnheilk. **45**, 217 (1935). — DESLANDRES: Revue de Stomat. **32**, 824 (1930). — DILLANGE: Thèse de Paris **1933**. — DOBRYNANIECKI et MICHALOWSKI: Lyon chir. **28**, 571 (1931). — DUMAS: Revue de Stomat. **51**, 634, 641, 661 (1950).

EISENBRANDT: J. dent. Res. **23**, 363 (1944). — ELEKARAT: Zbl. Chir. **16**, 4 (1932). — ENGERT: Z. Stomat. **33**, 1153 (1935). — ERLICH: Presse méd. **1922**, Nr 93.

FABER, M.: Acta med. scand. (Stockh.) **118**, 457 (1944). — FLAUM: Klin. Wschr. **1932 II**, 1704. — FLUIZ: Schweiz. med. Wschr. **1931**. — FRÉCHELIN: Inaug.-Diss. Basel 1929. —

Freudenberg: Ann. Paediatr. **164**, 53 (1945). — Frey: Schweiz. med. Wschr. **1925** I. — Froelking: Z. Stomat. **31**, 791 (1933). — Fry: Brit. J. Surg. **15**, 291 (1927). — Fursten-berg, A. C., and Crosby: Ann. of Otol. **54**, 243 (1945).

Gompertz: Mschr. Ohrenheilk. **66**, 557 (1932). — Gore, J. T.: Dent. Cosmos **77**, 942 (1935). — Gosset, Bertran et Funck-Brentano: J. de Chir. **40**, 161 (1932). — Grabner: Z. Stomat. **1934**, H. 16, 17, 19. — Graf: Inaug.-Diss. Basel 1934. — Grandclaude et Drièssens: Echo méd. Nord. **9** (1935). — Zit. nach Schweiz. Mschr. Zahnheilk. **1935**, 1030. — Groag: Wien. klin. Wschr. **1934** II.

Hämmerli: Dtsch. Arch. klin. Med. **133**, 111 (1920). — Hartoch: Klin. Wschr. **1933** I. — Hellwig: Arch. of Path. **40**, 1 (1945). — Hetzar, W.: Dtsch. Z. Chir. **258**, 160 (1943). — Heymann: Inaug.-Diss. Basel 1934. — Hiller: J. Amer. med. Assoc. **92**, 647 (1929). — Honigmann: Dtsch. Z. Chir. **160**, 252 (1920). — Houpert: Revue de Stomat. **51**, 627 (1950). Hulin: L'Odontologie 8 (1930). — Hymans van den Bergh: Dtsch. med. Wschr. **1928** II.

Jackson and Madison: Amer. J. Surg. **68**, 359 (1945). — Jacobovici et Yianu: J. de Radiol. **9** (1933). — Jenny: Schweiz. med. Wschr. **1925** II.

Kamminer: Chirurg. **7**, 45 (1935). — Kraus: Z. Stomat. **33**, 1156, 1361 (1935).

Lacassagne et Caussé: C. r. Soc. Biol. Paris **135**, 241 (1941). — Langsch: Münch. med. Wschr. **1922** I, 18. — Leclerc: Presse méd. **1923**, Nr 54. — Leroux, Lemoyne et Gaillard: Ref. Presse méd. **1951**, 25. — Loos: Arch. klin. Chir. **159**, 553 (1930). — Lüdin: Strahlenther. **7**, 360 (1916).

Mathis: Z. Stomat. **33**, 1106, 1350 (1935). — Mayr: Untersuchungen über exkretorische Fähigkeiten des Speichels. Klin. Wschr. **1934** II, 1270. — Meyer, Fischer, Staub u. Bernfeld: Helvet. chim. Acta **31**, 2158 (1948). — Mikulicz u. Bruns: Beitr. klin. Chir., Festschr. Billroth, 1892, 610. — Mohr: Z. Geburtsh. **1913**, 74. — Monardo: Radiology **46**, 52 (1946). Münch: J. Amer. pharmaceut. Assoc. **23**, 766 (1934).

Naegeli: Klin. Wschr. **1934** II. — Naeslund: Acta path. scand. (Kobenh.) **6**, 678 (1929). — Nagel: Z. klin. Med. **83**, 358 (1916). — Neufach: Mschr. Ohrenheilk. **1936**, H. 1.

Parmentier et Chabrol: Glandes salivaires. Nouveau traité de médecine de Roger, Widal, Teissier. Paris: Masson & Co. 1923. — Parret: Revue de Stomat. **51**, 620 (1950). — Partsch: Pathologie und Therapie der Speicheldrüsen. Fortschr. Zahnheilk. 2 (1932). Daselbst ausführliche Literatur. — Petersen, M.: Skand. J. clin. Labor. Im. **2**, 335 (1950). — Piccolo, G.: Rass. internaz. Clin. **30**, 259 (1950). — Poelchau: Med. Klin. **1935** I, 180. — Pyrah and Allison: Brit. med. J. **1931**.

Rabattue et Ewrard: Rev. de Laryng. etc. **53**, 512 (1932). — Redon: J. de Chir. **61**, 14 (1945). — Redon et Grelet: Revue de Stomat. **51**, 666 (1950). — Reischauer: Die postoperative Parotitis. Erg. Chir. **24**, 1 (1931). — Roedelius: Z. Chir. **52**, 989 (1925). — Rose: Overseas postgr. med. J. **6**, 153 (1951). — Ruppe: Paris méd. **26**, 397 (1936). Daselbst Literatur.

Satoh: Klin. Wschr. **1934** I, 798. — Schiff u. Akune: Münch. med. Wschr. **1931** I, 657. — Schiff u. Weiler: Biochem. Z. **235**, 454; **239**, 489 (1931). — Schmieden u. Voss: Dtsch. Z. Chir. **234**, 313 (1931). — Schulz: Z. Laryng. usw. **23**, 118 (1934). — Sievers: Klin. Wschr. **1934** II, 1640. — Sohier and Levrat: Presse méd. **1945**, 393. — Springels: Wien. klin. Wschr. **1912** II, 1901. — Sullivan and Storvick: J. dent. Res. **29**, 165 (1950).

Tempestini: Stomatologia **1932**, 212; **1934**, 312. — Tramer: Schweiz. med. Wschr. **1938**, 148. — Trinik: Brit. med. J. **1945**, 13.

Vasileva i Rozental: Trudy fiziol. Labor. im. I. P. Pavlova **11**, 181 (1944). — Vergin: Dtsch. Dentist.-Z. **4** (1950). — Vogeler: Arch. klin. Chir. **122**, 655.

Wiebsky u. Satoh: Klin. Wschr. **1933** I, 948. — Witwer: Zbl. Gynäk. **47**, 1631. Zweifel: Helvet. med. Acta **12**, 619 (1945).

Krankheiten der Speiseröhre.

Von

Max Lüdin.

Mit 67 Abbildungen*.

Allgemeiner Teil.

I. Anatomische und physiologische Vorbemerkungen.

Die Speiseröhre besteht aus einer äußeren bindegewebigen, einer mittleren muskulösen und einer inneren Schleimhautschicht. Die Abgrenzung des Ösophag vom Pharynx läßt sich mit Hilfe des Ösophagoskops an dem aus den Fasern des Krikopharyngeus gebildeten „Ösophagusmund" erkennen, der eine nach vorn konkav vorspringende wulstförmige Lippe aufweist, die von den horizontal verlaufenden Fasern der Pars fundiformis des Krikopharyngeus gebildet wird (KILLIAN). Die untere Grenze wird durch eine winklige Abknickung gegen die große Kurvatur des Magens und eine nach rechts einspringende, halbmondförmige Rinne dargestellt.

Man unterscheidet am Ösophagus den Hals-, den suprabifurkalen und infrabifurkalen Brust- und den Bauchteil.

Die normalerweise im Zwerchfellschlitz vorhandene Beweglichkeit des Ösophagus nimmt, nach einer Darstellung von SCHATZKI, bei alten Menschen zu infolge des Fettgewebsschwundes, des Elastizitätsverlustes der umhüllenden Bindegewebe, sowie infolge der Erschlaffung und Verlängerung der an der Hiatusbildung beteiligten Muskelbündel (Disposition für Hiatushernie).

Zur allgemeinen Orientierung über die Länge der einzelnen Abschnitte und den Abstand von der Zahnreihe können folgende Durchschnittszahlen dienen:

Ösophagusanfang, mittlere Kopfhaltung zwischen Beugung und Streckung: 6. Halswirbel — Cartilago cricoida. Lage der Kardia 12. Processus spinosus, Abgangsstelle der linken 12. Rippe.

Entfernung der Zahnreihe vom Zäpfchen	7 cm
Entfernung der Zahnreihe vom Ringknorpel	15 cm
Ösophaguslänge	25 cm
Entfernung der oberen Zahnreihe von der Kardia wenig über	40 cm
Länge des Halsteiles	5 cm
Länge des Brustteiles	18 cm
Länge des Bauchteiles	etwa 3 cm
Entfernung der Zahnreihe von der Kreuzungsstelle Ösophagus — linker Bronchus	23 cm

Um bei dem Lebenden die Länge des Ösophagus abschätzen zu können, läßt man den zu Untersuchenden mit nach hinten gebeugtem Kopfe niedersitzen und mißt mit der Sonde den Abstand von dem Dornfortsatz des 11. Brustwirbels bis zur Vertebra prominens und von hier aus über die Schulter zum Munde.

Der Ösophagus ist sowohl in seinem Anfangs- als in seinem Endteil in der Ruhe geschlossen. Der Verschluß am Ösophaguseingang wird durch den bereits erwähnten, in tonischem Kontraktionszustande sich befindenden Musculus

---

* Die Röntgenbilder stammen aus dem Universitäts-Röntgeninstitut Basel.

cricopharyngeus gebildet („Ösophagusmund", KILLIAN). Dicht unterhalb des Ösophagusmundes hat das Lumen eine sternförmige oder punktförmige Öffnung dadurch, daß die Seitenwände des Ösophagus fest aufeinander liegen. Im Brustteil dagegen klaffen die Wände. Dieses Klaffen wird nach v. MIKULICZ durch den negativen intrathorakalen Druck bedingt, welcher durch Inspiration vermehrt, durch gewöhnliche Exspiration nicht aufgehoben wird. Nach VAN GILSE soll auch das Lumen der thorakalen Speiseröhre im Ruhestand geschlossen sein, wobei allerdings dieser Verschluß nicht so stark ist wie im Halsteil. SCHLIPPE fand einen negativen Druck von 3,5 mm Quecksilber im Ösophagus und einen positiven von 4 mm Quecksilber im Magen. Vom Hiatus oesophageus an liegen die Wände wieder aneinander und bedingen im ösophagoskopischen Bilde eine Rosetten- oder Sternfigur. Das Lumen ist auf einen von rechts hinten nach links vorn verlaufenden Spalt verengt. Die Kardia ist in der Ruhe geschlossen. Über diesen lange Zeit strittigen Punkt ist gegenwärtig wohl Einigkeit erzielt, nicht jedoch über die Wertigkeit der einzelnen Komponenten des Verschlusses.

Am Kardiaverschluß sind mehrere Faktoren beteiligt, deren Bedeutung verschieden eingeschätzt wird. Einige legen großen Wert auf den Abschluß, welcher durch die den Ösophagus zwingartig umschließenden Zwerchfellschenkel erzeugt wird (v. HACKER, v. MIKULICZ, ROSENHEIM, SAUERBRUCH, GREIG, REICH, DAHMANN). CABALLERO nimmt an, daß der einzige Abschluß zwischen Speiseröhre und Magen gebildet werde durch eine mit der Atmung wechselnde Enge des Ösophagus im Zwerchfelldurchtritt, welche durch den negativen intrathorakalen Druck bedingt wird; diese Enge soll bei Pneumothorax verschwinden. GUBAROFF hat auf einen ventilartigen Verschluß aufmerksam gemacht, welcher durch die schiefe Einpflanzung der Speiseröhre in den Magen und eine zur Kardia vorspringende Schleimhautpartie zustande kommen soll. Eine schiefe Einpflanzung der Speiseröhre wird zwar von RAMOND und JACQUELIN nicht anerkannt und PALUGYAY verwirft auf Grund röntgenologischer Beobachtungen die Ventiltheorie des Kardiaverschlusses. Ein Sphincter im anatomischen Sinne als besonderer Muskel ist nicht vorhanden. Am wichtigsten und nach physiologischer und pathologischer Richtung am interessantesten ist der durch den Tonus der Kardia selbst bedingte Abschluß des Ösophagus gegen den Magen. Er ist im allgemeinen so dicht, daß er Substanzen den Eintritt aus dem Magen in die Speiseröhre verwehrt, sie in umgekehrter Richtung aber jederzeit durchläßt, indem ein fein eingestellter Mechanismus Öffnung und Schluß der Kardia regelt. Bei leerem Magen besteht nach den Tierversuchen von CARLSON ein schwächerer, während der Verdauungstätigkeit dagegen ein gesteigerter Kardiatonus. Nach v. MIKULICZ ist es die ösophageale Drucksteigerung beim Schluckakt, nach BARSONY die Dehnung des untersten Speiseröhrenanteiles, welche die Öffnung der Kardia auslöst. Nach anderer Ansicht ist es ein auf die Schleimhaut ausgeübter Reiz, der reflektorisch auf dem Wege über das Zentralnervensystem die Kardia zur Erschlaffung bringt und ihren Tonus herabsetzt. (Bei der Katze konnte CARLSON sogar durch mechanische, chemische und thermische Reizung der Zungenschleimhaut den Kardiatonus hemmen.) Wie aus einer großen Zahl von Experimentaluntersuchungen hervorgeht, ist der jeweilige Kontraktionszustand der Kardia die Resultante zweier in gegenseitigem Wechselverhältnis stehenden Kräfte: einer erschlaffenden und einer tonisierenden. Die tonisierende liegt in der Kardia selbst; denn die ausgeschnittene, von allen Verbindungen gelöste Kardia zieht sich zusammen und verharrt längere Zeit in diesem Kontraktionszustand. Außerdem gehen vom Zentralnervensystem tonisierende Impulse aus. Durchschneidet man die Vagi am Halse, so gerät die Kardia in einen Kontraktionszustand; werden nur die Vagusfasern, welche den untern Teil der Speiseröhre und die Kardia versorgen, durchtrennt, so erfolgt eine krampfartige Kontraktion dieser Teile; diese löst sich jedoch nach einigen Tagen, die Funktion stellt sich wieder her und bleibt trotz Entnervung normal (GREVING). Die erschlaffenden Impulse gehen gleichfalls vom Zentralnervensystem aus und verlaufen in der Bahn der Vagi. Partieller Impulsausfall des einseitigen Vagus hat keine absolute Passagestörung zur Folge. Partieller Impulsausfall des doppelseitigen Vagus bewirkt das Ausbleiben der reflektorischen Kardiaöffnung (TAMIYA). Reizung des zentralen Endes des durchschnittenen Vagus bewirkt Erschlaffung der Kardia, Reizung des peripheren Endes Kontraktion (LANGLEY, MELTZER und AUER). Bei jeder Schluckauslösung wird die Kardia erschlafft und geöffnet. Fällt die erschlaffende Kraft aus irgendeinem Grunde weg, so bleibt sowohl in der Ruhe als auch beim Schluckakt die Kardia kontrahiert. Bei nüchternem Magen soll sich die Kardia früher öffnen, als bei nicht leerem Magen (SØRENSEN).

Für die Sondenuntersuchung und die Ösophagoskopie ist es wichtig, über die Weite des Rohres orientiert zu sein. Die Weite nimmt von oben nach unten zu; das Lumen ist nicht rund, sondern besonders im Anfangsteil oval. Das Kaliber der Ösophagusweite nimmt jedoch nicht gleichmäßig von oben nach unten zu, sondern es finden sich im Verlaufe einige enge Stellen — *physiologische Engen*. Ihre Zahl wird von den einzelnen Autoren verschieden angegeben. Nach Mehnert lassen sich alle beobachteten physiologischen Engen des Ösophagus, deren er 13 zusammenstellt, auf eine Grundformel zurückführen, die sich aus einer von ihm supponierten ursprünglichen metameren Anordnung des Ösophagus erklären sollen. Die Inkonstanz dieser Engen kommt nach Mehnert daher, daß im Laufe der Entwicklung eine mehr oder weniger große Zahl sich durch das Wachstum und den Einfluß der Nachbarorgane verwischt. Nach van Gilse soll auch das Lumen der thorakalen Speiseröhre im Ruhezustand geschlossen sein, wobei allerdings dieser Verschluß nicht so stark ist wie im Halsteil. Am wichtigsten und am konstantesten sind: die Enge im Anfangsteil, die Enge an der Bifurkation und die Enge am Hiatus oesophageus.

Die Engen wechseln mit Weiten ab; man unterscheidet eine Hals- und eine Brustweite. Die obere Halsenge entspricht in der Regel dem hinteren Umfang oder dem unteren Rande der Cartilago cricoidea, also dem Übergang von Pharynx in Ösophagus. Im Bereiche der unteren Hals- und der oberen Brustwirbel folgt darauf ein erweiterter Abschnitt, welcher nach links ausbiegt und nach abwärts am 4. Brustwirbel in die mittlere Enge übergeht. Darauf folgt ein Abschnitt, der vom 4.—9. Brustwirbel reicht und dann im Hiatus oesophageus die untere Enge. Diese nimmt die ganze Pars abdominalis ein und endigt an der Kardia. Zahlenmäßig schwanken Engen und Weiten des Ösophagus sehr, von 7—22 mm (Tillaux, Mouton, Mehnert, v. Hacker).

Auch die *Ausdehnungsfähigkeit* schwankt beträchtlich; am geringsten ausdehnungsfähig ist der Ösophaguseingang. Nach Tillaux und Mouton ergeben sich folgende Verhältnisse:

Durchmesser am oberen Ösophagusende . . . . 14 mm, gedehnt 18 mm
Durchmesser an der Ösophagus-Aortenkreuzung . . . . . 14 mm, gedehnt 35 mm
Unteres Ende des Ösophagus . . . . 12 mm, gedehnt 22—25 mm
Durchschnittsweitbarkeit . . . . 22 mm

Die physiologischen Engen haben eine große klinische Bedeutung, insofern sie die Prädilektionsstellen für die Einkeilung von Fremdkörpern und für die Bildung von Ätzgeschwüren, Narben und malignen Neubildungen sind.

Topographische Verhältnisse. Der Verlauf des Ösophagus ist im allgemeinen folgender: In seinem Beginn in der Höhe der Mitte des 6. Halswirbels liegt er hinter der Trachea und vor der Wirbelsäule, verläßt aber die Mittellinie, neigt sich nach links und rückt im Halsteil mehr oder weniger an die linke Seite der Trachea. Mit seinem Eintritt in die Brusthöhle gelangt er in das hintere Mediastinum, trifft in der Höhe des 4. Dorsalwirbels den Aortenbogen, verläuft hinter demselben, wendet sich nach rechts und gewinnt so wieder die Mittellinie. Er verläuft jetzt hinter der Wurzel des linken Hauptbronchus zwischen der absteigenden Aorta zur linken und dem großen Bogen der Azygos zur rechten. Am unteren Ende der Bifurkation bzw. an der Wurzel des linken Hauptbronchus in der Höhe des 5. Brustwirbels verläuft der Ösophag hinter dem interbronchialen Drüsenpaket, dann hinter dem Perikard zwischen Aorta thoracica links und Vena azygos rechts; er berührt durch Vermittlung des Perikardspaltes die hintere Wand des Atrium sinistrum zwischen den rechten und den linken Pulmonalvenen. In der Höhe des 7. Brustwirbels beginnt er die Medianlinie zu verlassen und wendet sich nach links. In der Höhe des 8. Brustwirbels gelangt er vor die Aorta, welche er nach links und unten kreuzt. Nunmehr wendet er sich nach links und vorne, entfernt sich von der Wirbelsäule, von welcher er durch Aorta und Vena azygos getrennt ist, und erreicht so das obere Ende des Zwerchfellkanals; Pratje spricht von einer Spiraldrehung. Der Ösophagus durchquert das Zwerchfell in der Höhe des 10. Brustwirbels und erscheint in der Bauchhöhle 8 cm hinter dem Winkel, welcher von der Basis des Schwertfortsatzes mit dem Sternalende des Knorpels der 7. linken Rippe gebildet wird. Im Abdomen setzt er seine Richtung nach links und vorne fort, dem Knorpel der 7. Rippe folgend und pflanzt sich in den Magen näher der Vorder- als der Hinterwand ein. Durch Röntgenstudien und Untersuchungen an der Leiche wollen Ramond und Jacquelin festgestellt haben, daß der Ösophagus nicht spitzwinklig in den Magen mündet; er soll vielmehr $2^{1}/_{2}$ cm vor seiner Einmündung im rechten Winkel abbiegen und dann horizontal in den Magen übergehen. Die Speiseröhre soll nach Pratje bei Inspiration stärker gespannt sein als bei Exspiration.

Die Nachbarbeziehungen der Speiseröhre zu den Pleurae mediastinales sind nach Felix folgende: „Die Speiseröhre liegt rechts bis zum 3. oder 4. Brustwirbel in ziemlicher Entfernung von dem Brustfell. Sobald sie aber von der Aorta thoracica nach rechts hinüber gedrängt wird, kommt sie in oberflächliche Berührung mit der rechten Pleura und bleibt in dieser Berührung mit ihr bis zur Überkreuzungsstelle der Vena azygos; die über dem rechten Stammbronchus zur oberen Hohlvene verlaufende Azygos drängt die Speiseröhre wieder von der rechten Pleura ab, unterhalb der Vene kommt es aber wieder zu einer jetzt innigen Anlagerung der Pleura an die Speiseröhre bis fast zum unteren Rande der rechten Lunge. Mit der linken

Pleura kann die Speiseröhre in der Höhe des 2. Brustwirbelkörpers in Berührung kommen und in dieser Berührung bis zum 4. Brustwirbel bleiben, dann geht die Speiseröhre nach rechts hinüber, verläßt die linke Pleura und kommt erst wieder mit ihr in Berührung da, wo sie die Aorta kreuzt." Unmittelbar vor dem Eintritt der Speiseröhre in den Hiatus findet sich, der rechten Seite des Ösophagus anliegend, ein von Serosa ausgekleideter Hohlraum vor von 2—3 cm Länge und 1—2 cm Breite. Dieses „Cavum mediastini serosum" bildet eine Art Ausweicheeinrichtung, unmittelbar vor dem Engpaß des Zwerchfelles eingeschaltet (ZSCHOKKE).

Der Abdominalteil des Ösophagus ist 2—3 cm lang und hat einen vollkommenen Peritonealüberzug. Dorsalwärts liegt er dem linken Zwerchfellschenkel auf, ventralwärts berührt er den Lobus caudatus und den linken Leberlappen (Impressio oesophagea am hinteren Rande des Lobus sinister). Der rechte Nervus vagus liegt auf der hinteren, der linke auf der vorderen Fläche des Rohres. Die Arteria phrenica inferior sinistra verläuft dorsal von der Pars abdominalis zum Zwerchfell.

Die *Muskulatur* ist quergestreift im oberen Drittel und glatt in den übrigen Teilen des Ösophagus. Der Übergang der quergestreiften Muskulatur in die glatte erfolgt allmählich. 3—4 cm unterhalb des Kehlkopfes wird das Auftreten der glatten Muskulatur deutlich, während bis zur Mitte der Speiseröhre und darüber hinaus (GREVING) sich noch quergestreifte Muskelfasern feststellen lassen. Die Muskelschicht besteht aus einer äußeren Längs- und einer inneren Ringfaserschicht. Die Längsfasern entspringen größtenteils mittels eines an der medialen Leiste des hinteren Ringknorpelhalbringes befestigten fibrös-elastischen Streifens. Die von hier abgehenden Muskelbündel umhüllen nicht gleichmäßig das Anfangsstück der Speiseröhre, sondern drängen sich an den Seitenteilen zusammen und bilden zwei dicke Stränge, welche sich im weiteren Verlauf der Mittellinie nähern und sich auf der Hinterwand des Ösophagus verteilen. Es bleibt dadurch an der vorderen Ösophaguswand median eine dreieckige Stelle frei, an welcher die zirkuläre Schicht zutage tritt. Ebenso findet sich am Anfangsstück der Hinterwand ein von Längsmuskelfasern freies dreieckiges, mit der Spitze nach abwärts gerichtetes Feld; es ist dies der Raum, in dem sich die hochsitzenden Pulsionsdivertikel entwickeln.

Die Längsfasern der vorderen Ösophaguswand gehen aus dieser selbst hervor. Zur Vermehrung dieser Muskelzüge trägt sehr häufig die Trachea bei, von deren häutiger Wand Muskelbündel abzweigen. Auch die von HYRTL entdeckte Musculi broncho-oesophagei und pleuro-oesophagei, ferner unbedeutende, von der Wand der Aorta, der Arteria subclavia sinistra und dem Herzbeutel ausgehende Muskelbündel gehören hierher. Im unteren Teil der Speiseröhre verteilen sich die seitlichen Ösophagusstränge gleichmäßig über die Speiseröhre. Gegen den Magen zu setzen sie nicht scharf ab, sondern strahlen entlang der kleinen Kurvatur bis zum Pylorus.

Die zirkuläre Schicht beginnt am unteren Rande des Ringknorpels mit einzelnen nach vorne offenen Fasern. An diese schließen sich dann vollkommene Ringfasern an, welche bis an die innere Muskelschicht des Magens herab reichen. Die zirkulären Fasern umkreisen den Ösophagus in schiefer Richtung in Form von Ellipsen. Im unteren Drittel verlaufen die Fasern schraubenförmig (LAIMER). Dieser Faserverlauf ermöglicht neben der Verengerung auch eine Verkürzung der Speiseröhre. Auf die zirkuläre Schicht folgt eine innere Längsfaserschicht, welche jedoch nur im mittleren Speiseröhrenabschnitt konstant vorkommt und keine zusammenhängende Lage bildet.

Die *Schleimhaut* trägt zahlreiche niedrige Papillen und geschichtetes Pflasterepithel. Auf diese Schicht folgt eine starke Muscularis mucosae, welche aus längsverlaufenden Fasern sich aufbaut, und auf diese eine durch besondere Dicke ausgezeichnete Submucosa. In der Submucosa liegen die tubuloacinösen Schleimdrüsen. Außerdem finden sich im Ösophagus inselförmig angeordnete Drüsen am oberen und unteren Abschnitt, die in ihrem Bau den Magenschleimhautdrüsen gleichen (obere und untere Kardiadrüsen, SCHAFFER, GINSKI; Magenschleimhautinseln, EBERTH, SCHRIDDE, TRALLERO, BOERNER u. a.). Von Magenschleimhautinseln gehen mitunter kleine Cysten aus (NAKAMURA).

Als *Gefäßquellen* für den Ösophagus dienen nach den sorgfältigen Untersuchungen von DEMEL folgende Arterien: Für die Pars cervicalis oesophagi die Arteria thyreoidea inferior und ein Ast direkt von der Arteria subclavia (welcher nicht konstant, aber doch in mehr als der Hälfte der Fälle vorhanden ist), für die Pars bifurcalis vorwiegend die Arteriae oesophagotracheales anterior und posterior, für die Pars thoracalis die Arteriae oesophageae propriae anteriores und posteriores und für die Pars abdominalis Äste der Arteria gastrica sinistra und die Arteria phrenica inferior sinistra. Die Venen bilden einen Plexus, welcher nach unten zur Vena coronaria ventriculi und damit zum Pfortadergebiet Abfluß hat, nach oben zu verschiedenen Venen (Vena azygos und hemiazygos und thyreoidea inferior) führt.

Die *Lymphgefäße* entspringen nach KUZUYA in den Papillen, bilden in der Schleimhaut feine, in der Submucosa gröbere Maschen, welche in längliche Maschen der Muskelschicht übergehen. Unter der äußeren Haut des Ösophagus liegen sodann in Form grober Maschen abführende, in regionäre Drüsen einmündende Lymphgefäße. Diese verlaufen zu den hinteren bronchialen und mediastinalen Lymphknoten, ferner zu den tiefen Halslymphdrüsen, zu den tracheobronchialen Drüsen und aus dem untersten Teil des Brustabschnittes und der Pars abdominalis zu den Lymphknoten der Kardia. *Lymphfollikel* sollen in der gesunden Speiseröhre nicht vorkommen. Der Befund von Follikeln in einer scheinbar gesunden Speiseröhre kann nach DOBROWOLSKI als Zeichen einer durchgemachten Erkrankung angesehen werden.

Die *Nerven* des Ösophagus kommen einerseits vom Vagus, andererseits vom Sympathicus. Nach der Darstellung von GREVING entsendet der Vagus für den Halsteil der Speiseröhre den Nervus recurrens. Derselbe gibt zahlreiche parallel verlaufende Äste ab, welche die Mittellinie des Ösophagus nicht überschreiten und auch keine Plexusbildung eingehen. Im Thoraxteile erreichen beide Nervi vagi die Speiseröhre und treten in innige Verbindung, indem der rechte Vagus 2—3 stärkere Nervenäste an den linken Vagus abgibt. Der Sympathicus sendet einen starken oder in mehrere feine Äste aufgelösten Ast vom rechten Ganglion stellatum zum Vagus. Entweder, sofern es ein einheitlicher Strang ist, mündet er an der Ursprungsstelle des Nervus recurrens, oder, sofern es mehrere Äste sind, verläuft ein schwächerer Ast zum Nervus recurrens, die übrigen münden weiter unterhalb in den Vagusstamm oder ziehen als selbständige Nerven an der Speiseröhre abwärts. Weiterhin empfängt die Speiseröhre sympathische Fasern durch Vermittlung des Nervus recurrens von den Rami cardiaci des cervicalen Sympathicusteiles. Ferner ziehen vom Thorakalteil des Sympathicus Fasern teils direkt zur Speiseröhre, teils bilden diese zunächst den Aortenplexus und senden von hier aus erst Fasern zum Ösophagus. Beide Nerven, Vagus und Sympathicus, wirken auf einen intramuralen, zwischen Längs- und Ringfaserschicht ausgebreiteten Ganglienzellenapparat. Dieser Plexus tritt erst 3—4 cm unterhalb des Kehlkopfes in Erscheinung, da, wo die glatte Muskulatur deutlich wird (GREVING). Als receptorische Endapparate für die Aufnahme vom Reizen in der Speiseröhre dienen nach den Untersuchungen von GREVING, VATER-PACINISche Lamellenkörperchen, MEISSNERsche Tastkörperchen, Muskelspindeln und sensible Knäuelbildungen von Nervenfasern. Die efferente Bahn besteht aus einem präganglionären Neuron (markhaltige, wahrscheinlich dem visceralen Vaguskern entstammende Vagusfasern) und aus einem postganglionären Neuron (von Ganglienzellen der intramuralen Ganglien entsandte Neuriten). Nach der Darstellung von HERZBERG gibt es verschiedene Typen der Innervation des abdominalen Abschnittes der Speiseröhre und der Kardia. Bei einer der äußersten Formen bildet die vagale Innervation des abdominalen Abschnittes ein starkes Netz von Zweigen; beim entgegengesetzten Typus ist die Innervation derselben Gegend morphologisch schwach ausgeprägt. Das sympathische Nervensystem tritt in Form von Nervenzweigen auf, welche entlang den Arterienstämmen verlaufen; außerdem gibt es isolierte sympathische Nerven, die zum abdominalen Abschnitt verlaufen. Sympathische Nerven dieser Gegend sind mit den vagalen verflochten.

Die *Funktion* der Speiseröhre liegt beim Menschen in der Weiterbeförderung der Speisen von der Mundhöhle in den Magen. Dieser Transport geschieht nicht, wie man früher annehmen wollte, allein durch den im Mund und Pharynx durch die Kontraktion der Muskeln hervorgerufenen Druck, sondern, wie man sich auf dem Röntgenschirm überzeugen kann, durch aktive Tätigkeit der Ösophagusmuskulatur. Es handelt sich, wie J. SCHREIBER im Gegensatz zu KRONECKER und MELTZER u. a. mit Recht betont, bei dem Schluckakte nicht um ein blitzschnelles Hinabspritzen des Bissens in einem Akte unter dem Stempeldrucke des Mylohyoideus bis in den Magen, sondern der Schluckvorgang läuft in einzelnen, durch einen geordneten Mechanismus abgestuften Phasen ab, die sich in einem weit langsameren, durch Form und Größe, Temperatur und Schmackhaftigkeit, Greifbarkeit und Gleitfähigkeit des Bissens, durch Appetit, Hunger, Durstgefühl und Ekel beeinflußten Tempo abspielen. Eine Spritzwirkung kommt allein in der bukkopharyngealen Periode zur Geltung. In dieser wird tatsächlich die Schluckmasse, nachdem der Bissen in der Mundhöhle formiert ist, durch die Kontraktion der Mylohyoidei in den Pharynx und in den oberen Teil des Ösophagus, dessen „Mund" durch nach Vorn- und Abwärtsziehen des Kehlkopfes geöffnet ist, hineingespritzt (KRAUS). Der bukkopharyngeale Schluckmechanismus löst auch die gegen den Magen zu gerichtete Speiseröhrenperistaltik aus. Außer dieser sog. „Schluckperistaltik" oder indirekten Peristaltik kann durch Dehnung, durch chemische oder thermische Reizung der Speiseröhrenwand eine Peristaltik hervorgerufen werden, direkte Peristaltik (MANGOLD), deren Welle am Reizorte entsteht (SEEMANN). Nach KRAINZ liegen die empfindlichen Stellen, an welchen der Schluckreflex ausgelöst wird, in der Hinterwand und in den seitlichen Teilen des Pharynx.

Flüssigkeiten können am Kehldeckel, feste Speisen an der Pharynxhinterwand und den benachbarten seitlichen Partien den Schluckreflex auslösen. Für die Pharynxhinterwand wäre der Glossopharyngeus als Hauptschlucknerv, für den Kehldeckel der Nervus laryngeus superior als Nebenschlucknerv zu betrachten.

Sowohl die Peristaltik, welche an den Schluckakt gekoppelt ist, so schreibt GREVING, „wie auch jene, welche in der Speiseröhre entsteht, wird nicht durch intramurale Reflexe ausgelöst, sondern bedarf zu ihrem Zustandekommen komplizierter Regulationsmechanismen, welche alle über den Vaguskern verlaufen". Unterstützend wirkt der Tonus der Speiseröhre, welcher am stärksten ist im Halsteil und im subphrenischen Abschnitt, schwächer in der mittleren Ösophaguspartie. Fördernd auf den Transport wirkt ferner die Schwerkraft der Ingesta, und zwar beim Schlucken von Flüssigkeiten stärker als bei festen, pastösen Bissen (PALUGYAY). Eine oberhalb der Kardia einsetzende, von jedem rhythmischen Gesetz freie antiperistaltische Bewegung will BECCHINI festgestellt haben. Die verschiedenen am Ösophagus beim Herabgleiten der Speisen entstehenden Bewegungen sind auch mit Hilfe der Flächenkymographie dargestellt worden (DAHM, KITAMURA), wobei die Eigenbewegungen des Ösophagus unterschieden werden konnten von Begleitbewegungen, welche durch Pulsation der großen Gefäße und des Herzens hervorgerufen werden. Die Kardia öffnet sich nicht, wie KRONECKER und MELTZER annahmen, sofort nach dem Eintritt des Bissens in die Speiseröhre, sondern der Bissen braucht, bis er in den Magen kommt, oft 2 und mehr Sekunden (SCHREIBER, KRAUS, PALUGYAY). Auch ist die Öffnung der Kardia nicht breit, sondern der Bissen geht in schmaler Bahn durch. Nach der röntgenologischen Beobachtung von PALUGYAY wachsen bei der Kardiaöffnung zwei pfriemartige Schattenfortsätze von der Speiseröhre und vom Magen aus einander entgegen. Nach DAHMANN wirkt die Kardia nur wie ein rückläufig gerichteter, passiv wirkender Lippenventilverschluß, nicht aber als aktiver Ringmuskel.

Verdauende Eigenschaften besitzt die Ösophagusschleimhaut nicht.

Eine *Resorptionsfähigkeit* der Speiseröhre hat KUZUYA im Tierversuch nachgewiesen. Die nach sorgfältiger Unterbindung des unteren Ösophagusendes beim Kaninchen in den oberen Ösophagusteil eingespritzten Substanzen (Jodkalium, Natrium salicylicum, Phenacetin, Santonin, Strichnin, Atropin, Bromdämpfe, Methylenblau, Lithioncarmin, Indigocarmin) wurden von der Speiseröhre resorbiert.

Die *Sensibilität* der Ösophagusschleimhaut hat ZIMMERMANN durch Selbstversuche geprüft. Nach seinen Untersuchungen verhält sich die Speiseröhre in ihrem unteren und oberen Teile verschieden; sie ist im unteren Abschnitt unempfindlich für Berührung und elektrische Reize, während sie in ihrem oberen Teile mechanische und elektrische Reize gut wahrnimmt. In ihrer ganzen Länge ist sie sensibel für Druck- und Temperaturunterschiede und für konzentrierte Alkoholika, unempfindlich aber gegen 1%ige Salzsäurelösung.

Nach den von POLLAND und BLOOMFIELD mit Hilfe einer in den Ösophagus eingelegten, aufgeblasenen Ballonsonde durchgeführten Experimenten erlaubt die subjektive Lokalisation des Schmerzes keinen Rückschluß auf die Stelle der Entstehung des Schmerzreizes.

Die Resultate von ZIMMERMANN bestätigen einerseits die auf klinischen Beobachtungen basierende Aufnahme von v. ZIEMSSEN, daß die Speiseröhre normalerweise für Druck empfindlich sei; sie widersprechen andererseits der Angabe von SCHWENKENBECHER, welcher auf Grund von Versuchen mit Menthol behauptet, daß eine Kältewahrnehmung im Ösophag nicht stattfinde.

Die *Temperatur* soll nach den Angaben von FOGED im Schlunde 10 cm hinter der Zahnreihe 1°, und im Ösophagus 30 cm hinter der Zahnreihe 0,4° tiefer sein als im Rectum. Nach den Untersuchungen von BOZZI und SCEVOLA soll die Temperatur im Ösophagus zwischen 36,3 und 38,8° schwanken, wobei die Temperatur in der Kardia am höchsten sei. Die linke Seite der Speiseröhre war in der Höhe der Aorta um etwa 1,2° wärmer als die rechte.

SCHINKELE hat im oberen Drittel der Speiseröhre an der Hinterwand *Geschmacksknospen* nachgewiesen.

II. Allgemeine Symptomatologie.

Die Funktionsstörungen bei Erkrankungen der Speiseröhre bestehen in Erschwerung bis zur völligen Aufhebung des Schlingvermögens — „*Dysphagie*" —, die in der Regel mit unangenehmen, bis zum Schmerz sich steigernden Empfindungen verbunden ist. Die pathologischen Prozesse führen einesteils zur Verengerung des Lumens oder zu einer Unterbrechung der Kontinuität der

Speiseröhre oder sie beziehen sich auf Störungen der Muskulatur. In ihrem Endeffekt kommen alle wieder auf die Dysphagie heraus.

Die Verengerung des Lumens geht entweder vom Schlundrohr selbst aus (Carcinom, Narben, Geschwüre, Divertikel, Entzündungen, Fremdkörper usw.) oder von der Nachbarschaft (Kompression durch Tumoren der Bronchialdrüsen, der Schilddrüse, des Thymus, der Wirbel, durch Perikarditis, Senkungsabsceß, Aortenerweiterung usw.). Die ersten Erscheinungen bestehen gewöhnlich darin, daß die Kranken nur unter Anstrengung den Bissen hinunterbringen, und daß sie das Steckenbleiben des Bissens im Schlunde fühlen. Allmählich gelingt es bei zunehmender Enge selbst bei sehr starker Anspannung der willkürlichen Schluckmuskulatur nicht mehr, den Bissen in den Magen zu drücken. Er regurgitiert, indem er bei der Kontraktion der Muskulatur nach der Seite des geringsten Widerstandes, nach dem Munde ausweicht. Besteht eine Stenose längere Zeit, so kommt es zu einer Hypertrophie der Muskulatur und zur Erweiterung des Ösophagus oberhalb der Stenose. Die Speisen bleiben in dem erweiterten Abschnitt liegen und werden in zersetztem Zustande regurgitiert. Ihre Herkunft aus dem Ösophagus läßt sich, abgesehen von dem Mangel jeder Verdauung, dem Fehlen von Salzsäure und Magenfermenten, an der Art, wie die Speisen hochkommen, erkennen. Das „ösophageale Erbrechen" erfolgt ohne Nausea und ohne die typischen Brechbewegungen. In gleicher Weise wie die Stenose der Speiseröhre führen auch die muskuläre Insuffizienz und der Krampf zur Behinderung der Passage.

III. Untersuchung der Speiseröhre.

Die diagnostischen und die oft mit ihnen kombinierten therapeutischen Methoden haben in den letzten Jahren eine wesentliche Erweiterung erfahren. Zn der längst geübten Sondenuntersuchung ist die Ösophagoskopie und die Röntgenuntersuchung gekommen.

Die **Sondenuntersuchung** hat mit Einführung der Ösophagoskopie und der Röntgenmethode an Wert verloren. Zu diagnostischen Zwecken benutzt man fast allgemein die sog. englischen roten Sonden, die biegsam und trotzdem steif und fest sind. Man muß sie in verschiedener Größe nach der CHARRIÈREschen Einteilung gewöhnlich von 6—15 mm Dicke vorrätig haben. Sie sind entweder solid oder haben eine Lichtung, die ihre Verwendung zum Waschen des Ösophagus sowie zur Sondenernährung gestattet.

Speziell für die Orientierung über den Grad einer Stenose eignet sich die sog. Dilatationssonde (TROUSSEAU), welche aus einem Fischbeinstab besteht mit anschraubbaren Elfenbeinkugeln oder Oliven verschiedenen Kalibers.

Die *Einführung* der Sonde geschieht in der Regel am sitzenden Kranken. Der Patient wird aufgefordert, den Kopf etwas zu heben, den Mund zu öffnen, ruhig zu atmen; alsdann führt man Zeige- und Mittelfinger der linken Hand in den Mund ein und schiebt mit der rechten die wie eine Schreibfeder gefaßte Sonde zwischen beiden Fingern der linken Hand nach hinten zum Rachen. Sobald die Sondenspitze am Rachenrand angelegt ist, drückt man den Zungengrund mit den beiden Fingern der linken Hand herab, wodurch der Kehlkopf nach vorn gezogen wird (HUETERscher Handgriff), erhebt das obere Sondenende etwas und läßt nun mit sanftem Druck die Sonde in die Speiseröhre hineingleiten.

Besondere *Vorsichtsmaßregeln* (Kokainisieren des Rachens, Einlegen eines Mundsperrers usw.) sind im allgemeinen nicht notwendig; nur bei Kindern kann man in die Lage kommen, einen Kork zwischen die Zähne schieben zu müssen. Manchmal erzeugt der stark entwickelte Ringknorpel des Kehlkopfes bei alten Leuten, die ein verknöchertes Kehlkopfknorpelgerüst haben oder bei denen der Kehlkopf nach unten sich gesenkt hat, einen geringen Widerstand, der durch Zurück- und Vorschieben der Sonde überwunden werden kann. In anderen Fällen kommt es zu einem vorübergehenden Spasmus der Ösophagusmuskulatur, der die Sonde festhält. Man läßt die Sonde in der Lage, in der sie sich befindet, wartet das Verschwinden des Krampfes ab und beendigt dann die Einführung.

Zwischenfälle und Gefahren bei der Sondierung. Nicht zu heftige Würgbewegungen stören in der Regel nicht; sobald sie jedoch stärker werden und Schleim heraus befördern oder schließlich Erbrechen und damit die Gefahr des Aspirierens eintritt, zieht man die Sonde heraus. Glottiskrampf oder Sistieren der Atmung ist an und für sich nicht von Bedeutung. Unangenehm ist es, wenn eine stenosierte Stelle bei der Sondierung blutet; in diesem Falle muß man sofort den Versuch unterbrechen. Das Hineingelangen der Sonde in den Kehlkopf wird zweifellos in seiner Häufigkeit überschätzt. Wo es droht, hat man in dem auftretenden Reizhusten und der Atemnot ein Warnungssignal. Man zieht dann die Sonde zurück. Bei unempfindlichen, besonders bei alten Leuten, kann übrigens die Sonde zwischen die Stimmbänder gelangen, ohne daß Husten und Atemnot auftritt; auf diese Weise sind schon schwere Stimmbandverletzungen vorgekommen. Eine weitaus häufigere Gefahr ist die Verletzung oder Durchstoßung der geschwürig zerfallenen oder durch ein Aneurysma der Aorta oder einen in der Umgebung gelegenen Absceß verdünnten Speiseröhrenwand. Eitrige, jauchige Mediastinitis, Pleuritis, Lungengangrän oder bei Aneurysma tödliche Blutung sind die Folgen. Deshalb muß man bei jeglicher Art von Schlingbeschwerden das Herz und die großen Gefäße untersuchen und beim Bestehen eines Aneurysma die Sondierung unterlassen. Ganz allgemein gilt die Regel, bei der Sondierung jeden stärkeren Druck zu vermeiden.

Die Sondenuntersuchung gibt Aufschluß über folgende Punkte:

1. Bei Einführung der Sonde äußert der Kranke Schmerzen an einer bestimmten Stelle. Man stellt die Entfernung dieses Schmerzpunktes von der Zahnreihe fest und gewinnt so eine Vorstellung über die Lokalisation der schmerzhaften Stellen im Ösophagus. Die Schmerzen können herrühren von einem einfachen oder carcinomatösen Geschwür einer Entzündung des Ösophagus oder einer Periösophagitis (Bronchialdrüsen!).

2. Man stößt mit der Sonde auf ein Hindernis. Gelingt es nicht, das Hindernis zu überwinden, so nimmt man die Sonde heraus und versucht mit Sonden verschiedener Dicke oder mit Fischbeinsonden mit verschieden starken Oliven die stenosierte Stelle zu passieren. Auf diese Weise stellt man Sitz und Grad der Verengerung fest.

Mit Hilfe einer mit einer Olive armierten Fischbeinsonde gelingt es auch, die Höhenausdehnung zu bestimmen, indem man erstens den Abstand desjenigen Punktes von der Zahnreihe ermittelt, an dem die Sonde zuerst auf einen Widerstand stößt; man führt darauf die Sonde durch die enge Stelle hindurch und notiert dann zweitens den Abstand desjenigen Punktes, an dem beim Zurückziehen der Sonde zuerst ein Hindernis sich geltend macht. Die Differenz beider Messungen gibt die Länge der Stenose an. Bei carcinomatösen Strikturen ist jedoch auf diese Art der Messung wegen der infolge der unregelmäßigen Wucherungen sehr wechselnden Form der Strikturen wenig Verlaß.

Verengerungen des Ösophaguslumens können verschiedene Ursachen haben: Tumoren, Narben nach Verätzungen, Ulcera, Fremdkörper, Krampf der Muskulatur. Der Ösophagus kann außerdem von außen komprimiert werden durch Geschwülste des Mediastinums, durch Aortenaneurysmen, Wirbeltumoren und -abscesse, Bronchialdrüsenschwellungen, Tumoren der Thyreoidea, des Kehlkopfes, der Trachea, der Bronchien. Wichtig sind in dieser Beziehung auch die sackförmigen Divertikel der Speiseröhre, welche in gefülltem Zustand durch Druck das Lumen der Speiseröhre verlegen können.

Über die Natur der Stenose gibt die Sondenuntersuchung allein selten völligen Aufschluß; nur im Verein mit der Berücksichtigung der Entwicklung der Störungen, ihrer Wirkung auf den Allgemeinzustand, des Alters und der speziellen Symptome wird die Erkennung der Grundursache ermöglicht. Immerhin lassen sich gewisse Richtungspunkte der Diagnose durch den Sondenversuch gewinnen. Carcinomatöse Strikturen sitzen häufig an oder unterhalb der Bifurkation. Oftmals bringt beim Carcinom die Sonde Blut und Schleimpartikelchen hervor, deren mikroskopische Betrachtung die Diagnose sichern kann. Wechsel in der Durchgängigkeit einer Stenose findet sich sowohl bei einem rasch geschwürig zerfallenden Carcinom als bei Ösophagusspasmus und beim Divertikel.

Zur Erkennung der Pulsionsdivertikel hat man verschiedene Modifikationen der Sondierung erfunden.

Stenosen, die im Anfang der Speiseröhre sitzen, sind an sich verdächtig auf Divertikel; denn die Mehrzahl der Pulsionsdivertikel sitzt hinter der Ringknorpelplatte. Fast immer gelangt die Sonde in den gefüllten Divertikelsack. Um dies zu vermeiden, hat man Divertikelsonden konstruiert, die, im Gegensatz zur gewöhnlichen, im Divertikel steckenbleibenden geraden Sonde, an der Spitze gebogen sind und es dadurch ermöglichen, in die Speiseröhre zu gelangen. Da wir die Stelle kennen, an welcher fast immer der Eingang zum Divertikel zu suchen ist, nämlich hinter der Ringknorpelplatte, so ist auch die Möglichkeit gegeben, der Sondenspitze die richtige Drehung nach dem Ösophaguslumen zu geben. Sehr zweckmäßig ist die Starcksche Divertikelsonde mit einer größeren Zahl von verschieden stark gekrümmten Ansätzen.

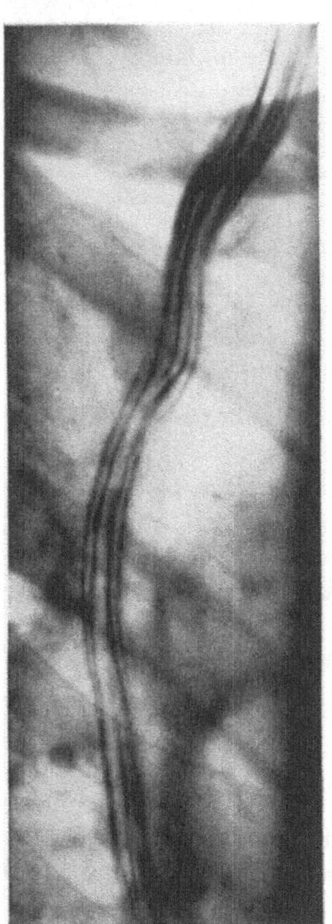

Abb. 1. Normales Schleimhautrelief des Ösophagus.

Röntgenuntersuchung. Der normale Ösophagus ist im Röntgenbilde nicht erkennbar. Zu seiner röntgenographischen Darstellung müssen wir schattengebende Substanzen zu Hilfe nehmen. Eingeführte Gummisonden (infolge ihres Schwefelgehaltes im Röntgenbilde deutlich erkennbar) oder Metallsonden dienen wohl zur Orientierung über Lage und Verlauf der Speiseröhre, über pathologische Verhältnisse jedoch geben sie keinen genügenden Aufschluß. Man verwendet heute allgemein die Füllung des Ösophagus mit Kontrastmitteln. Eine Suspension von 50 g Bariumsulfat (,,chemisch reines Barium sulfuricum für Röntgenzwecke!“) in 100 g Wasser mit Zusatz von Milchzucker, von Fruchtsäften als Geschmackkorrigens oder eine Bariumsulfatsuspension in Milch, eine Aufschwemmung von Zitobarium, von Barex oder endlich den für die Magenuntersuchung gebräuchlichen Kontrastbrei. Für die Darstellung des Schleimhautreliefs eignet sich besonders eine homogene Emulsion von Laktobaryt, oder nach Fuginami eine Mischung von Bariumsulfat mit Olivenöl (1,2 g Bariumsulfat auf 1,0 cm³ Olivenöl).

Man erkennt 3—4 kontinuierliche, parallel verlaufende Längsfalten (Abb. 1), welche in der Höhe der Bifurkation bisweilen eine leicht spiralige Drehung aufweisen. Die Röntgenuntersuchung (Durchleuchtung und Aufnahme) geschieht gewöhnlich am stehenden Patienten während des Schluckens von Kontrastingesten. Bei sagittaler (ventrodorsaler oder dorsoventraler Strahlenrichtung) kommt infolge der dichten Wirbelsäulen- und Herzgefäßschatten der Ösophag weniger deutlich zur Darstellung; doch können bei Anwendung stärkerer Röhrenbelastung und genügend dichter Kontrastspeise auch bei dorsoventraler Aufnahme gute Ösophagusbilder erzielt werden. In der Regel wird jedoch für die Röntgenuntersuchung der schräge Strahlengang, Röhre hinten links-Schirm (Film) vorne rechts (erster dorsoventraler schräger Durchmesser) bei Halblinkswendung des Patienten benützt. Bei dieser sog. ,,Fechterstellung“ kommt die Speiseröhre in das helle Feld zwischen Wirbelsäule und Herzschatten zu liegen und wird in toto sichtbar, wenn man den Patienten langsam, kontinuierlich etwa $^1/_4$ Liter eines dünnen Kontrastmittels austrinken läßt. Die kombinierte Durchleuchtung im zweiten dorsoventralen, schrägen Durchmesser (Röhre hinten rechts-Schirm vorne links) und in den beiden ventrodorsalen schrägen Durchmessern muß zum genauen Studium einzelner Ösophaguspartien mit herangezogen werden. Die Untersuchung im zweiten schrägen Durchmesser bei gleichzeitiger Luftaufblähung des Magens ist nach STÜRTZ besonders für die Beobachtung des subdiaphragmalen Abschnittes geeignet; PALUGYAY empfiehlt hierzu speziell den Patienten bei Beckenhochlagerung den Kontrastbrei schlucken zu lassen.

Das Röntgenverfahren gibt uns Aufschluß über das Schleimhautrelief, über Form und Lage des Ösophagus, über den Ablauf seiner Bewegungen, über das Vorhandensein von Verengerungen, Erweiterungen, Fremdkörpern, Varicen.

Ösophagoskopie. Die Ausbildung der Ösophagoskopie verdanken wir, nachdem bereits STÖRK (1866), KUSSMAUL (1868), WALDENBURG (1870), MAKENZIE (1880) Versuche mit verschieden konstruierten Instrumenten gemacht hatten, in erster Linie v. MIKULICZ und v. HACKER. Um die weitere Entwicklung der Methode haben sich BRÜNINGS, GOTTSTEIN, KELLING, KILLIAN, KIRSTEIN, ROSENHEIM, STARCK u. a. bemüht.

Die Ösophagoskopie gestattet die direkte Besichtigung des Lumens, der Schleimhaut, der pathologischen Veränderung; sie ermöglicht die Probeexcision, die Extraktion von Fremdkörpern, die Ausführung therapeutischer Eingriffe.

Das Instrumentarium für die Ösophagoskopie besteht 1. aus dem Beleuchtungsapparat. 2. Aus den Beobachtungsröhren (starren, abgestumpften, unten gerade oder schräg abschneidenden oder auch mit einer Auftreibung endenden, runden oder ovalen Metallröhren von verschiedenem Durchmesser und verschiedener Länge, die mit einem Mandrin ausgestattet sind). 3. Aus den Operationsinstrumenten (Sonden, Zangen, Häkchen, Cüretten) und 4. aus den Hilfsinstrumenten zur Gesichtsfeldreinigung (Watteträger, Speichelpumpe).

Die ösophagoskopische Untersuchung hat für den Kranken gewisse Unannehmlichkeiten; sie ist nicht gefahrlos und soll deshalb nur von geübter Hand ausgeführt werden. Schleimhautverletzungen mit katastrophalem Ausgang und Ösophagusperforationen sind beschrieben (WIETHE u. a.). Beschränkte Beweglichkeit der Wirbelsäule, starke Konvexität der Ringknorpelplatte des Kehlkopfes verhindern besonders die Untersuchung mit dicken Tuben. Starke Sekretproduktion, heftiger Hustenreiz können zum Abbrechen der Untersuchung nötigen. Die Ösophagoskopie soll unterlassen werden bei sehr nervösen Personen, bei hochgradiger Kachexie, bei starker Beeinträchtigung der Respiration, Kyphoskoliose, bei Aortenaneurysma, bei Ösophagusvaricen (Lebercirrhose), bei vorgeschrittener Arteriosklerose, bei Perikarditis.

Als „kollare" Ösophagoskopie bezeichnet man die Besichtigung der Speiseröhre von einer Ösophagotomieöffnung am Hals aus, als „retrograde" oder „gastrale" Ösophagoskopie (EHRLICH) diejenige vom Magen aus nach Anlegung einer Magenfistel.

Auskultation. Bei dem Gesunden hört man während des Schluckens an der linken Seite der Trachea und im Brustteil der Wirbelsäule links bis zum 8. Brustwirbel glucksende, gurgelnde Geräusche. Bei hochgradiger Stenose können von der Stenose abwärts diese Geräusche fehlen. Auskultiert man in der Magengrube in dem Winkel zwischen Processus xiphoideus und linkem Rippenbogen nach einem Schluckakt, am besten, wenn Wasser und Luft geschluckt wurde, so hört man regelmäßig 6—7 sec nach dem Schluckbeginn ein mehr oder minder deutliches Geräusch, als werde Luft oder Flüssigkeit durch einen sphincterartigen Verschluß hindurch gepreßt — Durchpreßgeräusch MELTZERS, Kardiageräusch ZENKERS, sekundäres Geräusch. In seltenen Fällen hört man sofort nach dem Schluckmoment ein deutlich zischendes Geräusch, oft so, als liefe die verschluckte Flüssigkeit in das Stethoskop hinein (MELTZER) —, Durchspritzgeräusch, primäres Geräusch. Das letztere tritt auf, wenn der Schluck die Kardia in offenem Zustande trifft, anstatt wie in der Norm im geschlossenen. MELTZER schließt deshalb aus dem konstanten Vorhandensein eines Durchspritzgeräusches auf Insuffizienz der Kardia. Das erste Geräusch entsteht, wenn Luft oder Flüssigkeit durch die unvollständig geöffnete Kardia gepreßt wird. Bei leerem Magen fehlt das Durchpreßgeräusch nie und wird schwächer je nach dem Füllungszustande des Magens. Bei Verengerung an der Kardia fehlt das Durchpreßgeräusch oder ist verspätet. Bei Strikturen tritt es nach REWIDZOFF auch in folgender Weise auf: Läßt man einen Kranken mit Striktur nach Einnehmen eines Schluckes Flüssigkeit und nach Erscheinen des Durchpreßgeräusches leer schlucken, so tritt das Durchpreßgeräusch von neuem auf (Residualgeräusch). Bei kardiospastischer Erweiterung ist das Geräusch unterbrochen und tritt absatzweise auf (LEUBE).

Die *Perkussion* kommt nur in Frage bei hochsitzendem Pulsionsdivertikel, bei sehr großen Tumoren, ferner bei bedeutender spindelförmiger Erweiterung.

Inspektion und *Palpation* gestatten gelegentlich am Halse die Feststellung eines Tumors, eines gefüllten Pulsionsdivertikels oder einer Verminderung der Gewebsverschieblichkeit.

Spezieller Teil.

I. Angeborene Anomalien der Speiseröhre.

Bildungsanomalien des Ösophagus sind nicht selten; die Mehrzahl dieser Veränderungen hat jedoch nur anatomisches, kein praktisches Interesse, weil die meisten dieser Mißbildungen bald nach der Geburt den Tod zur Folge haben.

Gänzlicher Mangel der Speiseröhre, *Agenesie*, wobei Mund und Kardia blind endigen, kommt nur selten vor, meist gemeinsam mit anderen hochgradigen Defekten des oberen

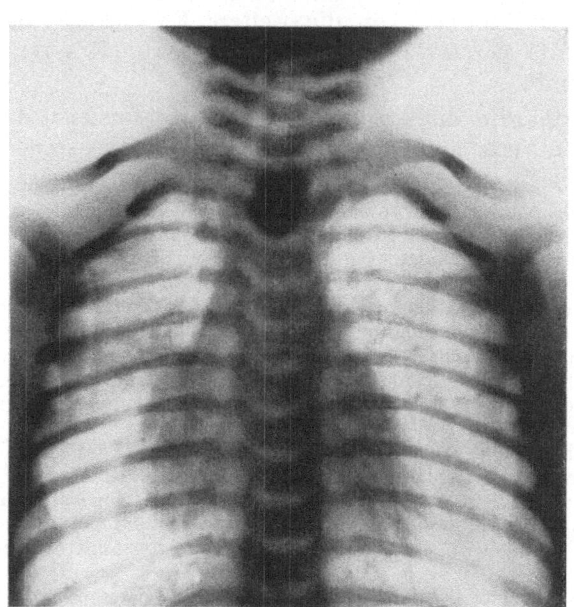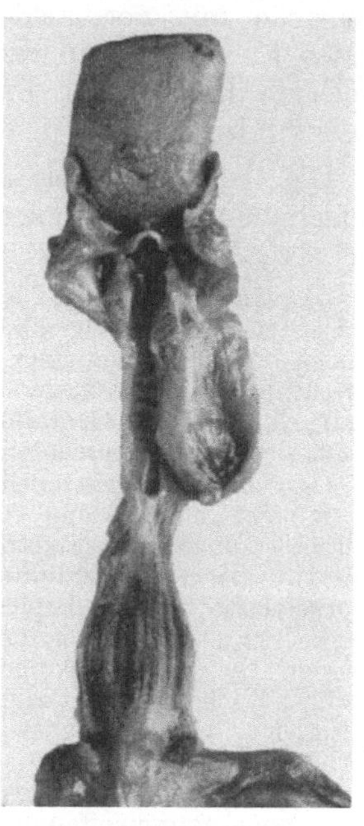

Abb. 2 a.   Abb. 2 b.

Abb. 2 a. Ösophagusatresie. (Aufnahme Prof. Freudenberg, Kinderklinik, Basel.)

Abb. 2 b. Pathologisch-anatomisches Präparat des Falles der Abb. 2 a. Ösophagusatresie. Ösophagotrachealfistel.
(Pathologisch-Anatomisches Institut Basel, Prof. Werthemann.)

Körperendes und bei Akardiacis. Vollständiges Fehlen der Speiseröhre bei einem sonst gesunden Kinde hat Marsh beobachtet. Ebenfalls selten ist die vollständige oder teilweise Verdoppelung des Ösophagus, *Diösophagie*, welche sich gelegentlich in rudimentären, in der Mucosa oder Submucosa an der Vorderwand gelegenen kleinen, in die Speiseröhre mündenden Kanälen kundgibt — Ösophago-Ösophagealfisteln (Cichanowski und Glinski, Kathe). Gjörup fand bei der Sektion eines 17 Tage alten Kindes einen Doppelösophag mit zweigeteiltem Magen; Frank und Lester haben bei einem 10jährigen Kinde einen doppelten Ösophag im Röntgenbilde dargestellt. Die Länge der Doppelbildung in mittlerer Höhe der Speiseröhre betrug 13 cm und zeigte ein geringeres Lumen als der Hauptösophag. Bei der nicht weniger seltenen angeborenen isolierten Ösophago-Trachealfistel besteht eine offene Verbindung zwischen der normalen Speiseröhre und der Trachea (Happich, Lamb, Pinard, Stübler). Über die Entstehung eines cystenartigen Hohlraumes in der Rinne zwischen Trachea und Ösophagus auf dem Boden einer inkompletten Ösophago-Trachealfistel mit gleichzeitiger Ösophago-Ösophagealfistel bei einem 20jährigen Mädchen berichtet Zierl. Die Ösophago-Ösophageal- und die Ösophago-Trachealfisteln erklären sich aus Unregelmäßigkeiten beim Schwunde der Epithelbrücke zwischen Ösophag und Luftröhre.

Bei der Rückbildung der ursprünglich vorhandenen Kommunikation zwischen Speiseröhre und Trachea kann es zur Abschnürung von *Cysten* kommen, welche in Bifurkationshöhe zum Teil an der Vorderwand, zum Teil an der Hinterwand sitzen, mit Flimmerepithel ausgekleidet sind und in ihrem Inneren eine schleimige Masse und desquamierte zylindrische Epithelien enthalten (Kern, Mohr, Pappenheimer, Staehelin, Stoeber, v. Wyss u. a.). Solche kongenitale Cysten können Veranlassung geben zu Verengerung der Speiseröhrenlichtung. Über die operative Beseitigung einer birnengroßen kongenitalen Cyste an der Vorderwand der Speiseröhre, 5 cm oberhalb der Kardia, bei einem 13jährigen Knaben berichten SAUERBRUCH und FICK.

Ebenfalls an der Bifurkationsstelle finden sich zuweilen divertikelähnliche Ausstülpungen der Ösophagusvorderwand: *angeborene Divertikel* (VIGOT).

Eine weitere seltene Anomalie ist die blinde Endigung der Speiseröhre in Form eines divertikelartigen, unten konisch zugespitzten Blindsackes ohne Kommunikation mit den Luftwegen. Bei dem von KRAUS und RIDDER beschriebenen Obduktionspräparat wurde zwischen dem am Zwerchfell adhärierenden Magen und dem ösophagealen Blindsack ein dünner, innig mit der Trachea verwachsener muskulöser Strang gefunden.

Die häufigste Bildungsanomalie ist die *Trennung des Ösophagus in zwei Teile,* mit blinder Endigung des oralen Abschnittes und Kommunikation des gastralen Teiles mit den Luftwegen. So hat zum Beispiel VALLISNERCI im Verlaufe von 13 Monaten unter 782 in seiner Anstalt aufgenommenen Säuglingen 6 Fälle von angeborener Ösophagusatresie mit Ösophago-Trachealfistel beobachtet. Oberer und unterer Teil sind durch einen bindegewebig-muskulären Strang verbunden.

Es liegen Beobachtungen vor, nach welchen Kinder mit Zweiteilung des Ösophagus jede geschluckte Flüssigkeit sofort durch Mund und Nase unter Auftreten von Cyanose, starkem Husten und Erstik-

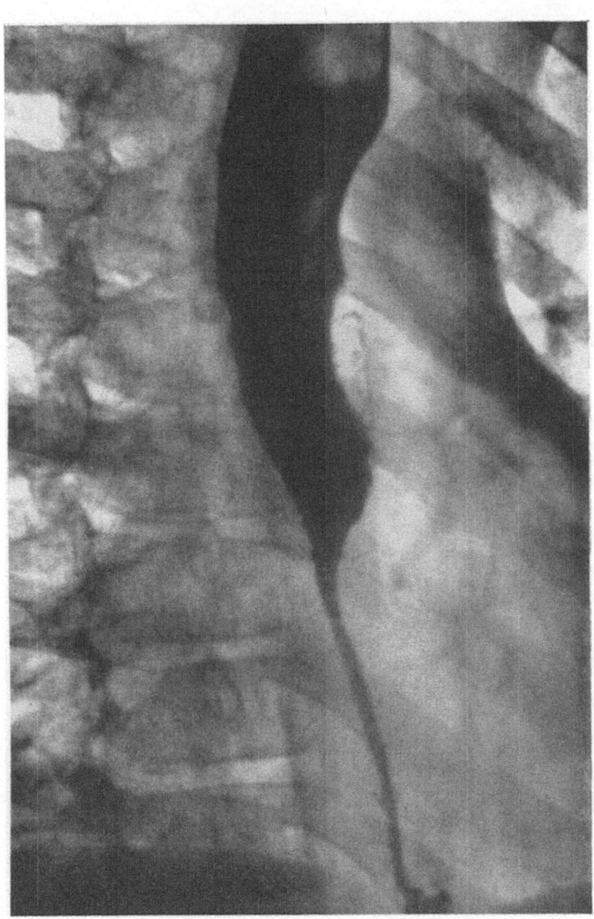

Abb. 3. Angeborene Stenose des unteren Ösophagusabschnittes.

kungsanfällen wieder von sich gaben; bei anderen läuft der gefüllte Blindsack einfach über. Mit der Sonde wird in einer gewissen Entfernung ein nicht permeables Hindernis festgestellt. Auch durch die Röntgenaufnahme (ASHLEY, ENNEPER, FRANKLIN, SELANDER, SIMONSEN u. a. (Abb. 2 a, b) und durch die Ösophagoskopie (LUBLINGER) können solche blindsackartige Ösophagusmißbildungen festgestellt werden. Ohne chirurgischen Eingriff sterben diese Säuglinge an Inanition oder an Schluckpneumonie im Laufe der ersten Tage. Die Versuche, solche Kinder durch eine Gastrostomie am Leben zu erhalten, blieben ohne Erfolg. Hingegen scheinen nach den Mitteilungen von FRANKLIN, GAGE und OCHSNER, HAIGT, HOLT, HUMPHREYS, LADD, LEVEN, RIENHOFF, SWENSON, WITHE u. a. die plastischen Operationen mehr Erfolg zu versprechen (LADD und SWENSON: 76 operierte Fälle, 30 mit Erfolg; SWENSON 113 operierte Fälle, 57 mit Erfolg).

Eine überaus seltene Mißbildung stellt die *angeborene Diaphragmabildung* dar, bei welcher eine faltenförmige, mit feinster Öffnung versehene Membran in das Ösophaguslumen vorspringt. Ösophagoskopisch wurde ein solches Diaphragma in den Fällen von Mathis und Rindfleisch diagnostiziert; das Röntgenbild des Falles von Rindfleisch (von Assmann mitgeteilt) zeigte oberhalb der membranösen Stenose eine Erweiterung und von derem unteren Pol ausgehend einen feinen herabziehenden Breitstreifen. Bauernfeind hat eine solche Stenose bei einer 67jährigen Frau beobachtet, welche erst 2 Jahre vor dem Tode Schluckbeschwerden bekam. Das gleichzeitige Vorkommen von Zenkerschem Divertikel und membranöser Verengerung wird von Kraus und Ridder mitgeteilt.

Brenner hat bei einer jungen Patientin nach Oesophagostomia externa die Membran gespalten und die unterhalb der Ringfalte bestehende Ösophago-Trachealfistel nach Ablösung der Schleimhaut durch Naht geschlossen. Guisez durchschnitt in seinem Falle das diaphragmaartige Gebilde im Endoskop.

Andere angeborene, mehr oder weniger hochgradige Verengerungen, die im oberen, mittleren und unteren Abschnitt der Speiseröhre sitzen können, zeigen bald ringförmige, bald kanalartige (Abb. 3) Formation (Guisez, Mayer, Rogers, Thomas u. a.).

Charakteristisch für diese Stenosen ist das Fehlen jeglicher Gewebsveränderung an der verengten Stelle und ihrer Umgebung, das Fehlen einer der gewöhnlichen Ursachen für Strikturen in der Vorgeschichte, das Manifestwerden der Stenose zu einer Zeit, in welcher die Kinder anfangen, feste Speisen zu sich zu nehmen. In der Regel werden die Stenoseerscheinungen mit fortschreitendem Lebensalter stärker und können in einer dauernden Erschwerung des Schluckens das ganze Leben hindurch bestehen. Die Therapie besteht in Sondendilatation; auch Sondierung ohne Ende kann erfolgreich sein (Kraas).

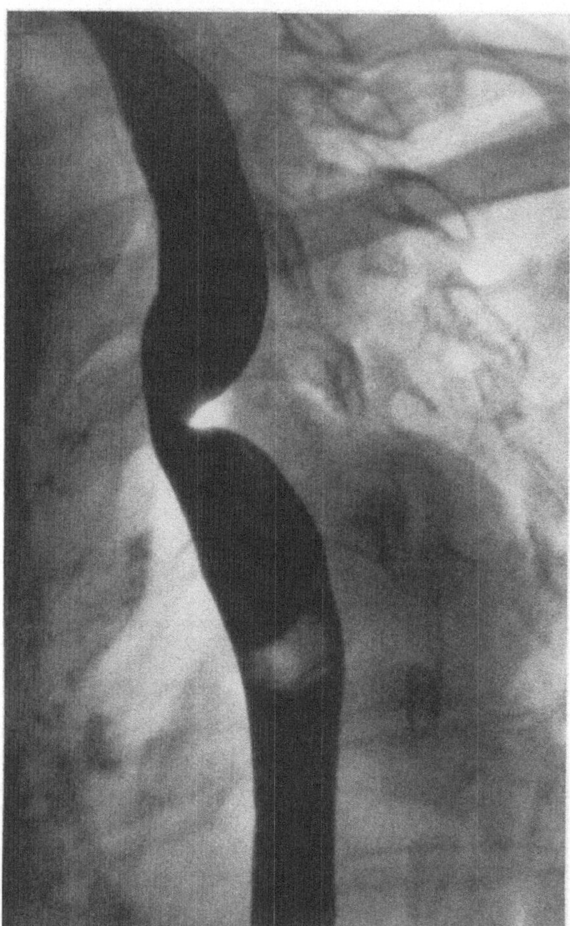

Abb. 4a. Eindellung an der Hinterwand des Ösophagus, bedingt durch die hinter der Speiseröhre verlaufende rechte Arteria subclavia.

Über die Entstehung der Ösophagusatresien sind eine Reihe von Ansichten geäußert worden.

Auf die Hypothese von Tandler über die Pathogenese der angeborenen Darmatresien sich stützend behauptet Kreuter, daß der Ösophag normalerweise ein Stadium epithelialer Obliteration durchmache, und daß eine Hemmung auf diesem Stadium eine bleibende Ösophagusatresie zur Folge habe. Dagegen bestreiten Schridde, Johnson und Forssner das Vorkommen einer Epithelverschließung im Ösophagus. Forssner vermutet, daß die Störung in den embryonalen Lebensprozessen, welche die unvollständige Scheidung zwischen Ösophagus und Trachea verursacht, gleichzeitig auch eine Unterbrechung der Kontinuität des Ösophagus mit sich bringe.

BENEKE weist auf die Analogie von Atresia duodeni und Ösophagusatresie hin, welche beide an Stellen zustande kommen, wo neue Organe durch Sprossung entstehen an der Stelle der Lebersprossen bzw. am Orte der Lungenabspaltung. Die besonderen Wachstumserregungen an diesen Stellen, an welchen neue Organbildungen durch Differenzierung des Epithels sich einleiten, spielen eine maßgebende Rolle für die Genese der Abschnürungen.

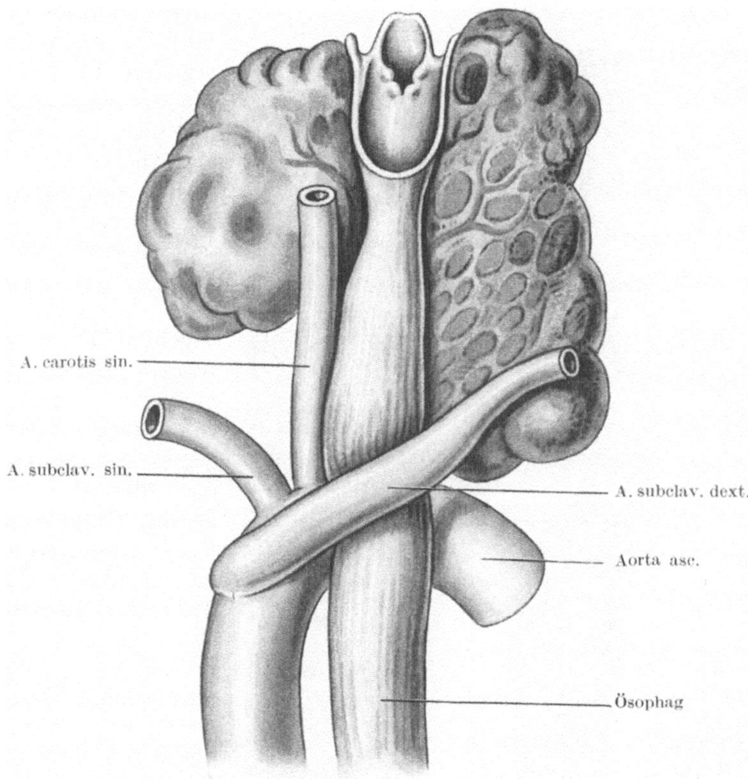

Abb. 4 b. Darstellung des Präparates vom Fall der Abb. 4 a. Aorta mit Gefäßabgängen von hinten nach vorne gesehen. Impression der Hinterwand des Ösophagus durch die hinter ihm verlaufende Arteria subclavia dextra.

GIFFHORN nimmt an, daß die Mißbildung durch Verklebung der den Schlunddarm in 2 Rinnen zerlegenden Längsleiten mit der Hinterwand des Ösophagus entstehe, und LEWIS macht auf zwei besondere, im Bifurkationsgebiet gelegene, seitliche Falten im Ösophagus des Embryo aufmerksam, durch deren Verwachsung die Abtrennung der oberen Speiseröhre zustande kommen könnte.

Die partielle Obliteration beruht vielleicht auf Gefäßanomalien. In einer Anzahl von Fällen von Ösophagusatresie mit Trachealfisteln (HAPPICH, KRAUS und RIDDER u. a.) fanden sich Gefäßanomalien, welche eine Obliteration des Ösophagus durch Druck verständlich machen können. Es entsprang in diesen Fällen die Arteria subclavia dextra als letzter Ast des Arcus aortae und verlief von hier nach rechts hinter der Speiseröhre genau an der Stelle vorbei, an welcher die Atresie gelegen war. Es kann nun einerseits der Druck durch das Gefäß sein, welcher die partielle Obliteration bedingt. Andererseits ist aber auch in einigen Fällen der Arcus verengt oder obliteriert gewesen. Der Ösophagus wird dadurch stellenweise gar nicht oder ungenügend mit Blut versorgt und bleibt in der Entwicklung zurück, weil die den mittleren Teil versorgenden Gefäße mangelhaft oder überhaupt nicht ausgebildet sind.

Diese Gefäßanomalie kommt nach der Darstellung von ZDANSKY dadurch zustande, daß der zwischen der Arteria brachiocephalica und subclavia dextra gelegene Teil der rechten 4. Kiemenbogenarterie obliteriert, dagegen die rechte absteigende Aortenwurzel als Verbindung der Art. subclavia dextra mit der Aorta erhalten bleibt. Die links entspringende

Arteria subclavia dextra stammt also in ihrem Ursprungsteil von der rechten absteigenden Aortenwurzel, die normalerweise zurückgebildet wird.

Der *abnorme Ursprung der Arteria subclavia dextra* als letzter Ast aus dem Aortenbogen ist, wie aus der sorgfältigen Zusammenstellung von Mouton hervorgeht, keine Seltenheit. Dabei verläuft die rechte Schlüsselbeinarterie in 6% der Fälle ventral von der Trachea vorüber, in 14% zwischen Trachea und Ösophagus und in 80% zwischen Wirbelsäule und Speiseröhre (Mouton). Infolge dieses abnormen Gefäßverlaufes können unter Umständen durch Druck auf die Speiseröhre Beschwerden ausgelöst werden, welche zuerst von Bayford (1789) als *„Dysphagia lusoria"* bezeichnet und später von Autenrieth ausführlicher beschrieben worden sind. Das Krankheitsbild, welchem Ploucquet den Namen „Dyskatabrosis angiologica" beilegte, ist charakterisiert durch folgende Symptome, welche nach der Darstellung von Bayford, Autenrieth und Pfleiderer, Murray u. a. ausschließlich durch die Anomalie der Arteria subclavia dextra hervorgerufen werden sollen: Schlingbeschwerden, krampfartiger Druck und Schmerzgefühl unter dem oberen Teil des Brustbeines während des Schluckaktes, Periodizität der Schlingstörung, Herzklopfen bei Schluckversuchen, kleiner Puls am rechten Arm, schwächere Entwicklung der Muskulatur des rechten Armes gegenüber derjenigen des linken. Durch die Röntgenuntersuchung können die Verlagerung und die Eindellung des Ösophagus, welche durch die hinter der Speiseröhre verlaufende rechte Arteria subclavia bedingt sind, nachgewiesen werden (Abb. 4a, b).

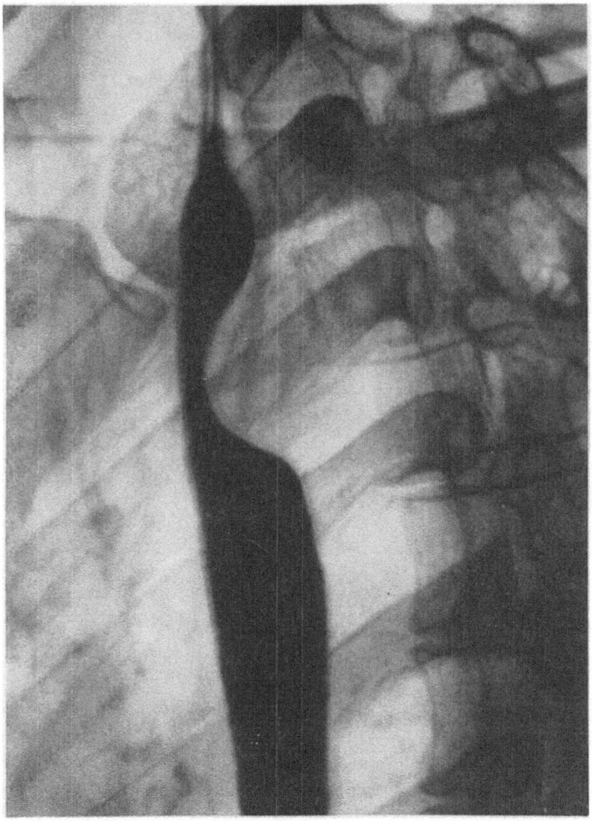

Abb. 5. Eindellung des Ösophagus von hinten bei hoher Rechtslage des Aortenbogens.

Der früher klinisch hoch bewerteten „Dysphagia lusoria" wurde jedoch von Fleischmann, Krause, Zenker u. a. die Existenzberechtigung als eigene Krankheitsform abgesprochen. Tatsächlich wird auch dieser abnorme Verlauf bei der Sektion solcher Patienten gefunden, welche niemals irgendwelche Schlingbeschwerden verspürten. Andererseits muß erwähnt werden, daß Girard die durch den abnormen Arterienverlauf verursachten Beschwerden nach durchgeführter Arteriopexie verschwinden sah.

Weitere Gefäßvariationen, welche dysphagische Beschwerden erzeugen können, sind die hohe Rechtslage des Aortenbogens und der doppelte Aortenbogen, in welchem die Speiseröhre eingeschnürt wird (Hamdi).

Die hohe *Rechtslage des Aortenbogens* kommt zustande durch eine anormale Persistenz der rechten 4. Kiemenbogenarterie und der rechten absteigenden Aortenwurzel bei gleichzeitiger Obliteration der linken absteigenden Aortenwurzel oder der linken 4. Kiemenbogenarterie. Auch diese Gefäßanomalie ist nicht selten. Im Röntgenbilde ist sie unschwer erkennbar: Der Schatten des Aortenkopfes fehlt links an der normalen Stelle und ist unterhalb der rechten Clavicula als Vorwölbung sichtbar. Die Speiseröhre wird in der Höhe des Aorten-

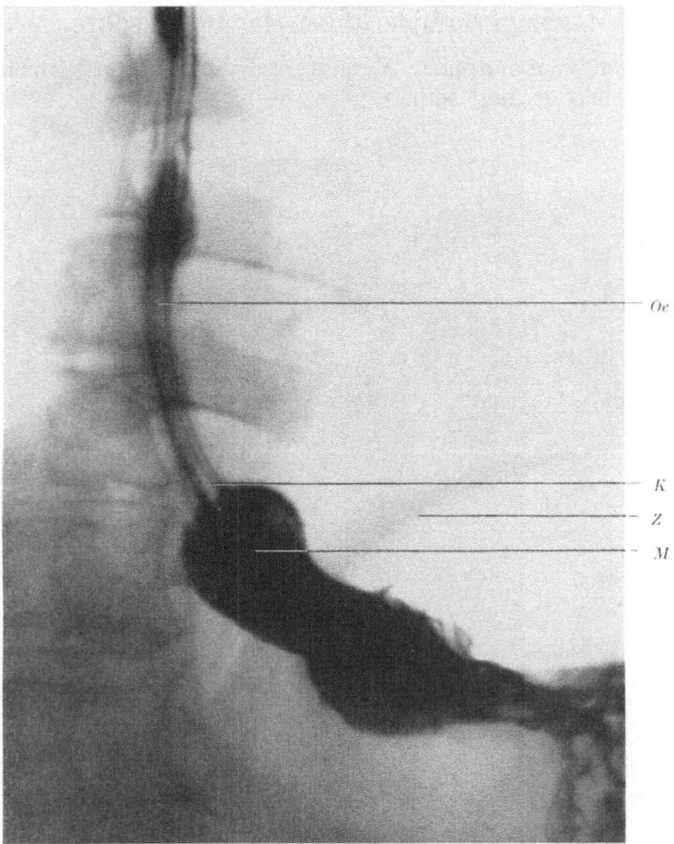

Abb. 6. Brachyösophag. *Oe* Ösophag, *K* Kardia, *Z* Zwerchfell, *M* Magen.

bogens von hinten her eingedellt (Abb. 5). (Literatur bei FRANKE, dort auch Übersicht über die Entwicklungs- und Lageanomalien der Aorta und ihren Einfluß auf den Ösophagus.)

Zu den angeborenen Anomalien gehören auch die von ARNOLD und LUSCHKA zuerst beschriebenen sackartigen Ektasien des Ösophagus oberhalb und unterhalb des Foramen oesophageum des Zwerchfells („Vormagen" und „Antrum cardiacum" nach LUSCHKA), ferner die kongenitale Verkürzung der Speiseröhre mit intrathorakaler Verlagerung des kranialen Magenanteils.

Der „*Brachyösophag*" kommt nach LELONG beim männlichen Geschlecht häufiger vor als beim weiblichen. Beim Säugling führt das häufige Erbrechen zur Fehldiagnose Pylorospasmus. Die Prognose ist nicht schlecht. Die ersten Lebensjahre sind wegen des Erbrechens und der erschwerten Ernährung gefährdet, während sich später eine normale Funktion ausbilden kann und mit zunehmendem

Alter die Lebensaussichten sich bessern, so daß die Träger eines „Brachyösophagus" ein hohes Alter (60—70 Jahre) erreichen können (Abb. 6) (Blasingame, Lelong). Im Brachyösophag ist wiederholt ein peptisches Ulcus angetroffen worden (Briggs, Chamberlin, Cleaver, Allison, Haroen, Lesné, Polley, Smithers u. a.).

Als Anomalie auf kongenitaler Grundlage beschreibt Heyers eine „Korkzieherform" der Speiseröhre.

Über den angeborenen „Megaösophag" siehe den Abschnitt „idiopathische Dilatation".

II. Lageveränderungen der Speiseröhre.

Abweichungen vom normalen Verlaufe der Speiseröhre können durch verschiedene Ursachen bedingt sein.

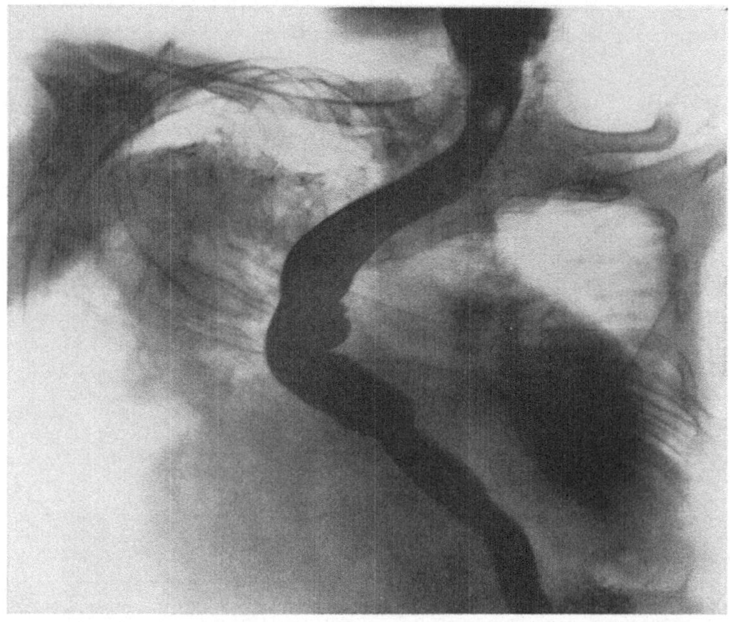

Abb. 7. Hochgradige Ausbiegung der Speiseröhre bei Kyphoskoliose der Wirbelsäule. (Aufnahme dorso-ventral.)

Hier wären vorerst zu erwähnen die *Verkrümmungen* (Kyphose, Skoliose) *der Wirbelsäule*.

Während Bouvier, Morosoff, Jawin auf Grund anatomischer Untersuchungen die Ansicht vertraten, daß bei stark ausgeprägter Wirbelsäulenverkrümmung die Speiseröhre „eine Sehne für den Bogen der Wirbelsäule zu bilden strebe" (Jawin), betont Hübner ausdrücklich, daß nur bei leichten Fällen (Schulkinderskoliosen) die Speiseröhre gerade, dagegen bei schweren Fällen fast immer mit scharfer Ausbiegung zur Wirbelsäule an ihrer stärksten Krümmung verlaufe (Röntgenuntersuchungen von Bittorf und Hübner). Abb. 7 zeigt eine solche, der Wirbelsäulenverkrümmung parallel verlaufende hochgradige Ausbiegung der kontrastbreigefüllten Speiseröhre. Nach Jawin soll der Ösophag die Krümmungen der Wirbelsäule besonders in solchen Fällen mitmachen, in welchen das hinter ihm liegende lockere Zellgewebe unter dem Einflusse irgendwelcher pathologischer Prozesse unnachgiebig geworden ist. (Tuberkulose der Lungen, der Mediastinaldrüsen.)

Exostosen und hervorragende spondylarthrotische Randwülste der letzten Halswirbel am Übergang vom Pharynx zum Ösophag führen zur leichten Eindellung der Hinterwand und damit zur sog. ,,pharyngealen Dysphagie'' (Büssen, Falk, Gümplinger, Güntz, Holitsch, Malan, Spitzenberger, Terracol, Wieth u. a.).

Weiterhin kann durch *Vergrößerung des Herzens* und durch *Erweiterung der Aorta* der Ösophagus aus seiner normalen Lage verdrängt werden.

Die früher erwähnten innigen Lagebeziehungen zwischen Speiseröhre und linkem Vorhof, welche bekanntlich dazu benutzt wurden, um die Herzpulsation

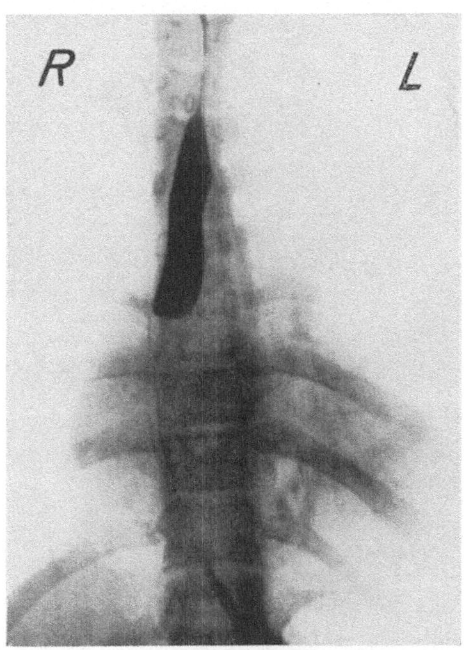

Abb. 8a. Verdrängung und Kompression des Ösophagus durch Herzvergrößerung. (Aufnahme dorso-ventral.)

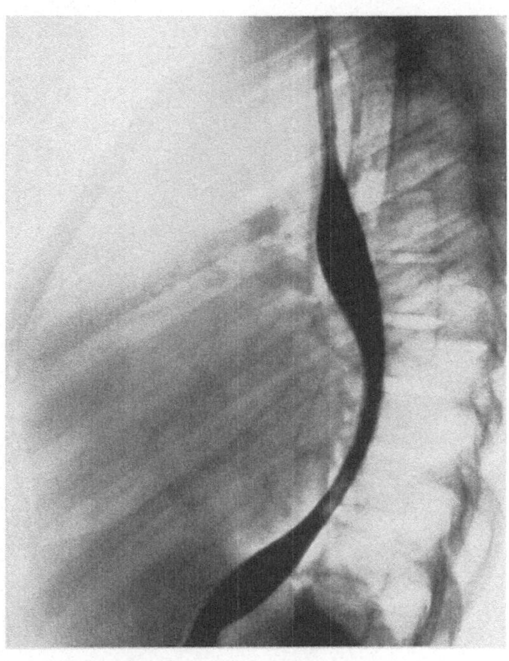

Abb. 8b. Fall der Abb. 8a, Aufnahme streng seitlich.

vom Ösophagus aus graphisch (Sphygmokardiogramm und Elektrokardiogramm) darzustellen, bringen es mit sich, daß bei Herzerweiterung der Ösophagus nach rechts und nach der Wirbelsäule zu ausweichen muß. Bei hochgradiger *Vergrößerung des linken Vorhofes* kann unter Umständen die Speiseröhre außer nach hinten auch nach links verschoben werden. Ähnlich können die Lageverhältnisse bei der Pericarditis exsudativa sein. Gleichzeitig mit der Verdrängung bewirkt die Herzvergrößerung auch eine Kompression des Ösophaguslumens, welche eine bedeutende, im Röntgenbilde nachweisbare Verlangsamung der Ösophaguspassage (Gäbert) zur Folge haben kann (vgl. Abb. 8a und b). Dadurch bedingte subjektive Schlingbeschwerden (Bloomfield), welche allerdings nach Gäbert sehr selten und nur unbedeutend sich geltend machen sollen, können, wie eine Beobachtung von Falkenhausen zeigt, nach energischer Herztherapie verschwinden.

Das *Aneurysma der Aorta*, besonders dasjenige des Aortenbogens und der Aorta descendens, führt recht häufig zu einer Verlagerung des Ösophagus und zur Kompression, welche hie und da auch in Schluckbeschwerden sich zu erkennen gibt (,,forme dysphagique de l'anevrysme de l'aorte'', Rispal, Laval und Timbal). Im Röntgenbilde läßt sich feststellen, wie der Kontrastbissen in der dislozierten Speiseröhre bogenförmig neben dem verbreiterten Aortenschatten vorbeigleitet (Abb. 9).

Von den verschiedenen raumbeengenden Prozessen im Thoraxraume, welche ebenfalls eine Verlagerung und Kompression der Speiseröhre zur Folge haben können, seien hier noch genannt die retrosternale und *intrathorazische Struma,*

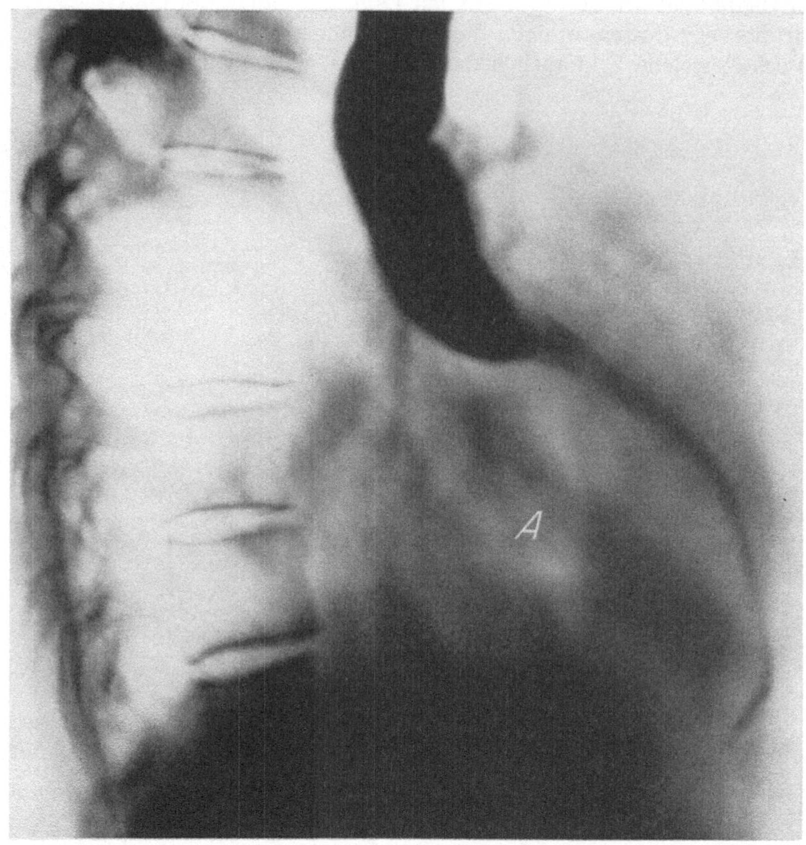

Abb. 9. Verlagerung des Ösophagus nach vorne mit gleichzeitiger Kompression durch großes Aneurysma der Aorta descendens (*A*). (Profilaufnahme.)

die *Mediastinaltumoren,* Hilusdrüsentumoren, der *prävertebrale Senkungsabsceß,* der *Pleuraerguß.*

Beim *Brustkropf* treten häufig Schluckstörungen auf, welche nicht nur durch Kompression, sondern auch durch die Dislokation der Speiseröhre hervorgerufen werden (Kreuzfuchs). Jatrou möchte allerdings die Hauptursache der Passageverzögerung im Ösophagus bei retrosternaler Struma in dem Druck des intrathorakalen Kropfteiles auf den Vagus und in einer dadurch bedingten Ösophagusatonie erblicken.

Mediastinaltumoren werden besonders bei einseitiger Entwicklung die Speiseröhre seitwärts verdrängen; speziell beim Lymphogranulom kann, worauf Haudek zuerst hingewiesen hat, im Röntgenbilde der Ausgußschatten der verlagerten Speiseröhre eine unregelmäßige Konturierung aufweisen (vgl. Abb. 10).

Durch einen *prävertebralen Senkungsabsceß* kann die Speiseröhre nach vorne verdrängt und zwischen Trachea und Absceßwand eingepreßt werden (Clerf,

Loeffler). Dysphagie braucht dabei nicht zu bestehen; sie gehört nach Finckh jedenfalls nicht zu den Initialsymptomen der spondylitischen Abscesse des Mediastinum posticum.

Lageveränderung des Ösophagus durch *Verziehung* kommt endlich zustande infolge von Verwachsung bei den verschiedenartigen schrumpfenden Prozessen

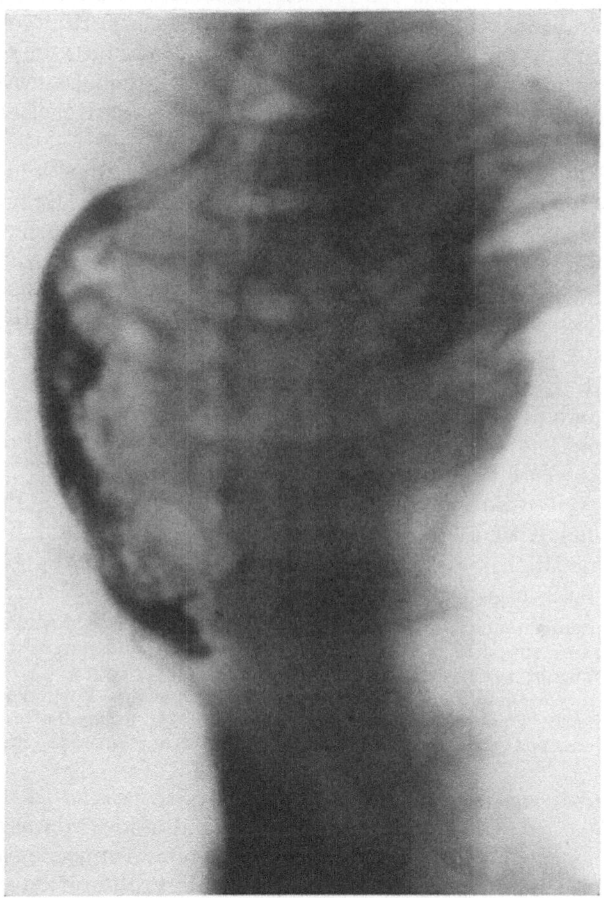

Abb. 10. Lymphogranulom. Verdrängung der Speiseröhre nach rechts. Unregelmäßige Schattenkontur.

in der Umgebung der Speiseröhre [interlobäre Schwarte, Hilusprozesse, pleuro-mediastinale Adhäsion, cirrhotisch-schrumpfende Lungenprozesse (Patti), Status nach Pneumektomie (Maier), nach Pneumothorax (Fanano), Ölschwartenmediastinum nach primärer Paraffinölplombe (Erdmann, Nagel) usw.], wobei auch Dysphagie als Folgeerscheinung sich einstellen kann (Doig).

III. Entzündungen der Speiseröhre.

1. Akute Entzündungen.

Die Oesophagitis acuta simplex entsteht durch mechanische, thermische oder chemische Reize, die von den Ingestis ausgehen (nach Butt und Vinson ist das Erbrechen das Wichtigste in der Ätiologie der Ösophagitis), durch bakterielle Prozesse bei einer Reihe von Infektionskrankheiten Masern, Scharlach, Grippe,

Typhus, Pocken. Nach Belinoff führt das Übergreifen der Mikroorganismen vom Rachen auf die Speiseröhrenschleimhaut zur *Oesophagitis descendens* oder Pharyngo-Ösophagitis, während bei Erkrankungen des Magens eine *Oesophagitis ascendens* oder Gastro-Ösophagitis entstehen kann. Akute, bis subchronische entzündliche Veränderungen der Ösophagusschleimhaut sind auch bei perniziöser Anämie beobachtet worden. Die Oesophagitis acuta simplex ist im Endoskop gut erkennbar; die Schleimhaut diffus oder umschrieben gerötet, geschwollen, mit zähem Schleim bedeckt. Selten bestehen Erosionen. Im Röntgenbilde wurde eine Hypotonie (Belinoff) und segmentäre Atonie (Smerchinich) beobachtet. Die einfachen Entzündungen gehen ohne Hinterlassung von Dauerveränderungen an der Schleimhaut zurück. Geschwüre brauchen in der Regel einige Wochen zu ihrer Ausheilung und können Narben hinterlassen.

Während leichtere Fälle völlig symptomlos verlaufen können, äußert sich *klinisch* in schweren Fällen die akute katarrhalische Entzündung der Speiseröhrenschleimhaut durch Schmerzen beim Schlingen. Auch unabhängig vom Schluckakt treten Schmerzen auf, welche in die Tiefe des Brustkorbes lokalisiert und manchmal, bei größerer Ausdehnung der Entzündung, als diffuses Brennen bezeichnet werden. Auch Bewegungen mit der Halswirbelsäule, besonders nach rückwärts, und Druck auf die seitlichen Halsregionen können schmerzhaft sein. Dazu kommt Herauswürgen von Schleim und Regurgitation verschluckter Speisen, besonders wenn sich noch ein Spasmus des Ösophagus hinzugesellt.

Die *Behandlung* besteht in Ruhigstellung des Organs durch Sistieren der oralen und Anwendung von mehrtägiger rectaler Ernährung. Später gibt man kühle Flüssigkeiten und geht allmählich mit dem Nachlassen der Erscheinungen zu gewöhnlicher Kost über. Vinson empfiehlt Eisbeutel auf Brust und Nacken, Olivenöl, kühle Milch, Belladonnatinktur, Belinoff Bismuth. subnitric. 0,5 Extr. Belladonnae 0,02, täglich 3mal 1 Pulver.

Die Erscheinungen einer akuten Speiseröhrenentzündung hat Monter nach Äthernarkose beobachtet. Unter subcutaner Anwendung von Atropin und unter Verabfolgung von Magnesium und Wismut verschwanden die Symptome nach 8 Tagen.

Bei Kindern, vor allem auch bei Neugeborenen, kommt eine Form der akuten Ösophagitis vor, welche einesteils schwere Ernährungsstörung durch mangelhafte Nahrungsaufnahme bedingen, andererseits den Ausgangspunkt für unklare septische Prozesse bilden kann (Beneke).

Bei der *Oesophagitis dissecans superficialis* oder *exfoliativa* löst sich in eigentümlicher Weise die Epitheldecke röhrenförmig ab und wird ausgestoßen. Diesem Vorgange liegt nach Patterson folgender Mechanismus zugrunde: Zuerst geringe oberflächliche Ösophagitis, dann epitheliale Proliferation mit Ödem, weiterhin Degeneration in der subepithelialen Schicht; durch Entzündung und Exsudatausscheidung in diese subepitheliale Schicht löst sich das Epithel von seiner Unterlage. In den wenigen bisher mitgeteilten Fällen (Birch, Hirschfeld, Eichhorst, Kaufmann, Koechlin, Merkel, Reichmann, Rosenberg, Sclavunos, Stern) erfolgte nach einem chemischen, thermischen oder mechanischen Trauma [Steckenbleiben eines Bissens (Biggs), Einnahme von Cantharidentinktur (Sann), von Natronlauge (Eichhorst)] die Ausstoßung einer 15—20 cm langen Röhre, welche bei mikroskopischer Untersuchung sich als Epithelüberzug der Speiseröhre darstellte und an ihrem subepithelialen Teil ein feinfaseriges, von Rundzellen durchsetztes Gewebe aufwies. Der Ausstoßung gingen immer Schmerzen, manchmal auch Temperatursteigerungen oder Bluterbrechen voraus. Unter rein symptomatischer Schonungsbehandlung pflegt Heilung einzutreten.

Die *Oesophagitis follicularis* kommt mit der akuten katarrhalischen, besonders aber chronischen zusammen vor, kann aber auch selbständig, namentlich bei alten Leuten, auftreten. Es handelt sich bei ihr um eine Schwellung der Schleimdrüsen des Ösophagus, vorwiegend in seinem oberen Abschnitte, dessen Schleimhaut in Form von kleinen erbsen- und halberbsengroßen Unebenheiten hervorgewölbt wird. Werden die Drüsenausführungsgänge durch Sekret verstopft, so entstehen kleine, mit glasigem Schleim gefüllte, bis erbsengroße Retentionscysten [Oesophagitis cystica (LANDOIS)]. Diese Cysten sind von den durch embryonale Abschnürungen entstandene Cysten zu trennen, von welchen sie sich durch das histologische Verhalten unterscheiden. Die Schleimhautdrüsen können ferner auch vereitern (CHIARI) und gut abgegrenzte kleine Abscesse der Wand bilden (GUARNACCIA). Durch den Druck des Eiters kann das Bindegewebe der Cystenwand auseinandergedrängt werden und der Eiter kann sich unter der Schleimhaut auf größere Strecken verbreiten. Möglicherweise hängt diese Affektion mit der circumscripten phlegmonösen Ösophagitis zusammen.

Die *Oesophagitis phlegmonosa* ist die wichtigste Form der akuten Speiseröhrenentzündung. Ihr Sitz ist das submuköse Gewebe; selten schließt sie sich an eine einfache Ösophagitis an, meist ist sie die Folge von Verletzungen durch Fremdkörper oder durch Grätenfänger, von Ätz- und anderen Geschwüren oder von aus der Umgebung des Ösophagus übergreifenden Infektionen (Angina, Lymphadenitis, Perichondritis, Wirbelcaries usw.). Von den kleinsten Verletzungen kann die phlegmonöse Ösophagitis ausgehen. Auch eine Gastritis phlegmonosa kann sich auf den Ösophagus fortpflanzen durch Zerreißung der Schleimhaut nach anhaltendem Erbrechen (ACKERMANN, ROSENHEIM). Die periösophagealen Eiterungen brechen nicht nur in die Speiseröhre, sondern auch in Larynx und Trachea durch und hinterlassen Fistelgänge zwischen diesen Organen. Die Phlegmone verbreitet sich, wenn kein Abfluß auf natürlichem Wege geschaffen wird, sehr leicht gegen das Mediastinum aus.

ZENKER unterscheidet eine *circumscripte* und eine *diffuse* Form der phlegmonösen Ösophagitis. Am häufigsten ist der submuköse Absceß. Er sitzt meist an der seitlichen oder hinteren Wand in der oberen Partie der Speiseröhre, welche er in Form eines über walnußgroßen Wulstes vorwölbt. An der Leiche gibt dieser Wulst ausgesprochene Fluktuation, im Endoskop das Gefühl der Eindrückbarkeit. Durch allmähliche Verdünnungen reißt die Schleimhaut ein und es bildet sich ein phlegmonöses Geschwür. Der Absceß kann mit einer unter dem Niveau des übrigen Ösophagus liegenden Narbe ausheilen; er kann aber auch mit mehreren Öffnungen in den Ösophagus perforieren und so unter Bildung mehrerer, mit der Höhle in Verbindung stehender Fistelöffnungen, zwischen welchen normale Schleimhautbrücken stehen bleiben, ausheilen (*intraparietale polystome Divertikel* ZENKERS). Weitere Folgen können narbige Verengerungen und Abknickungen der Speiseröhre sein. Viel seltener als der Absceß ist die diffuse Phlegmone (BELFRAGE und HEDENIUS, GUISEZ, HESSLER, MERMOD, PFISTER, ZENKER).

Die *umschriebene* phlegmonöse Ösophagitis geht mit Fieber, manchmal mit Schüttelfrösten und stärkeren Schmerzen einher. BARTELS berichtete über akute phlegmonöse Geschwüre im Anschluß an Operationen des Magen-Darm- und Urogenitaltractus; die geschwürige Entzündung trat 1—14 Tage nach der Operation mit hohem Fieber in Erscheinung. Die *diffuse* phlegmonöse Ösophagitis kann in wenig markanter Weise sich äußern, wenn sie sich allmählich durch Übergreifen periösophagealer Eiterungen entwickelt. Sehr dramatisch ist der Verlauf, wenn die Erkrankung akut nach Verschlucken eines Fremdkörpers entsteht. Die Kranken bekommen nach kurzer Zeit Schüttelfrost, hohes Fieber, sehr beschleunigten Puls, Schweißausbruch. Die Atmung wird schwer, beschleunigt; der Kranke klagt über heftige Schmerzen in der Brust und im Rücken, die durch die geringste Bewegung gesteigert werden. Jeder Versuch, zu schlucken, ruft die heftigsten Schmerzen hervor. Unter zunehmender Herzschwäche erfolgt gewöhnlich im Verlaufe des ersten bis dritten Tages der Tod.

Die *Prognose* der diffusen Form ist schlecht, günstiger die der circumscripten. Der Absceß der Wand kann nach Durchbruch in die Speiseröhre ausheilen oder er kann unter der Kontrolle des Ösophagoskopes (v. Hacker) incidiert und mit Wasserstoffsuperoxyd gereinigt werden (Guisez).

Die *Behandlung* der diffusen Form ist eine rein symptomatische.

Die *Oesophagitis fibrosa crouposa und necroticans* findet sich bei vom Pharynx her fortgeleiteten oder bei hämatogenen Infektionen (Masern, Scharlach, Typhus, Cholera, Pocken, Sepsis), ferner bei Tuberkulose, Leukämie (Uher, Velten), Agranulocytose (Schultz), Urämie, schwerem Darmkatarrh besonders bei Kindern. Lederer hat auch bei Influenza eine pseudomembranöse verschorfende Ösophagitis beobachtet. Diese Entzündungen können mit Narbenstrikturen ausheilen [Striktur nach Scharlach (Kearny, Phleps,) nach Typhus (Vinson)].

Anatomisch handelt es sich um der Speiseröhre aufgelagerte Pseudomembranen oder um starre Infiltrationen der Schleimhaut mit nachfolgender Ulceration (E. Fraenkel). Die Veränderungen finden sich meist fleckweise oder auch streifenförmig (Rolleston), selten in zusammenhängender, die ganze Zirkumferenz der Speiseröhre einnehmender Form. Aus den Nekrosen können sich tiefgreifende Geschwüre entwickeln, welche Anlaß zu Blutungen geben.

Neubürger beschrieb eine flächenhafte peptisch-hämorrhagische Ösophagitis in der unteren Hälfte der Speiseröhre mit dem makroskopischen Bilde einer braun schwarz-farbigen, schmalstreifig auslaufenden, lediglich infolge der Längsfaltung der Schleimhaut streifige Bezirke verschonenden Veränderung als Folge einer chemischen Schädigung, hervorgerufen durch Einwirkung des salzsauren Magensaftes. Diese Veränderungen, die vorwiegend in den letzten Tagen und Stunden des Lebens entstehen, haben klinisch keinen großen Wert; sie können jedoch eine gerichtlich-medizinische Bedeutung erlangen für die Differentialdiagnose gegenüber Vergiftungen, an welche das makroskopische Bild erinnert.

Die echte *Diphtherie* der Speiseröhre ist selten. Meist schneidet der Prozeß an der unteren Grenze des Schlundkopfes ab und verschont merkwürdigerweise manchmal auch dann den Ösophagus, wenn der Magen von Diphtherie befallen ist.

In der Zeit von 1909—1913 hat Reiche während einer Hamburger Diphtherieepidemie unter 1000 Sektionen 11mal Diphtherie der Ösophagusschleimhaut, 28mal der Magenschleimhaut beobachtet. Über anscheinend primäre echte Diphtherie der Speiseröhre (ohne Beteiligung des Rachens und der Tonsillen) berichtete Lemmel.

Die Diagnose wird da möglich, wo diphtherische Membranen entleert werden. In der Regel tritt die diphtherische Ösophagusaffektion neben der Halsaffektion nicht hervor, weil bei dieser die Schluckbeschwerden an sich schon bestehen. Gelegentlich kommen Blutungen vor. Die Erkrankung kann mit Narbenstenosen (einsitzige oder mehrsitzige Stenosen, ring- oder röhrenförmige Striktur) ausheilen (Danielsen, Jungnickel, Rosenheim, Spielberg, Stupka, Vinson). Die diphtherische Stenose bevorzugt im Gegensatz zur Ätzstenose nicht die Ösophagusengen (Fromme).

Die Behandlung der diphtherischen Ösophagitis deckt sich mit derjenigen des Grundleidens und ist im übrigen symptomatisch.

Bei *Pocken* (Wagner) kann, abgesehen von der fibrinösen Veränderung der Schleimhaut, ein echtes spezifisches Exanthem in Form von über die ganze Schleimhaut ausgestreuten, besonders im oberen Teil dicht stehenden, hanfkerngroßen Papeln vorkommen, welche später geschwürig zerfallen. Narbenstenosen sind sehr selten (Bensaude und Rivet).

Eine *konfluierende pustulöse Eruption* im unteren Ösophagusabschnitt nach innerlichem Gebrauch von Tartarus emeticus hat Rokitansky beschrieben. Eine ähnliche Beobachtung stammt von Gaillard, welcher bei mit Tartarus stibiatus behandelten Pneumoniepatienten eine *herpesähnliche* Eruption im Ösophagus vorfand.

Auch *Epidermolysis bullosa, Herpes zoster, Impetigo herpetiformis, Pemphigus* sind im Ösophag schon festgestellt worden (Holub, Lasèque, Lignerolles, Kaposi, Petersen, Riecke, Steurer, Tamerl u. a.). Gougerot, Blum und

FRUMUSAU stellten bei einem Fall von „Dermatite polymorphe duoloureuse Brocq-Duhring" im Ösophagoskop hämorrhagische Blasen fest.

Über *akutes circumscriptes Ödem* im unteren Teil des Ösophagus, das kurz nach der Entstehung einer *Urticaria* mit Schluckbeschwerden und Substernal-

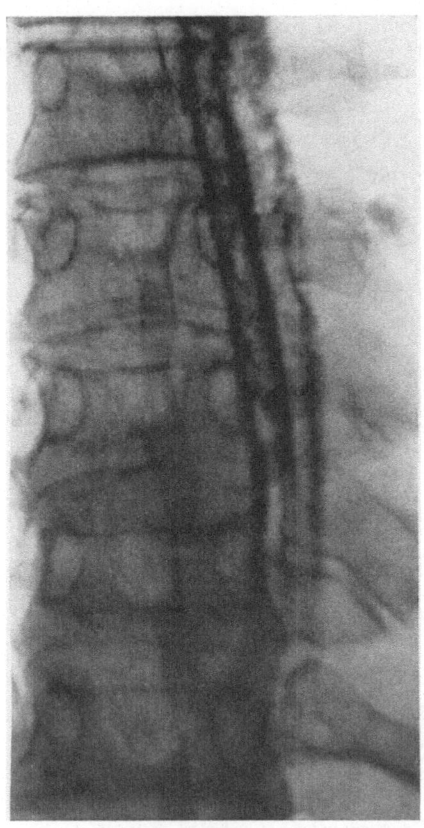 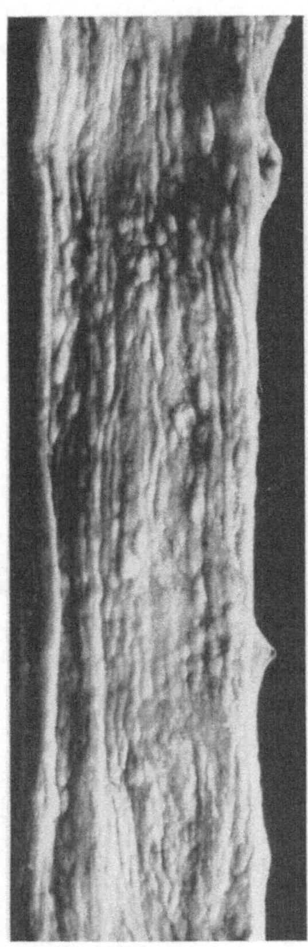

Abb. 11 a.   Abb. 11 b.

Abb. 11 a. Hochgradige Pachydermie der Speiseröhre.

Abb. 11 b. Pathologisch-anatomisches Präparat zu Abb. 11 a. (Pathologisch-Anatomisches Institut Basel, Prof. A. WERTHEMANN.)

schmerz sich einstellte und nach einigen Tagen wieder spurlos verschwand, berichtete ONO.

2. Nichtspezifische, chronische Entzündungen.

Fast immer handelt es sich bei der chronischen Entzündung um die allmähliche Ausbildung von Schleimhautveränderungen unter der Einwirkung chronischer Reize. Man findet sie besonders häufig bei Rauchern und Trinkern, ferner auch bei Porzellan- und Metallarbeitern und in anderen Berufen, bei welchen dauernd reizende, staubförmige Partikel nicht nur in die Luftwege, sondern auch in den Pharynx und Ösophagus gelangen. Häufiger noch ist der chronische Katarrh die Folge venöser Stauung bei chronischen Erkrankungen der Zirkulations- und Respirationsorgane und die Begleit- und Folgeerscheinung von Stenosen und der spindelförmigen Ektasie der Speiseröhre. Nach ROSENHEIM und nach STARCK entsteht der chronische Katarrh in den unteren Ösophaguspartien bei chronischen

Magenaffektionen, welche mit häufigem Erbrechen, besonders von hyperacidem Magensaft, einhergehen. Guisez vermutet einen Zusammenhang mit schlechter Kaufähigkeit.

Entzündliche Veränderungen mit ganz oberflächlichen, histologisch nicht charakteristischen Geschwüren sind bei *Sprue* gefunden worden (Fischer, Justi, Dold).

Anatomische Veränderungen. Die Schleimhaut ist meist blaß, das Epithel ungleichmäßig verdickt, die Oberfläche mit klebrigem Sekret bedeckt. Bei langer Dauer kann es zu papillären

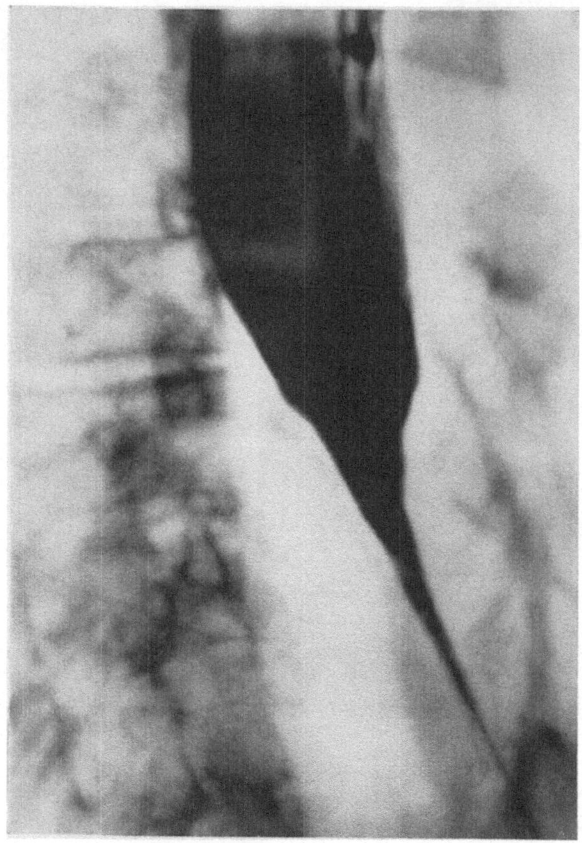

Abb. 12. Striktur des untersten Ösophagusabschnittes bei Vernarbung nach schwerer Entzündung.

und polypösen Wucherungen oder auch zu geschwürigen Veränderungen, meist oberflächlicher Natur, kommen, gelegentlich führen diese zu Blutungen. Eine häufige Begleiterscheinung der chronischen Ösophagitis ist die Leukoplakie oder die Pachydermia nodosa (Lindenmann, Lüdin), welche nicht selten bei älteren Leuten angetroffen wird. Das Röntgenbild zeigt bei solcher Pachydermie ein grobes Schleimhautrelief mit kleinen Aussparungen und regelmäßigen Randeinkerbungen (Abb. 11).

Die *klinischen Erscheinungen* der chronischen Ösophagitis sind in der Regel geringfügig. Jedoch können dysphagische Beschwerden, die vor allem beim Schlingen fester Speisen auftreten, bei chronischen Trinkern, Herzkranken usw. auf den Ösophagus hinweisen. Bei der *ösophagoskopischen Untersuchung* findet man Schwellung, Auflockerung und Trübung der Schleimhaut, die von Venektasien durchzogen und von dünnem, schleimigem Sekret bedeckt ist. In den Anfangsstadien ist die Schleimhaut matt und trocken; starke Schleimbildung und ödematöse Durchtränkung sind charakteristisch für die späteren Stadien. Ferner finden sich fleckförmige oder diffuse, scharfe, unregelmäßig zackig begrenzte und von zähem und schmierigem Schleim belegte Erosionen (v. Mikulicz, Rosenheim).

Die *Behandlung* muß in erster Linie die Ursachen berücksichtigen und für Schonung durch entsprechende Auswahl mechanisch nicht reizender Nahrung sorgen. Eine direkte Lokalbehandlung ist nur selten nötig.

Rosenheim empfiehlt einen weichen Gummischlauch mit einer in der Kälte starren, in der Körperwärme sich lösenden Paste zu bestreichen. Der Schlauch wird in die Speiseröhre bis zur Kardia eingeführt und bleibt eine Viertelstunde stecken, dann ist die Paste abgeschmolzen und hat auf die Schleimhaut unmittelbar eingewirkt. Rosenheim verwendet dazu Tannin oder Argentum nitricum in folgender Zusammensetzung: Acid. tannic. 0,3—1,0, Butyr. cacao 10,0; Argent. nitric. 0,2—0,5, Butyr. cacao 10,0. Man kann ferner 3—10%ige Cocain- oder 3—5%ige Eucain- oder 1—3%ige Argentum nitricum-Lösung in Mengen von 1—2 g auf die Ösophagusschleimhaut spritzen, oder mit einer Schwammsonde flüssige Arzneimittel auf die Schleimhaut auftragen (Benderski).

Als Folge der chronischen Entzündung kann, besonders bei älteren Leuten, eine *sklerotische Verengerung* des untersten Ösophagusabschnittes, zum Teil mit bindegewebiger Narbenbildung in der hypertrophischen Muskulatur auftreten (Guisez, Lüdin, Soulas, Welin u. a., Abb. 12). Die dabei bestehende Dysphagie unterscheidet sich nach Guisez nicht von derjenigen beim Carcinom, jedoch soll der für Carcinom charakteristische Speichelfluß fehlen. Die Röntgenuntersuchung zeigt in solchen Fällen eine Erweiterung des Ösophagus, dessen Schatten nach unten zu eine tütenförmige Verengerung aufweist, um zuletzt in einen fadenförmigen Kontraststreifen überzugehen. Die Randkonturen sind ruhig, leicht gewellt; eine peristaltische Bewegung im verengerten Ösophagusabschnitt ist nicht feststellbar; das Bild ist wichtig wegen der differentialdiagnostischen Abgrenzung gegenüber Ätzstenose oder Carcinomstenose.

3. Spezifische chronische Entzündungen.

a) Tuberkulose.

Die Tuberkulose der Speiseröhre ist eine seltene Erkrankung. Bis zum Jahre 1926 liegen nach Wessely etwa 110 Beobachtungen vor. Es scheint, daß die Ösophagusschleimhaut eine gewisse Immunität gegen den Tuberkelbacillus besitzt, und daß der Boden für diesen erst vorbereitet sein muß. Der Ösophagus kann auf verschiedene Weise an Tuberkulose erkranken. Am häufigsten ist das *Fortschreiten tuberkulöser Prozesse* vom Pharynx her und der *Durchbruch* tuberkulöser, peribronchialer und trachealer Lymphdrüsen in den Ösophagus; jedoch erfolgen diese häufiger ohne gleichzeitige tuberkulöse Erkrankung des Ösophagus selbst. Auch Durchbruch tuberkulöser Abscesse bei Wirbelcaries und solcher von tuberkulösen Kavernen kann die Entstehung von Tuberkulose begünstigen. Ziemlich selten scheint die Entwicklung von Tuberkelknötchen durch *Inokulation* zu sein, die durch verschlucktes tuberkulöses Sputum hervorgerufen wird. Es liegt dies zweifellos daran, daß das infizierte Material sehr rasch unter normalen Verhältnissen den Ösophagus passiert und an der glatten, unversehrten, außerdem noch mit dem starken Plattenepithel versehene Schleimhaut nicht haften bleibt. Dagegen scheinen *Substanzverluste* und andere *Erkrankungen der Wand* die Entwicklung von Tuberkelbacillen zu begünstigen. Hierher gehören die Fälle von Tuberkulose der Speiseröhre nach vorausgegangener Verätzung (Breus, Chiari, Evert, Myerson) und die mit einer gleichzeitigen Krebsstriktur (Edsall, Eigler, Kraus, Verga, Zenker u. a.). Es ist allerdings noch eine Streitfrage, ob in diesen Fällen die Tuberkulose oder das Carcinom das Primäre war. Bei

Phthisikern ist auf der von Soor bedeckten Ösophagusschleimhaut Tuberkuloseentwicklung festgestellt worden. Ferner kann sich die Tuberkulose auf hämatogenem oder lymphogenem Wege bei allgemeiner Tuberkulose entwickeln (GLOCKNER, V. SCHRÖTTER, STAEHELIN-BURCKHARDT u. a.).

Pathologisch-anatomisch tritt die Ösophagustuberkulose in drei Formen auf; als *ulceröse*, als *stenosierende* und *miliare* Form. Bei der ersten finden sich mehr oder weniger große, unregelmäßig begrenzte, von einer entzündlichen Umgebung begleitete, manchmal oberflächliche, flache, manchmal bis in die Muscularis

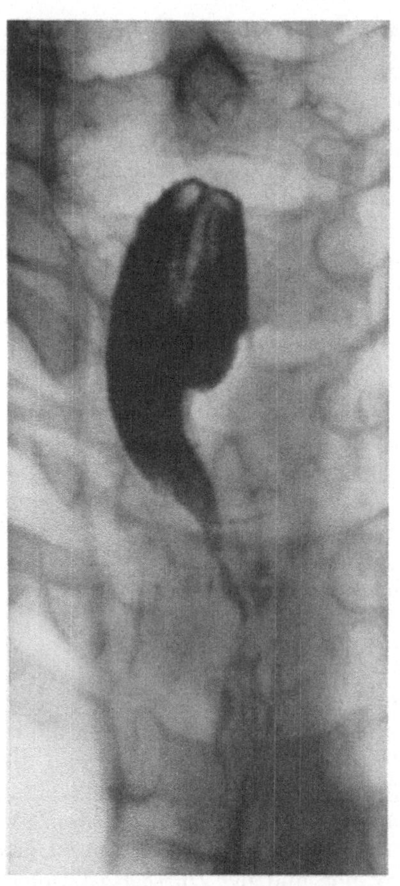

Abb. 13. Einengung und narbige Verziehung des Ösophaguslumens bei Ösophagustuberkulose.

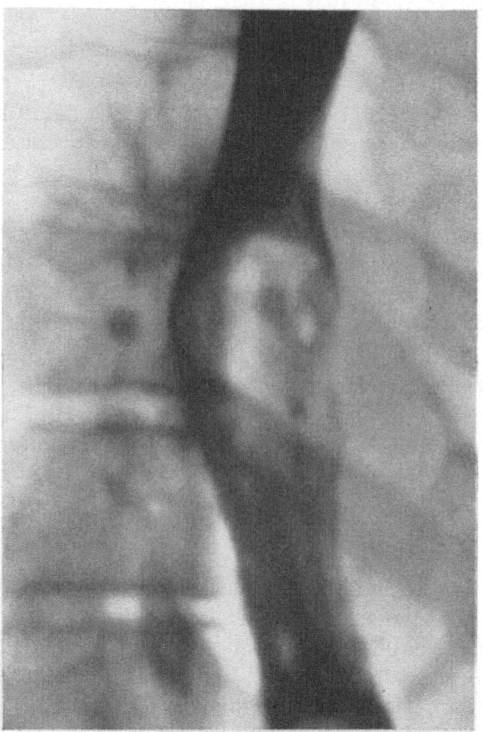

Abb. 14. Tumorartiger Füllungsdefekt im mittleren Ösophagusabschnitt bei Ösophagustuberkulose.

reichende Geschwüre mit Tuberkelknötchen. Meistens sind die Ulcera klein und multipel. Man kann aber auch solche bis zu einer Länge von 15 cm beobachten (WEICHSELBAUM, KÜMMEL). Die stenosierenden Formen sind entweder begrenzt oder diffus. Erstere sind meist die Folgen von benachbarter Lymphdrüsentuberkulose. Die Stenose ist teils durch Infiltration der Submucosa, teils durch Kompression von seiten der geschwollenen Drüsen bedingt. Die diffusen Stenosen mit einer Länge von 12 cm (V. SCHRÖTTER) sind durch hochgradige Verdickung und Infiltration der Ösophaguswand hervorgerufen. Bei der Miliartuberkulose findet man gräulich durchscheinende, etwa auch verkäsende kleine gelbliche Knötchen in der Schleimhaut. Eine Tuberkulose in einer Magenschleimhautinsel des Ösophagus wurde von TRALLERO beobachtet.

Symptome. Nach GUISEZ, welcher eine primäre *sklerosierende* Tuberkulose und eine sekundäre *ulcerierende*, durch Fortsetzung von der Umgebung und durch

Embolie entstandene Tuberkulose des Ösophagus unterscheidet, macht die *sklerosierende* Form eine schmerzlose Dysphagie. Im Ösophagoskop sieht man eine konzentrische Verengerung des Lumens. Die Betastung mit der Metallsonde ergibt starre Wandungen. Die Stenose erstreckt sich auf eine größere Partie, in welcher respiratorische und pulsatorische Bewegung fehlt. Die durch Fortpflanzung entstandene Tuberkulose verläuft als Kompressionsstenose. Die Schleimhaut ist blaß, gelblich, höckerig, an verschiedenen Stellen entzündet, ödematös oder hart infiltriert. Die unregelmäßige, nicht konzentrische Stenose sitzt an der vorderen Wand entsprechend den mediastinalen Lymphdrüsen.

Im Röntgenbilde kann die Ösophagustuberkulose die Erscheinungen der Ulceration, der stenosierenden Infiltration oder des Tumors hervorrufen (LÜDIN) (Abb. 13 und 14). Ein für Ösophagustuberkulose pathognomonisches Röntgenbild gibt es nicht. Am ehesten berechtigt noch der Nachweis einer ulcerierenden Infiltration zur Vermutungsdiagnose einer tuberkulösen Erkrankung der Speiseröhre (PRESSER).

Endoskopisch zeigt die ulceröse Form oberflächliche Geschwüre von unregelmäßiger Begrenzung mit gelbem Grund und entzündeten Rändern, die stenosierende Form eine höckerige Schleimhautoberfläche mit geringer Einengung des Lumens. Es besteht starke Schmerzhaftigkeit, Neigung zu Fistelbildung, Gefahr der Perforation (SCHMID).

KLESTADT beschreibt eine „tumorartige" Form der Speiseröhrentuberkulose, bei welcher das klinische Bild dem eines einige Zeit eingekeilten Fremdkörpers, das ösophagoskopische demjenigen eines Krebses ähnelt.

Die **Differentialdiagnose** hat vor allem die Unterscheidung gegenüber Carcinom zu bringen. Zu berücksichtigen ist dabei die anscheinend nicht seltene Kombination beider Erkrankungen. Auch Lues, Aktinomykose und andere Geschwürsformen kommen in Frage.

Die **Behandlung** ist symptomatisch und deckt sich mit der des Grundleidens. Geschwüre können endoskopisch mit Milchsäureätzung und Argentum nitricum oder Cocain und Eucain usw. behandelt werden. ZOLTAN empfiehlt galvanokaustische Behandlung und Röntgenbestrahlungen. Stenosen werden nach den üblichen Prinzipien behandelt.

b) Syphilis.

Auch die Syphilis ist eine seltene Erkrankung des Ösophagus. Sie kommt sowohl im sekundären Stadium (ösophagoskopische Befunde von GUISEZ und ABRAND, MEYER-BOTHLING, STARCK), als auch im tertiären Stadium vor. Auch kongenitale Syphilis des Ösophagus ist beschrieben worden (BILLARD, FACKELDEY, PEUTZ, ROSENHEIM, STOFFEN und REINIER).

Die luischen Erscheinungen sitzen meist im oberen Ösophagusabschnitt, auf welchen sie vom Pharynx ausgehend weiterschreiten; ausnahmsweise finden sie sich im unteren Teil der Speiseröhre. Das Übergreifen eines gummösen Ulcus vom unteren Ösophagusabschnitt über die Kardia hinaus auf den Magen hat BIRCH-HIRSCHFELD beobachtet.

Beim Erwachsenen äußert sich die Syphilis des Ösophagus hauptsächlich als submuköse Gummiknoten, welche geschwürig zerfallen oder fibrös schrumpfen und Narbenstenosen bedingen (FAROY und PAILLAS, KAMPMEIER und JONES u. a.). In China sollen luische Verengerungen der Speiseröhre nicht selten sein (JEFFERYS und MAXWELLS). Die Geschwüre können nach der Trachea durchbrechen (MORITZ, NAVRATIL, SCHMIEGELOW, SCHMILINSKY u. a.).

Die **Symptome** bestehen bei Geschwüren in schmerzhafter Dysphagie, bei Stenosen in progressiver Erschwerung des Schlingens, Speichelfluß, Regurgitation.

Besondere Characteristica mit Ausnahme des heftigen Schlingschmerzes gibt es nicht. Das Auffinden anderer Zeichen von Lues (Wa.R.) kann auf die Natur der Veränderung hinweisen.

Allerdings muß daran gedacht werden, daß auch bei Luetikern noch andere Veränderungen des Ösophagus vorkommen können, wie z. B. in dem Falle von Schrötter, in welchem bei einem Luetiker eine tuberkulöse Striktur des Ösophagus vorhanden war.

Endoskopiebefunde. Nach Gottstein sind die Gummiknoten graugelbe, unregelmäßig begrenzte, das Lumen stark stenosierende Vorwölbungen, welche meist in der oberen Hälfte sitzen und sich zuweilen aus dem Pharynx nach unten fortsetzen. Die Ulceration sieht schmierig, graugelb aus; Meyer hat plaques-muceuses-ähnliche Veränderungen im Ösophagoskop beobachtet. Die Narben sind derb, unregelmäßig begrenzt, strahlig (v. Hacker, Stubenrauch), die Schleimhaut ist fibrös, weiß verfärbt. Infolge der beträchtlichen Verengerung mißlingt die Sondierung oft.

Röntgenologisch können die Zeichen der Geschwürs- oder der Tumorbildung (Gumma) oder auch der Stenose (Engelstad) bestehen, ohne eine für Lues spezifische Schattenform zu bilden. Die Differentialdiagnose gegenüber Tuberkulose und Krebs ist nicht leicht.

Die **Behandlung** ist eine spezifische bei gleichzeitiger instrumenteller Therapie der Stenose.

c) Aktinomykose, Streptotrichosis, Rotz.

Primäre *Aktinomykose* des Ösophagus ist selten (Garde, Marchand). Sie entsteht im Anschluß an eine Verletzung der Wandung, z. B. durch eine den Strahlenpilz tragende Ähre. Meist ist die Erkrankung von den Halsorganen fortgeleitet. Gottstein hat einen Fall durch Endoskopie erkannt, welcher sich klinisch durch schmerzhafte Dysphagie und Stenosensymptome, endoskopisch durch einen submukösen Tumor mit Ulceration der Schleimhaut äußerte. Durch mikroskopische Untersuchung von Partikeln des Tumors war die Diagnose möglich.

Das Durchwandern der Aktinomykose durch den Ösophag führt zum Weiterschreiten der Erkrankung auf benachbarte Organe (Perikard, Ponfick; Ösophago-Trachealfistel, Poncet; prävertebrale Phlegmone, Gangolphe, Kazda, Netter).

Streptotrichosis hat Langer bei einem Patienten mit blutigem Erbrechen (Pilzmassen im Erbrochenen) beobachtet. Auf Jodkalium erfolgte Besserung.

Rotz der Speiseröhre beschrieb Orth. Die Geschwüre haben Ähnlichkeit mit tuberkulösen Ulcerationen und heilen unter Narbenbildung ab.

IV. Idiopathische Hypertrophie der Ösophagusmuskulatur.

Es sind Fälle von mehr oder weniger hochgradiger, diffuser, teilweise auch strikturierender Hypertrophie der Muskulatur des ganzen Ösophagus oder seines unteren Teiles beobachtet worden, welche nicht ohne weiteres als ausgleichend im Sinne einer Arbeitshypertrophie zu erklären ist (Fischer) und für welche sonst weder eine der üblichen Ursachen für die Hypertrophie gefunden wurde, noch eine andere, die im Leben bestehenden Stenoseerscheinungen erklärende Veränderung als die durch die Wandhypertrophie bedingte Verengerung. Guisez vermutet eine kongenitale Hypertrophie, Brücke spricht von einer angeborenen Neigung vorzüglich der Ringmuskulatur zu übermäßigem Wachstum mit Bildung von Myomen, welche als Folgeerscheinung der Umbauvorgänge innerhalb der Muskulatur gedeutet werden. Auch Ehlers hält in seinem Falle, bei welchem gleichzeitig eine kongenitale hypertrophische Pylorusstenose bestand, die Hypertrophie der Ösophagusmuskulatur sehr wahrscheinlich für angeboren.

Bei dem 56jährigen Patienten stellte der aufgeschnittene Ösophagus eine mäßig derbe Muskelplatte dar. Das Lumen war normal, gleichmäßig weit, ohne jegliche Stenose. Kolossale Verdickung der Muscularis von oben nach unten zunehmend, oberhalb der Kardia 1 cm Durchmesser haltend. Mikroskopisch: Reine Hypertrophie der Muskulatur, ohne irgendwelche pathologische Prozesse oder deren Residuen, keine Narbe, keine Entzündung, keine Bindegewebshyperplasie, keine Verdickung der Schleimhaut.

Ähnlich liegen die Verhältnisse im Falle von Elliesen, der als idiopathische Hypertrophie der Ösophagusmuskulatur beschrieben worden ist, bei einem 36jährigen Patienten, der schon mit 15 Jahren über Schluckbeschwerden klagte.

Pathologisch-anatomischer Befund: Enorme Hypertrophie der inneren Ringmuskulatur; der Ösophag in ein starres, gleichmäßig walzenförmig abgerundetes, dickes, zylinderförmiges Rohr verwandelt, dessen Ringsumfang von außen gemessen zwischen 7 und $7^{1}/_{2}$ cm schwankt. Das Lumen, ein bleistiftdicker enger Kanal, der an seiner Innenfläche von einer vollkommen unversehrten normalen Schleimhaut überzogen ist.

Eine 8—10 cm lange erhebliche Verengerung des Ösophaguslumens bei einfacher Hypertrophie hatte schon 1885 Reher beschrieben. Helmke führt in seinen Beobachtungen (4 Fälle von Hypertrophie der Ösophagusmuskulatur bei gleichzeitiger Hypertrophie des linken Herzens) die auf die glatte Muskulatur beschränkte Hypertrophie zurück auf die dauernde Reizung der Speiseröhrenwand durch das pulsierende Herz; die Hypertrophie fand sich nur in der unteren, dem Herzen anliegenden Hälfte des Ösophagus. Der starke Umbau der glatten Muskulatur mit Myombildung soll entstehen auf dem Boden des chronischen funktionellen Reizes. Bühler kommt an Hand von 5 Fällen aus dem Basler Pathologisch-anatomischen Institut zum Schluß, daß die idiopathische Muskelhypertrophie des Ösophagus aufzufassen sei als morphologischer Ausdruck einer funktionell bedingten Vagusreizung, teils bei Herzhypertrophie, teils beim Vorhandensein von Quellaffektionen im Sinne Roessler.

V. Ulcus pepticum oesophagi.

Auch in der Speiseröhre kommen, wie zuerst Quincke nachgewiesen hat, peptische Geschwüre vor. Das Ösophagusulcus nimmt in anatomischer wie in ätiologischer Hinsicht keine Sonderstellung ein, es ist lediglich als eine besondere Lokalisation der Ulcuskrankheit überhaupt aufzufassen (Roessler). Die Häufigkeit des Ösophagusulcus im Verhältnis zum Magen-Duodenalgeschwür beträgt nach Roessler 3,5—8%. Dieser Autor hat in einer Statistik im Jahre 1935 72 Fälle zusammengestellt, darunter 5 eigene, welche sich auf die verschiedenen Altersklassen verteilen:

Neugeborene	3 Beobachtungen	40.—49. Lebensjahr	19 Beobachtungen
1.— 9. Lebensjahr	6 Beobachtungen	50.—59. Lebensjahr	18 Beobachtungen
10.—19. Lebensjahr	2 Beobachtungen	60.—69. Lebensjahr	5 Beobachtungen
20.—29. Lebensjahr	6 Beobachtungen	70.—79. Lebensjahr	1 Beobachtung
30.—39. Lebensjahr	12 Beobachtungen		

Die Geschwüre finden sich häufiger bei Männern als bei Frauen. Auch bei Kindern und Säuglingen (Melaena neonatorum) sind peptische Ösophagusgeschwüre beschrieben worden (Chrzanowski, Lesné, Meyer, Spiegelberg, Zuppinger u. a.; Verstopfung des Ösophaguslumens durch Blutgerinnsel bei Melaena neonatorum, Bastin).

Pathologische Anatomie. In einem Teil der Fälle handelt es sich um das Fortschreiten eines Geschwürs von der Kardia auf die Ösophagusschleimhaut. Auch die selbständigen Ösophagusulcera sitzen in der Regel im unteren Speiseröhrenabschnitt, und zwar gleich häufig im abdominalen wie im untersten Brustteil. Jedoch kann durch peripheres Wachstum ein ursprünglich tief sitzendes Geschwür auch gelegentlich die Bifurkationshöhe erreichen. Sehr selten sitzt das Ulcus in höheren Abschnitten des Ösophag.

Die Geschwüre haben eine wechselnde Größe. Es kommen kleine, umschriebene Substanzverluste von Erbsengröße und solche bis zu 10 cm Länge vor. Die großen Geschwüre wachsen durch Weiterschreiten oder durch Konfluenz einzelner benachbarter Geschwüre; im letzten Falle findet man mitten im Geschwür noch intakte Schleimhaut. Die großen Geschwüre haben eine unregelmäßige Form und sitzen bald nur an einer Wand, bald sind sie ring- oder zylinderförmig mit ausgezackten und unregelmäßigen Rändern. Frische Geschwüre sind flach, rund oder länglich oval, haben scharfe, wie mit dem Meißel geschlagene Ränder und sitzen in der Mucosa. Ältere Geschwüre sind tiefer, durchsetzen die Ösophaguswand bis zur Muscularis, die öfters ebenfalls bereits angedaut ist. Die Seitenwände verlaufen schräg, so daß das Geschwür die vom Magengeschwür her bekannte Trichter- oder Treppenform bekommt. Um den Substanzverlust herum findet man normale oder in frischer oder älterer Entzündung begriffene Schleimhaut.

Das Geschwür kann *vernarben, perforieren* oder zu *schweren Blutungen* führen. Die Ausheilung geschieht mit einer glatten Narbe, die ohne weitere Folgen bestehen kann, oder es kommt infolge Retraktion der Narbe zur Stenose. Die Blutungen erfolgen aus arrodierten kleinen Wandgefäßen. Perforationen erfolgen in das Mediastinum, die Pleuren, die Bronchien, in die Aorta, das Perikard und Herz, das Abdomen, das kleine Netz.

Über die Häufigkeit des peptischen Geschwüres geben die Statistiken von GRUBER und von BERTHOLD Auskunft. GRUBER fand unter 4208 Obduktionen in 0,16%, BERTHOLD bei 9633 Sektionen in 0,12% ein Ulcus pepticum Oesophagi.

Ein Ösophagusulcus ist auch bei Sklerodermie beobachtet worden (DÖRKEN, GÖTZ u. a., Literatur bei H. DÖRKEN).

Pathogenese. Form, Lokalisation, anatomisches Verhalten und vor allem der Umstand, daß in einer großen Anzahl der Fälle gleichzeitig mit dem Geschwür im Ösophagus auch solche im Magen und im Duodenum vorgefunden wurden (DECKER, LYALL, WINKELSTEIN u. a.), lassen keinen Zweifel darüber bestehen, daß es sich trotz des verschiedenen Sitzes um den gleichen Krankheitsvorgang handelt. Das Ösophagusulcus nimmt in anatomischer wie in ätiologischer Hinsicht keine Sonderstellung ein, es ist lediglich als eine besondere Lokalisation der Ulcuskrankheit überhaupt aufzufassen (ROESSLER). Nach der Zusammenstellung von HELLMANN hatten von 21 Patienten mit Ösophagusulcus 10 gleichzeitig Magen- oder Duodenalgeschwüre. In bezug auf die Pathogenese stehen wir deshalb bei dem Ulcus pepticum der Speiseröhre vor den gleichen Überlegungen wie bei demjenigen des Magens. Ganz gleichgültig jedoch, ob man in einem Trauma [peptisches Geschwür auf dem Boden einer durch Trauma verursachten Schleimhautläsion (SCHMIDT)] oder in einer Störung der Blutversorgung oder in einer abnormen Einstellung des Vagus-Sympathicus-Apparates die Vorbedingung für die notwendige Schädigung der Wand sieht, ist die Hauptfrage hierbei, wie man sich das Hineingelangen wirksamen und genügend lange wirkenden Magensaftes in die Speiseröhre vorzustellen hat. Voraussetzung für diesen Vorgang ist, daß der normale Abschluß zwischen Speiseröhre und Magen vorübergehend oder dauernd aufgehoben, die Kardia also offen ist. In der Tat lassen nun die anatomischen und die klinischen Begleitsymptome der meisten Fälle vom Ulcus oesophagi das supponierte Offenstehen der Kardia erkennen. In einem Teil der Fälle bestand Ektasie des Magens mit Erweiterung und Klaffen des Kardiaabschnittes (KAPPIS), in einem anderen Teil der Fälle kann ein mangelhafter Verschluß der Kardia durch häufiges Erbrechen (Schwangerschaftserbrechen, VINSON) vorgelegen haben und eine besondere Verletzlichkeit der Wand durch Blutungen oder chronische Gefäßveränderungen entstanden sein [Ulcus bei chronischem Alkoholismus, bei Abdominaltumoren, Verbrennungen usw.; amyloide Gefäßwandschädigung bei schwerer Amyloidose (JOSEFOWICZ)]. Möglicherweise spielt gelegentlich auch eine von den Magenschleimhautinseln im Ösophagus ausgehende peptische Verdauung eine Rolle. In einzelnen Fällen von isolierten Geschwüren sind jedenfalls Magenschleimhautinseln nachgewiesen worden (CHAMBERLIN,

FRÄNKEL, TILESTON). Brachyösophag und Hiatushernie scheinen die Entstehung eines Ulcus der Speiseröhrenschleimhaut zu begünstigen (ALLISON, BRIGGS, CHAMBERLIN, CLEAVER, FELDMANN, HAROEN, JOHNSTONE, LESNÉ, POLLEY, SMITHERS u. a.). Nach BUTT und VINSON soll das Ösophagusulcus oftmals beobachtet werden bei Kleinhirntumor und nach Gehirnoperationen.

Symptome. Die klinischen Erscheinungen sind meist wenig charakteristisch. Immer sind im Anfang Symptome vorhanden, die ebensogut auf ein Magenulcus bezogen werden können: Saures Aufstoßen, Erbrechen, Schmerzen, Blutung. Erst die dysphagischen Erscheinungen, die durch Exacerbation und Remission charakterisiert sind, deuten auf den Ösophagus hin. Die Schluckstörungen können so bedeutend werden, daß auch Flüssigkeiten nicht mehr in den Magen gelangen und regurgitiert werden. Der Schmerz wird gewöhnlich in das Epigastrium oder in die untere Thoraxhälfte (Substernalschmerz) verlegt. Er strahlt oft aus zwischen die Schulterblätter, gegen die Brustwarzen, nach dem Hypochondrium. Die beiden letzten Brustwirbeldorne können druckempfindlich sein, Schmerz bei Flexion der Wirbelsäule (ALLISON). Nahrungsaufnahme steigert den Schmerz, ebenso Druck auf das Epigastrium.

Blutungen fehlen nur selten. Das Blut kann nach oben und auch durch den Magen in den Darm entleert werden. Im Verlaufe der Erkrankung können sich infolge der gestörten Nahrungsaufnahme und der Blutverluste Anämie und ein gewisser Grad von Kachexie einstellen.

Das Leiden verläuft unter wechselnden lokalen und Allgemeinerscheinungen in meist chronischer Weise. Eine Heilung mit Narbenbildung ist möglich. Immer muß man im Verlaufe auf bedrohliche Komplikationen durch die Blutungen und die mögliche Perforation gefaßt sein.

Von den 72 durch ROESSLER zusammengestellten Fällen starben 13 an Blutung, 14 an Perforation und 13 an Inanition.

Diagnose und Differentialdiagnose. In diagnostischer Beziehung ist größte Vorsicht notwendig und die klinische Feststellung ist nur durch Ausschluß von anderen Geschwürsformen, welche im Ösophagus vorkommen können, möglich. Röntgenologisch hat das Ulcus pepticum der Speiseröhre wie das Magengeschwür zwei Zeichen: die Ulcusnische und den Spasmus (Abb. 15). Die Schleimhautfalten laufen nach der Nische zu strahlenförmig zusammen. Oberhalb der Nische findet sich manchmal eine spastische Einschnürung. Die peristaltischen Wellen laufen behindert über die Ulcusstelle (TERRACOL). Die Endoskopie ist imstande, das Ulcus aufzudecken, gibt aber nur in seltenen Fällen sofortigen sicheren Entscheid über den Charakter des Geschwürs. *Differentialdiagnostisch* müssen maligne, tuberkulöse, luische, aktinomykotische Geschwüre ausgeschlossen werden, auch solche nach Infektionskrankheiten (Fleckfieber, DAWYDOWSKI; Typhus, VINSON) oder durch Fremdkörper, durch Kalomelvergiftung (TILESTON) bedingte. Bei kleineren Ulcera werden die endoskopisch festgestellte Form, die Beschaffenheit des Geschwürsgrundes, die scharfe Umrandung eine Diagnose ermöglichen. Bei ausgedehnteren Geschwüren mit unregelmäßigen Rändern muß die Probeexcision entscheiden. Charakteristisch für Ulcusstenose ist der Sitz im unteren Drittel, klappenartige oder häufiger noch ring- und trichterförmige Stenose, scharf umschriebene Umgrenzung, Fehlen von Narbenzügen oberhalb der Striktur.

Behandlung. Die Behandlung hat die Aufgabe, den Ösophagus ruhig zu stellen. Zu diesem Zwecke wird man die Therapie mit rectaler Ernährung für 6—8 Tage einleiten und später zu einer reizlosen flüssigen Kost übergehen (gekühlte Getränke). CHAMBERLIN empfiehlt die Sippy-Kur, STARCK die Ölkur, SHEEMANN 3- bis 4mal täglich Bismutum subnitricum mit Argyrol und Magnesia usta kombiniert,

Briggs Milch und Rahm in aufrechter Stellung getrunken, Atropin und Olivenöl $^1/_4$ Std vor der Mahlzeit und Hochstellen des Kopfendes des Bettes, um nachts das Einfließen des Magensaftes in den Ösophagus zu verhindern. Zur Ruhigstellung des Geschwürs wurde die Duodenalsondenernährung vorgeschlagen (Cleaver, Weiss). Bei Blutungen ist neben Nahrungsentziehung die Darreichung von Adrenalin per os, Topostasin „Roche" per os, die Injektion von Hämoplastin, Thrombosin usw. am Platze. Gegen die Schmerzen werden Morphium oder Anästhesin, auch Cocain verordnet. Im Endoskop kann die Geschwürsfläche

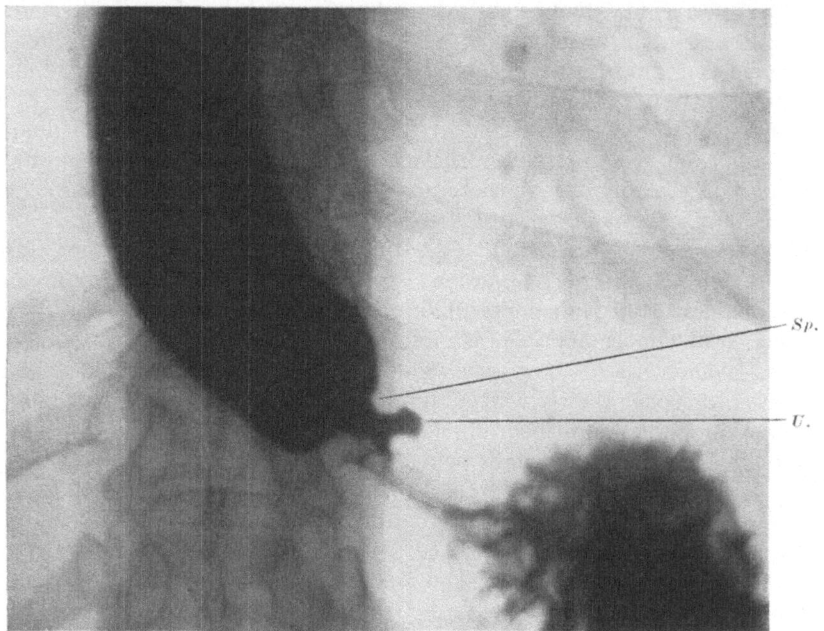

Abb. 15. Ulcus pepticum oesophagi. *Sp*. Spasmus, *U*. Ulcusnische.

mit Argentum nitricum geätzt und zur Herabsetzung der Schmerzen mit Cocainlösung gepinselt werden. Schließlich kommt die Gastrostomie in Frage, welche in den Fällen von v. Hacker, Hellmann Heilung brachte. Drei Patienten von Roessler wurden durch Ösophagogastrostomie geheilt.

Über *Konkrementbildung* im unteren Ösophagusabschnitt, vermutlich auf dem Boden eines Ulcus, berichtete Pflugradt.

VI. Dekubitalnekrose, Gangrän der Ösophagusschleimhaut, Ösophagomalacie.

Dekubitalnekrose findet sich bei durch Krankheit schwer heruntergekommenen Individuen infolge des Zurücksinkens des Kehlkopfes bei andauernder Rückenlage und Anpressen der Ringknorpelplatte des unteren Pharynxabschnittes. Es sind meistens zwei gegenüberliegende Geschwüre der vorderen und der hinteren Wand vorhanden, von welchen das eine als der Abdruck des anderen erscheint. Sie erschweren natürlich das Schlucken, haben aber, da sie kurze Zeit vor dem Tode entstehen, keine weitere klinische Bedeutung. Auffallend ist die Häufigkeit einer gleichzeitig vorhandenen Struma (Hermann).

Durch Druck von innen können eingeklemmte Fremdkörper, insbesondere auch Dauersonden (E. Fischer, G. Fischer, Hacker, Kermauner) Ulcerationen herbeiführen.

Für die anhaltende Druckwirkung von außen kommen in Betracht: Vor allem das Aortenaneurysma, ferner substernale Strumen (Zenker), Lordose der Wirbelsäule (Fein).

Gangrän der Speiseröhrenschleimhaut findet sich als Fortsetzung gangränöser Prozesse in benachbarten Organen, z. B. bei Noma, gangränöser Tonsillitis, Lungengangrän. Diese Erkrankung hat nur pathologisch-anatomisches Interesse.

Ösophagomalacie. Die Akten über das Zustandekommen einer *intravitalen Ösophagus-erweichung* sind heute noch nicht abgeschlossen. Es spricht manches dafür, daß bereits in der Agone durch verdauungstüchtigen Magensaft eine Erweichung der in ihrer Vitalität geschädigten Speiseröhrenwand eintreten kann. Schon ZENKER hat auf die in solchen Fällen vorhandenen Sugillationen der Pleura und anderer dem Magensaft ausgesetzten Gewebe hingewiesen, die eine ausschließliche kadaveröse Entstehung nicht haben können, sondern auf eine noch während des Verdauungsvorganges vorhandene Zirkulation hinweisen. BENEKE hat in den Randpartien der Perforationsöffnungen bei malacischem Ösophagus Leukocyten-anhäufungen gefunden, die nach seiner Ansicht ebenso wie die dort nachweisbaren, in Form von breiten Querbändern vorhandenen hyalinen Massen während des Lebens entstanden sind. Dazu kommt noch, daß in solchen Fällen blutiges Erbrechen vor dem Tode vorhanden war. Auch weisen die in den Beobachtungen von ZENKER, BENEKE und BROSCH intra vitam erhobenen physikalischen Befunde auf interstitielles Emphysem bzw. Pneumothorax hin. Bemerkenswert ist auch, daß Ösophagomalacie ausschließlich bei tuberkulöser Meningitis oder anderen Gehirnaffektionen gefunden wird. Die disponierenden Momente können, wie ZENKER annimmt, in dem bei solchen bewußtlosen Kranken günstig gelegenen Mechanismus des Erbrechens liegen (Liegenbleiben der verdauungsfähigen Massen im Ösophag infolge der muskulären Schwäche oder infolge von Abknickung der oberen Partie durch den Kehlkopf bei der gestreckten Haltung der Halswirbelsäule).

VII. Ruptur der Speiseröhre.

Der *klinische Verlauf* und der *anatomische Befund* sind in allen bisher beschriebenen Fällen von spontaner plötzlicher Ruptur der anscheinend gesunden Speiseröhre auffallend gleichartig gewesen (Zusammenstellung von COHN, KINSELLA, PETRÉN, SCHOLEFIELD, WALKER, WENNEY); nach SCHOLEFIELD sind bis 1947 in der Weltliteratur 60 Fälle publiziert worden. Im Anschluß an angestrengte krampfhafte Brechversuche, ,,Brechruptur'', im Anschluß an starke Tätigkeit der Bauchmuskulatur bei der Defäkation (ADAMS), nach Pollitzer-Luftdusche des Ohres (KRÜCKEBERG), kommt ein bedrohliches Symptomenbild zustande, bestehend aus heftigem epigastrischem Schmerz, ,,wie wenn etwas in der Tiefe gerissen wäre'', Kollaps, zunehmender Atemnot, in der Gegend der Clavicula beginnendem subcutanem Emphysem, Pulsbeschleunigung, lebhaftem Schwitzen, Cyanose, subnormalen Temperaturen, bisweilen Blutbrechen. Die Fähigkeit zu schlucken ist erhalten.

Ein von LESSER, PETRÉN, OPPHOLZER, VOISS beobachtetes, charakteristisches Symptom einer nach der Pleura durchgebrochenen Ösophagusruptur bildet das unmittelbare Auftreten schwerer Hustenanfälle nach Schlucken von Flüssigkeit.

Bei rechtzeitiger Diagnose kann die *Operation* erfolgreich sein (BARRETT, FRINK, MOORE und MURPHY, OLSEN und CLAGETT, SCHOLEFIELD).

Bei der *Sektion* finden sich in der hinteren oder seitlichen, selten in der vorderen Wand der Speiseröhre, bisweilen auf die Magenschleimhaut übergehend, dicht oberhalb der Kardia ein oder mehrere Längsrisse mit meist scharfen Rupturrändern. Nur in dem Falle von BOERHAVE war der Ösophagus quer, dicht über der Kardia gerissen. Die Pleurahöhle enthält Mageninhalt; Lunge und Pleura parietalis sind angedaut, Mediastinum und Ösophaguswände erweicht; überall findet sich interstitielles Emphysem.

Den gleichen Befund bieten die *traumatischen* Ösophagusrupturen.

PETRÉN beschrieb Ösophagusruptur, hervorgerufen durch plötzliches Einströmen von komprimierter Luft unter einem Druck von 7 Atmosphären in die Speiseröhre; THÖLE Ösophagus- und Leberruptur nach Überfahrenwerden; WHIPHAM Schädelbruch und Ösophagusruptur nach Sturz vom Pferde; LOMAX Zerreißung der Speiseröhre nach Quetschung in einem Aufzuge; RAIMONDI Ösophagusruptur und Lungenriß nach Kompression der unteren Thoraxpartie zwischen den Puffern zweier Eisenbahnwagen; ESSER Ösophagusruptur und

Rippenfraktur nach Thoraxquetschung; Voiss Ösophagusruptur bei Schwertschluckern; Cohn Ösophagusruptur im Anschluß an eine Magenspülung.

Der Tod trat in der Mehrzahl der Fälle nach 7—27 Std ein; in einem Falle (Tändler) bereits nach 4 Std, in einem anderen Falle (Fitz) erst nach 8 Tagen.

Unter den 20 von Petrén zusammengestellten Fällen von Spontanruptur des Ösophagus finden sich 18 Männer und nur 2 Frauen.

Die *Entstehung* der spontanen und der traumatischen Ruptur wird zu erklären versucht durch die plötzliche Drucksteigerung (Brechen, Bauchpresse, Kompression des Abdomens) und durch die Überdehnung des Ösophagus, welcher in einigen Fällen gleichzeitig in seinem oberen Teile eingeengt war [Struma, Einklemmung eines Bissens, Abknickung durch Körperhaltung, Spasmus im Ösophaguseingang, Verkeilung eines Bissens in einer Ätzstruktur (Weder)].

Als kausale pathologische Wandprozesse sind beschrieben worden: Frische Entzündung (Kyle), leukocytäre Infiltration mit mikroskopisch kleinen Abscessen (Girard und Kissel), luische Veränderung (Glass, Freemann), lineare längsverlaufende membranartige Verdünnung nach Endarteritis obliterans (Brosch), narbige Veränderung nach Laugenverätzung (Weder), Schleimhautdefekte durch Knochensplitter (Gramatzki), Schädigung der Elastizität und der Beweglichkeit der Ösophaguswand (Gott). In einigen genau untersuchten Fällen konnten jedoch keine pathologischen Wandveränderungen nachgewiesen werden.

VIII. Varicen. Ösophagusblutungen.

Die Hauptursache für die Varicenbildung im Ösophagus bilden die Stauungen im Pfortadergebiet bei Lebercirrhose und anderen mit interstitieller Bindegewebswucherung einhergehenden Leberaffektionen, bei Tumor und Gumma der Leber (Higgins), bei Altersatrophie der Leber (Zenker), bei Pfortaderthrombose, bei kongenitaler Mißbildung der Pfortader (Beitzke, Pick, Risel, Versé), bei Splenomegalie (Brütsch, Patterson, Tocantins), Fibroadenom der Milz (Raisch), bei Milzvenenthrombose, bei Herzerkrankungen (Girode), portaler Hypertension (Heusser).

Die Bildung dieser Varicen ist auf eine kollaterale Erweiterung der mit der Vena coronaria ventriculi anastomosierenden Venen des unteren Ösophagusabschnittes zurückzuführen, durch welche dem in der Pfortader gestauten Blut ein Ausweg nach der Vena azygos eröffnet wird.

Im oberen Abschnitt ist die Varixbildung bedingt durch Kompression der großen Venenstämme innerhalb des Brustraumes (Mediastinaltumoren).

Auch ohne nachweisbares Zirkulationshindernis ist Varixbildung (mit tödlicher Hämorrhagie) beobachtet worden (Dionisi, Friedrich, Jolasse, Schleifke u. a.). Über kongenitale Varicen mit Blutungen haben Friedrich, Jolasse, Jorup, Vorpahl berichtet.

Nach Fleiner können Varicen auf dem Umwege über chronische Katarrhe des Ösophagus entstehen, da bei Entzündungsprozessen auch die Venen beteiligt sind.

Die auf allgemeiner venöser Stase beruhenden Erweiterungen treten oft in der ganzen Länge des Ösophagus in Form von nadelkopfgroßen oder auch größeren, scharf begrenzten, blauroten Flecken auf, welche durch die Schleimhaut durchscheinen. Die durch Pfortaderstauung bedingten können bis gansfederkieldicke, längsgestellte, geschlängelte Gebilde darstellen. Durch Geschwürsbildung oder mechanische Verletzung (Karo), auch durch Steigerung des Druckes in den erweiterten Venen bei körperlicher Anstrengung, Husten, Atemnot kann es zu Zerreißung und zu tödlicher Blutung kommen. Die Quelle der Blutung ist oft ein kreisrundes Loch oder kleiner Riß in der Venenwand, die wieder thrombosieren können.

Die **klinische Diagnose** ist auf Grund von Blutungen möglich, deren Unterscheidung von einer profusen Magenblutung schwer fällt; im Ösophagusblut fehlt die Säurereaktion, die im Magenblut unter Umständen positiv ausfällt. Im ösophagoskopischen Bilde heben sich die Varicen durch ihre Prominenz und ihre dunkle Färbung von der umgebenden Schleimhaut ab. Bei der röntgenologischen Reliefdarstellung werden längliche, bei der Atmung veränderliche, mitunter gestreckte, dann wieder wurmartig geschlängelte, bleistift- bis kleinfingerdicke, in das Lumen vorspringende Wülste (H. H. BERG), bogig begrenzte Aussparungen

an der Wand, kreis- und kleeblattförmige Aufhellungen, vermehrtes Haften von Kontrastbeschlägen (WOLF) beobachtet (Abb. 16). Nach der Ansicht von HANSSON soll in Fällen von unerklärlicher Blutung bei Kindern immer die Röntgenuntersuchung der Speiseröhre auf Varicen durchgeführt werden.

Die **Therapie** ist bei größeren Defekten machtlos; kleinere Blutungen stehen zuweilen von selbst. Außer der Injektion der üblichen Hämatostyptika ist Adrenalin, Coagulen, Topostasin „Roche" per os empfohlen worden. WESTPHAL hat durch Kompression der blutenden Varicen mit dem GOTTSTEINschen Dilatator, ROWNTREE mit der MILLER-ABBOTT-*Sonde* gute Wirkung erzielt.

Die Abb. 17 demonstriert die Anwendung der MILLER-ABBOTT-Sonde zur Kompression der Ösophagusvaricen (durch Füllen mit Luft des in den unteren Ösophagusabschnitt eingeführten Ballons wird das Lumen erweitert, die Wandung komprimiert). Die nachfolgend eingeführte Kontrastflüssigkeit zeigt den guten Abschluß durch die Kompressionswirkung.

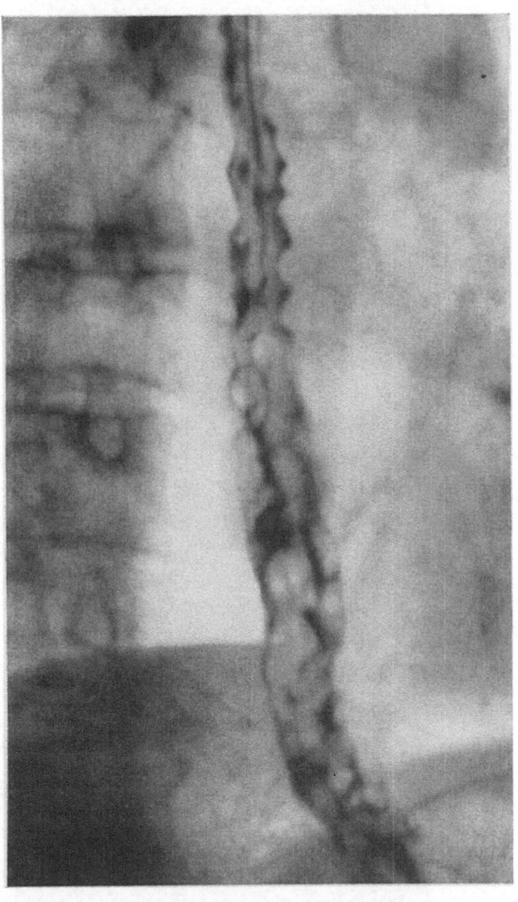

Abb. 16. Ösophagusvaricen.

In neuerer Zeit wird von verschiedenen Autoren die *Verödung* der im Ösophagoskop eingestellten Varicen durch Injektion sklerosierender Lösungen empfohlen (CRAFOORD, FRIEDRICH, MOERSCH, PATTERSON, WALTERS u. a.). Wegen der Gefahr der Nachblutung beim Anstechen der erweiterten Vene spricht sich FRIEDRICH für die paravenöse Injektion von Dextroseglycerin aus. BENEDICT hält die Verödung der Varicen nicht für eine kurative, sondern nur für eine palliative Methode bei inoperablen Fällen oder für eine präoperative Vorbereitung für spätere *chirurgische Eingriffe*. Als solche wurden ausgeführt (BRÜTSCH, FRIEDRICH, HIGGINS, PATTERSON, PLOTZ u. a.): Splenektomie, subdiaphragmale Venensperre zur Ausschaltung der möglichen Umgehungsbahn auf dem Wege zwischen Vena portae und Vena cava (JUZBASIC), TALMAsche Operation, ECKsche Fistel. Diese letztgenannte Operation wird von HIGGINS als eine den physiologischen Verhältnissen am meisten entsprechende therapeutische Maßnahme empfohlen.

Ösophagusblutungen. Außer den Varicen sind als Blutungsursachen zu nennen: Verletzungen (Schußverletzung Hetzar), Ulcera, Ruptur, Gefäßusur, Carcinom, submuköse

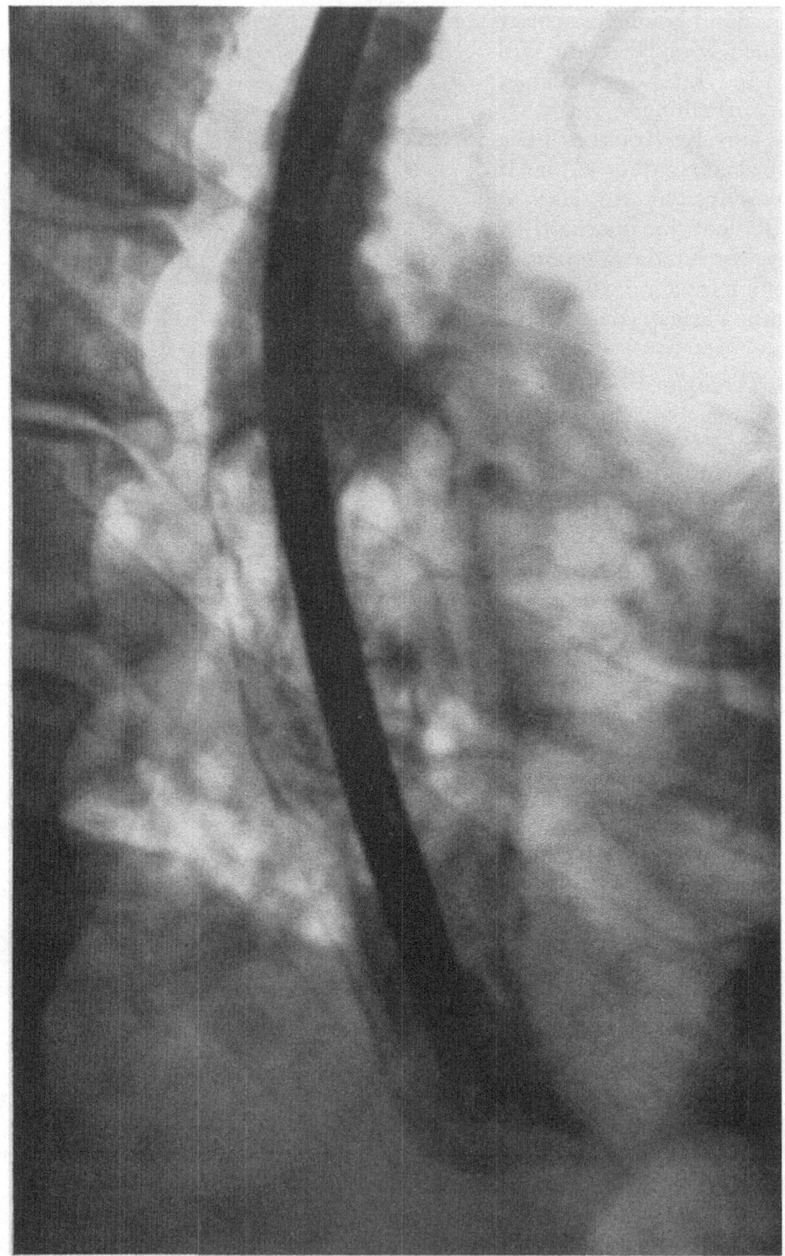

Abb. 17. Miller-Abbottsche Sonde im unteren Ösophagusabschnitt zur Kompression der Ösophagusvaricen.

Aneurysmen, Angiom, Erosionen (Pringle), Ekchymosen bei Vergiftung mit Phosphor, Campher (Fischer), hämorrhagische Diathese, perniziöse Anämie, Foudroyante Grippe (Fischer), Pyämie, Pocken, Typhus (Roessle), Polycythaemia rubra (Letulle und Yacol), Epidermolysis bullosa (Riecke), Leukämie (bei einem von Heine mitgeteilten Falle von chronischer, lymphatischer Leukämie fand sich bei der Sektion im Ösophagus ein 17 cm langer, gut daumendicker, dunkelroter Blutpfropf, der von der Grenze des oberen zum mittleren Drittel bis zur Kardia reichte, mit der Ösophaguswand fest verklebt war und das Lumen völlig verlegte).

IX. Verätzungen, Verbrennungen.

Chemische Mittel, wie Natronlauge, Kalilauge, Salzsäure, Schwefelsäure, Salpetersäure, seltener Oxalsäure, Essigsäure, Carbolsäure, Sublimat, Kupfervitriol, Jodtinktur usw. rufen je nach ihrer Menge und Konzentration Verätzungen der Speiseröhre hervor. Selten sind intensivere Verbrennungen des Ösophagus durch heiße Flüssigkeiten, deren Wirkung sich meistens auf Mund und Pharynx beschränkt. Die chemischen Ätzflüssigkeiten werden häufig aus Versehen infolge einer Verwechslung, aber auch in Selbstmordabsicht genommen (MARRI 85% Selbstmord unter 142 Fällen). Auch bei Mordversuchen und gelegentlich bei Wetten spielen die genannten Substanzen eine Rolle. Über Verätzung durch konzentrierte Lauge bei Gebrauch des Tauchretters berichtete SPRINGORUM; SOULAS beobachtete bei kleineren Kindern das Verschlucken von Pottaschekrystallen, welche an einzelnen Stellen der Speiseröhrenschleimhaut liegen blieben, dort tiefgehende Verätzungen verursachten, welche später zu schweren Strikturen führten. Bei sehr konzentrierten Flüssigkeiten tritt infolge der Perforation des Magens der Tod ein. Die meisten zur Beobachtung kommenden Verätzungen rühren von schwächeren, im Haushalt gebräuchlichen Laugen und Säuren her. Ihre direkten Wirkungen sind deshalb an sich geringer und hängen von Konzentration, Menge und Zeitdauer der Einwirkung ab.

Die Wirkung der ätzenden Substanzen besteht in einer mehr oder weniger hochgradigen Entzündung — *Oesophagitis corrosiva* —, welche bei geringen Graden zu einer Abstoßung der Epithelien, bei tiefergreifender Wirkung zur Zerstörung der Gewebe führt. In der Umgebung der nekrotischen Partie entwickelt sich eine demarkierende Entzündung mit nachfolgender Abstoßung der verletzten Schleimhaut.

Die Veränderungen der Ösophaguswandung durch die verschiedenen chemischen Mittel sind nach der von RIDDER und von SCHALL wiedergegebenen Zusammenstellungen die folgenden:

Schwefelsäure. Schleimhaut gleichmäßig grauweiß, stark längsgefaltet, starr, brüchig. Submucosa infiltriert. Gefäße mit zerfallenen Blutkörperchen gefüllt. Später Geschwürsbildung, diphtherische Beläge, Narben.

Salzsäure. Erscheinungen ähnlich wie bei Schwefelsäure, aber bei der gewöhnlich nur kurzen Einwirkungsdauer meist weniger tiefe und in den oberen Teilen weniger gleichmäßige Verschorfung; dazwischen blutig infiltriertes ödematöses Gewebe.

Salpetersäure. Gelbe oder gelbbraune bis grünliche Verschorfung, ähnlich der Schwefelsäurewirkung. Bei konzentrierter Säure stärkste Tiefenwirkung.

Chromsäure. Rotbrauner bis grünlicher Schorf, Speiseröhrenwand hart, trocken. Mikroskopisch nach ROESSLE charakteristisch halbmondförmige Niederschläge in der Submucosa.

Oxalsäure. Schleimhaut oben grauweiß, unten bräunlich-schwarz, längsgefaltet, derb, nicht brüchig. Unten oft kadaveröse Selbstverdauung, da Oxalsäure plus Pepsin des Magens Eiweiß verdaut. Nach längerer Einwirkung Calciumoxalatkrystalle in der Speiseröhre nachweisbar.

Carbolsäure. Speiseröhre intensiv grauweiß, wie mit Kalk überzogen; Wand trocken, brüchig, trübe.

Lysol. Schleimhaut gequollen, schlüpfrig, wie verseift, braunrot-grauweiß.

Carbolineum (Carbolsäure plus Teeröl): Schleimhaut von dunkelgrün-bräunlicher Färbung und von fester, lederartiger Beschaffenheit.

Formalin. Schleimhaut graurötlich, trocken, etwas gerunzelt (MARX) oder schokoladefarbig, hart wie Leder (LEVISON, DE RECHTER).

Cyankali. Rosarote Färbung der Schleimhaut (FISCHER).

Citronen-, Wein-, Essigsäure. Farbe der Schleimhaut weiß bis weißgrau, Ätzung oberflächlicher.

Alkalien. Schwere Veränderungen; Kolliquationsnekrose. Schorfe weiß, weich, später derber und trockener.

Korrosionsgifte. (Sublimat, Chlorzink, Kupfervitriol, Argentum nitricum) Koagulationsnekrose oberflächlicher als bei den erwähnten Säuren; bei Kupfervitriol Schorf blaugrün, bei Argentum nitricum grauweiß bis schwarz. Speiseröhre weniger starr als bei den Säuren.

Als seltene Agentien mit Ätzwirkung auf die Ösophagusschleimhaut wurden noch genannt: *Cantharidin* (Sann), *Chloroform* (Hara). Tilleston sah flache Schleimhautgeschwüre nach *Kalomel*vergiftung.

Infolge der Verätzungen gehen große Partien der Schleimhaut zugrunde und werden durch Würgen oder Erbrechen herausbefördert.

Die *röhrenförmige Abstoßung* der Ösophagusschleimhaut — *Oesophagitis dissecans profunda* — ist beobachtet worden nach der Einwirkung von Schwefelsäure (Howitz, Trier u. a.), von Salpetersäure (Malmsten, Puchelt u. a.), von Salzsäure (Grau, Holm, Neisser, Strauss u. a.), von Lauge (Benjamin, Bornikoel, Gilbert und Philibert, Liebmann u. a.), von Salmiak (Gilbert und Grenet, Jelistratow), von Essigessenz (Gesellewitsch), von Lysol (Winter).

Tiefergreifende Zerstörungen der Speiseröhrenwandung können zur Perforation des Ösophagus führen. Oberflächliche Substanzverluste nach leichter Verätzung heilen durch Epithelregeneration; bei tiefergehenden Defekten kommt es zur bindegewebigen Narbe mit Schrumpfung und nachfolgender Striktur.

Klinisch äußern sich die ersten Folgen der Verätzung in sofort auftretenden Schmerzen und in hochgradigem, durch die gleichzeitige Verbrennung des Larynx bedingtem Erstickungs- und Angstgefühl. Manchmal treten Ohnmacht und Blutungen auf. Das Schlucken ist unmöglich. Es besteht Neigung zu Brechen und Würgen, wobei blutiger Schleim, kleinere oder größere Fetzen der verätzten Schleimhaut herausbefördert werden.

Beutel glaubt, daß Verschiedenheiten im *röntgenologischen Reliefbild* der Ösophagusschleimhaut bei frischen Laugen- und bei Säureverätzungen vorhanden sein können. Die frische Laugenverätzung zeigt nach seiner Darstellung eine Weitstellung des Ösophagus auf Grund einer Atonie und einen weitgehenden Verlust der Schleimhaut, so daß die Längsfalten nicht mehr erkennbar sind. Die Säureverätzung dagegen soll eine eigenartige kleinkörnige Granulierung aufweisen. Bei einem Fall von Salzsäureverätzung konnte Beutel multiple Verätzungsgeschwüre feststellen.

Die *schweren* Fälle verlaufen mit Fieber, Somnolenz und Blutungen. Gewöhnlich tritt der Tod sehr bald oder — infolge einer Perforation — in wenigen Tagen ein. In den *leichteren* Fällen lassen nach 2—3 Tagen allmählich die Schmerzen nach, das Schlucken wird besser, der Kranke erholt sich, bis nach Wochen von neuem im Stadium der Narbenbildung Schlingbeschwerden auftreten.

In der Regel führen Vergiftungen mit konzentrierter Lauge [Laugenstein (Schranz)] oder Säure zum Tode. Etwa $^{1}/_{3}$ geht an den unmittelbaren Folgen der Verätzung zugrunde. Auch später kann durch Eiterung und Komplikationen der Tod erfolgen. Kinder sind besonders gefährdet. Bei den mit schwächeren Ätzgiften Verletzten bekommt die Mehrzahl Narbenstrikturen. Auch bei diesen ist die Mortalität noch eine hohe ($^{1}/_{3}$).

v. Hacker berechnet bei Laugenverätzung 25% Mortalität, 50% schwere Strikturen, 25% leichte Strikturen und bei Säureverätzung 50% Mortalität, 33% schwere Strikturen, 17% leichte Strikturen. Nur sehr selten bleibt die Strikturbildung nach einer Verätzung aus (v. Hacker, Quénu et Petit u. a.).

Therapie. Bei einer ganz frischen Verätzung wird man versuchen, durch Neutralisierung der genossenen Substanz ihre weitere Wirkung aufzuheben, bei Vergiftungen mit Säuren durch größere Mengen Magnesia, bei solchen mit Alkalien durch Citronensaft und Citronensäure in Eiswasser oder kühler Milch. Einen wesentlichen Erfolg kann man sich davon jedoch nicht versprechen, da in den meisten Fällen der Arzt bereits vor der vollendeten Tatsache der Schädigungen steht. Meist wird deshalb die ärztliche Aufgabe nur darin bestehen, den Schock zu bekämpfen und die Schmerzen durch Schluckenlassen von Eis und durch subcutane Verabfolgung von Narkoticis zu lindern. Janowski empfiehlt zu diesem Zwecke auch die Darreichung von Adrenalin (5—10 Tropfen der Lösung 1:1000 in einem Teelöffel Wasser). Die Nahrungszufuhr geschieht auf rectalem Wege. Hodge empfiehlt die intravenöse Infusion von Glucose in den ersten Tagen. Ob man eine frühzeitige Gastrostomie vornimmt, hängt in erster Linie von der Schwere der Erkrankung und den Begleitumständen ab. Sie ist fast immer eine Maßnahme in späteren Perioden, sobald eine beträchtliche Abstoßung abgestorbener Teile des Ösophagus stattgefunden hat, die zu weiteren großen Geschwüren und ausgedehnter Narbenbildung führt.

Die Hauptaufgabe der Therapie einer Speiseröhrenverätzung liegt in der *Strikturprophylaxe*, indem möglichst frühzeitig der Bildung von Narbenstrikturen vorgebeugt wird. Die früher allgemein gültige Vorschrift, jede Sondierung bis zur Vollendung der Vernarbung zu vermeiden, besteht heute nicht mehr zu Recht, nachdem die schönen Erfolge der von Salzer ausgearbeiteten Methode der *Frühbougierung* gezeigt haben, daß durch die Frühbehandlung nach Verätzung die Ösophagusstriktur mit ihren lebensgefährlichen Folgezuständen verhütet werden kann.

Mit der Sondenbehandlung (weiche, mit Schrotkörnern gefüllte Bougies) wird möglichst früh begonnen, „gleich nach Ablauf der ersten stürmischen Erscheinungen" (Salzer), in leichten Fällen am 2. Tage, in schweren Fällen, wo auch an Zunge und Rachen schwere Verätzungen zu finden sind oder wo Blut erbrochen wurde, einige Tage später (Erdelyi). Fraenkel, Belinow u. a. halten allerdings diese frühzeitige Sondierung für gefährlich; sie warten die Abstoßung der Schorfe ab und beginnen mit der Einleitung der prophylaktisch-mechanischen Sondenbehandlung erst nach Ablauf der 2. Woche. Für die Frühdauerintubation hat Lagergart besondere Dauerbougies konstruiert.

Über die günstigen Resultate der Frühbehandlung geben die Zusammenstellungen von Balint, Belinow, v. Bokay, Erdelyi, Häberlin, Hofmann, Kernodle, Salzer, v. Wildenberg u. a. Aufschluß.

X. Narbenstrikturen.

(Die übrigen Stenosen s. unter XII. 2 sekundäre Ektasien.)

Die Hauptursache der Ösophagusstenosen sind Verätzungen. Neben ihnen kommen solche nach Schleimhautverletzung durch Fremdkörper, nach Entzündungen, Ösophagusgeschwüren, durch Kompression, Muskelhypertrophie, nach Diphtherie, Tuberkulose, Syphilis, Blastomykose (Vinson) zahlenmäßig nicht in Betracht. Die Verätzungsstenosen sind nach den Carcinomstenosen die häufigsten.

Anatomie. Bei oberflächlicher Verätzung, welche nur eine Abstoßung des Epithels herbeigeführt hat, bleibt nach der Wiederherstellung der Epithelschicht die Schleimhaut intakt. Geht die Verätzung aber etwas tiefer, so bildet sich eine Nekrose der Schleimhaut, welche zur Narbenbildung führt. Die gesunde Schleimhaut wird durch Verwachsungen in den narbigen Prozeß hineingezogen und verzerrt. Es bilden sich leistenförmige, halbringbis ringförmige, ja diaphragmaähnliche narbige Vorsprünge. Greift die Verätzung noch tiefer auf Submucosa und Muscularis, so bilden sich *callöse* Narben, welche auf mehr oder weniger großen Strecken die ganze Circumferenz des Ösophagus in die Vernarbung hineinziehen. Kürzere Narben werden als *ringförmige*, auf längere Strecken ausgedehnte als *tubuläre* bezeichnet. Ihre Oberfläche ist unregelmäßig. Oberhalb der Stenose ist die Muskulatur meist verdickt, jedoch kann die Hypertrophie der Muskulatur auch ausbleiben, wenn entzündliche Vorgänge eine Schwächung derselben erzeugt haben. In solchen Fällen findet sich oberhalb der Stenose eine mehr oder weniger hochgradige Erweiterung, in welcher die Speisen stagnieren und entzündliche Veränderungen der Schleimhaut hervorrufen. Auch durch die Sonde und andere instrumentelle Eingriffe werden oberhalb der Stenose oft Veränderungen geschaffen, welche zu einer Nachgiebigkeit der Wände führen und die Grundlage zur Divertikelbildung abgeben können, aber auch häufig der Boden für Sondenperforation und für Schaffung falscher Wege sind.

Greifen die Verätzungen auf das periösophageale Gewebe über, so kann durch die nachfolgenden entzündlichen Narbenveränderungen der Ösophagus an die Umgebung starr fixiert und infolge des Narbenzuges abnorm gekrümmt werden.

Sitz der Erkrankung sind am häufigsten der Eingang, die Bifurkation und der Hiatus oesophagei. Prädilektionsstellen für ringförmige Verätzungsnarben sind

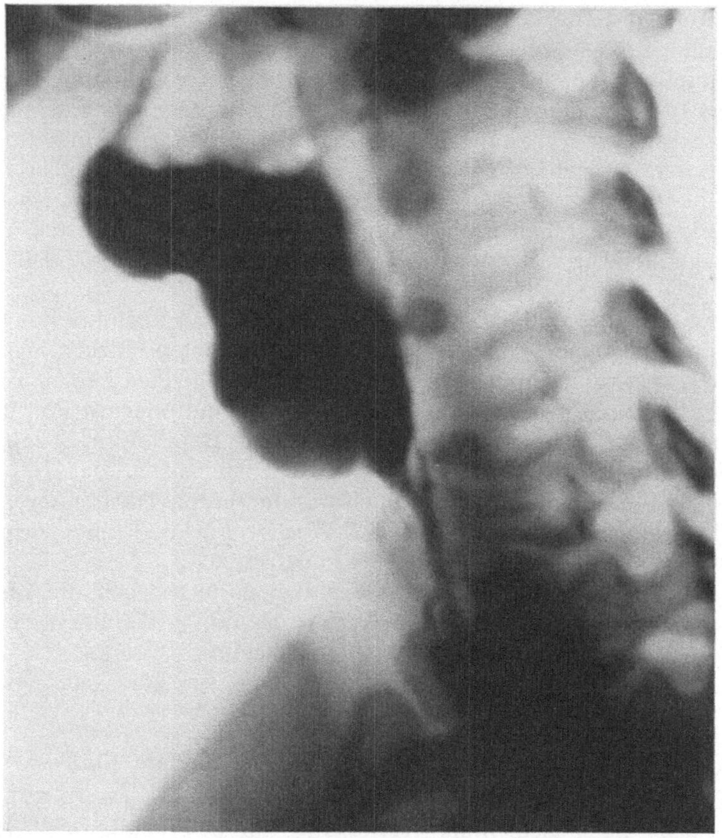

Abb. 18. Narbenstriktur am Ösophaguseingang nach Salzsäureverätzung. (Profilaufnahme.)

Ringknorpel, Aortenenge, Bifurkationsenge, Bronchialenge, Zwerchfellenge. Jedoch findet man die Narbenstriktur auch an den übrigen der 13 von Mehnert unterschiedenen physiologischen Engen. Bei Kindern erstreckt sich infolge der engen Beschaffenheit des Lumens die Ätzwirkung gewöhnlich auf größere Wandstrecken.

Man beobachtet *isolierte* und *multiple* Stenosen. Die isolierten sitzen meist im unteren Brustabschnitt in Form tubulärer Strikturen. Multiple Strikturen finden sich am häufigsten in der Kombination Cervical- und oberer Brustteil, oberer Brustteil und unterer Brustteil. Hodge und Scharfe haben unter ihren Verätzungsfällen 32% multiple Ätzstenosen angetroffen, wobei die unterste Verengerung gewöhnlich die ausgesprochenste war.

Symptome. Die klinischen Symptome gipfeln in der Dysphagie. Diese ist unabhängig von der Stärke der Verengerung und kann eine gewisse Launenhaftigkeit dadurch aufweisen, daß sie mit plötzlich eintretenden Spasmen sich kombiniert, oder daß durch Einklemmung von Nahrungssubstanzen oder Fremdkörpern überraschende Zwischenfälle auftreten. In der Regel beginnt die Dysphagie nach den heftigen akuten Erscheinungen, nimmt nach einem Intervall von verschieden langer Dauer allmählich an Stärke zu und kann schließlich absolut werden. Bei hohem Sitz der Stenose kommt es zu plötzlicher Regurgitation beim Schlingen, bei tiefem Sitz zu Brech- und Würgbewegungen.

Diagnose. Die objektive Feststellung von Sitz, Stärke und Länge der Striktur geschieht in erster Linie mit *Sonden* (englische Sonden, Fischbeinsonden mit Elfenbeinoliven). Die Sondenuntersuchung muß vorsichtig ausgeführt werden, da brüskes Vorgehen wegen der Bildung falscher Wege und der Perforation nicht ungefährlich ist.

Die *Ösophagoskopie* ist deshalb der Sondenuntersuchung vorzuziehen. Sie gestattet, Sitz, Form und Charakter der Narbenstriktur festzustellen.

Man sieht streifenförmige und fleckige weiße Narben mit normal roter oder entzündeter Schleimhaut. Bei alten Fällen ist die Schleimhaut blaß, atrophisch und von feinen Gefäßstämmchen durchzogen. Man erkennt die Ringform der Narbe und den Beginn der tubulären Form als narbige Trichter von Portio vaginalis-artigem Aussehen. Der Ösophagus ist bei tiefen Narben respiratorisch und pulsatorisch unbeweglich; bei oberflächlichen Narben sind die Bewegungsphänomene noch erhalten.

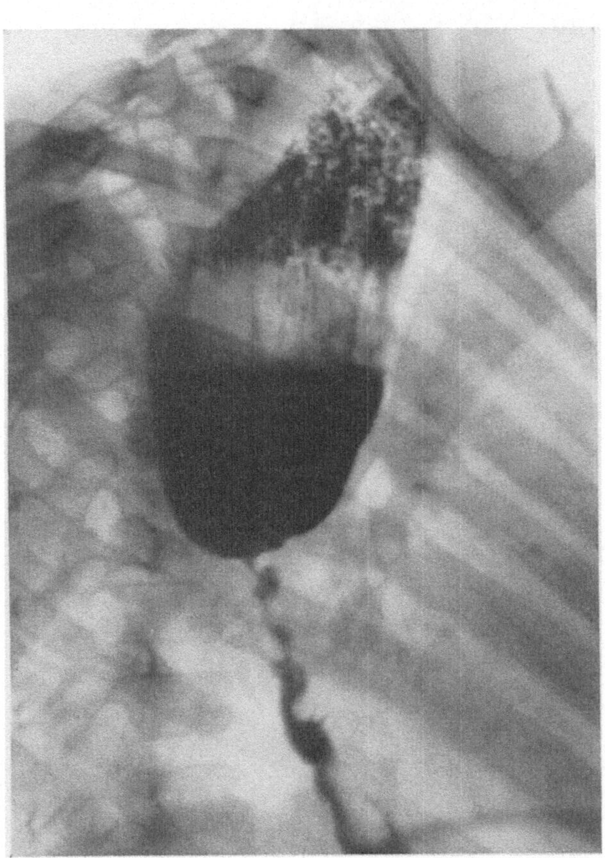

Abb. 19. Ätzstenose im unteren Ösophagusabschnitt mit sekundärer Erweiterung des proximalen Teiles bei 5jährigem Kinde.

Auch die *Röntgenuntersuchung* gibt uns Aufschluß über Sitz, Grad, Form und Anzahl der Stenosen. Oberhalb der Striktur erkennen wir den Schatten einer mehr oder weniger ausgesprochenen Erweiterung, welcher sich gegen die Stenose konisch verjüngt und mit feiner Spitze in einen oft nur fadenförmigen Fortsatz ausläuft. Die Konturen des konischen, oft trichter-, rettich- oder birnförmigen Schattens sind ziemlich regelmäßig, oft leicht gewellt (Abb. 18, 19, 20).

Die **Differentialdiagnose** hat in erster Linie die carcinomatöse Stenose und den Spasmus zu berücksichtigen, ferner die verschiedenen Obturations- und Kompressionsstenosen. Auch die tuberkulösen, syphilitischen, diphtherischen, posttraumatischen, postulcerösen Strikturen sind differentialdiagnostisch abzutrennen, was bei bekannter Anamnese und Berücksichtigung der übrigen klinischen, besonders ösophagoskopischen Befunde in der Mehrzahl der Fälle möglich sein wird. Röntgenologisch läßt sich die carcinomatöse Stenose von der Narben-striktur dadurch unterscheiden, daß beim Carcinom die Schattenränder besonders am distalen Ende der Silhouette unregelmäßig, zerklüftet, wie ausgefressen sich darstellen. Ausnahmsweise kann allerdings auch die Carcinomstenose die konische Schattenform mit leicht gewellter Begrenzung aufweisen. Einen besonderen Aspekt bieten diejenigen Ätzstenosen, welche mit lang dauernder Sondendilatation behandelt worden sind; wir finden bei solchen Fällen an Stelle des früheren Ätzschor-fes eine Verengerung des Rohres mit relativ glatter Begrenzung, welche nur an-deutungsweise die leicht wel-lige Randkontur aufweist (Abb. 21).

Die Abb. 21 stammt von einem 33 jährigen Patienten, welcher im Alter von 2 Jahren Natron-lauge getrunken hatte. Er wurde anschließend während 6 Jahren ständig sondiert. Es besteht jetzt noch Schluckbehinderung für feste Nahrung. Die Röntgen-untersuchung ergibt freie Kon-trastbreipassage bis zur Hilus-gegend, daselbst eine etwa 4 cm lange Stenose mäßigen Grades mit leicht welliger Kontur.

Von Wichtigkeit für die Diagnose ist ferner, daß nach Verätzung die Anamnese nicht selten uns im Stiche läßt, da die Patienten nach Suicidversuch absichtlich den Grund ihres Leidens ver-heimlichen. Bei unsicherem Röntgenbefund wird in sol-chen Fällen die Ösophago-skopie eventuell mit Probe-excision die Diagnose sicher-stellen.

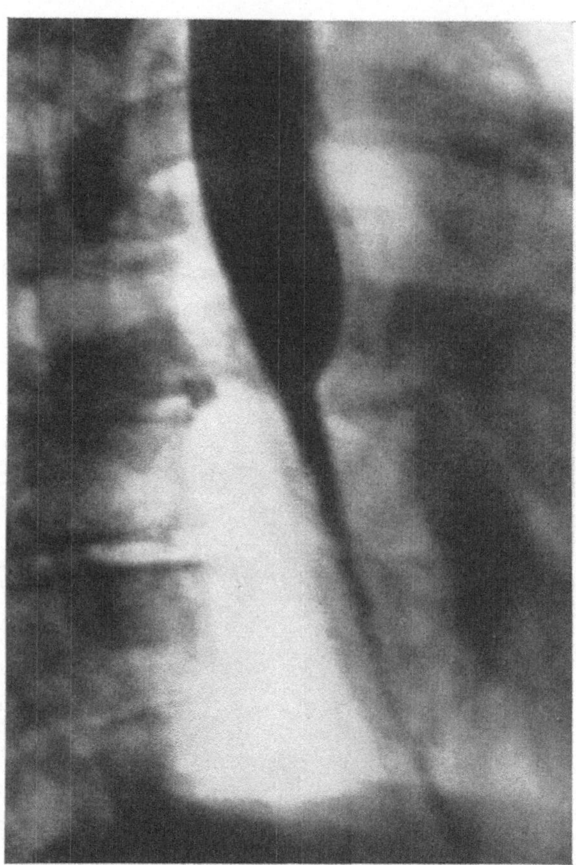

Abb. 20. Ätzstriktur nach Säureverätzung.

Verengerung des oberen Ösophagusabschnittes durch Narbenbildung ist bei kongenitaler *Dyskeratose* (Epidermolysis bullosa dystrophica) beobachtet worden (NAGER).

Auch die von MACMILLAN erwähnte fibröse Entartung der Muskulatur des oberen Öso-phagusabschnittes ergibt im Röntgenbilde eine fusiforme Verengerung des Rohres.

Schwierig kann die Differentialdiagnose gegenüber der Stenose nach Ent-zündung sein. Auch hier zeigt das Schattenbild eine rettichförmige caudale Verjüngung bis zur Fadenform mit feinwelligen Randkonturen (vgl. Abb. 12).

Prognose. Die Prognose richtet sich nach dem Grade der Ausdehnung und der Tiefe der Striktur.

Eine völlige Wiederherstellung des normalen Lumens wird auch in den günstigsten Fällen kaum möglich sein. Meistens besteht auch nach Erweiterung die Tendenz zu Rezidiven infolge der Neigung des Narbengewebes zur Retraktion. Bei Kindern ist die Prognose insofern besser, als das Wachstum des Ösophagus die künstliche Dilatation begünstigt. Besonders schlechte Prognose geben die langgestreckten Strikturen. Die Gefahr der Rückfälle besteht immer, ferner die der Einkeilung von Fremdkörpern, von Speisen usw.

Behandlung. Für die Dehnungsbehandlung werden feste englische Sonden, Stoffsonden mit Quecksilber- oder Bleifüllung, Metallsonden angewendet. Bei Kindern verwendet man englische Harnröhrensonden. Die Sonde bleibt zu Beginn nur kurze Zeit, später bei einer gewissen Gewöhnung der Kranken $^1/_4$—$^1/_2$ Std und noch länger in der Striktur liegen; man sondiert je nach der Lage des Falles 1—2mal täglich.

Bei sehr engen Strikturen wendet man zur Sondierung Darmsaiten an, die in einem Tubus bis zum Eingang der Striktur geführt oder auch mit dem Ösophagoskop in die Striktur eingelegt werden können. Die Darmsaiten quellen auf und erweitern so die Strikturöffnung, bis man mit stärkeren Sonden weiterarbeiten kann. Für Fälle, bei denen nach der Darmsaite ein dickeres Instrument sich nicht nachschieben läßt, hat LOTHEISSEN Metallsaten empfohlen, welche sich übereinanderschieben lassen wie die Teile eines Teleskopes (Teleskopdilatation).

Gute Resultate erzielt man bei engen Strikturen mit der von v. HACKER angegebenen Methode, ein über einen Führungsstab gezogenes Drahtrohr in die Striktur einzuführen.

BELINOFF verwendet 3 cm lange, 2—10 mm Durchmesser haltende Bolzen, die durch das Ösophagoskop eingeführt und an Seidenfaden befestigt werden. Die Bolzen sind in longitudinaler Richtung mit einem Kanal versehen, durch welchen der Patient Flüssigkeit zu sich nehmen kann.

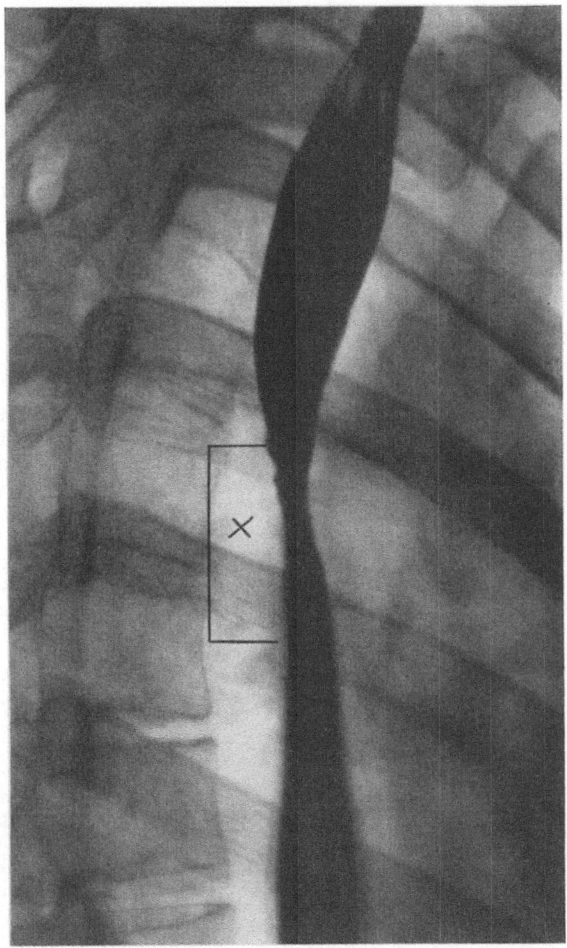

Abb. 21. Ösophagusstenose (×), 30 Jahre nach Sondenbehandlung einer Verätzung mit Natronlauge.

Als weitere Mittel zur Erweiterung kommen die Einführung von *Laminariastiften* (LEDOUX u. a.), ferner die Verwendung der GOTTSTEINschen oder SCHREIBERschen *Dilatationssonde* in Betracht. Wenn das Lumen exzentrisch liegt, die Öffnung sehr klein ist und durch Wülste verlegt wird, kommt die Einführung der Sonde mit dem Ösophagoskop in Frage. SOULAS verwendet eine Quecksilbersonde mit Ballondilatator, welche unter Röntgenschirmkontrolle eingeführt wird.

GUISEZ empfiehlt die Inkubation des Ösophagus.

Ein 5—6 cm langes Gummiröhrchen wird auf einem Drain mit Hilfe eines Seidenfadens in die Länge gezogen. Mit dem Ösophagoskop wird das Röhrchen in die Stenose eingelegt und der Drain entfernt. Allmählicher Ersatz durch dickere Röhrchen.

Mit oder ohne Endoskopie kommt weiter die *elektrolytische Behandlung* der Narbenstrikturen in Frage (Demel, Felkel, v. Hacker, Lotheissen, Moltzer u. a.).

Bozzi, Picard wollen mit der Hochfrequenztherapie, Abramowicz mit der Elektrocoagulation beachtenswerte Erfolge bei narbiger Ösophagusstriktur erzielt haben.

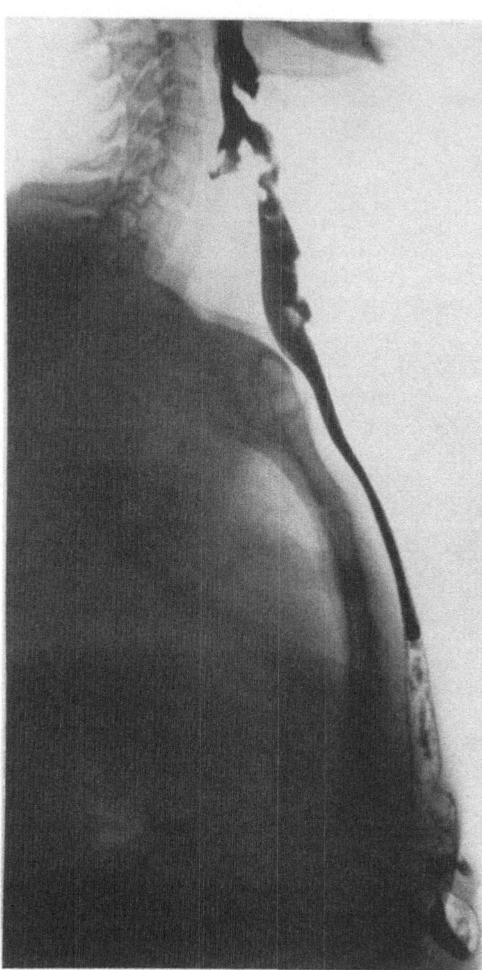

Abb. 22. Anterothorakale Ösophagusplastik bei Patientin der Abb. 18.

Nach Felkel ist die Sondierung impermeabler Strikturen mit der Elektrolytsonde nach Jenkels eine sehr erfolgreiche Methode; er hält eine Speiseröhrenstriktur vom klinischen Standpunkt aus für dauernd impermeabel, wenn eine wiederholte röntgenologische Darstellung des Narbenkanals mit schwerem Kontrastöl oder der Farbversuch negativ ausfallen und wenn die Anwendung der Elektrolytsonde vergeblich ist.

Prüfung der Durchgängigkeit auf chemischem Wege (Demel): 2—5% Lösung von Ferr. lact. wird geschluckt; nach 5 min wird der durch den Gastrostomieschlauch gewonnene Magensaft mit Ferrocyankalilösung versetzt; die geringste Menge von Ferr. lact. führt zur Blaufärbung.

Operative Behandlung. Von den blutigen Behandlungsmethoden ist die *Oesophagotomia interna*, die ebenfalls im Ösophagoskop ausgeführt und in erster Linie bei häutigen Strikturen angewandt wird, zu nennen.

Die *Oesophagotomia externa* und *Ösophagostomie* findet ihre Anwendung in erster Linie bei den Strikturen des Halsteiles, wird aber auch bei den tiefer gelegenen zur Schaffung eines bequemen Zuganges ausgeführt, sei es, daß man die Striktur exstirpieren oder von der äußeren Wand aus dilatieren will.

Die *Gastrostomie* kommt in Betracht bei sehr engen Stenosen mit Unmöglichkeit der Ernährung, ferner bei septischen Komplikationen des Ösophagus (Sargnon und Alamartine). Vom Magen aus wird dann die Ernährung des Kranken und die Dilatation der Striktur durch „*Sondierung ohne Ende*" nach v. Hacker (An- und Ineinanderschachtelung allmählich stärker werdender Gummischläuche) durchgeführt, eventuell mit Hilfe der unteren Ösophagoskopie.

Die Behandlung der Speiseröhrenverengerung mit Sondierung ohne Ende erzielt nach einer Zusammenstellung von Tiesenhausen Heilung in 95% der Fälle.

Für die Sondierung ohne Ende hat Henle als Sondenersatz Trousseausche Elfenbeinoliven von steigender Größe (3—11 mm) mit Längsbohrung angegeben, welche auf einem starken Seidenfaden im Abstand von 10—12 cm unverschieblich aufgereiht sind; Kurtzahn bevorzugt polierte, langgestreckte Metallperlen, die in aufsteigender und absteigender Größe nach beiden Seiten symmetrisch auf den Faden aufgereiht sind, durch welche Anordnung das Hin- und Hersondieren ermöglicht wird.

Green empfiehlt das Abbesche Dilatationsverfahren, bei welchem nach Anlegen einer Gastrostomie ein filiformes Bougie per os eingeführt wird, bis es aus der Magenwunde hervorragt. Dann wird retrograd ein starker Seidenfaden bis zum Munde heraufgezogen und nun mittels sägenden Bewegungen die Striktur erweitert („Methode des schneidenden Fadens").

Als „*retrograde Sondierung*" bezeichnet v. HACKER den Versuch, mit einer Sonde durch die Magenfistel in den Ösophagus einzudringen. Die retrograde Ösophagusdilatation sollte nach KEARNEY stets versucht werden vor einer Ösophagusplastik.

In neuerer Zeit ist mehrfach der *plastische Ersatz der Speiseröhre* durch Darmstücke oder durch einen aus der Haut gebildeten Kanal ausgeführt worden [Ersatz der Speiseröhre aus der Brusthaut, aus Dünndarm, aus dem Magen, aus dem Quercolon, (s. FRANGENHEIM)] (Abb. 22). SWEET operiert impermeable Ösophagusstenosen durch subtotale Ösophagektomie mit intrathorakaler ösophagogastrischer Anastomose.

Die **medikamentöse Behandlung** der Ösophagusstrikturen hat in erster Linie die Beseitigung des Schmerzes und der dysphagischen Störungen zur Aufgabe. Hierfür kommen neben Brom, Belladonna die üblichen Narkotica: Chloral, Opium, Codein, Paracodin und vor allem Morphium in Frage, das besonders von NAUNYN und D. GERHARDT zur Beseitigung des Reizzustandes der Muskulatur empfohlen ist (10—15 min vor der Mahlzeit 3mal täglich 15 Tropfen in 1%iger Lösung). Eine weite Verbreitung hat die Anwendung von *Thiosinamin* und seinem Doppelsalz, dem *Fibrolysin*, gefunden (BASS, FRAENKEL, SCHILLING, WEISSEL-BERG u. a.). Der Zweck dieser Behandlung liegt in der Vorbereitung des Narbengewebes für die physiologische und therapeutische Dehnung und in der Unterstützung der Sondenbehandlung.

XI. Neurosen.

Nervöse Erkrankungen des Ösophagus spielen sich in der sensiblen oder motorischen Sphäre oder in beiden zugleich ab und bedingen dann die charakteristischen Folgen der Koordinationsstörungen im Schluckmechanismus. Ganz allgemein äußern sie sich in Schlingbeschwerden bis zum völligen Versagen des Schluckvermögens, in Parästhesien verschiedener Art, Druck und Oppressionsgefühl bis zu den heftigsten Schmerzen. Zu diesen allgemeinen, allen Ösophagusaffektionen mehr oder weniger eigenen Erscheinungen gesellen sich wichtige, auf den nervösen Ursprung hinweisende Symptome: Das Auftreten bei Neuropathen, die Plötzlichkeit des Kommens und Gehens, die Abhängigkeit von seelischen Momenten, das Fehlen von anatomischen Veränderungen.

1. Sensible Neurosen.

a) Anästhesie.

Die Frage, inwieweit der Ösophagus empfindendes Organ ist, ist noch nicht endgültig gelöst. Die Untersuchung von ZIMMERMANN über die Sensibilität der Ösophagusschleimhaut wurde früher schon erwähnt. v. ZIEMSSEN nahm auf Grund klinischer Beobachtung an, daß die Speiseröhre normalerweise für Druck empfindlich sei und glaubte, daß unter pathologischen Umständen, z. B. bei Hysterischen, bei Diphtherie, neben der Unempfindlichkeit des Larynx und Pharynx auch Anästhesie des Ösophagus gegen die Berührung mit der Sonde vorkomme. GOTTSTEIN, JACKSON haben bei Ösophagusparalyse eine auffallend geringe Empfindlichkeit der Ösophagusschleimhaut bei Anlaß der Ösophagoskopie festgestellt. KRAUS kennt nur Schmerzwahrnehmung des Ösophagus und lehnt die Existenz einer Ösophagusanästhesie ab.

b) Hyperästhesie.

Die Hyperästhesie findet sich bei Verletzungen der Speiseröhre, Verbrennungen, Geschwüren, Narben, Entzündungen, ferner bei Gastritis und nervösen Magenerkrankungen, aber auch als völlig selbständige, gelegentlich sehr lästige Affektion. Die Hyperästhesie äußert sich in unangenehmen Empfindungen im Schlund bis herunter zum Schwertfortsatz: Druckgefühl, Brennen, Schmerz beim Schlucken, der nach den Schulterblättern, nach Brust und nach dem Nacken ausstrahlen kann. Auch außerhalb des Schluckaktes können diese

Empfindungen weiter bestehen und das Gefühl eines steckengebliebenen Bissens hervorrufen. Manchmal werden die Beschwerden eigentümlicherweise durch Essen besser. In den Fällen, bei welchen der Druck und das Fremdkörpergefühl im oberen Drittel der Speiseröhre sitzt, gleicht das Bild dem als „Globus hystericus" bezeichneten Zustande. Ob unter diesen Umständen ein wirklicher Krampf der Ösophagus- und Pharynxmuskulatur besteht, ist fraglich. Das Ausstrahlen der Empfindungen nach dem Rachen und der Kinnmuskulatur bei gleichzeitig bestehendem Zungenkrampf deutet darauf hin, daß jedenfalls in manchen Fällen wirklicher Krampf die Grundlage dieser Empfindungen ist. Diese Zustände finden sich nicht nur bei Hysterischen, sondern bei Nervösen überhaupt. Jedoch erreichen sie bei diesen nie eine solche Stärke, daß die Ernährung auch bei längerer Dauer wesentliche Störungen erleidet, und sind auch nicht mit Muskelkrämpfen verbunden. Sicher ist, daß auch bei hysterischen Personen das Globusgefühl ohne Muskelkrampf, nur als Gefühl des Krampfes („sensibler Krampf") bestehen kann, bei dem das Schluckvermögen jedoch erhalten ist. Clerf nennt mit Recht den „Globus hystericus" eine verantwortungsvolle Diagnose.

Nach Rosenheim kann das *Sodbrennen* eine selbständige Neurosis oesophagi sein, bei welcher die brennenden Empfindungen im unteren Teil der Speiseröhre vorhanden sind, ohne daß salzsäurehaltiger Magensaft aufsteigt. Kraus lehnt diese Auffassung von Rosenheim ab, da nach seiner Erfahrung dieser Zustand bei völlig leerem Magen überhaupt nicht vorkommt.

Die Diagnose der Hyperästhesie gründet sich auf den mit Sonde, Ösophagoskop und Röntgenstrahlen geführten Nachweis, daß organische Veränderungen fehlen, und auf die Feststellung allgemeiner nervöser Symptome.

D. Gerhardt machte darauf aufmerksam, daß Schluckschmerzen, ähnlich denen bei Ösophagusulceration, durch Entzündung der Pleura bedingt werden können und gelegentlich als Initialsymptom von Pleuritis oder Pneumonie vorkommen.

Behandlung. Die Behandlung muß in erster Linie den nervösen Allgemeinzustand berücksichtigen, etwa bestehende lokale, organische oder funktionelle Störungen des Magens und Darmes beheben. Die lokalen Empfindungen kann man mit Trinkenlassen von dünnem Tee oder schleimigen Getränken bekämpfen. In einer Anzahl von Fällen hat sich die Verabfolgung von Anästhesietabletten bewährt. In den mit Krampf kombinierten hartnäckigen Fällen wird man ohne Morphium oder Bepinselung der Ösophagusschleimhaut mit Cocain usw. nicht auskommen.

2. Motorische Neurosen.

a) Krampf des Ösophagus.

Plötzliche, durch Krampf der Speiseröhre hervorgerufene Schlingstörungen sind bekannt unter dem Namen Ösophagismus (Mondière), Dysphagia spasmotica (Hoffmann), Angina convulsiva (van Sweeten), Ösophagusspasmus (Vogel), Rétrécissement spasmodique (Broca), Stenosis spastica fixa et migrans (Hamburger).

Der Krampf kann den gesamten Ösophagus befallen. Praktisch kommt aber meist nur ein Verschluß des *oberen Einganges* (Ösophagusmundes), der *Kardia* bzw. des *unteren Drittels* in Betracht. Spasmus des thorakalen Abschnittes ist im Vergleich zu diesen beiden selten. Der Krampf kann *akut* eintreten und in längeren oder kürzeren Zwischenräumen sich wiederholen. Die häufiger sich wiederholenden, in kürzeren Intervallen auftretenden Krampfzustände können den Charakter eines *chronischen* permanenten Speiseröhrenverschlusses bekommen. Die *akuten* Spasmen sitzen mit wenigen Ausnahmen am *Ösophaguseingang*. An der Kardia kommen sie selten vor. Der *permanente Verschluß* trifft dagegen weit häufiger die Kardia und den unteren Speiseröhrenabschnitt.

Ätiologie. Die verschiedenen lokalisierten Spasmen treten entweder als völlig selbständige, isolierte Äußerungen einer allgemeinen, neuropathischen Anlage auf oder sie sind ein Symptom von Erkrankungen des Zentralnervensystems [Epilepsie, Chorea, Tetanus, Lyssa, Meningitis (GERHARDT), Syringomyelie (DESSECKER)]. Sie kommen ferner vor bei einer Reihe von Vergiftungen (Strychnin, Stramonium, Wurstgift, Nicotin). Als Ursache eines besonders bei älteren Leuten beobachteten, in Bifurkationshöhe lokalisierten Spasmus mit Schluckbeschwerden und Passagestörung sind verkalkte, dem Ösophagus angelagerte Lymphdrüsen angegeben worden (ASSMANN, BENEDICT u. a.). Sehr häufig handelt es sich um reflektorisch erzeugte Krämpfe im Anschluß an Erkrankungen der Speiseröhre, des Magens, der Gallenblase, des Genitalapparates, der Harnblase (GROSGLIK), bei Helminthiasis usw. Oftmals ist der Krampf nach Traumen des Kopfes, der Wirbelsäule und des Thorax beobachtet worden. ROSENHEIM erwähnt auch sein Auftreten infolge von Erkältung. Das Wesentliche dürfte in allen diesen Fällen die allgemeine nervöse Konstitution sein, welche die Disposition für den Krampf abgibt. Daraus erklärt sich vor allem auch sein rein psychisch bedingtes Auftreten, bei Freude, bei seelischen Konflikten (BALL, FAULKNER), bei Schreck oder Furcht, z. B. aus Angst vor Hundswut, oder beim Beobachten eines Speiseröhrenkrampfes bei einem anderen Menschen.

Der Krampf kommt in allen Lebensaltern vor, auch im Säuglingsalter (BECK, LA TETRA). Beide Geschlechter werden etwa gleichmäßig betroffen.

LUST unterscheidet bei Kindern — abgesehen von dem „läsionsbedingten" Krampfe (Verätzung usw). — einen primären essentiellen Ösophagusspasmus, welcher alle Teile des Ösophagusrohres befallen kann und oft periodisch sich einstellt („ösophageale Krisen") und sog. ösophageale Affektkrämpfe, bei denen es während einer stark unlustbetonten Mahlzeit (z. B. bei aufgezwungener Eingabe einer unbeliebten Nahrung) zu ösophagealem Erbrechen kommt, während gern genommene Speisen zu keinem Spasmus Anlaß geben.

Symptome. Ohne ersichtlichen Grund, bei dem Versuch, einen großen Bissen zu schlucken, tritt plötzlich der akute Krampfanfall auf mit lästigem Gefühl des Zusammengeschnürtseins im Halse oder hinter dem Sternum. Unter Angstgefühl und Husten wird der Bissen wieder herausbefördert. Durch forciertes Atmen, durch Zusammenpressen der Brust mit den Händen, durch Drücken am Halse sucht der Patient des Krampfes Herr zu werden. Manchmal kommt der erste Anfall im Anschluß an eine Erregung, vorbereitet durch das zusammenschnürende Gefühl, das man häufig bei Erregungen hat. Manchmal bereiten sich Dysphagie und Schmerzen allmählich vor, bis ein an und für sich unbedeutender Anlaß den Anstoß zum Krampfe gibt. Die Dysphagie ist oft elektiv, es sind nur bestimmte Speisen, die nicht geschluckt werden können, oder einige Tropfen Wasser können einen heftigen Krampf auslösen, während ein Bissen Brot ohne Schwierigkeit hinuntergeht.

Der erhöhte Reizzustand kann nach einem einmaligen Anfall dauernd bestehen bleiben. Je nach dem Sitz dieses permanenten Speiseröhrenverschlusses sind die Erscheinungen etwas verschieden.

Der Reizzustand am *Eingang* der Speiseröhre macht anfänglich ein gewisses Gefühl der Behinderung, der Bissen passiert aber schließlich. Allmählich wird die Schluckbehinderung größer, der Bissen rutscht nur unter Anwendung gewisser Manipulationen (forcierte Schluckbewegungen, Drehen und Wenden des Halses, Streichen der Schlundgegend mit der Hand usw.). Der Kranke kaut lange, muß kleine Bissen nehmen, die er sorgsam einspeichelt, um so die Passage zu erleichtern. Die Folgeerscheinungen sind Abmagerung und bei der Ausbildung eines chronischen Zustandes eine Erweiterung des Hypopharynx, die man gelegentlich im Füllungszustande als seitlichen Halstumor feststellen kann.

Beim *permanenten Verschluß der Kardia* entwickelt sich die Dysphagie gewöhnlich schleichend, seltener, daß sie von einem akuten Anfall an bestehen bleibt. Die Kranken empfinden ein Gefühl des Druckes, der Behinderung, wenn der Bissen in den unteren Abschnitt der Speiseröhre eintritt und versuchen durch allerhand Kunstgriffe (forcierte Atmung, Luftschlucken, Zusammenpressen des Thorax), den Eintritt in den Magen zu bewerkstelligen. Manche Kranke fühlen die Eröffnung im Auftreten eines Gefühles, „wie wenn eine Klappe aufgemacht wird". Auffällig ist, daß feste Speisen besser passieren als flüssige und daß die dysphagischen Erscheinungen nicht immer im gleichen Grade vorhanden sind. Allmählich wird aber fast immer die Dysphagie konstant. Es kommt zur Stagnation der Nahrung in der Speiseröhre und später zur Erschlaffung und Erweiterung des Rohres, der *kardiospastischen Dilatation*.

Bei der Untersuchung mit der *Sonde* wird ein Hindernis am Orte des Krampfes gefunden. Bemerkenswert ist, daß dicke Sonden leichter passieren können als dünne. Bald ist die Sondierung möglich, bald trifft sie auf ein Hindernis. Dieser Wechsel ist bezeichnend für die spastischen Stenosen.

Die *Röntgenuntersuchung* ergibt charakteristische Bilder. Bei dem Krampf des Ösophagusmundes bleibt der Kontrastbrei unmittelbar am Krikoidknorpel im Hypopharynx hängen und wird unter Hustenreiz

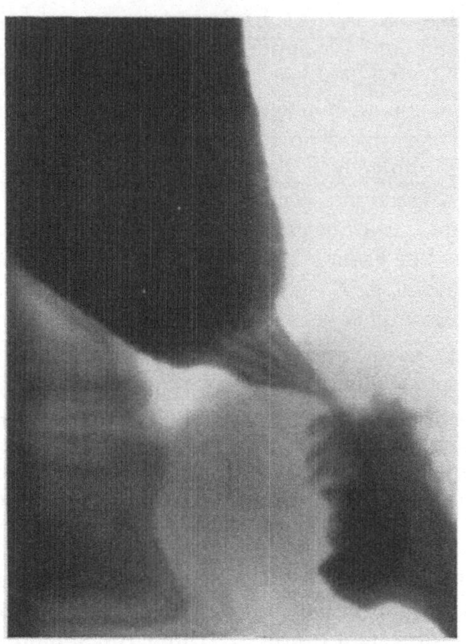

Abb. 23. Krampf des kardianahen Ösophagusteiles.

regurgitiert. Sitzt der Krampf an einer anderen Stelle des Ösophagus, so hört die Bewegung des Bissens ebenfalls dort an einem bestimmten Punkte auf. Der Kontrastschatten ist oberhalb des Spasmus leicht verbreitert. Auch das Bild einer divertikelartigen Vorbuchtung oberhalb des Spasmus kann entstehen. Hat der Krampf die Kardia oder den kardianahen Ösophagusteil befallen, so zeigt der Kontrastschatten eine pfriemenartige, konisch bis völlig spitz nach unten zulaufende Form. Die darüberliegende Ösophaguspartie ist weiter als normal (Abb. 23). Nach einiger Zeit sickert in dünnem Strom die Masse durch die Kardia, oder sie stürzt bei breiter Öffnung derselben in den Magen.

Bei der *ösophagoskopischen Untersuchung* sieht man beim Spasmus des *Ösophaguseinganges* in der Höhe des Ringknorpels einen scharf kontrahierten Wulst vorspringen, der den Eingang bis zum Verschwinden jeder Lichtung verschließt. Bei dem Krampfe des Halsteiles unterhalb des Mundes ist das Lumen auf einen kleinen Punkt reduziert, die Falten springen wulstig vor und lassen tiefe Einkerbungen zwischen sich (Rosettenfigur). Beim Andrängen des Tubus wölbt sich die kontrahierte Wandung ins Rohr vor, die Falten verstreichen, so daß eine muttermundähnliche Figur entsteht. Die respiratorische Bewegung fehlt. Ähnliche Bilder findet man beim Krampf des Brustabschnittes.

Beim *Kardiospasmus* macht im ösophagoskopischen Bilde manchmal die Kardia nur den Eindruck eines krampfhaften Verschlusses. In anderen Fällen sieht man stark vorspringende Längswülste der Schleimhaut, so daß die Kardiagegend Trichterform hat. Bei dem Andrängen des Tubus in den Trichter stößt man auf die punktförmig verschlossene Kardia, deren Kontraktion bei weiterer Annäherung noch verstärkt wird. Jede respiratorische Beweglichkeit des Abschnittes ist aufgehoben. In wieder anderen Fällen umfaßt der Krampf den abdominalen Abschnitt bzw. die Pars diaphragmatica. Im Hiatus oesophageus stößt der Tubus auf Widerstand und gelangt vor einen von zwei wulstigen Lippen begrenzten Spalt. Der Verschluß ist oft außerordentlich dicht.

(Der Ausdruck Kardiospasmus sollte nach DAHMANN durch *Hiatospasmus* ersetzt werden, da nach seiner Darstellung die peristaltische Welle am Hiatus oesophageus endet und da ferner die Kardia nur als passiv wirkender Lippenventilverschluß, nicht aber als aktiver Ringmuskel arbeitet.)

Diagnose. Für die Diagnose ist wichtig das plötzliche Einsetzen des Hindernisses, die wechselnde Durchgängigkeit für die Sonde, der durch die ösophagoskopische Untersuchung zu erbringende Nachweis, daß anatomische Veränderungen fehlen, das charakteristische Verhalten bei der Röntgenuntersuchung, nicht zuletzt der Nachweis der neuropathischen Allgemeinkonstitution. Es ist notwendig, im einzelnen Falle die primäre oder sekundäre Natur des Krampfes durch das Auffinden von Reflexquellen nachzuweisen. Gegen organische Stenosen kann der Erfolg von krampfaufhebenden Mitteln entscheiden, z. B. Amylnitrit (HILLEMAND und ARNOUS).

Prognose. Die Prognose ist abhängig vom Grundleiden. Die idiopathischen Formen sind, mit Ausnahme ganz schwerer Fälle, einer Heilung zugänglich. Die Hauptgefahr besteht in diesen Fällen in der spindelförmigen Erweiterung der Speiseröhre und den nachfolgenden Ernährungsstörungen. Rezidive sind auch in günstigen Fällen sehr häufig.

Behandlung. Die Behandlung hat in erster Linie die neuropathische Grundlage zu berücksichtigen (suggestive Beeinflussung, FAULKNER, eventuell Hypnosebehandlung, BÖHM, THIEDING) und für die Ausschaltung der Reflexquellen — Tonsillen, Bandwürmer, Genitalerkrankungen, Magenerkrankungen usw. — zu sorgen. Gute Dienste leistet die Sondenbehandlung. Man verwendet dazu möglichst dicke Sonden, die vor den Mahlzeiten eingeführt werden und eine Zeitlang nach Überwindung des Spasmus liegenbleiben, oder durch welche auch die Ernährung erfolgen kann. Oftmals hat eine einmalige Einführung der Sonde den Spasmus dauernd beseitigt; nicht selten kann aber gerade durch den Sondenreiz ein Spasmus verstärkt werden. In hartnäckigen Fällen muß man zur gewaltsamen Dehnung der Kardia schreiten. Zu diesem Zwecke sind verschiedene Instrumente angegeben worden (z. B. GOTTSTEINsche Dilatationssonde, pneumatische Dehnung (REGULES), Wasserdruckdehnung (MOERSCH), pneumatischer Quecksilberdilatator (BROWNE, TUCKER). Auch endoösophageal angewendeter sinusförmiger Strom (MANDELBAUM), endoösophageale Diathermie (BRUNNER) sind empfohlen worden.

Zur Vermeidung stärkerer sekundärer Dilatation ist die Verabfolgung flüssiger und flüssig-breiiger Speisen, sowie gelegentlich bei Beginn eines chronischen Kardiospasmus die rectale Ernährung am Platze.

Äußere lokale Wärmeapplikationen (Kataplasmen, elektrische Heizkissen, Diathermie) vermögen oft durch die spasmolytische Wirkung der Wärme den Krampf zu lösen und die Beschwerden zu lindern.

Eine *heizbare Ösophagussonde* hat STERNBERG angegeben.

Die *medikamentöse* Therapie besteht in der Anwendung von Nervina (Brom), von krampflösenden Mitteln (Amylnitrit Marques und Darnaud, Nitroglycerin Ceranke, Honkapohja, Tisell, Zdansky u. a., Lyspamin Dubois, Thiaminchlorid Stinson); Atropin und Papaverin subcutan. Die Dauer der Anwendung richtet sich nach dem Erfolg und nach der Verträglichkeit des Medikamentes. Für die Darreichung per os hat sich auch die Kombination Atropin sulfur. 0,001, Papaverin hydrochlor. 0,02, Codein phosphor. 0,03, Sacch. ad. 0,5 bewährt, ein Pulver vor jeder Mahlzeit zu nehmen. Gute Dienste leistet auch Spasmalgin „Roche" per os oder subcutan. Durch intramuskuläre Luminalinjektion wird nach Voet der Spasmus beseitigt und die Durchgangszeit durch die Speiseröhre um 50% verkürzt.

b) Sideropene Dysphagie.

Eigenartige, im oberen Ösophagusabschnitt lokalisierte, zum Teil durch spastische, zum Teil durch narbige kleine Einziehungen bedingte Schlingbeschwerden finden sich bei der sog. *sideropenen Dysphagie*. Klinisch schon längere Zeit bekannt ist das Plummer-Vinsonsche Syndrom, eine Kombination von Anämie mit Schlingbeschwerden. Es handelt sich, wie zahlreiche Untersuchungen der letzten Jahre ergeben haben, meistens um Frauen mit einer essentiellen hypochromen Anämie, oft auch mit agastrischer Anämie, einer Anämieform, die auch als *Asiderosis* beschrieben worden ist. Die Hauptsymptome sind: hypochrome Anämie mit Anisocytose, Poikilocytose, Planocytose; niederer Serumeisenspiegel; Veränderung der Fingernägel, lamelläre Aufsplitterung des Nagels, Hohlnagelbildung (Koilonychie); trophische Schleimhautveränderungen, Mundwinkelrhagaden, Zungenbrennen, Atrophie der Schleimhaut in Mund, Rachen und Speiseröhre. Im *Röntgenbild* kann das Schleimhautrelief in der obersten Ösophaguspartie fehlen, oft finden sich kleine glattwandige Einziehungen meist in der Höhe des Jugulum. *Ösophagoskopisch* fanden Waldenström und Kjellberg kleine Schleimhautfältchen. Nach durchgeführter Eisentherapie kann die Dysphagie verschwinden (Ahlbonu, Anderson, Guzmann, Kelley, Paterson, Videboeck, Waldenstroem-Kjellberg u. a.).

c) Lähmung und Atonie.

Ösophaguslähmung kann als Folge von Diphtherie, bei Blei- und Alkoholvergiftung, bei Syphilis (Ehrlich, Saundby), Botulismus (Hirsch, Worms u. a.), Typhus, Gelbfieber (Bensaude und Rivet), bei Hirnverletzungen, Vagusstammquetschung durch Schädelbasisfraktur (Morian), bei peripherer und zentraler Vagusaffektion, bei schweren Apoplexien, bei Bulbärparalyse (Jacques), Tabes, multipler Sklerose, Encephalitis (Mayoux und Charachon, Mounier), Poliomyelitis acuta (Clerf), Dystrophia musculorum progressiva (Kuré) vorkommen. Fraglich ist es, ob es auch eine hysterische Speiseröhrenlähmung gibt; sie wurde von Frank und Hanz beschrieben; nach Oppenheim ist sie jedenfalls sehr selten und sollte nur per exclusionem diagnostiziert werden.

Die **Symptome** bestehen in einer allmählich oder plötzlich auftretenden Schluckstörung. Flüssigkeiten fallen unter hörbarem Kollern in den Magen (*„Dysphagia sonora"*). Feste Bissen bleiben im Ösophagus stecken und verursachen ähnliche Erscheinungen wie bei Stenosen. Durch Flüssigkeiten lassen sich die festen Bissen herunterspülen. Es besteht wegen des häufigen Sichverschluckens stets die Gefahr der Schluckpneumonie.

Die **Diagnose** der Erkrankung ist nur per exclusionem möglich; entscheidend ist der Nachweis der oben erwähnten ätiologischen Faktoren. Die Sonde gleitet abnorm leicht in den Magen, fällt gewissermaßen hinein.

Im Verlaufe einer Polymyelitis bei einem Kranken mit *Myoporphyrie* beobachtete MONTANDON eine schwere Dysphagie mit Stauung am Ösophaguseingang; pathologisch-anatomisch fand sich eine Atrophie und Degeneration der Muskulatur in der Gegend des Ösophagusmundes.

Ösophagoskopisch fand GOTTSTEIN bei einem Fall von postdiphtherischer Lähmung, daß das Rohr, bei auffallend geringer Empfindlichkeit der Ösophagusschleimhaut, spielend leicht bis in den Magen eindrang.

Die **Prognose** hängt von der Natur des Grundleidens ab; sie ist schlecht bei toxisch-infektiöser Ätiologie und bei cerebralen Affektionen.

Die *Atonie* der Speiseröhre äußert sich gleichfalls in Erschwerung des Schlingens, Druck hinter dem Sternum, Gefühl des Steckenbleibens des Bissens. Die Untersuchung ergibt ein auffallend leichtes Gleiten der Sonde und des Ösophagoskops. BRÜNING wendet zur Feststellung des Tonus die Überdehnung der Speiseröhrenwand mittels Luftaufblähung an. Ausbleiben der reflektorischen Peristaltik deutet er als Atonie.

Nach der Ansicht von STARCK erlauben die *ösophagoskopischen* Merkmale allein die Diagnose auf Parese der Ösophagusmuskulatur nicht.

Im *Röntgenbild* verläuft der Schluckakt abweichend von der Norm. Die ösophageale Schluckphase ist verlängert. Der Ösophagusschatten ist breiter als gewöhnlich. (Die Abb. 24 gibt das Röntgenbild der Atonie wieder.) Nach HOLZKNECHT und OLBERT werden breiige Ingesta bandartig oder streifenförmig über den Ösophagus ausgebreitet und langsam weitergeschoben, während Flüssigkeiten und feste Speisen normal passieren sollen. Nach diesen Autoren ist die Atonie ein sehr häufiger, klinisch schwer und nur durch das Röntgenverfahren dia-

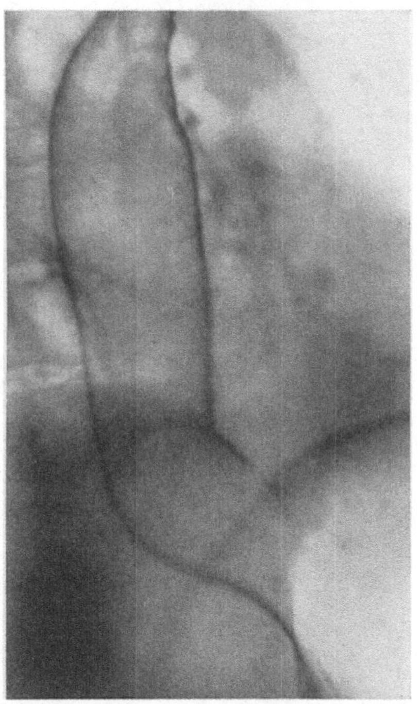

Abb. 24. Atonie des Ösophagus. Erweiterung des Lumens. Das Kontrastmittel bleibt streifenförmig an der klaffenden Ösophaguswand hängen. (Aufnahme im schrägen Durchmesser.)

gnostizierbarer Befund. Nach KRAUS handelt es sich bei den Beobachtungen von HOLZKNECHT und OLBERT nur um einen „trägen" Ösophagus, dessen klinische Bedeutung, da es sich nur um eine Variation der Ösophagusbewegung handelt, gering ist.

Auch PALUGYAY betont nach seinen Untersuchungen der Patienten bei Beckenhochlagerung die Häufigkeit der Hypotonie und Atonie der Speiseröhre, auch bei Individuen ohne Schluckbeschwerden. Demgegenüber wirf ASSMANN die Frage auf, ob geringgradige derartige Erscheinungen dann, wenn keine Schluckbeschwerden bestehen, schon als Störung der Innervation oder noch als innerhalb der physiologischen Breite liegende Vorkommnisse anzusehen sind. Nach CHAOUL kann leichte Hypotonie geradezu als Normalzustand gelten.

Bei der *generalisierten Sklerodermie* kann eine Atonie der Speiseröhre bestehen mit folgenden *röntgenologischen* und *ösophagoskopischen* Befunden: Klaffen des Ösophaguslumens, ungenügende Kontraktionsfähigkeit der Wand, Peristaltikmangel, Reliefarmut, langes Haftenbleiben des Kontrastmittels an der

Wandung, verlangsamte Breipassage (Barasciutti, Gebauer, Goetz, Helm, Kuré, Lüdin, Olsen, Rake, Smokvina, Weissenbach u. a., Abb. 25).

Weissenbach, Steward und Hoesli fanden bei der histologischen Untersuchung lamelläre Induration in der Submucosa, Hypertrophie der Muscularis mucosa, Bindegewebsproliferation und celluläre Infiltration der Wand.

Im untersten Ösophagusabschnitt sind auch schon strikturähnliche Veränderungen und ulcerative Schleimhautdefekte bei Sklerodermie beschrieben worden (Dörken, Götz, Lindsay, Thomas u. a., Literatur bei H. Dörken).

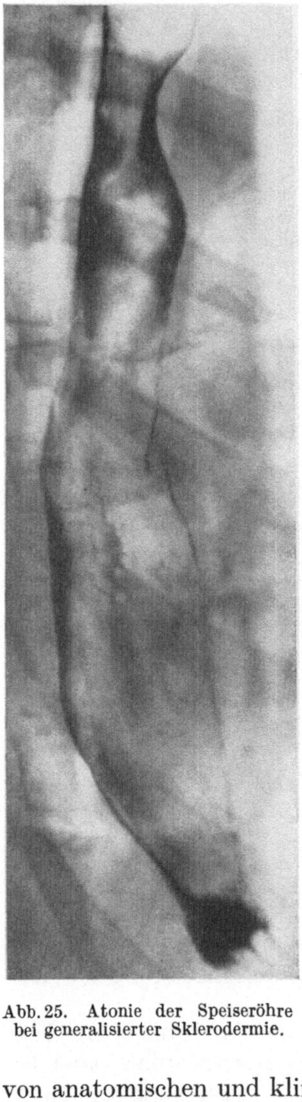

Bei der **Behandlung** der Lähmung ist für die Ernährung mit dem Schlundrohr zu sorgen. Bei Lues und Bleivergiftung ist ätiologische Therapie am Platze. Bei funktionellen Lähmungen und bei der Atonie kann man außer tonisierenden medikamentösen Mitteln die Faradisation oder Galvanisation mit in den Ösophagus eingeführten Knopfelektroden ausführen. Auch die Verwendung von Strychnininjektionen, 1 mg pro dosi, kann in Frage kommen.

Pilocarpininjektion erzeugt nach Engels am atonischen Ösophagus deutliche Peristaltik.

XII. Erweiterungen der Speiseröhre.

Man unterscheidet 2 Grundformen der Speiseröhrenerweiterung: circumscripte und diffuse. Die *circumscripten* betreffen einen umschriebenen Teil der Wand — *Divertikel*. Die *diffusen* erstrecken sich auf den ganzen Umfang und eine mehr oder weniger bedeutende Länge des Speiserohres. Sie können angeboren sein. In ihrer Mehrzahl sind sie erworben und finden sich oberhalb eines anatomischen Hindernisses (Narben, Tumoren usw.) — *sekundäre Erweiterungen* — oder treten scheinbar selbständig auf — *idiopathische Dilatationen*.

1. Die angeborenen Erweiterungen.

Sie sitzen im unteren Abschnitt der Speiseröhre direkt über oder unter dem Zwerchfell.

In dieser Gegend kommen schon an der normalen Speiseröhre Schwankungen in der Weite des Lumens vor. Es gibt Fälle, in welchen die Ausweitung ohne weiteres als abnorm auffällt, und es liegen eine Anzahl von anatomischen und klinischen Beobachtungen vor, bei welchen das Fassungsvermögen dieser Erweiterungen bis zu einem halben Liter und mehr betrug, bei welchen ferner infolge sekundärer Wandveränderungen durch die Stagnation der Speisen, infolge der Erschwerung der Ernährung schwere klinische Erscheinungen auftraten. Luschka und Arnold haben die ersten anatomischen Befunde erhoben. Von Luschka stammen auch die Namen: *Vormagen* für die über dem Zwerchfell, *Antrum cardiacum* für die unter dem Zwerchfell gelegenen Erweiterungen.

Auf ihre **klinische** Bedeutung haben vor allen Dingen Fleiner und Zusch hingewiesen. Dysphagie und Druckempfindungen in der Gegend des Schwertfortsatzes

Abb. 25. Atonie der Speiseröhre bei generalisierter Sklerodermie.

können von Kindheit an da sein, sich allmählich steigern oder plötzlich in dem Moment auftreten, wo irgendein Anlaß zur Stagnation in der erweiterten Stelle eintritt — nervöse Einflüsse, Trauma, Infekte, mechanischer Nahrungsreiz. Es kommt zur Regurgitation stagnierter Speisen, zu Nutritionsstörungen usw., Schmerzen von größter Heftigkeit mit Angina pectoris-ähnlichem Charakter sind mehrfach beobachtet. Alle die Symptome der idiopathischen Erweiterung gehören hierher.

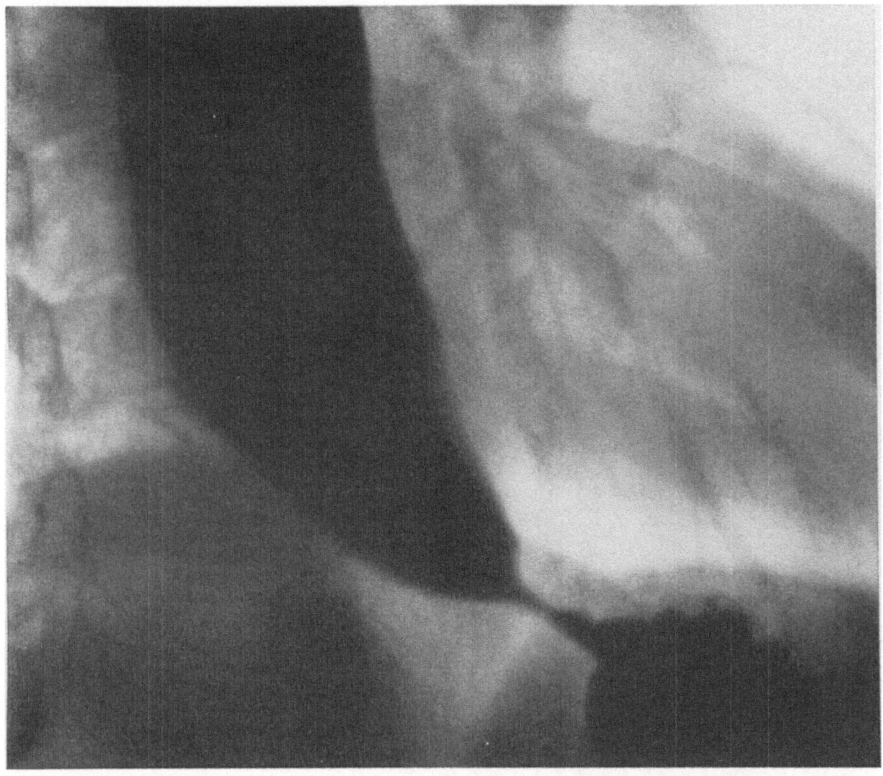

Abb. 26. Hiatusnarbe infolge von Pleuritis diaphragmatica mit sekundärer Erweiterung des Ösophaguslumens.

Prognostisch scheinen die Fälle bei frühzeitiger sachgemäßer Behandlung — regelmäßige Spülungen —, bevor sich stärkere sekundäre Störungen gebildet haben, günstig zu sein.

Zur **Diagnose** ist wichtig der Nachweis eines oberhalb des Magens gelegenen Hohlraumes, dessen Inhalt physikalisch und chemisch verschieden vom Mageninhalt ist, das Fehlen einer Stenose der Kardia, das Vorhandensein des sog. bipolaren Abschlusses (FLEINER, ZUSCH) dieses Hohlraumes, das Ergebnis der Ösophagoskopie und der Röntgenuntersuchung.

Daß zu den angeborenen Erweiterungen von einigen Autoren auch die gleichmäßige idiopathische Dilatation gerechnet wird, sei — vorgängig der Besprechung dieser Erweiterungsform — hier nur erwähnt.

2. Die sekundären (Stauungs-) Ektasien.

Abgesehen von den angeborenen Stenosen sind als Hindernisse, die zu einer sekundären Erweiterung des Ösophagus führen können, zu nennen: Narben (Verätzung, Ulcus, Diphtherie, Lues, Ösophagitis, Fremdkörperverletzung),

Lymphogranulomatose, Tumoren, fibröser Strang zwischen Milz und Leber (LAR-DENOIS), abnormer Gefäßverlauf und Muskelkravatte (DESPLAS), Hiatusnarbe infolge von Pleuritis diaphragmatica (LÜDIN, Abb. 26), Einengung nach primärer Ölplombe (ERDMANN, NAGEL), Kompression durch benachbarte Organe (Abb. 27), Abknickung des Ösophagus am Zwerchfellschlitz bei hochgradiger Gastroptose (ROVSING), bei Eventration des rechtsgelagerten Magens (FLEINER). In dem von JAFFE mitgeteilten Falle war die Kardiagegend zwischen dem nach

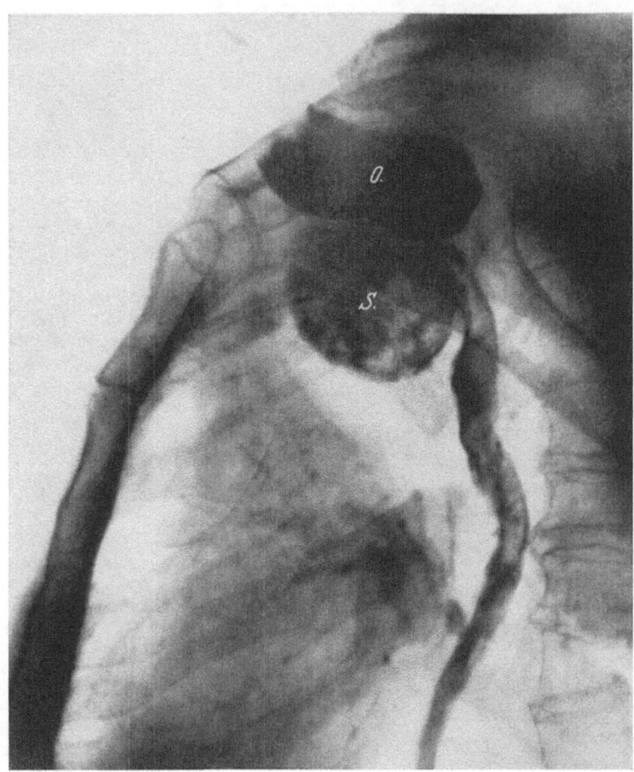

Abb. 27. Kompression des Ösophagus im obersten Abschnitt durch verkalkte retrosternale Struma mit sekundärer Erweiterung der proximalen Ösophaguspartie. *O* Ösophaguserweiterung; *S* verkalkte retrosternale Struma.

innen prominenten Processus xiphoides und einem ebenfalls nach innen prominenten Brustwirbel abgeplattet mit konsekutiver Ektasie des Ösophagus. HIRSCH und WAGNER beschrieben als stauungsbedingendes Hindernis eine Invagination der Speiseröhre. ANGELELLI, nach dessen Ansicht die primäre Ursache der Ektasie in einer anormalen Anordnung der Bindegewebsfasern zwischen den Ösophaguswänden und dem Zwerchfell besteht, hat die operative Durchtrennung dieser Fasern (Ösophagophrenolyse) empfohlen.

Meist handelt es sich um Erweiterungen mäßigen Grades, welche direkt über dem Hindernis sitzen. Der Grund für die relative Seltenheit höhergradiger Stauungsektasien ist bei den Carcinomstrikturen einesteils darin zu suchen, daß diese selten komplett sind, andererseits, daß sehr bald Regurgitation eintritt und eine wesentliche Stauung von Speiseresten gar nicht zustande kommt. Oberhalb narbiger Strikturen mag außerdem die Verdickung der Wand der Ausdehnung Widerstand entgegensetzen. Es kann auch oberhalb einer Stenose zur Bildung von divertikelartigen Erweiterungen kommen (Abb. 27).

Kaufmann beobachtete eine nicht unerhebliche Erweiterung des Ösophagus *unterhalb* einer Striktur; nach seiner Ansicht wird diese *Retrodilatation* offenbar durch aufsteigende Mageningesta bewirkt.

Goldmann und Waltz machten auf die Gefahr der hygroskopischen Gummilaxantien aufmerksam. Diese Abführmittel bestehen aus unverdaulichem Gummi, welcher Wasser anzieht und dann als gelatinöse, harzige Masse die untere Partie des Ösophagus anfüllend als Passagehindernis wirken kann.

3. Die diffuse, gleichmäßige Dilatation.

(Spindelförmige Ektasie; idiopathische, paralytische, atonische, spasmogene Dilatation; kongenitaler Megaösophag.)

Pathologische Anatomie. In der Regel beginnt die Erweiterung unterhalb des Ösophagusmundes und nimmt von hier nach unten an Weite zu, mit dem Maximum der Ausdehnung im Beginn des unteren Drittels des Brustabschnittes. Von hier gegen das Zwerchfell zu verengert sich das Lumen allmählich. Der abdominale Teil der Speiseröhre hat normales Kaliber, meist allerdings ist seine Form gegen die Kardia zu konisch. Etwas seltener ist das Rohr rein spindelförmig mit der größten Weite in der Mitte, häufiger ist die Birnen- oder Flaschenform, bei welcher die größte Weite über dem Zwerchfell liegt. Die Erweiterungen sind nicht immer regelmäßig. Oft bilden sich Aussackungen über dem rechten Zwerchfell. Diese begünstigen ihrerseits wieder eine Zunahme der Erweiterung, da der gefüllte Sack oberhalb des Zwerchfelles eine Abknickung der Speiseröhre und damit eine weitere Verstärkung der Passagebehinderung hervorruft. Auch divertikelartige Bildungen kommen oberhalb des Zwerchfelles vor (Kraus). Die Erweiterung ist fast regelmäßig mit einer Verlängerung des Rohres verbunden. Dadurch bekommt der Ösophagus einen geschlängelten, gelegentlich S-förmigen Verlauf.

Die Weite der Speiseröhre ist vom Entwicklungsstadium abhängig. Rokitansky fand eine auf Armesdicke erweiterte Speiseröhre. In Dreschfelds und Luschkas Fall betrug der Umfang 30 cm, in einem selbstbeobachteten Falle 23 cm. Entsprechend der Weite verhält sich das Fassungsvermögen. In hochgradigen Fällen ist die normale Kapazität der Speiseröhre von 50—150 cm^3 auf 400 cm^3 bis $1\frac{1}{2}$ Liter gestiegen. In dem selbst beobachteten Falle faßte die erweiterte Speiseröhre 3 Liter.

Bei der Öffnung der Speiseröhre findet man außer zersetzten und stagnierenden Speiseresten vor allem Schleim. Die Schleimhaut ist regelmäßig im Sinne eines Katarrhs mit allen seinen Folgeerscheinungen verändert. Gelegentlich finden sich Narben und Leukoplakien. Durch narbige Einziehung kann eine Sanduhrform des Ösophagus entstehen (Abb. 33).

Die Muskulatur ist in der größeren Zahl der Beobachtungen hypertrophisch. Die Hypertrophie ist jedoch nicht gleichmäßig. In einzelnen Fällen war die ganze Muskulatur atrophisch. Fast ausschließlich betrifft die Hypertrophie die Ringmuskulatur. Die Längsmuskulatur ist häufig auf weite Strecken auseinandergedrängt.

Die Entzündungserscheinungen in der Wand der Speiseröhre können die Grenzen der Speiseröhre überschreiten und sich in der Nachbarschaft ausbreiten — Periösophagitis, Mediastinitis, Entzündung der Aortenwände (Matthieu und Laboulais).

Von größter Bedeutung ist das Fehlen jeglicher Anomalie an der Kardia. Einige Autoren haben eine Hypertrophie und Verdickung der Kardia festgestellt, die bei der histologischen Untersuchung jede entzündliche Veränderung vermissen ließ. Leichtenstern, Rumpel, Schmidt u. a. haben kurze Zeit nach dem Tode die Kardia in einem festen Kontraktionszustande gefunden.

Ätiologie und Pathogenese. Wie schon aus den verschiedenartigen Bezeichnungen hervorgeht, sind die Ansichten über die Genese der Krankheit sehr mannigfaltig. Die meisten stimmen jedoch darin überein, daß es sich um eine primär nicht auf organischer Basis beruhende, sondern funktionell bedingte Erkrankung handelt.

Aus dem Studium der umfangreichen Literatur geht mit Sicherheit hervor, daß die diffuse gleichmäßige Erweiterung der Speiseröhre durch verschiedenartige Ursachen hervorgebracht werden kann. Von den zahlreichen Theorien, welche die Entstehung des Leidens zu erklären versuchen, sollen die wichtigsten hier angeführt werden:

1. Kongenitale Anomalie. Die Dilatation der Speiseröhre entsteht infolge einer angeborenen geweblichen Mißbildung und eines kongenitalen Mangels an Widerstandsfähigkeit der Ösophaguswand (BARD, GOUDET, KELLY, OETTINGER und CABALLERO, REBATTU, SARGNON u. a.) infolge eines lokalisierten visceralen Riesenwuchses (ALEZAIS, BARD). BARD schlägt deshalb die Bezeichnung kongenitaler Megaösophag vor und vergleicht — mit v. HACKER — diese Affektion mit dem Megacolon congenitum Hirschsprung. In der Tat ist auch das gleichzeitige Vorkommen von Megacolon und Megaösophag (HELM, PENNATO), von Megaureter und Megaösophag (ETZEL) beobachtet worden. VAN GILSE hat als Ursache einer diffusen Speiseröhrenerweiterung eine Geburtsschädigung (Blutung in Höhe des Vaguskernes) angenommen. Für die kongenitale Anlage sprechen auch: das Vorkommen der Dilatation beim Säugling (BAUMGARTNER) und Kleinkinde (CUNNINGHAM u. a.), das Auftreten der ersten Beschwerden im frühen Kindesalter beim Übergang von flüssiger zu fester Nahrung (Abb. 28, 29).

Nach FLEINER und ZUSCH können Vormagen und Antrum cardiacum die Grundlage der Dilatation bilden; dieser Ansicht schlossen sich MAY, MOHR, SIEVERS u. a. an.

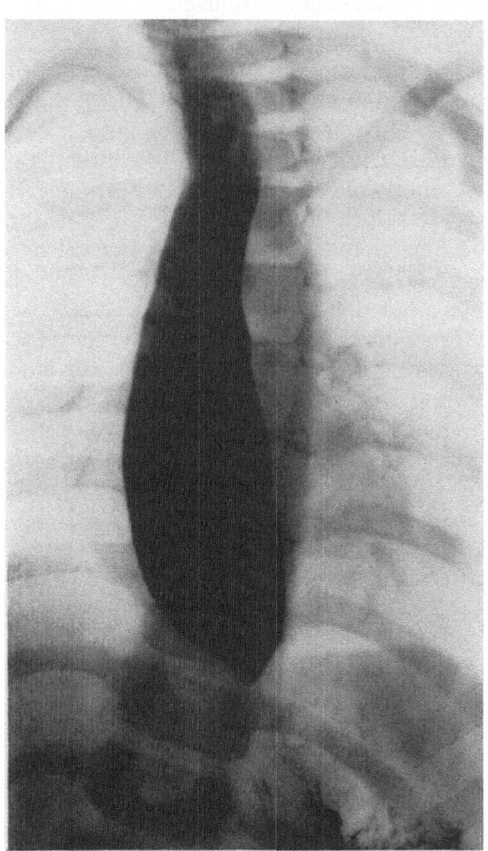

Abb. 28. Angeborene Ösophagusdilatation bei einem 3jährigen Kinde.

Die Ösophaguserweiterung über angeborener Klappenbildung oberhalb der Kardia (GUISEZ, SARGNON) und über kongenitalen Verengerungen des Lumens (BROWN, GREIG) gehören folgerichtig zu den Stauungsektasien.

2. Primärer Kardiospasmus. Viele Autoren (BENJAMINS, BRÜNING, GUISEZ, HEISLER, LERCHE, MELTZER, MEYER, v. MIKULICZ, SIMICI, SIMMONDS, SIMITHIES, STRÜMPELL, VILLARET u. a.) nehmen an, daß der Ösophagusdilatation ein primärer Kardiospasmus zugrunde liegt. Die Erweiterung entsteht nach anfänglicher Hypertrophie der Muskulatur [graphische Registrierung des erhöhten Ösophagusinnendruckes (SIMICI)], allmählich infolge des Druckes der stagnierenden Ingesta und der schließlichen Dehnung und Erlahmung der hypertrophischen Muskulatur. Als Ursachen für die Auslösung des primären Kardiospasmus werden angesehen: Wegfall des erschlaffenden Einflusses, den der Schluckakt auf die Kardia ausübt (MELTZER),

Störungen des aktiven Schluckaktes durch zu hastiges Essen, mangelhaft gekaute
Bissen (GUISEZ), Veränderung eines benachbarten Organes (LERCHE), submuköses
Myom der Kardia (ROESSLE), Einklemmung eines Nabelbruches (MEYER), Trauma
(Hufschlag gegen den Magen, STRAUS), Stoß gegen die Magengrube (FLEINER),
Bajonettstoß (HEISSLER), Fall mit dem Leib auf Betonkante (MEYER), psychische
Insulte, Schreck, Angst, Kriegsdienst (BALL, FAULKNER, WIEDAU).

3. Primäre Atonie. ROSENHEIM, NETTER, ENGELS, UMBER u. a. setzen die
Atonie des Ösophagus an erste Stelle und betrachten den Kardiospasmus als

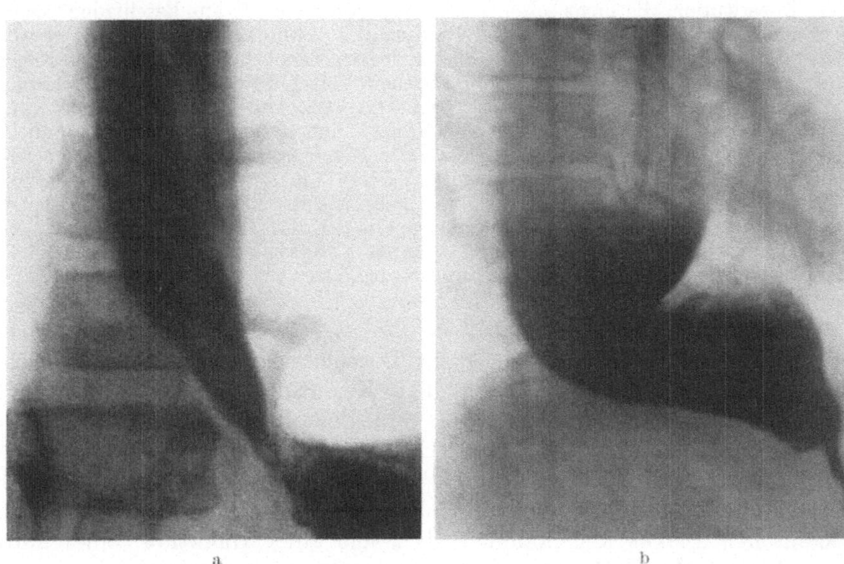

Abb. 29a u. b. a Angeborene Ösophagusdilatation bei einem 5jährigen Kinde. b Derselbe Ösophagus wie a
nach 20 Jahren.

sekundäre Erscheinung, hervorgerufen durch Reize, welche von der Entzündung
der Schleimhaut der ausgebuchteten Partie ausgehen. Auch SICK schloß sich
dieser Auffassung von der primären Atonie an, auf Grund seiner Untersuchungen,
nach welchen bei Einführung von druckmessenden Ballons und graphischer Registrierung des Druckablaufes die Kontraktionen der Ösophagusmuskulatur
völlig fehlen.

Auf einer Muskelschwäche beruht auch die Dilatation nach postinfektiöser,
speziell postdiphtherischer Ösophagusparese (GREIG, v. HACKER, PENNATO u. a.)

4. Primäre Ösophagitis. Sie bildet nach MARTIN die Grundkrankheit, aus
welcher erst sekundär der Kardiospasmus hervorgeht. BRÜNING und GUISEZ anerkannten für gewisse Fälle diese Theorie. Auch kleinste Fissuren oder Erosionen
(LIÉBAULT) in der Nähe der Kardia können reflektorisch einen Kardiakrampf mit
nachfolgender Ösophaguserweiterung provozieren.

5. Affektion des Vagus. Nach der Ansicht von KRAUS spielen sowohl Erschlaffung der Muskulatur als auch Spasmus der Kardia eine Rolle, beide gleichzeitig
bedingt durch eine Affektion des Vagus. KRAUS und später HEYROVSKY haben
bei idiopathischer Dilatation Atrophie der Nervi vagi gefunden, ebenso KIMURA
Veränderungen im Vaguskern und in den Vagusfasern. ERVENICH führt bei
seinem Patienten, der 7 Jahre nach einer Diphtherie eine Schlinglähmung mit
Ösophagus-Dilatationssymptomen aufwies, diese Funktionsstörung zurück auf
eine postdiphtherische Vagusstörung.

Die Theorie von KRAUS ist wohl geeignet, die Entstehung des Leidens verständlich zu machen. Die dagegen erhobenen Einwände stützen sich im wesentlichen auf drei Punkte:

a) Der seltene Nachweis anatomischer Veränderungen im Vagus trotz vielfach darauf angelegter Untersuchungen.

b) Die widersprechenden Befunde einzelner Autoren bei der experimentellen Vagusdurchschneidung.

c) Die gelegentlich beobachtete Heilbarkeit des Zustandes.

Für die Hypothese von KRAUS sprechen — abgesehen vom anatomischen Nachweis der Vaguserkrankung — die in den meisten Fällen der Erkrankung vorhandene allgemeine neuropathische Konstitution, die nicht selten gleichzeitig vorhandenen, auf Beteiligung des autonomen Systems hinweisenden Symptome (Bradykardie, Asthmaanfälle u. ä., v. BERGMANN, KAUFMANN, KIENBÖCK und LOEWI), die röntgenologisch beobachtete, gleichzeitige Erschlaffung des Brustteiles der Speiseröhre bei spastischem Verschluß der Kardia, die pharmakologische Prüfung des autonomen Nervensystems (TAMIYA und Mitarbeiter, STEPHAN), die röntgenologisch-experimentellen Studien von TAMIYA und seinen Mitarbeitern, endlich die Übereinstimmung des klinischen Befundes mit den Ergebnissen der experimentellen Vagusausschaltung (FERGUSON, HOFER, OKA, RIEDER, TAMIYA) und der Vagotomie zur Behandlung des peptischen Magengeschwüres. Wichtig scheinen auch die Fälle von idiopathischer Ösophaguserweiterung, bei welchen die Obduktion einer Kompression des Vagus aufdeckte [Mediastinaltumor (GLAS), Lymphdrüsen (ASSMANN, FEDERER, POLLITZER)]. Eine Schädigung des Vagus durch tuberkulöse Entzündungsprozesse wird auch von RATKOWSKI, STRAUSS u. a. angenommen.

6. Degeneration des AUERBACH*schen Plexus. Achalasie.* BOEHM, FRANK, HURST, OBERTI, ZAAIJER u. a. halten die Bezeichnung Kardiospasmus deshalb für unrichtig, weil nach ihrer Auffassung kein Krampf, sondern eine „Störung des Öffnungsreflexes der in der Ruhe stets geschlossenen Kardia" (BOEHM), ein „Fehlen der Erschlaffung, Achalasie" (HURST), eine ungenügende aktive Dilatation „Kardioparese" (ZAAIJER) die Ursache der verzögerten Entleerung bilde. Als Ursache dieser *Achalasie* wird allgemein eine Veränderung des intramuralen AUERBACHschen Plexus angenommen als Folge einer Infektion, einer Intoxikation (z. B. toxische Wirkung nach Pertussis, CUNHA, neurotropes Virus, MÜLLER), einer Avitaminose (Beriberi, B_1-Vitaminmangel, ETZEL, OBERTI, SIMONETTI u. a.). FRANK hat die Vermutung ausgesprochen, daß Acetylcholin bzw. der Vaguswirkstoff, dessen Entstehung an den AUERBACHschen Plexus gebunden ist, irgendwie mit der degenerativen Veränderung des Plexus und damit mit der Achalasie verknüpft sei. MITCHELL, WITHERS sind der Ansicht, daß unter Umständen auch allergische oder endokrine Faktoren eine Rolle spielen können.

Als Ursache für die im Anschluß an *Kampfgasvergiftung* (Yperit) beobachteten Ösophaguserweiterungen wird die direkte Wirkung des Giftes auf die Nervenendigungen in der Speiseröhrenwand angegeben (WORMS und LEROUX-ROBERT).

Klinischer Verlauf. Die idiopathische Speiseröhrendilatation bildet nach GUISEZ ungefähr ein Sechstel aller Ösophaguserkrankungen und findet sich bei Männern häufiger als bei Frauen (etwa 64 : 36%, THIEDING).

Nach einer Zusammenstellung von THIEDING erkrankten von 171 Fällen im Alter von

0—10 Jahren   6 Männer und   3 Frauen,
10—20 Jahren 20 Männer und 14 Frauen,
20—30 Jahren 26 Männer und 18 Frauen,
30—40 Jahren 33 Männer und   9 Frauen,
40—50 Jahren 16 Männer und 13 Frauen,
50—60 Jahren   7 Männer und   1 Frau,
60—70 Jahren   4 Männer und   1 Frau.

Meistens entwickelt sich das Leiden langsam unter wenig beachteten subjektiven Erscheinungen, wie rasches Vollsein nach den ersten Bissen, Druckgefühl hinter dem Sternum oder im Epigastrium; Husten während oder gleich nach dem Essen kann unter Umständen das einzige Symptom sein (EINHORN, WETZEL).

Das Schlingvermögen ist erschwert, manchmal auffallenderweise für flüssige, manchmal für feste Speisen. (Ob dieser Unterschied einen Schluß auf die Natur des Leidens, im ersteren Falle Spasmus, im letzteren Atonie der Muskulatur, zuläßt [Gottstein] ist nicht sicher.) Wenn die Dilatation größer wird und die hypertrophische Muskulatur anfängt zu erlahmen, kommt es zu ausgiebigeren Stauungen mit den Anzeichen einer Ösophagusstenose. Das Gebaren der Kranken beim Schlucken ist dann charakteristisch. Zur Weiterbeförderung der Speisen trinken sie Wasser nach, verschlucken Luft, üben bei geschlossener Glottis nach tiefer Inspiration mit den Händen einen Druck auf die Rippen aus, versuchen durch Umhergehen im Zimmer die Beförderung des Bissens zu verbessern usw. In leichteren Fällen kommen meist sofort nach dem ersten Bissen ohne jegliche Vorboten die Speisen einfach hoch. In dem Maße, als die Erweiterung fortschreitet, kommt das Erbrechen später und wird reichlicher. Es wird dann eingeleitet durch Oppressionsgefühl, Schmerzen hinter dem Sternum und zwischen den Schulterblättern, Schwindel. Die Schmerzen sind oft so stark, daß der Kranke das Erbrechen mit allen Mitteln hervorzurufen sucht, worauf der Schmerz nachzulassen beginnt.

Der Tonus des Ösophagus wird allmählich so gering, daß sein Inhalt sich völlig wie eine träge Masse verhält und bei horizontaler Lage geradezu zum Munde herausfließt. Dabei kommt es infolge der Reizung des Kehlkopfeinganges zu heftigen Hustenattacken. Manche Kranken zeigen das Symptom der Rumination. Infolge der Zersetzungen in der Speiseröhre kommt es zu übelriechendem Atem und Aufstoßen. Allmählich leidet der Ernährungszustand infolge der Behinderung der Nahrungsaufnahme.

Von **Komplikationen** sind Ösophagitis, Ulcerationen, Entzündung der Ösophagusumgebung, Verwachsung des dilatierten Sackes mit der Thoraxwand (eigene Beobachtung), Druck auf den Herzvagus (Reflextod, Fauré) usw. zu nennen. Die wichtigste Komplikation bildet fraglos die Entstehung eines Carcinoms in dem erweiterten Speiseröhrensack (Ascarelli, Bauermeister, Bensaude und Guenaux, Cade und Morenas, Fleiner, Guisez, Letulle und Jacquelin, Matthes, Oettinger und Caballero).

Schmieden vermutet, daß das Carcinom auf dem Boden eines Ösophagusulcus, welches seinerseits den die Dilatation verursachenden Kardiospasmus bedingte, entstehen könne; Guisez beschreibt die carcinomatöse Degeneration von Leukoplakie im dilatierten Ösophagus; nach Fleiner, welcher in 3 von 40 Dilatationsfällen riesige Epitheliomwucherungen vorfand, hat die Bereitschaft der idiopathisch erweiterten Speiseröhre für Krebs ihren Grund ganz besonders in der traumatischen Wandschädigung durch Sondenmißbrauch.

Perkutorisch findet man bei beträchtlichen Erweiterungen beiderseits der Wirbelsäule oder rechts hinten am Thorax eine Dämpfung. Bei Aufblähung des Sackes mit Luft oder Kohlensäure bekommt man an diesen Stellen tympanitischen Schall.

Die *Auskultation* ergibt Fehlen oder beträchtliche Verzögerung des zweiten Schluckgeräusches. Es erfolgt nicht in einem Absatz, sondern ist unterbrochen, wie wenn Wasser in ein gefülltes Gefäß tropfenweise hinabrieselt (Leube-Westphalsches Geräusch).

Die *Sonde* stößt in der Regel bei 40—42 cm auf ein Hindernis, das nach einigem Zuwarten überwunden werden kann. Manchmal werden feine Sonden aufgehalten, während dicke Sonden die Kardia passieren. Öfters hat man das Gefühl, daß die Sonde im Hindernis festgehalten wird. Sehr auffallend ist die freie Beweglichkeit der Sonde im Ösophag. Mit Hilfe der Sonde läßt sich die Menge des Inhaltes feststellen, welche ein ungefähres Bild von der Größe der Ausdehnung gibt.

Strauss führt einen Kautschukballon in den Ösophagus ein, bläht ihn auf und mißt dann die eingepumpte Luft, indem er sie unter Wasser auffängt. Ähnlich verfährt Lerche mit seinem Ösophagometer.

Die *Röntgenuntersuchung* orientiert uns über Größe, Form und Lage der erweiterten Speiseröhre und über das Schleimhautrelief. Charakteristisch für die idiopathische Dilatation sind: 1. Breite des Schattenbandes und eventuelle leichte Schlängelung als Zeichen der Verlängerung des Rohres. 2. Geradlinige Konturen und konische oder rundliche caudale Begrenzung. 3. Eventuell sackartige, glattwandige, über dem rechten Zwerchfell liegende Erweiterung. 4. Grobes Schleimhautrelief mit verbreiterten Falten (Abb. 30). 5. Bei der Durchleuchtung sieht man den Kontrastbrei entweder in verlangsamtem Tempo — mit zeitweiser völliger Stockung der Bewegung — vorwärtsgleiten, oder in anderen Fällen wieder auffallend rasch — wie in einem schlaffen Sack von der Aortenenge bis zur Zwerchfellhöhe herunterfallen.

Von französischen Autoren (Chêne und Poirier) wird, um jede anatomische und pathogenetische Deutung zu vermeiden, die Bezeichnung Dyskinesie und außerdem — nach der röntgenologischen Morphologie der Speiseröhre — die Einteilung der Erweiterungen in Megadolichoösophag, in Erweiterung des unteren Abschnittes ohne Achsabknickung und in Erweiterung

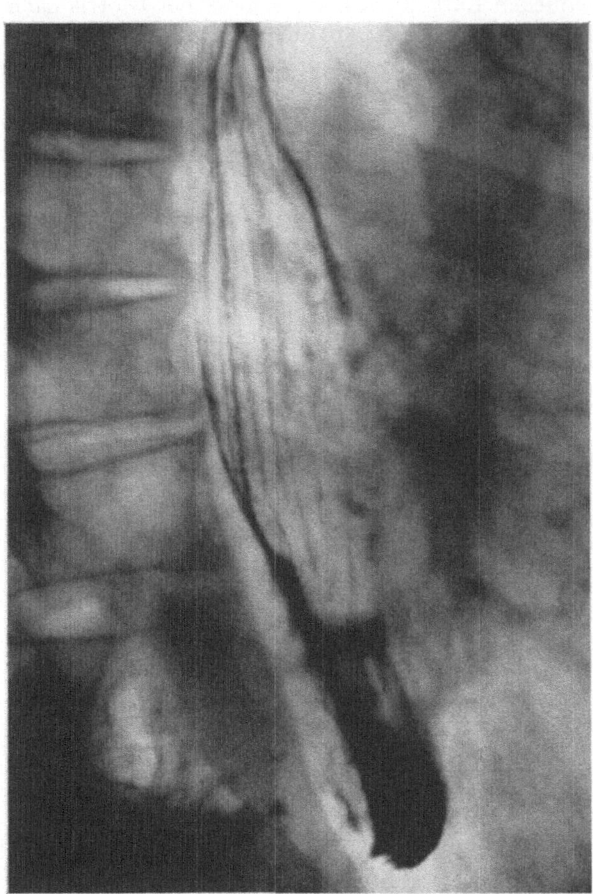

Abb. 30. Grobes Schleimhautrelief mit verbreiterten Falten in einer idiopathischen Dilatation.

mit Hyperkinesie vorgeschlagen. Beim *Megadolichoösophag* besteht eine beträchtliche Erweiterung, wobei das Organ nicht nur stark dilatiert, sondern gleichzeitig auch verlängert ist. Sein Röntgenbild ist verglichen worden mit der Form eines Strumpfes, mit einer vertikalen Achse und einer auf der Zwerchfellkuppe aufliegenden horizontalen Achse (Abb. 31). Für diese Form kämen ätiologisch in Betracht: Affektion des Vagus; Paralyse der Muskulatur z. B. nach Diphtherie; chronische entzündliche, degenerative Veränderung des intramuralen Plexus, z. B. durch Intoxikation nach Ösophagitis oder durch die übrigen bereits früher genannten Einwirkungen auf den Auerbachschen Plexus (Beriberi, Yperit usw.). Im Verlaufe der Jahre kann eine solche Dilatation sich zu einem monströsen Sack erweitern, wie z. B. im Falle der Abb. 32.

Es handelte sich um einen 48jährigen Patienten, bei welchem seit 24 Jahren Schluckbeschwerden bestanden und der während einer Grippeepidemie als Pneumonie in die Klinik
eingeliefert wurde. Bei der Untersuchung fand sich über der rechten Lunge Schalldämpfung
von der Leber-Lungen-Grenze bis zur Scapulaspitze, abgeschwächter Stimmfremitus, Bron-
chialatmen. Bei einer Probepunktion hinten unten rechts konnten unter starkem Stempelzug
nur 3 cm³ einer bräunlichen dickbreiigen Flüssigkeit gewonnen werden.

Die Ösophagoskopie zeigte eine große taschenförmige Erweiterung der Speiseröhre nach
rechts, welche 3 Liter faßte. Das Röntgenbild ergab nach Einnahme von Bariumaufschwemmung (Abb. 32) einen großen, dem Herzen angelagerten, bogenförmig begrenzten Schatten,

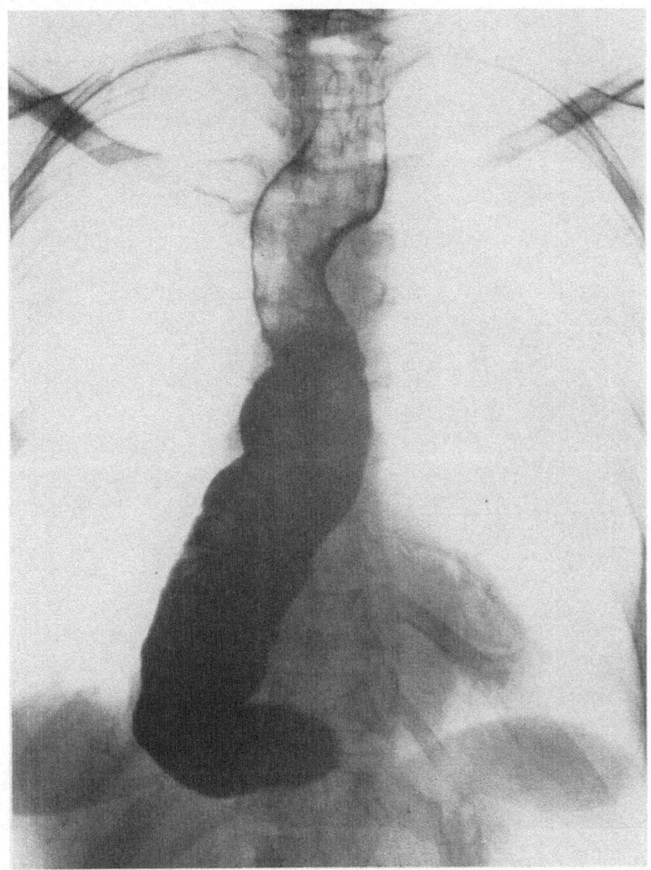

Abb. 31. Megadolichoösophag. (Aufnahme dorso-ventral.)

welcher in seiner unteren Partie beinahe die ganze rechte Thoraxhälfte einnahm. Pathologisch-
anatomischer Befund: Der Ösophag ist zu einem unförmigen Sack erweitert, welcher in ent-
leertem und aufgeschnittenen Zustande einen Umfang von 23 cm zeigt.

Infolge der Zersetzung des stagnierten Inhaltes können als Komplikationen,
wie schon früher erwähnt, Ösophagitis, Ulcerationen, Narbenbildungen auftreten,
welche ihrerseits wieder zu spastisch narbiger Einziehung des erweiterten Rohres
führen, so daß eine Art „Sanduhrösophag" sich bildet (Abb. 33).

Die zweite Form, die *Erweiterung ohne Achsabweichung*, zeigt im Röntgenbild
eine leichte Neigung der unteren Partie nach links, aber ohne bemerkenswerte
Verlängerung; meistens ist die Dilatation bei dieser Form auch weniger voluminös
(Abb. 34). Die unterste Partie der Speiseröhre wird verglichen mit der Form
eines Rettichs oder einer Spindel. Nach Chêne und Poirier soll es sich bei dieser

Erweiterung um eine Affektion handeln, die in erster Linie bedingt sei durch ein spastisches Hindernis am Ösophaguseingang. Als typisches Beispiel wäre die von VAMPRÉ zuerst festgestellte juxtadiaphragmatische Periösophagitis mit gleichzeitiger Perisplenohepatitis beim Sumpffieber zu nennen.

Als Beispiel einer solchen Perisplenohepatitis mit spasmogener Ösophagusdilatation (ohne Sumpffieber) sei der folgende Fall angeführt: Die Abb. 35 stammt von einem 71jährigen

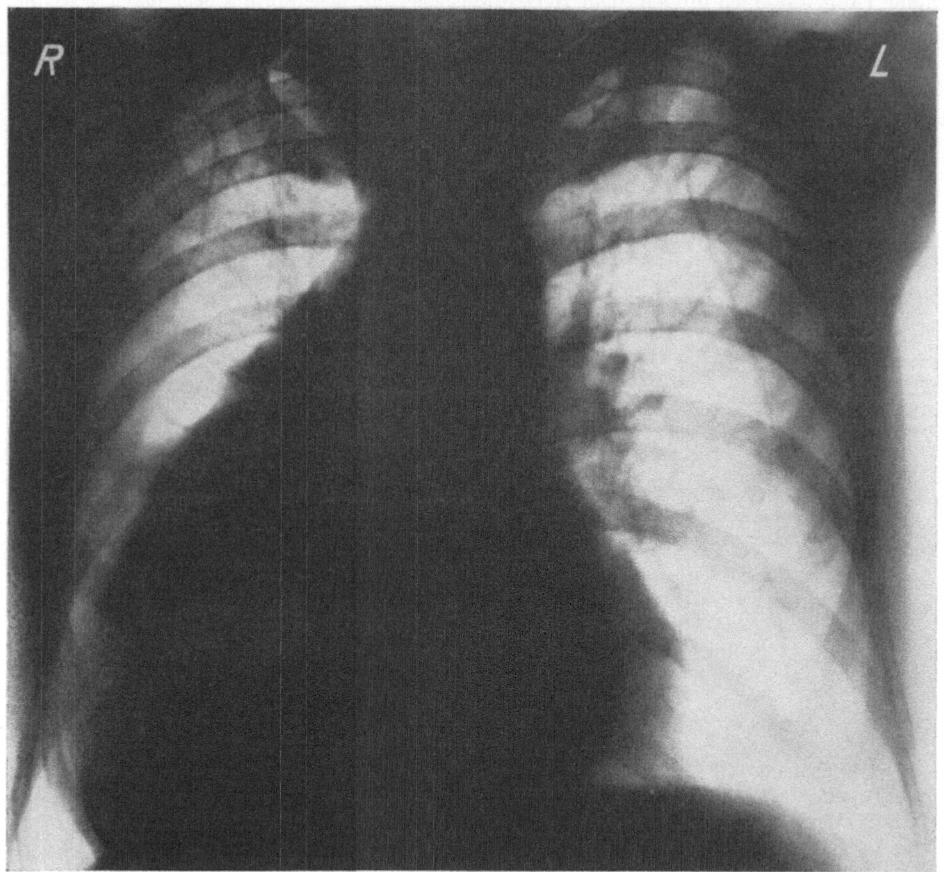

Abb. 32. Hochgradige Dilatation der Speiseröhre. (Aufnahme dorso-ventral, 2 m Distanz.)

Patienten mit spastischem Verschluß des kardianahen Ösophagusabschnittes und sekundärer Erweiterung der Speiseröhre. Die Sektion ergab eine erweiterte Speiseröhre, ausgedehnte Verwachsungen der Milz und der Leberkapsel mit dem Zwerchfell, eine Perisplenohepatitis, welche die Ursache der spastischen Kontraktion am Ösophagusausgang war.

Die hochgradige Ösophagusdilatation kann bei der sagittalen Thoraxaufnahme (ohne Kontrastmittel!) zu einer Verschattung rechts neben dem Gefäßherzschatten führen, die schon wiederholt zu Verwechslungen geführt hat mit Aortenaneurysma (BOUMARD, WIEDAU), mit Pleuritis mediastinalis (VEER, WIEDAU), mit Mediastinaltumor (FAUST, KUKOWSKA). Die weitere Untersuchung mit Kontrastfüllung bringt die Aufklärung.

Bei der *ösophagoskopischen* Untersuchung legt sich die meist stark gefältelte Schleimhaut vorhangartig vor das Tubusloch; sie ist gerötet, ödematös, in den unteren Partien meist stark vascularisiert und leicht blutend; in manchen Fällen hat sie ein mehr graues maceriertes Aussehen, ist verdickt und induriert. Die respiratorischen und pulsatorischen Bewegungen der Speiseröhre sind in den Anfangsstadien vorhanden, werden schwächer bzw. verschwinden mit zunehmender Erweiterung. Die Kardia ist in frischen Fällen punktförmig, begrenzt von rosettenförmig angeordneten Schleimhautwülsten; in älteren Fällen ist sie lippenförmig gewulstet.

Diagnose. Die entscheidenden Ergebnisse liefern Radioskopie und Ösophagoskopie. Im Beginn des Leidens deutet der Wechsel in den dysphagischen Beschwerden auf einen Krampf der Kardia hin. Es ist aber daran zu denken, daß auch das Carcinom an der Kardia mit Kardiospasmus beginnen kann und daß entzündliche und geschwürige Prozesse auf der Ösophagusschleimhaut einen sekundären Kardiospasmus hervorrufen können. Mit der Sonde ist der für Spasmus sprechende Wechsel in der Durchgängigkeit nachweisbar. Bei der organischen Stenose stehen in der Regel Sondierbarkeit und Dysphagie im richtigen Verhältnis. Gegen Carcinom spricht die lange Entwicklungsdauer, das relativ lange Wohlbefinden und das meist jugendliche Alter. Die Menge des Erbrochenen kann so groß sein, daß an eine Pylorusstenose gedacht wird, und in der Tat ist auf diese Vermutung hin bei spindelförmiger Dilatation die Laparotomie ausgeführt worden. Abgesehen von der Aufklärung durch Radio- und Endoskopie kann schon die Sondenuntersuchung vor solchem Irrtum schützen. Oft fließt schon bei Einführung der Sonde in den oberen Teil der Speiseröhre Ösophagusinhalt ab. Kann man allerdings die Sonde bis zu 50 und mehr Zentimeter einführen, ehe sich Inhalt entleert, wird der Gedanke an eine Pylorusstenose verständlich.

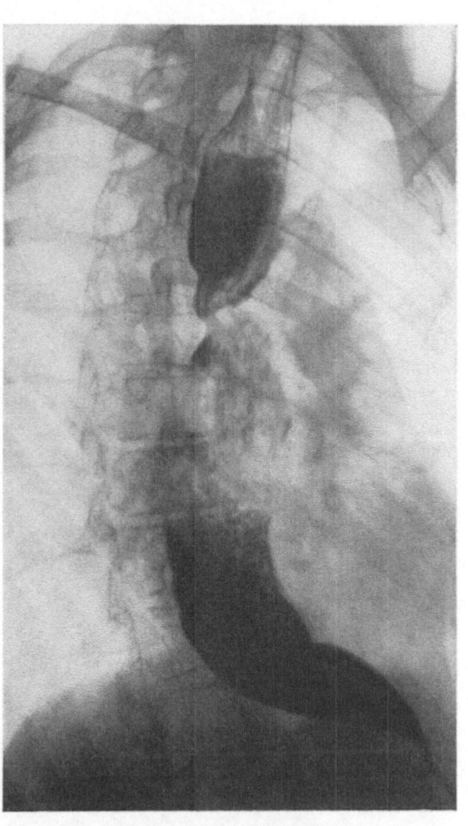

Abb. 33. „Sanduhrösophag" bei Ösophagusdilatation.

Nach Feststellung einer Erweiterung im Brustteil der Speiseröhre kann die **Differentialdiagnose** zwischen spindelförmiger Erweiterung und *tiefsitzendem Divertikel* in Frage kommen. Am einfachsten ist die Entscheidung mit Hilfe der Divertikelsonde, besonders in Kombination mit Röntgen- und endoskopischer Untersuchung, deren Anwendung auch den umständlichen Zweischlauchversuch (RUMPEL, ZWEIG) überflüssig macht.

Die **Prognose** des Leidens ist ernst. Es gibt Fälle, in welchen die Kranken mit einer selbst erheblichen Erweiterung ein hohes Alter erreichen; in der Regel stellt sich in unbehandelten Fällen eine das Leben gefährdende Kachexie ein oder es drohen Gefahren durch komplizierende Erkrankungen. Durch sachgemäße interne und chirurgische Behandlung ist weitgehende Besserung des Leidens erzielt worden. Eine definitive Heilung im anatomischen Sinne ist nicht zu erwarten, da die einmal bestehende Ösophaguserweiterung irreparabel ist.

Behandlung. In frischen Fällen handelt es sich darum, die Kranken an eine zweckmäßige Hygiene des Essens zu gewöhnen; sie sollen sorgfältig kauen, langsam schlucken, breiig-flüssige calorienreiche Nahrung zu sich nehmen. Die Mehrzahl der Fälle kommt jedoch erst im vorgeschrittenen Stadium mit einer bereits beträchtlichen Erweiterung des Ösophagus zur Behandlung. In diesen Fällen empfiehlt es sich, die Ernährung vom Munde aus für einige Tage oder eine Woche zu

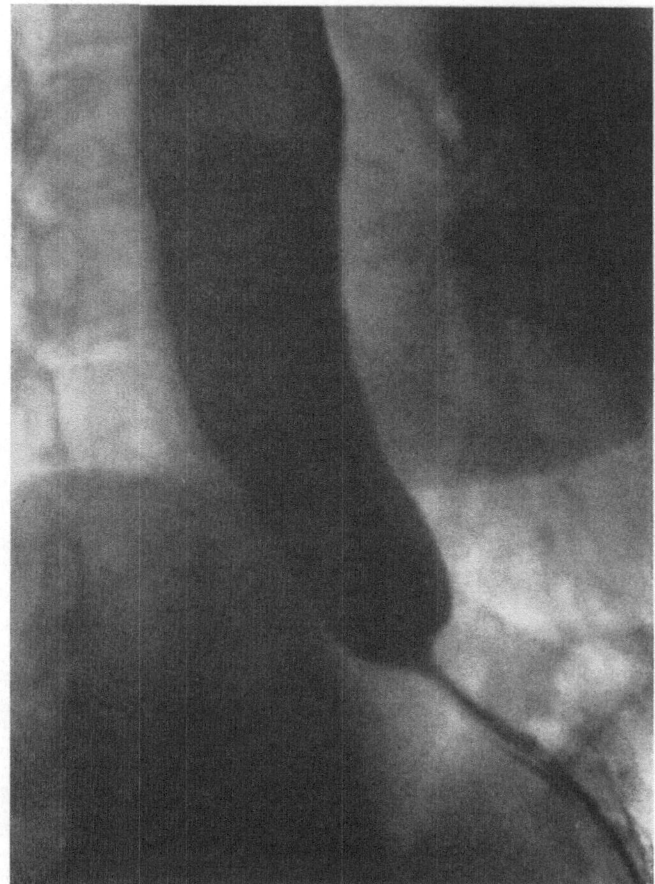

Abb. 34. Ösophaguserweiterung „ohne Achsabweichung".

sistieren, den Ösophagus zu spülen und durch Rectalernährung zu schonen. Später folgt Sondierung mit dicken Sonden, die man kurz vor dem Essen einführt; oder Sondenernährung. Nach einer mehrwöchentlichen Sondenbehandlung und -ernährung erreicht man in vielen Fällen, daß die Kranken wieder schlucken können. Gewöhnlich muß die Sondeneinführung auf die ganze Lebensdauer mit Unterbrechungen ausgedehnt werden.

Beträchtliche Ektasie verlangt gründliche Reinigung der erweiterten Speiseröhre, am besten abends vor dem Schlafengehen (Spülung mit 1—3%iger Argentum nitricum- oder 2—3%iger Boraxlösung).

Die allgemeine Neuropathie verlangt eine entsprechende Behandlung (Psychotherapie, FAULKNER, eventuell Hypnose, BOEHM, FLEINER, SZÖLLERY).

Von medikamentösen Mitteln kommen besonders bei der kardiospastischen Dilatation die bereits früher genannten (Amylnitrit, Nitroglycerin, Atropin, Papaverin usw.) in Frage.

Während Mohr u. a. mit Atropin gute Erfolge erzielten, wird z. B. von Boehm, Stephan das Atropin abgelehnt. Daß die von Boehm empfohlenen Adrenalininjektionen in gewissen Fällen die Kardia öffnen, habe ich selbst vor dem Röntgenschirm beobachten können; dagegen blieb wiederum bei den Untersuchungen von Stephan das Adrenalin wirkungslos.

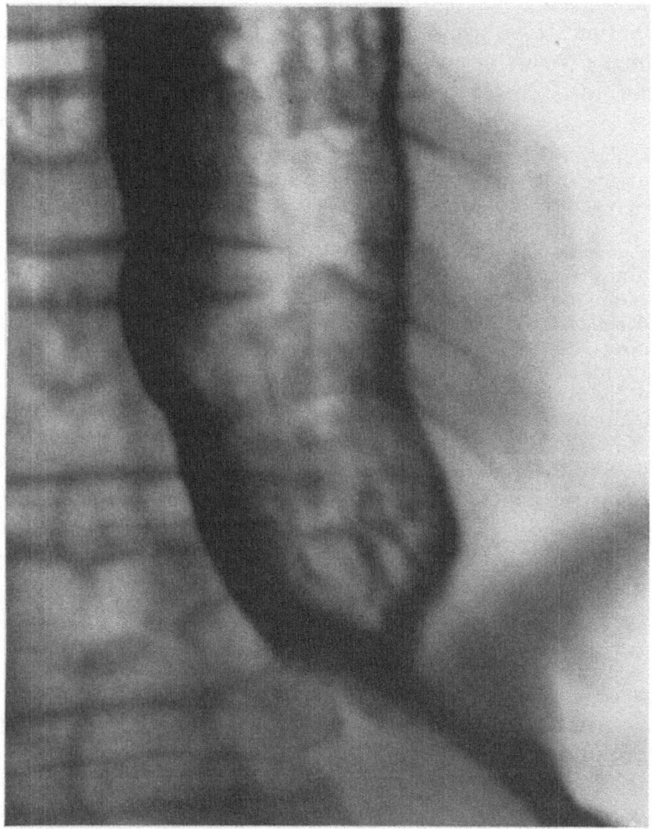

Abb. 35. Spasmogene Ösophagusdilatation bei Perisplenohepatitis.

Die Sympathicusreizung durch Adrenalin öffnet nach der Ansicht von Boehm die Kardia, während nach der Beobachtung von H. Meyer gerade die temporäre Splanchnicusausschaltung den krampfhaften Verschluß des Magenmundes herabsetzt. Tamiya empfiehlt die Kombination von Papaverin mit Adrenalin. Die Verschiedenheit in den Angaben über die Wirkung der genannten Medikamente beruht einmal auf der Tatsache, daß eben der sog. idiopathischen Dilatation keine einheitliche Ursache zugrunde liegt, zweitens sicherlich auch, wie Assmann mit Recht betont, darauf, daß die Wirkung der Medikamente von der Dosierung, von der Resorption und von der Zerstörung der Mittel im Organismus, ferner von dem augenblicklich vorhandenen Gleichgewichtszustand des Nervensystems abhängig ist.

Einen wichtigen Fortschritt in der Therapie bedeuten die Verfahren zur *Dehnung der Kardia* oder zur Wiedereinübung des Eröffnungsreflexes (Massion).

Am bekanntesten ist die Dilatationsmethode von Gottstein, deren Prinzip darin besteht, daß eine an ihrem unteren Ende mit einem aufblähbaren Ballon versehene Sonde in die Kardia gelegt und der Ballon durch ein Gebläse ausgedehnt wird.

Einhorn benutzt seinen „zweibälligen Pylorusdilatator", Massion eine Quecksilbersonde, Vinson einen hydrostatischen Dilatator, Hirsch eine Ballonsonde, welche leer in den Magen eingeführt, dann mit Wasser prall gefüllt und nunmehr durch die Kardia hochgezogen wird.

Guisez empfiehlt die transversale Dehnung durch mehrere nebeneinanderliegende Bougies, von denen die ersten (unter Führung des Ösophagoskopes eingelegten), dünnsten den dickeren den Weg zeigen.

Auch verschiedene *Metallinstrumente* (Brünings, Einhorn, Lerche, Starck u. a.) sind für die Dilatation angegeben worden. Das Prinzip dieser Metalldilatatoren liegt darin, daß nach der Einführung des Instrumentes im Kardiaabschnitt 2—4 Metallbranchen unter beliebigem, mit der Hand regulierbarem Drucke auseinandergehen und den Kardiaring sprengen. Am Handgriff kann der jeweilige Stand der Spreizung in Zentimeter-Umfang abgelesen werden. Nach Starckscher Sondierung sind schon Todesfälle beobachtet worden (Maydl, Sauerbruch).

Paravertebraler Novocainblock mit doppelseitiger *Infiltration der Nervi splanchnici* führt oftmals nur zu vorübergehenden Erfolg, da mit Abklingen der Anästhesie der alte Zustand wieder eintreten kann, so daß später doch die *Splanchnicektomie* angeschlossen werden muß (Bergeret, Santy).

Beim Fehlschlagen der bisher erwähnten Behandlungsmethoden kommt schließlich die *Gastrostomie* mit nachfolgender Dehnung der Kardia in Frage (forcierte Dehnung mit der Kornzange nach v. Miculicz, digitale Dehnung nach Wilms, Sondierung ohne Ende nach v. Hacker).

Von den übrigen *rein chirurgischen Maßnahmen* seien hier noch genannt: die transpleurale Ösophagoplikation (W. Meyer), die Resektion des erweiterten Speiseröhrensackes (Reisinger), die extramuköse subdiaphragmatische Kardioplastik (Grimson, Heller, Mintz, Orerti), die Resektion der Kardia (Zaaijer), die Ösophago-Gastroanastomose (Bell, Heyrovky, Scott, Sauerbruch), Sympathektomie (Adamson, Knight, Santy u. a.). Die Sympathektomie soll nach Lubbers möglichst radikal ausgeführt werden. Im Hinblicke darauf, daß bei der Hellerschen Operation auch intramurale sympathische Elemente vernichtet werden, kommt die Kombination von Sympathektomie und Operation nach Heller am meisten in Betracht (Lubbers, Hillemand, Servelle).

Die großen Unterschiede der in der Literatur mitgeteilten Dilatations- und Operationserfolge werden nach Braine, der eine eigene Operationsmethode angibt, dadurch erklärt, daß die Ätiologie der sog. idiopathischen Dilatation eben eine sehr verschiedene ist. Die großen Erweiterungen gehen auch nach erfolgreicher Operation selten vollständig zur Norm zurück.

4. Die Divertikel der Speiseröhre.

Als *Divertikel* bezeichnet man umschriebene hernienartige Ausstülpungen der Wand der Speiseröhre, die völlig mit Schleimhaut ausgekleidet und an der Außenseite fast regelmäßig von Muskulatur bedeckt sind. Man unterscheidet nach ihrer Entstehungsart *Pulsions*- und *Traktionsdivertikel*, nach ihrem anatomischen Sitz Divertikel des Anfangsteiles — *pharyngo-ösophageale Divertikel, Grenzdivertikel* — und *Divertikel des Ösophagus*. Die letztgenannten sind zum allergrößten Teil Traktionsdivertikel und zum geringsten Teil Pulsionsdivertikel. Bei einer Reihe derselben liegen kombinierte Verhältnisse vor, derart, daß ein Traktionsdivertikel durch Pulsion vergrößert wird — *Traktions-Pulsions-Divertikel*.

Außerdem gibt es noch eine Gruppe von Divertikeln, die oberhalb des Ösophagus liegen und von den Kiemengängen ihren Ausgang nehmen — *pharyngeale Pulsionsdivertikel* (v. Kostanecki).

Als *Pseudodivertikel* bezeichnet man Ausstülpungen der entzündlich oder narbig veränderten Wand, denen der Schleimhautüberzug fehlt.

a) Die pharyngo-ösophagealen Divertikel (Grenzdivertikel, Zenkersche Divertikel).

Es handelt sich um blindsackförmige Ausstülpungen des Schlundrohres an der Grenze des Pharynx und Ösophagus.

Pathologische Anatomie. Die Divertikel sitzen an der hinteren Wand des Ösophagus an der Grenze des Pharynx und der Speiseröhre. Ihr Ausgangspunkt ist die von Natur aus muskelschwache Stelle am oberen Ende des Ösophagus, wo an der Hinterwand ein mit der Spitze nach unten gerichteter dreieckiger Raum (LAIMER) von Längsmuskulatur entblößt ist. Die Öffnung des Divertikels sitzt bald in der Mitte der Hinterwand, bald etwas seitlich der Mittellinie. Sie kann eng oder weit sein, allmählich durch Zug des gefüllten Sackes nach hinten und seitlich wandern. Die Beschaffenheit der Mündung des Ösophaguseinganges wird durch Füllung und Zug des Divertikels wesentlich beeinflußt. Unter 26103 Sektionen fand GIANNI 11 Pulsionsdivertikel.

Das Divertikel tritt fast immer vereinzelt auf. SCHLÄPFER, LERCHE berichten über zwei nebeneinander und CHAMPON über zwei übereinander liegende Divertikel der Ösophagushinterwand an klassischer Stelle beim gleichen Patienten. Die Größe des Divertikels schwankt bedeutend (Haselnuß- bis Kinderkopfgröße; BAUER beschrieb ein Divertikel, welches über 1 Liter Flüssigkeit faßte). Die großen Säcke hängen neben der Wirbelsäule herab und sind am Halse zu sehen und zu fühlen. Die Formen der Divertikel sind sehr wechselnd. Man findet *hernienartige*, mit der Hinterwand des Ösophagus durch einen engen, senkrecht zur Schlundachse stehenden Hals zusammenhängende, und große *blindsackartige* Anhänge des Pharynx, die in breiter Mündung mit ihm in Verbindung stehen. Die Mündung des Ösophagus ist verzogen, schlitzartig verengt und sitzt meist an der vorderen Wand des Divertikels. Die Sondierung des Ösophagus ist dadurch sehr erschwert. Von ihrem Ausgangspunkt entwickeln sich die Divertikel nach unten und hinten in dem Raum zwischen Ösophagus und Wirbelsäule. Der Grund des Divertikelsackes liegt im Thorax und kann den Ösophagus wie eine Geschwulst komprimieren. In anderen Fällen wird das Divertikel außen am Halse sichtbar und ruht in der Supraclaviculargrube auf der Pleurakuppe. Es kann durch den Druck des Divertikels zu einer Usur der Trachea und der in seinem Bereiche liegenden Wirbel kommen. Auch entzündliche Verwachsungen mit den Nachbarorganen kommen vor.

Die Wand des Divertikels kann verdünnt oder verdickt sein. Der Sack besteht aus einer inneren Schleimhautlage, deren Papillen vergrößert sind und die fast immer Reste von Entzündungen, Geschwüren, Narben aufweist. Die Muscularis mucosae fehlt in der Regel. Die äußere Wand besteht meist aus verdicktem Bindegewebe. An der äußeren Fläche finden sich mehr oder weniger reichliche Muskelfasern. Sie sitzen fast ausschließlich an der Vorderfläche des Sackes und am Halse des Divertikels.

MELAMED beschrieb den seltenen Fall eines *intramuralen pharyngo-ösophagealen* Divertikels.

Pathogenese. HAVLIGEK hält an der Ansicht fest, daß auch die Grenzdivertikel auf einer Entwicklungsstörung in der Zeit der Gastrulation beruhen. Nach E. v. BERGMANN sollen die Divertikel aus Überresten der inneren Kiemenfurchen hervorgehen.

Als Gründe, welche für eine *angeborene Sackbildung* sprechen, werden genannt: Die Analogie zu den übrigen Divertikeln des Magen-Darmkanales, welche angeboren sind; das Vorkommen in frühester Jugend (GIANELLA, LICHTENBERG, SLOOF), das gleichzeitige Bestehen von Pulsionsdivertikeln des Ösophagus und multiplen Divertikeln des Duodenums, des Magens (VOGT, eigene Beobachtung), das familiäre Vorkommen (Großvater, 2 Kinder, 1 Enkel (WENDT und WITTIG), 3 Fälle in derselben Familie (RUPP), Vater und Sohn (UMBER, eigene Beobachtung). Die familiäre Häufung gibt der Frage der Divertikelentstehung auch eine erbbiologische Färbung (RUPP). KUHLENKAMPFF hebt ferner hervor die für angeborene Sackbildung charakteristische Geschlechtsbevorzugung (75% Männer) und das Fehlen von Rezidiven nach Operation. Hierzu ist allerdings zu bemerken, daß von verschiedenen Chirurgen Rezidive beobachtet worden sind (ALBRECHT, DEPAGE, EICHHORN, JUDD, SCHLOFFER u. a.). RUCKENSTEINER fand bei planmäßigem Absuchen der Schlund-Speiseröhrengrenze verhältnismäßig häufig in der Höhe des Ringknorpels und etwas tiefer kleinste Ausbuchtungen, die während des Schluckaktes vertieft werden können. Die Natur dieser kleinen Grübchen, die Ruckensteiner bei Männern und bei Frauen ungefähr gleichhäufig antraf und die er möglicherweise für die Anfänge der Zenkerschen Divertikel hält, ist nicht klar.

Die meisten Autoren sind darin einig, daß die Grenzdivertikel erworbene Zustände sind und ihre Entstehung dem Mechanismus der Pulsion verdanken, den Zenker bereits urgiert hat. Begünstigend für ihre Entstehung an der typischen Stelle ist die Schwäche der Wand, die durch angeborene Anlage so groß sein kann, daß schon der physiologische Druck des Schlingaktes für die Ausbuchtung der Schleimhaut genügt. Besondere Schädigung der Wand durch Traumen können im einzelnen Falle noch eine Rolle spielen (Kloiber, Krekel, Marnyama, Jurasz, Schmidt u. a.). In Betracht kommen Fremdkörper, ungeeignet zubereitete, schlecht verkleinerte und hastig genossene Nahrung, Traumen, die zur Zerreißung der Muskelfasern führen, Verbrennungen, die eine größere Anzahl derselben zerstören. Bertrams beschrieb eine Ösophagusdivertikelbildung als Unfallfolge. (Sturz mit der linken Halsseite auf ein Trittbrett, konsekutives Auseinanderweichen der Ösophagusmuskulatur am Orte des einwirkenden Traumas.) (Der viel zitierte Traumafall von Friedberg ist nicht stichhaltig.) Ferner kommen infektiöse Momente in Frage: Diphtherie, Influenza, Typhus (Aldor) mit lokalisierten Entzündungsprozessen der Speiseröhre, vielleicht auch nervöse Störungen, die zu einer Lähmung der Muskulatur führen, wie in einem Falle von Paltauf, wo ein poliomyelitischer Herd im obersten Halsmark in der Gegend des Phrenicusursprunges sich fand. Lahey spricht von einer neuromuskulären Störung des Schluckaktes, die zu einer zunehmenden Ausbuchtung im Bereiche des Musculus cricopharyngeus führe. Chiappe hat durch Versuche am Hunde durch Stillegung der nervösen Versorgung des Ösophagus eine Wandveränderung hervorgerufen, die zu einer Art Divertikelbildung führte. Zenker hat fernerhin schon darauf hingewiesen, daß auch Drucksteigerungen bei dem Schlingakt infolge von angeborenen und erworbenen Verengerungen des Ösophaguslumens oder von Kompressionsstenosen die Stellen oberhalb der Stenose hervorwölben können. Als solche kommen in Betracht komprimierende Strumen (Bückling), enge Halsbinden (Rosenthal), Verknöcherung des Kehlkopfgerüstes (Zenker). Ein wichtiger Punkt ist ferner, daß das Divertikel an der physiologisch engsten und am wenigsten ausdehnungsfähigen Stelle des Ösophagus sitzt.

Auch Fischer sieht in den physiologischen Engen disponierende Momente, auf deren Boden durch submuköse Verletzungen, Entzündungen, Kompression anliegender Organe usw. Divertikel entstehen können.

Ein drucksteigerndes disponierendes Moment kann nach Killian ein Krampf des Ösophagusmundes sein.

Die größere Häufigkeit des linkssitzenden Divertikels erklärt sich nach Laimer vielleicht aus der stärkeren Ausbildung der Längsmuskulatur auf der rechten Seite.

Auf andere prädisponierende Momente greift Brosch zurück, indem er darauf hinweist, daß die Gefäß-, Nerven- und Fettgewebslücken schwache Stellen in der Ösophaguswand darstellen. So sieht auch Shallow in der Durchtrittsstelle eines Astes der Arteria thyreoidea inf. den ursächlichen Umstand für die Divertikelbildung. Zu der Entstehung des Divertikels muß allerdings ein zweites Moment kommen, das eine Pulsion oder Traktion bedingt. Zur Unterscheidung von den erworbenen an der Hinterwand sitzenden Pulsionsdivertikeln sollen die kongenitalen Divertikel vorne liegen (Hill, Moynihan).

Klinische Symptome. Die Entwicklung des Divertikels erstreckt sich auf viele Jahre. Die Anfangserscheinungen kommen dem Kranken kaum zum Bewußtsein, ausgenommen die Fälle, in denen ein charakteristisches Trauma den Anstoß zur Bildung des Divertikels gegeben hat. Zu den Vorboten der Erkrankung gehören stärkere Speichelabsonderung, reichlicher Schleimauswurf, Rauheit und Fremdkörpergefühl im Halse, verbunden mit Reizhusten, Gefühl des Steckenbleibens des Bissens. Der Kranke ist gezwungen, langsam zu essen, mit Sorgfalt zu kauen und mit Vorbedacht intensivere und häufigere Schlingversuche zu machen. Trotz aller Vorsichtsmaßregeln bleibt das Fremdkörpergefühl und die dadurch erzeugte Übelkeit bestehen. Allmählich tritt Erbrechen auf.

In der Regel treten ungefähr mit dem 40. Jahre die ersten echten Divertikelsymptome auf in Form einer eigenartigen Dysphagie, die anfänglich in größeren oder kleineren Zwischenräumen sich in dem Gefühl des Steckenbleibens des Bissens nnd seiner Rejektion äußert, schließlich immer häufiger und zuletzt bei jeder Mahlzeit auftritt. Die ersten Bissen bleiben im Ende des Halses stecken, rufen dort Druckgefühl usw. hervor und werden teilweise wieder herausbefördert. Plötzlich passiert ein Bissen ohne Aufenthalt und der Kranke kann seine Mahlzeit ohne wesentliche Schwierigkeiten beenden. Die Eigenart der Dysphagie in diesem Stadium der Erkrankung erklärt sich wahrscheinlich dadurch, daß mit dem ersten Bissen das Divertikel sich füllt und nun der Weg zum Ösophagus frei wird. Ist das Divertikel größer geworden, verhält sich die Dysphagie umgekehrt. Die ersten Bissen machen keine Beschwerden, das Divertikel füllt sich. In dem Maße, als die Füllung zunimmt, wird durch den Zug des Divertikelsackes die Ösophagusmündung angespannt und schlitzartig verzogen, der Ösophagus bei großen Divertikeln gelegentlich auch komprimiert. Alsdann stockt das Schlingen völlig. Unter dem Einfluß der Elastizität der Divertikelwände, der Kontraktionen der Halsmuskeln und der Bewegungen, die der Kranke macht, entleert sich das Divertikel anfangs völlig, später nur teilweise. Der Rest stagniert, zersetzt sich und ruft übelriechendes Aufstoßen hervor. Öfters sieht man an Stelle von Regurgitation Rumination. Oft können die Kranken den Sack willkürlich entleeren und durch Nachtrinken von Flüssigkeiten auch reinigen („Toilette" des Divertikels). Dazu verhelfen ihnen teilweise gewisse Bewegungen mit dem Halse oder Druck am Halse, oft auch die Seitenlage, wobei der Divertikelinhalt sich in den Hypopharynx entleert.

Der Nachweis des Divertikelsackes von außen ist nicht oft möglich. Der Tumor liegt meistenteils an einer Halsseite, die Supraclaviculargrube einnehmend, selten ist er doppelseitig. Seine Größe wechselt von der eines Taubeneies bis zu der einer Mannesfaust. Er verschwindet in leerem Zustand und tritt auf im gefüllten. Er ist weich, elastisch, wird auf Druck kleiner oder verschwindet völlig, kann aber, wenn seine Wand mit der Unterlage verwachsen ist, ebenso rasch sich wieder nach einer manuellen Entleerung füllen. Der Tumor kann den Rand des Sternocleidomastoideus völlig verwischen, nach vorn bis an die Schilddrüse reichend, diese verdecken und, da er mit dem Kehlkopf sich beim Schlingen verschiebt, als vergrößerte Schilddrüse imponieren. OEHLECKER beobachtet ein Divertikel von außergewöhnlicher Form und Lage, welches weit nach unten in das hintere Mediastinum und in den rechten Thoraxraum sich vorgeschoben hatte.

Sehr oft treten im Sack eigenartig glucksende, gurgelnde *Geräusche* auf, die der Kranke selbst wahrnehmen kann. Sie sind manchmal die ersten Zeichen des Divertikels und werden noch vor stärkerer Dysphagie beobachtet.

Je größer das Divertikel wird und je mehr die lokalen Störungen zunehmen, um so augenfälliger werden auch die Fernwirkungen. Es kommt zu Schmerzen infolge entzündlicher Vorgänge im Divertikel oder in seiner nächsten Umgebung; durch Druck auf die benachbarten Organe können diffuser Brustschmerz hinter dem Sternum, Schmerzen in der Nackengegend, zwischen den Schulterblättern usw. auftreten (Angina pectoris-Syndrom, JASONNI und BERTIGLIA). Kompression der Trachea erzeugt Dyspnoe, Kompression des Plexus cervicalis Neuralgien, Druck auf die Kopfgefäße Kongestionen, Zug auf die Aryknorpel Heiserkeit. Weiterhin wurden beobachtet Recurrenslähmung (EICHHORN), HORNERscher Symptomenkomplex (EICHHORN, SUERMONDT).

Diagnose. Die Anamnese liefert wichtige Anhaltspunkte: Beginn von Schluckbeschwerden nach einem Trauma, ihre stetige, aber langsame Zunahme; hoher
Sitz der Stenose; Wechsel der Beschwerden während der einzelnen Mahlzeiten,
wie sie oben geschildert sind; spontan auftretende Halsgeräusche; Nachweis der
Geschwulst am Halse. Bei solchen Divertikeln, die weit in den Thoraxraum hin-
einreichen, kann eine abnorme Dämpfung über der oberen vorderen Thorax-
gegend oder sogar rechts in der Gegend des 3.—5. Brustwirbels sich ergeben. Ein
brauchbares, aber nicht absolut beweisendes Zeichen ist die mit Hilfe des

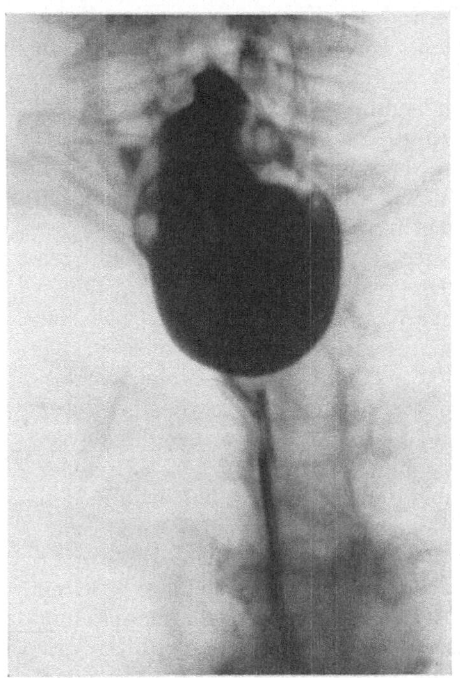

Abb. 36. Zenkersches Pulsionsdivertikel.
(Aufnahme dorso-ventral.)

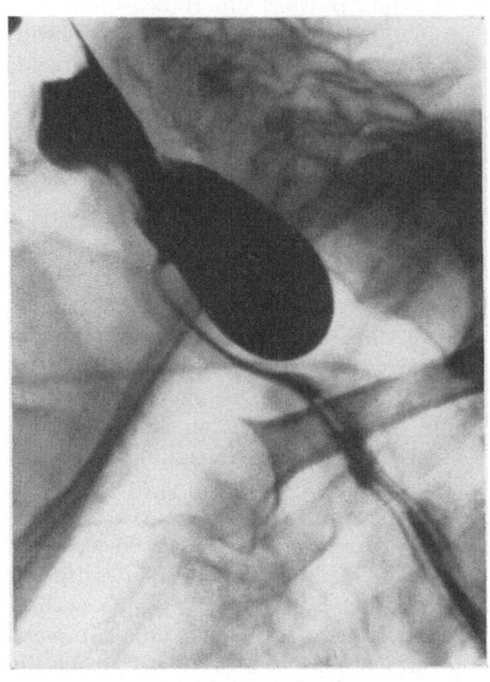

Abb. 37. Das Zenkersche Pulsionsdivertikel der
Abb. 36 bei Profilaufnahme. Man erkennt den
Verlauf des Ösophagus *vor* dem Divertikel.

Kehlkopfspiegels feststellbare Anfüllung des Sinus pyriformes mit einer von
Luftblasen durchsetzten speichelähnlichen Flüssigkeit (v. Eicken und Wagener).

Die *Sondenuntersuchung* gibt im Beginn der Erkrankung kaum greifbare Resultate. Für das ausgebildete Divertikel ist charakteristisch die wechselnde Sondierbarkeit. Mit ihm haben diese Eigenschaft nur die spastischen Stenosen und
die Anfangsstadien des Carcinoms gemein. Man hat für die Diagnosestellung auch
schon zwei Sonden eingeführt, von denen die eine in den Magen gelangt und typischen Mageninhalt liefert, während die im Divertikel liegende zersetzte Massen
entleert, die keine Salzsäure und Magenfermente enthalten.

Die einfachste und erfolgreichste diagnostische Methode ist das *Röntgenverfahren.* Die Kontrastmittelaufschwemmung füllt den Divertikelsack und läßt
ihn — bei dorso-ventralem Strahlengang — als einen Schatten von verschiedenen
Dimensionen am Halse vor dem Wirbelschatten oder rechts bzw. links von der
Wirbelsäule erscheinen (Abb. 36, 38). Bei Profil- und Schrägaufnahmen liegt
der Divertikelschatten zwischen Wirbelsäule und Trachea; oftmals läßt sich der
vor dem Divertikel verlaufende Ösophagus und der Abgang des Divertikelhalses

zur Darstellung bringen (Abb. 37). Der Divertikelschatten hat regelmäßige bogenförmige Begrenzungslinien. Eigenbewegungen der Divertikelwand sind röntgenologisch beobachtet worden (SCHMIEDEN).

Das Einfließen des Kontrastbreies — und damit die röntgenologische Darstellung des Divertikelsackes — kann dadurch verhindert werden, daß das Divertikel mit Speisen noch

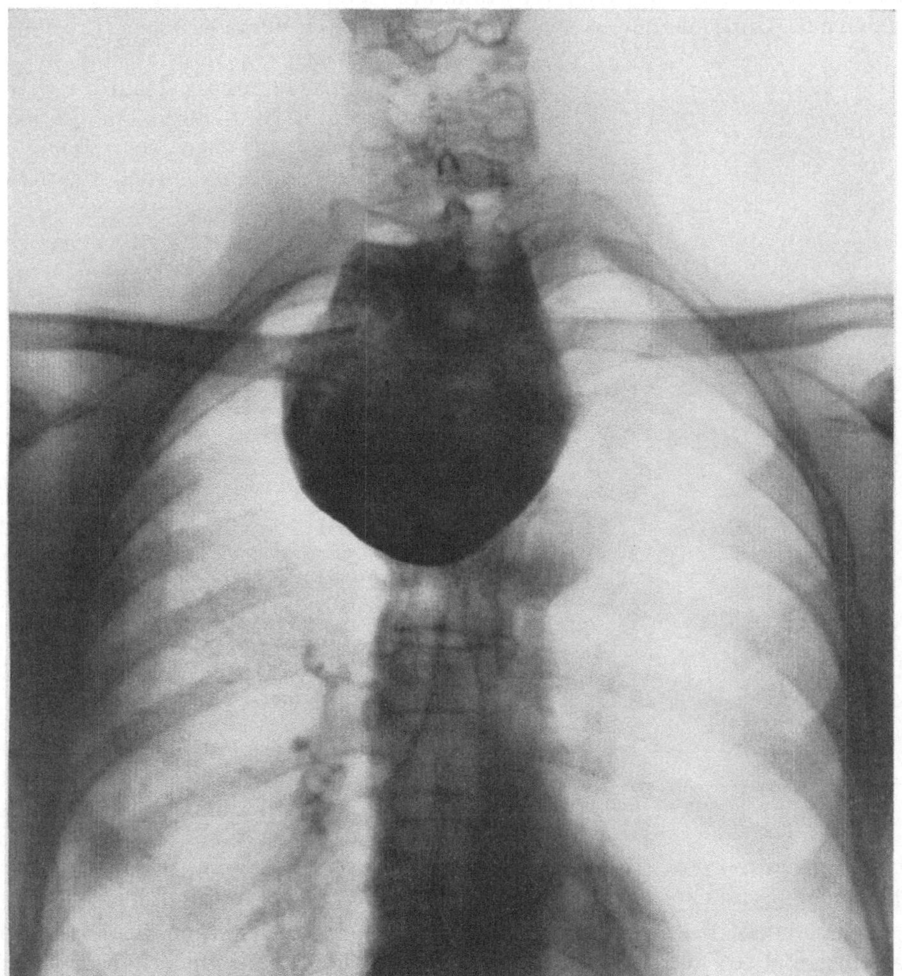

Abb. 38. Großes, tiefhängendes Pulsionsdivertikel, bis zum Aortenbogen reichend. (Aufnahme dorso-ventral.)

gefüllt ist; eine Entleerung durch manuelle Expression oder durch Ausspülung muß dann der Röntgenuntersuchung vorangehen.

Oberhalb einer carcinomatösen Stenose kann unter Umständen eine Erweiterung des Ösophaguslumens vorliegen, welche ein dem Divertikelschatten ähnliches Röntgenbild zeigt. Für die differentialdiagnostische Entscheidung ist wichtig, daß beim Carcinom die Begrenzungslinie unruhig zackig ist, daß ferner der Ösophagusschatten (Schräg- oder Profilaufnahme!) vom unteren Pol der Erweiterung ausgeht, während beim Pulsionsdivertikel das Schattenband der Speiseröhre *vor* der von glatter, ruhiger Linie begrenzten Divertikelsilhouette verläuft. Das angeborene Divertikel sitzt, wie schon erwähnt, an der Vorderwand und der Ösophagusschatten befindet sich dementsprechend *hinter* dem Divertikel. Das Bild eines ,,Pseudodivertikels'' des Ösophagus kann auch durch eine posttraumatische paraösophageale Eiterhöhle entstehen (ROBINSON).

Für die *ösophagoskopische Untersuchung*, welche über Form und Lage des Divertikeleinganges, über die Größe des Sackes und Beschaffenheit der Mucosa aufklärt, sind von Starck, v. Hacker, Lotheissen, Brünings besonders Tubuskonstruktionen angegeben worden.

Man sieht am Fundus eine wie ausgespannt aussehende Schleimhaut. Zieht man den Tubus etwas zurück, so erkennt man, daß sich derselbe in einem von glatter Schleimhaut ausgekleideten Hohlraum befindet, dessen unteres Ende kein Lumen hat. Die Schleimhaut zeigt die verschiedensten Veränderungen (Erosionen, Geschwüre, Epithelverluste), sie ist gerötet oder intensiv blaurot verfärbt und blutet beim Betupfen. Sie kann auch blaß aussehen, schmierig grau verfärbt und von deutlich sichtbaren Gefäßen durchzogen sein.

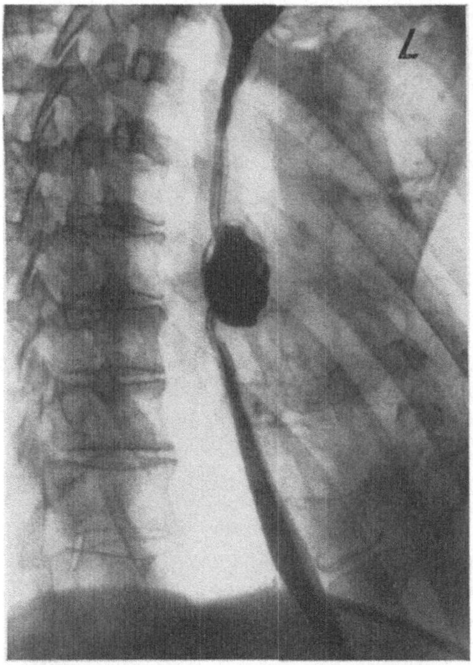

Der Eingang des Divertikels zeigt zwei Typen.

In einem Fall ist der Eingang weit und das Divertikel bildet die Fortsetzung des Pharynx, beim zweiten ist er eng, spaltartig und liegt in der hinteren Wand der Speiseröhre. Beim ersten Typus ist eine eigentliche Schwelle nicht zu sehen. Die Schleimhaut des Pharynx oder Ösophagus geht ganz allmählich in die des Sackes über. Beim zweiten Typ erscheint die obere Umrandung als eine nach unten konkav vorspringende Schwelle, hinter der ebenfalls längsgefaltete Schleimhaut beginnt. Beim Zurückziehen des Rohres kann sich der Eingang afterartig fast ganz schließen oder sc, daß nur ein ganz kleines Loch als Eingang zum Divertikel bleibt. Die Schwelle verschiebt sich mit dem Wachstum des Divertikels nach unten und wird deshalb verschieden tief gefunden.

Abb. 39. Epibronchiales Divertikel nach Lütgert. (Aufnahme im schrägen Durchmesser.)

Prognose. Das Divertikel stellt eine chronische, oft Jahrzehnte dauernde Erkrankung dar. Der Tod erfolgt doppelt so oft an Inanition als an interkurrenten Erkrankungen (Lungenabsceß, Gangrän, retropharyngeale Phlegmone, Schluckpneumonie, Carcinombildung im Divertikel).

Behandlung. Bei ausgeprägter Sackbildung ist die Operation des Divertikels das einzige Mittel zur dauernden Heilung des Leidens. Als Operationsmethoden kommen in Frage: einzeitige Exstirpation des Divertikelsackes (Kluge-König), Abbindung (Goldmann), Diverticulofixatio (König), Divertikeleinstülpung (Girard), (Literatur siehe bei Hacker und Lotheissen, Chirurgie der Speiseröhre, Verlag Enke 1926), Durchtrennung des Schleudermuskels mit partieller Einstülpung (Seiffert, briefliche Mitteilung). Der routinemäßige postoperative Gebrauch von Penicillin vermindert die Gefahr der Infektion (Janes).

Die konservative Therapie versucht mit Hilfe der sog. Divertikelsonde einen Druck auf den Divertikeleingang auszuüben und so den Eingang zum Ösophagus zu erweitern. Man tauscht auf diese Weise eine diffuse Erweiterung des Hypopharynx ein.

Weiterhin kommt in Betracht die Entleerung des Divertikels nach jeder Mahlzeit durch manuelles Ausdrücken des Sackes oder durch Ausspülung mit reinem oder mit Desinfizientien (Kalium permang., H_2O_2 u. ä.) versetztem Wasser. Ein manchmal gutes Hilfsmittel ist das Essen in der Seitenlage.

b) Die ösophagealen Divertikel.

Man versteht darunter Divertikel, welche ihren Sitz im Verlaufe der Speiseröhre zwischen Ösophagusmund und Kardia haben. Man unterscheidet die über dem Zwerchfell gelegenen, als *epiphrenale* von den *epibronchialen*, welche an der Kreuzungsstelle des linken Hauptbronchus liegen.

Ätiologie und Pathogenese. Es handelt sich um ätiologisch verschiedene Gebilde. Ein Teil geht aus den Traktionsdivertikeln hervor, die durch Pulsion vergrößert werden *(Traktions-Pulsationsdivertikel)*. Ferner befinden sich darunter solche Divertikel, die über einer Stenose durch Ausbuchtung der Wand entstehen; sie sind sehr selten. Auch eine kongenitale Anlage kommt in Frage (Gefäß-, Nerven- und Fettgewebslücken, BROSCH). Das Vorkommen mehrerer Divertikel in verschiedener Höhe an demselben Ösophagus (SCHERPENBERG) soll nach EICHHORN darauf hinweisen, daß auch der entomere Aufbau der Speiseröhre insofern eine Rolle spielt, als an den Lötstellen der einzelnen Entomere eine gewisse Schwäche der Muskulatur und vielleicht auch die Möglichkeit einer Dysinnervation gegeben sein kann. Das *epibronchiale Divertikel* (LÜTGERT, GUNDERMANN, BROSCH), das in das Cavum broncho-aorticum sich vorwölbt, liegt, wie LÜTGERT schon 1892 gezeigt hat, über der Kreuzungsstelle des linken Hauptbronchus mit der Speiseröhre. Die relativ schwache Ösophaguswand wird von der starren,

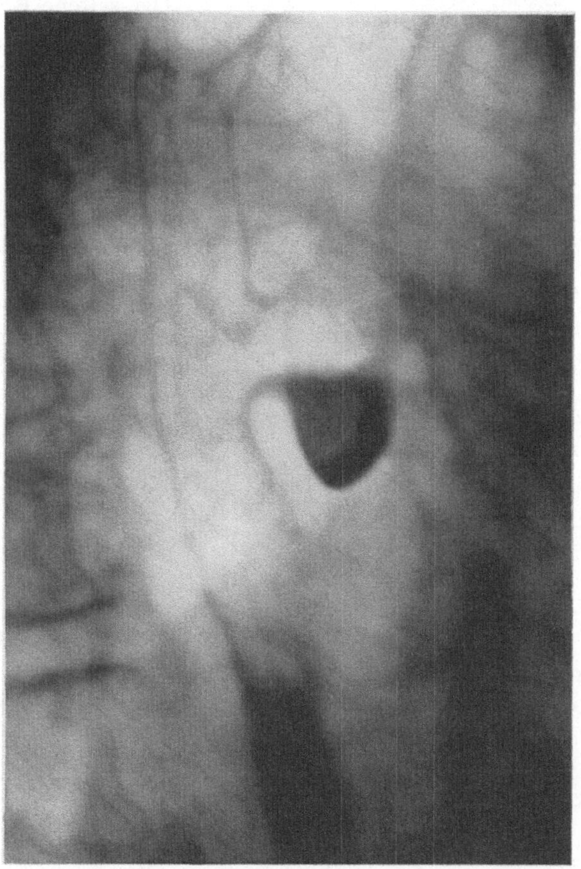

Abb. 40. Epibronchiales Divertikel (LÜTGERT). Zielaufnahme.

stärkeren Tracheal-Bronchialwandung nach hinten hin eingebuchtet; an dieser Stelle der Trachea entspringt auch häufig ein zur Verstärkung der Muskulatur der Speiseröhre beitragender kleiner Muskel (Musculus broncho-oesophageus). Dieses LÜTGERTsche Divertikel entwickelt sich demnach nach vorne und nach links (Abb. 39, 40). Beim *epiphrenalen Divertikel* wurde unter 8 Fällen 5mal ausdrücklich Kardiospasmus festgestellt (DESSECKER). ROSENAK hat bei einem Patienten gleichzeitig ein epiphrenales Divertikel und multiple Divertikel des Duodenum und des Colon beobachtet.

Pathologische Anatomie. Größe und Form der Divertikel sind außerordentlich verschieden. Die epibronchialen Divertikel sitzen fast immer an der Vorderwand der Speiseröhre und bestehen aus Schleimhaut und einem meist verdickten Bindegewebsüberzug. Ein Muskelüberzug fehlt oder findet sich nur in einigen Längsfasern am Halse des Sackes. Die Außenwand ist oft mit der Umgebung verwachsen. Die Schleimhaut kann normal sein, oft ist sie entzündet, ulceriert, atrophiert und pigmentiert.

Symptome. In funktioneller Hinsicht sind die klinischen Erscheinungen ähnlich denen des ZENKERschen Divertikels. Bei stärkerer Ausbildung können

Schmerzen bestehen hinter dem Brustbein (Angina pectoris-artige Anfälle durch Druck auf den Vagus, Behr), Atemnot, Herzklopfen, Symptome, die verschwinden, sobald der Inhalt des Divertikelsackes entleert ist. Erbrechen ist häufig.

Diagnose. Mit der Divertikelsonde ist der Nachweis des Sackes möglich. Im Röntgenbilde lassen sich die ösophagealen Divertikel als rundliche oder ovale neben dem Ösophagus liegende Schatten darstellen, wie aus den Abb. 39, 40, 41 hervorgeht. Kjellberg macht darauf aufmerksam, daß durch retinierte Speisereste in den Divertikeln tumorähnliche Röntgenbilder entstehen können.

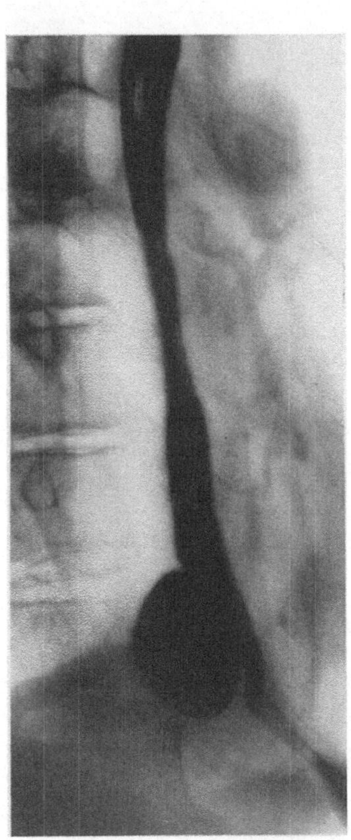

Abb. 41. Epiphrenales Ösophagusdivertikel.

Der seltene Röntgenbefund eines *epikardialen* Divertikels wird mit Autopsiebefund von Assmann mitgeteilt.

Für die *endoskopische* Diagnose ist ein sehr genaues Absuchen der Wand nötig. Ist das Divertikel leer, so kann die Öffnung leicht übersehen werden. Ferner ist im untersten Abschnitt die Verwechslung mit diffuser Dilatation oder mit Hiatushernie möglich (Abb. 42, 43).

Behandlung. Zur Verhütung von Zersetzungen im Divertikelsack und weitergreifenden entzündlichen Veränderungen in der Umgebung empfiehlt sich die Auswaschung des Divertikels mit der Sonde. Die Verbesserung der endothorakalen Operationsmethoden läßt chirurgische Eingriffe aussichtsvoll erscheinen. Von Lotheissen rührt der Vorschlag her, den epiphrenischen Divertikelsack direkt mit dem Magen zu verbinden.

c) Die Traktionsdivertikel.

Die *Traktionsdivertikel* (Rokitansky) sind umschriebene Ausstülpungen der Speiseröhrenwand, entstanden durch einen von außen wirkenden Zug. Die in der Umgebung der Speiseröhre sich häufig abspielenden Entzündungen der mediastinalen Lymphknoten, der Pleura, der Lunge, des Herzbeutels, der Wirbel geben oft die Gelegenheit zur Bildung von Verlötungen mit der Ösophaguswand und von schrumpfendem Narbengewebe, das einen Zug an der Ösophaguswand ausüben kann. Die Traktionsdivertikel sind am häufigsten bei Erwachsenen. Starck fand unter 200 Fällen nur 8 bei Kindern unter 10 Jahren. Zenker und Tetens haben je einen Fall bei Kindern unter 2 Jahren gesehen. Bei Männern scheint die Erkrankung häufiger zu sein als bei Frauen.

Pathologische Anatomie. Die Divertikel sind kleine, trichter- oder zeltförmige Ausstülpungen an der vorderen oder seitlichen Speiseröhrenwand meistens in der Höhe der Bifurkation. Ihre Größe ist verschieden. Meistens findet sich nur ein Divertikel, auch zwei und mehrere sind gleichzeitig beobachtet worden. Die Schleimhaut des Divertikels ist besonders an der Spitze durch geschwürige oder narbige Prozesse verändert. Seine Außenfläche steht meist in engstem Konnex mit einer tracheobronchialen Lymphdrüse. Bald ist nur die Spitze des Divertikels an der Drüse adhärent, bald besteht eine breite Verwachsung. Die Drüsen selbst sind geschrumpft, verkalkt oder verkäst. Ferner kommen Adhäsionen der Divertikelwand mit der Trachea, mit dem Bronchus, mit Resten von mediastinalen und pleuritischen Entzündungen vor. Auch Verlötung der Ösophaguswand mit einer cystisch degenerierten Struma kann die Ursache eines Divertikels werden (Chiari). v. Hacker beobachtete Divertikelbildung im Zusammenhang mit einer Perichondritis und Nekrose des

Ringknorpels. Nicht selten scheinen Lymphdrüsenabscesse in das Speiseröhrenlumen durchzubrechen. Mit der Schrumpfung der Absceßhöhle entwickelt sich dann ein Divertikel.

Pathogenese. Nach ROKITANSKY und ZENKER entstehen die Divertikel durch Narbenzug und Schrumpfung der mit der Ösophaguswand verlöteten Lymphdrüse. Meist handelt es sich um Anthrakose der Drüsen mit nachfolgender Entzündung durch Eiterbakterien oder Tuberkulose. In einer Reihe von Fällen geben die bereits oben erwähnten mediastinalen, periösophagealen, von tuberkulösen oder anderen chronischen Lungenaffektionen, von Pleuritis, Perikarditis, Wirbelerkrankungen usw. ausgehenden Entzündungen den Anstoß zur

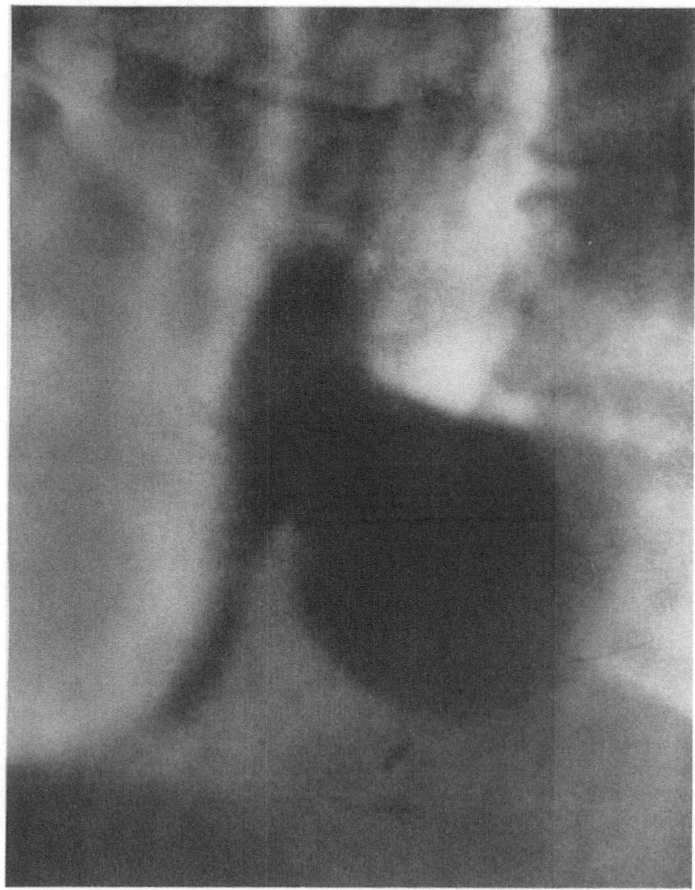

Abb. 42. Epiphrenales Pulsionsdivertikel.

Divertikelbildung. BROICHER sah bei cirrhotischer Oberfeldtuberkulose ein großes Traktionsdivertikel, das eine Höhlenbildung in der Lungenspitze vortäuschte. Nach RIBBERTS Ansicht können auch diese Divertikel auf kongenitaler Anlage entstehen. Er glaubt, daß in einer Reihe von Fällen ein bindegewebiger Verbindungsstrang, der in der Höhe der Bifurkation als Rest der gemeinsamen Ösophagus- und Tracheaanlage bestehen bleibt, die Ausziehung der Ösophaguswand bedinge. In anderen Fällen sollen Lücken in der Speiseröhrenwand die Ursache der divertikelartigen Ausstülpungen sein. COCCHI beobachtete bei 2 Patienten mit Spondylosis deformans der Halswirbel kleine Traktionsdivertikel oberhalb des Ösophagusmundes.

Symptome. Die Traktionsdivertikel machen gewöhnlich keine Beschwerden, sofern nicht Komplikationen vorliegen. Eine mäßige, sich über viele Jahre erstreckende Schluckbehinderung mit dem Sitz hinter dem Processus xiphoides, die mit Schmerz verbunden sein kann, wenn trockene oder körnige Speisen genossen werden, soll ein Fingerzeig für die Anwesenheit eines Traktionsdivertikels sein

(Tiedemann). Auch außerhalb der Mahlzeit kann Druck oder Schmerz bestehen, wenn an der Drüse oder im Divertikel Entzündungsveränderungen vorhanden sind. Stenoseerscheinungen fehlen. Nur in wenigen Fällen ist an der Leiche eine Stenose der Speiseröhre durch Traktionsdivertikel festgestellt (Eternod, Oekonomides).

Diagnose. Die *Ösophagoskopie* kann das Divertikel feststellen.

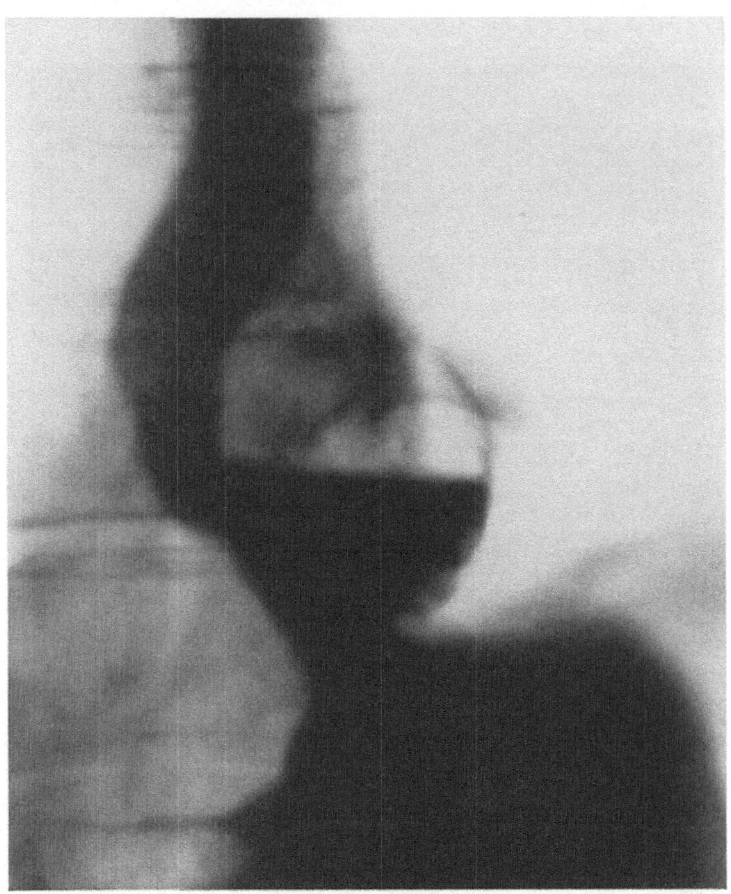

Abb. 43. Hiatushernie.

Röntgenologisch ist das Traktionsdivertikel als zipfel-, sägezahn-, sporn-, pilz- oder knopfförmiger Schattenvorsprung unschwer nachzuweisen (Abb. 44).

Komplikationen. Die Hauptgefahr liegt in der Perforation, die vom Ösophagus aus durch einen perforierenden oder eine sekundäre Eiterung hervorrufenden Fremdkörper oder von der Umgebung aus erfolgen kann. Nach Zenker geht der größte Teil der Perforationen vom Ösophagus aus, während umgekehrt Oekonomides die Perforation von außen durch Entzündung oder Eiterung der Drüsen usw. nach innen als häufiger betrachtet. Die Perforation kann einen gutartigen Verlauf nehmen, wenn der Eiter in den Ösophagus entleert wird, der Herd sich abkapselt und vernarbt. Das Eindringen von Speiseteilen in die Absceßhöhle kann zu einer eitrigen Mediastinitis führen. Gewöhnlich erfolgt Durchbruch des Eiters in die Trachea, die Bronchien, Lunge, Pleura, in das Perikard und die Gefäße. Durch Perforation einer sowohl mit dem Bronchus als dem Ösophagus verwachsenen Drüse oder bei Verwachsung eines Divertikels mit Trachea und Bronchus kann es zu einer trachea- oder broncho-ösophagealen Fistel und infolge von Aspiration zu Lungengangrän kommen. Ferner kann Perforation eine diffuse oder abgekapselte Pleuritis erzeugen. Empyeme finden sich häufig neben

Divertikeln; die Perforationsöffnung kann verklebt und das Empyem abgesackt sein. Häufig ist Perikarditis als Fortsetzung der Entzündung. Selten sind Perforationen in das Perikard. Verbindung des Divertikels mit den in der Nähe liegenden Gefäßen durch Miteinbeziehung ihrer Wand in die Entzündung kann zu lebensgefährlichen Blutungen führen. Nicht selten entwickelt sich im Divertikel ein Carcinom. Die Häufigkeit des Carcinoms im Traktionsdivertikel beträgt nach Starck 7,8 %. Durch fortwirkenden gesteigerten Innendruck können aus Traktionsdivertikel Pulsionsdivertikel werden: Traktions-Pulsionsdivertikel (Oekonomides) (Abb. 45).

Behandlung. Die Behandlung spielt eine geringe Rolle, da das Divertikel meistens nicht diagnostiziert wird. Hat man die Diagnose gestellt, so handelt es sich darum, das Divertikel durch Spülungen von Fremdkörpern freizuhalten, um die geschilderten Komplikationen zu vermeiden.

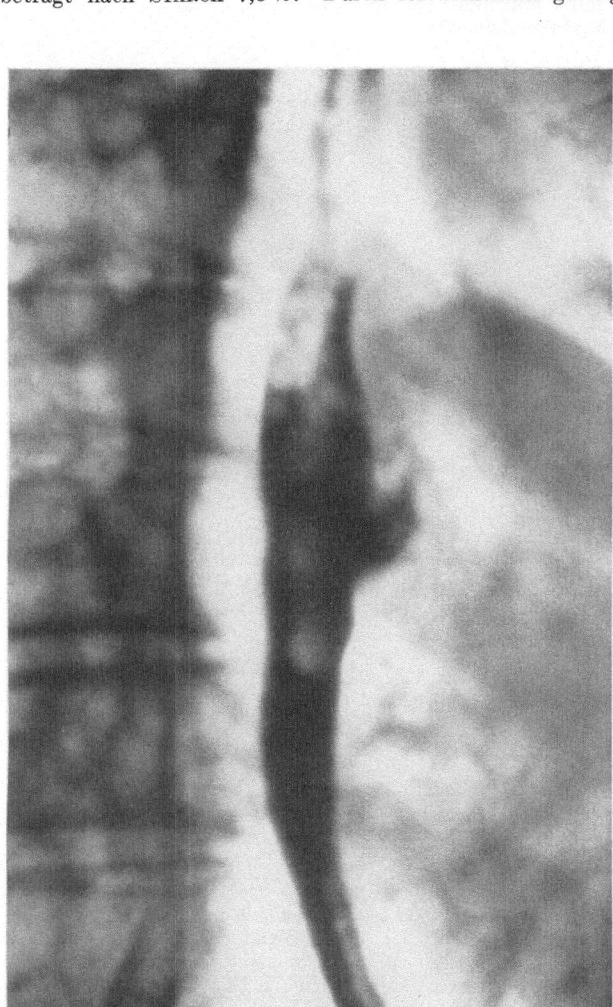

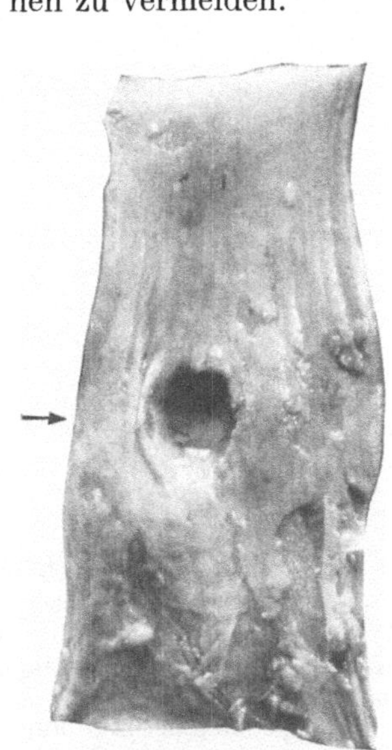

Abb. 44a. Traktionsdivertikel (Sektion).
Vgl. Abb. 44b.

Abb. 44b.
Pathologisch-anatomisches
Präparat zu Abb. 44a.

Eine chronische Ösophagus-Bronchusfistel kann auch ohne bedrohliche oder akute Symptome längere Zeit hindurch (3 Jahre) bestehen, wie z. B. ein von Pape beobachteter Fall zeigt.

Ein in die Lunge perforiertes Traktionsdivertikel hat Sauerbruch auf operativem Wege geschlossen (Frey).

d) Funktionelle Divertikel (Barsony) oder falsche Divertikel (Grégoire).

Umschriebene pilzförmige Ausstülpungen der Ösophaguswand, welche einige Zeit sichtbar bleiben und dann wieder verschwinden können, haben Grégoire als falsche, Barsony und

Polgar als funktionelle Divertikel beschrieben. Diese symptomlosen Divertikelformen werden zurückgeführt auf eine Innervationsstörung, welche eine umschriebene Relaxation der Muskulatur verursachen kann, wobei in dem Zeitpunkt der Drucksteigerung innerhalb des betreffenden Abschnittes die erschlaffte Wandpartie vorgewölbt wird. Cardillo, Grégoire sehen die Ursache in einem zirkulären unvollständigen Spasmus, McGibbon und Mather sprechen von diffusem Spasmus und Palugyay und Pesek vermuten einen gestörten Ablauf der Peristaltik. Werner mißt den funktionellen Divertikeln eine gewisse Bedeutung bei für die Entstehung der ösophagealen Divertikel.

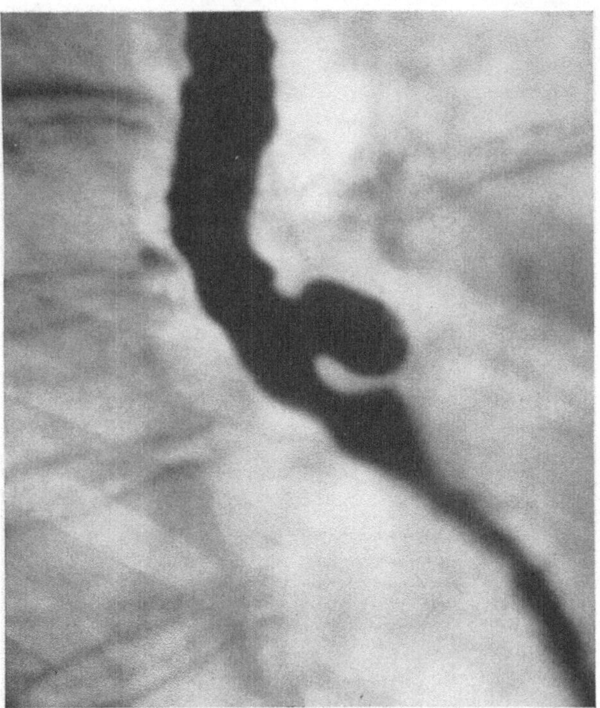

Abb. 45. Traktions-Pulsionsdivertikel.

e) Haft- oder Adhäsionsdivertikel (Fleischner).

Bei dem eben erwähnten funktionellen Divertikel handelt es sich nach der Ansicht von Fleischner um sog. Haft- oder Adhäsionsdivertikel, deren Wand außen angeheftet sei. Während der Speiseröhrenkontraktion könne diese Wandstelle nicht folgen und erscheine daher vorgestülpt. In der Nähe solcher Haftdivertikel sollen nach Fleischner oft Zeichen schwieliger Mediastinitis angetroffen werden.

XIII. Neubildungen der Speiseröhre.

1. Carcinom.

Häufigkeit. Der Krebs ist die wichtigste und häufigste Erkrankung der Speiseröhre. Auch in der Gesamtheit der Krebserkrankungen aller Organe steht der Speiseröhrenkrebs an ziemlich vorderer Stelle.

Von der Gesamtzahl der Carcinomtodesfälle entfallen auf den Speiseröhrenkrebs nach Sauerbruch 12%, nach Orth für Berlin 7,9%, nach Koenen für Freiburg i. B. 10,76%, für Norddeutschland 10,1%, nach Lindsay für Amerika 8%, nach Jessen für Basel 7,57%. In diesen Zusammenstellungen steht der Ösophaguskrebs unter den einzelnen Carcinomgruppen an 3.—5. Stelle. Nach einer Statistik von Renaud über die Häufigkeit des Krebses in der Schweiz steht der Ösophaguskrebs sogar an 2. Stelle, d. h. 10% aller

Carcinomfälle; für das männliche Geschlecht steigt diese Zahl in der Schweiz sogar auf 16,2%. CLAIRMONT berechnete, daß allein in Europa jährlich etwa 25000 Menschen an Ösophaguskrebs sterben.

Pathologische Anatomie. Der Ösophaguskrebs ist fast immer ein primärer, beinahe ausschließlich ein Plattenepithelkrebs. CAILLIAU und LEROUX haben einen BOWEN-Tumor im Ösophagus gefunden. Selten sind sekundäre Krebse; ihr Ausgangspunkt ist die Kardia des Magens oder der Pharynx und die Schilddrüse. Die Ausbreitung von diesen Organen aus erfolgt auf dem Lymphwege in Form der submukösen Infiltration.

In *histologischer* Beziehung zeigen diese sekundären Krebse die Merkmale der Ausgangsgeschwulst und sind entweder weiche Drüsen- oder Gallertkrebse, Scirrhen, Cylinderzellcarcinome (Kardia) oder Cancroide (Pharynx). Auch durch Inoculation kann gelegentlich von einem Krebsgeschwür des Pharynx oder des Magens ein Carcinom im Ösophagus entstehen. Metastatische Krebse kommen nur selten vor. Unter 10044 Krebsen der Statistik deutscher pathologischer Institute wurden Metastasen in der Speiseröhre 55mal gefunden (W. FISCHER). Auch der Cylinderzellenkrebs, welcher von den Schleimdrüsen oder den SCHAFFERSCHEN Magenschleimhautinseln und den GLINSKISCHEN Kardiadrüsen ausgeht, ist selten. Adenocarcinome sind von WEIGERT, KAREWSKI, HÄRTL, KINSCHER beschrieben. Multiple Carcinombildung wird von PARMENTIER und CHABROL (Plattenepithelkrebs im Brustteil, Cylinderepitheliom im Kardiaabschnitt) erwähnt. Gleichzeitiges Vorkommen von Sarkom und Carcinom nebeneinander (Kombinations-Kollisions-Induktionstumor) ist sicher nachgewiesen (SCHILD, s. Abb. 46). Auch

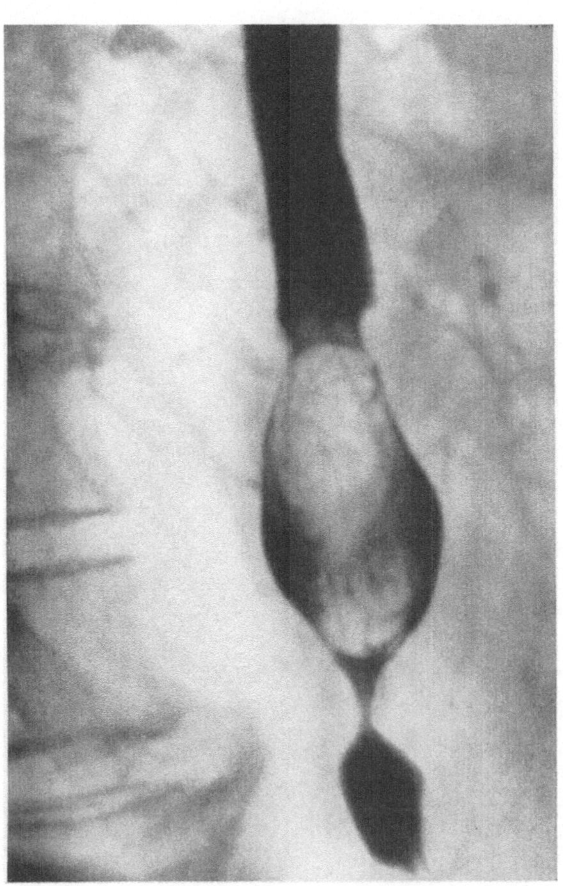

Abb. 46a. Polypöser Ösophagustumor. Gleichzeitiges Vorkommen von Sarkom und Carcinom nebeneinander. Sektion. Siehe Abb. 46b.

Mischung von Scirrhus und Lymphosarkom (PRATT und LOKYER), von Carcinom und Sarkom (HERXHEIMER, LANG, SOKOLOFF, SOMMER u. a.) ist beobachtet. PEARLMAN hält allerdings die Bildung sog. Carcinosarkome für sehr zweifelhaft.

Die *Formen*, unter denen der Krebs auftritt, sind sehr wechselnd. Der Ösophagus kann in seiner ganzen Länge von Krebsmassen durchsetzt sein. Die ganze Innenfläche ist dann von mehr oder weniger zerfallenem und gewuchertem Krebsgewebe überzogen. In anderen Fällen findet sich nur an einer Stelle ein ulcerierender Krebs und der übrige Ösophagus ist in ein starres Rohr umgewandelt. Auch scheinbar gesunde Stellen können zwischen den krebsigen eingeschaltet sein, so daß man den Eindruck von einem oder mehreren Herden hat. Am häufigsten jedoch beschränkt sich der Krebs auf eine mehr oder weniger große Strecke. Er beginnt inselförmig an einer umschriebenen Stelle, von welcher aus er sich meistens ringartig über die ganze Wandung ausbreitet. Die in das Lumen hineinragende Krebsgeschwulstoberfläche bildet gleich zu Beginn eine Hervorwölbung der Wand und verbreitert sich im Laufe der Entwicklung durch Bildung mehr oder weniger zahlreicher Auswüchse. Als Rarität hat Feldmann ein Adenocarcinom mit polypöser Form beschrieben. Mit der Entwicklung der Tumoren nach der freien Höhle zu breitet sich der Krebs auch in die Tiefe und in die benachbarten seitlichen Schleimhautpartien aus. Es kommt zur krebsigen Infiltration der Submucosa, der Muscularis und schließlich auch der äußeren Hüllen der Ösophaguswand. Mit dem Fortschreiten der Infiltration und mit dem Starrwerden der Wände entsteht allmählich die carcinomatöse Stenose. Sehr frühzeitig beginnt auf der Tumoroberfläche der Zerfall und die Geschwürsbildung, wodurch eine vorher bestandene Stenose völlig oder zum größten Teil verschwinden und eine scheinbare Besserung zustande kommen kann. In anderen Fällen geht der Zerfall der Krebsmasse, die Reinigung des Geschwürbodens und der Ränder so weit, daß schließlich ein Substanzverlust zurückbleibt, und daß die Natur der Wandveränderung erst durch die mikroskopische Untersuchung von Randpartien aufgedeckt wird. Bei sehr bindegewebsreichen scirrhösen Krebsen kann eine scheinbare Heilung eines solchen Krebsgeschwürs vorgetäuscht werden durch Bildung einer schrumpfenden Narbe, in welcher jedoch mikroskopisch

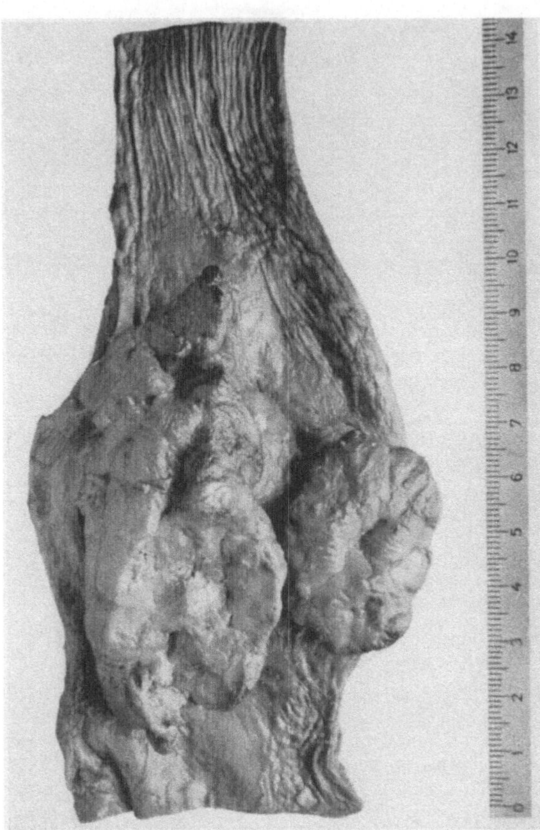

Abb. 46b. Pathologisch-anatomisches Präparat zu Abb. 46a. (Pathologisch-Anatomisches Institut Basel, Prof. A. Werthemann.)

Krebs nachweisbar bleibt. Bei den harten scirrhösen Formen ist die Neigung zu Wucherung und Ulceration sehr gering; sie rufen durch starre Infiltration und nachträgliche Schrumpfung in erster Linie hochgradige Stenosen hervor. Gewöhnlich findet sich über der Striktur als Folge der Stauung eine mehr oder weniger ausgesprochene Erweiterung. Bei der Tendenz der Krebsgeschwulst, alle Schichten der Speiseröhrenwand zu durchsetzen, kommt es manchmal sehr frühzeitig zu entzündlichen und krebsigen Veränderungen des periösophagealen Gewebes, zu Verwachsungen mit den Nachbarorganen und damit zur Möglichkeit der Perforation. Am häufigsten findet man Durchbruch in die Trachea, die Bronchien, dann in die Lungen, in die Pleura, in das Perikard, in das Bauchfell und endlich in die großen Blutgefäße.

Der Krebs kann direkt auf den Magen und den Schlund übergreifen. Wichtiger ist die Fortsetzung per contiguitatem auf das Bindegewebe des hinteren

Mediastinums oder des Halses. Es kann zu massiger Geschwulstbildung im Mediastinum kommen, wodurch die dort liegenden Gebilde, Trachea, Nervus vagus usw. komprimiert werden. Weiter kann der Krebs in die Nachbarorgane hineinwuchern (Trachea, Bronchien, Lunge, Pleura, Perikard, Bauchfell, Wirbelkörper). Nicht selten findet man auf den Nachbarorganen durch Verschleppung mit dem Lymphstrom entstandene Krebsknötchen (Metastase im Magen, GRAWITZ, WURM, ZAHN u. a.). Am häufigsten sind Metastasen in der Leber. Weitere Metastasen finden sich in der Lunge, in den Nieren, im Pankreas, in den Knochen, im Gehirn.

Nach LINDSAY kommt in 50% der Fälle ein unmittelbares Übergreifen auf das Nachbargewebe vor; die Fernmetastasierung beträgt nach DORMANNS 40%, nach NIELSON 50%. Sowohl die Häufigkeit des Einbruches in Nachbarorgane wie auch die der Metastasierung soll nach DORMANNS mit fortschreitendem Alter abnehmen, und die hochsitzenden Carcinome sollen am stärksten zum Einbruch neigen.

Ätiologie. Die Ätiologie des Ösophaguskrebses ist unbekannt. Der Umstand, daß der Krebs mit Vorliebe an den physiologischen Engen der Speiseröhre (Ringknorpel, Bifurkation, Hiatus oesophageus) auftritt, spricht dafür, daß doch im Sinne VIRCHOWS besondere und wiederholte Reizwirkungen mechanischer Natur eine Rolle spielen. Bei manchen Kranken datieren die Schluckbeschwerden von einem Trauma her (heißer Bissen, Fremdkörper usw.); allerdings mag oft ein solches Vorkommnis nur der erste Anlaß für das Manifestwerden eines bis dahin latenten Carcinoms gewesen sein. Trotzdem wird man die Möglichkeit, daß die Verletzung der Schleimhaut den Anstoß zur Krebsentwicklung geben kann, nicht leugnen können. Auch chronische Reize spielen eine gewisse Rolle.

Bei dem von DORMANNS erwähnten 71jährigen Patienten mit zirkulärem schüsselförmigem Carcinom in Höhe der Bifurkation stellte die Sektion außerdem eine sagittal am rechten Hilus im Mediastinum liegende Nähnadel fest. Ferner wurde Krebs angetroffen in einer anscheinend angeborenen (v. HACKER), in einer entzündlichen (GUISEZ), in einer Ätz-Stenose (DORMANNS, ZALKA).

BULBRICH führt das auffallend häufige Vorkommen von Ösophaguscarcinom in Argentinien auf ein chronisches Wärmetrauma zurück, weil das argentinische Nationalgetränk außerordentlich heiß getrunken werde. Ferner gehört wohl in die Rubrik des chronischen Reizes die Entwicklung von Carcinom in Divertikeln und im spindelförmig erweiterten Ösophagus. WOLF, FRIEDRICH und HAEUBER haben bei Spondylosis deformans, NAGAI und TAKITSU bei Wirbelexostose an einer Stelle der Speiseröhre, welche dem Druck der Exostosen ausgesetzt war, Carcinom gesehen. GUISEZ glaubt, daß das Ösophaguscarcinom auf dem Boden einer Leukoplakie sich entwickeln könne. FUZII konnte ein beginnendes Leukoplakiecarcinom nachweisen. Immerhin gibt FISCHER zu erwägen, ob die Leukoplakie nicht auch sekundär hervorgerufen sein kann. Er sah bei 2 Fällen Leukoplakie der Speiseröhre oberhalb von stenosierendem Kardiakrebs. Auch BUCHER hat darauf hingewiesen, daß nicht selten bei älteren Leuten oberhalb von Stenosen des Ösophagus jene grau-weißen Plaques oft in großer Anzahl vorkommen, und daß eine genetische Beziehung derselben zum Krebs unerwiesen sei.

KAUFMANN sah ausgesprochene Leukoplakie im dilatierten unteren Teil des Ösophagus bei Carcinom in der Höhe der Bifurkation.

Nach DORMANNS kann dem Alkohol kaum eine ausschlaggebende Bedeutung in der Ätiologie des Ösophaguscarcinoms zugemessen werden, da nach seiner Zusammenstellung nur bei 11% von 1188 Ösophaguscarcinomfällen ein Alkoholabusus in Frage kommen konnte.

Zweifellos disponiert das Alter wie zu anderen Krebsen auch zum Ösophaguskrebs. Es sind zwar auch bei jüngeren Leuten Speiseröhrencarcinome beobachtet worden (GUISEZ, bei einem 14jährigen Mädchen, HEYMANN bei einer 19jährigen Frau, DORMANNS bei einem 25jährigen, v. HACKER bei einem 31jährigen, KRAUS bei einem 34jährigen Patienten). Jedoch ist das Vorkommen unter 40 Jahren eine Seltenheit (etwa 1,5% als Durchschnittswert aus den statistischen Zahlen von DORMANNS, FARRELL, MEDERER).

Von den 1439 Patienten von Dormanns waren:

Im Alter von   25—49 Jahren 112 Fälle =   7,8%   60—69 Jahren 616 Fälle = 42,8%
               50—59 Jahren 413 Fälle = 28,7%   70—90 Jahren 298 Fälle = 20,7%.

Das Ösophaguscarcinom kommt bei Männern viel häufiger vor als bei Frauen: Farrell in 93%, Guisez in 91,5%, Hünermann in 97,8%, Lindsay in 80,0%, Nielsen in 73%, Krebskomitee Frief, Aschoff, Orth in 80,3%, Hunziker (für die Schweiz) in 84,7%.

Lokalisation. Der Krebs kann an jeder Stelle des Ösophagus sitzen, hat aber bestimmte Vorzugsplätze.

Nach einer Zusammenstellung von Kraus fallen von 1748 Carcinomen 1279 auf das mittlere und untere Drittel, 469 auf das obere Drittel. Nach v. Hacker saßen von 180 Carcinomen 24 im Halsteil, 88 in der Bifurkationsgegend, 68 am Hiatus. Nach der Berechnung von Nielsen kommen auf das obere Drittel des Ösophagus 32%, auf das mittlere Drittel 26%, auf das untere Drittel 42%. Nach Starlinger ist das mittlere Drittel nahezu in 50%, nach Lindsay der mittlere und untere Abschnitt in 90% aller Fälle Ausgangsort des Tumors.

Tabelle. *Verteilung nach Beruf* (Dormanns).

Berufsgruppe	Zahl
Arbeiter der Faust	455
Handwerker	228
Beamte und freie Berufe, Kaufleute, . Akademiker	197
Im Freien ausgeübte Berufe	49
Invalide	49
Rentner	76
Besonders gefährdete Berufe bezüglich . Alkoholabusus	134
Total	1188

Symptome. Das Ösophaguscarcinom verläuft unter den Erscheinungen einer zunehmenden Stenose mit gleichzeitiger progressiver Abmagerung. Es gibt seltene Ausnahmen, bei denen Stenoseerscheinungen fast während der ganzen Dauer des Lebens fehlen und das Ösophaguscarcinom latent verläuft. In der Regel beginnt die Dysphagie allmählich, seltener plötzlich im Anschluß an ein Trauma (großer oder heißer Bissen, Fremdkörper usw.). Anfänglich nur in einer leichten Behinderung beim Schlucken vorwiegend von festen, trockenen Bissen bestehend, nimmt sie bald langsam, bald rascher an Intensität zu, bis schließlich auch das Schlucken von Flüssigkeit stark behindert oder unmöglich wird. Druckgefühl in der Gegend der Stenose und Schmerzen pflegen häufig vorhanden zu sein; sie können direkt im Anschluß an die Nahrungsaufnahme, aber auch unabhängig von ihr, zum Beispiel des Nachts, auftreten, und sitzen entweder vorne an der Brust oder zwischen den Schulterblättern, im Nacken usw. Sie können Anginapectoris-ähnlichen Charakter haben und mit Dyspnoe verbunden sein. Unter 134 von Lamy zusammengestellten Fällen von Ösophaguscarcinom trat 17mal die schmerzhafte Dysphagie ganz plötzlich auf, ohne daß sonst ein Symptom an die Möglichkeit eines Tumors denken ließ. Ein frühzeitiges diagnostisches Merkmal des Carcinoms im oberen Ösophagusdrittel besteht nach Guarnaccia in der fortschreitenden Fixierung der Zunge nach hinten; subjektiv werden beim Herausstrecken der Zunge Schmerzen empfunden und objektiv kann beim Versuche, die Zunge hervorzuziehen, der energische Widerstand des Kranken wahrgenommen werden. Der hochsitzende Ösophaguskrebs kann ferner nach Cottin und Saloz Symptome wie Dyspnoe, Erstickungsanfälle, Veränderungen der Stimme und der Respiration, Larynxschmerzen hervorbringen; diese Erscheinungen der sog. „laryngealen Form des Ösophaguskrebses" sind entweder das Resultat einer Ausbreitung des Neoplasmas in Schleimhaut, Muskulatur, Knorpel des Larynx, oder sie sind bedingt durch Kompression und Umwuchern der Larynxnerven. Oft macht sich schon in den frühen Stadien lästige Speichelsekretion bemerkbar. Komplikationen, hervorgerufen durch Einwirkung des Krebses auf die in der Nähe verlaufenden

Nerven [z. B. Sensibilitätsstörungen im Bereiche des Kehlkopfes, Stimmband-
parese, Atembeschwerden („forme respiratoire du cancer de l'oesophage"), Pu-
pillenstörungen, HORNERscher Symptomenkomplex, Brachialgie, Angina pectoris-
ähnliche Schmerzen u. ä.], können als Frühsymptome auftreten und zu Fehldiagnosen führen (HOOVER, JOUSSEAUME, LOEPER, RIOM und PERREAU u. a.).

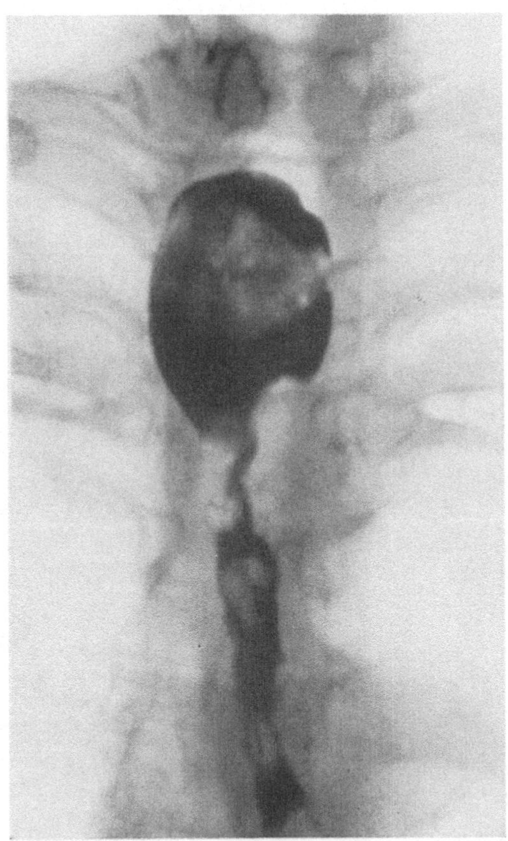
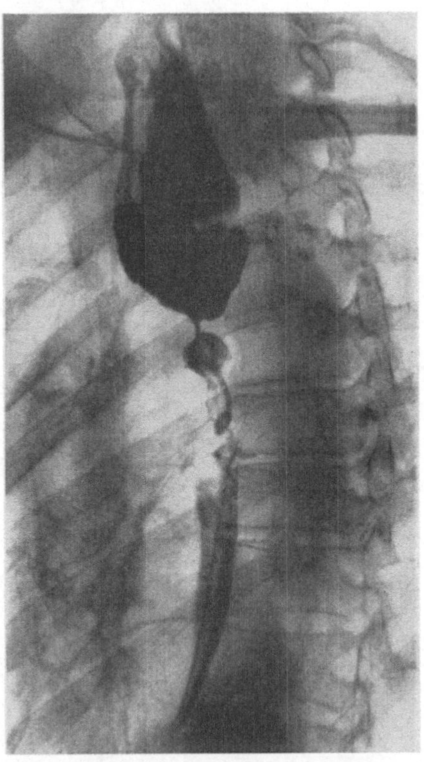

Abb. 47.   Abb. 48.

Abb. 47. Carcinom im oberen Ösophagusabschnitt. (Aufnahme dorso-ventral.)

Abb. 48. Carcinom in Bifurkationshöhe. Stauungsektasie. (Aufnahme im schrägen Durchmesser.)

Mit zunehmender Stenose tritt Regurgitieren auf, anfänglich meist ohne wesentliche unangenehme Empfindungen, später unter stärkeren Würgbewegungen
und Übelkeitsempfindungen. Das Hochkommen der Speisen erfolgt bei hoch-
sitzender Stenose gewöhnlich sofort nach dem Schlucken eines Bissens, bei tief-
sitzender Stenose in der Regel erst längere Zeit nachher. Die regurgitierten Massen
sind manchmal mit geringen Blutmengen und Schleim untermischt. Gelegentlich
kann man in dem Schleim Geschwulstpartikel finden. Eine Dysphagie kann im
Verlaufe der Krankheit geringer werden, wenn das Carcinom zerfällt und die
Passage dadurch frei wird.

Die Untersuchung mit der *Sonde* ergibt eine mehr oder minder ausgesprochene
Verengerung des Rohres. Gelegentlich kann trotz ausgesprochener dysphagischer
Beschwerden die Sonde den Ösophagus passieren, wenn ein flacher, das Lumen
nur wenig beeinträchtigender Tumor vorliegt, oder wenn durch Ulceration und

Narbenretraktion eine gewisse Erweiterung des Lumens wieder eingetreten ist, die dem festen Bissen infolge Starrheit der Wand und Wegfall der Peristaltik den Durchtritt erschwert, die unter einem leichten Druck stehende Sonde aber durchläßt. Im großen und ganzen jedoch gehen Sondierbarkeit und Schluckvermögen miteinander parallel. An der Sonde findet man oft Schleim und Blut, gelegentlich auch Gewebspartikel, deren histologische Untersuchung Aufklärung gibt. Zur

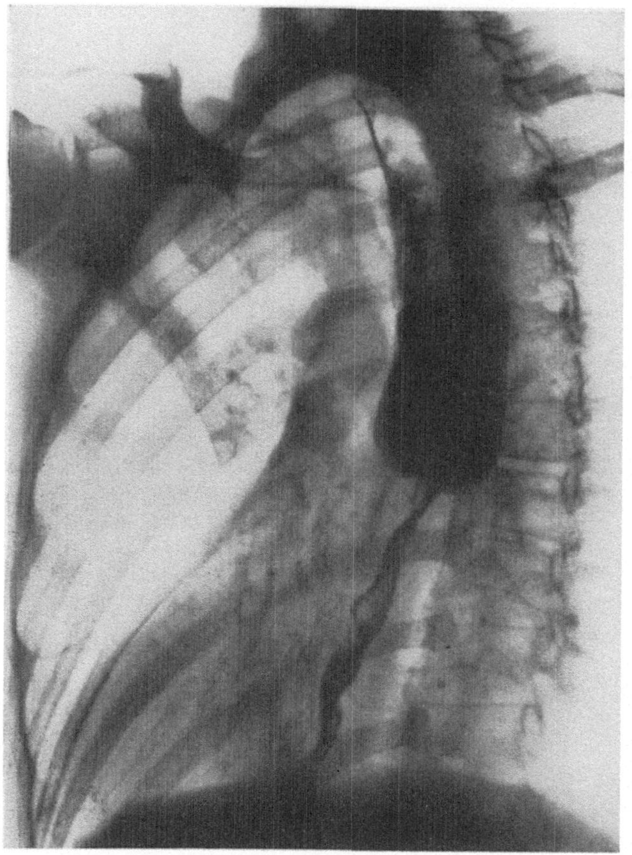 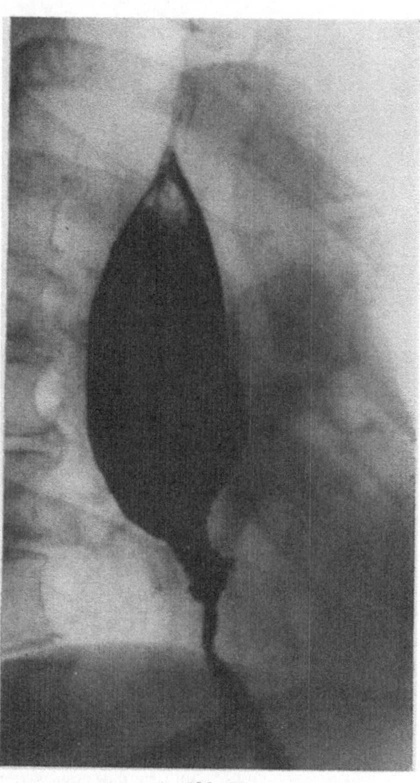

Abb. 49.   Abb. 50.

Abb. 49. Carcinom in Bifurkationshöhe. Stauungsektasie. (Aufnahme im schrägen Durchmesser.)
Abb. 50. Carcinom im untersten Ösophagusabschnitt. (Zielaufnahme im schrägen Durchmesser.)

Gewinnung von Untersuchungsmaterial wurden besondere Sonden konstruiert (KELLINGsche Schwammsonde, BRÜNINGsche Sonde mit scharfrandigem Fenster).

Die *Röntgenuntersuchung* läßt als charakteristische Merkmale erkennen: Stenose mit darüber liegender Erweiterung, unregelmäßige Begrenzung der Wandkonturen, ungleiche Breite des Speiseröhrenlumens. Vor dem Durchleuchtungsschirm läßt sich feststellen, daß der Konstrastbrei an einer bestimmten Stelle angehalten wird, daß er ferner bei seiner Passage über unebene Wandfläche gleitet. Die Röntgenaufnahme zeigt oberhalb der Stenose eine sekundäre Ektasie wechselnden Grades, an welcher unter Umständen antiperistaltische Bewegungen (KITAMURA) auftreten können. Je nach der Ausbreitung des Krebses und nach der Form der Geschwulstoberfläche sind Kontrastbreischatten ungleichmäßig innerhalb des Rohres verteilt. Die einzelnen Röntgenbilder zeigen eine große

Mannigfaltigkeit. Der häufigste Befund ist derjenige einer unvollständigen Stenose mit geringgradiger Stauungsektasie, von welcher aus die Kontrastspeise je nach dem Grade der Stenose bald als feiner Strahl, bald als etwas breiteres Schattenband nach abwärts zieht (Abb. 47, 48, 49, 50). Hat das Carcinom über eine größere Strecke der Ösophaguswand sich ausgebreitet, so wird auch der Ausgußschatten in entsprechender Ausdehnung unregelmäßige Konturen aufweisen und ein der Oberfläche des Tumors entsprechendes, bald eingebuchtetes, bald höckerig vorspringendes Relief wiedergeben (Abb. 51, 52, 53). Differentialdiagnostisch gegenüber Ösophagusvaricen ist wichtig die Ausbreitung der varicösen Veränderung in der Längsrichtung, das Befallensein größerer Speiseröhrenabschnitte mit Bevorzugung der unteren 2 Drittel; im Gegensatz zur malignen Wandinfiltration bleibt bei den Varicen die normale Dehnbarkeit des Ösophagus erhalten. Varicenähnliche Reliefveränderung ist mit hoher Wahrscheinlichkeit als Ausdruck eines malignen Infiltrates zu bewerten, wenn sie sich auf einen kleinen Speiseröhrenabschnitt beschränkt (POHLAND) (Abb. 54).

Die Größe und Ausdehnung des Tumors läßt sich röntgenologisch auch nicht mit annähernder Sicherheit bestimmen. Wohl bekommt man bei gewissen Bildern den Eindruck, die Größe der Geschwulst werde durch den ziemlich gut abgegrenzten Füllungsdefekt wiedergegeben; in der Regel lehrt uns aber der Autopsiebefund, daß die Geschwulstausdehnung eine be-

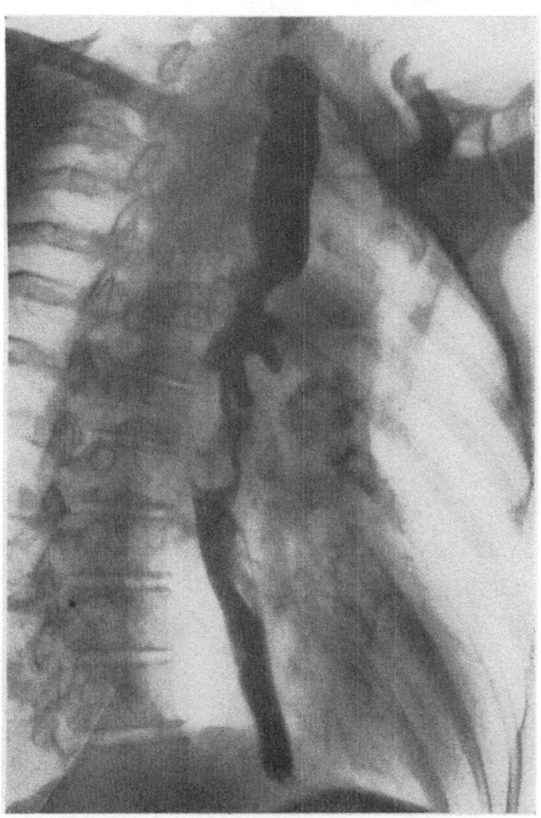

Abb. 51. Ausgedehntes Carcinom des Ösophagus. (Schrägaufnahme.)

deutend größere war, als das Röntgenbild vermuten ließ. Der über einer carcinomatösen Stenose liegende Kontrastschatten zeigt in den meisten Fällen eine unregelmäßige, eingebuchtete und ausgezahnte Begrenzung, oft auch einen zapfen-, warzen- oder knopfförmigen Vorsprung. Selten kann der nach unten konisch sich verjüngende Schatten von regelmäßigen Grenzlinien umgeben sein, wodurch eine sichere Unterscheidung von der beningen, narbigen oder spastischen Stenose erschwert wird. Für Spasmus spricht der Wechsel der Verengerung bei wiederholter Untersuchung. Die Entscheidung kann in unsicheren Fällen die Ösophagoskopie, eventuell mit Probeexcision, bringen.

Ein ungewöhnliches Röntgenbild der Speiseröhre bei Krebs vom Magenfornix ausgehend hat LUTZ beschrieben: Umwandlung des Ösophagus in ein derbes, starres, lufthaltiges Rohr, wie „eine doppelte Luftröhre", bei Infiltration aller Wandschichten durch Gallertcarcinom vom Magen aus übergreifend. Die glasig-warzig gekörnelte Oberfläche ergab im Röntgenbilde ein eigentümlich gekörneltes Relief.

Die *Ösophagoskopie* hat wertvolle Ergänzungen zu den an der Leiche sich darbietenden Bildern geliefert.

In den frühesten Stadien liegen die Veränderungen in den tieferen Schichten des Epithels und in den Drüsengängen. Die Oberfläche ist gewöhnlich noch vollkommen glatt. Eine kleine umschriebene Stelle der Wandung ragt ins Lumen hervor, wodurch dieses seine normale Form verliert, sich nicht mehr in Falten legt, respiratorisch und pulsatorisch unbeweglich wird. Der Tubus gelangt noch an der kranken Stelle vorbei. Bei dem Zurückziehen wölbt sich jedoch die infiltrierte Partie nicht über den Tubusrand, sondern bleibt starr im Gesichtsfelde liegen oder wird durch eine höher vorspringende Schleimhautfalte verdeckt. Auch die Schleimhaut kann in diesem Stadium schon verändert sein; sie ist gespannt, geglättet, gelblich weiß oder auch stärker gerötet, mitunter dunkelcyanotisch und von injizierten Gefäßen durchzogen. Allmählich bilden sich kleine höckerige Vorwölbungen. Bei der Ausbreitung in die Muscularis wölbt sich das Infiltrat stärker in das Lumen vor. Allmählich wird die Lichtung verengt. Die Schleimhaut wird infolge von Zirkulationsstörungen entweder blaß oder häufiger gerötet und blutet leicht beim Andrängen des Tubus. Entwickelt sich der Tumor mehr nach der Schleimhaut zu, so ragen grob- oder feinhöckerige Granulationen in das Lumen hinein. Die Schleimhaut ist grau, schmutzigrot und kann bereits leicht blutende Substanzverluste aufweisen. Bei weiterem Fortschreiten in der Circumferenz wird ein ringförmiger Tumor sichtbar, bei Fortschreiten in der Längsrichtung bilden sich trichterförmige Verengerungen des Lumens. Die Oberfläche des Tumors beginnt frühzeitig zu ulcerieren. Im Profil kann ein derartiges Geschwür aussehen, „wie ein hell beleuchtetes Schneegebirge mit scharfen Zacken und Einschnitten" (STARCK). Die Geschwürsränder sind wallartig aufgeworfen, die angrenzende Schleimhaut ist fetzig ausgefranst und sieht

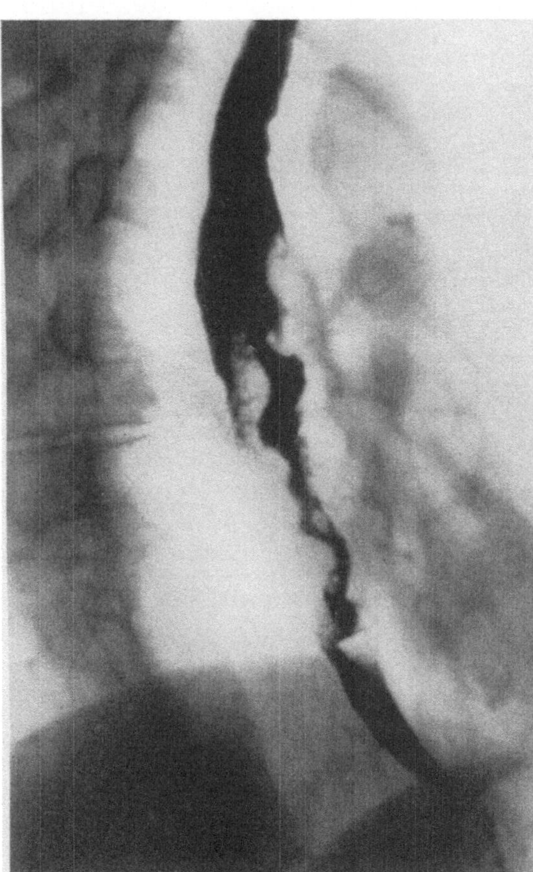

Abb. 52. Ausgedehntes Carcinom des Ösophagus. (Schrägaufnahme.)

manchmal aus, wie wenn sie durch den vorwachsenden Tumor zum Platzen gebracht wäre. (Bild des „zerschlagenen Trommelfells", v. HACKER.)

Die *vorgeschrittenen Stadien* des Carcinoms lassen sich nach STARCK in folgende Gruppen einteilen:

1. Die carcinomatöse *Wandinfiltration*. Ein bestimmter Abschnitt der Wand ist stärker gerötet, die Schleimhaut ist starr gefaltet oder verstrichen und uneben über der Innenfläche etwas hervorragend. Die Beweglichkeit der infiltrierten Partie ist verloren gegangen. Das Lumen wird unregelmäßig begrenzt, einseitig verengt.

2. Das *Ulcus carcinomatosum*. In der im übrigen normalen Schleimhaut findet sich ein tiefgreifender, unregelmäßig begrenzter Substanzverlust, die Ränder sind flach oder ganz wenig wallartig erhöht. Der Grund des Geschwürs ist intensiv rot, blaurot oder schmutzig verfärbt und besteht aus kleinhöckerigen Granulationen, die leicht bluten.

3. Der *wandständige Tumor*. Man sieht schon auf große Entfernung (10 cm und mehr) beim Einführen des Rohres, daß das Lumen durch eine Vorwölbung verengt ist, deren Oberfläche eine scharf von der Umgebung abweichende Farbe hat. Der Tumor kann breitblasig

der Wand aufsitzen. Die Oberfläche des Tumors ist glatt oder höckerig, mit papillären Excrescenzen ausgestattet, die Schleimhaut entzündet und mit Hämorrhagien bedeckt. Die Farbe ist mehr oder weniger rot oder schmutziggrau, aber auch ganz weiß. Manchmal ist der Tumor durch ulcerative Prozesse zerklüftet und sitzt der Wand mit einem Stiel auf. Der einzelne Tumor kann glatt wie eine Weinbeere oder uneben wie eine Himbeere ausschen. Sitzen mehrere zusammen, so bekommt man den Eindruck des Blumenkohlgewächses.

4. Das *ringförmige Carcinom* wird selten beobachtet. Gewöhnlich verengt eine wallartige Partie das Lumen, so daß die Circumferenz tieferer Stellen nicht zu erkennen ist. Ein ringförmiger Tumor kann wie ein Trichter aussehen. Die Schleimhaut ist faltig, wie über Höckerchen gespannt und meist ulceriert. Das Lumen liegt selten zentral. Die respiratorische Verschieblichkeit fehlt völlig. Das andrängende Rohr stößt auf einen festen Halt.

Eine Schwierigkeit bietet die Untersuchung der Carcinome im *Anfangsteil des Ösophagus*, weil der Tubus hier schwer einzustellen ist und entweder in den Rachen zurückgleitet oder die Gefahr der Perforation bietet. Hier kann man einen kürzeren, von v. HACKER konstruierten Tubus oder den KIRSTEINschen, mit seitlicher Öffnung, oder KILLIANS Röhrenspatel benützen. Auch kann man bei diesen Krebsen mit Vorteil den Kehlkopfspiegel verwenden.

Schwierig ist auch die Diagnose der Krebse in der *Kardiagegend*. Ist eine Infiltration oder ein Tumor vorhanden, so ist der Eintritt in die Pars diaphragmatica nicht möglich. Oft sind die vorhandenen Veränderungen ganz uncharakteristisch, so daß nur die Probeexcision die Diagnose ermöglicht.

Komplikationen. Diese entstehen durch das weitere Wachstum der Geschwulst und der benachbarten Drüsen, durch das Fortschreiten der Erkrankung auf das Mediastinum, durch die Verschwärung des Tumors,

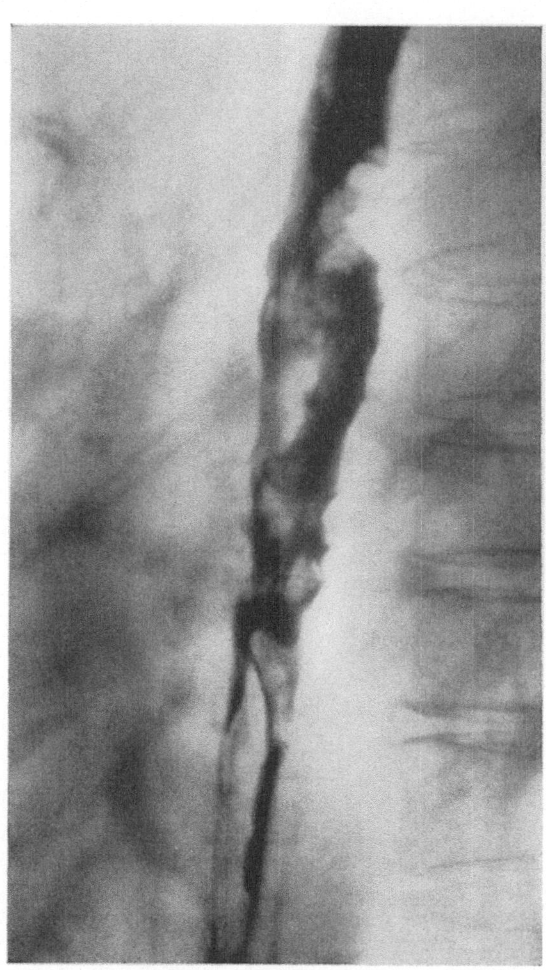

Abb. 53. Ausgedehntes Carcinom des Ösophagus. (Zielaufnahme des pathologischen Schleimhautreliefs.)

durch die Vereiterung der Nachbarorgane infolge Perforation oder sekundärer Infektion und durch die Fortpflanzung des Krebses auf entferntere Organe.

a) Blutungen. Die aus dem Ösophagus selbst stammenden Blutungen sind meist geringfügig, kommen auch selten spontan vor, sondern sind meist die Folge von Sondierungen oder ösophagoskopischen Untersuchungen. Mittlere Blutungen stammen aus der Arrosion kleiner Gefäße des Tumors oder aus den von der Ulceration ergriffenen Ösophagusarterien. Größere, meist sofort tödliche Blutungen erfolgen, wenn der Tumor in die benachbarten arteriellen Gefäße durchgebrochen ist. Am häufigsten ist der Durchbruch in die Brustaorta. Perforation ins linke Atrium und in die Vena portae wurde beobachtet (KNAUT).

Fast alle Fälle mit Perforation in die Gefäße sterben unter den Anzeichen innerer Blutungen oder denen einer Hämatemesis. In ungefähr 5 % der Fälle von Aortenperforation ging eine Hämatemesis einen oder mehrere Tage, ja Wochen voraus, bis schließlich die tödliche Blutung erfolgte.

b) Kompression und Durchbruch in das Mediastinum und die Nachbarorgane. Das Ösophaguscarcinom und die Drüsentumoren können die mediastinalen Gebilde, vor allem die Luftwege und Nerven, komprimieren und schließlich in die Organe durchbrechen. Der Durchbruch in die *Luftwege* ist der häufigste. Es können auch fortgewucherte Krebsmassen in der Trachea bzw. in dem Bronchus sitzen, ohne daß eine Perforation besteht und es kann eine Kommunikation zwischen Speiseröhre und Luftröhre durch einen zwischen beiden gelegenen Absceß zustande kommen. Nach der Zusammenstellung von ZENKER und v. ZIEMSSEN fanden sich unter 120 Perforationen 21 in die Trachea, 26 in die Bronchien, 23 in die Lunge, 11 in die Pleura.

Sehr selten ist die Perforation in den *Herzbeutel* und in den *Herzmuskel*.

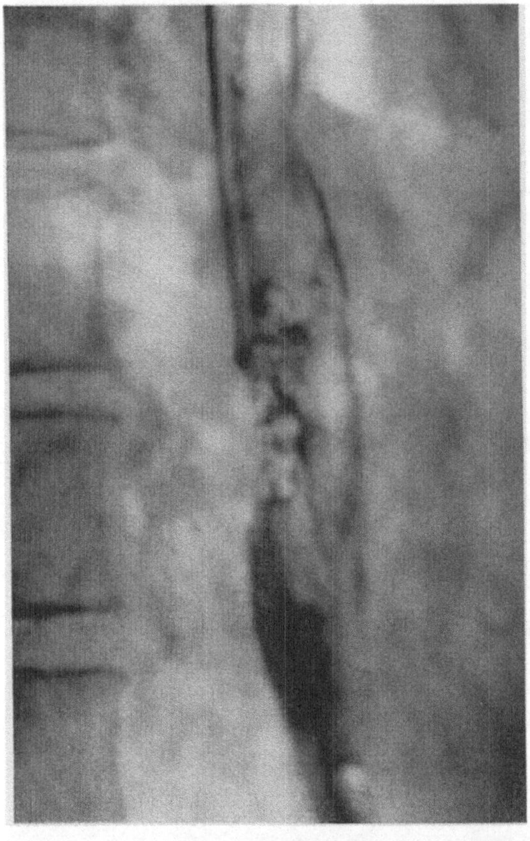

Ein Hineinwuchern in das Herz ist nur möglich, wenn das Perikard mit dem Herzen verwachsen und das Carcinom an einer Stelle sitzt, die bei der Kontraktion des Herzens nicht beständig ihre Lage wechselt. Dies ist an der hinteren Wand der Vorhöfe, speziell am linken Vorhof an der Umschlagstelle des Perikards der Fall (s. KRAUSHAAR).

Klinisch äußert sich die Perforation in das Mediastinum in dem Auftreten von Hautemphysem, die Perforation in Trachea und Bronchus, in beängstigendem Husten und Asphyxie sofort nach Einnahme von Speisen. Bei breiterer Kommunikationsöffnung findet man in dem Expektorierten Speisereste; gefärbte Flüssigkeit, die man schlucken läßt, erscheint in dem Ausgehusteten wieder. Da die Perforationsöffnungen nicht immer groß genug sind, kann man nicht mit dem regelmäßigen Auftreten dieser Symptome rechnen.

Bei Perforation in die Luftwege zeigt das *Röntgenbild* die Kontrastaufschwemmung in den Bronchien als besenreiserartig verästelte Schattenstreifen (Abb. 55).

Wird durch zufällige Verhältnisse, zum Beispiel durch die Weiterentwicklung des Tumors, die Fistelöffnung wieder verschlossen, so kann die Perforation symptomlos oder nach stürmischen Anfallserscheinungen längere Zeit hindurch latent verlaufen.

Abb. 54. „Varicenähnliche" Reliefveränderung in circumscriptem Gebiet der Speiseröhre. Beginnendes Carcinom. (Zielaufnahme im schrägen Durchmesser.)

Die im Mediastinum liegenden Nerven können in den Krebs miteinbezogen werden, insbesondere der linke Vagus und der Recurrens sind bedroht, und Recurrenslähmungen sind besonders bei hochsitzendem Krebs nicht selten. Auch der Sympathicus, sowohl Grenzstrang als Centrum ciliospinale, kann betroffen werden (HITZIG, KRAUS u. a.). Die Symptome sind die bekannten. Auch der Plexus brachialis kann von dem Carcinom durchwuchert oder komprimiert werden.

c) Periösophagealer Absceß. Er entsteht nach Perforation oder durch eine von dem Geschwür ausgehende Lymphangitis mit Vereiterung der Lymphdrüsen. Die Eiterung kann abgekapselt sein oder sich als Phlegmone auf das ganze Mediastinum ausbreiten. Sie kann nach dem Bronchus durchbrechen und broncho-ösophageale Fisteln hervorrufen oder sich auf die Pleura und das Perikard ausdehnen.

Diagnose und Differentialdiagnose. Die allmählich und stetig fortschreitende Dysphagie, die hochgradige Abmagerung, das Alter des Patienten, das Auftreten von Drüsenschwellungen am Halse, die Ergebnisse der Röntgenuntersuchung und der Endoskopie bieten genug Zeichen, um die Art des Leidens sicherzustellen.

Die Carcinome des oberen Drittels sind durch störende Regurgitation und Husten-attacken ausgezeichnet, die bei dem weiter unten sitzenden Krebsen im allge-meinen schwächer sind. Bei den in der Nähe der Kardia sitzenden Carcinomen sind die Schmerzen in der Regel stärker; die Dysphagie gehört hier nicht zu den ersten Krankheitserscheinungen, während sie bei Tumoren an anderen Stellen des Ösophagus viel frühzeitiger vorhanden sein kann.

Differentialdiagnostisch kommen in Betracht: *Ösophaguskompression* durch Prozesse im Mediastinum. Unter diesen ist am wichtigsten das Aortenaneurysma. Bei allen Dysphagien, die zu einer Sondierung des Ösophagus auffordern, ist es unbedingt erforderlich, an ein Aneurysma der Aorta zu den-ken. Außer dem Aneurysma kommen in Frage Lymph-drüsentumoren, leukämische Tumoren, Thymusgeschwülste usw. Das souveräne Mittel zur Feststellung des Mediastinal-tumors ist die Röntgenunter-suchung.

Krampf der Speiseröhre. Das plötzliche Auftreten der Ste-nose, der rasche Wechsel in der Durchgängigkeit und damit der Schluckbeschwerden, die Ab-hängigkeit derselben von psy-chischen Insulten, Sorgen, Erre-gung usw., der länger dauernde Verlauf, die geringere Abmage-rung, Zeichen allgemeiner neuro-pathischer Grundlage sprechen für Spasmus. Es gibt aber Fälle, in denen lange Zeit hindurch die Entscheidung nicht leicht ist, da der Spasmus nicht selten das Carcinom kompliziert und auch die ösophagoskopische Unter-suchung kein klares Bild ergibt, andererseits auch Carcinom sich bei vorausgegangenem Spasmus entwickeln kann.

Narbenstrikturen. Fibröse Narbenstrikturen sind manch-mal die Folge lange zurück-liegender Vorgänge. Die Ana-

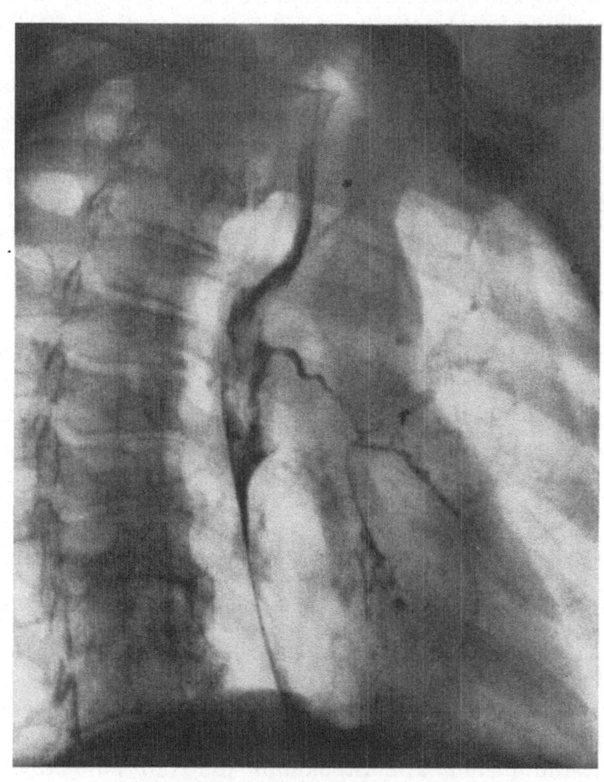

Abb. 55. Perforation eines Ösophaguscarcinoms in den linken Bronchus. Bariumaufschwemmung in den Bronchien.

mnese ist in solchen Fällen oft unzuverlässig, da die Ursachen der Narben (Verätzung, Fremdkörper usw.) manchmal längst vergessen sind oder absichtlich verschwiegen werden. Endoskopisch läßt sich die Narbenstruktur an dem Mangel entzündlicher Veränderungen, an der weißlichen Verfärbung der Narbe und ihrer Trockenheit erkennen. Schwieriger wird die Entscheidung, wenn eine entzündliche leicht blutende Wucherung oder Ulceration sich entwickelt hat. In diesen Fällen kann die Probeexcision ausschlaggebend sein. Man darf auch nicht vergessen, daß auf dem Boden von Narben sich Krebs entwickeln kann.

Die Tumorform des *Lymphogranuloms* kann unter Umständen vom Carcinom klinisch und röntgenologisch kaum unterschieden werden.

Luische und *tuberkulöse* Stenosen sind selten. Ihre Symptome wurden in den betreffenden Artikeln besprochen.

Hyperkeratosis des Ösophagus kann eine klinisch, endoskopisch und röntgenologisch auf Carcinom verdächtige Verengerung der Speiseröhre verursachen. Die *gutartigen Geschwülste* und das *Sarkom* treten gegenüber dem Carcinom an Häufigkeit zurück. Die erstgenannten sind selten ulceriert, sind häufig gestielte Tumoren (Polypen) und machen verhältnismäßig erst bei beträchtlicher Entwicklung höhergradige Stenosenerscheinungen. Das Sarkom ist symptomatologisch vom Carcinom in der Regel nicht unterscheidbar; Endoskopie und Rönt-genbild geben entscheidende Befunde.

Die *spindelförmige Erweiterung* ist ausgezeichnet durch eine viel längere Dauer des Leidens, durch das massige, ösophageale Erbrechen, und vor allem durch den charakteristischen röntgenologischen Befund. Auch die Unterscheidung gegenüber dem *Divertikel* wird kaum Schwierigkeiten bereiten.

Prognose und Dauer. Die Prognose ist immer eine ernste. Die Dauer der Erkrankung ist, da über die ersten Anfänge nichts Sicheres bekannt ist, schwer zu bestimmen. Unter 100 Ösophaguscarcinomfällen von FARRELL betrug der Zwischenraum zwischen dem Auftreten der ersten Symptome und der Diagnose in 13% mehr als 1 Jahr, in 58% weniger als 1 Jahr, in 29% weniger als 6 Monate. Nach HÜNERMANN und EBERHARDT reicht die Vorgeschichte vor der Diagnosestellung im Durchschnitt 5,9 Monate zurück. Fast immer kommen die Kranken in relativ vorgerücktem Stadium zum Arzt. Frühzeitig stärker strikturierende Krebse bedingen im allgemeinen eine kürzere Lebensdauer als weiche Krebse, da bei den Erstgenannten die Inanition früher einsetzt. Die Komplikationen beeinflussen selbstverständlich die Lebensdauer sehr wesentlich.

Behandlung. Die *radikale operative Entfernung.* Bereits 1877 hat CZERNY zum ersten Male die Resektion des Halsteiles der Speiseröhre beim Carcinom mit Erfolg ausgeführt. Nach späteren Berichten (EGGERS, v. HACKER, GESELEWITSCH, SAUERBRUCH, SEIFFERT, TOREK, TURNER u. a.) über Operationsergebnisse waren wegen der hohen Mortalität und den dürftigen Dauerresultaten die Aussichten des chirurgischen Eingriffes nicht ermutigend. Die Thoraxchirurgie (Ösophagusresektion mit intrathorakaler Ösophago-Gastro-Anastomose) hat aber in den letzten Jahren gewaltige Fortschritte gemacht, wodurch die Mortalität herabgesetzt und die Prognose ganz bedeutend verbessert worden sind. In dieser Hinsicht sei verwiesen auf die Arbeiten von CARTER und GRATH, DECKER, GARLOCK, HUMPHREY, KAY, LEWIS, LORTAT, MOUCHET, MORENO, NAGEL, OCHSNER, PACK, PUPPEL, RIENHOFF, SANTY, SOLER-ROIG, SWEET, WOOKEY u. a.

Über die Frage, ob und wann bei inoperablen Fällen die Gastrostomie zur Anwendung kommen soll, herrschen noch Meinungsverschiedenheiten. Von einigen Autoren wird die Ansicht vertreten, daß nach Feststellung der Diagnose immer eine Magenfistel anzulegen sei, da auf diese Weise der Reiz der verschluckten Speisen auf die Krebsgeschwulst, ihr Wachstum und ihre weitere Verschwärung wegfallen und außerdem die Ernährung besser gewährleistet sei. Eine absolute Indikation für die Gastrostomie bildet der Verschluß der Speiseröhre auch für flüssige Nahrung.

Radiumtherapie. Die endoösophageale Anwendung des Radiums wird heute fast allgemein — mit Ausnahme von GUISEZ — abgelehnt. So hat auch das Radiumhemmet in Stockholm die Radiumlokalbehandlung verlassen (STRANDQUIST) wegen der Gefahr des raschen Tumorzerfalles mit Perforation. Ähnlich lauten die ablehnenden Urteil von BOLLINI, FREID, OESER u. a. Die Spontanneigung des Krebses zu Nekrose, Hämorrhagie und Perforation wird durch die endoösophageale Radiumbestrahlung gefördert (MARCUS); ZIEGLER berichtet über Durchwanderungsperitonitis nach Radiumapplikation beim kardianahen Ösophaguscarcinom.

Die paraeosophageale, extramurale Radiumapplikation durch Einlegen von Radiumträgern neben den Tumor nach dessen operativer Freilegung wird in Kombination mit der Röntgentiefenbestrahlung von SCHÜRCH befürwortet.

Röntgentherapie. Beim hochsitzenden und deshalb besser zugänglichen Krebs im obersten Ösophagusabschnitt ist die Bestrahlung nach COUTARD angezeigt (LÜDIN, MALCOLMSON, NIELSEN). Für die tiefer sitzenden Carcinome wird allgemein die Vielfeldermethode mit protrahierter Bestrahlung empfohlen (ADAM, FREID, GRASSER, LÜDIN, OESER, ROBERTS, STRANDQUIST, ZUPPINGER u. a.). Übereinstimmend werden die hervorragenden *palliativen* Erfolge dieser Tiefentherapie betont; das markanteste Symptom, die Behinderung der Ernährung, wird beseitigt und als Folgen sind Hebung des Allgemeinzustandes, Gewichtszunahme, klinische Symptomenfreiheit bis zu 2 Jahren (LINDSAY, NIELSEN, STRANDQUIST, TILLEY), bis zu 3 Jahren (MUSTAKALLIO), bis zu 5 Jahren und 10 Monaten (KREBS) festgestellt. Ein primärer Tumorschwund nach der Bestrahlung kann endoskopisch und röntgenologisch nachgewiesen werden (Abb. 56, 57, 58); auch haben histologische Untersuchungen im bestrahlten Gebiet keine Tumorzellen mehr feststellen können (GRASSER, HOLFELDER, KREBS, NIELSEN und ANDERSEN). Ein primäre günstige Wirkung der Röntgentiefentherapie auf den Ösophaguskrebs steht somit zweifellos fest, so daß BERGGREN, GENSOLLEN und

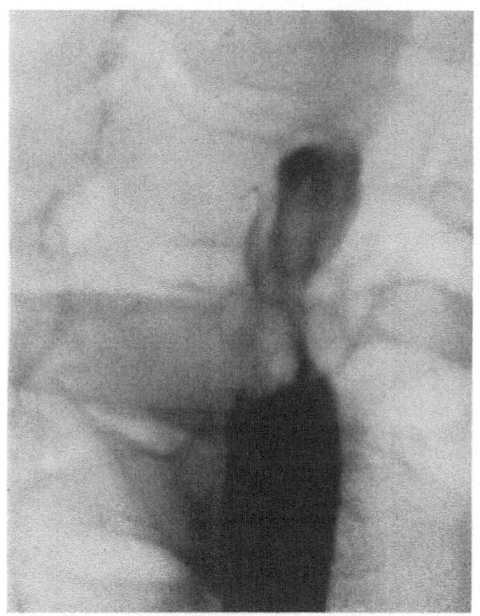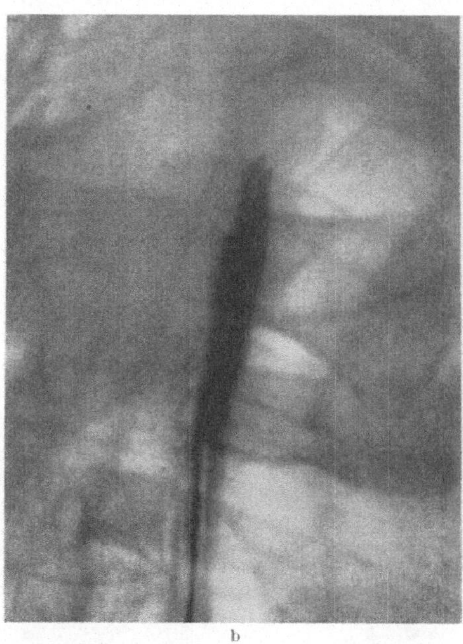

Abb. 56a u. b. a Hochsitzendes Ösophaguscarcinom mit Stenosierung des Lumens. b Ösophagus der Abb. 56a nach durchgeführter Coutard-Bestrahlung.

AURÉGAN, DEN HOED und WASSINK, KREBS, NIELSEN und ANDERSEN, STRANDQUIST von einer primären Heilung sprechen. Selbstverständlich hängen die Bestrahlungserfolge vom Alter, von der Ausdehnung und vom Charakter des Carcinoms ab; auch der Sitz des Tumors spielt eine Rolle, da erfahrungsgemäß die Bestrahlungserfolge beim tiefsitzenden Krebs schlechter sind als bei der Lokalisation in der oberen Hälfte. Die Röntgentherapie schützt nicht vor dem Rezidiv und nicht vor der Metastasierung; sie ist eine eingreifende Behandlung, welche den Patienten ermüdet und welche vorübergehend auch die Schlingbeschwerden infolge der Strahlenwirkung auf die Schleimhaut vermehrt. Es sind deshalb auch zum Hochhalten des Kräftezustandes periodische Bluttransfusionen als zusätzliche Therapie bei der Strahlenbehandlung des Ösophaguscarcinomes empfohlen worden (MÜLLER). Jeder Ösophaguskrebs, bei welchem aus irgendeinem Grunde die chirurgische Entfernung nicht in Frage kommt, soll der Röntgenbestrahlung zugeführt werden. Die große Hoffnung auf Verbesserung der Resultate, welche man auf die Rotationsbestrahlung setzte, sind bis heute nicht in Erfüllung gegangen.

Für die *innere Behandlung* derjenigen Patienten, bei welchen weder die Operation noch die Strahlentherapie durchgeführt werden kann, spielt die *Sondenbehandlung* eine gewisse Rolle. Die oft sehr weichen, das Lumen verlegenden

Krebswucherungen geben der Sonde leicht nach und die Wiederherstellung und Erhaltung eines ausreichenden Weges für die Speisen läßt sich oft längere Zeit aufrechterhalten. Man kann so in geeigneten Fällen mit der Sondenbehandlung in Kombination mit der Sondenernährung gewisse Erfolge erzielen. Diese Methode kommt in Frage, wenn die Stenose für flüssig-breiige Kost immer schwerer durchgängig und die Aufgabe, den Weg zum Magen offen zu halten, dringlicher wird. Die Gefahren der Sondierung dürfen nicht unterschätzt werden; die wichtigste ist die Perforation. Weitere Komplikationen sind Blutungen, Reizung der Geschwulstumgebung, die zu Entzündungen und vermehrter Schwellung führt.

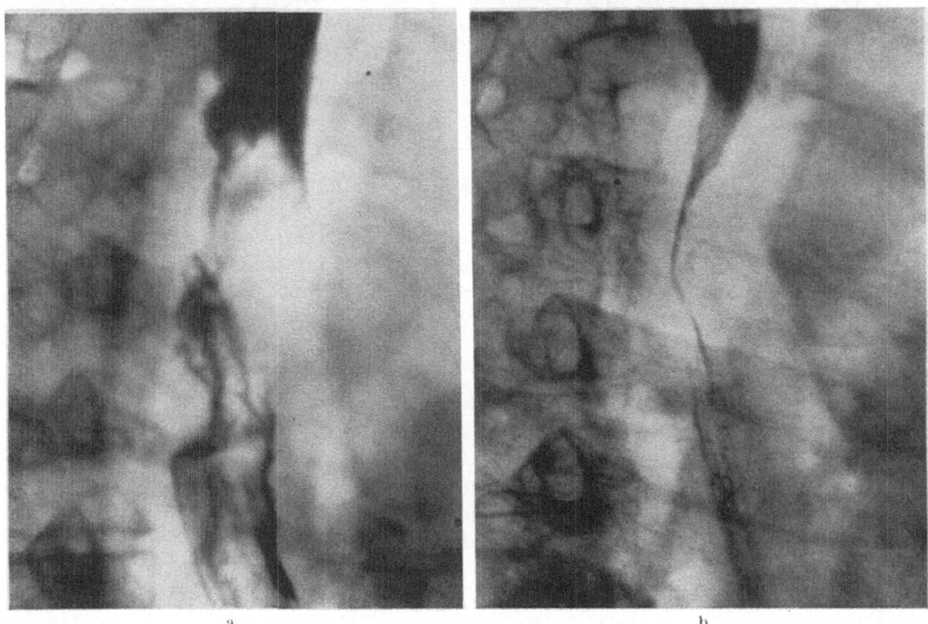

Abb. 57 a u. b. a Ösophaguscarcinom vor der Bestrahlung. b Ösophagus der Abb. 57 a nach der Bestrahlung. Vielfeldermethode.

Man kann zur Sondierung die verschiedenen bekannten Sonden verwenden. Am schonendsten sind die weichen, englischen Hohlsonden, die man auch gleichzeitig zur Ernährung benützen kann. ROSENHEIM empfiehlt die CRAWCOURsche Spiralsonde, die aus gewalztem Blech besteht, an der Spitze konisch abgestumpft ist, sehr biegsam und sehr haltbar ist.

Die Sondierung erfolgt am zweckmäßigsten zur Vermeidung höhergradiger Reizung jeden zweiten Tag. Die Sonde bleibt anfänglich $^1/_4$ Std, wenn der Kranke an die Sonde gewöhnt ist, $^1/_2$ bis $^3/_4$ Std in der Stenose liegen. Die Ursache für wechselnde Durchgängigkeit liegt in akuten Schwellungszuständen der Schleimhaut oberhalb der Stenose oder in stärkerem Blutreichtum der Geschwulst.

Gelingt die Sondierung weder am sitzenden Kranken noch in Rückenlage, so wird die Sonde mit Hilfe des Ösophagoskops eingeführt. Auch damit ist es manchmal sehr schwer, exzentrisch gelegene Stenosenöffnungen aufzufinden. ROSENHEIM benutzt zur Sondierung mit dem Ösophagoskop 50—70 cm lange Zinnsonden oder englische Bougies mit einem soliden metallenen Führungsstabe.

VINSON, der früher als einzige palliative Methode die Dehnung der carcinomatösen Striktur durch Sonden mit graduierten Oliven empfohlen hat, tritt heute für die vorsichtige mechanische Dilatation nach Anlegen einer WITZEL-Fistel ein. Die Gefahren sollen durch die Verwendung eines Leitfadens bei der Sondeneinführung wesentlich herabgesetzt werden. Als Leitfaden wird dicke Knopflochseide verwendet, welche auch enge Stenosen noch zu passieren pflegt. Der Patient muß 5 m davon hinunterschlucken in einem Tempo von etwa 30 cm in der Stunde. Der straff gespannte Faden dient als Leitseil für die zur Dilatation benutzte französische Sonde.

Außer den soliden Sonden kann man bei härteren Strikturen von 4—6 mm Weite versuchen, mittels Dilatationssonden — GOTTSTEIN, SCHREIBER — oder mit der SENATORschen Quellsonde die Stenose zu erweitern.

Die Quellsonde besteht aus einer weichen französischen, mit einem Metallmandrin versehenen Sonde, auf deren vorderes Ende ein Laminariastift aufgeschraubt ist. Der Laminariastift wird seitlich durch zwei zum Munde des Kranken herausgleitende Seidenfäden festgehalten. Man führt den Stift mit der Sonde, oder wie STÖRK und EBSTEIN es tun, unter Leitung des Ösophagoskops in die Striktur ein, bis er sich festklemmt. Der Stift muß $^1/_2$ bis mehrere Stunden liegenbleiben.

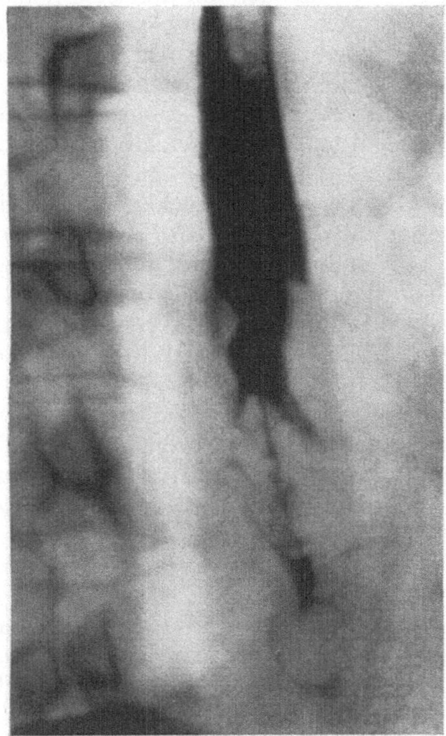
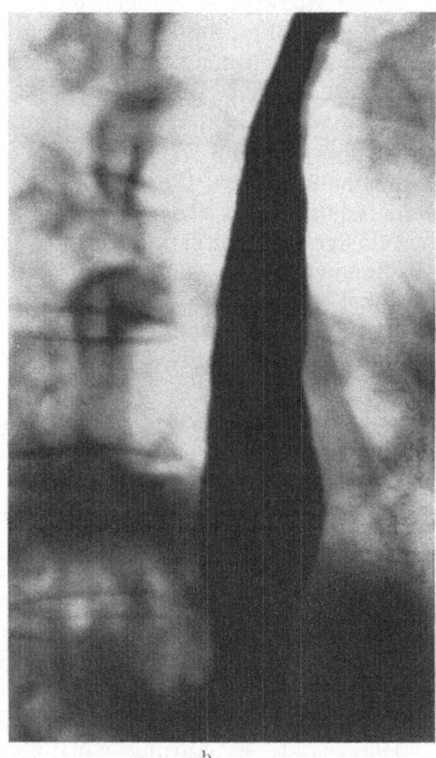

a   b

Abb. 58 a u. b. a Ösophaguscarcinom vor der Bestrahlung. b Ösophagus der Abb. 58 a nach der Bestrahlung. Vielfeldermethode.

Ferner hat man nach dem Vorgang von KRIESHABER, LEYDEN, RENVERS u. a. *Dauerkanülen* angewendet. Sie bestehen aus Hartgummi oder elastischem Material, haben eine Länge von 2—10 cm und sind am oberen Ende 12—14 mm, am unteren Ende 5—6 mm breit. An den beiden Seiten trägt das obere Ende Löcher für einen starken Seidenfaden, der durch eine Klammer an einer zur Einführung der Kanüle dienenden Schlundsonde befestigt ist. Die Schlundsonde besteht aus einer elastischen Bougie mit Handgriff und trägt an ihrem unteren Ende 2 Elfenbeinknöpfe. Der vordere (untere) ist etwas kleiner als das Lumen der Kanüle und dient als Obturator; der obere ist größer und dient zum Hinabstoßen der Kanüle in die Striktur. Der Seidenfaden wird, nachdem die Sonde herausgezogen ist, an den Mundwinkeln befestigt oder wird durch die Nase herausgeleitet.

Das Anwendungsgebiet der Dauerkanülen ist sehr beschränkt. Voraussetzung ist eine gewisse Weite und trichterförmige Striktur. Außerdem ist ihre Anwendung mit einer Reihe von Unannehmlichkeiten und Gefahren verknüpft. Das Herausgleiten des Seidenfadens erzeugt Speichelfluß und Hustenreiz, gegen die man mit Morphium und Atropin vorgehen kann. Die Kanüle kann Schmerzen hervorrufen, sie kann aus der Stenose herausrutschen und sich vor den Kehlkopf legen, so daß Erstickungserscheinungen auftreten. Sie kann ferner eine Reizwirkung auf das Krebsgewebe ausüben, von dem sie um- und durchwuchert und dadurch verstopft wird. Auch kann sie als Fremdkörper Krampf des Ösophagus und von Perforationen gefolgte Eiterungen hervorrufen.

In den wenigen Fällen, in denen die Kanüle angezeigt ist, hat sie allerdings einen großen Vorteil für den bisher mühsam durch Schlundsonde ernährten Kranken dadurch, daß sie ihm jederzeit den Genuß von flüssigen Speisen erlaubt. Jedoch muß darauf geachtet werden, daß nur Flüssigkeiten genossen werden. Nach einiger Zeit muß die Kanüle herausgenommen und gewechselt werden.

Souttar empfiehlt die Intubation mittels eines biegsamen, aber doch inkompressiblen Tubus, welcher aus einem in engen Schraubenwindungen gedrehten Draht hergestellt ist und durch das Ösophagoskop eingeführt wird. Ein Patient Souttars soll einen solchen Drahttubus über ein Jahr getragen haben.

Ist die Striktur so eng geworden, daß Sondierung auch mit dünnsten Sonden nicht mehr gelingt und auch Flüssigkeit nicht durchsickert, so ist es angezeigt, die Ernährung durch den Mund für einige Tage ganz auszusetzen und die Kranken rectal zu ernähren. Man sieht dann oft, daß nach einigen Tagen das Schluckvermögen wieder besser wird, weil inzwischen die Reizzustände in der Speiseröhre sich behoben haben. Zu ihrer Beseitigung kann man auch nach Rosenheim die Schleimhaut mittels Cocain anästhesieren oder durch Morphium den lästigen Reiz lindern. Zum Stillen des Durst- und Hungergefühls, welches während der Periode der rectalen Ernährung unangenehm auftritt, gibt man Cocain pro dosi 0,02 3mal am Tage. Außerdem läßt man häufige Spülungen des Mundes machen.

Zur *Verhütung der Zersetzungen* oberhalb der Stenose macht man nach dem Prinzip der Magenspülung Ausspülungen des Ösophagus mit Wasser, dem eine desinfizierende Substanz beigefügt wird. Liebermeister läßt die Kranken Wasserstoffsuperoxyd in 1—2%iger Lösung stündlich schluckweise nehmen. Auch 1%ige Argentum nitricum-Lösung, 8—10 Tropfen, wurde empfohlen. Matthieu gibt halbstündlich je einen Eßlöffel einer Chlornatriumlösung von 7,5:600 Aqua.

Zur Beseitigung des *Spasmus* und der *Schmerzen*, die manchmal mehr als die Striktur selbst die Nahrungsaufnahme erschweren, werden *Atropin, Morphium* und *Adrenalin* (5—10 Tropfen der Lösung 1:1000) verordnet. Zur Lockerung und Entfernung des Schleimes läßt man *Natrium bicarbonicum* nehmen oder spült mit Lösungen dieser Substanz aus.

Die Nahrung muß so zusammengesetzt sein, daß sie beschwerdelos aufgenommen, leicht assimiliert wird und hochwertig an Calorienzahl ist. Zur Ergänzung der notwendigen Nahrungszufuhr wird es sich empfehlen, die Ernährung mit der Schlundsonde, im Anschluß an die Stenosensondierung heranzuziehen.

Die rectale Ernährung wird während der Sondenbehandlung angewendet werden müssen, wenn Reizzustände an der Striktur vorübergehend völlige Unwegsamkeit erzeugt haben und Schonung der Speiseröhre wünschenswert erscheinen lassen. Meist ist sie ein unabweisbares Gebot bei kompletter Stenose. Die rectale Ernährung ist immer nur ein vorübergehender, mehrere Tage bis eine Woche ausreichender Behelf.

2. Sarkom.

Das primäre Sarkom ist selten. Es fanden Donath unter 3274 Sektionen und Reith unter 5814 Sektionen je zwei primäre Speiseröhrensarkome. Unter 165 von Corner und Fairbank zusammengestellten Sarkomen des Verdauungstractus finden sich 14 Ösophagussarkome. Außer diesen primären werden sekundäre Sarkome beobachtet, welche von der Nachbarschaft übergreifen.

Das Sarkom kommt vor als Lymphosarkom (Stephan), Melanosarkom (Bauer, Jaleski), Rundzellensarkom, Spindelzellensarkom, Leiomyosarkom (French und Garland), Adenomsarkom und Osteosarkom (Kinoshita, Rosselet).

Das Sarkom tritt als circumscripter, auch als polypöser Tumor und in kombinierter Form auf. In der Regel bleibt ein Teil der Zirkumferenz frei, weshalb selten eine so absolute Stenose, wie beim Carcinom, besteht. Neigung zu Ulceration und zu Nekrose ist ziemlich groß. Metastasen sind prozentual weit zahlreicher als beim Carcinom.

Die Metastasen sitzen in den benachbarten Lymphdrüsen, in Magen, Darm, Pankreas, Nieren, Lungen, Pleura, Leber, Gehirn; bemerkenswert ist die relative Häufigkeit der Kno-chenmetastasen.

Das Sarkom ist eine Erkrankung des vorgerückten Alters. Ein Fall von Lymphosarkom betraf ein Kind von 4 Jahren (STEPHAN). Die Beteiligung der Männer beträgt 75% aller Fälle (v. HACKER).

Die **klinischen Symptome** gleichen im allgemeinen denen des Carcinoms; die Dysphagie ist in der Regel bei beiden Tumoren in gleichem Maße vorhanden. Nach ARS-LAHN sollen beim Sarkom frühzeitiger Temperaturerhöhungen vorhanden sein als beim Carcinom. Auch sollen beim flächenhaften ulcerierenden Ösophagussarkom die entzündlichen Erscheinungen derart überwiegen, daß die Differentialdiagnose gegen Ösophagitis sehr schwer ist. (Mitteilung eines Falles, der lange Zeit als ulcerös-nekrotisierende Ösophagitis angesehen wurde, ARSLAHN.) Nach der Erfahrung von HOFMANN klagen die Patienten beim Sarkom eher über Schmerzen als über Stenosenerscheinungen, während beim Carcinom das Gegenteil der Fall sein soll. Gelegentlich kann eine relativ freie Passage für die Sonde und eine mit den vorhandenen Schluckbeschwerden nicht im Verhältnis stehende hochgradige Kachexie auffallen; die Ursache für diese Erscheinung liegt in der insulären Entwicklung des Sarkoms und seiner Tendenz, in das Lumen mitunter poly-

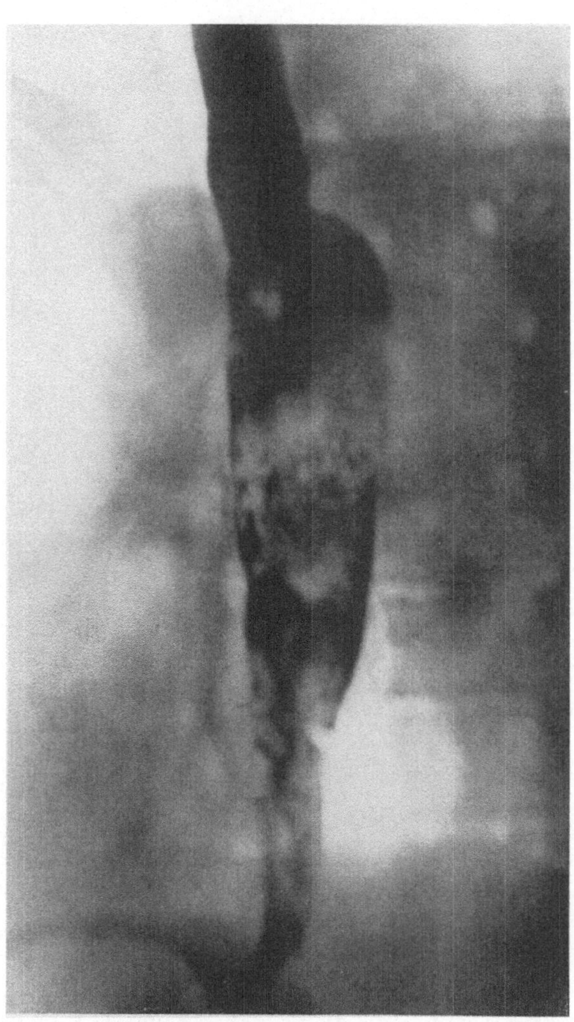

Abb. 59. Sarkom des Ösophagus.

pös hineinzuwuchern, wobei die Speiseröhrenwand gedehnt und erweitert wird; die Sonde gleitet dann an dem Tumor vorbei. STARCK weist auf häufige Schmerzparoxysmen hin, welche sowohl nüchtern als auch besonders in der Nacht zwischen den Schulterblättern sich bemerkbar machen.

Entscheidend für die Diagnose ist die Probeexcision im Endoskop; mit ihr hat v. HACKER als erster die klinische Diagnose gestellt.

Springt das Sarkom als scharf abgegrenzte polypöse Geschwulst in das Lumen vor, so bietet uns die *Röntgenuntersuchung* charakteristische Symptome, wie sie bei gutartigen polypösen Tumoren (HAENISCH, TAMIYA, ZEHBE), beim polypösen Sarkom (LÜDIN, SOMMER, ROSSELET) festgestellt worden sind: oberhalb des

oberen Poles des Polypen eine unregelmäßige Stauungsektasie, aus welcher spärliche Kontrastmengen nach unten fließen und den durch die Geschwulst bedingten
Füllungsdefekt als Schattenstreifen einrahmen; unterhalb des distalen Geschwulst-
endes können die seitlichen Schattenstreifen sich wieder vereinigen (Abb. 59, 60).

Die **Prognose** des Sarkoms ist schlecht. Der Tod erfolgt durch Entkräftung
oder infolge von Perforation in die Luftwege.

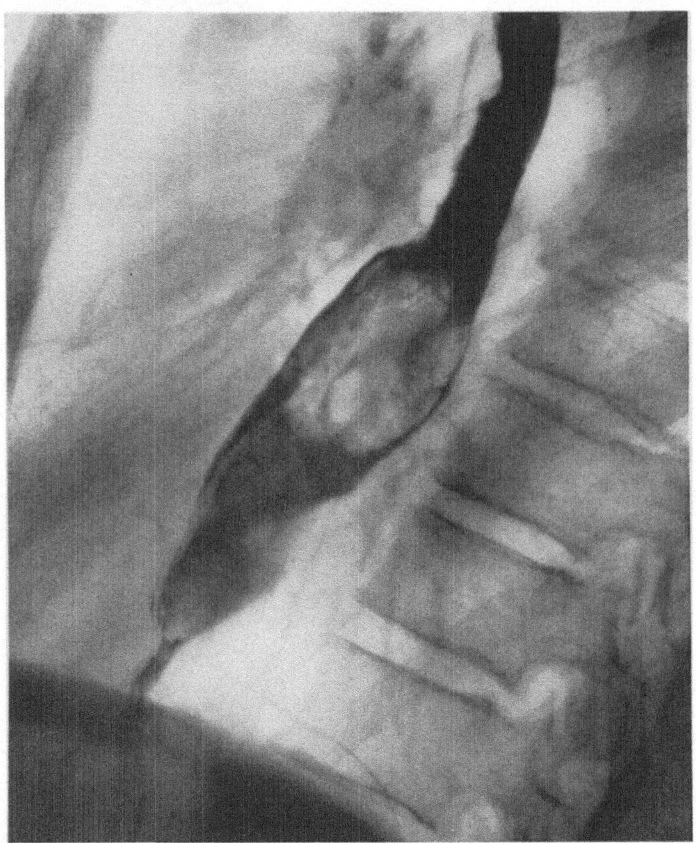

Abb. 60. Polypöses Melanom der Speiseröhre. (Sektion.)

Die **Behandlung** wird die Entfernung des Tumors im Auge haben müssen,
in günstig gelegenen Fällen auf endoskopischem Wege. Die Erfolge sind nicht ermutigend. Über ein mit Röntgenbestrahlung beseitigtes Sarkom der Speiseröhre
berichtete Bayer. Nach lokaler Radiumbehandlung eines Spindelzellensarkoms
sah Guisez Schwinden des Tumors und der Schluckbeschwerden; nach 10 Monaten
Rezidiv.

3. Lymphogranulomatose.

Lymphogranulomatose des Ösophagus ist in Form von Geschwüren und
auch mit tumorartiger Ausbreitung beobachtet worden (Chioléro, Grüneis,
Hedinger, Kren, Lignac, Schmincke, Sternberg, Terplan, Haslinger).
Klinisch kann die Differentialdiagnose gegenüber Carcinom sehr schwierig sein
(Weyde).

4. Gutartige Geschwülste.

Als gutartige Tumoren des Ösophagus kommen in Betracht: Papillome, Lipome, Fibrome, Leiomyome, Rhabdomyome, embryonale Mischgeschwülste (GLINSKI). Als große Seltenheiten sind beobachtet worden: akzessorische Schilddrüse im Ösophagus (WHALE), Adenome, Angiom (GUIFFRIDA, FERGUSON), Hämangioendotheliom (CARRARO), Osteochondrom (REEVES).

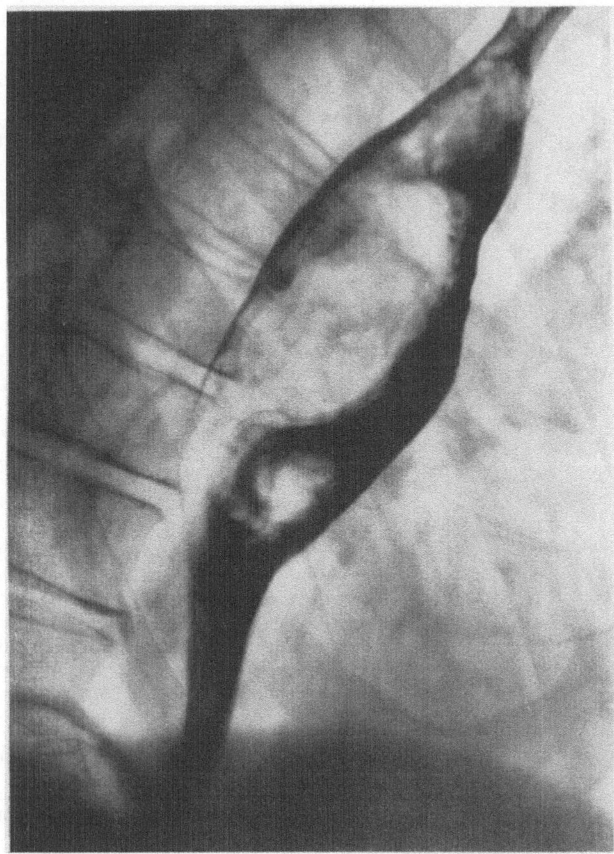

Abb. 61 a. Polypöser mesenchymaler Mischtumor der Speiseröhre.

Bei 7459 Sektionen fanden CALMENSON und CLAGETT 44, bei 24000 Autopsien SCHAFER und KITTLE 70 gutartige Tumoren.

Papillome sind hautwarzenähnliche Gebilde, welche man als Verrucae (ZENKER und v. ZIEMSSEN) des Ösophagus bezeichnet; das Epithel ist darüber verdickt und hebt sich durch seine weiße Farbe von der Umgebung ab. Bei alten Leuten sind solche Bildungen häufig und öfter in großer Zahl vorhanden; sie bilden manchmal zottige Auswüchse, welche aus einer Verlängerung der Papillen der Speiseröhrenschleimdrüsen entstehen und Schluckbeschwerden hervorrufen; mit der Sonde können die Zotten zufällig abgerissen werden und so die histologische Diagnose ermöglichen.

Acanthosis nigricans des Ösophagus wurde von TESSERAUX beschrieben.

Die *Fibrome* sind nach dem Carcinom die häufigsten Tumoren der Speiseröhre. Sie entstehen im periösophagealen Bindegewebe und bestehen aus geformtem, meist reichlich von Gefäßen durchzogenem Gewebe. Häufig sind sie gestielt.

Viel seltener sind *Lipome* (Garettson, Tobler u. a.), welche aus der Submucosa, vor allem in der Ringknorpelgegend entstehen.

Myome treten meist als Leiomyome auf, seltener als Rhabdomyome (Glinski, Wolfensperger u. a.). Die Leiomyome bevorzugen das höhere Alter, finden sich beim Mann häufiger als bei der Frau, sitzen meist im unteren Ösophagusabschnitt und zeigen die Tendenz zu hufeisen- oder ringförmiger Umklammerung der Speiseröhre (Milovanovic, Tschlenow).

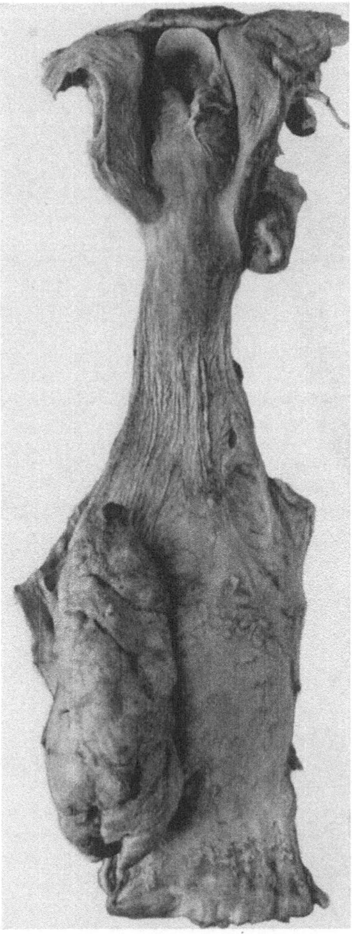

Fibrome, Lipome, Mischgeschwülste (Abb. 61) von ihnen (Fibrolipome, Beeler, Bigliardi; Myxofibrom, Dalicho) bilden in der Hauptsache die *Polypen* des Ösophagus. In der Regel entspringen die Polypen dem oberen Ende der Speiseröhre — *Grenzpolypen*. Ihr Stiel sitzt an der Vorderwand der Mittellinie. Seltener entstehen Polypen weiter unten an der Bifurkation oder in Kardianähe; in diesen Fällen kann es sich um Stielwanderungen handeln. Gewöhnlich haben die Tumoren die Größe einer Kirsche, einer Nuß usw.; es gibt aber auch solche von Orangengröße und darüber. Die Oberfläche ist glatt, regelmäßig, von der meist intakten Schleimhaut bedeckt. Bigliardi beobachtete ein 15 cm langes und 150 g schweres polypöses Fibrolipom; dem Patienten von Vinson hing ein gestieltes Ösophaguslipom 11,5 cm aus dem Munde, das Lipom war im ganzen 22,5 cm lang. Ähnliche Fälle (Fibrolipome) sind von Beeler, von Garretson und von Moersch beschrieben. Der Patient von Weyrich erstickte infolge Verlegung des Larynxeinganges durch ein gestieltes Ösophaguslipom. Fairen beschrieb einen Fall von multiplen Fibromen im Ösophagus, dessen Lumen im ganzen Verlauf von Fibromen der Wand verstopft war.

Je nach Größe und Sitz sind die **klinischen Erscheinungen** verschieden (Schluckbeschwerden bei meist dauernd freier Passage für Flüssigkeit; Reizhusten; quälende Schleimabsonderung). Kleine Tumoren können vollkommen symptomlos bleiben, aber unter Umständen auch Schluckbeschwerden machen. Ein großes Fibroleiomyom des Ösophagus kann die Trachea komprimieren (Pape und Spitznagel). Bei einem Fall von Ösophagusfibrom beobachtet Barrett die Symptome der Bronchialstenose ohne ein Zeichen von Speiseröhrenaffektion. Wenn sich der bewegliche Tumor über den Kehlkopfeingang legt, so können neben Schlingstörungen auch Atemnot und Erstickungsanfälle auftreten. Mit Rücksicht auf den häufigen Sitz im oberen Teil der Speiseröhre ist das Vorkommen von wechselnden Stimmstörungen erklärlich. Bei dem Sitz an der Hinterwand des Gießbeckenknorpels ist Verschlucken beobachtet worden. Der Tumor kann durch Brechbewegungen und andere Manipulationen zwischen die Zähne gelangen und wie in den Fällen von Minski, von Vinson zum Munde heraushängen. Über einen im Foramen Winslowii eingekeilten Myompolypen, welcher cholelithiasisähnliche Schmerzen verursachte, berichtete Lorenz:

Abb. 61 b. Pathologisch-anatomisches Präparat vom Fall der Abb. 61 a. (Pathologisch-Anatomisches Institut Basel, Prof. A. Werthemann.)

Bei der wegen Cholelithiasisverdacht ausgeführten Operation wurde eine im Foramen Winslowii eingekeilte, derbe, kleinhöckerige, pflaumengroße Geschwulst entdeckt, welche sich mit einem derben, an die Wurzel eines Knollengewächses erinnernden, federkieldicken Stiel nach links oben zum abdominellen Ösophagusabschnitt fortsetzte. Die Schmerzen, welche zur Diagnose Gallenstein führten, waren durch Druck auf das Ligamentum hepaduodenale und durch Kompression des Ductus choledochus entstanden.

Die *Sondierungsergebnisse* sind sehr wechselnd; bald kommt man mit gewöhnlichen Sonden gut durch, bald bleiben dünne Sonden im Ösophagus hängen. Infolgedessen liegen Verwechslungen mit Divertikel oder mit Spasmus nahe. Die *Röntgenuntersuchung* gibt bei der polypösen Form der gutartigen Tumoren die bereits erwähnten charakteristischen Bilder: haubenartig dem Polypen aufsitzender Ektasieschatten, von welchem aus seitlich neben dem Tumor bandartige Schattenstreifen herabziehen. Die *Ösophagoskopie* läßt die Form, die glatte Oberfläche, eventuell den Stiel des Tumors erkennen und erlaubt die Probeexcision; diese ist immer angezeigt wegen der Gefahr der malignen Entartung der polypösen Tumoren (CALMENSON, MAHONEY).

Die **Therapie** besteht in der operativen Entfernung der Geschwulst; der Tumor wird im Ösophagoskop mit der galvanokaustischen oder mit der kalten Schlinge abgetragen. TAMIYA und NOSAKI haben ein Fibrom mit der „Excisions-Exstirpations-Methode" (Abtragung des Tumors im Ösophagoskop Stück für Stück mit 7 Eingriffen) erfolgreich entfernt. In manchen Fällen kommt die Eröffnung des Ösophagus von außen und bei tiefsitzenden Tumoren auch die Gastrostomie in Frage. FERGUSON und HACKWORTH haben bei einem 7 Monate alten Kinde ein Hämangiom des Ösophagus durch Röntgenbehandlung geheilt.

Cysten des Ösophagus können als angeborene Anomalien auftreten (s. S. 58) oder sie entstehen infolge Sekretretention in den Schleimdrüsen. Sie erreichen die Größe einer Haselnuß und sind manchmal, wie die wahrscheinlich durch Abschnürung entstandenen Flimmerepithelcysten, mit Flimmerepithel ausgestattet.

XIV. Fremdkörper.

Das Verschlucken von Fremdkörpern ist ziemlich häufig. In der Regel kommen sie zufällig vom Munde aus in die Speiseröhre, z. B. zwischen den Zähnen gehaltene Nadeln. Dann sind es ungenügend gekaute oder gierig verschluckte größere Bissen, die als Fremdkörper wirken oder häufiger in den Speisen enthaltene Fremdkörper, Knochen, Gräten, Obstkerne, Glassplitter, Email usw. Kinder verschlucken häufig Münzen, Steine, Schlüssel, Glasperlen, Metallpfeifchen, welche sie beim Spiele im Munde halten und dann beim Auflachen, beim Erschrecken, beim Umfallen usw. plötzlich verschlucken. Bei Erwachsenen handelt es sich am häufigsten um künstliche Gebisse, die nachts nicht abgelegt wurden oder bei Ohnmachten, Krämpfen, Epilepsie, Narkosen verschluckt wurden. GOTTSTEIN verzeichnet unter 109 Fremdkörpern 51 Gebißplatten, HOLLÄNDER unter 100 Fällen 49 Gebisse.

Als seltene Fremdkörper sind in der Speiseröhre schon gefunden worden: Kaffeelöffel, Rasierklingen (KRIEGSMANN), Angelhaken (Abb. 62), Stücke von Hutnadeln, von Degenklingen, Bleisoldat, Kravattenhalter, Fingerhut, Thermometer (SCHWARTZ), Spiralfeder (BOULET), Besenstiel (WESSELY). Ferner können aus therapeutischen Gründen eingeführte Instrumente: Kehlkopfspiegel, Pinzetten, Tupfer, zahnärztliche Instrumente (OHLE) usw. in den Ösophag gelangen. Ein seltener Befund ist der LANGENBECKsche Fall, wo der abgestoßene Aryknorpel in den Ösophag gelangt war, und ein anderer Fall, wo der nekrotische Nasenknochen bei einem Luiker im Ösophagus sich befand.

Nach ihrer pathologischen Bedeutung kann man ganz allgemein die Fremdkörper unterscheiden in glatte, runde und rauhe, spitze, eckige Körper. Große Fremdkörper werden im Ösophagusmund aufgehalten. Haben die Fremdkörper diesen passiert, dann bleiben sie an den physiologischen Engen im Brustabschnitt

der Speiseröhre stecken. Die meisten sitzen in der oberen Thoraxappertur oder
an der Aortenenge. Das Steckenbleiben eines Fremdkörpers wird durch das Bestehen einer Narbenstriktur begünstigt.

Die **klinischen Symptome** sind oft alarmierend. Große Fremdkörper können
eine Stenose und einen Druck auf Larynx und Trachea ausüben und auf der
Schleimhaut eine Verletzung mit anschließender Perforation hervorrufen.
Kleinere, in den Ösophagus gelangte Fremdkörper rufen eine Schlingstörung hervor, die selten komplett ist. Hochsitzende Fremdkörper rufen sofortiges, tiefer
gelegene erst nach einiger Zeit Regurgitieren der Speisen hervor.
Gewöhnlich besteht an der Stelle, an welcher der Fremdkörper sitzt,
ein Gefühl des Druckes, bei spitzen, in die Schleimhaut gespieß-
ten Körpern mehr oder weniger heftiger Schmerz. Kompressio-
nen des Nervus recurrens und Vagus sind beobachtet worden
(siehe Zusammenstellung von R. Vogel). Im Anschluß an die
Verletzung und an die Perfora-tion der Wandung können sich
Entzündungen des Ösophagus (Phlegmone) und der Nachbarorgane entwickeln (Periösopha-gitis, Lungenabsceß (Hennel),
Mediastinitis, destruierender Pro-zeß an Wirbelkörpern usw.). Auch
Perforationen der Blutgefäße (Aorta, Carotis, Thyreoidea, Subclavia, Pulmonalis, Azygos), ja sogar des Herzens (Bastanier
u. a.) kommen vor. Die Folgen der Perforation können sofort
oder erst nach einiger Zeit ein-treten. Die Perforation in die
Aorta ist ziemlich häufig und

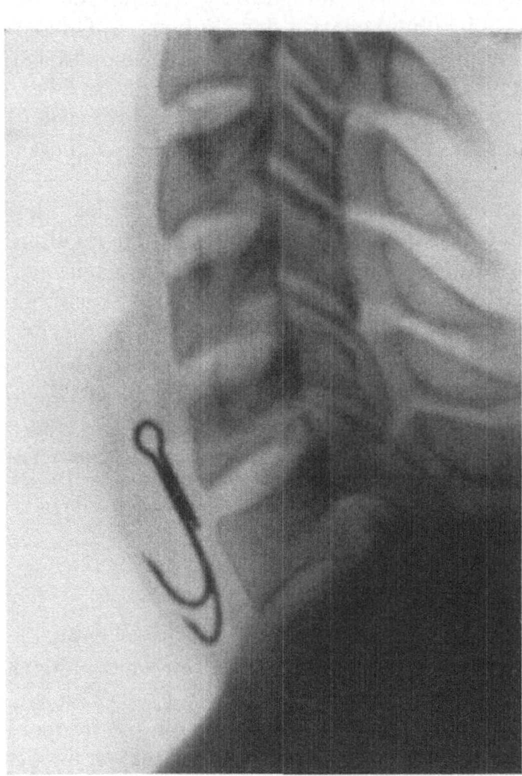

Abb. 62. Angelhaken im Ösophagusmund.

erfolgt oft spät nach dem Schlucken des Fremdkörpers, hervorgerufen durch
eine eitrig-jauchige Zellgewebsphlegmone zwischen Aorta und Ösophagus,
welche schließlich zum Durchbruch führt (Chiari). Selten ist die „primäre
Aortenperforation", welche sehr bald (24—36 Std) nach dem Verschlucken
des Fremdkörpers erfolgt (Rydigier u. a.). Fremdkörper können wochen- und
jahrelang symptomlos in der Speiseröhre liegen; ein im Schlaf verschlucktes
Gebiß wurde von Lange nach 23 Jahren in einem Ösophagusdivertikel gefunden
und MacLean fand im unteren Teil des Ösophagus eine 12 Jahre lang eingeklemmte Zahnprothese (siehe Zusammenstellungen von Schlemmer und von
Vogel). Nach längerer Zeit können solche Fremdkörper durch Abszedierung gelockert, ausgestoßen oder heruntergeschluckt werden oder es kann auch nach jahre-
langem Liegenbleiben des Fremdkörpers in der Speiseröhre infolge Nekrose der
Aortenwand der Verblutungstod eintreten (Dawis).

Die **Prognose** ist eine dubiose; sie ist ernst bei unregelmäßigen spitzen Körpern,
bei Sitz im Brustteil und bei bereits bestehenden Zeichen stärkerer Entzündung

im Ösophagus. Die Prognose hat sich allerdings seit Anwendung der Chemotherapie bedeutend gebessert (HUIZINGA). KALOYEROPULOS hat statistisch nachgewiesen, daß verschluckte Knochenstücke von allen Fremdkörpern die größte Mortalität haben. Nadeln können nach langen Wanderungen durch den Körper unter der Haut zum Vorschein kommen. WULLSTEIN beobachtete eine durch die Speiseröhre in die Schilddrüse eingewanderte und dort eingeheilte Nähnadel. GAEHTGENS fand bei einem Kinde in der Speiseröhre zwischen Ringknorpel und Bifurkation ein flaches, in der Speiseröhrenwand eingeheiltes 10-Pfennig-Stück in einem Wall von derbem Granulationsgewebe, das den Rand der Münze stark

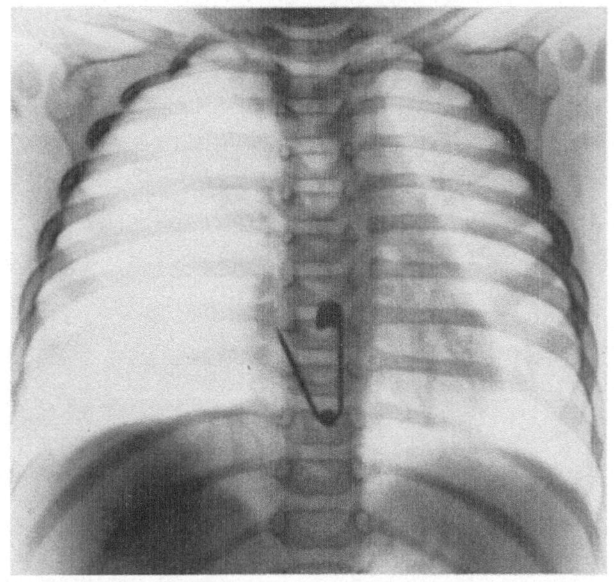

Abb. 63. Offene Sicherheitsnadel im untersten Abschnitt der Speiseröhre eines kleinen Kindes.

überragte. Um einen längere Zeit in der Speiseröhre liegenden Fremdkörper kann es zu einer Art Divertikelbildung kommen (VOGEL).

Die **Diagnose** wird in erster Linie durch die Anamnese gestellt; jedoch soll man berücksichtigen, daß die Angaben der Patienten, besonders bezüglich der Lokalisation, ungenau sind, daß Täuschungen durch die Erregung der Betroffenen hervorgerufen werden können und daß der Schreck manchmal so lange nachwirkt, daß das Wiederausstoßen des Fremdkörpers in der Erregung übersehen wurde. Auch ist es vorgekommen, daß angeblich verschluckte Gebisse sich unter dem Bett befunden haben.

Vorsichtige Palpation am Halse, mit leichtem Druck ausgeführt, erzeugt manchmal bei spitzen Fremdkörpern intensiven Schmerz.

Die *laryngoskopische* Untersuchung, welche am Gaumensegel, an der Rachenwand, im Sinus piriformis oder am Kehldeckel kleinere submuköse Blutungen und Erosionen erkennen läßt, sollte nach OPPIKOFER bei Fremdkörperverdacht niemals unterlassen werden, da viele Fremdkörper schon am Kehlkopfeingang oder im Hypopharynx angehalten werden. Weiterhin kann die indirekte Hypopharyngoskopie (V. EICKEN) zur Anwendung kommen.

Die früher übliche Palpation mit Sonden ist unzulässig, da die Sonde auch an großen Fremdkörpern vorbeigleiten kann; sie ist ferner nicht ungefährlich, weil infolge des Sondendruckes der Fremdkörper die Speiseröhre perforieren kann (Schlemmer u. a.).

Die Röntgenuntersuchung ist eine schonende und gefahrlose Methode für die Feststellung kontrastgebender Fremdkörper (Münzen, Nägel, Nadeln, Gebisse, eventuell auch Knochen); sie orientiert über die Form und über den momentanen Sitz des Fremdkörpers (Abb. 62, 63, 64, 65). Es sollen stets außer der Durchleuchtung zwei zueinander senkrechte Aufnahmen ausgeführt werden (im dorsoventralen und im laterolateralen Durchmesser).

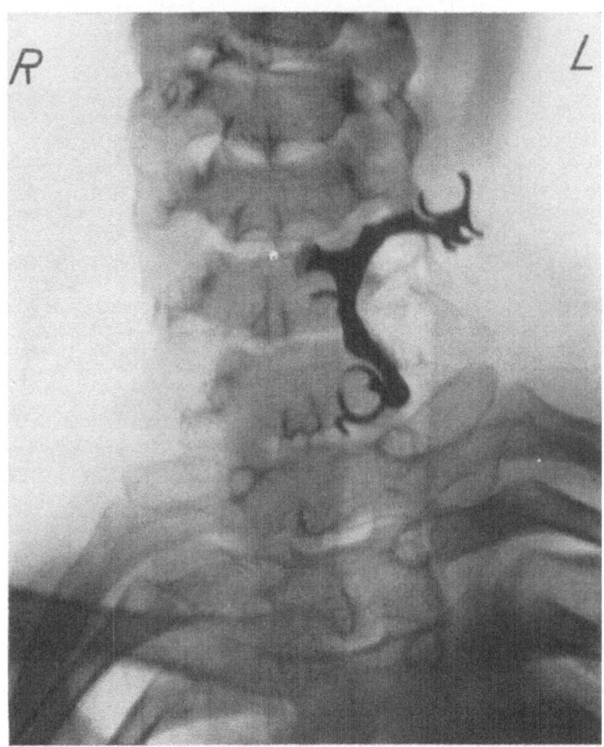

Abb. 64. Gebiß im Ösophaguseingang.

Über die Verwechslung eines Sternum-Ossifikationskernes mit einem Ösophagusfremdkörper im Röntgenbilde berichtet Seydell.

Minnigerode beschrieb 1923 als pathognomonisch für periösophageale Entzündung besonders nach Fremdkörperperforation der Speiseröhre eine Verdickung des Weichteilschattens vor der Halswirbelsäule mit ovalären, prävertebralen Aufhellungen im Röntgenbild, die auf Gasblasen zurückzuführen sind. Dieses Minnigerodesche Symptom gibt die Indikation zum operativen Eingriff.

Die Röntgenuntersuchung kann versagen bei Körpern mit schwacher Schattenbildung, wie z. B. Kartoffel-, Brot- und Fleischstücken u. a. Wenn man nach der Angabe von Lenk in solchen Fällen Bariumaufschwemmung schlucken läßt, so kommt es zur Belegung und teilweisen Imbibition der weichen, porösen Bissen mit dem Kontrastmittel, und auf diese Weise gelingt die direkte Darstellung weichteildichter, nicht schattengebender Fremdkörper, Geflügelknochen (Schmidt, Saupe) (Abb. 66). Man hat versucht, „indirekt" die Fremdkörper röntgenologisch dadurch nachzuweisen, daß durch die Kontrastmittelfüllung eine durch den

Fremdkörper verursachte Passagehemmung festgestellt wurde (HOLZKNECHT, WEINGÄRTNER u. a.). Dabei muß man aber immer, wie LENK mit Recht hervorhebt, bei älteren Leuten an die Möglichkeit denken, daß eine allmählich entstandene Neoplasmastenose von Patienten erst gelegentlich des Schluckens eines größeren Bissens entdeckt und dann als steckengebliebener Körper gedeutet wird, und daß auf diese Weise auf Grund der „indirekten" Methode Neoplasmen als Fremdkörper gedeutet werden können.

Das Trinkenlassen von Bariumaufschwemmung für die Fremdkörperdiagnose hat den Nachteil, daß das dem Fremdkörper und der Ösophaguswand anhaftende Kontrastmittel die nachfolgende ösophagoskopische Extraktion erschwert. Die Perforation mit konsekutivem Mediastinalabsceß kann im Röntgenbild dargestellt werden (THEILKÄS und LÜDIN, Abb. 67).

Neben der Röntgenuntersuchung ist die *Ösophagoskopie* die wichtigste Untersuchungsmethode. Sie gestattet die genaue Feststellung der Lage des Fremdkörpers und der Veränderungen der Ösophagusschleimhaut. Gelegentlich können allerdings durch lokale Spasmen der Ösophagusmuskulatur oder durch Schleimhautfalten die Fremdkörper verdeckt werden und dadurch der ösophagoskopischen Untersuchung entgehen (HAUDEK, SGALITZER, STEGEMANN u. a.). SGALITZER empfiehlt deshalb folgende Kombination von Ösophagoskopie und Röntgenoskopie:

Dem auf dem Trochoskop ruhenden Patienten wird das Ösophagoskop eingeführt und unter Röntgenkontrolle so lange vorgeschoben, bis der Röntgenbeobachter die Kuppe des Instrumentes als knapp oberhalb des Fremdkörpers befindlich avisiert.

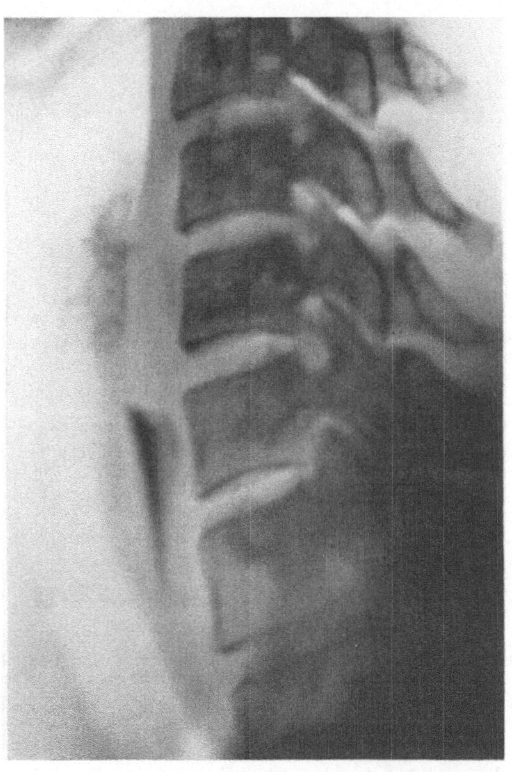

Abb. 65. Knochensplitter im Ösophaguseingang.

Behandlung. Der wichtigste Grundsatz ist, jede Manipulation zur Extraktion des Fremdkörpers nur unter Leitung des Auges mit Hilfe des Ösophagoskops auszuführen. Alle blind arbeitenden Methoden (Sonde, Münzenfänger, Grätenfänger) sind als gefährlich (Perforation!) zu verwerfen; ihre Anwendung muß nach dem Urteil von ERDELYI, JURASZ, OPPIKOFER, SCHLEMMER, STEGEMANN u. a. als Kunstfehler betrachtet werden, auch wenn sie vor dem Röntgenschirm geschieht; dagegen ziehen HENRARD, HELLSTEN u. a. die Extraktion metallischer Fremdkörper unter Kontrolle der Röntgendurchleuchtung der endoskopischen Methode vor. SILBER und EPSTEIN verwenden für die Extraktion metallischer Fremdkörper einen Elektromagneten.

Für die Anwendung der Ösophagoskopie bei Fremdkörpern bestehen nach JURASZ folgende *Kontraindikationen: Absolute* Kontraindikation sind periösophageale Phlegmone, Mediastinitis, stärkere, durch den Fremdkörper verursachte innere Blutungen; *relative* Kontraindikationen sind Lebercirrhose, Ösophagusvaricen, schwere Herzfehler, Dyspnoe bei Erkrankungen der Respirationsorgane, Aortenaneurysma, Atheromatose der Gefäße.

Nach jeder Fremdkörperextraktion soll die Röntgenkontrolle angeschlossen werden zur Entdeckung eines eventuellen weiteren Fremdkörpers (Krüger) oder einer allfälligen Perforation (Spiess).

Die therapeutische Ösophaguswaschung mit Kaliumpermanganat wird der ösophagoskopischen Fremdkörperentfernung angeschlossen. Bei Wandverletzung ist die Rectalernährung zur zeitweisen Ausschaltung des Ösophagus nützlich (Kindler).

Ist die Entfernung eines Fremdkörpers mit Hilfe des Ösophagoskops nicht möglich

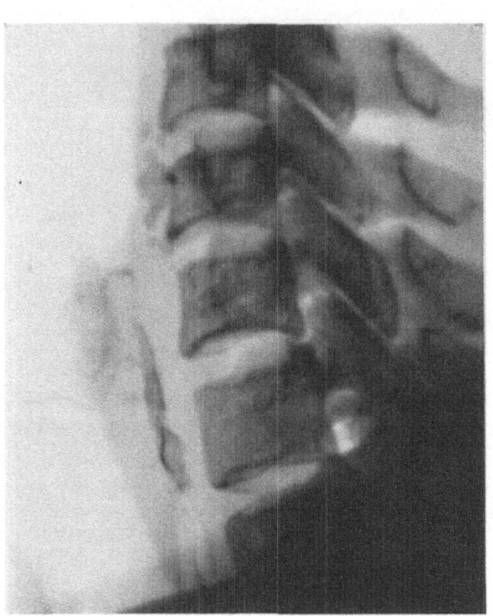

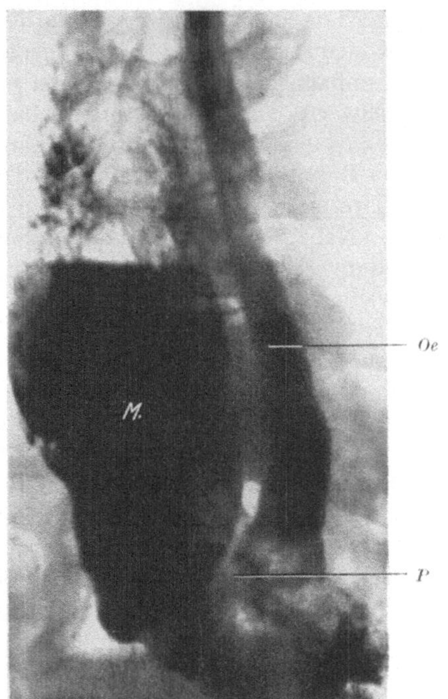

Abb. 66.Abb. 67.

Abb. 66. Geflügelknöchelchen am Ösophaguseingang mit Bariumaufschwemmung belegt und dadurch zur Darstellung gebracht. (Profilaufnahme.)

Abb. 67. Perforation des Ösophagus im unteren Abschnitt mit konsekutivem Mediastinalabsceß; mit Kontrastflüssigkeit gefüllt. (Sektion.) *Oe* Ösophagus, *P* Perforationsstelle, *M* Mediastinalabsceß.

oder bestehen bereits Symptome einer periösophagealen Phlegmone, dann wird die *operative Behandlung* (Pharyngotomia, Oesophagotomia cervicalis und mediastinalis, Gastrostomie) notwendig.

Für die *innere Therapie* kommt in erster Linie Morphium zur Beruhigung des Kranken in Betracht. Die Bemühung, den Fremdkörper durch Schluckenlassen von weichem Brot, Kartoffelbrei, Watte u. ä. tiefer zu treiben, ist verwerflich.

XV. Parasiten.

Ascariden können bis in die Speiseröhre gelangen und sind dort schon bei der Sektion in einem Traktionsdivertikel gefunden worden (Kraus und Ridder). Sie können gefährlich werden, wenn sie durch Knäuelbildung das Ösophaguslumen verlegen, wie in folgendem Falle von Reich:

Bei einem 8jährigen Knaben sammelten sich in der mit einer leichten Verengerung behafteten narbigen Partie der Speiseröhre die Ascariden derart an, daß sie sowohl für Nahrungszufuhr wie für feinste Sonden ein Hindernis bildeten.

Lepelletier berichtet über Ascariden, welche durch ein Ösophagusgeschwür in die Lunge eingedrungen waren.

Oxyuren sind ebenfalls im Ösophagus schon angetroffen worden (BRERA).

Blutegel haben bisweilen Blutungen hervorgerufen (KRAUS und RIDDER).

Trichinen finden sich in der Muskulatur des oberen Ösophagus (ASCHOFF).

Soor der Speiseröhre ist relativ häufig; er bildet weißliche, locker anhaftende, oft streifenförmige, oft auch diffuse, rahmige Beläge, die mitunter so mächtig sind, daß sie als dicke, breiige Klumpen das Lumen ausfüllen. Gelegentlich können die Soorfäden bis in die tieferen Schichten der Ösophaguswand vordringen und im Bindegewebe entzündliche Leukocyteninfiltrationen hervorgerufen, welche in schweren Fällen sich bis zur Geschwürsbildung steigern kann (HELLER).

Soor des Ösophagus findet sich bei schwerkranken Individuen (Sepsis, Tuberkulose, Diabetes, Typhus abdominalis) und ist meist mit Soor des Mundes und des Pharynx verbunden.

Soor in dünnem Belag bleibt symptomlos; in schweren Fällen kann er Dysphagie bis Aphagie verursachen (STARCK).

Die **Therapie** ist nach STARCK auf mechanische Entfernung der Soormassen zu richten, welche durch Brechmittel oder durch die Sonde zu erzielen ist. Günstig wirkt auch lokale Pinselung mit 8%iger Milchsäure oder Einnahme von 3%igem Borax (2stündlich ein Eßlöffel).

Primäre *Blastomykose* des Ösophagus haben VINSON, BRODERS und MONTGOMERY beobachtet. Röntgenographisch wurde dabei eine gleichmäßige Verengerung im oberen Speiseröhrenteil nachgewiesen.

Literatur.

Zusammenfassende Abhandlungen.

BENSAUDE et RIVET: Pathologie de l'oesophage. Nouv. traité Méd. **3** (1923).

FISCHER, W.: Speiseröhre. In HENKE-LUBARSCH' Handbuch der speziellen pathologischen Anatomie, Bd. 4, Teil 1, S. 74. Berlin 1926.

GANGOLPHE: Maladies de l'oesophage. Paris 1912. — GUISEZ: Traité des maladies de l'oesophage. Paris 1911.

HACKER, V., u. LOTHEISEN: Chirurgie der Speiseröhre. In Neue Deutsche Chirurgie, Bd. 34.

KÖNIGER: Behandlung der Erkrankungen der Speiseröhre. PENZOLDT-STINTZING-Handbuch der gesamten Therapie, 5. Aufl., Bd. 2. 1914. — KRAUS u. RIDDER: Die Erkrankungen der Speiseröhre. 2. Aufl. Wien u. Leipzig: Alfred Hölder 1913.

LUST: Die Erkrankungen des Ösophagus. In Handbuch der Kinderheilkunde von PFAUNDLER und SCHLOSSMANN, 4. Aufl., Bd. 3.

MACMILLAN, A. S.: Diseases of the Oesophagus. New England J. Med. **1931**, 104.

RIDDER: Erkrankungen der Speiseröhre. In Spezielle Pathologie und Therapie innerer Krankheiten von KRAUS und BRUGSCH, Bd. 5. 1914. — ROSENHEIM: Ösophaguskrankheiten. In EULENBERGS Real-Enzyklopädie der gesamten Heilkunde, 4. Aufl.

SCHILLINGS, FRIEDRICH: Die Krankheiten der Speiseröhre. Leipzig 1903. — SENCRET: Les maladies de l'oesophage. Paris 1913. — STARCK: Die Erkrankungen der Speiseröhre. Würzburg. Abh. **1903**. — STICKER: Die Krankheiten der Speiseröhre. In EBSTEIN-SCHWALBES Handbuch der speziellen Pathologie, 2. Aufl., Bd. 7, 1878.

TERRACOL: Les maladies de l'oesophage. Paris: Masson & Co. 1918. — TURNER GREY, G.: Injuries an diseases of the esophagus. London: Casseland Co. 1946.

VINSON: Diagnosis and treatment of Diseases of the esophagus. Springfeld and Baltimore: Charles Thomas 1940.

ZENKER u. V. ZIEMSSEN: Krankheiten des Ösophagus. In V. ZIEMSSENS Handbuch der speziellen Pathologie, 2. Aufl. Bd. 7. 1878. — Die Krankheiten der Speiseröhre und des äußeren Halses. Bd. 9 des Handbuches der Hals-, Nasen- und Ohrenheilkunde, herausgeg. von DENKER und KAHLER. Berlin-München 1929.

Anatomische und physiologische Vorbemerkungen.

BARSONY: Wien. klin. Wschr. **1921** I, 499. — BECCHINI: Antiperistaltik des Ösophagus. Fortschr. Röntgenstr. **56**, 29 (1937). — BOERNER: Anat. Anz. **55**, 162. — BOZZI, E., et PIERO SCEVOLA: Il quadro termico esofageo umano. Arch. ital. Otol. **49**, 488 (1937).

CABALLERO: C. r. Soc. Biol. Paris **87**, 1359; **90**, 927. — CARLSON and PEARCY: Amer. J. Physiol. **61**, 14.

DAHM, M.: Die Bewegungen des Ösophagus im Röntgenbild. Fortschr. Röntgenstr. **43**, 464 (1931). — DAHMANN: Über die Lumen- und Druckverhältnisse in der Speiseröhre. Z.

Hals- usw. Heilk. **7**, 329 (1924). — Demel: Die Gefäßversorgung der Speiseröhre. Arch. klin. Chir. **128**, 453 (1924). — Dobrowolski: Beitr. path. Anat. **1894**.

Eberth: Fortschr. Med. **1897**.

Felix: Topographische Anatomie des Mittelfellraumes und seiner Organc. Aus: Die Chirurgie der Brustorgane von F. Sauerbruch. Berlin: Springer 1925.

Gilse, van: Zur Frage der Werte des Lumens der thorakalen Speiseröhre. Acta otolaryng. (Stockh.) **12**, 251 (1928). — Greigh: Edinburgh med. J. **26**, 342. — Greving: Über die motorische und sensible Innervation der Speiseröhre. Dtsch. Arch. klin. Med. **171**, 10 (1931). — Gubaroff: Arch. Anat. u. Entw.gesch. **1886**.

Hacker, v.: In Handbuch der praktischen Chirurgie von Bergmann, Bruns und Mikulicz, Bd. 2. 1900. — Herzberg, B.: Die Anatomie des Bauchabschnittes der Speiseröhre. Dtsch. Z. Chir. **242**, 265 (1934). — Hyrtl: Lehrbuch der Anatomie. 1867.

Killian: Über den Mund der Speiseröhre. Z. Ohrenheilk. **55**, 1 (1908). — Kitamura: Die röntgenkymographische Untersuchung über die Ösophagusbewegung. Ref. Zbl. Radiol. **30**, 239 (1939). — Krainz, W.: Über die Hauptschluckstelle beim Menschen. Arch. Ohr- usw. Heilkd. **126**, 259 (1930). — Kraus: Die Bewegungen der Speiseröhre unter normalen und pathologischen Verhältnissen. Dtsch. med. Klin. **1912**, 393. — Kronecker: Die Schluckbewegung. Dtsch. med. Wschr. **1884**, Nr 16—24. — Kronecker u. Meltzer: Der Schluckmechanismus. Arch. f. Physiol. Suppl. **1883**, 328. — Kuzuya: J. of exper. Med. **1**, 75, 95.

Langley: On inhibitory fibres in the vagus etc. J. of Physiol. **23**, 407 (1898).

Mangold: Innervation und Peristaltik des Ösophagus. Klin. Wschr. **1924**, Nr 15. — Mehnert, E.: Über die klinische Bedeutung der Ösophagusvariation. Arch. klin. Chir. **58**, 183 (1899). — Meltzer: Zbl. Physiol. **19** u. **21**. — Meltzer u. Auer: Zit. nach Schmidts Jb. **297**, 56. — Mikulicz, v.: Beiträge zur Physiologie der Speiseröhrc. Mitt. Grenzgeb. Med. u. Chir. **12**, 567 (1903). — Mouton: Thèse de Paris. 1874.

Nakamura: Z. angew. Anat. **1914**.

Palugyay: Röntgenstudien über den ösophagealen Schluckakt. Pflügers Arch. **200**, 620 (1923). — Polland and Bloomfield: J. clin. Invest. **10**, 435. — Pratje, A.: Form und Lage der Speiseröhre des lebenden Menschen. Z. Anat. **81**, 269 (1926).

Ramond et Jacquelin: Bull. Soc. Anat. Paris **18**, 204. — Reich: Mitt. Grenzgeb. Med. u. Chir. **40**, 481.

Seemann: Zur Physiologie der Ösophagusperistaltik. Arch. klin. Chir. **160**, 295 (1930). — Schaffer: Virchows Arch. **177**, 181 (1904). — Schatzki, R.: Die Beweglichkeit von Ösophagus und Magen innerhalb des Zwerchfellschlitzes. Fortschr. Röntgenstr. **45**, 177 (1932). — Schinkele, O.: Über das Vorkommen von Geschmacksknospen im kranialen Drittel des Ösophagus. Z. mikrosk.-anat. Forschg **51**, 498 (1942). — Schlippe, P.: Physikalische Untersuchungen bei der Anwendung des Magenschlauches. Dtsch. Arch. klin. Med. **76**, 450 (1903). — Schreiber, J.: Arch. exper. Path. u. Pharmakol. **46** u. **47**. — Schridde: Über Magenschleimhautinseln usw. Virchows Arch. **175**, 1 (1904). — Weiteres zur Histologie der Magenschleimhautinseln im obersten Ösophagusabschnitt. Virchows Arch. **179**, 562 (1905). — Schwenkenbecher: Münch. med. Wschr. **1908**. — Sørensen, F.: Physiologische Passageverzögerung an der Kardia. Acta radiol. (Stockh.) **26**, 225 (1945).

Tamiya u. Shigern Sano: Z. exper. Med. **61**, 627. — Trallero: Inaug.-Diss. Berlin 1913.

Zimmermann: Mitt. Grenzgeb. Med. u. Chir. **20**, 445.

Zschokke: Anat. Anz. **53**, 332.

Untersuchung der Speiseröhre.

Brünings: Z. Ohrenheilk. **62**, 180.

Ehrlich: Arch. Verdgskrkh. **9**, 367.

Fujinami: Über die Mucosafalten des Ösophagus. Ref. Zbl. Radiol. **27**, 202 (1938).

Gottstein: Mitt. Grenzgeb. Med. u. Chir. **6** u. **8**.

Hacker, v.: Wien. klin. Wschr. **1896**, 91.

Kelling: Münch. med. Wschr. **1897**, 934. — Killian: Dtsch. med. Wschr. **1911**, 35. — Kirstein: Verh.ber. süddtsch. Laryngol. 1898, S. 216.

Meltzer: Zbl. med. Wissensch. **1883**, 1. — Mikulicz: Verh. dtsch. Ges. Chir. **1882**, 30.

Palugyay: Röntgenuntersuchung und Strahlenbehandlung der Speiseröhre. Wien 1931.

Rewidzoff: Berl. klin. Wschr. **1908**, 749. — Rosenheim: Dtsch. med. Wschr. **1896**, 688.

Starck: Lehrbuch der Ösophagoskopie, 2. Aufl. Würzburg 1914. (Literatur.) — Störk: Wien. klin. Wschr. **1896**. — Stürtz: Med. Klin. **1911**, Nr 48.

Teschendorf, W.: Die Röntgenuntersuchung der Speiseröhre. Erg. Strahlenforschg **3**, 175 (1928).

Waldenburg: Berl. klin. Wschr. **1870**, Nr 48.

Angeborene Anomalien der Speiseröhre.

ALLISON, JOHNSTONE and ROYCE: Short Esophagus. J. thorac. Surg. **1943**, 432. — ARNOLD: Untersuchungen im Gebiete für Anatomie und Physiologie. **1838**, 211. — ASHLEY: Congenital atresia of the esophagus. Radiology **36**, 621 (1941). — AUTENRIETH: Observationes in Hernias. Inaug.-Diss. Tübingen 1806.

BAUERNFEIND: Ein Fall von Stenose des Ösophagus mit Bildung eines Pulsionsdivertikels. Inaug.-Diss. München 1893. — BAYFORD: Zit. bei ZENKER in ZIEMSSENS Handbuch 1877. — BLASINGAME: Congenitaly short. esophagus. Ann. Surg. **103**, 337 (1936). — BRENNER: Beiträge zur Chirurgie (BILLROTH-Festschrift). 1892. — BRIGGS, DICK and HURST: Simple Ulcer of the esophagus and short Esophagus. Proc. roy. Soc. Med. **1939**, 1423.

CHAMBERLIN: Peptic. ulcer of the Esophagus. Amer. J. digest. Dis. a. Nutrit. **5**, 725 (1939). — CLEAVER: Chronic. peptic. ulceration of the esophagus. Amer. J. digest. Dis. a. Nutrit. **10**, 319 (1943).

ENNEPER: Angeborene Atresie des oberen Ösophagus. Röntgenprax. **10**, 575 (1938).

FORSSNER: Pathogenese der angeborenen Darm- und Ösophagusatresien. Arch. klin. Chir. **100**, 477 (1913). — FRANK and LESTER: Congenital. Reduplikation of the esophagus. Radiology **53**, 417 (1949). — FRANKE, H.: Über Entwicklungs- und Lageanomalien der Aorta. Röntgenfortschr. **73**, 267 (1950). — FRANKLIN, R. H.: Congenital Atresia of the esophagus. Lancet **1947**, 243.

GAGE and OCHSNER: The surg. treatment of congenital tracheo.-oesophageal fistela Ann. Surg. **103** (1936). — GJØRUP, E.: Un cas d'oesophage Double. Acta paediatr. (Stockh.) **15**, 90 (1933). — GUISEZ: Double Cyste de la portion superieure de l'oesophage. Bull. Laryngosc. etc. **3**, 143 (1937).

HAIGHT, C.: Congenital Tracheooesophageal fistula. J. thorac. Surg. **17**, 600 (1948). — HAMDI: Eine seltene Aortenanomalie. Dtsch. med. Wschr. **1906**, 1410. — HAPPICH: Über Ösophagusmißbildung. Inaug.-Diss. Marburg 1905. — HAROEN and GERLINGS: Congenital short esophagus. Acta oto-laryng. (Stockh.) **1933**, 461. — HOLT, J., C. HAIGHT and F. HODGES: Congenital Atresia of the esophagus. Radiology **47**, 457 (1946).

LADD, W., and O. SWENSON: Esophageal Atresia. Ann. Surg. **125**, 23 (1947). — LAMB: Philadelph. med. Times 1873, Bd. 3. — LELONG, AIMÉ et AUBIN: Le brachyoesophage chez le nourrisson. Presse méd. **1941**, 106. — LESNÉ, ROUGET et LONGEAUX: Un ca de Brachy-Oesophage. Bull. Soc. méd. Hôp. Paris **56**, 678 (1941). — LEVEN, N.: Congenital atresia of the esophagus. J. thorac. Surg. **10**, 648 (1941). — LUBLINGER: 3. internat. Laryngologenkongr. 1911.

MARSH: Zit. nach SCHMIDTS Jb. **1903**, 64. — MATHIS: Rétreciss. cong. de l'oesophage. Thèse Nacy 1908. — MURRAY: Zit. bei MOUTON. — MOUTON: Über Anomalien der Art. subcl. dextr. Beitr. klin. Chir. **115**, 365 (1919).

PINARD: Bull. Soc. Anat. 1873. — POLLEY, H.: Congenital short esophagus. J. Amer. med. Assoc. **116**, 82 (1941).

RIENHOFF, W. F.: Antethoracal Transplant. of the Stomach in the treatment of congenitale atresia of the Thorac. esophagus. Bull. Hopkins Hosp. **82**, 496 (1948).

SELANDER, E.: Röntgenbefunde bei kongenitaler Ösophagus-Atresie. Acta radiol. (Stockh.) **22**, 802 (1941). — SIMONSEN, M.: Angeborene Atresie des Ösophagus. Röntgenprax. **8**, 531 (1936). — SMITHERS: Short esophagus usw. Brit. J. Radiol. **1945**, 199. — STAEHELIN: Arch. Verdgskrkh. **15**, 584. — STÜBLER: Angeborene Kommunikation zwischen Ösophag und Trachea. Virchows Arch. **229** (1921). — SWENSON, O.: Diagnosis and treatment of atresia of the esophagus. Pediatrics **1**, 195 (1948).

VALLISNERI, E.: Sopra 6 casi di atresia esofagea congenita con fistola esofago-tracheale. Policlinico infant. **11**, 81 (1943). — VIGOT: Zit. bei KRAUS u. RIDDER.

WESSELY, E.: Mißbildungen des Ösophagus. In Handbuch der Hals-, Nasen- und Ohrenheilkunde, Bd. 9, S. 117. Berlin: Springer 1929.

ZDANSKY, E.: Röntgendiagnostik des Herzens und der großen Gefäße. Wien 1939. — ZIERL, F.: Über ein cystisches Divertikel des Ösophagus. Inaug.-Diss. Leipzig 1911.

Lageveränderungen der Speiseröhre.

BITTORF u. HÜBNER: Der Ösophagus bei Kypho-Skoliosen im Röntgenbilde. Fortschr. Röntgenstr. **33**, 59 (1925). — BLOOMFIELD, A.: Dysphagia with disorders of the heart. and great vessels. Amer. J. med. Sci. **200**, 289 (1940).

CLERF, L.: Tuberculous perioesophageal Abscess producing stenosis. Ann. of Otol. **49**, 793 (1940).

DOIG: Brit. med. J. **1936**.

ERDMANN: Ungewöhnliche Spätkomplikation nach primärer Ölplombe. Tbk.arzt **3**, 136 (1949).

Falk, P.: Spondylosis def. des Halswirbels. Münch. med. Wschr. 1949, 336. — Falkenhausen: Ösophaguskompr. usw. Dtsch. med. Wschr. 1921, 743. — Fanano: L'esofago nel pneumotorace terapeutico usw. Lotta Tbc. 9, 923 (1938). — Finckh: Über spondylitische Abscesse des Mediastinum posti. Bruns' Beitr. 59, 65 (1908).

Gäbert: Die Lagebezeichnung des Ösophagus zur dorsalen Herzfläche usw. Fortschr. Röntgenstr. 32, 410 (1924). — Gimplinger: Wiener klin. Wschr. 1941, 995. — Güntz, E.: Schmerzen und Leistungsstörungen bei Erkrankungen der Wirbelsäule. Stuttgart: Ferdinand Enke 1937.

Haudek: Veränderungen des Ösophagus bei Lymphosarkom usw. Fortschr. Röntgenstr. 31, 386 (1923). — Holitsch, R.: Schluckbeschwerden infolge von Exostosen der Halswirbelsäule. Fortschr. Röntgenstr. 62, 333 (1940).

Jatrou: Über die Ursache der Passageverzögerung usw. Mitt. Grenzgeb. Med. u. Chir. 36, 694. — Jawin: Die Lage der Speiseröhre bei verschiedenen Verkrümmungen der Wirbelsäule. Arch. klin. Chir. 72, 320 (1904).

Kreuzfuchs: Würzburg. Abh. 12, H. 4, 134.

Loeffler: Z. orthop. Chir. 40, 26.

Maier and Ehler: Esophagus after pneumonectomy J. thorac. Surg. 9, 220 (1939). — Malan: Della disfagia faringea dovuta ad. alterazioni della colonna vertebrale. Arch. ital. Chir. 52, 727 (1938).

Nagel: Ösophagusstenose nach primären Paraffinölplomben. Tbk.arzt 2, 242 (1948).

Patti: Le deviazioni e le deformazioni dell'esofago usw. Quad. radiol. 2, 40 (1937).

Rispal, Laval et Timbal: Proc. méd. 26, 125.

Spitzenberger: Arthritische Randzackenbildung an der Halswirbelsäule usw. Röntgenprax. 8, 159 (1936).

Terracol, J.: Les troubles de la motricité esophagienne usw. Rev. d'Otol. etc. 15, 269 (1937).

Wiethe: Spondylarthrosis der Halswirbelsäule als Ursache von Schluckbeschwerden. Z. Laryng. usw. 24, 54 (1933).

Entzündungen der Speiseröhre.

Ackermann: Ein Fall von phlegmonöser Gastritis usw. Virchows Arch. 45, 39 (1869).

Bartels, E.: Acute ulcerative esophagitis. Arch. of Path. 20, 369 (1935). — Belfrage-Hedenius: Zit. Schmidts Jb. 160, 33. — Belinoff, S.: Über die Oesophagitis catarrhalis. Mschr. Ohrenheilk. 74, 76 (1940). — Bensaude et Rivet: Nouv. traité Méd. 3 (1923). — Biggs: Internat. Zbl. Laryng. 1914, 283. — Billard: Zit. bei Bensaude u. Rivet. — Birch-Hirschfeld: Lehrbuch der pathologischen Anatomie, 3. Aufl., Bd. 2. — Breus: Wien. med. Wschr. 1878, 258. — Butt u. Vinson: Esophagitis. Arch. of Otolaryng. 23, 550 (1936).

Chiari: Tuberkulose des Ösophagus nach Ätzung. Verh. dtsch. path. Ges. 1910, 189.

Danielsen: Postdiphtherische Speiseröhrenverengerungen. Beitr. klin. Chir. 63, 257 (1909). — Dold, H., and W. Fischer: Anatom. findings in experiment. Sprue. China med. J. 1890.

Edsall: Tuberculosis of the esophagus usw. Trans. path. Soc. Philad. 18, 87 (1898). — Eichhorst, H.: Über toxische desquamative Entzündungen der Speiseröhre. Med. Klin. 1920, 18. — Eigler, G.: Das gleichzeitige Auftreten von Carcinom und Tuberkulose in der Speiseröhre. Chirurg 1917, 138. — Engelstad: Luetische Stenosen im Verdauungstrakt. Acta radiol. (Stockh.) 13, 249 (1932). — Evert: Tuberkulose des Ösophagus. Inaug.-Diss. Berlin 1906.

Fackeldey: Münch. med. Wschr. 1904, 1624. — Faroy et Paillas: Sténose cardio-oesophagienne d'origine syphilitic probable. Arch. des Mal. Appar. digest. 31, 265 (1942). — Fischer, W.: Avitaminosen. Herausgeg. von Stepp und György. Berlin: Springer 1927. — Fraenkel: Über nekrotisierende Entzündung der Speiseröhre. Virchows Arch. 167, 92 (1902). — Fromme, A.: Über postdiphtherische Ösophagusstenosen. Bruns' Beitr. 168, 604 (1938).

Gaillard: Zit. bei Bensaude u. Rivet. — Gangolphe: Zit. bei Bensaude u. Rivet. — Garde: Thèse de Lyon 1896. — Glockner: Prag. med. Wschr. 1896, 114. — Gougerot, Blum et Frumuseau: Dermatite polymorphe douloureuse de Brocq-Duhring usw. Bull. Soc. franç. Dermat. 43, 721 (1936). — Guarnaccia, E.: Micro diverticulosi cistica suppur. dell esofago. Otol. ecc. ital. 10, 463 (1940). — Guisez: à propos de pseudo cancers de l'oesophage. Bull. Soc. belge Ot. etc. 3, 295 (1938). — Nouveaux cans de stenosis inflammatoire usw. Bull. Laryngosc. 5, 69 (1939). — Guisez et Aubraud: Progrés méd. 1910.

Hessler, K.: Zur Casuistik der diffusen phlegmonösen Ösophagitis. Inaug.-Diss. Gießen 1893. — Holub: Ther. Gegenw. 1906.

Jefferys u. Maxwells: Zit. bei W. Fischer. — Jungnickel: Prag. med. Wschr. 1903, Nr 38. — Justi: Zit. bei W. Fischer.

Kampmeier and Jones: Esophageal obstruction due to gummata of esophagus. Amer. J. med. Sci. 201, 539 (1941). — Kaufmann: Lehrbuch der speziellen und pathologischen

Anatomie, 7. Aufl. 1928. — KAZDA, F.: Einiges über Aktinomykose usw. Dtsch. Z. Chir. **156**, 342 (1920). — KEARMY, H. L.: Unusual Cases of cicatricial stricture of the esophagus. Ann. of Otol. **44**, 527 (1933). — KLESTADT, W.: Eine noch nicht beobachtete Form der Speiseröhrentuberkulose. Arch. Ohr- usw. Heilkd. **109**, 195 (1922). — KOECHLIN: Korresp.bl. Schweiz. Ärzte **1914**, 1111. — KÜMMEL: Münch. med. Wschr. **1906**.

LANDOIS: Über multiple Cysten des Ösophagus. Dtsch. Z. Chir. **94**, 600 (1908). — LASÉGUE: Zit. bei RIECKE. — LEMMEL: Über echte Diphtherie der Speiseröhre. Arch. Verdgskrkh. **42**, 646 (1928). — LIGNEROLLES: Zit. bei RIECKE. — LINDEMANN: Zur Pathologie der menschlichen Ösophagusschleimhaut. Virchows Arch. **193**, 258 (1908). — LÜDIN, M.: Schleimhautrelief bei chronischer Ösophagitis mit Pachydermie. Röntgenprax. **12**, 8 (1940). — Röntgenbefunde bei Ösophagustuberkulose. Schweiz. Z. Tbk. **4**, 267 (1947). — Striktur des untersten Ösophagusabschnittes. Acta radiol. (Stockh.) **30**, 362 (1948).

MARCHAND: Sitzber. berl. klin. Wschr. **1896**, 91. — MERMOD: Arch. internat. Laryngol. etc. **1908**. — MEYER-BOTHLING: Über die luische Speiseröhrenentzündung. Z. Laryng. usw. **1**, 71 (1948). — MONTER: Morgagni **1921**, Nr 22. — MYERSON: Tuberculosis of the esophagus usw. Ann. of Otol. **42**, 829 (1933).

NAVRATIL: Über die Heilung der Ösophago-Trachealfisteln. Dtsch. Z. Chir. **75**, 467 (1904). NETTER: Zit. bei BENSAUDE u. RIVET. — NEUBÜRGER: Über flächenhafte peptisch-hämorrhagische Ösophagitis. Frankf. Z. Path. **48**, 105 (1935).

ONO: Zwei Fälle von akutem circumscriptem Ösophagusödem. Zbl. Hals- usw. Heilk. Ref. **34**, 666 (1941). — ORTH: Charité-Ann. **34** (1910).

PATTERSON: a simple superficial esophageal cast. J. of Path. **40**, 559 (1935). — PEUTZ: Hereditäre ulceröse perforierende Syphilis tarda des Ösophagus. Nederl. Tijdschr. Geneesk. **1942**, 368. — PFISTER, M.: Diffuse Phlegmone des ganzen Ösophagus. Dtsch. Arch. klin. Med. **87**, 499 (1906). — PHLEPS, E.: Über Speiseröhrenstenosen als Folgezustand nach Scharaclh. Z. Hals- usw. Heilk. **32**, 66 (1932). — PONCET: Bull. Acad. Méd. Paris **1896**, Nr 15. — PONFICK: Zit. bei BENSAUDE u. RIVET. — PRESSER, K.: Fall aus der Ösophagusdiagnostik (Tbc.). Fortschr. Röntgenstr. **50**, 202 (1934).

REICHE: Mitt. hambg. Staatskrkanst. **15**, 2. — REICHMANN: Dtsch. med. Wschr. **1890**, Nr 46. — REIMER: Dermat. Wschr. **1929**, Nr 48. — RIECKE, E.: Epidermolysis bullosa. In Handbuch der Haut- und Geschlechtskrankheiten, Bd. 7/II, S. 249. Berlin: Springer 1931. — ROKITANSKY: Zit. bei KRAUS u. RIDDER. — ROLLESTON: Proc. Soc. exper. Biol. a. Med. **1913**, 188. — ROSENBERG: Zbl. Path. **1892**, Nr. 18. — ROSENHEIM: Über Heilung eines Falles von Ösophagusstriktur. Berl. klin. Wschr. **1898**, 496.

SANN, R.: Über einen Fall von Verätzung der Mund- und Ösophagusschleimhaut durch Cantharidin. Med. Klin. **1937**, 125. — SCHMID, H. J.: Tuberkulose des Ösophagus als ungewöhnliche Todesursache. Schweiz. med. Wschr. **1927**, Nr 52. — SCHMIDT, H. W.: Cicatricial Stricture of the esophagus. Proc. Staff Meet. Mayo Clin. **23**, 265 (1948). — SCHMILINSKY: Tracheoösophageale Fistel nach gummösem Prozeß. Sitzber. Münch. med. Wschr. **1911**, 1476. — SCHRÖTTER, H. V.: Über eine seltene Form von Tuberkulose der Speiseröhre. Wien. klin. Wschr. **1907**, 1135. — SCHULTZ, W.: Über einen Fall von Agranulocytose mit Lokalisation im Ösophagus. Klin. Wschr. **1929**, Nr 33. — SCLAVUNOS: Über Oesophagitis dissecans superficialis usw. Virchows Arch. **133**, 250 (1893). — SMERCHINICH, G.: Sul quadro radiologico dell'esofagite. Quad. radiol. **7**, 25 (1936). — SOULAS, H.: Le retrecissement cardio-phrénique de l'oesophage. Bronchosc. etc. **2**, 141 (1937). — SPIELBERG: Über einige Fälle von Ösophagusstrikturen bei Kindern. Inaug.-Diss. Basel 1907. — STAEHELIN-BURCKHARDT: Über Tuberkulose des Ösophagus. Arch. Verdgskrkh. **16**, 484 (1910). — STARCK: Lehrbuch der Ösophagoskopie, 2. Aufl. 1914. — STERN: Arch. Verdgskrkh. **1904**, 621. — STEURER, O.: Über die Beteiligung der Schleimhaut des Mundes und der Speiseröhre bei Epidermolysis bullosa. Arch. Ohrenheilk. **108**, 11 (1921). — STOFFEN u. REIMER: Zit. bei BENSAUDE u. RIVET. STUBENRAUCH: Münch. med. Wschr. **1901**, 240. — STUPKA: Die Diphtherie der Speiseröhre usw. Dtsch. Z. Chir. **170**, 1 (1922) (Literatur).

TAMERL: Pemphigus des Ösophagus. Wien. klin. Wschr. **1904**, Nr 29.

UHER: Leukämie der Speiseröhre. Beitr. path. Anat. **100**, 608 (1938).

VELTEN: Oesophagus necroticans bei leukämischer Myelose. Zbl. Path. **71**, 117 (1938). — VERGA: Arch. ital. Mal. Appar. diger. **1**, 555 (1932). — VINSON, P.: Cicatricial benig. Strictura of the esophagus. Ann. of Otol. **36**, 40 (1927). — VINSON and BUTT: Esophagitis. J. Amer. med. Assoc. **106**, 994 (1936).

WEHLIN, S.: A contribution of the Röntgen-Diagnostics of limited Esophagitis. Acta radiol. (Stockh.) **27**, 461 (1946). — WEICHSELBAUM: Wien. med. Wschr. **1884**. — WEIGAND, F.: Ösophagusstriktur nach Diphtherie. Chirurg **13**, 51 (1941). — WESSELY: Entzündungen und Geschwüre des Ösophagus. In Handbuch der Hals-, Nasen- und Ohrenheilkunde von DENKER u. KAHLER, Bd. 9, S. 160. Berlin: Springer 1929.

ZOLTAN, J.: Die Tuberkulose der Speiseröhre. Acta oto-laryng. (Stockh.) **31**, 32 (1943).

Die idiopathische Hypertrophie.

Brücke, H.: Über die idiopathische Hypertrophie der Speiseröhre. Virchows Arch. **270**, 880 (1928). — Bühler, J.: Idiopathische muskuläre Hypertrophie des Ösophagus. Schweiz. Z. Path. usw. **6**, 249 (1943).

Ehlers, H.: Ein Fall von wahrscheinlich kongenitaler Hypertrophie der Ösophagusmuskulatur. Virchows Arch. **189**, 512 (1907). — Elliesen: Über idiopathische Hypertrophie der Ösophagusmuskulatur. Virchows Arch. **172**, 501 (1903).

Fischer: Speiseröhre. In Henke-Lubarsch' Handbuch der speziellen pathologischen Anatomie, Bd. 4, Teil 1, S. 74. Berlin 1926.

Guisez: Traité des maladies de l'oesophage. Paris 1911.

Helmke, K.: Über Ösophagushypertrophie. Virchows Arch. **304**, 79 (1939).

Reher, H.: Beiträge zur Kasuistik der Ösophaguserkrankungen. Dtsch. Arch. klin. Med. **36**, 454 (1858). — Roessle: Die Pylorushypertrophie des Erwachsenen. Schweiz. med. Wschr. **1935**, 174.

Ulcus pepticum oesophagi.

Allison, P.: Peptic ulcer of esophagus. Thorac. **3**, 20 (1948).

Bastin, F.: Über die Verstopfung des Ösophagus usw. Inaug.-Diss. München 1908. — Berthold, F.: Statistischer Beitrag zur Kenntnis des chronischen Magengeschwürs. Inaug.-Diss. Berlin 1883. — Briggs and Hurst: Simple ulcer of the esophagus and short esophagus. Proc. roy. Soc. Med. **32**, 1423 (1939). — Butt, H. R., and P. Vinson: Esophagitis. Arch. of Otolaryng. **23**, 391 (1936).

Chamberlin: Peptic. ulcer of the esophagus. Amer. J. digest. Dis. a. Nutrit. **5**, 725 (1939). — Cleaver, E.: Chronic. peptic. ulcer of the esophagus. Amer. J. digest. Dis. a. Nutrit. **10**, 319 (1943). — Chrzanowski, J.: Zwei Fälle von Melaena neonat. Arch. Kinderheilk. **21** (1897).

Dawydowskie, J. W.: Die pathologische Anatomie und Pathologie des Fleckfiebers. In Ergebnisse allgemeiner Pathologie und pathologischer Anatomie von Lubarsch und Ostertag, Bd. 20, 2. Abt., Teil 2, S. 571. 1923. — Decker: Diagnosis and treatment of benign ulcers usw. J. thorac. Surg. **6**, 20 (1936). — Dörken, H.: Über Sklerodermie mit Ösophagusbeteiligung. Radiol. clin. **20**, 129 (1951).

Feldmann, M.: Peptic. ulcer of the lower esophagus usw. Amer. J. med. Sci. **198**, 165 (1939). — Fränkel: Wien. klin. Wschr. **1899**, 1039.

Goetz, R. H.: Pathology of progressive Systemic Sclerosis etc. Clin. Proc. **4**, 337 (1945). Gruber: Zur Statistik der peptischen Affektionen usw. Münch. med. Wschr. **1911**, 1668.

Haroen and Gerlings: Congenital short. esophagus. Acta oto-laryng. (Stockh.) **1933**, 461. — Hellmann, J.: Das Ulcus pepticum oesophagi. Bruns' Beitr. **115**, 449 (1919).

Josefowicz, J.: Selbstverätzung der Schleimhaut von Magen und Ösophagus bei schwerer Amyloidose. Frankf. Z. Path. **30**, 360 (1924).

Kappis, M.: Das Ulcus pepticum oesophagi. Mitt. Grenzgeb. Med. u. Chir. **21**, 746 (1909) (Literatur).

Lesné, Rouget et Longeaux: Un cas de Brachy-Oesophage. Bull. Soc. méd. Hôp. Paris **56**, 678 (1941). — Lyall, A.: Chronic. peptic. ulcer of the esophagus. Brit. J. Surg. **24**, 534 (1937).

Meyer: Beitrag zur Melaena neonatorum Inaug.-Diss. Zürich 1902.

Pflugradt: Über Konkrementbildung im Ösophagus. Inaug.-Diss. Halle 1905. — Polley, H.: Congenital short. esophagus. J. Amer. med. Assoc. **116**, 82 (1941).

Roessler, W.: Über Ulcus pept. Oesophagi. Dtsch. Z. Chir. **245**, 333 (1935).

Schmitt, H.: Zur Frage des Ulcus oesophagie. Röntgenprax. **10**, 310 (1938). — Sheemann: Med. Rec. **97**, 319. — Spiegelberg: Ein Fall von Melaena neonatorum mit außergewöhnlichem Sitz der Blutungsquelle. Prag. med. Wschr. **1898**. — Starck: Die Erkrankungen der Speiseröhre. Würzburg. Abh. **1903**.

Terracol, J., Lamarque et Bétoulières: Ulcere peptique de l'oesophage. J. de Radiol. **22**, 182 (1938). — Tileston: Zit. bei W. Fischer.

Vinson: Cicatricial benig. strictures of the esophagus. Ann. of Otol. **36**, 40 (1927).

Weiss: N. Y. med. J. **112** (1920). — Winkelstein, A.: Peptic. esophagitis usw. J. Amer. med. Assoc. **104**, 906 (1935).

Zuppinger: Zur Kenntnis der nicht traumatischen Ösophagusperforation im Kindesalter. Jber. Kinderheilk. **57**, 444 (1903).

Dekubitalnekrose; Gangrän der Ösophagusschleimhaut; Ösophagusmalacie.

Beneke: Dtsch. med. Wschr. **1904**, 1489. — Brosch: Die spontane Ruptur der Speiseröhre. Virchows Arch. **162**, 114 (1900).

FEIN: Wien. med. Wschr. **1920**, 811. — FISCHER, B.: Dtsch. Arch. klin. Med. **78**, 141. — FISCHER, G.: Krankheiten des Halses. In Deutsche Chirurgie von BILLROTH und LÜCKE, Liefg 24, S. 144. 1880.

HAECKER: Münch. med. Wschr. **1907**, 2077. — HERMANN: Über dekubitale Nekrose usw. Inaug.-Diss. Breslau 1890.

KERMAUER: Wien. klin. Wschr. **1898**, 974.

Ruptur der Speiseröhre.

ADAMS: Zit. nach WESSELY.

BARRET, N.: Report of a case of spontaneous perforation of the esophagus usw. Brit. J. Surg. **35**, 216 (1947). — BROSCH, A.: Die spontane Ruptur der Speiseröhre usw. Virchows Arch. **162**, 114 (1900).

COHN: Beitrag zur Kasuistik der spontanen Ösophagusruptur. Mitt. Grenzgeb. Med. u. Chir. **18**, 295 (1908).

ELIASON, E., and R. WELTY: Spontaneous Rupture of the esophagus. Surg. etc. **83**, 234 (1946). — ESSER: Ein Fall traumatischer Ösophagusruptur. Dtsch. Z. gerichtl. Med. **9**, 312 (1927).

FITZ: Zit. bei BROSCH. — FRINK, N. W.: Spontaneous Rupture of the esophagus. J. thorac. Surg. **16**, 291 (1947).

GIRARD et KISSEL: Un cas de perforation de l'oesophage. Bull. Soc. nat. Chir. **58**, 1405 (1932). — GLASS and FREEMANN: Spontaneous rupture of the esophagus. Syphilis. Amer. J. med. Sci. **189**, 80 (1935). — GOTT, R.: Spontaneous rupture of the esophagus usw. Amer. J. med. Sci. **186**, 400 (1933). — GRAMATZKI: Über die Rupturen der Speiseröhre. Inaug.-Diss. Königsberg 1867.

KINSELLA, TH. J., RUSELL and AMBROSE J. HERTZOG: Spontaneous rupture of the esophagus. J. thorac. Surg. **17**, 613 (1948). — KYLE, J. T.: Spontaneous rupture of esophagus. Brit. med. J. **1935**, No 3879, 977. — KRÜCKENBERG, TH.: Über traumatische Ösophagusrupturen usw. Arch. Ohr- usw. Heilk. **148**, 89 (1940).

LESSER: Dtsch. med. Wschr. **1879**. — LOMAX: Rupture of the esophagus usw. Ref. Zbl. Chir. **1906**, 409.

MOORE, J. A., and MURPHY: Spontaneous Rupture of the esophagus. J. thorac. Surg. **17**, 632 (1948).

OLSEN u. CLAGETT: Postgrad. Med. **2**, 417 (1947). Zit. bei SCHOLEFIELD. — OPPHOLZER: Wien. med. Wschr. **1851**.

PETRÉN, G.: Ein Fall von traumatischer Ösophagusruptur usw. Bruns' Beitr. **61**, 265 (1909) (Literatur).

RAIMONDI, C.: Rottura dell'esofago usw. Ref. Zbl. Chir. **1888**, 557.

SCHOLEFIELD, J.: Spontaneous Perforation of the esophagus. Brit. med. J. **1949**, 348.

TÄNDLER: Zit. nach WALKER. — THÖLE: Zwei operierte Fälle von Leberruptur, zugleich ein Beitrag zur Ätiologie der Ösophagusruptur. Dtsch. Z. Chir. **80**, 1 (1905).

VOISS: Ruptura esophagi traumatica. Inaug.-Diss. Berlin 1881.

WALKER: Spontaneous rupture of the healthy esophagus. J. Amer. med. Assoc. **62**. 1952 (1914) (Literatur). — WEDER, A.: Spontanruptur der Speiseröhre. Acta oto-laryng. (Stockh.) **31**, 426 (1943). — WEENEY: An rupture of the apparently healthy esophagus. Lancet **1900 II**, 158. — WHIPHAM: A case of rupture of the esophagus. Lancet **1903 II**, 749.

Varicen. Ösophagusblutungen.

BEITZKE: Charité-Ann. **34** (1910). — BENEDICT: Diskussion zu PATTERSON-Gastroenterology **9**, 391 (1947). — BERG, H. H.: Röntgenuntersuchungen am Innenrelief des Verdauungskanals. Leipzig 1931. — BRÜTSCH, H.: Zur Frage der Behandlung der Ösophagusvarizen. Helvet. chir. Acta **14**, 370 (1947).

CRAFOORD and TRENKNER: New surgical treatment of varicous veins of the esophagus. Acta oto-laryng. (Stockh.) **27**, 422 (1939).

DIONISI: Policlinico **1902**, H. 1.

FISCHER: Speiseröhre. In HENKE-LUBARSCH' Handbuch der speziellen pathologischen Anatomie, Bd. 4, Teil 1, S. 74. Berlin 1926. — FLEINER: Krankheiten der Verdauungsorgane. 1896. — FRIEDRICH, P.: Über Varizen des Ösophagus. Dtsch. Arch. klin. Med. **53**, 487 (1894) (Literatur). — FRIEDRICH, R.: Ist die Verödung von Ösophagusvarizen möglich? Zbl. Chir. **1943**, 1217.

GIRODE: Bull. Soc. Anat. **1888**.

HANSSON, C. J.: Varices of the esophagus in Children. Acta radiol. (Stockh.) **25**, 507 (1944). — HEINE: Klin. Wschr. **1935 I**, 396. — HEUSSER, H.: Stauungszustände im Splanchnikusgebiet. Gastroenterologia **74**, 74 (1949). — HETZAR: Beitrag zu den Schußverletzungen der Speiseröhre. Zbl. Chir. **1941**, 763. — HIGGINS: The esophageal Varix. Amer. J. med. Sci. **214**, 436 (1947).

Jolasse: Varizenbildung im Ösophagus. Münch. med. Wschr. **1909**, 948. — Jorup, S.: Kongenitale Varizen des Ösophagus. Acta paediatr. (Stockh.) **35**, 247 (1948). — Jusbasic: Die Grundlage für die chirurgische Behandlung der Ösophagusvarizen. Dtsch. Z. Chir. **252**, 711 (1939).

Karo: Über Blutungen aus Ösophagusvarizen. Inaug.-Diss. Würzburg 1896 (Literatur). Letulle et Yacoel: Arch. mal Coeur **1924**, 65.

Moersch: Diskussion zu Patterson. Gastroenterology **9**, 391 (1947).

Patterson and Rouse: The Injection treatment of esophageal varices. J. Amer. med. Assoc. **130**, 384 (1946). — The sclerosing therapy of esophageal varices. Gastroenterology **9**, 391 (1947). — Pick: Über totale hämangiomatöse Obliteration des Pfortaderstammes. Virchows Arch. **197**, 490 (1909). — Plotz, Milton and Reich: Esophageal varices in portal hypertension. Amer. J. digest. Dis. a. Nutrit. **5**, 357 (1938). — Pringle, Stewart and Teacher: Ref. J. of the Amer. med. Assoc. **77**, 1604 (1921).

Raisch, O.: Ein Fall von tödlicher Verblutung aus Ösophagusvarizen usw. Zbl. Chir. **1935**, 925. — Riecke, E.: Epidermolysis bullosa. Handbuch der Haut- und Geschlechtskrankheiten, Bd. 7. 1931. — Risel, W.: Ein Beitrag zur thrombotischen Obliteration und kavernösen Umwandlung der Pfortader. Dtsch. med. Wschr. **1909**, 1685. — Roessle Sitzungsbericht. Münch. med. Wschr. **1913**, 158. — Rowntree, Zimmermann, Todd and Ajac: Intraoesophageal venous tamponage. J. Amer. med. Assoc. **135**, 630 (1947).

Schleifke: Wien. med. Wschr. **1912**, Nr 26/27.

Tocantins: The Hemorrhagic. Tendency in Congestive Splenomegaly. J. Amer. med. Assoc. **136**, 616 (1948).

Versé: Verh. dtsch. path. Ges. **1909**. — Vorpahl, F.: Ein Fall von Melaena neonatorum usw. Arch. Gynäk. **96**, 377 (1912).

Walters, Waltmann and Bleeding: Oesophageal Varices usw. Arch. Surg. **41**, 1101 (1940). — Westphal: Dtsch. med. Wschr. **1930**, 1135. — Wolf, G.: Die Erkennung von Ösophagusvarizen im Röntgenbilde. Fortschr. Röntgenstr. **37**, 890 (1928).

Verätzungen und Verbrennungen.

Balint: Erfahrungen über Früh- und Spätbehandlung der Ösophagusstriktur nach Laugenverätzung. Mschr. Ohrenheilk. **61**, 1053 (1927). — Belinow: Ist die Frühbougierung der akuten Speiseröhrenverätzung wissenschaftlich begründet? Münch. med. Wschr. **1935 II**, 1821. — Benjamin: Charité-Ann. **24**, 242. — Beutel: Röntgenologische Beobachtungen bei frischen Ösophagusverätzungen. Röntgenfortschr. **58**, 23 (1938). — Bokay: Wien. klin. Wschr. **1924**. — Bornikoel: Über Verätzung der Speiseröhre durch Ätzlauge. Z. klin. Med. **41**, 34 (1900),

Erdélyi: Noch einmal über die Frühbehandlung der Laugeverätzung der Speiseröhre. Mschr. **63**, 643 (1929).

Fischer: Speiseröhre. In Henke-Lubarsch' Handbuch der speziellen pathologischen Anatomie, Bd. 4, Teil 1, S. 74. Berlin 1926. — Fränkel: Wien. klin. Wschr. **1923 I**, 284.

Geselewitsch: Ein Fall von Oesophagitis dissecans nach Vergiftung mit Essigsäure. Ref. Zbl. Chir. **1914**, 745. — Gilbert et Grenet: Bull. Soc. Anat. Paris **1891**. — Gilbert et Philibert: Bull. Soc. Anat. Paris **1908**. — Grau: Über Ausstoßung röhrenförmiger Ausgüsse aus Ösophagus und Magen nach Verätzung. Z. klin. Med. **57**, 369 (1905).

Hacker, v.: Zur Statistik und Prognose der Verätzungen des Ösophagus. Arch. klin. Chir. **45**, 605 (1893). — Über die nach Verätzung auftretenden Speiseröhrenverengerungen. Wien: Alfred Hölder 1889. — Mehrjährige Magenfistelernährung bei völligem Narbenverschluß der Speiseröhre. Bruns' Beitr. **51**, 164 (1906). — Häberlin: Du traitement des brûlures fraîches de l'eosophage. Schweiz. med. Wschr. **1920**, 1208. — Hara, H. J.: Stricture of the esophagus following Pregnacy. Ann. of Otol. **58**, 1230 (1949). — Hodge, G., and E. Scharfe: Stricture of the esophagus. Canad. med. Assoc. J. **37**, 541 (1937). — Hofmann: Die Prophylaxe der durch Verätzung entstehenden Speiseröhrenverengerungen. Z. Hals- usw. Heilk. **27**, 533 (1930). — Holm: Sitzungsbericht. Münch. med. Wschr. **1924 II**, 1701. — Howitz: Ref. Schmidts Jb. **111**, 307.

Janowski: Arch. Verdgskrkh. **10**, 508. — Jelistratow: Zur Kasuistik der Oesophagitis corrosiva. Zbl. Chir. Ref. **1910**, 1589.

Kernodle, Taylor and Davison: Laugenvergiftung bei Kindern. Amer. J. Dis. Childr. Ref. **75**, 135 (1948).

Lagergard: An indwelling toube of new type for the treatment of corrosive inguries in the esophagus. Acta oto-laryng. (Stockh.) **35**, 556 (1947). — Levison: Zit. bei Marx. — Liebmann: Med. Klin. **1914 I**, 60. — Lotheissen: Die Frühbehandlung bei Verätzungen der Speiseröhre. Arch. klin. Chir. **187**, 425 (1937).

Malmsten: Ref. Schmidts Jb. **155**, 19. — Marri: Sull' avvelenamento da ingestione di acidiminerali. Riv. Clin. med. **40**, 347 (1939). — Marx: Ein Fall von akuter tödlicher Formalinvergiftung. Med. Klin. **1919**, 925.

Neisser: Berl. klin. Wschr. 1910 I, 15.

Puchelt: Heidelberg. med. Ann. 11 (1845).

Quénu et Petit: Rev. de Chir. 1902.

de Rechten: Ann. Méd. lég. etc. 1914. Zit. bei Marx. — Ridder: Erkrankungen der Speiseröhre. In Spezielle Pathologie und Therapie innerer Krankheiten von Kraus und Brugsch, Bd. 5. 1914. — Roux: Zur Verhütung der Ösophagusstrikturen nach Verätzung. Zbl. Chir. 1919, 650.

Salzer: Frühbehandlung der Speiseröhrenverätzungen. Arch. klin. Chir. 1933, 501 (1924). — Sann: Über einen Fall von Verätzungen der Mund- und der Ösophagusschleimhaut durch Cantharidin. Med. Klin. 1937, 125. — Schall: Die Veränderungen des Verdauungstractus durch Ätzgifte. Beitr. pathol. Anat. 44, 458 (1908). — Schranz: Ungewöhnlicher Sektionsbefund im Falle einer Laugenvergiftung. Ref. Z.org. Chir. Ref. 62, 673 (1933). — Soulas: Les brulures de l'oesophage par la potasse usw. Bronchosc. etc. 4, 293 (1937). — Springorum: Speiseröhrenverätzung durch konzentrierte Lauge beim Gebrauch des Tauchretters. Dtsch. Mil.arzt 8, 45 (1943). — Strauss: Berl. klin. Wschr. 1904 I, 30.

Tilleston: Zit. bei W. Fischer. — Trier: Ref. Schmidts Jb. 76, 309.

Wildenberg, v.: Congr. Ann. Soc. belg. Otorhino-Laryng. 1924. — Winter: Ein Fall von röhrenförmiger Ausstoßung einer Ösophagusmembran nach Lysolvergiftung. Inaug.-Diss. Göttingen 1910.

Narbenstrikturen.

Abramowicz, L.: Sur le traitement d'obliteration de l'oesophage par l'electrocoagulation. Ann. Oto-Laryng. 6, 659 (1935).

Bass: Wien. klin. Wschr. 1907 I, 317. — Belinoff: Über die Bolzenbehandlung der Ösophagusstrikturen. Arch. Ohr- usw. Heilk. 124, 252 (1930). — Bozzi, E.: Un nuovo metodo enoesofageo pe il trattamento delle stenosi cicatriziali dell'esofago. Atti Soc. lomb. Chir. 6, 621 (1938).

Demel, R.: Der Wandel in der Diagnostik und in der Behandlung der narbigen Ösophagusstenosen. Zbl. Chir. 1933, 194.

Felkel, R.: Zur konservativen Behandlung röhrenförmiger impermeabler Narbenstrikturen der Speiseröhre. Chirurg 1943, 550. — Fränkel: Wien. klin. Wschr. 1923 I, 284. — Frangenheim: Ösophagoplastik. Erg. Chir. 5, 406 (1913).

Gerhardt, D.: Münch. med. Wschr. 1906 II, 1295. — Green: Ann. Surg. 73, 724. — Guisez: Presse méd. 1920, 421.

Hacker, v.: Handbuch der praktischen Chirurgie, Bd. 2. 1907. — Henle: Zur Behandlung der Ösophagusstrikturen. Zbl. Chir. 1922, 1850. — Hodge and Scharfe: Stricture of the esophagus. Canad. med. Assoc. J. 27, 541 (1937). — Hofmann: Durchtrennung einer tiefsitzenden Ösophagusstriktur mit dem Kaltkauter. Bruns' Beitr. 120, 196 (1920).

Kearney, H.: Cicatricial atresia of the esophagus. Ann. of Otol. 44, 719 (1935). — Kurtzahn: Zur Wegbarmachung der Speiseröhrenverengerungen. Zbl. Chir. 1923 II, 381.

Ledoux: Le Scalpel 1920, 101. — Lotheisen: Zur Behandlung der Ösophagusstrikturen. Zbl. Chir. 1923, 431.

Macmillan: Diseases of the Oesophagus. New England J. Med. 1931, 104. — Mehnert, E.: Über die klinische Bedeutung der Ösophagus- und Aortenvariationen. Arch. klin. Chir. 58, 183 (1899). — Moltzer: Kongreßzbl. inn. Med. Ref. 7, 438.

Nager: Über Verengerungen des Kehlkopfes und der Speiseröhre bei kongenitalen Dyskeratosen usw. Z. Hals- usw. Heilk. 21, 427 (1928).

Picard: Die Hochfrequenztherapie bei narbigen Strikturen. Klin. Wschr. 1923, 1796.

Sargnon et Alamartine: Rev. de Chir. 1912. — Schilling: Ther. Halbmschr. 34, 385. — Seiffert: Die Stenosen des Ösophagus. Z. Hals- usw. Heilk. 27, 203 (1930). — Soulas: Des different procédés de dilatation des redrecissement de l'oesophage. Bull. Soc. belge Ot. etc. 3, 269 (1938). — Sweet, H.: Subtotal Esophagectomy with High Intrathoracic Esophago-Gastric Anastomosis usw. Surg. etc. 83, 417 (1946).

Tiesenhausen: Über die Behandlung der Speiseröhrenverengerungen mit Sondierung ohne Ende. Arch. klin. Chir. 131, 226 (1924) (Literatur).

Vinson, P.: Cicatricial benig. Strictura of the esophagus. Ann. of Otol. 36, 40 (1927).

Neurosen.

Ahlbonu: Symple achlorhydrie, anemia, Plummer Vinsone syndrome. Brit. med. J. 1936, 33. — Anderson: Syndrome of spoon nails, anemia usw. Arch. of Dermat. 1938, 816. Assmann: Die klinische Röntgendiagnose der inneren Krankheiten, 3. Aufl. 1924.

Ball: Megaösophagus (cardiospasm). Radiology 36, 575 (1941). — Barasciutti, A.: La disfagia degli sclerodermici. Giorn. Clin. med. 18, 1209 (1937). — Beck: Cardiospasmus im Säuglingsalter. Dtsch. med. Wschr. 1911, 621. — Benedict: Karlsbad. ärztl. Vortr. 6, 332. — Bensaude et Rivet: Nouv. traité Méd. 13, 231. — Boehm: Der Kardiospasmus mit

Ektasie der Speiseröhre und seine Behandlung. Dtsch. Arch. klin. Med. **136**, 358 (1921). — Browne and Cordon: A new instrument for use in esophagospasm. J. Amer. med. Assoc. **113**, 1963 (1939). — Brüning: Ein Beitrag zur Lehre von Kardiospasmus. Bruns' Beitr. **48**, 228. — Brunner, M.: Intraoesophageal diathermy. Arch. physic. Ther. **19**, 670 (1938). Ceranke, P.: Die idiopathische Ösophagusdilatation und ihre Beeinflussung durch Nitrokörper. Wien. klin. Wschr. **1947**, 681. — Clerf: Pathologic. condition of the esophagus. The Laryngoscope **50**, 463 (1940).

Dahm: Schluckstörung und Schlucklähmung. Fortschr. Röntgenstr. **64**, 167 (1941). — Dahmann: Über die Lumen- und Druckverhältnisse in der Speiseröhre. Z. Hals- usw. Heilk. **1924**. — Dessecker: Beitrag zur pathologischen Physiologie des Schluckaktes usw. Mitt. Grenzgeb. Med. u. Chir. **37**, 41 (1924). — Dörken, H.: Über Sklerodermie mit Ösophagusbeteiligung. Radiol. clin. **20**, 129 (1951). — Dubois: A propos d'un nouvel antispasmodique usw. Schweiz. med. Wschr. **1948**, 857.

Ehrlich: Arch. Verdgskrkh. **11**, 418. — Engels: Zur Ösophagus-Atonie. Med. Klin. **1919**, 209.

Faulkner: Esophagealspasm. usw. J. nerv. Dis. **93**, 713 (1941). — Faulkner, Rodenbaugh and O'Neill: Influence of the emotions upon esophageal function usw. Radiology **37**, 443 (1941). — Frank u. Hanz: Zit. bei Bensaude u. Rivet.

Gebauer u. Halter: Röntgenologische und endoskopische Studien bei progressiver Sklerodermie. Arch. f. Dermat. **186**, 283 (1948). — Gerhardt, D.: Krankheiten der Speiseröhre. In Mehrings Lehrbuch der inneren Medizin, 13. Aufl., Bd. 1. 1921. — Goetz, R. H.: Pathology of progressive Systemic Sclerosis etc. Clin. Proc. **4**, 337 (1945). — Gottstein: Technik und Klinik der Ösophagoskopie. Mitt. Grenzgeb. Med. u. Chir. **8**, 57 (1901). — Grossglik, S.: Spastischer Verschluß der Speiseröhre als Symptom von Harninfektion. Zbl. Krkh. Harnorg. **11**, 57 (1900). — Guzmann: Syndrome of enemia glossitis and dysphagia. Arch. int. Med. **51**, 1 (1933).

Helm: Seltene Röntgenbilder des Ösophagus. Med. Klin. **1918**, 667. — Hillemand, P., et Arnous: Zit. bei Marques u. Darnaud, J. Radiol. et Electrol. **28**, 435 (1947). — Hirsch, A.: Zur Kenntnis der differentiellen Speiseröhrenerweiterung. Münch. med. Wschr. **1919**, 11, 49. — Holzknecht u. Olbert: Die Atonie der Speiseröhre. Z. klin. Med. **71**, 91 (1910). — Honkapohja: Eine kleine Studie über 21 Fälle von Kardiospasmus. Ann. med. int. fenniae **38**, 21 (1949).

Jackson: Zit. bei Starck. — Jacques, P.: Sur un signe radiologique précoce dans la paralysie bulbaire. Ann. Oto-Laryng. **1938**, 815.

Kelley: Spasm at entrance of the esophagus. J. Laryng. a. Ot. **34**, 285 (1919). — Kraus: Die Bewegung der Speiseröhre usw. Z. exper. Path. u. Ther. **10**, 379 (1912). — Kuré, Yamagata, Tsukada u. Hyoshi: Passagestörungen des Ösophagus bei Sklerodermie usw. Klin. Wschr. **1936**, 516.

Latetra: Trans. Amer. pediatr. Soc. **1910**. — Lüdin: Die Dysphagie im Röntgenbilde. Radiol. Clin. **12**, 145 (1943).

Mandelbaum, M.: Esophageal dysfunction treated with sinusoidal current. Arch. physic. Ther. **21**, 470 (1940). — Mayoux et Charachon: Paralyse de l'oesophage et du glossopharyng. post encéphalitique. Ref. Zbl. Hals- usw. Heilk. **27**, 463 (1937). — Moersch: Die Behandlung des Kardiospasmus. Arch. klin. Chir. **186**, 456 (1936). — Montandon, A.: Pseudo-spasme permanent de la bouche de l'oesophage et myoporphyrie. Pract. oto-rhino-laryng. **10**, 267 (1948). — Morian, R.: Zur traumatischen Speiseröhrenlähmung. Arch. klin. Chir. **164**, 226 (1931). — Mounier, P.: Paralysie de l'oesophage usw. Ann. Oto-Laryng. **12**, 1195 (1938).

Netter: Über Erweiterung der Speiseröhre im unteren Abschnitt. Arch. Verdgskrkh. **4**, 114 (1898).

Oberti, G.: Contributo allo studio del megaesofago usw. Ann. ital. Chir. **21**, 524 (1942). — Olsen: Esophageal Lesions. Associated with Ascrosclerosis. Arch. int. Med. **70**, 189 (1945). — Oppenheim: Die Hysterie. In Lehrbuch der Nervenkrankheiten, 4. Aufl. 1905.

Palugyay: Zur Röntgendiagnose der Speiseröhrenatonie. Mitt. Grenzgeb. Med. u. Chir. **37**, 107 (1924). — Paterson: A clinical type of dysphagia. J. Laryng., Rhinol. a. Otol. **34**, 289 (1919).

Rake, G.: On the pathology and pathogenesis of scleroderma. Bull. Hopkins Hosp. **48**, 212 (1931). — Regules, E.: Der Kardiospasmus und seine Behandlung durch die pneumatische Dehnung. Ref. Zbl. Hals- usw. Heilk. **32**, 377 (1939). — Rosenheim: Berl. klin. Wschr. **1902**, 235.

Saundby: Brit. med. J. **1914**, 239. — Smokvina, M.: Das Röntgenbild des Ösophagus bei der Sklerodermie. Radiol. Glasnik. **3**, 11 (1939). — Soupault et Maurice Hamburger: Rétrécissement oesophagocardiaque dit essentiel. Arch. des Mal. Appar. digest. **22**, 48 (1932). — Starck: Die Erkrankungen der Speiseröhre. Würzburg. Abh. **1903**. — Sternberg: Münch. med. Wschr. **1914**, 1809. — Stinson: The effect of thiamin cloride on cardiospasm and achalasia of the esophagus. Ann. of. Otol. **50**, 898 (1941).

THIEDING, F.: Über Kardiospasmus, Atonie und idiopathische Dilatation der Speiseröhre. Bruns' Beitr. **121**, 237 (1921). — TUCKER: Cardiospasm. A pneumaticmercury Dilatator. Ann. of Otol. **48**, 808 (1939).

VIDEBOECK: A singular case of Plummer-Vinson syndrome. Acta radiol. (Stockh). **25**, 245 (1944). — VOET, R.: Rev. Med. Louvain **1936**, Nr 5.

WALDENSTRÖM and KJELLBERG: The Roentgenological Diagnosis of sideropenic dysphagia. Acta radiol. (Stockh.) **20**, 618 (1939). — WEISSENBACH, R., W. STEWARD et H. HÖSLI: Troubles fonctionelles et le'sions de l'oesophage dans la sclerodermie. Ann. de Dermat. **9**, 81 (1938). — WOHLWILL: Entstehung von Ösophagustumoren bei Kardiospasmus. Klin. Wschr. **1932**, 132. — WORMS et GAND: Paralysie de l'oesophage dans le Botulisme. Congr. franc. d'Oto-Laryng. 1922.

ZDANSKY, E., u. BRÜCKE: Über die krampflösende Wirkung des Nitroglycerins bei der idiopathischen Ösophagusdilatation usw. Wien. klin. Wschr. **1941**, 375.

Erweiterungen der Speiseröhre.

ADAMSON: Proc. roy. Soc. Med. **1935**, 892. — ALEZAIS: Marseille méd. **1908**, 236. — ANGELELLI: Policlinica **1926**, 497. — ASCARELLI: Un caso di neoplasma im megaesofago. Nuntius radiol. **14**, 50 (1948). — ASSMANN: Über Innervationsstörungen im Magen-Darmkanal. Klin. Wschr. **1923**, 1048.

BALL, R., and A. CRUMP: Mega-esophagus (cardiospasm.) usw. Radiology **36**, 575 (1941). BARD: Arch. des Mal. Appar. digest. **9**, 541. — BAUERMEISTER, W.: Carcinoma oesophagi bei idiopathischer Dilatation. Arch. Verdgskrkh. **32**, 189 (1923). — BAUMGARTEN: Wien. klin. Wschr. **1907**, 179. — BELL, G.: The treatment of Cardiospasm by Esophagogastrostomy. Surg. etc. **20**, 104 (1946). — BENJAMIN: Of the diagnosis and treatment of Cardiospasm. Acta oto-laryng. (Stockh.) **1920**, 152. — BENSAUDE et GUENAUX: Rev. Méd. **1921**. — BERGERET, M.: Dyskinesie de l'oesophage terminal. Mem. Acad. Chir. **69**, 479 (1943). — BERGMANN, v.: Ref. Berl. klin. Wschr. **1908**, 330. — BOEHM: Der Kardiospasmus mit Ektasie der Speiseröhre. Dtsch. Arch. klin. Med. **136**, 358 (1921). — BOUMARD, G.: à propos d'une l'mage mediastinale ayant conduit au diagnostic d'ectasie aortique. Arch. Mal. Coeur **35**, 59 (1942). — BRAINE, J.: Sur les stenoses cardio-oesophagiennes dites idiopatiques usw. Mem. Acad. Chir. **66**, 844 (1940). — BROWN: Edinburgh. med. J. **1922**. — BRÜNINGS: Ein Beitrag zur Lehre von Kardiospasmus. Bruns' Beitr. **48**, 228 (1906).

CADE et MORENAS: Arch. des Mal. Appar. digest. **1922**, 1. — CERANKE, P.: Die idiopathische Ösophagusdilatation und ihre Beeinflussung durch Nitrokörper. Wien. klin. Wschr. **1947**, 681. — CHÊNE, P., et A. POIRIER: Les dyskinésies oesophagiennes. Arch. des Mal. Appar. digest. **30**, 449 (1941). — CUNHA, F.: Achalasia and Megaoesophag. as a Complicat. usw. Gastroenterology **14**, 693 (1947). — CUNNINGHAM: Ann. of. Otol. **35**, No 2.

DEPLAS, DURAND et AIMÉ: Megaoesophage par sténose sus cardiaque. Arch. des Mal. Appar. digest. **27**, 877 (1937). — DRESCHFELD: Inaug.-Diss. Würzburg 1892.

EINHORN: Z. physik. u. diät. Ther. **17**, 207. — ENGELS: Med. Klin. **1919**, 209. — ERDMANN: Ungewöhnliche Spätkomplikation nach primärer Ölplombe. Tbk.arzt **3**, 136 (1949). — ERVENICH: Idiopathische Ösophagusdilatation nach postdiphtherischer Schlucklähmung. Med. Klin. **1940**, 1187. — ETZEL, E.: Neuropathologie des Megaösophagus. Ref. Zbl. Hals- usw. Heilk. **25**, 393 (1936). — Megaoesophag-Megacolon. Ref. Zbl. Hals- usw. Heilk. **27**, 424 (1937).

FAULKNER, RODENBAUGH and O'NEILL: Influence of the emotions upon esophageal Function. Radiology **37**, 443 (1941). — FAURE: Thèse de Paris. 1894. — FAUST, H.: Ösophagusdilatation mit mehrfach gekammerter Divertikelbildung. Röntgenprax. **5**, 518 (1933). FEDERER, L.: Kasuistischer Beitrag zur idiopathischen Ösophagusdilatation. Fortschr. Röntgenstr. **32**, 222 (1924). — FERGUSON: Surg. etc. **62**, 689 (1936). — FLEINER: Lehrbuch der Krankheiten der Verdauungsorgane. 1896. — Münch. med. Wschr. **1919**, 579. — FRANK, L.: Beitrag zur Frage der Entstehung der sog. kardiospastischen Ösophagusdilatation. Arch. Verdgskrkh. **1936**, 151.

GLAS: Wien. klin. Wschr. **1907**, 403. — GOLDMANN, J.: Esophageal obstruction from a hygroscopic gum laxative. J. Amer. med. Assoc. **108**, 1408 (1937). — GOTTSTEIN: Weitere Fortschritte in der Therapie des chronischen Kardiospasmus. Arch. klin. Chir. **87**, 497 (1908). GOUDET: Thèse de Lyon. 1919. — GREIG: Edinburgh. med. J. **27**, 11. — GRIMSON, K., R. J. REEVES, J. C. TRENT and WILSON: The treatment of Patients with Achalasie by Esophagogastrostomy. Surg. etc. **20**, 90 (1946). — GUISEZ: Presse méd. **1924**, 697.

HEISSLER: Primärer Kardiospasmus nach Trauma. Mitt. Grenzgeb. Med. u. Chir. **20**, 831 (1909). — HELLER: Mitt. Grenzgeb. Med. u. Chir. **27**, 141. — HELM: Med. Klin. **1918**, 666. — HEYROWSKY: Kasuistik und Therapie der idiopathischen Dilatation der Speiseröhre. Arch. klin. Chir. **100**, 703 (1913). — HILLEMAND et ARNOUS: Zit. bei MARQUES u. DARNAUD. J. Radiol. et Electrol. **28**, 435 (1947). — HILLEMAND, P., M. SERVELLE et VIGUTÉON: A propos du traitement du mégaoesophage. Bull. Soc. méd. Hôp. Paris **59**, 309 (1943). — HIRSCH

u. WAGNER: Münch. med. Wschr. 1923, 1229. — HIRSCH, A.: Zur Kenntnis der diffusen Speiseröhrenerweiterung usw. Münch. med. Wschr. 1919, 1149. — HIRSCH, P.: Zur Pathologie der diffusen Ösophagusdilatation. Berl. klin. Wschr. 1920, 494. — HOFER: Mschr. Ohrenheilk. 58, 679. — HUBER: Zur Kenntnis der allgemeinen Speiseröhrenerweiterung. Arch. Verdgskrkh. 26 (1920). — HURST: Brit. med. J. 1925, 145.

JAFFE: Münch. med. Wschr. 1897, 386.

KAUFMANN u. KIENBÖCK: Über Erkrankungen der Speiseröhre. Wien. klin. Wschr. 1909, 1199. — KAUFMANN, E.: Lehrbuch der speziellen pathologischen Anatomie. Berlin u. Leipzig 1931. — KELLEY: Acta oto-laryng. (Stockh.) 22, 419. — KNIGHT: Proc. roy. Soc. Med. 28, 897 (1935). — KRAUS: Festschr. für v. LEYDEN 1902. — KUKOWSKA: Zur Differentialdiagnose der Mediastinaltumoren. Röntgenprax. 5, 932 (1933).

LARDENNOIS, G.: Retrecissement de l'oesophage par perioesophagite. Mém. Acad. Chir. 65, 852 (1939). — LEICHTENSTERN: Dtsch. med. Wschr. 1891, 489. — LERCHE: Amer. J. med. Sci. 1912, 415. — LETULLE et JACQUELIN: Bull. Soc. Anat. 1919. — LIÉBAULT: Rev. de Laryng. etc. 34, 545. — LOEWI: Ref. Münch. med. Wschr. 1908, 369. — LUBBERS: Achalasie der Kardia und Sympathektomie. Schweiz. med. Wschr. 1950, 285. — LÜDIN, M.: Die Dysphagie im Röntgenbilde. Radiol. clin. 12, 145 (1943).

MARTIN: Zur chirurgischen Behandlung der Kardiospasmus usw. Mitt. Grenzgeb. Med. u. Chir. 8, 226 (1901). — MASSION, J.: Remarques sur le mégaoesophage et le traitement par la sonde à mercure. Acta Gastro-Enterol. belg. 11, 101 (1948). — MATTHES: Speiseröhrenkrebs bei idiopathischer Ösophagusdilatation. Röntgenprax. 10, 107 (1938). — MATHIEU et LABOULAIS: Bull. Soc. méd. Hôp. Paris 1908. — MAY: Ein Fall von diffuser Ösophaguserweiterung. Münch. med. Wschr. 1908, 2637; 1909, 2113. — MAYDL: Med. Klin. 1926, 401. MELTZER: Berl. klin. Wschr. 1888, 140. — MEYER, H.: Entstehung und Behandlung der Speiseröhrenerweiterungen. Mitt. Grenzgeb. Med. u. Chir. 34, 484 (1922). — MEYER, W.: J. Amer. med. Assoc. 1911. Zit. bei H. MEYER. — MIKULICZ, v.: Zur Pathologie und Therapie des Kardiospasmus. Dtsch. Wschr. 1904, 17. — MINTZ: Dtsch. med. Wschr. 1920, 1296. — MITCHELL: Achalasie of the Ösophagus. Ann. of Otol. 50, 662 (1941). — MOHR: Ref. Münch. med. Wschr. 1909, 2551. — MULLER, B., R. PERRON, F. GEREST et F. GIROUX: Un cas de mégaoesophagus secondaire à un infection à virus neurotrope. Bull. Soc. méd. Hôp. Paris 1947, 350.

NAGEL: Ösophagusstenose nach primären Paraffinölplomben. Tbk.arzt 2, 242 (1948). — NETTER: Über Erweiterungen der Speiseröhre im unteren Abschnitt. Arch. Verdgskrkh. 4, 114 (1898).

OBERTI, G.: Contributo allo studio del Megaesofago e al suo trattamento colla cardiomiotomia alla Heller. Ann. ital. Chir. 21, 524 (1942). — OETTINGER et CABALLERO: Arch. des Mal. Appar. digest. 1921. — OKA: Proc. imp. Acad. Tokyo 1928, 430.

PENNATO: J. clin. Med. 1924, 121. — POLLITZER: Ref. Münch. med. Wschr. 1913, 108.

RATKOWSKI: Berl. klin. Wschr. 1912, 1932. — REBATTU: J. Méd. Lyon 1924, 477. — REISINGER: Über die operative Behandlung der Erweiterung der Speiseröhre. Verh. dtsch. Ges. Chir. 1907, 86. — RIEDER: Klinik und Therapie des sog. Kardiospasmus. Dtsch. Z. Chir. 222, 47 (1930). — ROESSLE: Die Pylorushypertrophie des Erwachsenen. Schweiz. med. Wschr. 1935, 174. — ROSENHEIM: Idiopathische Ösophaguserweiterung. Berl. klin. Wschr. 1902, 235. — ROVSING: Ref. Münch. med. Wschr. 1913, 1111. — RUMPEL: Klinische Diagnose der spindelförmigen Erweiterung. Münch. med. Wschr. 1897, 381.

SANTY, P., BALLIVET et BÉRARD: Mégaoesophages et cardiospasmes. Lyon chir. 37, 295 (1942). — SARGNON: J. Méd. Lyon 1921, 779. — SAUERBRUCH: Chirurgie der Brustorgane. Berlin: Springer 1920. — Verhandlungsbericht klin. Wschr. 1931, 1425. — SCHMIDT: Spindelförmige Erweiterung des Ösophagus. Münch. med. Wschr. 1899, 304. — SCHMIEDEN: Ref. Münch. med. Wschr. 1914, 1883. — SCOTT, W.: Idiopathic Dilatation of Esophagus. Ann. Surg. 122, 582 (1945). — SICK: Ref. Münch. Wschr. 1917, 964. — SIEVERS: Zur Kenntnis der idiopathischen Ösophaguserweiterung. Z. klin. Med. 49, 45. — SIMICI: Arch. des Mal. Appar. digest. 13, 854. — SIMMONS: Ref. Münch. med. Wschr. 1913, 1460. — SIMONETTI, C.: Achalasie du cardia par avitaminose B_1. Ann. ital. Chir. 24, 136 (1947). — SIMITHIES: Amer. J. med. Sci. 1921, 313. — STEPHAN: Ref. Münch. med. Wschr. 1913, 1295. — STRAUSS: Berl. klin. Wschr. 1920, 656. — STRÜMPELL: Spindelförmige Erweiterung usw. Dtsch. Z. klin. Med. 29, 1881. — SZÖLLERY: Kardiospasmus und Hypnose. Dtsch. med. Wschr. 1913, 2240.

TAMIYA u. Mitarb.: Röntgenologische Studien über die Wirkungen einiger Pharmaka auf die Ösophaguswand usw. Fortschr. Röntgenstr. 39, 280 (1929). — THIEDING: Über Kardiospasmus, Atonie und „idiopathische" Dilatation der Speiseröhre. Bruns' Beitr. 121, 237 (1921) (Literatur).

UMBER: Münch. med. Wschr. 1909, 2395.

VAMPRÉ: Rev. sudamer. Med. et Chir. 1933. Zit. bei CHÊNE u. POIRIER. — VAN GILSE, P.: Geburtsschädigung als Ursache von diffuser Speiseröhrenerweiterung. Z. Hals- usw. Heilk.

22, 91 (1929). — VEER, A.: Hochgradige Ösophagusdilatation usw. Med. Klin. **1937**, 439. — VILLARET: Bull. Soc. méd. Hôp. Paris **1920**, 1314. — VINSON, P.: Diagnosis and treatment of Cardiospasm. South. Med. J. **40**, 387 (1947).

WALTZ, M.: Esophageal obstruction resulting from an injudicious method. usw. J. Amer. med. Assoc. **112**, 229 (1939). — WETZEL: Zur Differentialdiagnose des Hustenreizes. Röntgenprax. **14**, 98 (1942). — WIEDAU, E.: Zur Kasuistik höchstgradiger kardioton. Ösophagusdilatation. Röntgenprax. **14**, 218 (1942). — WITHERS, O.: Gastro-intestinal Allergy with special Reference of the esophagus. South. med. J. **32**, 838 (1939). — WORMS et LEROUX: Les grande dilatation de l'oesophage usw. Ann. Oto-Laryng. **1934**, 669.

ZAAIJER: Cardiospasm a motor insufficiency? Acta oto-laryng. (Stockh.) **2**, 188 (1920/21). ZDANSKY, E., u. BRÜCKE: Über die krampflösende Wirkung des Nitroglycerins bei der idiopathischen Ösophagusdilatation usw. Wien. klin. Wschr. **1941**, 375. — ZUSCH, O.: Über spindelförmige Erweiterung der Speiseröhre usw. Dtsch. Arch. klin. Med. **73**, 208 (1902). — ZWEIG: Dtsch. med. Wschr. **1901**, 558.

Divertikel.

ALBRECHT: Dtsch. med. Wschr. **1914**, 1109. — ALDOR: Zit. nach EICHHORN. — ASSMANN: Die klinische Röntgendiagnostik der inneren Erkrankungen. Berlin: Springer 1950.

BARSONY u. POLGAR: Symptomlose und funktionelle Speiseröhrendivertikel. Fortschr. Röntgenstr. **36**, 593 (1927). — BAUER: Riesiges Ösophagusdivertikel. Chirurg 17/18, 425 (1947). — BERGMANN, E. v.: Über die Ösophagusdivertikel. Arch. klin. Chir. **43**, 1 (1892). — BERTRAMS: Ein Fall von Ösophagusdivertikel als Unfallfolge. Dtsch. Z. Chir. **205**, 134 (1927). BROICHER, J.: Pseudokaverne und großes Traktionsdivertikel des Ösophagus. Röntgenprax. **1943**, 285. — BROSCH, A.: Zur Lehre von den Ösophagusdivertikeln. Dtsch. Arch. klin. Med. **67**, 45 (1900). — Zur Anatomie und Pathogenese der Vorderwanddivertikel des Ösophagus. Virchows Arch. **176**, 328 (1904). — Über die natürliche Disposition der Speiseröhre zur Divertikelbildung usw. Virchows Arch. **176**, 457 (1904). — BÜCKING: Zit. nach KRAUS u. RIDDER.

CARDILLO: Diverticulo funzionali del!'esofago. Radiol. med. **27**, 880 (1940). — CHAMPON: Présentation de pièces anatomique etc. Bull. Soc. belge Ot. etc. **1**, 68 (1937). — CHIAPPE, E.: Ricerche sperimentali sulla patogenesi dei diverticoli esofagei. Boll. Mal. Or. **60**, 95 (1942). — COCCHI, U.: Traktionsdivertikel am Ösophagusmund usw. Radiol. clin. **17**, 199 (1948).

DESSECKER, C.: Das epiphrenale Pulsionsdivertikel der Speiseröhre. Arch. klin. Chir. **128**, 236 (1924).

EICHHORN, H.: Das Ösophagusdivertikel. Bruns' Beitr. **176**, 559 (1947). — EICKEN, v., u. WAGENER: Verh. dtsch. Laryng. **1911**, 182. — ETERNOD: Inaug.-Diss. Genf 1882.

FISCHER: Über Sondierungsverletzungen und Divertikel des Ösophagus. Dtsch. Arch. klin. Med. **78**, 141 (1903). — FLEISCHNER: Divertikel des Ösophagus, Haft- oder Adhäsionsdivertikel. Beih. z. Bd. 42, Fortschr. Röntgenstr. **33** (1930). — FREI, E.: Heilung eines in die Lunge perforierten Speiseröhrendivertikels. Zbl. Chir. **1924**, 134. — FRIEDBERG, R.: Über Ösophagusdivertikel. Inaug.-Diss. Gießen 1867.

GIANNI: Contributo statistico allo studio della formazione e della sede dei diverticoli esofagei. Arch. ital. Otol. **40**, 241 (1929). — GRÉGOIRE: Arch. des Mal. Appar. digest. **1926**, 251. — GRAFF, U.: Beitrag zur Chirurgie des Ösophagusdivertikels. Bruns' Beitr. **174**, 244 (1943). — GRAUMANN, G.: Ösophagusdivertikel und Divertikelcarcinom. Zbl. Chir. **1942**, 166. GUNDERMANN: Über umschriebene Ektasie der Speiseröhre über dem linken Bronchus. Inaug.-Diss. Kiel 1901.

HACKER, v.: Chirurgie der Speiseröhre. In Neue Deutsche Chirurgie, Bd. 34. — HAVLICEK: Die Grenzdivertikel des Ösophagus usw. Zbl. Chir. **1924**, 2350. — HILL: Pharyngeal and esophageal Diverticula. Brit. med. J. **1926**, 1163.

JANES, R.: Diverticula of the lower thoracic. esophagus. Ann. Surg. **124**, 637 (1946). — JASONNI e B. BERTIGLIA: Angina pectoris-Syndrom bei großem Ösophagusdivertikel. Minerve med. **1949**, 345. — JUDD: Zit. bei v. HACKER u. LOTHEISSEN, Chirurgie der Speiseröhre. Stuttgart: Ferdinand Enke 1926. — JURASZ: Über Ösophagusdivertikel. Bruns' Beitr. **71**, 592 (1911).

KJELLBERG, S.: Retained food remants in esophageal diverticula usw. Acta radiol. (Stockh.) **30**, 435 (1948). — KLOIBER: Zur Ätiologie und Diagnose des ZENKERschen Pulsionsdivertikels. Dtsch. Z. Chir. **147**, 79 (1918) (Literatur). — KREKEL: Dtsch. med. Wschr. **1923**, 119. — KONJETZNY, G. E.: Krebsbildung in einem Pulsionsdivertikel des Ösophagus usw. Zbl. Chir. **1934**, 8. — KUHLENKAMPFF, D.: Zur Ätiologie, Diagnose und Therapie der sog. Pulsionsdivertikel der Speiseröhre. Bruns' Beitr. **124**, 487 (1921).

LAHEY: Esophageal diverticula. Arch. Surg. **41**, 1118 (1940). — Pharyngo esophageal diverticulum. Ann. Surg. **124**, 617 (1946). — LERCHE, W.: The Muscular coat of the esophagus and its defects. J. thorac. Surg. **6**, 1 (1936). — LICHTENBERG: Zit. bei EICHHORN. — LOTHEISSEN: Die Divertikel der Speiseröhre. Ergeb. Chir. **23**, 110 (1930). — LÜDIN, M.: LÜTGERTsches epibronchiales Ösophagus-Divertikel. Schweiz. med. Wschr. **1945**, 136. — Lütgert: Pulsionsdivertikel oberhalb linkem Bronchus. Inaug.-Diss. Kiel 1892.

Maruyama, S.: Beitrag zur Kenntnis des Pulsionsdivertikels der Speiseröhre. Mitt. Grenzgeb. Med. u. Chir. **28**, 1 (1915). — Melamed and Walker: Dissecting (intramural) Pharyngo-Esophageal Diverticulum. Radiology **49**, 712 (1947). — Moynihan, B.: Diverticula of the alimentary canal. Lancet **1927**, 1061.

Oehlecker, F.: Speiseröhrendivertikel von außergewöhnlicher Form und Lage. Bruns' Beitr. **165**, 1 (1937). — Oekonomides, G.: Bronchialdrüsenaffektionen und ihre Folgen. Inaug.-Diss. Basel 1882.

Palugyay u. Pesek: Gestörter Ablauf der Ösophagusperistaltik mit Pseudodivertikelbildungen. Röntgenprax. **6**, 417 (1934). — Pape: Wien. klin. Wschr. **1934**, 1320.

Ribberts: Zur Kenntnis der Traktions-Divertikel des Ösophagus. Virchows Arch. **167**, 16 (1902). — Riebold: Überblick über die Lehre von den Ösophagusdivertikeln usw. Dtsch. Arch. klin. Med. **80**, 527 (1904). — Robinson, C.: Posttraumatische Eiterhöhle als Pseudodivertikel des Ösophagus. Röntgenprax. **9**, 126 (1937). — Rosenack: Large epiphrenal diverticulum of the esophagus. Amer. J. digest. Dis. a. Nutrit. **2**, 642 (1935). — Rosenthal: Die Pulsionsdivertikel der Speiseröhre. Leipzig 1902. — Ruckenstein: Über das Vorkommen kleiner klinisch erscheinungsfreier Divertikel am Speiseröhrenmund. Röntgenfortschr. **56**, Beih. 2, 38 (1937). — Rupp: Zit. bei Eichhorn.

Scherpenberg, v.: Die Divertikel des Ösophagus. Inaug.-Diss. Erlangen 1893. — Schläpfer, E.: Zwei Grenzdivertikel beim gleichen Patienten. Schweiz. med. Wschr. **1949**, 637. — Schmidt: Hosp.dit. (dän.) **1921**, 801. — Schmieden: Beitrag zur Chirurgie der Zenkerschen Divertikel der Speiseröhre. Dtsch. Z. Chir. **227**, 499 (1930). — Shallow: Zit. nach Eichhorn. Sloof: Zit. nach Eichhorn. — Stark, H.: Die Divertikel der Speiseröhre. Leipzig 1900. — Zenkersche Pulsionsdivertikel. Dtsch. Arch. klin. Med. **67**, 1 (1900). — Suermondt: Das Grenzdivertikel der Speiseröhre. Nederl. Tijdschr. Geneesk. **1942**, 810.

Tetens: Ein Beitrag zur Lehre von den Ösophagusdivertikeln. Inaug.-Diss. Kiel 1888. — Tiedemann: Inaug.-Diss. Kiel 1875.

Umber: Erweiterungen der Speiseröhre. Arch. Verdgskrkh. **16**, 26 (1910).

Vogt, A.: Röntgendiagnose und Klinik der Duodenaldivertikel. Röntgenprax. **14**, 281 (1942).

Wendt u. Wittig: Ein Beitrag zur Frage der Entstehung des Ösophagus-Divertikels. Ärztl. Wschr. **1947**, 810. — Werner, M.: Funktionelle Divertikel des Ösophagus usw. Röntgenprax. **15**, 107 (1943).

Carcinom der Speiseröhre.

Adam: Untersuchungen über Technik und Methodik der Strahlenbehandlung des Speiseröhrencarcinoms. Strahlenther. **63**, 316 (1938). — Aschoff, A.: Verbreitung des Carcinoms in Berlin. Klin. Jb. **8**, 337 (1902).

Bayer, L.: Zur Klinik und Therapie des Ösophaguscarcinoms. Mschr. Krebsbekpfg **9**, 75 (1941). — Berggren, S.: Primärheilung von Speiseröhrenkrebs. Nord. med. **1941**, 3507. Bollini, V., e G. Gardini: Alcune considerazioni sulla radioterapia nei tumori dell'esofago. Arch. ital. Mal. Appar. diger. **9**, 270 (1940). — Bucher, R.: Beiträge zur Lehre von Carcinom. Beitr. path. Anat. **14**, 71 (1893). — Borak, J.: Radiation Therapy of Cancer of the esophagus. Amer. J. digest. Dis. a. Nutrit. **13**, 249 (1946). — Bulbrich: Semaine méd. **1920**, 15. —

Caillian, F., et L. Leroux: a propos d'une localisation oesophagienne de la maladie de Bowen. Ann. Oto-Laryng. **11**, 1076 (1938). — Carter, B., and E. McGrath: Esophagogastrostomy for Lesions of the Upper End of the Stomach and Lower End of the Esophagus. Surg. Clin. N. Amer. **26**, 1125 (1946). — Cartillo, F.: La radioterapia dei tumori dell'esofago. Tumori 2, 13, 296 (1939). — Clairmont, P.: Zur Radikaloperation des Ösophaguscarcinoms. Zbl. Chir. **1924**, 42. — Cottin, E., et C. Saloz: Arch. des Mal. Appar. digest. **13**, 305.

Decker, P.: Chirurgie du tube digestif par voie transpleural Helvet. chir. Acta **14**, 364 (1947). — Les sutures oesophagiennes. Helvet. chir. Acta **16**, 256 (1949). — den Hoed, D., u. W. Wassink: Behandeling van Slokdarmkranker. Tijdschr. Geneesk. **1941**, 3392. — Dormanns, E.: Das Ösophaguscarcinom. Z. Krebsforschg **49**, 86 (1940).

Edling, L.: Experiences with roentgenrotation therapy. Acta radiol. (Stockh.) **25**, 427 (1944) (Literatur). — Eggers, C.: Treatment of carcinoma of the esophagus. Surg. etc. **63**, 54 (1936).

Farrell, J.: Integration of clinical and roentgenologie findings in the diagnosis of carcinoma of the esophagus. Radiology **30**, 412 (1938). — Feldmann, M.: Adenocarcinomatous Pedunculated Polyp of the Esophagus. Amer. J. digest. Dis. a. Nutrit. **6**, 453 (1939). — Fischer, W.: Speiseröhre. In Henke-Lubarsch' Handbuch der speziellen pathologischen Anatomie, Bd. 4, Teil 1, S. 74. Berlin 1926. — Freid, J.: Roentgen treatment of cancer of the esophagus. Am. J. Roentgenol. **59**, 551 (1948). — Friedrich u. Haeuber: Ösophaguscarcinom bei vertebralen Exostosen. Fortschr. Röntgenstr. **29**, 318 (1922). — Fuzii: Zit. bei W. Fischer.

GARLOCK, J.: The present status of the surgical treatment of carcinoma of the thoracic esophagus. Amer. J. Surg. **54**, 262 (1941). — Combined Abdominothoracic Approach for Carcinoma of Cardia and Lower Esophagus. Surg. etc. **83**, 737 (1946). — Progress in the surgical treatment of carcinoma of the esophagus. Ann. roy. Coll. Surg. **2**, 183 (1947). — GENSOLEN et AURÉGAN: Deux succés de la roentgentherapie. Arch. Méd. nav. **30**, 71 (1940). — GESELEWITSCH: Operative Behandlung des im Halsteil des Ösophagus lokalisierten Carcinoms. Ref. Zbl. Chir. **1924**, 1911. — GRASSER, C.: Zur Röntgentherapie des Ösophaguscarcinoms. Gastroenterologia **65**, 214 (1940). — Zur Röntgentherapie des Ösophaguscarcinoms. Strahlenther. **74**, 491 (1944). — GRAWITZ, P.: Über Krebsmetastasen im Magen. Virchows Arch. **86**, 159 (1881). — GUARNACCIA: Un nouveau signe diagnostique précoce du carcinome. Du tiers superieur de l'oesophage. Arch. internat. Laryng. etc. **1912**, 88. — GUISEZ, J.: Über die radiumtherapeutische Behandlung des Ösophaguscarcinoms. Strahlenther. **4**, 44 (1914). — A propos de troi cas de cancer de l'oesophage chez de très jeunes sujets. Presse méd. **1919**, 262. Etat actuel du traitement du cancer de l'oesophage, Bull. Laryngosc. etc. **2**, 1 (1936). — GUISEZ, J., et LABOURÉ: Rev. de Laryng. etc. **34**, 401.

HALLIGER, PERKEL and CATLAW: Surgical treatment of cancer of the esophagus. Amer. J. Surg. **79**, 318 (1950). — HAUBRICH, R.: Beitrag zur Röntgentherapie des Ösophaguscarcinoms. Strahlenther. **80**, 559 (1949). — HENRY, J., et W. JOHNER: La radiotherapie rotatoire des neoplasmas oesophagienne. J. belge Radiol. **32**, 276 (1949). — HERXHEIMER: Das Carcinoma sarcomatodes usw. Beitr. path. Anat. **44** (1908). — Über das Carcino-Sarkom des Ösophagus. Zbl. Path. **29**, 1 (1918). — HEYMANN: Inaug.-Diss. München 1896. — HITZIG: Über das Vorkommen und die Bedeutung einer Pupillendifferenz beim Ösophaguscarcinom. Dtsch. med. Wschr. **1897**, 577. — HOLFELDER: Über eine anatomisch nachgewiesene Heilung eines verhornenden Plattenepithelcarcinoms des Ösophagus nach intensiver Röntgentiefenbestrahlung. Z. Laryng. usw. **23**, 353 (1932). — HOOVER: Carcinoma of the esophagus. Surg. Clin. N. Amer. **18**, 633 (1938). — HÜNERMANN, M., u. EBERHARDT: Über den gegenwärtigen Stand der Diagnostik und Therapie des Ösophaguscarcinoms. Mschr. Krebsbekpfg **6**, 177 (1938). — HUMPHRY, G.: An approach to Resections of the Esophagus and Gastric. Cardia. Ann. Surg. **124**, 288 (1946). — HUNZIKER: Die Krebskrankheiten und ihre Verbreitung. Basel: Kober 1914.

JACOBSON, F.: A case of cancer of the esophagus. Alive and free from evidence of tumour 6 Jears after Roentgen treatment. Acta radiol. (Stockh.) **27**, 351 (1946). — JESSEN: Die Carcinomsterblichkeit im Kanton Baselland. Schweiz. med. Wschr. **1921**, 320. — JOUSSEAUME: Les formes respiratoires du cancer de l'oesophage. Ann. Oto-Laryng. **10**, 1053 (1935).

KAUFMANN, E.: Lehrbuch der speziellen pathologischen Anatomie, Bd. I. Berlin 1931. — KAY, E.: Surgical Lesions of the Esophagus usw. J. thorac. Surg. **16**, 207 (1947). — KITAMURA, J.: Die röntgenkymographische Untersuchung über die Ösophagusbewegung. Ref. Zbl. Radiol. **30**, 239 (1940). — KNAUT, B.: Über die durch Speiseröhrenkrebs bedingten Perforationen usw. Inaug.-Diss. Berlin 1896. — KOENEN, R.: Statistisches über Speiseröhrenkrebs. Z. Krebsforschg **42**, 46 (1935). — KRAUS: Die Erkrankungen der Speiseröhre, 2. Aufl. Wien u. Leipzig: Alfred Hölder 1913. — KRAUSHAAR: Über die Ösophaguscarcinome mit Durchbruch in den linken Vorhof. Inaug.-Diss. Gießen 1893. — KREBS, C., NIELSEN and ANDERSEN: Rotation treatment of cancer of the esophagus. Acta radiol. (Stockh.) **32**, 304 (1949).

LANG, F.: Zur Kenntnis der Carcinosarkome des Ösophagus. Virchows Arch. **234**, 485 (1921). — LEB: Zur Strahlenbehandlung vorgeschrittener Krebserkrankungen. Z. Krebsforschg **49**, 248 (1940). — LEWIS: The Surgical treatment of Carcinoma of the esophagus usw. Brit. J. Surg. **34**, 18 (1946). — LIEBERMEISTER: Münch. med. Wschr. **1912**, 1410. — LINDSAY, J.: The early diagnosis of carcinoma of the esophagus. Ann. of Otol. **50**, 675 (1941). LOEPER, M., RIOM et P. PERREAU: Syndromes nerveux dans le cancer de l'oesophage. Presse méd. **1936**, 1025. — LORTAT-JACOB, J.: Enseignement d'une anneé de chirurgie du cancer de l'oesophage thoracique. Semaine Hôp. Paris **53**, 2255 (1949). — LÜDIN, M.: Beitrag zur Röntgenbestrahlung des Ösophaguskrebses. Schweiz. med. Wschr. **1938**, 539. — Wann ist die Röntgentherapie des Krebses indiziert usw.? Schweiz. med. Wschr. **1942**, 1237.

MALCOLMSON: Cancer of the esophagus appar. good health three years after x-ray therapy. Canad. med. Assoc. J. **36**, 405 (1937). — MARCUS: Amer. J. Roentgenol. **1927**, 637 (Literatur). MEDERER, PAUL: Krebsstatistik in Bayern. Z. Krebsforschg **51**, 213 (1941). — MORENO, J. G.: Reseccion del esofago thoracico por carcinoma. Prensa méd. argent. **36**, 1705 (1949). — MOUCHET, A.: L'anastomose palliative sus tumorale intra thoracique usw. Arch. des Mal. Appar. digest. **39**, 674 (1950). — MÜLLER, R.: Periodische Bluttransfusion als zusätzliche Therapie bei der Strahlenbehandlung des Ösophagus-Carcinoms. Mschr. Krebsbekpfg **6**, 95 (1938). — MUSTAKALLIO: Die radiologische Behandlung vom Ösophaguscarcinom. Bord. med. **1940**, 1839.

NAGEL, G., and J. MENKE: Transthoracic. Operations for Neoplasms of the Esophagus. Surg. etc. **83**, 657 (1946). — NAKAIDZUMI u. MIYAKAWA: Zur Rotationsbestrahlung usw. Strahlenther. **68**, 254 (1940). — NIELSEN, J.: Klinische Versuche zur Strahlenbehandlung des

Speiseröhrenkrebses. Acta radiol. (Stockh.) **21**, 352 (1940). — Über Speiseröhrenkrebs usw. Ref. Zbl. Hals- usw. Heilk. **34**, 279 (1941). — Clinical results with rotationstherapy in cancer of the esophagus. Acta radiol. (Stockh.) **26**, 361 (1945). — Nielsen, J., u. Jensen: Some experimental and clinical lights on the rotation therapy. Acta radiol. (Stockh.) **23**, 51 (1942).

Ochsner, de Bakey and de Camp: Surgery of the esophagus. Ann. of Otol. **58**, 1171 (1949). — Orth: Lehrbuch der pathologischen Anatomie. Charité-Ann. **34** u. **35**.

Pack, G. T.: Cancer of the esophagus and Gastric. cardia. London: H. Kimpton 1949. (Literatur.) — Parmentier u. Chabrol: Zit. bei Kraus u. Ridder. — Pearlman, S.: So called carcinosarcoma of the esophagus. Ann. of Otol. **49**, 805 (1940) (Literatur). — Pohland, K.: Ösophagusvaricen oder Carcinom. Röntgenprax. **3**, 889 (1931). — Pratt u. Lockyer: A case of cancer of the esophagus of unusual type. Lancet **1907**, 423. — Puppel, J.: Early Diagnosis in Radical Resection of Carcinoma of the Lower esophagus. Amer. J. Surg. **73**, 695 (1947).

Ratti, A.: Radioterapia dei tumori in: Trattato Di Roentgen e di Curie-terapia von Perussia, 2. Aufl. Milano: Garzanti 1948. — Renaud: Zit. bei Clairmont, Zbl. Chir. **1942**, 42. — Renvers u. Leyden: Dtsch. med. Wschr. 1887. — Rienhoff, W.: Intrathoracic. Esophagojejunostomie usw. South. med. J. **39**, 928 (1946). — Roberts, F.: Malignant diesase of the esophagus. Brit. J. Radiol. **9**, 732 (1936).

Santy et Mouchet: Traitement chirurgical du cancer de l'oesophage thoracique. Semaine Hôp. Paris **1947**, 2642. — Sauerbruch, F.: Die Chirurgie des Brustteils der Speiseröhre. Bruns' Beitr. **46**, 405 (1905). — Schild, Ch.: Doppeltumoren. Oncologia **3**, 117 (1950). — Schlüter, H.: Ergebnisse der Röntgenstrahlenbehandlung des Ösophagus-Carcinoms. Inaug.-Diss. Erlangen 1940. — Seifert: Operation des Ösophaguscarcinoms auf endoskopischem Wege. Arch. klin. Chir. **155**, 675 (1929). — Sokoloff: Zit. Erg. Path. **16**, 11, 281. — Soler-Roig, J.: Chirurgia del esofago. Madrid: Salvat. Edit. 1949. (Literatur.) — Sommer, J.: Beitrag zur Diagnostik der Speiseröhrentumoren. Fortschr. Röntgenstr. **31**, 26 (1923/24). — Souttar: Brit. med. J. **1924**, 782. — Starlinger: Zur Kasuistik und Statistik des Ösophaguscarcinoms. Arch. klin. Chir. **120**, 562 (1922). — Strandquist, M.: Radiologische Behandlung von Cancer oesophagi. Nord. med. **1940**, 1833. — Transthoracic Röntgentreatment of cancer of the oesophagus. Acta radiol. (Stockh.) **22**, 172 (1941). — Sweet, R.: Carcinoma of the midthoracic esophagus. Ann. Surg. **124**, 653 (1946). — Progress in the surgical treatment of carcinoma of the esophagus. Surg. etc. **84**, 373 (1947).

Tilley, H.: Cancer of esophagus treatet by deep x-ray therapy. Brit. med. J. **1937**, 1199. Töppner, R.: Zur Differentialdiagnose zwischen Kardiospasmus und Kardiacarcinom. Dtsch. Z. Verdgs- u. Stoffw.krkh. **6**, 199 (1942). — Torek: Bericht über die erste erfolgreiche Resektion des Brustteils der Speiseröhre wegen Carcinom. Dtsch. Z. Chir. **123**, 305 (1913). — Turner, G.: Carcinoma of the esophagus. Lancet **1936**, 67.

Vinson, P.: Carcinoma of the esophagus. Am. J. med. Sci. **166**, 402 (1923). — Cancer of the esophagus. Med. Clin. N. Amer. **8**, 1027 (1925). — The treatment of carcinoma of the esophagus. Surg. etc. **62**, 840 (1936).

Wangermez, Ch., et A. Auriac: Cancer de l'oesophage et roentgentherapie à 400 k. v. Bull. Soc. electro-radiol. méd. France **27**, 171 (1939). — Wassink: Nederl. Tijdschr. Geneesk. **1924**, 203. — Wittmaack: Über einen klinisch geheilten Fall von Ösophaguscarcinom. Münch. med. Wschr. **1919**, 371. — Wolf: Münch. med. Wschr. **1903**, 771. — Wookey: The surgical treatment of carcinoma of the hypopharynx and the esophagus. Brit. J. Surg. **35**, 249 (1948). — Wurm: Inaug.-Diss. Bonn 1909.

Zahn: Beiträge zur Histiogenese der Carcinome. Virchows Arch. **117**, 209 (1889). — Zalka: Cancer of the esophagus in a stricture causet by potassium hydroxide. Acta otolaryng. (Stockh.) **22**, 270 (1935). — Ziegler: Die Durchwanderungsperitonitis beim kardianahen Ösophaguscarcinom. Krebsarzt **1948**, 457. — Zuppinger, A.: Die Behandlung der Ösophaguscarcinome. Erg. med. Strahlenforschg **7**, 389 (1936).

Sarkom und Lymphogranulom.

Arslan, K.: Sul sarcoma primitivo dell' esofago. Arch. ital. Mal. Trachea ecc. **5**, 226 (1937).

Bauer, K.: Beiträge zur Chemie des Phenanthrens und Fluorens. Inaug.-Diss. Tübingen 1905. — Bayer, L.: Über ein mit Röntgenstrahlen beseitigtes Sarkom der Speiseröhre. Mschr. Krebsbekpfg **9**, 86 (1941).

Chiolero, J.: Un cas de lymphogranulomatose de l'oesophage. Ann. d'Anat. path. **12**, 305 (1935). — Corner u. Fairbank: Zit. Dtsch. Z. Chir. **128**, 220.

Donath: Beitrag zur Kenntnis der sarkomatösen Geschwülste der Speiseröhre. Virchows Arch. **194**. 446 (1908).

French, L., and L. Garland: Leiomyosarcoma of the esophagus. Amer. J. Roentgenol. **45**, 27 (1941).

GRÜNEIS: Primäres Lymphogranulom des Ösophagus. Klin. Wschr. **1941**, 183. — GUISEZ: Presse méd. **1926**, 1319.

HACKER, V.: Zur Kenntnis des Ösophagussarkoms. Mitt. Grenzgeb. Med. u. Chir. **19**, 396 (1909). — HAENISCH: Beitrag zur Röntgendiagnostik des Ösophagus. Fortschr. Röntgenstr. **32**, 432 (1924). — HASLINGER, F.: Ein Beitrag zur Lymphogranulomatose des Ösophagus. Arch. Ohr- usw. Heilk. **150**, 123 (1941). — HEDINGER: Lymphogranulom des Ösophagus. Ges. Ber. Schweiz. med. Wschr. **1923**, 828. — HERXHEIMER: Über das Carcino-Sarkom des Ösophagus. Zbl. Path. **291**, 1 (1918). — HOFMANN, M.: Zur Klinik der polypösen Sarkome des Ösophagus. Bruns' Beitr. **120**, 201 (1920).

JALESKI, TH., and WALDO: Primary melanotic Sarcoma of the esophagus. Amer. J. Canc. **24**, 340 (1935).

KINOSHITA: Zur Lehre der Mischgeschwülste des Ösophagus. Schweiz. med. Wschr. **1921**, 156. — KREN: Ein Beitrag zur Lymphogranulomatosis cutis. Arch. f. Dermat. **130**, 549 (1921). — KRIEGLSTEIN, F.: Ein gestielter polypöser Tumor des Ösophagus usw. Frankf. Z. Path. **50**, 1 (1937).

LIGNAC: Krkhforschg **9**, 125. — LÜDIN, M.: Die Dysphagie im Röntgenbilde. Radiol. clin. **12**, 145 (1943).

REITH: Über zwei Fälle von primärem Sarkom des Ösophagus. Inaug.-Diss. Leipzig 1909. — ROSSELET u. E. SCHINZ: Un cas rare de tumeur de l'oesophage. Schweiz. med. Wschr. **1924**, 1015.

SCHLAGENHAUFER, F.: Zwei Fälle von Lymphosarkom der bronchialen Lymphdrüsen mit sekundärer Lymphosarkomatose des Ösophagus. Virchows Arch. **164**, 147 (1901). — SCHMINCKE: Verhandlungsbericht. Münch med. Wschr. **1930**, 43. — SOMMER: Ein Beitrag zur Diagnostik der Speiseröhrentumoren. Fortschr. Röntgenstr. **31**, 26 (1923/24). — STARCK, H.: Sarkome des Ösophagus. Virchows Arch. **162**, 256 (1900). — STEPHAN: Zur Kasuistik der Dysphagie bei Kindern (Sarkoma oesophagie bei einem 4jährigen Knaben). Jb. Kinderheilk. **30**, 354 (1890). — STERNBERG: Erg. Path. **30** (1936).

TAMIYA: Beiträge zur Diagnose des Ösopha ustumors. Fortschr. Röntgenstr. **36**, 1204 (1927). — TAMIYA u. NOSAKI: Diagnose und Therapie gestielter Ösophagustumoren. Fortschr. Röntgenstr. **49**, 481 (1934). — TERPLAN u. MITTELBACH: Beiträge zur Lymphogranulomatose usw. Virchows Arch. **271**, 759 (1929).

WEYDE, R.: Nord. med. **29**, 20 (1946).

ZEHBE: Ösophagusstenose durch gutartigen Tumor. Fortschr. Röntgenstr. **32**, 430 (1924).

Gutartige Geschwülste.

ADAMS, R., and W. HOOVER: Benign tumors of the esophagus. J. thorac. Surg. **14**, 279 (1945).

BARRETT, N.: Fibroma of the esophagus. J. thorac. Surg. **9**, 672 (1940). — BEELER, COLLINS and HALL: Benign pedunculated Tumors of the esophagus. Amer. J. Roentgenol. **60**, 466 (1948). — BIGLIARDI, J.: Su di un non comune singolare caso di tumore polipoite dell' esofago etc. Ann. Radiol. diag. **14**, 470 (1940).

CALMENSON, M., and CLAGETT: Surgical Removal of Leiomyomas of the esophagus. Amer. J. Surg. **72**, 745 (1946). — CARRARO: Hämangioendotheliom. Ref. bei W. FISCHER.

DALICHO, W.: Gutartige gestielte Ösophagustumoren, ein Fall von Myxofibrom. Röntgenprax. **1943**, 361.

FAIREN, V.: Ein Fall von multiplen Fibromen im Ösophagus. Ref. Zbl. Hals- usw. Heilk. **22**, 568 (1934). — FERGUSON and HACKWORTH: Haemangioma of the esophagus in infancy. Arch. of Otolaryng. **45**, 585 (1947).

GARRETSON, W., and G. HARDIE: Another case of pedunculated lipoma of the esophagus. J. Amer. med. Assoc. **90**, 1373 (1928). — GLINSKI: Über polypenförmige Mischgeschwülste des Ösophagus. Virchows Arch. **167**, 383 (1902). — GUIFFRIDA, E.: Angioma of Esophagus. Minerva med. **38**, 90 (1947).

HAENISCH, F.: Polypöser Ösophagustumor. Fortschr. Röntgenstr. **58**, 233 (1938).

LORENZ: Wien. klin. Wschr. **1923**, 78.

MAHONEY, J.: Polypoit tumors of the esophagus. The Laryngoscope **50**, 1086 (1940). — MILOVANOVIC: Wien. klin. Wschr. **1914**, 753. — MINSKI: Zur Entwicklungsgeschichte und Klinik der Polypen und polypenähnlichen Gewächse des Rachens und der Speiseröhre. Dtsch. Z. Chir. **41**, 513 (1895). — MOERSCH and HARRINGTON: Benign tumor of the esophagus. Ann. of Otol. **53**, 800 (1944).

PALUGYAY: Röntgendiagnose gestielter Speiseröhrengeschwülste. Röntgenprax. **4**, 761 (1932). — PAPE u. SPITZNAGEL: Ösophagusmyome. Fortschr. Röntgenstr. **43**, 645 (1931). — PATTERSON, E.: Benign neoplasms of the esophagus. Pennsylvania med. J. **1933**, 244. — PODKAMINSKY: Fall von Ösophaguspolypen. Röntgenprax. **5**, 353 (1933).

REEVES, E.: Osteochondrom of the esophagus etc. Arch. of Otolaryng. **29**, 151 (1939).

Schafer, P., and C. Kittle: Esophageal leiomyoma. J. Amer. med. Assoc. **188**, 1202 (1947). — Samson, P., and J. Zelman: Pedunculated tumors of the esophagus. Arch. of Otolaryng. 1942, 203.

Tamiya u. Nosaki: Diagnose und Therapie gestielter Ösophagus-Tumoren. Fortschr. Röntgenstr. **49**, 481 (1934). — Tanew, N.: Beitrag zur Diagnose der polypösen Ösophagustumoren. Wien. klin. Wschr. 1947, 745. — Tattoni, A.: Tumore benigno dell'esofago. Nuntius radiol. **10**, 214 (1942). — Tesseraux: Münch. med. Wschr. **1930**, 1741. — Tobler: Ein Lipom der Speiseröhre. Z. Laryng. usw. **11**, 300 (1923). — Tschlenow: Über die Leiomyome des Ösophagus. Virchows Arch. **242**, 239 (1923).

Vinson, P.: A pedunculated lipoma of the esophagus. J. Amer. med. Assoc. **78**, 801 (1922). Vinson, P., A. Morre and H. Bowing: Haemangioma of the esophagus. Amer. J. med. Sci. **172**, 416 (1926).

Watson, E.: Polypus of esophagus usw. Proc. roy. Soc. Med. **28**, 1574 (1935). — Weyrich, G.: Plötzlicher Tod durch ein gestieltes Lipom der Speiseröhre. Dtsch. Z. gerichtl. Med. **21**, 164 (1933). — Whale, H.: Accesorische Schilddrüse im Lumen des Ösophagus. Zit. bei Haslinger S. 268. — Wolfensberger: Über ein Rhabdomyom der Speiseröhre. Beitr. path. Anat. **15**, 491 (1894).

Zehbe: Ösophagusstenose durch gutartigen Tumor. Fortschr. Röntgenstr. **32**, 430 (1924).

Fremdkörper.

Bastanie: Ein Fall von Perforation der Speiseröhre und des Herzens. Virchows Arch. **226**, 269 (1919). — Boulet, F.: Extraction d'um ressoir usw. Bronchosc. **3**, 158 (1938).

Chiari: Berl. klin. Wschr. **1914 I**, 7.

Davis: Sitzungsbericht. Zbl. Laryng. usw. **33**, 306 (1917).

Eicken, v.: Fremdkörperextraktionen mittels indirekter Hypopharyngoskopie. Z. Ohrenheilk. **77**, 1 (1918). — Erdélyi: Zwei interessante Fälle von in der Speiseröhre steckengebliebenen Fremdkörpern. Mschr. Ohrenheilk. **56**, 545 (1922).

Gaehtgens, G.: Eingeheilter Fremdkörper im Ösophagus. Zbl. Path. **63**, 5 (1935). — Gottstein: Zit. bei Imhofer, Würzburg. Abh. **17**, 171. — Guisez, J.: Remarques a propos de l'ensamble de nos corps d'trangers oesophagiens. Bull. Laryngosc. etc. **3**, 49 (1937).

Haudek: Großer Fremdkörper (Hosenschnalle) im Ösophagus. Klin. Wschr. **1924**, 1151. Hellsten: Sv. Lärkartidn. **1928 II**, 1065. — Hennel, H.: Perforation of Esophageal Foreign Body into Lung: etc. J. med. Sinai Hosp. **13**, 203 (1946). — Henrard: J. belge Radiol. **18**, 90. — Holländer: Zit. bei Bensaude u. Rachat, Monde méd. **1924**, 314. — Holzknecht: Die röntgenologische Diagnostik der Erkrankungen der Brusteingeweide. Hamburg 1901. — Huizinga, E.: Über perforierende Fremdkörper in der Speiseröhre. Nederl. Tijdschr. Geneesk. **1949**, 1224.

Jemerin and Aronoff: Foreign Body in Throid. etc. Surg. etc. **25**, 52 (1949). — Jurasc: Diagnose und Behandlung der Fremdkörper im Ösophagus. Erg. Chir. **5**, 361 (1913) (Literatur).

Kaloyeropulos: Über Ösophagoskopie und Ösophagotomie bei Fremdkörpern in der Speiseröhre. Bruns' Beitr. **38**, 540 (1903). — Kindler: Zur Behandlung von Speiseröhrenverletzungen. Dtsch. med. Wschr. **1929**, 741. — Kriegsmann: Zur Behandlung von Speiseröhrenfremdkörpern (Rasierklinge). Münch. med. Wschr. **1935**, 911. — Krüger, E.: Kurzer Beitrag zur Klinik der nicht schattengebenden Ösophagusfremdkörper. Hals- usw. Arzt **32**, 290 (1942).

Lange: Über einen Fall von seltenen Fremdkörperdivertikel der Speiseröhre. Z. ärztl. Fortbildg **30**, 644 (1933). — Langenbeck: Memorabilien 22, H. 1. — Lascano, E., and A. Senorans: Fistula esofagico aortica infeccioso usw. Arch. argent. Enferm. Apar. digest. **21**, 209 (1946). — Lenk: Zum röntgenologischen Nachweis von nicht schattengebenden Fremdkörpern im Ösophagus. Fortschr. Röntgenstr. **31**, 613 (1923/24). — Loebell, H.: Zur Mediastinitis nach Speiseröhrenfremdkörper. Dtsch. med. Wschr. **1942**, 526.

MacLean: Gebißentfernung durch Ösophagotomie im 12. Jahre. Zit. bei v. Hacker, Chirurgie der Speiseröhre, S. 566. — Malan, A.: Dell'importanza del segno di Minigerode nelle suppurazioni periesofagee. Med. contemp. **5**, 391 (1939). — Minigerode: Zit. bei Malan.

Ohle, H.: Über das Verschlucken und Aspirieren zahnärztlicher Gegenstände. Inaug.-Diss. Göttingen 1935.

Puig, F., et M. Estève: Un cas de corps étranger de l'oesophage. Coquille de clovisse. J. de Radiol. **21**, 311 (1937).

Rydygier: Wien. klin. Wschr. **1909 II**, 1066.

Saupe u. Mletzko: Ungewöhnlicher Fremdkörper (Furkula einer Taube) im Ösophagus. Med. Klin. **1938**, 1458. — Schlemmer, F.: Ösophagusfremdkörper. In Die Krankheiten der Speiseröhre und des äußeren Halses. Berlin 1929. — Schmidt, K.: Ein Beitrag zur Diagnostik von Fremdkörpern im Ösophagus. Röntgenprax. **10**, 458 (1938). — Scholze, H.: Über Todesfälle infolge verschluckter Fremdkörper. Inaug.-Diss. Erlangen 1939. — Schwartz, V.: Thermometer as foreign body in esophagus. J. Amer. med. Assoc. **110**,

953 (1938). — Seydell, E.: Center of ossification of the sternum. Mistaken for a foreign body in the esophagus. Ann. of Otol. **49**, 1061 (1940). — Sgalitzer: Zur Röntgendiagnostik der Speiseröhre speziell des Speiseröhrenkrebses. Arch. klin. Chir. **116**, 53 (1921). — Silber, S., and B. Epstein: The peroral removal of certain swallowed foreign bodies without endoscopie. N. Y. State J. Med . **1947**, 1122. — Skarby, H.: Über die klinische und röntgenologische Diagnose von Fremdkörpern usw. Acta radiol. (Stockh.) **25**, 796 (1944). — Spiess: Forderung nach frühzeitiger Röntgendurchleuchtung mit Kontrastmitteln bei verschluckten Fremdkörpern. Z. Hals- usw. Heilk. **21**, 527 (1928). — Stegemann: Med. Klin. **1924**, 269.

Theilkäs u. Lüdin jr.: Ein Fall von Ösophagusperforation mit anschließender Mediastinitis. Radiol. clin. **19**, 57 (1950).

Vogel, R.: Über Fremdkörper in der Speiseröhre, Arch. klin. Chir. **115**, 910 (1921) (Literatur).

Weingärtner: Das Röntgenverfahren in der Laryngologie. Bibliothek der physikalisch-medizinischen Techniken, Bd. 8. Berlin 1914. — Wessely: Schwierigkeiten und Komplikationen bei Ösophagusfremdkörpern. Wien. klin. Wschr. **1939**, 475. — Wullstein, H.: Frische Fremdkörperverletzung der Speiseröhre. Mschr. Ohrenheilk. **75**, 82 (1941).

Parasiten.

Aschoff: Fremdkörper. Parasiten. In Lehrbuch der pathologischen Anatomie, 6. Aufl. Bd. 2, S. 701. 1923.

Brera: Traité de maladies verm. Ref. Erg. Path. **3**, 70.

Heller: Beitrag zur Lehre vom Soor. Dtsch. Arch. klin. Med. **55**, 123 (1895).

Kraus u. Ridder: Die Erkrankungen der Speiseröhre. 1913.

Lepelletier: Zit. bei Sehrt.

Reich: Über Spulwurmerkrankungen der Speiseröhre usw. Bruns' Beitr. **126**, 560 (1922).

Sehrt, E.: Über die Ascaridenerkrankung der Bauchhöhle. Bruns' Beitr. **51**, 699 (1906). — Starck: Würzburg. Abh. **3**, 257 (1903).

Vinson P., A. Broders and Montgomery: Blastomykosis of the esophagus. Surg. etc. **46**, 255 (1928).

Die Krankheiten des Magens.

Von

Gerhardt Katsch und **Heinz Pickert**.

Mit 208 Abbildungen.

A. Betrachtungen über den Begriff „Magen".

Es ist in den Lehr- und Handbüchern üblich, jedes Kapitel der speziellen Pathologie mit einer Begriffsbestimmung der betreffenden Krankheit zu beginnen. In den früheren Auflagen dieses Handbuches bin auch ich bei den Magenkrankheiten so verfahren und werde es bei dieser Neubearbeitung wiederum tun. Es dient, auch wenn die Begriffsbestimmung manchmal schwierig oder nicht genau zu treffen ist, der Klärung und der Verständigung. Sollte man aber nicht, ehe man die Magen*krankheiten* definiert, eine Begriffsbestimmung geben, was denn der *Magen* sei? Das scheint zunächst fast selbstverständlich. Jeder Mensch weiß, daß er im Bauch gelegen ist und die Nahrung aufnimmt, auch die Verdauung einleitet, und stellt sich ein beutelförmiges Gebilde vor. Der Medizinstudent hat genaue Vorstellungen von seiner Form, seiner feineren Struktur, auch seiner Tätigkeit. Man kann den *menschlichen* Magen nach Gestalt und Struktur beschreiben. Damit ist sein Wesen und ist seine Bedeutung nicht erfaßt. *Der Begriff „Magen" schlechthin* ist ganz schwierig zu umreißen. Es gibt Tiermägen von ganz anderer Gestalt, auch unter den Säugern, wie den des Känguruhs oder die durch Ausgliederungen hochspezialisierten Mägen der Wiederkäuer und gewisser Wale; vom Kaumagen der Vögel zu schweigen. Die begriffliche Unterscheidung von Kropf und Magen ist nicht ganz einfach; denn es gibt Kröpfe, in denen lebhaft verdaut wird, auch wenn die hierfür benötigten Fermente aus dem Magen in den Kropf aufsteigen — ein Vorgang wiederum, der auch im menschlichen Magen durch Aufsteigen von Duodenalsaft eine vielleicht unterschätzte Rolle spielt.

Der Magen ist (phyletisch gesehen) *stets eine Ausweitung des aboralen Vorderdarmes* mit einer gewissen, vorübergehenden Aufnahme- und Speicherfunktion und hat hauptsächlich Aufgaben, die mit der Einleitung der Einverleibung und Ausnützung der Nahrungsmittel zu tun haben. Ein abschließender Pförtner bildet die sinnvolle Organgrenze. Der Magen ist rhythmisches Organ katexochen, nicht nur wegen seiner mischenden und melkenden Peristaltik, sondern durch die antagonistisch-synergistische Koppelung von Retention und Propulsion. Im Fließbandwerk der Ernährung ist der Magen große Station — nicht nur zur Regelung des Weiterfließens, sondern für den Zeitbedarf chemischer Arbeitsgänge.

Wenn in der Mundhöhle die Behandlung der aufgenommenen Nahrungsmittel in erster Linie mit physikalischen Mitteln erfolgt durch Kauakt und Absonderung flüssigen Speichels, während der chemischen Leistung dort durch Fermentbeigabe nur eine bescheidene Rolle zufällt, liegt es im Magen anders. Hier werden starke erste chemische Veränderungen vorgenommen. Die *Verbreiung und Verflüssigung* wird nicht nur durch den Wasseranteil des Nebensekrets besorgt, durch fließenden Reaktionswechsel zur Quellung und Sprengung von Hüllen, durch chemische und physikalisch-chemische Mittel verschiedener Art zur Desaggregierung und Spaltung. Vom Fleisch wird das Bindegewebe gelöst, so daß die Brocken zerfallen. Die großen Moleküle des Eiweißes erfahren mindestens zum großen Teil eine Spaltung in kleinere Bruchstücke. Sie werden nicht, sicher nicht sämtlich, bis zur Resorptionsfähigkeit zerkleinert und löslich gemacht, verlieren aber weitgehend die biochemischen Eigenheiten ihres tierischen oder pflanzlichen Ursprungs. Sie werden despezifiziert. So schließt sich der Facultas receptrix als zweite Hauptfunktion die Facultas alteratrix an, im physikalischen und chemischen Sinne, als beginnende Verdauung und Aufbereitung.

Resorbierende Fähigkeiten hat der menschliche Magen nicht, im Gegensatz zu einigen Tiermägen. Nach einer gewissen Verbreiung, chemischen Zerkleinerung und Denaturierung erfolgt die rhythmische Weiterbeförderung, der eine systematische, in ihrer Abfolge koordinierte Bewegungsarbeit dient. Dieser Funktion entsprechen Bauplan und Struktur der Muskelanteile. Die Facultas expultrix schließt ein gewisses Sortiervermögen ein, durch das verflüssigte Bestandteile zuerst und am leichtesten den Magen verlassen. Alte Autoren, so der plurivitalistische Paracelsusschüler VAN HELMONT, ließen im Magenpförtner einen „Archeus" residieren, der den Durchgang kontrollierte und regelte. Moderne Autoren benennen Ganglienhaufen in Pylorusnähe „gastromotorisches Zentrum".

Schließlich kommt dem Magen eine sichernde Funktion zu, indem er die Fähigkeit hat, bei mengenmäßiger Überlastung mit Speisen oder nach Aufnahme giftiger, schädlicher Stoffe seinen Inhalt durch *Brechakt*, der freilich nicht alleinige Magenfunktion ist, wieder auszustoßen. Es wird von hygienisch lebenden Menschen öfters vergessen, daß Erbrechen keine Krankheit und kein krankhafter Vorgang ist, sondern eine wichtige physiologische Funktion — Facultas repultrix. Hat doch der Brechakt sogar (beim neurotischen Erbrechen und gelegentlich selbst ohne Neurose) Ausdruckswert im Sinne der Ablehnung oder Zurückstoßung beeinträchtigender Umwelteinflüsse.

Damit sind die Leistungen des Magens nicht erschöpft. Er ist eingebaut in die *Regulation des Säurebasengleichgewichtes*. Hier tritt seine Tätigkeit zunächst fordernd dem Gesamtorganismus gegenüber, dem eine starke mineralische Säure und auch Kochsalz entzogen wird. Andererseits dürfen wir annehmen und haben auch gelegentlich Beweise dafür, daß seinerseits der Magen sich in bezug auf das Säurebasengleichgewicht und auf den Mineralstoffwechsel regulierend betätigt und für eine gewisse Rhythmik sorgt, die einem unlebendigen Stillstand der Funktionen entgegenwirkt.

Auch in die *Reiferegelung der roten Blutkörperchen* greift indirekt der Magen ein und ist — wie man einmal gesagt hat — ein „Wächter über das Blut", eine Funktion, die von einem „Verdauungsorgan" früher nicht vermutet werden konnte.

Und wenn für den Magen des Menschen charakteristisch ist, daß er nicht resorbiert, so gibt es andererseits Vorkommnisse, bei denen er körpereigene oder körperfremde Gifte *ausscheidet* (Facultas excretrix) und deren Entfernung durch Brechakt ermöglicht. Man kann schwanken, ob man diese Funktion zu den physiologischen rechnen will. Die Exkretion kann sich nützlich auswirken zur teilweisen Beseitigung parenteraler überdosierter Morphingaben. Sicher ist sie — pathologisch gesehen — belangvoll für Formen der Ausscheidungsgastritis.

Es ist deutlich, wie sehr sich der Magen als Teil des ganzen Organismus erweist durch sinnvolle Verrichtungen in Anpassung an die Ernährungsweise als Umweltfaktor, so wie sie in Jahrzehntausenden geworden ist. Dies nur auszusprechen, besagt gleichzeitig — da der Mensch seine Ernährungsweise selbst gestaltet hat und weiter gestaltet —, daß der *umweltbezogene Sinngehalt der spezifisch-menschlichen Magenleistungen* weitestgehend unbewußtes oder teilbewußtes Menschenwerk ist, einem auch heute nicht abgeschlossenen fließenden Anpassungsvorgang unterworfen. Vielleicht erklärt diese ganz allgemeine Überlegung die *große Erkrankungsbereitschaft des menschlichen Magens* — und zwingt zum Nachdenken über gesunde Ernährungsweise. Wir sehen ein, daß wir einzeln und kollektiv die zivilisatorischen Anforderungen und Erleichterungen, die wir dem Magen gewähren und zumuten, nicht ganz unbesonnen geschehen lassen sollen. Sicher ist andererseits die historische Anpassung so weit eine gewordene, daß unsere hygiagoge Forderung nicht einfach lauten kann: Zurück zur Natur!

Wir versuchen zu definieren: Der Magen ist eine Ausweitung am Ende des Vorderdarmes gleich einer wunderbaren chemischen Retorte mit elastischer und contractiler Wandung, deren Drüsenbelag verdauenden Saft liefert, und der durch einen abschließenden Pförtnermuskel charakterisiert und nach unten begrenzt ist. Gegen die nur zuleitende Speiseröhre ist er doppelt, aber weniger scharf abgegrenzt durch die Muskulatur des Magenmundes und die Zwerchfellzwinge. Kraft seines durch Funktionsanpassung gewordenen Bauplanes arbeitet er in seiner vielseitigen und doch im wesentlichen einheitlichen Tätigkeit stets ganzheitsbezogen und umweltbezogen, ganzheitserhaltend und -gestaltend, der Umwelt sich fügend und umweltgestaltend, indem er ein Stück Umwelt als Nahrung, zunächst ganz im Groben, in sich hineinnimmt; denn der Mageninhalt ist zwar schon im Körper, aber nicht wirklich einverleibt, ist ein Zwischending zwischen Draußen und Drinnen. Ein außerordentlich wichtiges Organ ist der Magen für die chemische Denaturierung, die physikalische Verbreiung und beginnende Löslichmachung der Nahrung, eine erstaunlich hochspezialisierte Organausgliederung im Vergleich zu der Nahrungsvacuole der Protisten, in die zeitweilig Salzsäure und Fermente ausgeschieden werden, und die dann wieder im Turnus resorbierende und exkretorische (Darm-)Funktion vollzieht. Und doch ist der menschliche Magen für unsere zivilisierten Ernährungsbedingungen nicht wie der von freilebenden Tieren unbedingt lebenswichtig.

Dieser Versuch einer *biologischen Definition* des Magens bringt es mit sich, daß einige vergleichend physiologische und vergleichend anatomische bzw. *phyletische Vorbemerkungen* zu Beginn unserer Darstellung eingefügt werden mußten. Anlaß hierzu geben auch Fortschritte auf diesem Gebiet sowie die Überzeugung des Verfassers, daß der *vergleichenden Physiologie*, ganz besonders aber der *vergleichenden Pathologie* in der Zukunft eine bedeutende Rolle zukommen wird. Mehr als für diese Entwicklung einen bescheidenen Anstoß (auch von dem hier bearbeiteten Gebiet aus) zu geben, ist im Augenblick nicht möglich.

Wenn in der ersten Auflage dieses Handbuches (1918) der Abschnitt „Erkrankungen des Magens" unter nicht weniger als 7 Bearbeiter verteilt war, so ist in der neuen vierten Auflage die bisher größte Vereinheitlichung der Darstellung vollzogen. Diese Vereinheitlichung bedingte gewisse Umarbeitungen, teilweise auch Kürzungen; andererseits ist stofflich, besonders für den klinischen Teil, vieles Neue hinzugekommen, vieles änderungsbedürftig geworden. Die Weltliteratur des Gebietes ist nicht mehr übersehbar, ganz abgesehen von gewissen Schwierigkeiten in bezug auf deren Beschaffung. In manchen Fragen mußten wir uns auf große Linien beschränken. Auch die neuerdings im Weltmaßstab sich zeigende Berücksichtigung der „Psychosomatik" erforderte Umarbeitungen, allerdings geringe, da diesbezüglich noch heute gültige Einstreuungen in den verschiedensten Kapiteln, besonders im physiologischen, deutlicher vorhanden waren, als von manchen Seiten beachtet worden ist.

B. Phyletische Vorbemerkungen.

„Die Summe der Teile ist nicht das Ganze" (LAO-TSE). Dieses Satzes ist nicht nur bei der Analyse der *Form* eines Organs, sondern auch bei der Auflösung der *Funktion* zu gedenken. Die Herauslösung von Einzelfunktionen hat immer etwas Gewaltsames, abgesehen von dem häufigen Fehler, Funktionen an den Organgrenzen abzuschneiden. Dennoch möchten wir auf die Unterteilung der Gesamtfunktion nicht verzichten, leitet sie uns doch im Verständnis krankhafter Vorgänge, mindestens bei der Verständigung über sie.

1. Zur Formentwicklung.

Wenn auch RICHET (1878) darauf hinweist. — wobei er die Funktion der Verdauung im Auge hat —, daß man den Magen viel eher als Anfang des Darmes, denn als Ende des Ösophagus auffassen könnte, steht durch vergleichende Betrachtung fest (PERNKOPF 1937), daß Ösophagus und *Magen aller Vertebraten aus dem primitiven metabranchialen Vorderdarm abzuleiten* sind.

Die einfache, indifferente Vorderdarmform läßt keine Unterteilung in Ösophagus und Magen erkennen (Amphioxus, Cyclostomen, Cyprinoiden, Chimaeriden). Bei Myxine findet sich am Beginn des Vorderdarmes eine Enge, die von Schleifen der Muskulatur der Kiemensäckchen umgriffen wird (Kardia?). Eine dem Pylorus entsprechende Enge ist nicht festzustellen.

Mit Verlängerung des noch indifferenten Vorderdarmes tritt auch eine Erweiterung des aboralen Abschnittes ein. Voraussetzung für diese spindelförmige Erweiterung ist die Ausbildung einer pylorusklappenähnlichen Sperrvorrichtung.

Der indifferente Vorderdarm ist nur bei den niederen Vertebraten anzutreffen. Bei allen Selachieren (Ordnungen: Haifische, Rochen, Meerkatzen), Ganoiden (Schmelzfische), den meisten Teleostiern (Knochenfische), bei allen Amphibien, Reptilien, Vögeln und Säugern ist der Vorderarm gegliedert: Er zerfällt in den röhrenförmigen Ösophagus und den sich erweiternden Magen.

Der Ösophagus behält entsprechend seiner Leitfunktion Röhrenform. Unterschiede der Länge sind durch die Ausbildung des Halses bedingt. Da sich bei den Fischen und Amphibien, zum Teil auch bei den Reptilien, der Magen nur in mäßigem Grade erweitert, ist bei diesen Tieren noch *keine richtige Kardia* festzustellen.

Schon bei den Reptilien (Schildkröten, Schlangen) kann der dilatierte Ösophagus *zusammen* mit dem Magen zur Aufnahme von Nahrung dienen. Bei den Vögeln wird die Retentionsfunktion des Ösophagus besonders bedacht: *Falscher Kropf* der Raubvögel (nach rechts gerichtete Erweiterung, noch unscharf abgegrenzt), *echter Kropf* der Hühnervögel, Psittaci u. a. (scharf abgesetzte, sackförmige ventrale Ausstülpung, Ösophagusdrüsen); (Doppelkropf bei Tauben). Zahlreiche Übergänge der Kropfformen (PERNKOPF und LEHNER 1937). (Zur Funktion des Kropfes: Scheidung von Nahrungsbestandteilen — Abtrennung von Balg, Haaren, Federn — Gewöllbildung. Erweichung der Nahrung durch Schleim und aufgenommene Flüssigkeit [Kropfdrüsen sind Schleimdrüsen!]. Quellung, chemische Beeinflussung der Nahrung nur durch Speichel und zurückgetretenen Magensaft möglich. Fütterung der Brut aus dem Kropf.)

Unter dem Einfluß der verschiedenartigen Nahrung kommt die Sonderung des aboralen Vorderdarmstückes zustande. „Kaum ein anderes Organ des Wirbeltierkörpers zeigt bei den verschiedenen Ordnungen der einzelnen Klassen eine so große Wandlungsfähigkeit in seiner Form wie der Magen" (PERNKOPF).

Ausgangsform des Vertebratenmagens. Gerades Rohr, Magenkorpus spindelförmig erweitert, geringe Verdickung der Muskulatur und Klappenbildung am aboralen Ende; so bei Fistulariden — Röhrenmäuler, Familie der Knochenfische mit röhrenförmiger Schnauze.

Durch gesteigertes Längenwachstum krümmt sich das Magenrohr verschieden stark ab, da Anfang (Kardia) und Ende (Pylorus) Fixpunkte (infolge festeren Zusammenhangs mit der

Leibeswand bzw. Umgebung. Der Anfang des Mitteldarmes kann infolge Verbindung mit der Leber nicht gesenkt werden). Mit dieser Krümmung verlagert sich der Magenabschnitt aus der Sagittalen nach links und es kommt zur Achsendrehung des Rohres („Rotation des Magens"). Dieser Vorgang führt zur Asymmetrie von Form und Lage des Magenrohres, die für alle Vertebraten charakteristisch ist. Es kommt zur Ausbildung von 2 Magenformen:

a) *Hakenform* (geknicktes Magenrohr, noch nicht völlig gewendet — bei schlank gebauten Fischen [Haie, Störe]).

b) *Hornform* (gekrümmtes Rohr — Wendung vollständig bei Wesen mit dorso-ventral plattgedrücktem Körper — Rochen, viele Amphibien [Frösche, Kröten], Reptilien [Schildkröten]).

Es existieren zahlreiche Übergänge zwischen beiden Formen. Beim Säugermagen ist die oft entstehende Hakenform (mit Angulus, Plica angularis) vom Tonus und von der Bauchstatik abhängig.

Diese Formen sind Ausgang für weitere Modifikationen. Es entstehen Abwandlungen durch Auftreten blindsackartiger Ausbuchtungen. Zwei Stellen können eine derartige Ausbuchtung liefern:

1. *Der terminale Blindsack.* Bei Fischen, Krokodilen und Vögeln sackt sich das Magenknie (Rohrstück zwischen Korpus und der Pars pylorica) caudalwärts aus, entweder bei Hakenmägen in Form eines konischen Anhangs, oder bei den hornförmigen Mägen in Form einer halbkugeligen Ausbuchtung. Nur der konisch geformte Blindsack besitzt eine besondere, gesonderte Blindsackmuskulatur *(Caecumform)*.

2. *Der kardiale Blindsack.* Die Wandpartie links von der Kardia erhält am hornförmig gekrümmten Magen eine kuppelartige Auswölbung. Dies betrifft fast nur die Säuger unter den Fischen (Labyrinthfisch) bis auf wenige Ausnahmen: Springmäuse, Seehund. Die Abgrenzung des kardialen Säugerblindsackes verläuft entlang der untersten Segmentschlinge der Fibrae obliquae (Segmentfalte!).

Der Rest der Korpuswand, der an der Ausweitung nicht teilnimmt, formt zunächst eine funktionelle Schlundrinne, die von der Ösophagusmündung zum Magenknie führt. In der Weiterentwicklung sind Fibrae obliquae und kardialer Blindsack Vorbedingung für eine *Schlundrinne* (im anatomischen Sinne). (Verstärkung der kardialen Randpartie der Schrägfasern, Ausbildung von Plica cardiaca [Schlundrinnenlippen]. So z. B. beim Pferd, Klippdachs, Schwein.)

Modifikationen des kardialen Blindsackes. *Verlängerung nach oben und rechts* — der Ösophagus scheint dann in der Mitte der kleinen Kurvatur einzumünden — (bei Maulwurf, Klippdachs, Spitzhörnchen); *Colonform* des Blindsackes beim Känguruh; *Divertikel* des Blindsackes beim Schwein; *Verlängerung des Blindsackes* zusammen mit Verlängerung der Pars pylorica (Flughunde, Vampyr).

Zusammengesetzte Mägen. Es erfolgt in diesen Fällen eine Sonderung der Magenhöhle durch vollständige oder unvollständige zirkuläre Einschnürungen in getrennte Kammern. Scheidewände in Blindsäcken (muskulöse Wandfalten) führen zu Nebenkammern. Es kommen 2 Möglichkeiten der Abschnürung von Magenteilen zur Ausbildung:

a) Senkrecht zur Rohrachse. Es entstehen hintereinander folgende Kammern.

b) Schrägteilung (Abschnürung in Richtung der Magenachse). Abteilung von Blindsäcken. Die Kombination beider Möglichkeiten kommt in Anwendung bei der Entwicklung der Wiederkäuermägen.

Zusammengesetzt erscheinen auch jene Mägen, die auffallende Muskelmassen an bestimmten Magenabschnitten ausbilden: *Muskelmägen.* Die Formen der Muskelmägen bei Fischen und Vögeln unterscheiden sich durch die unterschiedliche Anordnung der Muskelverstärkungen. Der Muskelmantel der Vögel setzt schräg zur Magenachse ein, so daß Eingang und Ausgang des Muskelmagens aneinanderrücken. Bei Fischen fehlt dagegen die deutliche Abtrennung des Muskelmagens, da die Muskeln zirkulär das Magenrohr umschließen.

Die Ausbildung des abgesetzten Muskelmagens bei Vögeln führt zur Abgrenzung des Drüsenmagens.

Nach Pernkopf stellt der komplizierte Vogelmagen der Körnerfresser nichts prinzipiell Neues dar: Die erste Stufe dieser Differenzierung ist bei manchen Fischen bereits erkennbar (Gliederung in Korpus, Kniestück und Canalis pylori, Zuteilung von Hauptdrüsen an das Korpus, reichliche Ausstattung des Magenknies mit kräftiger Muskulatur.

Zusammengesetzte Säugermägen. *Bilokuläre Mägen* durch zirkuläre Einschnürung bei Sirenen (Unterordnung der Waltiere). Die Vorkammer — Kardiamagen — ist auch hier der Hauptdrüsenmagen. Sonderform des Hamstermagens: Ausbildung eines oralen Vormagens als Speicherraum und eines Hintermagens als Drüsenmagen.

Die Ausbildung von Magenkammern erreicht bei den Waltieren ein erhebliches Ausmaß (Vormagen, Hauptmagen und Pyloruskammern oder Pylorusmagen — z. B. bei Schwarzwal, Furchenwal, Tümmler).

Vergleich der Formbildung und Beobachtung der Ontogenese zeigen, daß der kompliziert gebaute *Wiederkäuer-(Pecora-)Magen* aus den einfachen Mägen abzuleiten ist. Ausgangsform: Säugermagen mit kardialem Blindsack. Aufteilung in Vor- und Hinter-(Lab-)Magen durch Querschnürung. Abteilung des kardialen Blindsackes (Vormagen) vom Magen-Schlund-rinnengebiet durch Schrägteilung (Haupt- oder Grenzfurche) führt zu Pansen und Haube. Am Ende des primitiven Schlundrinnengebietes bildet sich eine halbkugelige Vorwölbung,

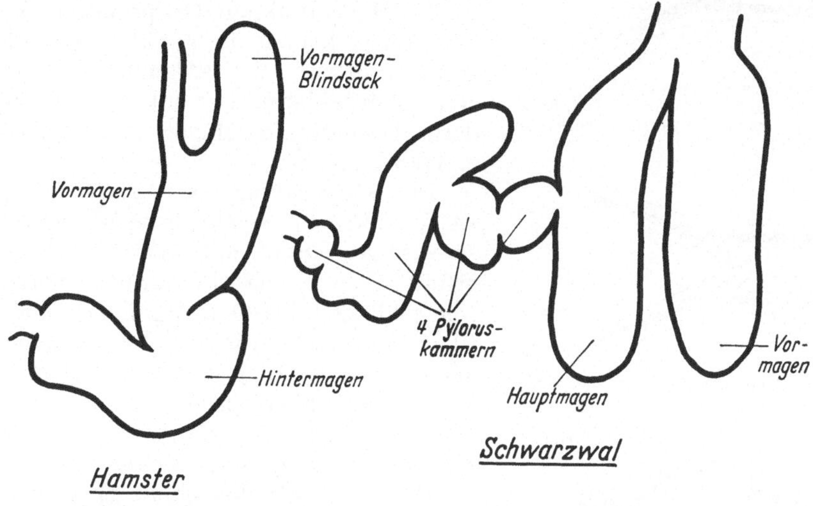

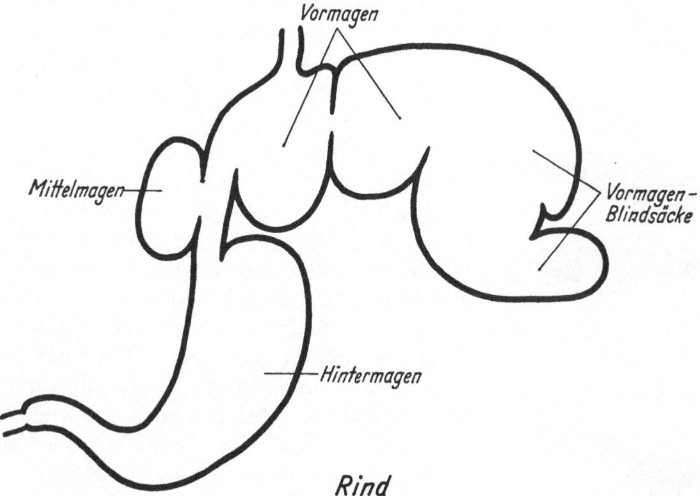

Abb. 1. Formtypen zusammengesetzter Mägen. (Nach PERNKOPF 1937.)

die die Größe der Haube erreichen kann: Psalter. Der Hintermagen (Labmagen) ahmt in seiner Form die Gestalt des ursprünglichen Säugermagens nach, entspricht jedoch dem Knie-stück und der Pars pylorica.

2. Funktion und Form.

Funktionelle Formbilder des einfachen Säugermagens zeigen vorübergehende Einschnü-rungen an typischen Stellen: Isthmus, Sulcus intermedius, Canalis salivalis. Ein Isthmus erscheint an der Stelle (oberhalb des Magenknies), an welcher bei Fortentwicklung eine Trennung von Vor- und Hintermagen auftritt. Der Sulcus praepyloricus (intermedius) (zwi-schen Sinus ventralis und Canalis pylori) entspricht der Begrenzung des Muskelmagens (bestimmter Säuger). Die Kontraktionswirkung der Fibrae obliquae kann bei den Fleischfressern die gleiche rinnenförmige Korpuspartie abschnüren, die bei den zusammengesetzten Mägen die Schlundrinne ausbildet. Dies zeigt, daß funktionelle Formungen, die zwar an gewisse anatomische Voraussetzungen gebunden sind und daher nicht zufällig erscheinen, Vorläufer definitiver Formen darstellen.

Zur Magenfunktion. Der primitiven Vorderdarmanlage kommt die Funktion eines leitenden Rohres zu. Die Verdauung vollzieht sich erst im Mitteldarm. Der differenzierte Vorderdarm, besonders der Magen, dient mehrfachen Aufgaben.

Die *Speisenaufnahme (Facultas receptrix)* ist dabei keine ausschließliche Magenfunktion, sie wird gemeinsam mit Mund und Ösophagus erfüllt. Eine Kardia ist dafür nicht notwendig. (Sie fehlt den Fischen, Amphibien und Reptilien und stellt für die Magenentwicklung keine Voraussetzung wie der Pylorus dar.) Die Verschlußvorrichtung am Vorderdarm-Ausgang macht den Magen zu einem Retentionsapparat *(Facultas retentrix)*.

Der besondere Verschluß (Pylorus) zeigt sich bereits bei den Lippfischen (Labriden), Gobiiden (Meergrundeln) und Dipnoern (Lurchfischen — Übergang der Fische zu den Amphibien) in Form einer klappenartigen Ringfalte. Bei allen Vertebraten findet sich ein Sphincter pylori; er fehlt den Monotrematen und den Nebenmägen der meisten Vögel. (Besondere Variationen s. Abb. 2.)

Auch die Retentionsfunktion ist ursprünglich keine alleinige Magenaufgabe, bei Tieren mit weitem, dehnbarem Ösophagus (Schlangen und Vögel) vermag die Speiseröhre den Korpusraum nach obenhin zu vergrößern. Wo der Magenteil keinen kardialen Blindsack besitzt, kann es zur Ausbildung eines Kropfes kommen, so bei Vögeln. Bei Säugern entwickelt sich dieser Blindsack im Bereiche des Magens selbst. In zusammengesetzten Mägen werden Flüssigkeiten vermittels der Schlundrinne in den Drüsenmagen abgeleitet. Vormägen behalten die festen Bestandteile zurück. Die Möglichkeit einer Digestion ist hier nicht gegeben, da in diesem Speicherraum keine Verdauungsdrüsen (höchstens Schleimdrüsen) ausgebildet sind. Dafür werden die Speisen nach Vermischung und Erweichung bereits einem bakteriellen Macerationsprozeß der Celluloseauflösung unterworfen (Wiederkäuer, Hamster, Faultiere). Darin liegt eine Vorwegnahme der Blinddarmfunktion.

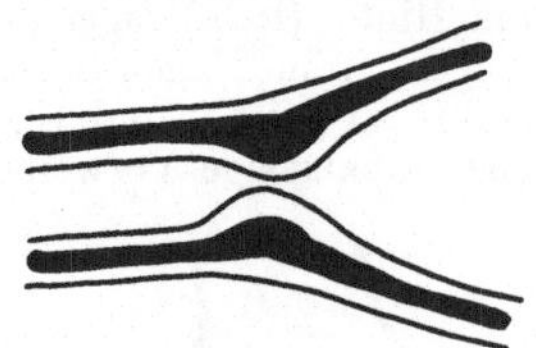

Ringförmige, wulstartige Erhebung der Schleimhaut mit Einlagerung von Ringmuskulatur (Sphincter pylori) bei Teleostiern Selachiern, Reptilien und Säugern.

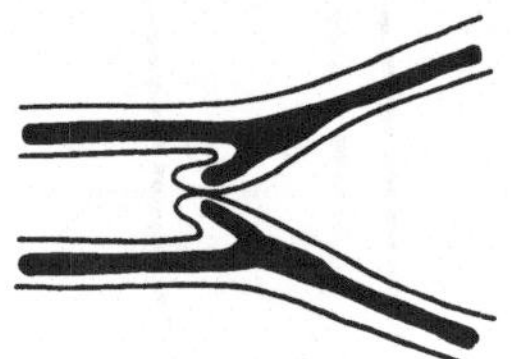

Trichterform bei Welsen.

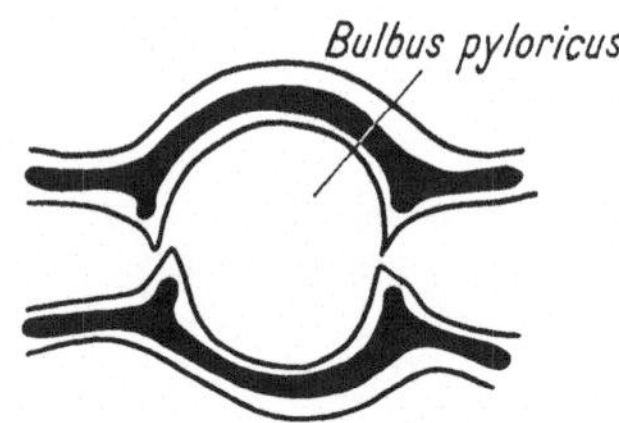

Zwei klappenähnliche Bildungen am Pylorusabschnitt bei Reihervögeln.

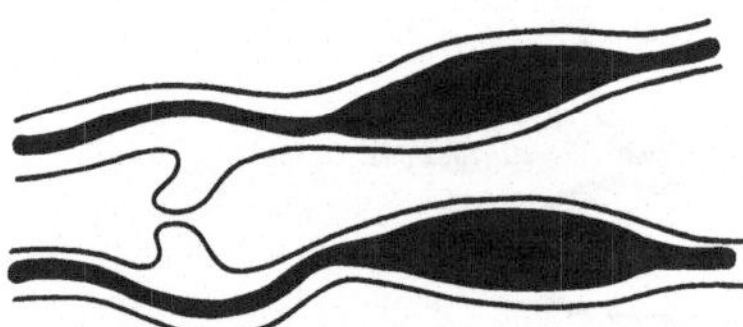

Flacher Ringmuskel vor den Schleimhautklappen bei Schildkröten.

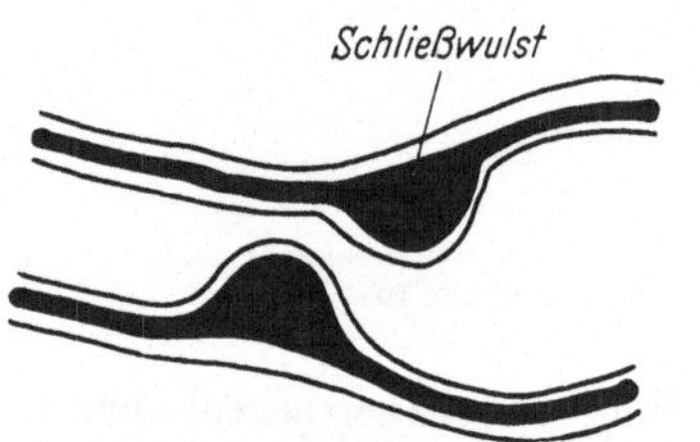

Schließwülste beim Schwein, die durch schräg umgreifende Muskelschichten gebildet werden.

Abb. 2. Typen des Magenverschlusses am Pylorus (Längsschnitte). (Nach Pernkopf 1937.)

Mit der Formveränderung des Vorderdarmes (Ausweitung des Magenabschnittes) treten echte Verdauungsdrüsen auf und damit kann eine spezifische
Verdauungsleistung vollbracht werden. Dabei stellt die Verdauung in bezug
auf die Nahrung nur einen Teil der komplexen *Facultas alteratrix* dar.

Die Typen der Topik von Schleimhaut- und Drüsenfeldern am Wirbeltiermagen sind außerordentlich mannigfaltig. Der spezielle zellige Aufbau der Schleimhautformationen läßt
dagegen Gemeinsamkeiten finden. Das Magenepithel der *Fische* ist hochprismatisch, enthält
„oxyphil gekörnte" Becherzellen und vermag Schleimsubstanzen zu produzieren (PLENK
1932). Zwei Drüsenarten sind vorhanden:

a) „*Hauptdrüsen*" im Korpusteil aus „Hauptdrüsenzellen" mit grob oxyphil gekörntem
Protoplasma. Es findet sich keine Scheidung von Haupt- und Belegzellen. Den vorliegenden
Zellen spricht man die gleichzeitige Produktion von Pepsin und Salzsäure zu. Bei Stachel-
flossern sind in den Hauptdrüsen mucoide „Halszellen" beschrieben.

b) „*Pylorusdrüsen*" mit kürzeren Schläuchen, aufgebaut aus ungranulierten Zellen.

Ein pepsinartiges Ferment soll auch schon im indifferenten Vorderdarm magenloser
Teleostier vorkommen. Bei Fischen sind wiederholt sehr hohe Säurewerte festgestellt worden.
DOBREFF (1927) fand z. B. eine, auch im Hunger anhaltende Sekretion von saurem Magensaft
bei Haifischen. Bei Rochen kann auch ein alkalisches Magensekret gewonnen werden (WEIN-
LAND 1901). (Das Auftreten von saurem und alkalischem Magensaft soll von Durchblutungs-
mechanismen abhängig sein. Arteriovenöse Anastomosen?) Da die verdauende Einwirkung
einer aus der Schleimhaut der Selachier extrahierten Protease auch bei alkalischer Reaktion
erhalten bleibt, erscheint die Identität des Fermentes mit dem Pepsin der Säuger zweifelhaft.
Bei Rochen wurden diastatisches Ferment und Lipase (VAN HERWERDEN 1908) nachgewiesen.
Nachweis von Fetttröpfchen in den Lymphgefäßen der Mägen von Rochen auf der Höhe der
Verdauung lassen auf eine umfangreiche Resorptionsfunktion des Magens auf dieser Entwicklungsstufe schließen.

Auch bei Amphibien setzen sich die Korpusdrüsen aus Hauptdrüsenzellen zusammen, die
die Funktionen von Haupt- und Belegzellen in sich vereinigen. Ob man eine Sondernatur
für das Pepsin des Amphibienmagens postulieren darf, erscheint nicht sicher. Das Frosch-
pepsin wirkt noch bei 0^{0} verdauend (FLAUM 1891). Für den Sekretionsnachweis z. B. der
Frösche erscheinen die Arbeiten von SMIRNOFF (1920) von Bedeutung. Es gelang ihm, Frösche
mit einer Magenfistel 2 Jahre lang zu beobachten. Bloßes Vorzeigen von Nahrung konnte
noch keine Magensaftsekretion auslösen. Diese trat erst ein, wenn die Nahrung die Magenwände berührt. Es ist also der Komplex der bedingten Reflexe auf dieser Entwicklungsstufe
noch nicht erworben.

Bei den fleischfressenden Vertebraten (Tagraubvögel, Carnivoren) erfolgt die Produktion
des Magensaftes so rasch und in einer solchen Menge, daß z. B. Knochen in kurzer Zeit ent-
kalkt werden. Die Fermentwirkung des Magensaftes bei körnerfressenden Vögeln, der außer
Salzsäure und Essigsäure auch Flußsäure enthalten kann (nach PERNKOPF) kommt erst zur
Geltung, wenn im Muskelmagen durch Trituration die Nahrung zerkleinert wurde. Für die
Funktion als *Triturationsorgan* zeigt der Muskelmagen der Vögel außer der mächtigen Entwicklung der Muskelschicht die Besonderheit, daß das Sekret der Pylorusdrüsen auf der
Schleimhaut zu einer Cuticula („Reibeplatten") erstarrt. Damit entstehen wulstartige Erhebungen und zahnartige Bildungen, die das mechanische Moment der Magentätigkeit unterstützen. Genügender Schutz der Schleimhaut ist durch diese „Hornschicht" gewährleistet.
Der Triturationsaufgabe dient auch die absichtliche Aufnahme von Steinchen. [Entziehung
der Steinchen bei Hühnern führt zu mangelhafter Nahrungsausnutzung. Kompensation ist
vorübergehend nur durch Vermehrung des Futters zu erreichen, anhaltende Weitergabe von
gewöhnlichem Körnerfutter führt zu Gewichtsabnahme (MANGOLD 1927, 1950).] Bei der
Bewegung des Muskelmagens handelt es sich nicht um eine Gegeneinanderpressung der
Reibeplatten, sondern um eine Mahlbewegung mit Abscherwirkung. Die Kraftentfaltung
mag an der bekannten Fähigkeit des Truthahnmagens, ganze Walnüsse zu zertrümmern,
vermessen werden.

Die Schleimhaut des einfachen *Säugermagens* baut sich aus einfachem prismatischem
Epithel auf, das einen besonderen Schleim produziert. An Drüsengattungen unterscheidet
man drei: *Haupt-(Lab)-Drüsen*, *Pylorusdrüsen* (in der Regel auch im Bereich der Magenstraße anzutreffen), *Kardiadrüsen* (deren Zellen Schleimreaktionen geben). Erst bei den
Säugern sind in den Hauptdrüsen Hauptzellen, Neben- und Belegzellen zu unterscheiden.
Zur Vergrößerung der hauptdrüsentragenden Schleimhautoberfläche kommt es beim Beutel-
tier, Beutelbären und Biber zur Entwicklung einer *großen Magendrüse*, die sich im Bereiche
der kleinen Kurvatur, nahe der Kardia in den Magen vorwölbt.

Bei einer Reihe von Säugern dringt das verhornende Epithel vom Ösophagus aus pyloruswärts vor, so daß die Vormagenabteilungen zu „Speichersäcken" werden (Waltiere, Wiederkäuer [Traguliden-Zwerghirsche, Pecora-Giraffen, Horntiere, Hirsche, Moschustiere]). Das

Fortschreiten des cutanen Epithels läßt sich besonders an der Magenreihe der Schuppentiere beobachten (s. Abb. 3).

Die Magenverdauung der Wiederkäuer erweist einige Besonderheiten. So drängen die bakteriellen Vorgänge der „Pansengärung" chemische und fermentative Prozesse in den Vormägen zurück. Als Folge der Gärungen entstehen Milchsäure und niedere Fettsäuren, die — um die günstigen Vegetationsbedingungen für die Saprophyten zu erhalten — durch die Dauersekretion der Parotisdrüsen und ventralen Backendrüsen neutralisiert werden (durchschnittlicher p_H-Wert von 8,0 des Panseninhalts bei Rind, Ziege und Schaf). Den Bakterien gleichwertige Symbionten sind die Infusorien, deren Bedeutung darin liegt, daß sie das pflanzliche Eiweiß in leichtverdauliches Infusorieneiweiß überführen und die Zuckerarten leichtverdaulich gestalten. Hinzu kommen mechanische Einwirkungen: Zerkleinerung, Durchmischung und Auflockerung. Im Psalter (p_H-Werte zwischen 5,7—7,5) findet eine starke Flüssigkeitsresorption statt. Im Labmagen laufen die Verdauungsvorgänge ab wie bei den einhöhligen Mägen. Die Pepsinwirkung ist nur gering, daher finden sich Eiweißabbauprodukte nur in Spuren. Die Salzsäurekonzentration liegt niedriger als bei anderen Haustieren (Fundusteil: p_H 2,2 bis 6,5). Die Wichtigkeit des Vormagenapparates der Wiederkäuer erhellt aus der Tatsache, daß nach Exstirpation großer Teile im jugendlichen Alter eine vollkommene Regeneration eintritt (Krzywanek 1944).

Die *motorische Funktion* des Magens dient der Durchmischung und der Weiterbewegung *(Facultas expultrix)* des Mageninhalts. Der Blindsack der Säugermägen soll dabei speziell als Druckregulator dienen, da er sich entsprechend seiner Muskelanordnung konzentrisch zusammenziehen kann. Die „Pars egestoria", der Canalis pylori, ist schon auf niedriger Stufe mit kräftiger Muskulatur ausgestattet.

Die Mechanik des *Wiederkäuermagens* ist von besonderer Kompliziertheit. Bewegungen des Pansens bestehen in alternierenden Kontraktionen des ventralen und dorsalen Sackes. Die zwischen dem ventralen Pansensack und der Haube gelegene Vormagenabteilung, welche eine eigene Innervation besitzt, hat den Namen „Schleudermagen" erhalten, auf Grund ihres wechselseitigen Bewegungsmechanismus mit der Haube, die ihrerseits in 2 Phasen verlaufende Kontraktionen vollführt. Die genaue Analyse der Psalterbewegungen war wegen der versteckten Lage des Magenteils bislang nicht möglich. Man vermutet eine zerkleinernde Wirkung auf die zwischen den Blättern gelegene Nahrung, die dann langsam labmagenwärts geschoben wird. Die Labmagenbewegungen entsprechen denen eines einhöhligen Magens.

Für den Weitertransport des Pansen- und Haubeninhalts ist die Funktion der Lippen der Schlundrinne, welche in Form eines Wulstes die Hauben-Psalteröffnung umgeben, notwendig. Sie geben den Weg frei, wenn die Nahrung bis zu einem bestimmten Grad zerkleinert, der Flüssigkeitsgehalt und der Füllungsgrad der Vormägen groß genug ist. Daraus ergibt sich auch die Möglichkeit des Nahrungsübertrittes ohne Wiederkäuen (Trautmann 1944).

Der Wiederkäuermagen demonstriert in ganz besonderer Weise die *Facultas repultrix*. Eine Zeit nach der Mahlzeit ($^1/_2$—$^3/_4$ Std) kommt es unter Inkrafttreten

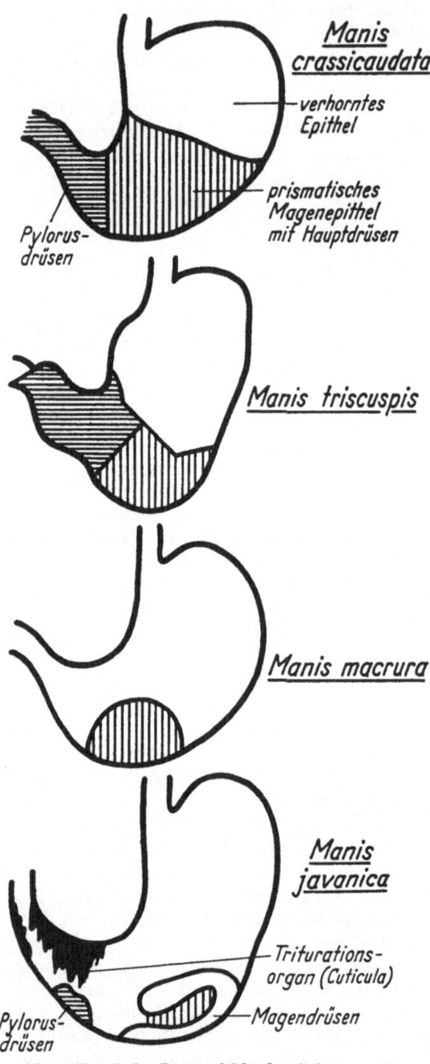

Abb. 3. Topik der Drüsenfelder bei Schuppentieren (Maniden). (Nach Pernkopf 1937.)

eines komplizierten Reflexmechanismus (inspiratorische Feststellung des Zwerchfells, Glottisverschluß, Antiperistaltik des Ösophagus, Bauchpresse) zur Rejektion.

Der Wiederkauakt verläuft insbesondere in 2 Abschnitten: *Ansaugungsphase*: Abschlucken von Speichel zum Schlüpfrigmachen der Speiseröhre, tiefe Inspiration bei *geschlossener* Glottis. Durch den negativen intrathorakalen Druck erfolgt Entfaltung der Brustspeiseröhre. Öffnung der Kardia und Füllung des Ösophagus durch Druckgefälle vom Pansen gegen Speiseröhre. Kardiaschluß. *Auspressungsphase*: Ausatmungsbewegung bei anhaltendem Glottisschluß, die den Inhalt im Brustösophagus unter Druck setzt und gemeinsam mit antiperistaltischer Bewegung in die Mundhöhle bewegt. Die Wiederkaumassen gelangen wie die Bissen der ersten Aufnahme stets wieder in Pansen oder Haube. Der Wiederkauakt selbst ist ein lebenswichtiger Vorgang, weil nur durch ihn die genügende Aufbereitung der Nahrung erfolgt. Auch bei manchen Raubvögeln gehört die Repulsion von Mageninhalt regelmäßig zu dem Verdauungsvorgang.

Das *Erbrechen* ist an einen umfangreichen Reflexmechanismus gebunden. Es tritt leicht beim Fleischfresser und Schwein ein. Besondere Verhältnisse bestehen bei den Einhufern, da Kardia und Pylorus eng beieinanderliegen. Der muskelstarke, enge Ösophagus mündet schräg in den Magen und wird an der Kardia von einem zirkulären „Sphincter cardiae" umschlossen, der eine funktionelle Einheit mit den letzten Bündeln der Fibrae obliquae, der sog. „Kardiaschleife" bildet. Hierauf beruht die Unmöglichkeit des Erbrechens bei Pferden. (Erst bei abnorm gedehntem Magen kann Erbrechen bei Einhufern auftreten.)

Formeigenschaften und Funktionen des Magens im Tierreich treten uns mit erstaunlicher Mannigfaltigkeit entgegen und es ist schwer abzuschätzen, welche Kräfte in der Phylogenese den Anstoß zu den Umänderungen gegeben haben. Es liegt nahe, in der Lebensweise, besonders in der Art der Nahrung und der Größe des Nahrungsbedürfnisses, sowie in der verschiedenen Ausbildung des Kauapparates Richtungsfaktoren für die Ausbildung von Magenform und -funktion zu erblicken. Ohne auf die Diskussion darüber einzugehen, muß das Urteil PERNKOPFs beachtet werden, daß eine strenge Beziehung zwischen Magenform und Nahrung, sowie eine gesetzmäßige Korrelation von Magen und Kauorgan nicht festzustellen ist, wenn auch in verschiedenen Tierordnungen ähnliche, konvergente Formen und Eigenschaften als Anpassung an Qualität und physikalische Eigenschaften der Nahrung zu erklären sind.

Die evolutiven Vorgänge, die zur Herausbildung neuer Baupläne und neuer Organe führen, unterliegen nach WOLTERECK (1931) dem „inneren Zwang der Vermannigfaltigung" und führen in ihrer Richtungslosigkeit zunächst zu vielgestaltigen Formen [z. B. ist die Formenvariation der Gehörne der Antilopen nahezu erschöpfend, soweit sie nicht biologisch untragbar sind (RENSCH 1947)]. (Ähnlich die Schalen der Schnecken, die Stridulationsorgane der Insekten.) Einschränkende Faktoren werden umrissen von dem Begriff des „Entwicklungszwanges", da weder die Organisation des Tierkörpers noch die Umweltverhältnisse jede beliebige Entwicklung zulassen. Diesen Gesetzen unterliegt auch die formative und funktionelle Entwicklung des Magens, der sich als Organ durch Koadaptionen dem Bauplan einfügt, so daß die Wesen auf jeder Stufe harmonische Organismen sind.

C. Anatomische Vorbemerkungen.

I. Die Gestalt des Magens.

Grundsätzliches über die Magenform. Da der Magen kein einfacher stereometrischer Hohlkörper mit gleichmäßig dicker Wand ist, so lassen sich seine Formabwandlungen nicht ohne weiteres konstruieren. Sie müssen *gesehen* werden. Nicht aus einem statischen Momentbilde können wir die Magenform begreifen — wir müssen kinetische Morphologie treiben. Wir suchen nicht mehr nach einer „Grundform" des Magens, auch nicht nach zweien (einer „diastolischen" und einer „systolischen"), sondern nach dem Gesetzmäßigen im Formenwechsel, bei der Entfaltung, der Entleerungsarbeit, beim Anpassen an die Raumverhältnisse in der Bauchhöhle. Und hier tritt die Anatomie in ihre Rechte, indem sie uns Struktur und Bauplan dieses Hohlmuskels kennen und aus ihnen nicht seine Grundform, sondern sein Formenspiel und dessen Grenzen verstehen lehrt. So führen wir schließlich den Formenwandel auf strukturell kanalisierte, formgebende Muskelkräfte zurück — und treiben eine *Dynamik der Form*. Hierfür dürfte *auch der Organisationsplan der Nervenversorgung* noch größeres Interesse gewinnen: Nervenimpuls regiert die formende Muskelkraft.

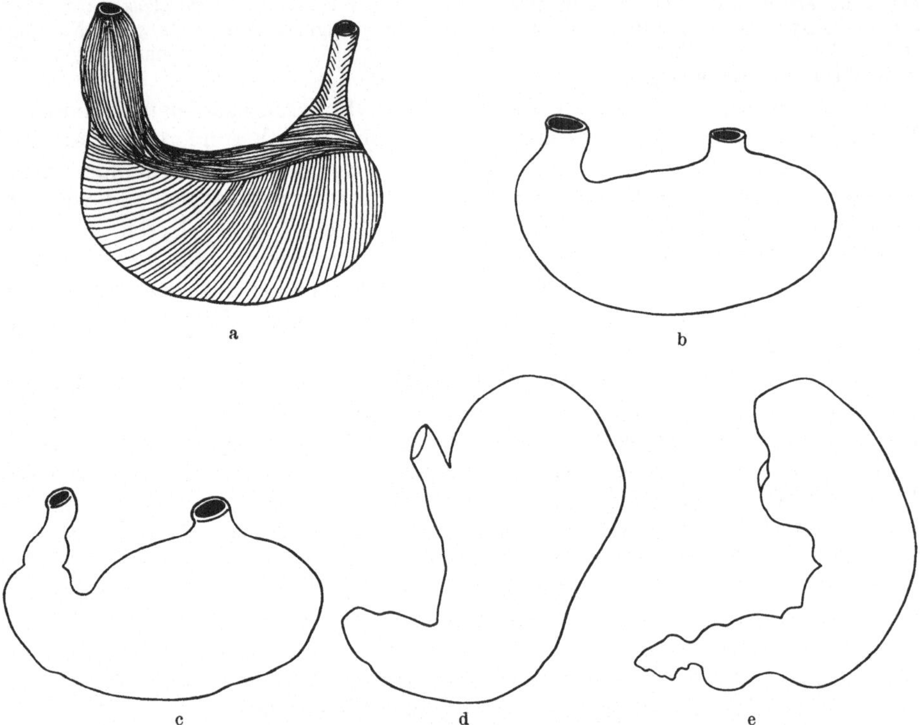

Abb. 4 a—e. Formen des Leichenmagens. a Nach Willis 1682. b Nach Helvetius 1719. c Nach Henle 1866. d Nach Jonnesco 1895. e Fetusmagen nach E. Müller 1897.

Es gibt Varianten der Gesamterscheinung und abweichende Einzelheiten der Modellierung, die nicht durch Differenz der Struktur zu erklären sind. Sie können in Tagen oder Stunden wechseln. Sie müssen neben Einwirkungen der Nachbarorgane auf differenter Innervierung beruhen. Daraus ergibt sich, wie eng die Form verkettet ist mit der Funktion des Organs, und wie sie darüber hinaus Einwirkungen ausgesetzt ist von dispositionellen, konstitutionellen, „Stimmungs"-Momenten der ganzen Person. So erfaßt, ist die Magenform nicht die des Leichenmagens, nicht die des herausgeschnittenen „überlebenden" Organs, sondern die Form des Magens in seiner Gemeinschaft mit der lebenden Einheit, von der er ein Teil ist.

Wandel der Auffassungen über „Magenform". Es ergeben sich Phasen in der Geschichte der Magenmorphologie: Die erste liegt vor der Zeit, in der plastische Anschauungen von den Formungen des lebendigen, bewegten Organes zugänglich wurden — im wesentlichen vor der Röntgenära. Diese erste Periode ist beherrscht vom Bild des gewöhnlichen Leichenmagens (Abb. 4). Ihn lernen wir kennen als schlaffen Sack, horizontal im linken Hypochondrium gelagert, von der Form einer etwas gekrümmten Birne — durch Speisereste und Zersetzungsgase mehr oder weniger gedehnt. Es ist die *Dehnungsform* des Magens, also eine rein passive Form: die erschlaffte und postmortal erweichte Muskulatur ist ohne Einfluß darauf.

CRUVEILHIER (1829—1835) zeigte bereits, daß die bindegewebige, subseröse Schicht der Dehnung ihr Ziel setzt und somit für diese „Grundform" maßgebend ist. Seitens der Klinik konnte es keinen Widerspruch gegen diese Dehnungsform des Magens geben, so lange die beste Methode zur Formbestimmung am Krankenbett in der Blähung mit Luft oder Kohlensäure bestand. — Schon alten Anatomen war freilich die Vielgestaltigkeit des Magens dennoch aufgefallen bei Mägen von verschiedenem Füllungsgrad, besonders wohl bei sehr frisch zur Sektion kommenden Leichen. Aber gerade deshalb bemühte man sich, diese Mannigfaltigkeit auf eine einheitliche Form — die Dehnungsform — zurückzuführen. Diese Form ist nun fast ohne jede Beziehung zur Physiologie; sie hatte dem Kliniker nichts zu sagen. Und so finden wir bezeichnenderweise noch um die letzte Jahrhundertwende in den Lehrbüchern der Magenkrankheiten zwar sehr ausführliche Angaben über das mikroskopische Bild der Magenschleimhaut, aber kaum mehr als einen Satz über die Gestalt des ganzen Organes. (Lehrbücher von LEUBE 1889, RIEGEL 1908, BOAS 1920, BOUVERET 1893, EINHORN 1896, HEMMETER 1897 usw.)

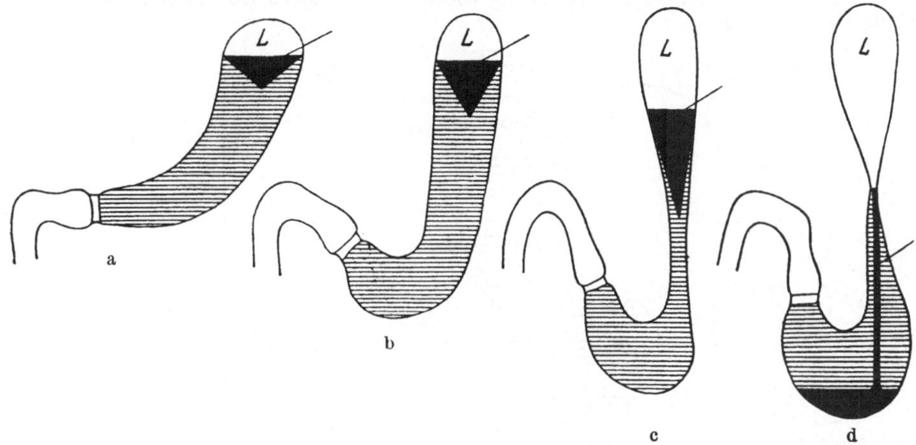

Abb. 5 a—d. Magenformen nach EMMO SCHLESINGER. (Tiefschwarz ist die Anfangsphase der Füllung angedeutet.)
a hypertonisch; b normotonisch; c hypotonisch; d atonisch.

Als dann nach RIEDERS Vorgang (1906) das vorwiegend vertikale Schattenbild des gefüllten Magens mit erhaltenem Tonus in aufrechter Körperhaltung und während seiner lebendigen Bewegtheit studiert wurde, waren die ersten Beobachter (HOLZKNECHT 1906, GROEDEL 1913 u. a.) erstaunt und beirrt, weil das, was sie sahen, so wenig verwandt schien mit dem Magenbild der anatomischen Atlanten. Verteidiger des Alten erhoben sich — auch von klinischer Seite (STILLER 1910, 1912). Die Röntgenforscher schritten ihren Weg. GROEDEL fand so grundsätzliche Unterschiede gegenüber dem Leichenmagen, daß er eine Vergleichung beider Formen als zwecklos beiseite schob. Die Röntgenologie machte sich unabhängig von der Anatomie. Den höchsten Grad der Emanzipation erreichte sie in der Darstellung der Magenformen durch EMMO SCHLESINGER (1910) (Abb. 5). Er leitete sehr verschiedene Magenformen nur durch Tonusveränderungen voneinander ab. Er irrte, indem er, losgelöst von jeder Anatomie, eine gleichmäßige Schlauchform des Magens zugrunde legte mit strukturell nicht differenzierter Wandung. Aber er förderte die Anschauungen, indem er die aktiv formende Kraft der muskulären Kontraktionsphänomene scharf betonte. Die Entfremdung der Disziplinen war eine vollkommene: Der Kliniker stellte sich hier ein Organ vor, das seine wechselvolle Form nur aktiv sich gab und änderte; die anatomische Lehrmeinung haftete noch an der rein passiven Dehnungsgestalt des Magens.

Die Brücke mußte geschlagen werden. Von beiden Seiten. Die Anatomen bemühten sich, an frischen Leichen Kontraktionsphänomene des Magens zu erhaschen (CUNNINGHAM 1906, BECKEY, ASCHOFF 1918 u. a.) und so den Formungen des Lebens näherzukommen.

Ganz besonders wurde die Überbrückung der Gegensätze gefördert durch das Werk GOESTA FORSSELLS (1913), der Röntgenologe und Anatom in einer Person war. Er lehrte beachten, daß nicht nur verschieden starke Kontraktionen strukturell gleichwertiger Teile das Formenspiel des Magens schaffen, sondern daß gewisse Kontraktionsphänomene durch Eigentümlichkeiten im Bau des Muskel- und Bandapparates bedingt werden. In bezug auf Einzelheiten hat er Vorläufer in dieser Lehre (sein Hauptwerk 1913 enthält die historischen Angaben sehr ausführlich). Doch waren sie kaum beachtet worden. In Einzelheiten wiederum scheinen auch FORSSELLS Deutungen nichts Endgültiges darzustellen. Der führende Gedanke seines Werks bleibt sein Verdienst.

Ergänzend zu den allgemein anerkannten Forssellschen Lehren betont Götze (1922) stärker die Wirkung mechanischer Faktoren, den „hydrostatischen Druck" des Mageninhaltes, besonders bei aufrechter Körperhaltung. v. Bergmann (1921) hielt gegenüber der Forssellschen Auffassung die ursprüngliche Schlesingersche trotz ihres Schematismus für die „tiefer gehende". Die Anerkennung von Tonusvarianten scheint in dieser Auffassung wesentlich. Die virtuell in der Struktur gegebenen Formungsmöglichkeiten werden aktuell durch nervösen Antrieb. Darüber hinaus liegt es nahe, auch dadurch Formvarianten zu erklären, daß strukturell gleichwertige Teile differente Nervenbefehle erhalten.

Zur Erklärung der normalen wie der abweichenden und krankhaften Magenformen genügt also nicht die Kenntnis der differenzierten Muskelarchitektur des Organs; es ist der nervösen Steuerung und ihren Differenzierungen Aufmerksamkeit zu widmen.

Einzelne Arbeiten lassen eine Art Reizleitungssystem des Magens ahnen (Keith 1915, Perman 1917). Sie zeigen z. B., daß Pars pylorica und Pars cardiaca nicht nur im Muskelbau, sondern sich auch in der Nervenversorgung voneinander abheben (so wie sie auch getrennte Gefäßgebiete darstellen).

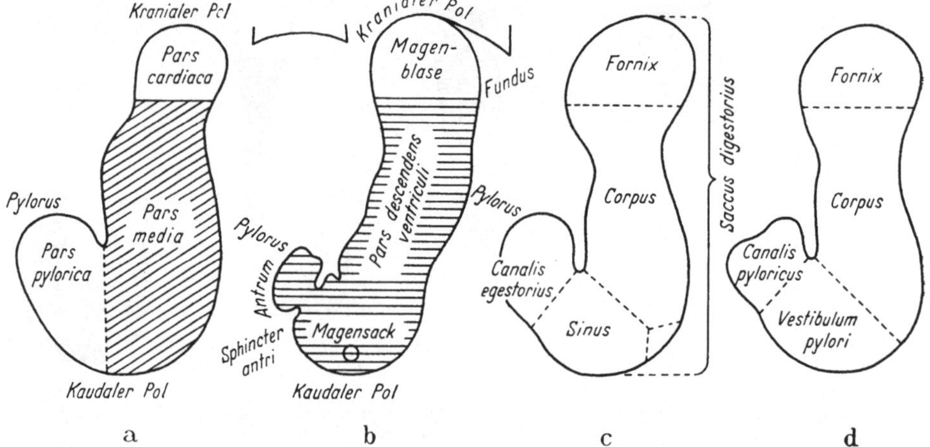

Abb. 6a—d. Nomenklatur des Magens nach Holzknecht (a), Groedel (b), Forssell (c) und Aschoff (d).

Ebenso verdient das Studium von Magenform und -funktion nach Reizung und Lähmung der extragastralen Steuerungsnerven, wie es Klee (1914) in anschaulichen Versuchen durchgeführt hat, auch in diesem Sinne Beachtung. Indem wir neben den durch die Muskelstruktur gegebenen Möglichkeiten der Modellierung auch die aktivierenden und aktualisierenden Innervationstendenzen in Rechnung stellen, gelangen wir zu einer *biologischen Dynamik der Magenform*.

Bedeutung der Innenfläche. Es hat sich — mit bedeutender Auswirkung für die Diagnostik — das klinische Studium der Magengestalt wesentlich vertieft. Durch verbesserte Röntgenmethodik und den Ausbau der Gastroskopie ist es möglich und üblich geworden, auch die Innenfläche des Hohlorgans, das Schleimhautrelief zu studieren. Der Wandel der Faltungen unter Einwirkung der Funktionen, unter der Wirkung pathologischer Veränderungen und unter dem Einfluß pharmakologischer Reize (Velde 1931, Pharmakoradiographie) wird erfaßt. Es handelt sich nicht um statische Form, sondern um lebendiges Formenspiel. Die Schleimhaut besitzt „Autoplastik" (Forssell), vermöge ihrer Turgorveränderungen und vermöge *eigener* Contractilität (Muscularis mucosae). Das Innenrelief wird dadurch weitgehend unabhängig von der äußeren durch die Muskelschicht bestimmten Gesamtgestalt des Magens, so daß z. B. bei kontrahiertem Organ relativ flache Schleimhautfalten vorhanden sein können. Wenn die Grundlagen für diese dynamische Auffassung von der Gestaltung der Innenfläche meisterlich von Forssell schon geschaffen wurden, so ist es die Leistung in erster Linie von H. H. Berg (1931), die Betrachtung des Innenreliefs für die Klinik erschlossen und ausgewirkt zu haben. In Kürze ist das systematische

Studium des Innenreliefs unentbehrlich geworden. „Die Notwendigkeit des Studiums der Innenfläche geht schon aus der Tatsache hervor, daß fast alle wesentlichen Organerkrankungen am Verdauungsrohr mit Änderungen seines makroskopischen Innenaspektes einhergehen" (H. H. BERG 1931). *In unserer prinzipiellen Anschauung wie in der konkreten Einzelbetrachtung ist jetzt der Magen wirklich ein Hohlorgan.* Indem wir die äußere Gestalt und ihren funktionellen Wandel wie die innere Oberfläche durch Reliefdarstellung *und* Gastroskopie gleichzeitig erfassen, bekennen und gewöhnen wir uns zu einer Synthese der Anschauung, die mit einem flächenhaften Bild niemals wiedergegeben werden kann.

Dieser Fortschritt ist erheblich. Fast aber scheint es notwendig, darauf hinzuweisen, daß einzelne Röntgenärzte sich allzu ausschließlich für die Innenfläche des Magens interessieren, auch unter Verzicht auf eine Prüfung der motorischen Funktionen und der Austreibungszeit.

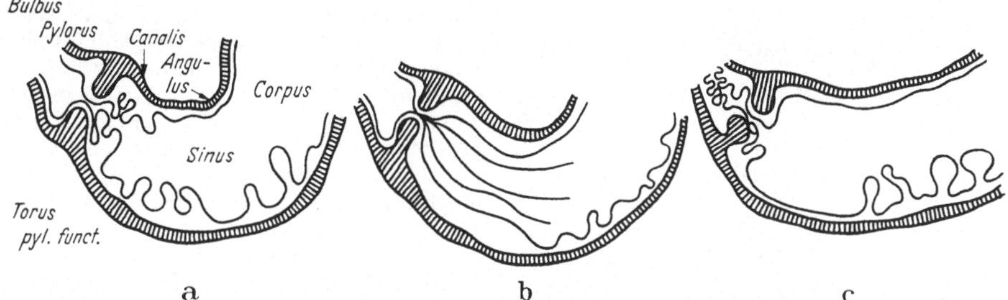

Abb. 7 a—c. Wechselndes Schleimhautrelief nach Röntgenuntersuchungen am menschlichen Magen von FORSSELL. a Digestionskammern an der großen Kurvatur. Die Magenausgangspartie ist durch ein kompliziertes Relief geschlossen. b Die Längsfaltung im Canalisgebiet bildet ein Sieb für den Mageninhalt. c Glattwandiges Canalislumen bei starker Kontraktion der Muskelhaut.

Dabei entgehen ihnen Feststellungen, die unschwer erhoben werden können und die neben der hochwichtigen Feststellung organischer Schleimhautveränderungen doch Bedeutung haben („Bewegungsdefekt", „Expulsionsinsuffizienz").

II. Der Bau des Magens.

1. Serosa und Ligamente.

Die Serosa überkleidet den Magen mit Ausnahme schmaler Säume an den Kurvaturen, wo Fett und Bindegewebe die Serosablätter auseinanderpressen. Da das Bauchfell von der unteren Fläche der Leber, vom Zwerchfell sowie von der Milz her zum Magen zieht, entstehen Ligamente. In ihnen ist eine kräftigere Tela subserosa entwickelt. Dadurch werden sie Teile des Aufhängeapparates für den Magen. Auch glatte Muskeln sind darin enthalten: 1. Lig. hepatogastricum, es bildet mit dem Lig. hepatoduodenale das kleine Netz. 2. Lig. phrenicogastricum. 3. Lig. gastrolienale. Der Teil des großen Netzes, der große Kurvatur und Colon transversum aneinander fixiert, heißt Lig. gastrocolicum. Die Ligamente sind mehr Zügel als Tragbänder des Magens (siehe Wirkung eines Pneumoperitoneums, welches zum Absinken der Baucheingeweide führt).

2. Bau der Muskelwand.

Im Gegensatz zum Bau der benachbarten Teile des Verdauungsrohrs (Ösophagus und Duodenum) zeigt die Muskelhaut eine komplizierte Architektur. Wir unterscheiden außer der äußeren Längsmuskelschicht und dem darunterliegenden Ringmuskel noch eine innere schräge Schicht (Fibrae obliquae). Auch die beiden äußeren Schichten zeigen gewisse Differenzierungen.

Die Längsmuskelschicht bildet die Fortsetzung der Längsmuskulatur des Ösophagus. Die von der Speiseröhre herunterziehenden Faserzüge strahlen fächerförmig aus mit stärkerer Zusammenschiebung gegen die kleine Kurvatur hin. Während jedoch dicht unter der Speiseröhrenmündung die Längsmuskulatur am stärksten an der Curvatura minor ausgebildet ist, nimmt sie hier durch seitliche Verfächerung pyloruswärts immer mehr ab und fehlt in der Gegend des Magenwinkels völlig (FORSSELL). Erst dicht am Pylorus hat die kleine Kurvatur wieder longitudinale Fasern. Das längsmuskelfreie Gebiet, das in Beziehung steht zur

Knickung des Magens, ist von Forssell als Membrana angularis benannt worden. Es fehlt am nichtgeknickten Labmagen der Wiederkäuer. Dagegen ist am geknickten Magen der Katze, des Pferdes usw. ebenfalls im kleinen Kurvaturwinkel die Längsmuskulatur regressiv.

In verschieden starker Entwicklung zeigt auch die große Kurvatur ein nicht in einzelne Bündel zerlegtes Muskelband, das bis zum Pylorus zieht.

Eine weitere Differenzierung bildet die Längsmuskelschicht vor dem Pylorus. Sie ist hier nicht in Bündel aufgelöst, sondern bildet eine geschlossene Schicht von der Form eines abgeschrägten Zylinders (s. Abb. 8). An der kleinen Kurvatur beginnt er nach Elze (1919) 2 cm diesseits des Pylorus, an der großen etwa 7—8 cm. Diese pylorische Verstärkung der Längsmuskulatur zusammen mit dem dort seine größte Schichtdicke erreichenden Ringmuskel gibt diesem zylindrischen präpylorischen Magenabschnitt strukturell und funktionell einen besonderen Charakter. Früher wurde er vielfach Antrum genannt. Doch ist dieser Ausdruck, wie Erik Müller (1897) nachweist, in mindestens 4 verschiedenen Bedeutungen in der Literatur verwandt. Er wird deshalb besser durch den Namen Canalis pyloricus (E. Müller) oder Canalis egestorius (Forssell) ersetzt (Abb. 6). Für physiologische Fragen besonders wichtig erscheint die Mitteilung von Wheelon und Thomas (1922), daß stets einige Längsmuskelfasern vom Canalis über den Pylorus hinweg auf das Duodenum übergehen. Man möchte sie fast mit dem Hisschen Bündel am Herzen vergleichen.

Die Ringmuskelschicht bildet eine einheitliche Schicht, die an Dicke gegen den Pylorus hin allmählich zunimmt. Von einer plötzlichen Dickenänderung ist nach Elze (1919) nirgends die Rede. „Auch der Sphincter pylori erscheint nur dann als deutlich begrenzter Ring, wenn er allein kontrahiert ist. Somit stellt er nur das am meisten verdickte Ende der allmählich verdickten Ringschicht dar" (Cunningham 1906, Wernstedt 1905). Bei dieser Auffassung geht ein morphologisch abgegrenzter Sphincter pylori fast verloren. Dagegen wendet sich Forssell auf Grund seiner Strukturstudien, indem er sagt: „Der Umstand, daß das Sphincterdiaphragma nicht hervortritt, wenn die Wand des Canalis sich zu der Höhe

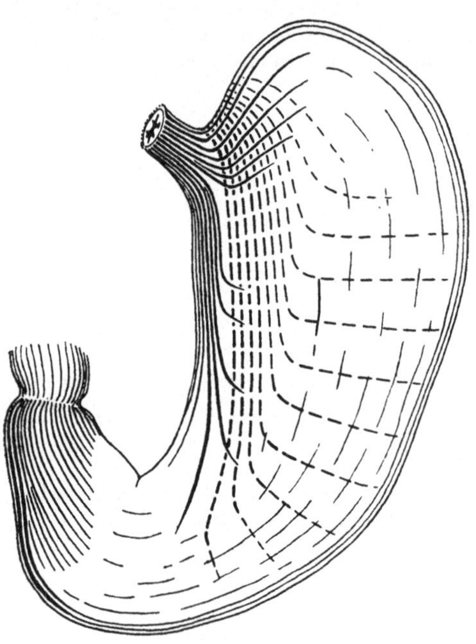

Abb. 8. Längs- und Schrägmuskelschicht des Magens. Schema. (Nach Elze.)

desselben verdickt, bedroht ebenso wenig die anatomische Existenz des Sphincter, wie die Scheibenblende eines Röntgenapparates verschwindet, weil ich vor dieselbe eine Zylinderblende von gleichem Durchmesser setze." Von diesem Meinungsstreit abgesehen, halten wir für die Klinik fest, daß neben dem Sphincter pylori selbst auch der angrenzende kanalförmige Magenteil Sphincterfunktionen versehen kann. — Ein sog. Sphincter antri pylorici, von dem früher viel die Rede war, ist von keinem der neueren Untersucher gefunden worden. Da für den menschlichen Magen nicht einmal funktionell ein derartiger, den Magen in 2 Teile schnürender Sphincter in Betracht kommt, kann dieser Begriff als abgetan gelten. Die beim Gastroskopieren oft sichtbare Segmentfalte sollte man nicht als Sphincter antri bezeichnen.

Der „Engpaß" des Magens von Aschoff ist lediglich eine häufigere Kontraktionsformung, die nur in Rückenlage beobachtet wird (s. Kapitel Sanduhrmagen).

Die eigene Bedeutung der von Fernelius (1607) zuerst erwähnten inneren Schrägschicht ist von Retzius (1862) und Luschka (1863) besonders hervorgehoben. Eingehend studiert ist sie von v. Aufschnaiter (1894) und Forssell (1913). Nach Elze (1919) beteiligt sie sich nicht wesentlich an der Wandbildung des obersten Magenteils oberhalb der Kardia (Fornix). Der Verlauf ist aus der schematischen Abbildung zu ersehen. Die äußersten dieser Fasern ziehen „hufeisenförmig" oder „parabolisch" um die Ösophagusmündung herum (*Corollaris Helvetii*, von den Franzosen verballhornt in „*Cravate de Suisse*"), dann longitudinal nahe der kleinen Kurvatur. Später strahlen sie schräg ab und in die Ringschicht hinein. Sie werden auch als „Stützschlinge" bezeichnet. Durch diese Bildung werden am Magenkörper die Ringfasern in einen großen, linksseitigen Anteil und einen viel kleineren an der kleinen Kurvatur geteilt. So soll durch Kontraktion eine Rinne zustande kommen, in der Flüssigkeiten bei vollem Magen geradenwegs zum Pylorus abfließen: Sulcus salivalis (RETZIUS 1862, HASSE und STRECKER 1905, R. KAUFMANN 1907). Folgt man ELZE (1919) so charakterisiert die Anwesenheit der Fibrae obliquae das Corpus ventriculi, da sie am Fornix und am Pylorusteil fehlen. PERNKOPF (1929) geht einen Schritt weiter. Er faßt Fornix und Corpus zusammen als durch eine Aussackung entstanden, als „kardialen Blindsack" auf. Ist die Fornix dessen Kuppe mit konzentrischer Ringmuskulatur, so muß durch den breitbasigen Ansatz dieses Blindsackes am Magenrohr seine Ringschicht mehr und mehr schrägen Verlauf annehmen. Wenn sich übrigens durch Zusammenziehung der Stützschlinge oder Kardiaschleife eine Halbrinne an der kleinen Kurvatur bildet, so führt diese Rinne nicht bis zum Pylorus, sondern nur bis zum pylorischen Teil. Dies ist wichtig für das Magenstraßenproblem.

Gesonderte Beschreibung verdienen die sog. Ligamenta ventriculi. Sie wurden früher als Verstärkung der Längsmuskulatur beschrieben, die, etwa in der Gegend des Magenknies oder etwas höher beginnend, auf der Vorder- und Rückfläche des Magens zum Pylorus ziehen. Im Kanalteil finden sie sich in gleichen Abständen von den Kurvaturen, in der Kniegegend sind sie stark der kleinen Kurvatur genähert. Bei manchen Tieren (Känguruh) findet man sie über den größten Teil des Magens ausgebildet. Dann verleihen sie dem ganzen Organ eine dickdarmartige haustrierte Gliederung (KATSCH 1918), so daß man versucht ist, sie als Taeniae ventriculi zu bezeichnen. Nach ELZE bestehen sie indessen beim Menschen vorwiegend aus zugfestem kollagenem Bindegewebe mit wenig elastischen Fasern. Im Gegensatz zur bisherigen Ansicht und zum Verhalten bei verschiedenen Tiermägen sollen Muskelfasern in ihnen eine untergeordnete Rolle spielen, eine Angabe, die sich übrigens auch bei RETZIUS (1862) und bei R. KAUFMANN (1907) findet. Nach PETERSEN (1931) und ELZE wird den Ligamenta ventriculi eine hervorragende Bedeutung für die Magenform zugewiesen. Sie bedingen durch ihre asymmetrische Lage automatisch die Krümmung des sich füllenden Magens. Jedes Band bestehe aus mehreren Teilbändern in der Anordnung der Schemaabbildung (ELZE, Abb. 9). Dadurch kann das Band „ohne Beein

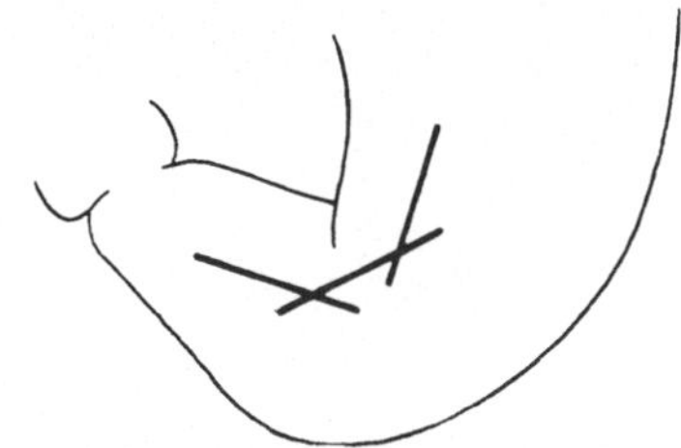

Abb. 9. Ligamenta ventriculi. Schema. (Nach ELZE.)

trächtigung seiner mechanischen Wirkung bei zunehmender Krümmung des Magens in sich gebrochen werden". Je stärker die Füllung des Magens, desto deutlicher wird durch die richtende Wirkung dieses Bandapparates die Winkelbildung. Auf diese Weise finden wir, daß die gebogene Form des Magens in seiner eigenen Struktur bedingt ist und nicht durch ligamentöse Fixierung des Pylorus zustande kommt, wie es meist dargestellt wird. Der Pylorus ist in der Tat „weitgehend verschieblich".

Abgesehen von den Ligamenta ventriculi spielen auch sonst bindegewebige Strukturen eine erhebliche Rolle für die passive Gestaltung des Magens. Elastische Fasern laufen zwischen den Muskelbündeln und entlasten sie. Das submuköse Bindegewebe bestimmt, wie oben erwähnt, die Dehnungsform des Magens (CRUVEILHIER, FORSSELL). Ein starker Aufhängeapparat befindet sich an der kleinen Kurvatur, vom Ösophagusende und Hiatus oesophageus herunter ziehen kräftige Bänder zur kleinen Kurvatur; zum Teil verfächern sie sich auf die Fläche des Magens, wie die Längsmuskelfasern, zwischen deren Bündel sie sich fügen. Aus dieser Verflechtung der Strukturen ergibt sich, daß bei der Umspannungsfunktion des Magens, der sog. peristolischen Funktion, aktive und passive Strukturen gemeinsam die Spannung tragen. An dem vom Ösophagus herabziehenden Apparat ist der Magen aufgehängt. Unterstützend wirkt ein Stratum subserosum des Omentum minus, das auf die Vorder- und Rückfläche des Magens sich anheftet. Bei aufrechter Körperhaltung ist es die kleine Kurvatur, welche die stärksten Spannungen des belasteten Magens aufnimmt. Das ist ein Umstand, dem Mitschuld daran gegeben wird, daß Kleinkurvaturgeschwüre so geringe Heilungstendenz zeigen: Der Narbenzug kann nicht wie in schlaffem Gewebe wirken (ASCHOFF 1918, GOETZE 1922).

3. Mucosa.

Die Magenschleimhaut ist durch eine aus lockerem Bindegewebe mit eingelagerten Gefäßen und Nerven bestehende subseröse Schicht vom Muskelrohr getrennt. Hierdurch, durch ihre Bereitschaft zu Turgorveränderungen und die Tätigkeit der Muscularis mucosae ist die „Autoplastik" der Schleimhaut (FORSSELL 1913) begründet. Durch Kontraktionen der Muscularis mucosae kommt auch die bekannte Felderung (Areae gastricae) der Innenfläche zustande, über deren anatomische Präformierung im übrigen noch keine Klarheit herrscht. Die Schleimhaut hat ihr eigenes, den Bedürfnissen des Verdauungsvorganges sich anpassendes Formen- und Bewegungsspiel weitgehend unabhängig von den Volumenschwankungen des Organs. Nur bis zu einem gewissen Grade formen Zusammenziehungen der Muskelhaut das innere Magenrelief. Gastritisches Ödem befördert die Arealbildung. Wenn es zurückgeht, können vertiefte Furchen zurückbleiben. Als mächtigsten Faktor des Formenwandels betrachtet Forssell „die Flüssigkeitsfüllung der Submucosa". Durch deren Schwankungen kann die Schleimhaut „von Papierdünne bis zu einem das Lumen ausfüllenden Kissen" ihre Maße verändern. Dieser funktionelle Charakter des Faltenbildes, das sich bald träg, bald

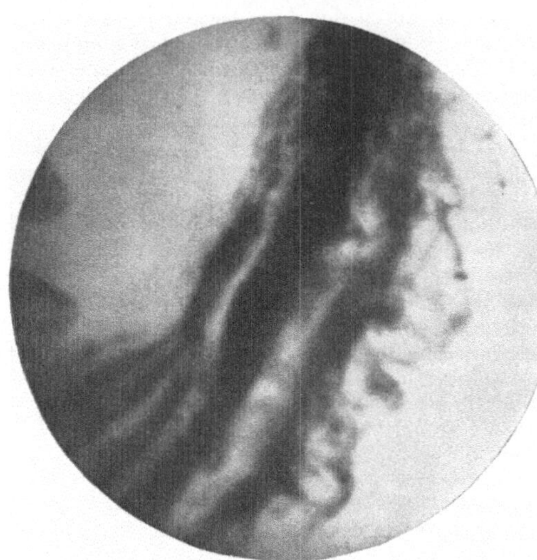

Abb. 10. Normales Schleimhautrelief bei schwacher Füllung und dosierter Kompression.

schlagartig wandeln kann, muß ausdrücklich hervorgehoben werden. Es wird heute vielfach vorschnell auf Grund eines Röntgenbildes von organischen Veränderungen der Schleimhaut gesprochen, von Faltenschwellung oder Faltenatrophie, wenn nur ein Funktionszustand im Bilde erfaßt ist. Wenn H. H. Berg (1926) in diesen Fragen kritisch blieb, so wird in der Praxis der „Schleimhautreliefdiagnostik" heute vielfach zu weit gegangen. In der Habilitationsschrift meines Mitarbeiters G. Velde (1932) ist ausführlich gezeigt, wie am gleichen Magen das Bild der Innenfläche sich unter der Wirkung vegetativer Pharmaka schnell und stark verändern kann. Es wurden Versuche mit Pilocarpin, Atropin, Strychnin, Hypophysin, Adrenalin durchgeführt (Abb. 10 und 11). Am Froschmagen-Schleimhautpräparat hat Thorell (1925) die selbständige Bewegungsfähigkeit der Muscularis mucosae einwandfrei experimentell nachweisen können.

Geringer als am übrigen Magen ist der Formenwechsel an der kleinen Kurvatur. Hier trifft man mit großer Regelmäßigkeit 2—4 Längsfalten, die nach Waldeyer (1908) „die Magenstraße" bilden. Diese Längsfalten laufen jedoch nicht bis zum Pförtner, wie vielfach irrtümlich angenommen wird, sondern enden im Gebiet des Sinus (Elze 1919). Es kommt daher nicht in Betracht, daß durch die Magenstraße bei vollem Magen nachgetrunkene Flüssigkeit am Mageninhalt vorbei ins Duodenum geleitet würde. Daß eine derartige Annahme unrichtig ist, haben Röntgenstudien von Katsch und v. Friedrich gezeigt (1921). Je näher der großen Kurvatur, desto gewundener erscheinen die Schleimhautfalten. Gutzeit (1929) vergleicht sie (im gastroskopischen Bilde) mit Hirnwindungen. An der großen Kurvatur sind auf Röntgenbildern Schleimhautfalten selbst bei reichlicher Anfüllung des Magens mit Röntgenbrei häufig erkennbar. Diese wurden vor längerer Zeit als „Zähnelung" der großen Kurvatur beschrieben. Die Autoplastik dieser

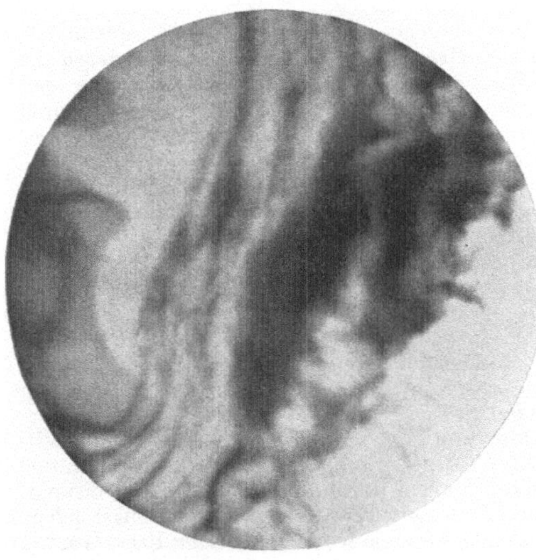

Abb. 11. Derselbe Magen wie Abb. 10. 30 min nach Einspritzung von 0,01 g Pilocarpin, Veränderung des Faltenbildes.

Zähnelung haben einige Autoren schon frühzeitig bemerkt und sie irrtümlich als „kleinwellige Peristaltik" (Groedel 1913, Lüdin 1918) gedeutet. Die Zähnelung der großen Kurvatur fand lebhaftes Interesse und literarische Bearbeitung, solange sie gewissermaßen das einzige Zeichen war, das auf den Zustand der Schleimhautfalten hinwies. Heute ist die Zähnelung unwichtiger geworden, da das gesamte Schleimhautrelief mit der hierfür ausgebildeten Technik untersucht wird.

Wenn die gastroskopische Beobachtung sehr lebhafte Eindrücke von verschiedenen Zuständen des Schleimhautreliefs vermittelt, so kann von einem Bewegungsspiel der Schleimhautfalten im gastroskopischen Bilde nur wenig gesehen werden. Die Beobachtung ist zu kurzfristig, und es liegt nahe, Turgorveränderungen für bedeutsamer zu halten als die eigentlichen Kontraktionen. Sehr häufig sieht man im gastroskopischen Bild zwischen Korpus und Pförtnerkanal an der großen Kurvatur eine Falte ins Lumen hineinspringen. Sie wird von den Gastroskopikern vielfach als Sphincter antri pylorici bezeichnet. Ich halte es für richtiger, sie als „Segmentfalte" zu bezeichnen. Sie entspricht der FORSSELLschen Stützschlinge oder Segmentschlinge. Daß es einen Sphincter antri pylorici beim Menschen nicht gibt, scheint gesichert.

Die mikroskopische Beschaffenheit der Magenschleimhaut zeigt eine Unterteilung des Organs. Doch fehlen scharfe Grenzen. Die Oberfläche einschließlich der Magengrübchen ist von einem hoch prismatischen Epithel überzogen, das ein schleimiges Sekret bildet.

Die Unterscheidung der Drüsenregionen stellt sich in Anlehnung an die Bearbeitung von PLENK (1932) kurz folgendermaßen dar. Man unterscheidet:

1. Hauptdrüsen. Diese Bezeichnung hat LEHNER (1928) an Stelle der älteren Ausdrücke, wie Fundusdrüsen, Korpusdrüsen, gesetzt. Die Hauptdrüsen nehmen fast den ganzen Saccus digestorius ein. Ihre charakteristischen Zellen sind die Hauptzellen. Noch immer ist die HEIDENHAINsche Annahme (1883) am wahrscheinlichsten, daß sie das Pepsin bilden, während die „Belegzellen" Salzsäure bzw. „Acidogen" (ZIMMERMANN 1925) liefern. Wenn man vom Magengrübchen in die Tiefe vordringt, so gelangt man zunächst in einen als Isthmus bezeichneten Übergangsteil, dann in das sog. „Nebenstück". In ihm findet sich die Hauptmenge der Belegzellen, dazwischen „mucoide" Nebenzellen, deren physiologische Bedeutung noch nicht klar ist. Weiterhin dringt man dann zum basalen Hauptstück des Drüsenschlauches vor, das die Hauptzellen und nur vereinzelte Nebenzellen enthält.

2. Pylorusdrüsen. Sie finden sich im Canalsgebiet. Auch sie werden gegliedert in Schaltstück, Nebenstück, Hauptstück. Es findet sich eine mucoide Zellart. Andererseits kommen Belegzellen nicht nur in den Übergangszonen, sondern auch im Pförtnerteil vor. Die Pylorusdrüsen werden von manchen Forschern mit den BRUNNER-Drüsen des Duodenums identifiziert. Biologisch besteht ein gewaltiger Unterschied zwischen beiden, wenn man die Neigung zur Carcinombildung ins Auge faßt. Die Pylorusdrüsenregion erstreckt sich an der kleinen Kurvatur vom Pförtner bis ungefähr zum Magenwinkel, an der großen Kurvatur reicht sie dagegen nicht bis zum Magenknie.

3. Zwischen Hauptdrüsenregion und Pylorusdrüsenregion findet sich eine *Intermediärzone.* Hier nehmen die Hauptzellen ab, die Nebenzellen überwiegen. Drüsen aus Nebenzellen und Belegzellen nennt ASCHOFF „Zwischendrüsen". Während ELLENBERGER (1911) und ASCHOFF diese Region besonders hervorheben, sieht PLENK (1932) in ihr nur ein Übergangsgebiet.

4. Kardiadrüsen. Es handelt sich um mucoide Drüsen, verwandt mit den Pylorusdrüsen. Ihr Verbreitungsgebiet ist im wesentlichen die Pars abdominalis oesophagi. An der großen Kurvatur erstrecken sie sich bis zum „Fornixsattel".

Bei verschiedenen Tieren ist die Schleimhaut im Gebiet der Magenstraße niedriger als die angrenzende Korpusschleimhaut und nimmt wohl gar nicht oder doch nur schwach an der Bereitung des spezifischen Magensekretes teil (BILLENKAMP 1929).

ZIMMERMANN (1925), der Entdecker der Nebenzellen, findet, daß die Belegzellen nicht etwa fertige Salzsäure ausscheiden, sondern ein gerinnbares Produkt, das sich mit sauren Farbstoffen färbt und das er als „acidogene Substanz" anspricht. Erst dicht an der Magenoberfläche wird dieses Acidogen durch das Sekret der Sammelrohrzellen („Oberzellen") so verändert, daß freigewordene Chlorionen und Wasserstoffionen sich zu Salzsäure verbinden. Die Oberzellen liefern also gewissermaßen eine (fermentartige?) „Acidase". Welche Bedeutung das Nebenzellensekret hat, vermochte ZIMMERMANN (1925) nicht aufzuklären. Vielleicht sezernieren sie die Chloride, deren erhebliche Bedeutung im physiologischen Magensekret uns (KATSCH und KALK 1926) wahrscheinlich ist. Andererseits könnte das Acidogen Chloride enthalten.

Die Vorstellung, daß nicht fertige Salzsäure, sondern ein zerfallbereites „Acidogen" von den Belegzellen geliefert wird, ermöglicht unsere Auffassung mancher gastritischen Veränderungen als „autodigestiver" Vorgänge, die durch verfrühte oder unkoordinierte Aktivierung des Acidogens hervorgerufen werden.

Im ganzen zeigt der Drüsenapparat des Magens einen recht komplizierten Bau. Die morphologische Buntheit wird noch vermehrt durch das verschiedene Aussehen der Drüsenzellen in wechselnden Funktionszuständen. Gerade das feine Studium morphologischer Veränderungen im Zusammenhang mit dem Funktionszustand, durch das von den Physiologen intime Einzelheiten ermittelt wurden, kann leider gerade auf den Menschenmagen und besonders auf pathologische Mägen nur mit Schwierigkeiten ausgedehnt werden, weil die an der Magenschleimhaut früher als an irgendeinem anderen Organ einsetzenden kadaverösen Veränderungen ein Hindernis sind. Über die Bedeutung der einzelnen morphologischen Elemente der Magenschleimhaut herrscht keineswegs völlige Klarheit. Die Unsicherheit der normalen Histologie ist für die Beurteilung der Gastritis hinderlich.

Durch das Phasenkontrastmikroskop sind Änderungen oder Ergänzungen unserer Vorstellungen über die feingeweblichen Strukturen der Magenschleimhaut zu erwarten.

Zucker, Berg und Zucker (1945) studierten den Einfluß von Mangelernährung auf den Aufbau der Magenschleimhaut von Ratten. Eiweißmangel und Unterernährung führten zu einer herdförmigen *Epithelhyperplasie* im Rumen und Fundus dieser Tiere. Unter kalkarmer Kost finden sich besonders im Antrumgebiet Schleimhautnekrosen, Blutungen und Epithelhyperplasien. Die verstärkte Verfütterung von Phosphaten verstärkte diese Veränderungen, während Vitamin-D-Gaben einen Rückgang bewirkten. Ähnliche Epithelveränderungen finden sich auch bei Aneurinmangel (Thiamin).

Zelldystopien. Beginnend mit der ersten Mitteilung von Kupffer (1883) zu diesem Fragekomplex beschäftigten sich vornehmlich deutsche Autoren damit. Das Vorkommen von Zylinderzellen mit Cuticula, schleimhaltigen Becherzellen, Panethschen Zellen im Magen findet sich besonders bei chronischer Gastritis, in der Häufigkeit proportional dem Schweregrad. Beim Magencarcinom ist das Auftreten häufiger als beim Ulcus. Gegen die Annahme, daß diese Zellen normaler Bestandteil des Magenepithels sind, spricht das Fehlen bei Feten und Kindern. Arey und Bothe (1950) halten die Erscheinung für eine echte Metaplasie.

Auf das Vorkommen abgesprengten Pankreasgewebes im Magen muß besonders hingewiesen werden, da derartige Gewebsdystopien klinische Bedeutung gewinnen können (s. Abschnitt: Versprengtes Pankreasgewebe im Magen, S. 765).

Bau der Muscularis mucosae des Magens. Von Middeldorph wurde diese besondere Muskelschicht 1846 im Duodenum aufgefunden. Brücke hat schon 1851 am Magen die Muskelschicht der Schleimhaut in eine innere Ring- und eine äußere Längsmuskellage unterschieden. Weitere Arbeiten zur Anatomie der Muscularis mucosae liegen vor von Klein (1871), Trinkler (1885); Görttler (1939) und Schmidt (1939) haben auf Grund ihrer Untersuchungen das Vorhandensein einer inneren Ring- und äußeren Längslage der Schleimhautmuskulatur, speziell für den Schweinemagen in Abrede gestellt. Von Schellhaas (1940) liegen andererseits Ergebnisse vor, die die Zweischichtigkeit der Muscularis mucosae im menschlichen Magen belegen. So ist die von Brücke getroffene Unterteilung auch heute noch gültig. Plenk (1932) konstatiert aber neben der Zweischichtigkeit eine komplizierte Verflechtung in manchen Partien des Magens. Untersuchungen von Weber (1942) lassen erkennen, daß im Bereiche des Magenfundus die deutliche Ausbildung einer inneren Ring- und äußeren Längsschicht der Muscularis mucosae nicht vorliegt. Flachschnitte durch die Schleimhautmuskulatur des Fundusgebietes erweisen einen netzförmigen Aufbau. An den Stellen, an denen diese Muskelschicht von Gefäßen durchbrochen wird, bilden die Muskelbündel eine sphincterartige Anordnung. Ganz besonders auffallend sind diese Sphincterbildungen um die Gefäße an der kleinen Kurvatur. An der großen Kurvatur ist das Netzwerk dieser Muskelschicht im ganzen zarter. Im Pylorusgebiet ist die Schleimhautmuskelschicht besonders mächtig entwickelt. Es liegt hier ein verfilztes Netzwerk vor.

Die Muscularis mucosae stellt einen wesentlichen Bestandteil der Schleimhaut des ganzen Verdauungskanals dar. Nach dem Verhalten der äußeren Lage der Muscularis mucosae will Weber (1942) 2 verschiedene Bautypen unterscheiden: Die eine Form findet sich am ganzen Dünndarm sowie im größten Teil des Colons. Die äußere Lage ist dabei ausschließlich in der Längsachse des Verdauungsschlauches orientiert. Die andere Form betrifft Magen, Caecum und Rectum. Sie stellt eine netzartige, geflechtartige Anordnung der Muskelbündel dar. Es finden sich dabei Muskelbündel, die in die Submucosa ausstrahlen und durch elastische Sehnen hier verankert sind. Durch diese Anordnung im Magen liegen funktionelle Gegebenheiten vor, die am Magen erhebliche Schleimhautverschiebungen in Abhängigkeit vom Füllungszustand zulassen und dabei die Verlagerungszentren bestimmen. Das vorliegende elastisch-muskuläre System (Benninghoff 1927) ermöglicht die vollkommene Wiederherstellung der Ausgangslage.

III. Die Gefäßversorgung des Magens.

Die makroskopische Anatomie der Magenarterien ist seit Albrecht v. Haller (1776) im groben fertig. Durch jeden ihrer 3 Äste (Leberarterie, Milzarterie, linke Kranzarterie des Magens) schickt die Arteria coeliaca Blut zum Magen. Über die Verteilung orientiert Abb. 12.

Sie ist halbschematisch von mir gewonnen, indem ich 4 Röntgenogramme übereinander pauste, die nach Injektion der einzelnen Arterien frischer Leichenmägen mit einer Mennige-Paraffinemulsion gewonnen sind. Es treten 3 Gefäßgebiete hervor:

1. Fornix, versorgt von der A. gastroepiploica sinistra (A. lienalis). Im Bilde blau.

2. Hauptmagen, von der Kardia bis in die Gegend des Magenknies, versorgt durch die starke A. coronaria sinistra (rot), von der kleinen Kurvatur her, und die schwächere A. gastroepiploica sinistra (gelb), mit der sie bedeutende Anastomosen eingeht.

3. Pylorischer Magenteil. Hier werden große und kleine Kurvatur getrennt versorgt, ohne viel Anastomosen; die kleine Kurvatur durch die A. coronaria dextra (grün) aus der

A. hepatica communis; die große Kurvatur dagegen durch die starke A. gastroepiploica dextra (gelb) aus der A. gastroduodenalis.

Die Arbeit von MAYER ergab in Übereinstimmung mit anderen (JATROU 1920, HOFMANN und NATHER 1921), daß die Gefäßverteilung in der pylorischen Gegend und an einem Teil

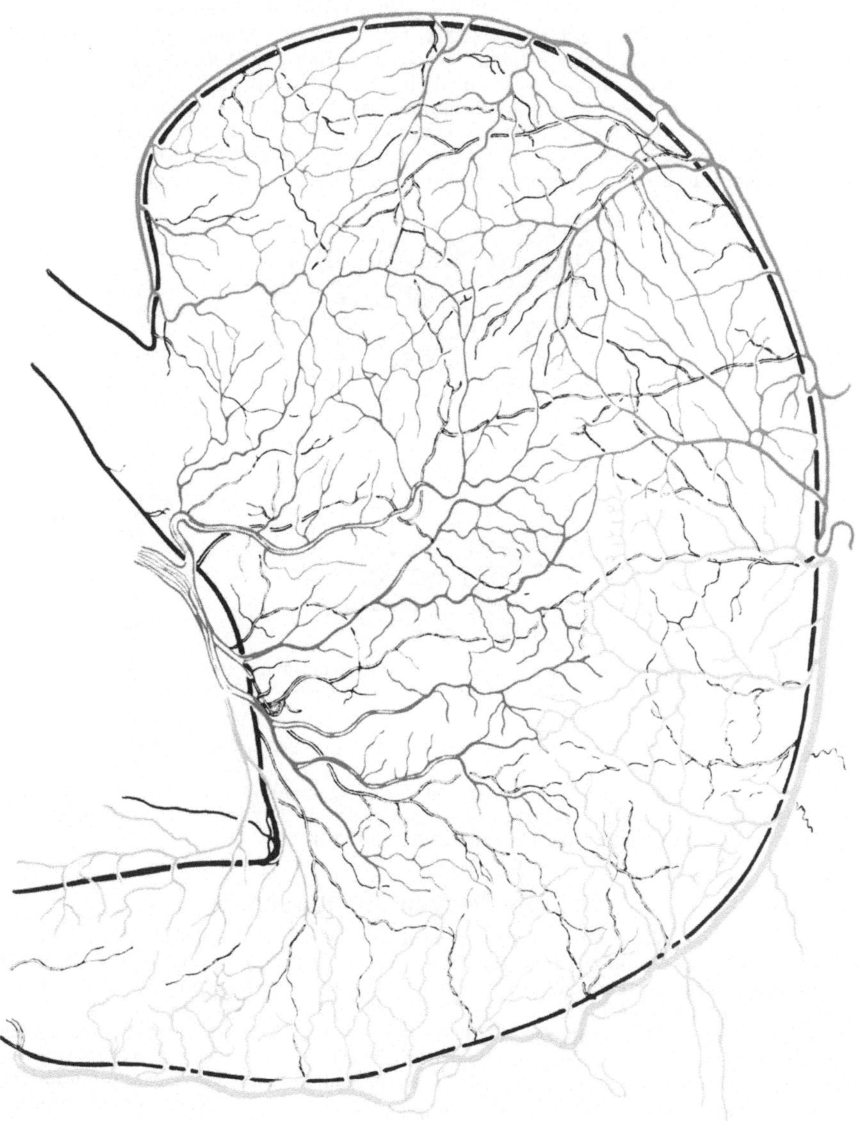

Abb. 12. Gefäßgebiete des Magens. Halbschematisch. (Nach Röntgenogrammen von Injektionspräparaten von E. MAYER, Frankfurt 1921.) Die Gefäße der Hinterwand sind farblos abgebildet.

der kleinen Kurvatur dürftiger ist als an anderen Magenteilen. Das hat Interesse für die Ulcuspathogenese. Freilich ist auch der Fornix schwächer arteriell versorgt. Subtile mikroskopische Arbeiten von DISSE (1904) ergaben, daß die Schleimhaut von einem dichten und reichlichen submukösen arteriellen Geflecht aus durch feine Äste erster, zweiter und dritter Ordnung gespeist wird, welche zum großen Teil nicht miteinander anastomosieren. Viele Anatomen, VIRCHOW (1853) an der Spitze, haben auf diese Feststellung großes Gewicht gelegt. VIRCHOW vertrat die Ansicht, erste Bedingung für die Entstehung eines Magengeschwürs sei immer eine Gefäßalteration.

Die Entwicklung der Methoden der Mikroröntgenographie (s. BOHATYRTSCHUCK 1942, ENGSTRÖM 1949) hat neue Einblicke in die eigenartige Gefäßarchitektonik des Magens und seiner Schleimhaut ermöglicht. So konnten BARCLAY und BENTLEY (1949) in der Submucosa Gefäßnebenschlüsse („shunts") wahrscheinlich machen, deren Öffnung eine Minderdurchblutung des mukösen Gefäßnetzes bedingt. Es scheint aber, daß die Öffnung dieser „shunts" sich auf größere Bezirke erstrecken muß, wenn eine begrenzte Ischämie der Schleimhaut zustande kommen soll. Während DISSE (1904) seine Untersuchungen dafür beweisend hielt, daß die Mucosagefäße Endarterien sind, spricht sich BARLOW (1950) dagegen aus (Abb. 13).

Die Magenvenen sind für den Arzt nur dadurch interessant, daß in Fällen von Pfortaderstauung (bei Lebercirrhose, Pfortaderthrombose usw.) ein Kollateralkreislauf sich ausbildet von den Venae gastricae zu den Venae oesophageae. Durch diesen erweiterten Venenweg wird Blut aus dem Pfortaderwurzelgebiet der Vena azygos zugeführt. Die Venae oesophageae in der Kardiagegend können hierbei hochgradig varicenartig erweitert sein. Ruptur derartiger

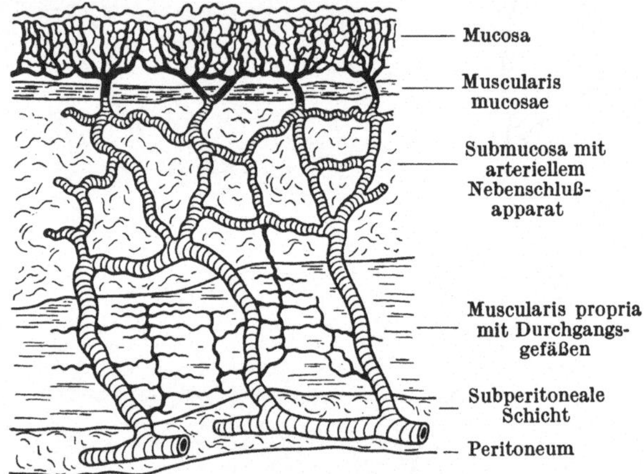

Abb. 13. Gefäßversorgung der Magenwand nach A. E. BARCLAY (1949) auf Grund mikroradiologischer Technik unter Injektion der Arterien mit kolloidaler Silberlösung.

Ösophagusvaricen ist die Ursache der schweren, oft tödlichen „Magen"-Blutungen bei Lebercirrhose.

Die Gefäßversorgung des Magens ist reich, der Querschnitt des Zustroms beträchtlich: schnelle Ergießung stattlicher Sekretmengen ist dadurch möglich. Die großen Magengefäße sind Vasa publica (im Sinne von HAVLICEK 1929, 1935).

IV. Die Nerven des Magens.

Wie im ganzen Verdauungsschlauch wird unterschieden zwischen dem intramuralen eigenen Plexusapparat und den extragastralen Steuerungsnerven (Vagus und Sympathicus). Die Gliederung des Nervensystems spiegelt wie an anderen Organen das funktionelle Interferieren von Organautonomie und zentraler Regulierung.

Der intragastrale Plexusapparat. Zwischen Längs- und Ringschicht der Muskulatur — so wie im Ösophagus, so wie im Darm — liegt der Plexus myentericus, von AUERBACH im Jahre 1862 entdeckt, nachdem REMAK schon 1852 Ganglienzellen in der Magenwand gefunden hatte. Ganglien nehmen vom Fornix nach dem Pylorus an Größe zu. Nach SCHABADASCH (1930) entfallen auf 4 cm² am Fornix 80—200 Zellen, am Korpus 250—320, am Pförtner 320—480. Es sind Zellen von DOGIELS (1897, 1899) Typus I und II. LAWRENTJEW (1931) behauptet, der Typus I gehöre zum parasympathischen, Typus II zum sympathischen System. STÖHR jr. (1931, 1932) findet auch beide Zelltypen, lehnt aber diese funktionelle Sonderung ab. Er sieht im sympathischen System ein nervöses Syncytium, in dem die Nervenzellen nur die Rolle einer protoplasmatischen Verdichtungszone darstellen. PH. STÖHR jr. hat seine Studien über die Innervation des Magen- und Darmkanals fortgesetzt (1939, 1944, 1946, 1947). Eines der schwierigsten Probleme ist das der Synapsen des vegetativen Nervensystems. HERZOG (1948) weist darauf hin, daß die von STÖHR jr. angewandten Färbeverfahren nicht immer zu einwandfreien Darstellungen der Endigungen des vegetativen Nervensystems führen. Er kommt auf Grund seiner Untersuchungen zur Ablehnung der STÖHRSCHEN Theorie des *Terminalreticulums*. Im AUERBACHSCHEN Plexus sind vielleicht 2 Gruppen von Zellen zu unterscheiden. Die 1. Gruppe bildet das von STÖHR angenommene protoplasmatische Syncytium, das sich über den ganzen Magen-Darmkanal erstreckt. Die 2. Gruppe dagegen sei aus dem Syncytium losgelöst, hat klar entwickelte Fortsätze und noch gelegentlich direkte Verbindung mit den Nachbarzellen. Diese Ansicht ermöglicht eine vermittelnde Stellungnahme zwischen verschiedenen Auffassungen über den nervösen Sympathicus.

Von OPENSCHOWSKI (1889) und von WOROKIEW (1909) sind weitere Gangliengeflechte zwischen Serosa und Längsmuskulatur beschrieben. Ihr Vorhandensein bestritt PERMAN (1916); aber nach Arbeiten von KONDRATJEW (1928) und SCHABADASCH (1930) ist doch ein Plexus subserosus vorhanden.

In der Schleimhaut liegt der Plexus submucosus MEISSNER. Im allgemeinen bringt man ihn in Zusammenhang mit der sekretorischen Funktion und — besonders neuerdings — auch mit dem Bewegungsspiel der Muscularis mucosae.

PERMAN (1916) findet eine starke Anhäufung der intramuralen Nervengeflechte an 3 Gebieten. Das sind: 1. Kardia, 2. kleine Kurvatur, 3. Magenkanal. Für die Kardia war dieser Nervenreichtum schon WRISBERG bekannt. Hier ist der Schrittmacher

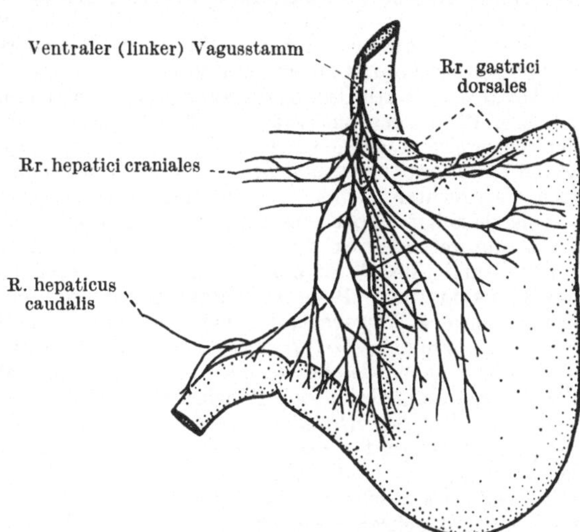

Abb. 14. Verzweigung des ventralen Vagusstammes. Menschlicher Fetus. (Nach STIEMENS-ELZE 1934).

des Magens (ALVAREZ 1922), der in gewisser Weise mit dem Sinusknoten des Herzens verglichen werden kann. Auch von einem präpylorischen „gastromotorischen Zentrum" (MANGOLD 1920) wird gesprochen. PASCHKIS und ORATOR (1923) finden den myenterischen Plexus besonders reichlich an Kardia, Angulus und Pylorus. KEITH (1915) fand an der kleinen Kurvatur Strukturen, die an ein Reizleitungssystem denken lassen. Es bestehen zahlreiche Verbindungen der 3 Hauptgeflechte untereinander, besonders zwischen myenterischem und subserösem Plexus. SCHABADASCH (1930) behauptet, die Bezeichnungen Plexus subserosus, myentericus und submucosus seien rein topographischer Art und ohne funktionelle Bedeutung.

Die extragastralen Steuerungsnerven. Eine Zeitlang herrschten zu einfache Vorstellungen. Wenn im Prinzip die Vorstellung von einer antagonistischen Nervenversorgung durch Sympathicus und Parasympathicus uns noch heute brauchbar, mindestens von didaktischem Wert erscheint, so haben sich doch bei physiologischen und pharmakologischen Einzeluntersuchungen mancherlei Unstimmigkeiten gezeigt. Man hat sich daraus retten wollen, indem man eine doppelte antagonistische Innervation annahm (s. BICKEL 1925). Es scheint wichtig, daß neuer-

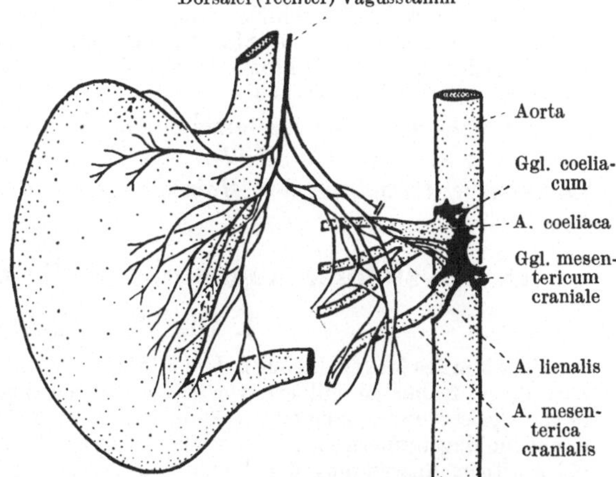

Abb. 15. Verzweigung des dorsalen Vagusstammes. Menschlicher Fetus. (Nach STIEMENS-ELZE 1934.)

dings die Anatomie auf Grund subtiler verbesserter Forschung einen Vagus und Sympathicus des Magens nur als topographischen Begriff sieht (SCHABADASCH 1930). Man erkennt das daraus am deutlichsten, daß im Nervus vagus sympathische Fasern nachweisbar sind. Ein funktioneller Magenvagus ist anatomisch nicht isoliert faßbar. Die Verzweigungen der Steuerungsnerven vermischen und verlieren sich in den die Magenwand durchdringenden Geflechten. Es gibt kein kleinstes Gebiet, zu dem mit anatomischer Sicherheit ein Stämmchen rein cerebrospinalen oder rein sympathischen Ursprungs zu rechnen wäre. Plexus und Steuerungsnerven stellen ein unlösliches Gesamtsystem dar.

Nehmen wir diese Schilderung an, so ergibt sich, daß Durchschneidungs- und Reizversuche an den grob erkennbaren Nervenstämmen nicht in feiner und endgültiger Weise über die Innervations- und Antagonismusfragen am Magen entscheiden können. Die topographische Anatomie der extragastralen Steuerungsnerven — *Vagus* und *Sympathicus* — ist in letzter Zeit eingehend bearbeitet worden. Die therapeutischen Möglichkeiten der Vagotomie und der Sympathicusdurchschneidung bei Magenerkrankungen haben die Feststellung topographischer Beziehungen gefördert.

Am Brustteil des Ösophagus lösen sich beide Vagusnerven in ein ausgedehntes Geflecht auf, den Plexus oesophagicus, von dem aus Zweige in die Wand der Speiseröhre eintreten. Typischerweise vereinigen sich die Vagusäste wieder zu 2 Stämmen oberhalb des Zwerchfells, wovon ein *ventraler* und *dorsaler Vagusstamm* nach abwärts zieht. Der dorsale Stamm wird auch als „rechter Vagus", der ventrale Stamm als „linker Vagus" benannt. Im Plexus oesophagicus hat jedoch eine intensive Durchflechtung des ursprünglich linken und rechten Vagus stattgefunden, so daß es nicht gut erscheint, die neu gebildeten Nervenstämme mit „rechts" und „links" zu bezeichnen. Eine zusammenfassende Studie von Govaerts und van Geertruyden (1949) berichtet über die für den Chirurgen wichtigen anatomischen Variationen des Vagusverlaufes beim Durchtritt durch das Zwerchfell.

Das *Versorgungsgebiet des ventralen Vagusstammes* ist der Magen, oberer Teil des Duodenums und Leber, das des *dorsalen Stammes* umfaßt außer diesen Versorgungsgebieten noch alle übrigen Eingeweide des Bauchraumes.

Der Verlauf der *efferenten Fasern des Sympathicus* für die Eingeweide des Menschen ist weniger gut bekannt als der des Vagus. Seine Darstellung durch Präparation scheitert an der komplizierten Geflechtbildung. Die Zellen der präganglionären Fasern liegen in der Seitensäule des Rückenmarks in den Segmenten C_8—$L_2(_3)$. Die Umschaltung für die Eingeweide des Bauchraumes erfolgt in den prävertebralen Ganglien. Fasern aus den Segmenten Th_6-Th_{10} verlaufen im Grenzstrang abwärts und treten in die Äste ein, welche sich zum Nervus splanchnicus major vereinigen, und erreichen als Splanchnicusfasern das Ggl. coeliacum. Hier findet ihre Umschaltung statt. Die postganglionären Fasern nehmen den Weg zum Teil mit den Arterien zu ihrem Endgebiet.

Während die *Vagotomie* einen Eingriff vom Bauchraum oder ein transthorakales Vorgehen erforderlich macht, gelingt es, durch eine intrathorakale endoskopische Splanchnicusexairese den Sympathicus z. B. zur Ulcusbehandlung (Kux 1949, Picard 1951) zu unterbrechen. Nach Anlegen eines Pneumothorax kann man mit dem Thorakoskop, welches in der vorderen bis mittleren Axillarlinie in Höhe des 5.—6. Intercostalraumes eingebracht wird, den Splanchnicusnerven an der Rückwand des Thoraxraumes sehen und durchschneiden.

Kondratjew (1928) schildert noch ein System besonderer nervöser Verbindungen zu und zwischen anderen Organen. Es sollen Beziehungen sein zum chromaffinen System, Arteria lienalis, Leber usw. Die Anatomie im einzelnen sei sehr verwickelt. Nachuntersuchungen und Ergänzungen sind erforderlich.

Die Steuerungsnerven erscheinen uns nicht als Übertragungsbahnen von „Reizen", sondern als *Mittler von Regulationen, deren Wirken wir durch die funktionelle Pathologie des Magens mehr und mehr kennenlernen.*

D. Physiologie und funktionelle Pathologie des Magens.

I. Die Magenbewegungen.

Funktion des Mageneingangs. Die Funktion des Mageneingangs stellt sich uns verwickelter dar, als sie früher geschildert wurde. Der Mageneingang muß sich öffnen, wenn ein Bissen in die Speiseröhre hinabgleitet. Andererseits muß der Mageneingang verschlossen werden, damit im Mageninnern Druck entstehen kann zur Weiterbeförderung der Speisen. Besonders bei kräftiger Anwendung der Bauchpresse muß der Mageneingangsverschluß hindern, daß Speisen regurgitiert werden. Diese Durchlaß- und Verschlußfunktion wird zum Teil durch die Kardia besorgt. Sie ist kein richtiger Sphincter, kann aber doch tonisch geschlossen werden. Sie wirkt ferner nach Art eines Lippenventils. Anderseits ist an dieser Mageneingangsfunktion ·die Hiatuszwinge erheblich beteiligt, d. h. eine muskuläre Abklemmungseinrichtung, die das Zwerchfell am Hiatus oesophageus besitzt. Bei tiefer Inspiration, beim Valsalvaschen Versuch wird hier die Speiseröhre abgeklemmt. Aus Betriebsstörungen dieser Funktion kann das Krankheitsbild des Kardiospasmus mit Speiseröhrenerweiterung sich ergeben. Die ihm zugrunde liegende Störung würde die Bezeichnung Hiatospasmus besser verdienen (Dahmann 1931), da das Hindernis in der Regel nicht an der eigentlichen Kardia sitzt. Betriebsstörungen dieses Gebietes sind erst in neuester Zeit mehr beachtet worden. Ich verweise auf das Kapitel über die Hernien des Hiatus oesophageus. Von Bergmann (1932) hat mit dem Ausdruck „epiphrenales Syndrom" auf Beziehungen zwischen Hiatospasmus und dem Beschwerdebild bei Hiatushernie hinweisen wollen. Er stellt sich vor, daß eine spastische Verkürzung der Speiseröhre durch „Traktionsluxation" das Aufsteigen des abdominellen Teiles der Speiseröhre über das Zwerchfell begünstigen kann.

Automatie. Aus physiologischen Arbeiten geht hervor, daß kleine Teile der Magenmuskulatur zu automatischer und rhythmischer Tätigkeit fähig sind, am kräftigsten solche aus der Pförtnergegend (TEZNER und TUROLD 1921). Dafür wird der reiche Ganglienapparat des Pförtners verantwortlich gemacht. Man spricht von einem „gastromotorischen Zentrum" (MANGOLD 1920). Andererseits soll auch ein subkardialer Streifen besonders reizbar sein. Deshalb wurde die dortige Häufung nervöser Elemente als „Schrittmacher" des Magens angesehen (ALVAREZ 1922). Elektrische Reize werden pförtnerwärts schneller fortgeleitet als in oraler Richtung (Gradienttheorie). E. KLEIN (1926) vermutet außerdem ein „nodales" Zentrum am Magenwinkel. Er treibt wohl die Analogie zum Herzen etwas weit, indem er Korpusteil und Pylorusteil mit Vorhof und Kammer vergleicht. Immerhin wurde nach Querresektion getrennter Rhythmus der wiedervereinigten Magenabschnitte, also eine Art Magenblock, beobachtet (BORCHERS 1922). Dabei arbeitet der Pförtner langsamer (s. ALVAREZ). Hiernach verstehen wir, daß beim Geschwür der kleinen Kurvatur bisweilen ein Stopp der peristaltischen Welle am Geschwür beobachtet wird („Riegelsymptom", FRÄNKEL 1926). Es kann beim Kleinkurvaturgeschwür schwere Gastroparese des distalen Abschnittes eintreten (E. SCHLESINGER 1910). V-förmige Resektion des Ulcus behebt in solchen Fällen die Motilitätsstörung nicht.

Trotz der Automatie jedes Wandstückes, die wohl auch dem völlig seiner Nervenplexus beraubten Muskelstreifen zukommt (GUNN und UNDERHILL 1914), ist offenbar die Magenmotilität eine durch das intramurale Nervensystem zusammengeordnete Einheit, ein „systematischer Vorgang" (DIETLEN 1913). Am intakten Magen läuft die Erregungsleitung schneller als an ausgeschnittenen Streifen. Der Magenrevolution, bei der Tonussteigerung, Peristaltik, Pförtnerverschluß zusammenwirken, folgt die Zusammenziehung des Bulbus duodeni, des von KERKRINGschen Falten freien „Nachmagens" (G. SCHWARZ 1911) als dem Magenrhythmus verknüpfter postordinierter Akt. Hierfür ist gleichgültig, ob mit Recht oder Unrecht einige Autoren diesen „Nachmagen" noch zum Kopfdarm rechnen (O. GÖTZE 1922), was nach PLENK (1932) unberechtigt ist. Der Pförtnerring stellt keine Funktionsgrenze dar. Für die normale Magenentleerung ist die Bulbusmotilität so wichtig wie die des Canalis (Antrums). Manchmal ist man geneigt, am aboralen Ende des Bulbus eine Art Sphinctermechanismus zu vermuten.

Im Schlaf kann die Rhythmik des Magens vollkommen ruhen, wie mein Schüler VEIT elektrographisch nachwies. Aber vollkommene Ruhe ist selten. Der Erregungsrhythmus spielt, auch wenn keine Nutzarbeit geleistet wird und keine grob sichtbaren Kontraktionen ablaufen (WHEELON 1921, ALVAREZ 1922, FORSSELL 1913). Die „periodische Leertätigkeit" (BOLDYREFF 1904) würde demnach nur eine periodische Steigerung des dauernd vorhandenen Erregungsrhythmus darstellen oder ein verstärktes Ansprechen darauf.

Aktionsströme. Der Magen war das erste glatt-muskuläre Organ, an welchem bioelektrische Phänomene aufgefunden wurden (DU BOIS-REYMOND 1849). Mit zunehmender Empfindlichkeit der Meßgeräte konnten regelmäßig Ströme registriert werden, welche die mechanischen Vorgänge am Magen begleiten (BUYTENDYK 1909, STÜBEL 1912, TSCHERMAK 1919). Es wurden so an freigelegten Hunde- und Katzenmägen *„Elektrogastrogramme"* gewonnen. Von ALVAREZ (1922) stammt auch der erste Versuch, Aktionsströme des menschlichen Magens nachzuweisen. Grundlagen zur klinischen Verwertung der Magenaktionsströme haben KATSCH und VEIT (1926) gelegt. Es kamen Sondenelektroden zur Anwendung. Die elektrographischen und mechanographischen Untersuchungen am Magen sind an unserer Greifswalder Klinik fortgeführt worden von LAUBER (1930), SÜSSENBACH (1930), BRAUCH (1932, 1933, 1937) und werden jetzt von SCHMIDT-KESSEN an unserer Klinik wieder aufgenommen. Die Aktionsstromkurve zeigte verstärkte Ausschläge in Abständen von etwa 55, 80, 90, 120 sec, also in etwa 1—1$^1/_2$—2 min. Gleichzeitig verzeichnet das Mechanogramm langsam ansteigend größere Erhebungen. Diese Rhythmen entsprechen wohl den „Hungerschwankungen" von CANNON, der „Vagusperistaltik" von STÜBEL und VEIT (1926) und den Minutenschwankungen von WEITZ. WEITZ (1924) zeigte mechanographisch, daß diese Minutenschwankungen Tonusschwankungen entsprechen, die an allen glattmuskeligen Organen des Körpers auftreten. Bei der Mehrzahl der Gastrogramme war ein bestimmter Rhythmus dieser Minutenschwankungen vorherrschend (LAUBER). Ein nicht kleiner Teil jedoch zeigte regellose Schwankungen oder abwechselnd Regelmäßigkeit und Unregelmäßigkeit (LAUBER). Bestimmte klinische Beziehungen hierfür ließen sich einstweilen nicht herstellen. Die fortschreitende Entwicklung der Registriermethoden und die Vertiefung elektrophysiologischer Forschungen (s. H. SCHAEFER 1940, 1942 und CURTIS 1950) hat es den Physiologen möglich gemacht, weitere Untersuchungen über die Aktionspotentiale des Magens anzustellen (BOZLER 1945, 1948, 1949). Als Elektrode benutzt BOZLER die sog. Differentialelektrode, welche 2 Kalomel-Capillarelektroden enthält, die nur 0,6 mm voneinander entfernt liegen. Unter solchen Ableitungsbedingungen wird ein Ablauf des Aktionspotentials am Magen registriert, welcher offenbar die Grundform des glattmuskulären Aktionsstromes darstellt [gleichartige Bilder am Retraktorenpräparat des Sternwurms, Fuchs (1910) und vom Hundeureter Orbeli und Brücke (1910)]. Am Magen von Tieren hat C. P. Richter erstmalig 1924 „Spike"-Potentiale beobachtet.

Bozler hat entsprechend dem Vorgehen beim EKG Teile des Aktionsstromes („Spikes") mit R, S bzw. T bezeichnet. Die „Spikes" dauern weniger als 1 sec, wobei ihre Anstiegsgeschwindigkeit relativ groß ist. Ihr Potential beträgt etwa 5 mV und ist vom Grade der mechanischen Kontraktion unabhängig (Bozler). Durch Nicotin und Curare wird die Spannungsentwicklung vermindert. Die R-T-Dauer ist konstant (5—8 sec), sie kann durch Adrenalin verkürzt werden. Auf jede Erregung folgt eine refraktäre Phase von 3—6 sec. Nach vorzeitig einsetzenden Erregungen wird eine verlängerte, manchmal kompensatorische Pause beobachtet. Bozler kommt zu dem Schluß, daß die Automatik in den Eigenschaften der Muskulatur selbst begründet ist und nicht nervös induziert sein kann.

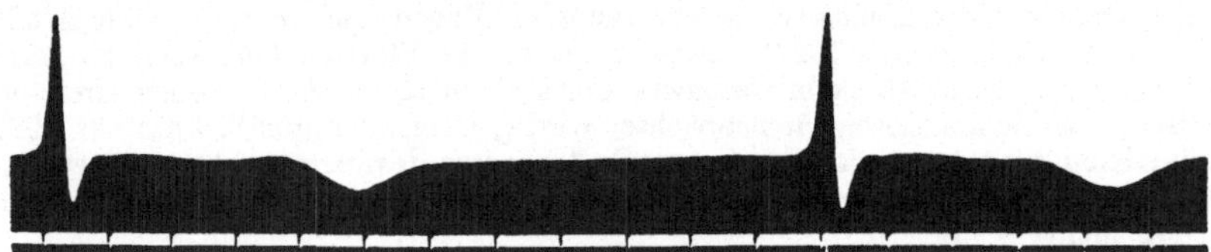

Abb. 16. Aktionsstromablauf bei zwei peristaltischen Wellen am Hundemagen. Zeit in Sekunden. (Nach Bozler 1945.)

Beziehungen zur Salzsäuresekretion und elektrischen Potentialbildungen sind noch nicht abgeklärt. Nach Keller und Pisha (1942) müssen zwischen den Belegzellen und dem Magenlumen Spannungsdifferenzen in einer Größe von 10—15 mV entstehen. Es liegt nahe, anzunehmen, daß Potentiale, die zwischen dem Mageninnern und der Haut gemessen werden, zum Teil auf Vorgänge bei der Salzsäuresekretion zurückzuführen sind [s. auch Kapitel Salzsäurebildung, Theorie von Rehm (1950)].

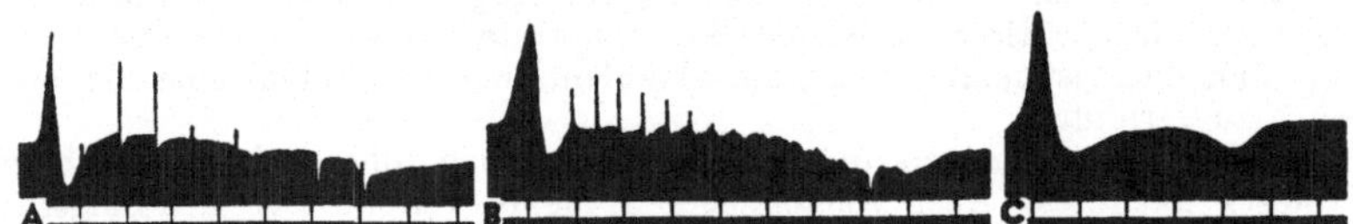

Abb. 17. Aktionsströme am Katzenmagen. A und B Aktionsstrom bei peristaltischer Welle mittlerer Stärke. C Aktionsstrom nach intravenöser Injektion von Adrenalin (3γ/kg). Zeit in Sekunden. (Nach Bozler 1945.)

Peristaltikfrequenz. Der Abstand der peristaltischen Wellen schwankt etwa zwischen 14 und 28 sec. Lauber hat vorgeschlagen, bei Sekundenabstand von weniger als 20 sec von Tachyperistaltik zu sprechen. Ein durchschnittlicher Sekundenabstand (Normoperistaltik) beträgt 20—26 sec. Bradyperistaltik bezeichnet einen Sekundenabstand von mehr als 26 sec (bis 40 sec). In pathologischen Fällen (Ulcus, Gastritis) findet sich auch Unregelmäßigkeit im Wellenabstand (Poikiloperistaltik). Die Frequenz der peristaltischen Wellen zeigt beim gleichen Individuum oft bedeutende Stetigkeit, hat zur Gesamtverfassung Beziehungen. Es erscheint im Grunde nicht besonders auffällig, wenn ein magengesunder Mensch vom B-Typ Tachyperistaltiker ist (Süssenbach). Die Peristaltik ist „lebendiger Ausdruck von Beweglichkeit und Labilitätsgrad" (Lauber 1930). Andererseits dürfen neben den konstitutionellen Faktoren die lokalen nicht unbeachtet bleiben. Denn es überwiegt regelmäßig normal frequente Peristaltik bei normaciden Magengesunden, während bei Magenkranken die Abweichungen vom durchschnittlichen Peristaltikverhalten sich häufen (Gastritisdiagnose!). F. Brauch (1937) bringt gute Beispiele von Arrhythmia gastrica z. B. von Ulcusmägen (Abb. 20). Ebenso verändert bereits ein kleines Magencarcinom die Mechanogrammkurve der Peristaltik, ein interessantes Symptom für die Frühdiagnostik des Carcinoms, dessen Spezifität Onodera (1931) wohl überwertet.

Pylorustätigkeit. Man hat bei der Betrachtung der Magenmotilität in der Physiologie und in der Klinik die Pylorustätigkeit zu sehr in den Blickpunkt gerückt. Relikt aus nicht allzu weit zurückliegender Zeit, in der man noch die Magenbewegungen als „quasi nulles" (Marbaix 1898) ansah und dem Pförtner ein höchst intelligentes „Sortiervermögen" zuschrieb. Es scheint paradox, daß man solche Anschauungen gerade in höchst materialistischer Zeit hatte. Latent wirken Vorstellungen fort, die von Galen kamen und mehr noch der plurivitalistischen Lehre des Paracelsus-Schülers van Helmont entlehnt scheinen. (Nach diesem sollte ein besonderer kleiner „Herrscher" [„Archeus"] am Pförtner seinen Sitz haben.) Die

Entdeckung der sog. Pylorusreflexe (HIRSCH 1893, v. MERING 1893), die von der PAWLOW-Schule mit allerlei Versuchsvariationen bestätigt wurden, begünstigten die isolierte Betrachtung der Pylorusfunktion. CANNON (1907) stellte die Lehre vom „acid control" des Pförtners auf: Säure diesseits des Pförtners öffnet ihn, Säure jenseits des Pförtners, vom Duodenum aus, bewirkt seinen Schluß. Durch diesen einfachen „Reflex" scheint schlechthin die Magenentleerung geregelt. Arbeiten aus dem KESTNERschen Institut vereinfachten den Vorgang

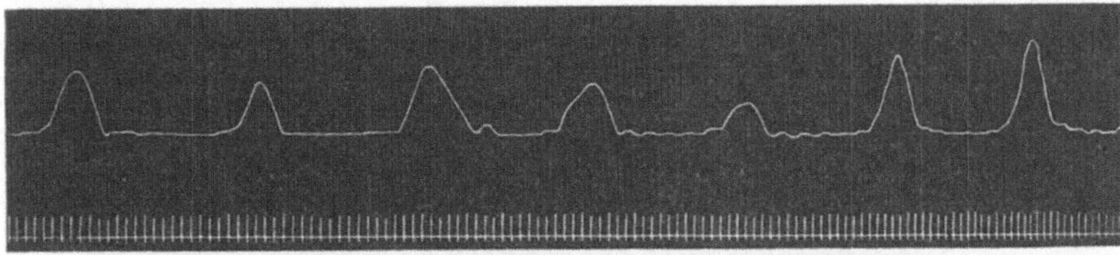

Abb. 18. Normoperistaltik. Die peristaltischen Erhebungen folgen in regelmäßigen Zeitabständen, in diesem Beispiel: 19—20—18—18—20—17 sec. Zeitschreibung: 1 sec. Gastrogramm eines Magengesunden. Lage der Ballonsonde im Antrum.

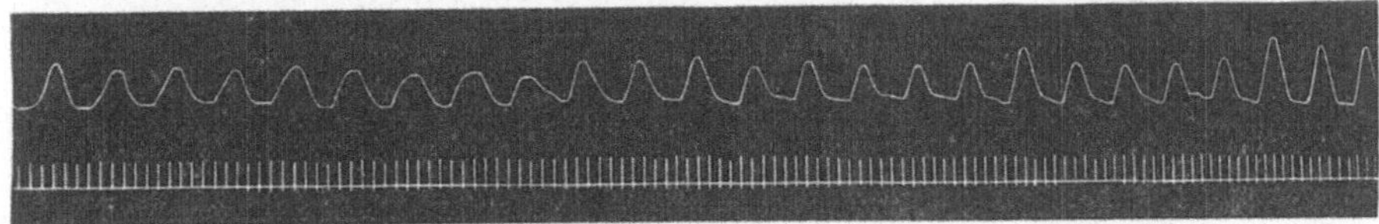

Abb. 19. Tachyperistaltik. Ausschnitt eines Menogramms bei Ulcus duodeni. Nach vorhergehender lebhafter Peristaltik kam es hier zu einer 6 min lang anhaltenden Peristaltiksalve. Die einzelnen Erhebungen folgen in Zeitabständen von 5—6 sec. Zeitschreibung: 1 sec. Sondenlage im Antrum pylori.

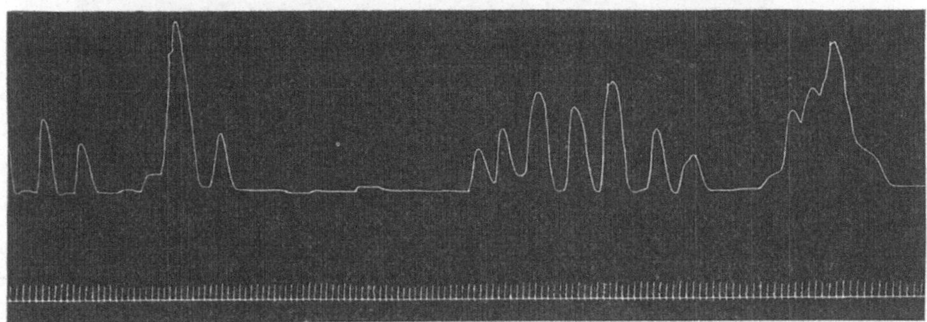

Abb. 20. Unregelmäßige Peristaltikfolge (Arrhythmia gastrica) bei Ulcus duodeni. In unregelmäßig angeordneten Gruppen folgen sich die peristaltischen Erhebungen. Die Zeitabstände zwischen den einzelnen Erhebungen schwanken stark, die Intensitäten der Druckanstiege ebenso. Hierdurch unregelmäßiges Bewegungsbild. Zeitabstände hier: 6—11—43—4—6—6—8—5—12 sec.

Abb. 18—20. Registrierungen der Magenperistaltik mit Hilfe einer Ballonsonde. (Nach Versuchen von F. BRAUCH, Med. Klinik Greifswald, 1937.)

noch weiter; der von LINTWAREW (1901) entdeckte Fettreflex (Öl, durch eine Fistel ins Duodenum eingebracht, mache Pförtnerschluß) soll gleichfalls ein Säurereflex sein, bewirkt durch die im Fett enthaltene Fettsäure (TÖNNIG und NEVER 1925). Nach SCHELLWORTH (1922) wird der physiologische Säurereflex vom Duodenum aus noch hervorgerufen durch Säureverdünnung von $^1/_{320}$ normal HCl, $^1/_{20}$ n Milchsäure, $^1/_{640}$ n Essigsäure.

Die Klinik übernahm diese physiologischen Lehren, so daß das Dogma von der Sturzentleerung bei Achylie als Folge des weggefallenen Säurereflexes sich bis in unsere Tage halten konnte, obwohl es durch ein paar klinische Beobachtungen leicht zu widerlegen war. Ich verweise auf eine zu wenig beachtete Arbeit meines früheren Mitarbeiters EGAN (1915). Gestützt auf klinische Tatsachen und eigene Röntgenbeobachtungen, vertrat ich seit langen Jahren die Ansicht, daß die sog. Pylorusreflexe außerordentlich überwertet und falsch beurteilt werden. Der Schließmuskel des Pförtners ist nicht funktionell isoliert. Er gehört in den systematischen Magenvorgang hinein, schließt sich bei der tonisch-systolischen Drucksteigerung, die einen Entleerungsschub des Magens einleitet (nur bei Pförtnerschluß kann ja die Drucksteigerung zustande kommen), öffnet sich bei Ankunft peristaltischer Wellen, schließt sich dann wieder kurz, den Rückfluß verhindernd. Dieses Spiel des Sphincter pylori wird nicht durch Reflexe in Bewegung gesetzt, sicher nicht durch den Säurereflex; es gehört zu dem systematischen automatischen Rhythmus des Magens und wird nur sekundär durch lokale Reflexe beeinflußt. Solche lokalen Reflexe beeinflussen aber wiederum nicht isoliert den Pförtner, sondern die Austreibungsmotilität als Ganzes. In sorgfältiger, am Menschen durchgeführter experimenteller Analyse hat mein Schüler F. Brauch (1932, 1933, 1937) diese Vorgänge am Magen mit objektiven graphischen Methoden weitgehend geklärt. Er zeigt aufs deutlichste, daß der Lintwarewsche Fettreflex vom Duodenum nicht Pförtner-schluß erzeugt, sondern Bewegungsruhe des ganzen Magens. Mit dem Säuregehalt des Fettes hat dies nichts zu tun, wie denn der Säurereflex beim menschlichen Magen sehr viel weniger wirksam scheint als der Fettreflex. Widersprechende Angaben über den Säure-reflex in physiologischen Arbeiten sind dadurch verständlich, daß mechanische Reizung der Duodenalschleimhaut die Magenentleerung hemmt. Ich kenne das aus eigenen Experi-menten mit Duodenalfistelhunden (1912), bei denen man durch allerlei mechanische Reize,

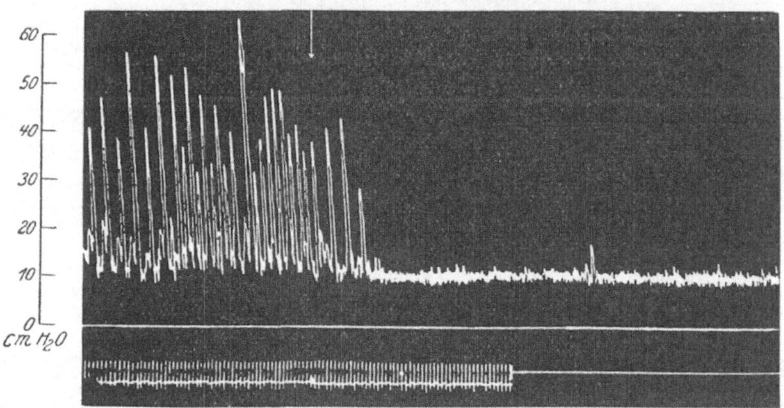

Abb. 21. Hemmung der Magenperistaltik durch Fettgabe ins Duodenum. Beim Pfeil wurden 20 cm³ Olivenö ins Duodenum gegeben. Nach etwa 20 sec tritt völlige Hemmung der Peristaltik ein. Registrierende Ballonsonde lag im Antrum. Zeitschreibung: 1 sec. Ordinate: Mageninnendrucke in cm H₂O. (Nach F. Brauch: Med. Klinik Greifswald, 1932.)

z. B. wenn man eine Federpose durch die Kanüle einführt, einen vermeintlichen Pförtner-schluß, kritischer ausgedrückt, Entleerungshemmung des Magens hervorrufen kann.

Wir verstehen auf diese Weise, daß auch der Magen mit reseziertem Pylorus oder mit Gastroenterostomie sich im allgemeinen rhythmisch entleert und daß der Fettreflex auch für diese Mägen wirkt. Bei Anacidität wie nach Pförtnerresektion entleert sich der Magen rhyth-misch, folglich kann es nicht der Säurereflex des Pylorus sein, der die Magenentleerung regelt.

Ein *Pylorospasmus* wird deshalb nicht negiert. Er kommt besonders durch örtliche Reizung oder Reizbarkeit zustande bei pylorischem Ulcus oder Pyloritis, seltener bei hoch-sitzendem Ulcus. Bei stärkerer Erregung wird der Tonus nicht nur des Pförtnerringes, sondern des ganzen Kanales gesteigert. So entsteht ein relatives oder absolutes Entleerungshindernis. Der *Kanalspasmus* (Antrumspasmus) ist auch beim Brechakt geläufig. Wir verstehen auch, daß Entleerungsbeschleunigung und Entleerungshemmung durch dieselbe pathologische Erregung hervorgerufen werden können, daß sie nur quantitativen Unterschieden dieser Er-regung entsprechen. So findet vielleicht die sog. ,,duodenale Magenmotilität" (Kreuzfuchs) ihre Erklärung. Von duodenaler Magenmotilität spricht man, wenn bei Ulcus duodeni auf eine beschleunigte Anfangsentleerung spätere Hemmung mit 4- oder 6-Std-Rest folgt. Auch eine Ermattung der Motilität wird bei diesem Phänomen in Betracht gezogen. Meist aller-dings wird zu seiner Erklärung an die Säure gedacht, deren Konzentration im Laufe der Verdauungsarbeit steigt und die dann die späte Entleerungshemmung oder den ,,Tardivpyloro-spasmus" erzeuge. Dabei denken manche an eine Reizung des Geschwürsgrundes durch die konzentrierte Säure, die meisten an den dogmatischen Säurereflex des Pförtners. H. H. Berg (1926) gibt noch eine andere Erklärung für die ,,duodenale Motilität": Er glaubt, daß durch entzündliche Schwellung im Verlaufe des Magenvorgangs das Hindernis am Pförtner ver-größert werde.

Mechanismus der Austreibung. Die Aufgabe des Magens als Muskelorgan ist nicht die Förderung und Austreibung des Mageninhaltes schlechthin. Bau und Motilität des Magens entsprechen den Magenfunktionen. Diese sind nicht: sich zu bewegen und Saft zu bilden, wie eine schlechte analysierende Betrachtungsweise zu einseitig noch heute es darstellt. Ich kämpfe dafür, von Magenfunktionen zu sprechen unter Beziehungssetzung zu den Aufgaben des Magens. Der Magen des Menschen hat angedeutet zunächst eine Speicher- oder Kropffunktion (Facultas retentrix). Er hat die Funktion der Verflüssigung, Aufbereitung und Mischung der Speisen (Facultas alteratrix), dann erst die Funktion der Austreibung (Facultas expultrix). Die Funktion des Erbrechens als Schutzmechanismus schließt sich an (Facultas repultrix). Der so geschilderten komplexen Magenfunktion dient die koordinierte Tätigkeit der Muskelhaut. Die Austreibung verhält sich daher in eigenartiger Weise. Retention und Expulsion gehören funktionell zusammen. Es ist zu primitiv und falsch, wenn man es so darstellt, als wenn eine durchschnürende peristaltische Welle oder auch nur eine in Pförtnernähe sich vertiefende und hier durchschnürende peristaltische Welle die Austreibung besorgte. Das ist nur ausnahmsweise der Fall. Die Peristaltik hat oft nur eine ausstreifende oder melkende Hilfswirkung. Wichtiger ist eine Art Gesamtkontraktion des Organs nach Art einer Tonussteigerung. Mit GOETZE kann man sie „Systole" nennen. Diesem Spannungszuwachs des Magens zugeordnet ist ein Pförtnerschluß. Durch ihn wird ein intragastraler Druckzuwachs, eine Art Anspannungszeit erst möglich. Je nach der Körperhaltung des Menschen wirken hydrodynamische Faktoren fördernd oder hemmend auf die Austreibung ein. Sie wird z. B. in rechter Seitenlage meist beschleunigt. — Bei aufrechter Haltung ist die Magenform nicht gleichgültig: während bei einem Stierhornmagen, dessen Pförtner annähernd am tiefsten Punkt liegt, die Hydrodynamik deutlich fördert, ist dies bei einem hakenförmigen Langmagen, dessen Sinus bis nahe an die Symphyse reicht, viel weniger der Fall.

Zu wenig beachtet in den physiologischen Vorstellungen ist auch die Tatsache, daß *der im Duodenum herrschende Druck* das Tempo der Austreibung mitbestimmt und daß höchstwahrscheinlich im Beginn eines Entleerungsschubes der Bulbus duodeni erschlafft. Zur Magensystole gehört physiologisch eine Art duodenaler Diastole. Das alles gehört in den „systematischen Magenvorgang" hinein. Die Bedeutung des Innendruckes im Duodenum kann drastisch demonstriert werden durch ein einfaches Experiment: Legt man beim Hund eine Duodenalkanüle an, so entleert sich aus ihr der Mageninhalt fast ohne Verweilen in schnellen Schüben. Wasser, das der Hund aufnimmt, läuft fast unmittelbar aus der Kanüle heraus, so daß man an das Bild von dem Münchhausenschen Pferd erinnert wird. Auf diese Bedeutung des duodenalen Innendruckes, die aus physikalischen Gründen verständlich ist, wurde ich durch derartige tierexperimentelle Beobachtungen frühzeitig hingewiesen (1912). Aber auch sorgfältige radiologische Beobachter setzen sich dafür ein, daß der negative Druck für die Fortbewegung der Ingesten wichtig ist (BARCLAY 1932). Meines Erachtens hat dieser duodenale Innendruck durchaus für die Pathologie Interesse. Ist bei Geschwür und Entzündung im Duodenum der Wandtonus des Bulbus und dessen Innendruck erhöht, so bedeutet das auch ohne eigentliche Stenose eine Austreibungserschwerung für den Magen. Er muß mit Verstärkung seiner Systole und mit Peristaltikverstärkung, die ja dem Tonuszuwachs meist folgt, reagieren. Man kann sich am Röntgenschirm leicht überzeugen, daß diese Art von Betriebsstörung bei Duodenalulcus öfters vorliegt. Ein geschrumpfter Bulbus ist noch dann ein relatives Austreibungshindernis, wenn sein Lumen ebenso weit ist wie das des geöffneten Pförtners. Hier macht sich wohl die fehlende Windkesselfunktion des Bulbus geltend.

Wirkung von Dehnung und Widerstand. Wie jeder Hohlmuskel, bringt der normale Magen den höchsten Innendruck bei einer gewissen Füllung oder Dehnung zustande — bis zu einem gewissen Optimum, dessen beim Magen nicht leicht erreichbare Überschreitung als „Überdehnung" bezeichnet werden muß. Infolgedessen werden größere Inhaltsmengen relativ schneller entleert als kleinere. Aus dieser einfachen Regel ergeben sich manche Nutzanwendungen. So die, daß die reduzierte chemische Leistung eines subaciden Magens bei kleinen Mahlzeiten besser ausgenutzt wird. Andererseits verstehen wir, daß zur Erleichterung der Austreibung ein gewisser Füllungsdruck — freilich von Gewohnheiten stark mitbestimmt — bei größeren Mahlzeiten instinktiv angestrebt wird, ganz abgesehen von deren Nährwert. Irgendwelche Receptoren der Magenwand greifen regulierend ein, auch ohne daß es zu bewußter Druckempfindung kommt.

Dehnung verstärkt also die austreibende Kraft nicht nur rein mechanisch, wie durch Vergrößerung eines Hebelarmes. Dehnung wirkt, wie bei aller glatten Muskulatur, als Reiz, der zur Kontraktion anregt. Tritt irgendein Hindernis der Austreibung entgegen, bei Pförtnerenge oder Druck im Duodenum, so dürfte es der Dehnungsreiz sein, der die kompensatorische Mehrarbeit, d. h. verstärkte Systole und Widerstandsperistaltik anregt.

Es entspricht diesen Tatsachen, daß die „Entleerungskurve" des Magens nach den Berechnungen von STARY und MAHLER (1972) anfangs sehr steil, dann viel sanfter verläuft. Diese Entleerungskurve gibt graphisch die in gleichen Zeiten (5 min) entleerten Volumina wieder.

Die *Gaskammer* im Magen dient der Druckregulierung in doppeltem Sinn. Die Mechanismen des Luftschluckens und Aufstoßens sind physiologisch. Wenn mächtiges Luftschlucken,

z. B. bei den Steifungen gegen eine Pförtnerenge, noch zweckmäßig sein kann, so werden diese Mechanismen zum überwertigen pathologischen Symptom, sobald sie — zwar nicht nur rein psychogen, sondern ausgelöst durch lokale Mißempfindungen bei kranken Mägen — in übertriebener, zweckwidriger, ticartiger Weise betätigt und allenfalls nach Abklingen der lokalen auslösenden Ursachen neurotisch unterhalten werden. — Auch die Supersekretion, die auffallenderweise bei fast allen Magenausgangsstenosen sich einstellt, wird vielleicht in den Dienst der Druckregulierung gestellt. Und andererseits sind Regurgitieren und Erbrechen physiologische Vorgänge, die bei Überbelastung, bei unzweckmäßiger oder schädlicher Dehnung in Funktion treten. Wiederum Mechanismen, die neurotischer Bahnung und Zweckentfremdung zugänglich sind. — Äußerster Warner ist der Dehnungsschmerz. Freilich tritt ein Dehnungsschmerz bei manchen Formen von Entzündung der Magenwand schon bei geringem Innendruck ein (Henning und Norpoth 1932). Das begünstigt eine Neigung zum Aufstoßen.

So kommen wir, wenn wir den Faktor Dehnung, wie er verstärkend auf Peristaltik und Tonus wirkt, gerade als Kliniker betrachten, in einen gewissen Gegensatz zu manchen Physiologen. Denn diese Mechanismen sind nicht reine Magenfunktionen, sind recht komplexe Vorgänge, die wohl vom Magen ausgelöst werden, bei denen der Magen auch selber mitwirkt, die uns aber zeigen, wie wenig der Magen funktionell isoliert gedacht werden kann — auch wenn ein Magenexplantat die üblichen peristaltischen Wellen zeigt und auf Dehnungsreize reagiert, die wir ihm experimentell anbieten.

Röntgenkinematographische und flächenkymographische Untersuchungen. Grundlegende Arbeiten liegen vor von Alvarez (1922), Catel (1937), Pl. Stumpf (1936) und Weltz (1940). Weltz (1950) gibt folgende Zusammenfassung über die Physiologie der Magenperistaltik:

,,1. Der Tonus des Magens ist eine von der Peristaltik unabhängige Grundfunktion. Als Tonus wird die *Ruhelänge* aller contractilen Elemente bezeichnet. Auf ihr setzen sich die Kontraktionen auf.

2. Peristaltik wird ausgelöst durch den Dehnungsreiz.

3. Die Peristaltik hat eine Reizschwelle.

4. Die Höhe der Reizschwelle ist variabel. Sie wechselt mit der Höhe des Tonus. Je höher der Tonus, desto niedriger die Reizschwelle.

5. Der peristaltikauslösende Dehnungsreiz ist um so wirkungsvoller, je plötzlicher er gesetzt wird.''

Es erscheint unzureichend, die Peristaltik mit den bisher üblichen Ausdrücken wie ,,gesteigert'' oder ,,unregelmäßig'' zu bezeichnen. Weltz (1950) schlägt vor, die klaren Bezeichnungen der Wellenphysik auf die peristaltischen Wellen anzuwenden. Die *Peristaltikfrequenz* ist nach vorliegenden Untersuchungen mit der Röntgenkymographie beim Gesunden eine konstantere Größe als beim Magenkranken. Schwankungen der Periodendauer von 10 sec kommen aber auch bei gesunden Menschen vor.

Die *Wellenlänge* der Peristaltik hängt von dem Dehnungszustand der Magenwand ab. Bei starker Dehnung ist die Wellenlänge groß. Die Wellenlänge wird damit zum Indikator des Dehnungszustandes des Magens. Als Normalmaß der peristaltischen Wellen sehen wir, daß $2^1/_2$—3 Wellen gleichzeitig über den Magen hinlaufen. Bestimmungen der Wanderungsgeschwindigkeit bei der sog. ,,Hyperperistaltik'' haben erwiesen, daß dieser Zustand nicht sehr zweckmäßig damit bezeichnet ist, denn das gleichzeitige Erscheinen von 4—5 Wellen am Magen beruht auf einer verlangsamten Wanderungsgeschwindigkeit der einzelnen Wellen. Die *Fortpflanzungsgeschwindigkeit* ist mit der Wellenlänge der Peristaltik gekoppelt. Ein Peristaltik-auslösender Dehnungsreiz ist gehemmt, wenn die Dehnung der Magenwand durch Verwachsungen und Infiltrationen gehindert ist. Die Stenosenperistaltik stellt eine Peristaltik mit vergrößerter Amplitude dar, ausgelöst durch einen übermäßigen Dehnungsreiz. Die Laufrichtung peristaltischer Wellen entspricht den von Alvarez (1922) entwickelten Vorstellungen über den tonischen Gradienten, d. h. sie läuft von Orten mit niedrigem zu Orten mit höherem Tonus. Eine Retroperistaltik stellt nach Weltz (1940) keine primäre Peristaltikstörung dar, sondern ist als eine vom Tonus gesteuerte, physiologische Entlastungsreaktion aufzufassen.

Der Magentonus wird sympathisch und parasympathisch gesteuert. Sympathicusreize führen zur Tonusherabsetzung. Sympathisch überreizte Mägen sind dilatiert. Es handelt sich dabei nicht um eine passive Dehnung oder um eine Ermüdung des Magens. Langzeitkymogramme (Ablaufzeit z. B. 8 min, 12 mm Raster) konnten die Untersuchungen von Weitz und Vollers (1925, 1926) bestätigen. Es gibt danach langzeitige Schwankungen des Tonus am Magen mit einer Periodendauer von einer halben Stunde und länger, sowie Tonusschwankungen mit einer Periodendauer von $^1/_2$—2 min (Minutenschwankungen). Ein jäher arrhythmischer Tonuswechsel wird mit der Ballonsondenregistrierung als peristaltisch arrhythmischer Magen gedeutet werden (s. Brauch 1937). Weltz macht darauf aufmerksam, daß Magenkranke mit ,,Tonusarrhythmie'' subjektiv gewöhnlich sehr starke Beschwerden haben. Für diese Tonusstörung trifft demnach die Bezeichnung ,,vegetative Dystonie'' zu.

Hormone. Verstärkend wirken voraussichtlich chemische Stoffe, die während der Magentätigkeit entstehen, resorbiert oder vermehrt gebildet werden: Cholin und Abbauprodukte des Eiweißes. Aus der Nahrung resorbierte Reizstoffe und bei der Resorption entstehende Reizstoffe, wie wir sie als „Sekretine" bei Besprechung der Sekretion antreffen, mögen in Betracht kommen. Angriffspunkte und nähere Wirkungsweise dieser chemischen Erreger sind noch recht dunkel. Das Thyreoideahormon macht Motilitätsänderungen, z. B. Tachyperistaltik. Die Brechbereitschaft des Magens ist erhöht. Hypophysin wirkt in komplexer Weise ein. Ein eindrucksvolles Beispiel liefern die Motilitätsstörungen des Morbus Addisonii.

Einfluß der extragastralen Steuerungsnerven. Der geschilderten Automatie gehorchend führt der Magen ohne Nervenimpulse von außen (wie bei nervöser Isolierung) normale Bewegungen aus. Wenn man daher die Frage aufwirft, ob der Vagus „der motorische Nerv des Magens" sei oder nicht, wie noch in neuesten Arbeiten geschieht, so ist schon die Frage verfehlt. Vollends dürfen wir nicht mehr von einem „kontrahierenden Zentrum des Magens im Gehirn" (v. OPENSCHOWSKI 1889) sprechen. Die Magenbewegungen vollziehen sich nicht auf Befehl von außen, es gibt überhaupt keinen motorischen Nerv des Magens. Gleichwohl beweist schon die Existenz der zahlreichen von außen an den Magen herantretenden langen und kurzen Nerven, daß Fernwirkungen seine Tätigkeit beeinflussen, hemmen und verstärken. Alles weist darauf hin, daß im Vagus vorwiegend stimulierende Impulse zum Magen laufen und daß hemmende Impulse vorwiegend den Splanchnicus benutzen. Jedoch vergröbert man die Verhältnisse offenbar, wenn man die beiden Nerven einfach als unbedingte Antagonisten auffaßt. Die Art ihres Zusammen- und Gegeneinanderwirkens ist uns großenteils noch undurchsichtig. Umstimmungen und „inverse Wirkungen" (KOLM und PICK 1920) kommen vor. Gleichzeitige Erregung beider Nerven hebt sich nicht auf, sondern führt beispielsweise zum Brechakt. Reizung der thorakalen Vagi bewirkt einen deutlichen Anstieg des Gehaltes an Acetylcholin im venösen Magenblut (DALE und FELDBERG 1934). Acetylcholin scheint chemischer Vermittler der Vaguswirkung zu sein. Da auch Adrenalinwirkung und Splanchnicuswirkung zusammengehören, scheinen hormonale und nervöse Steuerung eigenartig miteinander verknüpft. Interessant ist das Vorkommen von Sympathicusanastomosen zum Phrenicus, die als Ramus communicans aufgefaßt werden müssen (MUSSGNUG 1930). Reizung der peripheren Phrenicusstümpfe bewirkt beim Hunde Kontraktionen in der Pars pylorica.

Tonusumstimmung, die nicht nur lokal, sondern auch von den extragastralen Nerven bewirkt werden kann, beeinflußt anscheinend die motorischen und automatischen Vorgänge in ihrer Intensität. Das geschieht nicht durch gelegentliches Eingreifen, sondern in jedem Augenblick ist der Magentonus mitbestimmend durch die extragastralen Nerven. Der tonische Habitus eines explantierten Magens ist verändert gegenüber dem vorher geröntgten Magen des intakten Tieres (eigene Versuche). Und aufs deutlichste tritt der Tonusverlust hervor manchmal nach Vagotomie, stärker an dem aller extramuralen Nerven beraubten Magen (BICKEL 1925 und WATANABE 1922), wiewohl auch dieser seine Automatie bewahrt. BICKEL (1925) spricht von „zentraler, physiologischer, tonisierender, akzessorischer Erregung", die dem Magen unablässig zufließt. Es scheint, daß tonuspositive Erregungen vom extramuralen Parasympathicus und Sympathicus herangetragen werden, tonusnegative nur oder vorwiegend auf dem Sympathicuswege. Dabei ist noch eines bemerkenswert: daß tonische Ausgleichungen Wochen oder Monate nach Nervendurchschneidungen eintreten. Das sahen RUBASCHOW (1912), KOENNECKE und MEYER (1922), WATANABE (1922). Die Funktion setzt sich durch, die zentrale Zusatzerregung gelangt zum Magen, ihr stehen anscheinend verschiedene Wege zur Verfügung. Ist das Ganglion coeliacum erhalten, so spielt es bei solchen Ausgleichungen wohl eine wichtige Rolle. Oder wächst der lokale Tonus, wenn die zentrale Zusatzerregung ausbleibt? Tonus und Peristaltik scheinen, auch wenn sie einander beeinflussen, doch weitgehend unabhängig voneinander zu sein. Das stimmt mit manchen klinischen Erlebnissen überein, z. B. Hyperperistaltik bei Hypotonie. Die Peristaltik kann durch Vagusimpulse von außen gesteigert werden, aber auch (phasenweise, flüchtig) durch Adrenalin, das hier „invers", parasympathisch angreift oder vielleicht vorhandene erregende Sympathicusfasern benutzt.

Erregung vegetativer „Stimmungen" geht von der gesamten sensiblen Peripherie aus, gerade auch von visceralen Sensationen. (Gehen diese vom Magen selbst aus, so kann der Vorgang zum Circulus vitiosus werden.) Die großen vegetativen Bahnen werden so zu Trägern großzügiger Korrelationen. Sie zügeln und stacheln das automatisch arbeitende vegetative Organ und zwingen seine Tätigkeit in Einklang mit den Bedürfnissen der gesamten Ökonomie. Es ist ein lehrreiches experimentelles Beispiel, daß der vaguslose Magen zwar in leidlich normaler Weise arbeitet, wenn keine besonderen Anforderungen an ihn gestellt werden, daß er aber zu kompensatorischer Leistungssteigerung gegenüber einem Hindernis nicht imstande ist (KOENNECKE 1922). Die Harmonie und Zweckmäßigkeit wird zur Voraussetzung für Kompensationen in Physiologie und Pathologie. Und diese Harmonie wiederum ist abhängig vom endokrinen Gleichgewicht und psychisch-nervösen Allgemeinfaktoren. So stehen normale und pathologische Leistungen im Vegetativen mit der individuellen Konstitution in Zusammenhang.

Erregung vegetativer Stimmungen, die den Magen beeinflussen, geht auch primär *von der psychischen Zentrale* aus. Die Affekte wirken sich aus in vegetativen Tonuszuständen. Die Tätigkeitsschwankungen bewegen sich wie Ausdrucksbewegungen in Abhängigkeit von der Affektlage. Ein enger Zusammenhang mit seelischen Vorgängen gerade des Affektgebietes ist gegeben. Dieser Zusammenhang, gleich eng für den Magen wie für das Herz, ist seit uralter Zeit bekannt. Durch das vegetative Nervensystem haben wir nur den Mechanismus dieser Verknüpfung ein wenig verstehen gelernt (Metzner 1907). Die Lebhaftigkeit dieser Beziehung zeigt stärkste individuelle Schwankungen, Plus- und Minusvarianten der Konstitution, des Temperamentes. Ist die Affektlage oder die Affektbereitschaft einer Persönlichkeit pathologisch, so ist hier im Psychologischen schon eine Quelle nervöser Disharmonisierung auch der Magentätigkeit gegeben.

Daß zentrale Umstimmungen sich gerade am Magen äußern, kann (z. B. bei Ekelempfindungen) vielleicht durch isolierte Impulse zum Magen zu erklären sein. Oft wird sich ein zentrales Geschehen deshalb am Magen äußern, weil dessen lokale Reaktionsbereitschaft größer ist als die anderer Organe. Das erklärt die *größere Verstimmbarkeit des organisch veränderten Magens.*

Darüber hinaus kann die abnorme Empfindlichkeit des Erfolgsorgans zu übertriebener Reaktion auf normale tonisierende Einflüsse führen (R. Schmidt 1906). Tonusprobleme dürfen gewiß nicht nur zentralistisch aufgefaßt werden, wie es der ursprünglichen Vagotonielehre vorzuwerfen war. Aber auch nicht nur lokalistisch. Darum beleuchtet Kestners Versuch (1924), den „biologischen Bauplan" des Magens mit der Organisation von niederen Tieren ohne nervöses Zentralorgan zu vergleichen, nur eine Seite des Problems.

Die Tätigkeit des Verdauungsapparates läuft in geordneter Abwicklung, wenn die Person sich unbewußt und passiv diesem automatischen vegetativen Geschehen hingibt. Lebhafter, wenn angenehme Empfindungen und Eindrücke, mit der Nahrungsaufnahme irgendwie zusammenhängend, unterbewußt auf die Verdauungsarbeit hinlenken, fördernde Impulse schaffen.

Ist die Person dagegen „abgelenkt", von einem starken Interesse gepackt oder von machtvollen Affekten ergriffen — es mögen auch freudige sein — so ergibt sich nicht nur Ausfall der fördernden vegetativen Impulse, sondern Hemmung, selbst Unterbrechung der Tätigkeit. — Solche Hemmungen sind an sich normal; es mag ihnen teilweise eine Zweckmäßigkeit innewohnen, die darin liegt, daß bei *Einstellung der gesamten Person auf animalische Leistung, auf Kampf, auf Handeln aus einem psychisch-nervösen Ökonomieprinzip die vegetativen Vorgänge gebremst werden.* Der Grad und die Leichtigkeit, mit der solche Abschaltung des Vegetativen oder vegetativer Provinzen stattfindet, kann pathologisch sein. Ganz offensichtlich spielt auch die „Bahnung" solcher vegetativer „Umstimmungen" oder „Reflexe" bei Neurotikern eine Rolle.

Entsprechend dem Bau des vegetativen Nervensystems und des Zusammenspiels seiner Zentren können die Wege und Umwege solcher nervösen Vorgänge sehr mannigfaltig sein (W. R. Hess 1947, 1948, 1949). Reflektorische Einflüsse sind möglich durch die großen Bauchplexus, über das Rückenmark, über die Zentren der Medulla oblongata. Von größter Bedeutung ist das Einstrahlen von sensorischen Erregungen und solchen aus der Großhirnrinde zu jenem *Wegstern der Nervenbahnen in thalamischer Gegend,* wo nicht nur die Relaisstation ist für die sichtbaren Synergien der Ausdrucksbewegungen und Ausdruckshaltungen, sondern auch für die *geheime Mimik der inneren Organe.* Wie der Gedanke an ein schmackhaftes Gericht die Magentätigkeit spornt, so hemmt ein Ekelgefühl, gleichviel, ob es durch einen aktuellen widerwärtigen Anblick erregt, ob es durch adäquates Erlebnis affektherrschend wurde oder ob ein überwertiger Gedanke es dazu erhebt.

Die letzten Absätze sind unverändert aus unserer Darstellung in der vorigen
(3.) Auflage dieses Handbuches (1938) übernommen. Für die geschilderten
vegetativen Generalschaltungen hat inzwischen W. R. Hess auf Grund seiner
schönen Experimente am Zwischenhirn von Katzen die sehr kennzeichnenden
Ausdrücke „trophotrop" und „ergotrop" eingeführt.

II. Der Magensaft.

1. Zusammensetzung des Magensaftes.

Mageninhalt und Magensaft. Es ist zu verwerfen, wenn ärztlich von Magensaft
gesprochen wird, wo es sich um Mageninhalt handelt, dem Speisereste beigemengt sind. Schwerer ist der Brauch zu beseitigen, den Inhalt des nüchternen
Magens als Magensaft zu benennen, obwohl er außer mageneigenem Sekret
Speichel, Galle, Pankreassaft enthalten kann. Auch hier sollte man von Nüchterninhalt sprechen.

Reines Magensekret läßt sich im Tierversuch durch Fistelmethoden gewinnen.
Beim Menschen hat man selten die Möglichkeit, aus Fisteln reinen Magensaft
zu entnehmen. Mit der Verweilsondenmethode gelingt es durch verschiedene
Kunstgriffe, Proben reinen Saftes häufig zu erhalten (Katsch 1924).

Hauptbestandteile, Nebenbestandteile, Begleitstoffe. Die Hauptbestandteile
des menschlichen Magensaftes sind: Salzsäure, Pepsin, Kathepsin, Schleim.
Als weiteren Hauptbestandteil nennen wir das Nebensekret (Katsch 1933),
die wäßrige Flüssigkeit, die die Magenschleimhaut abgibt, die, abgesehen von
dem Schleim des Deckepithels, Vehikel für alle übrigen Sekretbestandteile ist
und die Salzsäuresekretion erst ermöglicht. Mit weniger charakteristischen
Eigenschaften ausgestattet, repräsentiert das Nebensekret dennoch die Hauptmasse des Magensaftes.

Zu den Hauptbestandteilen des Magensaftes müssen wir ferner das Castlesche antianämische Prinzip (Apoerythein + Erythrotin [Vitamin B_{12}] = Erythein)
mit seiner großen Bedeutung für die Reifung der Erythrocyten rechnen.

Zu diesen Hauptbestandteilen treten hinzu NaCl in ziemlich bedeutender
Menge, KCl, $NaHCO_3$, Na_2CO_3. Das Sekret des Pförtners ist alkalisch, vielleicht
sogar sodaalkalisch. Ferner in geringer Menge NH_3-, Mg-, Ca-, CNS-, SO_4- und
PO_4-Ionen, die hervorgegangen sein dürften durch Dissoziationen von Na_4CNS,
$MgSO_4$ und $CaHPO_4$ bzw. $Ca(H_2PO_4)_2$. Es steht im einzelnen nicht fest, wieweit diese Ionen als Begleitstoffe mit in den Magensaft diffundieren, wieweit
sie wesentliche Sekretbestandteile sind. Diese Frage steht vor uns auch für die
organischen Bestandteile des Magensaftes. Einige von ihnen, die im Magensaft
des Urämikers stark vermehrt sind, dürften Begleitstoffe sein, die aus dem Blut
mitgenommen werden. Es finden sich Harnsäure, Harnstoff, Aminosäuren,
Polypeptide, Eiweiße. Der Schleim als charakteristischer Träger der Viscosität
wurde schon unter den Hauptbestandteilen genannt. Unter den in minimaler
Menge im Magensaft anzutreffenden Substanzen hat das Rhodan Interesse
gefunden (Brinck 1933), das anscheinend für die bakterielle Selbstreinigung
des Magens Bedeutung hat.

Die Salzsäure. Die Magensalzsäure wurde 1824 von Prout entdeckt. Die Anwesenheit
freier Salzsäure im Magen fanden Bidder und Schmidt (1852). Als Heidenhain (1878)
mit Hilfe einer Magenfistel zum ersten Male wirklich reinen Magensaft vom Hunde gewann
und in ihm einen Salzsäureprozentgehalt von 0,5—0,6 feststellte, war er so verblüfft, daß er
seinen Assistenten Gscheidlen die Titrierlösungen mehrfach nachprüfen ließ. Heidenhain
und Pawlow hielten auf Grund ihrer Hundefistelversuche den Salzsäuregehalt des Sekretes

für sehr konstant (Lehre von der Isochlorhydrie). Rosemanns (1907) Hundeversuche bestätigten das nicht. Für den Menschen wurde auf Grund von Feststellungen am reinen Sekret die Lehre von der Isochlorhydrie zuerst von Katsch und von Heyer (1921) angefochten. Später von Heilmeyer (1925), Delhougne (1926), Mahler und Stary (1927) u. a. Näheres über den Gehalt des Magensaftes an HCl und anderen anorganischen Bestandteilen s. unten.

Die Chloride. Im Tierversuch zeigte zuerst Rosemann (1911), daß Chloride reichlich im Magen anwesend sind. Für den menschlichen Magensaft bestand lange ein Meinungskampf, ob Chloride im nativen Sekret als dessen Bestandteil ausgeschieden werden oder ob sie nachträglich im Magen durch Neutralisation der Salzsäure entstehen. Katsch und Kalk betonten bereits 1926 die Bedeutung der Chloridsekretion. Durch Natrium- und Kaliumbestimmungen im reinen Sekret wurde sie endgültig erwiesen (Katsch, Baltzer und Brinck 1935, Mahler und Stary 1927). Katsch und Kalk (1926) vertraten den Standpunkt, daß die Chloride nicht nur als unverbrauchtes Ausgangsmaterial der Salzsäuresynthese in den Magensaft gewissermaßen hineingeraten, sondern daß sie *wesentlicher Sekretbestandteil* sind. Die Konzentration an Salz im Magensaft ist beteiligt an der Regulierung des peptischen Prozesses. Bei Sekretionsstörungen verändert sich auch die Chloridsekretion.

Die Fermente. Proteasen. Pepsin. Unter den Enzymen des Magens nimmt den ersten Platz das Pepsin ein (entdeckt von Schwann 1835). Lange Zeit war es das einzig bekannte. Die Menge geht nicht der Salzsäuremenge parallel (Pawlow am Hund, Rehfuss am Menschen). Nach Heidenhain wird es von den Hauptzellen der Hauptmagendrüsen gebildet, in geringerem Umfange wohl auch von den Pylorusdrüsen. Der durch Pilocarpin angeregte Magensaft enthält wesentlich mehr Pepsin als der auf Histaminreiz sezernierte (Babkin, eigene Untersuchungen). Es besteht keine direkte Proportionalität zwischen Acidität und Pepsingehalt (Delhougne 1928).

Zur Absonderung gelangt nicht das fertige Ferment, sondern sein Zymogen, die „pepsinogene Substanz" (Grützner 1874). Kontakt mit Mineralsäure, in erster Linie HCl, verwandelt es sehr schnell in aktives Pepsin. Es bewirkt bei saurer Reaktion eine hydrolytische Spaltung der Eiweißkörper in lösliche Peptone. Weitergehende Spaltung zu abiureten Substanzen findet in nennenswertem Umfang nicht statt. Kein anderes Ferment vermag das kollagene Bindegewebe anzugreifen, während alle anderen enzymatischen Magenprozesse vikariierend vom Pankreas- und Darmsaft übernommen werden können. Durch diese Bindegewebslösung hat der peptische Prozeß die wichtige Wirkung, Fleischbrocken zu desaggregieren und der Verdauung zugänglich zu machen. Auf dieser Eigenschaft der peptischen Salzsäure beruht die Schmidtsche Bindegewebsprobe bei Achylia gastrica: unverdautes Bindegewebe in den Faeces beweist Darniederliegen der Magenverdauung. Auch die Sahlische Glutoidprobe benutzt dasselbe Prinzip. Beide Proben haben klinisch wenig Bedeutung. Andere Gerüstproteine, wie Elastin, werden vom Pepsin leichter zerlegt als vom Trypsin, viele Eiweißkörper durch peptische Verdauung der tryptischen Weiterzerlegung leichter zugänglich.

Von Brücke (1861) wurde das Pepsin *im Harn* gefunden. Das Harnpepsin muß aus dem Magen stammen, da es nach Magenexstirpation verschwindet. Eine umfangreiche Literatur ist zu der Frage entstanden, ob die Probe auf Harnpepsin für die Carcinomdiagnose von Wert ist, und zwar für die Carcinomdiagnose im allgemeinen und im besonderen für die Differentialdiagnose zwischen benigner und carcinomatöser Achylie. Untersuchungen von Lanowitz, Levy und Hollander (1950) über die Uropepsinausscheidung im Harn zeigen, daß der Wirkungsgröße dieses eiweißspaltenden Fermentes im Harn beschränkte diagnostische Bedeutung zukommt. Die Uropepsinausscheidung ist bei floriden Zwölffingerdarmgeschwüren 4-fach gesteigert, während sie nach totaler Magenresektion oder bei perniziöser Anämie völlig fehlt.

Auch *im Blut* ist Pepsin nachweisbar. Nach Loeper und Baumann (1922) finden sich im Nüchternserum nur Spuren von Pepsin. Die Werte steigen nach einer Mahlzeit an. Jedoch besteht kein Parallelismus zwischen Magenpepsin und Blutpepsin — besonders nicht in pathologischen Fällen. Hohe Pepsinwerte im Nüchternserum sollen ein ziemlich sicheres Zeichen für krankhaft gesteigerte Magensekretion sein. Erhebliche Pepsinämie fand sich bei Individuen mit gastrischen und allgemeinen Neurosezeichen.

Chemisch definiert ist das Pepsin bisher nicht. Es wird wie andere Fermente durch Hitze zerstört; durch Alkali wird die Pepsinwirkung aufgehoben.

Da die Intensität des peptischen Prozesses nicht allein von der Menge des vorhandenen Ferments abhängt, sondern auch von der Temperatur, der aktuellen Acidität, dem Gehalt der Lösung an Salzen und anderen Substanzen, so sind die Methoden von Mett (1894), Fuld (1907), Gross (1908) u. a. (S. 313) keine wirklichen quantitativen Pepsinbestimmungen.

Das Pepsin ist von Northrop (1930, 1931, 1946) kristallin dargestellt. Analyse des reinen Präparates ergab als Besonderheit die Anwesenheit von Phosphor. Anhalte für das Vorliegen einer prosthetischen Gruppe wurden nicht gefunden. An Aminosäuren wurden besonders Tyrosin und Tryptophan als Bestandteile gefunden (Calvery, Herriott und Northrop 1936). Albers, Schneider und Pohl (1942, 1943) machen Angaben über ein „proteinfreies"

Pepsin, welches hitze- und säurefest sein soll und ein steiles Wirkungsoptimum beim p_H 2 hat. Der isoelektrische Punkt liegt zwischen p_H 2,7—2,85. Das Molekulargewicht wird zwischen 35500 und 38800 angegeben. Sein Stabilitätsoptimum ist zwischen p_H 3,0 und 4,5 gelegen. Eine Inaktivierung findet zwischen p_H 6,8 und 8,0 statt. Das Wirkungsoptimum liegt in der Nähe von p_H 1,8, es schwankt je nach der Tierart und zeigt große Abhängigkeit vom Substrat.

Auch die Vorstufe des Pepsins, das *Pepsinogen*, ist von HERRIOTT (1938, 1939) und NOR-THROP (1936) kristallisiert worden. Die *Kristallform* (Nadeln) ist von der des Pepsins (hexagonale Bipyramiden) verschieden. Das Molekulargewicht beträgt etwa 42000. Ein Hemmkörper wird vom Pepsin bei einem p_H von 5,4 freigemacht und zerstört. — Pepsin spaltet lösliche und unlösliche Eiweißstoffe bis zu niedermolekularen Komplexen. Protamin und Haarkeratin werden von gereinigten Pepsinpräparaten nicht angegriffen, daher die Trichobezoare. Die Pepsinspaltung wird ganz allgemein erst möglich durch die Vorbereitung der Eiweißmoleküle. Damit die Peptidbindungen den Fermenten zugänglich werden, kommt es vor der Spaltung zu Veränderungen der Struktur der Eiweißkörper, die sich in Viscositäts-änderungen äußert. Ebenfalls verändert sich noch, bevor Trichloressigsäure-lösliche Spaltprodukte auftreten, die elektrische Ladung der Proteine (LOISELEUR 1937, 1939). LINDER-STRØM-LANG und JACOBSEN (1941) haben außerdem eine plötzlich eintretende Volumkontraktion der Substrate unter Pepsineinwirkung festgestellt. Diesen vorauslaufenden Veränderungen folgt das Freiwerden von Amino- und Carboxylgruppen. Der Angriff richtet sich immer nur gegen wenige Substratmoleküle, die sehr schnell in kleinere Spaltstücke von einem Molekulargewicht von 1000 gespalten werden (TISELIUS und ERIKSSON-QUENSEL 1939). Zwischenprodukte mit einem Molekulargewicht von 1000—40000 konnten nicht festgestellt werden (*Explosionstheorie*, TISELIUS und ERIKSSON-QUENSEL 1939). Bei der Aufspaltung von Casein durch Pepsineinwirkung erfolgt eine rasche Abspaltung von Tyrosinpeptiden. Offenbar werden die Peptidbindungen über die Aminosäure Tyrosin besonders leicht aufgespalten. Die Gegenwart von Hydrosulfidgruppen in der Nachbarschaft von Peptidbindungen gibt besonders günstige Angriffspunkte für die Peptidspaltung (HARRINGTON, DESREUX und NORTHROP 1940).

Labferment (Chymase, Rennin, Rennet). Die Labwirkung des Magensaftes erklärte PAWLOW 1904 für eine zweite Wirkung des Pepsins. Zahlreiche Arbeiten haben zur Herstellung eines kristallinen Labpräparates geführt (TAUBER und KLEINER 1932, 1933, 1934, 1936, 1949, BERRIDGE 1942, 1943, 1945). HOLTER und ANDERSEN (1934) haben festgestellt, daß ein vom Pepsin abtrennbarer Labkomplex nur aus Kälbermagen zu gewinnen sei. Die Labwirkung, die in der eigenartigen Milchgerinnung (s. HOLTER (1932), HAMMARSTEN (1923), LINDERSTRØM-LANG (1928, 1929) zu sehen ist, ist besonders im Kälbermagen nachzuweisen. Beim Menschen wird sie nur im Säuglingsalter konstatiert.

Labferment zeichnet sich aus durch eine größere Alkali- und geringere Hitzeresistenz. (HAMMARSTEN 1923). Es ist nicht durch Glutathion aktivierbar (nach MERTEN 1951). Das Wirkungsoptimum für gereinigtes Lab liegt bei einem p_H von 3,0—4,0 (BERRIDGE, DAVIS, KON, KON und SPREATLING (1942). Der gesamte Fragenkomplex der Eiweißverdauung im Magen erscheint durch die Untersuchungen von FREUDENBERG und BUCHS (1940, 1946, 1947, 1951), MERTEN (1949, 1951), SPRINGER (1950) in einem neuen Licht. Nach MICHAELIS (1910) ist das Pepsin ein Ampholyt. Es greift nach NORTHROP nur positiv geladenes Eiweiß an. Die Wasserstoffionenkonzentration des Milieus beeinflußt dabei nicht nur das Ferment, sondern auch das Substrat. Aus diesem Grunde ist der optimale p_H-Wert für jeden Eiweißkörper ein anderer. Erwähnung sollen dabei finden die Untersuchungen von BERGMANN (1929, 1933), der feststellte, daß das Spaltungsoptimum für die Abspaltung von Tyrosin oder Phenylalanin aus synthetischen Peptiden bei einem p_H von 4—5 liegt. Edestin wird am leichtesten bei p_H 1,4, Casein bei 1,8, Hämoglobin bei 2,2 und Ovalbumin bei 2,2—2,5 verdaut.

Kathepsin. Tieferes Eindringen in die Fermentfragen läßt *Zweifel an der Bedeutung des Zymogenbegriffes* entstehen, denn wir wissen, daß die Fermentaktivität von der Wasserstoffionenkonzentration abhängt. Unwirksamkeit von Pepsin erklärt sich durch ungeeignetes Milieu. Die Verhältnisse bei der Verdauungsarbeit sind normalerweise niemals so gestaltet, daß ein Optimum für die Pepsinwirkung entsteht. Die Pufferkapazität des Speisebreies ist so groß, daß nur selten Werte von einem p_H 3 erreicht werden, d. h. daß das Pepsin nur noch 10% seiner optimalen Wirksamkeit entfalten kann (NORTHROP 1922). Es tritt bei dieser Betrachtung die Diskrepanz zwischen der Auswertung von Untersuchungen am reinen Magensaft und physiologischen Erkenntnissen über den Ablauf der Verdauung zutage. Die Frage, in welcher Weise die Schichtung der aufgenommenen Nahrung in gewissen Zonen des Speisebreies auch für das Pepsin günstige Bedingungen erhält, bedarf danach noch einer erneuten Überprüfung. Das wichtige Ergebnis der vorliegenden Untersuchungen über die „Magenprotease" ist die Feststellung, daß bei schwachsaurer Reaktion eine erhebliche Eiweißverdauung stattfindet. Es wird seitdem das *Kathepsin* in den Mechanismus der Eiweißverdauung einbezogen. Dieses Ferment findet sich im Gegensatz zu den Sekretionsproteasen (*Pepsin* und *Trypsin*) im Gewebe von Tier und Pflanzen. Kathepsin spaltet in besonderem Maße die Substrate im isoelektrischen Punkt bei schwachsaurer Reaktion. Es soll nach den Untersuchungen von Freudenberg (1940) in den Magensaft wie das Pepsin abgesondert werden.

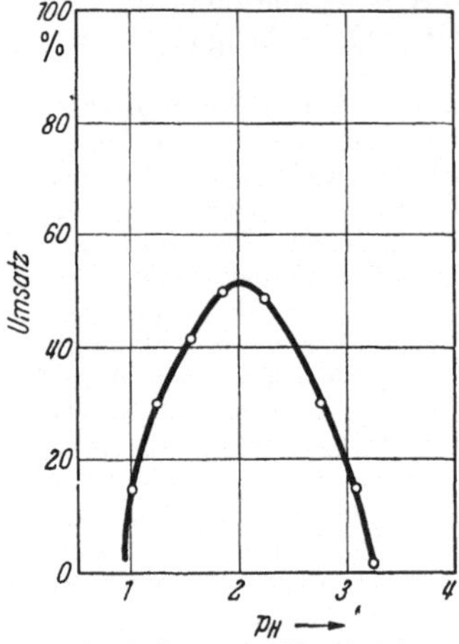

Abb. 22. Reine pH-Aktivitätskurve des Pepsins aus Magensaft. Substrat: Edestin. Fermentmenge: Je 0,2 cm³ Magensaft + 10 mg Uranylacetat. Temperatur 38° C. Dauer des einzelnen Verdauungsversuches: 10 min. (Nach Buchs und Freudenberg 1951.)

Kathepsin findet sich ferner in der Milz, Leber, Niere und in Tumoren. Myelocyten und Lymphocyten enthalten dieses Ferment, es ist außerdem im Serum und im Gehirn nachgewiesen worden (Ammon und Dirscherl 1948). Bei Darstellungsversuchen des Fermentes (Buchs 1947) wurde in Erfahrung gebracht, daß es durch Schwefelwasserstoff und durch KCN in erheblichem Maße aktiviert werden kann. Die Umsatzsteigerung durch Blausäure erreicht nach einer Minute 2200% (Buchs 1947). Die Zellkathepsine werden inaktiviert durch Behandlung mit Alkohol oder Aceton, und zwar scheint dies darauf zu beruhen, daß sein Aktivator, das Glutathion, entfernt wird. Merten (1951) kommt in seiner sehr verdienstvollen Übersicht zu dem Schluß, „daß die Oxydations-Reduktionsvorgänge die Aktivatoren beeinflussen und nicht das Enzym, und daß H₂S und HCN auf mehrere Substanzen wirken, die den Aktivator formen".

Kathepsinhemmungen treten bei Zusatz von Aluminium ein. Freies Jod in Lugolscher Lösung lähmt jede Fermenttätigkeit. Mit Hilfe von Cystein kann eine Kathepsinumsatzsteigerung bis zu 60% erzeugt werden. Auch Monojodessigsäure kann die Kathepsinwirkung erheblich fördern. Gallensäuren hemmen Pepsin- und Kathepsinwirkung gleichmäßig (Buchs 1947). Uran hemmt die Kathepsinwirkung 30mal stärker als die des Pepsins. Die Temperaturaktivitätskurve für das Kathepsin hat eine Optimum bei 63°, während die Pepsinwirkung bei 50° optimal ist.

Die reine Kathepsinwirkungskurve kann man erhalten durch Verdauung bei 70°, die Pepsinwirkung durch Ausschaltung des Kathepsins mittels Uran oder Aluminium. Durch Zusatz von 50%igem Alkohol werden Bindungen hergestellt, die für die Labwirkung optimal sind, während es zu einer indirekten Schädigung von Pepsin und Kathepsin kommt. Freudenberg und Buchs (1947, 1951) sehen nun in diesen 3 Wirkungsstufen den Ausdruck einer „Magenprotease mit ihren verschiedenen Komponenten". Sie sprechen von der peptischen und katheptischen Wirksamkeit der Magenprotease. Diese Auffassung ist die Fortsetzung der unitarischen Lehre von der fermentativen Eiweißverdauung im Magen. Durch die Einbeziehung von Kathepsin ist damit die Möglichkeit erklärt, daß Eiweiß bei einem pH zwischen 4—6 gespalten wird. Magen- und Darmproteasen bilden damit ein System, das Eiweiße in dem gesamten sauren pH-Bereich verdaut. Die klinische Betrachtung hat bisher das Kathepsin nicht einbezogen und es gebührt Freudenberg das Verdienst, neue Anregungen gegeben zu haben. Von uns sind inzwischen Untersuchungen eingeleitet worden, welche die Bedeutung des Kathepsins beim Achyliker klären sollen. Merten (1949, 1950, 1951) hat Untersuchungen mit eigener Versuchsanordnung in gleicher Richtung unternommen. Die Feststellung einer Afermentie nach Mangelernährung ist dabei beachtenswert.

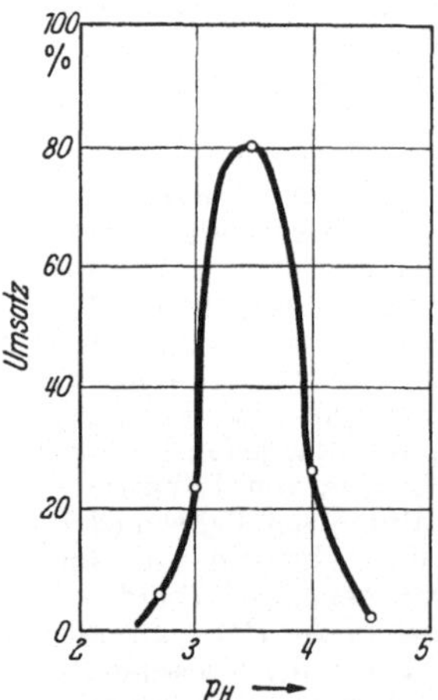

Abb. 23. Reine pH-Aktivitätskurve des Kathepsins aus Magensaft. Substrat: Edestin. Fermentmenge je 0,2 cm³ Magensaft. Temperatur 70° C. Dauer 10 min. (Nach Buchs und Freudenberg 1951.)

Die **Magenlipase** (entdeckt von F. Volhard 1900) hat ihr Wirkungsoptimum bei pH = 5—6 (Michaelis und Davidsohn, Takata 1924, Haurowitz und Petrou 1925). Sie unterscheidet sich hierdurch von der Pankreaslipase. Ebenfalls dadurch, daß sie durch Alkali zerstört sind. Allerdings sind derartige Unterschiede nicht mehr endgültig beweiskräftig, nachdem Willstätter gezeigt hat, daß „Begleitstoffe" der ungereinigten Fermente ein stark unterschiedliches Verhalten bewirken können.

Magenlysozym. Es wird heutzutage angenommen, daß das Lysozym des Magensaftes nicht für die Spaltung des Mucins in Frage kommt. Reifenstein, Gray, Spiro, Young und Connolly (1950) haben die Lysozymaktivität des Magensaftes bestimmt (viscosimetrische Methode nach Meyer 1946) und das Resultat in Lysozymeinheiten pro Kubikzentimeter angegeben. Eine Einheit entspricht einer Lysozymmenge, welche bei 37° C und bei einem

p_H von 5,3 innerhalb von 10 min die Viscosität einer 0,4 % Mucopolysaccharid enthaltenden Substratlösung (Mucopolysaccharid des *Micrococcus lysodeikticus*) um 50 % senkt. Danach liegt der Lysozymgehalt des Nüchternmagensaftes bei Gesunden zwischen 7 und 32 E/cm^3. Nach Histamininjektion kommt es zu einem erheblichen Abfall der Lysozymaktivität, im Durchschnitt auf 0,9 E/cm^3. Nach den vorliegenden Untersuchungen zeigt Mucoproteosegehalt und Lysozymaktivität ein gleichartiges Verhalten. Bemerkenswert ist, daß der Lysozymgehalt bei perniziöser Anämie besonders hoch ist. Das Ferment, welches in die Gruppe der Hydrolasen gehört, hat offenbar mit der Ulcusgenese nichts zu tun.

Der Gehalt an Lysozymeinheiten pro Gramm Trockengewicht betrug in menschlichen Resektionsmägen im Fundus 12, im Antrum 120, im Pylorusanteil 316 und im Duodenum 213 E (MEYER, PRUDDEN, LEHMAN und STEINBERG 1947). Auffallend war, daß bei Pylorusstenose im Magensaft der Lysozymgehalt besonders niedrig war.

Das Vorkommen geringer Mengen von *Nuclease* und *Amylase* im Magen ist strittig. Das Problem des Selbstschutzes der Magenwand gegen peptische Andauung glaubte DANILEWSKY (1901) gelöst zu haben, als er im Schleimhautepithel des Magens und im Magenschleim eine Substanz fand, die hemmend der peptischen Spaltung entgegenwirkte. Er nannte diese hemmende Substanz Antipepsin. Sie war kochbeständig, konnte also kein Ferment sein. Da derartige Antipepsinwirkungen Extrakte sämtlicher Organe, auch das Serum zeigen [nach STOLZ (1923) in Abhängigkeit vom Albumingehalt des Serums, nach MOZOLOWSKI (1925), weil Pepsin vom p_H des Serums zerstört wird], übrigens auch in der Galle (JARNO 1922), so muß ein spezifisches Antipepsin als unerwiesen angesehen werden. Dagegen kann man davon sprechen, daß zahlreiche organische und anorganische Verbindungen als Paralysatoren des Pepsins wirken.

Magenurease. LUCK (1924) fand bereits in der Magenschleimhaut Urease in höheren Konzentrationen. Die Urease erwies sich identisch mit der pflanzlichen

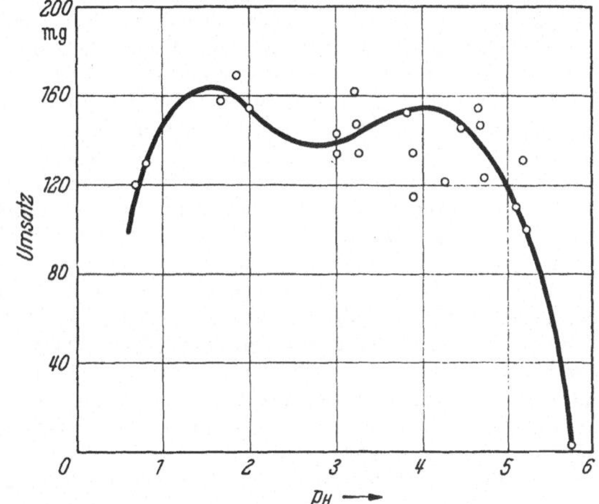

Abb. 24. p_H-Aktivitätskurve eines menschlichen Magensaftes. Substrat: Festes Paracasein. Temperatur 38° C. Dauer: 24 Std. (Nach BUCHS und FREUDENBERG 1951.)

Urease. Sie war sicher nachweisbar im Magen von Katzen, Hunden, Wiederkäuern und in der Fundusschleimhaut des Menschen. Bei Nagetieren war diese Urease nicht aufzufinden. Beim Menschen verschwand die Urease beim Auftreten eines Magengeschwürs. Säuregehalt und Ureasekonzentration verhalten sich nach Untersuchungen von HOLLÁN (1947) umgekehrt proportional, d. h. die Urease wird durch HCl-Pepsin unwirksam. Nach LINDERSTRØMLANG und OHLSEN (1936) ist die Verteilung der Urease über die Schleimhautschichten eine unterschiedliche. Der Gehalt an Urease der Epithelschicht ist sehr gering.

Der Magenschleim ist mengenmäßig schwer faßbar. Er quillt bei alkalischer Reaktion. Seine Viscosität ändert sich bereits namhaft im Bereich der p_H-Schwankungen, die im Magensaft beobachtet werden. Viscositätsmessungen sind daher keine Schleimmessungen, solange der p_H dabei nicht berücksichtigt wird. Die ältere Annahme, daß Schleim als Alkali wesentlich Säure binden könne und hierdurch einen Schutz gegen Selbstverdauung des Magens entfalte, ist widerlegt. Die Schutzwirkung des Schleims dürfte mehr durch seine mechanischen Eigenschaften und seine ferment-chemische Inaktivität bedingt sein. Der Stickstoffgehalt im Magen ist kein Maß des Schleimes. Denn der Schleim ist stickstoffarm (BALTZER 1934). Den Versuch einer quantitativen Bestimmung mit Hilfe der Reduktion, die die im Schleim enthaltene Kohlenhydratgruppe gibt, hat C. TAKATA gemacht. Für die Klinik hat mein Mitarbeiter BALTZER (1937) den „Reduktionswert" von Magensaftproben herangezogen, um deren Schleimgehalt quantitativ angenähert zu bestimmen.

Der Magenschleim gewinnt durch die neueren Untersuchungen der Autoren GLASS und BOYD (1949, 1950) stark an Interesse. Diese Autoren haben zudem besondere Vorstellungen über die Herkunft des Magenschleims und seiner Fraktionen entwickelt. Es wird zwischen *sichtbarem Magenmucin* und *gelöstem Magenmucin* unterschieden. Das sichtbare Magenmucin wird für eine einheitliche Substanz gehalten, während der gelöste Schleim aus dem *Mucoprotein* und der *Mucoproteose* besteht. Das Mucoprotein ist das Sekret der Schleimzellen der Magendrüsen, während die Mucoproteose Epithelschleim darstellt.

Der Mucoproteosegehalt ist erhöht bei Pylorusstenose, nach Magenresektion und bei Gastritis. Das gelöste Mucoprotein entspricht dem Gastroglobulin von Martin (1933), während die gelöste Mucoproteose Eigenschaften eines Polysaccharids aufweist.

Folgende Charakterisierung der beiden Anteile des gelösten Magenschleims kann gegeben werden (Schmid 1951). Das *Mucoprotein* ist in kristalline Struktur zu bringen, seine Biuret-reaktion ist violett, die Löslichkeit in 60%igem Alkohol beträgt 5%. Der Tyrosingehalt beträgt 7,5 mg, der Stickstoffgehalt 12,6 mg und reduzierende Substanzen finden sich zu 6,3 mg-% (jeweils auf Trockengewicht bezogen). Die *Mucoproteose* ist nur als amorphe Substanz zu gewinnen. Ihre Biuretreaktion ist purpurviolett. Eine relativ hohe Alkohol-löslichkeit ist festgestellt worden (40%). Jeweils auf Trockengewicht bezogen, wird ange-geben, daß der Tyrosingehalt 4 mg-%, der Stickstoffgehalt etwa 6 mg-% und reduzierende Substanzen etwa 16 mg-% betragen.

In der Frage nach der speziellen Bedeutung der Mucoproteose gibt Schmid (1951) an, daß diese Fraktion in der Lage ist, Histamin zu adsorbieren und zu inaktivieren. Histamin wird dadurch an einer dauernden Reizeinwirkung auf die Schleimhaut gehindert. Unter Hinweis auf die Untersuchungen von Parrot (1945) wird gesagt, daß die Histaminbindungs-fähigkeit durch Diamine, welche per os gegeben werden, blockiert wird, so daß das Histamin unter diesen Bedingungen toxische Wirkungen entfaltet. Die Fähigkeit, Säure zu binden, wird als Aufgabe des Magenschleims angesehen (Bolton 1931, 1933, Helmer 1934, Grant 1942). Holler (1951) hat erneut Untersuchungen in dieser Richtung durchgeführt. Er kommt zu dem Ergebnis, daß die entscheidende Wirkung aber in einer Histaminbindung zu suchen ist. Auch Untersuchungen von Kapp (1951) zeigen, daß Schleimpräparate keine nennenswerte Pufferwirkung gegenüber Säure zeigen. Neugebauer und Schmid (1949) haben Bestimmungen der Histaminbindungsfähigkeit des Magenschleims durchgeführt. Die Versuchsanordnung läßt folgende Stufen des Vorgehens erkennen: 1. Filtration des Schleimes; 2. Elektrophorese des Schleimes; 3. Bestimmung des Schleimgehaltes bei einem p_H von 7,0 mit der Methode von Glass (1935), welche auf der Jodbindungsfähigkeit der Schleimmoleküle beruht; 4. das Kernstück der Versuchsanordnung besteht in einer Ultra-filtration, da der Histamingehalt des Ultrafiltrates als Maßstab für das nicht vom Schleim gebundene Histamin, welches dem Ansatz quantitativ zugesetzt wurde, dient. Die Absorptions-fähigkeit des Magenschleimes von Ulcuskranken ist nach ihren Untersuchungen erheblich herabgesetzt. Einer amerikanischen Forschergruppe (Zittle, Smith und Krejci 1948) gelang es, aus dem handelsüblichen Mucin eine fast reine Blutgruppensubstanz (vom Typ A) zu isolieren. Elektrophoretische und serologische Eigenschaften zeigten ihre Identität mit besagtem Blutgruppenstoff.

Bereits 1945 hatten Jorpes und Thaning aus der Schleimhaut des Labmagens von Kühen ein Polysaccharid gewinnen können, welches einen neutralisierenden Effekt auf die α-Agglutinine der Blutgruppe B und auf Anti-Schaf-Hämolysine ausübt, und zwar noch in einer Verdünnung von 1:1000000. Diese Substanz ist nicht einheitlich. In Analysen haben sich Chondroitinschwefelsäure, Mucoitinschwefelsäure und neutrale Polysaccharide gefunden.

2. Der Vorgang der Salzsäurebildung.

Die Histochemie der Salzsäurebildung ist nicht geklärt. Einigkeit ist im ganzen darüber vorhanden (trotz des Widerspruches von López Suárez 1912), daß die Belegzellen die Salz-säure bilden. Ihre sekretorische Leistung ist bedeutend. Denn die H-Ionenkonzentration des Blutes ist etwa um 1 Mill. geringer als die des Magensaftes (p_H 7,3 zu p_H 1,0). Da die Beleg-zellen selbst histochemisch alkalisch reagieren, ist anzunehmen, daß (normalerweise) die H'' nicht in der Zelle frei werden. Wenn die Belegzellen kein Chlorid enthalten, wie López Suárez behauptet, [während Groebbels (1922) Chlorid darin fand], so müßte HCl in den Belegzellen irgendwie an organische Substanz gebunden sein.

Nach Zimmermann (1925) wird selbst bei der Ausscheidung nicht HCl frei, sondern es erscheint ein gerinnbares organisches Produkt, das sich mit saurem Farbstoff färbt (Oxy-philie der Granula und der Sekretmassen, Zimmermann 1925) und das er als „acidogene Substanz" anspricht. Erst dicht an der Magenoberfläche werde dieses Acidogen durch das Sekret der Sammelrohrzellen („Oberzellen") so verändert, daß freigewordene Chlorionen und Wasserstoffionen sich zu Salzsäure verbinden. Die Oberzellen liefern also gewissermaßen eine (fermentartige?) „Acidase". Auch andere Autoren finden freie Salzsäure nicht in den Drüsen, sondern erst auf der Oberfläche der Magenschleimhaut am Boden der Magengrübchen (Bensley und Harvey 1913). Die Zimmermannsche Theorie verschiebt das chemische Problem der Salzsäurebildung auf die Frage nach der Entstehung der hypothetischen „acido-genen Substanz". — Neutralrot (parenteral zugeführt) wird in den Belegzellen gespeichert, weshalb es naheliegt, den Ausfall der Neutralrotprobe mit der Leistungsfähigkeit der Beleg-zellen in Beziehung zu bringen (s. Chromoskopie des Magens S. 325).

Rein chemisch stellen wir uns für die Bildung von HCl aus NaCl folgende Gleichung vor:

$$NaCl + CO_2 + H_2O + x\,Cal = HCl + NaHCO_3.$$

Dies ist eine endotherme Reaktion gegen das natürliche Reaktionsgefälle. Daran ändert sich nichts, auch wenn man mit MALY (1877) und COLLIP (1920) dem Natriumphosphat eine Überträger- oder Vermittlerrolle zuschreibt.

Man ist versucht, die energetische Leistung physikalisch-chemisch durch elektive Dialyse zu erklären. MESTREZAT und GIRARD (1926) trennten mit einer Membran von elektiver Permeabilität eine Lösung von $BaCl_2$ und destilliertes Wasser. Daraufhin trat nach einiger Zeit in dem destillierten Wasser freie Salzsäure auf — allerdings in geringer Konzentration. Ähnlich können wir uns vorstellen, daß es sich bei der Bildung der HCl um eine Membranleistung handelt: Cl-Ionen können passieren, kraft elektrischer Ladung von bestimmten Werten, Na-Ionen nicht. Bald stellt sich ein Gleichgewicht ein, wenn nicht beiderseits der Membran für Fortschaffung der freien Ionen gesorgt wird. Dies geschieht dadurch, daß die im Blut vorhandene Kohlensäure sich dissoziiert in H^+ und HCO_3^-. Von diesen geht das sehr kleine H^+ durch die Membran hindurch, während das gröbere HCO_3^- zurückbleibt. Es sammeln sich also auf der einen Seite der Membran H^+ und Cl^-, die sich zu HCl verbinden, während auf der anderen Membranseite aus Na^+ und HCO_3^- Natriumbicarbonat entsteht. Diese schematische Vorstellung vom Vorgang der Salzsäurebildung, die Einzelheiten freiläßt, scheint uns zur Zeit die brauchbarste und wahrscheinlichste. Sollte der Vorgang so oder ähnlich sich abspielen (Membranhydrolyse? Adsorption?), so ist notwendig, daß vom Entstehungsort die HCl ständig abfließt. Sonst würde die HCl-Bildung bei einer bestimmten HCl-Konzentration zum Stehen kommen, bzw. bei einer bestimmten H-Ionenkonzentration. Die Bedeutung des „Nebensekretes" (KATSCH 1933), das in die Salzsäurebildung eingreift, wird hieraus deutlich.

Die Veränderungen im Säure- und Totalchlorgehalt des Magensaftes werden nach der „Diffusionstheorie" dadurch hervorgerufen, daß die primäre HCl-Sekretion einen in der Konzentration gleichbleibenden Saft mit verschiedener Geschwindigkeit absondert, daß diese Flüssigkeit durch das Volumen der Testmahlzeit, welche chlorfrei sein muß, verdünnt wird und daß die so charakterisierte Gesamtflüssigkeit über die Schleimhaut mit dem Blut im Diffusionsaustausch steht. Die Untersuchungsergebnisse am Magenblindsack von Hunden (TEORELL 1947) zeigen jedoch, daß bei Dauerreizung durch Histamin die Acidität unverändert ist, gleichgültig, ob der Magensaft kontinuierlich oder in Abständen entnommen wird. Dies spricht *gegen* die Diffusionstheorie. Mit zunehmender Sekretionsgeschwindigkeit wächst die Acidität und der Totalchlorgehalt im Magensaft, während der Gehalt an Natriumionen abnimmt. Magensaft ist bei sehr niedrigem oder sehr hohem Natriumwert dem Blut gegenüber schwach hypertonisch, fast isotonisch, und bei mäßigem Natriumgehalt hypotonisch. Dadurch wird die Zweikomponentenhypothese (PAWLOW, HOLLANDER und COGWILL 1931, HOLLANDER 1931a, b, 1932, 1934, 1936, 1938) entkräftet, die besagt, daß die sekundäre Acidität allein eine Resultierende aus HCl-Sekretion und Puffersekretion darstellt.

Am Physiologischen Institut Uppsala sind die Untersuchungen über die Kinetik der parietalen Magensaftsekretion durch ÖBRINK (1948) und LINDE (1950) fortgesetzt worden. Am „kleinen Magen" nach HEIDENHAIN am Hunde wurde die Magensaftsekretion, welche mittels einer Dauerinfusion von Histamin erregt wurde, studiert und nach physiko-chemischen Gesetzen analysiert. Es müssen danach zwischen der Größe der Sekretion bestimmbare Beziehungen zum Histamingehalt der Magenschleimhaut bestehen. Ein Schwellenwert für die Wirkung von Histamin auf die Magensaftsekretion ist nicht anzunehmen. Histamin ist wahrscheinlich neben dem Gastrin physiologischerweise an der Magensekretionserregung beteiligt (LINDE 1950). Zur Regulation des Magensaftes müssen indessen 3 Möglichkeiten in Betracht gezogen werden: 1. Verdünnung des Magensaftes, 2. Neutralisation der Säure und 3. Diffusionsvorgänge. Die sekundäre Acidität hängt nach ÖBRINK (1948) wesentlich von den Diffusionsprozessen ab. Eine bedeutende Verdünnungssekretion soll nicht stattfinden und die puffernde Wirkung des Magenschleimes wird nicht als belangvoll angesehen. Zwischen der Acidität und der Sekretion besteht die enge Beziehung, daß der Säuregrad mit zunehmender Saftproduktion ansteigt, während er mit abnehmender Saftproduktion abfällt. Chloride, sowie Natrium-Ionen können durch die Magenschleimhaut diffundieren. Eine stärkere Konzentration der Chloride im Magen im Vergleich zum Blutplasma wird dadurch zu erklären versucht, daß die Bicarbonat-Ionen des Plasmas infolge der Anwesenheit einer *Carboanhydrase* nicht die Magenschleimhaut passieren können. In der Schleimhaut werden die Bicarbonat-Ionen durch Chlor-Ionen ersetzt, welche dann zusätzlich in den Magen eintreten. Durch die Blockierung der Carboanhydrasewirkung mit Natriumrhodanid (DAVENPORT 1940, ÖBRINK 1948) konnte in Hundeversuchen gezeigt werden, daß die Chloridkonzentration des Magensaftes abfiel und sich der des Plasmas näherte, was für die Schlüsselstellung von richtunggebenden Fermenten spricht (FELDBERG, KEILIN und MANN 1942). Durch eine intravenöse Dauerinfusion von Neutralrot wurde die Farbstoffkonzentration im Blut konstant gehalten. Die gleichzeitige Verabfolgung von Histamin in wechselnder Stärke ließ keine direkte Proportionalität von Magensaftsekretion und Farbstoffausscheidung im Magensaft erkennen. Die Ausscheidung des Farbstoffes in den Magen ist andererseits direkt abhängig von der Konzentration des Farbstoffes im Blut und Gewebe. Es ist überdies anzunehmen, daß eine Rückresorption von Farbstoff stattfindet.

Nach der Pawlow-Heidenhainschen Theorie sondern die Belegzellen der Magenschleimhaut während der Sekretionsphase eine Salzsäurelösung von gleichbleibender Acidität ab. Diese Acidität wurde etwa auf 158 mVal/L geschätzt (Heinze 1951). Die Überprüfung dieser Werte von Linde, Teorell und Öbrink (1950) ergab, daß die primäre Acidität weder konstant noch blutisotonisch war. Es wurden Werte zwischen 170—350 mVal/L gefunden und eine inverse Beziehung zur Sekretionsgeschwindigkeit aufgedeckt. In Modellversuchen konnte Heinze (1951) die physiko-chemischen Grundlagen klarstellen und überprüfen. Preßte man verschiedene Mengen einer n/10 HCl-Lösung durch eine Kollodiummembran in eine Eiweißlösung, so trat regelmäßig mehr Salzsäure durch die Membran, als es dem filtrierten Flüssigkeitsvolumen entsprach. Die Größe der überschießend hindurchgetretenen Salzsäure nahm mit der Filtrationsgeschwindigkeit zu. Der Transport von Salzsäure wird offenbar durch Überlagerung von Konvektions- und Diffusionskräften beschleunigt. Überträgt man diese Ergebnisse auf den Magen eines Säugetieres, so bieten sich histologische Gegebenheiten an, die solche Diffusionsvorgänge ermöglichen. In den Boden eines Magengrübchens münden beim Säugetier etwa 3—5 Drüsenschläuche, die mit Belegzellen an der Halspartie ausgekleidet sind. Nach Zählungen von Ortmann und Heinze (1951) wurden im Magenfundus einer normalen ausgewachsenen mittelgroßen Katze 2 300 000 solcher Grübchen gefunden. Die Gesamtquerschnittsfläche aller Fundusgrübchen einer mittelschweren Katze errechnet sich daraus zu etwa 16 cm². Mathematische Kalkulationen zeigen, daß primäre Acidität und Sekretionsgeschwindigkeit den experimentellen Befunden von Öbrink (1948) entsprechen.

Patterson und Stetten (1949) haben an Magenpräparaten von Ratten größtenteils in Modellversuchen Untersuchungen über die Salzsäurebildung angestellt und sahen, daß die Unterbrechung von Sauerstoffzufuhr, Zusätze von Cyanid, Fluorid, Arsenit, Jodacetat und Tetramethyl-p-phenylendiamin die Säureentwicklung hemmten, während Histamin sie förderte. Daraus wird geschlossen, daß die Wasserstoffionen durch Reaktion zwischen *Kohlenhydraten* und einer *Dehydrogenase* lokal in der dem Lumen zugewandten Zellschicht in relativ hoher Konzentration entstehen. Die Wasserstoffionen verlassen die Zellen entsprechend dem Konzentrationsgefälle. Die besondere Leistung eines Redox-Fermentsystems besteht darin, daß die schließlich freiwerdenden OH-Ionen an CO_2 gebunden und als Bicarbonat-Ionen in das venöse Blut übertreten. Die Schleimhautzellen in der Magenwand oder in der Wand des Rattenmagens enthalten nachgewiesenermaßen reichliche Mengen von Nicotinsäureamid und Carboanhydratase.

Rehm (1947, 1950) bemüht sich, Erklärungen der Salzsäurebildung durch den Magen ausgehend von elektrophysiologischen Untersuchungen an der Magenwand von Hunden zu geben. Zwischen beiden Seiten der Magenwände besteht während der Sekretion ein elektrisches Potential von etwa 40 mV. Die Außenseite ist gegenüber der Innenseite elektrisch positiv. Alle Eingriffe, die die HCl-Sekretion vermindern, setzen auch gleichzeitig das elektrische Potential herab. Das am Magen gemessene Potential ergibt sich aus der Differenz zwischen dem eigentlichen Potential und dem Diffusionspotential, welches dem vorigen entgegengerichtet ist.

Aus physiko-chemischen Gründen kann die Salzsäurekonzentration im entstehenden Magensaft einen bestimmten Höchstwert nicht übersteigen. Dagegen können *variable Konzentrationen unterhalb des Höchstwertes* vorkommen. Somit ist die Lehre von der Konzentrationskonstanz der Salzsäure auch auf Grund dieser Überlegung sehr unwahrscheinlich. Andererseits ergibt sich, daß eine *absolute Hyperchlorhydrie im Sinne eines pathologischen Mehrvermögens* unmöglich scheint.

Die Konzentration der Salzsäure „in statu nascendi" hängt allgemein wie im individuellen Fall von den Membraneigenschaften ab und von den Lösungskonzentrationen auf deren beiden Seiten. Durch nervöse Schaltung (Vaguszentrum) oder pathologische Strukturänderung (Gastritis) kann die Filterwirkung gerichtet oder verändert werden durch Änderung ihrer elektrischen Aufladung, durch Quellung oder Entquellung.

3. Koordination von Vorgängen im Gewebe und der Zusammensetzung des Magensaftes.

Vagusreizung führt zur Freisetzung von Acetylcholin im Gewebe. Der Effekt des Acetylcholins hängt davon ab, wie schnell es durch die Cholinesterase in das weniger wirksame Cholin und Essigsäure zerlegt wird. Die Anhäufung von Essigsäure führt zu einer Verschiebung des Gewebs-p_H. Das Gewebs-p_H stellt eine Partialfunktion der Entstehung, der

Verbrennung und des Abtransportes der Essigsäure dar. Nach GLICK (1937, 1938) ist in histochemischen Untersuchungen am Magen nachgewiesen worden, daß besonders die präpylorische Partie eine hohe Aktivität von Cholinesterase aufweist. Nur $^2/_3$ dieser Aktivität ließ sich im Fundusgebiet des Magens feststellen. Die verschiedenen Gewebsschichten zeigen dabei gleiche Cholinesterasewirkung. Mit Nadelglaselektroden wurden durch HORNYKIEWYTSCH (1951) Gewebs-p_H-Messungen am Magen vorgenommen und die Beziehungen zur Magensaftacidität festgestellt. Magensaft-p_H und Gewebs-p_H stehen danach in gewissem Umfang in einem reziproken Verhältnis zueinander. Elektrische Vagusreizung führt zu Absonderungen eines sauren Magensaftes im Fundusgebiet, während sich im Gewebe eine längere Gewebsalkalose entwickelt. In der präpylorischen Partie kommt es infolge starker Essigsäureanhäufung zu erheblichen Verschiebungen des Gewebs-p_H zur sauren Seite. Es ist daraus zu entnehmen, daß diese Partie ein alkalisches Sekret absondern muß. Wir erblicken in diesen Versuchen eine Bestätigung der bereits von KATSCH geäußerten Ansicht, daß das Sekret der präpylorischen Partie unter gewissen Umständen sogar sodaalkalisch sein kann.

Eingießung von Salzsäure oder Natronlauge in den Magen führt ebenfalls zu charakteristischen Veränderungen des Gewebs-p_H. Nach Einführung von n/10 Salzsäure bleibt das Gewebs-p_H im Magen fast normal, während das Gewebs-p_H im Pylorusgebiet für längere Zeit in den alkalischen Bereich verschoben wird. Die Säurekonzentration im Magen wird indessen nicht allein durch den alkalischen Saft der Pylorusgegend beseitigt, sondern durch die Absonderung des neutralen Nebensekretes. Dieses Nebensekret ist, obwohl es neutral reagiert, in bezug auf die Magensaftreaktion als Alkali zu bewerten. Nach Füllung des Magens mit n/10 Natronlauge verhält sich das Gewebs-p_H umgekehrt. Aus diesen Versuchen von HORNYKIEWYTSCH (1951), die Magensaftsekretion durch Prostigmin, Pilocarpin, Histamin zu reizen, ergibt sich, daß an den Gewebsveränderungen in der Magensubmucosa noch übergeordnete Faktoren beteiligt sind, die sich aus dem besonderen Verhalten des Säurebasengleichgewichtes und den Durchblutungsveränderungen des Magengewebes ableiten.

4. Die anorganischen Bestandteile des Magensaftes.

Im folgenden seien zahlenmäßige Anhaltspunkte über die im Magen vorkommenden wichtigsten Bestandteile gegeben. Wir stützen uns dabei in erster Linie auf eigenes Beobachtungsmaterial. Da der Arzt und der Kliniker gewöhnt sind, den Salzsäuregehalt mit Titrationszahlen auszudrücken, die sich auf die Titration mit $^1/_{10}$ normal Natronlauge beziehen, sind alle Prozentzahlen auch auf Titrationszahlen umgerechnet.

1. Salzsäure. Der Salzsäuregehalt im Magen beträgt durchschnittlich 40—70 Titrationseinheiten, das entspricht einem HCl-Gehalt von 0,146—0,255% und einem Cl-Gehalt von 0,142—0,248%.

Im reinen konzentrierten Magensaft können die Werte etwa bis 150 Titrationseinheiten steigen. Unser Höchstwert betrug 147 Titrationseinheiten ($= 0,536\%$ HCl $= 0,521\%$ Cl).

HEILMEYER fand bis 165 Titrationseinheiten ($= 0,6\%$ HCl $= 0,585\%$ Cl). Ältere, meist viel niedrigere Zahlen sind ohne Interesse.

Beim Hund findet TAKATA aus dem Kleinmagen bis 140 Titrationseinheiten ($= 0,511\%$ HCl$=0,496\%$ Cl). ROSEMANN beim Scheinfütterungshund 155 Titrationseinheiten ($=0,566\%$ HCl $= 0,549\%$ Cl). BOLDYREFF fand fast genau den gleichen Wert.

2. Chlor. Der Chlorgehalt im Magen beträgt im allgemeinen zwischen 40—140 Titrationseinheiten (0,142—0,496% Cl).

Die durchschnittlichen Höchstwerte (bei fraktionierter Aushebung) liegen zwischen 80 und 100 Titrationseinheiten (0,284—0,355% Cl).

Mehrfach beobachteten wir Höchstwerte bis 148 Titrationseinheiten (0,525% Cl) oder 150 Titrationseinheiten (0,532% Cl). Einmal fand ich 197 Titrationseinheiten (0,7% Cl).

UMBER beobachtete in seltenen Fällen bis zu 169 Titrationseinheiten (0,600% Cl). DELHOUGNE bis 184 Titrationseinheiten (0,65% Cl).

MAHLER und STARY (1928) *errechnen* mit Hilfe ihrer Methode für das reine Sekret nach starker Reizung des Magens durch NaCl-haltige Suppe einen Maximalwert von 255 Titrationseinheiten (0,905% Cl).

ROSEMANN findet beim Hund bis 182 Titrationseinheiten (0,643% Cl).

3. Natrium. Der Natriumgehalt wurde von uns mit Hilfe direkter Natriumbestimmungen beobachtet mit 15—90 Titrationseinheiten (0,0345—0,207% Na). Das entspricht einem Cl-Bindungsvermögen von 0,053—0,319%.

Die Durchschnittswerte liegen zwischen 30—50 Titrationseinheiten ($= 0,069—0,115\%$ Na $= 0,106—0,177\%$ Cl-Bindungsvermögen).

Der von uns beobachtete Höchstwert betrug 104 Titrationseinheite ($= 0,239\%$ Na $= 0,369\%$ Cl-Bindungsvermögen).

Nach Mahlers Berechnungen schwankt der Na-Gehalt von 3,9—240 Titrationseinheiten (= 0,009—0,552 % Na = 0,014—0,852 % Cl-Bindungsvermögen). Durchschnittswert: 99 Titrationseinheiten (= 226,8 % Na = 0,350 % Cl-Bindungsvermögen). Von anderen Autoren angegebene Natriumwerte liegen ungefähr innerhalb der von uns beobachteten niedrigen Werte.

4. Kalium. Der Kaliumgehalt wurde von uns beobachtet mit 12—40 Titrationseinheiten (= 0,047—0,156 % K = 0,142 % Cl-Bindungsvermögen).

Durchschnittswerte lagen zwischen 18 und 30 Titrationseinheiten (= 0,070—0,117 % K = 0,064—0,106 % Cl-Bindungsvermögen). Unser Höchstwert betrug 55 Titrationseinheiten (= 0,215 % K = 0,195 % Cl-Bindungsvermögen).

Auffallend weichen hiervon die von anderen Autoren angegebenen Durchschnittswerte ab, sie sind nach Mahler etwa 7,6 Titrationseinheiten (= 0,0296 % K = 0,027 % Cl-Bindungsvermögen). Mahlers Höchstwert: 22,7 Titrationseinheiten (= 0,089 % K = 0,081 % Cl-Bindungsvermögen). Dieselben Werte wie Mahler fanden auch Kozawa, C. Takata und Mitarbeiter (1933).

Unter Insulinwirkung sank in unseren Versuchen mehrfach der Kaliumgehalt des Magensaftes (so wie der Serumkaliumspiegel durch Insulin nach Harrop und Benedict (1923) herabgedrückt wird). In diesen wie in anderen Beobachtungen, die wir machten (Wiemer 1936), verhält sich das K keineswegs analog dem Na. Es ist noch nicht sicher, jedoch wahrscheinlich, daß K als KCl im Magensaft auftritt.

5. Calcium. Mahler beobachtete 1,1—11,2 Titrationseinheiten (— 0,0022—0,0234 % Ca = 0,004—0,040 % Cl-Bindungsvermögen).

Der von ihm angegebene Durchschnittswert betrug 4,4 Titrationseinheiten (= 0,089 % Ca = 0,016 % Cl-Bindungsvermögen). Die von einigen anderen Autoren angegebenen Werte bewegen sich innerhalb dieser Grenze.

6. Magnesium. Die von Mahler angegebenen Werte bewegen sich von 0,2—3,0 Titrationseinheiten (= 0,0003—0,0037 % Mg = 0,011 % Cl-Bindungsvermögen).

Durchschnittswert: 1,5 Titrationseinheiten (= 0,00177 % Mg = 0,005 % Cl-Bindungsvermögen).

Takata fand im Pylorussaft des Hundes 4,9 Titrationseinheiten (= 0,006 % Mg = 0,018 % Cl-Bindungsvermögen).

7. Phosphor. Rosemann fand in der Asche des Hundemagensaftes 0,17 Titrationseinheiten (= 0,68 mg-% P_2O_5 = 0,30 mg-% P). Er glaubt nicht, daß P Sekretbestandteil sei. Dem schließt sich Delhougne an. Er fand bis 11 Titrationseinheiten (= 20 mg-% P).

Hoesch glaubt, daß Phosphate Sekretbestandteil sind. Er gibt an 0,3—10 Titrationseinheiten (= 0,6—18 mg-% P). Durchschnittswert 3,9 Titrationseinheiten (= 7 mg-% P).

Kozawa, Takata und Mitarbeiter fanden beim Menschen 1,2—4,6 Titrationseinheiten (= 2,1—8,3 mg-% P).

Hoesch stellt fest: „Je höher die Acidität, desto geringer der P-Gehalt." In dieser Hinsicht würde sich also P verhalten (nach unseren und anderen Untersuchungen) wie die Ionen Na, K, Ca und Mg.

8. Schwefel. Rosemann fand im Hundemagensaft 0,29 Titrationseinheiten (= 1,18 mg-% S). Da die Werte in der Asche gefunden wurden, glaubt Rosemann, daß sie sich auf Eiweiß-Schwefel beziehen.

9. Rhodan ist nach Untersuchungen von Lockemann und Ulrich sowie von meinem Mitarbeiter Brinck ein Sekretbestandteil des Magensaftes (nicht zu verwechseln mit verschlucktem Speichelrhodan). Rhodan findet sich als entgiftetes Endprodukt des Eiweißstoffwechsels im Blut und gelangt von dort in den Magen. Die stark bactericide Rhodanwasserstoffsäure im Magen scheint Bedeutung zu haben für die Abtötung eingedrungener Bakterien und die bakterielle Selbstreinigung des Magens. Die Werte betragen 0—0,28 Titrationseinheiten (= 0,0—16,24 mg-% CNS). Durchschnittswert 0,02—0,08 Titrationseinheiten (= 1,16—4,64 mg-% CNS). Im reinen Sekret des Pawlowschen Magenfundusblindsackes vom Hund fand Kanitz (1933) den Rhodangehalt stets zu Beginn der Sekretion am größten, ferner, daß der prozentige Rhodangehalt mit Steigerung der Sekretmenge abnimmt. Die Werte liegen niedriger als unsere (Brinck) vom Menschen. Im Nüchternsaft durchschnittlich 1,3 mg-% (0,3 cm³ $^1/_{1000}$ n-CNS), Höchstwert 2,32 mg-% (0,4 cm³ $^1/_{1000}$ n-CNS). Erhöhte Rhodanwerte fand Brinck bei Ulcus, verminderte bei Lungentuberkulose und bei Anaemia perniciosa.

10. Ammoniak. Wir fanden 1,2—11,7 Titrationseinheiten (= 0,002—0,020 % NH_3 = 0,004—0,042 % Cl-Bindungsvermögen). Durchschnittswert: 5,9—8,8 Titrationseinheiten (= 0,010—0,015 % NH_3 = 0,021—0,031 % Cl-Bindungsvermögen).

Bei acidotischen Diabetikern fand Steinitz bis zu 14,7 Titrationseinheiten (= 0,025 % NH_3 = 0,052 % Cl-Bindungsvermögen). Bei schwerer Urämie wurden von demselben Autor bis zu 43,4 Titrationseinheiten gefunden (= 0,074 NH_3 = 0,154 % Cl-Bindungsvermögen). Nähere Angaben über die stickstoffhaltigen Bestandteile des Magensaftes bei Steinitz (1932), ferner bei Hessel (1933).

5. Die organischen Substanzen des Magensaftes.

Auch organische Substanzen, wiewohl gering an Menge, sind wesentliche Bestandteile des Magensaftes — abgesehen von den Fermenten, die oben (S. 204 bis 207) erwähnt wurden.

Der Eiweißgehalt ist minimal. Vermehrte Eiweißmengen (etwa mit der Sulfosalicylprobe nachweisbar) können auf pathologische Beimengungen bezogen werden: Blut, Eiter, Krebssaft. Fehlen derartige Beimengungen, so ist nach Befunden von KATSCH und BALTZER (1935) vermehrter Eiweißgehalt ein Zeichen für „seröse Gastritits" (s. dort).

Ein charakteristischer, auffälliger, von jeher beachteter Bestand ist das Mucin. Der Gesamtstickstoff darf nicht, wie es hie und da geschehen ist, als Maß für das N-arme Mucin benutzt werden. Er ist weitgehend abhängig von Eiweißbeimengungen (Blut), ferner vom Rest-N-Gehalt des Blutes. STEINITZ gibt für den Gesamtstickstoff an 35—60 mg-%. Bei Nephritis fand er bis 182 mg-%. Bei Magenkrebs bis 296 mg-%. Wir fanden in 120 Analysen als niedrigsten Wert 30 mg-%, bei Niereninsuffizienz teilweise sehr hohe Werte.

Bestimmt man den Rest-N-Gehalt nach Enteiweißung mit Eisenhydroxydsol, so liegen die Normalwerte nach MARTIN bei 20—48 mg-%, bei Achylien 30—90 mg-%. Bei Magenkrebs sind die Rest-N-Werte erhöht. MARTIN fand 150 mg-%. Nach STEINITZ entspricht der Rest-N-Gehalt normalerweise dem des Blutes. Zu ähnlichen Ergebnissen gelangt auch NORPOTH (1948), der überdies Versuche unternommen hat, die Eiweißkörper des Magensaftes, deren N-Anteil am Gesamt-N des Magensaftes zwischen 16 und 81% betragen kann, durch abgestufte Alkoholfällung nephelometrisch zu differenzieren.

Auf Aminogruppen fallender Stickstoff wurde von BALTZER im Magensaft zu 4—15 mg-%, durchschnittlich 6—10 mg-% gefunden. Das entspricht einem Säurebindungsvermögen von 2,1—10,7 bzw. 4,3—7,1 n/10 NaOH. Die Aminogruppen stammten zum größten Teil von Aminosäuren, zum geringeren von Polypeptiden und Eiweißen. Das Säurebindungsvermögen des eiweißarmen Magenschleimes beträgt nur 0,5—2 Titrationseinheiten.

Das Mucin, der Träger der Viscosität des Magensaftes, ist mit wechselnden Eiweißmengen adsorbiert. Der auf diese beiden nur schwer zu trennenden Bestandteile entfallende Stickstoff wird von BALTZER mit 6—33 mg-% geschätzt, in klaren, wenig Eiweiß enthaltenden Säften 6—9 mg-%, in trüben etwa 10—20 mg-%.

Gelöster Magenschleim, „total dissolved gastric mucin", findet sich nach GLASS und BOYD (1950) in 100 cm³ Magensaft im Normalmagen zu 181 $\pm$ 28 mg und bei Duodenalgeschwüren 209 $\pm$ 21 mg. Gelöstes Mucoprotein wurde mit 4—62 mg/100 cm³ Nüchternmagensekret und gelöste Mucoproteose mit 103—186 mg/100 cm³ Nüchterninhalt bestimmt.

Das Reduktionsvermögen des Schleimes entspricht normalerweise 5—10 mg-% Glucose steigt in manchen Fällen bis 40 mg-%.

Weitere organische Substanzen sind nur in ganz geringfügiger Menge anwesend. Zu erwähnen ist der stets vorhandene Harnstoff, mit einem N-Gehalt, der dem des Ammoniaks entspricht, von etwa 2—10 mg-% N.

Harnsäure ist mit etwa 1 mg-% vertreten. Bei Niereninsuffizienz im Blut zurückgehaltene Stoffe werden vermehrt mit dem Magensaft ausgeschieden (s. auch oben unter Ammoniak, S. 212). Jedoch erscheinen sie im Magensaft nicht in höherer Konzentration als im Serum (HESSEL).

6. Hyperglykämisch-glykogenolytischer Faktor der Magenschleimhaut.

Die Untersuchungen, welche zum Ziel haben, die primäre Insulin-Hyperglykämie zu klären (BÜRGER und KRAMER 1928, 1929, an unserer Klinik WICHELS und LAUBER 1932 u. a.), haben zur Auffindung des *Glucagons* geführt. SUTHERLAND und DE DUVE (1948) haben indessen einen glykogenolytischen Faktor in der Magenschleimhaut des Hundes nachgewiesen. Besonders die oberen ³/₄ des Magens, nicht aber die Pylorusschleimhaut enthalten diesen Stoff. Dieser Stoff wurde mittels salzsaurer Äthanolextraktion und anschließender Fraktionierung durch Ammonsulfatfällung bei einem p_H von 8 gewonnen. Kleine Mengen entdeckte man auch im Zwölffingerdarm und im Ileum. Die Magenschleimhaut des Schweines, Schafes und der Kuh enthält nichts oder nur Spuren des H-G-Faktors. SUTHERLAND, CORI, HAYNES und OLSEN (1949) haben inzwischen bewiesen, daß das Glucagon des Pankreas und der Magenschleimhaut trotz der verschiedenen Verfahren, die für seine Isolierung üblich sind, im wesentlichen dasselbe Verhalten zeigen. Beide Faktoren sind Eiweißstoffe. Sie sind wahrscheinlich verwandt und sind beide frei von Insulin dargestellt worden. Bei Injektion an Kaninchen geben sie die gleiche Blutzuckersteigerung. Über die physiologische Bedeutung dieses Magenfaktors läßt sich zunächst nichts sagen.

7. Die Aciditätsregulierung.

Für den Kliniker gehen alle Betrachtungen über die Magensekretion gewöhnlich von der Salzsäure aus. Er wird immer wieder auf die Salzsäure hingewiesen, weil der Gehalt des Magensaftes an freier und gebundener Salzsäure der Bestimmung leicht zugänglich ist, so daß er seit den ersten Bemühungen der Kussmaulschen Schule immer wieder bemüht ist, die Schwankungen der „Acidität" diagnostisch zu verwerten, und sie zum Teil auch mit Erfolg diagnostisch verwerten kann. Sicher wäre eine genaue Messung der Menge an salzsäurehaltigem Sekret, die der einzelne Magen bei Bewältigung physiologischer Aufgaben oder auf bestimmte Reize hin bildet, physiologisch noch interessanter, und auch

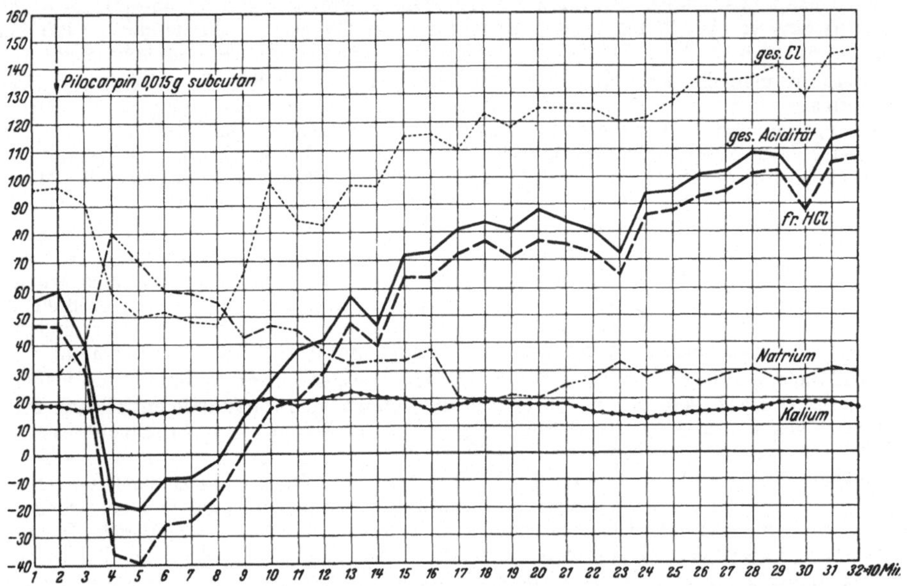

Abb. 25. Pilocarpinversuch zur Frage der Sekretionsvariation im Magen. Ordinate = Titrationseinheiten. Abscisse = Zeit. (Versuch von Katsch, Baltzer und Brinck 1935.)[1]

Bemerkungen zu Abb. 25. Durch Pilocarpin 0,015 subcutan wird mengenmäßig lebhafte Magensekretion angeregt. Jedoch sinkt dabei die Acidität. Fast reziprok erhebt sich die Natriumkurve, und zwar steigt sie für kurze Zeit über die Gesamtchlorkurve hinaus und bleibt oberhalb der Gesamtchlorkurve, genau für die Dauer der Zeit, in der die Aciditätskurve im Alkalischen liegt. Hierin liegt ein Beweis, daß unter Pilocarpinwirkung Alkali sezerniert wird (vermutlich Na_2CO_3). Der starre Verlauf der Kaliumkurve spricht dafür, daß Kalium an dieser alkalischen Sekretion nicht beteiligt ist. Duodenalrückfluß wurde nicht beobachtet, kommt in diesem Fall besonders wenig in Betracht, da Pylorusstenose vorlag.

Nach Abklingen der Pilocarpinwirkung beobachten wir längere Zeit ein stetiges Ansteigen der Säurekurve und der Gesamtchlorkurve, während die inzwischen abgesunkene Natriumkurve und die Kaliumkurve im weiteren Verlauf annähernd konstant bleiben.

für die Bewertung der sekretorischen Leistung bei Krankheitszuständen einwandfreier. Doch stehen einer derartigen genauen Mengenbestimmung Schwierigkeiten im Wege (s. unten).

Acidität und Aciditätsregulierung. Fest steht seit langem, daß 1. der Salzsäuregehalt im Mageninhalt beim normalen Verdauungsgeschäft auf eine gewisse durchschnittliche Aciditätshöhe einreguliert wird — und daß 2. diese normale Acidität, besonders auch das zu einem gewissen Zeitpunkt des Magenvorganges erreichte Aciditätsmaximum wesentlich niedriger liegt als der Säuregehalt des reinen, aus Fisteln gewonnenen Magensekrets.

Die Verdünnung des etwa $^1/_2$%igen nativen Saftes erfolgt nicht nur durch die eingeführten Ingesten, die teils durch ihre Menge, mit dem Magensaft vermischt, diesen verdünnen, teils durch säurebindende Valenzen und Puffersubstanzen den Anteil an gebundener Säure im Mageninhalt vermehren. Vielmehr haben wir durch die Verweilsondenbeobachtung mit verschiedenster Methodik, die Histaminprobe usw., bei denen nichts oder nur eine bestimmte Menge Wasser in den Magen eingeführt wird, aufs deutlichste erlebt, daß auch im speiseleeren Magen die Aciditätshöhe unter normalen Verhältnissen reguliert wird. Dieser Vorgang ist sehr komplex. Er ist schwer analysierbar, und so bestehen über ihn verschiedene Ansichten und Theorien.

Daß hohe Säuregrade durch irgendeinen Mechanismus im Magen gemildert werden können, ergibt sich aus Beobachtungen verschiedener Forscher, die Säure von bekanntem Gehalt in den Magen einführten und nach einiger Zeit feststellten, daß der Säuregrad des Inhalts abgenommen hatte. Solche Beobachtungen kennen wir schon von EWALD und BOAS (1886), von JAWORSKI (1887), von MIGAY (1901), neuerdings von VANDORFY. KATSCH, BALTZER und BRINCK (1934) haben derartige Untersuchungen mit umständlicher fraktionierter Analyse unter Verwendung verdünnter Schwefelsäure ausgeführt, wodurch es besonders genau möglich war, den Anteil an Salzsäure, den der Magen diesem sauren Inhalt hinzufügte, chemisch zu erfassen.

Als mögliche Mechanismen für diese Regulierung stehen mehrere zur Verfügung. Welche man von ihnen als die wichtigsten ansieht, ist eine Frage der Einstellung. Die Regulierung dürfte den Zweck haben, diejenige aktuelle Acidität im Mageninhalt herzustellen, die annähernd dem Optimum für den eiweißspaltenden Prozeß entspricht, deren Überschreitung nach oben aber auch zu verhindern ist — zum Schutz der Magenschleimhaut selbst. Je nachdem man die Theorien bejaht oder verneint, die für Entstehung von Ulcus und Gastritis oder für deren Chronizität die Anwesenheit starker Salzsäure im leeren Magen für bedeutungsvoll erklären, gewinnen Fragen gestörter Aciditätsregulierung pathogenetisches Interesse.

Abgesehen von der verdünnenden Wirkung der Ingesten und der Beimengung alkalischen Speichels spielen folgende Faktoren für die Aciditätsregulierung eine Rolle:

1. Variation der Sekretmenge. Da das reine native Magensekret einen wesentlich höheren Salzsäuregehalt besitzt oder doch besitzen kann, als er je im Mageninhalt getroffen wird, so ist klar, daß die Menge, mit der dieses Sekret ins Mageninnere ergossen wird, in erheblicher Weise die Acidität eines im Magen vorhandenen Speisebreies oder einer aufgenommenen Flüssigkeit beeinflussen kann. PAWLOW hielt diesen Faktor für den wichtigsten. Er beobachtete bekanntlich die Magentätigkeit mit dem von ihm erdachten Verfahren des „kleinen Magens", d. h. eines operativ abgegliederten und mit Fistel nach außen versehenen Magenteils. Dessen nun kontrollierbare Tätigkeit spiegelt gewissermaßen die Tätigkeit des restierenden Hauptmagens. PAWLOW gewann dabei den Eindruck, daß der reine Magensaft stets in gleicher Konzentration geliefert werde. Es variiere nur die Menge. Außerdem wirke gegen Ende der Verdauung eine steigende Schleimproduktion säureabstumpfend. Diese Annahme, von dem großen Physiologen mit einer gewissen Zurückhaltung geäußert, ist dann später gerade von Klinikern zu einer Art *Dogma von der starren Isochlorhydrie* des Magens erhoben worden. Und wenn ich mich auf Grund der Beobachtungen über den reinen Magensaft des Menschen, die uns die Verweilsondenmethode ermöglichte, seit 1924 dagegen wandte, so fand ich keineswegs nur Zustimmung. Noch 1938 überwogen in einer Debatte der Berliner Medizinischen Gesellschaft die Stimmen derer, die an der Isochlorhydrie festhielten. Es wurde das Wort zitiert: „Wer gegen BRAMANTE spricht, hat unrecht." So habe auch in der Magenphysiologie unrecht, wer gegen PAWLOW spricht. Im Sinne dieses längst klassischen Forschers dürfte es freilich liegen, daß an seinen Lehren ergänzt und weitergebaut wird. So haben auch zwei seiner bedeutendsten Schüler (BABKIN 1928, 1944 und BOLDYREFF 1911) eigene abweichende Theorien über die Aciditätsregulierung aufgestellt.

2. Variation der Konzentration des Magensekretes. Ich bezeichnete diesen Faktor als physiologische Poikilochlorhydrie. Da man mit Hilfe verschiedener Kunstgriffe durch die Verweilsonde gelegentlich reine Proben nativen Magensaftes gewinnen kann, läßt es sich feststellen, daß in ihm schon ohne fremde Beimischung von Schleim oder rückgeflossenem Duodenalsekret der Salzsäuregehalt variiert. Bei umständlichen chemischen Analysen (Katsch, Baltzer und Brinck 1934) hat sich das unter verschiedensten Versuchsbedingungen bestätigt. Die gleiche Ansicht vertrat schon frühzeitig Heyer (1921), als er die Magensekretion in den leeren Magen bei hypnotischen Suggestionen analysierte. Beistimmend zu meiner Ansicht äußerten sich auf Grund eigener überzeugender Analysen Stary und Mahler (1928). — Beobachtungen pathologischer Verhältnisse stützen gleichfalls unsere Annahme insofern, als Subacidität und sogar Anacidität gelegentlich mit starker Supersekretion verknüpft sein kann. — Von physiologischer Seite hat schon vor den Mitteilungen von Katsch und von Heyer, Rosemann (1907, 1920/21) durch Analysen reinen Hundemagensaftes die Ansicht gewonnen, daß Pawlows Lehre von der konstanten Konzentration der Salzsäure im reinen Magensekret nicht aufrechterhalten werden kann. Es muß ferner anerkannt werden, daß schon vor langen Jahren Roth und Strauss (1899), die noch mit unvollkommenen Methoden arbeiteten, den Eindruck gewannen, daß der Magen außer der Salzsäure ein „Verdünnungssekret" zu liefern imstande sei, Beobachtungen, die in gleicher Linie liegen, mit Feststellungen über die Variation des Magensekretes, an der nun nicht mehr gezweifelt werden kann.

Versucht man intimer sich Vorstellungen zu bilden über den Vorgang dieser variierenden Sekretion und die Rolle, die dabei den verschiedenen Zellelementen der Magendrüsen zufällt, so sind noch Probleme zu klären. Rosemann (1911) meinte, der Gesamtchlorgehalt des reinen Magensaftes sei konstant. Es variiere im Verlaufe eines Magenvorganges die Beziehung zwischen Säurechlor und Chloriden, also im wesentlichen zwischen Salzsäure und Kochsalz, das ja (s. oben) ein stets vorhandener Bestandteil des Magensaftes ist. Bis zu einem gewissen Grade ist dies nach unseren Feststellungen richtig. Der Gesamtchlorgehalt schwankt weniger als die Salzsäurekonzentration. Er schwankt indessen auch. Mit der Annahme einer einfachen Reziprozität zwischen Salzsäure und Chloriden kommt man nicht durch. Ich glaube, daß man zur Lösung dieser und verwandter Fragen histologisch-physiologische Studien wird heranziehen müssen. Unsere Vorstellungen über die Magensekretion sind bisher zu wenig beeinflußt von der Zimmermannschen Entdeckung (1925), daß außer den Hauptzellen, die das Pepsin liefern, und den Belegzellen, die die Salzsäure bilden, in sehr großer Zahl ein drittes Zellelement in den Magendrüsen vorhanden ist, „die Nebenzellen", die von den Anatomen jetzt allgemein anerkennt werden (Plenk 1932). Diese Zellen „mucoiden" Charakters haben ja bestimmt eine Funktion, liefern bestimmt ein Sekret. Ich nenne es, um nichts zu präjudizieren, „Nebensekret" (Katsch 1933). Vermutlich ist es dieses Nebensekret, das nicht nur Chloride, sondern auch die im Magensaft vorhandenen Kolloide mit Aminosäuren und „mucoide" Bestandteile enthält, und das im Sinne eines Verdünnungssekretes imstande sein muß, machtvoll in die Aciditätsregulierung einzugreifen. Offene Frage ist noch, ob in geringem Umfang dieses Nebensekret auch im Korpusgebiet alkalischen Charakters ist und Säure abstumpfen kann, so wie das Sekret der Pylorusdrüsen schwach alkalisch ist. Indem man die Variabilität des Säuregehaltes im Magensekret auf wechselnde Produktion von Nebensekret zurückführt, könnte man die Lehre von der Isochlorhydrie für die reine Belegzellentätigkeit „retten". Doch spricht zunächst nichts dafür. Und die Annahme einer derartigen Funktionsstarre, solange nicht zwingende Tatsachen dafür aufgebracht werden, scheint mir außerordentlich unbiologisch.

3. Variation des Abflußtempos. Führen wir eine Flüssigkeit (oder Speise) in den Magen ein, so steht in ihr der Säuregehalt nicht nur in Abhängigkeit von Menge, Tempo und Konzentration, in denen Salzsäuresekret hinzu ergossen wird, sondern auch in Abhängigkeit vom Abflußtempo. Ist der Abfluß des Mageninhaltes durch den Pförtner z. B. bei Pförtnerenge sehr verlangsamt, so steigt bei normaler, ja selbst bei gesteigerter Säurebildung die Aciditätskurve sehr langsam an. Solche Aciditätskurven bei Pförtnerenge sind ja charakteristisch (s. S. 402). Umgekehrt kann gesteigerte Motilität einen früheren Gipfel und hohe Spitzenwerte der Aciditätskurve herbeiführen, auch wenn die Säureproduktion in keiner Hinsicht gesteigert ist. Ist dieser Einfluß der Motilität auf die Aciditätsregulierung besonders für die Deutung pathologischer Verhältnisse unabweislich, so muß doch auch mit Selbstverständlichkeit geschlossen werden, daß für die physiologische Acidätsregulierung das Tempo der Magenentleerung eine Rolle spielt, und unter normalen Verhältnissen auch in dieser Hinsicht ein Zusammenwirken von Motilität und Sekretion anzunehmen ist.

4. Sekretion säurebindender Substanzen seitens des Magens. Abgesehen von mit der Ernährung eingeführten und bei der Magenverdauung entstehenden alkalischen Gruppen, werden in gewissem Umfang alkalische Substanzen von der Magenwand selbst abgegeben:

a) Magenschleim, das Sekret des Deckepithels im Magen. Dem Magenschleim wurde von Pawlow eine bedeutende Rolle für die Acidätsregulierung zugeschrieben. Es ist der einzige Regulierungsfaktor, den er neben der Mengenvariation der stets gleich konzentrierten Salzsäure gelten läßt. Mancherlei klinische Beobachtungen sprechen dagegen, die physiologische Rolle des Schleimes für die Aciditätsregulierung hoch einzuwerten. Ich verweise auf die Mitteilung von LUBLIN und MIELKE (1933) aus meiner Klinik. Unsere Großanalysen (KATSCH, BALTZER und BRINCK 1935) zeigten, daß bei der Aciditätsregulierung der Faktor Verdünnung sehr viel bedeutsamer ist als der Faktor Säurebindung. Sehr wichtig ist die Feststellung von BONIS (1930), daß das säurebindende Vermögen des Magenschleimes sehr gering ist. Nach BALTZER beträgt das Säurebindungsvermögen des eiweißarmen Magenschleimes nur 0,5—2 Titrationsprozente (Bestätigungen von KAPP 1951, HOLLER 1951).

b) In gewissem Grade kann das Nebensekret Säure binden. In Betracht kommen Aminogruppen. Das Nebensekret wirkt durch seine „neutrale" Reaktion der Säure gegenüber „alkalisch". Besonders der Saft des belegzellenfreien Pförtnerteiles ist schwach alkalisch. Wir konnten das dadurch beweisen, daß in gewissen Phasen der Magensaft mehr Na als Cl enthält (KATSCH, BALTZER und BRINCK 1935). Schleim und Nebensekret sind bisher vielfach zusammengeworfen worden. Sie zu trennen, ist auch deshalb begründet, weil bei atrophierender Gastritis das Deckepithel deutlich hyperplastisch sein kann, während die eigentlichen Drüsenzellen sich vermindern (vgl. meinen Aufsatz „Nebensekret"; vgl. Abb. 25 auf S. 214).

5. Rückfluß von alkalischem Duodenalsaft. Da Rückfluß von Duodenalsaft in den Magen physiologisch ist, besonders nach Aufnahme von Fett und gegen Ende der Magenverdauung, so liegt es nahe, in diesem Rückfluß eine planvolle Einrichtung zum Zweck der Aciditätsregulierung zu vermuten. Als wirksamster Bestandteil der Duodenalsäfte ist der Pankreassaft anzusehen. In diesem Sinne hat BOLDYREFF (1907) den Rückfluß von Pankreassaft als den wichtigsten Faktor der Aciditätsregulierung angesehen. Eine Reihe von Arbeiten beschäftigen sich mit dieser Theorie (z. B. HARDY 1926, APPERLY). BOLDYREFF (1907) gelangte zu ihr, nachdem er sah, daß die Erklärung seines Lehrers PAWLOW nicht ausreichte. In der Tat ist ja an der verdünnenden und säurebindenden Wirkung rückfließenden Pankreassaftes nicht zu zweifeln. Andererseits regt Pankreassaft (wie jedes Alkali) die Magensekretion an. So verstehen wir, daß manche steilen Zacken im späteren Verlauf einer Aciditätskurve durch Rückflußvorgänge zu erklären sind. Vorübergehender Abstumpfung folgt der Reiz zu erneuter Säurebildung. So sind gewisse Zacken der „Kletterkurve" bei Ulcus duodeni zu deuten. Da aber Aciditätsregulierung stattfindet auch zu Zeiten, in denen keinerlei Rückfluß vorkommt, wie unsere Verweilsondenuntersuchungen ergeben, so können wir nicht anerkennen, daß in dem Rückfluß von Pankreassaft der Hauptmechanismus gegeben sei. Das Magensekret selbst variiert.

Die entscheidenden Mechanismen der Aciditätsregulierung sind: Variation der Sekretmenge und seiner Konzentration. Die Lehre von der starren Isochlorhydrie muß nunmehr als widerlegt angesehen werden.

8. Störungen der Aciditätsregulierung.

Es sind die Störungen dieser soeben erörterten Aciditätsregulierung, die wir ermitteln, wenn wir im Mageninhalt „Superacidität" oder „Subacidität" oder eigentümliche, vom Normalen abweichende Schwankungen der Aciditätskurve feststellen. Bei Gewinnung der Aciditätskurve hat selbstverständlich die Entnahme von Inhaltsproben an sich ähnlich wie der oben besprochene Motilitätsfaktor einen gewissen Einfluß auf die Aciditätshöhe. Dadurch erhalten die Kurven etwas Künstliches. Deshalb ist es zweckmäßig, bis zur Entleerung einer eingeführten Reizlösung nicht zu große Mengen zu entfernen und nicht gewaltsam anzusaugen. Ebenfalls empfiehlt sich eine möglichst gleichmäßige Handhabung des Versuches.

Im Hinblick auf die Komplexität und die verschiedenen Erklärungen der Aciditätsregulierung ist ein Rückschluß von der festgestellten Acidität auf die Magensekretion bzw. auf den nativen Saft nicht stets ohne weiteres möglich.

Selbstverständlich muß die Säurebildung darniederliegen, wenn wir eine *Anacidität* feststellen. Bei Anacidität besteht also gleichzeitig „*Achlorhydrie*".

Nicht so einfach liegt es bei *Subacidität*. Ihr *kann* eine *Hypochlorhydrie* zugrunde liegen. Aber es gibt Fälle von Gastritis, bei denen Subacidität festgestellt wird, und doch bildet der Magen abnorm reichlich ein Sekret mit geringer Salzsäurekonzentration. Die Quantität der in den Magen sezernierten H-Ionen kann normal oder abnorm groß sein. Eine gewisse Funktionsschwäche zeigt sich in der Unfähigkeit zu stärkerer Konzentration der Salzsäure. Insofern kommt einer Prüfung auf Spitzenleistung des Konzentrationsvermögens (etwa durch die Histaminprobe) für die Bewertung der Funktionstüchtigkeit Bedeutung zu. Für klinische Belange scheint es mir richtig, auch diese mangelnde Konzentrationsfähigkeit als Hypochlorhydrie zu bezeichnen. Wo es die Analyse gestattet, mag man von Hypochlorhydrie mit Supersekretion sprechen. Dieses Verhalten repräsentiert die weniger schwere Schädigung im Vergleich zur Hypochlorhydrie mit Subsekretion. Übrigens trifft man ausnahmsweise selbst bei völligem Salzsäuremangel eine starke Supersekretion, während bei den schwersten Veränderungen der Magenschleimhaut außer der Anacidität eine so geringfügige Sekretmenge getroffen wird, daß ich mir angewöhnt habe, in diesen Fällen von „trockenen" Mägen zu sprechen. In diesen Fällen fehlt bei der gastroskopischen Untersuchung unter Umständen sogar der Schleïmsee, wie Lublin wiederholt an unserer Klinik feststellte.

Vorschnell wäre es, bei festgestellter Subacidität des Mageninhaltes eine Hypochlorhydrie des Sekretes anzunehmen, wenn infolge Abflußbehinderung die eingeführte Reizlösung oder Probespeise zu lange verweilt und hierdurch der Säurekonzentration ein Hindernis bereitet wird. Auch durch Rückfluß und gesteigerten Rückfluß (am ausgesprochensten bei tiefer Duodenalstenose) kann eine Subacidität des Inhalts hervorgerufen werden, der keinerlei Funktionsuntüchtigkeit der Magenschleimhaut, also keine Hypochlorhydrie im obigen Sinne entspricht. Ist Galle im Mageninhalt, so ist ein Irrtum unmöglich. Bei Anwendung der fraktionierten Untersuchung bestehen indessen durchschnittlich doch Beziehungen zwischen Subacidität und Hypochlorhydrie.

Noch schwieriger liegt es, wenn wir im Mageninhalt *Superacidität* feststellen, also einen Aciditätswert, der über den bei Normalen zutreffenden Streuungsbereich nach oben abweicht. Noch immer herrschen über die Bedeutung dieser Feststellung vielfach unklare Vorstellungen. Riegel (1908) u. a. glaubten, Superacidität bedeute, daß Magensaft von abnorm hohem Säuregehalt gebildet werde. Das ist sehr unwahrscheinlich geworden. Gerade ein Hochregulieren der Acidität kann durch veränderte Motilität hervorgerufen werden. Man sieht es häufig bei der fraktionierten Ausheberung, daß ein Magen mit vermehrtem Tonus die eingeführte Reizlösung schnell darmwärts befördert, so daß der in Gang gebrachte Sekretionsvorgang seinen Höhepunkt erst erreicht, nachdem der Magen von verdünnender Reizlösung schon leer ist. Hierin liegt eine Möglichkeit für die Entstehung von Superacidität. Bickel, Rubow u. a. haben auf diese Bedeutung der Motilität hingewiesen, und ferner darauf, daß die höchsten im Mageninhalt bei sog. Superacidität gefundenen Säurewerte die Titrationszahl 125—130 sehr selten übersteigen. Diese entsprechen einem Salzsäuregehalt von 0,46—0,47%, während das reine Magensekret des Menschen nicht weniger sauer als das des Hundes mit seinen etwa 0,6% HCl sei. Wir haben daher kein Recht, bei Kranken von einem abnorm sauren Sekret zu sprechen. Nach Bickel gibt es physiologisch keine schwankende Acidität, sondern nur Schwankungen der Sekretmengen. Und ebenso pathologisch kommt wohl eine quantitative Mehrabscheidung von Sekret vor — Supersekretion —, aber nicht die Bildung eines qualitativ abnorm konzentrierten Saftes. Dementsprechend wurden jahrelang „Superacidität" und „Supersekretion" als Synonyma gebraucht [Einhorn 1920, Richartz, Modrakowski 1918 u. a. Näheres auch in der zweiten (1926) und dritten (1938) Auflage dieses Handbuches]. Rosemann plädierte daraufhin dafür, den inhaltslos gewordenen Begriff Superacidität schlechthin zu beseitigen. Er machte geltend, daß eine Konzentrierung des Magensekretes über 0,6% HCl hinaus eine so außerordentliche osmotische Leistung der Magendrüsenzellen voraussetzen würde, daß ein solches Mehrvermögen schwerlich von den Drüsen des kranken Magens aufgebracht wird. Rosemann führt aus, daß auf der Höhe der normalen Sekretion die Salzsäure abspaltende Funktion der Magendrüsen so groß ist, daß so gut wie alle in der Magenschleimhaut gespeicherten Chloride zerlegt werden. Eine Steigerung des Salzsäuregehaltes des Magensaftes über die Norm wäre also nur denkbar, wenn die Chlorspeicherung einen abnorm hohen Wert annehmen könnte. Damit müßte aber natürlich auch eine entsprechende Vermehrung der osmotischen Druckdifferenz zwischen Zellinhalt und Blutflüssigkeit verbunden sein, und die Zellen müßten also die Fähigkeit gewinnen, eine derartige Druckdifferenz zu überwinden, „eine Fähigkeit, die sie unter normalen Verhältnissen jedenfalls in irgendwie beträchtlichem Maße nicht besitzen".... „Mit größter Bestimmtheit kann man daher behaupten, daß es eine Hyperacidität nicht gibt und nicht geben kann."

Unter der Suggestion solcher Lehren verlor die chemische Mageninhaltsprüfung stark an Bedeutung. Viele Kliniker gaben sie ganz auf in jener Zeit, in der gleichzeitig das Röntgenverfahren neue große Möglichkeiten in der Magendiagnostik eröffnete. Mit der Neubelebung der chemischen Inhaltsprüfung durch die Verweilsondenmethode meldete sich nicht nur die alte Erfahrung wieder, daß *der Tatbestand Superacidität im Mageninhalt leicht feststellbar* und interessant ist, weil er zu gewissen Krankheiten in Beziehung steht, sondern es ergab sich auch die Möglichkeit, jene Gegensätze zwischen Theorie und Klinik zu überbrücken.

In dem Augenblick, in dem wir anerkennen, daß die *Säurekonzentration des reinen Magensaftes schwankt* (unterhalb jener aus physikalischen Gründen nicht überschreitbaren Höchstgrenze) und folglich den Grad der Konzentration abhängig denken müssen von einer Reizgröße — in diesem Augenblick sind auch Varianten der Reizbarkeit wahrscheinlich. Ein reizbarer Magen liefert williger, häufiger schon auf geringe Reize ein Sekret von nahezu höchster Konzentration. Dementsprechend schlug ich vor (1924), *als echte Hyperchlorhydrie zu bezeichnen: die erhöhte Reizbarkeit zur Konzentrierung der Magensäure.* In diesem Sinne gibt es echte Hyperchlorhydrie, auch wenn eine „absolute" Hyperchlorhydrie im Sinne eines pathologischen Mehrvermögens sehr unwahrscheinlich ist. Der von mir gegebenen Begriffsbestimmung, der als erster Heilmeyer (1925) beipflichtete, haben inzwischen viele Autoren beigestimmt; sie ist, soweit ich sehe, widerspruchslos von der Klinik aufgenommen worden.

Den Ausdruck Superacidität schlug ich vor *für die einfache klinische Feststellung: hohe Titrationsacidität im Mageninhalt* zu reservieren. Dieser *mehr technische Begriff* bleibt dann *frei von funktioneller Deutung.* Das ist mit Rücksicht auf die Kompliziertheit der Aciditätsregulierung, besonders im Hinblick auf den Einfluß der Motilitätsfaktoren zweckmäßig. Es kann z. B. Hyperchlorhydrie bestehen, trotzdem wegen dauernden Rückflusses keine hohen Säurewerte gefunden werden. Von besonders gelagerten Einzelfällen abgesehen, erscheint jedoch der Rückschluß, daß eine festgestellte Superacidität auf Hyperchlorhydrie in unserem Sinne beruhe, im allgemeinen berechtigt. Bei der Bewertung von Aciditätskurven darf man sich nur nicht zu sehr an einen zufälligen Einzelwert halten, sondern muß auf den Gesamtverlauf der Aciditätskurve achten. Aufschlußreich ist öfters die *Aciditätslage bei Leersekretion.* Dabei zeigt sich die Neigung, auf eine erhöhte Aciditätslage einzuregulieren.

Hyperchlorhydrie findet sich bei vielen Formen von akuter Gastritis und bei akuten Schüben der chronischen Gastritis. Sie gehört zum frischen cholecystischen Schub, zur akuten Hepatitis. Nachhaltig und langdauernd ist sie zu treffen bei Ulcus des Pförtners und des Duodenums, seltener beim Kleinkurvaturgeschwür. Da es sich um eine Erscheinung erhöhter Reizbarkeit bzw. um eine Regulationsstörung handelt, so ist verständlich, daß dieses Symptom oder Phänomen nicht ausschließlich von einem krankhaften Zustand der Magenschleimhaut hervorgebracht wird, sondern auch von hormoneuralen Umstimmungen. Wahrscheinlich ist es auch, daß Faktoren des Mineralstoffwechsels (Kochsalzbestand des Körpers, Chloridspeicherung in den Zellen) von Bedeutung sind. Die Annahme von Balint (1926), von Földes (1924), daß abnorme Blutsäuerung Ursache von Konzentrierung oder reichlicher Magensäureproduktion sei, hat sich nicht bestätigt.

III. Der Sekretionsmechanismus.

1. Grundsätzliches.

Die bis heute übliche und noch heute zum Teil berechtigte Darstellung der Magensekretion steht vorwiegend *unter der Idee des Reflexes.* Hierzu zwangen die Pawlowschen grundlegenden Experimente. Spätere Erkenntnisse fügten sich unwillig ein: so die periodische Leertätigkeit des Magens; so die Erfahrung, daß Hormone und Sekretine vom Blut aus die Saftbildung regulieren und daß im Magensaft oder Mageninhalt fortwährend vielseitige Konzentrationsregulierungen stattfinden. Auch wenn fraglos reflektorische Vorgänge in die Physiologie der Magensekretion machtvoll eingreifen, scheint es an der Zeit, den Sekretionsvorgang *unter der Idee der Regulation* zu betrachten. Der Magen ist kein isoliertes Wesen, das auf gewisse Reize, die seine Pförtnerschleimhaut treffen oder auf dem Telegraphendraht des Vagus vom Hirn her heraneilen, zu einer Tätigkeit erweckt wird, *deren Begrenzung in der Art oder Stärke des auslösenden Reizes besteht.* Diese Pawlowsche Physiologie ging — in dem Bestreben, saubere Versuchsbedingungen zu beschaffen — *von einem vollkommen untätigen Organ aus.*

Gehen wir einmal *vom tätigen Organ* aus. Dann sehen wir, daß ein Mageninhalt mit der Acidität 100 die weitere Säurebildung hemmt, obwohl diese Säurebildung weit unter dem Höchstwert liegt, der im reinen Magensaft möglich ist (etwa Acidität 150). *Das ist Regulation, nicht Reizerschöpfung. Höhere Säurekonzentrationen werden stürmisch beseitigt* durch Abscheidung eines säurefreien Nebensekretes, dem sich schwach *alkalischer Saft* der Pförtnerdrüsen beigesellt. *Stärkstens regt Alkali die Säurebildung* an. Und auch die Salzkonzentrationen im Mageninnern werden ausgeglichen (vgl. Katsch, Baltzer und Brinck 1935, sowie Abb. 25, 26, 27).

Vom Blute aus beeinflußt und begrenzt dessen *Kochsalzgehalt* die Menge des sich ergießenden Magensekretes (Katsch und Mellinghoff). Vom Blute aus *regulieren Hormone und Sekretine,* beeinflußt das *Ionengefüge* und der *kolloidosmotische Druck.* Ein sinkender *Blutzuckerspiegel* erregt über das Vaguszentrum die excitosekretorischen Vagusfasern, während hohes Blutzuckerniveau die Sekretion hemmt.

Psychische Hinwendung zu den Vorgängen der Nahrungsaufnahme durch Sinneseindrücke, endogene Empfindungen oder auch rein gedanklich erregt, steigert die Saftbildung; während eine Wendung der Person nach außen, auf Tätigkeit, auf Kampf oder starke Affektbesetzung, den vegetativen Vorgang der Saftbildung im Magen hemmt, sogar zum Stocken bringt. Erkrankung der

Stammganglien macht Sekretionsstörung (KARL HAUG 1933). Auch diese nervösen Einrichtungen kann man als *Regulation* ansehen, wenn die psychische Umstellung gemächlich erfolgt, während ihr *Reflexcharakter* deutlich hervortritt, sobald eine plötzliche energische Umbesetzung der Psyche erfolgt — z. B. auch in heftigen Experimenten, wie dem bekannten Versuch, in dem der fressende Hund mit einer Katze geärgert wird (BICKEL).

2. Ruhezustand und Leersekretion der Magendrüsen (interdigestive Sekretion).

Der Fund, daß gewisse Reflexe machtvoll die Magensekretion steuern, führte PAWLOW und seine Schüler, BICKEL u. a. zu der Vorstellung, daß ohne spezielle Reizung keine Saftabscheidung stattfindet. Die Verweilsondenbeobachtungen am Menschen ließen sich mit dieser These schlecht vereinigen (KATSCH 1926 u. a.). Mehrere amerikanische Autoren sprechen von kontinuierlicher Magensekretion als physiologischem Vorgang.

Die Magensekretion ist während des Schlafes stark eingeschränkt (HENNING und NORPOTH 1933). Dauersekretion auch während des Schlafes fand sich als krankhaftes Symptom vor allem bei Ulcus duodeni. Die Sekretion ruht auch bei dem PAWLOW-Hund, der infolge mangelnder Außenweltreize in seinem Versuchsgestell einschläft.

Die interdigestive Magensekretion ist in letzter Zeit wieder Gegenstand der Untersuchungen gewesen, wobei ganz besonders die *Nachtsekretionsverhältnisse* von Interesse waren. Folgende Tabelle (PALMER, KIRSNER und LEVIN 1951) zeigt das Verhalten der Nachtsekretion:

Tabelle 1.

	Menge in cm³	Freie Säure, klinische Einheiten	Totale HCl-Produktion mg
Normal	581	29	661
Duodenalulcus	1004	61	2242
Magenulcus	600	21	454

Die bilaterale Vagotomie hat auf die Nachtsekretion des Ulcus duodeni folgenden Einfluß:

Tabelle 2.

	Menge in cm³	Freie Säure, klinische Einheiten	Totale HCl-Produktion mg
Vor der Vagotomie	1006	52	1904
Nach der Vagotomie	521	22	417

Leersekretion setzt ein, wenn gewisse bedingte Reize, von denen Assoziationen zur Nahrungsaufnahme bestehen, auf die *Sinnesorgane* einwirken (s. auch unten), ferner nach *Histamin* oder durch die mit einem *Insulinstoß* sich verknüpfenden *Blutveränderungen* (s. unten).

Abgesehen hiervon beobachten wir, wenn die Verweilsonde liegt, daß stets, auch bei Magengesunden, kleine Mengen von Sekret geliefert werden und sprechen dann von *spontaner Leersekretion*. Daß ein mechanischer Sondenreiz diese hervorruft, war von vornherein unwahrscheinlich, da Kieselsteine, die man in den Magen legt, kein Sekret locken. Eher erscheint berechtigt, daß der „Säuberungseffekt" eine Rolle spielt (DINKIN und LICHTIG 1931), d. h. daß nicht die

Verweilsonde an sich, sondern vielmehr das wiederholte Absaugen von Saft die Tätigkeit irgendwie anregt. Hierdurch kann ja das Gleichgewicht der Konzentrationen, auf das der Mageninhalt einreguliert wird, allenfalls gestört werden. Wir sehen aber heute, daß die Magensekretion, selbst ein regulierter Vorgang, eingegliedert ist in mehrfache Regulationen des Gesamtorganismus. Körperliche Arbeit und Ermüdung beeinflußt sie, sie ist eingeschaltet in die Regulation des Säurebasengleichgewichts im Blut. Rhythmen im Wasserhaushalt, in der Blutzuckerregulation haben Erhöhungen oder Schwankungen der Magensaftbildung im Gefolge, so daß wir ein Verständnis dafür gewinnen, daß für den Magen des Menschen im Wachzustande vollkommene sekretorische Ruhe ein seltener Ausnahmezustand zu sein scheint, wie die praktischen Beobachtungen mit der Verweilsondenmethode uns zeigen. Mein Schüler Mellinghoff hat das in 8 Std lang ausgedehnten zahlreichen Versuchen bewiesen. Daß gerade in bezug auf diese Leersekretion sehr große Schwankungen in pathologischen Fällen vorkommen, macht deren Beobachtung diagnostisch wertvoll und wir gewinnen Hinweise auf gastrale und extragastrale Regulationsstörungen. Die Untersuchungen von Th. v. Uexküll (1949) bestätigen prinzipiell diese Erfahrungen. Ob allerdings bei Spontanschwankungen der Acidität des Magensaftes immer Beziehungen zu „biologischen Auslösern" (Essensgespräche, Essensvorstellungen) bestehen, erscheint doch fraglich.

In bezug auf die widersprechenden Ansichten und Befunde über die spontane Leersekretion verweise ich auf Babkin (1928). Die Bedeutung des „Säuberungseffektes" wird von Dinkin und Lichtig (1931) stark überwertet. Unsere Nachprüfungen (Mellinghoff) zeigten das. Insofern sind die Angriffe von Dinkin und Lichtig gegen die fraktionierte Ausheberung als diagnostisches Verfahren nicht stichhaltig.

3. Anregung der Sekretion auf nervösem humoralem Wege.

Am herausgeschnittenen Magen, der sich in Ringerlösung bewegt, findet gleichzeitig (eine Zeitlang) auch eine Abscheidung von Salzsäure statt. Das sieht man, wenn man Kongowasser zum Anfüllen des Explantates verwendet. Die Sekretbildung verschwindet nicht, wenn nervöse Impulse von außen fehlen. Genau wie es für die motorische Magenarbeit gilt, stehen der sekretorischen Autonomie des Organs Mechanismen gegenüber, die fördernd und hemmend die Magentätigkeit den Bedürfnissen des Gesamtorganismus einfügen. Im Vagus verlaufen hauptsächlich erregende Fasern, im Sympathicus (Splanchnicus) hemmende. Jedoch gilt dies nur a potiori. Man kann z. B. durch Splanchnicusreizung eine säurearme Magensekretion hervorrufen (Baxter 1932). Es ist deshalb von einer doppelten antagonistischen Innervation gesprochen worden (Bickel und Mitarbeiter 1925). Nach Schabadaschs (1930) subtilen anatomischen Untersuchungen enthält der Vagus auch sympathische Fasern. Ebenso sei der Splanchnicus kein rein sympathischer Nerv. Gerade unter der Idee der Regulation kann man die gegensätzliche Wirkung von Nervenreizungen auch funktionell erklären: Vagusreizung würde verschieden wirken, je nach dem Zustand des Erfolgsorgans (s. S. 202).

Andererseits wird die Magensekretion vom Blut aus beeinflußt durch biogene Amine (Cholin, Histamin) sowie durch Hormone. Sei es, daß diese den Wasser- und Mineralstoffwechsel beeinflussen (Hypophysin), sei es, daß sie unmittelbar auf den Drüsenapparat des Magens wirken. Die Insulinwirkung auf die Magensekretion scheint schon wegen ihrer Verspätung keine unmittelbare zu sein (s. unten).

Besser als das antagonistische Schema „Vagus-Sympathicus" ist die Gegenüberstellung von W. R. Hess (1948): „trophotrope" und „ergotrope" Generalschaltung. Jedoch erscheint uns auch für dieses antagonistische Schema zweifelhaft, ob es der komplizierten Wirklichkeit der neuro-endokrinen Regulationen ganz gerecht wird.

4. Erregung der Sekretion bei Nahrungsaufnahme und Mechanismus der Sekretionserregung.

Seit PAWLOW ist es üblich, von zwei Phasen der Magensekretion zu sprechen. Die erste wird als cerebral-reflektorisch, auch als psychisch bezeichnet. Sie besteht darin, daß unbedingte und bedingte Reflexe, die mit der Nahrungsaufnahme zusammenhängen, nach kurzer „Latenzzeit" über den Nervus vagus die Sekretion des Magens anregen („Zündsaft", „Appetitsaft"). Die zweite oder chemische Phase besteht darin, daß eine Vielheit von Stoffen die Magensekretion auch dann erregt, wenn sie experimentell direkt in den Magen eingebracht werden, ohne Auslösung von Geschmacksempfindungen usw., ohne Mitwirkung des Nervus vagus (vgl. BABKIN 1928). Für die Nahrungsaufnahme des Menschen, besonders bei einer Mahlzeit aus mehreren Gerichten, liegen die Dinge komplizierter. Der Mechanismus der einleitenden Appetitsaftbildung wird noch bestätigt, wenn bereits die zweite „Phase" im Gange ist. Noch zu dieser Zeit der Magenarbeit sind reflektorische Anregungen und Hemmungen über das Großhirn möglich, so daß sich die Phasen zeitlich nicht trennen lassen. Man spricht deshalb besser von mehreren *Mechanismen*. Die Acidität kann auf dem Höhepunkt der Saftbildung allerdings nicht mehr durch psychische Momente gesteigert werden (MAJUS und PORGES 1931). Wir selbst sind der Zweiphasendarstellung noch in der 2. Auflage von 1926 dieses Handbuches gefolgt. Auf Grund von eigenen Untersuchungen schien es mir 1938 (3. Auflage) richtiger, bei Schilderung des Sekretionsmechanismus die physikalisch-chemischen Vorgänge stärker hervortreten zu lassen. Wir sprechen daher von drei Mechanismen, die die Magensekretion erregen und regulieren:

    1. dem physikalisch-chemischen Mechanismus,
    2. dem hämatogen-sekretinischen Mechanismus,
    3. dem cerebral-reflektorischen Mechanismus.

Dieser letzte tritt zwar bei der Nahrungsaufnahme zuerst in Funktion. Diese Funktion ist aber immer nur eine beschleunigende und regulierende, ihr Verlust hebt die Magenverdauung nicht auf (Sondenernährung, Hund mit Vagotomie), während der Verlust des physiko-chemischen oder des sekretinischen Mechanismus einer Aufhebung der Facultas alteratrix gleichkommt.

a) Physikalisch-chemischer Mechanismus der Magensekretion. Wenn PAWLOW durch eine Magenfistel Sägespäne in den Magen des schlafenden Hundes einbringt, so erregt dies keinerlei Magensekretion. Destilliertes Wasser erregt sie. Es ist daher üblich, Wasser unter die chemischen Erreger der Magensekretion zu zählen. Uns scheint es richtiger, die Wirkung des destillierten Wassers als physiko-chemischen Reiz zu werten. Wir kennen jetzt eine Fülle von Tatsachen und sind auf solche besonders bei eigenen Untersuchungen gestoßen (KATSCH, BALTZER und BRINCK 1935), die uns beweisen, daß im Magensaft *fortwährend vielseitige Konzentrationsregulierungen* stattfinden. Befindet sich destilliertes Wasser im Magen, so wird ein Sekret gebildet, das HCl und Chloride enthält, bis eine gewisse Konzentrationslage erreicht ist. Gibt man verdünnte Salzsäure oder Schwefelsäure in den Magen, so erscheint ein Sekret, das keinerlei Salzsäure, jedoch in gewissem Umfange Chloride enthält, wiederum bis zur Erreichung einer gewissen Konzentration. Allerdings wird dabei der *Konzentrationsrichtwert* häufig zunächst überpendelt. Gibt man alkalische Lösung in den Magen, so wird die HCl-Sekretion stark angeregt. Salzlösungen hemmen die Chloridsekretion. Konzentrierte Zuckerlösungen locken reichlich säurearmes Sekret hervor, während Zucker in geringer Konzentration die Magensekretion kaum erregt (KATSCH 1912). *Es gibt nicht nur eine Aciditätsregulierung im Magen, sondern eine Konzentrationsregulierung in umfassenderem Sinn.* Es paßt in diese Vorstellung hinein, daß Öl keinerlei Magensekretion erregt, daß rohes Eiereiweiß weniger Saft lockt als Wasser und geronnenes Eiweiß so wenig erregt wie Sägespäne (vgl. Abb. 25, 26, 27).

Freilich dürfen wir uns diesen physikalisch-chemischen Mechanismus *nicht einfach als tote Membranwirkung* vorstellen. Denn der experimentell abgegliederte Kleinmagen eines Hundes sezerniert mit, wenn in den Hauptmagen destilliertes Wasser eingebracht wird. Differente Konzentrationen wirken nicht nur rein physikalisch auf die Membran, sie wirken irgendwie als physikalisch-chemischer Reiz, der die Magensekretion ankurbelt. An welche Strukturen derartige Vorgänge gebunden sind, insonderheit welche Rezeptionsorgane in Frage kommen, ist dunkel.

b) Hämatogen-sekretinischer Mechanismus. Wenn PAWLOW (1898) schlafenden Magenfistelhunden vorsichtig Fleischstückchen in den Magen legte, so begann nach einer Latenz von 15—45 min eine Saftbildung. Der cerebral-reflektorische Mechanismus war ausgeschaltet. Pawlow sprach deshalb von einer zweiten oder *chemischen Phase* der Sekretion. Brot, rohes Eiweiß, Stärke erregten bei derartigen Versuchen am schlafenden Hund die Sekretion fast gar nicht. Und es ergab sich bei näherer Prüfung, zu der von vielen Autoren beigetragen wurde, daß als Sekretionserreger gewisse Begleitstoffe des Eiweißes im Fleisch, die *Extraktivstoffe*, wirksam sind. Ebenso gewisse *Abbauprodukte* des Fleisches oder des Milcheiweißes, *Röstprodukte* des Brotes, der Kaffeebohne, Röstprodukte von Fetten. Ferner Extraktivstoffe oder „*Secretine*" aus vielen Gemüsen, wie Spinat, Kohl, Gurken (Abderhalden und Schaumann sprechen von *Nutraminen*, 1918). Gewisse chemisch reine Stoffe erwiesen sich wirksam, so Glutaminsäure, die bei Fabrikation von künstlichen Bouillonwürfeln verwendet wird. So Glykokoll, Alanin, Glycylglycin (Okada 1933). So Xanthin und Hypoxanthin (Haneborg 1924) und das ihnen nahestehende Coffein, das ich mit Kalk als Reiz für die Untersuchung des Magenchemismus vorgeschlagen habe. Stärker wirken die biogenen Amine *Cholin* und *Histamin*.

Sie wirken ebenso wie die oben erwähnten Extraktivstoffe, Secretine, Nutramine usw., auch bei parenteraler Zufuhr. Daß diese Wirkung den Blutweg benutzt, wurde am überzeugendsten von Lim (1922) gezeigt: ein in die Mamma verpflanztes Magenstück sezerniert, wenn subcutan oder intravenös Histamin zugeführt wird.

Für diese chemischen Wirkungen vollzieht sich anscheinend Resorption und Reizempfang im Pförtnerteil des Magens. Vielfache Beobachtungen weisen darauf hin. Besonders überzeugend sind Resektionsexperimente von Smidt (1923). Auch Erfahrungen mit menschlichen Resektionsmägen, die wegen Ulcus operiert wurden, sprechen im gleichen Sinn. Mit Ausnahme des Alkohols und einiger weniger anderer Stoffe wirken diese chemischen Reize nicht unmittelbar auf die Hauptdrüsen: im pylorusfreien Hauptmagen sind sie unwirksam. Die Pylorusschleimhaut ist für die Reizaufnahme wesentlich, jedoch können auch vom Duodenum aus manche chemischen Reize die Drüsen des Hauptmagens anregen. Babkin (1928) unterscheidet eine chemische Pylorusphase und eine chemische Darmphase. Einige neuere Autoren bezeichnen die Darmphase geradezu als dritte Phase der Sekretion. Auch vom Rectum aus ist chemische Sekretion beobachtet. Vom Jejunum aus wird sie von Henning (1928) bestritten (wichtig für die therapeutische Jejunalernährung). Daß alle chemischen Erreger vom Jejunum aus unwirksam seien, erscheint allerdings nach den übrigen bekannten Tatsachen nicht sehr wahrscheinlich.

Die intimeren Vorgänge bei dieser Sekretionserregung sind unaufgeklärt. Babkin zählt nicht weniger als 5 Theorien auf. Die interessanteste ist die von Edkins (1906). Nachdem Edkins gefunden hatte, daß Extrakte der Pförtnerschleimhaut besonders stark die Magensekretion hämatogen erregen, formulierte er folgende Annahme: in der Pylorusschleimhaut wird ein „Prosecretin" gebildet. Werden nun Stoffe, die wir als chemische Safterreger kennen (z. B. Abbauprodukte des Caseins) von der Pylorusschleimhaut resorbiert, so verbinden sie sich mit dem Prosecretin zum wirksamen Secretin. Dieses erregt auf dem Blutwege die Magendrüsen. Über diese Theorie ist das letzte Wort noch nicht gesprochen. Mancherlei Versuche werden als Bestätigung gedeutet (z. B. Lim 1922). Es wird die Theorie dadurch verwässert, daß auch die gesamte Darmschleimhaut vom Duodenum bis zum Rectum secretinhaltig sein soll (Haramaki 1922, Lim 1922). Man trifft auch ganz ablehnende Stellungnahme (Plenk 1932).

Auf alle Fälle scheint es notwendig, mindestens zwei Mechanismen zu unterscheiden, nämlich erstens: die eben erwähnte hämatogene Sekretionserregung durch Substanzen, die in minimaler Menge wirksam sind, wie Histamin und gewisse Secretine. Zweitens: jene unter 1. besprochenen physikalisch-chemischen Reize, welche die Selbststeuerung der Konzentrationen im Mageninhalt bedingen (Wirksamkeit von Wasser, Salzlösungen, auch konzentrierten Zuckerlösungen, Säuren, Alkali). Während bei Pawlow und Babkin als in der zweiten Sekretionsphase wirksame chemische Erreger neben Extraktivstoffen und Eiweißabbauprodukten auch destilliertes Wasser und Salzlösungen aufgezählt werden, berührt sich unsere Darstellung mit einer Äußerung von Bickel: Man könne bei der chemischen Sekretionsphase „von einer mukös-reflektorischen und einer secretin-hämatogenen Saftbildung sprechen, die beide parallel nebeneinander laufen". Die Erreger der mukös-reflektorischen Sekretion denken wir uns in erster Linie als physikalisch-chemische Reize und lassen offen, ob an der Oberfläche der Pförtnerschleimhaut rein chemische Reizungen vorkommen, die nicht durch Konzentrationsspannung wirken. Alkohol reizt unmittelbar auch vom Korpus aus die Magendrüsen (Claude Bernard 1857). Das hängt vermutlich damit zusammen, daß Alkohol im Magen resorbiert wird.

Eine Fülle von Arbeiten liefert Angaben über die safttreibende Wirkung der verschiedensten Nahrungsmittel und Nahrungsbestandteile. Diese sind von größter Wichtigkeit für die rationelle Diätetik. (Einzelheiten bei Babkin 1928 und bei von Noorden und Salomon 1929).

Bemerkungen zu Abb. 26. Bei Einführung der Verweilsonde treffen wir im Magen Acidität —18, Natrium 30, Chlorwert 50 (Kalium 25). In den Nüchternwerten entsprechen sich Gesamtchlorkurve und Kationenkurve (Na + K).

Im Verlauf der Beobachtung (4mal 10 min) stellt sich die Acidität auf den Basalwert freie Säure + 20, Gesamtwert + 32.

Dann werden 300 cm³ Schwefelsäure von der Acidität 120 eingeführt. Diese Acidität sinkt innerhalb von 90 min bis zum Tiefpunkt der Kurve. Die Gesamtacidität liegt nun bei etwa + 15, die freie Säure fehlt, vielmehr findet sich ein Salzsäuredefizit von mehr als —10. Der Gesamtsalzsäuregehalt würde etwa dem in der Mitte liegenden Wert + 6 entsprechen (nach dem Schätzungsverfahren nach MICHAELIS).

Während dieser Verdünnungsperiode erhebt sich der Chlorwert von 0—70 in stetiger Kurve. Ihm entspricht verhältnismäßig sehr genau die Alkali-Ionenkurve (Na + K). Hieraus geht hervor, daß im ganzen ein chloridhaltiges, neutrales Verdünnungssekret das Absinken der Acidität bewirkt, nur im Anfang liegt für 20 min die Kurve der Alkalikationen etwas über der Gesamtchlorkurve, so daß hier eine geringe alkalische Reaktion des verdünnenden Sekretes vermutet werden muß. Auf dem Höchstpunkt des Verdünnungsvorganges (also nach 80 min) ist ein besonders großer Abstand zwischen der Gesamtacidität und freier Säure bzw. auch zwischen der mutmaßlichen Gesamtsalzsäure und freien Säure eingetreten. Dies scheint (mit Rücksicht auf die Alkalikationenkurve) auf organische Substanzen zu beziehen zu sein. Zu diesem Zeitpunkt scheint reichlich Schleim vorhanden. Man sah weißlichen Schleim in den entnommenen Proben, dessen Viscosität außerordentlich hoch anstieg. Der Viscositätsgrad zu diesem Zeitpunkt könnte auf lebhafte Schleimproduktion bezogen werden, trotz des Vorbehaltes, daß die Viscosität durch die veränderte Reaktionslage steigt.

An diesem geschilderten Zeitpunkt erfolgt nach 90 min eine Umsteuerung des ganzen Vorganges. Von jetzt ab steigt die Acidität wieder und erreicht einen in 30 min vor Beginn des Versuches festgestellten Basalwert. Gleichzeitig sinkt die Natriumkurve, sinkt

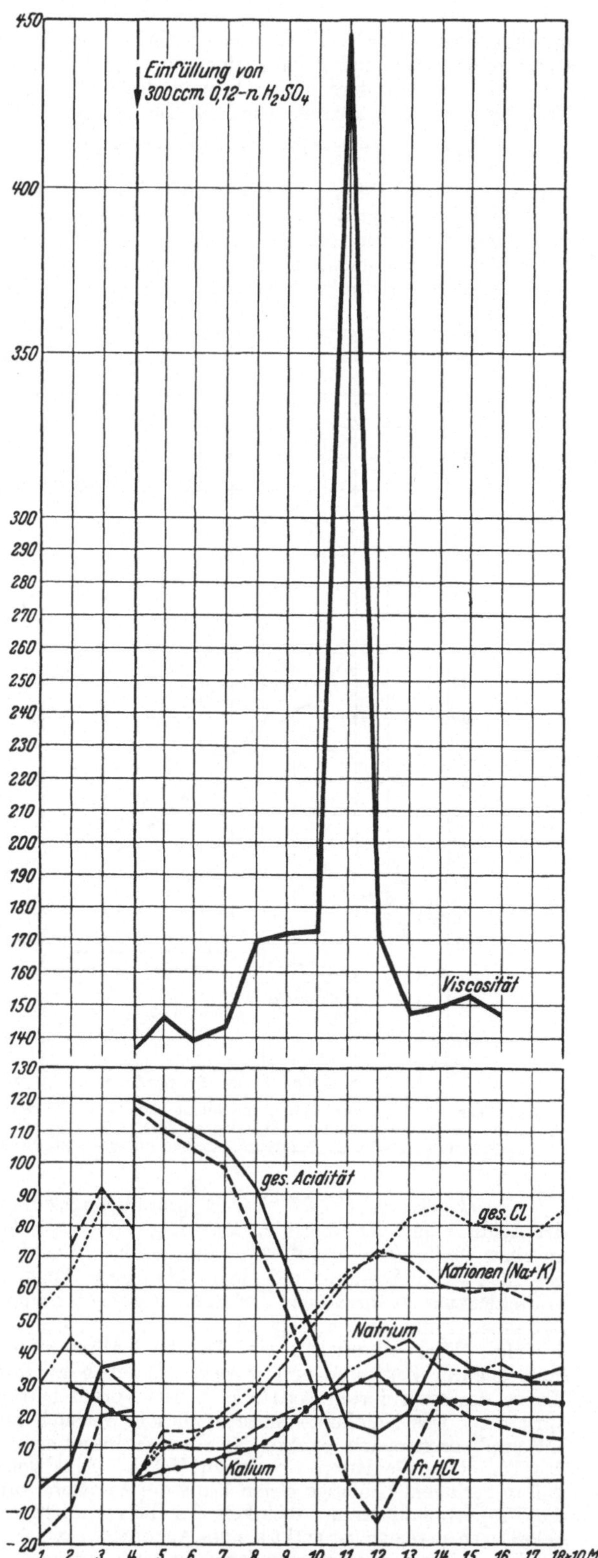

Abb. 26. Schwefelsäureversuch zur Frage der Aciditätsregulierung. Ordinate = Titrationseinheiten. Abscisse = Zeit. (Versuch von KATSCH, BALTZER und BRINCK 1934.)

mithin auch die Alkalikationenkurve, während die Gesamtchlorkurve weiter steigt. Zwischen Gesamtchlorkurve und Alkalikationenkurve, die vorher nebeneinander liefen, entsteht ein Abstand. Es geht daraus klar hervor, daß nunmehr Salzsäure abgeschieden wird. Nach Erreichung des Basalwertes pendeln alle Werte um das erreichte Niveau.

Bemerkenswert erscheint die Verdünnungssekretion, die unter den Basalwert hinunter, gleichsam überschießend sich auswirkt. Vergleicht man den Abstieg der Schwefelsäurekurve mit dem Anstieg der Gesamtchlorkurve und zieht dabei in Betracht, daß nur ein Verdünnungsvorgang vorliegt, so fällt auf, daß der Chlorgehalt nicht im gleichen Maße steigt, wie der Schwefelsäuregehalt fällt. Man hat also Anlaß, eine Verdünnung durch eine Flüssigkeit anzunehmen, die in wechselnder Menge und nicht sehr bedeutender Konzentration Chloride enthält. Während der ganzen Dauer kein Duodenalrückfluß.

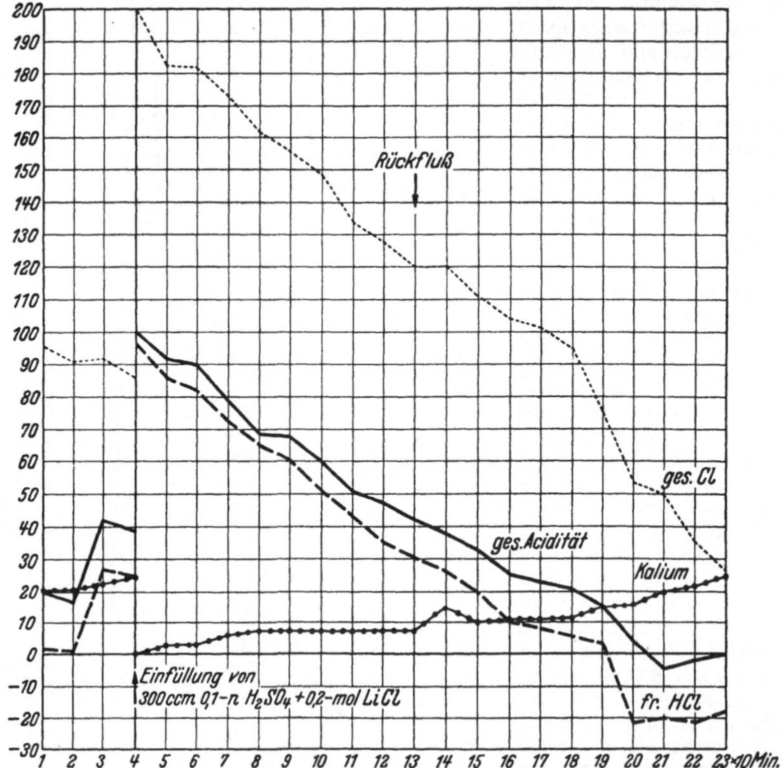

Abb. 27. Versuch mit Schwefelsäure und Lithiumchlorid zur erweiterten Frage der Konzentrationsregulierungen. Ordinate = Titrationseinheiten. Abscisse = Zeit. (Nach Katsch, Baltzer und Brinck 1934.) Durch die Schwefelsäure wird die Salzsäuresekretion unterdrückt, durch Lithiumchlorid die Chloridsekretion.

Bemerkungen zu Abb. 27. Das Diagramm zeigt ein stetiges, nicht sehr schnelles Absinken der Acidität und der Chloride. Es erfolgt eine schnelle Entleerung und nur vorübergehend an einer Stelle des Verlaufs ein ganz geringer Rückfluß, der den Ablauf der Kurve kaum beeinflußt. Die Stelle ist mit einem Pfeil bezeichnet. Daraus, daß Aciditätskurve und Gesamtchlorkurve während des Verlaufs weitgehend proportional sind, muß geschlossen werden, daß eine Verdünnung erfolgt durch ein Sekret, das sich von Aqua dest. nur wenig unterscheidet. Dem entspricht auch, daß die Kaliumkurve während des ersten Teiles des Verlaufs niedrig liegt und erst später allmählich zu ihrer Durchschnittshöhe ansteigt. Die Kurve des sezernierten Natriums würde voraussichtlich sehr ähnlich dieser Kaliumkurve verlaufen. Das Natrium konnte in diesem Versuch nicht bestimmt werden, weil die hohe Lithiumkonzentration exakte Natriumbestimmungen unmöglich macht. Da am Schluß des Versuches die Kurve der freien HCl ins Alkalische sinkt (HCl-Defizit), so ergibt sich, daß in geringem Umfange gegen Ende des Versuchsvorganges Alkali sezerniert wurde. Weil die Proportionalität im Absinken der Kurve nicht vollständig ist, sondern die Gesamtchlorkurve etwas träger sinkt als die Aciditäts- bzw. Schwefelsäurekurve, so muß geschlossen werden, daß in dem verdünnenden Sekret ein gewisser Anteil von Chloriden oder von Alkalien oder beides anwesend ist. Daß Alkali dabei beteiligt ist, ergibt, wie schon oben erwähnt, der letzte Teil der Kurve mit dem HCl-Defizit.

Es ist interessant, zu beobachten, daß sowohl die Acidität als auch die Chlorkonzentration bei diesem Versuch erheblich unter den Nüchternwert sinkt.

c) Cerebral-reflektorischer Mechanismus. Die gelegentliche Behauptung von BIDDER und SCHMIDT (1852) und RICHTER (1878), daß die Magendrüsen schon beim Anblick von schmackhaften Gerichten in Sekretion geraten können, so wie es von den Speicheldrüsen jedermann bekannt ist, war auf vielfachen Widerspruch gestoßen. Erst die Experimente von PAWLOW konnten die Fernwirkung solcher sensorischen Reize auf die Magensaftsekretion erhärten. Die meisten dieser Fernwirkungen stellen sich nach PAWLOW als „bedingte Reflexe" dar. Sie sind nur unter Vermittlung der Großhirnrinde möglich. An einem der Großhirnrinde beraubten Hunde sind sie nicht hervorzurufen.

Sensationen, die häufig die Speiseaufnahme begleitet haben, sind auch ohne gleichzeitige Speiseaufnahme nunmehr imstande, reflektorisch die Saftabscheidung im Magen zu wecken, wenn der Hund hungrig ist. Das ist die Grundtatsache. Abgesehen von den natürlichen Reizen, die sich für Auge, Nase, Geschmack, taktiles Empfinden der Mundhöhle bei der Nahrungsaufnahme ergeben, können beliebige Reize zu Erregern solcher bedingten Reflexe herangezüchtet werden. Die mannigfaltigsten Versuche in dieser Richtung sind angestellt. Man hat bei Hunden bestimmte Geräusche, wie das Schlagen eines Metronoms, oder bestimmte Gerüche, wie den des Camphers, oder bestimmte Farben, wie durch ein violettes Fenster fallendes Licht, zu Ausgangsreizen für solche Sekretionsreflexe machen können.

Gelegentlich sind auch beim Menschen solche Versuche geglückt. So konnte HORNBORG (1904) bei seinem Knaben mit Magenfistel durch einen Trompetenstoß die Saftbildung erregen. Nach BICKEL (1925) müssen wir 3 Arten dieser cephalogenen Sekretionserregung unterscheiden, je nachdem der Reflex verläuft: 1. subcortical, 2. cortical, d. h. über eine bewußte Vorstellung, 3. bei völligem Fehlen eines peripheren Sinnenreizes durch Erwachen einer Erinnerung.

Der Grundversuch, von dem alle späteren ausgingen, war der Scheinfütterungsversuch von PAWLOW und SCHUMANOW-SIMANOWSKI. Es wurde einem Hunde eine Magenfistel und eine untere Ösophagusfistel angelegt. Fraß nun das Tier gierig irgendwelche Speise, so fielen die Brocken aus der Speiseröhrenfistel wieder heraus, ohne in den Magen zu gelangen. In diesem setzte trotzdem nach einer Latenz von 5 min eine lebhafte Saftabscheidung ein, die 2—3 Std anhielt. Gelegentlich hat man ähnliche Versuche an Menschen anstellen können, bei denen wegen einer Striktur der Speiseröhre eine Gastrostomie hatte angelegt werden müssen. Solche Versuche am Menschen sind unternommen worden von UMBER (1905), BICKEL (1906), KAZNELSON (1907), BOGEN (1907), HANEBORG (1924) u. a. Sie sind zum Teil nicht so überzeugend ausgefallen wie die Hundeversuche von PAWLOW. Man darf sich daran nicht stoßen, da zweifellos das psychische Reagieren beim Menschen subtiler und beeinflußbarer ist. Es ist ja nicht etwa der Schluckakt, der den Scheinfütterungssaft erregt, denn Steinschlucken ist unwirksam. Was die Saftabscheidung erregt, ist nach PAWLOW „das leidenschaftliche Verlangen nach Speise und das Gefühl der Befriedigung und Wonne bei ihrem Genusse". Necken mit Speise kann sogar wirksamer sein als die Scheinfütterung selbst. Schon PAWLOW machte die Erfahrung, daß die psychische Safterregung am besten gezeigt werden kann, wenn man „gierige und schwärmerisch erregbare Hunde" verwendet. Und er sagt gelegentlich: „Es gibt so leicht erregbare Hunde, daß man ihre Magendrüsen einfach nicht zur Ruhe bringen kann, oder daß ein stundenlanges Warten dazu nötig ist."

Wenn man bedenkt, daß psychologische Eigentümlichkeiten der Hunde in diesen Versuchen sich so lebhaft auswirken, dann kann man nicht überrascht sein, wenn beim Menschen ein viel weniger schematisches Reagieren gefunden wird. Manche Versuche, die gegen die Bedeutung des Appetitsaftes beim Menschen ins Feld geführt werden, sind nicht behutsam genug angelegt. Es scheint durchaus einleuchtend, daß in den Versuchen von Schüle (1901) die mehrfach wiederholte Schlaucheinführung stärker hemmt, als der Duft einer Tasse Kaffee anregt! Gelungene Versuche über die psychische Magensafterregung verdanken wir Bulawinzow (1903). Er machte seine Versuche an gesunden jungen Menschen mit normalem Magen. Nach vorheriger Kontrollausheberung des Magens mußte die Versuchsperson sich selbst ein Lieblingsgericht umständlich herrichten. Hierbei wurde durch eingeweihte Personen obenein eine Unterhaltung über die Schmackhaftigkeit der in Bereitung befindlichen Speise provoziert. Lief der Versuchsperson dabei der Speichel im Munde zusammen, so mußte sie ihn ausspeien. Nach 20 min langer derartiger Reizung wurde der Magen ausgehebert. Es fand sich regelmäßig ein stark saurer Inhalt in zum Teil recht erheblicher Menge, wie er im leeren Magen sonst nicht angetroffen wird. Ich habe die Versuche von Bulawinzow unter Verwendung einer dünnen Dauersonde verschiedentlich wiederholt. Dies ist eine Methode, annähernd reinen Magensaft zu erhalten.

H. Curschmann (1911) hat aus solchen Feststellungen für die Diagnostik Folgerungen gezogen. Er zeigte, daß das übliche Probefrühstück für viele Menschen einen sehr kümmerlichen sekretorischen Reiz darstellt und empfahl in wichtigen Fällen eine Untersuchung mittels einer „Appetitmahlzeit", die aus frei gewählten Lieblingsspeisen besteht. Nach einer solchen Mahlzeit findet man in der Regel höhere Säurewerte als nach dem Tee-Semmelfrühstück.

Beim kleinen Kinde erregt wahrscheinlich der Saugakt reflektorisch die Magensekretion (Pfaundler 1899).

Wer trotz des vorhandenen Beobachtungsmaterials Bedenken trug, die Pawlowsche Lehre von der sog. „psychischen" Magensekretion auch für den Menschen gelten zu lassen (wie z. B. Schüle 1901), der muß sich wohl der überzeugenden Kraft der Versuche von Heyer und Langheinrich (1921 und 1922) unterwerfen. Heyers Versuchspersonen sezernierten in Hypnose reichlich Säure in den leeren Magen, wenn er ihnen das Verzehren von Milch, Brot oder Fleischbrühe suggerierte. Von Bennet und Venabels (1920) wurde die Wirkung psychischer Erregungen auf die sekretorische und motorische Tätigkeit des Magens ebenfalls in Hypnoseversuchen erprobt. Die Suggestion „Übelkeit" hemmte den Anstieg der Aciditätskurve; später erhebt diese sich steiler als in der Norm, und die letzten Tropfen Mageninhalt waren stark sauer. „Hunger" regte vor allem die Entleerung stark an. „Angst" bewirkt Hemmung der Säureabspaltung und deutliche Verzögerung der Entleerung.

Das amerikanische Buch von S. Wolf und H. G. Wolff: Human gastric function (1947), welches eingehende Beobachtungen am 60jährigen Fistelmenschen Tom enthält, war uns leider nicht zugänglich. Es scheint nach Referaten sehr überzeugende, aber grundsätzlich nicht neue Tatsachen über die psychogene Beeinflussung der Magentätigkeit zu bringen.

Eine ziemlich breite Erörterung ist darüber entstanden, *ob der Kauakt als solcher die Sekretion* errege. Viele Versuche sind nicht eindeutig. Zur Beantwortung der Frage können Kauversuche mit Fleisch und wohlschmeckenden, die Geschmacksnerven erregenden Speisen, wie sie vielfach angestellt wurden, nicht herangezogen werden, sondern nur Kauversuche mit geschmacklich indifferenten Stoffen. v. Friedrich (1921) schreibt: „Die chemisch indifferenten geschmacklosen Substanzen rufen auch Magensekretion hervor, jedoch nicht in jedem Fall." Im übrigen gehen die meisten dieser Arbeiten über den Kauakt von einer falschen Fragestellung aus, die das individuelle Moment bei den bedingten Reflexen nicht berücksichtigt. Wenn ein Trompetenstoß zum Reiz für die Magensekretion herangezüchtet werden kann, so kann und wird dies höchstwahrscheinlich erst recht für den Kauakt bei vielen Personen vorkommen. Darüber braucht man kaum zu experimentieren.

Die Konsequenzen, die sich aus der Beobachtung der psychischen Magensaftsekretion für die Diätetik ableiten lassen, sind erheblich. Wir verstehen ohne weiteres, daß zahlreiche Nebenumstände, die die Speiseaufnahme zu begleiten pflegen, zu bedingten Reflexen Anlaß geben können, ja müssen. *Das Zeremoniell der Mahlzeit repräsentiert einen großen Komplex solcher bedingten Reflexe.* Es ist selbstverständlich, daß man bei appetitlosen Kranken sich die Kenntnis dieser Tatsache zu Nutzen machen muß und durch Schaffung erfreulicher Nebenumstände die Magenarbeit anregen wird. Ebenso wird man durch Appetitmittel, auch wenn sie keinerlei Nährwert repräsentieren, und durch Bewilligung von Lieblingsspeisen eine darniederliegende Magentätigkeit zu ermuntern suchen, wenn es indiziert ist.

Andererseits nutzt es in manchen Fällen bei Bekämpfung einer zu reichlichen Magensaftbildung wenig, wenn die chemischen Magensafterreger eingeschränkt werden ohne Eindämmung der psychischen Reize. Es kann vollkommen illusorisch sein, einem Ulcuskranken mit Superacidität nur fade Suppen zu reichen, wenn man ihm gleichzeitig gestattet, diese am gemeinsamen Mittagstisch zu verzehren. Der köstliche Duft des nur für andere bestimmten Bratens wird seine Magensekretion nur um so stärker erregen. Es ist wie ein „Necken" mit Speise bei PAWLOWS Hunden. Es gibt auch Patienten, die um so mehr von Leckerbissen „träumen", je konsequenter man sie auf eine langweilige Breikost setzt. Sie sezernieren dann gerade zwischen den reizlosen Mahlzeiten besonders lebhaft und werden durch den unvermeidbaren Anblick von „Verbotenem" zu psychischer Saftbildung geweckt. Solche Kranken sind nur psychologisch zu packen und fahren unter Umständen besser bei nicht allzu reizarmer Kost. Ich erinnere übrigens an Selbstversuche von KAST (1906), der sich autosuggestiv mit wohlschmeckenden Fleischspeisen beschäftigte und danach eine ausgesprochene Nüchternsekretion bekam. DOBREFF stellte einmal fest, daß ein Traum starke Magensekretion erregt hatte.

Es gibt, wie schon in den Hypnoseversuchen erwähnt wurde, auch hemmende Einflüsse auf die Magensaftbildung. Ein starker Schmerz kann solche Hemmung abgeben. Bei dem Kinde, an dem BOGEN seine Versuche anstellte, wirkte Schmerz deutlich hemmend. Schon die Abneigung gegen die bevorstehende Einführung des Magenschlauches hat bisweilen ähnliche Wirkung (GRADNAUER 1911). In den ersten Jahren, als die Verweilsondenmethode neu war, sah ich die Wirkung solcher „Schlauchangst" häufiger. Bei Wiederholung der fraktionierten Aushebung wurde lebhaftere Saftbildung gefunden. Daraus geht übrigens hervor, wenn man unsere Untersuchungsanordnung berücksichtigt, *daß auch während der zweiten, chemischen Saftphase psychische Hemmungen von Einfluß sein können.* Es ist charakteristisch, daß jetzt, nachdem die fraktionierte Aushebung auch den meisten Kranken als etwas Banales erscheint, dieses Phänomen der Schlauchangst nur ganz selten bei besonders ängstlichen Personen beobachtet wird. Berühmt ist der Ärgerversuch von BICKEL und SASAKI (1905), die die Magensaftbildung eines Hundes versiegen sahen, wenn man ihn mit einer Katze neckte. Wir möchten dahingestellt sein lassen, ob in diesem Versuch gerade der Ärgereffekt ausschlaggebend ist. Ob es nicht allgemein die starke psychische Erregung oder Ablenkung ist? Nach allem, was man als Arzt an gesunden und kranken Menschen beobachten kann, darf man eher annehmen, daß jeder stärkere, die Persönlichkeit ergreifende Affekt die Magentätigkeit hemmen kann. Unlustbetonte Affekte wirken in der Regel heftiger und plötzlicher als freudige. In Heyers Hypnoseversuchen bremste die Suggestion „Lotteriegewinn" weniger gewaltsam als eine „Todesnachricht". Heyers Versuche enthalten, wie er selbst betont, eine starke Stütze für die Annahme, daß nicht bestimmte Affekte die sekretorische Hemmung verursachen, sondern jede affektive Ablenkung von einiger Intensität[1].

Die fördernden psychischen Impulse benutzen die Vagusbahn: die Pawlow-schen Scheinfütterungsversuche fielen negativ aus, wenn den Tieren vorher der Vagus durchschnitten war. Andererseits laufen die hemmenden Wirkungen wahrscheinlich über die Sympathicusbahn.

Richtwertbestimmende, zentrale Einflüsse sind neueren Untersuchungen über die Veränderungen der Magensekretion bei psychischen Depressionen zu entnehmen (De Greeff, Bronfman und Schumans 1949). Besonders interessant sind aber die Beobachtungen von Reed (1948). Er fand, daß die Einschränkung der Magensaftsekretion in bezug auf Menge und Acidität bei Psychosen durch eine präfrontale Lobotomie aufgehoben wurde.

Die in analysierenden Experimenten gefundenen Nervenimpulse, die teils fördern, teils hemmen in bezug auf Saftmenge und Höhenlage des Aciditäts-richtwertes, fassen wir synthetisch zusammen, indem wir von einer nervösen Regulation sprechen, die Magentätigkeit und Lage des Gesamtorganismus in Einklang bringt.

Wenn auf einen chemischen Nahrungsreiz, auf einen Blutreiz, auf einen Nervenimpuls die Säurekonzentration im Mageninhalt steigt gegenüber dem „Richtwert" (Katsch), auf den sich der leere Magen einreguliert, so können wir diesen Vorgang ebensowohl unter der Vorstellung eines Reizes betrachten, wie unter der einer Regulation. Einer Regulation, die den Richtwert verschiebt und das Einsetzen von Hemmungsmechanismen der Selbststeuerung verlagert.

Nichts ist verständlicher, als daß in einem kranken Sekretionsorgan Regu-lationen gestört sein können, daß aber auch allgemeine vegetative Gleichgewichts-störung oder Verwirrung im Gesamtorganismus Störungen in den gastrischen Regulationen hervorruft, und daß abnorme Blutbeschaffenheit, abnormer Mineral- und Wasserstoffwechsel die Regulationen am Magen mindestens erschwert.

Wir dürfen diesen Ausführungen in zeitgemäßer Ausdrucksweise hinzufügen: Es gibt eine experimentell und klinisch gut fundierte *Psychosomatik des Magens in gesunden und kranken Tagen.*

5. Sekretionsverstärkung durch Stagnation.

Daß die verlängerte Einwirkung chemischer Reize bei Stagnation eine Super-sekretion herbeiführe, hat aus klinischer Beobachtung heraus zuerst Schreiber behauptet. Diese Annahme, um die seinerzeit lebhaft hin und her gestritten wurde, ist durch alle späteren physiologischen Beobachtungen über die chemische Saftphase nur wahrscheinlicher geworden. Klinisch stellt sich Supersekretion fast gesetzmäßig ein, wenn der Abfluß auf dem Magen (organisch oder spastisch) behindert ist. Grobe Stagnation ist nicht erforderlich. Ja bisweilen ist sie nicht nachweisbar, so daß ich mich des Eindruckes nicht erwehren kann, als sei *ver-mehrter Saftfluß bisweilen eine Reaktion auf die Austreibungsbehinderung als*

---

[1] Man kann auch eine „ergotrope" Einstellung als hemmend bezeichnen.

solche, ohne daß Stagnation und verlängerte Einwirkung saftreizender Extraktivstoffe und Abbauprodukte mitspräche (vgl. Kapitel Pförtnerverengung). Ich stimme deshalb nicht damit überein, wenn von den meisten Autoren der Zusammenhang zwischen Expulsionsstörung und Supersekretion nur durch die Stagnation chemischer Saftlocker erklärt wird (vgl. das Referat von MAGNUS 1924).

Sekretverstärkung durch Stagnation wurde auch experimentell erwiesen. IVY (1924) legte bei Hunden einen PAWLOWschen Magenblindsack an und setzte zugleich eine Pylorusstenose am Hauptmagen. Er erhielt in 70% der Versuche Supersekretion. — Auf Sekretverstärkung durch Stagnation werden im allgemeinen auch Versuche von KREIDL und MÜLLER (1906) zurückgeführt. Sie bestanden in Abtragung eines großen Teiles der Muskelschicht des Magens. Die Folge war hochgradige Austreibungsinsuffizienz des schlaffen Schleimhautsackes mit sekundärer Steigerung der Saftsekretion sowie kontinuierlicher Magensaftfluß. Diese Versuche, bei denen die physiologische Innervation der Schleimhaut grob gestört ist, sind nicht eindeutig. Das experimentelle Bild erinnert an die akute Magenlähmung (s. dort), bei der ja auch absolute Austreibungsinsuffizienz und reichliche Leersekretion eintritt. Diese Analogie zur Magenlähmung ist vielleicht noch mehr gegeben in einer anderen Versuchsreihe von LIM, IVY und McCARTHY (1925): Einführung eines Ballons und Aufblähung des Magens führt, wenn vorher beide Vagi durchschnitten sind, zu deutlich verstärkter Sekretion.

Fraglos können verschiedene Arten motorischer Tätigkeitsstörungen sekundär zu Sekretionsanomalien führen. Die Sekretionsvorgänge bei Stagnation müssen erneut überprüft werden unter Berücksichtigung des physikalisch-chemischen Regulationsmechanismus.

6. Sekretionshemmung durch chemische Reize.

Einen deutlich hemmenden Einfluß auf die Magensekretion hat Fett vom Duodenum aus (SOKOLOFF, LOBASSOW 1896 u. a.). Es hemmt nach SMIDT (1923) besonders während der ersten Saftphase. Die Hemmungswirkung geht parallel der Motilitätshemmung (BRAUCH 1932). Produkte der Fettumwandlung oder Fettspaltung können dagegen safterregend wirken (BABKIN 1928). Das gilt für Fettsäuren und für Röstprodukte des Fettes (gebackenes Fett, Konditorwaren). Bei der diätetischen Verwendung der Fette gegen Superacidität und Supersekretion (z. B. in Form von Ölkuren) ist es daher nicht gleichgültig, welche Fette und Fettzubereitungen verwendet werden. KALK und DISSÉ haben den Einfluß verschiedener Fette sorgfältig mit der Verweilsondenmethode studiert. Sie sahen, daß Pflanzenfette geringe, für die Sekretion aber doch belangvolle Mengen von niederen Fettsäuren recht häufig enthalten. Im ganzen ergaben KALKs Versuche, daß die sekretionshemmende Wirkung nicht so deutlich und *nicht so für alle Fette gültig* ist, wie man nach den bisherigen Literaturangaben annehmen sollte. Bei Verwendung von Sesamöl und Margarine fand sich häufiger Sekretionssteigerung als bei Verwendung reiner Butter. Sesamöl wirkt sekretionshemmend bei einer Versuchsanordnung, die der COHNHEIMschen Ölkur entspricht (Verabreichung des Öls $1^1/_2$ Std vor der Mahlzeit); es wirkte nicht sekretionshemmend, wenn es mit Flüssigkeit zusammen gegeben wurde. Besonders in den Butterversuchen war ein verstärkter *Duodenalrückfluß* deutlich, so daß bei Verwendung reiner Fette zwei Umstände auf Erniedrigung der Acidität hinwirken. Diese Beobachtungen über die Fettwirkung lassen es erklärlich erscheinen, daß trotz der seit lange bekannten sekretionshemmenden

Wirkung des Fettes dessen Verwendung in der Bekämpfung supersekretorischer Zustände keinen breiten Umfang in der Praxis hat gewinnen können.

Auf Grund dieser Beobachtungen wird die Annahme unwahrscheinlich, die Kestner (1924) in dem Bestreben, die Magenphysiologie auf wenige einfache Reflexe zurückzuführen, vortrug, indem er vermutete, die Fetthemmung sei ein „Säurereflex", ausgelöst durch die sauren Spaltlinge des Fettes. Der Mechanismus dieser Fettwirkung sollte nach Kosaka und Lim darin liegen, daß in der Darmwand bei Kontakt mit Fett ein Stoff entsteht oder auf humoralem Wege hemmend auf die Magensekretion wirkt (1930). Für die Motilitätshemmung durch Fett ist die Kestnersche Annahme, es handle sich dabei um eine Säurewirkung, durch die Arbeit von Brauch (1932) widerlegt.

In Verfolgung dieser Beobachtungen über derartige Sekretions- und Motilitätshemmungen, die im übrigen auch schon von Ewald und Boas (1886) gemacht worden waren, beschrieben Kosaka und Lim (1930) die Präparation eines Extraktes aus Dünndarmschleimhaut, der die Magensekretion zu hemmen vermag. Das aktive Prinzip des Extraktes nannten sie *Enterogastrone* (von ἔντερον = Darm, γαστήρ = Magen, χαλωνή = Hemmung). Gray, Bradley und Ivy (1937) stellten ein Enterogastronekonzentrat her und schufen die sog. Enterogastroneeinheit. (Sie stellt die Menge der Substanz dar, die bei einem Hund mit „kleinem Magen" eine durch Histamin provozierte Magensekretion durch intravenöse Injektion um 50% zu reduzieren vermag.) Eine genaue Anweisung der Präparation der Enterogastrone findet man bei Ivy, Grossman und Bachrach (1950).

Winberg und Öbrink (1948) geben zur Charakterisierung des physiko-chemischen Verhaltens der Enterogastrone folgendes an: Bei der Elektrophorese tritt keine Wanderung dieses Hemmkörpers bei einem p_H 2,06—7,42 ein. Durch eine Cellophanmembran ist die wirksame Substanz außerordentlich leicht zu dialysieren. Pepsin und Trypsin verändern die Wirkungen der Enterogastrone nicht.

Ein anderer Hemmkörper hat sich aus dem Urin isolieren lassen: *Urogastrone* (Gray 1941). Diese Substanz ist wirksam bei Menschen, Hunden, Katzen und Meerschweinchen. Die Ausscheidung von Urogastrone hängt offenbar von der Hypophyse ab, denn deren Exstirpation verringert die Ausscheidung im Harn außerordentlich (Kaulbersz, Patterson, Sandweiss, Saltzstein 1947), während eine Magenresektion und Exstirpation des Zwölffingerdarms keine Veränderung der Urogastroneausscheidung bewirken (Friedman, Saltzstein und Farbman 1940). Enterogastrone und Urogastrone finden indessen in der Ulcusbehandlung Anwendung. Sandweiss (1945), dem wir eine umfassende Darstellung des Problems verdanken, kommt zu der Auffassung, daß der Antiulcusfaktor vom Enterogastrone und Urogastrone abzutrennen ist. Er nennt ihn *Anthelone* (von ἄντι = gegen, ἔλκος = Geschwür).

Durch die Untersuchungen von Brunschwig, van Prohaska, Clarke und Kandel (1939) ist das Vorkommen eines hitzelabilen Faktors im Magensaft wahrscheinlich gemacht worden, der nach parenteraler Zufuhr die Magensaftsekretion hemmt. Im Magensaft von Kranken mit perniziöser Achylie (Anaemia perniciosa) ist er besonders stark vertreten und kann verhältnismäßig leicht durch Alkoholfällung gewonnen werden. Die sekretionshemmende Wirkung derartiger Präparate ist neuerdings bestätigt worden durch Blackburn, Code, Chance und Gambill (1950). Die erfolgreiche Überprüfung wurde vorgenommen an Hunden mit „kleinem Magen" nach Heidenhain nach vorhergehender Stimulierung der Sekretion durch Histamin. Bemerkenswert ist, daß ein Hemmfaktor bei Achlorhydrie stets nachgewiesen werden kann. Man wird an diesen Untersuchungen nicht vorübergehen dürfen, ohne die Ergebnisse bei der Erklärung der histaminrefraktären Anacidität bei Magencarcinom in Ansatz zu bringen (s. Comfort 1951).

Seit den Mitteilungen von Popielski (1909, 1911, 1919) über die Erregung der Salzsäuresekretion des Magens durch Histamin und seit der Darstellung von Histamin aus Extrakten der Pylorusschleimhaut des Schweines durch Sacks, Ivy, Burgess und Vandolah (1932) ist immer wieder die Frage bearbeitet worden, inwieweit Histamin an der natürlichen Sekretionssteigerung beteiligt ist. Die Identität von Histamin und Gastrin (Edkins 1906) ist nach den Untersuchungen von Gavin, McHenry und Wilson (1937) abzulehnen. 1934 hat Babkin das Histamin als humurales Zwischenglied bei der natürlichen Magensaftsekretion bezeichnet. Es aktiviert die Salzsäuresekretion und gelangt dabei selbst in den Magensaft. Nach Best und McHenry (1931) enthält die Magenschleimhaut kein histaminspaltendes Ferment (Histaminase), so daß das Histamin in das Mageninnere in wirksamer Form eintreten kann. Folgerungen hieraus, speziell für das Ulcusproblem, lassen es notwendig erscheinen, die Wirksamkeit von „Histaminhemmkörpern" auf die Magensekretion zu überprüfen. Die vorliegenden Arbeiten (Sangster, Grossman und Ivy 1946, Forestier und Aublanc 1943, Deutsch 1947, Vallery-Radot, Halpern und Martin 1947 u. a.) zum Thema kommen zu sehr verschiedenen Ergebnissen. Es scheint nicht gleichgültig zu sein, in welcher Weise das „Antihistaminicum" verabreicht wird. Erst eine längere

Vorbehandlung mit diesen Mitteln kann zu einer Senkung der Aciditätswerte des Magensaftes führen (NEUMAYR und SCHMID 1949). Der intime Mechanismus, der dafür zugrunde liegt, ist zunächst noch ungeklärt, zumal auch die spezielle Wirkungsweise der sog. Antihistaminica einer Erforschung bedarf.

Daß durch *Anwesenheit von Salzsäure im Magen die Sekretion gehemmt* würde, wie man früher annahm, ist nach neueren, besonders unseren erwähnten Versuchen dahin abzuändern, daß zwar *nicht jede Sekretion* wohl *aber die Salzsäurebildung* gehemmt wird. In welchem Umfang *Sekretion durch die Salzsäure erregt* wird, hängt von der Konzentration ab. Die gleichen Effekte wie Salzsäure haben auch Schwefelsäure, Essigsäure usw. Nach verschiedenen Angaben hemmt Salzsäure auch vom Duodenum aus die Magensekretion (z. B. KAUDERS und PORGES 1922; vgl. auch weiter oben S. 223, 224).

Bei Besprechung der Motilität erwähnten wir *Reflexe*, die *vom Zwölffingerdarm aus* die Magenbewegungen hemmen; hier hören wir von *Duodenalreflexen mit hemmender Wirkung auf die Sekretion* des Magens. Es sind zum Teil dieselben Substanzen, die diese beiden hemmenden Wirkungen entfalten. Nichts liegt meines Erachtens näher als anzunehmen, *daß hier nicht zwei Mechanismen ablaufen, sondern einer. Es ist ein depressiver Reflex auf die Magentätigkeit.*

7. Kostspezifische Arbeit der Magendrüsen.

Versuche von PAWLOW und seinen Schülern schienen zu beweisen, daß sowohl nach gemischter Kost als auch nach Einzeldarreichungen von Milch, Brot, Fleisch jedesmal eine spezifische Arbeit der Magendrüsen einsetzt. „Die Spezifität der Arbeit bezieht sich sowohl auf die Eigenschaften des Saftes als auch auf seine Menge, den Verlauf und die Dauer der Sekretion, den Fermentgehalt." Es wird von „Fleischsaft", „Brotsaft" „Milchsaft" usw. gesprochen. Die von der PAWLOWschen Schule gefundenen Unterschiede in der Verdauungskraft dieser Säfte, sämtlich mit der METTschen Methode angestellt, gelten nicht als beweiskräftig. Und was die Unterschiede im Sekretionsablauf betrifft, so können diese zwanglos durch verschiedene Reizintensität erklärt werden. Dieselben Kurvenvarianten werden auch bei Scheinfütterung mit Fleisch, Brot und Milch erhalten. Ebenso zurückhaltend möchten wir uns zu den Folgerungen von HEYER stellen (1921), der in Anlehnung an die PAWLOWschen Experimente Untersuchungen mit fraktionierter Aushebung bei Menschen machte und eine kostspezifische Arbeit der Magendrüsen zu finden glaubt. Dasselbe gilt von den Beobachtungen SOMMERFELDs (1905). Er machte Mitteilungen über den Salzsäuregehalt des menschlichen Magensaftes, der nach Scheinfütterung mit Fleisch, Brot, Milch und Zucker gebildet war. Es hatte der „Fleischsaft" 0,41%, der „Brotsaft" 0,47%, der „Milchsaft" 0,38%, der „Zuckersaft" 0,38% Salzsäure! DELHOUGNE machte ähnliche Mitteilungen. Aus diesen geringen Aciditätsunterschieden darf man meines Erachtens keine Schlüsse ziehen. Sie scheinen uns nicht statistisch signifikant. Außerdem wäre die Frage neu zu bearbeiten im Hinblick auf die neuerdings veränderten Anschauungen über die Proteasen des Magensaftes und die geminderte Bedeutung, die wir nun dem Pepsinoptimum geben.

Daß in PAWLOWs Versuchen verschiedene Hunde annähernd den gleichen „Brotsaft" usw. geben, ist verständlich, wenn man berücksichtigt, daß fast alle Hunde Fleisch mit mehr Appetit aufnehmen als Brot und daß sie an Milch meist weniger Geschmack finden. Beim Menschen liegt das komplizierter. Es sei nur hingewiesen auf die Scheinfütterungsversuche HORNBORGs (1904) an seinem gastrostomierten 4jährigen Knaben. Diesem war Schokolade „widerlich". Scheinfütterung damit ergab eine flache spärliche Sekretionskurve in deutlichem Gegensatz zu der starken Sekretion auf „Apfelkuchen". Es ist kaum anzunehmen, daß dieser spärliche „Schokoladensaft" für alle Kinder charakteristisch ist. Derartige Varianten dürften in den Bereich einer *Psycho-somatik der Magenphysiologie* gehören.

R. Hess (1915) fand beim älteren Säugling auf Brustnahrung ein schnelleres Ansteigen der Acidität als auf Fleischbrühe, während beim Erwachsenen Fleischbrühe deutlich stärker die Sekretion erregt als Milch. Beim Säugling ist, wie aus mancherlei Beobachtungen hervorgeht, die Magensaftbildung qualitativ eine noch werdende Funktion.

Trotz neuerer Versuche bin ich von der kostspezifischen Arbeit der Magendrüsen nicht überzeugt. Mir scheint, daß man die gemachten Beobachtungen erklären kann, wenn man verschiedenen Nahrungsstoffen und Nahrungsgemischen einfach verschiedene Reizstärke zuschreibt und die regulatorischen Vorgänge in Rechnung stellt, unbeschadet einer gewissen langfristigen Anpassung an die Ernährungsweise. Daß eine solche *artspezifische* — im phyletischen Sinne — vorhanden ist, scheint kaum zu bezweifeln.

8. Sekretion des Magenschleimes.

Die Schleimproduktion des Deckepithels wird im Tierversuch in Tätigkeit gesetzt vor allem durch örtliche Reize: mechanische, wie Berührung mit Sand oder Sägespänen, lebhafte Temperaturreize, elektrische (Bickel 1925), intensive physikalisch-chemische Reize (Alkohol, Senföl, 10%-Lösung von Argentum nitricum, Jodtinktur, starke Säuren). Man faßt die Schleimsekretion als eine Abwehrvorrichtung auf. Sie scheint im wesentlichen unabhängig von dem eigentlichen Sekretionsvorgang. Andererseits ist eine gewisse Schleimproduktion am Ende jeder Sekretionsperiode deutlich. Der Hundemagen überzieht sich mit einer Schleimschicht; auch gegen die Selbstverdauung schreibt man dem Schleim eine schützende Wirkung zu. Hierauf gründet sich eine Therapie, die mit Mucingaben bei Ulcus und superacider Gastritis vorgeht (Fogelson 1935, Holler 1951). Die neutralisierende Wirkung des Schleimes ist zu gering, um das Wesen der Schutzfunktion darzustellen (s. S. 216).

Schleimbildung kann auch von den Nerven her erregt werden, nicht durch Pilocarpin, sondern durch Vagusreize (Uschakoff 1896, Stahnke 1927).

Mehrproduktion von Schleim ist oft vorgetäuscht. Jede Schleimbestimmungsmethode, die nur die Viscosität mißt, ist ungenau, da die Viscosität des Magenschleimes (in reversibler Weise) zunimmt, *wenn die Reaktion neutral oder alkalisch wird.* Ist ein Mageninhalt bei Gastritis sehr reich an Schleim, so kann dies an einer Mehrbildung von Schleim liegen. In anderen Fällen ist Schleim in normaler Menge vorhanden, aber wenig Sekret.

Eine von Dauber (1896) und Kuttner (1921) beschriebene Schleimsekretionsneurose (Gastromyxorrhoe) ist mir nie begegnet.

9. Der Rückfluß von Duodenalinhalt.

Galle im Mageninhalt ist gelegentlich von den ältesten Untersuchern festgestellt. Man stritt über die Bedeutung, hielt das Vorkommnis meist für anormal. Fand man Galle im Erbrochenen oder durch Sondierung, so wurde meist das Würgen für den Rückfluß verantwortlich gemacht. Der Erkenntnis und klinischen Berücksichtigung der *Rückflußvorgänge* war hinderlich, daß Rückfluß von dem üblichen Tee-Semmelfrühstück besonders wenig angeregt wird, obwohl Gallerückfluß schon in den ersten Zeiten der Mageninhaltsprüfung geschildert wurde (Jaworski 1887). Etwas häufiger kann man Trypsin im Mageninhalt finden (Ehrmann und Lederer 1908, Schlesinger 1912, Deusch und Rürup 1922). Bei solchen Prüfungen ist zu beachten, daß Trypsin durch Magensäure schnell unwirksam wird. Diastase ist widerstandsfähiger (HOLLER und Mitarbeiter 1926). Nur muß man sich sichern, daß sie nicht dem Speichel entstammt. BEAUMONT (1834) stellte bereits an seinem Magenfistelpatienten fest, daß auf fette Nahrung hin ein Rückfluß von Duodenalinhalt in den Magen einsetzt. Am Hunde sah PAWLOW Ähnliches (1897) und BOLDYREFFs Experimente (1907) sicherten die Lehre, daß *Fetteinführung in den Magen ein Rückfließen von Duodenalinhalt durch den Pförtner zur Folge hat.* F. VOLHARD (1907) schlug daraufhin zur klinischen Funktionsprüfung des Pankreas ein Ölfrühstück vor, durch das in einem gewissen Prozentsatz der Fälle Galle und Pankreassaft aus dem Magen gewonnen werden konnten. Im klinischen Versuch erfolgt dieser Rückfluß nicht gesetzmäßig genug. Der Versuch hat sich deshalb in der Diagnostik nicht eingebürgert, um so mehr, als man jetzt durch die Duodenalsonde reichlich Duodenalinhalt gewinnen kann.

BOLDYREFFs Studien über diesen Gegenstand gingen indessen weiter. Er stellte fest, daß zur Zeit der Verdauungshöhe ein Rückfließen alkalischer Darmsäfte in den Magen ganz allgemein ein physiologisches Vorkommnis ist. Dieser Mechanismus dient — so schloß er — „der Selbstregulation des Säuregrades im Mageninhalt". Ich verweise auf die Besprechung der Aciditätsregulierung weiter oben. Nach unseren Erfahrungen erregt nichts so auffällig den Duodenalrückfluß wie ein alkalischer Mageninhalt (KATSCH, BALTZER und BRINCK 1935). Bei Anwendung der kinetischen Verfolgung des Magenchemismus mit der Verweilsonde können die physiologischen Rückflußvorgänge dem Untersucher nicht entgehen. Schon in den ersten Versuchen von EHRENREICH (1912) wurden sie bemerkt; und EHRENREICH bestritt, daß Sondenreiz oder Würgen den Rückfluß veranlassen. Das ist insofern nicht richtig, als man durch heftiges Ansaugen durch die Verweilsonde den Rückfluß begünstigt. Das ist ein typischer Anfängerfehler. Dieser Effekt ist ja verständlich; denn für den Rückfluß ist nicht nur das Öffnen und Schließen des Pförtners von Bedeutung, sondern auch die Druckdifferenz zwischen Duodenum und Magen.

Für Bewertung der Rückflußvorgänge ist es wiederum von Wichtigkeit, daß man zur Mageninhaltsprüfung eine klare wäßrige Lösung verwendet, in der Beimengungen gut zu erkennen sind. Zutritt von Galle ist leicht zu erkennen. Ein geringer Methylenblauzusatz, der zwecks Motilitätsbeurteilung der Coffeinreizlösung beigefügt wird, stört in dieser Hinsicht nicht. Man sieht die Beimischung von grüner oder gelber Galle gut. Wenn farbloses Duodenalsekret (Pankreassaft) zurücktritt, so kann man das oft daran erkennen, daß bei Mischung von Magensaft und Duodenalsaft eine verstärkte Trübung auftritt.

Von den Bestandteilen des Duodenalsaftes bindet Blasengalle am meisten Salzsäure (WITTE 1934). Bei dauerndem Duodenalrückfluß erhält man Aciditätskurven, die niedrige Säurewerte und hohe Gesamtchlorkurven zeigen.

Duodenalrückfluß regt wie jedes Alkali die Magensäurebildung an. Wiederholter Duodenalrückfluß ergibt daher „zackige" Aciditätskurven.

Bei tiefer Duodenalstenose (unterhalb der Papilla VATERI) pflegt der Mageninhalt dauernd gallehaltig zu sein.

IV. Beziehungen der Magensekretion zu intermediären Vorgängen.

1. Magensekretion, Säurebasengleichgewicht und Chlorhaushalt.

Die Abgabe von Salzsäure in das Mageninnere würde die Blutreaktion nach der alkalischen Seite verschieben, wenn nicht durch Gegenmaßnahmen dafür gesorgt würde, daß das Säurebasengleichgewicht, die Isohydrie des Blutes als „wahrscheinlich wichtigste Konstante des Körpers" (H. STRAUB 1924) erhalten bleibt. Daher ist die Harnreaktion in gewissem Grade von der sekretorischen Ruhe oder Tätigkeit des Magens beeinflußt. Bei Achylie zeigt die Harnreaktion geringere Schwankungen. Zur schnellen und feinen Regulierung der Blutreaktion wird die Kohlensäureabgabe durch die Lungen variiert: Wenn aus dem Kochsalz des Blutes bedeutende Mengen von Chlorionen für die Salzsäurebildung entnommen werden, so bindet das zurückbleibende Natrium einen entsprechenden Teil der im Blut vorhandenen freien Kohlensäure zu Bicarbonat. Hierdurch wird der Gehalt des Blutes an fixem Alkali, seine Alkalireserve, vermehrt. Das Blut würde also alkalischer werden. Dies wird jedoch verhindert, indem sofort weniger freie Kohlensäure aus der Lunge abgeatmet wird. Infolgedessen bleibt das Verhältnis

$$\frac{\text{Kohlensäureanhydrid}}{\text{Bicarbonat}} \qquad \frac{CO_2}{NaHCO_3}$$

gewahrt, wenn auch Zähler und Nenner vergrößert sind: die Kohlensäurespannung gestiegen ist. „Das Atemzentrum stellt die Ventilationsgröße der Lungenalveolen so ein, daß durch Regelung der Kohlensäurespannung die Wasserstoffionenkonzentration des Arterienblutes oder vielmehr der das Atemzentrum umspülenden Gewebsflüssigkeit konstant ist" (H. Straub 1924).

Infolgedessen geht den Schwankungen der Magensekretion parallel eine mehr oder minder entsprechende Schwankung der Kohlensäurespannung (Porges 1911, Straub und Mitarbeiter 1915). Wenn man diese fortlaufend registriert, kann man infolgedessen aus der entstehenden Kohlensäurespannungskurve die Zeiten der Magensekretion und bis zu einem gewissen Grade sogar deren Intensität indirekt ablesen. Es ist geradezu vorgeschlagen worden, mit Hilfe der Kohlensäurespannungskurve die sekretorische Leistung des Magens ohne Anwendung eines Magenschlauches zu beurteilen (Bennett und Dodds 1921). Praktische Bedeutung hat dieser Vorschlag allerdings nicht erlangt. Denn es greifen ja auch andere Regulationsorgane ein. Harnammoniak und Harnacidität sinken. Es hieße „die Methode der Alveolargasanalyse überschätzen, wollte man sie als Ersatz der Titration des ausgeheberten Magensaftes benutzen" (H. Straub 1924).

Der alkalotischen Wirkung der Magensaftsekretion wirkt in gewisser Weise die Abscheidung von alkalischem Bauchspeichel und Darmsaft entgegen, ohne jedoch die Magensaftwirkung völlig auszugleichen (vgl. Gilmann und Marzinkowski 1930).

Eine weitere Verwicklung der Vorgänge ist dadurch gegeben, daß die dem Blut entzogene Chlormenge aus den Chlordepots der Gewebe schnell ersetzt wird. Der Chlorspiegel im Blut zeigt deshalb bei der Magensekretion nur geringe Schwankungen. Es kommt sogar vor, daß er ansteigt (Onohara, Ferger 1930), woraus hervorgeht, daß eine überschießende Chlormobilisation aus den Depots stattfinden kann. *Die (auch somatische!) Beteiligung des ganzen Körpers am Vorgang der Magenverdauung wird hierdurch deutlich.* Es wird uns verständlich, daß der Bestand dieser Chlordepots sowie Schwankungen der Chloridbindung in den Geweben von Bedeutung für die Sekretbildung im Magen sind. Der Chlorbestand der Gewebe ist dafür wichtiger als der Blutchlorspiegel. Wiederum ist die Beteiligung der Chlordepots in den Geweben nicht allein abhängig von der Menge der sezernierten HCl (also dem Produkt aus Salzsäurekonzentration und Menge des abgeschiedenen Magensaftes), sondern auch von der *Menge der sezernierten Chloride.* Mit doppeltem Grund ist also *von der Intensität der Magensekretion in erheblichem Maße eine innere Mineralbewegung im Körper abhängig.* Die Entziehung von Natriumchlorid durch die Chloridsekretion bedeutet ferner, daß im Verhältnis der einzelnen Kationen Verschiebungen vor sich gehen müssen, so daß etwas wie eine *intermediäre Transmineralisation* sich ergibt.

Da die Abgaben ins Mageninnere unter dem Vorbehalt baldiger Rückresorption erfolgen, kommen diese Vorgänge im Mineralstoffwechsel bilanzmäßig und in den Ausscheidungen nur geringfügig (Harn, Kot) zur Geltung. Anders wird dies, wenn der sekretorische Magenvorgang sich sehr lange hinzieht wie bei gewissen Reizzuständen (Gastritis, Ulcus) und wenn die Rückresorption gestört oder verzögert ist (Pylorusstenose, Enteritis). Dann kann es auch zu Bilanzschwankungen des Mineralstoffwechsels im Gesamtorganismus kommen. Vom Rhythmus der Mahlzeiten, von der Zusammensetzung der Nahrung und anderen Umständen wird es abhängen, ob diese Bilanzwirkungen sich in der interdigestiven Phase völlig ausgleichen oder ob eine *schleichende Bilanzstörung des Mineralstoffwechsels* sich ausbildet. Die Tatsache, daß es *gelegentlich bei Magenkranken auch ohne Erbrechen zur Magentetanie* kommt, spricht dafür, daß derartige chronische, sich summierende Bilanzstörungen vorkommen. Man darf an solche Möglichkeiten auch bei Kranken mit operierten Mägen denken.

Viel ausgesprochener tritt natürlich eine Bilanzstörung im Mineralstoffwechsel in Erscheinung, wenn Magensaft (z. B. durch Erbrechen) zu Verlust geht. Durch keinen Vorgang können so ernste Chlorverluste (mit den sich allenfalls ergebenden chloropriven Schäden) entstehen, wie durch anhaltendes Erbrechen (s. Kapitel „Magensaftverlust").

Wenn somit die *Magensekretion nicht mehr wie früher als eine rein örtliche Organtätigkeit* betrachtet werden darf, so sind die Folgerungen dieser geänderten Auffassung doch keineswegs erschöpfend gezogen. Für die wissenschaftliche Analyse besteht eine große Schwierigkeit darin, daß die Veränderungen in den Geweben der Untersuchung nicht zugänglich sind, während in dem der Untersuchung zugänglichen Blut alle Schwankungen geringfügig sind. Immerhin hat die Kenntnis der erwähnten Beziehungen zum Gesamtstoffwechsel schon zu gewissen Überlegungen und Deutungen geführt.

Die Magensekretion ist aber nicht nur ein Vorgang, der die Isohydrie des Blutes stört, sondern kommt auch als Mitregulator des Säurebasengleichgewichtes in Betracht.

Nach Kestner (1924) ist „die Magensaftsekretion die stärkste Waffe des Körpers", mit der er sich gegen die Ermüdung, die gleichbedeutend mit einer Anhäufung von sauren Produkten im Blute ist, wehrt. Kestner führt hierauf die „erfrischende Wirkung des Essens" zurück. An der Tatsache, daß eine an sich geringe Nahrungsaufnahme „erfrischend" wirken kann, ist ja nicht zu zweifeln. Diese erfrischende Wirkung tritt auch fast schneller ein, als eine Resorption in nennenswertem Umfang stattgefunden haben kann. Es hat schon aus diesem zeitlichen Grunde die Annahme etwas Einleuchtendes, daß die einsetzende Magensekretion schon die erfrischende Wirkung bringt. Gerade dem Arzte begegnen ja nervöse Menschen, die von dieser erfrischenden Wirkung des Essens reichlich Gebrauch machen müssen, die längere Eßpausen nicht ertragen, ja wohl auch solche, die an dieses Erfrischungsmittel sich gewöhnen oder einen Mißbrauch damit treiben, allzu abhängig von häufiger Nahrungsaufnahme sind. Es ist nicht ausgeschlossen, daß das Tabakrauchen, vielleicht auch das Gummikauen der Amerikaner teilweise wegen dieser Wirkung betrieben wird. Wenn durch intensive Muskelarbeit die Alkalireserve des Blutplasmas zum Absinken gebracht wird, so steigt gleichzeitig die Acidität des Magensaftes (Delhougne 1926). Bakaltschuk (1928) ließ seine Versuchspersonen Kohlensäure einatmen. Dabei erhöhte sich im Magensaft der Säure- und Chloridgehalt.

Umgekehrt verringert sich die Magensekretion bei Hyperventilation (Del-houghne 1927, Browne und Vineberg 1931). Man darf hieraus wohl schließen, daß der Magen als Mitregulator des Säurebasengleichgewichtes hauptsächlich dann in Erscheinung tritt, wenn die Hauptregulatoren versagen oder aufs äußerste beansprucht sind. So könnte man unter Umständen die präkomatöse Hyperchlorhydrie der Diabetiker erklären und das Erbrechen in acidotischen Zuständen als zweckmäßige Reaktion ansehen. Man könnte gelegentlich auch in Erwägung ziehen, den von Katsch und Mellinghoff eingeführten thera-peutischen Eingriff der *Magensaftentziehung* für die Beeinflussung acidotischer Zustände zu nutzen. Földes (1924) glaubte schon, manche Fälle von Hyper-chlorhydrie durch primäre Hyperacidämie erklären zu sollen. Dagegen ist es wohl eine Überwertung des neuen Gedankens, wenn Balint (1926) die Hyper-chlorhydrie der Ulcuskranken aus einer Verschiebung der Gewebereaktion nach der Säureseite erklärt. Seine Behauptungen haben keine Bestätigung gefunden (Kroetz 1928 u. a., Stern 1930, Beckmann 1931).

Andererseits scheint es mir sicher, daß ein Stubenhockerdasein die Super-acidität begünstigt (Hypoventilation). Das hat therapeutische Konsequenzen.

Eine Auswirkung längeren Hungerns muß in dem Wegfall jener intermediären Mineralbewegung gesehen werden, die auch beim Achyliker entschieden gering-fügiger ist als in der Norm. Das könnte gewisse feinere Wirkungen für den Gesamtorganismus mit sich bringen. Ich denke dabei an die neurasthenischen Beschwerden und Beeinträchtigung des Gesamtbefindens bei gewissen Achylie-kranken. Wir erinnern daran, wie außerordentlich verschieden die Menschen sich verhalten im Ertragen des Hungers. Während selbst mehrtägiger Hunger für manche Menschen wenig ausmacht, so daß sie in kaum veränderter Weise leistungsfähig sind (ich habe solche Beobachtungen zusammen mit Dr. Schön-dube an Sportsleuten gemacht), werden andere Menschen schon nach einem Hunger von wenigen Stunden hinfällig und schlecht aufgelegt. Die Fähigkeit, Hunger zu ertragen, ist in einem gewissen Sinne wie eine Konstitutionsprüfung, vielleicht eine Art Prüfung auf die Pufferung des Organismus.

Hüten muß man sich freilich vor einer Verwechslung dieser Vorgänge mit jener anderen „erfrischenden Wirkung", welche Nahrungsaufnahme, insbe-sondere Zucker, auf eine dysregulative Hypoglykämie ausübt.

2. Chlorhaushalt und Magensekretion.

Seit der Entdeckung der Magensalzsäure wurde angenommen, daß deren Chlor hauptsächlich dem Chlornatrium des Blutes entstamme. Es ließ sich auch nachweisen, daß bei energischer Senkung der Kochsalzbestände des Körpers die Magensekretion beeinträchtigt wird (s. Kapitel Magensaftverlust).

Die ganze Bedeutung der Magensekretion für den Chlorhaushalt und die innere Chlorbewegung sowie die damit zusammenhängende intermediäre Trans-mineralisation wurde jedoch solange nicht erfaßt, als übersehen wurde, daß der reine Magensaft viel mehr Chlor enthält als das an H gebundene. Durch Analyse von Hundemagensaft zeigte Rosemann (1907, 1911), daß neben dem HCl im wesentlichen *NaCl und KCl regelmäßige Bestandteile* des Hundemagen-saftes sind. Mit der Verweilsondenmethode ließ sich dies nicht nur für den menschlichen Magensaft bestätigen, sondern es zeigt sich, daß aus dem Verhalten der Gesamtchlorkurve bei pathologischen Mägen auch diagnostische Schlüsse möglich sind (Katsch und Kalk 1924, 1925). Wir haben vielfach fortlaufend neben der Aciditätskurve im Magensaft die Gesamtchlorkurve sowie Natrium-und Kaliumgehalt unter den verschiedensten Bedingungen bestimmt (Katsch,

BALTZER und BRINCK 1935). Dabei zeigte sich, daß die Differenz zwischen Gesamtchlor und Säurechlor stets ziemlich genau der Summe von Kalium und Natrium entspricht. Alle Einwände, die gegen Existenz der Chloridsekretion vorgebracht wurden (z. B. DIENST 1931, JÜRGENS 1934), sind durch diese Untersuchungen widerlegt. Interessant ist, daß der Kaliumgehalt verhältnismäßig konstant bleibt, während der Natriumgehalt sowohl im Verlauf der Magensekretion als auch von Fall zu Fall viel größere Schwankungen aufweist (vgl. Abb. 25, 26, 27).

Experimentelle Studien von ÖBRINK (1948) geben über das Chloridverhalten folgende Aussage: Chloride können ebenso wie Na-Ionen durch die Schleimhaut diffundieren. Er versucht die stärkere Anhäufung von Chloriden im Magen im Vergleich zum Blutplasma dadurch zu erklären, daß die Bicarbonat-Ionen des Plasmas infolge der Anwesenheit von Carboanhydrase nicht die Magenschleimhaut passieren können. Die Bicarbonat-Ionen werden in der Schleimhaut durch Cl-Ionen ersetzt, welche dann zusätzlich in den Magen eintreten. Diese Auffassung wurde durch Versuche mit Natriumrhodanid, welches die Carboanhydrasewirkung aufhebt, gestützt. Dabei sank die Chloridkonzentration des Magensaftes und näherte sich der des Plasmas. Zwischen Magensaftsekretion und Gesamtchlorausscheidung besteht unter Zugrundelegung der Diffusionstheorie eine lineare Beziehung (TEORELL 1933).

Wir fanden Gesamtchlorgehalte im reinen menschlichen Magensaft bis 0,7 %. Das stimmt mit den Analysen von ROSEMANN (1911) gut überein, der fand, daß die Magenschleimhaut des Hundes vor Beginn der Magensaftsekretion regelmäßig den höchsten Chlorgehalt unter allen untersuchten Körperbestandteilen hatte. Der Wert übertraf sogar um ein weniges den Chlorgehalt des Blutes. Nach Ablauf der Magensekretion dagegen ist die Magenschleimhaut ärmer an Chlor als das Blut. Das Chlor erscheint im Magensaft teils als Salzsäure, zum Teil auch in Chloralkalien. Als Salzsäure erscheint die Hauptmenge auf der Höhe der Sekretion. Jedoch erscheint nie alles Chlor als Salzsäure. Eine gewisse Menge Chloride sind gleichzeitig anwesend. *Chloride sind also ein wesentlicher Bestandteil des genuinen Magensaftes.* Ich spreche deshalb von der Chloridsekretion des Magens. Die Vermutung, daß die Chloride des Mageninhaltes oder mindestens deren Kationen rückgeflossenem Duodenalinhalt entstammen, halte ich nicht für richtig und habe das in einer Arbeit mit KALK begründet (1926). ROSEMANN (1907, 1911), der als erster auf Grund seiner Analysen des Hundemagensaftes darauf hinwies, daß man die Chloride im Magensaft mehr beachten müsse, vertritt die Annahme: Bei steigender oder fallender Acidität sinkt oder wächst der Anteil der Chloride im Magensaft. So erkläre sich das Schwanken der Acidität des Saftes. Der Gesamtchlorgehalt sei verhältnismäßig konstant. Nach unseren ziemlich umfangreichen Erfahrungen scheint auch mir, daß der Gesamtchlorgehalt viel weniger heftige Schwankungen aufweist als die Acidität. Andererseits ist jedoch *auch der Gesamtchlorgehalt nicht konstant,* verhält sich verschieden bei Reizung verschiedener Art, so daß es scheint, als wenn die Magendrüsen für die Variation ihres Sekretes über mehrere Mechanismen verfügen. KATSCH und KALK haben auch die Frage aufgeworfen, ob die Chloridsekretion ausschließlich als vorbereitende Partialfunktion aufzufassen ist, die nur der HCl-Bildung und der Aciditätsregulierung dient; ob nicht vielmehr die Chloride im Magensaft auch eine eigene selbständige *Bedeutung* haben. Mindestens ist der Salzgehalt des Milieus für den Ablauf fermentativer Vorgänge nicht belanglos.

Bei achylischen Zuständen bedeutet es nach unserer Erfahrung die schwerere Form der Funktionsstörung, wenn nicht nur die HCl-Bildung, sondern auch die Chloridsekretion stark absinkt oder versiegt (KATSCH 1924, KATSCH und KALK 1926). Diese Angabe ist von einer Reihe von Autoren bestätigt worden.

Es ist verständlich, daß während der Magensekretion festgestellt wurde, daß der Chlorgehalt des Blutes sinkt [z. B. mit arteriellem Blut aus der Oberschenkelvene (Prikladovitzkij-Brestkin 1928, zit. nach Plenk)]. Durch fortlaufende Blutchlorbestimmungen fanden wir (mit Loepp) nach Probetrunk binnen 10—30 min eine Blutchlorsenkung von 6—20%. Dann folgt innerhalb von etwa 10 min ein Anstieg oft über den Ausgangspunkt, der allmählich zurückgeht. Diese Verlaufsbeobachtung ergänzt Feststellungen von Onohara (1924), Sindlar (1925) und meinem Mitarbeiter Ferger (1930), nach denen in manchen Fällen mit Beginn der Magensekretion der Blutchlorspiegel steigt. (Auch die widersprechenden Angaben über den Blutchlorspiegel bei Insulinwirkung würden sich wohl durch kinetische Untersuchungen klären.)

Es geht hervor, daß der Organismus bestrebt ist, den Blutchlorspiegel konstant zu halten, daß daher bei Beginn der Magensekretion schnell eine Mobilisation von Chloriden aus den Gewebsdepots einsetzt, ja daß diese Chlormobilisation aus den Geweben sogar überschießend sein kann. Hierdurch wird anschaulich illustriert, daß an der Magensekretion der ganze Organismus beteiligt ist. *Bei histaminrefraktärer Achylie fehlen diese Bewegungen des Blutchlorspiegels.*

Alle Schweißverluste jedoch, selbst solche, die mit einer Gewichtsverminderung bis zu 6000 g einhergehen, sind bei höchstmöglicher Einschränkung der Kochsalzzufuhr ohne Einfluß auf die Salzsäuresekretion des Magens. Die Magensalzsäuresekretion vermindert sich erst bei abnorm niedrigen Kochsalzwerten im Serum (Untersuchungen an unserer Klinik von Latotzki 1942).

Die Konstanz des Chlorspiegels im Blut wird auch dann verteidigt, wenn dem Körper die Kochsalzzufuhr durch salzfreie Kost gesperrt bzw. im Chlor entzogen wird (wiederholtes Erbrechen, therapeutische Magensaftentziehung). Der Harn wird unter solchen Umständen schnell kochsalzfrei. Der Blutchlorspiegel sinkt dagegen meist nur wenig, so daß die bilanzmäßig nachweisbaren Chlorverluste in erster Linie die Gewebsdepots betreffen.

Wenn bei *pathologischer Supersekretion* konsequente Magensaftentziehung bei gleichzeitiger Verordnung streng kochsalzarmer Kost durchgeführt wird, vermindert sich die absolute Menge der HCl-Abscheidung in den Magen, meist durch Minderung der Sekretmenge.

Indessen haben die vielfältigen Chloruntersuchungen im Magensaft für die Diagnostik kein Ergebnis gebracht. Die umfangreiche Arbeit von Werth an unserer Klinik (1940) zeigt, daß das Verhalten der Chloridsekretion unter krankhaften Bedingungen zu vieldeutig ist; auch für die Krebsdiagnostik wird nichts gewonnen.

3. Kohlenhydratstoffwechsel und Magensekretion.

Die Insulinwirkung auf die Magensekretion nimmt anscheinend eine ganz besondere Stellung ein und hat einen besonderen Mechanismus. Eine Insulinspritze unter die Haut erregt Magensekretion nach 30—60 min. Die Wirkung ist hierdurch als eine mittelbare gekennzeichnet. Einspritzung ins Blut wirkt schneller. Die Saftbildung steigt erst nach Eintritt der Hypoglykämie (Okada 1929 u. a.). Durch Traubenzucker und einige andere Zucker (Lävulose, Galaktose) kann die safttreibende Wirkung des Insulins verhindert oder unterbrochen werden. Es liegt daher nahe, daß die safttreibende Wirkung vom Blutzuckerspiegel abhängen könnte; Okada u. a. nehmen dies an.

Die safttreibende Wirkung geht über das Vaguszentrum. Sie bleibt nach supradiaphragmatischer Vagotomie aus und fehlt am nervenlosen Heidenhain-Magen. In Versuchen von La Barre und De Cespédès (1931) sowie Destrée wurde der Kopf des Versuchshundes vollständig vom Körper getrennt, nur die Vagi blieben erhalten. Zufuhr von hypoglykämischem Blut zu dem isolierten Hundekopf erregte vermittels der erhaltenen Vagusnerven lebhafte Magensekretion. MACLEOD (1927) sieht das Wesen dieser Zentrumerregung darin, daß Zuckermangel die oxydativen Prozesse in den Nervenzellen stört. Eine Art von Asphyxie steigere vom Vaguszentrum die Magensekretion. Man dürfte neuerdings auch vermuten, daß der Insulin*schock* eine ACTH-Ausschüttung bewirkt, welche die regulatorische Gesamtsituation verändert.

Daß die Zusammenhänge zwischen dem inneren Kohlenhydratstoffwechsel und der Magensekretion nicht zu einfach vorgestellt werden dürfen, zeigt eine Studie von KALK und MEYER (1932). Sie sahen, daß Zuckerzufuhr durch den Darm stärker die Aciditätskonzentration hemmt als intravenöse Zuckergaben und glauben an eine Mitbedeutung der Leber für die Regulation.

Die Adrenalinwirkung auf die Magensekretion scheint nicht einheitlich. Während der Adrenalinhyperglykämie sah ROHOLM (1931) keine Änderung, MAHLER (1930) Hemmung. Ich selbst sah einige Male wechselnde Wirkung des Adrenalins auf Motilität und Sekretion. Man kann daran denken, daß bei manchen regulatorischen Wirkungen der *Zustand des Erfolgsorgans* den Effekt bestimmt. In funktioneller Ausdrucksweise spricht man vom Ausgangswertgesetz (WILDER 1931), bzw. vom Ausgangsrichtungsgesetz (G. MOHNIKE 1951).

Daß bei hohem Blutzuckerspiegel andere regulatorische Effekte sich durchsetzen können, zeigt beispielsmäßig die präkomatöse Hyperchlorhydrie des Diabetikers (v. NOORDEN und ISAAC 1927). Die allgemeine Neigung der Diabetiker zur Subacidität bringen manche Autoren mit dem hohen Blutzucker in Beziehung. KALK und MEYER beschuldigen — wie erwähnt — Leberveränderungen.

Für die Praxis ist interessant, daß man mit wiederholter Einführung von Traubenzucker ins Duodenum oder Jejunum in passenden Zwischenräumen die Magensaftsekretion solange wie erwünscht unterbrechen kann (OKADA 1930). Auf Grund solcher Beobachtungen hält KALK bei der therapeutischen Jejunalsondenernährung den Gehalt der Nährgemische an Traubenzucker für das Wirkungsvollste dieser Therapie.

4. Magen und Blutbildung.

SHARP und Mitarbeiter entdeckten 1929, daß zur Behandlung der Anaemia perniciosa die Verordnung von Schweinemagen der Lebertherapie gleichwertig ist, ja sie übertrifft. In erster Linie ist CASTLE die Aufklärung dieser Wirkung und ihre Beziehung zur Physiologie zu verdanken. Magensaft für sich allein heilt die Perniciosa nicht. Läßt man jedoch gesunden Magensaft im Brutschrank bei 37⁰ nur 2 Std auf Fleisch einwirken, so entsteht wirksames Antiperniciosaprinzip. Macht man diesen Versuch mit künstlicher Pepsinsalzsäure oder mit Magensaft von perniziös Anämischen, so entsteht kein wirksamer Stoff. Dagegen ist Magensaft von vielen Achylikern, selbst mit histaminrefraktärer Achylie und sogar mit hypochromer, sog. achylischer Chloranämie wirksam. Auch Pepsin und Lab sind für den Erfolg des Versuchs unwichtig. Im Brutschrankversuch ist saure Reaktion nicht nötig. Das hiermit erwiesene fermentartige Sekretionsprodukt des Magens, das für sich allein unwirksam ist, nennt man den CASTLEschen Innenfaktor (intrinsic factor). WILKINSON und KLEIN nennen es Hämopoetin. Es wird hauptsächlich im Pylorusteil und im Kardiateil des Magens erzeugt, während das Corpus ventriculi, die Hauptbildungsstätte des Pepsins, an der Erzeugung weniger oder nicht beteiligt ist (MEULENGRACHT 1934). Totale Magenresektion beim Schwein bewirkt, daß nach einiger Zeit die Leber des Tieres ihre antiperniziöse Heilkraft verliert (BENGE 1933). Die Leber erzeugt also nicht das Antiperniciosaprinzip. Es wird nur in ihr gespeichert.

Durch die Entdeckung des Vitamins B_{12} und seine Darstellung (Shorb 1947, Rickes, Brink, Konjuszu, Wood und Folkers 1948) erscheinen die Probleme des Antiperniciosaprinzips in einem neuen Licht, nachdem bereits Untersuchungen von Landboe-Christensen und Plum (1947) und Ågren (1947) neue Fragen aufgeworfen hatten. An Mägen von plötzlich verstorbenen Menschen konnte nachgewiesen werden, daß — im Gegensatz zum Schwein — nicht das Pylorusdrüsengebiet, sondern das Gebiet der Fundusdrüsen den „intrinsic factor" Castles bildet. Die Natur dieses Faktors soll einer Aminopolypeptidase entsprechen.

Nachdem das reine Vitamin B_{12} verfügbar ist, kann man dieses chemisch reine Substrat gebrauchen, um verschiedene Magen- und Darmschleimhautextrakte darauf einwirken zu lassen. Wolf, Wood, Valiant und Folkers (1950) fanden, daß sich die mikrobiologische Wirksamkeit von im Magensaft gelöstem Vitamin B_{12} nicht ändert. Sie konnten aus solchem Gemisch einen Teil des zugesetzten Vitamins B_{12} in unveränderter kristallinischer Form zurückgewinnen. Sie kommen zu der Schlußfolgerung, daß der „intrinsic factor" den „extrinsic factor" nicht wesentlich chemisch verändert. Die Hypothese, *daß der intrinsic factor nur die Resorption des Vitamins B_{12} fördert*, wird von ihnen vertreten. Auch Castle (1950) hat sich in diesem Sinne geäußert. — Bemerkenswerte Untersuchungen liegen vor von Ternberg und Eakin (1951). Danach kommt im normalen Magensaft ein Stoff vor, den sie *Apoerythein* nennen und der sich chemisch an das Vitamin B_{12} bindet und damit einen Komplex bildet. Dieser Komplex kann von dem Lactobacillus lactis Dorner (Nr. 8000 der American Type Culture Collection) mit dem offiziellen Namen Lactobacillus lactis (Orla-Jensen, Berger u. a., Stamm Dorner) nicht mehr als Wachstumsstoff gebraucht werden. Der Vitamin-Protein-Komplex wird als Erythein bezeichnet und soll vor der Verdauung geschützt sein. Aus einer Arbeit von Beerstecher und Altgelt (1951) geht hervor, daß das Apoerythein ein Protein darstellt, welches dem „intrisic factor" (Castle) identisch ist. Dieser Faktor soll nicht primär aus dem Magen stammen, sondern mit dem Speichel in den Magen gelangen. Das Apoerythein ist nach den Mahlzeiten *im Speichel* stark vermehrt. Während das Apoerythein beim Gesunden als seine normale Funktion die Vereinigung mit Vitamin B_{12} ungestört ausübt, wird es im Magensaft von Perniciosakranken zerstört. Da diese Zerstörung durch Zugabe von Salzsäure verhindert werden kann, kommen Autoren zu dem Schluß, daß die *Achlorhydrie als primärer Defekt der perniziösen Anämie* anzusehen ist. Ein Mangel an Apoerythein besteht auch nicht bei Perniciosakranken, da auch im Speichel dieser Kranken das Apoerythein in normaler Menge nachgewiesen wurde.

Die Erforschung der Pathogenese der perniziösen Anämie ist in lebhaftestem Fluß. Einzelheiten über den heutigen Stand der Frage siehe in Bd. II dieses Handbuches: „Blutkrankheiten" von Heilmeyer und Begemann 1951, S. 283 bis 296.

Für die Magenpathologie und -physiologie bleibt weiterhin die wichtige Tatsache, daß Vitamin B_{12} parenteral die Anaemia perniciosa behebt — ohne Mitwirkung eines Magenfaktors. Per os ist B_{12} allein unwirksam.

Durch diese Entdeckungen ist nicht nur erwiesen, daß die essentielle perniziöse Anämie eine Magenkrankheit ist, mindestens in vielen Fällen, sondern durch die Entdeckungen der Pathologie erfährt, wie so oft, die Physiologie überraschende Bereicherung. Der Magen bildet aus der Nahrung das Hämopoetin oder macht es resorptionsfähig. Es ist nicht unwahrscheinlich, daß noch andere, weniger grobe Störungen dieses offenbar wichtigen Regulationsmechanismus aufgefunden werden (z. B. Zellstoffwechsel, Tyrosinstoffwechsel; Ockrent 1950).

Eine zweite Bedeutung des Magens für die Erythropoese liegt darin, daß bei defekter Magenverdauung es zu Störungen der Eisenresorption und Eisenverwertung kommen kann. Hierdurch erklärt sich die sehr verbreitete, wenn auch meist geringgradige Neigung der Achyliker zu hypochromer Anämie. Die schweren Fälle mit Asiderose werden als „achylische Chloranämie" (KAZNELSON) oder FABERsches Syndrom bezeichnet. Darmkrankheiten, die zu abnormen Zersetzungen und Resorptionsstörungen führen, können die gleiche anämisierende Wirkung haben. Vielleicht ist es auch nötig, daß zur Entstehung der FABERschen Anämie regelmäßig Darmstörungen sich hinzugesellen, da keineswegs in jedem Fall von histaminresistenter Achylie eine Anämie entsteht. In anderen Fällen fügt sich zur Achylie als zweiter Schaden ein alimentärer Eisenmangel durch eine unzweckmäßige, diesen Tatbestand nicht berücksichtigende Diät.

In einer Weise, wie es noch vor einigen Jahren nicht geahnt wurde, scheint uns der Magen nicht nur als ein Organ, das die Verdauung vorbereitet, sondern er greift regulierend ein in die gesamte Ernährung und viele Stoffwechselvorgänge. So ist er auch, wie die oben besprochenen Mechanismen lehren, „einer der Wächter über das Blut" (HITZENBERGER 1934).

Derartige Vorstellungen haben zur *gastrogenen Theorie der Polyglobulie* geführt und man hat für die Therapie dieser Blutkrankheit die Konsequenz gezogen, durch Angriff am Magen — (Magenspülungen und Magensaftentziehung, HITZENBERGER 1934, OERTING und BRIGGS 1935, KRAEMER und ASHER 1936; Röntgenbestrahlung des Magens, GUILLAIN, MATHIEU, LEREBOULLET 1942; Magenresektion) — die Blutbildung zu hemmen. In Einzelfällen sind Erfolge gesehen worden. Allerdings berichten FLEISCHHACKER und KLIMA (1935) über das Auftreten einer Polycythämie 7 Jahre nach Magenresektion. [Einen modernen Überblick vermittelt der Bericht: Maladies du sang et affections oesogastro-duodénales. Acta gastroenterologica Belg. Suppl. 14, 271 (1951).]

V. Resorption im Magen.

Lösung und Verflüssigung erscheinen als wichtigste Aufgaben des Magens, die die eigentlichen Verdauungsprozesse im Dünndarm vorbereiten und erleichtern. Zugleich schützt uns der Magen gegen das Eindringen von artfremdem Eiweiß. Infolgedessen erscheint es sinnvoll, daß der Magen nicht resorbiert.

Aus Versuchen von v. TAPPEINER (1880), die von vielen Seiten bestätigt wurden, so besonders von TOBLER (1905) bei verbesserter Versuchsanordnung, ist bekannt, daß eine nennenswerte Resorption im Magen nicht stattfindet: während z. B. noch FRERICHS (1861) glaubte, daß Rohrzuckerlösung unverändert im Magen aufgesaugt werde. Weder Wasser, noch darin gelöste Stoffe (Salze, Zucker, Eiweißprodukte) werden von der Magenwand aufgenommen. Durch eine transpylorische Fistel kann man mit dem Chymus etwas *mehr* Stickstoff gewinnen, als mit der Nahrung eingegeben worden war (LONDON 1925). Mindestens überwiegt also der Sekret-N die resorbierte N-Menge.

Bei feinerer und näherer Betrachtung kommen Resorptionsvorgänge im Magen vor. Begleitstoffe der Nahrungsmittel, die bereits in kleiner Menge als Sekretionserreger wirken (Extraktstoffe des Fleisches, Gemüseextrakte), werden schon im Magen, von der Schleimhaut der Pförtnergegend aufgesaugt und erregen auf dem Blutweg die Sekretion (s. S. 223). Da Caseinabbauprodukte von der Pars pylorica aus die Sekretion anregen, während dieselben Eiweißspaltlinge bei parenteraler Einverleibung nicht sekretionsanregend wirken, so stellte EDKINS die Theorie auf, daß bei Resorption dieser Stoffe in der Pförtnerschleimhaut ein besonderes „Secretin", ein Sekretionshormon, gebildet wird (vgl. S. 224).

Aber auch anorganische Substanzen und Nährstoffe (Traubenzucker, Aminosäuren), ferner Medikamente wie Brom, Jod, Pyramidon, Chinin, Natrium salicylicum, Eisen werden bei längerem Verweilen (4 Std) vom Magen aus in wechselnder Menge, teilweise bis zu 30%, resorbiert (DELHOUGNE 1931), und zwar im Korpus. Nicht resorbiert werden Fette, Peptone, nicht abgebaute Eiweißstoffe, Stärke. Ich schrieb schon in der Auflage von 1926, man könne sich klinisch in Fällen, in denen eine fast absolute Pylorusstenose besteht, „des Eindruckes nicht erwehren, daß im Gegensatz zum normalen Verhalten eine wenn auch geringfügige Resorption in solchen Stauungsmägen statthat". Dieser klinische Eindruck erhält durch die Versuche von Delhougne (1931) experimentelle Bestätigung. Wir müssen daraus z. B. die Folgerung ziehen, daß in der Diätetik der dekompensierten Pylorusstenose die Speisen mit Traubenzucker zu süßen sind. Bei längerem Verweilen soll auch Wasser vom Magen resorbiert werden (Lim, Ivy und McCarthy 1925).

Im Gegensatz zu alten Versuchen von v. Mering findet Henning (1930), daß zwar die normale Magenschleimhaut und ebenso die atrophische Jod nicht resorbiert, dagegen die entzündete. Henning baut auf diesem Verhalten eine besondere Probe auf (1929). Diese Untersuchungen sind insofern interessant, als sie darauf hinweisen, daß bei Gastritis die Resorption, mindestens die Resorptionsgeschwindigkeit verändert sein kann. Nach Schade (1920) ist es „ein physiko-chemisches Gesetz, daß bei kolloiden Membranen die Durchlässigkeit für diffundierende Substanzen sehr schnell mit der Zunahme der Membranquellung ansteigt". Erhöhte Kolloidquellung kennzeichnet akute (!) Entzündungszustände. Andererseits findet Lipschitz (1931) sowie Delhougne, daß Jod auch im normalen Magen resorbiert wird. Dies sei bisher verkannt worden, weil einerseits die Resorption langsam vor sich geht, andererseits eine starke Sekretion von Jod aus dem Blut in den Magen den Resorptionseffekt verdeckt (vgl. Bestimmung der Jodresorption nach Henning, S. 325).

Eine Sonderstellung nimmt der *Alkohol* ein. Er wird leicht im Magen aufgesaugt und kann sogar gleichzeitig andere Substanzen resorbierbar machen (v. Tappeiner 1880, v. Mering 1893, 1897, Hirsch 1893). Diese Tatsache findet seit langer Zeit in der Arzneiverschreibung, in der Diätetik und in kulinarischen Gebräuchen Verwendung. Als Erklärung für das besondere Verhalten des Alkohols wird angegeben, daß er mit einer sehr erheblichen Lipoidlöslichkeit eine außerordentliche Befähigung zur Herabsetzung der Oberflächenspannung des Wassers vereint.

Lebhaft resorbiert wird auch Kohlensäure im Magen. Sie steigert die Resorption von Alkohol (z. B. im Sekt) (Edkins und Murray 1924).

Bei experimenteller Alkoholgastritis fand Delhougne beschleunigte, nicht gesteigerte Resorption. Die Resorptionsfähigkeit blieb auch bei schwerer Schleimhautschädigung bestehen.

VI. Gase und Gasaustausch im Magen.

Ältere Schriftsteller behaupteten, daß eine Absonderung von Gasen aus dem Blut in den Magen stattfinde und wollten damit Flatulenz und „Tympanitis" erklären. Sie stützten sich auf ein mißdeutetes Experiment Magendies, in dem gezeigt wurde, daß eine doppelt abgebundene leere Darmschlinge sich zunehmend mit Gas füllt.

Richtig ist an jener alten Meinung, daß ein Austausch zwischen Blutgasen und Magengasen stattfindet. Auch wenn man Gase künstlich in den Magen einführt (Ylppoe 1917), so findet ein solcher Austausch statt. Es stellt sich ein Gleichgewicht der Magengase mit den Blutgasen her. Die Beobachtungen sprechen dafür, daß es sich um einfache Diffusionsvorgänge handelt.

Führt man reinen O_2 in den Magen ein, so ist nach 1 Std der Sauerstoffgehalt der Magengase ziemlich nahe dem in den Alveolargasen gefundenen Werten für O_2. Auf diese Weise können etwa 700 cm³ O_2 in 1 Std durch die Magenwand aufgenommen werden (was etwa 5% des Ruhebedarfs ausmacht). Erst bei der Einführung größerer Mengen entsteht Meteorismus.

Bei Einführung von CO_2 erfolgt Resorption, während gleichzeitig O_2 aus dem Blut in den Magen diffundiert. In etwa 60—90 min ist wiederum Gleichgewicht mit den Blutgasen hergestellt.

Wird Luft eingefüllt oder in größerer Menge verschluckt, so entsteht nach etwa 2 Std Flatulenz, im wesentlichen durch nicht-resorbierten Wasserstoff. Sie dauert unter normalen Verhältnissen nicht länger als 2—3 Std.

Die Resorptionsgeschwindigkeit der verschiedenen Gase im Magen folgt dem Exnerschen Gesetz und nimmt in folgender Reihe ab: CO_2—SH_2—O_2—CH_4—N_2 (Melver, Redfield und Benedict 1926).

Es ergibt sich hieraus, *daß durch CO_2 im allgemeinen kein Meteorismus erzeugt werden dürfte, dagegen kann durch Aerophagie Flatulenz hervorgerufen werden.*

Bei Pylorusstenose entstehen abnorme Gase im Magen. Mitteilungen darüber gibt es schon aus dem 17. Jahrhundert. EWALD (1874) untersuchte z. B. die aufstoßenden Magengase eines Mannes mit Magendilatation. Sie brannten mit gelblicher Flamme und enthielten:

$$
\begin{array}{ll}
CO_2 & 17,4\text{—}20,5\,\% \\
H_2 & 21,5\text{—}20,5\,\% \\
CH_2 & 2,7\text{—}10,7\,\% \\
C_2H_4 & \text{Spuren—}0,2\,\% \\
O_2 & 11,9\text{— }6,5\,\% \\
N & 46,4\text{—}11,3\,\%.
\end{array}
$$

Außerdem etwas SH_2 besonders bei Fleischnahrung.

HOPPE-SEYLER (1892) hat mit einem besonderen Entnahmeapparat die Gasbildung im Magen bei Pylorusstenose näher studiert. Er fand Wasserstoff bis zu 60% und erklärt das Auftreten brennbarer Magengase für keine große Seltenheit. Bei Gärung entsteht CO_2 und H_2. Bei Hefegärung tritt nur CO_2 auf. Die meisten Hefen im Magen führen nicht zu deutlicher Gasbildung. H_2-Entwicklung beruht auf Buttersäuregärung, diese geht noch vonstatten bei einem HCl-Gehalt von 0,2%. — MINKOWSKI (1888) wies zuerst darauf hin, daß bei starkem Säuregehalt im Stauungsmagen nur Hefe- und Fadenpilze wachsen. Bei säurearmem Magen findet sich entweder Buttersäuregärung oder Hefegärung oder durch zahlreiche Bacillen und Kokken bewirkte Fäulnis. NAUNYN (1882) sah in der Gärung das wichtigste Merkmal der „Magenerweiterung", die er lieber als „mechanische Insuffizienz" bezeichnete. Er ging so weit, von der Gärung auch die wichtigsten Störungen und Beschwerden bei Mageninsuffizienz herzuleiten.

Daß durch Aufstoßen brennbarer Gase kleine Verbrennungen vorkommen können, ist mir durch einen von mir selbst beobachteten Fall bekannt. Ein Patient mit Ulcus duodeni und dekompensierter Pförtnerenge mußte aufstoßen, als er sich gerade eine Zigarette ansteckte. Er verbrannte sich dabei Schnurrbart und Gaumen.

In seltenen Fällen können die Gase des Stauungsmagens durch ein Ulcus ventriculi in die Magenwand eindringen. In der Literatur finden sich 2 Fälle, bei denen die weiter vordringenden Magengase schließlich ein Hautemphysem erzeugt hatten (POENSGEN 1879, KORACH 1880). Das im subcutanen Gewebe angetroffene Gas brannte mit bläulicher Flamme.

Daß durch Resorption pathologischer Magengase (z. B. SH_2) Allgemeinerscheinungen erzeugt werden könnten, ist nicht von der Hand zu weisen. Vor 20 Jahren (EWALD, französische Schule) wurde von gastrogenen Autointoxikationen mehr gesprochen als in der Gegenwart. Genauere Kenntnisse fehlen darüber. Bei dem schweren Magensiechtum durch hochgradig dekompensierte Pylorusstenose könnten Resorptionswirkungen von pathologischen Magengasen mit im Spiele sein.

Resorbierte Kohlensäure bewirkt im allgemeinen Verstärkung der muskulären Tätigkeit und Beschleunigung der Austreibung; nach CARNOT und KOSKOWSKI (1922) besonders deutlich in Versuchen, bei denen 120 cm³ CO_2 subcutan eingeführt wurden. Bezüglich der Kohlensäure hat KALK (1924) daran erinnert, daß sie bei Zusammenfluß von Duodenalsaft und Magensaft im Magen in nicht ganz geringer Menge frei werden kann. Ebenso aus den Carbonaten des Speichels und natürlich auch der Nahrung. Derartige im Speisebrei freiwerdende Kohlensäure dürfte für dessen Auflockerung und Zerteilung nützlich sein. CO_2 diffundiert auch aus der Schleimhaut in den Magen hinein (NORA EDKINS 1922). Im reinen Magensaft ist stets etwas CO_2 (die bei steigender HCl-Konzentration frei wird).

Ich teilte schon 1938 mit (vorige Auflage), daß bei der Titration mit Phenolphthalein der Kohlensäuregehalt der untersuchten Probe den Farbumschlag deutlich beeinflußt, um so mehr, je weniger Säure im Mageninhalt ist, so daß wir Anlaß nehmen, von einem *Kohlensäurefehler bei der Titration* zu sprechen (s. S. 303).

VII. Ausscheidung durch den Magensaft.

Von Jahr zu Jahr mehren sich Mitteilungen über Stoffe, die mit dem Magensaft ausgeschieden werden. Lange bekannt ist die Ausscheidung von auch parenteral einverleibtem Morphin durch den Magensaft. Daher die bisweilen lebensrettende Wirkung von Magenspülungen bei Opiatvergiftungen.

Lange bekannt ist auch, daß Harnstoff bei Urämie vikariierend von den Drüsen des Magen-Darmkanals ausgeschieden wird. Man beobachtet das bei Schrumpfniere, bei Anurie durch Abklemmung der Ureteren (Steinitz 1927, 1930). Der Reststickstoff im Magensaft liegt dabei nach Steinitz über den Werten des Reststickstoffes im Serum, was Hessel bestreitet. Histamin steigert die N-Ausfuhr. Lublin und Mielke fanden (Greifswald 1933) nach 30—40 g Harnstoff intravenös, daß die Rest-N-Kurve im Histaminmagensaft der des Blutes folgt, wenn auch in der aufsteigenden Phase beider Kurven die Simultanwerte im Blut und Magensaft zuweilen erheblich differieren (s. Mielke 1932). Unter dem Einfluß von aus Bakterien stammenden Fermenten kann sich im Magen aus diesem Harnstoff Ammoniak entwickeln (Geruch!). Im alkalischen Duodenalsaft entsteht aus kohlensaurem Ammon carbaminsaures Ammon. Dieses und Ammoniak tragen bei zur Entstehung der Urämiegastritis (Becher 1931).

Auf Grund dieser Tatsachen ist es an sich wahrscheinlich, daß auch ohne Vermehrungen gelöster Stickstoffverbindungen im Blut N-haltige Verbindungen in das Magensekret gelangen. Verschiedene Aminosäuren sind z. B. von japanischen Autoren identifiziert worden. Man darf nicht wie Dienst (1931) den Stickstoff im Magensaft schlechthin auf den Schleim beziehen.

Lipschitz (1931) machte Studien über Magen und Nieren als Ausscheidungskonkurrenten am Kaninchen. Salicylsäure wurde vom Magen gar nicht ausgeschieden. Traubenzucker nach dem Konzentrationsgefälle. Während aber die Nierenschwelle für Zucker etwa bei 0,20% liegt, ist die Magenschwelle erheblich höher: bei mehr als 0,35%. Während die Schleimhaut das Cl' und Br' nicht unterscheidet, J' dagegen wie einen körperfremden Stoff ausscheidet, wird vom Magen Jodid nicht anders behandelt als Chlorid.

Von körperfremden Stoffen sind besonders Farbstoffe in bezug auf die Ausscheidung mit dem Magensaft untersucht worden. Parenteral einverleibt werden Thionin, Methylenblau, Naphtholblau, Bismarckbraun teilweise durch die Magenschleimhaut wieder ausgeschieden (Fuld 1908). Sie können im Mageninnern (mit der Verweilsonde) nach einer gewissen Zeit festgestellt werden (Glässner und Wittgenstein 1923, Saxl und Scherf 1923, Ullmann 1924, Luria und Mirkin 1925 und spätere Mitteilungen). Dawson, Ivy machten Tierversuche mit 33 verschiedenen Farbstoffen und fanden, daß weder die Lipoidlöslichkeit noch sonst eine einfach zu erfassende chemische oder physikalische Eigenschaft der Farbstoffe maßgebend scheint für die Ausscheidbarkeit durch die Magenschleimhaut (1925).

Daß Methylenblau ein wenig ausgeschieden wird, stört unter Umständen bei der fraktionierten Aushebung nach dem Verfahren von Katsch und Kalk (S. 273). Bei diesem Verfahren wird der Coffeinreizlösung etwas Methylenblau beigefügt, weil wir am Verschwinden der blauen Farbe den Zeitpunkt erkennen wollen, in dem die Coffeinreizlösung vollständig aus dem Magen entleert ist und die „Nachsekretion" beginnt. Es kommt nun gelegentlich vor, daß ein schwacher Hauch von Blaufärbung bei der fraktionierten Aushebung abnorm lange konstatiert wird. Hier stört offensichtlich die Wiederausscheidung des Methylenblaus. Das spielt keine große Rolle, aber man muß es wissen. Wegen dieses Fehlers haben wir versucht, das Methylenblau durch Trypanblau zu ersetzen, das wegen seines großen Moleküls nicht in den Magen ausgeschieden wird. Trypanblau erwies sich jedoch als ungeeignet, weil es von geringsten Schleimmengen schnell adsorbiert wird. Einen geeigneteren blauen Farbstoff haben wir einstweilen nicht ausfindig gemacht. Daß die Testfarbe blau sei, ist wohl nötig, weil blau am wenigsten stört, wenn man den Zutritt von Galle erkennen und andererseits mit Phenolphthalein und Töpfers Reagens titrieren will.

Ausscheidungsprüfung mit Farbstoffen wurde zur Prüfung des Schleimhautzustandes mit Erfolg herangezogen: *Chromoskopie* des Magens nach Glässner (s. S. 325). Bei Gastritis erscheint z. B. Neutralrot, das parenteral gespritzt wurde, mit Verspätung, bei schwerer Schleimhautzerstörung gar nicht.

An Hunden mit einer *Magenfistel*, die teils einer totalen, teils einer *partiellen Vagotomie* unterworfen wurden, zeigte sich, daß die inkomplette Vagotomie keinen Einfluß auf die Neutralrotausscheidung ausübt. Bei *totaler Vagotomie* fand sich innerhalb von 30 min keine Neutralrotausscheidung. Der normale Ausscheidungsweg des Farbstoffes geht über Magen, Leber und Niere, nach vollständiger Vagotomie nur über Leber und Niere. Durch Pankreas und Duodenalschleimhaut wird Neutralrot niemals ausgeschieden. — Bei 18 *vagotomierten*

Ulcuskranken (5 mit thorakaler und 13 mit abdomineller Vagotomie) wurde die Neutralrotausscheidung geprüft, mit dem Ergebnis, daß die unvollständige Vagotomie keine Veränderung der Neutralrotausscheidung bewirkt, während die vollständige Vagusausschaltung eine erhebliche Verzögerung bedingt, so daß nach 30 min noch kein Neutralrot im Magensaft nachzuweisen ist (GULLICKSON und CAMPBELL 1949).

VIII. Magensensibilität.

Sensible Magennerven. Trotzdem spinale sensible Nerven nicht zum Magen treten und trotzdem der Magen bei Operationen in Lokalanästhesie für Quetschen, Schneiden, Zerren und elektrische Reize unempfindlich ist (während Zerren an den Aufhängebändern Schmerzen auslöst), besteht kein Zweifel, daß vom Magen afferente Meldungen und Schmerzen ausgehen. Sie werden nicht, wie einst behauptet wurde, durch die sensiblen Nerven der Bänder oder des Peritoneums vermittelt, sondern durch die vegetativen Nerven des Magens, Vagus und Splanchnicus. Büschelförmige Nervenendigungen, die ihrer Bildung nach als sensible Empfänger angesprochen werden müssen, sind beschrieben.

Adäquate Reize. Allerdings kommen nur Reize in Betracht, die zu melden biologischen Sinn hat, für die ein Interesse des Zentrums vorliegt und die individuell oder phylogenetisch erlebt sind. Vor allem Reize, die den Regulationen im Magen dienen. Er ist unempfindlich für Thermokauter und elektrischen Strom. Aber feinste Druckveränderungen lösen reflektorische Vorgänge aus; die physikalisch-chemische Zusammensetzung des Inhalts steuert die Sekretionsvorgänge. Hochgradige Dehnung oder heftiger Krampf der Magenwand erregen Schmerz. In manchen heftigen Schmerzkrisen scheint beides eine Rolle zu spielen: Krampf des Pförtners, selbst des Kanals, gleichzeitig übertriebene Dehnung des nachgiebigen oberen Magenteiles. Außer Kolik und Dehnung können auch heftige Magenbewegungen empfunden werden, auch wenn sie nicht schmerzhaft sind.

Auch Temperaturreize gehören zu den adäquaten, können vom Magen aus wahrgenommen werden. Die Erfahrung, daß sehr kalte Flüssigkeiten nicht nur von der Speiseröhre, sondern auch vom Magen aus eine Kälteempfindung auslösen, ist jedermann geläufig. LENNANDER (1902) behauptete, die Kälteempfindung komme durch Receptoren der Bauchhaut zustande und trete erst ein, wenn es zu einer Wärmeentziehung in der Bauchhaut komme. Eine geringe Abkühlung der Bauchhaut ist bei mageren Individuen nach einem kalten Trunk in der Tat mit dem Hautthermometer feststellbar (GANTER 1921). Sogar Gänsehautbildung kommt vor, MACKENZIE (1917) deutete sie durch visceromotorischen Reflex. In GANTERs Versuchen tritt indessen die Kälteempfindung im Magen schneller ein, als daß sie durch Kälteentziehung in der Bauchhaut erklärt werden könnte. Die Empfindung tritt auch ein bei Fettleibigen und bei Bestehen eines Pneumoperitoneums, wo von einer schnellen Fortleitung der Abkühlung bis zur Bauchhaut keine Rede sein kann.

Auch heiße Getränke lösen bekanntlich aus dem Magen Empfindungen aus. GÖTZE hat das näher ausprobiert. Bei allmählicher Steigerung der Temperatur empfindet man ein unbestimmtes Unbehagen im Magen [es wird also zunächst der generelle Schwellenwert im Sinne von v. KRIES (1923) überschritten]. Dann folgt Wärmeempfindung (Überschreitung des spezifischen Schwellenwertes). Und schließlich Schmerz — bei Temperaturen, die sich dem Koagulationsgrad des Eiweiß, der Gewebenekrotisierung nähern. Auch durch Alkohol oder Äther kann man vom Magen aus, besonders wenn er leer ist, eine Wärmeempfindung auslösen. Diese kann schwerlich durch Empfänger der Bauchhaut aufgenommen werden. Die künstliche Erklärung LENNANDERs (1902), für die MELCHIOR

(1918) noch eingetreten ist, muß fallen. Die Empfindlichkeit des Magens für Warm und Kalt gehorcht im übrigen, wie alle Sinnesempfindungen, den Gesetzen der Übung und Gewöhnung, was aus praktischem Erleben vielen Menschen bekannt ist. Der Pawlow-Schüler Bykow (1948) hat Temperaturreize auf die Magenschleimhaut zu „inneren Signalen" für bedingte Reflexe (z. B. Speichelsekretion) ausgebildet.

Staffel der Meldungen. Mit wachsender Stärke adäquater Reize ergibt sich für die Magenempfindungen folgende Staffel:

Untermerkliche afferente Impulse, die für die reflektorische Regelung der Magentätigkeit in Betracht kommen (z. B. Wärme steigert die Peristaltik; Regelung des Öffnungsrhythmus der Kardia je nach Magenfüllung usw.).

Merkliche afferente Impulse *von unbestimmter Beschaffenheit.* Überschreitung des generellen Schwellenwertes. Unbestimmtes Fremdgefühl in der Magengegend.

Merkliche afferente Impulse *mit bestimmter Beschaffenheit* der Empfindung. Überschreitung des spezifischen Schwellenwertes, z. B. Empfindung einer Pyloruskolik oder verstärkter Magenperistaltik.

Schmerzliche afferente Impulse — bei stärkster Reizung oder Überreizung.

Für alle Staffeln sind die Schwellenwerte individuell verschieden und können auch durch örtliche oder zentrale, d. h. auch durch psychische Umstimmung verschoben werden.

Überempfindlichkeit. Verstärkte Empfindlichkeit findet sich bei manchen Stadien der Gastritis. Dann ist schon geringe Dehnung des Magens schmerzhaft (Henning). Man beobachtet das beim Aufblähen des Magens, wenn man gastroskopiert. Dann werden die normalen Leerkontraktionen (Hungerbewegungen) unangenehm empfunden. Vielleicht wird auch die entzündete Schleimhaut für Berührung mit konzentrierter Säure empfindlicher. Sicher ist die Schwelle, bei der Temperaturreize unangenehm empfunden worden, manchmal herabgesetzt.

Früher sprach man viel von einer funktionellen Hyperästhesie des Magens. Reagieren auf kleine Reize ist wohl öfters auf eine „Umstimmung" im kranken Organ zurückzuführen, die durch Summierung untermerklicher Reize entsteht. Daß solche untermerklichen afferenten Meldungen vom kranken Magen ausgehen, scheint sicher. Beweise sind: Headsche überempfindliche Hautzonen, dorsale Druckpunkte, die von einer Magenveränderung erzeugt werden können, zu Zeiten, wo der Kranke keine Schmerzen empfindet und auch von der Überempfindlichkeit des dem Magen segmental zugeordneten Hautgebietes nichts weiß.

Praktisch wichtig ist ferner jene andere Form der Überempfindlichkeit, deren Sitz zentral zu suchen ist.

Sie kann in einer ganz allgemeinen Überempfindlichkeit der Person für Reize aller Art bestehen und damit auch für Organempfindungen. Das ist der Fall des Neurasthenikers und entspricht etwa den Schilderungen Binswangers (1896): „Es werden hier Reize empfunden, die sonst unter der Reizschwelle bleiben, oder es werden solche von den Kranken schmerzhaft empfunden, welche unter normalen Verhältnissen nur Empfindungen von mäßigen Gefühlstönen hervorrufen, indem die Reizschwelle infolge der Steigerung der zentralen Erregbarkeit erniedrigt ist, die negativen Gefühlstöne einseitig verstärkt sind." Goldscheider (1920) spricht von der Herabsetzung des Schwellenwertes der Erregbarkeit für alle Neurone.

Es kann indessen auch *an zentraler Stelle eine besondere ausschließliche Magenhyperästhesie* bestehen, eine gesteigerte *psychische Hinwendung,* ja eine Hinwendung überhaupt zu dem Gebiet der zentralen Vertretung des Magens, zu den

Empfindern der afferenten Impulse, die vom Magen kommen. Eine solche Hinwendung wird in erster Linie erzeugt werden durch wiederholte heftige Magenschmerzen (und die Furcht davor). Sie wird je nach der psychischen Reaktionsweise des Betroffenen ausgesprochener oder gering und ablenkbar sein. Und sie wird auch *nur* aus Psychischem entstehen können — z. B. aus dem Bewußtsein des kranken Magens, sei es begründet oder beruhe es in anderen Fällen auf Selbsttäuschung oder Autosuggestion oder parekphorischen Vorgängen einer gequälten Seele. Sie zu kennen ist wichtig für ein Verständnis der *Leidensbilder* und um sie ärztlich zu beeinflussen.

Es sei hierbei bemerkt, daß man sich diese zentrale Hinwendung oder Hinrichtung zu den Empfindern des Magens, zu den „terminalen Vorgängen" sensibler Meldungen aus dem Magen (im Sinne von v. KRIES 1923) als nicht nur für die Sensibilität wichtig und umstimmend vorstellen kann. Dieselbe zentrale Einstellung oder Hinwendung würde *gleichzeitig* nicht nur Umstimmung bewirken für afferente Meldungen im Sinne einer Hyperästhesie, sondern gleichzeitig auch zentrifugal Tonusumstimmungen und Funktionsänderungen bewirken. Ich habe in einem Vortrag auf dem Internistenkongreß (1925) den Vergleich herangezogen zu den Sinnesorganen, bei deren Tätigkeit wir das Einssein von Aufmerksamkeit, Haltungs-, Tonuserscheinungen kennen. — Wir kämen so zum Begriff einer rein psychogenen Excitationsneurose des Magens, die durch den einen Akt der Hinwendung zum Organ motorische, sekretorische und sensible Reizerscheinungen entstehen läßt. Und wir würden eine solche Excitationsneurose nicht nur erwarten bei ausschließlich psychischem Kranksein und organisch gesundem Magen, sondern ihre Entstehung gerade auch verstehen bei echtem und erheblichem Magenkranksein durch organische Fehler. Allerdings gehört wohl eine Bereitschaft zu derartigen Reaktionen, die mit dem verwandt ist, was man hypochondrisch zu nennen pflegt. Daß eine solche Umstimmung oder Verstimmung und Hinwendung auch die Möglichkeiten einer „Steigerung im Kreis" in sich trägt, liegt auf der Hand.

Cerebrales Zentrum. Eine Vertretung des Magens in der Großhirnrinde gilt als problematisch oder wird verneint (vgl. bei L. R. MÜLLER 1931). Unser Lokalisationsvermögen für den Magen wie für die inneren Organe überhaupt gilt als völlig unsicher und unvollkommen. Das ist für den gesunden Menschen, der nur ganz selten irgendwelche merklichen Meldungen aus seinem Magen erhält, sicher richtig. Andererseits scheint mir, daß manche Kranke, auch ohne jede Autosuggestion, durch häufige schmerzhafte Meldungen ihrer inneren Organe ein verhältnismäßig gutes Lokalisationsvermögen erwerben. Wenn neuerdings bekannt wird, daß BYKOW und Mitarbeiter (1949) afferente Impulse vom Magen zu Signalen für bedingte Reflexe gemacht haben, so wird dadurch wahrscheinlich, daß afferente Meldungen vom Magen her, auch wenn sie nicht schmerzhaft oder selbst nicht empfunden sind, bis zur Hirnrinde vordringen. Eine mindestens virtuelle zentrale Vertretung der inneren Organe ist kaum abzulehnen, auch wenn wir deren Topik und die verbindenden Wege nicht kennen.

Unser neuerdings vertieftes Wissen um Regulationen am Magen (ich weise hin auf den individuellen Richtwert für die Aciditätsregulierung, s. S. 214) verlangt eine steuernde Zentrale. Nach den Beobachtungen über Insulinwirkung könnte sie Beziehungen zum Vaguszentrum haben.

Analgesie des Magens. Bei Tabes dorsalis kommen Magenschmerzen vor, vielleicht die heftigsten, die es gibt. Wir möchten sie mit R. SCHMIDT (1910) als neuralgisch erklären, während andere (L. R. MÜLLER 1924) sie auf heftige Magenkontraktionen zurückführen. Derartige Spasmen habe ich in tabischen

Krisen keineswegs regelmäßig gesehen. Oft ähnelt das Röntgenbild des Magens in der gastrischen Krise dem einer akuten Magenlähmung. Es würde dann eher ein Dehnungsschmerz in Frage kommen. Bisweilen aber ist trotz heftigster Magenschmerzen nichts Auffallendes an der Magenform zu sehen. — Umgekehrt ist man bisweilen erstaunt, daß tiefgreifende penetrierende Magengeschwüre bei Tabikern niemals, auch periodisch, Schmerzen verursachen und durch Jahre latent sind. Auch Ulcusperforation mit anschließender Peritonitis kann ohne Schmerzen und Bauchdeckenspannung verlaufen (Hauser 1919). Bei solchem Vorkommnis ist natürlich auch die spinale Sensibilität der Bauchdecken gestört.

Ausstrahlung von Magenschmerzen. Wie bei allen inneren Organen können sensible Meldungen, für die der Sympathicus Übermittler ist, durch die Rami communicantes ins Rückenmark einstrahlen und dort in dem zugehörigen Segment eine Umstimmung hervorrufen, die zur Überempfindlichkeit des ganzen zugehörigen Körpersegmentes führt. Auch untermerkliche afferente Meldungen können diese Umstimmung bewirken. Gerade hierdurch werden die Ausstrahlungssymptome des Schmerzes und seiner untermerklichen Vorstufen in der praktischen Diagnostik so wichtig. Bei starkem Schmerz kann die Umstimmung auf Nachbarsegmente im Rückmark übergreifen. Head, der um diese ganze Lehre die größten Verdienste hat, *hielt auch ein Ausstrahlen nach der gegenüberliegenden Rückenmarkseite für besonders häufig.* Ich habe — besonders auf Grund meiner Erfahrungen mit Überempfindlichkeitszonen bei Pankreaskrankheiten, die Head anscheinend für Magenzonen oder nach links strahlende Zonen von der Gallenblase gehalten hat (denn das Pankreas existiert für ihn nicht), einen anderen Standpunkt vertreten. Mir scheint, daß Ausstrahlungen auf Nachbarsegmente derselben Seite sehr viel häufiger und leichter vorkommen als ein Übergreifen auf die kontralaterale Seite in der Weise, daß hier die größere Schmerzhaftigkeit und Empfindlichkeit besteht, ist zum mindesten durchaus gegen die Regel. *Die Frage ist deshalb von praktischer Bedeutung, weil der differentialdiagnostische Wert von Überempfindlichkeitsgürteln sehr bedeutend wächst, wenn sie nicht nur zur Höhendiagnose, sondern auch zur Seitendiagnose verwendbar sind, wie ich behaupte.* Eine auf beiden Seiten gleich deutliche Überempfindlichkeitszone muß nach meinen Erfahrungen den Verdacht erwecken, daß zwei Krankheitsherde da sind. Rechtsseitige Zonen können erregt werden von der Gallenblase und ihrem Bett und durch duodenale Geschwüre, auch durch pylorische Geschwüre bisweilen oder vom Pankreaskopf aus. *Linksseitige Zonen durch Magengeschwüre oder Pankreaserkrankungen.* Für Herde in mittlerer Magengegend scheint die Ausstrahlung nicht so gesetzmäßig, meist jedoch nach links zu erfolgen.

Bei heftigen Schmerzreizen kann die Ausstrahlung sehr weit übergreifen. Head hat in solchen Fällen von *Generalisation des Schmerzes* gesprochen. Bei derartig heftigem, generalisiertem Schmerz kommt auch ein Übergreifen nach der anderen Seite vor. Dann sind die Schmerzzeichen für eine Seitendiagnose nicht mehr verwertbar. Es ist ja jedem Arzt genugsam bekannt, daß gerade heftigste Schmerzen und Schmerzen bei überempfindlichen Personen so „*diffus*" werden können, daß man diagnostisch kaum etwas damit anfangen kann.

Die Ausstrahlungen laufen auch durch den Vagus als Übermittler. Nach der Erklärung, die G. v. Bergmann gegeben hat, entstehen durch solche Vagusausstrahlungen die halbseitigen Kopfschmerzen bei Magenkranken oder Gallenblasenkranken. Ebenso wie die halbseitige Reizung des labyrinthären Apparates, die zum Magenschwindel führt. Ausstrahlung von Schmerzen auf dem Wege der sympathischen Fasern, die den Phrenicus begleiten, wird bei Hiatushernie (s. dort) beobachtet; sonst ist sie vom Magen aus ausgesprochen selten, während Phrenicusausstrahlung mit Druckempfindlichkeit des Plexus brachialis und spontaner Schulterschmerz rechts bei Gallenblasenkranken, links bei Pankreaserkrankung häufiger vorkommt.

Überempfindliche Halbgürtel. Wir finden je nach Lage des Krankheitsherdes am Magen rechts oder links Überempfindlichkeit in den Hautzonen D_{7-9} nach HEAD. KAPPIS (1924) empfiehlt, zur Unterbindung von Magenschmerzen D_{6-10} zu blockieren. Im Bereich dieser Hautsegmente wird eine mit gleichmäßigem Druck über die Haut hinstreichende Nadel deutlicher, sehr oft geradezu

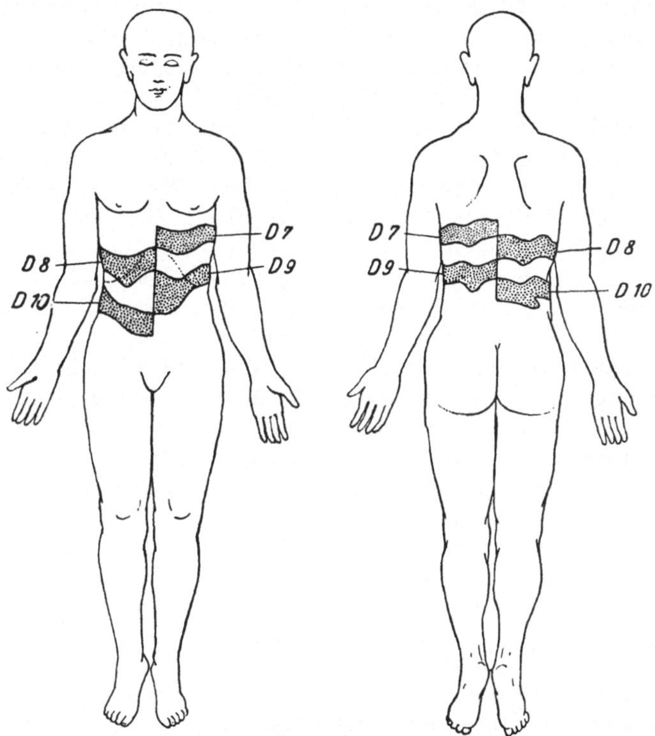

Abb. 28. Die Dorsalzonen 7—10. (Nach HEAD).

schmerzhaft empfunden. Der Übergang von normaler Empfindlichkeit zum überempfindlichen Gürtel erfolgt diskontinuierlich, oft mit erheblicher Schärfe. Es liegt in diesem Segment nicht nur eine Hyperalgesie vor, wie verschiedentlich angegeben wird, sondern es gibt Umstimmungen für alle sensiblen Qualitäten. Kälteüberempfindlichkeit kommt vor. FR. KAUFFMANN (1921) fand mit völlig objektiver Methode die Latenzzeit für Wärmereize verändert. Derselbe fand mit KALK (1923) auch vasomotorische Änderungen im Gebiete überempfindlicher Gürtel. Daß Gänsehaut vorkommt, wurde schon oben erwähnt. WERNOE (1924) machte darauf aufmerksam, daß bisweilen eine ganz schwache lokale Anämie der Haut im Bereich des überempfindlichen Gürtels unmittelbar nach dem Abdecken oder Entkleiden eines Patienten sichtbar ist. Diese Erscheinung ist selten deutlich.

Die HEADschen Zonen liefern nur eine Höhendiagnose, keine Krankheitsdiagnose, auch keine Organdiagnose. Sie sind bei Magenkrankheiten verhältnismäßig selten. Eine ausgesprochene *linksseitige Zone des 8. Dorsalsegments wird, wie ich gezeigt habe, viel häufiger durch eine Pankreaserkrankung hervorgerufen.*

Solche Pankreaszone findet sich häufig allerdings auch dann, *wenn ein Magengeschwür in das Pankreas penetriert.*

Dorsale Druckpunkte. Durch die segmentale Umstimmung sind wohl auch die dorsalen Druckpunkte zu erklären, vielfach als Boassche Druckpunkte bezeichnet: druckempfindliche Stellen rechts und links, seitlich vom 10., 11. und 12. Brustwirbeldorn. Diese finden sich bei Magenkranken, vorwiegend bei Ulcus ventriculi, der rechtsseitige Druckpunkt wird auch bei Cholecystitis, der linksseitige auch bei Pankreaserkrankung gefunden. Selbstverständlich kann auch eine schmerzhafte Niere zu derartigen Druckpunkten Anlaß geben.

Klopfempfindlichkeit. „Führt man mit dem Perkussionshammer leichte kurze Schläge auf das Epigastrium bei möglichst entspannten Bauchdecken, so wird auch der empfindlichste Patient keine Schmerzen verspüren, solange der Magen oder dessen Nachbarschaft gesund ist" (Mendel (1903). Dagegen fand Mendel und ebenso, unabhängig von ihm, Plönnies umschriebene oder streifenartige Klopfempfindlichkeit im Oberbauch, wenn in der Tiefe organische Krankheiten vorlagen, insonderheit bei Magengeschwüren. Diese Prüfung auf Klopfempfindlichkeit fand zurückhaltende Bewertung bei Bier, Glässner u. a., während Boas (1925) ihre Nützlichkeit betont. Es handelt sich nach Kalk (1931) um überempfindliche *Zonen des parietalen Peritoneums.* Ist gleichzeitig eine Hauthyperalgesie da, so liegt der klopfempfindliche Bezirk stets 1—2 cm höher, was wohl den Innervationsverhältnissen entspricht.

Hunger, Appetit und Sättigung. Sicher wohl sind alle Theorien falsch, die annehmen, Hungergefühl werde ausschließlich durch Vorgänge im Magen ausgelöst. Solche Theorien sind in verschiedenster Form zu verschiedenen Zeiten formuliert worden. Wenn Albrecht v. Haller das Hungergefühl dadurch zustande kommen ließ, daß im leeren Magen dessen Falten sich aneinanderreiben, so ist es dieselbe Lehre in neuem Gewande, wenn jetzt mit Carlson die periodischen Leerbewegungen des Magens angeschuldigt und als Hungerkontraktionen benannt werden. Nach Pawlow macht Saftergießung Hungergefühl. Und Beaumont führte es auf sekretstrotzende ausgeruhte Drüsenzellen zurück. Immer sind es Meldungen über den Funktionszustand des Magens, die das Hungergefühl erzeugen sollen.

Diese Theorien sind deshalb *in ihrer Ausschließlichkeit* falsch, weil Hunger und Appetit sich als weitgehend unabhängig erweisen von allen Funktionszuständen des Magens. Bei hochgradiger Pförtnerenge kennen wir Heißhunger bei übervollem Magen. In der Kriegszeit, als man mit nährwertarmem Material seinen Magen füllte, konnte man „hungrig vom Tische aufstehen" — trotz drückender Magenfülle. Bei Magensaftmangel fehlt der Hunger nicht. Und fehlt auch nicht nach völliger Ausrottung des Magens.

Doch wäre es falsch, Meldungen aus dem Magen als belanglos anzusehen für das Zustandekommen des Hunger- und des Sättigungsgefühls. Sie können sogar ausschlaggebend für deren Zustandekommen sein. Darin liegt das Berechtigte dieser „Magentheorien" des Hungers. Das Hungergefühl, das im Dienste des primitiven, allem Lebendigen eigenen Nahrungstriebes steht, muß wohl in *komplexer* Weise erklärt werden, wie es A. v. Durig (1925) in einer ausgezeichneten Studie versuchte. Meldungen über Nährstoffreserven im Körper. *„Depotmeldungen"* spielen eine oft beherrschende Rolle. Man hat früher von Gewebehunger im Gegensatz zum Magenhunger gesprochen. Es genügt als Beispiel, auf den Wolfshunger des Diabetikers und auf den Hunger bei Hypoglykämie hinzuweisen. Man darf auch das Hungergefühl nicht etwa ausschließlich auf Hypoglykämie zurückführen, denn gerade bei starker Hypoglykämie kann eine stumpfsinnige Inappetenz bestehen.

Auch das „Sättigungsgefühl", das Hunger und Appetit auslöst, darf man nicht ausschließlich von Magenempfindungen ableiten. Immerhin sind Magenmeldungen dafür wichtig, oft ausschlaggebend. Nach Versuchen von NEISSER und BRÄUNING (1911) tritt Sättigungsgefühl in der Regel ein bei einem Innendruck von 16—18 cm Wasser im Magen. Dieser Druck wird erreicht durch Trinken von 800 cm³ Wasser oder durch eine Breimahlzeit von 250 cm³. Wird Wasser durch eine Sonde in den Magen gegossen, so tritt dieses Sättigungsgefühl erst nach Einführung von 1500 cm³ ein. Der Schluckakt ist offenbar für den Tonus des Magens nicht gleichgültig. Durch Schnüren des Leibes („Schmachtriemen") steigt der Druck im Magen: Sättigungsgefühl tritt schneller ein. Übrigens kennt man die vorzeitige Sättigung bei geschrumpften Mägen oder kleinem Resektionsmagenstumpf. Andererseits wird vorzeitige Sättigung oder Appetitmangel sehr ausgesprochen bei progressiver Paralyse beobachtet, in anderen Fällen auch ein Fehlen jedes Sättigungsgefühles. Man muß auch das Sättigungsgefühl komplex erklären.

KESTNER hat (1919) von dem „Sättigungswert der Nahrung" gesprochen und hat als dessen Maß angegeben: die Zeit, während deren eine bestimmte Nahrung die Verdauungsorgane motorisch und sekretorisch in Anspruch nimmt. Der Sättigungswert einer Nahrung hängt nicht nur von ihrem Caloriengehalt ab. Eine Nahrung kann calorisch ausreichend sein und dennoch nicht sättigen. Für die Sättigung ist nicht nur eine gewisse Magenfüllung ausschlaggebend, wie schon von RUBNER u. a. ausgeführt wurde, sondern auch die Verweildauer im Magen und Darm und die Menge der für die Verdauung der fraglichen Nahrung erforderlichen Sekrete. Die Schätzung gerade der Fleischnahrung wird von KESTNER durch deren hohen „Sättigungswert" erklärt. Auch diese Betrachtungsweise, die einige nützliche Gesichtspunkte erbringt, darf man nicht verabsolutieren. Wenn es nur auf die Beschäftigung der Verdauungsorgane ankäme, dürfte ein Mensch mit Pförtnerverengung und dauernder Inhaltsstauung im Magen nebst Supersekretion nie sein Sättigungsgefühl verlieren. Untercalorische Kost bei mangelhaften gespeicherten Reserven des Körpers stillt den Hunger nicht, wenn sie noch so lange die Verdauungsorgane belastet. Das ist unserer Generation in durchlebten Notzeiten unabweisbar deutlich geworden. Aber bis zu einem gewissen Grade kann man das Hungergefühl auch in solcher Lage durch Anfüllung mit nährwertarmen Stoffen dämpfen.

E. Untersuchungsmethoden bei Magenkranken.

I. Die Anamnese.

Wert der subjektiven Tatbestände. Die Wichtigschätzung der Anamnese, d. h. im erweiterten Sinne nicht nur der Krankheitsvorgeschichte, sondern der gesamten subjektiven Tatbestände, die die Krankheit betreffen, einschließlich vor allem des Beschwerdebildes, hat in den letzten Jahrzehnten sehr stark zugenommen; die v. BERGMANNsche Schule hat sich seit 1912 dafür eingesetzt. Es spielt hierfür eine Rolle, daß unter dem Einfluß der fast ausschließlich morphologischen und materialistischen Denkweise, wie sie in der Medizin vordem herrschte, die subjektiven Angaben von Kranken überhaupt gering bewertet wurden. Eine größere Rolle spielt aber wohl, daß gerade durch die Verbesserung und Erweiterung der objektiven Erkennungsmöglichkeiten unser Urteil über viele subjektive Angaben sehr viel sicherer geworden ist. Diese wachsende Wertschätzung für die subjektiven Tatbestände lag und liegt in der Zeitentwicklung. Sie wurde gerade für die Magenkrankheiten scharf pointiert und ins Bewußtsein der Ärzte gerückt dadurch, daß MOYNIHAN (1910) für das Ulcus duodeni wirksam übertreibend erklärte: „Die Untersuchung ist nichts, die Anamnese ist alles."

Wenn wir von den besonderen, auf den Magen gerichteten Untersuchungsverfahren — in erster Linie Sondenuntersuchung und Röntgenmethodik — absehen, so beansprucht die Erhebung der subjektiven Tatbestände stets mehr Zeit als die Erhebung der objektiven, oft auch die größere Bedeutung.

Trotzdem oder gerade weil wir in der Wichtigschätzung der sog. Anamnese bei Magenkranken eher noch weitergehen als viele Autoren, ist es nicht möglich, in einem methodischen Kapitel erschöpfend darüber zu handeln. Die anamnestischen Angaben der einzelnen Krankheitsbilder sind in den Kapiteln über spezielle Pathologie geschildert.

Die Ulcusanamnese, *die Differentialanamnese des Ulcus* hat praktisch für eine ganz große Zahl von Krankheitsfällen im Vordergrunde des Interesses zu stehen.

Gerade weil also die Anamnese so wichtig ist, weil ihre Erhebung nur praktisch erlernt und ihre Ergiebigkeit durch Erfahrung erweitert und erlebt werden muß, können hier nur einige, gewissermaßen technische Hinweise gleichsam als Erinnerungshilfen gegeben werden.

Allgemeines. Es braucht kaum gesagt zu werden, daß es in manchen Fällen außerordentlich falsch wäre, wenn unser Fragen und Denken, während der Kranke berichtet, sich ausschließlich auf den Magen einstellen würde. Magenschmerzen und Magensymptome, vermeintliche und wirklich vom Magen ausgehende, können so viele andere Erkrankungen begleiten, im Kindesalter noch ausgesprochener als beim Erwachsenen, daß alle diese Möglichkeiten hier zu erörtern nicht möglich ist. Wichtig ist ferner, daß wir während der Unterhaltung mit dem Kranken möglichst schnell einen Eindruck von seiner Gesamtverfassung bekommen. Grellfarbigkeit der Schilderung, Pathos im Vortrag werden bei uns den Verdacht erwecken, daß Neurotisches im Spiel ist. Andererseits entsteht derselbe Verdacht, wenn Kranke trotz normaler Intelligenz in sprunghafter Weise bei ihrer Schilderung gerade an den Punkten vorbeigehen, die auch dem Laien natürlicherweise als wichtig und zur Sache gehörig erscheinen müssen. Oder wenn eine Schwerbesinnlichkeit gerade für die wichtigen Punkte, für das erstmalige Auftreten der Beschwerden, trotz deren angeblich quälender Stärke besteht usw.

Die allgemeine ärztliche Regel, Alter und Beruf zu berücksichtigen, über Krankheitsdauer und Krankheitsentwicklung sowohl wie frühere Erkrankungen Fragen zu stellen, gilt selbstverständlich auch für die Magenkranken. In bezug auf Berufseinflüsse ist wichtig, sich zu erinnern, daß Beschäftigung mit Blei zu Magen- und Darmerkrankungen disponiert, daß bei manchen Berufen Alkoholmißbrauch sehr naheliegt, daß eine sehr unregelmäßige Lebensweise (bei Reisenden, bei Leuten mit wechselnder Tag- und Nachtschicht) mindestens für die Verstärkung gastrischer Beschwerden von Bedeutung sein kann. Periodizität des Verlaufes lenkt den Verdacht auf Ulcus oder Gastritis (Einzelheiten in den entsprechenden Kapiteln). Die in viel kürzeren Perioden und mit Fieber auftretenden Magenbeschwerden mancher Fälle von Febris undulans (Bang-Bacilleninfektion) werden kaum damit zu verwechseln sein. Ebensowenig appendicitische Anfälle. An voraufgegangenen Erkrankungen sind besonders auch wichtig: Anfälle von Cholecystopathie, die durch irgendwelche Angaben erwiesen oder hochwahrscheinlich gemacht werden. (Typische Kolik mit Rechtsausstrahlung, eventuell bis in die rechte Schulter, mit Erbrechen, Ikterus.) Ein ganzes Heer von „Magenkranken" wird von den Cholecystopathien und Hepatopathien gestellt. Mein ceterum censeo: An das Pankreas denken! sei auch hier nicht vergessen. Ferner können Hinweise auf eine tuberkulöse Erkrankung in der Vergangenheit wichtig sein, in Anbetracht der vielfachen funktionellen und organisch bedingten Magenbeschwerden, die im Verlaufe der Tuberkulose vorkommen (Appetitlosigkeit, Tussis cum vomito, Beschwerden bei Dünndarmtuberkulose). Syphilis in der Anamnese ist wichtig, wenn das Krankheitsbild den Verdacht auf gastrische Krisen der Tabes erweckt. Die Diagnose der tabischen Krise kann in Frühstadien schwer sein, weil andere neurologische Zeichen noch fehlen können und weil im Anfang das klinische Bild nicht immer ausgeprägt und typisch ist, bisweilen auch in etwas verwaschenen „Krisen-Äquivalenten" auftritt. Es sei daran erinnert, daß Thyreotoxikosen mehr oder weniger „monosymptomatisch" als Magenleiden verlaufen können.

Den hereditären Verhältnissen wurde früher zu wenig Bedeutung beigemessen. Es gibt Carcinomfamilien. Es gibt gelegentlich auch ausgesprochene Ulcusfamilien (Beispiel Jacarelli: Großeltern beide Ulcus, in 3 Generationen bei 13 Mitgliedern der Familie 10 Ulcusfälle).

(Ulcus bei eineiigen Zwillingen: Robinson 1947, Oliver-Pascual 1949, Camerer 1935).
Auch eine gewisse Disposition zu Gastritis und Achylie scheint erblich zu sein. Und eine
amerikanische Statistik gibt an, daß der Sekretionstyp des Magens sich häufig vererbe.
Bei Anaemia perniciosa ist ein Erbfaktor im Spiel (Bremer 1931, u. a.). Immerhin sind uns
Angaben über derartige hereditäre Verhältnisse *nur in seltenen Fällen für die Diagnosestellung
von Bedeutung*. Eine Bereitschaft zur Betätigung und neurotischen Verwertung gewisser
Magenmechanismen scheint vorzukommen, so gibt es Ruminantenfamilien. So trifft man
Aërophagie durch mehrere Generationen (eigene Beobachtung). Immerhin darf man sich
fragen, wieweit in solchen Fällen ererbte Bereitschaft, wieweit Imitation vorliegt.

Wenn es der heutigen Strömung entspricht [endlich(!), aber nun teilweise
übertreibend und einseitig!], von einer Psychosomatik der Magenphysiologie
und -pathologie zu sprechen und eine psychologische Anamnese, ein psycho-
analytisch orientiertes Fragen, eine Existenzialanalyse gerade auch bei Magenkranken für wichtig zu erklären, so sei darauf aufmerksam gemacht, daß diese
Mahnung in der vorstehenden, aus der alten Auflage unverändert übernommenen
Darstellung enthalten ist, auch wenn das neue Wort Psychosomatik darin nicht
vorkommt. Auch in unserer früheren Darstellung der Magenphysiologie, dem
Kapitel über Magenneurosen usw., war eine *angemessene* Berücksichtigung
der holistischen psychologischen Momente der heutigen psychosomatischen Ära
vorweggenommen.

II. Das subjektive Beschwerdebild.

Von manchen Kranken, z. B. mit Ulcus duodeni, werden ihre subjektiven
Beschwerden bereits ohne unser Zutun so charakteristisch und anschaulich
vorgetragen, daß wir leicht auf die richtige Diagnose geführt werden. Wenn
bei anderen die Angaben verwaschen und unsachgemäß sind, so hat das nicht
immer seinen Grund in Neurotischem, nicht immer auch liegt es an mangelhafter Gabe zum Beobachten und Schildern; sondern häufig liegen auch irreführende Selbstdeutungen oder ärztliche Artefakte vor bei Kranken, die durch
viele Hände gegangen sind und in die manches hineingefragt worden ist. Besonders in den Angaben über das, was ein Magenkranker nicht vertragen könne,
erkennt man öfters den Einfluß *diätetischer Dogmatik* oder eine *„Angstdiät“*,
der sich der Kranke kritiklos unterzieht.

Gewichtsabnahme. Starke fortschreitende, schnelle Gewichtsabnahme findet sich typisch
bei Magenkrebs. Doch darf, wer frühzeitig einen Magenkrebs erkennen will, nicht etwa im
Symptomenbilde die starke Abmagerung fordern. Auch gelingt es bei Krebskranken durch
geschickte Ernährung, auch durch suggestive Hebung des Appetits, bemerkenswerte Zunahme
des Gewichtes zu erzielen. Andererseits kann starke Gewichtsabnahme bei irgendwelchen
Veränderungen des Verdauungsrohres oder bei gehäuftem Erbrechen auftreten, bei Weg-
störungen der Speiseröhre, bei dekompensierter Pförtnerenge, schwerer Gastroparese, bei
achylischen Durchfällen. In der tabischen Krise kann der Gewichtssturz schon in wenigen
Tagen viele Pfunde betragen, ebenso rasch ist dann nach Aussetzen der Krise die Gewichts-
zunahme. Schleppt eine solche Krise sich, wie es vorkommt, wochenlang hin, so kann die
Abmagerung höchste Grade erreichen. Unter den Neurosen, bei denen Erbrechen oder
Appetitlosigkeit im Vordergrund des Bildes stehen, kann zwar trotz heftiger Klagen der
Körperbestand ausgezeichnet erhalten sein. Doch gibt es andere Fälle, bei denen es trotz
Fehlens einer organischen Veränderung zu äußerster Abmagerung kommt.

Der Magentag. Es ist bei manchen Kranken nicht einfach, klare Auskunft zu erhalten
über die Beziehungen, die zwischen ihren Beschwerden einerseits und andererseits der Nahrungsaufnahme, auch der Stuhlentleerung bestehen. Es ist eine bekannte Tatsache, daß viele
Menschen für den Spätschmerz, der 2 Std nach der Hauptmahlzeit auftritt, zunächst jeden
Zusammenhang mit der Nahrungsaufnahme ablehnen. Es hat sich seit vielen Jahren bewährt,
vom Kranken die Schilderung eines ganzen Tageslaufes zu verlangen unter Heraushebung
aller Einzelheiten, die den Magen und die Verdauung betreffen. Man erfährt auf diese Weise
Einzelheiten über die Lebensweise, die ja bei den einzelnen Menschen, gerade auch in den
ärmeren sozialen Schichten, außerordentlich verschieden ist. Einzelheiten, die nicht nur zur
Beurteilung des Krankheitszustandes, sondern auch für die therapeutische Diätetik, im
weitesten Sinne für den Spezialfall wichtig werden. Man erfährt genau die Beziehungen der

Schmerzanfälle zu den größeren Mahlzeiten, erfährt Quantitatives und Qualitatives über die Kosthaltung usw. Die Schilderung des „Magentages" ist gerade für manche Patienten, die nicht zu schildern verstehen, eine Hilfe, durch die ihnen einfällt, was sie an Erfahrungen über auslösende Momente ihrer Magenbeschwerden gemacht haben. Aus vielen zustimmenden Äußerungen entnehme ich, daß mein Rat, auf den „Magentag" eines Kranken mit Einzelheiten einzugehen, sich auch anderen bewährt hat.

Magenschmerz. Von beherrschendem Interesse ist oft ein Magenschmerz, obwohl bei vielen Magenkrankheiten nennenswerte Schmerzen fehlen und obwohl viele vermeintliche Magenschmerzen in Wirklichkeit nicht auf den Magen zu beziehen sind. Ganz besonders für den Magenschmerz ist eine Anamneseerhebung unter differentialdiagnostischer Einstellung, eine Differentialanamnese von Bedeutung. Einzelheiten siehe Ulcuskapitel, ferner über Magenempfindungen weiter oben S. 247. Schlagwortartig seien die Punkte herausgehoben, die für die diagnostische Bewertung des Magenschmerzes vorwiegend in Betracht kommen.

1. Die Intensität des Schmerzes. Äußerste Heftigkeit kennzeichnet nur selten echte Magenschmerzen. Der Schmerz in einer starken Gallensteinkolik, in der Nierensteinkolik, bei akuter Pankreasattacke ist im allgemeinen heftiger als ein selbst ausgeprägter Ulcusschmerz. Sehr heftige Schmerzen vom Magen aus gibt es bei Penetration des Ulcus ins Pankreas, ferner manchmal bei Ulcusperforation. Auch die seltene Magenwandphlegmone macht Schmerzen von äußerster Heftigkeit, ebenso gewisse infiltrative sulzige Vorstadien der Phlegmone, die nicht ganz selten bei Ulcus und bisweilen bei Gastritis vorkommen. Sehr heftig können die Schmerzen bei der tabischen Krise sein, mit und ohne Erbrechen.

2. Der zeitliche Schmerztyp und seine Entwicklung. In der Ulcusdiagnose spielen Frühschmerz, Spätschmerz, Hungerschmerz eine erhebliche Rolle, für die Annahme des Ulcus und für seine Lokalisation (s. im einschlägigen Kapitel). Da die Kranken uns öfters aufsuchen, wenn ihr fortgeschrittenes Leiden die diagnostisch wertvollen Charakteristika des Schmerztyps nicht mehr ohne weiteres erkennen läßt, muß man hier auf die Krankheitsentwicklung zurückgreifen und fragen, wie sich der Schmerztyp in früheren Jahren verhielt. Man erfährt dann z. B., daß anfänglich nur gelegentlich oder in jährlichen Perioden ein Spätschmerz nach der Hauptmahlzeit auftrat. Im weiteren Verlauf kommt es dazu, daß schon kleinere Mahlzeiten Spätschmerzen auslösen, so daß der Kranke nunmehr bereits einen Zusammenhang zwischen Mahlzeit und Schmerz nicht sieht. Die Schmerzen treten scheinbar launisch häufig im Verlauf des Tages auf. Schließlich kann bei erheblicher Penetration oder periulceröser Magenwandentzündung eine Art Dauerschmerz zustande kommen, dessen Empfindung übrigens, wie intelligente Kranke angeben, einen deutlich anderen Charakter hat. Bei der Therapie wird nicht selten rückläufig derselbe Weg durchschritten. Zunächst verschwindet der Dauerschmerz, zuletzt bleiben noch gelegentliche Spätschmerzen, z. B. nach einzelnen, nicht besonders zweckmäßigen Speisen.

Charakteristisch für den so wichtigen Spätschmerztyp ist, daß er durch Nachessen zunächst gebessert wird. Übrigens ist der Spätschmerz zwar für pylorisches oder ducdenales Ulcus sehr charakteristisch, nicht aber pathognomonisch. Es gibt gelegentlich auch Spätschmerzen bei Gastritis, auch bei Achylie, auch bei Ulcus curvaturae.

3. Der qualitative Schmerztyp. Hier ist es wichtig, zu fragen, ob der Schmerz an Kolik erinnert, an ein schmerzhaftes Geblähtsein, ob ein heftiger, stechender, fast punktförmiger Wundschmerz vorhanden ist. Sehr deutlich schildern in Einzelfällen Kranke den gewaltigen, momentanen Schmerz einer Perforation. In bezug auf das Gesamtgebaren des Kranken bei seinen Schmerzen möchte ich hervorheben, daß ein Kranker mit Perforation, ebenso ein Kranker mit starkem Pankreasschmerz im allgemeinen sehr still liegt. Ein gewisses Vernichtungsgefühl verbindet sich mit dem Schmerz. Demgegenüber ist der Kranke bei Magenkolik oft sehr unruhig. Und besonders für die Gallensteinkolik ist das unruhige Herumwälzen charakteristisch. (Auch hier nur, solange keine Perforation droht.)

4. Lokalisation und Ausstrahlung des Schmerzes. Angaben über genaue Örtlichkeit der Schmerzempfindung, wenn der Kranke dazu imstande ist, engen oft ohne weiteres den diagnostischen Fragenkreis ein. Andererseits bedeutet eine Schmerzlokalisation im Wetterwinkel des rechten Oberbauches zunächst mehrere Möglichkeiten (vor allen Dingen Cholecystitis und Ulcus duodeni). Ferner ist eine Empfindlichkeit dicht unter dem Schwertfortsatz (Solarpunkt) bei sehr vielen Erkrankungen von Bauchorganen zu treffen. Man soll sich stets vom Kranken den Schmerzpunkt zeigen lassen. Organisch Kranke zeigen ihren Hauptschmerzpunkt mit einem oder 2 Fingern; der Neurotiker fährt mit der ganzen Hand über einen großen Teil des Bauches.

Wichtig sind oft die Ausstrahlungen. Der Schmerz des Ulcus duodeni wird nicht selten bis in den Rücken empfunden, halbgürtelartig oder spießförmig. Ein cholecystischer Schmerz zieht weit häufiger bis zur rechten Schulter hinauf. Linksseitige Schmerzen sprechen für pylorusfernes Ulcus (der kleinen Kurvatur). Starke Ausstrahlungen nach links in den Rücken sind besonders deutlich bei vielen Pankreasfällen. Auch bei Ulcus, das in das Pankreas penetriert. Wenn ich, gestützt auf persönliche Erfahrung, mich dafür einsetzte, den linksseitigen

Pankreasschmerz häufig diagnostisch in Betracht zu ziehen, so folgen mir hierin, nach anfänglichem Zögern, mehr und mehr Kliniker.

5. *Die Diätetik des Schmerztyps.* Nicht immer ist es ergiebig, Kranke danach zu fragen, was ihrem empfindlichen oder kranken Magen bekommt und nicht bekommt. Was manche auf solche Fragen antworten, besteht nur aus Kritiklosigkeit und vorgefaßter Meinung über „leichte Diät". Bei anderen Kranken kann man geradezu ärztlich lernen aus ihren Bekömmlichkeitsangaben, für den Einzelfall und selbst verallgemeinernd. In wieder anderen Fällen sind die Angaben mindestens diagnostisch wertvoll. Neurotisches und Hypochondrisches wird erkennbar. Die Kostregel, nach der manche Patienten leben, hat ohne weiteres den Typus der Angstdiät oder wir empfinden sofort, daß die Nichtbekömmlichkeit gewisser Speisen auf Autosuggestionen, bedingten Reflexen oder komplizierten psychoneurotischen Vorgängen beruhen müsse. So wenn ein angeblich kranker Magen keinerlei gekochte Speisen verträgt, dagegen alle kalten Speisen oder „Rohkost". So wenn ein Kranker „nur" rohes Schabefleisch verträgt usw. Ein derartig neurotisches Verhalten schließt selbstverständlich organische Veränderungen nicht mit Sicherheit aus. Gewisse durchfettete Speisen kehren sowohl bei Ulcuskranken als auch bei Cholecystopathien in den Angaben immer wieder (Kartoffelsalat, Kartoffelpfannkuchen, Schmalzgebackenes, Konditorwaren). Saure Speisen und Salate bekommen dem Ulcuskranken schlecht; ferner Sauerkraut, Gurken usw. Ein Kranker erklärte als „das Schlimmste" „eingemachte saure Bohnen". Konzentrierter Alkohol, aber auch saure Weine, besonders Äpfelwein, erzeugen Beschwerderezidive bei manchen chronischen Gastritiden, aber ebenso beim Ulcus (vielleicht auf dem Wege über eine Steigerung der Ulcusgastritis). Bei Achylie hört man nicht selten über Überempfindlichkeit für reichlichen Milchgenuß klagen. Beschwerden und Durchfälle nach reichlichem Fleischgenuß können auf Achylie oder auf „nutritive Allergie" hinweisen.

Schwer bekömmliche Speisen wirken beim Magenkranken nicht nur in der Weise, daß sie einmalig Beschwerden hervorrufen, sondern sie können oft bewirken, daß danach tagelang Eßbeschwerden auch auf harmlose Gerichte hin fortbestehen.

6. *Andere auslösende Bedingungen.* Daß psychische Erregungen verschiedenster Art bei Krankheiten des Magens wie des gesamten Verdauungsapparates Beschwerden auslösen oder steigern, hört man immer wieder. Diese Angabe wird von der großen Mehrzahl der organisch Kranken gemacht. Sie läßt sich im Sinne der Psychoneurose nur dann verwerten, wenn sie stark in den Vordergrund tritt. Übrigens gibt gerade der Neurotiker die Bedeutung psychischer Erregung für seine Beschwerden oft erst auf ausdrückliches Nachfragen zu.

Nicht selten hört man die ein wenig widersinnig klingende Angabe, daß Ulcusschmerzen durch Erkältungen, durch „kalte Füße" wieder gerufen werden. Ein Schutzmann mit Ulcus duodeni machte mir die Angabe, daß er jedesmal Magenbeschwerden bekommt, wenn er bei Regenwetter stark durchnäßt stehend seinen Dienst verrichten muß. Durch die Experimente von WEITZ, die die tonische Umstellung des Magens bei Einwirkung von Kältereizen auf die äußere Haut nachwiesen, haben wir Verständnis für solche Zusammenhänge. Ganz allgemein verschlimmern Kältereize auf die Haut die Ulcusbeschwerden, während Wärme gewöhnlich lindert.

Mehr interessant als diagnostisch wichtig sind Angaben über besondere „Schmerzlagen" bei Ulcuskranken. Sie können allenfalls für die feinere Ulcuslokalisation (Vorder-, Hinterwand des Magens) mitverwertet werden.

7. *Periodizität.* Periodizität der Schmerzen spielten in der Ulcusdiagnose eine große Rolle (s. dort). Am ausgesprochensten ist die Frühjahrsattacke vieler Fälle. Andere haben eine 2. Periode im Herbst oder Winter. Die periodische Wiederkehr der Beschwerden ist typischer als die Bindung an eine bestimmte Jahreszeit. Übrigens gibt es auch eine periodische Steigerung der Beschwerden bei chronischen rezidivierenden Pankreatitiden. Nicht verkennen darf man, daß für das Wiederkehren solcher Schmerzperioden bisweilen Autosuggestionen mitbestimmend wirken. Eine Krankheit, die als periodisch wiederkehrend vom Kranken erkannt ist, wird auch periodisch von ihm erwartet.

Völlegefühl. Klagen nicht über eigentlichen Schmerz, sondern nur über zeitweiliges Völlegefühl oder Geblähtsein finden sich bei den verschiedensten Verengungen oder Behinderungen des Magenausganges. Aber auch bei einer gewissen Starrwandigkeit scirrhöser Magenerkrankungen ohne Expulsionsinsuffizienz. Es ist in manchen Krebsfällen nicht ohne weiteres verständlich, wie es zustande kommt. Manchmal bezieht sich ein Völlegefühl auf die geschwollene Leber, so bei Kreislaufschwäche. Im übrigen kann das Gefühl *dauernden* Angefülltseins für die dekompensierte Pförtnerverengung charakteristisch sein. Es fehlt indessen trotz erheblicher Dauerstauung in manchen Fällen. Dann wird nur nach Mahlzeiten die Empfindung deutlich, wie bei anderen nur relativ kompensierten Stenosen. Ein zu frühes Eintreten von Völlegefühl bei der Nahrungsaufnahme (es wird öfters mit vorzeitigem Sättigungsgefühl identifiziert) findet sich bei Schrumpfmägen, bei kleinen Resektionsmägen mit geringer Aufnahmefähigkeit usw. Gewisse eigentümliche Gefühle bei Sanduhrmagen sind in dem betreffenden Kapitel geschildert. Oft findet sich die Aussage, daß im Ulcusschmerz der Leib sich aufbläht, die Hose oder der Gürtel zu eng sind, die Blähungen nicht abgehen, daß Abgang von Blähungen „nach oben und unten" zu Besserung führt.

Kommen die erwähnten schweren mechanischen Behinderungen nicht in Betracht, so ist ein Dehnungsschmerz oder Unbehagen bei nicht übertriebener Anfüllung des Magens ein hochwertiges Zeichen für Gastritis infiltrativa.

Acidismus. Der Symptomenkomplex der Säurebeschwerden, den ich mit Acidismus benannt und vom Begriff der Superacidität abgetrennt habe (vgl. S. 310ff.), ist in keiner Weise für eine bestimmte Krankheit oder eine bestimmte Sekretionsstörung charakteristisch. Er findet sich wohl häufig bei Superacidität, ist aber nicht notwendig damit verbunden. Er kann am stärksten ausgeprägt in Ulcusfällen sein, kommt aber gerade oft bei Cholecystitis, bei aktiver Gastritis, ferner in der Gravidität, bei Hernie des Hiatus oesophageus, und zwar hier wie in vielen anderen Fällen ohne Superacidität vor. Ich verweise auf das Kapitel Gastritis.

Die Klagen der Kranken lauten meistens auf Magenbrennen, Sodbrennen (Pyrosis) und saures Aufstoßen.

Appetit. Appetitstörungen werden zuviel und zu ausschließlich auf den Magen bezogen. Appetit und Hungergefühl kommen komplex zustande. Neben Meldungen aus dem Magen sind solche aus anderen Organen und den Geweben überhaupt maßgebend. Ferner die auf Bestanderhaltung oder Ansatz gerichtete Grundtendenz der Person, die in ihren Varianten teils aus der endokrinen Formel, teils aus „Psychischem" sich erklären läßt (vgl. Kapitel Sensibilität). Der Neurotiker allerdings, der magenkrank zu sein glaubt, folgert sich in Appetitstörungen hinein. Und der andere Neurotiker, der aus psychischen Gründen appetitlos ist, glaubt, sein Magen sei krank. Bei Ulcus ist der Appetit meist erhalten, oft sogar lebhaft. Freilich muß man zwischen Appetitlosigkeit und *Eßfurcht* unterscheiden bei Kranken, die sich im Essen zurückhalten, weil sie wissen, daß sie davon Beschwerden bekommen. Das ausgesprochene Darniederliegen des Appetits ist wichtiges, aber durchaus nicht frühes Symptom bei Krebs. Der ausgesprochene Widerwille gegen Fleisch ist sehr charakteristisch. Man trifft dieses Symptom allerdings manchmal auch bei gutartiger Achylie. Widerwillen gegen Fett äußern Gallenwegkranke und Pankreaskranke. Es braucht kaum gesagt zu werden, daß Appetitstörungen im Sinne der Verminderung, aber auch in der qualitativen Veränderung bezeichnend sind für sehr verschiedene Krankheiten, für die Tuberkulose, für die Influenzarekonvaleszenz, für manche Parasitenkrankheiten. Heißhunger begleitet manchmal die supersekretorischen Krisen und gehört somit zu manchen Fällen des Ulcus duodeni. Heißhunger in Verbindung mit Schmerzen gibt es auch bei Pankreatitiden mit Insulismus. Maßlose Nahrungsaufnahme infolge fehlenden Sättigungsgefühls wird bei Paralyse, auch bei Idioten beobachtet. Bei Paralyse kann dies frühzeitiges Symptom sein.

Durst. Über Durst wird von manchen Magenkranken geklagt. Bei akuter und mancher chronischen Gastritis, bei Pförtnerverengung, bei Wasserverlusten durch häufiges Erbrechen oder Durchfall. Durst kann aber selbstverständlich auch Symptom anderer Krankheiten sein (Diabetes, Schrumpfniere, Prostatahypertrophie, Hypophysenerkrankung, Rachenkatarrh).

Geschmack. Geschmacksstörungen, sowohl im Sinne des Nicht-Schmecken-Könnens als auch im Sinne des dauernd vorhandenen schlechten Geschmackes, kommen bei manchen Gastritiden vor. Sie sind jedoch wahrscheinlich Folge einer gleichzeitig vorhandenen Pharyngitis, die — besonders bei der Alkoholgastritis — nicht abwesend zu sein pflegt. Schlechter Geschmack kommt bei Magenkrebs vor, besonders bei zerfallenden Tumoren. Im übrigen aber ist es ein Symptom, das nicht nur bei vielen fieberhaften Erkrankungen, sondern besonders ausgesprochen auch bei Lungentuberkulosen, fötider Bronchitis, Lungengangrän sowie verschiedenen Erkrankungen der groben Luftwege und der Nasennebenhöhlen vorkommt. Ferner bei Hepatopathien.

Zungenbrennen ist ein wichtiges Symptom für Biermersche Anämie, darf jedoch nicht für sich allein zur Stellung dieser Diagnose verwendet werden. Es ist nicht pathognomonisch (s. Abschnitt: Funktionelle Störungen und Krankheiten nach Magenoperationen).

Speichelfluß. Vermehrte Speichelsekretion ist bei Erkrankungen der Speiseröhre, besonders Stenosen häufiger als bei Magenkrankheiten. Unter diesen zeigen besonders verschiedene Formen von Pförtnerverengung das Symptom. Experimentell konnte Speichelsekretion durch Magenaufblähung erzeugt werden. Dabei erwies sich der Vagus als zentripetale, die Chorda tympani als zentrifugale Bahn des Reflexbogens (Hisada 1930).

Übelkeit und Erbrechen sind außerordentlich vieldeutige Symptome. Man kann nicht einmal sagen, daß sie besonders häufig gerade auf ein Magenkranksein hinweisen. Trotzdem läßt sich oft das Erbrechen diagnostisch verwerten, wenn man Art und Zeitpunkt seines Auftretens, gleichsam die klinischen Einzelheiten, sorgfältig beachtet und ferner auch das Erbrochene beachtet und untersucht (Stauungsreste, Blutgehalt, Gallegehalt usw.).

Aufstoßen. Gehäuftes Aufstoßen, bisweilen polternd, gleichsam in Serien, zwangsmäßig in gewissen Abständen nach der Nahrungsaufnahme oder bei irgendwelchen bestimmten

Umständen auftretend, ist ein deutlicher Hinweis auf Aerophagie. Nur in Stauungsmägen kommen Zersetzungen mit Gasbildung in einem Maße vor, daß die Gärungsgase durch Ructus entleert werden müssen. Irrtümlicherweise werden auch bei Mägen mit normaler Entleerung häufig Gärungsvorgänge herangezogen zur Erklärung des Aufstoßens. Luftschlucken ist im übrigen ein Symptom, das jedem organischen Magenkranksein sich beigesellen kann. Freilich kann es sich trotzdem später als neurotischer Mechanismus fixieren. Es kann in anderen Fällen rein psychogen entstehen. Ich verweise auf das Kapitel Aërophagie, ferner auf das Kapitel Magenneurosen. Das Aërophagiesyndrom wird in Deutschland ganz entschieden zu wenig beachtet. Man wird im allgemeinen nicht darauf geführt, dadurch daß die Kranken selber angeben, sie schluckten Luft. Es ist ein durchaus seltener Fall, daß mir ein Kranker mit Ulcus duodeni angab, er schlucke absichtlich Luft, weil das seine Schmerzen erleichtere. Häufiger wird über Aufstoßen geklagt. Dem Charakter dieses Aufstoßens muß man dann nachgehen. Erfolgen die Ructus in Serien hintereinander, so kann man, wenn keine Stauung vorliegt, schon aus dieser Schilderung die Aërophagie diagnostizieren. Nicht wenige Kranke erwähnen aber nicht einmal das Aufstoßen, wenn sie spontan ihre Klagen vorbringen. Damen sprechen nicht gerne davon. Man muß danach fragen. Besonders wenn über Flatulenz geklagt wird, oder über Symptome im Sinne des gastrokardialen Symptomenkomplexes (ROEMHELD), also über Herzbedrückung usw. Auch abnorme Motilitätsvorgänge in der Speiseröhre, die das bekannte Gefühl der aufsteigenden Kugel (Globus hystericus) erzeugen, sollten stets den Verdacht auf Aërophagie erwecken. Bisher war hier vom Luftaufstoßen die Rede. Die Kranken sprechen gern auch von „saurem Aufstoßen", vom Aufstoßen saurer oder bitterer Flüssigkeit. Dies „saure Aufstoßen" gehört zum Acidismussyndrom (s. oben) und ist anders zu bewerten als das Luftschlucken. Hochkommen von Speiseteilen, die noch so gut wie unverdaut sind, „Regurgitieren", kann sich mit Luftschlucken verbinden, ist indessen ein neurotischer Mechanismus für sich, ebenso wie das Wiederkäuen.

Foetor ex ore steht verhältnismäßig selten zum Magen in Beziehung, trotzdem volkstümlich gerne die Redensart gebraucht wird, jemand „röche schlecht aus dem Magen". In Betracht kommt allerdings übelriechendes Aufstoßen bei Expulsionsinsuffizienz. Ich verweise auf das Kapitel „Magengase", ferner auf das Kapitel „Pförtnerverengung". Im übrigen kommt Foetor ex ore vielmehr mit Nebenhöhleneiterungen, Ozaena, Erkrankungen der Luftwege oder allgemeinen Vergiftungszuständen wie bei Urämie, Diabetes, Ileus zusammen vor, sehr häufig durch schlechte Zähne und chronische Tonsillopathie oder chronische Entzündung der Zungenwurzel.

Flatulenz kommt vor allem bei Leberkrankheiten vor, gehört in das Pfortadersyndrom, dessen erstes Zeichen sie sein kann (ROBERT MAYER). Ferner kommt das Symptom zustande durch reichliche Zersetzungen oder Gärungen im Darm aus bakteriellen Ursachen, bei Pankreasinsuffizienz (s. dort) oder infolge von Passagehindernissen. Schließlich aber kann Flatulenz durch Aërophagie bedingt sein (sog. „Tympanismus hystericus").

Durchfall und Verstopfung sind selbstverständlich in erster Linie Darmsymptome. Sie können und sollen indessen sehr häufig Anlaß geben zu diagnostischen Überlegungen, die den Magen betreffen. So ist Durchfall oft Achyliefolge. So kann Obstipation Ursache des Acidismus sein. So kann Verstopfung als Folge einer Cholecystitis auftreten, als Folge pankreatischer Erkrankungen, bei jeder Reizung des Peritoneums, nicht selten auch bei Ulcus duodeni. Bei Pankreaserkrankungen wird sowohl Verstopfung als auch Durchfall beobachtet. Die Verstopfung bei Pylorusstenose wird hin und wieder von den Kranken als ihr wichtigstes und besorgniserregendstes Symptom vorgebracht.

Dysphagie. Beschwerden oder Schmerzen beim Hinunterschlucken finden sich nicht nur bei Kardiospasmus und den verschiedenen Dysphagien, Entzündungen usw. der Speiseröhre, sondern auch bei Insuffizienz der Kardia und fehlender Magenblase, ferner bei krebsiger Infiltration der oberen Magenteile oder bei starker Verzerrung der Kardia. Letzteres wird hin und wieder durch schrumpfende Pleuraadhäsionen erzeugt oder durch Relaxatio diaphragmatica (Rezeptionsstörungen des Magens). Die Empfindung, daß Speisen hinter dem Brustbein steckenbleiben (Oesophagusspasmus ?) kann merkwürdigerweise manchmal frühes Zeichen eines Magencarcinoms sein, und zwar nicht nur bei Kardiakrebs, sondern kardiafernem. Vor dem Röntgenschirm lassen sich mehr Dyskinesien des Oesophagus entdecken, als man erwartet.

Magenschwindel. Eine interessante, nicht sehr häufige Erscheinung, die man indessen kennen muß, ist die Vertigo e stomacho laeso, ein (nach G. v. BERGMANN) durch den Vagus vermitteltes Ausstrahlungssymptom, das sich bei verschiedenen Magenkrankheiten zeigen kann. Ähnlich kommt eine Vertigo e vesica fellea laesa vor und auch vom Bulbus duodeni aus kann Schwindel erregt werden, wie sich gelegentlich von Duodenalsondierungen beobachten läßt, wenn durch eine Einspritzung der Bulbus gedehnt wird. Es handelt sich hierbei um einen echten Drehschwindel, wie durch genaues Befragen des Kranken im Einzelfall zu klären ist. Dieser Drehschwindel vom Oberbauch aus darf nicht verwechselt werden mit gewissen synkopalen Empfindungen, dem „Schwarzwerden vor den Augen", über das von anämischen oder vasoneurotischen Menschen geklagt wird und das auch gerade bei plötzlichen Magenblutungen vorkommt. Es ist dann oft das erste Alarmzeichen, dessen Bedeutung bald darauf ein Teerstuhl erweist. Auch der sog. Purkinjesche Tastschwindel kommt im Zusammenhang mit Magenbeschwerden vor, wohl nur, wenn gleichzeitig eine (organische oder funktionelle) Überempfindlichkeit des Vestibularapparates besteht. Hypoglykämie bei Pankreaskranken kann ein Schwindelgefühl erzeugen.

Hinfälligkeit und Schwäche. Es bedarf kaum der Erwähnung, daß unterernährte Magenkranke mit Pförtnerenge, mit gehäuftem Erbrechen, mit unerträglichen Schmerzen und Eßfurcht, mit schwerer Anorexie, mit profusen Durchfällen, mit allen Zeichen eines fortgeschrittenen Krebsleidens über Schwäche und Hinfälligkeit klagen. Ich verweise besonders auf das Kapitel „Magensaftverlust". Dagegen muß die bekannte Tatsache immer wieder unterstrichen werden, daß Kranke mit Magenkrebs gar nicht selten *nur* mit der Klage über ihre Schwäche zum Arzt kommen und von ihrem Magen gar nichts berichten.

III. Die Allgemeinuntersuchung des Kranken.

Die Eindrücke, die sich aus der Allgemeinuntersuchung des Kranken ergeben, können Anlaß werden, auf ein Magenleiden zu fahnden. In anderen Fällen geben allgemeine Symptome den Ausschlag, wo zwischen zwei verschiedenen Magenkrankheiten differentialdiagnostisch zu entscheiden ist. Schlagwortmäßig soll hier nur an Wichtigstes von derartigen Beziehungen erinnert werden.

Der Eindruck der *Kachexie* läßt uns nach einem Magenkrebs suchen, selbst wenn der Kranke nicht über seinen Magen klagt. Auch wird solche allgemeine Kachexie unser diagnostisches Urteil beeinflussen, wenn wir am Magen selbst nur undeutliche Wahrscheinlichkeitszeichen für Krebs finden. An jener alten ärztlichen Erfahrung ist etwas daran, daß selten ein Krebskranker völlig weißes Haar hat. Aber man muß sich hüten, aus den Haaren beweisende Zeichen für oder gegen Krebs ablesen zu wollen.

Starke *Magerkeit* bei vorzüglich erhaltener Muskulatur kommt gelegentlich bei Pförtnerverengung zur Beobachtung (vgl. dort). Im übrigen können sowohl Durchfälle bei Achylie, bei Sprue als auch eine wegen irgendwelcher Magenbeschwerden unzureichende Ernährung zu einer merklichen Verminderung des Körperbestandes führen. Auch bei schweren Magenneurosen („nervöse Anorexie", Magersucht) kommt das vor.

Bei jeder *Anämie*, deren Wesen nicht klar ist, ist an eine Magenblutung zu denken und vor allem auf Blut in den Faeces zu fahnden. Einmalige große Blutverluste, wie sie vorwiegend bei Ulcus oder bei Lebercirrhose vorkommen, können ebensogut zu nachhaltiger Anämie führen wie die chronischen sickernden Blutungen, die mehr für Carcinom charakteristisch sind. Fortlaufende Beobachtung des Hämoglobingehaltes ist bei Magenkrankheiten mit Blutungen eine wichtige Hilfe zur Beurteilung des Verlaufes.

Allgemeine *Zeichen vegetativer Unausgeglichenheit* zusammen mit Magenbeschwerden erwecken in uns den Verdacht, daß wir es mit einem Ulcuskranken zu tun haben oder mit einem Menschen, der auf dem Weg zum Ulcus, der ulcusbereit ist. Dies ist die erhebliche praktische Konsequenz, die sich ergab, als v. Bergmann zeigte, daß bei Ulcuskranken gewisse konstitutionelle Merkmale, „vegetative Stigmata", häufig sind. Vordem war die allgemeine ärztliche Ansicht, daß Zeichen von „Nervosität" bei einem Magenkranken, auch Zeichen vegetativer Labilität gegen Ulcus sprächen und vielmehr für Annahme einer Sekretionsoder Sensibilitätsneurose zu verwerten seien. Die Ulcusdiagnose ist dadurch häufiger geworden, aber auch die Abgrenzung des Ulcus gegen gewisse Organneurosen schwieriger. Natürlich wird man eingedenk bleiben, daß es Thyreotoxikosen mit Magen- und Darmbeschwerden gibt.

Habitus asthenicus läßt eine Enteroptose vermuten. Auch an dieser Stelle sei daran erinnert, daß Enteroptose keine Krankheit ist, sondern nur gewisse Bereitschaften zu Beschwerden enthält. Menschen mit Habitus asthenicus und auch solche mit Infantilismus zeigen relativ häufig eine gewisse Bereitschaft zu neurasthenischen Reaktionen auch im Vegetativen, zur Neurosebildung oder zur neurotischen Verarbeitung materieller Veränderungen. Sie können „Allergiker" sein.

Zeichen von *Kreislaufschwäche* lassen uns in erster Linie vermuten, daß die geklagten Magenbeschwerden auf eine Stauungsgastritis zu beziehen sind, wenn die nähere Untersuchung nichts anderes ergibt. Gelegentlich kommt ein weit fortgeschrittener anämischer Carcinomfall — noch immer frei von Magenbeschwerden bis auf Appetitlosigkeit — wegen Kreislaufdekompensation in Behandlung.

Symptome von Tabes oder Lues können uns in dem Verdacht bestärken, daß die von einem Kranken nicht sehr typisch geschilderten Anfälle von Magenbeschwerden als gastrische Krisen zu deuten sind, seltener als Gastrolues.

Mit der *Facies hypochondrica*, die in alten Werken eine Rolle spielt, ist diagnostisch nicht viel anzufangen. Allerdings findet man jene schlaffen, hängenden Gesichtszüge (ohne

Kachexie) mit dem Ausdruck ausgeprägter Depression in stärkster Ausbildung manchmal bei Menschen mit dekompensierter Pförtnerverengung. Das hängt wohl mit der Austrocknung und Abmagerung dieser Menschen zusammen. Im übrigen ist der Wirkungswert von Verdauungsbeschwerden für die Herbeiführung von hypochondrischen (Ausdrucks)-Reaktionen individuell außerordentlich verschieden.

Die alarmierende Bedeutung der *Facies Hippocratica*, die unter anderem bei Ulcusperforation auftreten kann, sei in Erinnerung gebracht.

Gelbsucht wird häufig als beweisend für ein Gallenwegleiden angesehen, in Fällen, wo die Differentialdiagnose zwischen Ulcus und Cholecystitis zu stellen ist. Das ist nur bedingt richtig. Nicht nur, weil gelegentlich Ulcus und Cholecystitis gleichzeitig beim gleichen Kranken vorkommen können, sondern auch, weil durch schrumpfende ulceröse Prozesse am Duodenum der Ductus choledochus in Mitleidenschaft gezogen werden kann. Schließlich muß auch erwähnt sein, daß gelegentlich bei Ulcuskranken auf der Höhe ihrer Beschwerden ein geringfügiger Ikterus festzustellen ist, der vielleicht auf einer reflektorischen Dyskinesie der Gallenwege (im WESTPHALschen Sinne) beruht. Die Kopfpankreatitis (s. dort) macht Ikterus.

Ähnliches gilt vom *Fieber*. Auch wenn im allgemeinen Fieberbewegungen und besonders höhere Temperatursteigerungen mehr für eine Cholecystitis, eher gegen Ulcus sprechen, so ist dieses Kriterium doch kein absolutes. *Geringe* Temperaturerhöhungen kommen auch bei Ulcuskranken vor, wohl im Zusammenhang mit entzündlichen Vorgängen und Sekundärinfektionen des Geschwürs. Ausnahmsweise gibt es sogar stärkere Fieberbewegungen, wenn vom Ulcus ausgehend eine phlegmonöse Magenwanderkrankung sich einstellt. Verhältnismäßig häufig sind Temperaturerhöhungen nach großen Ulcusblutungen (Resorptionsfieber).

Daß gewisse moderne Hilfsmittel für allgemeine Zustandsdiagnose, wie der Blutkörperchensenkungsversuch oder die Flockungsreaktionen, auch in der Magendiagnostik bisweilen mit Nutzen herangezogen werden können, sei erwähnt.

Die Betrachtung des Bauches. Bei einfacher Betrachtung des Bauches ergeben sich nur selten wichtige Krankheitszeichen, die auf den Magen sich beziehen. Ich sehe davon ab, daß im Gefolge der so häufigen Lebermetastasen des Magenkrebses das Pfortadersyndrom mit Venenerweiterung, Meteorismus, Ascites beobachtet werden kann. Magentumoren selbst werden nur bei extremer Größe gelegentlich sichtbar.

Der vergrößerte Magen selbst kann bei Pförtnerverengung sichtbar werden. Er zeichnet sich sackartig ab, eher beim liegenden als beim stehenden Patienten. Zweifel, ob man die der großen Kurvatur entsprechende Konturlinie vor sich habe, werden behoben, wenn man sieht, wie peristaltische Wellen darüberlaufen (s. Pförtnerverengung). Durch kurze Klopfstöße in die Magengegend wird die Peristaltik des prästenotisch erweiterten Magens, die leicht ermüdet, für kurze Zeit angeregt. Ähnliches bewirkt manchmal eine Blähung des Magens durch ein Brausegemisch. Die Symptomatologie der dekompensierten Pförtnerenge ist auf S. 408 besprochen. Peristaltik, die von rechts nach links läuft, kann echte Antiperistaltik des Magens sein. Sie kann jedoch in seltenen Fällen die rechtläufige Peristaltik des erweiterten Duodenums darstellen, bei tiefer Duodenalstenose.

Für die Erkennbarkeit des Magenkonturs und der Magenperistaltik mit bloßem Auge ist eine vorteilhafte Belichtung des Bauches von großer Bedeutung. Diffus von oben auf den Bauch fallendes Licht ist ungünstig. Am vorteilhaftesten ist es, wenn das Licht etwas schräg über die rechte Schulter des liegenden Kranken auf den Bauch fällt.

Die Auftreibung des Bauches bei akuter Magenlähmung, deren Verwechslung mit verschiedenen Formen des Darmverschlusses in Frage kommt, ist an anderen Orten geschildert.

Perkussion und Auskultation des Magens. Bei der Perkussion des Magens ist charakteristisch der sonore tympanische Schall in der Gegend des Fornix. Er bedingt den eigentümlichen Klopfschall des sog. TRAUBEschen Raumes, der in der Perkussionslehre eine Rolle spielt. Starke Luftfüllung des Magens bei Aërophagen macht sich wohl bei der Perkussion dieser Gegend manchmal geltend. Man stellt auch wohl den Wechsel des Perkussionsbefundes vor und nach mehrfachem Aufstoßen fest. Doch hat für die Diagnostik dieser Vorgänge die Perkussion nicht viel zu bedeuten. Man weiß nie, in welchem Umfang Gasblähung der Flexura lienalis beim Zustandekommen des tympanitischen Schalles im linken Oberbauch mitwirkt. So habe ich auch bei vollkommen fehlender Magenblase durch Insuffizienz der Kardia tympanitischen Schall in der Gegend des TRAUBEschen Raumes gefunden. Sonorer Klopfschall in der Lebergegend kommt bei perforiertem Ulcus vor.

Speisegefüllte Teile des Magens, besonders des erweiterten Magens bei Stagnation, ergeben Dämpfung mit Undulation. Ist in dieser Hinsicht ein Perkussionsbefund deutlich, so daß er sich einwandfrei auf den Magen beziehen läßt, dann ist meist auch schon für die Inspektion der erweiterte Magen erkennbar.

Man kann versuchen, sich die Magengröße durch Perkussion anschaulich zu machen, wenn man den (am besten vorher entleerten) Magen durch Kohlensäure aufbläht (Verfahren von FRERICHS und MANNKOPF).

Man löst einen Löffel voll Weinsäure in einem halben Glas Wasser, läßt dies trinken und gleich darauf, wiederum mit etwas Wasser, einen Teelöffel von Natrium bicarbonicum einnehmen. Der Patient muß vermeiden, sogleich wieder aufzustoßen. Nach einer derartigen künstlichen Aufblähung wird die Magengröße für Inspektion und Palpation bisweilen recht deutlich. Manchmal erkennt man so auch Sanduhrmägen. Indessen ist das Verfahren ein recht unvollkommenes, es ist mehr und mehr zurückgetreten, seit durch die Röntgenmethodik ein sehr viel genaueres Erkennen morphologischer Einzelheiten möglich wurde. In ländlicher Abgeschiedenheit mag man das Verfahren heranziehen. Für die Entscheidung diagnostischer Fragen spielt es keine Rolle. Die dekompensierte Pförtnerenge wird durch Feststellung von Rückständen mit Hilfe des Schlauches diagnostiziert, ebenso Zustände von Gastroparese. Es ist nicht zu verkennen, daß die vagen Ergebnisse des Aufblähungsverfahrens jahrzehntelang die irrige Verlegenheitsdiagnose „Magenerweiterung" begünstigt haben.

Trotzdem einzelne Autoren (Schüle 1905, v. Koranyi 1909) sich um die Ausbildung der Magenperkussion bemüht haben, spielt sie praktisch so gut wie gar keine Rolle.

Dasselbe gilt von der durch Runeberg und Rovsing empfohlenen „Umrißauskultation".

Die Auskultation der im Magen entstehenden Geräusche hat gleichfalls keine diagnostische Bedeutung erlangt. Am leichtesten zu beobachten sind das Durchspritzgeräusch und das Durchpreßgeräusch (Meltzer 1906), die bei Aufnahme von Flüssigkeit jedem Schluckakt folgen. Sie fehlen selbstverständlich bei völliger Unwegsamkeit der Kardia.

Ein Plätschergeräusch, das durch kurze Perkussionsstöße in die Magengegend erregt werden kann, beweist nur gleichzeitige Anwesenheit von Flüssigkeit und Luft im Magen. Einige Zeit nach Aufnahme von Flüssigkeit oder nach lebhaft safttreibender Mahlzeit ist also ein Plätschergeräusch kein pathologischer Befund. Das Symptom ist jahrelang, besonders in der französischen Schule, überwertet und falsch bewertet worden, indem es geradezu als pathognomonisch für Magenerweiterung galt. Bedeutung hat ein Plätschergeräusch nur, wenn es bei einem Kranken jederzeit vorhanden ist oder wenn man es morgens vor der ersten Nahrungs- und Flüssigkeitsaufnahme findet.

Palpation. Bei Anwendung von etwas Geschick und Geduld lassen sich 2 Teile des normalen Magens in vielen Fällen tasten: 1. der Pförtnerkanal, 2. ein Teil der großen Kurvatur. Die besten Resultate hat man, wenn man die Technik der sog. Gleit- und Tiefenpalpation von Hausmann anwendet.

Die palpatorische Verschieblichkeit des Pylorus ist sehr verschieden, am ausgesprochensten ist sie in manchen Fällen von Enteroptose. Dementsprechend sind auch Tumoren des Magens mehr oder weniger deutlich palpatorisch verschieblich, solange keine Verwachsungen mit der Umgebung vorhanden sind.

Respiratorisch verschieblich sind Geschwülste bisweilen nicht, solange sie nur die Magenwand betreffen. Doch können auch Magengeschwülste Atmungsverschiebungen aufweisen, wenn Verwachsungen nach der Leber oder nach dem Zwerchfell hin bestehen. Das findet sich besonders auch schon bei nicht sehr großen Tumoren der Kardiagegend. Auch wenn außer dem Magentumor eine erhebliche Lebervergrößerung besteht, kann sich eine respiratorische Verschieblichkeit des Magentumors ergeben. Ja, bei vertiefter Atmung kommt auch dem nicht mit der Umgebung verwachsenen Magen ein gewisser Grad von respiratorischer Verschieblichkeit fast regelmäßig zu. Man kann das beim Tasten der großen Kurvatur feststellen. Und es können daher auch nicht mit der Umgebung verwachsene Magengeschwülste sich bei der Atmung verschieben (was wichtig ist wegen der Frage, ob operative Ausrottung möglich ist).

Sensibilitätsveränderungen. Sensible Meldungen vom erkrankten Magen können sich durch empfindliche Halbgürtel objektivieren (Headsche Zonen). Solche überempfindlichen Halbgürtel können sich einerseits finden zur Zeit eines lebhaften Magenschmerzes, andererseits selbst zwischen eigentlichen Schmerzattacken, durch unterschwellige Reize unterhalten. In Betracht kommen in erster Linie die Dorsalsegmente 8—10. Gewisse Punkte besonders deutlicher Druckempfindlichkeit im Rücken sind als Boassche Druckpunkte bekannt.

Es kommen vom Magen aus rechtsseitige und linksseitige überempfindliche Reizgürtel zur Beobachtung. Am ausgesprochensten finden sich überempfindliche Halbgürtel linkerseits, etwa dem 8. Segment entsprechend, bei Erkrankungen, die das Pankreas befallen oder mitbefallen haben (Katsch).

In einer Reihe von Untersuchungen hat man sich bemüht, Headsche Zonen durch Messungen zu objektivieren. Hervorheben möchten wir die Untersuchungen unserer Klinik durch Bartelheimer (1947), Baehrecke (1943) und Sikken (1944). Mit Hilfe der Saugmethode wird die Capillarresistenz in Gebieten mit Änderungen sensibler und vegetativer Funktionen der Haut untersucht. Saugglocken mit 2 cm Durchmesser kommen zur Anwendung. Die Capillarresistenz wird gemessen an dem Unterdruck in mm Hg, bei welchen sich nach einer Saugzeit von 1 min gerade 1—2 Petechien unter dem zentralen Teil der Glasglocke zeigen. Randständig auftretende Petechien entstehen durch Torsion der Haut am Rande der Saugglocke und werden bei Bestimmung der Resistenz außer acht gelassen. Man fand eine normale Capillarresistenz in der Regio epigastrica von 220—320 mm Hg Unterdruck (v. Borbèly 1930). In Headschen Zonen wird vornehmlich eine *Herabsetzung der Capillardichte* gefunden. Sie konnte in einigen Fällen beim Ulcus ventriculi festgestellt werden. Als Routinemethode dürfte dieses Verfahren nicht in Frage kommen. Es ist zeitraubend und nicht eindeutig genug, hängt doch die Capillardichte von zahlreichen anderen Faktoren ab, als daß damit ausschließlich Wirkungen viscerocutaner Reflexe erfaßt werden könnten.

Über die Ausstrahlung von Magenschmerzen und ihre Objektivierung durch empfindliche Halbgürtel ist einiges Allgemeine im Kapitel über Magensensibilität auf S. 247 angeführt. Auch ist die Bedeutung der Headschen Zonen in dem Kapitel über das Magen- und Duodenalgeschwür besprochen.

IV. Die Magensonde.

Historisches. Kussmaul wandte zuerst im Jahre 1865 eine steife Sonde zur Magenentleerung an und machte darüber Mitteilung auf der 41. Versammlung Deutscher Naturforscher und Ärzte (September 1867 zu Frankfurt a. M.). Er führte damit die Magensonde in die Medizin ein. Jürgensen (1870) ersetzte die steife Sonde durch ein elastisches Kautschukrohr mit Führungsstab aus Fischbein. Ewald (1874) zeigte, daß unter Verzicht auf jeden Mandrin ein weicher Gummischlauch nach Art der Gasschläuche leicht einführbar und wegen seiner geringen Gefährlichkeit jedem steifen oder versteiften Instrument vorzuziehen sei.

Nach anderen Mitteilungen (W. His 1925, v. Brunn 1925) hatte Kussmaul indessen Vorläufer. Naunyn hatte bereits 1866 die Magenpumpe bei Phosphorvergiftung und Magenektasie angewandt. Naunyn seinerseits hatte durch Zufall eine Magenpumpe aus England erhalten, wo der in London tätige deutsche Instrumentenmacher Weiss zuerst eine Magenpumpe herstellte, die seitdem zu Magenausspülungen bei Opiumvergiftungen in Einzelfällen im Gebrauch war. Vorher war die Magenpumpe bereits von Boerhave und später von Orfila empfohlen worden. Diese und älteste primitive Versuche sind in der Greifswalder Dissertation meines Mitarbeiters Ferger (1929) zusammengestellt.

Einhorn (1910) erfand die Duodenalsonde aus dünnem Gummischlauch, die später in ähnlicher Form (zuerst von Ehrenreich 1912) als Verweilsonde für die Untersuchung des Magenchemismus Anwendung fand. Kurz nach Einhorn (1910) gab unabhängig auch der Amerikaner M. Gross (1910) eine ähnliche dünne Sonde an. Für die Verwendung zur Magenausheberung wurde die dünne Einhornsche Sonde in verschiedener Weise abgewandelt. Man wählte etwas größeres Kaliber als beim üblichen Duodenalschlauch, eine größere Metallolive als Kopfstück und gab diesem etwas größere Poren. Für die Einführung des dünnen Schlauches in den Magen sind auch Mandrins verwendet worden (z. B. von Pongs 1922) oder es wurde der dünne Gummischlauch aus einer halbstarren Gummimasse hergestellt, so daß er ebenfalls vom untersuchenden Arzt aktiv vorgeschoben werden kann (z. B. von Ganter 1924).

Es sind auch verschiedene Doppelsonden (von Kalk u. a.) konstruiert worden durch Verbindung einer Magensonde mit einer Duodenalsonde. Sie sind für wissenschaftliche Untersuchungen mit Erfolg herangezogen worden.

Klinische und patho-physiologische Fragestellungen führten zur Weiterentwicklung der Magensonden. Für die intragastrale elektrometrische p_H-Messung wurden *Elektrodensonden* konstruiert (Glaselektrode: Hofstetter 1947, Antimonelektrode: Kreitner, Pantlitschko und Schmid 1949/50, Kinzlmeier, Henning und Demling 1951). *Sonden mit einem Thermoelement* als Sondenkopf wurden in letzter Zeit (1948) von Hochrein und Schleicher zur Registrierung der Magentemperatur benutzt, nachdem van der Reis (1926) und Foged (1936) Messungen der Magentemperatur mit einer derartigen Sonde vorgenommen hatten.

Henning, Demling und Kinzlmeier (1951) bemühen sich in jüngster Zeit, eine *Kombinationssonde* für klinische, physiologische und pharmakologische Fragen anzuwenden, welche die gleichzeitige fortlaufende Registrierung des p_H-Wertes an der Magenschleimhaut und im Mageninhalt, der Magenschleimhauttemperatur und der Magenmotilität gestattet und gleichzeitig die Möglichkeit gibt, laufend Mageninhalt durch Absaugen zu gewinnen.

Mit dem speziellen Ziel, Zellmaterial und Gewebeteilchen von der Magenwand abzustreifen, hat Henning die *Magentupfsonde* geschaffen (1951) (s. S. 319).

Die starke Magensonde aus nicht zu weichem Gasschlauch hat eine Länge von mindestens 75 cm, einen Durchmesser von 12—14 mm, bei etwa 8 mm lichter Weite.

Es ist eine irrige Annahme, daß dicke Schläuche unangenehmer für den Kranken oder schwerer einführbar seien als mittelstarke.

Das Gegenteil ist der Fall. Zudem hindert ein dicker Schlauch, daß neben ihm beim Pressen Mageninhalt herausgebrochen wird. Nur bei sehr zierlichen

Personen, bei Kindern oder wenn Verengungen der Speiseröhre vorliegen, kann ein etwas dünnerer Schlauch am Platze sein. Das untere Ende des Schlauches sei abgerundet; es hat gewöhnlich eine verstärkende, versteifende Gummifüllung. Die 2—3 seitlichen Fenster sollen möglichst groß sein; sie verstopfen sich dann nicht so leicht. Die Ränder der Fenster sollen abgeglättet sein, damit sie die Schleimhaut nicht verletzen.

Ein Mandrin für die Schlauchsonde ist überflüssig. Bemerkt sei, daß selbstverständlich Magensonden peinlichst sauber zu halten sind.

Einführung der Magensonde. Der Patient sitzt mit einer Schürze bedeckt, eine Speischale in der Hand, auf einem gewöhnlichen Stuhl mit gerader Lehne. Er soll mit dem Gesäß bis an die Lehne heranrücken, so daß er aufrecht sitzt. Ein künstliches Gebiß oder andere Fremdkörper (Kautabak) werden vor der Sondierung aus der Mundhöhle entfernt. Stehkragen oder Kleidungsstücke, die den Hals beengen, sind beseitigt. Nun öffnet der Patient den Mund und man führt das Ende der mit lauwarmem Wasser angefeuchteten Sonde über die Zunge bis an die hintere Rachenwand. Aufforderung, einmal zu schlucken. Dabei zart weiterschieben. Jetzt ist der Schlundring überwunden. Wir bitten den Kranken, tief zu atmen, um Brechbewegungen möglichst zu verhindern. Unter leichtem Nachschieben gleitet der Schlauch abwärts. Bisweilen fühlt man deutlich, wenn er die Kardia passiert. Gelegentlich bereitet sogar ein vorübergehender Kardiospasmus einen Augenblick Widerstand. Sind von der Zahnreihe aus etwa 45 cm Schlauch eingeführt, so ist die Spitze sicher im Magen.

Schwierigkeiten können besonders im Anfang der Sondierung dadurch entstehen, daß der Kranke, statt zu schlucken, krampfhaft den Schlund zusammenpreßt. Diese Abwehrreaktion tritt bei nervösen Kranken und besonders dann ein, wenn der Kranke schon vor der Sondierung sich vor dem Manöver fürchtet. Es ist deshalb am besten, ohne vorherige Erörterungen die Aushebung als etwas Selbstverständliches und Einfaches zu behandeln. Macht ein Kranker bei der Überwindung des Schlundeinganges Schwierigkeiten, so ist es manchmal zweckmäßig, mit dem Zeigefinger den Schlauch bis an den Zungengrund zu führen. Gleichzeitig hält man den durch ein Stahlrohr geschützten Zeigefinger der linken Hand zwischen die Kiefer des Kranken, um zu verhindern, daß er bei seinen Abwehrreaktionen versehentlich dem Arzt in den Finger beißt. Manche empfehlen für die Überwindung des Schlundeinganges, in den Fällen, wo sie erschwert ist, einen Fischbeinmandrin in die Sonde zu stecken, den man zurückzieht, sobald der Schlundeingang überwunden ist.

Wendet man einen Führungsstab an, so ist darauf zu achten, daß seine Spitze nicht durch das vordere Sondenfenster nach außen dringen und dann irgendwo die Schleimhaut verletzen kann. Bei einem Schlauch, der mit Mandrin benutzt werden soll, darf das vordere Sondenfenster nicht zu nahe an der Spitze liegen; es muß zwischen Sondenfenster und Schlauchspitze ein Blindsackraum sein, in dem sich die Spitze des Mandrins fängt. Wir sind stets ohne Mandrin ausgekommen.

Entnahme von Mageninhalt. Nach Einführung des Schlauches bis zu einer Tiefe von 50—55 cm ergießt sich bisweilen ohne weiteres Mageninhalt nach außen. Meist ist erforderlich, daß der Kranke den Valsalvaschen Versuch ausführt. Wir bitten ihn zu pressen „wie beim Stuhlgang". Dabei stürzt der Mageninhalt heraus und wird in einem bereitgestellten Gefäß aufgefangen. Gelingt die „Expression" nicht gleich, so schiebt man den Schlauch ein wenig hin und her, versucht es bei etwas größerer oder geringerer Einführungstiefe. Manche Patienten beißen auf den Schlauch und machen so die Entleerung unmöglich. Man hindert sie daran, indem man mit dem Finger ihre eine Wange zwischen die Zahnreihe hineindrückt. Der Patient würde dann, wenn er zubeißt, sich selbst in die Wange beißen. Diesen vom Kranken kaum gemerkten Kunstgriff kann man auch schon bei der Einführung des Schlauches anwenden. Er macht die Anwendung von Kiefersperrapparaten oder auch die Einführung des panzergeschützten Arztfingers zwischen die Kiefer überflüssig.

Will bei mehrfachen Versuchen die Entnahme nicht glücken, so können die Schlauchfenster durch grobe Brocken verstopft sein. Man hilft sich, indem man mit einer Ohrenspritze ein Quantum Luft mit kurzem Stoß in die Sonde hineinstößt. Manchmal glückt danach die Erpressung auffallend leicht. Man kann auch Aspirationsapparate verwenden, die als Schaltstück für die Magenausspülungen empfohlen worden sind. Ein solcher Aspirator besteht z. B. aus zwei Glasröhren und einem Gummiballon. Das eine Glasrohr wird an die Sonde angesetzt, die Öffnung des anderen kann, während der Ballon zusammengedrückt wird, offenbleiben oder mit dem Finger verschlossen werden, so daß man mit dieser einfachen Einrichtung sowohl Luft in den Magen einblasen kann (zum Freimachen der Sondenfenster) als auch eine Aspiration ausüben.

Gelingt es auch auf diese Art nicht, Mageninhalt zu gewinnen, so entsteht der Verdacht, daß der Magen bereits leer ist. Dies soll man jedoch stets nur dann annehmen, wenn eine angeschlossene kunstgerechte Magenspülung (s. unten) keinerlei Speisereste mehr herausbefördert. Es kann zweckmäßig sein, die Magenspülung, die man bei sitzendem Patienten begann, in horizontaler Lage fortzusetzen, weil dann bisweilen Inhaltsreste besser zum Vorschein kommen.

Es ist eine alte Erfahrung, daß Inhaltsreste im Magen mit dem starken Schlauch in manchen Fällen sehr schwer herausbefördert werden können. HARMER und DODD (1913) haben durch Röntgenkontrolle ausdrücklich gezeigt, wie wenig sicher die vollständige Magenentleerung mit dem starken Magenschlauch gelingt. Für die Gewinnung geringer Mengen Nüchterninhalts, die auch in Fällen ohne Stauung jetzt zunehmend an Bedeutung gewinnt, ist daher die starke Magensonde ungeeignet.

Schlaucheinführung im Liegen. Es ist wichtig, zu wissen, daß man auch am liegenden Kranken sehr gut den Schlauch einführen kann, und es gibt sogar Autoren, die ganz allgemein die Schlaucheinführung und Ausheberung am horizontal gelagerten Kranken bevorzugen (BORGBJAERG 1908, KUTTNER 1921).

Schlaucheinführung durch die Nase unter Verwendung eines dünneren Schlauches kommt bei Bewußtlosen in Betracht, wenn die Einführung durch den Mund nicht gelingen will, ferner zur Jejunalsondenernährung (s. dort).

Ausheberung bei Beckenhochlagerung. Lagert man für das Ausheberungsverfahren den Kranken auf einen verstellbaren Untersuchungstisch, so hat man den weiteren Vorteil, daß nach tiefer Einführung des Magenschlauches der Kopf des Kranken durch Verstellen des Tischbrettes gesenkt werden kann. Dann läuft durch Heberwirkung, auch ohne daß der Kranke preßt und ohne daß eine Saugvorrichtung benutzt zu werden braucht, der Magen ziemlich vollständig leer. Dies einfache Verfahren wird von den Ärzten, die noch viel mit dem dicken Schlauch arbeiten, zu wenig benutzt. Es ist auch für therapeutische Magenentleerung sehr anwendbar, z. B. wenn auf ein wirksames Auspressen des geschwächten Kranken nicht zu rechnen ist. Es wird auf das Kapitel über akute Magenlähmung verwiesen. Mit dem Gastroskop kann man sich überzeugen, daß durch diese Ausheberung am „hängenden Kopf" im allgemeinen eine fast vollständige Magenentleerung gelingt.

Magenspülung. Will man feststellen, ob der Magen wirklich leer ist, so kann eine Nachspülung am Platze sein. Sie ist dann angezeigt, wenn es auf die

Feststellung von Stauungsresten ankommt und man die Ausheberung bei sitzenden Patienten ausführt. Es wird mit Hilfe eines Glaszwischenstückes ein $1^1/_2$—2 m langer Gasschlauch an die bereits eingeführte Magensonde angefügt und auf dessen freies Ende ein passender großer Glastrichter angesetzt. Bei erhobenem Trichter kann man (lauwarmes!) Wasser in den Magen einfließen lassen. Senkt man den Trichter über einen bereitgehaltenen Eimer, so fließt durch Heberwirkung das Wasser wieder heraus. Man soll es sich zur Regel machen, alles für die Nachspülung Nötige schon vor jeder Magenausheberung bereitzustellen.

Das Verfahren für *therapeutische Magenentleerungen* oder Magenspülungen (z. B. bei Vergiftungen) ist genau das gleiche. Gewisse Vorsichtsmaßnahmen sind bei der Magenspülung Bewußtloser (Morphinvergiftung z. B.) dringend nötig. Läßt man zu rasch und zu viel einlaufen, so erbricht der Kranke neben dem Schlauch und aspiriert das Erbrochene in die Lunge. Auf diese Weise wird manche vermeidbare Schluckpneumonie ärztlich erzeugt! Versäumt man bei Bewußtlosen, den Schlauch in der richtigen Lage irgendwie festzuhalten, so kann er bei den Spülbewegungen leicht herausrutschen. Wird er dann in der Erregung schnell wieder hineingeschoben, so besteht Gefahr, daß er in die Luftröhre gerät.

Gegenanzeigen der Magensondierung. Die Gefahr der Magensondierung ist früher erheblich überschätzt worden. Man soll sie bei sehr elenden und bei dyspnoischen Kranken vermeiden. Große Aneurysmen der Aorta bilden eine Gegenanzeige. Desgleichen ösophageale Varicen bei Lebercirrhose. Unmittelbar nach einer frischen Magenblutung vermeidet man für etwa 3 Wochen die Einführung des Magenschlauches. Andererseits hat aber Ewald sogar empfohlen, bei lebensgefährlichen großen Magenblutungen, die nicht zum Stehen kommen wollen, den Schlauch einzuführen und mit Eiswasser zu spülen, bis die Blutung steht.

Zwischenfälle und Schädigungen durch die heute in Anwendung befindlichen weichen Gummisonden mit abgerundeter Spitze, mit abgerundeten Fenstern kommen so gut wie gar nicht in Betracht. Auch wenn die Sondenspitze in ein Speiseröhrendivertikel gerät, so wird nur der dann Unheil anrichten können, der unzulässige Gewalt anwendet. Wenn infolge starken Pressens einige Blutströpfchen im Ausgeheberten erscheinen, so ist das bedeutungslos. Strauss (1905) berichtet einmal von einem völlig verschluckten Magenschlauch, der durch Bauchschnitt und Magenschnitt wieder herausbefördert werden mußte, ein Vorkommnis, das sich sicher vermeiden läßt. Die Gefahr der Aspirationspneumonie bei der Sondierung Bewußtloser wurde oben erwähnt.

Die dünne Magensonde. Verschiedene Formen dünner Magensonden werden verwendet. Sie sind im allgemeinen etwas stärker gehalten als die Duodenalsonden. Verwendet man Duritschlauch, so ist die Anbringung eines metallischen Kopfstückes allenfalls entbehrlich. Indessen dringen derartig einfache dünne Sonden etwas schwerer bis zum Magen vor. Und sie rollen sich leichter auf, schon in einer erweiterten Speiseröhre, häufiger in der Schale eines Kaskadenmagens oder im oberen Sack des Sanduhrmagens.

Mehrfach ist empfohlen worden (zuerst von Pongs 1920, dann von Jutte 1921, von Künstler 1931), die dünne Magensonde zwecks schnellerer Einführung mit einem metallischen Mandrin, etwa einem Stahldraht, zu versehen. In der Tat wird durch dieses Vorgehen die Einführung bei manchen Personen etwas erleichtert und beschleunigt. Mir ist indessen ein Fall bekannt, in dem der Stahldraht durch den an einer Stelle mürbe gewordenen Gummi sich hindurchbohrte und eine Speiseröhrenverletzung erzeugte, so daß ich die Anwendung des Mandrins nicht empfehlen kann. Auch die Künstlersche Sonde muß ich nach praktischer Erprobung ablehnen. Sie bietet keine Vorteile in bezug

auf Annehmlichkeit oder Schnelligkeit der Einführung. Und das Gleitend-
machen des Mandrins mit Glycerin oder Öl, das KÜNSTLER benötigt, verunreinigt
den Magensaft und auf die Dauer die Sonde selbst.

Die von uns in tausendfachen Versuchen erprobte und praktisch befundene
Magensonde hat folgende Beschaffenheit: Verwendet wird ein etwa 95—100 cm
langer Duritschlauch (der Schlauch soll bei Kontrolle der Sondenlage mit Röntgenstrahlen sichtbar sein) von etwa 5 mm Durchmesser und 3 mm lichter Weite.
An dem einen Ende trägt der Schlauch eine Metallolive, die etwa die Form
einer elektrischen Glühbirne hat. Die Olive hat ein Gewicht von rund 8,5 g,
ist 3 cm lang und hat vorn (an ihrer breitesten Stelle) eine Breite von 1 cm.
Sie trägt an ihrer Vorderfläche eine größere runde Öffnung von 4 mm Durchmesser, an den Seiten 10 Löcher von 2 mm Durchmesser. Sie ist größer und

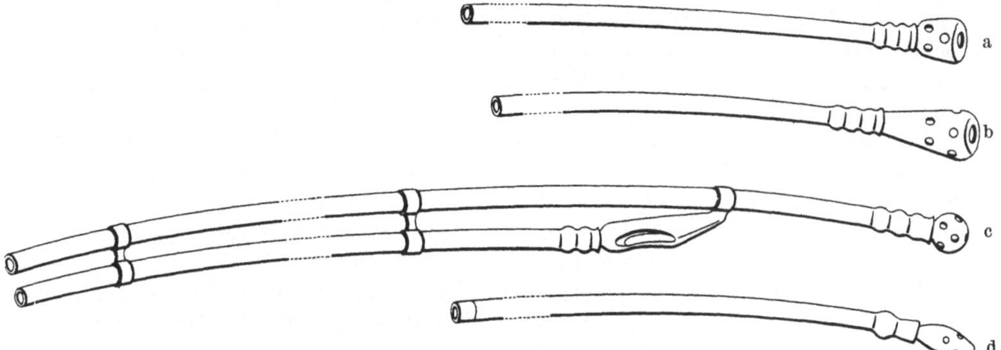

Abb. 29 a—d. Auswahl von Magen- und Duodenalsonden.
a Duodenalsonde nach KATSCH und KALK; b Magensonde nach KATSCH; c Gastro-Duodenalsonde nach BARSONY
und EGAN; d Duodenalsonde nach EINHORN.

schwerer als ein Duodenalsondenknopf, weil dies das Hinabrutschen durch die
Speiseröhre und die Lage am tiefsten Punkt (Magensinus) begünstigt, das Auf-
rollen verhindert. Ihre Öffnungen sind größer als die des Duodenalknopfes,
damit auch gröberer Mageninhalt und vor allem Magenschleim die Öffnungen
passieren kann. Der Schlauch trägt 3 Markierungen in Gestalt von herum-
gewickelten Seidenfäden in einer Entfernung von 45 cm (Marke I etwa Kardia),
60 cm (Marke II Punkt, bis zu dem die Magensonde höchstens eingeführt werden
soll), 70 cm (Marke III Antrum-Pylorusgegend). Es empfiehlt sich, die Markierungen in drei verschiedenen Farben zu wählen (also etwa Marke I schwarz,
Marke II weiß, Marke III rot), damit man bei eingeführter Sonde stets an der
Markierung sofort erkennen kann, wie weit der Schlauch eingeführt ist. Zum
Ansaugen des Mageninhaltes dient eine Spritze, z. B. eine 20 cm³-Rekordspritze,
die auf das Schlauchende aufgesetzt wird und die eine Kubikzentimetereinteilung
tragen soll, damit man die Menge des abgenommenen Magensaftes sofort an der
Spritze ablesen kann.

Das medizinische Warenhaus in Frankfurt a. M., Stiftstraße 9, fertigt Sonden nach dieser
Vorschrift an.

Die Einführung des dünnen Magenschlauches. Der Patient sitzt auf einem
Stuhl mit nur wenig nach hinten gebeugtem Kopf, hält dabei eine Schale für
den ausgespuckten Speichel in beiden Händen. Er wird aufgefordert, allen
Mundspeichel auszuspucken, nichts zu verschlucken.

Man nimmt den etwas zusammengerollten Schlauch in die linke Hand, das
Ende mit dem Knopf in die rechte Hand zwischen Daumen und Zeigefinger so,
daß die Finger etwa 7 cm vom Schlauchende entfernt liegen, und legt dem

Patienten den Knopf auf den Grund der etwas hohlgemachten Zunge. Dann fordert man den Kranken auf, herzhaft zu schlucken, im Augenblick der Schluckbewegung schiebt man den Schlauch von außenher nach, so daß er über die Epiglottis gleitet. Ist das geschehen, so wird der Schlauch unter dauernden Schluckbewegungen des Patienten weiter nach abwärts geschoben bis zur Marke I. Hier verweilt man ein wenig, läßt den Patienten eventuell einmal aufstehen, damit die Sonde sich nicht im Oesophagus aufrollt. Dann schiebt man den Schlauch wieder unter Schluckbewegungen weiter bis zu einer Entfernung von 55—60 cm von dem Knopf entfernt, also bis kurz vor Marke II. In dieser Tiefe, die etwa dem tiefsten Punkt des Magens im Sitzen entspricht, soll der Schlauch bei der weiteren Untersuchung liegenbleiben. Gewisse Abweichungen in den angegebenen Entfernungszahlen nach oben oder unten werden durch die Größe des Patienten notwendig. Nach beendeter Einführung und anschließender Entnahme des Nüchterninhalts wird der heraushängende Schlauchteil, der ruhig in einem Mundwinkel liegen soll, an seinem Ende mit einer Klemme abgeklemmt. Er wird nur alle 10 min zur Entnahme von Mageninhalt geöffnet.

Die Einführung des Schlauches gelingt fast stets ohne Schwierigkeiten. Nur in den seltensten Fällen mußten wir Zungengrund und Rachen cocainisieren. Bei auftretendem Brechreiz wird der Patient aufgefordert, langsam und tief durch die Nase zu atmen. Um die Kranken von der weiteren Ausheberungsprozedur möglichst abzulenken, empfiehlt sich Lektüre.

Die Ausheberung erfolgt bei Kranken, die nicht unbedingt bettlägerig sind, stets im Sitzen. Bei operiertem Magen (Gastroenterostomie, Magenresektion nach Billroth I und II) mit Sturzentleerung, bei denen die Reizlösung den Magen oft schon nach 10 min verlassen hat, wird nach dem Verschwinden der Reizlösung eine zweite Ausheberung mit frischem Probetrunk im Liegen sofort angeschlossen.

Verwendbarkeit der dünnen Magensonde. Es leuchtet von selber ein, daß Speisebrocken nicht mit Hilfe der dünnen Sonde entleert werden können und daß sogar feine Brotkrümel die dünnen Öffnungen des Kopfstückes verstopfen können. Die dünne Sonde ist daher ungeeignet zur Entnahme des Semmelfrühstückes (besonders wenn Magensaftmangel vorliegt) und erst recht für die Ausheberung nach Probemahlzeit. Sie ist dagegen sehr verwendbar, sobald dünnflüssige Reizlösungen für die Prüfung der Magenfunktion verwendet werden: Coffeinreizlösung oder Alkoholprobetrunk.

Der große Vorteil der dünnen Sonde liegt darin, daß sie als Verweilsonde stundenlang im Magen belassen werden kann, ohne den Kranken nennenswert zu belästigen. Es muß an dieser Stelle gesagt sein, daß die hier und da geäußerten Bedenken, man könne das stundenlange Verweilen der Sonde empfindlichen Kranken nicht zumuten, auf einem Vorurteil beruht. An vielen Kliniken wird die Verweilsondenmethode als Standardverfahren, von mir seit 32 Jahren ausnahmslos bei jedem Magenkranken angewandt.

V. Die Verweilsondenmethode.
(Kinetische Methode, fraktionierte Ausheberung.)

Der große Vorzug der Verweilsondenmethode liegt darin, daß nicht nur in einem gewissen konventionell gewählten Augenblick die Beschaffenheit des Mageninhalts zustandsmäßig untersucht wird, sondern daß fortlaufende Proben eine vorgangsmäßige Betrachtungsweise ermöglichen. Das Ergebnis der Verweilsondenuntersuchung unterscheidet sich von der Feststellung einiger Zahlen aus dem Probefrühstück wie ein Lauffilm von einem Momentbild. Deshalb habe ich seinerzeit „Statik" und „Kinetik" des Magenchemismus gegenübergestellt (1924).

Geschichtliches. Es hatten schon früher einige Forscher in mühsamen Einzelversuchen sich bemüht, eine Art Vorgangsbild des Magenchemismus zu gewinnen, indem sie einer Person mehrere Tage hintereinander ein Probefrühstück verabreichten und sodann einmal nach 30, einmal nach 45, einmal nach 60 min ausheberten (GREGERSEN 1913, FORSCHBACH 1909, SEILER 1918). Verwandt sind Versuche, in denen durch wiederholtes Einführen der Sonde auch am gleichen Tag eine Art Aciditätskurve erhalten wurde (SCHÜLE 1901, HAYEM 1918). Die Möglichkeit zu praktischer häufiger Anwendung war erst gegeben, nachdem EINHORN (1910) und GROSS (1910) dünne Schlauchsonden für die Duodenalsondierung erfunden hatten und es sich zeigte, daß derartig dünne Schläuche in den Magen oder bis in den Darm eingeführt, ohne nennenswerte Belästigung des Kranken stundenlang als Verweilsonden belassen werden können.

Das Verdienst, als erster mit Hilfe der Verweilsonde einige fortlaufende Beobachtungen über den Magenchemismus erhoben zu haben, gebührt EHRENREICH (1912). Es folgten einige kleinere Arbeiten (SKALLER, ETTINGER 1913). An der v. BERGMANNschen Klinik nahm ich gemeinsam mit EGAN 1914 das Verfahren in breitem Umfang auf. Der Krieg unterbrach unsere Arbeiten; als einziger publizistischer Niederschlag erinnert an unsere Bemühungen eine Dauersondenarbeit von EGAN über „Acidität und Entleerung", die 1915 erschien. Im gleichen Jahr trat in Amerika REHFUSS mit dem Verfahren der fraktionierten Ausheberung hervor. Nach dem 1. Weltkrieg findet sich die Magenverweilsonde benutzt in Arbeiten von LANZ (1921), HEYER (1921), aus der v. BERGMANNschen Klinik von PONGS (1921), von FRIEDRICH (1922). Auf Grund großen klinischen Materials kamen KATSCH und KALK schließlich dazu, in ihrer Arbeit über „Statik und Kinetik des Magenchemismus" *die kinetische Methode als Standardverfahren zu empfehlen, und zwar in der besonderen Form, daß dabei eine pufferfreie Reizlösung verwendet wird* (1924). Seitdem hat sich das Verfahren an den deutschen Kliniken und in der ganzen Welt eingebürgert. In England ist es üblich nachdem dort zuerst IZOD BENNETT (1923) es für wissenschaftliche Untersuchungen benutzte. In Spanien wird es unter Führung von HERNANDO verwandt, in der Sowjetunion durch ROMAN LURIA (1928) verbreitet. Leider sprechen noch immer manche Autoren von „Sekretionskurven", wenn sie in Abständen von 10 oder 15 min die Acidität des Mageninhalts bestimmen. Da die Acidität auch von Motilitätsfaktoren abhängt, soll man von „Aciditätskurven" sprechen.

Das Verfahren. Der nüchterne Patient schluckt die dünne Magensonde, nachdem ihm der Sondenkopf vom Arzt auf den Zungengrund gelegt wurde. Ist der Sondenkopf im Magensinus angelangt (55—60 cm von der Zahnreihe, Markierung am Schlauch), so wird der vorhandene *Nüchterninhalt* mit einer angesetzten Spritze möglichst vollständig abgesaugt und in ein Kölbchen gefüllt (zwecks späterer Untersuchung). Während des ganzen weiteren Versuches soll der (im allgemeinen sitzende) Kranke seinen Speichel möglichst ausspucken (in eine bereitstehende Schale). Der dünne Schlauch liegt ruhig in einem Mundwinkel und soll weder tiefer hineingeschoben noch herausgezogen werden, worauf der Kranke selbst achtgibt. Im übrigen ist es zweckmäßig, daß der Kranke etwas liest; das lenkt ihn am besten von der geringfügigen Belästigung ab, die durch das Verweilen des dünnen Schlauches in Mund und Rachen entsteht.

Das Ende des heraushängenden Schlauches ist durch einen leichten Quetschhahn zugeklemmt. Dieser wird nur alle 10 min nach Ansetzen einer 20 cm³-Rekordspritze geöffnet. Intelligente Kranke können das selbst ausführen.

Aus dem noch immer nüchternen Magen erhält man, je nach dessen Reizbarkeit, alle 10 min wenige Kubikzentimeter Saft. *„Nüchternsekret"*. Bisweilen ist auch der erste Nüchterninhalt bei der ersten Entnahme nicht vollständig abgesaugt worden; Reste davon werden mit der zweiten und dritten Absaugung entfernt.

30 min nach Einführung des Schlauches, also nach 4maliger Entnahme, wird ein Trichter an das äußere Ende der Verweilsonde angesetzt. Durch ihn gießt man die vorbereitete stubenwarme Reizlösung. Sie besteht aus 300 cm³ Aqua destillata, worin 0,2 Coffeinum *purum* (!) gelöst sind, oder aus 300 cm³

einer 5%igen Alkohollösung. Durch Zusatz von 2 Tropfen 2%iger Methylenblaulösung hat der Probetrunk eine stets gleichmäßige Färbung erhalten, so
daß an der Farbe der später rückgewonnenen Proben (gleichsam colorimetrisch)
beobachtet werden kann, in welchem Maße die Reizlösung durch sezernierten
Magensaft nach und nach verdünnt wird.

Wiederum werden nun in Abständen von 10 min, und zwar jetzt nur Proben
von je 10 cm³ mit der Spritze aus dem Magen entnommen, nachdem der Mageninhalt durch Einblasen von etwas Luft durcheinandergewirbelt ist. Jede entnommene Probe wird in ein besonderes Reagensglas gefüllt. Ein Gestell mit
20 numerierten Reagensgläsern steht hierfür bereit. Schon während der Versuch
weiterläuft, kann man die einzelnen Reagensgläser mit $^1/_{10}$ Normalnatronlauge
titrieren, unter Verwendung von Phenolphthalein und Dimethylamidoazobenzol
als Indicatoren. Wenn man es nicht vorzieht, die Titration sämtlicher Röhrchen
am Schluß des Versuches vorzunehmen. Zeigt Dimethylamidoazobenzol keine
Reaktion auf sog. freie Säure, so ist es zweckmäßig, ein etwa vorhandenes Salzsäuredefizit mit $^1/_{10}$ Normalsalzsäure herauszutitrieren. (Starkes Salzsäuredefizit weist hin auf reichliche Beimengung eiweißartiger Substanzen, Blut,
Schleim oder Krebssaft.) Es sei verwiesen auf die Kapitel „Gastritis" und
„Magensaftmangel".

Von dem Augenblick an, wo die entnommenen Proben keine blaue Farbe
mehr zeigen, wird der Mageninhalt jedesmal möglichst quantitativ entnommen,
also alles, was sich durch Ansaugen gewinnen läßt. Man erhält jetzt meist in
10 min-Abständen weniger als 10 cm³ Inhalt. Nur bei Reizmägen oder ausgesprochen supersekretorischen Fällen sind die Mengen größer. Dieses Verfahren wird 1 Std lang nach Entleerung der Lösung (nach Verschwinden der
blauen Farbe) fortgesetzt. Die Gesamtmenge der in diesen 6 Röhrchen enthaltenen Proben ermöglicht ein Urteil über die *Größe der Nachsekretion*. Sind
es mehr als 80 cm³, so darf man von Supersekretion sprechen. In anderen Fällen
zeigt sich der Saftmangel deutlich („trockene Mägen"), der übrigens nicht immer
zu einer niedrigen Aciditätskurve hinzugehört.

1 Std nach Entleerung der Reizlösung kann man den Versuch abbrechen,
obwohl reizbare Mägen bisweilen noch stundenlang weitersezernieren. Wenn
es sich ermöglichen läßt, setzen wir die Ausheberung allerdings gerne noch für
weitere 30—60 min fort. In einzelnen Fällen kommt dadurch die charakteristische Form mancher Aciditätskurven besser heraus.

In bezug auf die Entnahme der einzelnen Proben ist noch zu bemerken, daß
man nicht zu viel durch Hin- und Herziehen der Sonde und heftiges Ansaugen
mit der Spritze den Magen nach Saft „absuchen" soll, wenn einmal „nichts
kommen will". Der Ungeübte und besonders Pflegepersonal neigt dazu. Das
fälscht die Kurven mehr, als wenn einmal ein einzelner 10 min-Wert in der
Kurve ausfällt. Durch heftiges Ansaugen gerät auch unnötigerweise Blut in
die Proben.

Das Diagramm des Magenvorganges. Alle erhaltenen Resultate werden zur
besseren Veranschaulichung am besten kurvenmäßig auf einem vorbereiteten,
mit Raster versehenen Formblatt eingetragen. Man erhält so zwei meist in
nahen Abständen ungefähr parallel laufende „*Aciditätskurven*" und dazu allenfalls eine „*Mengenkurve*". Zweckmäßig ist es, auf dem Formblatt die Farbe
der einzelnen Mageninhaltsproben zu vermerken. Aus diesen Farbangaben
gewinnt man nicht nur ein Urteil über das Fortschreiten der Magenentleerung
und die Verdünnung der eingeführten Lösung durch hinzukommendes Sekret,
sondern man erkennt auch durch gallige Farbtöne die Rückflußvorgänge und
erkennt Proben, die aus reinem Magensekret bestehen und eine Beurteilung

des reinen, nicht durch eingeführte Ingesten und nicht durch Duodenalsekrete
verdünnten nativen Magensaftes gestatten. Wer sich für feinere Probleme
des Magenchemismus interessiert, kann auf diese Art unterscheiden zwischen
der Säurekonzentrierung im *Mageninhalt* und der Neigung des Magens, hochkonzentriertes, stark salzsaues *Sekret* zu liefern.

Ergänzende Verfahren. In verhältnismäßig *seltenen* Einzelfällen ist eine
Wiederholung des Versuches angebracht, weil beim ersten Versuch durch
„*Sondenfurcht*" die Saftbildung nicht ordentlich in Gang kam, so daß eine nied-
rige Aciditätskurve ein Unvermögen vortäuschte, das nicht vorhanden ist.

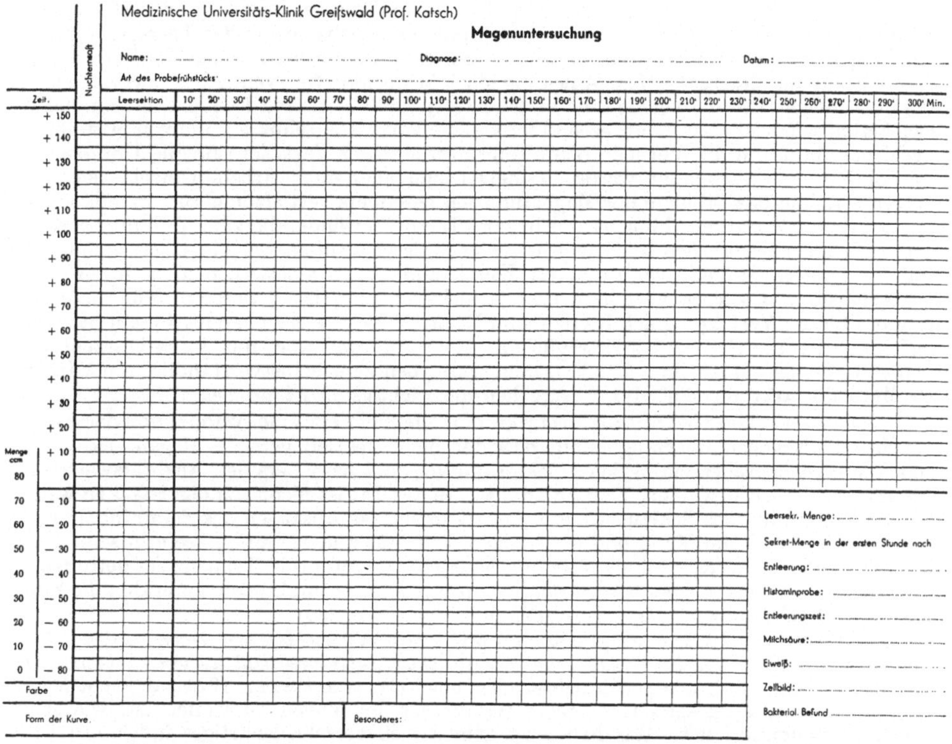

Abb. 30. Formular für das Diagramm des Magenvorganges. (Etwa ⁵/₈ der Originalgröße.)

Durch Variieren der Reizlösung lassen sich gelegentlich Reizbarkeitsvarianten
besonders deutlich machen. Man vergleiche darüber das Kapitel Superacidität.

Für die Prüfung des *Säurebildungsvermögens* ist die *Histaminreizung* am
zweckmäßigsten. Sie liefert einen sehr starken Reiz bei größter Sauberkeit
und Durchschaubarkeit des Versuches. Das Säurebildungsvermögen ist oft
noch erheblich, wenn auf den gewöhnlichen Reiz die Kurve der freien Säure
niedrig (sub- oder anacid) verläuft. Deshalb hat die Histaminprobe für die
Differenzierung achylischer Zustände große Bedeutung.

Auch bei reizbaren, konzentrierte Säure bildenden Mägen ist (jedoch nur
für eine feinere Beurteilung der Verhältnisse) der *Histaminversuch* interessant.
Der Histaminversuch ist das wichtigste ergänzende Verfahren. Es wird angestellt zur Prüfung des Säurebildungsvermögens. Dieses festzustellen liegt immer
dann ein Interesse vor, wenn bei der gewöhnlichen Verweilsondenuntersuchung
ein Kranker eine anacide oder subacide Kurve geliefert hat. Wir verfahren
noch heute entsprechend der Mitteilung von KATSCH und KALK (1926). Die
Verweilsonde liegt bei nüchternem Magen. Es wird, wie üblich, alle 10 min

abgesaugt, und zwar alles, was an Saft sich im Magen angesammelt hat. Dann Injektion von $^1/_2$ mg Histamin subcutan ($^1/_2$ cm³ *Imido* von Hoffmann-La Roche, Grenzach-Baden, oder etwa gleichwertig $^1/_2$ cm³ *Priscol* von Ciba,Wehr-Baden) unter Beobachtung der weiter unten geschilderten Vorsichtsmaßnahmen. Der Versuch kann auch an die Normaluntersuchung mit der Coffeinreizlösung angeschlossen werden, wenn der Patient nicht wesentlich ermüdet ist. Auf diesen parenteral zugeführten Reiz erhält man wirkliche „Sekretionskurven". In manchen Proben ist freilich die Beurteilung des reinen Magensaftes durch Duodenalrückfluß gestört, der im allgemeinen an galliger Verfärbung erkannt wird.

Zur Kritik der Verweilsondenmethode. Die Verweilsondenmethode in der von uns eingeführten Form (mit Entnahme des Nüchterninhalts, Beobachtung der Leersekretion, Verwendung einer pufferfreien Reizlösung, Zusatz eines Farbtestes zwecks Motilitätsprüfung, Beobachtung der Nachsekretion, Anlegung einer Mengenkurve, eventuell Chlortitration und anschließendem Histaminversuch) ist in den letzten 25 Jahren praktisch in Kliniken und von Fachärzten sehr viel verwendet; es sind ferner eine kaum übersehbare Fülle von Mitteilungen erschienen, in denen die Methode (zum Teil unter geringer Variation) für die Untersuchung von Einzelfragen verwendet wurde. Daneben sind aber auch Arbeiten erschienen, deren Verfasser sich in das Problem der Magenfunktion besonders vertieft und auf Unvollkommenheiten unseres Verfahrens hingewiesen haben. Diese Einwände, die zum Teil gut begründet sind, sollen hier besprochen sein, auch wenn nach deren Prüfung wir der Überzeugung sind, daß ein besseres Standardverfahren für Klinik und Praxis einstweilen nicht in Vorschlag gebracht ist. Ein solches Verfahren darf ja nicht zu kompliziert werden. Mühe und Zeitaufwand für das Verfahren nach Katsch und Kalk (1924) erreichen bereits (für ein Standardverfahren) fast die Grenze des Erträglichen. Mehr Aufwand wäre nur durch beträchtlichen Mehrgewinn zu rechtfertigen. Für Forschungsaufgaben kann selbstverständlich ein Variieren der Methodik wertvoll sein. Wir besprechen die wichtigsten *Einwände*.

1. Ein erster solcher betrifft die Leersekretion. Je mehr einzelne Autoren von der Ansicht mancher Physiologen überzeugt sind, daß der nicht speziell gereizte Magen sekretorisch ruht, um so mehr sehen sie in den Nüchternkurven und besonders den Aciditätswerten des Leersekrets, die wir gewinnen, Kunstprodukte. In der Tat ist nicht von der Hand zu weisen, daß die Einführung des Schlauches, etwaiges Würgen, das Absaugen des Sekretinhaltes, der Dauerreiz der Sonde im Mund und am Rachen, Motilität und Sekretion beeinflussen. Trotzdem zeigen uns die Leersekretionswerte sehr häufig die sekretorische Tendenz des betreffenden Magens, sagen etwas aus über dessen *Aciditätsrichtwert*. Sie charakterisieren mithin die Funktionsart und geben diagnostisch verwertbare Daten, (s. S. 285).

2. Von Gorham (1923) u. a. ist betont worden, *daß in verschiedenen Gegenden des gleichen Magens das Sekret bzw. der Inhalt sehr verschiedenen Salzsäuregehalt aufweisen kann.* Das ist sicher richtig. Ich habe mich selbst überzeugt (Hanna Meyer 1924), daß bei festem Mageninhalt eine ausgesprochene *Aciditätsschichtung* im Magen zu treffen ist, wie schon Grützner behauptet hat. Wir haben zu dem Zweck verschiedenartiges indicatorhaltiges Futter nacheinander an kleine Tiere verfüttert, diese dann plötzlich in flüssige Kohlensäure getaucht. Durchschnitte durch den gefrorenen Magen zeigten dann das bunte Bild der verschiedenen Indicatorfarben und sehr deutlich die Aciditätsschichtung. Für flüssigen Mageninhalt ist dieser Einwand natürlich weniger zutreffend, um so mehr, als man mit der Spritze etwas Magensaft ansaugt, ihn zur Durchmischung des Mageninhalts einmal zurückspritzt und dann erst endgültig die Untersuchungsproben entnimmt. Auch dieses Durchmischen muß ein wenig die natürlichen Verhältnisse fälschen. Wir erhalten aber standardmäßige Durchschnittsbefunde.

3. Bei unserem Verfahren wird der Appetit nicht angeregt. *Es fehlt der Zündsaft.* Wenn „psychische" Wirkungen zur Geltung kommen, so sind es am ehesten hemmende (Unannehmlichkeit des Verfahrens, „Schlauchangst"). Mit Rücksicht auf diesen Einwand haben, wie ich schon erwähnte, einige Autoren Zusätze zur Versuchsanordnung vorgeschlagen, durch die die Appetitsaftphase eingeschaltet werden soll (optische und Geruchseindrücke, Scheinfütterung mit Ausspucken). Demgegenüber ist zu bemerken, daß die Zündsaftphase beim Menschen im allgemeinen eine geringere Rolle spielt als beim Hunde. Es hängt vielleicht damit zusammen, daß für den Hund als Raubtier eine einmalige Mahlzeit am Tage physiologisch ist. Ferner ist zu sagen, daß bei unseren Funktionsprüfungen die Sekretion auch ohne den Zündsaftmechanismus hinreichend in Gang kommt, allein durch den physikalisch-chemischen Reiz des Wassers, und daß es uns wertvoll scheint, die individuell regulierte Konzentrierungstätigkeit am Mageninhalt abzulesen, ohne Dazwischenkunft cerebraler, vom Großhirn beeinflußter Reflexe. Darüber hinaus ist die Physiologie und Psychologie der Appetitfragen beim Menschen so außerordentlich individuell, daß ein einfaches Standard-

verfahren zu deren Prüfung schwer auffindbar scheint. Einer Funktionsprüfung des Magens als Organ sollte die Dazwischenkunft psychologischer Wirkungen im allgemeinen ferngehalten werden.

4. Es wird mit Recht gesagt, daß die „Verdauung" einer *wäßrigen Coffeinlösung keine Belastung für den Magen darstellt*; wenn in dieser wäßrigen Lösung gewisse Säurekonzentrationen erreicht werden, so sei noch nicht entschieden, daß auf Einführung großer Eiweißmengen genügend Säure zur Herstellung des peptischen Optimums gebildet wird. Deswegen werden eiweißreiche Probeflüssigkeiten empfohlen, z. B. die Eiweißpeptonlösung von HECKMANN (1934) und v. D. REIS (1933). Besonders bei Subacidität könnte die Aciditätskurve nach Coffeinreizlösung in manchen Fällen den Glauben erwecken, es sei noch einigermaßen ausreichende Säureproduktion vorhanden, während einer stark eiweißhaltigen Mahlzeit gegenüber der Magen sich bereits als sekretorisch insuffizient erweist. So richtig diese Argumentation ist, sie sollte uns nicht dazu verführen, als Kompromiß zwischen der alten RIEGELschen Probemahlzeit und der modernen wäßrigen Reizlösung eine eiweißhaltige Suppe für den Standardversuch zu empfehlen. Die Sauberkeit, Durchsichtigkeit, physikalisch-chemische Einfachheit der pufferfreien Reizlösung sollte kompromißlos aufrechterhalten werden. Wirklich maximale Belastungsproben für den Magen lassen sich in Gestalt einer flüssigen Probespeise schwer ausfindig machen. Und mit ein wenig Erfahrung lassen sich die Aciditätskurven nach Coffeinreizlösung recht gut zu der sekretcrischen Leistungsfähigkeit des Magens in Beziehung setzen. Man muß freilich neben der Acidität die Sekretmenge beachten und man mag als Anfänger, um diese Erfahrungen zu erwerben, einige Male in Ergänzung des Standardverfahrens stärkere Belastungsproben heranziehen.

5. Das *Methylenblau als beigegebener Farbtest*, mit dessen Hilfe die Entleerung beobachtet wird, hat Unvollkommenheiten. Im achylischen Mageninhalt können Anaerobier Methylenblau zur Leukobase reduzieren. Hierdurch kann schnelle Entleerung vorgetäuscht werden. Wenn man diese Fehlerquelle kennt, verliert sie etwas an ihrer Täuschungskraft, zumal die Entfärbung des Methylenblaus im Reagensröhrchen von unten nach oben vor sich geht. An der Oberfläche, durch Berührung mit dem Sauerstoff der Luft, bleibt ein zunächst blauer Ring bestehen. Er verbreitert sich durch Schütteln. Wasserstoffsuperoxyd stellt die blaue Farbe wieder her.

Da ferner Methylenblau, das im Blut kreist, im Magen in geringem Umfang ausgeschieden wird (s. Chromoskopie, S. 325), so kann theoretisch Methylenblau wieder in den Magen zurück ausgeschieden werden und verzögerte Entleerung vortäuschen. In ziemlich seltenen Fällen hat man allerdings den Eindruck, daß dieser Fehler sich geltend macht, indem ein ganz schwacher Hauch von Blaufärbung längere Zeit erkennbar ist, obwohl sich im ganzen ergibt, daß Pylorusstenose und echte Verzögerung der Austreibung nicht vorliegen. Auch dieser seltene Fehler bereitet, wenn man ihn kennt, keine Schwierigkeiten. Immerhin wäre ein idealerer Testzusatz denkbar. Ein vorteilhafterer Farbzusatz ist aber bisher nicht gefunden. Mit Rücksicht auf die bei der Titration mit TOEPFERS Reagens und Phenolphthalein zu beachtenden Farbumschläge müßte es eine Blaufarbe sein. Nur diese stört nicht die Titration. Ich habe deshalb Versuche mit Trypanblau gemacht, das infolge seines groben Moleküls nicht in den Magen ausgeschieden wird. Dieser Farbstoff aber hat den Nachteil, daß er stark und schnell an den Schleim adsorbiert wird, nicht in Lösung bleibt. Er ist deshalb auch nicht verwendbar. Testsubstanzen, die nicht Farbstoffe sind, wurden mehrfach vorgeschlagen (Stärke, Zucker, Jodsalze usw.). Sie bringen den Nachteil, daß nicht mehr die einfache Beobachtung mit dem Auge zur Verfolgung der Entleerung hinreicht, sondern in jedem Röhrchen eine chemische Probe angestellt werden muß. Bis auf weiteres scheint es daher zweckmäßig, an dem Methylenblauzusatz festzuhalten, auf den KATSCH und KALK seinerzeit nach Ablehnung anderer Substanzen verfallen sind.

6. Die ernsteste Unvollkommenheit des Verfahrens, über deren Vorhandensein übrigens von Anbeginn kein Zweifel bestand, liegt darin, daß die *sekretorische Leistung nicht wirklich quantitativ erfaßt* wird.

Die sekretorische Leistung der Magendrüsen ist das Produkt von Saftmenge und Konzentration. Oder, anders ausgedrückt: Die Sekretionsleistung entspricht der Quantität von HCl- und NaCl-Molekülen, die in einer Zeiteinheit oder auf einen bestimmten Reiz hin abgesondert werden. Während der Beobachtung der Leersekretion und auch der Nachsekretion vermittelt unser Verfahren, wenn auch nicht quantitativ exakt, so doch mit der Genauigkeit vieler klinischer Methoden einen Eindruck von der wirklichen Sekretionsleistung. Es wird ja während dieser beiden Beobachtungsphasen möglichst alles erscheinende Sekret abgesaugt. Menge und Konzentration werden registriert. Fremde Beimengungen kommen nicht in Frage, wenn von gelegentlichem Duodenalrückfluß abgesehen wird. Die Messung der Leistung ist nur insofern ungenau, als es unter Umständen nicht gelingt, den Mageninhalt quantitativ zu aspirieren und kleine Portionen durch den Pförtner abfließen.

Die Beziehung der Aciditätskurve zur wahren Sekretionsleistung versagt indessen während der wichtigsten Phase der Funktionsprüfung: nach Einfüllung der Reizlösung. Von diesem

Zeitpunkt bis zum Verschwinden der blauen Farbe, also bis zum vollständigen Abfluß der Reizlösung, werden jeweils nur 10 cm³ als Untersuchungsprobe entnommen und darin die Konzentration von HCl und NaCl geprüft. Wohl bemerkt man durch den Farbstoff, ob sehr wenig oder sehr viel Sekret gebildet wird. Im ersten Fall behält der blaue Farbton längere Zeit seine ursprüngliche Intensität. Im zweiten wird er schnell heller. Eine Art colorimetrischer Schätzung unterrichtet uns über das Verdünnungstempo der eingeführten blauen Farblösung. Unter gleichzeitiger Beobachtung des Aciditätsanstieges hat man dann einen Eindruck von der Sekretionsleistung. Der Erfahrene gewinnt ihn oft mit einem Blick auf den Satz von Reagensröhrchen, die bei der fraktionierten Ausheberung gewonnen wurden. Er braucht nur noch in jedes Röhrchen ein Kongopapier zu tauchen und kann unter Umständen das Austitrieren der einzelnen Röhrchen entbehren (solange nicht subtilste Diagnostik oder Vergleichung von Funktionszuständen während verschiedener Verlaufstadien beim gleichen Kranken erstrebt werden). Stets aber ist für das Entfärbungstempo der blauen Lösung ein weiterer Faktor mitbestimmend, der nicht meßbar ist: das ist der Abfluß durch den Pförtner. Eindrücke werden auch diesbezüglich vermittelt. Die Gesamtentleerungszeit von der Einfüllung der Methylenblaulösung bis zum Verschwinden der letzten blauen Farbe wird ja festgestellt. Es zeigen sieh große Unterschiede: verzögerte Entleerung mit 3stündiger Dauer bis zur Sturzentleerung in 10 min. Bei einiger Übung wird dies in Rechnung gestellt. Aber es ist nicht gesagt, daß der Gesamtuntersuchungsdauer das Abflußtempo in der Zeiteinheit entspricht. Es ist sogar sicher, daß unter normalen Verhältnissen in den ersten 10 min der stärkste Abfluß erfolgt. Eine wirkliche Quantitätsmessung der Sekretion wird daher nicht gewonnen. Wir erlangen *klinische Vergleichsschätzungen* in bezug auf die Sekretionsleistung, aber *keine absoluten Zahlen.*

Über diese Unvollkommenheit muß man sich klar sein. Sie mindert nur bedingt den Wert eines klinischen Verfahrens, über dessen Nutzen die Praxis entscheidet. Das wichtigste für die Diagnostik sind ja so oft Vergleichs- und Unterscheidungsmöglichkeiten — nicht absolute Werte. Jeder, der in die Pathologie der Magensekretion tiefer eindringen will, wird trotzdem das Streben nach absoluten Zahlen nicht aufgeben, und wenn in einem mühevollen Verfahren, das zum Standardgebrauch ungeeignet ist, absolute Zahlen mit Annäherung gefunden werden, so ist das zur Bildung unserer Quantitätsvorstellungen, zur Kontrolle unserer Anschauungen von unschätzbarem Wert. Bemühungen in dieser Richtung sind Arbeiten von H. Strauss und Ancaes (1923), die mit 2 Testsubstanzen arbeiten, ferner von Lewin (1928). Die wertvollsten und ergebnisreichsten Arbeiten haben Stary und Mahler (1926) geliefert. Sie benutzen eine konzentrierte Glucoselösung als Reiz. In gleicher Menge wie Untersuchungsproben entnommen werden, wird jeweils ein Quantum Glucoselösung von bekannter Konzentration in den Magen nachgespritzt. Polarimetrische Bestimmung des Glucosegehaltes ermöglicht mit einer mathematischen Formel die in der Zeiteinheit gelieferte Sekretmenge zu bestimmen. Danach wird rechnerisch die Konzentration an Salzsäure und an Chlor im reinen Sekret bestimmt. Im physiologischen Abschnitt sind mehrfach Zahlenwerte erwähnt, zu denen Stary und Mahler gelangten. Ihr sinnreiches Verfahren wird für die Forschung noch öfter eine Rolle spielen. Wenn es für die breite klinische Praxis zu kompliziert ist, so ist dies vielleicht nicht in dem Maße zu bedauern, wie es im ersten Augenblick scheinen könnte. Wenn man, wie wir, gedrängt ist, die Magensekretion wesentlich auch unter der Vorstellung von Regulationen zu betrachten, nicht nur unter der Idee des Reflexes oder nur als Antwort auf bestimmte Reize, dann werden die absoluten Mahlerschen Zahlen wiederum etwas Relatives. Denn gerade die Mengensekretion, die Quantität des Nebensekretes ist weitgehend abhängig von der Blutzusammensetzung, von Allgemeinfragen des Wasserwechsels, Stand des Ionengefüges, Quellungsbereitschaft in den Geweben. Ernährung und Diurese der Vortage, Kreislauffaktoren wirken sich aus und Momentanlagen im vegetativen Nervensystem, die die Regulationen steuern. Ich habe z. B. auf eine viel primitivere, mehr klinische Art versucht, mir über sekretorische Leistungsgröße und Sekretionsbereitschaft Eindrücke zu verschaffen. Bei Anwendung der therapeutischen Magensaftentziehung verfolgten wir die Frage: Wieviel Chlor- oder wieviel Kochsalzäquivalente kann ich innerhalb von 8 Std mit Hilfe der verschiedensten Reizmittel dem Körper entziehen? Dabei ergaben sich sehr große Unterschiede in bezug auf die entziehbare Saft- und Chlormenge und es zeigte sich die stark schwankende Abhängigkeit von *extragastralen Bedingungen.* Es wird daher kaum gelingen, die Magentätigkeit endgültig durch absolute Leistungszahlen zu schildern. Daß übrigens das Mahlersche Verfahren durchaus nicht frei von Fehlerquellen ist, ergaben Nachprüfungen an meiner Klinik (M. Driest 1936, F. Müller 1937).

Befunde. Die durch Titration mit Dimethylamidoazobenzol und Phenolphthalein erhaltenen Kurven zeigen gewissermaßen ein *Bewegungsbild der Aciditätsregulierung,* das gegenüber der punktförmigen, stichprobenmäßigen Aciditätsbestimmung an einem einzigen Zeitpunkt des Magenvorganges überlegen ist.

Die *Verlaufskurven* kennzeichnen Varianten der Arbeitsweise des Magens mit viel mehr Anschaulichkeit. Und wir finden stark voneinander abweichende Aciditätskurven in Fällen, in denen das statische Resultat einer Probefrühstückstitrierung etwa gleich ist.

Wir geben eine Abbildung von REHFUSS (1915) wieder, die sieben verschiedene Verlaufstypen der Aciditätskurve darstellt, von Fällen, die alle nach 60 min den normalen Gesamtaciditätswert von 60 aufweisen. Dieses REHFUSSsche Diagramm ist zwar ziemlich schematisch, nicht ohne weiteres ins Praktische übertragbar, aber es zeigt recht gut das prinzipiell Reichere der kinetischen Beobachtungsweise gegenüber der statischen. Es erscheint mir nicht empfehlenswert, die verschiedenen Kurvenformen mit Diagnosen zu bezeichnen (die dem Interferieren von Motilitätsfaktoren nicht genügend Rechnung tragen). Einfach beschreibende Bezeichnungen sind vorzuziehen. Wir unterscheiden am Ablauf der Aciditätskurve folgende Kategorien. Sie kann verlaufen: *steil oder träg* (gleichbedeutend mit frühacid oder spätacid, REHFUSS), *hoch oder niedrig* (flach), *lang oder kurz*.

Zur Veranschaulichung gebe ich im folgenden eine Anzahl konkreter Kurvenbeispiele wieder. Aus diesen geht von vornherein hervor, daß die sehr verschiedenartigen Kurvenbilder nicht ohne weiteres für diese oder jene Krankheit pathognomonisch sind. Aber sie

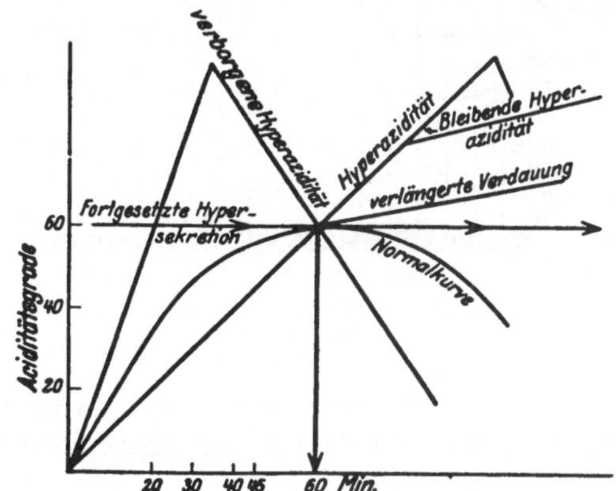

Abb. 31. Verschiedene Typen der Aciditätskurve, die alle bei einer einzigen Stichprobenuntersuchung nach 60 min denselben „normalen" Aciditätswert ergeben. (Schema nach REHFUSS.)

liefern mehr Symptome als das Probefrühstück. Reizsymptome, Zeichen erregter sekretorischer Tätigkeit sind erkennbar in Fällen mit normaler Acidität im Probefrühstück. Fälle, die beim Probefrühstück ausgesprochen subacid erscheinen, werden als frühacide oder spätacide entlarvt. Sehr deutlich zeigen sich supersekretorische Zeichen am langgedehnten Kurvenlauf. Und die Unfähigkeit, irgendwie die Säurekonzentration im Magen zu ändern, kennzeichnet die schwere Form der Achylie.

In den Kurvensystemen sind die Werte für die Acidität auf der Ordinate eingetragen. Die Abszissenachse bedeutet die Zeit. Die Kurve der Gesamtacidität ist ausgezogen, die Kurve für freie Säure ist gebrochen, die Kurve der Gesamtchloride punktiert. Ein senkrechter Pfeil kennzeichnet den Zeitpunkt des Verschwindens der blauen Farbe, also den Zeitpunkt, an dem die Reizlösung darmwärts entleert ist. Teilweise sind die Farben der entnommenen Proben angegeben, aus denen die Rückflußvorgänge erschlossen werden können. Einigemal ist in den mit einem *E* bezeichneten Proben der Eiweißgehalt bestimmt.

Auf folgende wichtigste Einzelheiten ist beim Lesen der Kurven zu achten:

1. Höchster Wert der Gesamtacidität (Kurvengipfel).

2. Zeitpunkt des Kurvengipfels nach Einguß der Lösung. Es zeigt sich, daß der Zeitpunkt der höchsten Acidität keineswegs bei allen Mägen nach 60 min getroffen wird. Jedoch häufig.

3. Dauer der Sekretion, ausgedrückt in Minuten oder durch die Zahl der verbrauchten Versuchsröhrchen (ein Röhrchen entspricht 10 min). Die Normaldauer beträgt etwa 120—150 min. Für den im Aushebern Geübten reißen sehr viele, auch normale Kurven überhaupt nicht ab. Einige Kubikzentimeter „Leersekretion" sind fast dauernd da, sind also nicht mehr zu dem einen Magenvorgang repräsentierenden Kurvenablauf zu rechnen. Ein wenig Erfahrung ist für die Beurteilung notwendig.

4. Zeitpunkt des Verschwindens der Reizlösung (der Blaufärbung). Hiernach läßt sich die *Entleerungsgeschwindigkeit* beurteilen. Auf vorkommende Fehlerquellen wurde oben bei der Kritik des Verfahrens hingewiesen.

5. Zacken und Treppen im Kurvenverlauf. Sie hängen zum Teil mit dem Duodenalrückfluß zusammen.

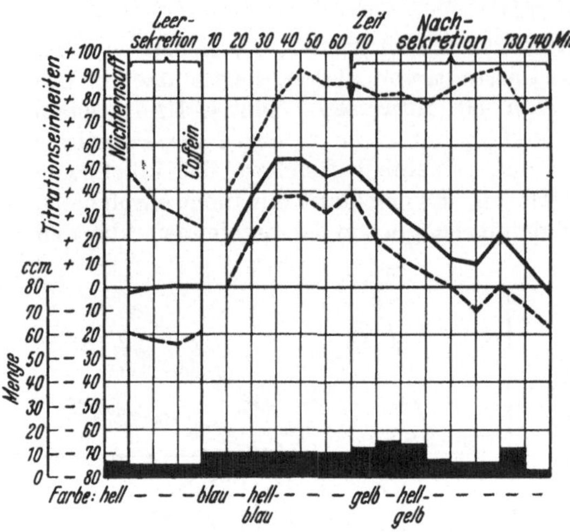

Abb. 32. Normale Aciditätskurve.

Normale Kurven. Abb. 32 bringt eine Kurve, die etwa als normal bezeichnet werden kann, weil sie bei Menschen mit gesundem Magen in der Mehrzahl der Fälle angetroffen wird. Damit ist nicht gesagt, daß jede solche Kurve einen normalen Magen bedeutet. Die Kurve steigt nicht allzu plötzlich an bis zu einer Höhe von 40—60 Gesamtacidität. Kurvengipfel etwa zwischen der 50. und 70. min, danach meist allmählicher, gelegentlich durch kleine Wiederanstiege unterbrochener Abfall zu niederen Säurewerten. Seltener bricht eine Kurve, ohne abzusinken, mehr oder weniger plötzlich ab. Die Verlaufsdauer schwankt zwischen 90 und 150, auch wohl 200 min.

Steile Kurven (Abb. 33, 34, 35 und 42). Die Kurven 33, 34 und 42 kann man als *steile Hochkurven* bezeichnen. Sie erreichen frühzeitig bis zu 40 oder 50 min ihren Gipfel, der zwischen 90 und 140 liegt. Auf den Kurven der Abb. 32, noch deutlicher bei Abb. 42 wird, wie der Pfeil anzeigt, der schnelle Anstieg der Acidität durch beschleunigte Entleerung begünstigt. Die Kurve 32 erreicht im ganzen die größte Aciditätshöhe, während ihr

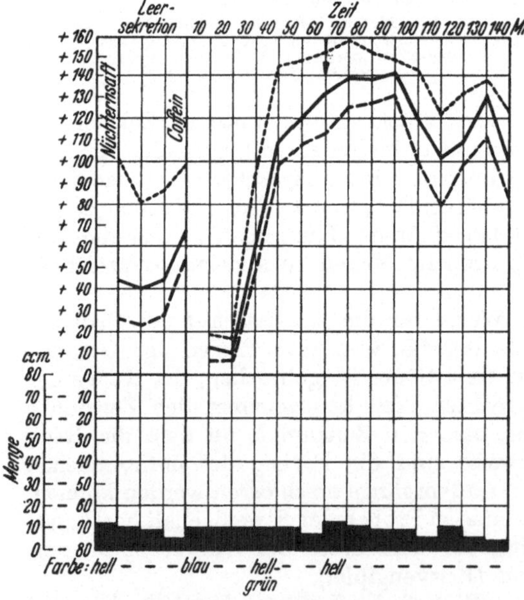

Abb. 33. Steile Hochkurve mit Gesamtacidität bis 140 ohne Supersekretion. Erhöhter Richtwert im Leersekret. Klinisch: Ulcus duodeni der Hinterwand mit Pankreasbeteiligung und zeitweiliger Beteiligung der Gallenwege (Gelbsucht). Vegetativ stigmatisiert. 41jähriger Mann.

Richtwert im Leersekret niedriger liegt als bei Abb. 34 und 42. Die stark superacide Kurve 33 zeigt keine Supersekretion (man beachte die schwarzen Säulen am unteren Rand des Diagramms!). Bei Abb. 34 ist viel Leersekret vorhanden, Abb. 42 zeigt starke und anhaltende Nachsekretion. Die frühacide

Reizkurve auf Abb. 35 hat mit den anderen den schnellen Anstieg bis zur Gesamtacidität 90 gemeinsam, dann aber ermüdet die Säurebildung. Die Acidität fällt schnell ab, auch die Nachsekretion ist geringer.

Flache Kurven (Abb. 36—39). Die Kurven haben gemeinsam einen flachen Verlauf. Sie erreichen nur eine geringe Höhe (unter 40 Gesamtacidität), zeigen wenig Zacken in ihrem Verlauf. Die Verlaufsdauer ist verschieden. Sie ist auf Abb. 38 auffallend kurz. Freie Säure zeigen nur Abb. 36 und 37. In Abb. 38 fehlt die freie Säure. In Abb. 39 ist sogar die Gesamtacidität negativ, d. h. das

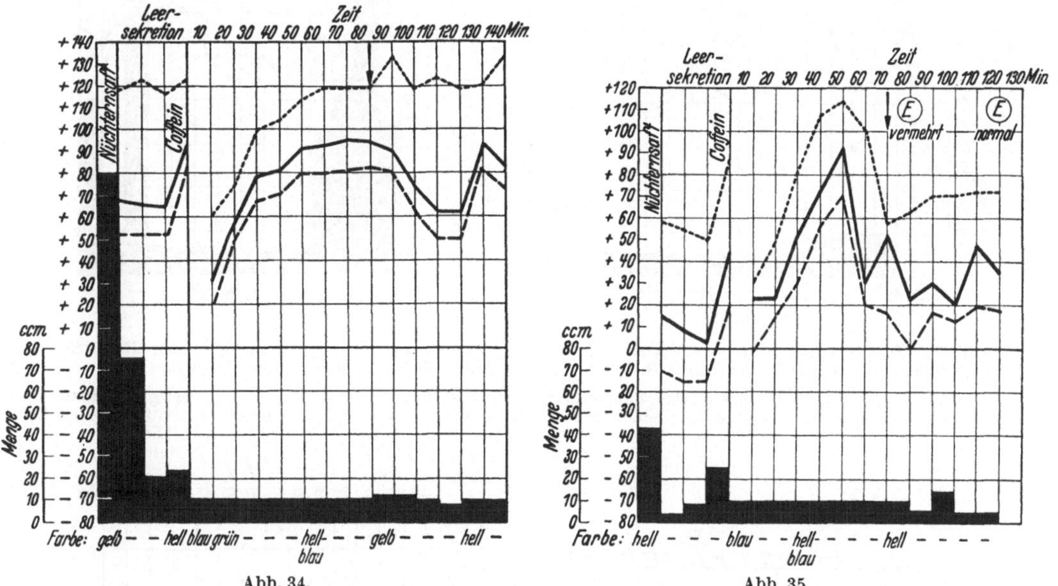

Abb. 34.   Abb. 35.

Abb. 34. Steile Hochkurve mit starker Nüchternsekretion (durch alkalischen Rückfluß). Hoher Richtwert im Leersekret. Leicht verzögerte Entleerung. Klinisch: Magen mit Gastroenterostomie (wegen Bulbusschrumpfung durch Ulcus duodeni). Im Canalisgebiet Perigastritis. Gastroskopisch: schwere, diffuse hypertrophische Gastritis, akuter diffuser Schub. Enge Gastroenterostomieöffnung.

Abb. 35. Frühacide Reizkurve. Erreicht Gesamtacidität von 90, trotzdem die Kurvenlage nicht hoch ist. Dabei erkennbare Neigung zu Supersekretion (vermehrter Nüchternsaft und etwas vermehrtes Nachsekret). In Probe reinen Nachsekrets Eiweiß vermehrt (Gastritis serosa). Gastroskopisch: Leichte fleckförmige Gastritis im Corpus. Geringe Kreislaufschwäche (nach Grippe). Anamnestisch: Beschwerdeschub bei chronischer Gastritis.

Magensekret ist gegen Phenolphthalein schwach *alkalisch*. Auch die Chlorkurve ist in verschiedenen Graden gegen die Norm gedrückt, so daß in jeder Hinsicht diese Kurven verschiedene Grade sekretorischer Insuffizienz abbilden. Ist *viel Milchsäure* in einem Magen vorhanden, so kann übrigens die Kurve der *Gesamtacidität höher liegen als die Gesamtchlorkurve*, während sonst stets die Chlorkurve mehr oder weniger über der Kurve der Gesamtacidität liegt. Wenn die HCl-Kurve im Negativen liegt, so spricht man bekanntlich vom *Salzsäuredefizit*, liegt auch die Gesamtacidität im Negativen (Abb. 39), so spreche ich von *Gesamtaciditätsdefizit*. Bemerkenswert ist, daß auf diesen Kurven, die Fälle von sekretorischer Insuffizienz abbilden, die Sekretmengen im allgemeinen sehr gering sind. Man kann bei Abb. 38 und 39 von „*trockenen Mägen*" sprechen. Demgegenüber zeigt Abb. 37 *Subacidität mit starker Supersekretion*, ein Verhalten, das wir bei Gastritis öfters finden. Es geht den Stadien mit noch stärkerer sekretorischer Insuffizienz voraus. Das Aciditäts- und HCl-Defizit auf Abb. 39 ist hervorgerufen durch starken Eiweißgehalt, hier durch Krebssaft. Auch Blut- oder Eiterbeimengung kann ähnliche Kurven erzeugen.

Träge oder spätacide Kurven (Abb. 40, 41 und 43). Die Kurven der Abb. 40, 41
und 43 zeigen einen trägen Anstieg. Abb. 41 und 43 erreichen dennoch später

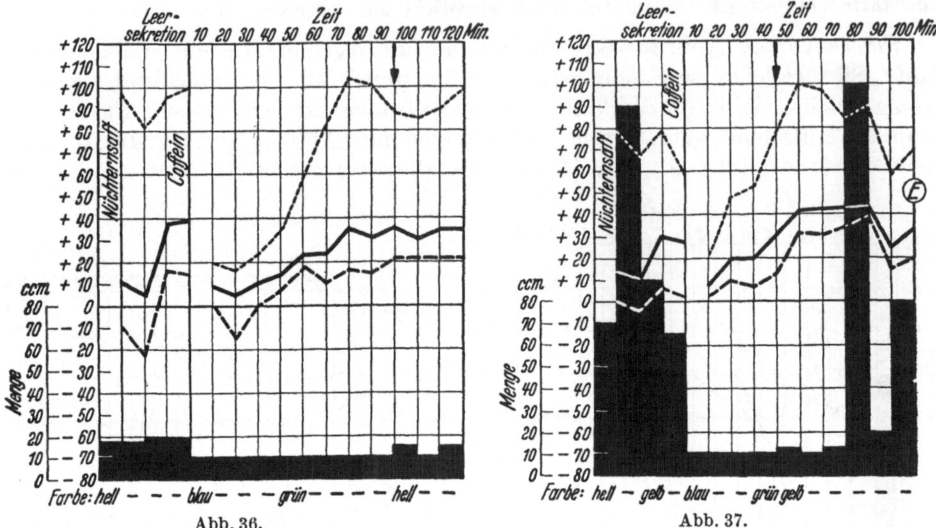

Abb. 36.   Abb. 37.

Abb. 36. Träge subacide Kurve mit verhältnismäßig hoher Chlorkurve mit verhältnismäßig hohem Richtwert.
Subsekretion. Klinisch: Chronische Gastroenteritis nach alter Ruhr. Gastroskopisch: Ulceröse Gastritis.

Abb. 37. Normacide Kurve mit starker Supersekretion. Eiweiß im reinen Nachsekret nicht vermehrt. Röntgenologisch: Ulcus duodeni. Narbiger Sanduhrmagen auf ulceröser Basis. Polypöse Gastritis. Entleerung des
Röntgenbreies stark verzögert, für die Coffeinlösung nicht. Gastroskopie nicht ausgeführt.

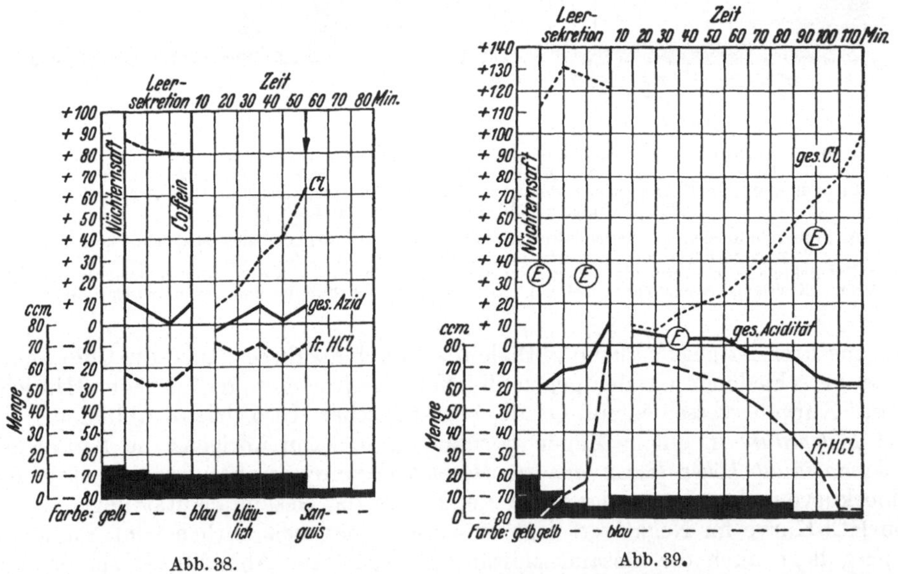

Abb. 38.   Abb. 39.

Abb. 38. Anacidität mit Subsekretion (trockener Magen). Geringes Salzsäuredefizit. Gastroskopisch: Diffuse
chronische Gastritis, an der Vorderwand vorwiegend atrophisch, Hinterwand mittelgrobhöckerig. Beschwerden:
nur Druckgefühl.

Abb. 39. Spätacide träge Kurve mit Entleerungsverzögerung. Röntgenologisch: Magencarcinom. Sektion
(später): Schlüsselförmiges Carcinom der kleinen Kurvatur mit Übergreifen auf Pförtner sowie Einbruch in die
Leber und den Pankreaskopf.

normale Höhe, während Abb. 40 endgültig subacid bleibt. Alle 3 Kurven haben
gemeinsam eine verzögerte Entleerungszeit. Die Entleerungsverzögerung begünstigt den trägen Aciditätsanstieg. Sie kann ihre Ursache in einer Pylorusstenose

haben (Abb. 43); aber auch in Motilitätsschwäche (Abb. 40). Andererseits kommt auch durch sekretorische Schwäche bei Gastritis ein träger Anstieg der Acidität vor. In dem Gastritisfall der Abb. 41 wirken schwache Magenkontraktionen (Gastritis infiltrativa) und sekretorische Schwäche zusammen.

Lange Kurven (Abb. 42—45). Durch *Entleerungsverzögerung* kann sich die Aciditätskurve stark in die Länge ziehen. Hierdurch ergibt sich das typische Kurvenbild der Pylorusstenose (Abb. 43). Andererseits kann eine lange Kurve dadurch entstehen, daß nach mehr oder weniger schneller Entleerung (Abb. 42 und 44) stark salzsäurehaltiges (Abb. 44) oder auch sehr reichliches Sekret geliefert

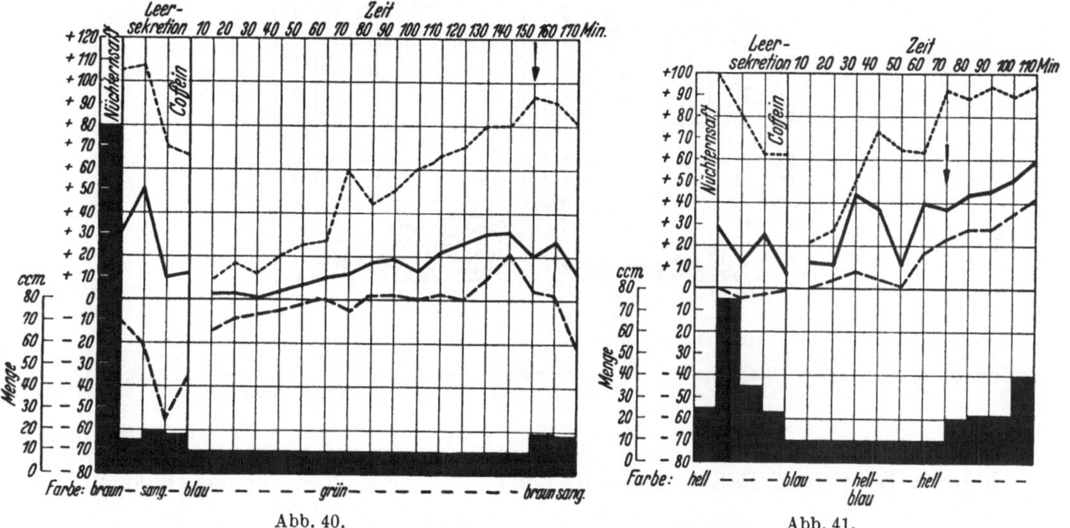

Abb. 40.   Abb. 41.

Abb. 40. Exsudationskurve: Carcinommagen. Spärlich Sekret. In den Eiweißproben stark ansteigender Eiweißgehalt. Zunehmendes sehr starkes Salzsäuredefizit (für freie HCl). Am Schluß der Kurve auch negative Gesamtacidität, ebenso wie im Nüchternsaft (Reaktion phenolphthaleinalkalisch). Entleerung verzögert.
(Kurve vor Verschwinden der blauen Farbe abgebrochen.)

Abb. 41. Spätacide Kurve mit Supersekretion. Gastroskopisch: Chronische Gastritis mit Polypenbildung.
Klinisch: Spätbeschwerden nach dem Essen.

wird. Manche Mägen hören stundenlang nicht auf zu sezernieren, so daß die Untersuchung mit Rücksicht auf den Kranken und den Untersucher abgebrochen werden muß. Im allgemeinen genügt für eine Urteilsbildung, wenn auch bei lebhafter Sekretion, 60 min nach Verschwinden der blauen Testfarbe, also nach Entleerung der Reizlösung, die Untersuchung abgebrochen wird. Immerhin ist das Symptom Supersekretion so wichtig, daß wenigstens 60 min lang Acidität und Menge der „*Nachsekretion*" registriert werden sollte.

Lange Hochkurven. Bei Ulcus duodeni (auch beim postoperativen Ulcus jejuni) findet man häufig Kurven, die ausgesprochen hoch und ausgesprochen verlängert sind. Auch solche Kurven sind allerdings nicht unbedingt pathognomonisch. Im Rahmen anderer Befunde werden sie trotzdem oft für die Diagnose wichtig. Solche lange Hochkurve zeigt Abb. 42. Besonders bemerkenswert ist der sog. *Klettertyp* der Aciditätskurve (Climbing type, REHFUSS). Es ist das eine lange Hochkurve, die an die Fieberkurve des Typhus im Inkrementstadium erinnern kann. Typisch ist, daß sie scharfe Zacken bildet, mehrmals absinkend und steil wieder ansteigend. Es scheint, daß das *Absinken durch alkalischen Rückfluß* zustande kommt, der seinerseits, wie jedes Alkali, die erregbare Sekretion dieser besonders reizbaren Mägen sofort wieder anregt.

Für die Diagnostik sei nur betont, daß wir in unserem sehr großen Kurvenmaterial von vielen Tausenden von Fällen einen Klettertyp nur ganz vereinzelt

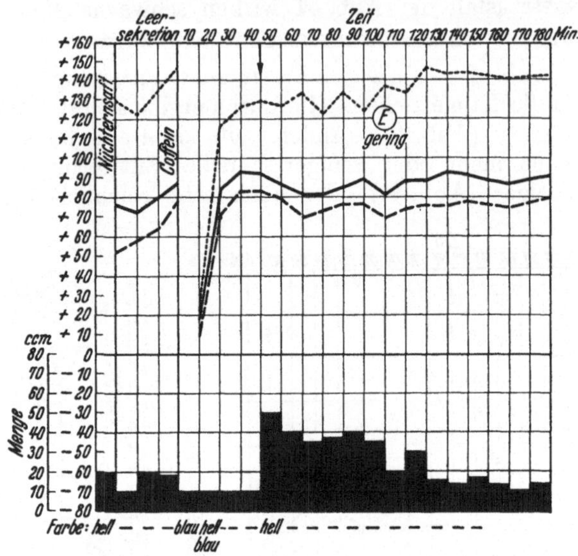

Abb. 42. Lange Hochkurve (nach 180 min bei fortlaufender Sekretion abgebrochen). Hoher Richtwert, mäßig starke Supersekretion, dauernd hohe Chlorkurve. Langdauernde Nachsekretion. Eiweißgehalt des Sekretes gering. Röntgenologisch: Ulcus duodeni mit Gastroduodenitis. Gastroskopisch: Hypertrophische Gastritis der Hinterwand, diffuse, akute, hämorrhagische Gastritis mit frischen Blutungen.

erlebt haben, ohne daß dabei ein Ulcus duodeni oder parapyloricum vorgelegen hätte, z. B. in einem Fall, in dem durch einen peritonealen Strang das Duodenum

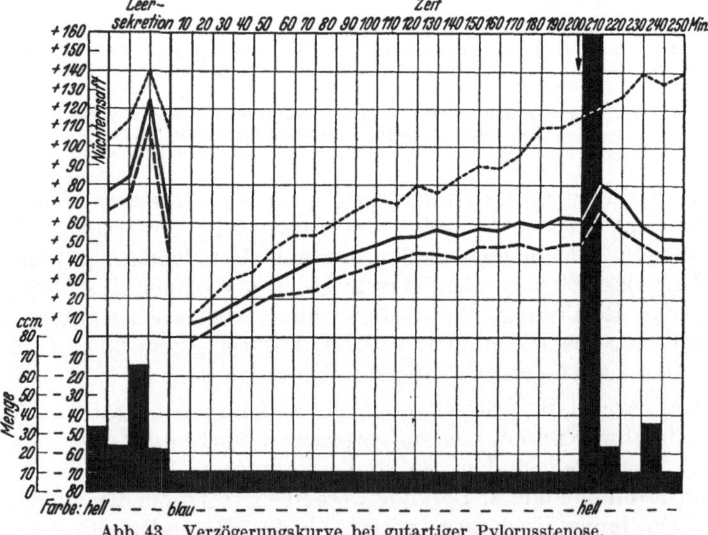

Abb. 43. Verzögerungskurve bei gutartiger Pylorusstenose.

verengt war. Andererseits zeigt keineswegs jedes Ulcus duodeni eine Kletterkurve, sondern nur der kleinere Teil der Duodenalgeschwüre.

Die Mengenkurve. Es wurde bereits mehrfach erwähnt, daß es uns zweckmäßig scheint, vom Zeitpunkt der Entleerung der Reizlösung an nicht nur jeweils alle 10 min eine 10 cm³-Probe zu entnehmen, sondern von diesem

Zeitpunkt an jedesmal vollständig durch Aspiration den Magen zu entleeren. Das gewonnene Material wird einerseits benutzt zur Fortführung der Aciditätskurve.

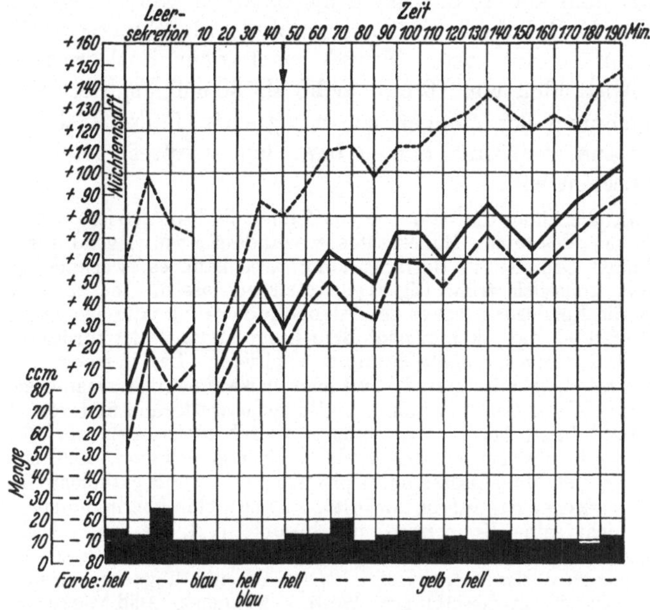

Abb. 44. Klettertyp bei Ulcus duodeni mit schneller Magenentleerung.

Und da hier teilweise Proben reinen Magensekretes gewonnen werden, ergeben sich gerade in diesen oft die höchsten Aciditätswerte. Dieser *letzte Teil der*

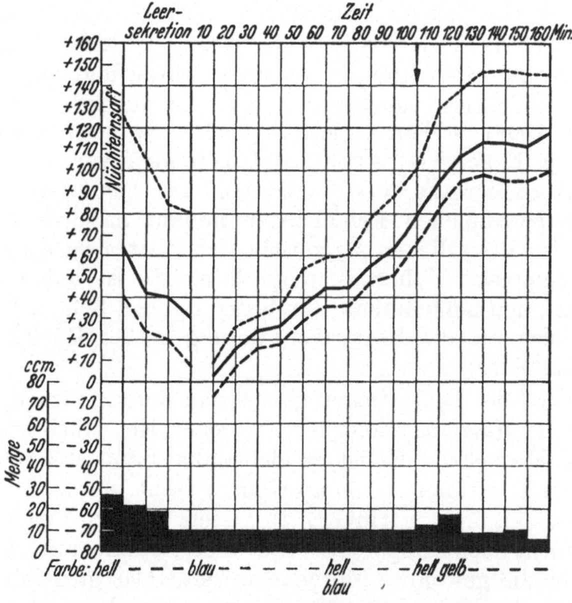

Abb. 45. Klettertyp ohne Zacken bei Ulcus duodeni mit mäßiger Stenose und geringer Entleerungsverzögerung.

Aciditätskurve ist deshalb für die *Beurteilung der Sekretbeschaffenheit* sehr willkommen. — Vor Titrierung der Proben wird indessen vom Entleerungszeitpunkt ab die aspirierte Inhaltsmenge in Kubikzentimetern gemessen und notiert (schwarze Säulen am unteren Rand der Diagramme). Für die Erkennung der Supersekretion ist die Mengenaufzeichnung wichtig. In supersekretorischen Fällen gewinnt man alle 10 min mehr als 10 cm³ Sekret, oft sind es 20 oder 30. Als praktisches Maß haben wir uns gewöhnt, für Supersekretion sprechend anzusehen, wenn in der ersten Stunde nach dem Entleerungszeitpunkt bei Ansaugen in Abständen von 10 min mehr als 80 cm³ aspiriert werden können.

Die Aufzeichnung der Mengen ist in manchen Fällen fast unerläßlich zur Beurteilung, wann man eine Kurve bzw. den entsprechenden Magenvorgang als beendet ansehen will.

Treibt man Studien über die Sekretbeschaffenheit und interessiert sich für die Acidität, den Chlorgehalt usw. des reinen Magensaftes, was indessen vorwiegend aus experimentellen und physiologischen Gründen in Betracht kommt, so kann es zweckmäßig sein, den Entleerungszeitpunkt künstlich frühzeitiger eintreten zu lassen. Ich habe dafür empfohlen (Kongreß 1924), die Reizlösung (sei es den Alkoholprobetrunk oder eine stärkere Reizlösung aus Extraktivstoffen od. dgl.) 30 min nach dem Einguß quantitativ zurückzusaugen und von nun an alle 10 min das angesammelte Sekret zu aspirieren. Daß in einer Anzahl von Proben stets Duodenalsekrete beigemischt sind, muß man in Kauf nehmen; man erkennt es indessen leicht an der Farbe. Weitz (1924) hat ähnliche Versuche wiederholt und von „Nachsekretion" gesprochen. Gerade durch das hier angedeutete Verfahren hat sich mir Wichtiges über die Beschaffenheit des reinen Magensekretes ergeben. Es zeigt sich dabei deutlich, daß die Säurekonzentration des reinen Magensaftes unter physiologischen und pathologischen Bedingungen variieren kann — entgegen der auf die Autorität Pawlows hin übernommenen Lehre, daß nur die Saftmenge, nicht seine Konzentration schwanke (vgl. die Kapitel Magensekret und Hyperchlorhydrie). Durch das geschilderte Verfahren können wir die *Bereitschaft* eines Magens drüfen, *hochkonzentriertes salzsaures Sekret zu liefern.* Oft allerdings ergeben sich Feststellungen hierüber ohnehin aus der in der üblichen Weise gewonnenen Aciditätskurve.

VI. Untersuchung des Nüchterninhalts.

Menge. Der nüchterne Magen enthält gewöhnlich eine kleine Menge Flüssigkeit. Ein Gemisch von Sekreten sammelt sich am tiefsten Punkt. Es erscheint im gastroskopischen Bild als sog. „Schleimsee". Welche Menge an Nüchterninhalt als normal zu betrachten ist, darüber wurde und wird gestritten. Der Angabe, daß der nüchterne Magen des gesunden Menschen keinen Magensaft enthält (Riegel 1908), stehen andere gegenüber, wonach bei Magengesunden bis zu 100 cm³, ja 180 cm³ (Rehfuss 1914) gefunden wurden. Durchschnittlich wird als obere Normalgrenze 20—30 cm³, von manchen 40 cm³ angegeben. Der Unterschied der persönlichen Erfahrungen kommt dadurch zustande, daß es bei Einführung des alten dicken Magenschlauches oft nicht gelingt, den geringen Inhalt durch „Expression" herauszubefördern. Es ist daher das bei weitem bessere Verfahren, den Mageninhalt durch den dünnen Schlauch zu gewinnen — außer wenn es sich um die Herausbeförderung großer Rückstandsmassen mit Speisebrocken handelt.

Der Unterschied der Erfahrungen geht ferner darauf zurück, daß der Begriff „Nüchtern" für die Magenphysiologie zu ungenau ist. Nüchtern ist ein Mensch sofort nach dem Erwachen. Er ist es gleichfalls, wenn er zwecks Magenuntersuchung auf 12 Uhr in das Ambulatorium bestellt wurde, mit dem Auftrag, vorher nichts zu essen und zu trinken. In diesem Fall wird meistens der Magendrüsenapparat nicht mehr ungereizt sein. Der Kranke wartet auf sein Frühstück, er vermißt die gewohnte Morgenmahlzeit. Das gibt Zündsaft. Er sieht auf dem Weg zum Arzt oder beim Nachbarn im Krankensaal appetitliche Nahrungsmittel, er raucht eine Zigarette — sein Magen ist nüchtern, aber nicht ungereizt. Bei längerem Warten setzt auch die periodische Leersekretion ein. Bei klinischer Untersuchung hat man es verhältnismäßig besser in der Hand, die Dazwischenkunft solcher nervösen Sekretionsreize — deren sich übrigens der Patient nicht ohne weiteres bewußt zu sein braucht — auszuschalten. Bei ambulanter Untersuchung ist das schwerer. Hiernach läßt sich eine Normalgrenze für die Nüchterninhaltsmenge überhaupt nicht angeben. Der *ungereizte normale Magen enthält nach meinen Erfahrungen nur geringe Saftmengen, weniger als 40 cm³.* Theoretisch sollte man den ungereizten Magen sofort nach dem Erwachen untersuchen. Praktisch ist das selten möglich. Durch ärztliches Erfassen des Gesamtbildes und des Untersuchungsvorganges, allenfalls durch Wiederholung der Ausheberung wird man trotz verspäteter Untersuchung oft zu einem Urteil gelangen. Die Mengenmessung des Nüchterninhalts wird trotz Fehlens einer sicheren Normgrenze keineswegs wertlos. Sie liefert sogar ein wichtiges Symptom, besonders, wenn Mengen über 100 oder 200 cm³ getroffen werden. Das bedeutet Supersekretion. Im Hungerschmerzanfall des Ulcus duodeni findet man selbst bis 500 cm³ und mehr.

Völlige *Abwesenheit von Nüchterninhalt* trifft man bei einzelnen Krebsmägen und auch gutartigen Achylien. Es gibt „*trockene Mägen*". Das muß ich trotz gegenteiliger Behauptungen unterstreichen. Auch gastroskopisch haben wir uns davon überzeugt, daß in solchen Fällen selbst der „Schleimsee" fehlt.

Zu wenig beachtet ist bisher, daß Sekretmenge und Neigung zu Supersekretion in erheblichem Grade abhängt vom allgemeinen Wasser- und Salzstoffwechsel. Chlorbestand, Gewebsturgor, Verschiebung der Verhältnisse der kolloidosmotischen Drucke, geringste Ödembereitschaft usw. sind von Belang. Das ergeben unsere Erfahrungen über salzarme Ulcusdiät.

Vermehrung des Nüchterninhalts kommt andererseits zustande, wenn sich Speiserückstände im Magen befinden.

Farbe. Wechselnde Beimengung von Gallenfarbstoff kann dem Nüchterninhalt verschiedene grünlich-graue, aber auch bräunlich-gelbliche oder mehr grasgrüne Verfärbung geben. Bei derartiger Anwesenheit von Duodenalsaft ist das Sekretgemisch stets trübe. Der Farbton des Gallenfarbstoffs wird durch die aktuelle Acidität beeinflußt. Der schaumige Eindruck des Schleimsees bei gastroskopischer Betrachtung entsteht durch seinen Kolloidgehalt und durch die Entwicklung von Kohlensäure, die beim Zusammenfluß von Magensäure mit carbonatreichem Duodenalsaft oder verschlucktem Speichel frei wird. Durch Verdauungsversuch kann man übrigens unzerstörte Restmengen von Trypsin öfters nachweisen.

Es ist gelegentlich im Nüchterninhalt — trotz negativem Ausfall der Gallenfarbstoffproben — eine deutlich gelbliche oder gelblich-grünliche Farbe beobachtet worden (OETTINGER 1910, REHFUSS, BERGEIM und HAWK 1914). Nach SARTORY (1906) soll eine Hefeart (Cryptococcus salmoneus), deren Wachstum durch ziemlich hohe Aciditäten nicht gehindert wird, derartige Färbungen hervorrufen können.

Besonders wichtig ist die Anwesenheit von hämatinisiertem Blut. Das ausgeheberte hämatinisierte Blut kann (braunes, salzsaures Hämatin) „kaffeesatzartig" aussehen. Sind die anwesenden Blutmengen gering, so findet man sie unter dem Mikroskop im Magensaftsediment. Hämatinisiertes Blut ist im Krebsmagen häufig, kann natürlich auch von einer Ulcusblutung stammen oder von einer Schleimhautverletzung durch die Sonde bzw. durch zu heftiges Absaugen aus der Sonde. Neigung zu kleinen Blutungen und Verletzlichkeit der Schleimhaut trifft man bei manchen Formen von Gastritis. Natürlich kann Blut auch durch Verschlucken in den Magen gelangt sein (Hämoptoe, Zahnfleischblutung).

Die Acidität des Nüchterninhalts ist unter normalen Verhältnissen nicht sehr hoch (selten über Gesamtacidität 70), andererseits recht wechselnd. Nicht ganz in der Hälfte der Fälle reagiert der Nüchterninhalt nicht nur gegen Lackmus, sondern auch gegen Kongo sauer. Chloride sind reichlich anwesend. Wenn man unter einigermaßen gleichmäßigen Bedingungen die Ausheberung des ungereizten Magens vornimmt, so haben *die im Nüchterninhalt festgestellten Säurewerte etwas individuell Charakteristisches.* Diese Acidität des Nüchterninhalts hat Beziehungen zu der dem einzelnen Magen zukommenden *Aciditätseinstellung* (s. S. 311).

Bodensatz. Strauss (1903) gibt an, daß er nach 2stündigem Stehen im Spitzglas meist weniger als 5% betrage. Mikroskopisch betrachtet, besteht dieser Bodensatz aus Schleim, angedauten Epithelien, Fettkügelchen, Leukocytenkernen, deren Protoplasma weggedaut ist (außer bei Achylie) und die bei Färbung mit Giemsa-Lösung oder Methylenblau schön hervortreten. F. Kauffmann (1930) empfahl Färbung mit Hämatoxylin-Eosin nach Methylalkoholfixierung des rasch getrockneten Ausstrichpräparates. In Anbetracht dessen, daß *Leukocyteneinwanderung in den Magen physiologisch* ist (Loeper und Marshall 1926), haben nur größere Mengen von Leukocyten Bedeutung im Sinne eines gastritischen Schubes. Eitersediment ist auch nicht selten bei Krebs. Indessen fahndet man auf dieses Symptom besser nicht im Nüchterninhalt, sondern in Proben möglichst reinen Magensaftes. Verschluckte Sputa und Rachensekrete führen im Nüchterninhalt zu Täuschungen.

In geringer Menge können unter normalen Bedingungen vereinzelte Stärkekörnchen anwesend sein, die durch Lugolsche Lösung sich schwarzblau färben, hier und da spärliche Pflanzenfasern (von Spargeln, Kohlrabi usw.), Teile von Fruchthäutchen, Fetttröpfchen. Es können solche mikroskopischen Nahrungsreste offenbar in den Schleimhautfalten des normalen Magens liegenbleiben (Kemp 1912, Kuttner 1915). Verstärkt findet sich solche „*Mikroretention*", sobald durch pathologische Veränderungen der Magenwand, Nischen, Krater, peristaltikarme infiltrierte Gegenden entstanden sind. Es kann nicht, wie Borgbjaerg (1908) es wollte, jede Mikroretention ohne weiteres als pathologisches Zeichen gewertet werden, vielmehr gehört zum Abschätzen eine gewisse Übung.

Wenn man sein Augenmerk darauf richtet, so kann man im speiseleeren Magen von Tuberkulösen nicht selten Tuberkelbacillen nachweisen aus verschlucktem Sputum (Hausmann 1908). Beim Säugling und kleinen Kinde hat dieses Verfahren erhebliche Bedeutung für die Erkennung „einer offenen primären Lungentuberkulose" (Opitz 1928).

Bei Inhaltsstauung und gleichzeitiger Achylie findet man neben anderen Saprophyten, die diagnostische Bedeutung nicht erlangt haben, die „langen" Boas-Opplerschen Bacillen. Diese *Milchsäurebildner* haben dieselbe Bedeutung wie die von ihnen gebildete Milchsäure. Es sind dünne, lange, öfters Ketten bildende Stäbchen.

Findet sich *Stauung bei erhaltener Salzsäurebildung,* so treffen wir im Bodensatz als diagnostisch wichtig die Sarcina ventriculi mit charakteristischer Warenballenform. Ferner Hefen; sie haben nur Bedeutung, wenn reichlich und in Sprossung; denn einzelne dieser stark lichtbrechenden Körnchen finden sich im mikroskopischen Bilde des normalen Magensaftes. Vermehrte Hefen sind manchmal auch im achylischen Stauungsinhalt zu finden.

Daß man Krebszellen sicher ansprechen kann, ist ein ganz seltener Zufall, der allenfalls vorkommt, wenn bei Anwendung der dicken Sonde Tumorteilchen durch das Sondenfenster abgerissen und dann herausbefördert werden. Zur Fahndung auf Krebszellen bietet die neue Henningsche Tupfsonde bessere Aussichten (s. S. 319).

Stauungssymptome. Die wichtigste Gruppe von Symptomen, die am Nüchterninhalt erhoben werden können, bezieht sich auf mangelhafte und verzögerte
Entleerung.

Dabei kann man außer den *direkten Stauungssymptomen*, die sich aus Speiseresten vom Vortage ergeben oder aus Rückständen, die teilweise selbst Wochen
alt sein können, stets auch *indirekte Stauungssymptome erheben. Im stagnierenden Mageninhalt ist der Chemismus in verschiedener Weise geändert*, hauptsächlich unter der Wirkung von Mikroorganismen, die unter dem Mikroskop
gefunden werden, daneben wohl auch durch autolytische Vorgänge.

Sehr wichtig ist die Feststellung einer deutlichen positiven *Milchsäureprobe*.

Sie findet sich nur, wenn *zwei Bedingungen* zusammentreffen: *Stauung und
Mangel an salzsaurem Sekret*. Dieses Zusammentreffen ist am häufigsten bei
Krebsmägen, kommt aber nicht nur bei Krebs vor, so daß die Milchsäureprobe
ein starkes Verdachtsmoment, aber keinen unbedingten Beweis für Krebs liefert.

Nachdem durch WARBURGS Forschung (1923) sich ergeben hatte, daß im Zellstoffwechsel
der Krebszelle reichlicher Milchsäure entsteht, gaben MENDEL und ENGEL (1925) eine von
der herkömmlichen abweichende Erklärung für positiven Milchsäurebefund im Mageninhalt.
Nicht Mikroorganismen sollten die Milchsäure erzeugen, sondern die Krebszellen. Man kann
dem nicht beipflichten; sicher kommt Milchsäuregärung in krebsfreien achylischen Stauungsmägen vor. Ich habe operativ bestätigte gutartige Pförtnerverengungen mit starker Milchsäurereaktion des Mageninhalts gesehen. Andererseits fehlt im Inhalt von Krebsmägen ohne
Ausgangsenge die Milchsäure oft oder meist. Trotz der WARBURGschen Befunde ist zu bedenken, daß die Stoffwechseleigentümlichkeiten der echten Krebszelle nicht in gleicher Weise
das Gesamtgebilde „Magenkrebs" mit seinen unspezifischen und eventuell nekrotischen
Zellen betrifft. Wenn demnach einerseits im Krebsmagen (ohne Stauung) nicht in dem Maße
Milchsäure gebildet wird, wie man es nach WARBURGS Befunden und den Behauptungen von
MENDEL und ENGEL (1925) vermuten konnte, so fand andererseits DELHOUGNE (1930) mit
einem Zuckerprobetrunk, daß auch die entzündlich veränderte Magenschleimhaut Milchsäure
bildet. Vielleicht sind Leukocytenfermente die Ursache. So wenig klar im ganzen die Milch-
säureentstehung ist, so klar ist die klinische Bedeutung einer kräftig positiven Milchsäureprobe: Stauung bei Salzsäuremangel.

Bei positiver Milchsäurereaktion ist in der Regel die Bildung von niederen
Fettsäuren im Mageninhalt auch durch dessen stechenden, *ranzigen Geruch*
zu erkennen. Die Milchsäurebacillen wurden schon oben erwähnt.

Stauungsinhalt bei erhaltener Salzsäurebildung riecht meist gärig, entwickelt
verschiedene Gase (CO_2, Wasserstoff, Methan, Schwefelwasserstoff). Im Sediment: Hefe und Sarcine.

Stauungszeichen sind hochwertige Symptome. Zur Prüfung der Expulsion
bei Pförtnerenge gehört Aushebung des nüchternen Patienten. Allenfalls
kann ein besonderes Probeabendessen unter Zusatz von Korinthen, Tierkohle
oder anderen Erkennungsmitteln am Abend vorher eingenommen werden. Ich
sehe einen wichtigen Vorteil der Verweilsondenmethode, wie wir sie handhaben,
darin, daß sie stets mit Entnahme des Nüchterninhalts beginnt. Freilich ist
bei Stauung grober Nahrungsbrocken die Anwendung der starken Sonde besser.
Hat man bei Nüchternaushebung mit der starken Sonde nichts herausbeför-
dern können, so ist — besonders, wo es auf Feststellung etwaiger Retention
ankommt — eine Nachspülung erforderlich. Nur wenn auch bei der Nachspülung
keine Reste zutage kommen, darf man sagen, daß keine Stauung besteht.

VII. Die Leersekretion.

Hat man den Nüchterninhalt mit der Sonde entfernt und läßt die dünne Sonde weiter im
Magen verweilen, so erhält man, auch ohne daß irgendwelche sonstigen Reize wirksam sind,
aus dem normalen Magen geringe Mengen von Sekret. Ist wenig oder kein Sekret zu erhalten,
so sprechen wir von einem „trockenen Magen" — meist ein pathologisches Zeichen (bei Scirrhus, Gastritiden mit schwerer Funktionsstörung). Größere Mengen von Leersekret enthüllen
eine Tendenz zur Supersekretion (Ulcus, Gastritis, Regulationsstörung). Vereint mit der

Beobachtung der Nachsekretion (s. unten) ist die Leersekretion wichtig für die Beurteilung, ob Subsekretion oder Supersekretion vorliegt. Es hat sich deshalb als zweckmäßig erwiesen und wurde in dem Originalverfahren von Katsch und Kalk festgelegt, nach Entfernung des Nüchterninhalts 3mal in Abständen von 10 min „Leersekret" zu entnehmen, ehe man einen Ingestenreiz (Coffeinreizlösung) oder Histamin einwirken läßt. Unser vertieftes Verständnis für die Regulationsvorgänge im Magen läßt die Beobachtung der Leersekretion noch wichtiger erscheinen, besonders auch unter Beachtung der Acidität.

Die Acidität des Leersekretes steigt gewöhnlich in den drei entnommenen Proben schrittweise an. Während im Nüchterninhalt in der Regel freie Salzsäure fehlt, tritt jetzt freie Salzsäure auf. Die Gesamtacidität steigt. Die **Tendenz, auf eine bestimmte Aciditätslage** bei der Leersekretion einzuregulieren, kennzeichnet den Funktionszustand des einzelnen Magens. Individuelle Varianten und krankhafte Abweichungen heben sich ab. Steigt die Acidität nicht oder wenig, so liegt Unvermögen oder Schwäche in bezug auf die Säurekonzentrierung vor. Dieses kennzeichnet gewisse Stadien der achylisierenden Gastritis. Sie können reparabel sein. Auch kann ein niedriger *Aciditätsrichtwert* (s. dort) kennzeichnend sein für eine Funktionsabwandlung, deren Ursache nicht immer primär im Magen liegt (z. B. bei Kreislaufkranken).

Umgekehrt ist schneller und erheblicher Anstieg der Aciditätswerte (besonders der Kurve der freien Säure) bei reizbarem Magen zu treffen, bzw. bei Mägen mit hochliegendem Richtwert. Das trifft man bei akuten Lebererkrankungen, bei Reizgastritis, bei Ulcus duodeni, aber auch bei manchen funktionellen Störungen. Ein deutlicher „*Richtwert*" (Katsch) der Acidität ist z. B. zu erkennen auf den Abb. 32 und 35.

Als einer der ersten hat Seeber (1926) den Wert einer Beobachtung der Leersekretion unterstrichen. Schickt man, wie Delhougne (1926), eine Magenspülung voraus, so erhält man zwar viel höhere Aciditäten (nach 70 min 90—120); jedoch ist dieser Effekt wohl nicht der gleiche, ist eher vergleichbar mit der Beobachtung der Nachsekretion, nach Ablauf der Coffeinlösung.

Die Theorie dieser Leersekretion ist weniger einfach als die praktisch erprobte Verwendung in der Diagnostik. Ich verweise auf die physiologischen Vorbemerkungen (s. S. 221).

VIII. Probemahlzeiten.

Nach Einführung von Probespeisen sind vor allem folgende Veränderungen des Mageninhalts festzustellen. Er wird 1. zerkleinert (durch Zerfall gröberer Brocken), 2. flüssiger (aus geronnenem Eiweiß werden wasserlösliche Stoffe usw.), 3. er verändert seinen Geruch, 4. er zeigt in zunehmendem Grade bis zu einem gewissen Höchstwert saure Reaktion.

Das Probefrühstück (Ewald und Boas 1885). Während an Kussmauls Klinik in Straßburg die verschiedensten Probeingesten geprüft und nach einem gewissen Standardverfahren gesucht wurde, erlangte das von Ewald und Boas vorgeschlagene Tee-Semmelfrühstück durch seine Einfachheit und Zweckmäßigkeit schnell die Bedeutung eines klassischen Verfahrens. Das Probefrühstück (aus 400—500 cm³ Tee und 35 g Semmel oder Weißbrot oder Zwieback) bedeutet zwar einen geringen Sekretionsreiz und eine geringe Aufgabe für den Magen; aber es ist sehr allgemein durchführbar — das ist für ein Standardverfahren wichtig — größere Probemahlzeiten werden dagegen von manchen Kranken schwer bewältigt. Beim Probefrühstück ist es bequem, daß man schon nach 45 bis 60 min ausheben kann (bei einer Probemahlzeit nach Leube-Riegel erst nach 3—4 Std). Keine der zahllosen Probespeisen, die vorgeschlagen worden sind, hat nur annähernd die Bedeutung erlangt wie das Probefrühstück. Nur einzelne dieser anderen Probespeisen sind weiter unten erwähnt.

Wird das Probefrühstück nicht in klassischer Weise nach Ablauf 1 Std ausgehebert, sondern gegen die Regel schon nach 10, 20, 30, 40 min, so sieht man leicht, daß die physikalischen und chemischen Veränderungen sich erst nach und nach einstellen, daß das Probefrühstück nach 10 min und auch nach 20 min nur zum Teil das feinkrümelige Sediment im Glas bildet, wie es der Saft des gesunden Magens nach einer vollen Stunde erzeugt. Nach ½ Std ist oft schon der größte Teil in diesen feinkrümeligen Chymus übergeführt, der typische Geruch vorhanden, die Reaktion gegen Lackmus nicht allein stark sauer, sondern auch kongopositiv, d. h. es ist „freie Salzsäure" vorhanden, oder, wie wir uns moderner ausdrücken: die Wasserstoffionenkonzentration ist die für die peptische Verdauung optimale. ·Sobald freie Säure aufgetreten ist, bleibt sie anwesend bis zum Schluß der Magenverdauung, meist wird der Mageninhalt noch zunehmend saurer und flüssiger.

Erhebliche individuelle Schwankungen kommen bei gesunden Individuen, ja beim gleichen Individuum vor. Der Zeitpunkt, zu dem freie Säure auftritt, die Geschwindigkeit der Chymifikation, die durch Expression zu gewinnende Flüssigkeitsmenge — all das schwankt. Ebenso der Zeitpunkt der Entleerung, der ja freilich keineswegs von den Sekretionsverhältnissen allein abhängig ist. So kommt es, daß viele Ärzte sich gewöhnt haben, das Probefrühstück nicht gemäß der ursprünglichen Vorschrift nach 1 Std auszuhebern (manche Mägen sind dann schon leer), sondern schon nach 45 min oder gar nach $^1/_2$ Std. Ein Aushebern nach 30 min ist im ganzen unzweckmäßig, während ein Zeitraum von 45 min, falls man sich regelmäßig an diese Zeitspanne hält, gewisse Vorteile bietet. Das Aushebern ist etwas leichter, weil viele Mägen nach 1 Std nicht mehr viel Rückstand enthalten.

An dem durch Ausheberung oder Expression gewonnenen Mageninhalt sind folgende wichtigsten Einzelheiten zu beachten:

1. Die Menge. Im allgemeinen sind es weniger als 100 oder 120 cm³, die aus einem normalen Magen gewonnen werden. Da eine vollständige Entleerung durch die Sonde selten gelingt, Verstopfung des Sondenfensters durch einzelne grobe Brocken oder zähen, dicken Chymus vorkommen, so ist das Urteil: der Magen sei leer oder fast leer, nur mit Vorsicht und erst dann zulässig, wenn auch eine angeschlossene Nachspülung keine nennenswerten Reste herausbefördert. Die Geschicklichkeit im Aushebern verdient geübt zu werden. So wichtig uns für die Beurteilung der Gesamtmenge des Mageninhaltes in vielen Fällen das Nachspülen ist, so wenig sind wir andererseits der Ansicht, daß an Exaktheit des Urteils viel gewonnen wird, wenn man aus der Acidität des Spülwassers (nach MATHIEU und ROUX 1910) die Gesamtinhaltsmenge quantitativ zu errechnen sucht. Gegen das Restbestimmungsverfahren von MATHIEU und ROUX (1910) sind verschiedentlich Einwendungen erhoben worden.

Die Gesamtmenge des Mageninhaltes 1 Std nach Probefrühstück kann auffallend klein sein. Das kommt vor bei manchen Achylien, bei Scirrhen des Magens mit starrem Pylorus, bei Gastroenterostomierten und manchen Resektionsmägen, bisweilen auch bei Hypermotilität.

Erschwerter Abfluß und reichliche Sekretergießung sind die beiden Faktoren, die vermehrte Inhalt mengen verursachen. Oft sind beide zugleich vorhanden. In anderen Fällen ergibt die Zusammensetzung und Beschaffenheit des Ausgeheberten Anhaltspunkte, die bald mehr auf Stauung, bald mehr auf reichlichen Saftfluß hinweisen (s. unten). Nahrungsreste vom Vortage können für das bloße Auge erkennbar sein.

2. Der Geruch. Das ausgeheberte Probefrühstück hat einen schwach säuerlichen, nicht unangenehmen Geruch. Fehlt die Säurebildung, so ist der Geruch fader, der Semmelgeruch herrscht vor. Bei Stagnation des Mageninhaltes kann — wenn die Säurebildung erhalten ist — ein *gäriger* Geruch vorhanden sein. Bei Stagnation und gleichzeitiger Subacidität wird stechender, *ranziger* oder auch *fauliger* oder Schwefel-Wasserstoffgeruch wahrgenommen. Die Stagnation ist auch durch andere Zeichen erkennbar. Wurde der Einführung des Probefrühstückes eine Nüchternausheberung vorangeschickt, so sind die Stauungssymptome im Probefrühstück weniger deutlich, dafür wurden sie jedoch um so reiner im Nüchterninhalt beobachtet. Man prüft den Geruch des Probefrühstückes am besten gleich nach der Entnahme.

3. Das Aussehen. Man achtet auf die Farbe des Ausgeheberten, die unter normalen Verhältnissen von der Semmel bestimmt wird. Es ist auffallend, wie selten im Probefrühstück Galle gefunden wird. Offenbar regt das Probefrühstück in der ersten Stunde den Rückflußmechanismus besonders wenig an.

Durch alte Nahrungsreste kann die Semmelfarbe verändert sein. Blutfarbstoff — in salzsaures Hämatin verwandelt — ergibt eine bräunliche, an Kaffee oder Schokolade erinnernde Färbung. Findet sich bei wiederholter Untersuchung stets reichlich Galle, so liegt vermehrter Duodenalrückfluß vor, der gelegentlich als funktionelle Abweichung vorkommt, aber besonders bei 2 Zuständen hervortritt: bei tiefer Duodenalstenose und bei Gastroparese mit Pylorusinsuffizienz. Man achtet auf die Zerteiltheit, die Chymifikation der Brotteile, die gleichmäßig und fein sein soll. Sie kommt zustande, indem der Magensaft das Klebergerüst des Brotes auflöst. J. Strasburger nannte diesen Vorgang Artorhexis ($\check{α}ρτος$ Brot, $\check{ρ}\tilde{η}ξις$ Zerkleinerung). Diese zerkleinernde Wirkung der Magenverdauung kann mangelhaft sein. Dann werden wir statt der feinkrümeligen Masse noch grobe Brocken finden. Andererseits kann bei stark wirksamem Magensekret die Chymifizierung auffallend schnell vor sich gehen und schon zu einem frühen Zeitpunkt vollständig erreicht sein. Mangelhafte Artorhexis ist vor allem Zeichen für Magensaftmangel. Übrigens gibt es Achyliefälle mit Alterationsinsuffizienz, in denen die mangelhafte Magenverdauung bei der Probefrühstücksuntersuchung deshalb übersehen werden kann, weil gleichzeitig ein schneller Abtransport durch den Pylorus besteht. Grobe Brocken inmitten feinkrümeligen Sedimentes finden sich bei schlechtem Kauakt und gleichzeitig tüchtigem Magensaft.

Man achtet ferner darauf, ob der Rückstand — besonders, wenn er reichlich ist — mehr aus flüssigen oder aus festen Teilen besteht, zu welchem Zwecke man das Entnommene 2 Std in einem Glas sedimentieren läßt. Aus dem Verhältnis der flüssigen und festen Teile zueinander einen „Schichtungsquotienten" (nach Strauss) zu berechnen, erübrigt sich und scheint fast unrätlich, weil durch das Suggestive, das alle Zahlen an sich haben, diesem Quotienten leicht eine Exaktheit zugeteilt wird, die er als Vergleichswert nicht bietet. Im einen Falle findet man Anwesenheit von reichlich Sekret. Im anderen Falle ist es auffallend spärlich. Findet man im ganzen zu große Rückstandsmenge beim Probefrühstück, so spricht erheblicher Anteil fester Substanzen mehr für erschwerte Entleerung, reichlich Flüssigkeit mehr für Supersekretion. Auf beigemischte Nahrungsreste vom Vortag achtet man besonders, wenn der Untersuchung keine Nüchternausheberung vorangeschickt war.

4. Die Acidität. Für praktische Bedürfnisse genügt im allgemeinen, mit einem Kongopapier zu prüfen, ob die für den peptischen Prozeß zweckmäßige Konzentration der Wasserstoffionen vorhanden ist. Unter normalen Verhältnissen ist das 45—60 min nach Einnahme des Probefrühstückes zu fordern. Wird Kongo nicht gebläut, so prüft man die Reaktion gegen Lackmus (Azolithminpapier). Genaueres über Aciditätsbestimmung und Titration der Acidität wolle man unten nachlesen (S. 302).

5. Verschieden kann die *Viscosität* sein. Sie entspricht nicht dem Schleimgehalt, sondern ist weitgehend abhängig von der Wasserstoffionenkonzentration (s. S. 315). Anacide Mageninhalte erscheinen schleimreich. Sehr saure dagegen filtrieren schnell, sedimentieren auch schneller. Bei lebhafter Gärung beobachtet man Schaumbildung und Dreischichtung des Mageninhaltes.

6. Der mikroskopische Befund. Für diesen gilt das bereits im vorigen Abschnitt über den Nüchterninhalt des Magens Gesagte. Die mikroskopische Untersuchung kommt besonders in Betracht, wo Verdacht auf Stauung besteht, ohne daß sie schon makroskopisch sicher erkannt werden kann. Im Sediment des achylischen Mageninhaltes erscheinen die Leukocyten mit unversehrtem Protoplasma. Der Umfang der Leukocyteneinwanderung in den Magen bei verschiedenen funktionellen Zuständen und organischen Veränderungen wird mehr beachtet (Westphal 1933, Hartwig 1935, 1949, Broicher 1949).

Andere Probemahlzeiten. Es sei nur eine kleine Zahl anderer Probespeisen angeführt, die allenfalls in besonderen Fällen ergänzend herangezogen werden können. Für eine genaue Motilitätsprüfung hat das Röntgenverfahren die meisten anderen Methoden entbehrlich gemacht.

Die Probemahlzeit nach Riegel (1908). bestehend aus einem Teller Rindfleischsuppe, 200 g Beefsteak, 50 g Kartoffelbrei und einem Brötchen, wird zum Zwecke der Untersuchung des Chemismus nach 4 Std ausgehebert. Man findet dann Gesamtaciditäten etwa zwischen 70 und 100. Am Zustandekommen dieses Wertes sind saure Albuminate, saure Phosphate beteiligt.

Da mit dem Fleisch Fleischmilchsäure aufgenommen ist, braucht eine angedeutete Milchsäureprobe nichts Pathologisches zu bedeuten. — Der Wert der Probemahlzeit liegt darin, daß sie einen stärkeren Reiz, eine größere Aufgabe für den Magen bedeutet. Man findet Kranke, bei denen im Probefrühstück nur eine Andeutung von Säurebildung festzustellen ist, während sie nach Probemahlzeit normale Inhaltsaciditäten zustande bringen.

Das trockene Probefrühstück (SAHLI 1894, BOAS 1907) besteht aus einer trockenen Semmel oder 5 trockenen Albertkeks ohne jedes Getränk. Durch Nüchternausheberung überzeugt man sich vorher, daß der Magen leer ist bzw. man entleert den Nüchterninhalt. Nach einer Stunde wird wie nach dem gewöhnlichen Probefrühstück ausgehebert. Man findet dann bei normalen Personen durchaus Ähnliches wie nach dem gewöhnlichen Probefrühstück. Auch die Inhalts- und Flüssigkeitsmenge pflegt nicht ausgesprochen geringer zu sein. Bei Supersekretion dagegen ist die rückgewonnene Flüssigkeitsmenge groß (mehr als 150 cm³). Und man ist dann völlig sicher, daß diese Flüssigkeit nur aus Sekret besteht und nicht retiniertes Getränk dabei ist.

Das Appetitfrühstück nach H. CURSCHMANN (1910) besteht aus freigewählten Lieblingsspeisen. Ursprünglich zur „Feststellung der wirklichen Sekretionsmöglichkeit des Patienten" erdacht, ist es heute durch das Histaminverfahren verdrängt.

Scheinmahlzeiten. Um isoliert die Bildung des psychischen oder Appetitsaftes zu prüfen, ist einige Male versucht worden, in Anlehnung an den Scheinfütterungsversuch bei PAWLOWS ösophagotomierten Hunden Scheinmahlzeiten zu verwenden. So habe ich (in einer Arbeit mit WESTPHAL 1913) die Kranken Keks oder Brötchen kauen lassen, die schwach mit Liebigs Fleischextrakt bestrichen waren. Der vornübergeneigt sitzende Patent wurde dabei angehalten, das Gekaute nicht herunterzuschlucken, sondern wieder auszuspeien. Ähnlich hat BOAS ein „Kauaktverfahren" empfohlen und dafür Albertkeks und harte Eier verwendet. Nach Durchführung dieses Verfahrens findet man bei reizbaren, zur Supersekretion geneigten Mägen eine große Sekretmenge von 200 und mehr Kubikzentimetern im Magen. Das Verfahren eignet sich indessen nicht für häufige Anwendung. Manche Patienten schlucken Teile der gekauten Speisen herunter und der Versuch bleibt nicht rein. HENNING und BACH (1931) verwenden zwecks Einschaltung einer „psychischen" Phase in den Verlauf der fraktionierten Ausheberung folgende Magenfunktionsprüfung: Ein Teller mit appetitlich angerichtetem Frühstück wird 30 min den Blicken und dem Riechvermögen des Kranken ausgesetzt. Dann Coffeinprobetrunk durch die liegende Sonde und übliche fraktionierte Ausheberung.

Neue Versuche, ähnliche *Scheinmahlzeiten* zur Diagnostik heranzuziehen, sind von WEINSTEIN, COLP, HOLLANDER und JEMERIN 1944, WINKELSTEIN 1947, SCHOEN und GRISWOLD 1947 und NORING 1950 unternommen worden. NORING läßt nach Einlegung einer Duodenalsonde durch die Nase in den Magen Kalbfleisch, Schweinefleisch, Leber, Käse, belegte Brotschnitten für 10 min kauen, ohne zu schlucken. Es folgt eine „fraktionierte" Ausheberung. Nach vollständiger Vagotomie fehlt eine Sekretionssteigerung. Damit ergibt sich ein gewisses Indikationsgebiet des Verfahrens.

Flüssige Probespeisen. In Anpassung an die Bedürfnisse des fraktionierten Ausheberungsverfahrens (s. oben) sind in den letzten 20 Jahren eine große Zahl von flüssigen Probespeisen empfohlen worden. Unter ihnen hat im Ausland die Hafermehlsuppe von CROHN-BURRIL und REISS (1917) reichlich Verbreitung gefunden. Andere haben eiweißreiche Flüssigkeiten empfohlen, so in einer interessanten Arbeit HECKMANN (1934). Für Untersuchungen besonderer Fragen können solche eiweißreichen Probeflüssigkeiten, die höhere Anforderungen an die Magenleistung stellen, wertvoll sein. Für ein Standardverfahren überwiegen nach meiner Erfahrung und Überzeugung die Vorteile, die beim Verweilsondenverfahren eine pufferfreie Reizlösung bietet (s. unten). Flüssige Probespeisen sind gleichsam ein Kompromiß zwischen den Probefrühstücken und den Probemahlzeiten alter Art und der modernen durchsichtigen, chemisch unkomplizierten Reizlösung mit ihren sauberen Versuchsbedingungen. Dieser Kompromiß ist abzulehnen.

Probefrühstück nach DE SALAMANCA. DE SALAMANCA (1930) ging von der Überlegung aus, daß die üblichen Methoden der Magensaftuntersuchungen eine der 3 Hauptfunktionen des Magens, die mechanische, physikalische oder chemische (entleerende, verdünnende und säuernde) überwiegend berücksichtigen. Das Ziel seiner Methode ist, alle Faktoren gleichzeitig zu überprüfen. Er benutzt dazu folgenden Untersuchungsgang und gibt spezielle Anweisungen:

(Eine ins einzelne gehende Mitteilung seiner Vorschriften erscheint begründet, da die diesbezüglichen Arbeiten nur schwer zugänglich sind und überdies eine mühselige Beschäftigung zu ihrem Verständnis verlangen.)

Untersuchungsgang. *1. Probefrühstück* nach DE SALAMANCA: Dem Patienten wird ein Probefrühstück aus 250 cm³ Tee mit Mangansulfat und 30 g salzlosem Zwieback oder

Weißbrot verabreicht. Zu diesem Zweck wird ein Infus aus 300 cm³ heißem Wasser und 3 g schwarzem Tee hergestellt. In einem Meßzylinder werden 2 cm³ einer 15%igen Mangansulfatlösung mit dem Teeinfus auf 300 cm³ aufgefüllt. Von dieser Mischung trinkt der Patient 250 cm³, 50 cm³ werden als Kontrolle zurückbehalten. Der Tee kann mit 1—2 Tabletten Saccharin gesüßt sein. Den salzfreien Zwieback oder das Weißbrot muß der Patient gut kauen. Am besten weicht er ihn in dem Tee auf.

2. Immer, wenn eine neue Packung Zwieback oder Weißbrot verwandt wird, muß vorher eine *Bestimmung des Zwiebacksediments und des im Zwieback vorhandenen Chlors durchgeführt werden*. Zu diesem Zweck werden 30 g Zwieback gemahlen und mit 250 cm³ Tee vermischt. Es ergibt sich dann ein Volumen von z. B. 273 cm³. Nach 2 Std werden mit der Mischung 4 Zentrifugenröhrchen gefüllt und 25 min lang zentrifugiert. Dabei entsteht z. B. für je 10 cm³ ein Sediment von 2,7 cm³ (Zentrifugierungskoeffizient):

$$\text{Zwiebackvolumen} = \frac{\text{scheinbares Gesamtvolumen (273)} \times \text{Sediment der 4 Röhrchen}}{\text{Volumen der 4 Röhrchen (40)}} = 68 \text{ cm}^3.$$

Aus diesem scheinbaren Gesamtvolumen wird der Zwiebackprozentsatz berechnet, der bei der Aushebung im Magen geblieben ist. Weiterhin wird das Gesamtchlor nach J. Volhard bestimmt, um den Salzgehalt des Zwiebacks berechnen zu können.

3. *Aushebung.* Die Aushebung erfolgt im allgemeinen einmalig nach 60 min, bei schneller Entleerung nach 45 min oder 30 min. Verwandt wird dazu ein üblicher Magenschlauch von 80 cm Länge und 10 mm Dicke. Dieser wird mit einem Schlauch und einem Glastrichter verbunden. Nach Einführung des Magenschlauches werden durch ihn 200 cm³ einer $^1/_2{}^0/_{00}$ Kupfersulfatlösung eingegeben und der Mageninhalt wie bei einer Magenspülung ausgehebert. Die Kupfersulfatlösung wird so hergestellt, daß 1,25 cm³ einer 10%igen Kupfersulfatlösung mit destilliertem Wasser auf 250 cm³ aufgefüllt werden. 50 cm³ bleiben als Kontrolle zurück.

4. *Gesamtmageninhalt und vorheriger Verdünnungsfaktor.* Der Gesamtmageninhalt ist die Flüssigkeit, die im Augenblick der Aushebung im Magen vorhanden ist. Zu ihrer Bestimmung wird zuerst die durch die Kupfersulfatlösung verursachte Verdünnung festgestellt. Wenn man mit K die Kupferkonzentration in der zur Spülung verwendeten Lösung, mit k die Kupferkonzentration im ausgeheberten Mageninhalt und mit J Inhalt, das Volumen des flüssigen Mageninhaltes bezeichnet, so ergeben sich in folgender Formel festgelegte Beziehungen:

$$200 \times K = 200 + J \times k.$$

Sind die Kupferkonzentrationen K und k bekannt, so kann der Mageninhalt J berechnet werden:

$$J = \frac{200 \times (K - k)}{k}.$$

Die Kupferkonzentration wird nach der Methode von Gruhn-Kolthoff folgendermaßen bestimmt: Zu 10 cm³ Magensaft (wenn alkalisch, mit 10%iger Schwefelsäure ansäuern) kommen: 1 cm³ 10%iger Schwefelsäure, 1 cm³ 20%iges Kaliumjodid, 5 cm³ 10%iges Kaliumrhodanid (CNSK), 1 oder 1,5 g Natrium-Pyrophosphat (um Fehler zu vermeiden, die geringe Blutungen durch ihren Eisengehalt verursachen können), einige Tropfen Stärkelösung als Indicator. Die Lösung zeigt jetzt eine braunschwarze Färbung.

10 cm³ Kontroll-Lösung werden genau so behandelt und dann beide Lösungen mit n/10 Natriumthiosulfat bis zur Farblosigkeit titriert.

Faktor der vorherigen Verdünnung. Um in dem ausgeheberten Mageninhalt die Werte ermitteln zu können, muß die Konzentration C des Mageninhaltes J bekannt sein. Nach dem Gesetz der Konzentration ist $C \times J = c \times 200 + J$, wobei c die Konzentration der Mischung $J + 200$ ist:

$$C = \frac{c \times 200 + J}{J}.$$

Alle in der ausgeheberten Mischung vorhandenen Konzentrationen müssen demnach mit dem *Faktor (allgemeiner Verdünnungsfaktor)*:

$$F = \frac{200 + J}{J}$$

multipliziert werden, um die Konzentration des Mageninhaltes im Augenblick der Sondeneinführung zu ermitteln (de Salamanca).

5. *Nichtentleerter Tee und sein Verdünnungsgrad.* Zur Bestimmung des nicht entleerten Tees und seines Verdünnungsgrades muß die vorhandene Manganmenge bestimmt werden. Deshalb muß der Magensaft, wenn er mit rotem Kongopapier keine blaue Farbe gibt, angesäuert werden. Der zur Untersuchung gelangende Mageninhalt wird, falls keine freie Säure

vorhanden ist, mit 10%iger Schwefelsäure angesäuert und filtriert. Das Mangan wird nach CRUMS kolorimetrisch bestimmt:

10 cm³ des ausgeheberten Mageninhaltes werden filtriert und im Kolben mit 10 cm³ einer n/5 Silbernitratlösung in 20%iger Salpetersäure vermischt. Dann wird der Kolben kurz erwärmt, bis der Silbernitratniederschlag dicht ausfällt, und erneut filtriert. Auf diese Weise werden die Chlorsalze entfernt und es verbleibt etwas Silber als Katalysator für die Oxydation.

Zu 10 cm³ des Filtrates werden nach und nach 2 g Ammoniumpersulfat gegeben und die Lösung wird solange auf 50° erhitzt, bis eine Amethystfärbung eintritt. Wird die Farbe braun, so gibt man einen Tropfen Wasserstoffperoxyd und etwas Ammoniumpersulfat hinzu und erhitzt weiter. Wird die Farblösung intensiv rot, so verdünnt man mit 15 cm³ destilliertem Wasser und erwärmt, unter dem Siedepunkt bleibend, solange, bis die Amethystfarbe auftritt. Dann wird der Kolben unter dem Wasserstrahl abgekühlt und der Inhalt mit destilliertem Wasser auf 25 cm³ aufgefüllt.

Das Ammoniumpersulfat muß so frisch sein, daß es beim Lösen aufschäumt. Gegebenenfalls muß vor dem Auffüllen mit destilliertem Wasser noch einmal filtriert werden, um den Niederschlag zu beseitigen.

Von der zur Kontrolle aufbewahrten Teelösung verdünnt man einen Teil im Verhältnis 1:10 mit destilliertem Wasser, entnimmt dieser Verdünnung 5 cm³, gibt dazu 5 cm³ salpetersaures Silbernitrat und 2 g Ammoniumpersulfat. Dann erwärmt man wie vorher und verfährt wie oben angegeben. Man erhält 2 durchsichtige, amethystfarbene Flüssigkeiten, mit denen eine gewöhnliche Colorimetrie vorgenommen und der Teeverdünnungsfaktor berechnet wird:

$$\text{Teeverdünnungsfaktor } d = \frac{\text{gesuchte Schichthöhe} \times \text{Ausgangsmenge Magensaft}}{\text{bekannte Schichthöhe} \times \text{allgemeiner Verdünnungsfaktor } F} .$$

Die Teeverdünnung ist $1:d$.

Da somit die Teeverdünnung im Mageninhalt bekannt ist und das Volumen des letzteren auch, so ist die bei der Ausheberung im Magen vorhandene Teemenge zu berechnen. Wird der Mageninhalt J mit der Teeverdünnung $1:d$ multipliziert, so erhält man die nichtentleerte Menge desselben. Dividiert man das Ergebnis durch 2,5 oder multipliziert man mit 0,4, so ergibt sich die nicht entleerte Teemenge auf 100 in bezug auf die 250 cm³ aufgenommenen Tees. Da der flüssige Mageninhalt hauptsächlich aus Tee und Magensaft bestand, so erhält man die Menge des Magensaftes im Augenblick der Ausheberung dadurch, daß man vom Mageninhalt J die Teemenge abzieht.

6. *Bestimmung des ausgeheberten Zwiebacks.* Mit einer spitzenlosen Pipette werden von dem gut aufgeschüttelten Mageninhalt 40 cm³ auf 4 graduierte Zentrifugenröhrchen verteilt und 20 min zentrifugiert. Die Summe der 4 Zwiebacksedimente (Zs) dividiert durch die Volumensumme der 4 Röhrchen ergibt die Konzentration des feuchten Zwiebacks im ausgeheberten Mageninhalt (Mageninhalt + Kupferlösung). Mageninhalt + Kupferlösung multipliziert mit der Konzentration ergibt das Gesamtvolumen des übriggebliebenen Zwiebacks. Dieses Produkt mit 100 multipliziert und durch das scheinbare Zwiebackvolumen (unter Ziffer 2 bestimmt) dividiert liefert den Prozentsatz des zurückgehaltenen Zwiebacks. Es ergibt sich:

$$\text{Zurückgehaltener Zwieback auf } 100 = \frac{(200 + J) \times \text{Sediment der 4 Röhrchen} (Zs) \times 100}{\text{Volumen der 4 Röhrchen} \times Zs}$$

Zs ist das unter Ziffer 2 bestimmte Gesamtvolumen des eingeweichten Zwiebacks.

7. *Bestimmung der freien Salzsäure und der Gesamtacidität.* Die Säuremessung wird nach TOEPFER jedoch mit n/100 Natronlauge durchgeführt: Die Kupfersulfatlösung ist sauer, weil $CuSO_4$ das Salz einer starken Säure und einer schwachen Base ist. Man müßte diesen Säureüberschuß korrigieren, bevor man mit dem Faktor F der vorherigen Verdünnung multipliziert. Die dem Kupfersulfat entsprechende Säure beträgt 0,34 cm³ n/10 Natronlauge für je 10 cm³. Das Kupfersulfat ist durch den Mageninhalt J verdünnt und so beträgt die auf das Kupfersulfat zurückzuführende Säure $= \dfrac{0,34 \times 200}{200 + J}$. Wenn $J = 0$ ist, d. h. im Falle des größten Fehlers, bedeutet das 0,124 °/$_{00}$ HCl. *Diese Menge braucht nicht berücksichtigt zu werden.*

8. *Chlorometrie.* Feststellung des gebundenen (alkalischen) Chlors (Cl_f) und des Gesamtchlors (Cl_t), der Differenz zwischen T und F und des Quotienten $T:F$. Das Chlor wird nach der Methode von J. VOLHARD bestimmt.

In einen Meßkolben und einen Porzellantiegel werden 5 cm³ des ausgeheberten Magensaftes gebracht. Der Magensaft in dem Tiegel wird über dem Wasserbad verdampft und der Rückstand im Tiegel bis zur Rotglut erhitzt. Nach Abkühlung wird sowohl zu der Menge im Kolben als auch zu dem Rückstand im Tiegel 1 cm³ konzentrierte Salpetersäure gegeben. Nach Vorlage von 10 cm³ n/10 Silbernitrat wird mit Kaliumrhodanid (CNSK) bis zur Rotbraunfärbung zurücktitriert. Bei zu schneller Braunfärbung muß entsprechend mehr Silbernitrat vorgelegt werden. Im Kolben ist dann die Gesamtchlormenge, im Tiegel das gebundene Chlor in je 5 cm³ Mageninhalt bestimmt worden. Die Differenz aus beiden ergibt die Chlorhydrie.

9. Zusammensetzung des reinen Magensaftes. Die Menge des reinen Magensaftes errechnet sich aus der Differenz zwischen Mageninhalt J und zurückgehaltenem Tee T.

Reiner Saft = Gesamtmageninhalt $J - Tr$.

Verdünnungsfaktor im reinen Saft $f = \dfrac{J}{J - Tr}$.

Chlor im reinen Saft: Cl_f (chlore fixe) pro mille $\times f = \ldots$ %.
$\qquad\qquad\quad Cl_t$ (chlore total) pro mille $\times f = \ldots$ %.

Normalwerte. Nach Umrechnung auf pro mille ergeben sich folgende Normalwerte: Normacidität: Gesamtacidität von 30—70 E = 0,054—1,18 %/₀₀; HCl_f von 20—50 E = 0,036 bis 0,09 %/₀₀. Superacidität über 1,18 %/₀₀, Subacidität unter 0,036 %/₀₀. Normale Sekretion nach 60 min 100—200 cm³; geringe Sekretion nach 60 min 50 cm³; Supersekretion nach 60 min über 200 cm³. Normale Entleerung nach 40—60 min.

An unserer Klinik sind Vergleichsuntersuchungen über die Magensaftverhältnisse mit der Methode nach DE SALAMANCA und der nach KATSCH und KALK vorgenommen worden (VOLLNHALS 1944). Ein wesentlicher Unterschied zwischen beiden Verfahren besteht darin, daß das spanische Verfahren eine „Stichprobe" der Magensaftverhältnisse auf der Höhe der Verdauung eines Probefrühstückes nimmt, während das Verfahren von KATSCH und KALK („Verweilsonde"!) den Ablauf der Vorgänge im Magen zu erfassen sucht. Bei DE SALAMANCA wird außerdem die verdünnende Speichelmenge vernachlässigt. Duodenalrückfluß tritt nicht in Erscheinung. Die Aciditätswerte nach 60 min des Versuches liegen bei DE SALAMANCA etwas höher.

Es scheint zwar, daß die Methode an Genauigkeit anderen Verfahren überlegen ist, jedoch ist sie belastet durch eine sehr große Umständlichkeit, welche sie als Routinemethode ungeeignet macht.

Die Methode nach DE SALAMANCA findet außer oben angegebenen Gründen hier Erwähnung, weil sie in Spanien auch bei neueren Untersuchungen benutzt wird. So konnten BEDOGA und AUGUSTIN (1949) mit diesem Verfahren in Reihenuntersuchungen feststellen, daß Frauen eine beschleunigte Entleerung von Flüssigkeiten aus dem Magen zeigen. Unter der Schwangerschaft kommt es zur Verlangsamung der Entleerung und zur Verminderung der Sekretionsmenge.

IX. Pufferfreie Reizlösungen und diagnostische Sekretionserregung durch Pharmaka (Histamin, Insulin).

Hatte schon das Probefrühstück aus Tee und Semmel sich gegenüber allen komplizierten Probeingesten rein empirisch behauptet, so erforderte eine Anpassung an die vordringenden Lehren der physikalischen Chemie, das Probeingestum noch einfacher und durchsichtiger zu wählen. Einerseits hatte sich praktisch ergeben, daß für die Diagnostik mit dem zahlenmäßigen Austitrieren von Gesamtacidität und freier Salzsäure nach Probefrühstück, erst recht nach Probemahlzeit, nicht sehr viel mehr anzufangen war als mit der groben Prüfung der Acidität mit einem Kongo- und einem Lackmuspapierstreifen. Andererseits begriffen wir unter Führung von MÜLLER (1908, 1909) u. a., daß die Reaktionslage nicht durch eine Titration ermittelt werden könne. Ferner wird der Umschlag von Indicatoren durch Salz, Eiweißstoffe, Eiweißbruchstücke, Kohlensäure, organische Säuren, Phosphate usw. ganz erheblich beeinflußt. Während MICHAELIS hieraus die Konsequenz gezogen hatte, die Titration müsse abgeschafft werden, an ihre Stelle habe eine direkte Bestimmung der H-Ionenkonzentration im Mageninhalt zu treten, folgerte ich, daß für die Praxis das bessere Verfahren sei, eine reine pufferfreie Lösung als Anreiz für die Sekretion zu verwenden. Das begründeten KATSCH und KALK in der Arbeit über „Statik und

Kinetik des Magenmechanismus" (1924). Uns wurde klar, daß die Überlegenheit des EWALD-BOASschen Tee-Semmelfrühstücks gegenüber der Probemahlzeit zum Teil darauf beruhte, daß dieses relativ pufferarm war. Nun hieß es, die Pufferfreiheit des Ingestums völlig und prinzipiell durchsetzen. Sie ist erreicht, wenn man destilliertes Wasser verwendet. Es kann tatsächlich verwendet werden. Uns schien es ein etwas zu geringer Saftwecker. So verfielen wir auf den von EHRMANN gelegentlich (allerdings ohne die entscheidende physikalisch-chemische Begründung) empfohlenen Alkoholprobetrunk (300 cm³ 5%iger Alkohol). Er hat uns in der Verwendung mit der Verweilsondenmethode ausgezeichnete Dienste geleistet und wird mit und ohne Verweilverfahren noch von manchen Ärzten angewendet. Nachdem wir freilich bei Kindern und jungen Mädchen nach dem Alkoholprobetrunk öfters leichte Rauschzustände sahen, suchten wir nach einer anderen pufferfreien Reizlösung und fanden als geeigneteste die *Coffeinreizlösung* (0,2 Coffeinum purum in 300 cm³ Aqua destillata). Diese Coffeinreizlösung hat inzwischen sehr allgemeine Verbreitung erfahren und sich in nunmehr 25jähriger Verwendung bewährt.

Von EHRMANN (1930, 1931) und ſeinen Mitarbeitern, auch von v. NOORDEN wurde behauptet, Coffein wirke nicht auf die Magensekretion. Die Coffeinreizlösung sei insofern dem destillierten Wasser vergleichbar. Die Literaturangaben zu dieser Frage scheinen strittig. In Hundeversuchen der BICKELschen Schule war Coffein wenig wirkſam als Magensafterreger. Die wenigen Mitteilungen, die auch für den Menſchen behaupten, daß Coffein kein Magensaftlocker sei, sind methodiſch anzufechten (Näheres bei WICHELS 1933). Einer Vielzahl von Autoren hat sich der Coffeinprobetrunk als Standardveɾfahren bewährt, auch wenn er keinen Maximalreiz darstellt. Wir mußten auch in neuen Nachprüfungen feststeľen, daß die Coffeinlösung stärker auf die Saftbildung wirkt als reines Wasſer. Wie der Angɾiffɛpunkt dieser Wirkung ist, ob Coffein entsprechend Angaben aus der PAWLOWſchen Schule durch Nervenbeeinflussung nur reflexsteigernd wirkt, das muß dahingestellt bleiben. Jedenfalls erregt auch parenterale Coffeinzufuhr die Magensekretion, wie es seinerzeit von KALK und mir beschrieben wurde. WICHELS (1933) hat das erneut festgestellt.

Auch in Amerika, wo während des ersten Weltkrieges die fraktionierte Ausheberung unter Führung von REHFUSS schneller ausgebildet worden war als bei uns, ging man dazu über, als Sekretionsreiz das REHFUSSsche Semmel-Wasserfrühstück (1914) bzw. die drüben viel verwendete, mit NaCl gewürzte (!) Hafermehlsuppe (nach CROHN und REISS 1917) durch eine klare, mit Farbe versetzte Lösung zu ersetzen (CHENNEY 1929), oder man bedient sich von vornherein (ohne Probetrunk) der Histaminprobe (s. unten).

Wenn die wasserklare Reizlösung uns die Beurteilung der Salzsäurebildung erleichtert, weil keinerlei Säuren noch säureabspaltende oder den Indicatorumschlag beeinflussende Stoffe von außen eingeführt werden, so wird ebenfalls die Beurteilung der Chloridsekretion ermöglicht, da von außen keinerlei Chlorverbindungen in den Magen gebracht werden. (5. Kapitel: „Chlor und Chloride im Magensaft".)

Abgesehen von den physikalisch-chemischen Vorzügen der pufferfreien Reizlösung, die in dem Kapitel über die Acidität des Magensaftes noch genauer erörtert sind, hat eine klare Reizlösung weitere Vorzüge einfach durch ihre Durchsichtigkeit. Das hatte schon EHRMANN hervorgehoben, als er den Alkoholprobetrunk empfahl. Pathologische Beimengungen heben sich vorzüglich ab. Sondenverstopfungen kommen schwerer vor, auch bei Verwendung dünner und dünnster Sonden. Die mikroskopische Untersuchung des Bodenſatzes aus dem Entnommenen ist erleichtert, da keinerlei Nahrungsmittelbestandteile das Bild verwirren. Ganz besonders ist die Untersuchung des Magensaftsedimentes auf seinen Leukocytengehalt erleichtert.

Nach SILVA MELLO (1916) regt der Alkoholprobetrunk deutlicher den Duodenalrückfluß an als das Semmelfrühstück. Es sei in 90% der Fälle schon makroskopisch eine gallige Verfärbung zu erkennen. v. FRIEDRICH und NEUMANN (1921) fanden dies nur in 25% der Fälle. Der Unterschied dieser Angaben ist dadurch verständlich, daß der Zeitpunkt der Entnahme nicht gleichgültig ist. Wenn die Reizlösung größtenteils aus dem Magen darmwärts abgeschoben ist, tritt sehr leicht Duodenalrückfluß ein. Besonders zu beachten ist, daß bei starkem Ansaugen mit der an die dünne Sonde angesetzten Spritze und übertriebenem „Absuchen des Magens nach Saft" durch Hin- und Herschieben der Sonde — ein verstärkter Rückfluß angeregt wird. Das erklärt, weshalb verschiedene Untersucher über Häufigkeit des Duodenalrückflusses verschiedene Erfahrungen sammeln.

Histaminprobe. Da Reizlösungen, wie die Coffein- oder Alkohollösung, keinen sehr starken Reiz und eine verhältnismäßig sehr geringe Belastung für den

Magen darstellen, besonders auch in bezug auf die Motilitätsprüfung, so wurde früher empfohlen, ergänzend größere Probemahlzeiten heranzuziehen. In der Klinik hat sich als zweckmäßiges Vorgehen ein anderer Brauch entwickelt: Die Entleerungsfähigkeit des Magens wird am besten röntgenologisch geprüft. Die sekretorische Leistungsfähigkeit prüft man in den Fällen, in denen auf Coffeinlösung hin unzulänglich Säure gebildet wird, durch zusätzliche Anwendung des starken Histaminreizes (subcutane Injektion von $^1/_2$ mg Histamin). Dabei bleibt das Prinzip gewahrt, keine puffernden oder den Chemismus beeinflussenden Stoffe in den Magen einzuführen.

Die *Histaminprobe* wird entsprechend dem von Katsch und Kalk (1926) für die Praxis eingeführten Verfahren so durchgeführt, daß $^1/_2$ mg Imido-Roche in den Unterarm injiziert werden. Dabei soll stets eine elastische Binde leicht um den Oberarm gelegt sein. Treten ausnahmsweise heftige vasomotorische Erscheinungen durch das Histamin auf, so drückt man mit der Binde die Oberarmvene vorübergehend ab. Wenn man dann in kurzen Abständen vorübergehend die Binde wieder lüftet, geht das Histamin so allmählich in den allgemeinen Kreislauf über, daß niemals bedenkliche Erscheinungen auftreten können. Die Vorsichtsmaßnahme mit der Staubinde, ebenso die Anwesenheit des Arztes oder einer kundigen Pflegeperson beim Histaminversuch sind aber unbedingt zu fordern. Dosen von 1 mg zu verwenden, erscheint unzweckmäßig und überflüssig.

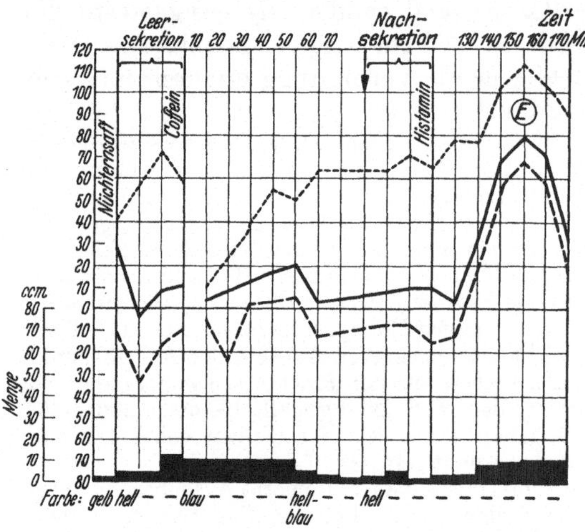

Abb. 46. Anacidität bei Coffeinprobetrunk, auf Histamin mit kräftiger Säurebildung ansprechend. Chronische Gastritis. - - - - - Ges. Cl, —— Ges. Az, fr. HCl/p.

Ihre (1947) hält die gesonderte Absaugung des Mundspeichels während des Histamintestes für erforderlich und verwendet die Doppelsonde nach Lagerlöf und Ågren, die die Gewinnung reinen Magensaftes gestattet. Die von ihm angegebene Histamindosierung beträgt 0,1 mg/10 kg Körpergewicht. Der Magensaft wird dabei in drei 20 min-Portionen gesammelt. Als Grenze des normalen Sekretionsvolumens auf Histaminreiz wird 180 cm³ je 60 min angesehen.

Untersuchungen, welche Sekretionsleistung auf Histamin und gastroskopisches Bild vergleichen, liegen vor von Ricketts, Kirsner und Palmer (1949). Sie bestätigen unsere Erfahrung, daß der morphologische Befund keinen bindenden Rückschluß auf die Funktion der Magenschleimhaut zuläßt. Bei 100 Fällen mit gastroskopisch-normaler Schleimhaut fand sich in 5%, bei hypertropher Gastritis (50 Fälle) in 2% eine Achlorhydrie. Bei atrophischer Gastritis (50 Fälle) und Oberflächenkatarrh (50 Fälle) wurden in je 30% das Fehlen freier Salzsäure festgestellt.

Ein Hinweis darauf sei gestattet, daß in der Therapie angewandte sekretionshemmende Extrakte aus Magenschleim oder Schleimhaut des Magen- und Darmkanals (z. B. Enterogastrone) an der durch Histamin provozierten Sekretionssteigerung auf ihre Wirksamkeit geprüft werden können (Code, Blackburn, Livermore und Ratke 1949).

Während des Krieges ist ein dem Histamin verwandter Körper als Reizmittel für die Magensekretion empfohlen worden. Es handelt sich um das salzsaure Salz des 2-Benzyl-4,5-imidazolins *(„Priscol")*. Thiele (1940) teilt in einer ersten Publikation mit, daß 10 mg (nach subcutaner Injektion) auf die Magensekretion erregend wirken, ohne jedoch die Reizstärke des Histamins zu erreichen. Die Priscolwirkung ist wie die Histaminwirkung nicht durch

Atropin hemmbar (SCHNETZ und FLUCH 1942). Als Ersatzmittel kann uns das Priscol für unsere Magendiagnostik nützlich sein. *Zwingende Gründe für ein Abgehen von der Histamintestung bestehen indessen nicht.* Wir treten dafür ein, um vergleichbare Ergebnisse zu erzielen, allgemein das Histamin anzuwenden.

„Insulintest" für die Magensaftsekretion (HOLLANDER-Test[1]). Fraktionierte Aushebrung nach 10 E Alt-Insulin intravenös.

COLLAZO und DOBREFF haben bereits 1924 die steigernde Wirkung des Insulins auf die Sekretion des Magensaftes beim Hund festgestellt. Eine Bestätigung gaben DETRE und SEVÓ (1925). Beim Menschen hat das Insulin die gleiche stimulierende Wirkung auf die Säuresekretion, wie PAPAYANNOPOULOS und ATHANASOPOULOS (1950) erneut bestätigten.

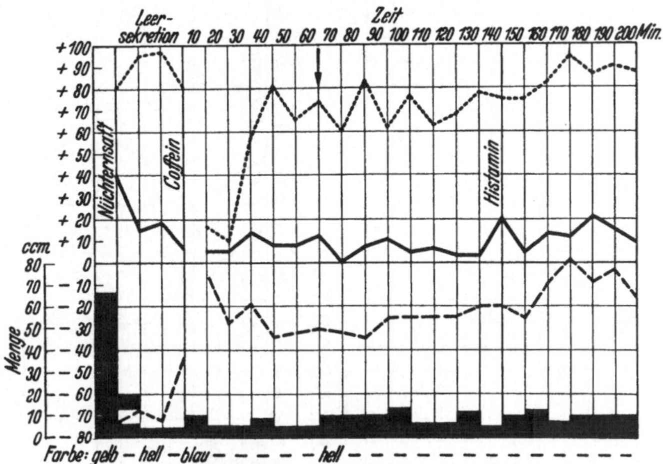

Abb. 47. Anacidität, auch histaminrefraktär. „Absolute Achylie." Chronische Gastritis mit sekretorischer Insuffizienz, zur Zeit entzündlicher Schub.

JEMERIN, HOLLANDER und WEINSTEIN (1943) kamen zu der Feststellung, daß nach vollständiger Vagusdurchschneidung Insulininjektion keine Sekretionssteigerung bewirkt. Es wird daraus geschlossen, daß Insulin den cerebral-reflektorischen Mechanismus der Sekretionserregung in Tätigkeit setzt. Das Absinken des Blutzuckers unter Insulin scheint dabei als Auslösungsmoment eine Rolle zu spielen. BROOKE (1949) hat festgestellt, daß die Blutzuckerwerte unter 45 mg-% absinken, wenn eine Sekretionssteigerung eintritt. Zahlreiche Untersucher haben sich des Insulintestes bedient, um die Vollständigkeit der bilateralen Vagotomie festzustellen. Eine so einfache Abhängigkeit der Steigerung der Säuresekretion von der Hypoglykämie wird in Frage gestellt durch Untersuchungen von NECHELES, OLSON und SCRUGGS (1942) und SHARICK und CAMPBELL (1951). Große Insulindosen und entsprechend niedrige Blutzuckerwerte haben danach bei Hunden nicht eine Verstärkung der Magensekretion zur Folge, sondern eher eine Verminderung. Fortlaufende Untersuchungen der Magensaftsekretion unter der Insulinkrampftherapie bei endogenen Psychosen kamen zu der Feststellung, daß Insulindosen zwischen 95 und 310 E subcutan keinen hemmenden Effekt auf die Magensekretion haben, es kommt jedoch zu einer sehr unterschiedlichen Säuresekretion.

Nach unserer Auffassung ist keineswegs eine einfache Abhängigkeit zwischen Insulindosis und Sekretionsveränderung zu erwarten. Es erscheint mangelhaft, daß in den vorliegenden Untersuchungen die Frage der *Gegenregulation* auf exogene Insulinzufuhr nicht einmal diskutiert wird.

Nach intravenöser Insulinzufuhr kommt es in etwa 20—30 min zur Hypoglykämie. Eine Zunahme von Pepsin und Mucoprotein auf Insulininjektion hin fällt in diese Zeit, während

---

[1] FRANKLIN HOLLANDER weist die Bezeichnung des Insulintestversuches mit seinem Eigennamen zurück. Ausgehend von den Beobachtungen anderer Autoren hat er 1942 zusammen mit JEMERIN und WEINSTEIN die wegweisende Arbeit begonnen. Nach seiner Meinung sollte man vom „Insulintest", vom „Insulin-Hypoglykämietest" sprechen. Neuerdings empfiehlt sich die Differenzierung in „Insulin-Aciditätstest" und „Insulin-Motilitätstest". [Gastroenterology 21, 164 (1952).]

die Säurezunahme erst später auftritt. Es wird daher vermutet, daß die Säurezunahme nicht durch direkte Insulin- bzw. Hypoglykämiewirkung zuwege gebracht wird. Untersuchungen an resezierten Mägen zeigen, daß auf Insulinzufuhr nur Mucoprotein und Pepsin im Magensaft zunehmen, während die gesamte und freie Säure nicht ansteigen. Offenbar stört die Resektion den Reizmechanismus der Säuresekretion. In bezug auf die Säuresekretion scheint danach Insulin nur über das Gastrin wirken zu können (GLASS und WOLF 1950).

J. N. HUNT (1949) warnt vor einer voreiligen Ausdeutung von Ergebnissen des Histamin- und Insulintestes, besonders im Hinblick auf die Vagotomie. Das Problem der Insulinwirkung auf den Magen läßt speziell die Frage der Einwirkung von endogenem Insulin auf die Magenfunktion stellen. POE (1950) ist, nachdem bereits HARRIS und SEALE (1935) Untersuchungen

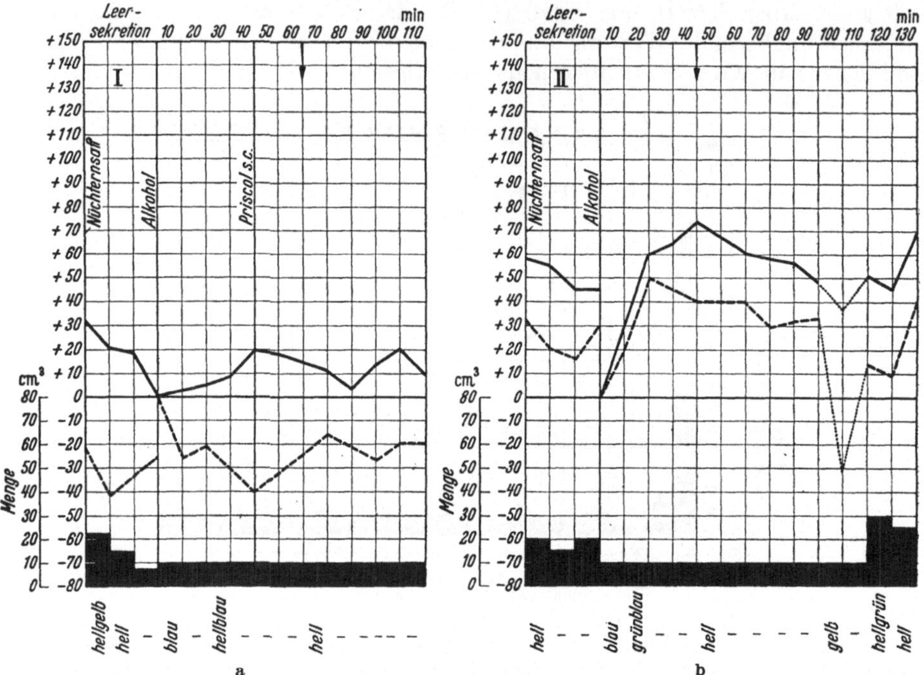

Abb. 48a u. b. Änderung der Magensaftverhältnisse bei chronischer Cholecystitis. (63jähriger Mann. Seit 1943 Gallenblasenbeschwerden.) a Magensaftuntersuchung September 1947: Priscolrefraktäre Achylie. b Magenausheberung September 1949: Normale Säureverhältnisse.

über die Manifestation des Hyperinsulinismus am Magen- und Darmkanal vorgelegt haben, dieser Frage noch einmal nachgegangen. Es besteht zwischen dem Säureanstieg und der endogen bedingten Hypoglykämie eine bemerkenswerte Gleichzeitigkeit. Unter 50 Kranken mit Hyperinsulinismus konnte in 30 Fällen röntgenologisch eine gesteigerte Magenperistaltik gefunden werden.

Gasförmige Probereize. Ein neuartiger Versuch, unverdünntes Magensekret zu erhalten, ist von RUDZIT unternommen, der den Einfluß gasförmiger Mittel auf die Magensekretion studierte und besonders Formalindämpfe als Ersatz für ein Probefrühstück benutzt.

Aminosäurengemische und Magensekretion. Eiweißstoffe bzw. ihre Extraktivstoffe stellen energische Magensekretionserreger dar. Bereits SKALLER (1913) hat Fleischextrakt für ein Probefrühstück vorgeschlagen. Es ist auch der Frage nachgegangen worden, inwieweit bestimmte Aminosäuren oder Aminosäurengemische besonderer Zusammensetzung zur Sekretionsanregung benutzt werden können (EISENHARDT 1910, EHRMANN 1914, SCHWEITZER 1920, JOY und JAVOIS 1925, BICKEL 1929). Man fand, daß die meisten Aminosäuren mit Ausnahme des β-Alanins nur bei intragastraler Zufuhr die Magensekretion erregen. Einzelne Amine haben ausgesprochene sekretlockende Wirkung. TAGAWA (1931) hat diese Untersuchungsergebnisse vertieft. Danach haben Glykokoll, Leucin, Phenylalanin, Tyrosin, Histidin, Cystin, Tryptophan nur geringe sekretionslockende Wirkung, während Asparagin-säure und Glutaminsäure stärker erregen. Reine Aminosäuren, in einen salzsäurefreien Magen eingebracht, rufen keine Sekretion hervor. Als Aminosäuren-Chlorhydrate sind sie jedoch außerordentlich wirksam. Aminosäuren sind also, um Sekretionserregung bewirken zu können, auf im Magen vorhandene Salzsäure angewiesen.

RAUSCH (1948) hat die Brauchbarkeit eines 3%igen *Aminosäurengemisches* als Probefrühstück für die Beurteilung der Magensaftsekretion geprüft und Vergleiche zur Reizwirkung eines 5%igen Alkoholprobetrunkes angestellt. Die Aminosäurenlösung, deren fleischbrüheähnlicher Geruch bereits säurelockend wirken kann, wurde bei den Versuchen von der Nase der Versuchsperson ferngehalten. Sie war entsprechend dem Vorgehen von KATSCH und KALK mit Methylenblaulösung angefärbt. Die Magensaftausheberung nach Eingabe des Aminosäurengemisches wurde wie bei einer fraktionierten Magenaushebung vorgenommen.

Die Überprüfung einer 3%igen Lösung von einem Aminosäurengemisch, dessen Analyse im Deutschen Archiv für klinische Medizin Bd. 193, S. 217 (1949) angegeben ist, zeigt die Verwendbarkeit des Aminosäurenprobetrunkes für die Magendiagnostik. Im wesentlichen ergeben sich übereinstimmende Resultate im Vergleich mit dem Alkoholprobetrunk. Über die grundsätzlichen Vorzüge einer völlig pufferfreien Reizlösung s. weiter oben S. 292.

Der Aminosäurenreiz erfolgt schnell, bewirkt eine längere Sekretionsdauer und steigert auch die Magensekretion mengenmäßig stark. Es gelingt, die sog. „falschen Anaciditäten" (FABER 1910) mit der Aminosäurelösung zu entlarven.

Auch bei *rectaler* Applikation von Aminosäurengemischen kommt es zu einer Sekretionssteigerung am Magen. Die Wirkung von *intravenös* verabfolgten Eiweißhydrolysaten auf den Magen wurde von ZWEIG, MEYER und STEIGMANN (1949) eingehend studiert.

Methodik: Einlegen einer Verweilsonde nach 16stündiger Nahrungskarenz. Fortlaufende fraktionierte Ausheberung unter zunächst intravenöser Infusion von physiologischer Kochsalzlösung oder 2,5%iger Dextroselösung für 45—50 min vor der Verabfolgung der Testlösung. Einflußgeschwindigkeit der Eiweißhydrolysatlösung etwa 72 Tropfen/min.

Ergebnisse: Es kommt unter Verabreichung von Aminosäuren und Eiweißhydrolysaten in die Vene regelmäßig zum Anstieg der Säurewerte und zu einer Zunahme der Sekretionsmenge. Damit werden Untersuchungen von OKADA (1930) bestätigt. Den Haupteinfluß auf die Säuresekretion hat aber ganz offenbar der Histamingehalt der Lösungen. Das Vorkommen von Histamin und histaminähnlichen Substanzen in Eiweißhydrolysaten haben HOPPS und CAMPBELL (1943) und HANSON, GROSSMAN und IVY (1948) nachgewiesen. Bei der Infusion muß, um die Säuresekretion zu steigern, ein Schwellenwert für Histamin überschritten werden. Er beträgt 0,004 γ/g je Minute.

Weder Splanchnicusunterbrechung, noch bilaterale Vagotomie sind in der Lage, die durch Eiweißhydrolysate provozierte Säuresekretion zu hemmen, was für die Histaminwirkung der Hydrolysate spricht. Die Verwendung von Aminosäuregemischen für die Diagnostik bedeutet ein Abweichen von dem sauberen Prinzip der „pufferfreien Reizlösungen".

X. Theorie und Praxis der Aciditätsbestimmungen.

Aktuelle und potentielle Acidität im Mageninhalt. Im ausgeheberten Mageninhalt reicht die HCl-Konzentration meist bei weitem nicht an die des reinen Sekretes heran. Selbst der Nüchternsaft (hunger juice, CARLSON 1916, fasting juice, HULL und KEETON 1917) ist nicht nur durch den im leeren Magen oft reichlichen Schleim verdünnt; auch verschluckter (carbonathaltiger) Speichel und alkalische Duodenalsekrete mengen sich verdünnend und neutralisierend darunter. Durch die aufgenommene Nahrung findet eine weitere erhebliche Verdünnung statt. Pflanzensaure Alkalien setzen sich mit der stärkeren Salzsäure um. Zudem haben die Eiweißstoffe der Nahrung und ihre durch peptische Hydrolyse entstehenden Spaltlinge als amphotere Elektrolyte im sauren Gebiet alkalischen Charakter: sie binden Salzsäure.

Die Acidalbuminate, salzsauren Peptone bilden zum größten Teil die sog. gebundene Säure des Mageninhaltes. Es sind Salze, die zur hydrolytischen Dissoziierung neigen und die daher bei fehlender „freier" Salzsäure im kongonegativen Mageninhalt noch eine schwache (Lackmus rötende) Wasserstoffionenkonzentration bedingen. Anwesenheit starker Mineralsäure wirkt ihrer Dissoziierung entgegen. Durch Abstumpfung der Säure und Verdünnung der Lösung wird dagegen die Dissoziation stärker. Wenn wir daher in herkömmlicher Weise durch Zusatz von Natronlauge den Magensaft austitrieren, so verändern wir progressiv die Dissoziation; es werden mit jedem Tropfen Alkali Wasserstoffionen frei, die vorher gebunden waren. Ein Titrieren der sog. freien Salzsäure gibt uns also keinen Wert, der der wirklichen „aktuellen Acidität" im

Magen, d. h. der Wasserstoffionenkonzentration des nicht künstlich veränderten Mageninhaltes entspricht. *Das Titrieren gibt uns einen „potentiellen" Wert statt des „aktuellen", der im Magen vorhanden war und der biologisch und chemisch für den Ablauf der Verdauungsreaktion allein entscheidend ist.*

Unter der Führung von Albert Müller (1908), Sörensen (1909), Michaelis (1914, 1922) sind eine Reihe von Autoren dafür eingetreten, das Austitrieren der sog. freien Säure zu beseitigen und zu ersetzen durch eine chemisch einwandfreie Bestimmung der Wasserstoffionenkonzentration, der „aktuellen" Acidität. Als Maß der aktuellen Acidität wird die „Wasserstoffzahl" (H·) angegeben, d. h. die Menge der Wasserstoffionen in Grammen, die auf ein Liter der Säurelösung kommen würden. Statt der Wasserstoffzahl nennt man auch, um die vielen Nullen und Dezimalstellen zu vermeiden, deren Logarithmus (das zugehörige Minuszeichen wird meistens weggelassen) und bezeichnet diesen als „Wasserstoffexponenten" ($p_H = - \log [H^+]$). Das Optimum für die peptische Verdauung liegt bei $p_H = 1{,}7$. In der Vorstellung, daß es das Ziel des normalen Magenchemismus sei, diesen Optimalwert auf der Verdauungshöhe zu erreichen, ist vorgeschlagen worden, nach ihm die Acidität zu beurteilen. So sagt Michaelis: „Die Bezeichnung Hyp- und Hyperacidität sollte in Zukunft stets in dem Sinne gebraucht werden, daß es sich um eine durch zu geringe oder zu schwache Säuerung bewirkte Funktionsuntüchtigkeit handle, und zwar sollten Werte von 0,03 n (etwa p_H 1,5, Verf.) ab aufwärts als hyperacide, Werte von etwa 0,0014 n (etwa p_H 2,9, Verf.) an abwärts als hypacide gelten." Der untere Schwellenwert ist, wie wir vermuten, wohl zu tief angegeben. Löning (1920) spricht von Subacidität bei p_H-Werten unter $p_H = 2{,}0$, von Superacidität bei Werten über $p_H = 1{,}5$. Klinisch hat sich diese Einteilungsweise nicht eingebürgert. Dabei sind offenbar nicht nur Widerstrebungen gegen die Verfahren zur Bestimmung des p_H-Wertes im Spiel, die etwas umständlicher sind als das Titrieren, sondern praktische und grundsätzliche Bedenken (s. unten).

Es ist eine bloße Annahme, daß der Magen seinen Inhalt einheitlich auf das Pepsinoptimum einreguliere. Und diese Annahme widerspricht gewichtigen Tatsachen. Aus alten Versuchen von Grützner (1905) und sogar von Wilson-Philip (1882) kennen wir die Schichtungsvorgänge im Magen. Als wir die Grütznerschen Versuche in der Weise wiederholten, daß wir Tiere mit verschiedenen Portionen fütterten und den einzelnen Portionen Indicatorfarbstoffe beisetzten, sahen wir, wenn in geeigneten Zeitabständen die Tiere getötet und ihr durchfrorener Magen zerschnitten wurde, daß eine sehr ausgesprochene Aciditätsschichtung im Magen vorhanden war, daß ein steiles Gefälle der Acidität von der Peripherie zum Kern des Mageninhaltes sich abzeichnete. Die Acidität der Randschichten aus fast reinem Sekret kann über dem Pepsinoptimum liegen, während die Reaktionslage im Kern weit darunter ist (eigene Versuche). Für die Aufgabe des Quellens und Lösens, des Sprengens von Membranen, die die Magenverdauung hat (vgl. Schade 1920), ist die uneinheitliche wechselnde Reaktionslage vielleicht zweckmäßiger als eine einheitliche. Wenn man daher im durchmischten Mageninhalt oder in einer mehr oder weniger zufällig entnommenen Inhaltsprobe den p_H-Wert bestimmt, so gewinnt man auch damit kein Bild von der „wahren" und „aktuellen" Reaktionslage im Magen. Praktisch findet man einen p_H-Wert über 1,5 oft bei gesunden Mägen. Ich verweise auch auf das Kapitel Superacidität, in dem begründet wird, warum es zweckmäßiger erscheint, für die Abgrenzung von Superacidität und Subacidität nicht den Wasserstoffexponenten (p_H) zu wählen. Die Abgrenzung muß zwar in Beziehung stehen zu der aktuellen Acidität, die von der Magensekretion erzielt wird; doch können wir diese Abgrenzung trotzdem mit Hilfe der Titrationszahlen alten Stils vornehmen, wofern wir eine eiweiß- und salzfreie Reizlösung zur Untersuchung des Magenchemismus verwenden (Coffeinlösung, Alkohollösung). In letzter Zeit haben wir durch die Untersuchungen durch Freudenberg (1951) und seine Mitarbeiter (Buchs, G. F. Springer) und Merten und Mitarbeiter erweiterte Kenntnisse über die *Magenproteasen* (s. dort) gewonnen. Danach erscheint die Überwertung des Pepsinoptimums vollends ohne Grundlage.

Es steht außer Frage, daß wir auf Grund der physikalisch-chemischen Lehren unsere Vorstellungen über Reaktionslage im Magen, Acidität, „freie Salzsäure" ändern mußten. Doch heißt es die Dinge unkritisch überstürzen wenn empfohlen wird, die Titration des Magensaftes zu beseitigen und nur noch den p_H-Wert des Mageninhaltes zu bestimmen. Fast gleichzeitig haben SAHLI und KATSCH und KALK (1924) sich in eingehender Begründung gegen die allgemeine Verwendung des p_H zur Beurteilung der Magensekretion ausgesprochen. KALK und KUGELMANN (1925) haben diese Begründung noch präzisiert und ergänzt. Wenn das Arbeiten mit dem p_H sich in vielen Zweigen der Technik bewährt hat, so ist es doch für die praktische Magenpathologie unzweckmäßig. Es liegt auch dem Arzt im allgemeinen nicht, mit Logarithmen zu arbeiten — ein Logarithmus ist, wie SAHLI mit Recht hervorhebt, „das Gegenteil von etwas Anschaulichem". KATSCH und KALK zeigten vor allem an klinischen Beispielen, wie unnuanciert die p_H-Werte ausfallen, da, wo grobe Unterschiede der Funktion vorliegen. *Bei Abstufung der Superaciditäten läßt uns der p_H-Wert vollkommen im Stich,* gewisse Formen unökonomischer Mehrarbeit werden durch ihn nicht aufgedeckt. Als starke Mineralsäure ist die Salzsäure des Magens fast vollständig dissoziiert ($^1/_{10}$ n-HCl zu 95%, $^1/_{100}$ n-HCl zu 98% nach W. OSTWALD). Mit der verfügbaren Indicatorenskala können wir nur Werte bis höchstens $p_H = 1,1$ bestimmen. Dieser Wert wird erreicht bei einer Salzsäurekonzentration von 0,315%, die der Titrationsacidität 86 entspricht. Höhere Konzentrationen kommen durchaus vor und sind klinisch wichtig, da ja der reine Magensaft Konzentrationen bis 0,58% HCl = 160

Tabelle 3.

p_H	(H˙)	HCl-%	Titration
	Es entspricht		
1,1	0,07943	0,315	86
1,3	0,05011	0,196	54
1,5	0,03162	0,120	33
1,7	0,01995	0,077	21
1,9	0,01259	0,048	13
2,1	0,00794	0,030	8
2,4	0,00398	0,015	4
2,6	0,00251	0,010	3
2,8	0,00258	0,006	2
3,0	0,00100	0,0037	1
3,2	0,00063	0,0023	0,6

Titrationsacidität aufweist. „Aber sie drücken sich nicht in der p_H-Zahl aus, sondern verschwinden in dem winzigen Zwischenraum zwischen $p_H = 1,0$ und 1,1" (KALK und KUGELMANN 1925).

Gewiß ist es richtig, daß in einem Titrationsverfahren nicht die zu Beginn der Untersuchung vorhandene Wasserstoffionenkonzentration gemessen wird, sondern die Menge der dissoziierbaren Wasserstoffionen. *Wenn wir jedoch eine reine Salzsäurelösung vor uns haben, mit maximaler elektrolytischer Dissoziation, so entfällt praktisch der Unterschied zwischen dissoziierten und dissoziierbaren Wasserstoffionen.* Daher stellt es die beste und einfachste Anpassung an die Lehren der physikalischen Chemie dar, wenn wir den Mageninhalt möglichst als reine Salzsäurelösung zu gewinnen suchen, indem wir für die Prüfung des Magenchemismus eine salz- und eiweißfreie Reizlösung verwenden, wie den Coffeinprobetrunk (KATSCH und KALK). Wenn wir bei Abwesenheit puffernder Eiweiß- und Salzbeimengungen mit Dimethylamidoazobenzol titrieren, so stehen die erhaltenen Titrationszahlen in einer relativ festen Beziehung zur Wasserstoffionenkonzentration des betreffenden Mageninhaltes. Verwendet man dagegen eiweißhaltige Probespeisen, so ist das Titrationsverfahren alten Stils zur Schätzung der aktuellen Reaktion nicht brauchbar. Desgleichen nicht, wenn die Magenwand Krebssaft, Eiter oder Blut abgibt. Dies kann man jedoch meist leicht erkennen. Es kann überraschen, wie zweckmäßig das kombinierte Titrationsverfahren ist, das sich in der klinischen Empirie herausgebildet und eingebürgert hatte, obgleich die physikalisch-chemischen Verhältnisse noch nicht richtig beurteilt wurden. Man muß hierbei bedenken, daß das allgemein verwendete Tee-Semmelfrühstück von EWALD und BOAS ja auch verhältnismäßig eiweißarm ist. Für die Probemahlzeit gilt das selbstverständlich nicht.

Die elektrometrische Bestimmung der Wasserstoffionenkonzentration ist für wissenschaftliche Zwecke das einwandfreieste Verfahren, die aktuelle Acidität im Mageninhalt zu bestimmen (Michaelis und Davidsohn 1910, L. Michaelis 1917, Mislowitzer 1928). Für den praktischen Arzt, aber auch für den laufenden klinischen Bedarf kommt die Anwendung der Gaskette nicht in Betracht. Die Apparatur ist kostspielig. Das Verfahren liefert, obgleich es Zeitaufwand und subtile Handhabung erfordert, keine Feststellungen, deren diagnostischer Wert über das hinausginge, was mit einfacheren Verfahren zu gewinnen ist (vgl. Leddig 1925).

Die Bestimmung der Wasserstoffkonzentration mit Indicatorskalen. Es gibt verhältnismäßig handlich ausgearbeitete Indicatorverfahren, die ein Schätzen des Wasserstoffexponenten ermöglichen. Man benutzt dabei die Eigenschaft gewisser Farbstoffe (Indicatoren), bei einem bestimmten p_H-Wert ihren Farbton zu ändern. Verfügt man nun über einen Standardsatz indicatorgefärbter, reiner, salzsaurer Lösungen von verschiedenen Konzentrationen, so kann man damit eine Mageninhaltsprobe, der man jeweils einen Tropfen einer entsprechenden Indicatorlösung zusetzt, colorimetrisch vergleichen. Es gibt verschiedene verwandte Verfahren und auch käufliche fertige Apparaturen, mit denen man die Wasserstoffzahl eines Mageninhaltes abschätzen kann.

Eine Indicatorenmethode, die ich seinerzeit viel verwendet habe und die, wenn sie eingespielt ist, durchaus nicht sehr umständlich sich gestaltet, wurde von L. Michaelis und Fritz Müller (1922) angegeben. Das Resultat mit der Indicatorenskala wird um so ungenauer, je mehr der „Eiweißfehler" und „Salzfehler" der Indicatoren sich geltend machen kann. Das ist der Fall, wenn Probespeisen oder Suppen eingeführt werden, die Eiweiß oder Eiweißbruchstücke enthalten, oder wenn Blut, Eiter, Krebssaft oder Schleim im Magen anwesend sind. Geht man von einer relativ reinen Probe des Magensaftes aus, so stimmen die Resultate der genauen elektrometrisch und colorimetrisch schätzenden Indicatorverfahren besser überein. Wenn es auf genaue Werte ankommt, wird man daher stets das elektrometrische Verfahren heranziehen müssen. Bei einer eingehenden Vergleichung der beiden Methoden (Kahn und Stokes 1926) ergab sich andererseits, daß oberhalb von p_H 5,5 die elektrometrischen Werte eine Korrektur erfahren müssen. Es wird nämlich die CO_2, die sich rormalerweise aus den Magengasen im Mageninhalt findet, und zwar in um so größerer Menge, je geringer die Salzsäurekonzentration ist, bei der elektrometrischen Bestimmung durch dabei entwickelten Wasserstoff ausgetrieben. Der Fehler kann bis 1,0 betragen.

Die Indicatorenskala als halbgeraues Verfahren hat wenig Verbreitung gefunden. Für wissenschaftliche Zwecke zieht man die Elektrometrie vor. Für die praktische Diagnostik wird durch ein Schätzen des p_H mit einer Indicatorenskala nicht viel gewonnen. Das habe ich schon vor Jahren in einer Arbeit mit Kalk dargelegt. Für die Praxis genügt oft ein ganz grobes Schätzen der aktuellen Acidität mit ein paar Indicatorpapieren.

Ein Streifen Kongopapier und ein Streifen Azolithminpapier (= Lackmus): das ist die Indicatorskala des Praktikers, mit der er den ausgeheberten Nüchterninhalt oder das ausgeheberte Semmelfrühstück abschätzt, wenn er nicht die ergiebigere Verweilsondenmethode heranziehen will. Der Farbumschlag des Kongopapiers liegt etwa in der Gegend des peptischen Optimums, bei einer Wasserstoffionenkonzentration, die nur erreicht wird, wenn „freie Säure" anwesend ist, d. h. nicht an basische Substanzen (Eiweiß, Eiweißbruchstücke) gebundene Salzsäure. Arbeitet man stets mit demselben Kongopapier, so kann man sogar aus der Farbe, die es annimmt (graublau, hellblau bis tief dunkelblau) annähernd die vorhandene Acidität schätzen. v. Friedrich hat auf Grund dieses Prinzips einen kleinen Meßapparat konstruiert, ähnlich dem Talquistschen Hämoglobinometer.

Bei Verwendung von gutem Kongofarbstoff kann man sogar ziemlich genau aus der Farbe, die er annimmt, die aktuelle Acidität schätzen. Er schlägt um von Hellblau zu Blauviolett bei p_H 1,5 (= freie HCl 33), von Blauviolett zu Schmutzig-rot bei p_H 3,0 (= freie HCl 1), von Schmutzig-rot zu Rot bei p_H 4,0 (= Acidität 0,1). Also Hellblau bedeutet oberhalb p_H 1,5; Blauviolett zwischen p_H 3,0 und 1,5; Schmutzig-rot zwischen p_H 4,0 und 3,0; Rot unterhalb 4,0 (Ryser 1925). Wird Kongopapier sehr schnell tief blau, so darf man hohe Acidität vermuten.

Diese einfache, althergebrachte Kongoprobe ist wichtig und aufschlußreich gerade nach einer eiweißhaltigen Probemahlzeit. Weniger nach Anwendung einer eiweißfreien Reizlösung! Findet man z. B. nach Alkoholprobetrunk, daß noch eben Kongo gebläut wird, so ist damit nicht erwiesen, daß der Magen für eine Fleischmahlzeit das peptische Wirkungsoptimum erreicht. Es fehlt die Bindung der Magensäure durch Eiweißkörper. Aus demselben Grunde haben genaue p_H-Bestimmungen bei Verwendung eiweißfreier Reizlösungen (Verfahren von LANZ 1921), physiologisch gedacht, weniger Sinn. Die Bestimmung der Gesamtacidität ist wichtiger. Das hat LEDDIG (1925) gerade vom physikalisch-chemischen Standpunkt in einer schönen Arbeit begründet. Die Kennzeichnung „Superacidität" und „Subacidität" wird dagegen von der Titrationszahl für die Gesamtacidität im eiweißfreien Probetrunk abhängig gemacht. Ein besonderes Verfahren zur Bestimmung der aktuellen Acidität ist von SAHLI (1924) angegeben worden. SAHLI bezeichnet es als:

Die Titration der Indicatorlösung (SAHLI 1924). Das Verfahren, das sich in der Durchführungsweise sehr ähnlich darstellt wie die Titration alten Stils, hat zum Prinzip, titrierend nicht den zu untersuchenden Mageninhalt, sondern eine zum Vergleich dienende Indicatorlösung zu verändern.

Nach SAHLIs Vorschrift nimmt man 3 gleichkalibrierte Reagensgläschen und gibt in das eine 10 cm³ filtrierten Mageninhaltes, in das andere 10 cm³ destillierten Wassers. Zu beiden Flüssigkeiten fügt man (mit der Pipette abmessend) je 0,5 cm³ einer passend verdünnten Methylviolettlösung. Die Konzentration dieser wäßrigen Indicatorlösung ist so zu wählen, daß in den Röhrchen nur eine mäßig starke Färbung sich ergibt. Die Röhrchen müssen ganz durchsichtig bleiben. Das Magensaftröhrchen bietet nun im allgemeinen je nach seinem Gehalt an Wasserstoffionen eine andere Farbschattierung dar als die reine Methylviolettlösung; erscheint etwas bläulicher oder, bei hoher Acidität, grünlich. Nun wird titriert, und zwar mit Säure ($^1/_{10}$ n-Salzsäure). Diese wird nicht dem Magensaftröhrchen, sondern der reinen Methylviolettlösung allmählich zugesetzt. Endreaktion ist die Farbengleichheit mit dem methylvioletthaltigen, unverändert bleibenden Mageninhalt. Die Zahl der bis zur Farbengleichheit verbrauchten Kubikzentimeter $^1/_{10}$ n-Salzsäure wird mit 10 multipliziert und ergibt so den Aciditätswert. Selbstverständlich kann man aus dem verbrauchten Säurezusatz leicht den Salzsäuregehalt der Methylviolettlösung in Prozent Salzsäure berechnen. „Offenbar muß aber im Moment der Farbengleichheit der so gefundene Salzsäuregehalt oder Wasserstoffionengehalt der Methylviolettlösung identisch mit demjenigen des Magensaftes sein. Es ist dabei zu berücksichtigen, daß die Salzsäure in den in Betracht kommenden Verdünnungen so gut wie vollständig elektrolytisch dissoziiert, d. h. in Cl- und H-Ionen aufgeteilt ist, so daß man bei dem Verfahren der Methylviolettlösung gewissermaßen eine Reinkultur von Wasserstoffionen zusetzt und infolgedessen aus dem Salzsäuregehalt der Methylviolettlösung direkt ihren Wasserstoffionengehalt berechnen und diesen dem Wasserstoffionengehalt oder der aktuellen Acidität des Magensaftes gleichsetzen kann" (SAHLI). Für klinische Zwecke genügt die Angabe der Salzsäureprozentwerte bzw. der Titrationszahlen (d. h. der verbrauchten Kubikzentimeter $^1/_0$ n-Salzsäure). Das Methylviolett eignet sich für dieses Verfahren besonders, weil der Umschlag allmählich erfolgt.

Um genau arbeiten zu können, muß die Störung ausgeschaltet werden, die bei Vergleichung der Farbschattierungen durch die Eigenfarbe des Magensaftes entsteht. Man benutzt das Prinzip des WALPOLEschen Komparators. Bei der Vergleichung wird ein gleichkalibriertes Reagensgläschen mit bloßem Magensaft vor die Indicatorlösung gehalten. Man vergleicht in durchfallendem Licht.

Wir haben das SAHLIsche Verfahren, dem ein bestechender einfacher Gedanke zugrunde liegt, sorgfältig nachgeprüft. In einer kritischen Arbeit haben KALK und KUGELMANN (1925) darüber berichtet. Es zeigte sich, daß das SAHLIsche Verfahren für die Aciditätsbestimmung im Mageninhalt nach Probemahlzeit oder in schleimreichen Nüchterninhalten brauchbar ist, während hier infolge der Anwesenheit eiweißartiger Stoffe die Titration alten Stils verworfen werden muß. Dagegen bietet das SAHLIsche Verfahren gegenüber der alten Titration keine Vorteile, wenn mit reinen Reizlösungen (Alkohollösung, Coffeinlösung) gearbeitet wird. Ja, dem SAHLIschen Verfahren haften in diesem Falle sogar gewisse Nachteile an: Für jede Bestimmung nach SAHLI werden 20 cm³ filtrierten Mageninhaltes gebraucht. So viel haben wir nicht immer, bei der fraktionierten Aushebung niemals zur Verfügung. Die Filtration andererseits ist notwendig, weil schon geringe Trübungen des Mageninhaltes den Vergleich mit der Indicatorlösung erschweren oder unmöglich machen. Für superacide Mageninhalte entsteht bei der SAHLIschen Titration eine neue Ungenauigkeit. Titriert man mit $^1/_{10}$ n-Salzsäure, so muß man zu dem zu titrierenden Indicatorröhrchen so viel Titrationsflüssigkeit hinzufügen, daß die Indicatorlösung im Titrationsröhrchen viel stärker verdünnt wird als in dem

Vergleichsröhrchen mit Mageninhalt. Die Vergleichung wird ungenau. Sahli selbst hat deshalb vorgeschagen, bei höheren Säurewerten die Titrationsbürette statt mit $^1/_{10}$ n- mit $^1/_1$ n-Salzsäure zu beschicken. „Das führt aber wieder zu einer anderen Fehlerquelle. Arbeitet man nämlich mit einer gewöhnlichen Titrationsbürette, so erfolgt schon durch Zusatz eines Tropfens einer relativ so stark konzentrierten Säurelösung ein so beträchtlicher Farbumschlag des Indicators, daß die Methode an Feinheit verliert" (Kalk und Kugelmann 1925). Durch Arbeiten mit Mikrobüretten läßt sich nach dem Vorschlag von Kalk und Kugelmann diese Ungenauigkeit ausschließen.

Das von Sahli verwendete Methylviolett hat 2 Eigenheiten: Es hat keinen scharfen, sondern einen allmählichen Farbumschlag. Es ist somit im gewöhnlichen Sinne ein schlechter Indicator, eignet sich aber gerade für das Sahlische Verfahren. Ferner wird Methylviolett durch Eiweiß stark beeinflußt. Das ist ein weiterer schwacher Punkt der Methode.

Es ist lehrreich, die Resultate zu vergleichen, die diese Sahlische Titration der Indicatorlösung ergibt, mit den gewöhnlichen Titrationszahlen auf sog. freie Säure, etwa wenn man das übliche Toepfersche Reagens (Dimethylamidoazobenzol) verwendet. Kalk und Kugelmann haben dies auf meine Anregung in einer größeren Versuchsreihe getan. Die Vergleichung der beiden Verfahren ist dadurch bequem, daß man das Ergebnis des Sahlischen Verfahrens in Titrationszahlen erhält. Es zeigte sich, daß vollkommen entsprechend den Angaben von Sahli im Mageninhalt nach Ewald-Boasschem Probefrühstück verschiedene Werte erhalten werden, wenn man nebeneinander die alte und die Sahlische Titration auf freie Säure anwendet. Die Sahlischen Werte liegen niedriger.

Die Unterschiede sind im allgemeinen nicht groß und praktisch kaum von Bedeutung. Sie werden dagegen erheblich, wenn der Mageninhalt eiweißreich ist. Das kommt gelegentlich durch pathologische eiweißhaltige Beimengungen in Betracht; vor allem aber bei der Probemahlzeit.

Die Argumente, die von physiologisch-chemischer Seite gegen die alte Titration der freien Säure geltend gemacht worden sind, erscheinen hier im höchsten Grade berechtigt. Da Sahli in seiner Klinik eine Eier-Jodkaliumsuppe als Probefrühstück verwendet, mußte er ebenfalls wesentliche Unterschiede zwischen der Indicatortitration und der Mageninhaltstitration finden. Man könnte also bei Verwendung einer eiweißreichen Probemahlzeit die Titration auf freie Säure im alten Stil durch die Sahlische Indicatortitration auf freie Säure ersetzen, wenn man nicht vorzieht, in der oben vorgeschlagenen Weise sich darauf zu beschränken, mit einigen Indicatorpapieren die aktuelle Acidität zu schätzen.

Anders liegt es, wenn die verwendete Probemahlzeit arm an Eiweiß ist. Das zeigen die oben angeführten Paralleluntersuchungen am Tee-Semmelprobefrühstück. Verwendet man die Coffeinreizlösung oder den Alkoholprobetrunk, sei es zu einmaliger Aushebung nach 30 min, sei es für die fraktionierte Aushebung nach dem von uns geübten Verfahren, so spielt jener Eiweißfehler fast gar keine Rolle. Wir haben gar nicht mit der säurebindenden und dissoziationsverdrängenden Wirkung von Eiweißsubstanzen oder ihren Spaltlingen zu rechnen. Dementsprechend ergab sich, wenn wir kurvenmäßig das alte und das Sahlische Titrierverfahren nebeneinander bei der fraktionierten Aushebung anwandten, in zahlreichen Versuchen ein fast völliges Parallellaufen der Kurven im nahen Abstand. Bisweilen deckten sie sich geradezu. Wir können daraus entnehmen, daß die Titrationsbestimmung für freie Säure nach altem Stil immer dann verwendbar ist, immer dann enge Beziehungen zu aktueller Acidität besitzt, wenn im Mageninhalt kein Eiweiß anwesend ist. Hierin liegt ja der Vorteil der pufferfreien Reizlösung.

Es scheint zunächst nicht viel dagegen zu sein, obgleich das Titrationsverfahren nach Sahli regelmäßig auch im Coffeinprobetrunk anzuwenden. Dem stehen einige praktische Nachteile entgegen. Für die Sahlische Titration muß der Magensaft filtriert werden. Das ist störend, wenn relativ kleine Inhaltsmengen zur Verfügung stehen, wie gerade bei der fraktionierten Aushebung. Bei trüben Magensäften ist es schwer, den Farbengleichheitspunkt scharf zu bestimmen (Näheres bei Kalk und Kugelmann 1925). Die Sahlische Methode hat, soweit man es übersehen kann, kaum Anhänger gefunden.

Die Titration des Mageninhaltes schien unbrauchbar geworden, nachdem von seiten der physikalischen Chemiker gezeigt war, daß bei der Titration nicht die für den peptischen Prozeß ausschlaggebende H-Ionenkonzentration gemessen, sondern gerade die zu messende Größe durch das Zutropfen von Natronlauge fortwährend verändert wird. Für eine Rehabilitierung des Verfahrens setzten sich Katsch und Kalk ein, indem sie zeigten, daß die Fehler des bequemen alten Verfahrens dann verhältnismäßig gering sind, wenn eine eiweiß- und salzfreie Reizlösung in den Magen eingeführt oder die Histaminprobe verwendet wird.

Man nimmt 10 oder 5 cm³ Mageninhalt und titriert aus einer auf Zehntelkubikzentimeter graduierten Bürette mit $^1/_{10}$ n-NaOH bis zum Umschlag von TOEPFERs Reagens (Dimethylamidoazobenzol, 2 Tropfen) in Lachsfarbe. Dann weiter bis zu einem vollen Gelb und darauf bis zu einer schwachen Rotfärbung des als zweiter Indicator verwandten Phenolphthaleins (3 Tropfen). Der Verbrauch an NaOH mit 10 bzw. 20 multipliziert ergibt die gesuchten Werte bezogen auf 100 cm³ Mageninhalt. Es zeigt der Lachspunkt die Menge der freien Salzsäure an. [Zwischen ihm und dem Gelbpunkt soll nach einer Angabe von HOPPE-SEYLER-THIERFELDER (1924) der Wert für die Gesamtsalzsäure liegen. Dieser Gelbpunkt wird gewöhnlich nicht mitbestimmt.] Der Umschlag des Phenolphthaleins gibt den Wert für die Gesamtacidität.

Folgende Fehlerquellen sind zu beachten: Anwesenheit von Milchsäure ergibt etwas zu hohe Werte für die freie Salzsäure. Anwesenheit von Eiweiß ergibt für die freie Salzsäure zu niedrige Werte, für die Gesamtacidität teils zu hohe, teils zu tiefe Werte (SÖRENSEN 1909). Im Vergleich zum Eiweiß ist Phenolphthalein auf Grund seiner Phenolgruppe eine schwächere Säure, das TOEPFERsche Reagens dagegen eine stärkere Säure. Der isoelektrische Punkt des Eiweißes (p_H = zwischen 6 und 7) liegt zwischen den Umschlagspunkten der beiden Indicatoren (MICHAELIS 1917). Dies hat zur Folge, daß Eiweiße und Aminosäuren den Abstand zwischen beiden Umschlägen bestimmen bzw. beeinflussen. Beim Titrieren mit NaOH werden also erst die Aminosäuren neutralisiert, dann erst das Phenolphthalein (wobei der Farbumschlag eintritt). Zu dieser Eiweißempfindlichkeit des Phenolphthaleins kommt noch der eigentliche „Eiweißfehler". Er entsteht dadurch, daß zwischen Phenolphthalein und Eiweiß komplexe Anlagerungen sich bilden und hierdurch der Umschlagspunkt verändert wird. Übrigens bezieht sich der „Eiweißfehler" des Phenolphthaleins vor allem auf genuine Proteinstoffe, weniger auf Proteinspaltprodukte (SÖRENSEN 1909). Die Titration der freien Salzsäure müssen wir immer dann beanstanden, wenn eine eiweißhaltige Probemahlzeit oder Reizlösung zur Anwendung gelangt.

Verwenden wir andererseits eine eiweißfreie Reizlösung, wie das unserem Vorgehen bei der fraktionierten Ausheberung entspricht, so erscheint die Titration mit Dimethylamidoazobenzol zunächst überflüssig. Da nämlich die Titration der Gesamtacidität mit Phenolphthalein in der eiweißfreien Reizlösung sehr wichtig ist (s. unten), so sagt im allgemeinen die TOEPFERsche Titration nichts Neues aus. In zahllosen Aufzeichnungen laufen die Phenolphthaleinkurve und die TOEPFER-Kurve in nahem Abstand parallel. Beide Verfahren bestimmen ja „potentielle Acidität", mit dem Unterschiede allerdings, daß der Umschlagspunkt der beiden Indicatoren verschiedenen Abstand vom Neutralpunkt hat.

Infolge des unterschiedlichen Verhaltens der beiden Indicatoren zum Eiweiß laufen die Kurven der beiden Indicatoren auseinander, sobald trotz Verwendung einer eiweißfreien Reizlösung Eiweißstoffe in den Mageninhalt geraten — Blut, Krebssaft, Eiter. Bereits die Vermehrung der Magensaftkolloide gegen Ende der Magenverdauung macht sich in einem leichten Auseinanderbiegen der Kurven geltend und tritt besonders deutlich hervor bei manchen Gastritiden mit lebhafter *Schleimbildung*; vielleicht noch wesentlicher für das Auseinanderbiegen der Kurven gegen Ende der Verdauung ist allerdings die *Kohlensäure* (KATSCH, BALTZER und BRINCK 1935). Je mehr sich die freie HCl dem Nullpunkt nähert, desto größer wird infolge der größeren Lösungstension der Gehalt an CO_2, die in Lösung bleibt und nicht entweicht, infolgedessen vom Phenolphthalein als Säure erfaßt wird. Sind irgendwelche anderen organischen Säuren anwesend, etwa Milchsäure, so spielen sie für das Auseinanderweichen der beiden Indicatorkurven ebenfalls eine Rolle. *Unsere Aufmerksamkeit wird also durch einen großen Kurvenabstand auf Kohlensäure, Milchsäure und eiweißartige Substanzen gelenkt.*

Von Eiweißbeimengungen hängt ebenfalls das *Salzsäuredefizit* ab, das die Dimethylamidoazobenzolkurve bei manchen achylischen Mägen zeigt. Ausgesprochenes Salzsäuredefizit ist nach dem eben Gesagten häufiger bei Krebsmägen als bei gutartiger Anacidität. Hat sich bei der anfänglichen Zugabe von Toepfers Reagens gezeigt, daß ein Salzsäuredefizit vorliegt, so wird bekanntlich mit $^1/_{10}$ n-HCl oder $^1/_{10}$ n-H_2SO_4 bis zur Lachsfarbe titriert. Ist dieser Punkt erreicht, so wird mit der Titration fortgefahren wie bei normalem Magensaft, und zwar mit NaOH. Zur Berechnung der Gesamtacidität werden die mit NaOH erhaltenen Werte von der verbrauchten Menge der Säure abgezogen.

Für das sehr eiweißarme Ewald-Boassche Probefrühstück ist zur Erkennung pathologischer Eiweißbeimengungen und organischer Säuren die Doppeltitration mit den beiden Indicatoren ebenfalls anwendbar. Sie ist dagegen sinnlos bei Probemahlzeiten oder etwa bei der diagnostischen Eiersuppe (Sahli 1913), dem Bouillon-Probefrühstück (Mintz 1911) usw.

Vor allem bei Verwendung der alten Riegelschen Probemahlzeiten beweist ein starkes Salzsäuredefizit nichts weiter als Säuremangel und ergibt keinerlei Carcinomverdacht.

Sehr deutlich zeigt sich die Beeinflussung des Phenolphthaleins durch den Eiweißgehalt des untersuchten Mageninhalts in einer Mitteilung von Nissen (1931) über die Magenverdauung des eiweißhaltigen Sojamehls, aus der auch Kalk anschließend die Konsequenzen für die Titration eiweißhaltiger Probespeisen abgeleitet hat.

Wenn hier die Titration alten Stils wiederum empfohlen wurde, so kann es nur dem oberflächlichen Betrachter so scheinen, als sei alles wieder wie vor 40 Jahren, als habe die physikalische Chemie kaum einen Wandel für die Beurteilung des Mageninhaltes gebracht. Die Methoden sind allerdings die alten. Gewandelt sind die Vorstellungen, die wir damit verbinden, und die Schlüsse, die wir aus den Ergebnissen der alten Methode ziehen. Um dies klarzulegen, habe ich die chemischen Vorgänge bei der Titration etwas genauer geschildert. *Methodischer Wandel* liegt immerhin insofern vor, als durch die Verweilsondenmethode eine *größere Zuverlässigkeit* der Befunde eingetreten ist, und die *pufferfreie Reizlösung* an Stelle der kompliziert zusammengesetzten Probespeise getreten ist.

Die Gesamtacidität. Einiges Kritische muß noch gesagt werden über die Gesamtacidität. Als erkannt worden war, daß für die chemischen und fermentativen Vorgänge im Magen, besonders für die peptische Verdauung, nur die aktuelle Acidität, die Wasserstoffionenkonzentration, von Bedeutung ist und nicht das Alkalibindungsvermögen, bei dessen Titration die an Eiweiß und Eiweißspaltprodukte gebundene HCl freigemacht wird, — erhoben sich Stimmen, die auf jede Bestimmung der Gesamtacidität verzichten wollten und ausschließlich eine Schätzung der aktuellen Reaktionslage durch Bestimmung des p_H-Wertes verlangten. Es wurde oben schon erwähnt, daß der p_H-Wert auch zum Kriterium vorgeschlagen wurde für die Begriffe Superacidität und Subacidität. Demgegenüber haben Klinik und Praxis an der Gesamtacidität festgehalten. Von einigen wurde dieses Festhalten an der Bestimmung der Gesamtacidität auch ausdrücklich verteidigt (Fuld, Grote 1921) mit ausführlicher Begründung von Katsch und Kalk. Die Gesamtacidität sagt zwar nichts aus über die Wasserstoffionenkonzentration im Magen, sie ist keine Reaktionsmessung. Dagegen steht sie in Beziehung zur Menge der vorhandenen Moleküle, die H· abspalten können. Sind andere Säuren als HCl nicht im Magen anwesend — was bei hoher Acidität zutrifft, so hängt die Gesamtacidität ab von der Menge der vorhandenen HCl-Moleküle. Das sukzessive Freimachen der H· gibt uns in gewisser Weise ein umgekehrtes Bild von der im Magen erfolgten sukzessiven Bindung sezernierter HCl. Die Gesamtacidität bestimmt *„die bis zum Untersuchungsmoment geleistete molekulare Sekretionsgröße"* (Katsch und Kalk 1924). Wir erfahren zwar nichts über den gegenwärtigen Reaktionszustand, wohl aber über einen vergangenen Prozeß, der abhängt von der Quantität sezernierter Säure, den alkalischen Eigenschaften der jeweiligen Ingestenmasse und dem Abtransport. Kann man letztere beiden Faktoren gleichsetzen (etwa beim Probefühstück), so könnte man annehmen: eine bestimmte aktuelle H·-Konzentration nach bestimmter Zeitspanne setzt eine stets gleiche Menge sezernierter HCl voraus. Man könnte sich also damit begnügen, etwa mit Indicatoren die aktuelle Acidität abzuschätzen und auf die Bestimmung der Gesamtacidität zu verzichten. Indessen ist der Abtransport außerordentlich variabel. Und ferner das Säurebindungsvermögen des typischen Probefrühstückes verschieden nach dem Grade der Chymifizierung, nach der Feinheit der Zerteilung und Oberflächengröße der Semmelteile. Und selbst wenn man den in seinen Eigenschaften konstanten Coffeinprobetrunk wählt, ändern variable Beimengungen von Speichel und Schleim das Säurebindungsvermögen der ursprünglich einfachen Lösung. Bei dieser Kompliziertheit der Verhältnisse sagt uns die Gesamtacidität etwas vom Arbeiten der Magendrüsen, was wir aus der Bestimmung der H·-Konzentration nicht erfahren.

Problematisch wird der Wert der Gesamtacidität, wenn außer der Salzsäure und ihren Verbindungen andere H· freimachende Stoffe an ihrem Zustandekommen beteiligt sind. Dann hat die mit Phenolphthalein titrierte Gesamtacidität keine zuverlässige Beziehung zur Salzsäurebildung. Es tritt dies ein 1. bei Anwesenheit von *Gärungssäuren* im gestauten Mageninhalt; 2. bei Verwendung *komplizierter Probespeisen* (Probemahlzeit), die Phosphate, Fleischmilchsäure enthalten; 3. wenn durch *eiweißhaltige Ausscheidungen* der „Eiweißfehler" des Phenolphthaleins auch bei Verwendung reiner Reizlösung zur Wirkung kommt (Blut, Eiter, Krebssaft, seröse Exsudation bei Gastritis serosa). 4. liegt eine Einschränkung in dem *Kohlensäurefehler* bei Subacidität. Kohlensäure ist im Mageninhalt immer anwesend und wird durch den Phenolphthaleinumschlag miterfaßt. Die starke Salzsäure verdrängt freilich die CO_2, so daß bei hoher Acidität nur wenig von dieser im Magensaft bleibt. Wenn also bei hohen Säurewerten Gesamtacidität und Gesamtsalzsäure relativ gut übereinstimmen, so ändert sich dies, wenn sich die Gesamtacidität dem Nullpunkt nähert. Dann steigt der Gehalt an CO_2 in nicht unbeträchtlichem Maße. Dies geht so weit, daß öfters in einem Magensaft, der gegen Lackmus alkalisch ist, mit Phenolphthalein dennoch eine positive Aciditätszahl heraustitriert werden kann. Diese „Gesamtacidität" wird durch Kohlensäure hervorgerufen und hat mit Salzsäurebildung überhaupt nichts zu tun. Besteht ein Salzsäuredefizit, so wird durch das Titrieren mit HCl aus Carbonaten CO_2 freigemacht, so daß der Phenolphthaleinwert zu wenig im Alkalischen liegt. Mithin werden die Gesamtaciditätswerte durch den Kohlensäurefehler zunehmend zu hoch, je mehr sich die Gesamtacidität dem Nullpunkt nähert. Bei sehr niedriger Acidität, Anacidität, Salzsäuredefizit hat die mit Phenolphthalein gewonnene Titrationszahl mit der Salzsäurebildung nichts zu tun. Bei Aufzeichnung von Aciditätskurven unter Verwendung pufferfreier Reizlösungen war uns von Anfang an aufgefallen, daß die Phenolphthaleinkurven (Gesamtacidität) und die TOEPFER-Kurve (freie HCl) zwar während der Verdauungshöhe im nahen Abstand parallel laufen, gegen Ende des Magenvorganges dagegen mehr und mehr auseinanderweichen, besonders bei subaciden Verhältnissen und bei Gastritiden. Wir bezogen das damals auf eine vermehrte Schleimbildung gegen Ende der Magensekretion, von der in physiologischen Versuchsprotokollen (PAWLOW u. a.) die Rede ist, und nahmen deshalb an, gegen Ende des Sekretionsvorganges werde durch diesen Schleim freie Säure gebunden und die Kurve für freie Säure nach unten gedrückt (s. KATSCH und KALK). Diese Darstellung muß ich revidieren. Einerseits hat sich inzwischen herausgestellt, daß das Säurebindungsvermögen des Magenschleimes ziemlich gering ist, jedenfalls bisher vielfach überschätzt wurde (BONIS 1930, BALTZER 1934), andererseits bezieht sich dieses Auseinanderbiegen der beiden Aciditätskurven in erster Linie auf den Kohlensäurefehler des Phenolphthaleins, der bei sinkender Acidität sich vergrößert.

Man spricht meist von *Subacidität* bei einer Gesamtacidität unter 30, von *Superacidität* bei einer Gesamtacidität über 70. *Nur darf man nicht glauben, damit eine Diagnose gewonnen zu haben.* Denn man findet eine Gesamtacidität unter 30 oder über 70 bei völlig gesunden Individuen ohne Störung der Magenverdauung. Insonderheit darf man nicht ohne weiteres aus einer einmal gewonnenen Zahl das Vorhandensein einer Funktionsstörung erschließen.

Ausführung der Titration. So banal die Titration des Mageninhalts ist: sie wird nicht überall zweckmäßig durchgeführt. Ich gebe deshalb kurz die Vorschrift wieder, nach der an meiner Klinik gearbeitet wird. Man kann mit 5 cm³ Magensaft die Titrationszahl für freie Salzsäure, Gesamtacidität und Gesamtchloride (indirekt natürlich auch für die Neutralchloride) gewinnen. 5 cm³ werden in ein 50 cm³ ERLENMEYER-Kölbchen mit 2 Tropfen 0,1% Phenolphthalein und 2 Tropfen 0,5% Dimethylamidoazobenzol hineingegeben. Tritt auf Dimethylamidoazobenzol Rotfärbung ein, so ist freie Salzsäure vorhanden. Dann wird titriert, wie unten bei A angegeben. Tritt dagegen Gelbfärbung ein, so wird nach B weiter verfahren. In seltenen Fällen tritt schon bei Zugabe des Phenolphthaleins Rotfärbung ein. Solche Magensäfte sind alkalisch. Mit ihnen wird verfahren nach C.

A. Der durch Dimethylamidoazobenzol rotgefärbte Magensaft wird durch Zutropfen von $^1/_{10}$ n-NaOH aus der Tropfenbürette titriert bis zum Umschlag in Orange oder Lachsfarbe. Dann ist die freie HCl neutralisiert. Die Menge der verbrauchten NaOH-Lösung multipliziert mit 20 ergibt die Titrationszahl für freie HCl. — Dann wird weiter titriert. Der Magensaft schlägt in Citronengelb um und weiter wiederum in Rot. Dieser Umschlagspunkt in das Rot des Phenolphthaleins gibt die Gesamtacidität an. (Freie HCl und gebundene HCl + CO_2 +$NaHCO_3$ + eventuell Milchsäure und saure Phosphate.) Die Anzahl der seit Beginn der Titration verbrauchten Kubikzentimeter $^1/_{10}$ n-NaOH multipliziert mit 20 ergibt die Titrationszahl für Gesamtacidität. Zur Bestimmung des Gesamtchlorgehaltes wird nun weiter verfahren wie unter D angegeben.

B. Der durch Dimethylamidoazobenzol gelb gefärbte Magensaft wird mit $^1/_{10}$ H_2SO_4 (!) versetzt bis zum Umschlag in Lachsrot (Orange). Die Anzahl der verbrauchten Kubikzentimeter $^1/_{10}$ n-H_2SO_4 multipliziert mit 20 ergibt das „Salzsäuredefizit". Darauf wird die gebundene Säure wie unter A titriert. Um nun die Gesamtacidität des Magensaftes zu erhalten, muß von der verbrauchten $^1/_{10}$ n-NaOH die Menge der vorher zugegebenen Kubikzentimeter $^1/_{10}$ n-H_2SO_4 abgezogen werden. Die sich ergebende Differenz wird mit 20 multipliziert und ergibt die Gesamtacidität. Hieran schließt sich die Bestimmung des Gesamtchlors wie unter D.

C. Ein Magensaft, der *schon durch Phenolphthalein rot wurde*, wird mit $^1/_{10}$ n-H_2SO_4 versetzt, bis er über Gelb in Orange umschlägt. Die Menge der verbrauchten Kubikzentimeter $^1/_{10}$ n-H_2SO_4 multipliziert mit 20 ergibt das HCl-Defizit. Dann wird mit $^1/_{10}$-n-NaOH weiter titriert bis zu deutlichem Rot. Die Gesamtmenge der seit Beginn der Titration verbrauchten Kubikzentimeter $^1/_{10}$ n-H_2SO_4 abzüglich der verbrauchten NaOH multipliziert mit 20 bezeichnet das Gesamtaciditätsdefizit oder die Alkalität. Die Bestimmung des Gesamtchlors erfolgt wiederum wie unter D.

D. Der nach A, B oder C verarbeitete Magensaft wird mit 3 cm³ konzentrierter chlorfreier HNO_3 versetzt und bleibt einige Minuten stehen. Anfangs tritt tiefrote Färbung des Dimethylamidoazobenzols auf, sie verblaßt schnell infolge Zerstörung des Farbstoffes durch die konzentrierte Salpetersäure. Nach dem Verblassen wird 1 cm³ Eisen-Ammoniak-Alaunlösung zugegeben (Herstellung: gesättigte wäßrige Lösung) und soviel $^1/_{10}$ n-$AgNO_3$-Lösung, bis die Lösung auf Zusatz von wenigen Tropfen $^1/_{10}$ n-Rhodan nicht mehr braun gefärbt wird. Darauf wird mit $^1/_{10}$ n-Rhodan-Ammonium zurücktitriert, bis eine Braunfärbung auftritt, die nach Umschütteln noch etwa 10 sec bestehen bleibt. Die vorgelegte Menge $^1/_{10}$ n-$AgNO_3$ abzüglich der verbrauchten Menge $^1/_{10}$ n-Rhodanammon multipliziert mit 20 ergibt den Gesamtchlorgehalt in Titrationseinheiten. Die Differenz zwischen Gesamtchlorwert und Gesamt-HCl bezeichnet den Gehalt an Neutralchloriden.

In bezug auf Einzelheiten und Auswertungen wird auf die Arbeit von KATSCH, BALTZER und BRINCK (1935) verwiesen.

Andere Indicatorfarbstoffe. Das Titrieren mit den 2 Indicatoren Phenolphthalein und Dimethylamidoazobenzol hat sich seit Jahrzehnten bewährt. Man ist immer wieder auf diese Indicatoren zurückgekommen. Auch beziehen sich die Titrationszahlen fast der gesamten Literatur auf sie. Trotzdem fehlt es nicht an Vorschlägen, die Indicatoren zu ändern. Ich erwähne nur, daß ZORZI das CLARKsche Thymolblau vorschlägt (1930). Es hat 2 Umschlagszonen bei p_H 1,2—2,8 von Rot nach Gelb und bei p_H 8,5—9,8 von Gelb nach Blau. — NORGAARD (1924) empfiehlt Brom-Kresol-Purpur (Dibromorthokresolsulfophthalein) mit Umschlag bei p_H —6.

Intragastrale p_H-Messungen. Schon McCLENDON (1915) und FUNCK (1928) haben Versuche unternommen, geeignete Elektroden in den Magen einzuführen, um dort die Wasserstoffionenkonzentration zu bestimmen. Diesen Versuchen haften gewisse Unvollkommenheiten an. Indessen liegen neuere Untersuchungen vor mit dem Ziel der fortlaufenden intragastralen elektrometrischen p_H-Messung von KREITNER, PANTLITSCHKO und SCHMID (1949, 1950), KINZLMEIER, HENNING und DEMLING (1951) und HOFSTETTER (1947).

Technik. Das Kopfende einer p_H-Sonde, die in ihrem Aussehen einer EINHORNschen Duodenalsonde entspricht, wird von einer Antimonolive gebildet. Von ihr führt ein gut isolierter Kupferdraht zu einem Röhrenvoltmeter. Über den isolierten Kupferdraht ist ein mit gesättigter Kaliumchloridlösung getränkter Wollfaden spiralig gewunden, der die Elektrolytbrücke zur Bezugskalomelelektrode bildet und nach außenhin durch den Sondenschlauch isoliert wird. Dicht oberhalb der Antimonelektrode durchtritt der Wollfaden die Gummihülle, so daß die Verbindung zwischen beiden Elektroden gewährleistet ist. Die Ablesung am Röhrenvoltmeter wird mit Hilfe einer Eichkurve vorgenommen. Die Einführung der Sonde wird wie üblich vorgenommen. Die Lage des Sondenkopfes wird vor dem Röntgenschirm kontrolliert.

Beim Magengesunden finden sich im Nüchterninhalt p_H-Werte zwischen 6 und 7. Auf einen Histaminreiz fällt innerhalb von 60 min der p_H-Wert auf 2—1,5, um dann nach weiteren 40—60 min auf fast neutrale Werte zurückzugehen. Bei manchen Magengesunden wurde auf

Histaminreiz nur ein p_H-Wert von 3 oder 4 erreicht, d. h. der entsprechende Titrationswert für freie Säure wäre in der Magenprobe 0. Der Indicator Dimethylaminoazobenzol zeigt nämlich eine gelbe Farbe bei einem p_H von 3,5, dem Endpunkt der Titration für freie Säure. Verschiebungen des aktuellen p_H im Magensaft können auch nur eintreten, wenn die Bildung von H-Ionen die Pufferkapazität des Mageninhaltes überschreitet (SHAY, KOMAROV und BERK 1950). Es ist hinzuzufügen, daß der Abfall des Säuregrades um *eine* p_H-Einheit eine 10fache und ein Abfall um 2 p_H-Einheiten eine 100fache Zunahme an H-Ionen darstellt.

Beim Ulcus duodeni wurden bereits im Nüchterninhalt des Magens Werte von p_H 2,5—2 gefunden. Bei Carcinomkranken lagen die p_H-Werte unter [allen Bedingungen zwischen 7 und 8. (Ob es auch schon beim „kleinen" Carcinom so ist? Verff.)

Wird durch Säure- oder Alkaligabe per os die Acidität des Mageninhaltes verändert, so stellt sich innerhalb kürzester Frist die Ausgangssituation wieder her — ein neuer Beweis der von uns seit langem gefundenen Aciditäts- und Konzentrationsregulierung. Besondere Untersuchungen von PANTLITSCHKO und SCHMID (1949/50) beschäftigen sich mit den Säureverhältnissen im Duodenum. Distal des Bulbus duodeni ist die neutrale bis alkalische Reaktion ohne weiteres verständlich. Rhythmische Aciditätsschwankungen im Duodenum entsprechend der wiederholten Beförderung von saurem Mageninhalt ließen sich jedoch mit der p_H-Sonde nicht feststellen. Es wird angenommen, daß das Magensekret bereits während seiner Weiterbeförderung im Magen zum Pylorus hin durch das alkalische Sekret im Antrumbereich schnell neutralisiert wird. KATSCH und HANNA MEYER haben bereits 1924 in Untersuchungen über die Magenschichtung des Speisebreies diese Erklärung vorweggenommen.

HOFSTETTER (1947) geht von den Vorteilen einer *Glaselektrode* aus, die darin bestehen, daß sie relativ unempfindlich gegenüber Elektrodengiften, Oxydations- und Reduktionspotentialen, Eiweiß- und Schwermetallsalzen ist, und wendet diese zur Messung der Säureverhältnisse im Magen an. Die Glaselektrode wird hergestellt, indem man ein Stück Elektrodenglas (Corning 015 = SiO_2 72%, Na_2O 22%, CaO 6 %) zu einer hauchdünnen Kugel aufbläst, bis diese Interferenzphasen zeigt. Ein Stück dieser Glashaut wird auf das Ende eines kleinen Glasröhrchens angeschmolzen. Als Elektrodenfüllung dient 0,1 n-HCl mit Chinhydron gesättigt. In diese Füllung taucht ein Platindraht ein.

Die von HOFSTETTER angegebene Meßkette besitzt eine rasche Potentialeinstellung und funktioniert in einem Bereich von p_H 1,5—9,5, analog einer Wasserstoffelektrode. Messungen am ausgeheberten Magensaft zeigen, daß der Einfluß von Gallebeimengungen in ihrer neutralisierenden Wirkung überschätzt wird. Bei intragastrischen Messungen ergaben sich höhere p_H-Werte als bei Kontrollen im Reagensglas. Dies war in Anbetracht der Aciditätsschichtung, die uns lange bekannt ist, zu erwarten.

„Ionenaustauscher" zur Bestimmung der Magenacidität ohne Magensondierung. Nach Beobachtungen und Untersuchungen über Austauschreaktionen zwischen verschiedenen chemischen Verbindungen (T. WAY 1852, EICHHORN 1858, GANS 1918) haben die englischen Chemiker ADAMS und HOLMES 1935 die Brauchbarkeit von Kunstharzen als Austauscher für den Platzwechsel von Wasserstoffionen entdeckt. Die Grundkörper der Kunstharze mit saurem Charakter sind gewöhnlich Kondensationsprodukte aus ein- oder mehrwertigen Phenolen mit Formaldehyd, während für basische Austauscher Aldehyde und Aniline kondensiert werden. Der Ionenaustausch, welcher eintritt, wenn man eine Ionenlösung mit einem Austauscher in Berührung bringt, ist ein chemischer und kein physikalischer Vorgang. Er geht im stöchiometrischen Verhältnis vor sich. Die Beladungskapazität des Austauschers hängt in gewissem Grade von dem p_H-Wert der Umgebung ab. Entscheidend für die Austauschreaktion ist die Anzahl der austauschbaren Wasserstoffionen, welche der Reaktionspartner besitzt oder bildet.

Die Austauscher spielen bereits heute für die präparative und allgemeine Chemie eine außerordentliche Rolle. Eine Monographie über das gesamte Gebiet von NACHOD (1949) und die Arbeit von DICKEL und TITZMANN (1951) vermitteln die grundlegenden Kenntnisse über diese zukunftsreichen eigenartigen chemischen Verbindungen.

SEGAL, MILLER, MORTON und YOUNG (1950) haben Austauscherverbindungen zur Feststellung der Säuresekretion des Magens eingeführt (z. B. Amberlite JRC—50, Amberlite XE—96). (Brauchbare Verbindungen werden hergestellt von den Firmen Rohm and Haas Co. of Philadelphia, Pennsylvania; Bayer-Werke Leverkusen).

Die Voraussetzung für die Verwendung solcher Austauscher zur Bestimmung der Säuresekretion des Magens ist, daß das Kation des Austauschers nur durch H-Ionen verdrängt wird. Das freigesetzte Kation des Austauschers muß resorbiert und frei, ohne im Organismus eine Veränderung zu erfahren, im Harn ausgeschieden werden und quantitativ nachzuweisen sein. Diese Bedingungen erfüllt z. B. ein Austauscher, welcher als Kation Chinin enthält. Dieser Austauscher kann formelmäßig wie folgt dargestellt werden:

$$R - \left(C \diagup\!\!\!\diagdown \begin{matrix} O \\ O^-(QH)^+ \end{matrix} \right)_n \quad (QH = \text{quininium cation}).$$

Der Austauschvorgang eines Austauschers mit der Magensalzsäure geht nach folgender chemischen Formel vor sich:

$$R - \left(C \underset{O^-(QH)^+}{\overset{O}{\diagdown}} \right)_n + n\,H^+Cl^- \rightarrow R - \left(C \underset{O^-H^+}{\overset{O}{\diagdown}} \right)_n + n\,(QH)^+Cl.$$

Zur Untersuchung am Menschen wurde folgendermaßen vorgegangen: 1. Feststellung der Magensäuresekretion nach Alkoholprobetrunk. 2. Wiederholung des Versuches unter gleichzeitiger Gabe von 2 g Indicatorsubstanz (Chininaustauscher). Sammlung des Urins vor Beginn des Versuches und 1, 2 und 3 Std nach Verabfolgung der Indicatorverbindung. In den Urinproben wurde das Chinin nach der Methode von Kelsey und Geiling (1942) bestimmt. Bei Vorhandensein freier Salzsäure im Magensaft wird $\frac{1}{3}$ des Chininkations in Freiheit gesetzt, resorbiert und im Harn ausgeschieden. Der p_H im Magen muß, damit ein Austauschvorgang faßbar wird, unter 3,2 abfallen. Bei Achlorhydrie findet in den ersten Stunden nach Probefrühstück und Indicatorgabe keine Ausscheidung von Chinin in den Harn statt, nach 2—3 Std nur spurenweise, während bei normalen Säureverhältnissen eine maximale Ausscheidung von Chinin nach 2 Std zu erfassen ist.

Die weitere Anwendung dieser originellen Methode und die quantitative Auswertung kann es möglich machen, sichere quantitative Auskünfte über die Salzsäurebildung des menschlichen Magens zu erhalten.

XI. Magensonde mit Thermoelement.

Die Magentemperatur, deren Veränderungen auf den Wechsel in der Durchblutung der Magenschleimhaut zurückzuführen sind, wird zweckmäßig mit einem Thermoelement gemessen, nachdem sich Versuche von Kronecker und Meyer (1876, 1879; Temperaturbestimmungen am Tiermagen), Pancten und Tigerstedt (1908) und Quincke (1889; thermometrische Messungen bei Magenfistel) als unzureichend erwiesen haben.

In letzter Zeit haben Hochrein und Schleicher (1948) mit einem intragastralen Thermoelement gearbeitet. Besonders hinzuweisen ist auf die *Kombinationssonde* von Henning, Demling und Kinzlmeier (1951), welche ein Thermoelement mit 2 Lötstellen trägt. Weitere Untersuchungen über die Magentemperatur liegen vor von Deutsch, Spitzy und Wohlrab (1951) und Kreienberg und Thomas (1951).

Zur Technik. Man legt einen doppelläufigen dünnen Magenschlauch, der in seinem einen Teil ein Thermoelement enthält, in den Magen ein. Das Thermoelement wird so eingestellt, daß die Ausschläge zwischen 36 und 40⁰ C gut verwertet werden können. Die Ausschläge selbst werden über ein Spiegelgalvanometer optisch registriert. Durch die Saftsonde wird außerdem in regelmäßigen Abständen Magensaft zur Analyse entnommen. (Weitere technische Einzelheiten s. bei Henning, Demling und Kinzlmeier 1951.)

Ergebnisse. Die Magentemperatur beträgt bei gesunden Personen morgens nüchtern zwischen 36,5 und 38⁰. Während eines kalten Handbades bei einem Patienten mit einer Gastritis kam es zum Anstieg der Aciditätskurve, während die Magentemperatur unter der Kälteeinwirkung stark absank. Der Ort der Kälteapplikation ist für diese Reaktion gleichgültig. Die Magentemperatur steigt andererseits nach cutaner Hitzeanwendung an. Nach Histamininjektion erfolgt meist nach wenigen Minuten ein Abfall der Magentemperatur (Henning, Demling, Kinzlmeier 1951). Es muß angenommen werden, daß Magentemperatur und Magendurchblutung eng aneinander geknüpft sind. Offenbar unterliegt dabei die Magendurchblutung nicht der Morat-Dastreschen Regel, die besagt, daß nur die Haut-, Nieren- und Herzgefäße gleichsinnig reagieren. Untersuchungen von R. Brauch und F. Brauch (1941) an unserer Klinik über die Beeinflussung der Nüchternsekretion des Magens durch ansteigende Teilbäder verdienen hier genannt zu werden, da auch sie die Möglichkeit der Beeinflussung der Magenfunktionen durch Änderungen der Hautdurchblutung belegen. Zweifellos gibt es Einwände gegen die Auslegung, daß Temperaturmessungen im Magen Schlüsse auf die Magendurchblutung zulassen. [So z. B. Spang, Obrecht und Ey (Klin. Wschr. **1952**, 210), die eine derartige Bewertung der Magentemperatur für unzulässig halten.]

XII. Beurteilung der sekretorischen Leistung des Magens.

Zwischen physiologischen Vorstellungen über die Magenleistung und Bewertung abweichender oder krankhafter Funktionszustände bestehen selbstverständlich Wechselwirkungen. Es ist natürlich, daß im Fortschritt der Forschung und im Wechsel der Forschungsrichtung die orientierenden Begriffe für Bewertung der Magenfunktion wechseln.

Die im Mageninhalt nach Probefrühstück erhobenen alten Feststellungen Normacidität, Subacidität, Superacidität, ebenso wie die Feststellungen Subsekretion, Supersekretion, richten sich *nach einem empirischen „Normalverhalten"*, dem für Praxis und Klinik Berechtigung nicht abzusprechen ist. Die Bezeichnungen erhalten sich deshalb auch, besonders, nachdem die Verfahren zur Feststellung verändert und verbessert sind.

Ein anderes Maß der sekretorischen Leistung richtet sich nach der Frage: Wird das *Reaktionsoptimum für die Pepsinverdauung* erreicht oder nicht? Es liegt bei p_H 1,77 und entspricht einer (Gesamt-)Acidität von 165 Titrationseinheiten. Je nachdem sich die aktuelle Reaktion auf der Verdauungshöhe oder während einer gewissen Zeit der Verdauung einstellt, ergeben sich Vorstellungen über sekretorische Suffizienz, Subsuffizienz, Insuffizienz. Die elektrometrische Messung der aktuellen Reaktion mit der Gaskette stößt für die allgemeine praktische Anwendung auf Schwierigkeiten. Jedoch steht *die titrierte Acidität dann in ziemlich fester Beziehung zum p_H, wenn dem Magensaft*, der seinerseits nur wenig gepuffert und als starke Minerallösung fast völlig dissoziiert ist, zwecks Untersuchung nur *eine pufferfreie Reizlösung hinzugefügt wurde*. Macht man andererseits die Erreichung des Pepsinoptimums zum Hauptkriterium für die Beurteilung des Magenchemismus, so ergibt sich jeweils die Frage: Wird die optimale Reaktionslage auch erreicht, wenn wir eine große Verdauungsleistung vom Magen verlangen. Hierfür käme eine größere eiweißreiche Mahlzeit in Betracht. Verwendet man sie, so werden die Unvollkommenheiten der Aciditätstitration erheblich (s. S. 297). Zu erwähnen ist in diesem Zusammenhang noch, daß das Reaktionsoptimum für Pepsin nicht nur vom Wasserstoffionengehalt, sondern auch vom wechselnden Kochsalzgehalt abhängig ist (KATSCH und KALK 1924, STARY und MAHLER 1926).

Eine weitere Bewertung der sekretorischen Magenleistung bemüht sich, bei gleichem Standardreiz *die individuellen Reizeffekte* zu messen. Wie schnell, wieviel, wie konzentriert, wie lange wird im Einzelfall Sekret geliefert, wenn ein in allen Fällen möglichst gleichförmiger Reiz ausgeübt wird (z. B. Coffeinreizlösung). Hierauf geben die bei der Verweilsondenmethode gewonnenen Aciditätskurven, besonders wenn auch Mengenmessungen verzeichnet werden, weitgehend Antwort. Vom Standpunkt dieser Reizphysiologie beobachtet man (ganz abgesehen von der Frage der sekretorischen Suffizienz) reizbare Mägen und solche mit träger Reaktion. In bezug auf die Sekretmenge und in bezug auf die Sekretkonzentrierung werden verschiedene Reiztypen beobachtet. Die Bereitschaft, schon auf geringfügige Reize konzentriertes Sekret zu liefern, gibt dem Begriff Hyperchlorhydrie einen neuzeitlichen Inhalt, nachdem abgelehnt werden mußte, daß ein kranker Magen absolut genommen abnorm saures Sekret liefert, konzentrierter als es der gesunde Magen bei genügend starker Reizung vermag. Wendet man verschiedene Reize an, fügt z. B. den starken Histaminreiz hinzu, so läßt sich auch bei depressiven Sekretionsstörungen feststellen, ob *absolute sekretorische Insuffizienz* vorliegt oder auf starke Reize doch noch Sekretion von Salzsäure erfolgt und in welchem Ausmaße. Erhebliche sekretorische Insuffizienz wird bei dieser auf Prüfung der Reizeffekte eingestellten Funktionsprüfung natürlich gleichfalls ermittelt. Die Vergleichung der individuellen Aciditäts- und Saftmengenkurve liefert sehr viel schattierungsreichere Bilder von der Arbeit der einzelnen Mägen als die einzelne stichprobenmäßige Aciditätsbestimmung. Durch Sammlung der Aciditätskurven werden zahlreiche *Arbeitstypen der Magensekretion* bekannt, und diese Empirie fördert die Diagnostik.

Eine fühlbare *Unvollkommenheit* bei dieser Vergleichung der Reizeffekte liegt darin, daß bestenfalls relative Unterschiede festgestellt und gemessen werden, während absolute Feststellungen nicht möglich sind. Der unkontrollierte Abfluß durch den Pförtner schaltet sich als unbekannte Größe ein und macht jede Angabe von absoluten Leistungszahlen unmöglich. Der *Wunsch, zu absoluten Zahlen zu gelangen*, wird aber nicht nur dadurch nahegelegt, daß man die individuellen Reizeffekte möglichst genau kennzeichnen möchte, sondern, — und dies wird ein neues Kriterium —, daß man die *sekretorische Arbeit wirklich messen* möchte. Wieviel Moleküle HCl werden auf einen bekannten Reiz hin in 1 Std von der Magenschleimhaut abgegeben? Man kann den Gedanken fassen, daß eine solche *absolute Leistungsgröße* ein besonders gutes Maß abgeben müßte für die Bewertung des einzelnen Magens. Allen Schwierigkeiten zum Trotz sind neuerdings einige Forscher dazu vorgedrungen, wenigstens im wissenschaftlichen Versuch, derartige absolute Leistungsmessungen vorzunehmen. Mahler und Stary (1927) haben ein sinnreiches Verfahren erdacht. Sie führen eine Traubenzuckerlösung in den Magen ein, deren von 5 zu 5 oder von 10 zu 10 min sinkender Gehalt in mit der Verweilsonde entnommenen Proben polarimetrisch festgestellt werden kann. Dadurch, daß sie nach Entnahme jeder Probe ein kleines Quantum Glucoselösung von wiederum bekanntem Gehalt in den Magen zur Ergänzung des Inhaltsvolumens zurückspritzen und nach Durchmischung nochmals eine kleine Probe zwecks Polarimetrie entnehmen, sind sie mit Hilfe einer mathematischen Ableitung imstande, das jeweilige Inhaltsvolumen des Magens, ferner Abfluß durch den Pförtner, Zuflußmenge an Magensaft, sezernierte HCl-Mengen in Milligramm HCl, auch die sezernierte Chloridmenge, sowie sonstige Partialsekrete zu messen. Sie bezeichnen eine auf diese Weise indirekt ermittelte durchschnittliche Stundensekretionsleistung in Milligramm HCl als Normakrie und gelangen zu folgender Einteilung der Mägen nach dem Leistungsprinzip:

Tabelle 4.

	Stundenmenge der sezernierten Säure Säurechlor		Entsprechend dem HCl-Gehalt von
	in mg Cl	in mg HCl	
Hyperakrie. . . .	> 360	> 370	$101{,}0\ \mathrm{cm}^3\ \dfrac{n}{10}\ \mathrm{HCl}$
Normakrie	120—360	123—370	$33{,}8\text{—}101{,}0\ \mathrm{cm}^3\ \dfrac{n}{10}\ \mathrm{HCl}$
Hypakrie	< 120	$< 123{,}8$	$33{,}8\ \mathrm{cm}^3\ \dfrac{n}{10}\ \mathrm{HCl}$

Die Untersuchungen von Mahler und Stary (1927) zeigen, daß diese Einteilung nicht parallel geht mit den Resultaten von Sekretionsprüfungen mittels anderer klinischer Verfahren, einschließlich der fraktionierten Ausheberung.

Bemühungen von Lewin (1927, 1928, 1931) und Zwonitzky (1928) liegen in gleicher Richtung. Zur Kritik ihres Verfahrens sei auf die Arbeiten von Mahler und Stary (1926, 1927) hingewiesen, die für die Gewinnung von absoluten Werten am gründlichsten vorgegangen sind.

Wenn zuzugestehen ist, daß durch die Untersuchungen und Berechnungen von Mahler unsere Vorstellungen über normale und pathologische Magentätigkeit ergänzt werden, so könnte darüber hinaus ein Bedauern entstehen, daß diese Leistungsmessungen sich wegen der Umständlichkeit des Verfahrens nicht auf die Praxis übertragen lassen. Gewinnung absoluter Zahlen hat stets etwas Bestechendes. Indessen hat *auch das Mahlersche Verfahren bedeutende Fehlerquellen.* Die aus den polarimetrischen Traubenzuckerverdünnungskurven errechneten Aciditätswerte sind ungenau. Große Fehler entstehen schon dadurch, daß es unmöglich ist, den Mageninhalt völlig quantitativ in zuverlässiger Gleichmäßigkeit abzusaugen. Weitere kritische Bedenken ergeben sich aus den Nachprüfungen meiner Mitarbeiter M. DRIEST (1936) und FRIEDRICH MÜLLER (Dissertation 1937).

Hierzu ist zu bemerken, daß wir mit der MAHLERschen Akrie nicht endgültig absolut die energetische Leistung der sezernierenden Drüsen messen. Die Herstellung der Salzsäure im Magen zerfällt gewissermaßen in 2 Akte — den der Chloridkonzentrierung und den der HCl-Synthese. Wir haben durch regelmäßige Bestimmung der Gesamtchlorkurve bei der fraktionierten Ausheberung Anhaltspunkte genug gewonnen, daß die Chloridkonzentrierung ihrerseits herabgedrückt sein kann, einerseits bei Schäden der Magenschleimhaut, andererseits vom Gesamtstoffwechsel aus (durch Veränderung der Kochsalzbestände im Körper usw.). Ist nun die Chloridkonzentrierung gedrückt, so ergibt sich nicht zwangsläufig, daß die HCl-Konzentrierung ebenfalls erniedrigt wird, sondern es kann ein funktionstüchtiger Magen durch Energieaufwand trotz verringertem Chlorangebot eine hohe HCl-Konzentrierung liefern. Derartige Vorgänge lassen sich — wenn auch nicht mit mathematischer Genauigkeit — klinisch erschließen und manchmal auch verwerten.

MARTINI und BECKER (1923), die die Methode von LEWIN (1927, 1928) mit viel Enthusiasmus aufgenommen haben, überschätzen wohl deren Genauigkeit. Diese wird schon dadurch beeinträchtigt, daß es schwer gelingt, wirklich quantitativ im Magen vorhandene Flüssigkeit abzusaugen. Eine Sonde, die über 10 cm verteilt seitliche Fenster hat (eine solche empfiehlt BECKER 1935), ist besonders ungeeignet. Denn wenn nur eines der Fenster nicht unterhalb des Flüssigkeitsspiegels ist, so kann durch dieses Luft angesaugt und die quantitative Entleerung gestört werden. Die Behauptung von BECKER, daß im Magen 2%ige Salzsäure vorkomme, wirkt revolutionär. Ich möchte sie solange nicht anerkennen, als sie nicht durch direkte Bestimmung gewonnen, sondern nur auf Grund einer mit reichlichen Fehlerquellen behafteten Methode indirekt errechnet ist. Zu diesen Fehlerquellen gehört, daß bei dem LEWINschen Verfahren in zu großen Abständen (15—20 min) abgesaugt wird und daß ein mehrmaliges Absaugen und Einspritzen der Gesamtinhaltsmenge die Motorik stark beeinflußt. Wie MAHLER zeigt, ist auch die LEWINsche Ableitungsformel fehlerhaft.

Es gibt aber noch einen weiteren Gesichtspunkt, unter dem gerade *für die Klinik die Magensekretion bewertet* werden sollte: das ist *der Gesichtspunkt der* **Regulation**. Es ist oben dargelegt, wie verwickelt die Regulationen sind, die den sekretorischen Magenvorgang bestimmen. Man vereinfacht viel zu sehr, wenn man die Magentätigkeit nur nach dem Schema Reiz-Reizeffekt bewertet. Der **Richtwert**, auf den der Inhalt des nüchternen Magens eingestellt wird, ebenso wie der Richtwert, auf den bei Verdauungshöhe einreguliert wird, können sehr charakteristische Daten sein. Veränderte oder gestörte Regulation ist stets etwas klinisch Belangvolles, nicht einfach erklärbar aus der Leistungsinsuffizienz des Organs. Natürlich wird man zu analysieren suchen, wodurch Regulationen gestört sind. Aber auch, wenn diese Analyse nicht gelingt, ist Regulationsstörung doch Symptom. Dies scheint mir wichtig zu unterstreichen, weil durch einige neuere Arbeiten die Neigung begünstigt werden könnte, in der Funktionspathologie des Magens ausschließlich nach absoluten Leistungszahlen Einteilungen vorzunehmen. Die Bezeichnungen Subacidität, Superacidität, die neben sekretorischem Vermögen oder Unvermögen von regulatorischen Tendenzen abhängig sind, behalten für Klinik und Diagnostik Gültigkeit. Daneben muß man sich für die beim Standardreiz auftretende *Höchstkonzentration im reinen Sekret* interessieren und hierfür die Benennungen *Orthochlorhydrie — Hypochlorhydrie — Hyperchlorhydrie* bereithalten.

Die Stundenmenge der sezernierten Ionen (Akrie) als Maß der Magenarbeit sowie der Stundendurchschnitt der Säurekonzentration im nativen, unverdünnten

Sekret (MAHLERs Begriff der Chlorhydrie, vielleicht als „Stundenchlorhydrie" zu benennen) werden wohl in weiteren Arbeiten studiert werden. Für die wissenschaftliche Analyse gerade auch der Regulationsstörungen erscheint dies notwendig.

Der „*Chlorindex*" (ein von HOLLER 1926 eingeführter Begriff) ist für derartige Analysen eine weitere Hilfsgröße. Nach der Begriffsbestimmung von STARY und MAHLER (1926) benennen wir als „quantitativen Chlorindex" das Verhältnis der in einem Zeitabschnitt abgesonderten HCl in Milligramm Cl zu der in der gleichen Zeit abgesonderten Gesamtchlormenge.

Die Verwicklung, die durch Einführung einzelner Funktions- und Leistungsgrößen in der Physiologie und funktionellen Pathologie der Magensekretion sich ergibt, braucht den auf praktische Arbeit hingewiesenen Arzt und Kliniker nicht abzuschrecken. Wissenschaftliche Analyse führt zu verbesserten physiologischen und funktionspathologischen Vorstellungen. Auf dem Boden dieser wird hernach das praktisch wichtige der Funktionsabweichungen auch mit einfachen Mitteln erkennbar. Ich erwähne nur ein Beispiel: Ein Kranker mit Ulcus duodeni oder Pylorusgastritis gerät in beginnende Kreislaufdekompensation. Der Magen wird im Stadium der Ödembereitschaft subsekretorisch, die Hyperchlorhydrie bleibt. Es kann so trotz Hyperchlorhydrie zu verminderter molekularer Stundenleistung (Hypakrie) kommen, mit herabgesetzter Verdauungsleistung. Dieses seltene, scheinbar paradoxe Verhalten kann man durch Analyse finden. Hat man es erlebt, so weiß man künftig, daß Kreislaufdekompensation und — weiter gefaßt — alle *Änderungen des Wasser- und Mineralstoffwechsels für die Magensekretion nicht belanglos* sind.

XIII. Chemische Untersuchungen des Mageninhaltes, Fermentuntersuchungen.

Abgesehen von der Untersuchung auf freie Salzsäure und der Titration der Gesamtacidität sowie der Titration des Gesamtchlors, die im vorigen Kapitel behandelt wurden, ist von sonstigen chemischen Proben für die Praxis nur die Untersuchung auf Milchsäure von klinischer Bedeutung.

Nachweis von Milchsäure. Die praktisch hochbedeutsame Milchsäureprobe, die in erster Linie beim Zusammentreffen von Magensaftmangel und Expulsionsinsuffizienz, also in erster Linie bei vielen Carcinommägen positiv ausfällt, wird am besten auf folgende einfache Art angestellt:

Man füllt ein Reagensröhrchen mit Aqua destillata und gibt 1—2 Tropfen Eisenchloridlösung hinzu, so daß das Wasser einen eben noch erkennbaren, ganz schwach gelblichen Farbton annimmt. Die Hälfte dieser dünnen Eisenchloridlösung gießt man ab in ein anderes Reagensröhrchen, das zum Vergleich dient. Dem einen der beiden Röhrchen gibt man nun tropfenweise Mageninhalt hinzu. Ist Milchsäure anwesend, so entsteht eine lebhafte gelblichgrüne „zeisig-grüne" Farbe. Die Reaktion pflegt sehr deutlich zu sein, sobald Milchsäure in irgendwie nennenswerter Menge anwesend ist. Dadurch, daß man die Reaktion unter allmählichem Zutropfen von Mageninhalt entstehen läßt, gewinnt man sogar eine Vorstellung, ob wenig oder reichlich Milchsäure anwesend ist. Die Probe stellt eine vereinfachte und sogar bessere Abart der bekannten UFFELMANNschen Reaktion dar. Viele benutzen den Ätherextrakt des Mageninhalts zur Anstellung der Milchsäureprobe. Im allgemeinen bietet das keine Vorteile.

Die Reaktion ist keine spezifische Milchsäurereaktion, sondern eine Gruppenreaktion auf Oxysäuren. Solche scheinen jedoch im Mageninhalt außer der Milchsäure nicht wesentlich in Betracht zu kommen.

Andere Reaktionen auf Milchsäure finden sich in den Lehrbüchern der Untersuchungsmethoden, sowie in BOAS (1925): „Diagnostik und Therapie der Magenkrankheiten." Sie sind praktisch entbehrlich. Eine andere Probe stammt von FLETSCHER und HOPKINS (1907). BISNINI (1926) hat eine Methode ausgearbeitet, mit der es gelingen soll, in 20 cm³ Mageninhalt noch 0,5% Milchsäure nachzuweisen. Sie ist für klinische Zwecke entbehrlich. Untersucht man nach RIEGELscher Probemahlzeit, so sind selbstverständlich stets Spuren von

Fleischmilchsäure im Mageninhalt. Und selbst durch Milchbrötchen (beim BOASschen Frühstück) können feine Milchsäurespuren von außen eingebracht sein. Die Probenverfeinerung ist daher unklinisch.

Nachweis von flüchtigen Fettsäuren. Flüchtige Fettsäuren werden an dem stechenden Geruch erkannt. Die Geruchsprüfung soll am besten kurz nach der Entnahme stattfinden. Ein einfacher Nachweis ist von LEO (1895) empfohlen worden: Man erwärmt 10 cm³ Mageninhalt in einem Reagensglas und hält vor die Öffnung einen Streifen blauen Lackmuspapiers. Flüchtige Fettsäuren röten ihn.

[Besondere Proben für den Nachweis von Buttersäure und Essigsäure sind in dem BOASschen Lehrbuch sowie bei BRUGSCH und SCHITTENHELM (1921) angegeben. Sie werden in der Praxis kaum angewandt.]

Reichliche Anwesenheit flüchtiger Fettsäuren hat dieselbe Bedeutung wie eine stark positive Milchsäureprobe. Ausgiebige klinische Erfahrungen über diese Proben scheinen nicht vorzuliegen.

Nachweis von Blut und Galle. Blut- und ebenso Gallegehalt des Mageninhalts sind oft von diagnostischem Interesse. Doch gilt für beide Fälle, daß man im allgemeinen keine chemischen Nachweisproben braucht (WEBERsche bzw. GMELINsche Probe). Die Beimengungen werden mit bloßem Auge erkannt. Und geringfügige Beimengungen, die dem Auge entgehen, fallen diagnostisch meist nicht in Betracht. Dies gilt besonders von minimalen Blutmengen, die durch kleine (übrigens belanglose) Schleimhautverletzungen, welche die Sonde setzen kann, oder durch heftiges Würgen zustande kommen. So wichtig die Probe auf „okkultes Blut" in den Faeces oft ist, im Mageninhalt fahnden wir nicht auf okkultes Blut. Ausnahmsweise kann es in Betracht kommen, daß der „kaffeesatzartige" Bodensatz aus einem Mageninhalt nicht ohne weiteres als hämatinisiertes Blut anzusprechen ist. Dann ist eine der bekannten Reaktionen auf Blutfarbstoff (z. B. die Guajacprobe oder Benzidinprobe) am Platze. (s. unten).

Gesamtchlorbestimmung. Will man für besondere Zwecke im Anschluß an die Titration auf „freie Säure" und „Gesamtacidität" das Gesamtchlor bestimmen, so gibt man zu der auf Säure titrierten Lösung 3 cm³ konzentrierte chlorfreie Salpetersäure und läßt stehen, bis nach kurzer Zeit das rote Dimethylamidoazobenzol zerstört ist. Darauf fügt man 1 cm³ kalte gesättigte Eisenammoniakalaunlösung hinzu und läßt eine 0,1 n-Silbernitratlösung so lange im Überschuß zulaufen, bis ein Tropfen einer 0,1 n-Rhodanlösung (NH_4CNS) keine Braunfärbung mehr ergibt. Ist dies der Fall, so titriert man die unverbrauchte Menge des Silbernitrats mit der Rhodanammonlösung bis zur schwachen Braunfärbung zurück. Die verbrauchte Menge Silbernitrat abzüglich der verbrauchten Menge Rhodanammon, multipliziert mit 10 bzw. 20, ergibt die Menge der Gesamtchloride in 100 cm³ Magensaft, ausgedrückt in Kubikzentimetern einer 0,1 n-Chloridlösung. Erweist sich der Umschlag in braun als sehr unbeständig (kürzer als 10 sec), so erhitzt man in einer 2. Probe die Lösung vorher, bis sich die ausgeschiedene Menge Silberchlorid gut zusammengeballt hat. Enthält der Magensaft große Mengen von Schleim oder Eiweiß, so tut man gut, vor der Titration mit Rhodan zu erhitzen. (Näheres hierüber im HOPPE-SEYLER-THIERFELDER oder TREADWELL.)

Die Differenz zwischen dem Wert für Gesamtchlor und Gesamtacidität ergibt bei hoher Gesamtacidität den Gehalt an Chloriden, von denen KCl mit etwa 20—25 anzusetzen ist. Der Rest besteht aus Kochsalz. Bei niedriger Gesamtacidität fällt die Differenz zu niedrig aus, weil die „Gesamtacidität" dann außer der HCl auch CO_2 anzeigt.

Fermentuntersuchungen.

Diagnostische Fragen werden durch Fermentprüfungen im allgemeinen nicht gefördert. Infolgedessen haben die Fermentbestimmungsmethoden im Magensaft nur für gewisse wissenschaftliche Fragen Interesse. Diese haben gegenwärtig lebhafte Anregung durch neue umwälzende Vorstellungen über die Proteasen im Magen erfahren (s. S. 204). Zu einem sorgfältigen Studium der Rückflußvorgänge gehört außer dem Gallenachweis auch der Trypsinnachweis im Mageninhalt.

Bestimmungen proteolytischer Fermentwirkungen im Magensaft. Man unterscheidet prinzipiell zur Bestimmung proteolytischer Fermentwirkungen zwischen *Schätzungsmethoden* und *quantitativen Verfahren*. Die Auflösungsgeschwindigkeit fester, koagulierter Eiweißsubstrate wie Fibrin oder Ovalbumin dient bei dem Verfahren von METT (1894), modifiziert von NIERENSTEIN und SCHIFF (1902), CHRISTIANSEN (1902), GRÜTZNER (1874, 1905) zum Maßstab für die Schätzung der Fermentwirkungen. Bei den Vorgehen von FULD (1908), GROSS (1908) und MICHAELIS (1908) u. a. wird die Abnahme flüssiger Substrate durch Fällung des noch nicht verdauten Eiweißes bestimmt und dient zum Maß der proteolytischen Vorgänge. Auch die quantitative Erfassung entstehender Spaltprodukte dient zur Feststellung der Eiweißspaltung durch Magensaft (WILLSTÄTTER, WALDSCHMIDT-LEITZ (1921), SÖRENSEN

(1908), Linderström-Lang (1934) oder van Slyke (1911). Als Mikromethode wurden Verfahren unter Verwertung nephelometrischer Messungen von Krijgsmann (1934) und Petersen (1932) angegeben. Schließlich kommen für dieselbe Fragestellung viscosimetrische Methoden (Spriggs 1902, Northrop 1923, Waldschmidt-Leitz 1926, Kunitz 1935), polarimetrische Bestimmungen (Eschenbrenner 1936) und Messungen der Leitfähigkeit (Bayliss 1907, Northrop 1931) in Betracht. In den letzten Jahren ist ganz besonders das Verfahren von Anson und Mirski (1932) zur Feststellung des Eiweißabbaues durch Magensaft verwandt worden. Als Substrat dient eine Hämoglobinlösung. Die Stärke der proteolytischen Spaltung wird im Trichloressigsäurefiltrat durch die Bestimmung freien Tyrosins nach Folin und Ciocalteu (1927) gemessen.

Auch Merten (1948, 1949) verwendet in seinen Untersuchungen über die Magenverdauung in vivo Hämoglobin als Substrat, weil es den Vorzug der gleichmäßigen Reproduzierbarkeit aufweist. Merten nimmt an Stelle des Ansonschen Naß-Hämoglobins ein Trockenpulver aus Rinderhämoglobin (im Handel erhältlich: Behring-Werke, Marburg a. d. Lahn). Vor der Verwendung ist das gelöste Trockenhämoglobin nochmals zu dialysieren.

Es wird mit Recht darauf hingewiesen, daß die Versuchsbedingungen zur Erfassung reiner proteolytischer Vorgänge so gewählt werden müssen, daß eventuell hinzutretende Peptidasewirkungen nicht miterfaßt werden. Daher werden kurze Einwirkungszeiten vorgeschrieben. Dann ist die Reaktionsgeschwindigkeit der Fermentkonzentration proportional.

Als Probetrunk zur Erfassung proteolytischer Vorgänge im Magen verwendet Merten (1949) eine etwa 2%ige Hämoglobinlösung („in-vivo-Verdauung"). Diese gepufferte Lösung hat ein p_H von 7. Die nach Eiweißprobetrunk folgende fraktionierte Ausheberung und die in den Einzelportionen vorgenommenen Verdauungsversuche lassen einen Einblick in die Magenverdauung gewinnen. Der 20 min-Wert scheint sich danach für vergleichende Bestimmungen besonders zu eignen.

Da z. B. die Kathepsinkonzentration im Magensaft 100—1000mal größer ist als im Harn, erscheint es für Verdauungsversuche notwendig, eine Verdünnung von 1:100 der zu untersuchenden Mageninhaltsprobe in Ansatz zu bringen.

Zeitumsatzbestimmungen zeigen für den Magensaft, daß während der ersten 30—60 min der Spaltungsvorgang direkt von der Zeit abhängig ist. Es besteht überdies eine Abhängigkeit der Reaktionsgeschwindigkeit von der Fermentkonzentration. Eine Abhängigkeit von der Substratkonzentration hat sich bisher nicht finden lassen (nach Merten 1951).

Für die „in-vitro"-Bestimmung der eiweißspaltenden Wirkung des Magensaftes sind folgende Arbeitsgänge notwendig:

1. Herstellung der Substratlösung: Hämoglobinlösung. Sie kann aus reinem Rinderhämoglobin oder auch aus Trockenhämoglobinpulver hergestellt werden.

2. Vorbereitung der Substratlösung für die getrennte Bestimmung der
a) *Pepsinwirkung:* Einstellung auf den p_H 1,8.
b) *Kathepsinwirkung:* Einstellung auf den p_H 3,5.
c) *Trypsinwirkung:* Einstellung auf den p_H 7,5.

3. Herstellung der Fermentlösungen. Aus dem Magen wird mit Hilfe einer fraktionierten Ausheberung nach Coffeinprobetrunk Magensaft in einzelnen Portionen gewonnen. Der Magensaft wird möglichst filtriert und aus jeder Fraktion wird mit einer Pipette eine Verdünnung 1:100 hergestellt. Zur Bestimmung der Fermentwirkungen wird jeweils 1 cm³ der Verdünnung 1:100 verwandt.

4. Verdauungsversuch. Zusatz des verdünnten Mageninhaltes zu 5 cm³ der entsprechenden Substratlösung. Magensaft und Substratlösungen werden vorher im Thermostaten auf 37,5° vorgewärmt. Nach 10 min wird die Fermenteinwirkung durch Zusatz von 10 cm³ einer 0,3 n Trichloressigsäurelösung unterbrochen. Während dieser kurzen Einwirkungszeit werden lediglich proteolytische Anfangsspaltungen erfaßt. Im Trichloressigsäurefiltrat wird jeweils entsprechend dem colorimetrischen Verfahren von Folin und Ciocalteu (1927) mit Phenolreagens die Blaufärbung bestimmt, die durch freigesetztes Tyrosin und Tryptophan entsteht. Als Vergleichslösung dient eine Tyrosinstandardlösung.

Die Festlegung der Fermentwirkungen des Magensaftes wird gegeben im *Tyrosin-N/cm³ Magensaft/min.*

Kritisch wird bemerkt, daß es nicht möglich ist, mit Hilfe dieses Verfahrens allein die eiweißverdauende Aktivität von Fermenten anzugeben. Die Freilegung einzelner Aminosäuren (in diesem Falle von Tyrosin und Tryptophan) kann nicht ganz sicher auf eine reine Proteinasewirkung zurückgeführt werden (Wallenfels 1950). Aussichtsreich erscheint uns, eiweißspaltende Fermentwirkungen an Chromoproteinen als Substrat zu studieren. So verwendet v. Pechmann (1950) für Proteolyse-Versuche *Xantho*proteine (z. B. Nitrocasein) die das Bestimmungsverfahren einfacher gestalten.

XIV. Schleim, Eiweiß, Aminosäuren und Stickstoff im Mageninhalt.

Untersuchung des Magenschleimes. Eine genaue Beurteilung der Schleimsekretion im Magen wäre nicht unwichtig. Es fehlt an genauen Methoden. Oft läßt sich eine Schleimbeimengung bereits makroskopisch erkennen. Reichlicher Schleim macht sich beim Filtrieren von Mageninhalt dadurch bemerkbar, daß der Filtriervorgang außerordentlich langsam verläuft. Freilich ist es nicht immer leicht, nicht „gastrogenen" Schleim, der aus den oberen Luftwegen und dem Schlund stammt, von echtem Magenschleim zu unterscheiden. Im allgemeinen schwimmt magenfremder Schleim obenauf, während (beim Probefrühstück) Magenschleim innig mit dem Chymus vermischt ist. SCHÜTZ empfahl zur Bestimmung des Schleimgehaltes einen besonders hergerichteten Metalldraht zu benutzen, den er *Schleimfänger* nennt. Andere haben die Durchlaufgeschwindigkeit durch das Filter mit der Stoppuhr messen wollen (H. STRAUSS, KALK). Eine gewisse Information über die Magenkolloide gewinnt man durch Viscositätsbestimmungen nach Zentrifugieren des Magensaftes mit hochtourigen Zentrifugen (16000 Touren) (KATSCH, BALTZER und BRINCK 1933). Ebenso zogen wir (Dissertation BECKMANN 1937) die Refraktometrie heran. Indessen ist unsere Feststellung zu beachten, daß die *Viscosität bedeutend von der Acidität beeinflußt* wird. *Subacider Magensaft ist zähflüssiger auch ohne vermehrten Schleimgehalt* (vgl. BALTZER 1937). Setzt man der Coffeinreizlösung statt des üblichen Methylenblaus ein wenig Trypanblau zu, so wird dieser Farbstoff vom Schleim adsorbiert, so daß mindestens der ausgeflockte Schleim deutlich makroskopisch erkannt werden kann. DELHOUGNE (1934) bestimmte im dialysierten Magensaft die Goldzahl nach ZSIGMONDI. Die Methode ist nicht als Schleimbestimmung, sondern als allgemeine Kolloidbestimmung zu werten. Die Messung der Trichloressigsäurefällung des Magensaftes (SURMONT und PROVINO 1928) stellt keine Schleimbestimmung dar. Es handelt sich um eine Eiweißtrübung (BALTZER 1937).

BALTZER (1937) bestimmte an meiner Klinik den Magenschleim durch dessen *Reduktionsvermögen*. Es fand sich, daß Mucin durch seine Glykosidkomponente einen weitaus höheren Reduktionswert besitzt als Eiweiß. Verwendet wird die Reduktionsbestimmung nach HAGEDORN und JENSEN. Der gefundene Reduktionswert hängt in erster Linie vom Schleimgehalt ab, zwecks Messung wird er auf die Reduktionskraft von Traubenzucker bezogen. Einzelheiten der Methodik siehe bei BALTZER[1]. Mögliche Beimengungen von Speichelschleim und Nahrungsbestandteilen bilden Fehlerquellen, auf die zu achten ist.

Durch die Untersuchungen von GLASS und BOYD (1938, 1948) ist das Problem des Magenschleimes wieder akut geworden. Untersuchungen dieser Autoren haben dazu beigetragen, daß eine nähere Charakterisierung des Magenschleimes gegeben werden kann. Die in Anwendung kommenden Bestimmungsverfahren sind zeitraubend und beanspruchen einen besonderen Arbeitsplatz eines klinischen Laboratoriums. Eine Bestimmung des sichtbaren Magenschleims im Mageninhalt durch Zentrifugieren (VINEBERG 1931, BAXTER 1934, NECHELES und COYNE 1935) oder Sedimentieren (s. bei BRUMMER 1946) ist völlig unzureichend. Auch unsere eigenen Erfahrungen sagen aus, daß der sichtbare Magenschleim des Magensaftes keine verbindliche Größe haben kann, da neben dem Gehalt von Elektrolyten im Magensaft der p_H-Wert des Mageninhaltes auf seine Formation zu einer sichtbaren Struktur von großem Einfluß ist. Diese Eigenart des Magenschleimes ergibt sich aus seiner *Sol-Gel-Struktur.* Es werden jetzt jodometrische Verfahren (GLASS 1938, WOLF und WOLFF 1946, TULIN, GUTMANN und ALMY 1947, KODEJSZKO 1948, MORO und TORRINI 1940, MATTIOLI-FOGGIA und MARANI 1940) und Tyrosinbestimmungen (GLASS und BOYD 1948) zur Erfassung des Magenschleimes empfohlen.

Wichtig ist neben der Abtrennung von Verunreinigungen die Aufteilung des Magenschleimes in *Fraktionen.* GLASS und BOYD (1948, 1949) unterscheiden zunächst 2 Hauptkomponenten: 1. den *sichtbaren Magenschleim,* der als gallertartige, farblose, zähe Masse die Schleimhaut bedeckt und 2. das *gelöste Mucin,* welches für die Viscosität des Magensaftes verantwortlich ist und mit diesem den Nahrungsbrei durchtränkt. Diese Fraktion ist nicht einheitlich. GLASS und BOYD unterscheiden folgende Unterfraktionen des gelösten Mucins:

a) *gelöstes Magenmucoprotein,* welches dem Gastroglobulin von MARTIN (1933) entsprechen soll, und

b) die *gelöste Magenmucoproteose,* die Eigenschaften eines Polysaccharids aufweist. 100 cm³ Magensaft enthalten normalerweise etwa 260 mg Mucoproteose.

Zur *Trennung und quantitativen Bestimmung* des Magenschleimes und seiner Fraktionen geben GLASS und BOYD folgendes Vorgehen an:

1. Trennung von flüssigem Magensaft und sichtbarem Schleim. (Zentrifugieren des Magensaftes 15—20 min bei 3000 Umdrehungen je Minute in graduierten Zentrifugenröhrchen. Feststellung des Volumens des Mageninhaltes und des sichtbaren Magenschleimes.)

---

[1] BALTZER: Arch. Verdgskrkh. **62**, 113 (1937).

2. Die überstehende Flüssigkeit des zentrifugierten Magensaftes wird bei Trübung durch ein Rapidfilter filtriert. Mit 10%iger Trichloressigsäure werden Verunreinigungen ausgefällt. Danach erneutes Zentrifugieren für 10 min bei 3000 Umdrehungen je Minute.

3. Der gesamte gelöste Mucinkomplex wird sodann *mit Aceton im Verhältnis 1:1 bei 40°* aus dem Trichloressigsäurefiltrat ausgefällt.

4. Mit n/10-Natronlauge wird die Acetonfällung wieder aufgenommen. Daran schließt sich eine erneute Fällung von Mucoprotein durch die Zugabe verdünnter HCl bei einem p_H 4 an. Die Mucoproteose bleibt hierbei in Lösung.

5. Der bei dem ersten Vorgang gewonnene sichtbare Magenschleim wird mit Natronlauge zur Lösung gebracht. Aus dieser Lösung werden Verunreinigungen ebenfalls mit Trichloressigsäure ausgefällt. Aus dem Trichloressigsäurefiltrat werden die Schleimsubstanzen mit Aceton ausgefällt.

6. In jeder gewonnenen Fällung der einzelnen Fraktionen wird quantitativ nach alkalischer Hydrolyse auf colorimetrischem Wege Tyrosin (nach Folin und Ciocalteu 1927) bestimmt. Zur Umrechnung ist folgende Beziehung zu berücksichtigen: *Mucoprotein* enthält 7,5% und die *Mucoproteose* 3,9% Tyrosin.

Die Unterscheidung der Unterfraktion des Schleimes soll auch klinische Bedeutung haben. Die Mucoproteose steht in keiner Abhängigkeit von der Sekretion der Magensalzsäure. Die Konzentration beim Gesunden und Kranken liegt zwischen 35 und 700 mg-% im Magensaft. Hohe Werte werden im Nüchternsaft bei Anacidität, bei Gastritis und nach Vagotomie gefunden. Der Gehalt an Mucoproteose sinkt nach Alkoholprobetrunk oder Histaminreizung, steigt nach der intravenösen Injektion von Insulin.

Das *Mucoprotein* steht angeblich in direkter Beziehung zur Salzsäuresekretion des Magens. Der Gehalt schwankt zwischen 0 und 460 mg-% im Mageninhalt. Hohe Werte finden sich bei Superacidität von Jugendlichen, bei Ulcus duodeni, bei super- und normacider Gastritis. Ein starker Sekretionsreiz wird durch Insulin gegeben. Der Sekretionsgipfel für Mucoprotein entspricht dem Maximum der Hypoglykämie. Vagotomie hebt gewöhnlich diese Insulinwirkung auf.

Diese neue Unterscheidung der Unterfraktionen ist interessant, während die Unterscheidung der „Hauptkomponenten" („sichtbar" und „gelöst") problematisch erscheint, da deren Verhältnis mit der p_H-Lage in reversibler Weise schwankt.

Eiweißproben mit Mageninhalt. Auch Eiweißproben sind herangesogen worden, und pathologische Beimengungen sind besonders in Krebsmägen zu erfassen. Der unbedeutende normale Eiweißgehalt des Magensaftes wird vermehrt durch 1. Blut, 2. Eiter (z. B. auch verschlucktes Sputum), 3. retinierte Eiweißteile oder deren Spaltprodukte, 4. Exsudat bei Ulcus ventriculi und gewissen Formen von Gastritis, 5. Exsudation aus Krebsgeschwülsten.

Als Bestimmungsmethode kommt hauptsächlich die von Wolff und Junghanns (1911) zur Anwendung. Es wird mit dem Magensaft eine Verdünnungsreihe angestellt, so daß eine Reihe Reagensgläschen Proben enthalten, die wie 1:10, 1:20, 1:40 usw. verdünnt sind. Dann wird in jedem Gläschen mit 1 cm³ von folgendem Reagens überschichtet:

Phosphor-Wolframsäure	0,3
Acid. hydrochlor. pur.	1,0
96%iger Alkohol	20,0
Aqua destillata ad	200,0

Bei der Überschichtung bildet sich von einem gewissen geringen Eiweißgehalt an eine ringförmige Trübung. Zur Schätzung der Eiweißmenge verwertet man den Verdünnungsgrad des ersten Röhrchens, in dem keine Trübung mehr eintritt. Clarke und Rehfuss (1915) haben bei fraktionierter Aushebung des Semmelprobefrühstückes in den einzelnen gewonnenen Proben neben der Aciditätstitration diese Wolffsche Proteinbestimmung vorgenommen und auf diese Weise gewissermaßen Eiweißkurven erhalten. Es zeigt sich, daß bei normalen Magenverhältnissen die Eiweißkurve etwa entsprechend der Aciditätskurve ansteigt, weil zunehmend Eiweißstoffe aus dem Probefrühstück gelöst werden. Bei gutartiger Achylie steigt die Proteinkurve sehr wenig, bleibt flach, entspricht also ebenfalls der Aciditätskurve. Bei Krebsmägen dagegen steigt die Eiweißkurve unverhältnismäßig an. Das muß auf ihren Gehalt an pathologischen Beimengungen zurückgeführt werden.

Verwendet man statt des Semmelfrühstückes eine nicht eiweißhaltige Reizlösung, so ist der Eiweißgehalt der entnommenen Proben fast vollständig auf die oben angeführten Beimengungen zu beziehen, da der Eiweißgehalt des Magensaftes minimal ist. Bei Verwendung einer eiweißfreien Reizlösung erhält man einen Hinweis auf pathologische Eiweißbeimengungen auch durch einen großen Abstand der Titrationswerte für „freie HCl" und „Gesamtacidität" Vgl. über *„Eiweißfehler"* S. 303.

Wahrscheinlich bedingen diese eiweißhaltigen Beimengungen im Mageninhalt des Krebskranken das sog. *Salzsäuredefizit.* Dieser Begriff wurde von HONIG-MANN und v. NOORDEN (1887) geschaffen zur Kennzeichnung der Tatsache, daß im Mageninhalt bisweilen nicht nur die sog. Reaktion auf freie Salzsäure fehlt, sondern daß man eine gewisse Menge $^1/_{10}$ n-Säure hinzufügen muß, ehe die Reaktion auf freie Säure erscheint. Ein solches Salzsäuredefizit, festgestellt am achylischen Mageninhalt nach Probemahlzeit, ist wegen deren hohem Eiweiß-gehalt vieldeutig. Spielt Ingesteneiweiß bei unserer Untersuchung keine Rolle (Coffeinprobetrunk), so ist ein ausgeprägtes Salzsäuredefizit sehr verdächtig auf Krebs. Es ist allerdings kein allein beweisendes Symptom. Das ergibt sich einmal in der Praxis, ferner auch aus der Aufzählung (s. oben) der eiweiß-haltigen Beimengungen, die im Magen in Betracht kommen.

Übrigens findet sich bei Magencarcinom mehr als 73% des Stickstoffes bis über die Albumosen hinaus abgebaut (EMERSON 1902), was mit peptolytischen und peptidspaltenden Fermenten zusammenhängt, die vom Krebsgewebe geliefert werden. Eine hierauf sich auf-bauende Glycyltryptophanprobe von NEUBAUER und FISCHER (1909) hat sich wegen vor-handener Fehlerquellen für die Krebsdiagnose nicht bewährt, denn auch Blut und vor allem Trypsin spalten von dem Reagens freies Tryptophan ab.

Eiweißvermehrung im Magensaft kennzeichnet gewisse Zustandsbilder unter den vielerlei Formen der akuten und der chronischen Gastritis. Ich habe den Begriff der **„Gastritis serosa"** geprägt. Die Feststellung vermehrter seröser Exsudation ist für die Gastritisforschung wertvoll, hat sich bei uns auch klinisch als nützlich erwiesen. BALTZER hat ein *quantitatives Bestimmungsverfahren* aus-gearbeitet. Es besteht darin, daß die im Magensaft durch Fällung mit Sulfo-salicylsäure entstehende Trübung unter gewissen Kautelen *nephelometrisch* gemessen wird. Das Verfahren ist von BALTZER[1] eingehend geschildert. Für die *klinische Diagnostik* haben wir ein einfaches Bestimmungsverfahren aus-gearbeitet, das überall da durchgeführt werden kann, wo eine fraktionierte Untersuchung der sekretorischen Magenleistung stattfindet. Das Verfahren muß mit Coffeinprobetrunk angewandt werden (nicht mit Alkoholprobetrunk). Nach KATSCH und BALTZER verfährt man folgendermaßen:

Hat man nach dem typischen Vorgehen von KATSCH und KALK eine Verweilsonden-prüfung der Magentätigkeit durchgeführt (Entleerung des ungereizten Magens, 30 min lang Beobachtung und Absaugung der Leersekretion, Einführung von 300 cm³ Aqua destillata mit 0,2 Coffein purum und 2 Tropfen 1%iger Methylenblaulösung, alle 10 min Entnahme von 10 cm³ Magensaft bis zum Verschwinden der blauen Farbe, dann noch 1 Std lang alle 10 min Absaugen des ganzen gebildeten Nachsekretes), so steht vor uns ein Satz von etwa 20 Reagens-röhrchen mit verschieden gefärbtem Inhalt. Ehe man diese Röhrchen der Titration auf freie Säure, Gesamtsäure und allenfalls Chlorgehalt übergibt, wählt man einige Proben aus, die frei von Blut und frei von Rückfluß sind. Man findet stets mindestens 2—3 Röhrchen, die man sicher als frei von Rückfluß anspricht.

Den Inhalt dieser Röhrchen, oder einen Teil davon, verwenden wir. Zunächst gibt man 1—5 Tropfen einer 10%igen Natronlauge unter Umschütteln hinein, bis der Röhrcheninhalt klar und homogen wird. Vorhandener Schleim löst sich hierbei restlos auf. Nun füllt man 2 cm³ in einen kleinen, 10 cm³ fassenden Meßzylinder, fügt 2 cm³ destillierten Wassers hinzu und schüttelt gut um. Dann gibt man mit Pipette 1 cm³ 20%ige Sulfosalicylsäure hinzu, schüttelt kurz um und gibt den Inhalt des Zylinders in ein Reagensglas von etwa 15 mm lichter Weite. Dieses Reagensglas hält man bei auffallendem Licht dicht vor eine gedruckte Schrift-probe. Die Stärke der vorhandenen Eiweißtrübung läßt sich dann ziemlich gut schätzen (s. Abb. 49).

Bleiben die Buchstaben ziemlich scharf sichtbar, so ist der Eiweißgehalt unter dem Durchschnitt, der sich in normalen Fällen ergibt. Meist bedeutet dies: Supersekretion.

Ist die Schrift schwach, aber gut lesbar (Abb. 49b), so ist der Eiweißgehalt etwa normal.

Bei schwer lesbarer Schrift (Abb. 49c) bezeichnet man die Eiweißtrübung als vermehrt, es liegt dann vermehrter Eiweißgehalt vor.

---

[1] BALTZER: Arch. Verdgskrkh. **56**, 35 (1934).

Die Eiweißtrübung wird als stark bezeichnet (Abb. 49 d), wenn die Schrift nicht mehr lesbar ist.

Bei besonders hohem Eiweißgehalt, auch bei manchen Magenkrebserkrankungen, findet sich schließlich nicht nur eine durchsichtige Trübung, sondern geradezu eine Ausflockung von Eiweiß (Abb. 49 e). Die Eiweißtrübung wird dann als „sehr stark" bezeichnet.

Wir haben es vermieden, Zahlen für den Eiweißgehalt zu geben, obwohl wir durch nephelometrische Untersuchungen dazu in der Lage wären. Das Verfahren soll ein einfaches klinisches Schätzungsverfahren sein. Es ermöglicht, in bequemer Weise eine vermehrte mesenchymale Exsudation in den Magen hinein zu erkennen und die Diagnose „Gastritis serosa" (Katsch 1935) zu stellen.

Stickstoffgehalt im Magensaft. Mit Mikromethoden ist auch die Stickstoffbestimmung herangezogen worden, um Unterschiede in Magensäften zu finden. Schon physiologisch schwankt der Stickstoffgehalt mit dem Eiweiß- und den Eiweißspaltprodukten. Besonders hohe Werte finden sich bei Niereninsuffizienz. Es können bei Urämie hohe Reststickstoffwerte im Mageninhalt getroffen werden.

Norpoth (1948) hat die Bedeutung stickstoffhaltiger, insbesondere eiweißhaltiger Substanzen im Mageninhalt erneut untersucht. Durch fraktionierte Magenausheberung gewonnener Mageninhalt zeigt einen Gehalt von 60—70 mg-% Gesamt-N. Eine Erhöhung der Gesamt-N-Konzentration im Mageninhalt auf Histaminreiz läßt daran denken, daß ein Zusammenhang zwischen der Salzsäuresekretion und der Ausscheidung stickstoffhaltiger Substanzen besteht.

Aus den Untersuchungen geht hervor, daß die Magenschleimhaut auch *Ammoniak* auf fermentativem Wege bildet. In Bestätigung der Untersuchungen von Katsch und Baltzer (1934) wurde festgestellt,

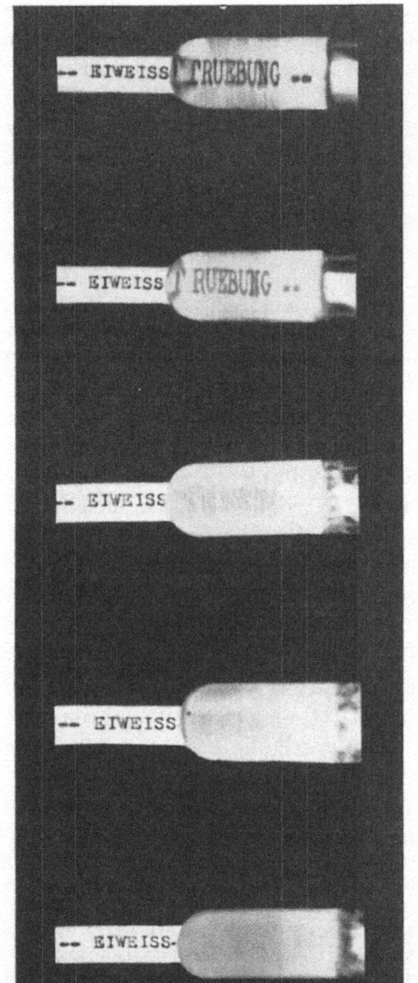

Abb. 49a—e. Schätzung des Eiweißgehaltes nach Katsch und Baltzer.

daß häufig hohe Eiweiß-N-Werte bei schweren Schleimhautveränderungen gefunden wurden. Dies weist auf die Existenz der „Gastritis serosa" (Katsch 1935) hin.

Papierchromatographie des Magensaftes. Die sog. Verteilungschromatographie von Martin, Gordon und Synge (1941—1943) bildet die Entwicklungsgrundlage für die Papierchromatographie von Consden, Gordon und Martin (1944). Es ist damit möglich geworden, mit relativ einfachen Arbeitsgängen eine Analyse von Proteinen und Differenzierung von Aminosäuren durchzuführen. Erste Versuche einer Anwendung auf die Untersuchung des Magensaftes bei Gesunden und Kranken liegen bereits vor. Cagianut und Zehnder und Nager (1950) fanden bei Gesunden geringe Mengen von Alanin, Leucin, Histamin und Glucosamin im Magensaft. Das Vorkommen von Glucosamin wird damit erklärt, daß es ein Bestandteil der Schleimstoffe ist und daher in jedem Magensaft gefunden werden kann. Das

Vorkommen schwefelhaltiger Aminosäuren im Magensekret sei „wahrscheinlich". Unter pathologischen Bedingungen (Gastritis, Magencarcinom) steigt der Gesamtgehalt an Aminosäuren im Magensaft an. Bei Gastritiden wurden außer den normalerweise vorkommenden Aminosäuren noch Oxyprolin, Valin und Phenylalanin nachgewiesen. Bei Patienten mit Magencarcinomen fand man größere Mengen von Glutamin- und Asparaginsäure, basischen Aminosäuren und Polypeptiden. Bei Ulcuskranken wurden Besonderheiten, die eine Abtrennung gegenüber der Gastritis zulassen würden, nicht gefunden. Bemerkenswert erscheint, daß bei *Urämie* regelmäßig das von DENT (1948) näher gekennzeichnete „nephrosis-peptide" nachgewiesen werden konnte.

XV. Mikroskopische Untersuchung des Mageninhaltes bzw. seines Sedimentes.

Finden sich im ausgespülten Mageninhalt Schleimhautteile, so kann man sie einbetten und mikroskopisch ·verarbeiten. ˙ Bisweilen wird auf diese Weise ein Magenkrebs mit Sicherheit erkannt. Doch ist das selten. Auch in der Gastritisdiagnose spielen herausgespülte Schleimhautstückchen nur eine bescheidene Rolle (vgl. das Gastritiskapitel). Man erhält selten solche Stückchen. Ihre Beurteilung ist nicht immer einfach. Und schließlich sagen sie nur über einen bestimmten, engbegrenzten Teil der Magenschleimhaut etwas aus.

Nahrungsreste finden sich im Nüchterninhalt sehr reichlich, wenn Stauung vorliegt. Ganz geringfügige Faserbestandteile aus der Nahrung sowie Fett oder Myelintröpfchen findet man auch unter normalen Verhältnissen. Über „Mikroretention" vgl. S. 284.

Cytodiagnostik. Neue Färbemethoden, eine weitere Entwicklung der optischen Möglichkeiten und die Einführung des Phasenkontrastmikroskops haben die Cytodiagnostik zu einer klinischen Methode werden lassen.

Die Zelldiagnostik des Magensaftes bietet jedoch dadurch Schwierigkeiten, daß das Milieu „Magensaft" in nicht abzuschätzender Weise auf die Zellen einwirkt und Veränderungen schafft. So konnte TOMENIUS (1947) nachweisen, daß in Magensaft gebrachte Epithelzellen schon nach 10 min aufgelöst sein können.

Technische Vorbemerkungen. Allgemein wird der Magen nüchtern ausgehebert und der so erhaltene Magensaft in ein Zentrifugenglas getan und zentrifugiert. Der Bodensatz dient zur Anfertigung von Ausstrichen und wird in verschiedener Weise weiterverarbeitet.

Ausgehend von der Überlegung, daß die mechanische Irritation der Magenschleimhaut in besserer Weise diagnostisches Material erbringen muß als die Untersuchung des Magensaftsedimentes, haben PANICO, PAPANICOLAOU, COOPER (1950) eine Abrasio-Ballonsonde angegeben, die es ermöglicht, Schleimhautteile abzuradieren. Das Gerät besteht aus einem Gebläse, welches mit einem Schlauch (Agitator) an einen Doppelschlauch Anschluß findet. Dieser Doppelschlauch mündet in eine Metallolive. Vor der Metallolive (oralwärts) befindet sich ein Gummiballon, der den Doppelschlauch umgibt und durch das eine Lumen des Doppelschlauches aufgeblasen werden kann. Er ist überzogen mit einem Netz von geknoteten Seidenfäden. Der im Magen aufgeblasene Gummiballon berührt mit seinem Fadennetz die Schleimhaut und vermag Bestandteile der Magenschleimhaut zu „curettieren". Das 2. Lumen des Doppelschlauches hat Anschluß an einen „Aspirator", durch den man den Magen bei liegendem Abrasioballon entleeren kann. Zur Einführung des Schlauchsystems ist unter Umständen eine Pharynxanästhesie notwendig. Der Mund ist vorher zu reinigen, Speichel darf nicht verschluckt werden. Die Lage der Olive wird vor dem Röntgenschirm kontrolliert. Nach mehrfachen Abrasioversuchen wird das Gerät entfernt und mit einer Pinzette werden Schleimhautfetzen von dem Fadennetz des Magenballons abgesammelt, ausgestrichen, fixiert und gefärbt. Das ganze System wird außerdem mit Kochsalzlösung gespült. Die erhaltene Spülflüssigkeit wird zentrifugiert, der Bodensatz ausgestrichen und gefärbt.

Mit den bisher zur Verwendung kommenden Gastroskopen ist es nicht möglich gewesen, gezielt Gewebe aus der Magenschleimhaut zu entnehmen. STOLLREITER (1948) hat daher die Spitze eines flexiblen Gastroskops derart abgeändert, daß es möglich war, durch „Abstreifen" Zellmaterial aus dem Magen zu gewinnen und einer cytologischen Deutung zuzuführen.

Eine bemerkenswert einfache Methode stellt das Tupfsondenverfahren von HENNING und WITTE (1950) dar. Ein Gummischwämmchen, auf einem Drahtseil montiert, wird durch einen dicken EWALD-Schlauch verdeckt eingeführt. Im Magen tritt das Schwämmchen durch einen Druck von außen aus dem schützenden Schlauch heraus und streift an der Schleimhaut entlang, wobei es sich mit Zellmaterial belädt. Darauf wird es im Schlauch wieder entfernt. Man kann durch direktes Abtupfen auf Objektträger oder nach Auswaschen des Schwämmchens in Kochsalzlösung und Zentrifugieren Präparate herstellen, die im Phasenkontrast oder nach Färbung betrachtet werden. (Die Spezialfabrik Richard Wolf G.m.b.H., Knittlingen, Württbg. liefert inzwischen gebrauchsfertige Magentupfsonden nach Prof. Dr. HENNING.)

Es wird vielleicht möglich sein, dieses Verfahren mit Hilfe des Gastroskops gezielter zu gestalten, wenn man hier von den Möglichkeiten eines Operationsgastroskops absieht (s. Abschnitt Gastroskopie).

Einer derartigen Entnahme von Untersuchungsmaterial muß die einwandfreie Fixierung und Färbung der Zellausstriche folgen. Es ist dabei wertvoll, auf die längeren Erfahrungen der Gynäkologen in der Cytodiagnostik zurückzugreifen. Man wird sich der allgemeinen Ansicht der Cytologen anschließen und die Fixation und Weiterbehandlung immer im feuchten Zustand durchführen (PAPANICOLAOU 1943, 1948, MEIGS 1945, RUST 1947, FREMONT-SMITH, AYRE 1947). Die „Feuchtfilm"-Behandlung (ZINSER 1951) ist ein wesentlicher Faktor zur Erreichung guter Färbeergebnisse. Für die Fixierungsdauer der Präparate besteht noch keine Übereinstimmung. PAPANICOLAOU hält eine Dauer von 10—15 min für ausreichend. Es werden die feuchten Präparate in einem Äther-Alkoholgemisch für mindest 15 min fixiert. Das fixierte, noch feuchte Präparat kann mit einem Tropfen Glycerin versehen werden und mit einem Deckglas abgedeckt werden. Derart versorgte Ausstriche können lange Zeit ungefärbt aufbewahrt werden. Die prinzipielle Anwendung von Glycerin für mindestens 2 Std Dauer in der beschriebenen Weise empfiehlt MOHR (1949). Er glaubt, daß plasmatische Artefakte dadurch vermindert werden.

Speziell für die Magensaftuntersuchung gibt DANIELEWSKI folgende Vorschrift an: Der ausgeheberte Magensaft wird bei etwa 6000 Umdrehungen 10 min lang zentrifugiert. Danach wird die Flüssigkeit über dem Bodensatz abgeschüttet. Wiederum wird Magensaft in das Glas eingebracht, zentrifugiert, abgegossen und so fort, bis der ganze zu untersuchende Magensaft in einem Glas zentrifugiert worden ist. Nach Abgießen der letzten Flüssigkeit wird der Bodensatz mit DUBOSQscher Flüssigkeit (Alkohol 80% 150 cm³, Formalin 40% 60 cm³, Ac. aceticum glaciale 15 cm³, Ac. picronitricum 1 g) übergossen. Das Glas wird mit dem Inhalt dann für 1 Std in den Paraffinofen gestellt. Nach Herausnehmen aus dem Ofen entfernt man die Fixierflüssigkeit und der nun zu einem Pfropf fixierte Bodensatz wird in ein Täschchen aus Mull gebracht. Dieses mit einem Faden zugeschnürte Täschchen wird in der Alkoholreihe behandelt (60%, 70%, 80%, 95% Alkohol je 30—60 min). Dann folgt Einlegen in reinen Methylalkohol für 30 min, darauf Einbringen in reines Xylol. Aus dem Xylol wird der glasig erscheinende Pfropf in ein Glas mit warmem Paraffin in den Paraffinofen (Schmelzpunkt des Paraffins 56° C) gebracht und verbleibt dort für 45—60 min. Der Pfropf wird mit einer Pinzette herausgenommen, in Paraffin eingebettet und mit dem Mikrotom geschnitten.

Färbeverfahren. Färbemethoden zur Diagnostik an mageneigenen Zellen müssen 2 Forderungen gerecht werden: 1. einer einwandfreien Kerndarstellung und 2. dürfen sie nur zu einer schwachen Anfärbung der nicht-epithelialen Zellen führen. Die Originalmethoden von PAPANICOLAOU und die Modifikation nach AYRE entsprechen diesen Forderungen. Ihr Prinzip ist in der Trichromfärbung nach MASSON gegeben. Die besondere Kernfärbung wird dabei durch Quecksilberhämatoxylin *(Hämatoxylin Harris)* erreicht. Die Plasmagegenfärbung erfolgt mit *Orange G* und einer alkoholischen *Lichtgrün-Bismarckbraun-Eosinlösung.*

Die Originalfärbemethode nach PAPANICOLAOU wird folgendermaßen durchgeführt:

1. 90%iger Alkohol (Spülen).	14. 70%iger Alkohol (Spülen).
2. 80%iger Alkohol (Spülen).	15. 80%iger Alkohol (Spülen).
3. 70%iger Alkohol (Spülen).	16. 95%iger Alkohol (Spülen).
4. Aqua dest. (Spülen).	17. O. G. Ortho (3—4 min).
5. Hämatoxylin Harris (5—10 min).	18. 95%iger Alkohol (Spülen).
6. Aqua dest. (einige Sekunden).	19. 95%igem Alkohol (Spülen).
7. Aqua dest. (einige Sekunden).	20. E. A. Ortho 0,5 (1½ min).
8. Lösung: 3 cm³ konzentrierte NH₄(OH) + 97 cm³ 70%iger Alkohol (1 min).	21. 95%iger Alkohol (Spülen).
9. In H₂O (Spülen).	22. 95%iger Alkohol (Spülen).
10. 1 min in Lithiumcarbonat (3 Tropfen einer gesättigten Lösung auf 100 cm³).	23. 95%iger Alkohol (Spülen).
11. In H₂O (Spülen).	24. Absoluter Alkohol (Spülen).
12. In Aqua dest. (Spülen).	25. Absoluter Alkohol (Spülen).
13. 50%iger Alkohol (Spülen).	26. Xylol (Spülen).
	27. Eindecken in Canadabalsam.

Zusammensetzung des Hämatoxylin Harris:

Hämatoxylin   5,0
95%iger Alkohol   50,0
Aluminium + Ammoniumsulfat „Merck" .   100,0
Aqua dest. ad 1000,0
Gelbes Quecksilberoxyd   2,5
Eisessig   40,0

Die Farbstoffe werden unter der Bezeichnung geliefert von: Hämatoxylin Harris von „Ciba"; Hämatoxylin Harris von „Bayer"; Orange G „Pa" Ciba 22186 S; oder O G 6 „Bayer"; Polychrom stain „Pa" Ciba 22186 S; oder E A 31 „Bayer".

Die von AYRE angegebene Modifikation besteht außer in der Glycerinvorbehandlung in einer Differenzierung mit 0,5%iger Salzsäurelösung.

A. 1—3 min Äther-Alkohol.
B. 2 Std Glycerin.
1. Absoluter Alkohol (Spülen).
2. 70%iger Alkohol (Spülen).
3. 50%iger Alkohol (Spülen).
4. Aqua dest. (Spülen).
5. Aqua dest. (Spülen).
6. Aqua dest. (Spülen).
7. Kernfärbung mit Hämatoxylin Harris (5 min).
8. 0,5%iges HCl-Wasser (3—4 Portionen).
9. Spülen in Brunnenwasser.
10. Gesättigte wäßrige Lithiumcarbonatlösung (1—2 min).
11. Brunnenwasser (10—15 min).
12. Aufsteigende Alkoholreihe 50%, 70%, 80%, 95%.

13. Färbung nach PAPANICOLAOU (4 min):
Lichtgrün 0,5%ige Lösung in
95%igem Alkohol . . . . . 10 cm³
Bismarckbraun 0,5%ige Lösung
in 95%igem Alkohol . . . . 45 cm³
Eosin gelblich, 0,5%ige Lösung
in 95%igem Alkohol . . . . 45 cm³
Phosphorwolframsäure 0,2 g; Lithiumcarbonat, gesättigte, wäßrige Lösung
1 Tropfen.
14. Spülen in 3 Portionen 95%igem Alkohol.
15. Spülen in absolutem Alkohol.
16. Spülen in 2 Portionen Xylol, 2. Portion 2 min lang.
17. Eindecken in Canadabalsam.

In der Untersuchung des Zellsedimentes des Magensaftes wird ferner seit langem eine Möglichkeit gesehen, *gastritische Zustände* zu erkennen. Die Franzosen LOEPER und MARCHAL (1926) haben mit Versuchen in dieser Richtung begonnen. Weitere Beiträge zu diesem Thema lieferten KAUFFMANN (1929, 1931), WESTPHAL und KUCKUCK (1933), HAUTH (1939), KAPP und STAMBERGER (1940), BROICHER (1948).

Folgende Methodik wird angewandt:

A. Zellzählung in einer Zählkammer nach FUCHS-ROSENTHAL (WESTPHAL und KUCKUCK 1933): Nach gutem Durchschütteln des frischen Magensaftes und Verdünnung eines Teiles Magensaft mit 9 Teilen physiologischer Kochsalzlösung wird nach erneutem Durchschütteln in der Zählkammer die Zellzahl festgestellt. Der ausgezählte Wert wird durch 3 dividiert und mit 10 multipliziert. Es ergibt sich die in Kubikzentimeter Magensaft vorhandene Zellmenge. Bei der Zählung frischer Magensäfte ist in den meisten Fällen eine Differenzierung der Magenepithelien von den Leukocyten möglich, so daß ihre absoluten Zahlen nebeneinander bestimmt werden können.

B. Ausstrich-Differenzierung mit Zellanalyse und prozentualer Auszählung der vorkommenden Zellen: Der sedimentierte Magensaft wird auf dem Objektträger ausgestrichen und nach MAY-GRÜNWALD-GIEMSA gefärbt. Die Färbezeiten betragen nach BROICHER: May-Grünwald 2 min + Aqua dest. 1 min und für Giemsa 7 min.

C. HAUTH hat eine Methode angegeben, mit deren Hilfe es möglich sein soll, unveränderte Leukocyten im Magensaft darzustellen. Danach wird im Anschluß an eine gewöhnliche fraktionierte Ausheberung der im Magen befindliche saure Magensaft abgesaugt. Sodann wird eine Natriumbicarbonat enthaltende Bouillon durch die Magensonde eingespritzt und nach 10 min wieder ausgehebert.

Um den reaktiven Säureanstieg zu verhindern, wiederholt man die Ausheberung noch 2mal. Derartig gewonnener Mageninhalt bildet Ausgang für Sediment und Ausstrich.

Ergebnisse der cytologischen Gastritisdiagnostik. Man unterscheidet zwischen der Exsudation und Desquamation von Zellen ins Mageninnere. Unter den Begriff der Exsudation fällt die Auswanderung von Leukocyten, die *Leukodiapedese*, im geringen Maße die Auswanderung von Bindegewebszellen, die *Histiodiapedese*. Mit *Desquamation* wird die dauernd und normalerweise stattfindende Abstoßung von Magenepithelien verstanden, die bisweilen hochgradig vermehrt sein kann.

Der Wert der unter A, B, C genannten Untersuchungsverfahren, vornehmlich die Zellzählung im Magensaft, für die Diagnostik von Reizzuständen und Gastritisformen ist noch umstritten. Es darf nicht übersehen werden, daß z. B. nach Injektionen von Pilocarpin eine erhebliche Zunahme der Leukocyten im Magensaft zu verzeichnen ist. In gewissem Rahmen muß davor gewarnt werden, durch eine Zellzählung eine Genauigkeit vorzutäuschen, die an sich keine Grundlage hat. Broicher (1948) gibt daher zu, daß für die Gastritisdiagnose die Gastroskopie unerläßlich ist und durch eine Zelldiagnostik nicht ersetzt werden kann. Es erscheint auch

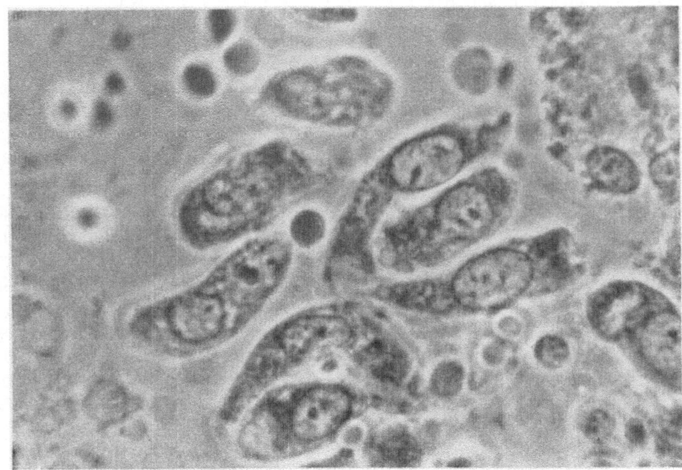

Abb. 50. Gut erhaltene hohe Zylinderdeckepithelien aus einem normalen Magen (Phasenkontrast). (Präparat: Prof. Dr. N. Henning, Würzburg.)

erwähnenswert, daß die Zellzahlen in den einzelnen Portionen der fraktionierten Ausheberung sich verschieden verhalten. Ein Maximum des Leukocytengehaltes findet sich zwischen der 3. und 5. Fraktion, abgesehen von den Nüchternsäften. Die Streuungsmöglichkeiten der

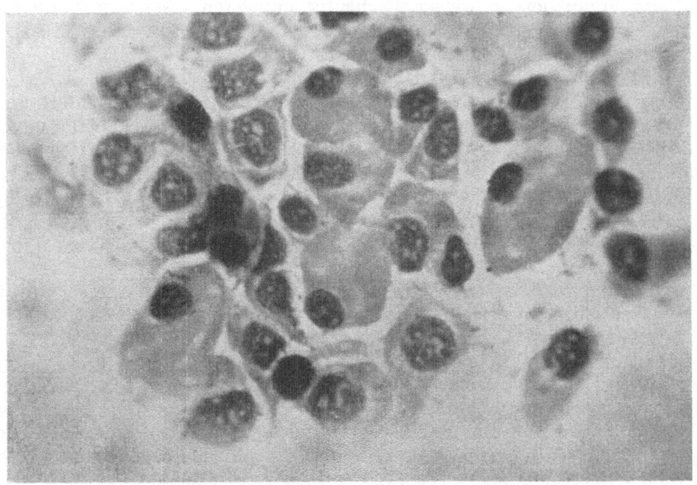

Abb. 51. Gruppe von großen hellen Belegzellen mit kleineren polygonalen Nebenzellen. (Präparat: Prof. Dr. N. Henning, Würzburg.)

Zellzahl sind selbst bei normalem Schleimhautbefund sehr groß ($100—800/cm^3$ mit Leukocytenanteilen zwischen 45 und 10%). Bei Gastritis finden sich eine erhöhte Zellzahl (315 bis $1300/cm^3$ und vermehrte Leukocytenanteile. Bei frischer Gastritis fand Broicher Zellwerte zwischen 3960 und $890/cm^3$ mit Leukocytenanteilen bis zu 72%. Die höchsten Zellzahlen und Leukocytenanteile befanden sich bei frischen Magengeschwüren.

Das Ausstrichbild wird allgemein beherrscht von segmentkernigen neutrophilen Leukocyten und Magenepithelien in fast eintöniger Weise. Der Anteil anderer Zellelemente liegt meist unter 1%.

Die Zelltupfsonde nach HENNING bietet für die Zelldiagnostik des Magens wesentlich bessere Ergebnisse und ermöglicht die Gewinnung gut erhaltener Zellen. Durch Vergleich mit histologischen Präparaten gelang es, verschiedene Zellarten des Fundusparenchyms zu differenzieren. Aus dem Magen von Gesunden gewinnt man in der Regel mit der Zelltupfsonde vornehmlich erhaltene Deckzellen. In anderen Fällen, vor allem in Ulcusmägen, scheint der Zusammenhang der Zellen des Fundusparenchyms gelockert zu sein. Es gelingt hier nämlich, Belegzellen, Nebenzellen und sogar die tiefgelegenen Hauptzellen im Präparat zur Darstellung zu bringen. Bei Schleimhautatrophie sieht man die auch histologisch bekannten niedrigen „kuboiden" Deckzellen.

Grundzüge der cytologischen Magenkrebsdiagnostik. Das schwierigste Problem der modernen Krebsforschung betrifft die eigentliche Natur der krebsigen Umwandlung der Zelle. Erweiterung unserer diagnostischen Möglichkeiten ist durch die Einführung neuer technischer Methoden, welche sich aus der Grundlagenforschung des Krebsproblems ergeben, zu erwarten. Diese Methoden gestatten, den Stoffwechsel der Nucleinsäuren und der Proteine in den Zellen zu verfolgen. Durch die Schule von CASPERSSON (1942) ist dazu die Mikroskopie im monochromatischen ultravioletten Licht eingeführt worden, welche die Verteilung der Nucleinsäuren und gewisser Proteinarten auf Grund der Absorption bestimmter Wellenlängen anzeigt. Die FEUL-GENsche Methode (Aldehydreaktion nach SCHIFF)

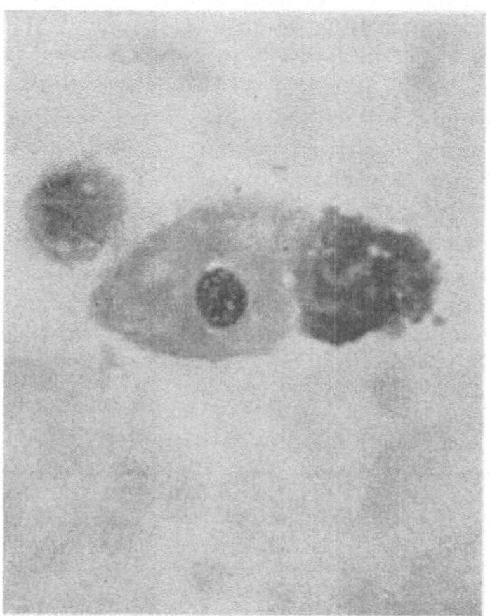

Abb. 52. Belegzelle mit kleinem Kern und sehr breitem, mehr homogenem ungranuliertem Cytoplasma. Daneben eine Hauptzelle mit dicker wolkiger Granulierung (Präparat: Prof. Dr. N. HENNING, Würzburg.)

erlaubt es, die 2 Gruppen der Nucleinsäuren, Desoxyribonucleinsäure und die Ribonucleinsäure histochemisch zu unterscheiden. J. BRACHET (1941) differenziert die Nucleinsäuren dadurch, daß er Gewebsschnitte mit einer Pankreasribonuclease, welche die Desoxyribonucleinsäure nicht angreift, behandelt. Das Verfahren der Essigsäurecarminfärbung von Quetschpräparaten wird seit einigen Jahren auf das Studium des Kernchromatins angewandt (RONDONI 1949). (Weitere Hinweise: FELIX: Die chemische Organisation der tierischen Zelle, 1951.)

Diese histochemischen Verfahren sind noch in der Entwicklung und haben eine ertragreiche Anwendung auf die Cytodiagnostik des Magenkrebses *bisher nicht* erfahren. Vorliegende Untersuchungen beruhen auf der Anwendung der älteren Durchtränkungs- und Niederschlagsfärbungen. Die Versuche der Erkennung von Krebszellen gehen auf BEALE (1860), SANDERS (1864), QUINCKE (1875), BAHRENBERG (1895) zurück. Besonderen Auftrieb hat die Cytodiagnostik der Carcinome besonders durch die Untersuchungen von PAPANICOLAOU (1925, 1928, 1943) erhalten.

Als Richtlinie für unsere Bemühung hat zu gelten, daß es keine besonderen färberischen Spezifitäten der einzelnen Tumorzellen gibt (BORST 1938). Wenn auch eine Anzahl von Kennzeichen bekannt sind, die das Vorliegen eines Krebses wahrscheinlich machen, so ist keines dieser Symptome nur krebsigen Epithelveränderungen eigen, sondern allgemein Ausdruck eines gesteigerten Wachstums (FERGUSON 1949).

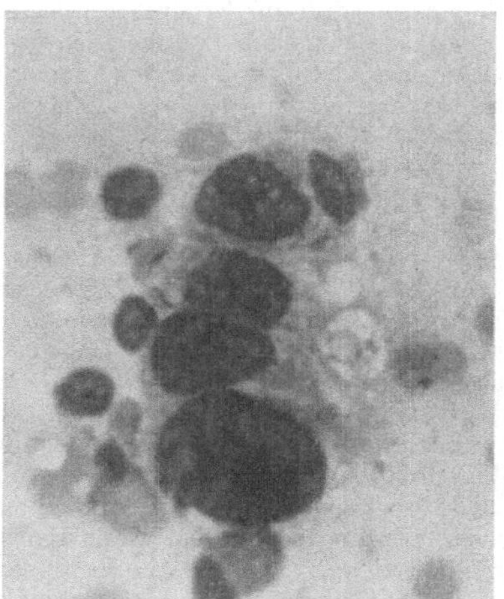

Abb. 53. Gruppe von Tumorzellen (starke Anisokaryose, Hyperchromie, wolkig schmieriges Cytoplasma ohne erkennbare Zellgrenze). (Präparat: Prof. Dr. N. HENNING, Würzburg.)

Kernveränderungen der Krebszelle. Die Kerne sind gewöhnlich im Verhältnis zum Plasma stark vergrößert. Sie zeigen einen erhöhten Chromatingehalt. Ihre Chromatinstruktur ist grob verklumpt und unregelmäßig. Sie enthalten häufig vergrößerte Nucleolen, die vielfach in der Mehrzahl vorhanden sind.

Besonderheiten des Zellplasmas. Während PAPANICOLAOU und andere Cytologen den Besonderheiten des Zellplasmas keine große Bedeutung zumessen, werden die sog. Enddifferenzierungsphänomene des Plasmas ebenfalls für die Krebsdiagnose verwertet. Krebszellen zeigen zwar morphologisch keine Hinweise auf eine bestimmte Funktion. Im Zellverband sind die Grenzen jedoch verwischt. Man kann den Eindruck von nackten, in einem undifferenzierten Plasmabrei schwimmenden Kernen haben (Albertini 1946, Untersuchungen mit Phasenkontrast, Sulzer und v. Salis 1951).

Treffsicherheit des cytologischen Verfahrens. Die Sicherheit des cytologischen Verfahrens erscheint in zweierlei Hinsicht *unvollkommen*. Die Statistik (Tabelle 5) zeigt, daß Carcinome, welche mit anderen Methoden nachgewiesen wurden, durch das cytologische Verfahren nicht immer bestätigt werden, in anderen Fällen ergeben sich cytologische Befunde, die für einen Krebs sprechen, auch wenn ein solcher in Wahrheit nicht vorliegt. Der weitere Ausbau des cytologischen Verfahrens mag eine wünschenswerte Treffsicherheit bringen. Der personelle Faktor bei der Anwendung der „exfoliativen Cytologie" zur Krebserkennung darf darüber hinaus nicht unterschätzt werden. Die Methode „ist nur so verläßlich wie der Mann, der sie anwendet" (Foot 1950). Um zu einer angängigen Sicherheit in der Zelldiagnostik zu gelangen, wird allgemein eine praktische, intensive Beschäftigung von mindest einem halben Jahr mit dem Gegenstand gefordert. Zunächst sind wir nicht in der Lage, auf Grund der Zelldiagnostik allein eine Diagnose zu stellen und Anlaß zur Magenresektion zu nehmen. Gerade für die *Magen*carcinomdiagnostik gilt das Verfahren von Papanicolaou einstweilen als recht unzuverlässig.

Tabelle 5. *Krebsdiagnostik aus dem Magensaft.*

Autor	Nachgewiesene Carcinome	Cytologisch richtig diagnostiziert	Falsche positive Resultate
Pollard (1949)	41	14	+
Papanicolaou (1949)	27	10	+
Fremont-Smith (1948)	65	35	3
Botsford (1950)	23	17	5
Panico (1950)	17	14	+
Ulfelder (1948)	14	12	1
Swarts (1950)	—	30—50%	10%

An dieser ernüchternden Beurteilung können zunächst auch nicht die elektronenmikroskopischen Untersuchungen von Piacentini (1950) an einzelnen Zellen vom Gewebe eines Magenkrebses ändern, trotzdem sie Hoffnungen auf eine sichere Unterscheidung von Tumorzellen und Normalzellen erwecken (besondere Netzstruktur des Protoplasmas, Anhäufung lipoider Mitochondrien um den Kern bei Krebszellen). Ein negatives Ergebnis der Cytodiagnostik kann zur Zeit nicht überzeugen.

Mikroorganismen kommen in großer Zahl und von mannigfaltiger Art im Magen vor (Schimmelpilze usw.). Verschiedene Autoren haben sich eingehend mit der Bakterienflora des Magens beschäftigt (Boas 1925, Henning 1930). Ein gewisses Interesse hat der Soorpilz im Magen gewonnen, seit Askanazy (1921) Soorpilze in Magengeschwüren angesiedelt fand. Sie gelangen wohl sekundär dorthin.

Hefepilze finden sich besonders reichlich, sobald Stauung vorhanden ist.

Diagnostisch von Bedeutung sind aber vor allem 2 Arten von Mikroorganismen, die dem Magensediment ein charakteristisches Gepräge geben.

1. Die Boas-Opplerschen *Milchsäurebacillen* (Boas 1895, Oppler 1895). Es sind lange, fadenförmige, unbewegliche Bacillen, die grampositiv sind. Sie finden sich im Magen bei Salzsäuremangel und Stagnation, also häufig bei Krebs, aber nicht nur bei Krebs. Sie beherrschen dann das mikroskopische Bild vollständig. Auf Einzelexemplare soll man diagnostisch nichts geben. Wir verweisen auf das Kapitel Pförtnerverengung.

2. Ein zweites diagnostisches Gebilde ist die *Sarcina ventriculi*, die man in den bekannten Warenballenpäckchen antrifft. Sie findet sich mit seltenen Ausnahmen bei Stauung ohne Salzsäuremangel. Nur ganz ausnahmsweise wird Sarcine angetroffen bei Achylie und bei positiver Milchsäureprobe. Nach Heissen (zitiert nach Boas) enthält carcinomatöser Mageninhalt und auch Carcinompreßsaft ein Gift, das die Sarcine in kurzer Zeit zerstört.

Besiedlung des Magens mit gramnegativer Dickdarmflora, die bei gewissen Formen der Achylia gastrica (Brinck und Wichels 1932), insbesondere bei perniziöser Achylie (Wichels 1924) vorkommt, wird durch bakteriologische Untersuchung nachgewiesen: der steril entnommene Magensaft (2. Portion des Leersekretes bei fraktionierter Ausheberung) wird mit Platinöse auf einer Blutagarplatte und einer Endoplatte ausgestrichen. 24 Std Brutschrank bei 37°. Sind Keime gewachsen, so macht man ein Grampräparat und mikroskopiert.

Das Eintrocknungsbild des Magensaftes. Diese Untersuchungsmethode ist 1933 von Henning und Norpoth angegeben worden. Sie beruht darauf, daß man einen Tropfen filtrierten Magensaftes auf einem Objektträger verdunsten läßt und ihn unter dem Mikroskop bei kleiner Vergrößerung betrachtet.

Beim Gesunden findet sich dann eine hauchartige grauweißliche Schicht, dargestellt durch die Trockenmasse des Magensaftes. Der Rand des Tropfenbezirkes zeigt dabei eine leichte

Verdickung. Die Trockenmasse besteht aus charakteristischen Kochsalzgittern. Bei Magensäften Magenkranker findet sich ein sog. „*Ringphänomen*", welches darin besteht, daß die periphere Ringzone des Trockenbildes statt des normalen schmalen, strukturlosen Streifens eine wallartig erhabene, glasartig transparente Schicht aufweist. Sie ist oft von Rissen durchsetzt. Das Ringphänomen tritt besonders auf bei hohem *Eiweißgehalt* des Magensekretes. Auffallend häufig wird das „Ringphänomen" (nach HENNING 1949) bei perniziöser Anämie, bei Schleimhautatrophie aus verschiedensten Gründen, beim Carcinom und bei schwerer, hypertrophischer Gastritis. Die experimentelle Alkoholgastritis des Hundes hat eine gewaltige Verbreiterung der Ringzone zur Folge.

XVI. Chromoskopie des Magens.

Gewisse Farbstoffe werden nach parenteraler Einverleibung teilweise durch die Magenschleimhaut wieder ausgeschieden (FULD 1908). DAWSON und IVY (1925) machten Tierversuche mit 33 verschiedenen Farbstoffen und fanden, daß weder die Lipoidlöslichkeit noch sonst eine einfach zu erfassende chemische oder physikalische Eigenschaft der Farbstoffe maßgebend ist für die Ausscheidbarkeit durch die Magenschleimhaut. GLÄSSNER und WITTGENSTEIN (1923) schlugen vor, diese Farbstoffausscheidung zur Beurteilung des Zustandes der Magenschleimhaut zu benutzen. Auch wenn diese Farbstoffausscheidung nicht in direkter Beziehung steht zu den Funktionen des Magens, die physiologisch und klinisch wichtig sind, so hat sich doch herausgestellt, daß Störungen dieses leicht zu beobachtenden Vorganges im Gefolge von Schleimhautschädigungen auftreten. Die Farbausscheidung erscheint zuerst im Corpus ventriculi, später präpylorisch (VITALE 1931). Wenn die Salzsäuresekretion aufhört, so hört auch die Farbstoffausscheidung auf — trotz hohen Farbstoffspiegels im Blut (MARINO 1932).

Unsere Versuchsanordnung ist so, daß wir bei liegender Verweilsonde 5 cm³ einer 1%igen Neutralrotlösung intramuskulär geben, dann wie üblich alle 10 min den gesamten Mageninhalt mit der Spritze entnehmen und beobachten, wann zuerst der entnommene Mageninhalt rosa oder rot verfärbt ist. Diese Untersuchung läßt sich unmittelbar an den Histaminversuch, nach Abklingen der Histaminwirkung, anschließen. Man kann also die 3 Untersuchungen: fraktionierte Aushebelung des Coffeinprobetrunkes, Histaminversuch, Neutralrotversuch aufeinanderfolgend am gleichen Morgen erledigen. Das ist freilich nur möglich, wenn die Entleerungszeit des Coffeinprobetrunkes kurz ist. Aber bei Achylien liegt es ja meist so. Andernfalls muß man die Histamin- und Neutralrotprobe an einem besonderen Tage bei nüchternem Magen anstellen.

Bei Normalen erscheint Neutralrot nach 15—20 min, bei Reizmägen schneller (4—10 min), bei Gastritis mit Sub- oder Anacidität verzögert (30—90 min), bei schwerster Schleimhautzerstörung (z. B. Scirrhus) überhaupt nicht. Auch bei Gastritikern mit Superacidität kommt Verzögerung vor. Überhaupt besteht kein strenger Parallelismus zwischen Farbausscheidung und Aciditätslage. Gleichzeitige Histamingabe beschleunigt die Farbausscheidung.

Außer GLÄSSNER und WITTGENSTEIN haben eine Reihe von Autoren klinische Beobachtungen über die Farbstoffausscheidung bei Magenkranken veröffentlicht (z. B. ULLMANN 1924, LURIA und MIRKIN 1925, MOGENA 1927, PECO 1928, HENNING 1930). KATSCH und KALK haben in ihrer 4. Mitteilung „Zum Ausbau der kinetischen Methode", die über die „Differenzierung der Achylien" handelt, dazu Stellung genommen (1926).

Für die experimentelle Begründung der Methode sind besonders 2 physiologische Arbeiten wichtig: HIRABAYASHI (1924), DAWSON und IVY (1925). Vgl. auch HENNING 1932.

XVII. Bestimmung der Jodresorptionszeit.

Der nüchterne Patient nimmt bei eingeführter Magensonde die linke Seitenlage bei Horizontallagerung ein. Der Nüchterninhalt des Magens wird durch Aspiration entfernt. Die Lage der Olive der Sonde kann geprüft werden durch Auskultation während einer Lufteinblasung. Eine Pilocarpininjektion sorgt für eine starke Speichelsekretion. Durch die liegende Magensonde werden alsdann 10—20 cm³ einer 7%igen Jodnatrium- oder Jodkaliumlösung in den mit Luft aufgeblähten Magen eingegeben. Die Entfaltung des Magens muß durch weitere Lufteinblasung erhalten bleiben. Alle 2½ min wird Speichel aus dem Munde mit einem Reagensglas entnommen. Die entnommenen Speichelproben werden mit der Stärkereaktion auf Jodgehalt geprüft.

Bei Gesunden erscheint innerhalb von 30 min kein Jod im Speichel. Die Resorptionsbeschleunigung für Jod vom Magen aus kann bei Gastritis außerordentlich beschleunigt sein, so daß der Speichel schon nach 10 oder 20 min jodhaltig wird (HENNING und JÜRGENS 1930).

XVIII. Sondenuntersuchung der Austreibung.

Allgemeines. Stauung von Speisen im Magen ist ein hochwertiges Symptom. Es kommt vor in erster Linie bei den verschiedenen Formen der Pförtnerverengung und anderen Austreibungshindernissen, auch bei Unwegsamkeit tieferer Darmabschnitte. Morgendliches Erbrechen von Speiseresten, Erbrechen alter Speisereste überhaupt, ergibt den Tatbestand „Stauung" ohne weiteres.

Ebenso ist Stauung erwiesen, wenn bei Einführung des Schlauches in den nüchternen Magen irgendwelche Speisereste gefunden werden. Selbst nicht zu geringe Mikroretention ist für eine Austreibungsstörung beweisend (s. oben S. 284). Deshalb empfiehlt sich, die Verweilsondenmethode so zu handhaben, daß der Schlauch bei nüchternem Magen eingeführt wird. Erst nach Prüfung auf Reste, Nüchternsaft und nach kurzer Prüfung der Leersekretion soll durch die Verweilsonde eine Reizlösung eingeführt werden. Ich halte nach wie vor dieses Verfahren für besser, als wenn man einen Probetrunk „auf physiologische Weise" trinken läßt, und dann erst nach einiger Zeit die Sonde einlegt.

Feststellungen über geringe Störungen des Austreibungsvorganges werden heutzutage am besten und am genauesten mit dem Röntgenverfahren erhoben. Interesse hat nicht nur die verzögerte, sondern auch die verkürzte Austreibungszeit. Immerhin sind Motilitätsfeststellungen mit Hilfe von Probeingesten und Reizlösungen nicht überflüssig geworden. Das Röntgenverfahren ist nicht in jeder Lage anwendbar, und es ist auch zu bemerken, daß je nach Art des Austreibungshindernisses die Feststellungen über Austreibung einer dünnen Flüssigkeit, eines Röntgenbreies, einer vollständigen Mahlzeit sich nicht immer decken.

Man spricht von **Expulsionsinsuffizienz 1. Grades,** wenn eine Verzögerung der Austreibung mit Hilfe einer der Methoden nachweisbar ist, der Magen jedoch bei Einhaltung gewisser Abstände zwischen den Mahlzeiten noch entleert wird.

Expulsionsinsuffizienz 2. Grades ist vorhanden, wenn nach 12 Std noch Reste im Magen sich finden, praktisch also, wenn die Nüchternaushebung Speisereste zutage fördert.

Expulsionsinsuffizienz 3. Grades bezeichnet die höchsten Grade der Störung bei mehr oder minder absoluter Pylorusstenose. Es kommen dann Reste im Magen vor, die Tage, ja Wochen und Monate alt sind.

Feststellungen über die Austreibungszeit mit Hilfe der wichtigen Probeingesten.

(Beschleunigte Austreibung, Austreibungsverzögerung, Austreibungsinsuffizienz.)

a) Das Tee-Semmelfrühstück (nach Ewald und Boas) wird vorschriftsmäßig 60 min nach der Einnahme ausgehebert. Man erhält dann gewöhnlich eine Inhaltsmenge zwischen 20 und 90 cm³. Man erhält mehr als 100 cm³ bei Mägen, die aus irgendwelchen Gründen sich verlangsamt entleeren oder sehr reichlich Sekret bilden. Erhält man gar nichts bei der Aushebung zurück oder fast nichts, so darf man nicht ohne weiteres annehmen, der Magen sei bereits leer. Die vollständige Aushebung stößt nicht selten auf Schwierigkeiten (s. Untersuchungstechnik); erst wenn bei einer angeschlossenen Magenausspülung keinerlei Speisereste zutage kommen, hat man ein Recht, beschleunigte Entleerung des Probefrühstückes anzunehmen, wie sie besonders bei Achylia gastrica beobachtet wird. Finden sich im Ausgeheberten außer Bestandteilen des Probefrühstückes Nahrungsbestandteile vom Vortage, dann freilich bedeutet dies: Stauung.

Im allgemeinen ist das Probefrühstück wenig geeignet zu Feststellungen über das Verhalten der austreibenden Funktion. Schwerer wiegt ein zweiter Einwand: daß die einigermaßen vollständige Aushebung des Inhaltes nicht zuverlässig gelingt. So kann die ausgeheberte Rückstandsmenge klein oder normal sein, während ein größerer Rest im Magen verblieb. Ein persönlicher Faktor mischt sich ein. Wer mit Übung und Geschick selber aushebert, kann häufiger an Hand des Probefrühstückes über die Austreibungszeit etwas aussagen als ein anderer.

Oft wird durch das Probefrühstück kein sicherer Befund geliefert, sondern nur ein Hinweis, daß die Austreibungsverhältnisse Beachtung verdienen und näher untersucht werden sollen.

Stauungsreste vom Vortage stellt man besser fest, indem man vor dem Frühstück den Schlauch in den Magen einführt. Bei Stauung ist auch der Chemismus verändert, es finden sich Zeichen von Kohlenhydratgärung, Fettsäuregärung oder Fäulnis.

b) Das Verfahren der fraktionierten Ausheberung ist mit der dünnen Verweilsonde unter Anwendung einer klaren Lösung, wie ich es bevorzuge, geeigneter zur Feststellung über die Austreibungsvorgänge. Gelegentlich bedarf es aber auch der Ergänzung durch andere Proben; auch hier ist die mechanische Belastung zu gering. Andererseits fallen Ausheberungsschwierigkeiten fort. Wenn man der eingeführten Coffeinlösung ein paar Tropfen Methylenblau oder irgendeinen anderen Test beifügt, so kann man zwar an Hand der in Abständen von 10 min entnommenen Inhaltsproben deutlich ermitteln, wann die Reizlösung den Magen vollständig verlassen hat, man kann dies feststellen, selbst wenn infolge von Nachsekretion der Magen zunächst nicht leer wird, man gewinnt auch allerlei interessante Beobachtungen über das Interferieren von Motilität und Sekretion — aber für die praktisch wichtige Feststellung, ob die Austreibung verzögert ist, ist das Verfahren nicht immer ausreichend. Es kann zwar bei Pförtnerverengung sogar der Durchlauf der dünnen Coffeinlösung verzögert sein. Das trifft nicht nur für schwerste Verengungen zu, sondern — wider Erwarten — sehr häufig auch für mäßige Stenosen, die den Durchtritt einer Probemahlzeit nur um wenige Stunden verzögern.

Es kommt aber andererseits bei Pförtnerverengung vor, daß für eine ordentliche Mahlzeit deutliche Verlängerung der Magenzeit besteht, während die Coffeinlösung durch die Stenoseperistaltik sogar beschleunigt ausgetrieben wird. Gerade die beschleunigte Austreibung kann dann freilich aus dem frühen Verschwinden der blauen Farbe und dem Hochregulieren der Acidität an der Aciditätskurve abgelesen werden. Die „frühacide" Kurve kann für beschleunigte Entleerung — bei Achylie, nervöser Hypermotilität, manchen Formen des Ulcus duodeni — ebenso kennzeichnend sein wie die „spätacide" Kurve für Entleerungsverzug bei Magenausgangsenge oder Gastroparese. Nur in schweren Fällen wird man Expulsionsinsuffizienz oder Pylorusstenose allein aus der Aciditätskurve mit Sicherheit diagnostizieren. Die Aciditätskurve ergibt aber oft Wesentliches für eine individuelle Beurteilung der Austreibungsvorgänge im einzelnen Falle. Allen anderen Verfahren ist sie überlegen in der Aufzeigung von *Expulsionsbeschleunigungen* und ihrer Beziehung zur Acidität des Mageninhaltes. Es sei verwiesen auf die Abb 40, 43, 44 und 45.

Beispielskurven. Auf allen Kurven unserer Darstellung bedeutet die ausgezogene Linie die (Phenolphthalein-)Gesamtacidität, die unterbrochene Linie die freie Säure mit Dimethylamidoazobenzol titriert. Der verstärkte senkrechte Strich im Ordinatennetz bedeutet den Zeitpunkt der Einfüllung des Probetrunkes in den Magen. Der senkrechte Pfeil bezeichnet den Zeitpunkt, an dem in den entnommenen Proben die blaue Testfarbe, die dem Probetrunk beigefügt war, verschwindet. Zu diesem Zeitpunkt ist also die Alkohollösung darmwärts entleert.

Bei sehr niedriger Acidität bzw. Achylie ist auf eine Fehlerquelle zu achten. Da wir das Entleerungstempo mit Hilfe des Methylenblauzusatzes gewissermaßen colorimetrisch abschätzen, stört es, daß im achylischen Magensaft das Methylenblau häufig durch anaerobe Bakterien zu seiner farblosen Leukobase reduziert wird. Es kann hierdurch beschleunigte Entleerung vorgetäuscht werden, besonders wenn die Reagensröhrchen mit den Magensaftproben längere Zeit schon gestanden haben, ehe man die Betrachtung bzw. die Untersuchung vornimmt. Hat man den Verdacht, daß Derartiges vorliegt (es kommt, wie gesagt, hauptsächlich bei Achylie in Frage), so kann man durch etwas Wasserstoffsuperoxyd und Umschütteln die blaue Farbe wiederherstellen.

c) Die RIEGELsche Probemahlzeit (Zusammensetzung s. S. 275) wird nach dem Vorschlag von LEUBE zur Prüfung der Austreibungsfunktion in der Weise verwendet, daß man 7 Std nach Einnahme der Mahlzeit den (dicken) Magenschlauch einführt und feststellt, ob der Magen zu dieser Zeit — wie es der Norm entspricht — leer ist. Durch Nachspülung überzeugt man sich, ob der Leerbefund nicht durch einen Sondierungsfehler vorgetäuscht wurde. Finden sich nach 7 Std Reste (von kleinsten Rückständen abgesehen), so ist damit eine verzögerte Austreibung festgestellt. Über den Grad der Austreibungsinsuffizienz gewinnt man einen Eindruck je nach der Menge des Rückstandes. Bei erheblicher Stauung kommen auch Zeichen der Stauungschemismen zutage (s. S. 284).

Erheblichere Grade der Stauung ergeben auch bei Ausheberung nach 12 Std einen Rückstand. Für diese Feststellung verabreicht man ein Probeabendessen und hebert am nächsten Morgen den nüchternen Kranken aus. Als Zusammensetzung dieses Probeabendessens wähle ich aus Gründen der Gleichförmigkeit ebenfalls die alte RIEGELsche Probemahlzeit. Selbstverständlich kann man statt dessen auch ein *Probeabendessen* aus kaltem Fleisch und Butterbrot (nach BOAS 1894) oder andere Probemahlzeiten, wie sie BOURGET (1904), KEMP (1912), FABER (1924) u. a. empfohlen haben, wählen. Ganz zweckmäßig ist es, der abendlichen Probemahlzeit irgendwelche im Magen schwer verdauliche Früchte beizufügen, die einen engen Pylorus erfahrungsgemäß schwer passieren. Hierfür kann man wählen einen Eßlöffel Korinthen (ROSSBACH 1884, STRAUSS 1905) oder Preißelbeerenkompott. Auch Zusatz von

Farbstoff ($\frac{1}{2}$ g Carmin in Oblate, v. Friedrich) oder 2 Teelöffel Carbo animalis (Izod Bennet) sind empfohlen worden. Diese Beigaben findet man dann leicht bei der morgendlichen Nüchternausheberung wieder.

Das Probemahlzeitverfahren ist nicht nur deshalb wichtig, weil es leicht in der Praxis durchgeführt werden kann, sondern weil es unter den üblichen Proben die größte mechanische Belastung des Magens darstellt. Eine geringe Austreibungsinsuffizienz kündigt sich deshalb gelegentlich durch einen 7 Std-Rest nach Probemahlzeit an, wenn alle anderen Zeitproben normal verlaufen. Andererseits erübrigt sich die Feststellung einer (dann mehr oder weniger selbstverständlichen) Expulsionsinsuffizienz für die Probemahlzeit, wenn bereits ermittelt ist, daß der weniger belastende Röntgenbrei einen Stauungsrest nach 6, nach 12 oder nach 24 Std ergibt. In solchen Fällen kann vielleicht ein Interesse für den Stauungschemismus vorliegen (gutartige oder bösartige Stenose?), über den man bei ausschließlicher Röntgenuntersuchung nichts erfährt. Für diesen Zweck genügt dann allenfalls auch ein einfaches Tee-Semmelfrühstück oder die Nüchternausheberung, die man jeder fraktionierten Nüchternausheberung voranschickt. Sicher ist, daß man gelegentlich bei Pförtnerenge sogar einen 12 Std-Rest der Probemahlzeit vorfindet, während der dünne Röntgenbrei durch die kompensatorische Hypermotilität in normaler Zeit durchgetrieben wird. Dasselbe berichten Schlesinger (1922), Jonas (1910), Assmann (1932, 1950). Das ist natürlich und entwertet die Röntgenmethode nicht. Zurückhalten nur von Korinthen zeigt gelegentlich auf eine Verengung des Ausgangs ohne Austreibungsinsuffizienz für eine Kost, die frei von Hindernisbrocken ist.

Übrigens ist es mir auch umgekehrt vorgekommen, daß die Probemahlzeit nach 7 Std entleert war, während der Röntgenbrei etwas verzögert ausgetrieben wurde. Bei der Röntgenuntersuchung besteht ja die Möglichkeit häufiger Kontrolle, etwa in stündlichen Zeitabständen.

Eine beschleunigte Anfangsentleerung kann selbstverständlich mit dem Probemahlzeitverfahren nicht entdeckt werden. Beim Röntgenverfahren und bei der fraktionierten Ausheberung ist sie leicht festzustellen.

Die Zeit, in der darüber polemisiert wurde, ob für die Prüfung auf Expulsionsinsuffizienz das Röntgenverfahren oder die Probemahlzeit überlegen sei, ist jetzt überwunden. Beide Verfahren sind nützlich und ergänzen sich gelegentlich. Dabei ist es natürlich, daß der praktische Arzt zunächst das für ihn leicht durchführbare Probemahlzeitverfahren heranziehen und erst in zweiter Linie — bei ausbleibender Klärung — eine Röntgenuntersuchung anstreben wird. Der Kliniker wird für die Prüfung auf Expulsionsinsuffizienz zunächst das Röntgenverfahren anwenden, das für ihn nicht umständlich ist und gleichzeitig eine Beobachtung der ganzen Motilitätsvorgänge erlaubt. Voraussetzung ist dabei meist, daß er sich durch rgendein anderes Verfahren über den Chemismus orientiert.

XIX. Röntgenuntersuchung des Magens.

Verfasser gehören zu der Gruppe von Klinikern, die eine Trennung der Röntgenuntersuchung von der Klinik für unzweckmäßig halten. Auch wenn die Durchführung aller Methoden aus technischen Gründen nicht überall von *einem* Arzt geleistet werden kann, soll doch die Zusammenarbeit eine solche sein, daß die *Einheit der Gesamtuntersuchung* gewährleistet ist.

Aus Raumgründen kann die *Röntgenologie des Magens* hier nur kurz abgehandelt werden. Zur Ergänzung wird auf Spezialwerke wie H. Assmann: Die klinische Röntgendiagnostik der inneren Erkrankungen (1950) verwiesen.

Geschichtlicher Überblick. Schon 1 Jahr nach Entdeckung der Röntgenstrahlen wurde von Becher (1896) ein erster Versuch unternommen, den Magen-Darmkanal im Röntgenbild darzustellen. Es wurde Magen und Darm eines toten Meerschweinchens zur Herstellung des Kontrastes mit Liquor plumbi subacetici gefüllt. Derselbe Autor goß später eine Wismutlösung in den menschlichen Magen und konnte so den unteren Magenpol bestimmen. Eine Anzahl erster Versuche dieser Art sind noch von mehreren Autoren unternommen worden. Aber erst mit der klassisch gewordenen Arbeit von Rieder (1904): „Beiträge zur Topographie des Magen-Darmkanals beim lebenden Menschen nebst Untersuchungen über den zeitlichen Ablauf der Verdauung" beginnt die Geschichte des klinisch-ärztlichen Röntgenverfahrens zur Untersuchung des Verdauungskanals. Wurde anfangs hauptsächlich Wismutsalz als Kontrastmittel verwendet, so ging man bald dazu über, das preiswertere Barium sulfuricum zu benutzen, nachdem die chemische Industrie vollkommen reine Bariumpräparate „für Röntgenzwecke" zur Verfügung stellte, die von jeglicher Beimengung der löslichen hochgiftigen Bariumsalze frei sind.

Die weitere Entwicklung vollzog sich naturgemäß in Abhängigkeit von der rein technischen Verbesserung des Instrumentars, der Röhren, der Leuchtschirme, der Platten und Filme. Die klinische Auswertung der schnell wachsenden technischen Möglichkeiten folgte oft zögernd. Initiative einzelner Forscher tritt hervor. Während KAESTLE (1908) in München und in verwandter Art GROEDEL (1921) die RIEDERschen Bemühungen weiterführten, nahm die Wiener Radiologenschule unter HOLZKNECHT (1909) und HAUDEK (1928) für eine Zeit die Führung. Sie hat nicht nur verschiedene erste Befunde mitteilen können, sondern hat das bleibende Verdienst, schon bei unvollkommener Leistungsfähigkeit der Apparate die große Bedeutung der Leuchtschirmuntersuchung richtig erfaßt zu haben. Fast wurde HOLZKNECHT in seinem Kampf gegen die „Röntgenphotographen" etwas einseitig. Jedenfalls sehen wir heute einen weiteren bedeutenden Fortschritt darin, daß sich später bei größerer Leistungsfähigkeit des Instrumentars die Synthese von Durchleuchtung und Aufnahme vollzog, indem ÅKERLUND (1921) und H. H. BERG (1926) das Verfahren der „gezielten Momentaufnahme" ausbauten.

Gegen Beharrungsmomente und eine heute schnurrig anmutende Opposition von STILLER (1920) setzte sich an den deutschen Kliniken nur zögernd die Einsicht durch, welche überragende Bedeutung dem Röntgenverfahren für die Magenpathologie zukommt. Einen Markstein bildet das Referat v. BERGMANNS auf der ersten Tagung für Verdauungs- und Stoffwechselkrankheiten (1914 in Homburg).

Hatte man anfangs fast ausschließlich sich mit dem Schattenbild des prall gefüllten Magens beschäftigt — eine Beschränkung, die ursprünglich aus technischen Gründen sich von selbst gebot, so empfahl bereits HOLZKNECHT (1909) frühzeitig nicht nur im groben auf die Magenform, sondern auch auf Füllungsvorgang und Bewegungsspiel zu achten. Bahnbrechend für das Studium der Mageninnenfläche war das Werk des Schweden FORSSELL (1913) „über die Beziehungen der Röntgenbilder des menschlichen Magens zu seinem anatomischen Bau". Die praktischen Konsequenzen aus diesem Werk sind erst ziemlich spät gezogen worden. Ansätze, das Faltenbild des Magens zu studieren, wofür geringe Füllung mit Brei und dosierte Kompression Voraussetzung sind, finden sich bei verschiedenen (z. B. ELISCHER 1911, EISLER und LENK 1921, RENDICH 1923). Die klare Erfassung des Prinzips und seine systematische Durcharbeitung zur Methode ist das Verdienst von H. H. BERG und seinen Schülern.

Von Wert sind außerdem vergleichende gastroskopische und röntgenologische Untersuchungen, wie sie insbesondere an der Greifswalder Klinik von MALEY und VELDE (1930) durchgeführt wurden. Die Röntgenkymographie des Magens hat nur für Einzelfragen Interesse.

Technik der Untersuchung. Die heutige Technik beginnt mit dem erst zuletzt ausgebildeten Verfahren der Schleimhautuntersuchung, weil hierfür die geringe, beginnende Anfüllung des Magens Voraussetzung ist.

Wir benutzen Barium sulfuricum purissimum (MERCK), ohne Zusatz von geschmacksverbessernden Mitteln, da diese die Magensekretion anregen, was wiederum die Darstellung der Schleimhautfalten stört.

Von der Bariumaufschwemmung bekommt der Patient unter Durchleuchtungskontrolle einen oder zwei Schluck zu trinken. Man beobachtet den „*Entfaltungsvorgang*" (s. unten). Leichter Druck mit der Hand kann die Verteilung beschleunigen und läßt zugleich die Schleimhautfalten in ihrem ganzen Verlauf sichtbar werden. Durch Drehung des Patienten in den ersten und zweiten schrägen Durchmesser kann man die Vorder- und Hinterwand des Magens ableuchten und dabei Veränderungen des Faltenreliefs erkennen, die häufig nach völliger Füllung des Magens nicht mehr oder nicht mehr so gut sichtbar sind.

Von besonderer Wichtigkeit ist ergänzend die Durchleuchtung im *Liegen*, und zwar sowohl in Rückenlage als auch in Bauchlage. Sie läßt Kontureinzelheiten mit besonderer Schärfe hervortreten und sollte in keinem Fall versäumt werden, ganz besonders dann nicht, wenn auch nur der leiseste Verdacht auf beginnenden Krebs besteht.

Für viele Fälle wird es sich empfehlen, die Untersuchung am liegenden Patienten zu beginnen. Man läßt im Liegen einen Schluck der Aufschwemmung trinken und richtet das Untersuchungsgerät dann langsam auf. So kann man das langsame Hinabgleiten der Kontrastmasse im Magen gut verfolgen und Einzelheiten erkennen.

Die gezielten Serienaufnahmen — (BERGsche Kassette) — machen wir in der Regel am stehenden Patienten. Sie können jedoch, falls die Umstände das erfordern, auch in jeder anderen Lage angefertigt werden. Da diese Serienaufnahmen nur kleinere Ausschnitte aus dem Gesamtbild des Magens zeigen können — diese dafür allerdings scharf und deutlich — sind für viele Fälle Übersichtsaufnahmen im Liegen, die einen Überblick über das gesamte Organ gewähren, sehr wertvoll. Besonders in Bauchlage treten die Schleimhautfalten wegen der natürlichen Kompression durch die Wirbelsäule in der Regel deutlich hervor. Zweckmäßig sind solche Aufnahmen auf der POTTER-BUCKY-Blende. Dem Geschick des einzelnen Untersuchers bleibt es überlassen, für bestimmte Zwecke auch die Rückenlage heranzuziehen.

Haben wir einen *Überblick über die Schleimhautverhältnisse* des Magens erhalten, so lassen wir den Patienten den Becher mit Aufschwemmung ganz austrinken. Im ganzen etwa 250 bis

300 cm³. Nach der *Füllung* des Magens studieren wir dessen Lage, Tonus, Länge, Form. Die Kurvaturen werden noch einmal genauestens abgesucht, ebenso Vorder- und Hinterwand. Auch die *Peristaltik* wird in ihrem *Ablauf* und ihrer *Frequenz* verfolgt. Daran schließt sich dann an: das Studium des *Bulbus duodeni* (im sagittalen sowie im ersten und zweiten schrägen Durchmesser, bei praller Füllung und bei Kompression) sowie des Duodenums in seinem ganzen Verlauf und des oberen Jejunums. Magenübersichtsaufnahmen und Serienaufnahmen des Duodenums werden nach Bedarf angefertigt.

Damit ist die erste Untersuchung abgeschlossen. Es wäre nur noch der Vollständigkeit halber hinzuzufügen, daß wir selbstverständlich jede Untersuchung des Magen-Darmkanals mit einer Durchleuchtung des Thorax einleiten und daß wir während der Füllung des Magens auch auf die Ösophaguspassage achten. In Fällen, in denen Verdacht auf eine Hiatushernie besteht, lassen wir während der Durchleuchtung auf dem Trochoskop, in Rückenlage und in Bauchlage, Bariumaufschwemmung trinken.

Die erste *Nachdurchleuchtung zur Feststellung der Entleerungszeit* des Magens machen wir in der Regel nach 2 Std. Nur in den Fällen, in denen eine beschleunigte Entleerung zu erwarten ist und in denen uns daran liegt, diese Entleerungszeit genau festzustellen, sehen wir schon früher nach.

Ist der Magen leer, so erfolgt die nächste Nachdurchleuchtung am Nachmittag, etwa 7—9 Std nach der Aufnahme des Kontrastbreies. Zu dieser Zeit ist in der Regel der Dünndarm leer, der Dickdarm bis etwa zur Flexura lienalis gefüllt. Bei der letzten Nachkontrolle, die am folgenden Morgen, also 24 Std nach der Kontrastmittelaufnahme erfolgt, finden wir das Colon gefüllt.

Sind in einem bestimmten Darmteil besondere Einzelheiten zu erwarten, so können jederzeit Durchleuchtungen eingeschoben werden. Ebenso kann in Fällen hochgradiger Obstipation auch noch 48, 72 usw. Std nach der Bariumaufnahme die Füllung des Dickdarms kontrolliert werden.

Wichtig ist, daß man zwar nach einem Schema untersucht, sich aber nicht fest an dieses Schema klammert, sondern das Verfahren für den einzelnen Fall passend abwandelt. Es leuchtet ohne weiteres ein, daß zum Erkennen von Veränderungen an der Vorder- und Hinterwand des Magens verschiedene Durchleuchtungsrichtungen und auch Aufnahmen in verschiedenen Richtungen herangezogen werden müssen. Bei der üblichen dorsoventralen Betrachtung im Stehen und ventrodorsalen Durchleuchtung in Bauchlage werden vorwiegend nur Veränderungen der Kurvaturen erfaßt. Nur eine Durchleuchtung unter Drehen und Wenden, bei „fließender Rotation" (Haudek) läßt uns den Magen als dreidimensionales Gebilde erleben. Die Bedeutung der Schirmbeobachtung wird noch heute von manchen Autoren unterschätzt.

Im *Profilbild* sieht man, daß der Fornix weiter nach dem Rücken zu liegt als der Pförtnerteil. Oft ist der Fornixkontur ein wenig nach hinten ausgeschweift, so daß in Andeutung jene Form entsteht, die wir als *Kaskadenmagen* bezeichnen (s. S. 379). Seitliche Lagerung läßt manchmal Verwachsungen oder extraventrikuläre Tumoren deutlich werden.

Für die *Tonusbeurteilung* ist die Beobachtung des Füllungsvorganges am stehenden Kranken wichtig. Dieser Akt, mit dem früher die Magenuntersuchung begann, kommt neuerdings durch das Schleimhautstudium etwas zu kurz, besonders wenn dieses am liegenden Kranken begonnen wird. Gerade für die subtilere Gastritisdiagnostik lohnt es, gelegentlich den Tonus am Füllungsvorgang zu studieren (s. weiter unten S. 341).

Die Beobachtung der Peristaltik ist unten besonders erörtert.

XX. Das normale Röntgenbild des Magens.

Das wechselnde lebendige Formspiel des Magens macht die Festlegung einer *Normalgestalt* fast unmöglich, da außerdem in Abhängigkeit von der individuellen Wuchsform des ganzen Menschen auch der Habitus des Magens individuell variiert.

Wir vergegenwärtigen uns, daß die Magenform nicht nur durch verschieden große *Inhaltsmengen* verändert wird. Der *Tonus* schwankt auch unter nervösem und psychogenem Einfluß. Das geht so weit, daß selbst die Autoplastik des Schleimhautreliefs durch nervöse Einflüsse etwa wie unter der Wirkung vegetativer Pharmaka sich verändert, wie Velde an unserer Klinik gezeigt hat (1932). Es kann während einer Ohnmacht der Magen eine schlaffe Form annehmen wie unter Atropinwirkung. Während einer Nierenstein- oder Gallensteinkolik, einer Pankreasattacke, auch wenn sie nicht zum Erbrechen führt, wird der Magen hypertonisch, nähert sich dem Typ der sog. Stierhornform.

Nicht unwichtig für die Magenform ist die Leerheit oder Füllung des Darmes, besonders dessen Gasfüllung. Selbst Anfüllung der Harnblase macht etwas aus. *Stark verändert Einziehen oder Hängenlassen des Leibes.* Schließlich ist in Rücken- oder Seitenlage die Gestalt desselben Magens oft gar nicht wiederzuerkennen.

Diesem vielfachen Wandel gegenüber stellt das, was man gewöhnlich als das normale Röntgenbild des Magens schildert, eine vereinfachende enge Konvention dar, von der wir freilich aus praktischen Gründen bei der Diagnostik ausgehen müssen.

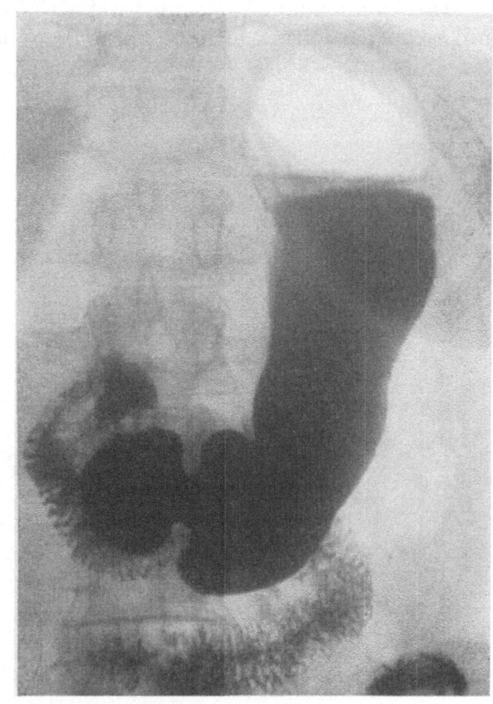

Abb. 54. Normaler, schlanker Magen von gutem Tonus bei einer 28jährigen Frau. (Prallfüllung.)

Wer auch schwierigen diagnostischen Fragen gewachsen sein will, der muß das Röntgenbild des Magens *unter sehr verschiedenen Verhältnissen*, vor allem in verschiedener Körperlage ebensogut kennen wie bei der konventionellen Untersuchungsweise, die keineswegs in allen Fällen für die Auffindung der wichtigen Tatbestände genügt.

Dem guten Röntgenuntersucher muß jederzeit eine dynamische Vorstellung von der Magenform vorschweben. Er kennt neben den Wirkungen des Lagewechsels den Einfluß, den Druck von innen und außen auf die Magenform ausübt, und weiß besonders auch

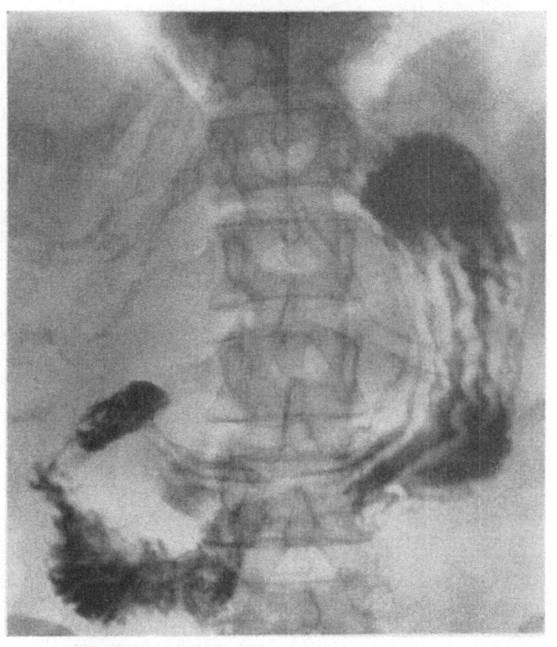

Abb. 55. Hakenmagen mit normalem Faltenrelief.

um die Bedeutung von Tonus und Autoplastik. Er achtet auf jeden *Bewegungsdefekt* und — tastend — auf jeden *Beweglichkeitsdefekt* (Infiltration).

Die Untersuchung des Innenreliefs (s. oben S. 329) bei ganz geringer Füllung mit Kontrastmittel bringt große diagnostische Vorteile. Sie werden in den Kapiteln über Ulcus, Carcinom und Gastritis im einzelnen zu erörtern sein. Doch soll auch dem Gesamthabitus des Magens genügende Aufmerksamkeit geschenkt werden.

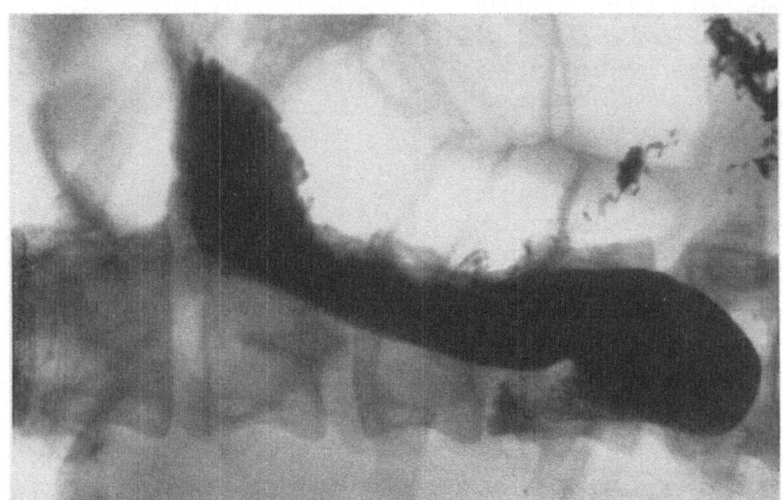

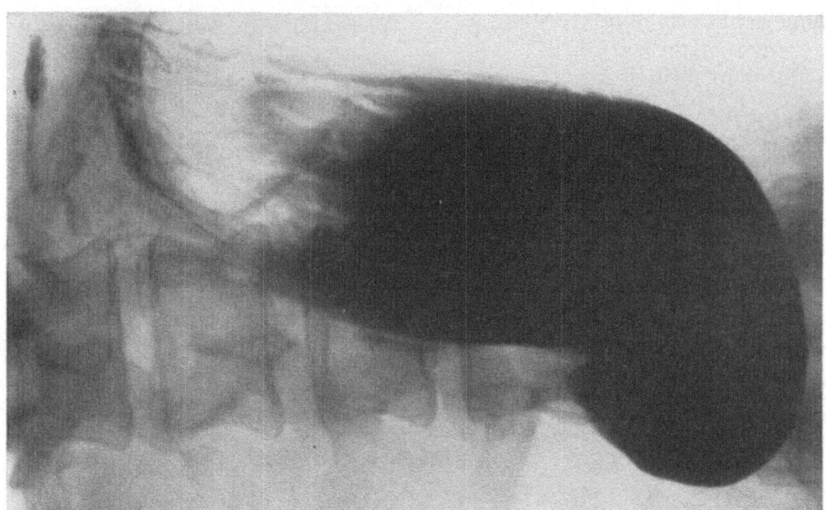

Abb. 56a und b. Magenform beim Kreislaufkollaps.

Abb. 56a. 25jähriger Mann. Kollaps während der Röntgenuntersuchung. Aufnahme 15 min nach der Ohnmacht (im Stehen). Weiter, atonischer Magen ohne Übertritt von Kontrastbrei in das Duodenum.

Abb. 56b. Röntgenkontrolle nach Erholung, 2 Std nach erster Breiaufnahme. Der Magen war bis auf einen kleinen Breirest im Canalis entleert. Beim erneuten Auffüllen mit Kontrastmittel zeigt der Magen einen guten Tonus. Infolge Colonblähung ist er nach rechts verdrängt.

„Pharmakoradiographie". Aus Frankreich (Albot und Marquis 1947) und aus der Schweiz (Sarasin und Garcia-Caldéron 1950) wird uns besonders zur Krebsdiagnostik die Überprüfung des Magenreliefs im Röntgenbild unter Einwirkung verschiedener vegetativer Pharmaka empfohlen. Das röntgenologische Studium pharmakologischer Wirkungen auf den Magen- und Darmkanal geht zurück auf Arbeiten von Katsch (1913) über die Darmmotilität. Velde (1932) hat an unserer Klinik spezielle Untersuchungen über die Bedeutung der pharmakologischen Anregung der Autoplastik des Magens durchgeführt.

Die Bedeutung dieses Verfahrens wird durch eine Reihe von Schwierigkeiten eingeschränkt. Das zur Reliefdarstellung nötige Kontrastmittel muß für längere Zeit im Magen verbleiben, da es notwendig ist, vor und nach Injektion des wirksamen Stoffes Vergleichsbilder zu gewinnen. Diese Vergleichsmöglichkeit ist nicht immer zu gewinnen. Eine Reliefdarstellung wird öfters gestört durch Anregung oder Hemmung der Saftsekretion. Bei der Überprüfung mehrerer Wirkstoffe ergibt sich eine Unsicherheit dadurch, daß man an verschiedenen Tagen gewonnene Bilder miteinander vergleichen muß. Immerhin muß darauf hingewiesen werden, daß Arzneimittel mit eigenartiger, aber regelmäßiger Veränderung der Autoplastik wirksam sind. Den Untersuchungen von VELDE ist zu entnehmen, daß auch die atrophische Schleimhaut auf pharmakologische Reize reagiert.

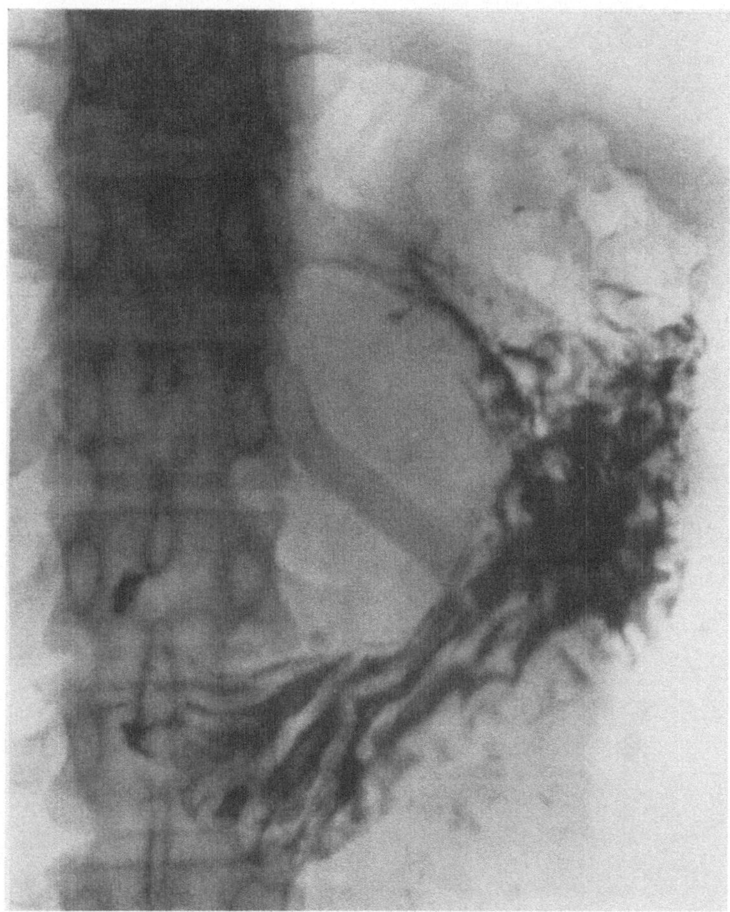

Abb. 57. Normales Schleimhautrelief. (Vgl. Abb. 58).

Folgende Mittel sind von VELDE auf ihre Wirksamkeit überprüft worden:
Pilocarpin (0,01 g subcutan) bewirkt zunächst eine Verbreiterung, später eine Vermehrung und Schlängelung der Falten.
Physostigmin (1 mg subcutan) ist in vielen Fällen wirkungslos, zum Teil ergibt sich eine Verschmälerung der Schleimhautfalten. Ebenso wie beim Pilocarpin bedingt eine provozierte Sekretvermehrung eine „Schummerung" des Schleimhautbildes.
Atropin (0,6—1 mg subcutan) wirkt anfangs erregend und bedingt 10—15 min nach der Injektion eine Kräuselung der Falten. Die Schleimhautfalten zeigen nach 30 min einen ruhigeren und gestreckten Verlauf. TESCHENDORF (1950) empfiehlt eine Abänderung des Atropinversuches in der Weise, daß man schon am Tage vorher 1—2mal $^1/_2$—1 mg Atropin und am Morgen vor der Untersuchung nochmals 1 mg Atropin verabfolgt, da erst nach größeren Atropindosen eine Beeinflussung der Autoplastik zu erwarten ist.
Ephedrin wirkt schneller und stärker als Atropin (FRAY 1931).
Adrenalin soll manchmal zur Verbreiterung der Falten führen. Die Ergebnisse sind nach TESCHENDORF (1950) ungleich. Der Einfluß von *Pervitin* auf die Autoplastik des Magens

ist nicht hinreichend untersucht worden, wenn auch durch Püllen (1939) festgestellt wurde, daß Pervitin die Motorik des Magens beeinflußt. In der Mehrzahl der Fälle bewirkt Pervitin eine langanhaltende Ruhigstellung des Magens. Die Verweildauer des Kontrastbreies kann bis um das Doppelte verlängert sein.

Hypophysin (3 VE intramuskulär) führt zunächst zu einer Verminderung der Peristaltik und zum Absinken des Magentonus. In der 2. Phase der Hypophysinwirkung erhöht sich

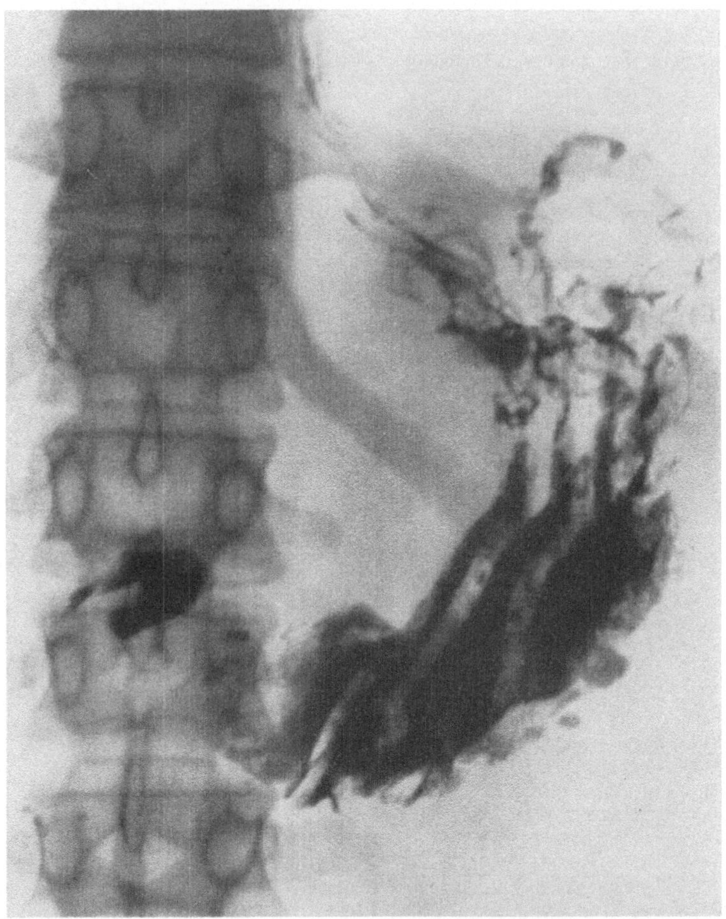

Abb. 58. 30 min nach Injektion von 3 VE Hypophysin, Schleimhautfalten breiter, weniger geschlängelt, an Zahl geringer. (Derselbe Patient wie bei Abb. 57.) (Aufnahme von Velde.)

der Magentonus und die Peristaltik wird lebhaft. Die Falten verbreitern sich und werden unplastisch.

Strychnin (3 mg subcutan) führt häufig zu einer Verfeinerung der Faltenbildung.

Acetylcholin (0,1 g intramuskulär) verstärkt die Peristaltik des Magens in einem derartigen Maße, daß Infiltrationen der Magenwand deutlich hervortreten können.

Morphium (0,01 g subcutan) führt zu Hyperkinesie, so daß seine Anwendung bei der Carcinomdiagnostik empfohlen wird (Sarasin und Garcia-Caldéron 1950).

Die Kenntnis der Arzneiwirkungen auf das Magenrelief ist neben der praktischen Anwendung in der Carcinomdiagnostik für die Abschätzung therapeutischer Erfolge von Wichtigkeit. Ein auffälliges Schleimhautbild kann lediglich einer pharmakologischen Beeinflussung entsprechen. Eine Information über die einer Röntgenuntersuchung vorausgegangene Behandlung mit differenten Mitteln muß daher dem Röntgenologen vorliegen, damit Täuschungen vermieden werden. Es scheint notwendig, die Kenntnisse auf dem Gebiet der „Pharmakoradiographie" zu vertiefen.

Wuchsform. Bei gedrungenen, breiten Individuen ist auch der Magen gedrungener, mehr querliegend. Bei schlanken, großen Menschen finden wir einen längeren, mehr schlauchförmigen, dabei in kleinerem Winkel geknickten Magen. So lösen sich uns heute ohne Schwierigkeiten die Differenzen auf, die zwischen den Ansichten der ersten Röntgenuntersucher über die Normalform des Magens bestanden. Der *Stierhorntypus* des Magens ist gekennzeichnet durch seinen schrägen Verlauf mit dem Pylorus etwa am tiefsten Punkt. Wir wissen heute, daß diese Form am stehenden Menschen ausgesprochen selten ist. In Bauchlage kommt sie etwas häufiger zur Beobachtung. Manche Mägen nehmen die Stierhornform an, wenn der Leib stark eingezogen wird. Raumbeengende Prozesse im Bauch, Tumoren, Ascites, auch Fettsucht, können dazu führen, daß ein vorher mehr hakenförmiger Magen die Stierhornform annimmt. Durch raumbeengende Prozesse im Bauch wird übrigens der Magen um seine Achse gedreht und erscheint schon hierdurch gedrungener (vgl. MÜLLER, Tübingen 1923) infolge geänderter Projektion.

Die *zweite Formtype* stellt den von RIEDER (1904) ursprünglich als normal geschilderten *Hakenmagen* dar, gekennzeichnet durch Knie und Hubhöhe. Mit mancherlei kleinen individuellen Abwandlungen in bezug auf Breite, Krümmungsgrad, Pylorusstand ist dies der am häufigsten zu treffende Typus.

Als letzter Normaltypus ist schließlich hinzugekommen der *Langmagen*, gekennzeichnet durch schmale, lange Schlauchform, einen im Stehen verhältnismäßig tief anzutreffenden Pylorus, sehr ausgeprägte Hakenbildung und Hubhöhe und dadurch, daß er fast ganz in der linken Körperhälfte liegt. Er zeigt also, besonders im Gegensatz zum Stierhornmagen, mehr einen Vertikalverlauf. Mägen dieses Typus hielt man früher für „ptotisch" und pathologisch. Heute sehen wir diesen Typus als einen Normaltyp besonders des Frauenmagens an, der gewissen Körperwuchsformen zugehört.

Wenn wir diese *3 Magentypen* als Normaltypen betrachten, so ist es im Grunde inkorrekt, sie alle in dasselbe Körperschema einzutragen, da *jeder einer anderen Wuchsform* zugehört. Der Männermagen nähert sich im allgemeinen mehr dem Stierhorntyp, ist kürzer und schräger; der Frauenmagen nähert sich mehr dem Langmagen, ist länger, mehr vertikal. Es scheint das damit zusammenzuhängen, daß die weibliche Bauchhöhle höher, aber schmäler ist als die gleich großer Männer. Mägen kleiner Kinder haben oft eine gedrungene Gestalt. HESS bezeichnet sie als *Dudelsackform* (s. J. BECKER 1931).

Zu betonen ist, daß derselbe Magen aus einem dieser Formtypen in den anderen übergehen kann, bei Baucheinziehen, bei horizontaler Lage, bei anderer Innervation usw. In der Gravidität geht ein Magen vom Typus 3 in Typus 2 über, oder vom Typus 2 in den Typus 1.

Wichtigste Einzelheiten. An dem sog. Normalröntgenbild (vgl. die folgenden Abbildungen) sind besonders folgende Einzelheiten zu beachten:

1. Zuoberst befindet sich stets ein lufthaltiger Raum, die sog. Magenblase. Ihre Form ist verschieden, je nach dem Typus des ganzen Magens, erinnert bald an eine kleinere, bald an eine größere Kugelkalotte. Auf Abb. 60 sind die Magenblasen, die etwa dem Formtypus 1, 2, 3 zugehören, veranschaulicht. Die auf derselben Abbildung noch angefügte Birnen- und Trichterform der Magenblase gehört zum hypotonischen oder atonischen Magen.

2. Unterhalb der Magenblase sieht man meist eine schwach schattengebende Flüssigkeitsschicht mit einem Niveau, das bei Erschütterungen Wellen schlägt. Diese Flüssigkeitsschicht entsteht teilweise durch Sedimentieren des verabreichten Breies oder der Aufschwemmung, die für die Untersuchung getrunken wurde. Ist diese Flüssigkeitsschicht oder „Intermediärschicht" (SCHLESINGER 1922) sehr breit, so kann das ein Hinweis sein auf Supersekretion, besonders, wenn die verabreichte Kontrastmahlzeit wenig Neigung zum Sedimentieren hat, und vorausgesetzt natürlich, daß vor der Untersuchung der Kranke keinerlei Flüssigkeit zu sich genommen hatte. Eine exakte Beurteilung auf Supersekretion ist mit der Röntgenmethodik allein nicht möglich.

3. Wir beachten, ob die Konturen des angefüllten Magens nach oben oder nach unten divergieren oder annähernd parallel laufen. Das ist eine Art Tonusbeurteilung. Bei hypertonischen Mägen (und zwar nicht nur bei der Stierhornform), aber am häufigsten bei dieser, laufen die Konturen nach oben auseinander. Umgekehrt bei Mägen mit Tonusverlust. Diese sind im Sinusgebiet ausgesprochen weiter als im Korpus. Die Konturen konvergieren von unten nach oben. Sie können im Korpusgebiet völlig zusammenlaufen, eine *taillenartige*

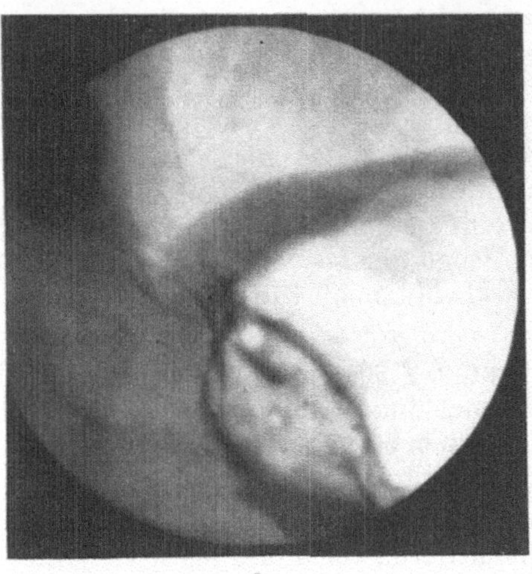
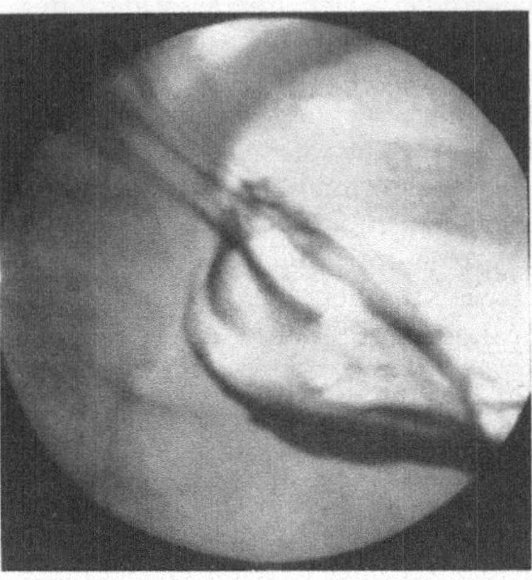

a   b

Abb. 59a und b. Darstellung der Kardia.

Einschnürung bilden, nach oben gehen sie dann, die Luftblase umfassend, wieder auseinander. Es leuchtet ohne weiteres ein, daß diese Formung etwas Passives hat, unter Wirkung der abwärtsziehenden Schwere des Inhalts entsteht. Diese atonische Form wird beim normalen Magen nicht vorgefunden (es sei denn in einer Ohnmacht).

4. Wir achten ferner auf die Beweglichkeit des Konturs, wenn wir den Bauch des Patienten in der Magengegend betasten und eindrücken, um festzustellen, ob die Magenwand überall

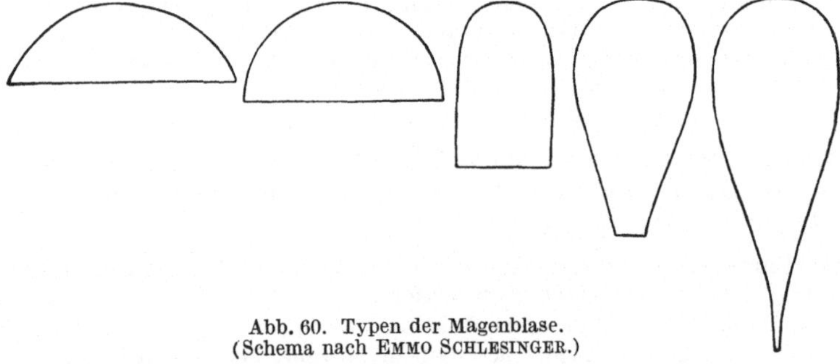

Abb. 60. Typen der Magenblase.
(Schema nach Emmo Schlesinger.)

ihre weiche plastische Nachgiebigkeit zeigt, oder irgendwo durch einen infiltrierenden Prozeß starr ist. Dies ist besonders wichtig für frühzeitiges Erkennen eines Krebses.

Hierdurch wird die vorangegangene Schleimhautuntersuchung nochmals nachgeprüft und ergänzt.

5. Trotz des vorangegangenen Schleimhautstudiums verdient auch nach der Auffüllung die Glattheit des Konturs nochmalige Beachtung. Zähnelung und Zackung an der kleinen Kurvatur und dem Pförtnerkanal ist so gut wie stets pathologisch, in erster Linie auf Tumorwachstum verdächtig, doch kann auch Perigastritis starke Unregelmäßigkeiten des Konturs hervorrufen. Starke Zähnelung der großen Kurvatur durch lebhafte Schleimhautfalten deutet auf einen Reizzustand des Magens oder auf Schleimhautschwellung. Die Entscheidung, ob eine Zähnelung der großen Kurvatur sich auf Schleimhautfalten bezieht oder auf Carcinomwucherung, ist meist leicht. Die Krebszacken wirken willkürlicher, unorganischer. Der

Kontur ist wie „von Würmern benagt" (COLE 1914). Auch auf Ulcusnischen wird beim Absuchen des Konturs geachtet (s. auch anderen Ortes). Und sehr wichtig ist die Konturglattheit des Bulbus duodeni.

6. Bei Baucheinziehen ist der normale Pylorus verschieblich.

7. Unter normalen Verhältnissen reicht das Magenbild nur wenig über die Mittellinie nach rechts. Man gibt im allgemeinen an, daß diese normale „Rechtsdistanz" nicht mehr als 2—3 Querfinger betrage. Dabei ist zu beachten, daß der Stierhornmagen meist etwas mehr nach rechts hinüberreicht als der Hakenmagen. Der Langmagen dagegen liegt fast ganz links von der Mittelebene. (Über vermehrte Rechtsdistanz s. unter „Lage des Magens".)

8. Nicht gering ist der Einfluß, den das Magenbild durch die Art der Peristaltik erleidet. (Über die Magenbewegungen und ihre pathologischen Abwandlungen s. unten.)

9. Mit besonderer Sorgfalt und besonderer Technik soll der Bulbus duodeni in allen Durchleuchtungsrichtungen studiert werden. Es ergeben sich dabei beweisende oder Wahrscheinlichkeitszeichen für Ulcus, für Entstellungen durch Periduodenitis und Pericholecystitis. Die vergrößerte Gallenblase kann Impressionen machen, die schrumpfende mit Verwachsungen den Bulbus verzerren. (Einzelheiten s. im Kapitel Ulcus duodeni.)

XXI. Die Entfaltung des Magens.

Bei vielen Tieren ist der Magen niemals leer. Wenn ein Kaninchen Hungers stirbt, enthält sein Magen noch reichlichen Inhalt. VAN HELMONT (s. in dem von seinem Sohn herausgegebenen Werk 1648), der das Wort Ferment in die Medizin einführte, deutete diese Erscheinung, indem er annahm, es müsse gleichsam ein Sauerteig im Magen zurückbleiben, um künftige Gärungsprozesse zu ermöglichen. Vom menschlichen Magen weiß man definitiv wohl erst seit den Mitteilungen von BEAUMONT über seinen Kanadier mit der Magenfistel (1833), daß er einige Zeit nach der Mahlzeit vollkommen leer ist. Er kennt Zeiten der Ruhe. In dieser Ruhe ähnelt der Magen keineswegs einem schlaffen, weiten Sack; er ist kontrahiert: Das geht aus einigen Untersuchungen an Mägen von Hingerichteten, wie sie HIS (1903) u. a. angestellt haben, hervor und ergibt sich auch aus der Röntgendurchleuchtung. Ferner hat KELLING (1895) gezeigt, daß der leere Magen keine „Nullkapazität" besitzt. Der leere Magen ist als darmartig gekennzeichnet worden: HOLZKNECHT (1909) vergleicht ihn mit dem Duodenum, J. C. LEHMANN (1923) mit einem Feuerwehrschlauch. Die meisten Autoren auch unter den Anatomen neigen jetzt der Ansicht zu, daß er mehr eine flache, scheidenartige Form annimmt. Übrigens ergibt eine Betrachtung der in anatomischen Atlanten abgebildeten Leermägen, daß die Art, wie sie zusammengezogen sind, manche Varianten zeigt.

Betrachtet man vor dem Röntgenschirm, wie die zusammengelegten Wände des Magens sich bei Ankunft der ersten Bissen entfalten, so erkennt man zunächst die Bedeutung der Luftkammer im Fornix, die nach dem Ausdruck von GROEDEL (1921) den ersten Bissen „gastlich aufnimmt". Die Kardia öffnet sich reflektorisch im Zusammenhang mit dem Schluckakt und andererseits in einer gewissen Abhängigkeit vom Grad der Magenfüllung. (Je voller der Magen, desto größer die Öffnungspausen, das kannte schon MAGENDIE.) Konsistente Speisen treten wurstförmig gepreßt, ziemlich steif in die Luftkammer hinein, bleiben dort unter Erhaltung ihrer Form liegen, der nächste Bissen türmt sich darauf. Flüssigere Speisen dagegen bilden sofort ein horizontales Niveau unter der Luftblase. Nach unten setzt sich ein Schattenschnabel an, so daß das Bild eines dunklen Trichters entsteht, oft mit Abbiegung des Trichterhalses nach rechts hin. Bei Ankunft der folgenden Schattenbissen entfaltet sich der Magen nach unten mehr und mehr, nicht einfach unter der Wirkung der Schwere dieser Bissen. Vielmehr scheint sich mit verschiedener Bereitschaft von Fall zu Fall eine aktive Entfaltung vor dem andrängenden Schattenbissen zu vollziehen. Es gibt übrigens Menschen, die einen solchen Anfangswiderstand bei hastigem Essen deutlich empfinden. Und KELLING (1895) zitiert ein drastisches plattdeutsches Sprichwort, das lehren soll, wie sehr langsames Essen das Fassungsvermögen des Magens vergrößert. („Langsam, langsam muß de fräten — denn i kann di nimmer san — was mer dann kann rinner schlan.")

Etwas von aktiver Entfaltung ist experimentell gesehen worden von SICK und TEDESCO (1908), die am explantierten Magen von Carnivoren eine „*aktive Diastole*" beschrieben haben. Vielleicht kennzeichnen wir jenes Phänomen glücklicher, wenn wir von Nachdehnung sprechen.

Wir würden damit die Beobachtungen, die P. Trendelenburg (1927) am Darm machte und denen wohl sicher allgemeinere Bedeutung zukommt, auf den Magen übertragen. Nach Trendelenburg erreicht der Ringmuskel des Darmes „seine endgültige Lage bei Dehnung asymptotisch". „Hieraus folgt, daß bei verschieden schnellem Druck dem gleichen Druck ein verschiedenes Volumen entsprechen muß." Dies ist für den Magen umgekehrt durch die Kellingschen Versuche gezeigt. Kelling fand, daß, wenn man den menschlichen Magen schnell mit 1000 cm³ Luft aufbläht, ein unerträgliches Spannungsgefühl entsteht und das Manometer 20 cm Wasserdruck zeigt. Bei langsamem Aufblähen wird durch dieselbe Luftmenge nur ein Druck von 10 cm erzeugt. Der gastritisch infiltrierte Magen ist intoleranter gegen Blähung.

Übrigens verdient Beachtung, daß nach Cannon (1911) reflektorisch eine Muskelerschlaffung (receptive relaxation) der Ankunft des Bissens im Magen vorauseilt. Nach Kestner ist diese Erscheinung an jedem Hunde mit Magenfistel leicht zu beobachten.

Schon der dritte Bissen hat sich oft ein schmales Lumen bis zum unteren Pol gebahnt. Ist hier etwas Nüchternsekret angesammelt (der physiologische „Schleimsee" der Gastroskopiker), so beschleunigt dies die Entfaltung des Sinus. Bald ist auch der Pylorus erreicht. Und erst nachdem diese Längsentfaltung beendet ist, nimmt die Breitenentfaltung des Organes mehr und mehr zu. Im allgemeinen bleibt die Breite des Schattens in allen Magenteilen die gleiche. Eher wird zum Pylorus hin eine gewisse Verjüngung festgestellt, als etwa eine Dehnung des Quermagens. Nach und nach tritt beim Füllungsvorgang dennoch der caudale Pol tiefer. Gleichzeitig wird der Magenwinkel immer spitzer: eine Art physiologische Einrollung des Organes ergibt sich. (Diese Einrollung und Winkelung führt Elze (1919) auf die Anordnung der Ligamenta ventriculi zurück, s. S. 187.)

Von verschiedenen Autoren ist angenommen worden, es sei das „Ausgangslumen" des Magens an der kleinen Kurvatur gelegen, es würde gleichsam die Magenstraße zuerst von den eindringenden Speisen beschritten, und von hier aus vollziehe sich erst in zweiter Linie die Entfaltung des übrigen Hohlmuskels. Diese Auffassung wird namentlich von Forssell (1913) und Groedel (1921) vertreten. Elze weist auf Groedelsche Bilder hin, die zu dieser Auffassung nicht stimmen. Ich habe mit v. Friedrich zusammen Untersuchungen über den Entfaltungsvorgang angestellt und kann seitdem nicht annehmen, daß regelmäßig an der kleinen Kurvatur das Ausgangslumen liegt. Wir fanden bisweilen eine „Entfaltungsstraße", die zentraler, mehr *in der Führungslinie des Magens lag*, und zwar nicht, wie Orator (1923) annimmt, bei Mägen, die bereits durch Nüchternsekret entfaltet waren. Ein kurzes Stück der kleinen Kurvatur dicht unter der Kardia ist immerhin meistens Ausgangslumen bei der Füllung. Das ist aus rein mechanischen Gründen verständlich. J. C. Lehmann (1923), der den Füllungsvorgang vor dem Schirm verfolgte, nachdem die kleine Kurvatur durch einen dünnen Schlauch markiert war, fand sogar, die Ingesten glitten seltener an der kleinen Kurvatur in den Magen, meist in Magenmitte, zuweilen sogar näher an der großen Kurvatur. In bezug auf die Frage der mechanischen Sonderbelastung der kleinen Kurvatur (der „Reibungs- und Gleitkurvatur" (Aschoff 1918), die in der mechanischen Theorie der Ulcusgenese eine Rolle spielt (die Ingesten werden „gegen die kleine Kurvatur gepreßt und an ihr entlang gerieben", Strohmeyer 1912), wolle man auch im Kapitel „Durchlauf von Flüssigkeiten durch den vollen Magen" in der vorigen Auflage dieses Handbuches sowie in unserer Magenstraßenarbeit (Katsch und v. Friedrich 1921) nachlesen.

Bei der weiteren Auffüllung wird angenommen, daß neu ankommender Speisebrei schalenförmig von den älteren Bissen umgeben wird, ähnlich, wie es von Grützner (1905) an Tiermägen durch Fütterung mit verschieden gefärbter Speise ermittelt wurde, und wie es schon in schönen Versuchen von Wilson-Philip (1822) sich zeigte. Sichere Beobachtungen hierüber fehlen beim Menschen, weil die Röntgenmethode hierfür ungeeignet ist. Oft schichtet sich neuer Brei oberhalb des älteren auf.

Abnorme Entfaltung des Magens sehen wir beim hypotonischen und beim atonischen Magen. Das ist eine seiner bezeichnendsten Eigentümlichkeiten. Von der Kardia fallen die Speisen fast widerstandslos wie in einen Sack hinein. Gelegentlich ist (beim hypotonischen Magen) jener Anfangswiderstand angedeutet. Kurz wird der Bissen im oberen Korpus aufgefangen, aber gleich wieder fallengelassen und sinkt sofort bis zum caudalen Pol. Dort sammeln sich die ersten Schatten, und die Auffüllung des Magens erfolgt „von unten nach oben". Oft wird sogar nach Einverleibung der ganzen Breiportion von 500 g der orale Magenteil nicht gefüllt. Es entsteht vor unseren Augen das Bild des tiefstehenden atonischen Magens mit seiner großen, nach unten ausgezogenen *birnenförmigen Luftblase*, seiner geschwungenen Taille und dem geweiteten Sinusgebiet. Ist eine große Hubhöhe vorhanden, so steigt der Brei im aufsteigenden Schenkel des Magens nicht ganz bis zum Pylorus.

Irrtümer sind möglich, wenn der Magen nicht wirklich leer ist. Ist vorher ein Glas Wasser getrunken oder ist durch Supersekretion der Magen mit Sekret gefüllt, so fällt der eintretende Kontrastbrei durch die Flüssigkeit hindurch zum caudalen Pol. Der Schattenbolus zerteilt sich dabei. Es kann aussehen, als wenn Schneeflocken herabsinken. Über dem im Sinus gesammelten Schatten des Breies sieht man darauf bei guter Röntgentechnik den angedeuteten Schatten der Flüssigkeit, der „Intermediärschicht“, die unter der Luftblase Niveau bildet. Nur bei mangelhafter Röntgenausrüstung kann das Erkennen dieser Intermediärschicht schwierig sein.

Tonus und Nachdehnungsphänomen stehen in engem Zusammenhang. Die Beobachtung des Füllungsvorganges und der Nachhaltigkeit oder Flüchtigkeit des Anfangswiderstandes sind für die Beurteilung des Tonus wichtige Hilfen.

Beim hypertonischen Reizmagen des Neurotikers oder des Ulcuskranken ist der Anfangswiderstand vermehrt. Die ersten Bissen werden dicht unter der Kardia lange festgehalten. In diesem Verhalten liegt das wichtigste Kennzeichen des hypertonischen Magens. Es ändert sich meist merklich durch Atropin. Es ist nur bei wirklich leerem Magen konstatierbar. — Nach langem Hungern kann ein normaler Magen sich gelegentlich beim Füllungsvorgang wie ein hypertonischer verhalten. (Die Peristaltik kann nach langem Hungern sehr schnell einsetzen und besonders lebhaft sein.) Die Erklärung liegt vielleicht darin, daß nach physiologischen Experimenten von ALVAREZ (1922) glatte Muskulatur nach ängerer Ruhe schon auf geringe Reize heftig (explosively) anspricht.

XXII. Beobachtung der Magenperistaltik.

Historisches. Bevor die Röntgenmethode zur Verfügung stand, war es sehr schwer, Magenbewegungen zu beobachten. Nur bei hochgradiger Widerstandsperistaltik konnte man durch die Bauchdecken hindurch eine „peristaltische Unruhe“ bemerken. Wir wissen jetzt, daß die Eröffnung des Bauches und ebenso jede Narkose die Tätigkeit des Magens entscheidend hemmt. So war man auf indirekte Beobachtungen angewiesen; man prüfte mit dem KUSSMAULschen Schlauch die Verweildauer der Speisen, man verfolgte die Entleerung an Hunden mit Zwölffingerdarmfisteln. An Menschen mit Magenfisteln ließen sich einige Feststellungen machen. Auch Ballonapparate wurden zur Druckmessung und graphischen Registrierung der Bewegungen in den Magen eingeführt. Ganz allgemein wurde der Magen als ein Digestionssack aufgefaßt, dem man nur chemische Leistungen zuschrieb. Lesen wir in den Vorlesungen von CLAUDE BERNARD über die Verdauungsarbeit, so finden wir eine motorische Magentätigkeit kaum erwähnt. Und noch 1898 bezeichnete MARBAIX die Magenkontraktionen als „quasi nulles“, der Übertritt des Chymus in den Darm sollte nur durch die Schwere bewirkt und durch den Sphincter pylori geregelt werden. Fast bedeutete es eine Entdeckung des Magens als motorischen Organs, als HOFMEISTER und SCHÜTZ im Jahre 1885 die Bewegungen von Tiermägen beschrieben, die in feuchter Kammer überlebend erhalten wurden. Ihre Schilderung war lange Zeit maßgebend für die Physiologie. Und heute müssen wir sagen, daß auch die ersten Röntgenuntersucher vielfach unter der Suggestion der herrschenden Vorstellungen standen. Die Komplexität des Bewegungsvorganges machte es anfangs schier unmöglich, nach Beobachtungen am Leuchtschirm eine bis in die Einzelheiten genaue Darstellung zu geben. Erst als im Kinematogramm die Magenmotilität zugleich komplex und detailliert aufgezeichnet vorlag, gelangten wir zu besserer Kenntnis. Die erste röntgenkinematographische Bilderserie der Magenbewegungen stammt (1909) von KAESTLE, RIEDER und ROSENTHAL.

Inzwischen haben wir, schritthaltend mit der Verbesserung der Röntgenapparaturen, die Peristaltik und ihre Abweichungen vom Normalen vor dem Röntgenschirm beobachten gelernt. Für die wissenschaftliche Analyse normaler und pathologischer Peristaltik erwiesen sich jedoch vervollkommnete gastrographische Methoden als wichtig, wie sie auch mehrere meiner Mitarbeiter angewendet haben (Lauber 1930, Süssenbach 1930, Brauch 1937). Ich verweise auf deren Arbeiten. In Konkurrenz mit diesen mechanographischen Arbeiten ist von uns auch die Elektrogastrographie herangezogen worden. Ein weiteres Verfahren zum Studium der Bewegungsvorgänge ist die Kymographie (Stumpf 1937, Weltz 1940).

Die normale Peristaltik. Nach Auffüllung des Magens setzt bald schneller, bald langsamer und mit verschiedener Lebhaftigkeit die normale Peristaltik ein. Wir erkennen vor dem Röntgenschirm die ablaufende peristaltische Ringwelle hauptsächlich an der Einkerbung, die sie in der großen Kurvatur des Schattenbildes erzeugt. Wenn auch diese peristaltische Welle in Wirklichkeit hoch oben am Fornix beginnt, so wird doch erst allmählich die besagte Einkerbung deutlicher, und gewöhnlich erst in der Korpusgegend erkennbar. Die gegenüberliegende Einkerbung an der kleinen Kurvatur ist meist weniger deutlich. Sich vertiefend wandert die „Ringwelle" langsam pyloruswärts. Den zylindrisch gebauten Pförtnerkanal schnürt sie schließlich durch, so daß auf dem Schattenbild die von der kleinen und großen Kurvatur ausgehenden Einkerbungen sich berühren. Der Pyloruskanal erhält eine Art Apfelform. Während die Ringwelle weiterrückt, verkleinert sich der Apfel, wobei wir uns vorstellen müssen, daß der Mageninhalt teils durch den Pförtner entweicht, teils durch das bleibende Lumen des Schnürringes in den Hauptmagenraum zurückgedrängt wird.

Im allgemeinen sind gleichzeitig 2 Ringwellen deutlich zu erkennen. Bei Untersuchung in Rückenlage sieht man seichte Wellen schon höher am Fornix und beobachtet gleichzeitig deren 3 oder 4. Die Frequenz, die man genauer und objektiver neuerdings mit den obenerwähnten graphischen Methoden erfaßt, kann man am besten beobachten, wenn man durch einen Griffel sich einen Punkt der großen Kurvatur kennzeichnet und dann ermittelt, in welchem Zeitabstand peristaltische Wellen an diesem Punkt vorbeilaufen. Bei Untersuchung von 50 gesunden Studenten fand ich einen Zeitabstand von durchschnittlich 20—22 sec. Die neuen, mit mechanographischer Methode an meiner Klinik erhobenen Befunde ergaben ebenfalls einen Durchschnittswert von 20—24 sec beim normalen, normaciden Magen (Lauber 1930, Süssenbach 1930, Brauch 1937). Bezüglich pathologischer Peristaltik verweisen wir auf das Kapitel „Physiologie" S. 194 und die dort abgebildeten Mechanogrammkurven (Abb. 18—20). Von der Frequenz zu unterscheiden ist die (oft längere) *Ablaufzeit* der Wellen.

Die Flächenkymographie des Magens. Die Flächenkymographie des Magens ist ein von P. Stumpf (1936, 1937) ausgearbeitetes Verfahren zur röntgenologisch-photographischen Analyse von Bewegungsvorgängen. Ein für Röntgenstrahlen nicht durchlässiger Bleiraster, der in bestimmten gleichen Abständen schmale Schlitze aufweist, ist das Wesen der Apparatur. Indem sich der Raster oder der Film senkrecht zur Bewegungsrichtung des Magens bewegt, gelingt es, Bruchteile des peristaltischen Vorgangs fortlaufend aufzunehmen. Die Laufzeit für eine kymographische Röntgenaufnahme des Magens beträgt 50—60 sec.

Die Untersuchungen (Stumpf 1936, 1937, K. Schilling 1937 u. a.) haben zweierlei gezeigt.

Es ist möglich, die Peristaltik und ihre Über- und Unterleistung in ihren einzelnen Phasen und an jedem Punkt der Magenwand festzuhalten. Es gelingt mit Hilfe des Kymoskops, ein Bewegungsbild zu reproduzieren, das die Phasen der Magenmotilität zu analysieren gestattet und uns mittels der Zeitraffung auch sonst für unser Auge nicht erfaßbare kleinste und langsamste Abläufe der Magenperistaltik wahrnehmbar macht. So kann man den mehr passiven Bewegungsvorgang der oberen Magenteile von dem peristaltischen, etwa in Magenmitte einsetzenden Ablauf trennen und außerdem die den ganzen Magen ergreifende, als Austreibungskraft für die Entleerung verantwortliche „*Systole*" abgrenzen.

Die Beobachtung des Bewegungsvorganges an krankhaft veränderten Stellen der Magenwand (Narbenbildung, Ulcus und Carcinom) gibt meßbare Befunde.

XXIII. Die wichtigsten Röntgensymptome.

Abgesehen davon, daß uns die Röntgenuntersuchung erlaubt, die mechanische Leistung des Magens, die Dauer der Entleerungszeit für einen Standardbrei zu beurteilen, hat sie größte Wichtigkeit erlangt für das Studium von Gestaltsveränderungen und Veränderungen der motorischen Tätigkeit. *Durch das Röntgenverfahren ist eine klinische Morphologie des Magens überhaupt erst entstanden*, eine ungeheure Erweiterung der diagnostischen Möglichkeiten gegeben.

Dies darf nicht darüber täuschen, daß dem Betrachten des Magens mit dem Auge des Röntgenologen gewisse prinzipielle Unvollkommenheiten anhaften. Wir betrachten nicht das Organ selbst, sondern seine schattengebende Füllung, sehen das motum, nicht das movens. Wir sehen den Magen nicht als dreidimensionalen Körper, sondern nur seine Schattenprojektion. Auch die Durchleuchtung in verschiedenen Richtungen kompensiert diese Mängel nur unvollkommen. Der Hohlkörpercharakter des Magens dagegen ist durch die Methode zum Schleimhautstudium (Reliefstudium. H. H. BERG) verhältnismäßig gut der Beobachtung zugängig geworden. Für die exakte Analyse der Magenbewegungen, prinzipiell wie im Einzelfall, wäre Röntgenkinematographie von bedeutendem Wert, und würde auch durch das, was sie uns lehrte, später die einfache Schirmbetrachtung des Magens und deren Bedeutung beeinflussen. Die Kinematographie ist jedoch über unvollkommene Einzelversuche, mit denen auch ich mich befaßt habe, nicht hinausgekommen. Zu klinischer Auswertung drang sie nicht vor. Es ist möglich, daß die Röntgenkymographie teilweise Ersatz schafft.

Es ist nicht beabsichtigt, hier zusammenhängend eine spezielle Röntgendiagnostik des Magens zu geben. Die Röntgenbefunde sind jeweils in den Kapiteln der speziellen Pathologie gemeinsam mit den sonstigen Befunden besprochen. Jede Schilderung der wichtigen Krankheitsbilder des Magens wäre unanschaulich, wenn man die durch das Röntgenbild vermittelte klinische Morphologie davon abtrennen würde. Es finden sich daher Röntgensymptome und teilweise auch deren spezielle Untersuchungstechnik geschildert, vor allem in den Kapiteln über die wichtigen organischen Krankheiten des Magens: Ulcus, Carcinom, Gastritis, aber auch in anderen. Hier sei nur kurz zusammengestellt, unter welchen Gesichtspunkten bei der Röntgenuntersuchung der Magen betrachtet wird.

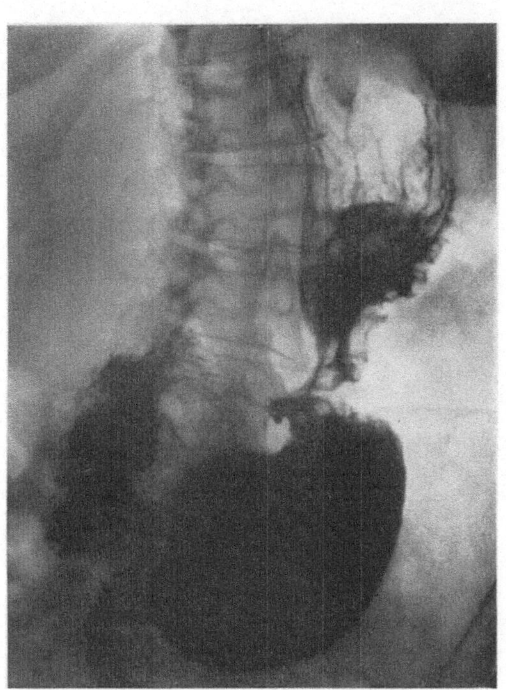

Abb. 61. Ulcusnische an der kleinen Kurvatur. Spastische Einziehung der großen Kurvatur ("Ulcusfinger"). Aussackung des Magensinus ("SCHLESINGER-Parese").

Magenform. Ein quergestellter Magen, bei dem der Pförtner annähernd den tiefsten Punkt bildet (Stierhornform), findet sich bei pyknischen Menschen mit breitem Thorax, und noch betonter dann, wenn der Bauchinhalt durch Fettablagerung oder andere Ursachen vermehrt ist. Er findet sich vor allem bei Männern. Entsprechend den anderen Raumverhältnissen in der weiblichen Bauchhöhle ist der Magen der Frau mehr senkrecht gestellt, hat Hakenform. Man kann an ihm einen absteigenden Teil bis zum Magenknie und einen aufsteigenden, den der Pförtnerkanal bildet, unterscheiden. Je schlanker der Wuchs, desto länger der Magen, desto mehr liegt er in der linken Bauchhälfte, die Mittellinie wenig oder nicht überragend. Beachtung verdient es hingegen, *wenn die Form eines Magens nicht der Wuchsform der Person entspricht.*

Ist der Magen auffallend lang, darmförmig, so spricht man von *Gastroptose.* Es ist ein irreführender Ausdruck. Denn der Magen ist bei diesem Zustand nicht herabgesunken, er haftet durch den Hermetismus der Bauchhöhle fest am Zwerchfell. Er ist nur gelängt in Anpassung an eine lange Form des Bauchraumes und veränderte Unterstützung des caudalen Pols durch das Dünndarmkissen. Eine lange Gestalt des Magens bedeutet keinen krankhaften Zustand. Der Langmagen ist nicht funktionell minderwertig gegenüber dem Stierhornmagen. Eine gewisse Beschwerdebereitschaft bei Individuen mit asthenischem oder leptosomem Habitus und zugehörigem Langmagen stellt kein eigentliches Magenleiden dar (s. S. 391).

Magentonus. Allerdings neigt der lange, schlecht unterstützte Magen (besonders bei ausgeprägter Lordose der Lendenwirbelsäule mit entsprechend vorstehendem Bauch und veränderter Bauchstatik, oder bei Verlust der stützenden Funktion der Bauchdecken) zu einem Nachlassen des Tonus. Und diesen zu beurteilen ist eine weitere Aufgabe der Röntgenuntersuchung. Schlaffe Weitung des Magensinus ist Ausdruck der Hypotonie, eines Nachlassens der sog. peristolischen Funktion. Die Magenblase nimmt dabei statt der Kalottenform eine Birnenform an. Und der Zug des im Sinus sich sammelnd en Kontrastbreies bewirkt, daß in der Gegend des Korpus die Magenwände sich einander nähern oder berühren. Es entsteht die Taille des hypotonischen Magens. Nur selten und bei erheblichem Grad der Atonie ist dabei die Austreibung namhaft verzögert.

Für die Beurteilung des Magentonus ist es oft nützlich, den Füllungsvorgang vor dem Röntgenschirm zu betrachten (s. S. 337).

Beziehung zu Nachbarorganen. Die Lage des Magens im Bauchraum macht es selbstverständlich, daß Veränderungen der Nachbarorgane, besonders jeder raumbeengende Vorgang, ihn teilweise aus seiner Lage verdrängen und auch seine Gestalt verändern können. Milz- und Lebervergrößerung, Nierengeschwülste, Tumoren und Cysten des Pankreas, mesenteriale Lymphome kommen in Betracht, aber auch Blähung des Colons.

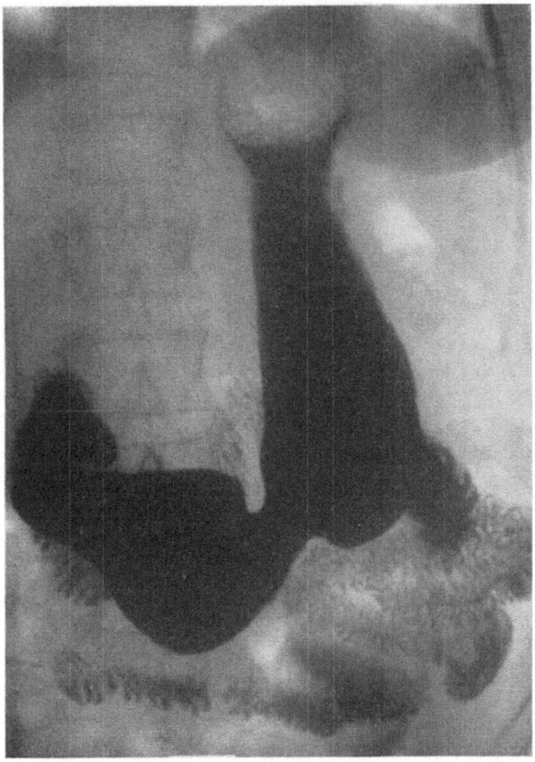

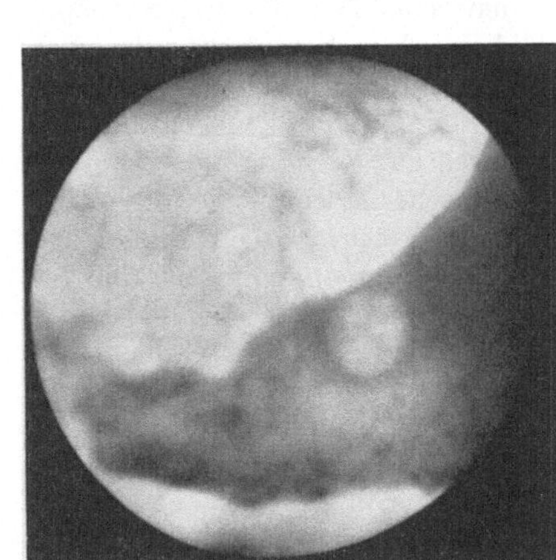

Abb. 62 a.   Abb. 62 b.

Abb. 62 a—d. Einzelbilder aus einer über 9 Jahre gehenden Beobachtungsfolge: Krebsartige Entartung eines Magenpolypen.

Abb. 62a. November 1933: Langer, etwas nach rechts verlagerter Magen. Die kleine Kurvatur ist präpylorisch abgeflacht, jedoch glatt. Kleiner Polyp im Canalisgebiet. (Detailbild Abb. 62b.) (Klinisch: Gastritisbeschwerden. Histaminrefraktäre Achylie.)

Wir verweisen auf das Kapitel über Verlagerung des Magens (S. 356). Auch durch Zugwirkung kommen Veränderungen vor, Verwachsungen zur Leber hin, Zerrungen der kleinen Kurvatur, Zug nach oben durch Lähmung des Zwerchfells und Zwerchfellhernien.

Konturveränderungen. Wichtigste, oft sehr grobe Symptome ergibt das Abgleiten des Magenkonturs mit dem Auge: *Ulcusnischen*, Nischen auch in anderer Form durch schüsselförmige oder kraterförmige Carcinome. Als Rarität *Divertikel* des Magens.

Andererseits kann die Magenwand durch Wucherungen verdickt sein. Der Kontur springt nach innen herein. Das Schattenbild des Magens zeigt gewissermaßen pathologische Aussparungen, *„Füllungsdefekte“*. Solche Füllungsdefekte in verschiedener Form kommen durch Carcinome des Magens zustande, selten durch Sarkome. Selten sind auch die „glatten“ Füllungsdefekte gutartiger Tumoren (Fibrome, Myome, Polypen). Einspringende Schleimhautwulstungen an der großen Magenkrümmung, als *„Zähnelung“* bezeichnet, sind leicht von den zackigen, unorganischen Schattenaussparungen des Carcinoms zu unterscheiden. Auch begrenzte Tumoren von Nachbarorganen (Lymphknoten, Pankreas usw.) machen natürlich Füllungsdefekte, indem sie die unveränderte, glatte Magenwand nach innen drängen. Vor dem

Röntgenschirm erkennt man unter Zuhilfenahme der tastenden Hand meist leicht, daß eine solche *Pelottenwirkung* vorliegt.

Zug nach außen durch Verwachsungsstrang oder Verwachsungsbänder kann allenfalls den Magen umformen. Es entstehen divertikelartige Zipfel oder Traktionsdivertikel und allerlei Magenumgestaltungen (Perigastritis deformans s. dort).

Schrumpfungssymptome. Sowohl in der Umgebung des Ulcus wie (in anderer Form) durch Scirrhus des Magens können einzelne Magenteile narbig schrumpfen und zu Gestaltveränderungen führen. Durch Übung in der Betrachtung von Magenbildern gewinnt man sicheren Blick für solche Gestaltveränderungen, auch wenn sie nicht hochgradig sind. Einzelheiten in den Kapiteln der speziellen Pathologie. Schrumpfungsprozesse verändern besonders leicht und besonders deutlich die dünnen Wände des Bulbus duodeni und liefern wichtige Symptome in der Diagnostik des Duodenalgeschwürs.

Bewegungsvorgänge. Neben der statischen Betrachtung der Form ist das Studium der Bewegungsvorgänge wichtig. Es ist dies ein Grund, weshalb die kundige Röntgendurchleuchtung nicht entbehrt werden, die Röntgenuntersuchung

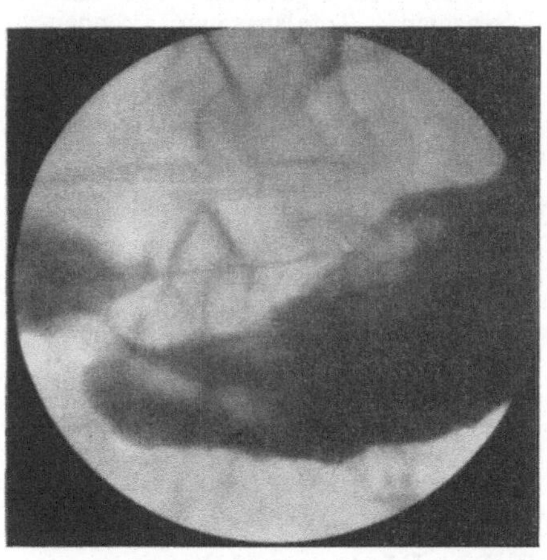

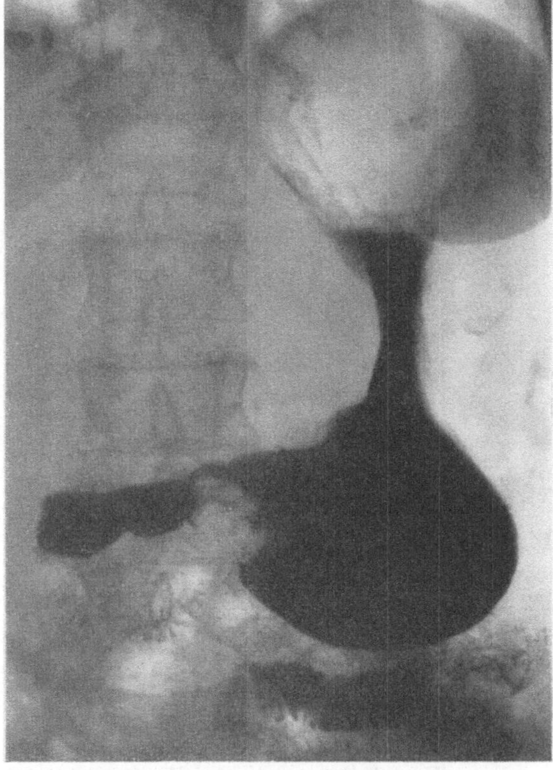

<table>
<tr><td>Abb. 62 c.</td><td>Abb. 62 d.</td></tr>
</table>

Abb. 62c. Oktober 1936. Keine nennenswerten Magenbeschwerden. Turnusmäßige Kontroll-Röntgenuntersuchung. Der Magenpolyp scheint größer geworden zu sein. Es wird eine Probelaparotomie empfohlen; von der Patientin abgelehnt.

Abb. 62d. Oktober 1942. Seit 5 Wochen immer wieder auftretender Magendruck. Appetitlosigkeit. Röntgenuntersuchung. Schlanker Magen mit normaler Magenblase. Plumpes Sinusgebiet. Großer Füllungsdefekt im Canalisgebiet: Polypöses Carcinom.

nicht zu einem Photographierverfahren degradiert werden darf, das eine technische Assistentin durchführt. Ein zweiter Grund liegt darin, daß Palpation vor dem Röntgenschirm und Anwendung dosierter Kompression auch für Auffindung und Beurteilung organischer Veränderungen unentbehrlich sind. Die ziemlich hoch im Fornix einsetzende, jedoch meist erst weiter unten erkennbare peristaltische Ringwelle schreitet, sich vertiefend, in Richtung auf den Pförtner fort, kurz vor diesem bisweilen vollkommen durchschnürend. Verminderte, flaue Peristaltik und peristaltische Pausen finden sich bei Atonie, freilich keineswegs regelmäßig. Ferner in tabischen Krisen und bei jener Form der Gastroparese, die öfters beim Ulcus der kleinen Kurvatur zu beobachten ist. Schließlich als Ermüdungssymptom bei infolge von Pförtnerenge ektatisch gewordenen Mägen (als spätes Stadium bei sog. „duodenaler Motilität").

Ist ein Stück der Magenwand starr *infiltriert* (durch Krebswachstum, durch sklerosierende Gastritis, auch einmal durch syphilitische Infiltration), so kann die peristaltische Welle hier nicht richtig einschnüren, sie macht vor der infiltrierten Stelle ein Stopp, überspringt gleichsam eine infiltrierte Partie. Auch ein Ulcus der kleinen Kurvatur kann den Fortschritt der peristaltischen Wellen unterbrechen (Riegel-Symptom). Man sieht dies besser bei Durchleuchtung im Liegen, weil am stehenden Kranken die kleine Kurvatur angespannt ist, so daß die peristaltischen Wellen sich normalerweise wenig oder gar nicht abzeichnen, während sie an der großen Krümmung viel deutlicher sind.

Verstärkte Peristaltik findet sich manchmal als einfache Frequenzsteigerung bei vegetativ erregten Individuen, auch bei manchen organisch Nervenkranken, z. B. mit multipler Sklerose. Andererseits bei Pförtnerenge. In diesem Fall spricht man von Widerstandsperistaltik. Sie kann noch charakteristischer in einer Vertiefung der peristaltischen Wellen sich ausprägen (Stenosenperistaltik). Man sieht verstärkte Peristaltik gerade bei kompensierter Magenausgangsenge (ohne Entleerungsverzögerung), ja bei nicht stenosierendem Ulcus duodeni (Anfangsstadium der „duodenalen Motilität"). Die Frequenz ist bei Stenose manchmal verringert (s. Kapitel Pförtnerverengung).

Spasmen. Örtliche Krampfzustände, Ringspasmen, regionäre Spasmen, Totalspasmen können flüchtig oder mehr oder weniger anhaftend sein.

Pförtnerspiel. Unter Zuhilfenahme melkender Tastbewegungen wird Weite und Durchgängigkeit des Pförtners beurteilt. Dabei lassen sich organische Veränderungen unterscheiden von mehr oder minder flüchtigen Pylorusspasmen. Auch Klaffen des Pförtners, meist durch infiltrative Prozesse, bisweilen bei Duodenalstenose durch prästenotische Dehnung kann zur Beobachtung kommen. Man spricht von *Pylorusinsuffizienz* (vgl. S. 345).

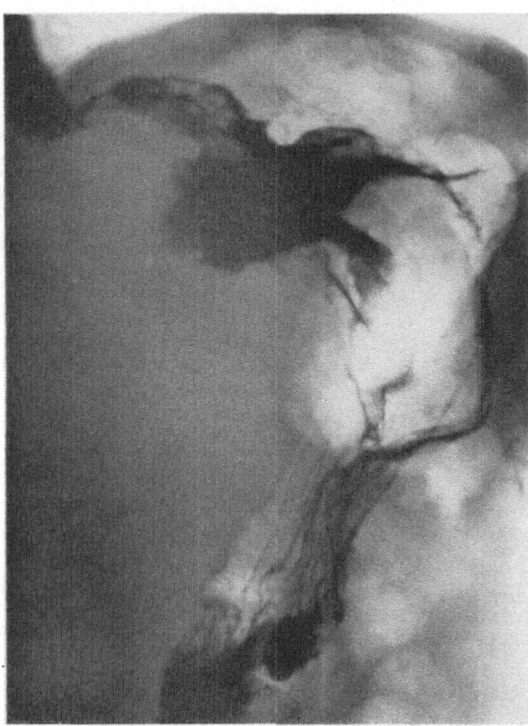

Abb. 63. Ausgedehntes Carcinom des oberen Magendrittels mit Übergang auf den Oesophagus. „Malignes" Relief.

Feststellungen über die Austreibung mit dem Röntgenverfahren.

Der röntgenologische Bariumbrei stellt eine geringere Belastung dar als die Probemahlzeit. Wird er nur zu ganz summarischer Prüfung benutzt, indem man etwa nach 6 oder 8 Std nachsieht, ob der Magen leer ist, so bietet er keine Vorteile gegenüber dem Probemahlzeitverfahren von Leube. In dieser Form ist das radiologische Verfahren eher das schlechtere. Es können geringe Insuffizienzen entgehen. Dagegen gewinnt die Verweildauerprüfung mit dem Röntgenverfahren Überlegenheit, wenn man sie benutzt, sich ein Vorgangsbild der Austreibung zu beschaffen — durch wiederholte Durchleuchtung. Abgesehen davon, daß die Röntgenbeobachtung die Magenbewegungen selbst zeigt, die in Beziehung zu ihrem austreibenden Effekt zu setzen selbstverständlich hohen Wert hat — gestattet sie, die Austreibungszeit unmittelbar bis auf Minuten genau anzugeben, auch die Etappen der Austreibung.

Entleerungsbeschleunigungen werden leicht erkannt, nicht nur die rapide *Sturzentleerung*, sondern auch die *verkürzte Verweildauer* (weniger als 2 Std), die sich besonders bei kompensatorisch verstärktem Austreibungsmechanismus findet, auch bei „Reizmägen" („nervöse" Reizmägen, wie gewisse Stadien der Gastritis) und bei Ulcus duodeni.

Noch bemerkenswerter ist der Befund einer sog. „duodenalen Motilität" (Kreuzfuchs), der darin besteht, daß anfangs die Austreibung bei lebhafter Peristaltik beschleunigt vonstatten geht, so daß z. B. $^2/_3$ des Breies schon in 1 Std oder $^1/_2$ Std den Magen verlassen, während nach 4 oder 6 Std der Magen noch nicht vollständig entleert ist.

Wir verwenden nur Barium sulfuricum purissimum (Merck). 300 g $BaSO_4$ werden mit 400 g H_2O gut verrührt, allenfalls durchgesiebt.

Man muß empfehlen, nur von großen Firmen hergestellte Präparate zu verwenden.

Mir ist aus der Literatur der letzten 10 Jahre kein Fall von Vergiftung durch Bariumsalze bekannt.

Als normale Entleerungszeit ist bei einer Menge der Aufschwemmung von 250—300 cm³ etwa 2 Std anzunehmen. Doch wird man erst von verzögerter Austreibung sprechen, wenn die Entleerung mehr als 3 Std in Anspruch nimmt.

Bei 400—500 cm³ Aufschwemmung dauert die normale Entleerung etwa 3 Std. Eine erst nach 4 Std stattfindende Austreibung beweist uns verzögerte Entleerung.

Von einer Austreibungsinsuffizienz 1., 2. und 3. Grades wird bei der Röntgenuntersuchung im allgemeinen nicht gesprochen. Es ist in der Tat besser, zahlenmäßig und mit Zeitangabe zu sagen, was man festgestellt hat.

Verzögerte Entleerung findet sich in erster Linie bei Pförtnerenge — wir sprechen dann von dekompensierter Pylorusstenose. Sie findet sich ferner in geringem Grade bei Atonie bzw. Gastroparese. Differentialdiagnostisch schwierig sind die Fälle, in denen reflektorisch ohne Magenpförtnererkrankungen die Entleerung verzögert ist (Appendicitis). Auch psychogene Verzögerungen bei Neurotikern kommen vor. Geringe Unterschiede der Austreibungszeiten bei normalen Personen scheinen mit verschiedenartiger Lebens- und Ernährungsweise zusammenzuhängen (BECKER und OPPENHEIMER 1931).

Die große Überlegenheit des Röntgenverfahrens gegenüber den Sondenmethoden bei der Untersuchung des Austreibungsvorganges liegt darin, daß gleichzeitig *auch der Mechanismus* einer verzögerten oder beschleunigten Austreibung erkannt wird, und daß man Motilitätsstörungen erkennt, die trotz normaler Austreibungszeit vorhanden sind, z. B. bei kompensierter Pförtnerenge.

Will man über den Pförtnerdurchtritt ein Urteil gewinnen, so genügt es nicht, einfach vor dem Röntgenschirm zu beobachten, ob der Pförtner bei Ankunft der peristaltischen Ringwellen sich öffnet oder geschlossen bleibt. Bisweilen passieren nur kleinste Mengen den Pförtner und zudem sind sie (z. B. bei Supersekretion) infolge der Verdünnung durch Sekret, schwach schattengebend. Wenn der Pförtner geschlossen scheint oder der Übertritt stockt, ist es notwendig, daß man durch Leibeindrücken und durch massierende oder „melkende" (H. H. BERG 1926) Bewegung mit der palpierenden Hand den Inhalt des Magenkanals nach dem Bulbus duodeni hindurchzuschieben versucht. Dieses Manöver ist notwendig zur Erkennung organischer Veränderung, ebensowohl wie zur Feststellung eines *Pylorusspasmus.* Es gibt alle Übergänge vom flüchtigen Pförtnerspasmus während einer kurzen Phase der Magenverdauung (besonders am Anfang und am Ende) bis zum schweren, viele Stunden anhaltenden Krampf, und vom Spasmus des irisartigen Musculus sphincter pylori bis zum Spasmus des ganzen Canalis egestorius.

Beobachtet man wechselnden Übertritt mit mehr oder weniger langen Pausen, so ist es verkehrt, ohne weiteres einen Pylorusspasmus anzunehmen. Es läßt sich dann vielmehr häufig feststellen, daß man durch Druck mit der Hand leicht den Übertritt durch den offenstehenden Pförtner erreichen kann. Es handelt sich also in solchem Falle um Tonusschwäche oder um eine Hemmung des Motilitätsvorganges.

Hypomotilität, Tonusverlust und verzögerter Breiübertritt sind gewöhnlich die Folgen der *bilateralen Vagotomie*, was aus Tierversuchen lange bekannt ist. Die von manchem Chirurgen an Menschen zur Ulcusbehandlung freizügig durchgeführte Vagotomie bedingt hier die gleichen Erscheinungen von unterschiedlicher Dauer (POSTLETHWAIT, HILL, CHITTUM und GRIMSON 1948, WOLF 1947 u. a.).

Dauernd schlechter Übertritt, auch bei Entleerungsversuchen mit der Hand, spricht für organische Verengung des Magenausganges.

Stellt man fest, daß der Pförtner überhaupt nicht oder ganz unvollkommen schließt, so spricht man von *Pylorusinsuffizienz.* Sie kann Ursache für beschleunigte Entleerung sein. Da jedoch die Entleerung und ihr Tempo nicht ausschließlich vom Pförtner reguliert wird, wie in den physiologischen Vorbemerkungen besprochen wurde, so verbindet sich Pylorusinsuffizienz nicht regelmäßig mit beschleunigter Entleerung.

Pylorusinsuffizienz kann organisch oder funktionell sein.

Organisch dadurch, daß ein infiltrierender Prozeß irgendwelcher Art das Spiel des Schließmuskels hemmt. Scirrhöse Carcinome machen das in erster Linie, die oft zirkulär wachsen, den ganzen Pförtnerkanal zum starren Rohr wandeln. Doch können auch derbe Ulcusinfiltrate ähnlich wirken und in seltenen Fällen eine infiltrierende Pyloritis (Linitis plastica, Gastrosklerose, Lues).

Pylorusinsuffizienz kann durchaus gleichzeitig mit Pylorusstenose vorhanden sein; man beobachtet das gar nicht selten bei Scirrhus ventriculi. Dann kommt es z. B. vor, daß Coffeinlösung oder Tee abnorm schnell durchlaufen, daß man bei Röntgenkontrolle dauernden Übertritt sieht; und trotzdem ist die Austreibung verzögert, oder, wenn auch diese normal ist, so werden doch gröbere Brocken, vielleicht schon Korinthen, tagelang im Magen zurückbehalten.

Funktionelle Pylorusinsuffizienz findet sich 1. bei einzelnen Fällen von gastritischer Achylie mit Sturzentleerung (s. Kapitel Magensaftmangel). 2. Bei Duodenalstenose verschiedenster Art. Am ausgesprochensten bei erheblichen pylorusfernen Verengungen mit großer Dehnung des Bulbus duodeni (wodurch vielleicht der Pförtner mitgedehnt wird?). Auch nicht wenig Fälle von Ulcus duodeni wirken in diesem Sinne als Duodenalstenose. Hier liegt es dann bisweilen so, daß die Magenaustreibung verzögert ist — wegen der Duodenalstenose — trotz dauernd offenem Pförtner. 3. Bei akuter Magenlähmung. Bei diesem Syndrom vorhandene Austreibungsinsuffizienz bei dauernd offenem Pförtner zeigt aufs stärkste, daß Austreibungsverzögerung nicht mit Pylorusspasmus gleichgesetzt werden darf. 4. Sprechen einige Autoren (E. Schlesinger 1922, Hürter 1910) von einer spastischen Pylorusinsuffizienz, erzeugt durch tonische Kontraktion der Längsmuskelfasern und somit des Dilatator pylori.

Nach Toldt gibt es einen Musculus dilatator pylori. Er entsteht dadurch, daß die Mehrzahl von den Längsfasern der Kanalmuskulatur nicht auf das Duodenum übergehen, sondern in den Musculus sphincter pylori einstrahlen. [Forssell (1924) vergleicht daher den Pförtner mit der Iris.] Zusammenziehung der Längsfasern öffnet den Pförtner. Nach Stahnke (1924) kann der Vagus aktiv diese Öffnung bewirken. Experimentell konnte er durch ösophageale Vagusreizung dieses Resultat dann gewinnen, wenn der Sympathicustonus (durch Ergotamin, s. dort) herabgesetzt war.

XXIV. Der Nachweis okkulter Blutungen.

Dem Nachweis okkulter Blutungen in den Faeces kommt praktisch eine erhebliche Bedeutung zu. Es ist das Verdienst von Boas, dieses Verfahren in die Praxis eingeführt und populär gemacht zu haben (Boas 1901, 1914). Man versteht unter „okkulten Blutungen" solche minimalen Blutergüsse, die, aus den oberen Verdauungswegen stammend, den Mageninhalt und die Faeces, aus den tieferen Darmabschnitten stammend nur die Faeces farblich nicht in einer dem bloßen oder bewaffneten Auge erkennbaren Weise verändern (Boas 1925). Die diagnostische Bedeutung der okkulten Blutungen wird besonders im *Carcinom*-Kapitel und im *Ulcus*-Kapitel besprochen; okkulte Blutungen spielen auch bei manchen Formen von *Gastritis* eine Rolle. Der Wert des okkulten Blutnachweises im allgemeinen und der einzelnen Sonderverfahren dafür im besonderen ist bis heute umstritten. Man hört die widersprechendsten Meinungen darüber. Die Ursachen für diese Widersprüche liegen indes zutage. Das an sich nicht schwierige Verfahren ist mancherlei *Fehlerquellen* ausgesetzt, die unbedingt beachtet sein wollen. Diese Fehlerquellen liegen nicht nur, wie unterstrichen werden muß, in der Durchführung der chemischen Probe selbst, sondern in der *klinischen Vorbereitung* dafür. Zudem scheint mir ein erfolgreiches Arbeiten mit den Proben auf okkultes Blut im allgemeinen nicht möglich ohne eine gewisse *praktische Erfahrung*, die man durch regelmäßige und sorgfältige Handhabung der Proben erwirbt. Man muß sich ferner immer vor Augen halten, daß alle chemischen Proben auf okkultes Blut keine für das Blut spezifischen Reaktionen darstellen, sondern allgemeine Oxydasereaktionen. Auch hieraus ergeben sich Fehlerquellen (Eiter, Salze der Schwermetalle, pflanzliche Fermente). Eine ausgezeichnet kritische Bearbeitung der Methoden des okkulten Blutnachweises hat Lorisch gegeben, auf die hier verwiesen sei. Das Prinzip aller Methoden besteht darin, daß ein *oxydabler Körper* (Farbstoff, Benzidin, Guajac, Aloin usw.) durch einen *Sauerstoffspender* (H_2O_2) dann oxydiert wird, wenn der in diesem Fall als *Sauerstoffüberträger* wirkende Blutfarbstoff gleichzeitig anwesend ist.

Vorbereitung der Untersuchung. Eine mehrtägige Periode völlig fleisch- und blutfreier Kost geht voran (3 Tage). Man kann sich an die von Grundmann (1916) vorgeschlagene Kost halten. Die völlige Ausschaltung des Chlorophylls ist nicht so wichtig, wie man eine Zeitlang dachte. Reste von Barium sulfuricum, die von einer Röntgenuntersuchung des Verdauungskanals stammen, stören nicht.

Es ist auszuschließen, daß Blut aus dem Munde oder den Luftwegen verschluckt wurde. Unter Umständen muß man sich darum kümmern, ob nicht die Zähne mit zu harter Bürste geputzt werden. Blutiger, ebenso eitriger Harn, den Faeces beigemischt, machen die Probe positiv. Ebenso Hämorrhoidal- oder Menstrualblut. Am Tage nach einer Magenausheberung sind empfindliche Blutproben fast immer positiv. Äußerlich dem Stuhl anhaftendes Blut (z. B. Hämorrhoidalblut) kann vor der Untersuchung abgespült werden, jedoch nur von frischem Stuhl, nicht wenn es eingezogen oder eingetrocknet ist.

Sehr viele *Medikamente* ergeben eine positive Probe. Man läßt am besten während der Prüfung auf okkulte Blutungen alle Medikamente weg, vor allem Abführmittel der Anthrazengruppe (Istizin, Frangula usw., die phenolphthaleinhaltigen Abführmittel, Chlorcalcium, auch Bromsalze). Nach ZOEPRITZ (1912) soll der Blutfarbstoff schon nach 48stündiger Einwirkung der Luft seine Oxydaseeigenschaften einbüßen. Daher empfiehlt sich die *Verarbeitung möglichst frischen Kotes*.

Schon aus Sauberkeitsgründen, aber auch aus Gründen der Zweckmäßigkeit soll man den Kranken ein geeignetes Gefäß mitgeben, in dem sie die Stuhlprobe zur Untersuchung bringen. In Kliniken verwendet man geeignete Nachtstühle und Klosetts und läßt die Stuhlprobe am besten durch geschultes Personal entnehmen (mit einem sauberen Glasstab oder Glasspatel).

Die einzelnen Proben. Die große Zahl der katalytischen Proben und ihrer Modifikationen ist sorgfältig und kritisch bei LORISCH besprochen. Die *Benzidinprobe nach* EMMO SCHLESINGER-HOLST (1906) ist durch Einführung der *Merck*schen Benzidintabletten so handlich und gleichmäßig geworden, daß man sich im allgemeinen auf sie beschränken kann (vgl. auch MIELKE 1925).

Zur Ausführung der Benzidinprobe wird eine Tablette „Benzidin Merck" unter Vermeidung jeglicher Berührung mit der bloßen Hand zwischen glattem Papier mit einem Pistill pulverisiert, in ungefähr 10 cm³ Eisessig im Reagensglas gelöst. Eine etwa erbsengroße Menge der zu untersuchenden Stuhlprobe, die nicht der Oberfläche des Stuhles entnommen werden soll, wird mit Hilfe eines schmalen Glasspatels oder eines Zahnstochers in dünner Schicht auf einen Objektträger aufgetragen. Diese dünne Schicht trocknet ziemlich rasch. Darauf wird der Objektträger auf die Färbebrücke gelegt und mit der Benzidin-Eisessiglösung übergossen. Da die *Merck*schen Benzidintabletten als Sauerstoffspender Bariumsuperoxyd enthalten, entsteht bei Blutgehalt des Stuhles ohne weiteren Zusatz von Wasserstoffsuperoxyd innerhalb weniger Sekunden eine blaugrüne oder blaue Farbe. Je stärker der Blutgehalt, desto tiefer blau ist sie. Bei schwach schmutzig-grüner Verfärbung kann der Befund zweifelhaft sein. Auch wenn grünblaue Verfärbung erst mit Verzögerung auftritt, ist die Beurteilung unsicher (sehr geringer Blutgehalt). Persönliche Übung und Erfahrung ist nicht ganz zu entbehren.

Benzidinprobe nach LEVIN *und* WATT (1949). Eine kleine Portion von Stuhl wird in destilliertem Wasser emulgiert, dann durch ein Papierfilter filtriert, so daß ein klares Filtrat erhalten wird. Zu 3 cm³ des Filtrates werden 8 Tropfen 50%iger wäßriger Essigsäurelösung oder Eisessig unter gutem Mischen beigefügt. 8 Tropfen Wasserstoffsuperoxyd werden unter Schütteln beigegeben. Tropfenweise wird eine alkoholische Benzidinlösung (6 g Benzidinpulver in 100 cm³ 95%igem Äthylalkohol gelöst) überschichtet. Bei positiver Reaktion bildet sich an der Kontaktstelle zwischen Benzidin und der Mischung ein grünlicher Ring. Die Intensität des Ringes geht dem Blutgehalt parallel.

Als Vorteile dieser Methode werden angegeben, daß durch das Filtern bluthaltige Bestandteile von Fleischmahlzeiten, Oxydasefermente der Nahrung, unlösliche Metallsalze ferngehalten werden und daß die Essigsäure die löslichen Oxydasen zerstört. Noch bei einer Verdünnung von löslichem Hämoglobin von 1:100000 erhält man eine positive Reaktion. Die Einhaltung einer Fleischkarenz vor der Probe halten die Autoren nicht für erforderlich (?).

In zweifelhaften Fällen empfiehlt es sich, eine 2. Probe heranzuziehen. Etwa die Pyramidonprobe nach THÉVENON und ROLLAND, oder die recht empfindliche Chloralhydrat-Alkohol-Guajac-Probe nach BOAS. Noch wichtiger ist bei zweifelhaften Ausfällen, daß man die Probe an mehreren Tagen wiederholt. *Wie denn gewichtige diagnostische Bedeutung dem Nachweis okkulter Blutung hauptsächlich dann zukommt, wenn er sich nicht auf eine einzelne Stuhlportion bezieht.*

Die bei positivem Ausfall der Benzidinprobe auftretende grüne oder blaue Farbe geht übrigens nach einigen Minuten in ein Dunkelbraunrot über. Ein Fehler, der öfters gemacht wird, liegt darin, daß zuviel Benzidin verwandt wird, so daß es ungelöst bleibt. Dann werden zu viele Proben positiv. Die Reagensgläser und Objektträger müssen einwandfrei sauber sein (mit Essigsäurelösung spülen!).

Es wird von BOAS als Modifikation die Fluorenprobe empfohlen, die einen dem Benzidin nahe verwandten Körper benutzt (2,7-Diaminofluorenchlorhydrat), deren Empfindlichkeit noch durch Acetonwaschung gesteigert werden kann.

Spektroskopischer Blutnachweis. Gegenüber den katalytischen Blutproben hat der spektroskopische Blutnachweis den großen Vorzug, daß er dem einigermaßen darin Geübten völlig eindeutige Resultate ergibt. Störungen durch Oxydasen und irgendwelche Fermente, wie bei den katalytischen Proben, kommen nicht in Betracht. Andererseits ist das spektroskopische Verfahren weniger empfindlich, wie z. B. Boas (1918) betont. Es ist also als Gegenprobe, nicht als ausschließliches Verfahren zu empfehlen. Auch für die allgemeine Praxis ein wenig kompliziert.

Das Verfahren richtet sich nach der Vorschrift von Snapper (1919). Einige Gramm Stuhl werden im Mörser mit Aceton im Überschuß verrieben. Man filtriert und wäscht mit Aceton nach. Der Filterrückstand wird tüchtig ausgepreßt. Dann wird die trockene, körnige Masse von dem Filter in einen neuen Mörser gebracht und mit einem Gemisch von einem Teil Kalilauge (50%ig), einem Teil Pyridin und 2,5 Teilen Alkohol verrieben. Man benutzt so wenig wie möglich Flüssigkeit, damit der Extrakt sehr konzentriert wird. Zu einigen Kubikzentimetern Extrakt werden 3—5 Tropfen Schwefelammonium zugesetzt (Boas empfiehlt statt dessen Reduktion durch 25 oder 50%ige Hydrazinhydratlösung). Die Flüssigkeit wird vor einem Taschenspektroskop (etwa dem von Zeiss) geprüft. Maßgebend für die Beurteilung ist vor allem der schmale Streifen zwischen D und F, den das Hämochromogenspektrum gibt.

Spektroskopischer Porphyrinnachweis. Man ist darauf aufmerksam geworden, daß nach Ulcus- und Carcinomblutungen aus dem Blutfarbstoff im Magendarmkanal eisenfreie Porphyrine entstehen (und gegenüber den eisenhaltigen Abbauprodukten in den Vordergrund treten können, Snapper 1919). Sie können noch nachweisbar sein und die okkulte Blutung verraten, wenn die Eisenreaktionen schon negativ sind. Diese Porphyrine oder Porphyringemische geben spektroskopisch charakteristische Bilder. Die Methode, mit der sich Boas viel beschäftigt hat (1931, 1932), ist wenig verbreitet.

In Übereinstimmung mit Schumm (1927) hebt Boas hervor, daß Protoporphyrin (Kämmerers Porphyrin) nur mit größtem Vorbehalt als hämatogen anzusehen ist. Entsprechend den Anschauungen von H. Fischer (1933) wird Hämoglobin durch Salzsäure des Magens abgebaut, wobei Chlorhämin entsteht. Dieses Protohämin wird durch die weitere Tätigkeit von Darmbakterien zum *Deuterohämin* verwandelt und im Stuhl ausgeschieden. Nach J. Brugsch (1950) ist ein durch bakterielle Zersetzung entstandenes *Mesohämin* im Stuhl des Menschen bisher nicht nachgewiesen worden, dagegen haben Zeile und Rau (1937) das Vorkommen von *Mesoporphyrin* im Stuhl wahrscheinlich gemacht.

Der Abbau des Blutes im Magen-Darmkanal zu Porphyrin ist normalerweise als ein Nebenweg zu betrachten. Bei Blutungen und Blutabbau im Darm kann allerdings die Porphyrinentstehung Bedeutung erlangen. Brugsch (1950), Bénard, Gajdos und Tissier (1949) bezweifeln allerdings die Auffassung, daß das Vorhandensein von Protoporphyrin (Snapper 1919) oder auch von Deuteroporphyrin (Boas 1933) im Stuhl die Anwesenheit von Blut im Darm beweise, denn die normale Galle enthält selbst bei häminporphyrin-armer Kost regelmäßig derartige Verbindungen. Der *Porphyringehalt* des Normalstuhles setzt sich also aus einem *Gallenanteil* und einem *Nahrungsanteil* zusammen.

Für die Klinik der Magenerkrankungen haben sich aus neueren Untersuchungen zunächst keine praktischen Folgerungen ergeben. Über den Stand und die Problematik des Hämoglobinabbaus berichten Carrié (1936), Vannotti (1937), J. Brugsch (1950), Bénard, Gajdos und Tissier (1949), Duesberg (1949) und Lemberg und Legge (1949).

XXV. Gastroskopie und Gastrophotographie.

Wenn wir unter den Untersuchungsmethoden die Gastroskopie an letzter Stelle aufführen, so soll damit keineswegs angedeutet sein, daß sie von geringer Bedeutung sei. Sie wird nur deshalb an letzter Stelle aufgeführt, weil sie als letzte von den wichtigsten Untersuchungsmethoden ausgebildet worden ist und weil ihrer Anwendung die der übrigen Verfahren (insbesondere der Röntgenuntersuchung) vorauszugehen hat.

Geschichtliches. Über Anfänge und erste Versuche der Gastroskopie, deren Begründer I. v. Mikulicz (1881) ist, verweisen wir auf Schilderungen von Elsner (1911) und Gutzeit (1933). Aus tastenden Versuchen (Hoffmann 1911, Sussmann 1911, Hill 1912, Stieda 1912) wurde die Gastroskopie zur Methode durch Schindler (1922) und das von ihm (1922) konstruierte Instrument. In Zusammenarbeit mit der Firma G. Wolf ist es Schindler (1932) gelungen, ein ungefährliches, flexibles Gastroskop zu schaffen, dessen Handhabung eine ganz besondere spezialistische Übung nicht erfordert. Damit ist ein weiterer Schritt zu breitester Anwendung der Methode getan. Diese Konstruktion bedeutet einen weiteren Fortschritt in der Entwicklung der Gastroskopie, die sich übrigens ganz auf deutschem Boden vollzogen hat.

Gastrophotogramme hat als erster Elsner (1926) gewonnen.

Instrumente. Unter den starren Instrumenten sind die gebräuchlichsten die von KORBSCH, die das ältere SCHINDLERsche Gastroskop mehr und mehr verdrängen. Das SCHINDLERsche Modell, das auch bei mir zunächst ausschließlich verwendet wurde, hat den Vorzug besserer Sichtverhältnisse gegenüber dem dünnen Kaliber; auch ist es leichter, die Verschmutzung der Optik durch Schleim zu verhüten oder zu beseitigen. Die Instrumente von KORBSCH sind dünner und in ihrer Handhabung bequemer (8,5 bzw. 7 mm statt 11 mm bei dem von SCHIND-LER); dadurch kommt es, daß sich die Instrumente ein wenig elastisch durchbiegen und hierbei wird bei dem älteren Modell das Gesichtsfeld nicht unerheblich kleiner, während bei dem aus Neusilber hergestellten „Modell für die Allgemeinpraxis" (Kaliber 7 mm) durch ein optisches System mit einer größeren Zahl hintereinander geschalteter Linsen trotz leichter Achsenkrümmung ein rundes Gesichtsfeld ermöglicht wird. Das ältere Instrument hat den Vorzug größerer Lichtstärke. Andererseits hat das Gastroskop von KORBSCH den Vorzug, daß seine Einführung in manchen Fällen ohne Schwierigkeit gelingt, wenn wegen eines Widerstandes an der Kardia von der Einführung des SCHINDLERschen Instrumentes Abstand genommen werden muß. Es liegt das weniger an dem geringeren Kaliber des Instrumentes von KORBSCH als an der leichten Winkelung der Spitze — ähnlich wie beim Cystoskop.

Das flexible Gastroskop von SCHINDLER (1932) fordert technisch nicht mehr Geschick als das Einführen eines dicken Magenschlauches. Die Bilder, die man mit dem flexiblen Gastroskop erhält, sind kleiner und nicht so lichtstark wie bei den neuzeitigen starren Instrumenten. Doch ist inzwischen das flexible Instrument weiter verbessert worden. Die Unmöglichkeit der Einführung eines starren Instrumentes liegt nur in seltenen Fällen vor, weshalb auch das starre Gerät von vielen noch gern benutzt wird. Wenn es gilt, über das Antrum und die Pyloruspartie eine Übersicht zu gewinnen, kann das flexible Gastroskop nützlicher sein.

Bezüglich der **Technik**, der Erörterung optischer Möglichkeiten und Grenzen wird auf die Lehrbücher von SCHINDLER (1932, 1937, 1950), GUTZEIT (1937), MOUTIER (1935, 1945), JACKSON und JACKSON (1934), STOCKER (1939), VAZ (1945), E. D. PALMER (1949) verwiesen. Ein spezieller technischer Hinweis soll hier noch folgen, der zugleich eine Aufforderung zur Nachprüfung sein soll: PIERSON und PACK (1944) gehen für bestimmte Fälle von der Gastroskopie in linker Seitenlage des Kranken ab und untersuchen den sitzenden Patienten. Das Gastroskop wird von dem hinter dem Kranken erhöht stehenden Untersucher eingeführt. Mit diesem Vorgehen gelingt es am besten, subkardiale Prozesse zu überblicken. Auch PALMER und DEMMEL (1949) finden die derartige Untersuchung zweckentsprechend.

Excisionsgastroskope. Um die Möglichkeiten der Gastroskopie zu erweitern und die Sicherheit der Diagnose zu erhärten, ist angestrebt worden, Gastroskope mit Probeexcisionseinrichtungen zu kombinieren. Versuche hierzu liegen bereits vor von KENAMORE (1940), KENAMORE, SCHEFF und WOMACK (1946). WOOD, DOIG, MOTTERAM, WEIDEN und MOORE (1949) haben ein Gerät entwickelt, welches eine Probeexcision im Magen ermöglicht. Der Nachteil dieses Gerätes ist, daß man damit blind arbeitet. Inzwischen ist von STOLLREITER (1950) und von WAAS (1951) ein starres Operationsgastroskop entwickelt worden. Auch wenn BOLLER (1951) die Meinung vertritt, daß einem solchen Gerät keine aussichtsvolle Zukunft beschieden sei, da der Eingriff der Probeexcision auch unter gastroskopischer Sicht zu gefährlich sei, können wir auf Grund unserer neuesten Erfahrungen mitteilen, daß es durchaus damit ohne große Belästigung und Gefährdung des Kranken möglich ist, Magengewebe zur histologischen Untersuchung zu gewinnen. Das Operationsgastroskop nach WAAS (VEB Medizinisch-Technische Werkstätten „Endoskope", Berlin NW 7, Reinhardstr. 15—17) ist ein starres Gastroskop mit großer Lichthelligkeit und mittelgroßem Übersichtsfeld. Arbeiten und Sicht sind in demselben Maße wie bei anderen starren Gastroskopen bedingt eingeschränkt. Durch eine neben der Optik verlaufende Führung kann eine Excisionszange leicht eingeführt und durch eine Hebelvorrichtung in Höhe des Ausblicks an den fraglichen Magenort herangebracht werden. Mit der Faßzange gelingt es, unter Sicht Magengewebe herauszuschneiden. Etwas hinderlich war uns das Auftreten eines Ödems der Magenwand, wenn das starre Gastroskop lange an der ausgewählten Stelle liegen bleibt. Einer Excision folgende gastroskopische Kontrollen konnten uns davon überzeugen, daß die Excisionsstelle in 5—6 Tagen vernarbt ist. Am excidierten Gewebe ist es uns gelungen, die beginnende krebsige Entartung eines Polypen festzustellen und die Operation darauf folgen zu lassen.

Allgemeines. Die Gastroskopie stellt ein Verfahren dar, welches in hervorragender Weise die anderen diagnostischen Methoden für Magenerkrankungen ergänzen kann. Der Eingriff ist relativ gefahrlos. Voraussetzung ist, daß die Gastroskopie nur nach sorgfältiger Spezialschulung ausgeführt wird, daß die klaren Konträindikationen beachtet werden und vor allem, daß sich der Gastroskopiker strengstens auf die Regel verpflichtet, niemals die Einführung des Gastroskopes zu erzwingen, sobald irgendwelche Hindernisse oder Schwierigkeiten sich der glatten Einführung entgegenstellen. Eine 20jährige praktische Erfahrung an unserer Klinik ohne Zwischenfälle (Maley, Lublin, Lühr, Gülzow, Pickert) hat uns davon überzeugt, daß es sich bei der Gastroskopie um ein ungefährliches endoskopisches Verfahren handelt.

Kontraindikationen bilden alle Arten von Unwegsamkeiten der Speiseröhre, ferner Aortenaneurysmen, Verkrümmungen der Wirbelsäule und Herzvergrößerungen. Daher hat grundsätzlich jeder Gastroskopie eine sorgsame Röntgendurchleuchtung des Brustkorbes vorauszugehen. Von vornherein ist eine Gastroskopie bei Herzschwäche abzulehnen. Psychische Erregungszustände oder Benommenheit des Kranken bilden eine Kontraindikation wegen der Gefahr, daß der Kranke während der Untersuchung sich in unberechenbarer Weise bewegt. Auch akute Entzündungsprozesse im Pharynx sind bedenklich. Hat man Verdacht auf Ösophagusvaricen, so ist Vorsicht geboten. Bei Krebs der Speiseröhre oder der Kardia sind Perforationen durch das Gastroskop vorgekommen. Vorausgeschickte Röntgenuntersuchung soll vor solchen Zwischenfällen schützen. Im allgemeinen kann der vorsichtige Versuch der Gastroskopie durch den Fachmann als erlaubt gelten, wenn ein dicker Magenschlauch sich hat einführen lassen (Korbsch, Gutzeit). Näheres über Kontraindikationen in Schindlers Lehrbuch (1950) und bei Gutzeit (1937) und Gutzeit und Teitge (1937) sowie in Hennings Lehrbuch (1935).

Indikationen. Die Sichtverhältnisse sind beim flexiblen Gastroskop soweit gebessert, daß man mit größerer Regelmäßigkeit einwandfreie Befunde erheben kann. So wird man die Indikationen sehr weitherzig stellen. Feststellungen werden erhoben, ergänzend, bestätigend, Korrekturen ergeben sich zum übrigen klinischen Befund und der Röntgenuntersuchung. Grobe gastritische Befunde werden aufgedeckt in Fällen, in denen sonstige deutliche Hinweise fehlen. Es kommt vor, daß im Gastroskop ein Ulcus oder multiple Erosionen gesehen werden, die der Röntgenuntersuchung entgingen (besonders flache Ulcera). Das gleiche gilt in bezug auf kleine Carcinome und Polypen. Auch kann das Gastroskop über Umfang und Operabilität

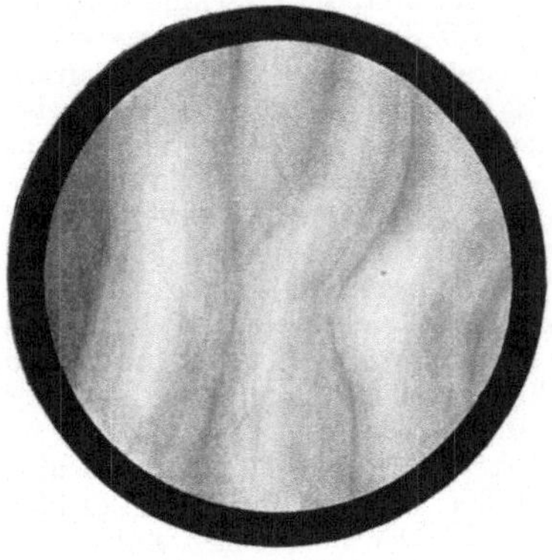

Abb. 64. Gastroskopische Ansicht der normalen Magenschleimhaut.

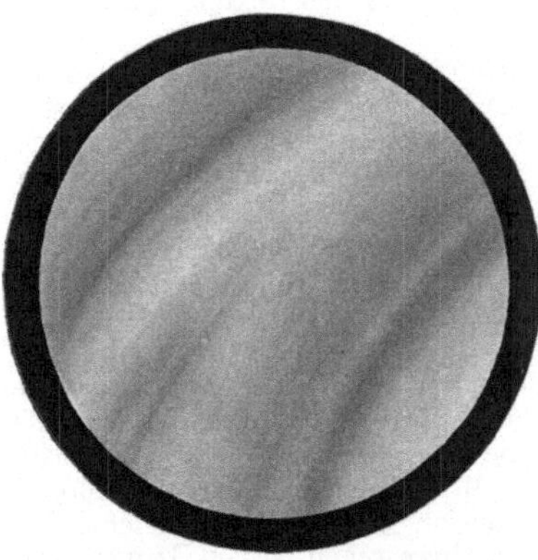

Abb. 65. Akute Gastritis. (Eine Falte ganz nahe gesehen.) 6 Tage nach Beginn.

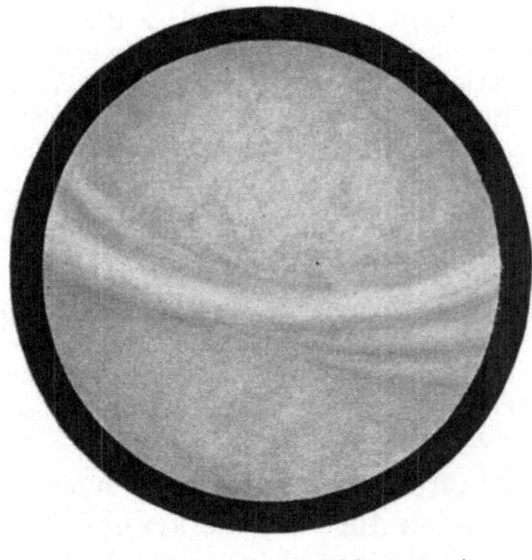

Abb. 66. Anämie und Atrophie im unteren Corpusteil an der großen Kurvatur.

eines Tumors *gelegentlich* besonders deutliche Anschauungen geben. Die Unterscheidung zwischen Ulcus und Ulcusnarbe, die röntgenologisch recht häufig unsicher ist, gelingt einwandfrei. Wenn auch die Fälle verhältnismäßig selten sind, in denen bei sonstiger guter Diagnostik derartig wichtige oder entscheidende oder gar im Gegensatz zum übrigen Befund stehende Erhebungen gemacht werden, so ist es eben wieder die Gefahrenfrage, die über den Anwendungsumfang entscheidet. An meiner Klinik habe ich Anlaß, durch gute Übung und vorsichtige Handhabung die Methode als ungefährlich zu betrachten und ziehe wirklichen Nutzen von der häufiger Anwendung. Mehrfach sind z. B. zur Begutachtung zugewiesene unklare und strittige Fälle nur durch die Gastroskopie geklärt worden. *Der personelle Faktor ist nicht nur zu berücksichtigen, sondern geradezu entscheidend.* Dort, wo ein geübter und sicherer Gastroskopiker erreichbar ist, möge man das Gastroskop nicht nur bei unklaren, auch langer diagnostischer Bemühung trotzenden, oder für die Therapie rebellischen Magenkranken heranziehen, sondern man darf — unter diesen Voraussetzungen — als ergänzende Untersuchung die Gastroskopie heranziehen auch in Fällen, die nach Erhebung des Röntgenbefundes usw. einigermaßen geklärt scheinen. Man muß betonen, daß bei geschickter Handhabung auch des starren Instrumentes, guter Anästhesie usw. die Belästigung für den Kranken nicht groß ist. Die Zurückhaltung gegenüber dem Verfahren muß in dem Maße wachsen, in dem die genannten personellen Vorbedingungen einzuschränken sind bzw. der gute Gastroskopiker schwer erreichbar ist.

Gefahren der Gastroskopie. Die Sicherheit der Gastroskopie hängt ab von der Übung und allgemeinen Befähigung des Untersuchers. Als möglicher Zwischenfall wird von PALMER und DEMMEL (1949) die Reaktion auf die Lokalanästhesie angegeben. Zugabe von Pyribenzamin zum Lokalanaestheticum verhindert Kollapsreaktionen. Verletzungen durch das Instrumentarium kommen bei den flexiblen Instrumenten, die einen Führungsteil aus Gummi besitzen, äußerst selten vor.

1940 berichtete SCHINDLER über die Ergebnisse einer Rundfrage: Unter 22351 Untersuchungen kam es lediglich *einmal* zu einem letalen Zwischenfall, der dem Verfahren zur Last gelegt werden muß. Fünf Berichte weisen auf die Gefahr einer Verletzung oder Perforation des Hypopharynx oder des Ösophagus mit nachfolgender Mediastinitis hin (SCHINDLER 1940, FLETCHER und JONES 1945, PAUL

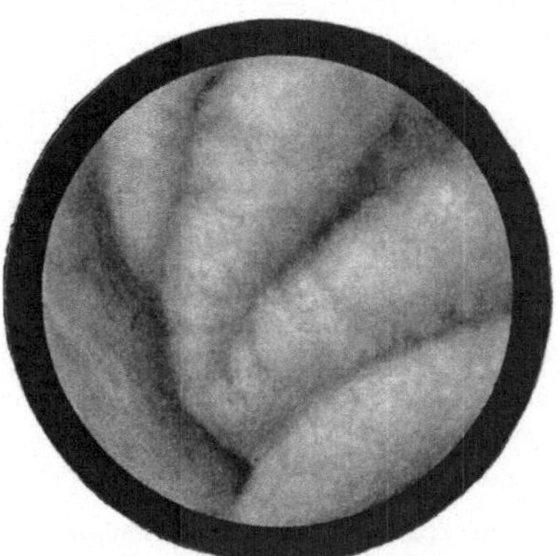

Abb. 67. Breite Falten bei Gastritis hypertrophicans.

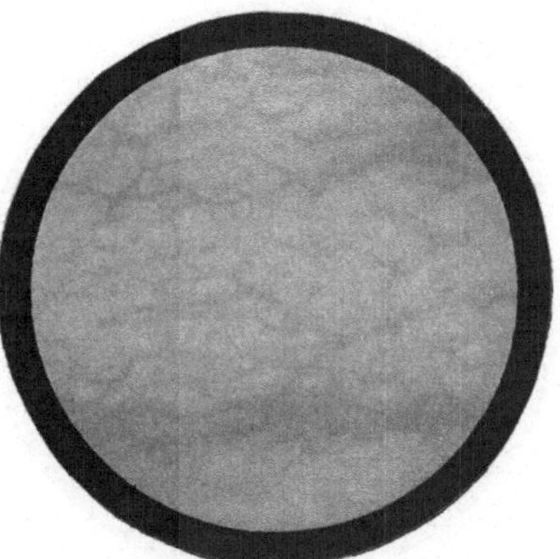

Abb. 68. Wärzchengastritis.

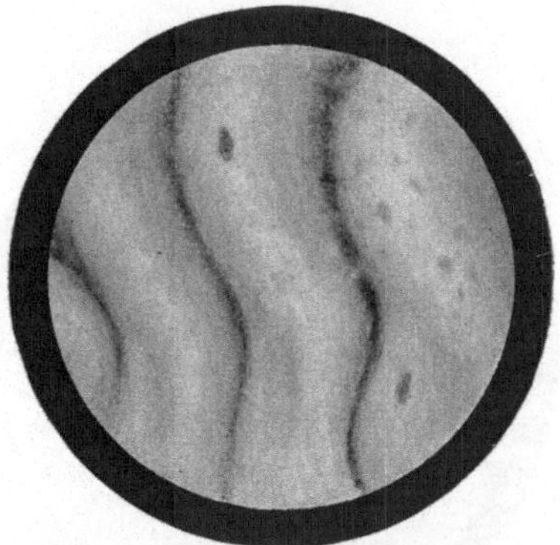

Abb. 69. Fleckförmige Blutungen in der Magenschleimhaut.

und Antes 1946, Paul und Lage 1943, Asher und Cohen 1949). Perforierende Verletzungen des Magens sind außerordentlich selten vorgekommen. Über die Perforation des Jejunums nach Magenspiegelung wird von Rumball (1939) berichtet. Das Entweichen von eingepumpter Luft durch die *augenscheinlich* unbeschädigte Magenwand geht aus Mitteilungen folgender Autoren hervor: Schiff, Stevens und Goodman 1941, Schindler 1945, Berk 1946, Chamberlin 1947, Gilbert, Knight und Dalton 1949, Raghavan und de Sa 1949, Satyanarayana Murphy 1950).

Zur Therapie solcher endoskopischen Perforationsverletzungen muß auf die experimentellen Untersuchungen von Bergh, Bowers und Wangensteen (1937) hingewiesen werden. In ihren Versuchsreihen verstarben 6,9% der Hunde, bei denen eine Magenperforation bei leerem Magen gesetzt worden war, 86,7% gingen verloren bei dem gleichen Eingriff bei vollem Magen. Eine Reihe von Autoren treten daher für eine internistische Behandlung von Perforationsverletzungen bei der Gastroskopie ein (Schiff, Stevens und Goodman 1941, Schindler 1940). Asher und Cohen (1949) haben sich bei 3 derartigen Zwischenfällen folgendermaßen verhalten: In einem Fall war durch die Gastroskopie ein Carcinom festgestellt worden, so daß man 3 Std nach Perforation eine Magenresektion durchgeführt hat. Die anderen Patienten mit Verletzungen durch die Gastroskopie wurden erfolgreich mit Penicillin, fortlaufender Absaugung des Magens, parenteralen Infusionen und Sedativmitteln behandelt. Bei Perforationen des oberen Ösophagus empfehlen sie zur Bekämpfung des Gewebsemphysems das subcutane Einstechen von Kanülen.

Es erscheint erwähnenswert, wie aus den Berichten hervorgeht, daß die meisten Perforationen mit dem Gastroskop sich ereigneten, wenn krebsige Veränderungen im Ösophagus oder Magen (besonders der Kardia!) vorhanden waren. Diese Erfahrung bestärkt uns immer wieder, daß die *gastroskopische Untersuchung nur einer gründlichen Röntgenuntersuchung folgen darf*. Diese Röntgenuntersuchung ermöglicht überdies eine „gezielte Gastroskopie".

Leistungen der Gastroskopie. Die wichtigsten diagnostischen Leistungen der Gastroskopie betreffen die Gastritisdiagnose (s. dort). Hierfür ist das

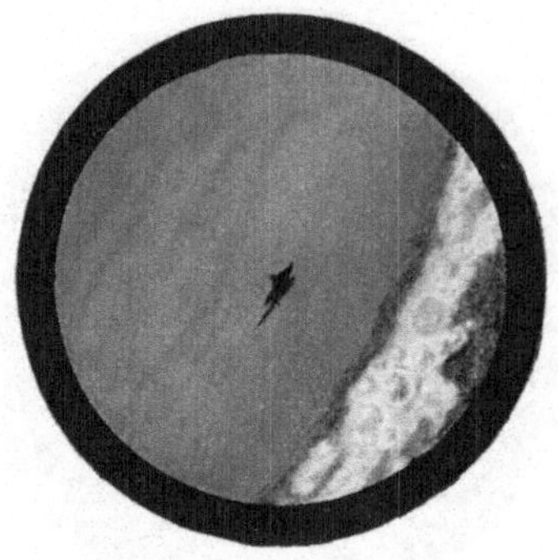

Abb. 70. Isolierte, fleckförmige Blutung bei diffuser Gastritis. (Geschwärzter Blutfleck = hämatinisiertes Blut = ältere Blutung). Speichelbeschlag der Schleimhaut. (Naheinstellung.)

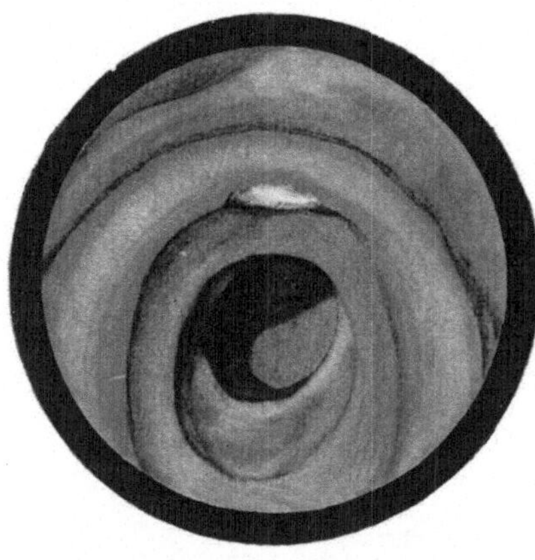

Abb. 71. Ulcus im Canalisgebiet. Lebhafte Peristaltik.

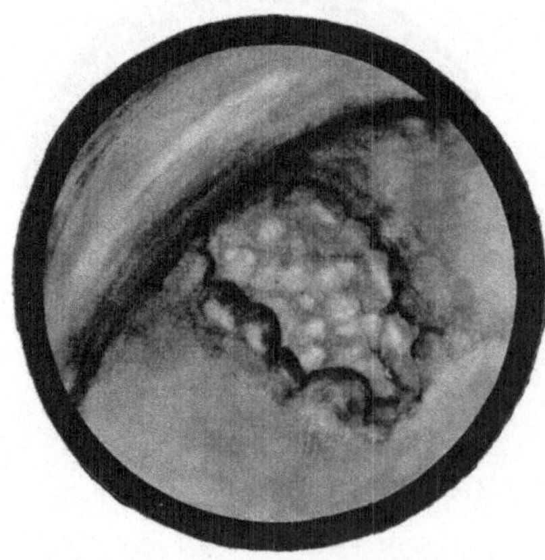

Abb. 72. Exulceriertes Carcinom.

gastroskopische Bild oft entscheidend, erlaubt zudem Besserungen und Verschlechterungen deutlich festzustellen. Es ist auch keine Frage, daß zur Entwicklung unserer Anschauungen über die Gastritis die Gastroskopie Wesentliches beigetragen hat.

Ist in manchen Fällen für die Gastritis-diagnose die Gastroskopie jedem anderen Verfahren überlegen, so gilt das nicht für alle Fälle. Die Betrachtung der Schleimhautoberfläche sagt oft wenig oder nichts aus, wie das Drüsenorgan des Magens in seiner Tiefe beschaffen ist. Dort aber sitzen vielfach die entzündlichen Veränderungen bei der Gastritis. Es gibt nicht wenige Fälle, in denen die sorgsame Funktions- und Mageninhaltsprüfung mehr ergibt als die Betrachtung der Innenfläche. Dies muß hervorgehoben werden gegenüber begeisterten Vertretern des gastroskopischen Verfahrens, die ein für allemal seine Überlegenheit für die Gastritisdiagnose proklamieren.

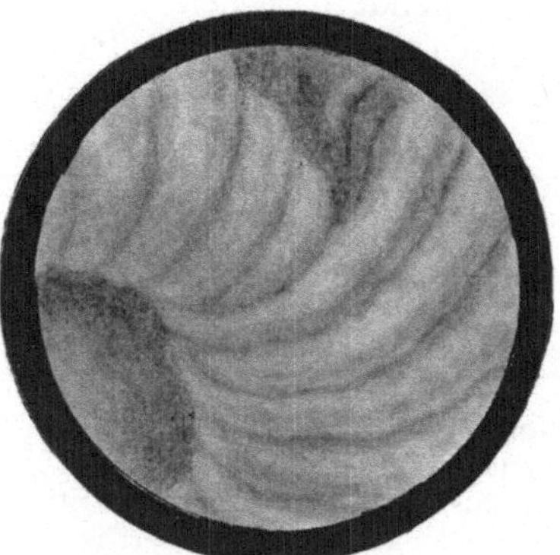

Abb. 73. ADDISON-Pigmentierung der Magenschleimhaut.

In bezug auf eng umgrenzte morphologische Veränderungen (flache Ulcera, kleine Carcinome) ist die Gastroskopie dem Röntgenverfahren überlegen. Allerdings kommt es häufiger vor, daß ein Ulcus radiologisch festgestellt ist, mit dem Gastroskop dagegen nicht gefunden wird, als umgekehrt. Wir setzen beste Handhabung beider Verfahren voraus. Das liegt daran, daß bestimmte Gebiete des Mageninnern der genauen Betrachtung überhaupt unzugänglich sind, während andere nicht regelmäßig abgesucht werden können, vom Bulbus duodeni ganz abgesehen. Es gilt auch insofern, als Schwellungszustände der Magenschleimhaut sich gar nicht selten störend bemerkbar machen: es bilden sich „Packfalten" (GUTZEIT 1935). Sie können Ulcera und kleinere Tumoren verdecken, deren röntgenologischer Nachweis gelingt. Aus diesem Grund kann die Gastroskopie bei Carcinomverdacht — etwa bei unsicherem Röntgenbefund — mit der Probelaparotomie nicht unbedingt in Konkurrenz treten. Es erzielen, so wird behauptet, Röntgenologie und Gastroskopie annähernd gleiche Ergebnisse bei der Entdeckung und Differenzierung von Ulcus ventriculi und bei bösartigen Prozessen (MOERSCH und SNELL 1938, PALMER, TEMPLEDON und SCHINDLER 1938, SCHINDLER 1937).

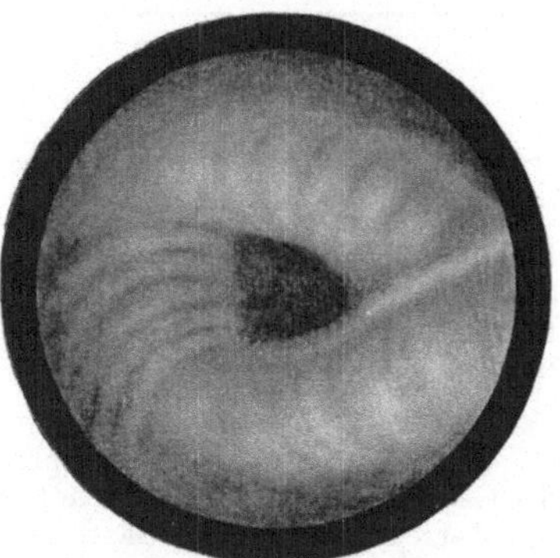

Abb. 74. Kanalspasmus.

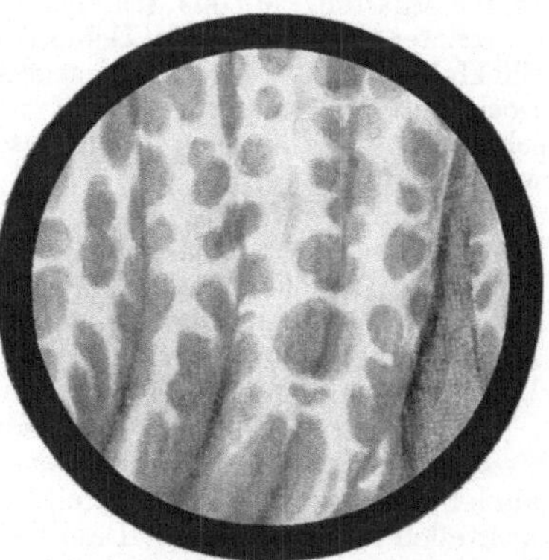

Abb. 75. Beschlag der Mucosa mit Bariumbrei (bei chronischer Gastritis). 2 Tage nach Röntgenuntersuchung.

Fehldiagnosen ergeben sich bei Gastroskopien aus dem Mangel an diagnostischer Objektivität und aus dem Unterlassen wiederholter Untersuchungen. Störend wirkt immer eine große Zuschauerzahl, so daß Beschränkung zu empfehlen ist. Auch bei flexiblen Instrumenten ist in manchen Fällen der

präpylorische Teil der kleinen Kurvatur nicht der Sicht zugänglich. Gastroskopische Kriterien haben ihre Berechtigung, jedoch kann die gastroskopische
Untersuchung eine histologische Prüfung nicht ersetzen.

Folgende Tabellen von E. D. Palmer (1950) sollen die Treffsicherheit der
Gastroskopie erläutern. Palmer ist ein sehr erfahrener Gastroskopiker.

Tabelle 6. *Untersuchungen bei Gastritiskranken (150 Fälle).*

Gastroskopische Diagnose	Histologische Diagnose				
	normale Schleimhaut	herdförmige akute Gastritis	chronische oberfläch-liche Gastritis	chronische atrophische Gastritis	chronische hyper-trophische Gastritis
Normale Mucosa	76	5		1	1
Akute, exogene Gastritis		18			
Chronische oberflächliche Gastritis .	2	1	10	1	
Chronisch-atrophische Gastritis . .				15	
Chronisch-hypertrophische Gastritis	2				18

Tabelle 7. *Diagnosen bei isolierten Magenprozessen (123 Patienten).*

Gastroskopische Diagose	Histologische Diagnose				
	Carcinom	Ulcus (benigne)	Sarkom	Adenom (benigne)	Normal
Carcinom	42	6	2	1	2
Benignes Ulcus	3	50			
Sarkom			7		
Benigner Tumor		1	1		
Normal		7	1		

Gastrophotographie. Gastrophotogramme hat als erster Elsner (1926) gewonnen. Bei
der Gastrophotographie ist zu unterscheiden zwischen solchen Verfahren, die unter Benutzung
des starren, lichtstarken Gastroskopes eine Objektivierung des Geschauten anstreben (Henning 1931) und solchen, bei denen mit Hilfe eines biegsamen Schlauches 3 winzige Stereo-
kameras ohne Augenkontrolle (Gastrophotor) in den Magen eingeführt werden (Porges
1929). Lublin hat an meiner Klinik nach dem ersten Verfahren in Einzelfällen sehr schöne
Bilder erhalten. Mittels des Gastrophotors kann man allerdings mit recht ungewisser und
begrenzter Treffsicherheit Gebiete des Mageninnern abbilden, die unter Umständen dem
Blickfeld des starren Magenspiegels unzugänglich sind. Das klingt alles sehr bestechend.
Doch sind die erhaltenen Bilder, von seltenen, besonders geglückten abgesehen, im Durchschnitt so unvollkommen und unanschaulich, daß eine Verbesserung der Methodik abgewartet
werden muß.

Um die weitere Entwicklung der Gastrophotographie hat sich besonders Henning verdient gemacht. In seinem neuen „Lehrbuch der Verdauungskrankheiten" (1949) gibt er
wiederum Beispiele gastroskopischer Photographien, nachdem er 1937 auf dem Pariser
Kongreß den Stand der damaligen Entwicklung demonstriert hat. Entscheidende Fortschritte sind inzwischen nicht erzielt worden. Die Aufgabe, eine *leistungsfähige* endoskopische
Farbenphotographie für den Magen zu entwickeln, erscheint besonders dringlich.

An unserer Klinik haben besonders Gülzow und Afendulis (1938, 1939, 1940) die
tierexperimentelle Gastroskopie und Gastrophotographie betrieben, bietet doch die Gastroskopie
am lebenden Tier die Möglichkeit der Lokalisation, der Beurteilung des Verlaufes von experimentellen Erkrankungen. Damit stellen die Untersuchungen eine wichtige Ergänzung von
Beobachtungen am Menschen dar. Für diesen besonderen Zweck wurde von der Firma *Wolf,*
Berlin ein Gastroskop hergestellt mit einer Länge von 30 cm und einem Kaliber von 13 mm.
Es entspricht in seinem Bau dem älteren starren Instrument von Wolf-Schindler und
eignet sich dazu, unter Verwendung einer Photo-Optik und genügend starker Lichtquellen
Gastrophotogramme anzufertigen.

1939 wurde als Kamera eine *Leica* mit Mikroansatz und einem Zwischenstück benutzt
(Filmmaterial: Agfa Isopan-Ultra 23/10 Din, Belichtungszeit $^1/_4$—1 sec). Zur Zeit werden
diese Untersuchungen fortgeführt unter Benutzung einer *Exakta-Varex* mit Zeiß-Biotar

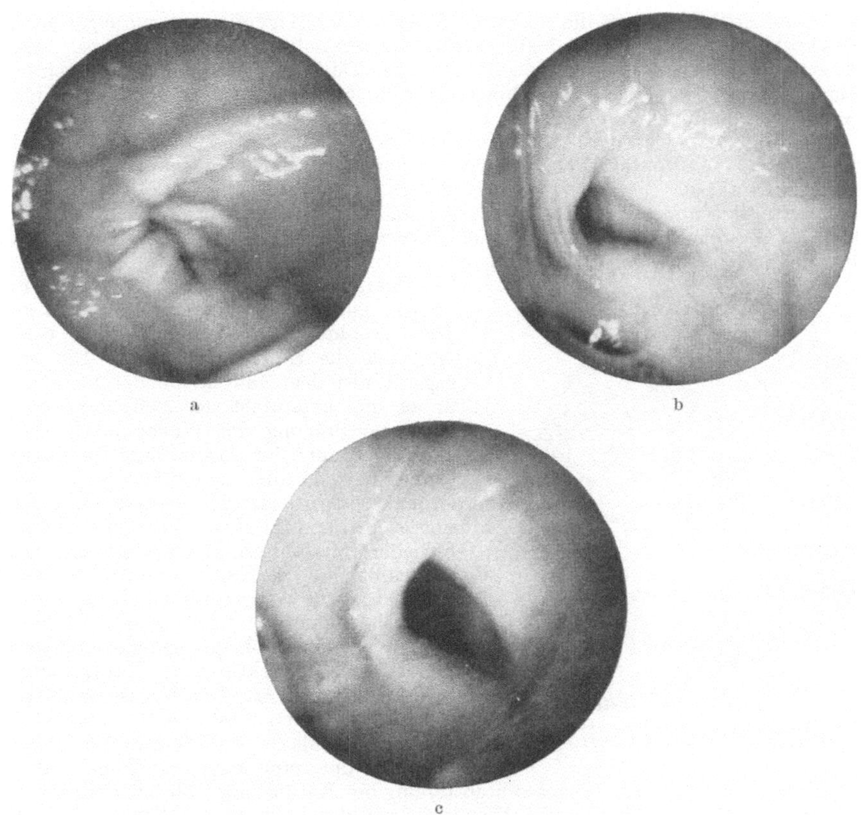

Abb. 76 a—c. Verhalten der Kardia beim Ructus. (Abb. 76, 77, 78, Beobachtungen am Hund). a Verstreichen der Kardiawülste und Öffnung des Mageneinganges. b und c Öffnen der Kardia, die an der Minorseite von der scharfen Plica cardiaca begrenzt wird. (Nach GÜLZOW 1941.)

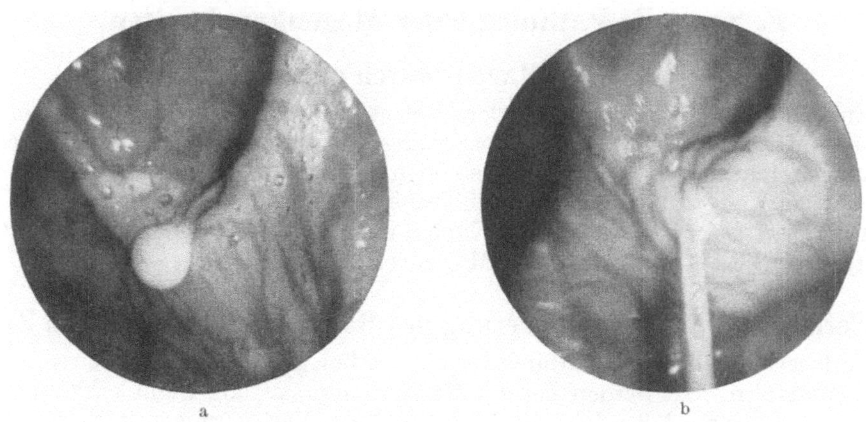

Abb. 77a u. b. Durchtritt eines Speichelballens durch die Kardia. (Nach GÜLZOW 1941.)

1:2, f 50 mm. Ein Nachteil bei dem Verfahren ist, daß ein Hund ergiebig nur durch eine Magenfistel mit besonderer Fistelkanüle gastroskopiert werden kann. Andererseits kann das kurze Fistelgastroskop sehr lichtstark eingerichtet werden.

Ergebnisse der experimentellen Fistel-Gastroskopie und -Photographie (s. Abb. 76—78). Man (GÜLZOW, an unserer Klinik 1938, 1939, 1940) sieht beim normalen Hund, bei dem die entzündlichen Reaktionen auf die operative Anlegung der Magenfistel abgeklungen sind, mit dem Gastroskop in Aufsicht, wie sich am Antrum-Eingang entstehende zirkuläre, peristaltische Wellen zum Pylorus vorschieben. Der Pylorus öffnet sich und scheint der Welle entgegenzukommen. Der Pylorus wird in der Ruhepause viel häufiger offen als geschlossen gefunden. Eine Pylorusaktion nur mit Verkürzung des Antrumschlauches ohne Wellenbildung oder mit nur sichelförmiger Welle an der großen Kurvatur des Antrums ist häufig, vielleicht abhängig von der Stärke der Luftaufblähung. Mischbewegungen des Magens haben einen mehr asymmetrischen Charakter.

Die Peristaltik schnürt gewöhnlich für die Austreibung nicht bis zum Pylorus durch, sondern viel häufiger kommt die Austreibung durch eine Gesamtkontraktion des Antrums zustande. Für die Annahme einer Magenstraße ergibt sich bei den Untersuchungen am Hund kein Anhalt.

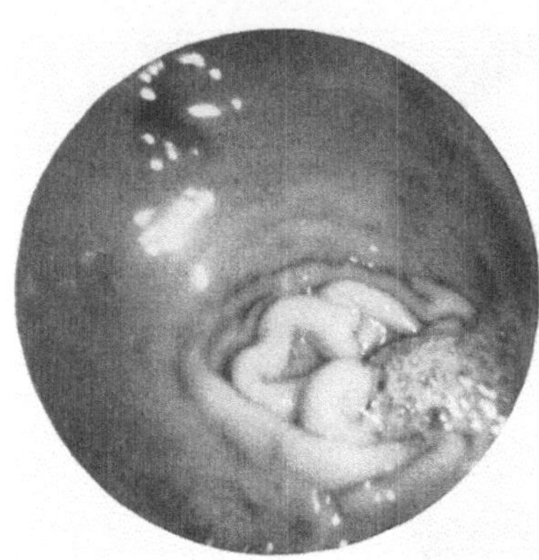

Abb. 78. Eine peristaltische Austreibungswelle geht in den Pylorus über. Gallenrückfluß ist sichtbar. (Nach Gülzow 1941.)

Die Kardia des Hundes ist mit dem Fistelgastroskop gut zu beobachten. In der Regel ist sie fest geschlossen. Man sieht Wülste verschiedener Größe die Kardia einrahmen. Ein breiter, kräftiger Wulst liegt gewöhnlich der kleinen Kurvatur zu und entspricht der Plica cardiaca. Die verschiedene Prägung der Wülste erschwert mitunter das Auffinden der Kardia. Zum Durchtritt der Speisen öffnet sich die Kardia nur so weit wie erforderlich. Die Speisen werden ruckartig in den Magen hineingestoßen und die Kardia wird unmittelbar danach wieder verschlossen. Beim Schlucken größerer Bissen wölbt sich die Kardia unmittelbar vor dem Durchbruch etwas vor.

Vielfach kommt es nach dem Entleeren des Inhaltes aus dem Ösophagus zu einer außerordentlich kräftigen Kontraktion des Kardiasphincters, wobei sich der untere Ösophagusabschnitt pilzförmig in den Magen vorstülpt. Die eingeklemmte Ösophagusschleimhaut wird blaß und hebt sich deutlich von der roten Magenschleimhaut ab. Erst nach Minuten kommt es zur Normalschlußstellung der Kardia unter Zurückgleiten der Ösophagusschleimhaut. Die Öffnung der Kardia ist von der Atemphase abhängig. Sie kommt während der Exspiration zustande. (Weitere Ergebnisse s. Abschnitt *Gastritis*.)

Die experimentelle Gastroskopie und Objektivierung durch die Photographie erscheint uns wichtig zur Erforschung von Möglichkeiten der Gastritistherapie.

F. Spezielle Pathologie der Magenkrankheiten.

I. Verlagerung des Magens durch angeborene Fehler.

Entwicklungsanomalien, besonders solche des Mesenteriums (Duodenum liberum, Melchior 1924), können hochgradige Magenverlagerungen, sogar Achsdrehungen (dauernden oder rezidivierenden Magenvolvulus) zur Folge haben. Eigenartige Koliken können dabei seit frühester Jugend vorkommen (v. Friedrich 1927). Es sei verwiesen auf das Kapitel über Volvulus des Magens (s. S. 382). Bei totalem Situs inversus liegt der Magen rechts.

II. Verlagerung und Formänderung des Magens durch Druck und Zug.

Verlagerungen des Magens durch Druck oder Zug gehören nicht zu den seltenen Vorkommnissen. Sie werden bei der Röntgenuntersuchung leicht erkannt. Es ist bemerkenswert, daß selbst die höchstgradigen Verlagerungen ohne funktionelle Störungen der Magentätigkeit und ohne Beschwerden bestehen können — wenigstens ohne *Magen*beschwerden. *Die Feststellung derartiger Verlagerungen besitzt in vielen Fällen nur deshalb Interesse, weil sie etwas über die Nachbarorgane des Magens aussagt.*

Tiefstand des Zwerchfells drückt den Magen nach unten. Eine Reihe von Autoren gibt an, daß dieses Niederdrücken des Magens eine Entstehungsursache

sei für die sog. „Gastroptose". Gerade das Gegenteil ist meist richtig. Auch wenn
der Begriff „Gastroptose" recht verschieden definiert wird, so gehört doch dazu
außer dem Tiefstand des unteren Magenpoles eine Längung des Organes. Bei
Zwerchfelltiefstand wird indessen der Magen meist gedrungener — vorausgesetzt,
daß an der normalen Unterstützung durch das Darmkissen und den Bauchwand-
tonus nichts geändert ist.

Seitlicher Druck kann den Magen stark verlagern, meist unter gleichzeitiger
Veränderung seiner Form. Tumoren der Milz, der linken Niere, liefern extreme

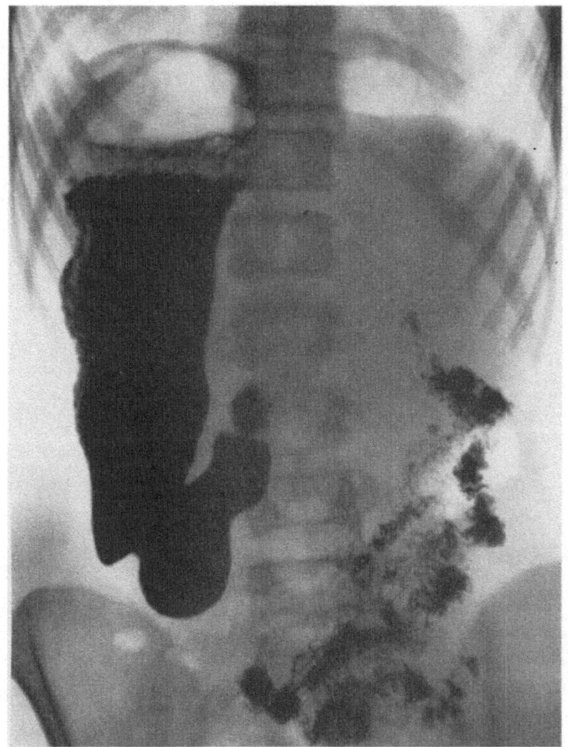

Abb. 79. Situs inversus abdominalis. (Zufallsbefund bei 13jährigem Mädchen.)

Beispiele. Gerade in solchen Fällen bestehen fast nie Magenbeschwerden (vgl.
Abb. 81, 82). In einem Falle von Megacolon im Sinne der HIRSCHSPRUNGschen
Krankheit bei einem Menschen mit vielerlei angeborenen Anomalien sah KATSCH
den Magen ganz vom Zwerchfell ab- und nach rechts gedrängt. Im Gefolge
mächtiger suprastenotischer Colonerweiterung wurde sogar Achsendrehung des
Magens um fast 90⁰ (Magenvolvulus) als Rarität beobachtet (v. FRIEDRICH 1926).
Ebenso wie bei anderen Formen von Magenvolvulus (Literatur: PAYER 1928/30,
v. HABERER 1912, KOPPENSTEIN 1927) können die Beschwerden dabei sehr
geringfügig sein (s. unten). Lokaler Meteorismus — Aerocolie der Flexura lienalis — kann neben erheblicher Magenverlagerung Sensationen von Enge und
Blähung im linken Hypochondrium erzeugen, die nur durch Mißdeutung auf den
Magen bezogen werden. In solchen Fällen kann Acidismus vorhanden sein;
doch fragt es sich, ob hieran die Magenverlagerung schuld ist. Von Bedeutung
erscheint vielmehr eine Rückbeeinflussung der Magentätigkeit seitens der Betriebsstörung im Darme sowie die enterogene Gastritis.

Tumoren der Leber drücken selten den ganzen Magen nach links. Oft machen sie eine weich konturierte Eindellung der kleinen Kurvatur, die eine Art breiter Isthmusbildung im Röntgenbild erzeugt und gelegentlich den Verdacht auf Magentumor erwecken kann.

Tumoren des Unterbauches erzeugen eine gedrungene Magenform oder einen quergestellten, dem sog. Stierhorntypus genäherten Magen. Das interessanteste Beispiel gibt der schwangere Uterus, weil er gestattet, das Kommen und Gehen der Hochlagerung zu verfolgen. Bilder aus einer Arbeit von v. Schubert (1918/19)

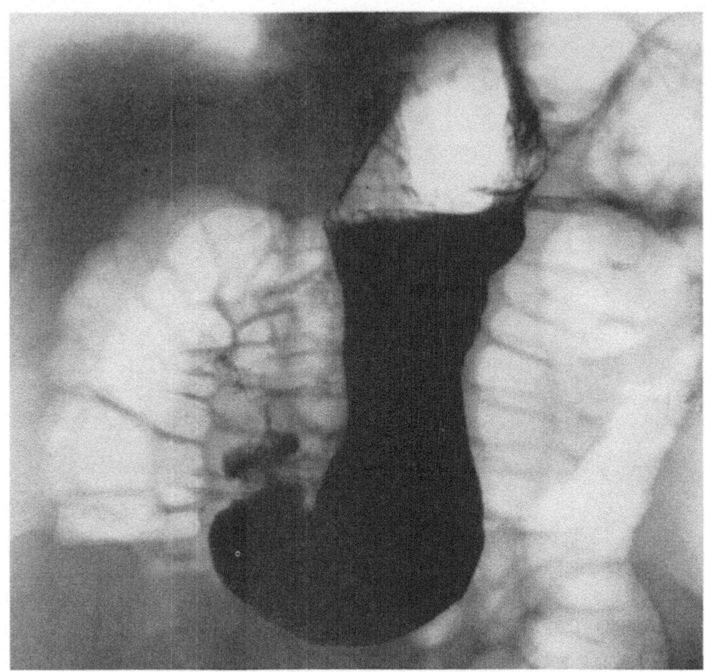

Abb. 80. Verformung des Magens durch hochgradige Colonblähung.

zeigen, wie die Form des normalen Magens sich aktiv auf die geänderten Raumverhältnisse einstellt, während Mägen mit Tonusverlust passiver, kalottenartig den vergrößerten Uterus umfließen. Einen erheblichen Grad erreicht die Magenverlagerung natürlich erst in den letzten Monaten der Schwangerschaft. Es ist deshalb nicht berechtigt, die Magensymptome der Schwangeren, die vorwiegend in die ersten Monate fallen, auf Verlagerung des Organs zu beziehen.

Auch Meteorismus kann den Magen hochdrängen — oft unter eigentümlicher Verzerrung seiner Form (z. B. Kaskadenmagen s. dort), „fast bis zur Unkenntlichkeit" (Assmann 1950). Ascites erzeugt einen hochstehenden, gedrungenen Magen und endlich in geringerem Grade reichliche Fettansammlung im Bauche. Der hochstehende und gedrungene Magen als Folge einer Inhaltsvermehrung des Abdomens ist Gegenstück zu gewissen Formen der Ptose, die durch relativ geringe Füllung der Bauchhöhle zustande kommen. Der gedrungene Magen ist ebensowenig krank wie der gestreckte. Beide sind Anpassungstypen an Änderungen der abdominellen Statik, Extreme, welche die Variationsbreite der Längeneinstellung abstecken.

Bei Feststellung eines gedrungenen Magens liegt vor uns die Frage, ob diese Magenform vorwiegend Wuchsform ist in Harmonie mit einem gedrungenen

Gesamthabitus oder ob vorwiegend Entstreckung, Aufschichtung der Muskelwand infolge vermehrter Unterstützung vorliegt, oder endlich, ob Schrumpfungsprozesse (Carcinom, Ulcus) im Spiele sind.

Lokale Eindellungen durch extraventrikuläre Tumoren sind an ihrer meist glatten Kontur in der Regel leicht zu unterscheiden von den Aussparungen, die ein ins Magenlumen hineinwuchernder Tumor erzeugt. Als Beispiele solcher extraventrikulärer Tumoren seien genannt: die gedehnte Gallenblase — sie dellt den Pyloruskanal und den Bulbus duodeni von rechts, auch von oben her, ein —, Pankreastumoren (auch Cysten), die von rechts oder von unten die Kontur einbuchten. Lymphogranulome, Netzgeschwülste kommen in Betracht. Daß sehr große Geschwülste der Niere (Abb. 81) oder Nebenniere oder der Ovarien die Magenkontur beeinflussen, ist selten von diagnostischem Wert.

In Rückenlage wirkt bei manchen mageren Leuten die Wirbelsäule wie ein extraventrikulärer Tumor, der pelottenartig den Quermagen eindellt und einen „Füllungsdefekt", oft Nichtfüllung des ganzen Quermagens bewirkt. Bei Skoliotischen kann die Wirbelsäule sogar im Stehen die Magenkontur deformieren. Alle derartigen Pelottenwirkungen werden deutlicher, wenn ein Druck von außen hinzugefügt wird, z. B. durch Baucheinziehen oder

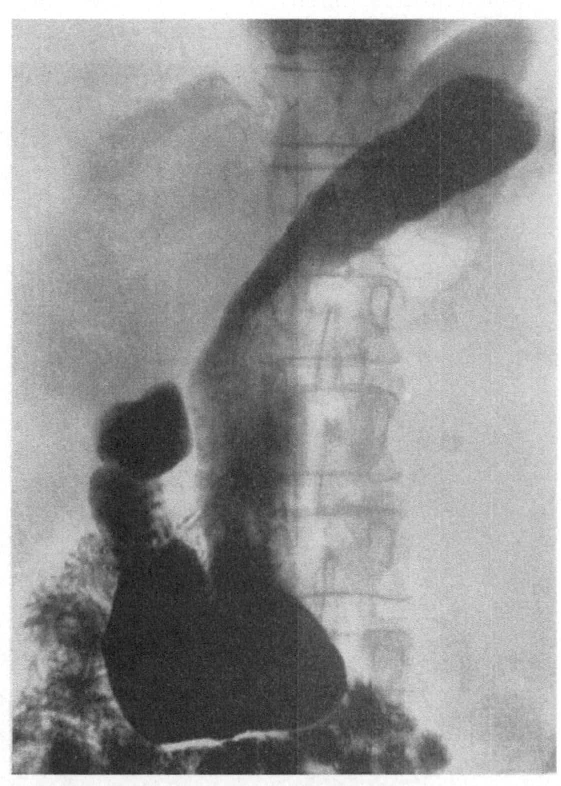

Abb. 81. Starke Verdrängung des Magens nach rechts durch linksseitige Typhuspyonephrose. (H. PICKERT: Studien zur Klinik des Typhus abdominalis, Halle a. d. Saale 1950.)

Bauchlage. Derartige Pelottenwirkungen müssen differentialdiagnostisch eine Impression bei einer Lordose in Erwägung ziehen.

Lebervergrößerungen (Stauungsleber, Vergrößerungen des rechten Leberlappens können Pylorusgegend und oberes Duodenum nach abwärts drängen. Durch einen Lebertumor kann der Magen in der Pylorusgegend wie „amputiert" aussehen (PANSDORF u. KRAAS 1930). Der vergrößerte linke Leberlappen verdrängt den Fornix und es kann die Annahme eines Tumors der kleinen Kurvatur entstehen.

Magenverdrängung bei Pankreastumoren. Die Eigenart der Entwicklung eines Pankreastumors (Geschwulst oder Cyste) bringt verschiedenartige Magenbeeinträchtigungen zuwege. Beim Ausgang vom Pankreaskopf kann der Tumor unterhalb des Magens hervortreten und ihm „Stierhornform" geben (s. Beobachtung PANSDORF und KRAAS 1930). Bei derartiger Tumorverdrängung finden sich Stauungserscheinungen im Bulbus duodeni und Verlagerungen des Duodenums (Volvulusentstehung durch Pankreastumor s. Kapitel Volvulus). Das Duodenum kann sich zusammen mit der Magenausgangspartie wie ein Kranz um den Tumor legen.

Pankreastumoren, welche vom Pankreasschwanz ausgehen, führen zur Eindellung des Magens in Korpusmitte.

Eine Kaskadenbildung im oberen Magenteil ist nur dem Pankreasschwanztumor eigen.

Verdrängung des Magens von seiten der großen Kurvatur kann auch durch Hydronephrosen, durch Meteorismus mit vornehmlicher Gasfüllung der linken

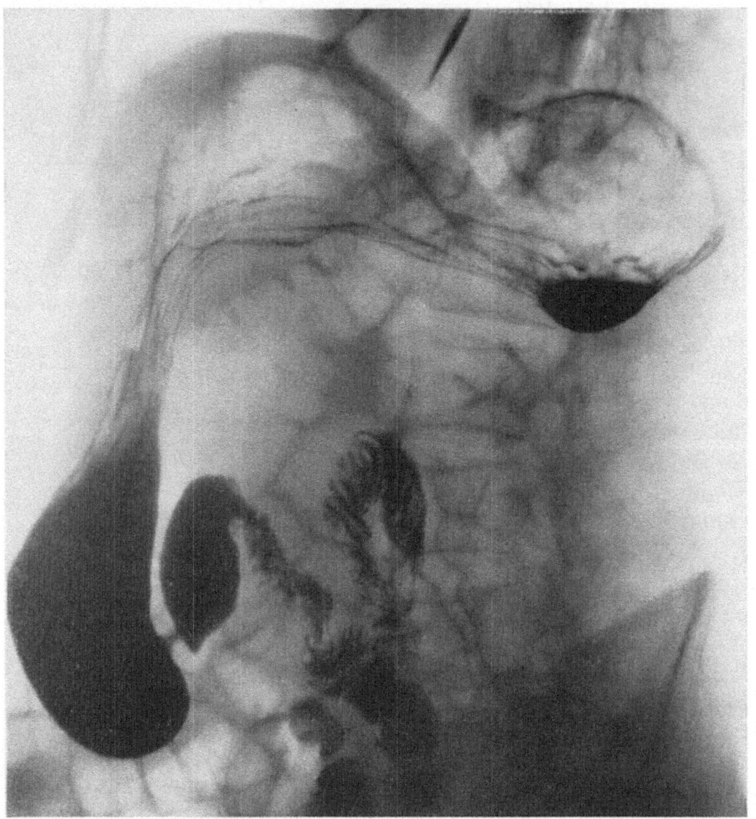

Abb. 82. Magenvolvulus durch Pankreastumor. Klinisch keine Magenbeschwerden.

Colonflexur, durch Milztumoren und durch ein exogastrisch wachsendes Magensarkom (Pick 1935, Kessler 1934, Konjetzny 1921) hervorgerufen werden.

Peritoneale Verklebungen können Formänderung und Verlagerung im Gefolge haben. Am häufigsten sind *Verzerrungen des Magens nach rechts*, die erzeugt werden durch Verwachsungen der Pylorusgegend, durch *Periduodenitis* und *Pericholecystitis*. Auch Schrumpfung des Ligamentum hepato-duodenale spielt gelegentlich mit. Ferner Adhäsionsstränge von einer überstandenen Pankreatitis. Es versteht sich, daß auch Verwachsungsstränge, die von tuberkulöser Peritonitis herrühren oder nach Operation entstehen, gelegentlich ähnliche Bilder erzeugen. Durch solche Verwachsungen erscheint der Magen im Röntgenbild an den unteren Leberrand herangezerrt oder damit verklebt. Er ragt mehr als sonst nach rechts über die Mittellinie. Man spricht von „*vermehrter Rechtsdistanz*". Während sie *werden*, bedingen solche Verlagerungen gelegentlich

Magenbeschwerden — Schmerzen, Acidismus. Die *alte* Fixierung ist meist subjektiv ohne Symptome, kann allerdings zu lokalen Spasmen reizen. Auf Beschwerden, die das Grundleiden, z. B. eine Cholecystopathie erzeugt (auch am Magen), ist hier nicht einzugehen. Man hat den Eindruck, daß die geringere Magenausgangsenge (mit entsprechender Verstärkung der Peristaltik), die bei kranker Gallenblase hin und wieder zur Beobachtung kommt, gelegentlich mit solchen Verzerrungen zusammenhängt.

Erscheint im Röntgenbilde der Magen wie an den Leberrand angeklebt und mit vermehrter Rechtsdistanz, so hat man zu entscheiden, ob nicht meteoristischer Darm oder ein Tumor (im weitesten Sinne) den Magen an den Leberrand andrängt. Erneute Röntgenaufnahme nach gründlichem Abführen, Palpation vor dem Röntgenschirm, Röntgenuntersuchung in linker Seitenlage entscheiden die Frage, ob Verklebung vorliegt oder nicht. Differentialdiagnostisch muß daran erinnert werden, daß vermehrte Rechtsdistanz auch ein Attribut des gedehnten Magens bei Magenausgangsenge ist.

Zugverlagerungen des ganzen Magens nach links kommen klinisch kaum in Frage. Dagegen ist der Pylorusteil bisweilen an die Pars descendens der kleinen Kurvatur durch Verwachsungen herangezerrt. Das kommt beim penetrierenden Ulcus der kleinen Kurvatur nicht selten vor. Es entsteht hierdurch das Bild der „schneckenförmigen Einrollung" (SCHMIEDEN 1912), für dessen Zustandekommen freilich eine Schrumpfungsverkürzung der kleinen Kurvatur mitverantwortlich ist.

Zugverlagerung nach oben oder unten kommt im allgemeinen nicht durch Verwachsungen zustande, obwohl man unter Umständen den unteren Magenpol adhäsiv fixiert findet — KATSCH sah einen ptotischen Magen, der in einem Leistenbruchsack durch Adhäsionsstränge nach unten gezerrt wurde. Dagegen gibt es *vertikale Verlagerungen durch hermetischen Zug.* Sinkt das dem unteren Magenpol anliegende „Darmkissen" herab, weil es seinerseits von nachgebenden Bauchdecken nicht in normaler Weise hochgehalten wird oder weil aus irgendeinem Grunde ein Mißverhältnis zwischen Bauchraum und Bauchinhalt entstand, so zieht es den hermetisch anliegenden unteren Magenpol sinkend mit sich. Es resultiert eine „Gastroptose".

Nach oben ist der Magenfornix ebenfalls hermetisch fixiert — am Zwerchfell. Dieses wiederum wird durch den Lungenzug gehalten. Der Zwerchfelltonus widerstrebt einer zu energischen Ansaugung durch den Lungenzug. Ist andererseits das Zwerchfell gelähmt oder defekt oder durch starke Lungenschrumpfung hochgezogen, so tritt der Magenfornix in den Brustraum hinein: Magenverlagerung nach oben. Am erheblichsten können die Verlagerungen bei Zwerchfellhernie oder bei Zwerchfellähmung sein. Auf diese kommen wir unten gleichfalls in einem besonderen Abschnitt zurück.

Daß **einzelne Adhäsionsstränge** die Magenkontur lokal *verzerren* können, ist leicht verständlich. Oft ist die Formänderung durch solche „perigastritischen Briden" auffallend stark. Das rührt daher, daß an der Stelle der Zerrung ein lokaler Spasmus erregt wird, der viel stärker deformierend wirkt als der Adhäsionsstrang selbst. Förmliche Ringspasmen und Sanduhrformen, auch Kaskadenbildungen können auf diese Art zustande kommen. Dem entspricht es, daß im Magenspiegel Adhäsionen als Spasmen erscheinen (SCHINDLER 1923).

III. Verwachsungen am Magen (Perigastritis).

Röntgenbild. Durch Verklebungen des Peritoneums, Verwachsungsstränge, Verwachsungsbänder können vielerlei Formentstellungen gröbster wie feinster Art am Magen entstehen. Wer viel Röntgenbilder gesehen hat, bekommt einen sicheren Blick auch für geringgradige Veränderungen. Die entstellende Wirkung eines zerrenden Stranges oder Bandes verstärkt sich oft dadurch, daß an der Stelle, wo die Zugwirkung angreift, ein örtlicher Muskelspasmus erregt wird.

Einzelne Verwachsungsstränge erzeugen trichterförmige Zipfel, Beutelungen, Raffungen, sie können Anlaß geben zu einer Art Kaskaden- oder Sanduhrform oder zum Bild des sog. „reitenden Magens", der auf dem derben Strang „reitet" wie ein großer, nicht ganz prall gefüllter Sack auf dem Rücken eines Tieres.

Traktionsdivertikel können durch Perigastritis entstehen. Mehr flächenhafte Verklebungen zerren den Magen aus seiner Lage, sind Ursache der „vermehrten Rechtsdistanz" usw. Sie können aber auch feinere Konturveränderungen bewirken, die manchmal nur deutlich werden, wenn eine peristaltische Welle über die ihrer freien Beweglichkeit beraubten Wandteile hinläuft. Es können in seltenen Fällen die Konturunregelmäßigkeiten so erheblich sein, daß die Differentialdiagnose gegen Verhärtung der Magenwand und Tumorwachstum zu stellen ist („Wurmfraß- oder Mäusefraßkontur"). Das ist besonders der Fall, wenn ein Entzündungsprozeß nicht nur die Serosa ergreift, so daß sich eine infiltrative Starre von Teilen der Magenwand ergibt (z. B. Fall Kuhlmann 1933). Wenn man nicht sichere Anhaltspunkte hat, daß Perigastritis vorliegt, z. B. als Nachbleibsel einer Bauchfellentzündung, so wird man manchmal zur Probelaparotomie schreiten müssen. Man hat in Fällen starker Konturdeformierung durch Serosaverklebungen von *Perigastritis deformans* gesprochen. In solchen Fällen ist gelegentlich die Peristaltik, auch die Systole des Magens, stark durch die Verwachsungen behindert. Ohne daß eine Ausgangsverengung besteht, werden die Speisen verzögert ausgetrieben. Man könnte — in Analogie zum Herzen — von Concretio ventriculi sprechen.

Ätiologische Momente. Alle entzündlichen Prozesse im Oberbauch können zu Perigastritis führen. Beim Ulcus findet man perigastritische Vorgänge mitbedingt. Entzündungen, die von einem Ulcus duodeni oder auch im Bett der Gallenblase ihren Ursprung nehmen, können weit nach dem Magen hinübergreifen. Entzündliche Veränderungen am Colon mit Pericolitis ziehen die Magenserosa in Mitleidenschaft. Und selbstverständlich kann eine diffuse Peritonitis irgendwelcher Genese, auch die tuberkulöse, zu Perigastritis führen. Bisweilen findet man starke, formentstellende, allenfalls selbst funktionsstörende Verklebungen am Magen, deren Herkunft auch bei offenem Bauche dunkel bleibt. Bisweilen hängen sie mit (frischer oder inaktiver) schwerer Gastritis zusammen, die bis zur Serosa vorgedrungen ist. Auf Grund eigener Erlebnisse glauben wir mit Zander (1924), daß viele solcher Perigastritiden, besonders wenn sie als sog. Perigastritis posterior auftreten, Folgeerscheinungen einer überstandenen Pankreatitis und Peripankreatitis sind. Die Annahme ist topographisch einleuchtend. Eigene Erfahrungen haben mir schon früher gezeigt (1924), daß die Pankreatitis eine häufige Krankheit ist. Wir sind heute davon fest überzeugt.

Nicht zu vergessen sind die peritonealen Verklebungen, die sich als leidiger Folgezustand nach irgendwelchen Bauchoperationen einstellen können. Den Chirurgen ist genugsam bekannt, wie leicht das Bauchfell mancher Kranken auf selbst geringe, mechanische, thermische, chemische Beleidigungen hin mit adhäsiver Entzündung reagiert. Diese Bereitschaft ist nicht immer durch vorher schon vorhandene entzündliche Veränderungen gegeben. Und wir wissen oft nicht, worin sie liegt. Bei vielen Personen verträgt das Bauchfell allerlei mißhandelnde Eingriffe, ohne mit Verwachsungsbildung zu reagieren. Im Tierexperiment kann es geradezu schwierig sein, eine Peritonitis adhaesiva zu erzeugen (eigene Versuche).

Subjektive Beschwerden. Es ist verständlich, daß bei starker Perigastritis auch Beschwerden vorhanden sein können, unbestimmte Druck- und Zerrungsgefühle, diffuses Unbehagen im Oberbauch. Es tritt bisweilen dann hervor, wenn der Magen lebhaft peristaltisch tätig ist und zeigt infolgedessen Abhängigkeit von der Nahrungsaufnahme. Andererseits trifft man auf Menschen mit erheblicher Perigastritis, die nichts spüren. Perigastritis gehört oft zu den Zuständen, die kleine Funktionsänderungen schaffen und damit eine Disposition für das Bewußtwerden sonst asensibler, vegetativer Vorgänge. Bei einigermaßen vorhandener psychischer Bereitschaft werden unangenehme Organempfindungen auftreten und sich allenfalls durch den üblichen Circulus vitiosus psychogen dadurch steigern, daß die Aufmerksamkeit auf die vegetative Organtätigkeit gelenkt wird. Eine derartige Bereitschaft ist aber bei sehr vielen Menschen vorhanden, die sich jahrelang mit Magenbeschwerden oder Schmerzen im Oberbauch geplagt haben. Darum macht oft die postoperative Perigastritis Beschwerden. Diese sind nicht reine Neurose, sondern abhängig von organischen Veränderungen und (wenn auch kleinen) Funktionsbehinderungen des Magens, abhängig aber auch von psychischen Bereitschaften.

Diagnose. Wir möchten mit diesen Bemerkungen warnen vor der Diagnose: „Adhäsionsbeschwerden des Magens", mit der viele Ärzte noch heute (1951) zu leicht bei der Hand sind. Besonders wenn nach Magenoperation Rezidivbeschwerden verschiedener Art auftreten. Gewiß ist die pathologische Analyse derartiger Rezidivbeschwerden oft schwierig. Für viele Fälle ist eine Aufklärung dennoch möglich. Es wird auf Darstellungen von KALK (1927) und GOETZE (1922) verwiesen.

Auch vor der aus Frankreich kommenden Diagnose „*Perivisceritis*" muß etwas gewarnt werden — nicht in dem Sinne, daß peritoneale Verklebungen nicht festgestellt und benannt werden dürften, sondern in dem Sinne, daß man es sich überlegen soll, ob vorhandene Bauchfellverklebungen zur Deutung eines Beschwerdebildes ausreichen und ob man eine festgestellte „Perivisceritis" zur Hauptdiagnose zu machen berechtigt ist.

Behandlung. Eine operative Lösung von Magenverwachsungen hat gelegentlich Erfolg, besonders dann, wenn es sich um einzelne, derbe Stränge handelt, die abgetragen werden können. Ich habe gesehen, daß ein einziger, derber Strang eine dekompensierte Pförtnerverengung verursachte. Auch nach Lösung flächenhafter Verwachsungen erlebt man, daß Beschwerden verschwinden, mindestens vorübergehend.

Aber die unglückliche Disposition zur Bildung neuer Verwachsungen bewirkt bei manchen Individuen, daß Adhäsionen und Beschwerden bald in verstärktem Maße wiederkehren. Deshalb ist es verständlich und begründet, daß die meisten Chirurgen sehr ungern zu einer Operation schreiten, die Lösung von Verwachsungen zum einzigen Ziele hat. Die Rezidive sind allzu häufig. Aus dem oben Gesagten geht hervor, daß eine psychische oder ablenkende Therapie oft durchaus Erfolg hat, obwohl organische Veränderungen den Beschwerden zugrunde liegen — und weil diese organischen Veränderungen verhältnismäßig gering sind. Im übrigen erweist sich oft eine energische Hitzetherapie durch Kataplasmen oder Heißluftkästen nützlich. Sie wirkt vielleicht auf den Durchblutungszustand und die entzündlichen Vorgänge selber ein. Besonders zu beachten ist, daß eine diffuse Perigastritis Symptom allgemeiner schwerer Gastritis sein kann, gegen die sich die Behandlung zu richten hat. Man könnte manchmal von einer Endo-Myo-Perigastritis sprechen.

IV. Magendivertikel.

Historisches. Magendivertikel wurden zuerst beschrieben von MOEBIUS (1661), ROAX (1774), VAN HELMONT (1804). (Über echte Magendivertikel des Schweinemagens s. KEITH 1940).

Vorkommen. Nach Bockus (1946) und Moses (1946) sind bis jetzt etwa 150 Magendivertikel in der Literatur verzeichnet. Sie sind sicher häufiger. Wir haben einschlägige Beobachtungen nicht veröffentlicht. Rivers, Stevens und Kirklin (1935) zählten bei 3662 Routine-Autopsien 4 Magendivertikel.

Einteilung. Schmidt und Walters (1935) geben in Anlehnung an Divertikelbildungen anderer Organe folgende Klassifizierung:

1. Kongenitale Divertikel.
2. Erworbene Divertikel: a) Pulsationsdivertikel, infolge Pylorusstenose, bei Fremd-körpern im Magen, nach schwerem Erbrechen, Prozessen, die den Druck innerhalb des Magens erhöhen. Ausgangspunkt können Magenwanddefekte bei Ulcus oder Carcinom sein. b) Trak-tionsdivertikel durch Verwachsungen (Åkerlund 1923, Gutzeit und Kuhlmann 1933).

65% aller Magendivertikel befinden sich in der Nähe der kleinen Kurvatur an der Hinterwand im oberen Magenabschnitt. Ganz besonders sind hier die kongeni-talen Divertikel lokalisiert. Nach Fleischner (1924) und Reich (1941) bietet sich hier besondere Gelegenheit zur Entstehung der Divertikel, weil sich hier die Längsmuskulatur in 2 Bündeln sammelt, so daß nur die Ringmuskulatur die Magenwand stützt.

Eine eigene Hypothese der Divertikelentstehung hat Barsony (1928) geäußert. In Analogie zu Fernspasmen glaubt er *Fernrelaxationen* bei anderen Abdominalerkrankungen annehmen zu können, die Grundlage der Divertikelbildung darstellen.

Die Form der Divertikel ist gewöhnlich birnenartig, mit einem engen Eingang. Kongenitale Divertikel überschreiten einen Durchmesser von 2 cm gewöhnlich nicht und sind allgemein einkammerig. Michel und Williams (1950) berichten über ein trilokuläres Magendivertikel.

Klinisches Bild. Kongenitale Divertikel finden sich eher bei Frauen (2:1). Der größte Teil tritt klinisch nicht in Erscheinung. Sie werden gelegentlich einer Röntgenuntersuchung festgestellt. Macht ein Divertikel Beschwerden, dann ist das Bild uncharakteristisch. Die Symptome entstehen durch Eintritt von Speise-brei und Magensaft in den Divertikelsack. Eine selbständige Entleerung ist oft-mals nicht möglich, besonders wenn durch Füllung die Abknickung des Divertikel-halses verursacht wurde.

Oberbauchschmerz und Völlegefühl, meist kurz nach der Mahlzeit, stehen im Vordergrund. Eine Ausstrahlung des Schmerzes zum unteren Sternum hin mag vorkommen. Große Divertikel erzeugen unter Umständen eine Dysphagie. An-geborene Divertikel an der Kardia sind mit Kardiospasmus verbunden. Nausea und Erbrechen sind nicht ungewöhnlich.

Massive Blutungen aus einem Divertikel mit sekundärer Ulceration sind unter anderem von Sutherland (1925), Brown und Priestley (1938) beobachtet worden, auch von uns.

Es können Ulcerationen im Divertikel, Divertikulitis, Peridivertikulitis und Blutung das Bild bestimmen.

Die Möglichkeit eines Divertikels erfordert eine sehr eingehende Röntgen-untersuchung (in Kopftieflage) des oberen Magenabschnittes. In günstigen Fällen gelingt die Darstellung deutlicher Schleimhautfalten im Divertikelsack (Beutel und Mahler 1930). Gegenüber einer Ulcusnische verwertet H. H. Berg (1931) bei der röntgenologischen Differentialdiagnose für ein Magendivertikel das Fehlen einer Retraktion der kleinen Kurvatur, eventuell spontane Bewegungen des Sackes und auffälligen Größenwechsel bei Kontrolluntersuchungen. Ein Fornix-divertikel ist charakterisiert durch seine Lage *unterhalb* des Zwerchfells, was sicher gegen eine *Hernia hiatus oesophagei* spricht.

Gastroskopische Untersuchungen bieten mitunter eine Übersicht über einen nichtentzündlichen Eingang zum Divertikel (Beutel und Mahler). Das Magendivertikel ist durch die geringe Zahl der Komplikationen gegenüber Divertikeln am Colon ausgezeichnet (Vorhandensein von Salzsäure!).

Therapie. Erkannte Fälle mit geringfügigen Beschwerden sollten internistisch behandelt werden. Eine blande Kost, Antispasmodica und Antacida beseitigen gewöhnlich die Symptome. HURST und BRIGGS (1924) empfehlen, vor dem Röntgenschirm die Körperhaltung ausfindig zu machen, welche zur Entleerung des Divertikels führt. Damit kann dann der Kranke selbst für die Drainage des Divertikels sorgen („postural drainage"). Indikationen zum chirurgischen Eingriff geben ernste Beschwerden, die auf das Divertikel bezogen werden (Blutungen). Es gestaltet sich der Eingriff jedoch infolge ungünstiger Lokalisation nicht immer so einfach, wie allgemein angenommen (LAHEY, WALTERS 1946). Der Eingriff muß oft zur Zweihöhlenoperation ausgeweitet werden (MICHEL und WILLIAMS 1950). Vereinzelte Blutungen müssen sich nicht wiederholen, so daß man bei im übrigen sicherer Diagnose nicht zu eilig den schwierigen operativen Eingriff vornehmen soll.

V. Verlagerung des Magens bei Zwerchfellschwäche.

Begriffsbestimmung. Unter *Relaxatio diaphragmatis* (WIETING 1906) versteht man einen Zustand des Zwerchfells, bei dem es in seiner Kontinuität vollständig erhalten ist. Jedoch bildet es einen schlaffen Sack, der sich weit in die Brusthöhle vorwölbt. Negativer Druck in der Brusthöhle, Überdruck in der Bauchhöhle wirken für die Verlagerung von Bauchorganen zusammen. (Andere Bezeichnungen für Relaxatio sind: CRUVEILHIER (1849): Eventratio, KÖNIGER (1909): idiopathischer Zwerchfellhochstand, FRANK: Zwerchfellinsuffizienz, GRIFFIN (1912): high position, Elevation.)

Von der Relaxatio ist ätiologisch und prognostisch die Zwerchfellähmung zu scheiden. Während die Relaxatio einen irreparablen Zustand darstellt, kann es bei noch nicht lange bestehender *Zwerchfellähmung*, die auf Störung der Innervation beruht, zur Restitutio ad integrum kommen.

Ätiologie und Pathogenese der Relaxatio. Nach den Untersuchungen von FELIX und SAUERBRUCH (1922) liegt die wichtigste Funktion des Zwerchfells in der Bildung einer festen Scheidewand zwischen Brust- und Bauchhöhle. Versagt es in dieser Aufgabe, so kommt es zu Änderungen der Topik der Bauchorgane. Die Frage, ob dieses Versagen angeboren oder erworben erscheint, ist nicht sicher zu beantworten. [Eine Erklärung für eine erworbene Läsion finden CRUVEILHIER (1849), LUHMANN (1933) (Unfallfolge), UEBELHOER (1928) (Relaxation nach künstlicher Zwerchfellähmung), WEIGERT (1920) (Folge von Entbindungslähmungen), GLAESSNER (1916), F. A. HOFFMANN (1905), KALBFLEISCH (1933) (erworbener Überdehnungszustand des Zwerchfells infolge permanenter großer Magenblase, stark gefüllter Flexura lienalis des Colons).] Die geäußerten Anschauungen erscheinen in ihrer Begründung zweifelhaft.

Es besteht zwischen der Relaxatio und der Zwerchfellähmung nicht nur ein Unterschied in der gradmäßigen Ausprägung der Symptome, sondern auch in der Entstehungsweise. Das histologische Bild des Zwerchfells zeigt Unterschiede.

Bei der Relaxatio ist die Muskulatur fast vollkommen verlorengegangen und durch Binde- und Fettgewebe ersetzt oder es finden sich ganz spärliche Muskelreste, größtenteils wachsartig degeneriert (KALBFLEISCH 1930). Bei der Zwerchfellähmung kommt es zur Atrophie der Muskelelemente unter dem histologischen Bild der einfachen Atrophie (nach LANDOIS 1940).

Die Japaner KURÉ, HIRAMATSU, TAKAGI, NAKAJAMA und MATSUI (1922) haben an Affen, die eine rechtsständige Leber besitzen — Tiere mit symmetrischer

Leber (Hunde, Kaninchen) sind ungeeignet — Versuche unternommen, eine Relaxatio diaphragmatis zu erzeugen. Sie konnten sie nur linksseitig hervorrufen. Es muß die Lage der Leber also eine disponierende Rolle spielen. Notwendig war regelmäßig die gleichzeitige Zerstörung der spinalen und sympathischen Innervation. Wie weit auch eine koordinierte Innervationsschädigung Voraussetzung für die menschliche Relaxatio ist, kann nicht entschieden werden, jedoch erscheinen trophische Innervationsstörungen von Bedeutung. Beobachtungen von Kuré und Eppinger (1911) über die Kombination der Relaxatio mit Hirschsprungscher Krankheit sprechen für autonome Nerveneinflüsse.

Zur Ätiologie der Zwerchfellähmungen. Das motorische Zentrum im Cervicalmark kann durch Poliomyelitis anterior, Syringomyelie, Tabes betroffen werden. Tumoren, Tuberkulose, Hämatomyelie nach Traumen können zugrunde liegen. Der Phrenicus kann durch Halsprozesse und Veränderungen im Thoraxinnern gschädigt werden. Vorübergehende Zwerchfellähmungen können bei Plexusanästhesie beobachtet werden (Hertel und Keppler 1924). Entzündliche Prozesse im Zwerchfell beeinträchtigen die motorische Endinnervation.

Symptome. Subjektive Beschwerden können selbst bei sehr erheblicher Relaxatio fehlen. Man entdeckt sie als Nebenbefund. Kranke mit einer hochgradigen Relaxation bieten oftmals einen auffallend ängstlichen Gesichtsausdruck (Hitzenberger 1927). Schon ein mäßiger Hochstand des Zwerchfells kann Beschwerden von seiten der Brustorgane hervorbringen. Die *Hoch- und Seitwärtsdrängung des Herzens* führt (besonders bei nicht völlig intaktem Kreislaufapparat) zu Sensationen von Beklemmungen und Völle, selbst stenokardische Empfindungen werden ausgelöst (Herzangst nach der Mahlzeit). Die großartigsten Beispiele für den sog. gastrokardialen Symptomenkomplex finden sich gerade bei der Relaxatio diaphragmatis. Der *gastrokardiale Symptomenkomplex*, auf den Roemheld seit 1912 hingewiesen hat, besteht in Herzsymptomen, die durch Gasspannung unterhalb des linken Zwerchfells ausgelöst werden. Durch Gasansammlung im Magen oder in der Flexura lienalis wird das Herz entweder mechanisch oder wohl auch reflektorisch in Mitleidenschaft gezogen. Es treten Schmerzen, Beklemmungsgefühle, auch Extrasystolen auf, selbst bei gesunden oder nicht nennenswert veränderten Herzen. Der Roemheldsche Symptomenkomplex findet sich unter anderem bei Aerophagen (s. dort).

Bei stärkerer Verlagerung kommt es auch zu *Atemnot*. Meist nur bei körperlichen Leistungen. Dann macht sich die *Verkleinerung der Vitalkapazität* geltend. Auch Hustenreiz, Stechen in der linken Brustseite bestehen in manchen Fällen wie eine Neigung zu Bronchitiden in dem entspannten oder komprimierten linken Unterlappen. Die Magenbeschwerden sind oftmals die eines Ulcuskranken. Heftigste Magenkrämpfe können auftreten. Zum Erbrechen kommt es niemals, auch wenn Brechreiz besteht (Minkowski 1917, Hitzenberger 1927). Dies beruhe darauf, daß die linke Zwerchfellhälfte kontraktionsunfähig ist und der notwendige intraabdominelle Druck für den Brechakt nicht aufgebracht werden kann.

Wie andererseits Baetge zuerst hervorhob, kann die Knickung der Speiseröhre zu einem Ventilverschluß führen. Dieser erklärt die *Repulsionsinsuffizienz* — die Unmöglichkeit zu erbrechen oder aufzustoßen. In anderen Fällen ist das Aufstoßen nur sehr erschwert. So bestanden in einem Fall von Mathews und Imboden (1920) heftige Schmerzattacken in dem epigastrischen Raum und Herzgegend meist mit vergeblichem Wunsch, aufstoßen zu können. Manchmal gelang ein Aufstoßen und erleichterte dann. Man hört von Schmerzen nach der Mahlzeit „am Rippenbogen".

Eine Dysphagie durch Knickung der Speiseröhre ist unter den Magensymptomen nicht selten. Verwechslungen mit Kardiospasmus sind mehrfach vorgekommen. Ein Fall von OTTEN und SCHEFOLD hatte Symptome, die an Speiseröhrenkrebs denken ließen. LEICHTENSTERN (1874) beschrieb als besonderes Symptom der Speiseröhrenknickung die *Dysphagia paradoxa*: große Bissen werden besser durch das Hindernis gebracht als kleine. Manche Kranke gewöhnen sich ein hastiges Schlingen an. Gefühle von Blähung und Schmerz in der Magengegend werden verhältnismäßig oft angegeben. *Incarcerationserscheinungen* hielten manche Autoren bei Relaxation des Zwerchfells nicht für möglich (nur bei Hernien), jedoch sind Einklemmungserscheinungen mit Sicherheit beobachtet

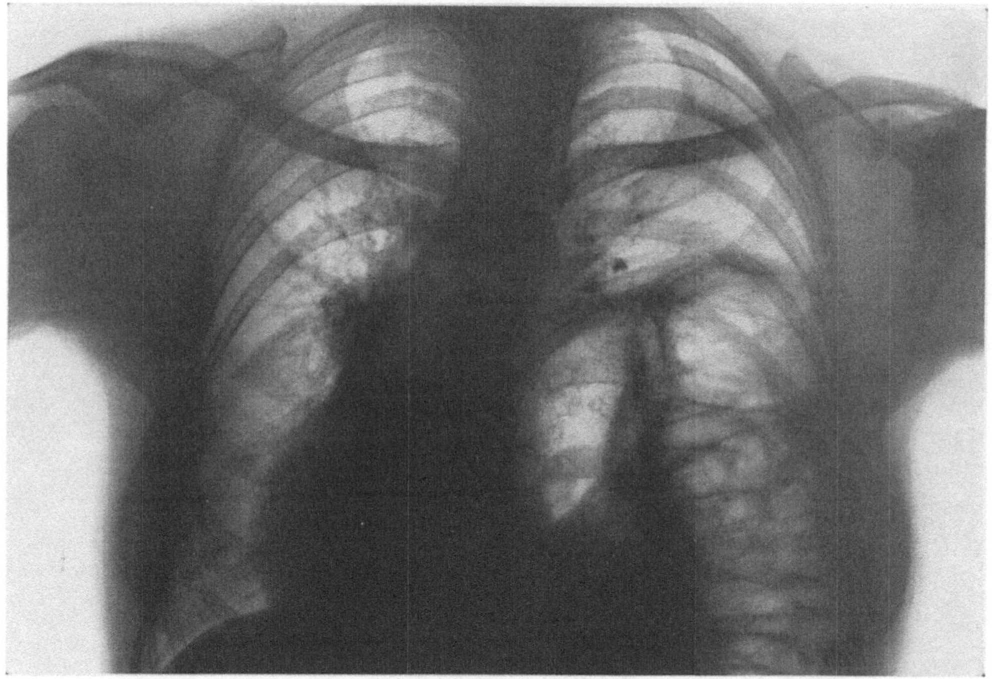

Abb. 83. Relaxatio diaphragmatis. Bei der Lungendurchleuchtung fanden sich atembedingtes Mediastinalwandern und druckartige Bewegungen gasgefüllter Darmteile.

(BERGMANN 1913), und zwar *durch Torsion* (Fall SCHNEIDER mit Sektion); wiederholt auch von uns. Auch Magenblutung infolge von Abklemmung ist beschrieben (HERZ 1925).

Dem subjektiv starken Unbehagen nach der Mahlzeit kann auch ein objektiv wahrnehmbarer Zustand entsprechen. Dies kann sich von geringen Attacken *bis zum wirklichen Volvulus des Magens* (s. dort) steigern. Auch im Zusammenhang mit der Defäkation oder bei sonstiger Anstrengung der Bauchpresse zeigen sich solche Anfälle. Zu den objektiven Zeichen gehört das *Fehlen des* LITTEN*schen Phänomens*. Die Palpation ergibt einen abgeschwächten Stimmfremitus der linken unteren Thoraxpartie. Neben Verdrängung des Herzens und des Mediastinums ergibt die Perkussion, daß die Tympanie des TRAUBEschen Raumes weit in den Brustraum hinaufreicht. Eine sinnfällige Veränderung des Perkussionsbefundes zeigt sich, wenn man Flüssigkeit trinken läßt. Bei der Auskultation fehlt oft das Atemgeräusch im Gebiet des abweichenden Perkussionsbefundes. Andererseits hört man Darmgeräusche, die auf eine Verdachtsdiagnose hinlenken. Der physikalische Befund kann dem eines Hydropneumothorax gleichen (Succussio Hippokratis!) Herzverdrängung nach rechts kommt vor.

Allein mit Hilfe von Perkussion und Auskultation ist die Unterscheidung von Hernie und Relaxation des Zwerchfells nicht zu treffen. Sie kann auch bei Zuhilfenahme der Röntgenuntersuchung schwer oder unmöglich sein. Traumatische Entstehung spricht mehr für Hernie. Doch kann auch eine Relaxatio und besonders eine Zwerchfellblähung traumatisch bedingt sein. Gasfüllung der Bauchhöhle kann die Differenzierung sehr erleichtern (Goetze). Das Gas perlt durch

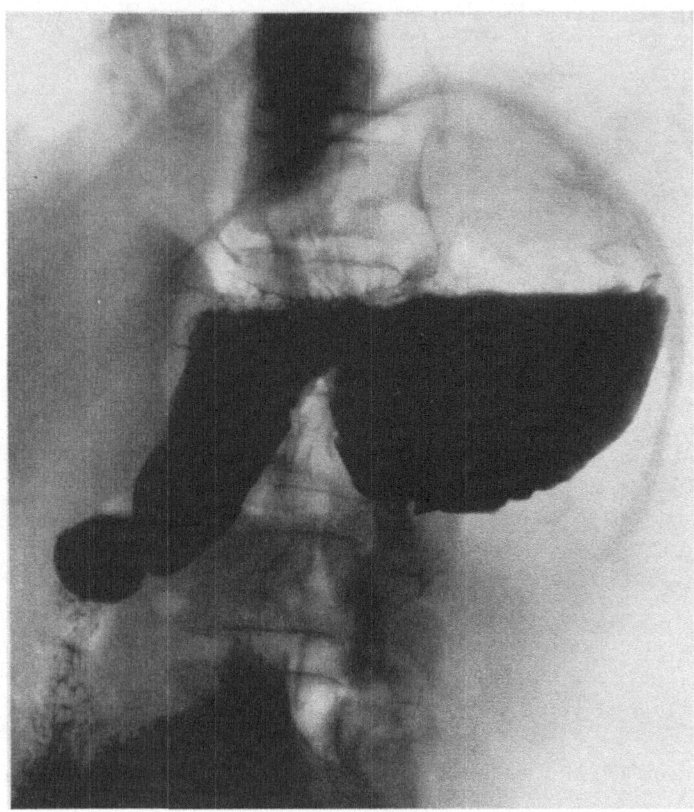

Abb. 84. Retortenmagen bei Relaxatio diaphragmatis.

den Zwerchfellriß — wenn nicht Verwachsungen dies verhindern. Nur wenn es positiv ist, sagt also dieses Symptom etwas aus.

Auch die ätiologische Unterscheidung von Relaxatio und neurogener Paralyse des Zwerchfells ist aus dem Befund in der Regel nicht zu treffen. Die *Röntgenuntersuchung* zeigt bei Relaxatio einen linksseitigen Zwerchfellhochstand. (In extremen Fällen bis in die Höhe der 2. Rippe.) Bei ruhiger Atmung zeigt das linke Diaphragma fast keine Bewegungen, mitunter Mitbewegungen der gesteigerten Bewegungen des rechten Zwerchfells. Eine paradoxe Bewegung ist bei der Respiration gewöhnlich nicht wahrzunehmen. Der von unten anliegende Magen vermag bei gesteigerter Peristaltik seine Bewegungen auf die dünne, tonuslose Zwerchfellhälfte zu übertragen (Doppelkonturbildung — Hitzenberger 1927). Er ändert bei der Relaxatio seine Lage gewöhnlich in erheblichem Maße. Der Fornix wandert nach oben, kann auch wieder caudal abbiegen. Um die Längsachse vollführt der Magen eine Drehung, so daß die vorher nach links gewendete große Kurvatur nach vorn gerichtet ist und gewöhnlich dem Zwerchfell nach oben anliegt. Die kleine Kurvatur sieht nach hinten und caudalwärts. Die Pars pylorica zeigt gerade nach unten. Oft kommt es zur spitzwinkeligen Abknickung der kleinen Kurvatur.

Die Innervation des Zwerchfells ist dadurch kompliziert, daß sich 4 Nerven bzw. Nervengruppen daran beteiligen (N. phrenicus, Nn. intercostales, Sympathicus und Vagus). In 20% gibt es außerdem noch einen Nebenphrenicus (FELIX 1927). So kommt es z. B. bei der *Phrenicusexhairese* bzw. Phrenicotomie (GOETZE 1922) gewöhnlich auf der betroffenen Seite zu einem Höhertreten des Zwerchfells von 3—5 cm. Die Magenblase vergrößert sich daraufhin. Aufstoßen ist kaum noch möglich. Fast regelmäßig findet sich eine Magenkaskade. Der Magen kann eine Lageänderung analog bei Relaxatio durchmachen. Bei rechtsseitiger Zwerchfelllähmung kommt es eher zur Horizontallagerung des Magens, der Pylorus wird hochgezogen.

Verlauf. Die Heftigkeit der Beschwerden steigert sich nicht nur, wenn die Magenverlagerung erheblicher wird, sondern häufig in Abhängigkeit vom Zustand

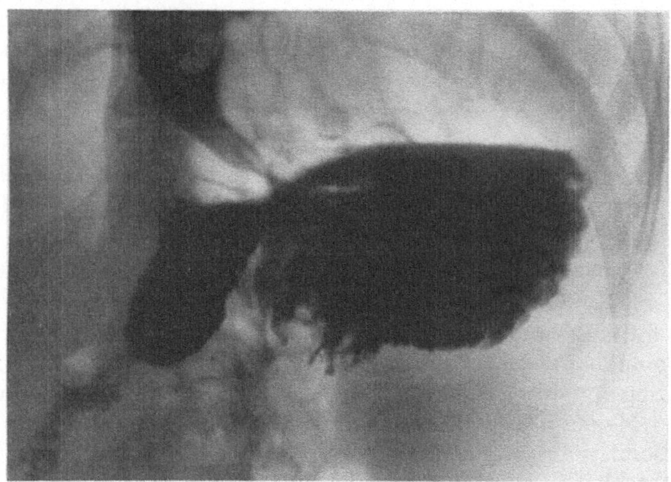

Abb. 85. Derselbe Patient wie bei Abb. 84. Jetzt Magenvolvulus bei Relaxatio diaphragmatis.

des Herzens bzw. des Kreislaufs. Diese Wechselbeziehung ist ja überhaupt für den gastrokardialen Symptomenkomplex bezeichnend (s. unter anderem Hiatushernie). Obstipation und Meteorismus, ebenso Luftschlucken können die Beschwerden heftiger werden lassen. Schließlich kann sich ein Zustand schwerer Beeinträchtigung ergeben, der die Kranken berufsunfähig macht und zu chirurgischem Eingreifen auffordert. Das ist besonders der Fall, wenn Torsionsattacken sich qualvoll häufen. Auch der einzelne Anfall mit seinem ileusartigen Bild kann unmittelbares chirurgisches Eingreifen erfordern. Es scheint allerdings, daß die Attacken selten tödlich verlaufen, so daß man meist vermeiden kann, im Anfall zu operieren. Nach spontaner Rückbildung der Attacken hinterbleiben große Schwäche, auch Schmerz und allerlei Unbehagen.

Diagnose. Die Diagnose der Relaxatio diaphragmatica ist ohne Röntgenuntersuchung sehr schwer, selten mit Sicherheit zu stellen. Man denkt daran bei ausgeprägtem gastrokardialem Symptomenkomplex, auch bei Volvulus des Magens, der ja rein klinisch diagnostizierbar ist. Mitunter kommt Unterscheidung von Pleuritis oder Hydropneumothorax in Frage. Wenn die linksseitige Dämpfung in Abhängigkeit von den Mahlzeiten wechselt, so liegt darin ein Hinweis.

Eine Abgrenzung gegen Hernia diaphragmatica kann auch bei Zuhilfenahme der Röntgendurchleuchtung schwer oder unmöglich sein. Traumatische Entstehung spricht eher für Hernie.

Bei der Röntgenuntersuchung liegt eine große Schwierigkeit darin, eine genaue Abgrenzung des Zwerchfells vom Magen zu erreichen. Bei der Relaxatio verläuft der Grenzschatten ganz glatt in 2 Linien, während bei der Zwerchfellhernie der Grenzschatten eine Stufe zeigen kann. Eine exakte Diagnosenstellung kann mit Hilfe des Pneumoperitoneums gelingen (Goetze 1924, Wels 1921/22). Bei der Relaxatio sinken nach der Gaseinblasung in den Bauchraum Magen, Dickdarm und Milz nach unten, während das Zwerchfell in die Höhe gedrängt wird und als feine Linie gut sichtbar wird. Bei der Zwerchfellhernie entsteht neben der Bauchfüllung gleichzeitig ein Pneumothorax. Doch muß man die Angabe Assmanns (1934) beachten, daß bei einer Hernie mit starken Verwachsungen ein Vordringen des Sauerstoffs in die Brusthöhle unmöglich sein kann.

In Ausdeutung der Versuche von Ken Kuré (1922), die eine gleichzeitige Läsion des N. phrenicus und Sympathicus voraussetzen, glaubt man bei der menschlichen Relaxatio eine linksseitige Störung der Nierensekretion finden zu können (Hitzenberger 1927), die auf einer koordinierten linksseitigen Sympathicusstörung beruhen soll. Weitere Untersuchungen in dieser Richtung wären zu wünschen.

Fehldiagnosen bei Relaxatio sind: Hydropneumothorax, große Höhlenbildungen in der Lunge und subphrenischer Absceß. Zwerchfellhochstand durch Schrumpfung der linken Lungenseite, z. B. nach ausgedehnter Pleuritis, ist durch Anamnese und physikalischen Befund von der Relaxatio zu unterscheiden. Gastrische und gastrokardiale Symptomenkomplexe können dabei ähnlich sein.

Therapie. Eine Behandlung der Relaxatio diaphragmatis ist in manchen Fällen überflüssig, in anderen ist man recht machtlos. Symptomatisch nützt man durch Stuhlregulierung und durch eine Kost, die eine Darmblähung möglichst verhindert. Tierkohle und Magnesium haben stets versagt. Bisweilen kann man versuchen, durch eine besondere Lagerung Erleichterung zu verschaffen. Die außerordentlich qualvollen Attacken bei Magenvolvulus verlangen entschlossenes Vorgehen (s. Magenvolvulus). Große Erfahrungen in der operativen Beseitigung einer Relaxatio sind bisher nicht gesammelt worden (Landois 1940). Die chirurgische Raffung des gedehnten Zwerchfells kann bei Verwachsungen recht schwierig sein. Neben dem abdominalen Operationsweg bietet die Operation vom Thorax aus (Sauerbruch 1928) die Möglichkeit der Verdoppelung des Zwerchfells durch Bildung zweier Lappen und Vernähung derselben.

VI. Verlagerung des Magens bei Zwerchfellhernien (thoracic stomach).
Ätiologie und Entwicklung.

Man unterscheidet angeborene und erworbene Hernien, dazu gibt es Mischfälle, in denen durch ein stumpfes Trauma aus der angeborenen Anlage die wirkliche Hernie wird.

1. Angeborene Hernien entstehen, wenn sich die primäre Kommunikation zwischen Brust- und Bauchhöhle nicht schließt (Septum transversum, Plica pleuroperitonealis). Es resultieren große Zwerchfelldefekte oder „Hernien" (ohne Bruchsack!). Entsteht nur eine minderwertige Zwerchfellmuskelplatte, so bilden sich Hernien *mit* Bruchsack. Die Leber hat auf die Formation des Zwerchfells erhebliche Einflüsse (A. Jahn 1921). Die Deutung einer Zwerchfellhernie als Hemmungsmißbildung wird nahegelegt durch gleichzeitiges Vorkommen von Hasenscharte und monströsem Penis, Gaumenspalte, unvollständigem Hodendescensus, linksseitigem Augenkolobom usw.

Der Durchtritt von Bauchorganen erfolgt durch verschiedene präformierte Öffnungen, welche sich aus dem eigenartigen anatomischen Aufbau des Zwerchfells ergeben:

1. Fissura pericardiaco-peritonealis (LARREYsche Spalte links, MORGAGNIsche Spalte rechts); 2. Fissura pleuroperitonealis (Foramen Bochdaleki); 3. Foramen oesophageum; 4. Durchtrittsstelle eines Intercostalnerven durch das Zwerchfell; 5. atypische Öffnungen. Eine Beobachtung, daß ein Prolaps von Baucheingeweiden durch die Aorten- oder Cavaöffnung erfolgte, liegt bisher nicht vor (LANDOIS 1940).

Die Defektbildung manifestiert sich möglicherweise erst, wenn in höherem Alter eine Erschlaffung der Zwerchfellmuskulatur eintritt oder aus irgendwelchen Gründen das Fettgewebe reduziert wird. Der Durchtritt durch die Pforte kann allmählich erfolgen und der Bruchsack nach und nach immer größer werden. In anderen Fällen erfolgt der Durchtritt in Schüben (nach kleinen Traumen) mit mehr oder weniger heftigen Begleiterscheinungen.

2. Erworbene Hernien entstehen nach Stich- oder Schußverletzungen des Zwerchfells. Aber auch stumpfe Traumen führen zu ausgedehnten Zerreißungen des Zwerchfells (z. B. Quetschung zwischen Eisenbahnpuffern, Sturz aus größerer Höhe, Schleuderwirkungen).

In seltenen Fällen erfolgt die Wegbereitung durch das Zwerchfell durch wuchernde Krebsmassen, perforierende Echinococcusblasen, Empyeme und Abscesse (HITZENBERGER 1927).

Die meisten erworbenen Zwerchfellhernien sind falsche Brüche ohne Bruchsack. Richtiger spräche man vom Eingeweidevorfall (LANDOIS 1940).

Unter 146 erworbenen Zwerchfellhernien fand LACHER (1880) 119 = 81,5% bei Männern, 27 = 18,5% bei Frauen. Von 150 erworbenen Hernien bestanden 127 linksseitig, unter 117 angeborenen Zwerchfellbrüchen fanden sich 98 auf der linken Seite.

Nach WIETING (1915) kommt der Prolaps der Eingeweide in die Brusthöhle folgendermaßen zustande: Infolge einer Verletzung verhindert vorgefallenes Netz die Verheilung des Zwerchfelloches. Das Netz bildet sodann das Leitband für die Eingeweide. Zunächst gleitet das Colon transversum durch den Zwerchfellschlitz. Es folgt der Magen. Der Magen macht dann Drehungen durch, die zu einem Magenvolvulus führen können. Diese Verlagerung kann lange Zeit bestehen, ohne nennenswerte Erscheinungen zu machen. Jedoch können auf Grund anhaltender Durchblutungsstörungen Ulcera und Perforationen entstehen (KIENBÖCK 1914, ISELIN 1907).

(An Hand des Schrifttums gibt LACHER eine Zusammenstellung über die prolabierten Organe. In der Brusthöhle befand sich in 96 Fällen Netz, 83mal Dünndarm, die Leber in 45 Fällen, 35mal das Duodenum, 20mal das Coecum, der Magen 161mal und in 145 Fällen das Colon.)

Beschwerdebild der unkomplizierten Hernie. Zwerchfellhernien können völlig *symptomlos* bleiben. Andererseits kann sich die Symptomatik ähnlich der einer Zwerchfellähmung oder einer Relaxatio entwickeln. Ist der Magen vorgefallen, so bestehen vielfach uncharakteristische Magenbeschwerden (Schmerzen, Druckgefühl, Übelkeit, Blähungsbeschwerden, Dysphagia paradoxa (LEICHTENSTERN 1874). Erscheinungen von seiten der Brustorgane entstehen auf Grund von Organverdrängung (Kurzatmigkeit, Lufthunger, Husten, Cyanose). Heftige, ausstrahlende Schmerzen werden auf der Bahn des Nervus phrenicus zentripetal geleitet und treten charakteristischerweise als linksseitiger Schulterschmerz auf.

QUÉNU (1920) weist auf den möglichen subjektiven Unterschied zwischen Hernie und Relaxatio gegenüber der Nahrungsaufnahme hin (?). Anfüllung des Magens vergrößere die Beschwerden der Hernie erheblich, verringere sie bei der Relaxatio (so bei Beobachtungen von CUENDET 1918). Anfälle ausgeprägter Dyspnoe und Cyanose weisen eher auf eine Hernie hin.

Eine Literaturübersicht zum Thema: Magencarcinom und „thoracic stomach" geben Dorfman (1950) und Smithers (1950).

Beim Durchtritt in Schüben können erstmalig oder unter Steigerung Beschwerden eintreten, so heftige Schmerzen, Erstickungsanfälle, partielle Incarcerationen, und wieder vergehen, auch wenn nach dem Schub eine vergrößerte Hernie zurückbleibt.

Diagnose. Als erster hat Leichtenstern (1874) allein mit Hilfe von Auskultation und Perkussion eine Zwerchfellhernie diagnostiziert (tympanitischer Bezirk in der betreffenden Brustpartie, Fehlen des Atemgeräusches, Geräusch des fallenden Tropfens, Succussio Hippokratis). Das wichtigste Hilfsmittel der Diagnostik ist heute die Durchleuchtung vor dem Röntgenapparat und Verfolgung des gegebenen Kontrastmittels. Es erscheint der Magen häufig in Kaskadenform oder in Gestalt eines Hufeisens oder zweier Magensäcke. Die Durchleuchtung im Stehen genügt jedoch allein nicht. Der Hinweis von Åkerlund (1926) erscheint wichtig, wonach Hiatusbrüche am besten in Rücken-, rechter Seiten- oder Bauchlage mit Beckenhochlagerung darzustellen sind. Die Schwierigkeit der röntgenologischen Differentialdiagnose gegenüber der Relaxatio besteht darin, eine Abgrenzung des Zwerchfellschattens von dem Magenschatten zu erreichen. Die Anwendung des Pneumoperitoneums kann diagnostisch erfolgreich sein, wenn keine Verwachsungen bestehen (Rautenberg 1914, Goetze 1918, Assmann 1934, Tischendorf 1937). Die Möglichkeit, daß eine Zwerchfellhernie einen Spannungspneumothorax vortäuscht, ist gegeben (Jehn und Naegeli 1918).

Weitere diagnostische Schwierigkeiten entstehen bei der Abgrenzung gegen das (außerordentlich seltene) Divertikel des Diaphragma (Bromann 1900) und gegen eine Pleuraschwarte (O. Hess 1906). (Der mit dem linken Zwerchfell verwachsene Magen kann mit dem linken Zwerchfell ganz in den Thorax hinaufgezogen werden (Gastrothorax postpleuretique — Savy 1910).

Haenisch 1922/23) berichtet zur Differentialdiagnose über ein epiphrenales Oesophagusdivertikel, das zunächst für eine Zwerchfellhernie gehalten wurde.

Therapie der unkomplizierten Zwerchfellhernie. Man stößt auf die chirurgische Ansicht (z. B. W. Schmitt 1947), jede diagnostizierte Zwerchfellhernie müsse operiert werden wegen der drohenden Incarcerations- und Perforationsgefahr. Überlegungsmäßig scheint das richtig. In Wirklichkeit liegt die Frage oft komplizierter und bleibt dies auch noch trotz der durch die Intubationsnarkose gewaltig erweiterten Möglichkeiten der modernen Thoraxchirurgie. Zunächst darf festgestellt werden, daß die Unterscheidung von Relaxatio und Hernie oft große Schwierigkeiten bereitet (s. voriges Kapitel) und daß bei der Relaxatio die operative Indikation nicht so leicht gegeben ist. Ferner handelt es sich bei Personen mit Zwerchfellhernie nicht selten um ältere Menschen, bei denen auf Grund sonstiger Krankheitsbefunde eine große Operation nicht gern unternommen wird. Schließlich besteht die Tatsache, daß Zwerchfellbrüche oft jahrelang unter so geringfügigen Beschwerden bestehen, daß sie gar nicht erkannt werden und als Überraschungsbefund bei einer Brustkorbdurchleuchtung aus anderer Ursache entdeckt werden. Es sind also im Einzelfall doch mancherlei Erwägungen individueller Art anzustellen. Nimmt man von einer Operation (mindestens vorläufig) Abstand, so bedarf der Kranke einer Beratung in dem Sinne, daß er körperliche Anstrengungen, besonders solche, bei denen Valsalvasches Pressen in Betracht kommt, streng vermeiden muß. Ebenso Indigestionen mit Blähung des Leibes. Sogar eine entsprechende Diät und unter Umständen Vorsorge für glatte Darmentleerung ohne stürmisches Abführen ist zu empfehlen. Eine Beobachtung des Kranken und gelegentliche Röntgenkontrolle, auch mit Kontrastbreifüllung des Magens, sind notwendig, damit festgestellt wird, ob der Zustand stationär ist oder sich bedrohlich entwickelt. Wir kennen Kranke, die seit vielen Jahren unter Beachtung gewisser Vorsichtsmaßnahmen mit ihrer Hernie fast beschwerdefrei leben. Sehr viel drängender wird die Frage der Operation, wenn Zwischenfälle in Richtung auf eine Incarceration, wenn gelegentlicher Volvulus (s. unten), wenn durch Torsion veranlaßte große Blutungen auftreten. Eine sehr dringende Indikation lieferte kürzlich ein junger Kriegsverletzter, der nach seiner ersten Hernienoperation ein Rezidiv bekam und bei dem sich dann durch Adhäsionen ein *fixierter Volvulus* mit Torsionsanfällen und sich wiederholenden lebensgefährlichen Blutungen ausbildete (von KARITZKI-Rostock erfolgreich operiert).

Incarcerierte Zwerchfellhernie macht je nach Art des Vorfalls unterschiedliche Krankheitsbilder. Einklemmungsgefahr besteht besonders bei kleineren Löchern. Man unterscheidet dann Symptome des hohen oder des tiefen Verschlusses. Geht eine Einklemmung nicht schnell zurück, so ist aus vitaler Indikation die sofortige Operation indiziert. Zuwarten verschlechtert die Prognose, weil sich Perforation oder Gangrän am eingeklemmten Teil bald einstellen kann.

Über die Durchführung der Operation wird auf das chirurgische Schrifttum verwiesen, speziell für Operation auf thorakalem Wege s. SAUERBRUCH (1928), SEIDEL (1927), SCHINDLER 1928), für Operation vom Bauch her s. KÜTTNER (1928), HARRINGTON (1926, 1938: Erfahrungen über 161 eigene Operationen), für Zweihöhlenoperation s. BAKER (1921) u. a.

VII. Brüche der Schlundlücke (Hernien des Hiatus oesophageus).

Begriffsbestimmung. Die Verbindung zwischen dem Oesophagus und der „Zwerchfellzwinge", die als Muskelverstärkung im Hiatus oesophageus diaphragmatis die Speiseröhre umschließt, ist unter physiologischen Verhältnissen keine ganz starre. Durch Zug und Druck von oben und unten kann sich die Speiseröhre in bezug auf ihre Zwerchfellpforte um ein weniges verschieben. Unter pathologischen Verhältnissen kann sich dies steigern. Der Hiatus oesophageus wird zur Bruchpforte, durch welche die Pars abdominalis oesophagi und Teile des Magens über das Zwerchfell hinaufsteigen können. Man spricht dann von einer Hiatushernie. Sie kann reponibel oder fixiert sein. Sie ist röntgenologisch erkennbar. Man unterscheidet mehrere Typen (s. unten).

Historisches. Nach ersten Mitteilungen von SCHWALBE (1900) und EPPINGER (1904) ist das Krankheitsbild erst nach Entwicklung der Röntgentechnik beachtet worden (Mitteilungen von HEALY 1924, ÅKERLUND 1926, BARSONY und POLGAR 1927, H. H. BERG 1930).

Vorkommen. Die Hiatushernie ist ziemlich häufig, von allen inneren Hernien ist sie wahrscheinlich die häufigste. An unserer Klinik fand VELDE (1932) in 8 Monaten unter 700 Magenuntersuchungen 16 Hiatushernien (2,3%), dazu einige Hiatusinsuffizienzen (s. unten). Männer und Frauen sind gleichmäßig befallen. Pyknischer Habitus scheint das Auftreten zu begünstigen. Die Störung findet sich meist jenseits des 50. Jahres, selten vor dem 40.

Röntgenbefund. Mit ÅKERLUND (1926) werden 3 Typen unterschieden, zwischen denen es Übergänge gibt: 1. Hiatusbrüche bei durch Mißbildung verkürztem Oesophagus. Sie sind stets irreponibel (kongenitaler „Brustmagen"). 2. Paraoesophageale Brüche: ein Magenteil ist neben dem Oesophagus in die Brusthöhle getreten, während der Oesophagus seine Lage bewahrt, eine Pars abdominalis oesophagi weiter besteht, nicht ihrerseits im Bruchsack liegt. 3. Bei dem *häufigsten* Typus 3 ist das unterste Speiseröhrenende in den Brustraum hineingedrückt oder gezerrt und bildet in erster Linie den Inhalt des „falschen" Bruchsackes. Ein mehr oder minder großes Stück des Magens kann dieser Verlagerung nach oben folgen. Es gibt völlig fließende Übergänge von der normalen Beweglichkeit des Oesophagus über die „Hiatusinsuffizienz" (H. H. Berg), bei der durch verschiedene Untersuchungsmanöver vor dem Röntgenschirm eine verstärkte Möglichkeit konstatierbar ist, die Pars abdominalis in den Brustraum zu drücken — bis zur reponiblen und irreponiblen Hernie verschiedener Größe.

Nur selten ist eine Hiatushernie ohne weiteres bei der Röntgenuntersuchung des *stehenden* Patienten erkennbar, wahrscheinlich nur, wenn Verwachsungen den Bruch fixieren, oder wenn er groß ist und ein gewisser Grad von Einklemmung

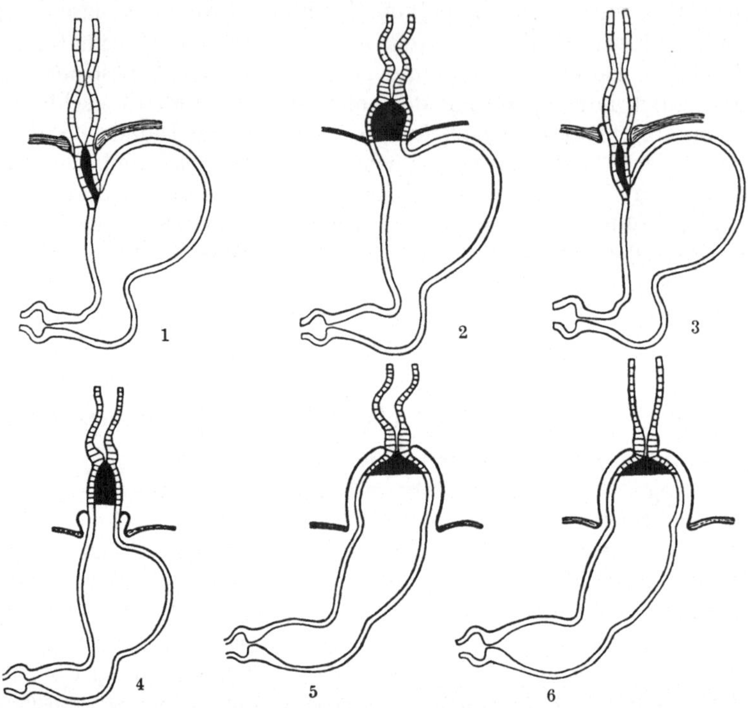

Abb. 86. Schematische Wiedergabe: 1. Normaler Hiatus oesophageus; 2. Hiatusinsuffizienz mit cranialwärts gerichteter Verlagerung des unteren Oesophagusabschnittes und angrenzender Magenteile. 3. Angeborene Bruchanlage infolge kongenital weitem Hiatus oesophageus. 4. Übergang von einer Hiatusinsuffizienz zur echten Hernie. 5. Echte, auf der Grundlage einer Hiatusinsuffizienz bei normalem oder angeborenem weitem Hiatus oesophageus im Alter erworbene Hiatushernie mit geschlängeltem Oesophagus. 6. Echter Hiatusbruch mit zu kurzem, gestrecktem Oesophagus. (Nach Anders und Bahrmann 1932.)

besteht. Einige Fälle lassen sich durch Bauchpresse und Druck auf das Epigastrium deutlich machen. Meist ist *Untersuchung im Liegen* nötig oder doch zweckmäßig, und zwar in Rücken- *und* Bauchlage, allenfalls auch in Seitenlage bei vertikalem Strahlengang. Auch bei Untersuchung im Liegen nimmt man Druck auf das Epigastrium zu Hilfe. Bei paraoesophagealen Hernien kann sich dadurch eine Schwierigkeit ergeben, daß der Magenteil über dem Zwerchfell nicht mit Brei gefüllt wird. Wir legen daher besonderen Wert auf die Untersuchung in Bauchlage bei ganz leichter Beckenhochlagerung. In dieser Lage lassen wir den Kranken einen Schluck von einer nicht zu dünnen Kontrastmasse trinken und verfolgen auf dem Schirm das Hindurchgleiten. Eine Filmaufnahme wird bei Mittelstellung des Zwerchfells oder in Exspirationsstellung gemacht. Aufnahmen bei tiefer Einatmung können Täuschungen ergeben, denn bei tiefer Einatmung klemmt die Hiatuszwinge den Oesophagus zusammen, so daß er oft undurchgängig wird. Die Speiseröhrenperistaltik endet dann 2—3 Querfinger oberhalb des Hiatus. Eine Art Antrum der Speiseröhre gliedert sich ab, etwa

daumengliedgroß. Dieses physiologische Gebilde darf nicht mit einer Hiatushernie verwechselt werden. Wir halten es für möglich, daß einzelne Untersucher,
die eine sehr große Häufigkeit der Hiatushernie schildern, welche über unsere
Statistik hinausgeht, in manchen Fällen durch den Inspirationsfehler getäuscht
wurden (KNOTHE 1932). Andere finden diese Brüche zu selten infolge mangeln-
den Fahndens. ÅKERLUND verlangt, daß der Hiatusbruch eine scharfe, obere
Grenze von bestimmter Lage erkennen läßt. Der Untersucher soll sich über
die Lage der Kardia klar werden. Nach BERG soll er ferner durch Reliefdarstellung

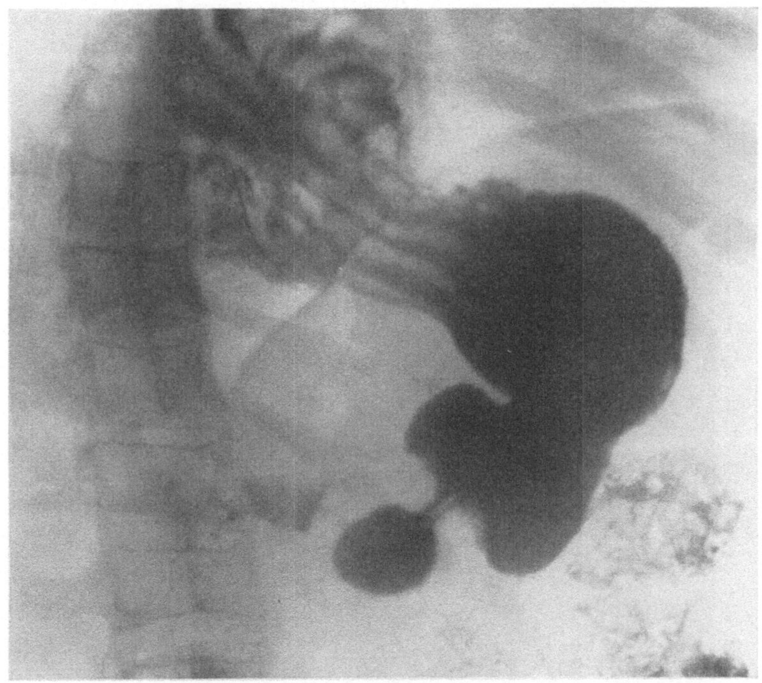

Abb. 87. Paraoesophageale Hiatushernie. Patient kam wegen Teerstuhl zur Untersuchung.

den Nachweis erbringen, daß Magenschleimhautfalten oberhalb des Zwerchfells
oder mindestens im Hiatus sich zeigen. Sie sind dicker als die feinen längsgerich-
teten Oesophagusfalten und ein wenig geschlängelt. Dieser Nachweis kann freilich technisch recht schwierig sein.

Fehldiagnosen sind möglich, wie sich aus den gegensätzlichen Meinungen —
ÅKERLUND, v. BERGMANN, KNOTHE einerseits und SAUERBRUCH, CHAOUL,
ADAM (1932) andererseits — ergibt. Diagnostische Schwierigkeiten lassen sich
nur mit sorgsamster Technik überwinden. Differentialdiagnostische Bedeutung
besitzt das epiphrenale Oesophagusdivertikel. Von der 1. Gruppe der Hiatushernien (mit Verkürzung der Speiseröhre) unterscheidet es sich dadurch, daß
neben dem Oesophagus eine Breiansammlung erscheint. Gegenüber einer paraoesophagealen Hiatushernie kann nur das Schleimhautbild eine Entscheidung
bringen (TESCHENDORF 1937).

Auf die funktionellen Oesophagusdivertikel und ihre Besonderheiten hat
BÁRSONY (1928) hingewiesen.

Die Schwierigkeiten der Differentialdiagnose werden dadurch vergrößert,
daß die beschriebenen Veränderungen oft nur einen Nebenbefund darstellen,

der uns nicht dazu verleiten darf, der Untersuchung des übrigen Verdauungskanals keine Aufmerksamkeit mehr zuzuwenden.

Beschwerdebild. Der sorgsame Beobachter entdeckt einen Hiatusbruch öfter, ohne daß Klagen des Kranken darauf hinwiesen. Fragt man solche Kranken näher aus, so ergibt sich, daß sie wohl gewisse Fremdgefühle in der Kardiagegend bei bestimmten Gelegenheiten haben, sich aber nicht nennenswert belästigt fühlen. Einige Kranke haben das Gefühl, daß ihnen der Bissen „in der Brust stecken bleibt" oder „als ob hinter dem Schwertfortsatz eine Kugel säße"

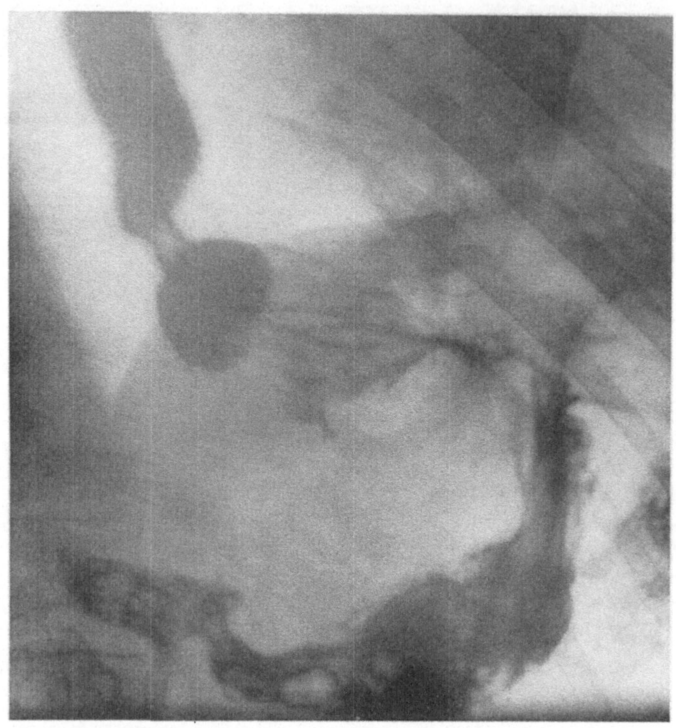

Abb. 88. Hiatushernie bei einem 53jährigen Mann mit epiphrenalem Syndrom. Gleichzeitig beidseitiger indirekter Leistenbruch.

(v. BERGMANN). Bei anderen kommt es zu erheblichen, teils vielgestaltigen, teils aber sehr charakteristischen Beschwerden.

Örtliche Schmerzen, auf die die alten Namen Epigastralgie und Kardialgie passen, die öfter in den Rücken ausstrahlend empfunden werden, kommen in wechselnder Weise vor. Es kann bezeichnend sein, daß der Schmerz gerade in der Rückenlage oder im Sitzen stärker auftritt, im Stehen oder Gehen dagegen verschwindet.

Die gleiche Abhängigkeit von der Körperhaltung zeigen vielfach die Herzbeschwerden. Es wird über Anfälle geklagt von Herzschmerzen, Herzklopfen, Extrasystolen und Atembeklemmung. Ähnlich wie beim „gastrokardialen Symptomenkomplex" (ROEMHELD 1912, 1929) sind wir verführt, die Diagnose Angina pectoris zu stellen. Von den Patienten mit Hiatusbruch, die uns klinisch beschäftigen, leidet etwa die Hälfte in ganz ausgeprägter Weise an diesem Syndrom. Die Beschwerden können sehr wechseln, auch monatelang wieder zurücktreten. Am heftigsten und unangenehmsten haben wir sie einige Male getroffen bei Kranken, die außer dem Hiatusbruch eine sichere Coronarsklerose hatten. v. BERGMANN (1932) hat für diesen Symptomenkomplex vereint mit der Kardialgie den Ausdruck „epiphrenales Syndrom" geprägt, ein Ausdruck, der deshalb von Wert ist, weil Betriebsstörungen in dieser Gegend, die eine andere Ursache haben, die gleichen oder verwandte Beschwerden hervorrufen (z. B. Divertikel des Oesophagus). Die Beziehungen zur Angina pectoris sind nicht nur scheinbar. DIETRICH und SCHWIEGK (1933) zeigten im Tierexperiment, daß Aufblähung eines Ballons im Hiatus die Vagi, die dort nicht ausweichen können, drückt. Dies führt reflektorisch zur Coronarverengung und verminderten Herzdurchblutung. Im Elektrokardiogramm sind bei gleichartigen Versuchen entsprechende Veränderungen zu konstatieren (BARTELHEIMER 1944).

Druckgefühl im Oberbauch tritt manchmal in gewissen Abständen von der Nahrungsaufnahme auf, besonders beim Mittagsschlaf. Bei anderen Kranken führt körperliche Arbeit mit Anstrengung der Bauchmuskulatur zur Ausstülpung der Hernie.

Schluckstörungen gibt BERG (1931) für $^1/_3$ der Fälle an. Wir sahen sie seltener. Einzelne Kranke schildern sehr deutlich, daß Tabletten, die sie einnehmen, vor dem Magen liegenbleiben und nicht durch Wasser, sondern durch

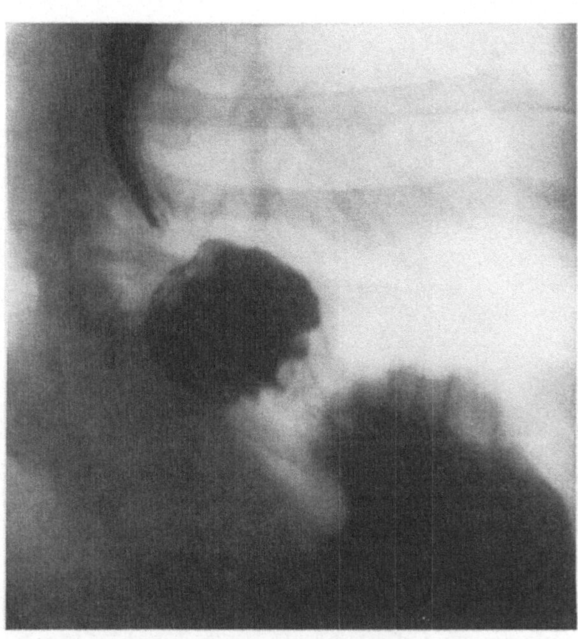

Abb. 89. Hiatushernie bei starker Kyphoskoliose. (42jährige Frau. Klinisch lediglich Kloßgefühl hinter dem Brustbein.)

Nachessen von Brot weitergetrieben werden. Sodbrennen in der Hernie, das durch winzige Alkalimengen beseitigt wird, kommt vor. Manchmal Aufstoßen, manchmal reflektorische Obstipation.

Schwere *Einklemmungserscheinungen,* die zur sofortigen Operation zwingen, sind offenbar sehr selten. Eine praktisch wichtige Komplikation bilden *Blutungen* aus der Schleimhaut des herniierten Teiles.

Anamnese. Die Beschwerden bestehen oft lange Zeit, mit Unterbrechungen, allmählich sich steigernd. Werden bedeutungsvoller für den Kranken, sobald ein organischer Coronarschaden hinzutritt. Manchmal läßt sich der erste Beginn auf ein bestimmtes Ereignis zurückführen: Quetschung bei einem Unfall, sehr heftiges Erbrechen (z. B. nach Narkose).

Pathologische Anatomie. Infolge der üblichen Sektionstechnik hatte uns die pathologische Anatomie bisher über Hiatusbrüche, besonders über die geringeren und reponiblen, nicht unterrichten können. Angeregt durch klinisches Interesse sind anatomische Studien durchgeführt, besonders von ANDERS und BAHRMANN (1932), KÖPPEN und FRANK (1933), die im wesentlichen die Röntgenbefunde bestätigen. Nach ANDERS und BAHRMANN kommt es bei Alternden zum Schwund des subdiaphragmalen Fettringes. Der Hiatus wird insuffizient und der Fornix des Magens stülpt sich als „epiphrenale Glocke" nach oben. Bei diesem

Entstehungsmechanismus ist der Oesophagus gleichsam zu lang und daher geschlängelt. Im Gegensatz zu der Entstehungsweise durch eine von Geburt zu kurze Speiseröhre.

Entstehung. Die Hiatushernie ist in erster Linie eine Erkrankung des höheren Alters. Begünstigend wirken: pyknischer Habitus, Emphysem, Wirbelsäulendeformitäten (Neumann 1933), schlechter Ernährungszustand; auch Druck von unten (Schwangerschaft — Eppinger 1904). Verschiedene Altersveränderungen werden angeschuldigt: bei alternden Menschen wird das Zwerchfell flacher. Die gleichen Faktoren, die als Ausdruck des Nachlassens der Elastizität im

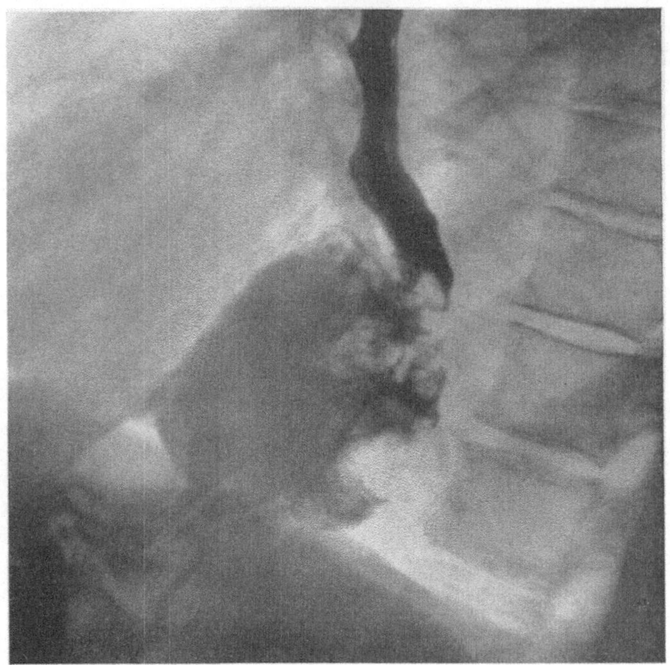

Abb. 90. Paraoesophageale Hiatushernie mit Carcinom.

Alter das Emphysem begünstigen, wirken sich nach Neumann an dem reichen elastischen Gewebe des Hiatus oesophageus ebenfalls elastizitätsvermindernd aus. Der linke Leberlappen übt durch Ligamentverbindung eine abdichtende Funktion auf den Hiatuseingang aus, im Zusammenwirken mit einem „subdiaphragmalen Fettring" (Anders und Bahrmann 1932). Die Leberatrophie im Alter und ein Schwund dieses Fettringes sind daher von pathogenetischer Bedeutung. Vagusreizung, allenfalls von der Schlundlücke selbst ausgehend, kann zu einer Verkürzung der Speiseröhre führen. Im Hinblick hierauf hat G. v. Bergmann (1932) von „Traktionsluxation" als Ursachenfaktor gesprochen.

Diagnose. Ein typisches „epiphrenales Syndrom" mit Lagerungsbeschwerden ermöglicht manchmal die Diagnose rein auf Grund der Angaben des Kranken. Gesichert wird sie durch den Röntgenbefund, bei dessen Erhebung die oben erwähnten technischen Einzelheiten zu beachten sind. Insbesondere soll der Inspirationsfehler nicht zu Fehldeutungen führen. Differentialdiagnostisch können uns tiefsitzende Speiseröhrendivertikel beschäftigen, die aber viel seltener sind. Ferner manche Formen des gastrokardialen Symptomenkomplexes (der viel häufiger ein colokardialer ist, durch Meteorismus hervorgerufen). Dabei ist nicht zu verkennen, daß zunehmender Colonmeteorismus ein vorhandenes epiphrenales Syndrom verstärkt.

Behandlung. Man wird die Frage der operativen Beseitigung erwägen, wenn heftige Einklemmungsattacken voraufgegangen sind. HARRINGTON (1938) hat selbst 123 Hiatusbrüche operiert. In allen Fällen wählte er den abdominalen Weg. SAUERBRUCH bevorzugt das transpleurale Vorgehen. Trotz Zunahme an Erfahrung bleibt die Operation ein schwieriges Problem. Die sog. Hiatusinsuffizienz des alternden Menschen beansprucht, da eine Einklemmungsgefahr nicht besteht, nur internes Interesse. Im Gegensatz zu anderen Zwerchfellhernien droht keine unmittelbare Lebensgefahr durch Gangrän oder Perforation. Und mittelbar durch zusätzliche Schädigung eines kranken Kreislaufes kann Gefahr entstehen. Wir haben bisher nie eine Zwerchfellhernie operieren lassen. Auch zeitweilig heftige Beschwerden kommen meist wieder zur Ruhe.

Wichtiges Stück der Therapie ist meistens die *Aufklärung des Kranken.* Wenn man ihm klar macht, wie eine mechanische Betriebsstörung Ursache seiner Beschwerden ist, so nimmt man ihm Besorgnisse (Furcht vor Krebs oder Herztod) und lehrt ihn mit seiner Störung, die nicht mit Sicherheit völlig zu beseitigen ist, zu leben und sich zu verhalten. Er lernt die Anlässe, die zu unangenehmer Ausstülpung des Bruchsackes führen oder ihm Beschwerdeattacken bringen, vermeiden. Post coenam stabis aut mille passus meabis. Dieser alte Spruch scheint für Kranke mit Hiatushernie geprägt. Voluminöse Mahlzeiten sind zu vermeiden, Meteorismus ist zu bekämpfen. Gelinde Atemübungen und Körperbewegung sind gut, starke Anstrengungen besser zu vermeiden. CO_2-haltige Getränke (im Stehen genossen) begünstigen manchmal die Reposition. Gastritis im Bruchsack verstärkt oftmals die Beschwerden. Sie bessert sich teils durch Schonungsdiät, besonders aber (bei fixierter Hernie), wenn die Stauung von Speise und Sekret im Bruchsack durch das Verhalten des Kranken soweit wie möglich verhindert wird.

VIII. Kaskadenmagen
(Baggersackmagen, cup and spill stomach, waterfall stomach).

Begriffsbestimmung. Bei der passiven Verformbarkeit des Magens beobachtet man bei der Durchleuchtung mitunter eine Eindellung der großen Kurvatur, die durch Blähung des Colons zustande kommt. Zwischen dieser leichten Formänderung und der vollkommenen Drehung des Magens (totaler Volvulus) nimmt der Kaskadenmagen eine Mittelstellung ein. Es handelt sich, wie beim Sanduhrmagen, um eine Zweiteilung. Unmittelbar unter dem Zwerchfell liegt ein schalenförmiger Teil, in der Regel mehr dorsalwärts als der übrige Magen, welcher die gewöhnliche, schlauchförmige Gestalt besitzt. Bei der Röntgendurchleuchtung kann man beobachten, wie das Kontrastmittel zunächst die obere Magenschale füllt und dann kaskadenähnlich in die caudale Hälfte überläuft.

Zur Ätiologie. Untersuchungen von ORHAN TOYGAR (1948) stellen die Entstehungsmomente heraus. Die vielfach angeschuldigte *Aerophagie* kann keinen Kaskadenmagen erzeugen. Zu starke Aufblähung des Magens mit Luft bietet eher die Möglichkeit einer Volvulusentstehung. Die Entwicklung einer großen Magenblase im kranialen Magensack ist Folge des Kaskadenmagens und beruht auf Gasansammlung infolge Entleerungsstörungen des oberen Magenteils.

Meteorismus des Colons kann zur Kaskade führen, da das Colon transversum mit Hilfe des Ligamentum gastrocolicum die große Kurvatur nach oben zieht („reitender Magen"). (Es ist möglich, durch Aufblasen des Dickdarmes einen Kaskadenmagen, sogar partiellen Volvulus zu erzeugen.)

Für die *funktionellen Formen des Kaskadenmagens* stellt der *Meteorismus das wichtigste Moment* dar (Abb. 91, 92).

Nachbarorgane können Anlaß zu dieser Magenform sein. *Milzvergrößerungen* (so bei Malaria), *Pankreastumoren*, von der *Niere* ausgehende *Tumoren*, große *Lymphdrüsenpakete*, auch fernliegende Bauchtumoren (*Ovarialtumoren*, TOYGAR 1948), schließlich ein *gravider Uterus* verursachen — oft durch Veränderung der gesamten Topik der Bauchorgane — die Kaskadenform. Eine veränderte Topik

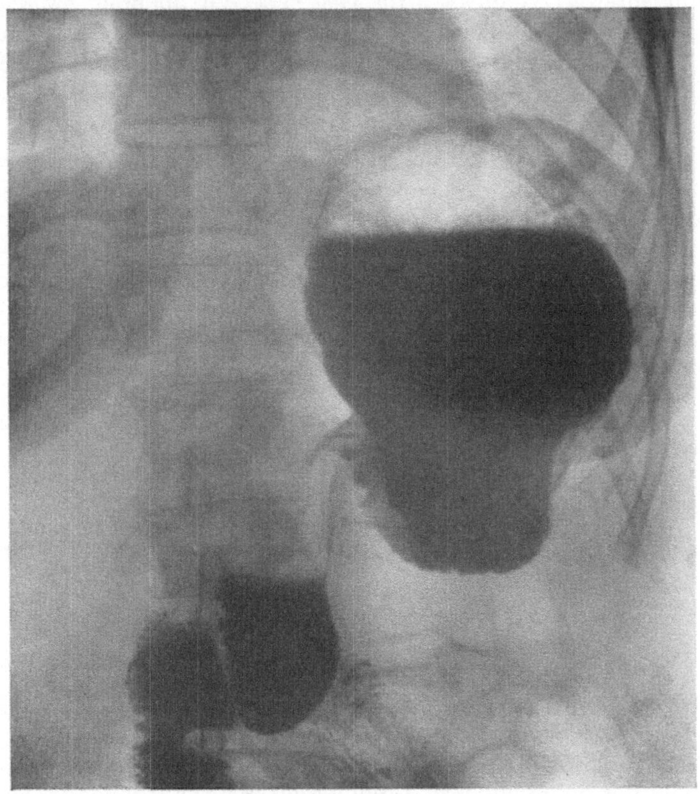

Abb. 91. Magenkaskade durch Colonblähung.

führt besonders häufig zur Kaskadenbildung (unter Umständen zu der grad-mäßig noch weiter fortgeschrittenen Formveränderung, dem *U-Magen* (die Form entspricht dem auf den Kopf gestellten U) besonders bei der Relaxatio oder bei der Hernia diaphragmatica sinistra. Als *begünstigender Faktor* wird auch angeborene Verkürzung des *Omentum minus* angesehen.

Organische Formen der Kaskadenbildung entstehen zumeist durch Narben-zug perigastritischer Verwachsungen. Geschwürsbildungen am Magen (STIERLIN 1916) oder Gallenblasenentzündungen bilden eine häufige Grundlage. Peri-splenitische und perihepatische Vorgänge sind angeschuldigt worden (ZEHBE 1911, SCHÜTZE 1920). Man trifft Kaskaden bei tuberkulöser Peritonitis (SCHMIE-DEN 1912), im Gefolge von Pankreatitis bzw. Peripankreatitis (KATSCH 1925). Die Schalenbildung kommt dann dadurch zustande, daß der oberste Magenteil auf den Verwachsungssträngen „reitet".

Nur im Spezialfall verbindet sich der Kaskadenmagen mit einer echten Sanduhrenge. Beim Kaskadenmagen ist gewöhnlich keine Stenose vorhanden. Es können aber Röntgenaufnahmen Täuschungsbilder darbieten.

RATKOCZI (1931) vergleicht den Kaskadenmagen mit dem vagotonischen Magen des Tierexperimentes und erklärt ihn durch tonische Kontraktion der unteren Magenmuskelgruppen. Tonusstörungen am menschlichen Kaskadenmagen dürften jedoch nicht Bedingung, sondern Folge sein. Spasmen sollen Kaskadenmägen entstehen lassen. E. SCHLESINGER beobachtete dies beim Ulcus, R. SCHMIDT (1921) während einer gastrischen Krise. Ganz selten findet sich auch einmal ein *Doppelkaskadenmagen.*

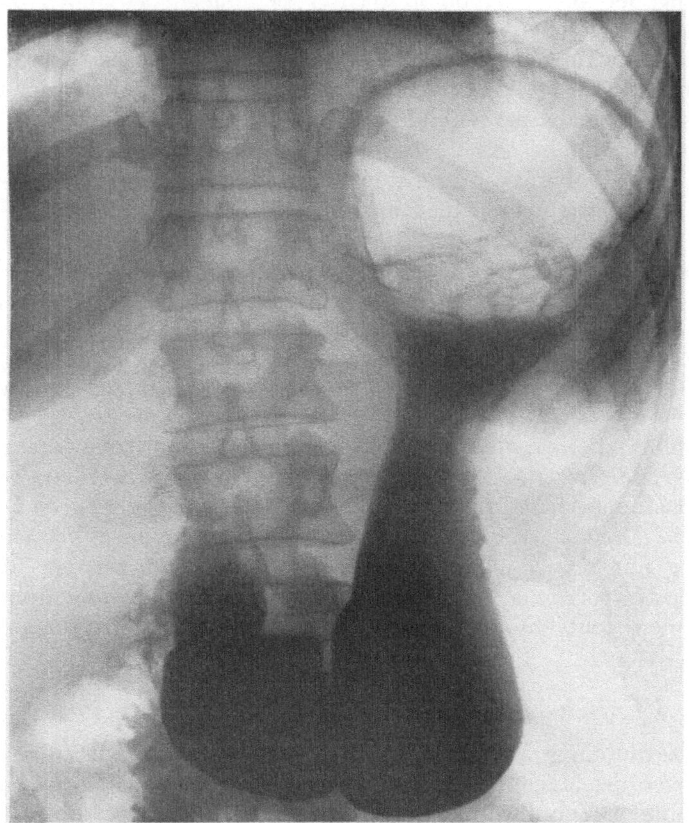

Abb. 92. Derselbe Patient wie bei Abb. 91. Magenkaskade verschwunden.

Am häufigsten wird die Kaskadenbildung am Stierhornmagen beobachtet; während bei Angelhakenform des Magens die Verformung schwer zustande kommt, bleibt sie bei Ptosis völlig aus. Ein dispositioneller Faktor mag nach LAURELL (1920) in der dorsoventralen Erweiterung des oberen Bauchraumes (z. B. beim Emphysematiker) liegen. Die Annahme, daß die Kaskadenbildung bei Frauen nicht vorkäme, ist irrig.

Symptome des Kaskadenmagens. Der Kaskadenmagen ist ein nicht allzu seltenes Vorkommnis. Wenn man an diese Formvariante denkt und die Kontrastfüllung des Magens am Röntgenschirm beobachtet, ist sie nicht zu übersehen. Entsprechend den funktionellen Entstehungsmöglichkeiten kann sich die Kaskadenform zurückbilden. Man muß sich dabei vergegenwärtigen, daß ein Kaskadenmagen oftmals keine Krankheit bedeutet und zu ärztlichem Handeln keine

Veranlassung gibt, sondern ein Zufallsbefund sein kann. Es geht nicht an, leichtfertig Beschwerden auf diese eigenartige Magenverformung zu beziehen. Man bemühe sich zuerst aufzuklären, ob Colon- oder Dünndarmmeteorismus im Spiele ist (z. B. bei beginnendem Bauchtyphus!). In zweiter Linie denke man an Perigastritis (bei Ulcus, alter Peritonitis oder Pankreatitis), schließlich an seltenere Möglichkeiten.

Der Kaskadenmagen kann immerhin Magenbeschwerden (Aufstoßen, Sodbrennen, Völlegefühl im Magen, Auftreibung des Oberbauches), Appetitlosigkeit und Obstipation hervorrufen. Ein Symptom, das die Verdachtsdiagnose zuläßt, ist Besserung der Beschwerden in rechter Seitenlage (Toygar). Durch diese Umlagerung kommt eine entlastende Entleerung des kranialen Magenteiles zustande. Auf Beziehungen zwischen Kaskadenmagen und gastrokardialem Symptomenkomplex muß besonders hingewiesen werden. Hochstand des Zwerchfells und ausgesprochene Kaskadenbildung sind dabei zu beobachten.

Manchmal treten bei Kaskadenträgern im Epigastrium heftige kolikartige Schmerzen auf („volvulus intermittent douloureux de l'estomac" — die französische Nomenklatur bezeichnet ausgeprägte Kaskadenbildung als *partiellen Volvulus*). Klinisch wird dabei an Angina abdominalis, Gallenkoliken oder Pankreatitis gedacht, jedoch muß betont werden, daß ein *hochgradiger* Kaskadenmagen, dessen Feststellung bei einmaliger Durchleuchtung entgehen kann, in die Differentialdiagnose ungeklärter Oberbauchkoliken einzubeziehen ist.

Regelsberger (1931) weist auf das recht häufige Syndrom von Kaskade, Anacidität und spastischer Obstipation hin. In den meisten Fällen liege gleichzeitig eine psychische Labilität des Individuums vor.

Behandlung. Bei organischen Formen, denen zumeist Verwachsungen und Stränge zugrunde liegen, darf die Operation erst erwogen werden, wenn konservative Maßnahmen nicht zum Erfolg geführt haben und erhebliche Beschwerden fortbestehen. Manuelle Repositionen vor dem Röntgenschirm können die Formveränderung nur manchmal beseitigen. Regelmäßig ist bei den funktionellen Formen der Meteorismus zu bekämpfen und Stuhlregulierung herbeizuführen, stellt doch die Colonblähung eine der Hauptursachen für die Kaskadenentstehung am Magen dar.

IX. Achsendrehung des Magens (Magenvolvulus).

Begriffsbestimmung. In französischen Arbeiten verwendet man für Formveränderungen des Magens, die über eine mäßige Kaskadenbildung hinausgehen, die Bezeichnung Volvulus und unterteilt in partiellen und totalen Volvulus.

Entsprechend der Begriffsbestimmung beim Darmvolvulus sprechen wir vom Magenvolvulus, wenn eine *Achsendrehung* des ganzen Organs oder einzelner Teile vorliegt. Der totale Magenvolvulus führt zum Verschluß des Magenlumens, gewöhnlich so, daß sich Mageninhalt weder durch Kardia noch durch Pylorus entleeren kann.

Volvulus des Magens wurde erstmalig von Beati 1866 bei einer Sektion beobachtet. 1895 hat Berg einen Magenvolvulus operiert. 1927 gibt Läwen eine Literaturzusammenstellung von 40 Fällen.

Ätiologie. Ursache oder Teilursache können sein: Zwerchfellhernie, Zwerchfellrelaxation, Tumoren des Magens oder ihn bedrängende Geschwülste der Nachbarschaft, Sanduhrmagen, entzündliche Vorgänge in der Umgebung, Verwachsungsstränge, Defekt des linken Leberlappens. Manche Fälle bleiben ätiologisch unklar.

Pathogenese. Die Pathogenese der Magenverwälzung ist nicht einheitlich. Bei Zwerchfellhernie fällt meist das große Netz zuerst durch die Bruchpforte. Damit ist der großen Magenkurvatur eine Führung gegeben, die Achsendrehung des Magens ist hiermit bestimmt. Zug durch Verwachsung und Schrumpfung des Netzes können mithelfen (WIETING 1906). Tumoren, Adhäsionsstränge, Verwachsungsflächen sind oftmals zur Erklärung heranzuziehen. In anderen „idiopathischen" Fällen ist die Entstehungsweise dunkler. Als weitere disponierende Faktoren werden angegeben: Hypermotilität, abnormer Füllungszustand, geblähter Darm, Schlaffheit der Bauchdecken, *linke Zwerchfellrelaxation*, Abweichungen in der Beziehung Colon-Netz-Magen, Bänderanomalien und Schrumpfung der hinteren Magenwand. Auslösung der Drehung durch Brechakt, Husten und überhaupt durch jeden Impuls, der die Bauchpresse stark und plötzlich anspannt. Auch ein Trauma kann Gelegenheitsursache werden. SIEGEL (1921) nimmt abnorme Kontraktionen einzelner Muskelschichten und Bezirke an.

Einteilung. Die Drehung des Organs kann stattfinden um die verschiedensten gedachten Achsen. Zwei häufige Typen (v. HABERER 1912, KOCHER 1914) schälen sich heraus, von denen man die zahlreichen möglichen Variationen des Einzelfalls ableiten kann. Von den geringsten noch physiologischen Graden der Achsendrehung bis zu den schwersten Torsionen über 360° (BERG) sind alle Zwischenstufen möglich.

1. Mesenterioaxialer Volvulus. Die Drehachse geht in Richtung der Fasern des Omentum minus von der kleinen Kurvatur zur großen mitten durch den Magen. Ein Stiel bildet sich aus oberem Duodenum, kleinem Netz und Kardia, senkrecht dazu dreht sich der Magen. Die Hauptdrehung führt der größeren Beweglichkeit wegen stets der Pförtnerteil des Magens aus. Meist wälzt sich dabei der Pylorusabschnitt über dem Fundus entlang der vorderen Bauchwand nach oben; der Fundusteil macht in der Hinterwand des Abdomens eine entgegengesetzte Bewegung. Diese Form ist der häufigste Modus eines Magenvolvulus überhaupt. Das Gegenstück dazu, Absteigen von Fornix und Fundus an der vorderen Bauchwand und Hochdrängen des Pylorusteils hinten, ist bisher nur in einem Falle beschrieben (WOLLBER 1929).

2. Der organoaxiale Volvulus. Die Drehachse verläuft parallel der Verbindungslinie von Kardia und Pylorus. Hierbei schiebt sich die große Kurvatur zumeist längs der hinteren Bauchhöhlenwand herauf und nach rechts, schließlich legt sie sich zwischen Kardia und Duodenum auf die kleine Kurvatur. Seltener wälzt sich die große Kurvatur über die Vorderfläche des Magens (z. B. BOUCOURT 1913, NIOSI 1907).

Eine Sonderstellung hat der *Volvulus bei Zwerchfellhernie*. Meist lehnt sich die Magenverdrehung an den Grundmechanismus bei mesenterioaxialer Umwälzung an. Es tritt die Mitte der Vorderwand zuerst durch die Bruchpforte, dann folgt die Pförtnergegend; manchmal gleitet noch die Pars cardiaca nach. In seltenen Fällen, bei Prolaps in die Brusthöhle, kann sich der Magen um seine sagittale Achse drehen (GOETZE). Der Fundus geht voran, die Kardia ist dann Angelpunkt. Die Magenvorderwand bleibt dabei dauernd vorn.

Um dem Einzelfall gerecht zu werden, muß jedesmal die Drehachse besonders beschrieben sein, bei Angabe der Dislokation der Magenteile, besonders von Pylorus und Kardia. Das Verhalten der Nachbarorgane ist noch wichtig, so besonders das des Colons (BORCHARDT 1904). Manche Fälle fügen sich überhaupt nicht in ein Schema ein.

Klinik. Das große Bild des Volvulus ist das des akut einsetzenden hohen Ileus. Zuerst entsteht schwerer Kollaps mit Einsetzen heftiger Schmerzen als Allgemeinsymptom innerer, peritonealer Einklemmung. Zuweilen besteht anfangs Erbrechen, das je nach der Vollständigkeit und Höhe des Verschlusses mehr oder weniger lange anhalten kann. Charakteristisch ist später das *erfolglose quälende Würgen*; trotz aller Anstrengung entleert sich dann nichts aus dem übervollen Magen. Nahrungsaufnahme führt zu *Regurgitieren*, ohne daß die Ingesten bis in den Magen vordringen. Der starke Spontanschmerz, zunächst undefinierbar im Oberbauch empfunden, lokalisiert sich typisch in der linken Rückenhälfte und in der Herzgegend (douleur thoracique, FAUREsches Zeichen). Der Palpationsschmerz ist erträglich. Zwerchfellhochdrängung kann Sinistrokardie bewirken; anders bei Zwerchfellhernie, die eher Dextrokardie hervorruft. Klassisches Zeichen des akuten Volvulus ist der langsam *zunehmende Magenmeteorismus*. Schließlich liegt der Magen als schwappende gewaltige Geschwulst im Abdomen, meist hauptsächlich in der linken oberen Bauchseite, kann aber auch bis fast zur Symphyse herabreichen (TOYGAR). Man perkutiert große Tympanie und nach

Lagewechsel läßt sich oft Verschiebung des Flüssigkeitsspiegels nachweisen.
Große Mengen Sekrets können sich in den abgeteilten Magen nachträglich er-
gießen. Über 4 Liter fand Wiesinger (1901). Folgezustände von Magensaftverlust
(s. S. 444, 449, Urämie, Tetanie) können so dem klinischen Bild aufgepfropft
sein. Bei der gewaltsamen Zerrung kann es zu Schäden der Nachbarorgane
kommen. *Abriß und Einriß von Bändern* sind häufig, Pankreasnekrose und Milzriß

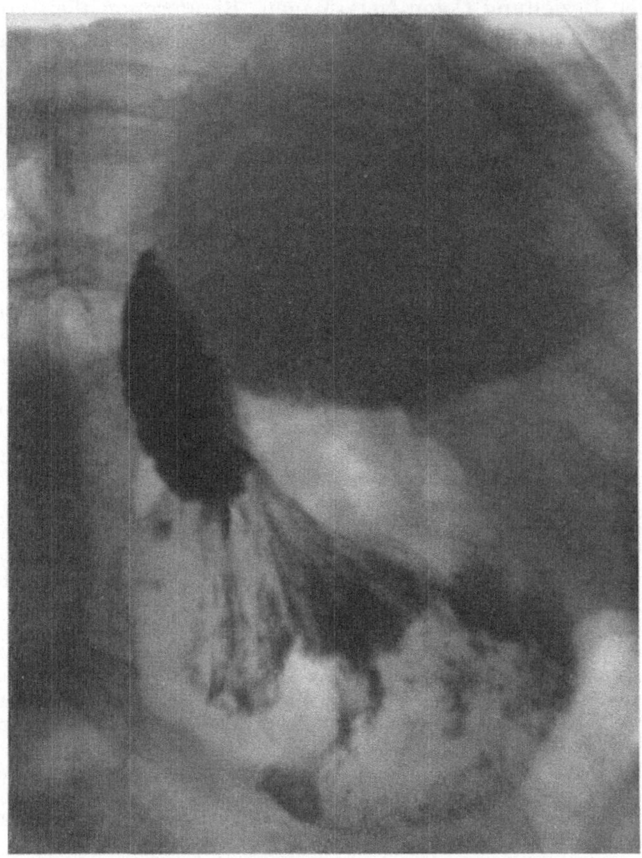

Abb. 93. Rückfälliger Magenvolvulus bei 64jährigem Mann. Durch selbständige Sondeneinführung vom Patienten
immer wieder beseitigt.

(Borchardt 1904) sind vorgekommen. Bei Untersuchung *mit der Sonde gelangt
man nicht in den Magen*. Vor dem Röntgenschirm sieht man über dem Mageneingang den Stop des Kontrastbreies; unter dem Zwerchfell hebt sich die breite
schwankende Linie der abgeschlossenen Magenflüssigkeit ab. Eine große Magenblase steht darüber. Ihre Ausdehnung ist durch die Fortsetzung der Gärungsprozesse bedingt und die weitere Vergrößerung verschließt den Magen um so
sicherer. Volvulus bei Zwerchfellhernie kennzeichnet sich durch entsprechend
andere Lage der Magenblase. Trotz des akuten Beginns der klinischen Zeichen
zieht sich der weitere Verlauf oft tagelang hin. Nekrose und schließlich Perforationsperitonitis leiten das Ende ein. Collischon (1888) sah totalen Magenvolvulus 14 Tage bestehen. Volvulus bei Zwerchfellhernie führt unter Umständen
schneller, schon nach Stunden ad finem.

Der akute Volvulus in dieser dramatischen Ausprägung ist selten. *Nicht immer braucht eine Achsendrehung des Magens überhaupt subjektive Empfindungen hervorzurufen.* Alle Übergänge von völliger Beschwerdefreiheit bis zum stürmischen Ileus kommen vor. Abhängig sind die Krankheitszeichen vom Ausmaß der Achsendrehung, von der peritonealen Zerrung, von dem Grad der Durchgängigkeit des Lumens. v. FRIEDRICH (1926) beschrieb chronischen Magenvolvulus ohne alle Magenbeschwerden, ebenso KÖHN (1928). Beide Fälle sind röntgenologisch und autoptisch kontrolliert worden. In anderen Fällen bestehen leichte Oberbauchbeschwerden (KOPPENSTEIN 1927) oder es kommt mit den Jahren zu an Heftigkeit zunehmenden Oberbauchattacken (KUHLMANN 1934). Zweifellos kommen auch häufig geringe, vorübergehende Verschlußkrisen durch Magenvolvulus vor, „intermittierender Magenvolvulus" (STEPP und KUHLMANN 1933). Wir beobachteten bei einer 68jährigen Frau einen großen Pankreastumor, der nicht nur zur Verdrängung des Magens nach oben geführt hatte, sondern auch eine organoaxiale Drehung des Magens ohne Behinderung der Magenpassage bedingte (s. Abb. 82). Sie klagte zeitweise über Erbrechen und anhaltende Übelkeit. Viele Beobachter berichten, daß gleichgeartete alarmierende Anfälle schon vor dem endgültigen Ileus vorkamen. Den röntgenologischen Beweis, daß ein Volvulus zurückgehen kann, erbrachte WEISS (1923).

Es besteht eine Alters- und Geschlechtsdisposition zur Achsendrehung des Magens. Kinder erleiden sie selten, in der absteigenden Lebensperiode häufen sich die Fälle; Frauen sind bevorzugt.

Diagnose. Die Diagnose des akuten, kompletten Volvulus braucht bei Kenntnis des klinischen Bildes nicht verfehlt zu werden. Magenmeteorismus, Brechwürgen ohne Erfolg *(Vomituritio)* bei übervollem Magen, die Sondenuntersuchung und der Röntgenbefund führen meist richtig. Diagnostisch verwertbar ist die Beobachtung, daß getrunkene Flüssigkeit sofort wieder erbrochen wird und geschluckter Kontrastbrei vor dem Mageneingang stehen bleibt. Differentialdiagnostisch kommt hoher Ileus aus anderer Ursache, akute Magendilatation, besonders auch Pankreasnekrose in Betracht. Atypische Fälle weichen ab, so war z. B. im Falle von HAMDI (1905) die Vermutungsdiagnose Pyonephrose gestellt. Die spontan reponible Verwälzung des Magens ist einer Diagnose meist nicht zugänglich. Nur durch Zufall wird sie röntgenologisch erkannt (WEIL), oder die Diagnose wird katamnestisch vermutungsweise noch möglich (NIOSI, BERG, PAYER). *Der symptomlose, chronische Volvulus wird als Nebenbefund röntgenologisch entdeckt.* Verwechslungen kommen vor mit einfacher Verziehung oder Verschiebung des Magens (KÖHN 1928/30) und mit Situs inversus partialis (EISENSTEIN 1927, SCHNITZLER und SPITZER 1926). Eine Abtrennung der einzelnen Volvulusformen ist möglich durch die Röntgendiagnostik, insbesondere durch das Studium des Schleimhautreliefs (REICHEL 1949).

Behandlung. Beim *akuten* „absoluten" Volvulus ist die Beseitigung der Torsion durch den Chirurgen in Erwägung zu ziehen. Allerdings kann der Volvulus in manchen Fällen durch das Einführen einer EWALDschen Sonde von stärkstem Kaliber und Entleerung des Magens schlagartig beseitigt werden. KATSCH empfiehlt, die *vorsichtige* Einführung der dicken Gummisonde in jedem Fall zu versuchen. Ein jetzt 64jähriger, bei dem er durch dieses Manöver die Reposition einige Male leicht erreicht hatte, besitzt jetzt einen Magenschlauch und vollzieht mit dessen Hilfe die Reposition bei den immerhin seltenen Volvulusattacken selbst.

Symptomlose oder symptomarme Fälle von Achsendrehung des Magens bedürfen keiner eingreifenden Therapie. Allerdings halten wir uns für verpflichtet, solche Patienten auf die Möglichkeit ernster und gefährlicher Attacken hinzuweisen und den Magen gelegentlich zu kontrollieren.

X. Mageninvaginationen
(Invaginationen des Magens und in den Magen).

Begriffsbestimmung. Man versteht unter Mageninvagination den Eintritt von Geschwülsten oder auch Schleimhaut des Magens in die benachbarten Abschnitte des Magen-Darmkanals als auch Einstülpungen dieser Organe — mit oder ohne Geschwülste — in den Magen hinein. Seit den Ausführungen von Henschen (1927) hat man von chirurgischer und internistischer Seite besonderes Augenmerk auf diese Form der Lageveränderungen gerichtet, und es ist zu einer stattlichen Kasuistik über Mageninvaginationen gekommen (s. Lindenschmidt 1951).

Ätiologie, Pathogenese, Einteilung. Eine Einteilung der Invaginationsformen kann nur eine hinweisende Richtlinie abgeben, jedoch den zahlreichen Varianten nicht gerecht werden. Der *Sitz der Basis* des Invaginates, seine verschiedene *Länge* (bis zu 75 cm!, Darling 1926), das *Ausmaß* der dadurch bedingten *Stenosierung*, der verschiedene *Grad histologischer Veränderungen* des invaginierten Magen- und Darmabschnittes wechseln in demselben Maße wie die davon abhängigen klinischen Erscheinungen.

a) Invaginationen beim nichtoperierten Magen. *Gastro-gastrische und retrograd gastrogastrische Invaginationen.* Die Zahl der mitgeteilten Fälle ist sehr gering (Engel 1887, Lenarduzzi 1939, Agati 1940, Capua 1939). In einzelnen Fällen handelt es sich um die Einstülpung von Magenschleimhaut ohne Tumor. Ein ringförmiges Antrumcarcinom führte so z. B. zu retrograder gastro-gastrischer Invagination. Zdansky (1939) beschreibt, daß ein Magenpolyp durch Invagination bis in das Duodenum gelangt war, ein zweiter Magenpolyp einer höher gelegenen Magenpartie war mit der Invagination bis nahe an den Magenausgang gelangt und wurde hier eingeklemmt. Ein ähnlicher Fall ist von Fiori (1938) mitgeteilt worden.

Gastro-duodenale Invaginationen. Am nichtoperierten Magen findet sich diese Invaginationsform am häufigsten. Zu dieser Gruppe gehören Invaginationen von gutartigen oder bösartigen Geschwülsten ins Duodenum oder auch der Prolaps von Magenschleimhaut in den Zwölffingerdarm (*Pylorusprolaps*, s. auch Abschnitt Gastritis). Die Mitteilungen über den Pylorusprolaps haben in letzter Zeit außerordentlich zugenommen. Fortgeschrittene Röntgendiagnostik hat wesentlichen Anteil an dieser Entwicklung. Lange Zeit wurde nämlich bestritten, daß ein Pylorusprolaps vorkommen kann. (Neuere Mitteilungen über Pylorusprolaps: Nygard und Levitan 1948, Manning und Highswith 1938, Cove und Curphey 1949, Kny 1950.) (Siehe S. 507.)

Bereits Henschen (1927) hat darauf hingewiesen, daß es bei der Geschwulstinvagination 2 Formen gibt:

a) Die partielle oder laterale Invagination, bei der sich ein Teil des Magens durch den Pylorus ins Duodenum einstülpt, und

b) die totale oder zentrale (zirkuläre, röhrenförmige) Invagination.

Henschen (1927) hat, um die Voraussetzungen einer Mageninvagination näher zu erfassen, den Begriff der *anatomischen und funktionellen Invaginationsbereitschaft* aufgestellt.

Einstülpung eines gesunden Magens in das normale Duodenum ist kaum möglich. Die Birnenform des Magens, der große Lichtungs- und Maßunterschied zwischen Magen und Duodenum verhindern dies. Außerdem ist der Magen längs der Kurvaturen mit den Nachbarorganen verbunden. Die Fixation der Kardia und die Stabilität der Magenform durch sichernde Bänder wirken einer Vagination ebenfalls entgegen. Im Sinne einer Vaginationsbereitschaft wirken:

1. Das Langziehen eines *Polypenstieles* durch Peristaltik (analog „Fremdkörperperistaltik"),

2. hochgradige, prästenotische Eweiterung des Magens,

3. abnorme Beweglichkeit des Magens mit Lockerung seiner natürlichen Fixationspunkte, (begünstigend: Alter, schlechter Ernährungszustand u. a.),

4. Hypertonie und muskuläre Hypertrophie des Magens,

5. Erschlaffung des Ringmuskelsystems der Pylorusenge,

6. abnorme Weite des Duodenums (Megabulbus, Megaduodenum),

7. Duodenum mobile,

8. übermäßige Länge des Ligamentum gastrocolicum.

Als weitere Faktoren der Invaginationsbereitschaft müssen genannt werden:

9. Erhöhte Reizbarkeit des Magens (z. B. reflektorische Hyperperistaltik durch mageneinwärtshängende Geschwülste, welche im Sinne von Fremdkörpern wirken).

10. schaltet entzündliches Ödem, krebsige Infiltration oder narbiger Riegel eine *starre Magenzone* aus dem Peristaltikspiel aus, worauf das versteifte Wandgebiet in das Duodenum hineingetrieben werden kann.

Experimentelle Untersuchungen, welche den Invaginationsmechanismus näher zu erklären versuchen, liegen vor von SCHMIEDEN und WESTHUES 1927, OSELLADORE 1937, BROOKS und Mitarbeiter 1948.

Der *gastro-duodenale Schleimhautprolaps* wurde 1911 und 1913 erstmalig von SCHMIEDEN bekannt gemacht. Er wies dabei auf eine Reihe eigentümlicher Fälle hin, wo dicke, querstehende, entzündete, wurstförmige Schleimhautfalten die Lichtung des Pylorus verlegten. Teilweise kolbig aufgetriebene Faltenkämme waren 2—3 cm weit ins Duodenum prolabiert. An dem Zustandekommen solcher Schleimhautvorwulstungen sind gleichermaßen beteiligt: *Hyperplasie der Schleimhaut, hypertrophische Gastritis,* Hypermotilität des Magens und kongenitale, anatomische Varianten des Magenausganges (s. auch Abschnitt Gastritis).

Gastro-oesophageale und oesophago-gastrale Invaginationen. Es handelt sich dabei um in die Kardia *eingeklemmte* oder in den Magen *vorgefallene polypöse Wucherungen* der Speiseröhre. Ein intermittierender oder dauernder Prolaps von Schleimhaut in die Speiseröhre oder umgekehrt in den Magen hinein ist nur bei weit offener Kardia anzutreffen. LINDENSCHMIDT (1951) weist zu Recht auf die Differentialdiagnose gegenüber einem Kardiospasmus hin.

b) Invaginationen beim operierten Magen. Als Komplikation einer Gastroenterostomie kommt die aufsteigende Invagination des Jejunum vornehmlich in Frage. Die Häufigkeit solcher Invaginationen ist unabhängig von der Lage der Gastroenterostomie oder der Anlegung einer BRAUNschen Anastomose. Akute Invaginationen dieser Art geben Anlaß zu vielfach verkannten postoperativen Komplikationen. Ein Vorfall von Magenschleimhaut wird nach der Operation durch die ödematöse Verquellung der Schleimhaut des Duodenums und Magens begünstigt.

Nach Übersicht der vorliegenden Kasuistik kann man sagen, daß belangvolle Invaginationen nach Gastroenterostomie recht selten sind. Voraussetzung für ihr Auftreten ist eine retrograde Peristaltik, welche FIORENTINI (1926) mit dem Brechmechanismus in Beziehung setzt. Jedoch gelang es dem Autor nicht, durch provoziertes Erbrechen (Apomorphininjektionen bei Hunden) unter operativ geschaffenen, anatomischen Voraussetzungen eine antiperistaltische Invagination zu erreichen.

Klinik. KALK (1938) weist darauf hin, daß zweifellos leichtere Fälle von vorübergehender Mageninvagination häufiger sein dürften, als allgemein angenommen wird. Die Verkennung des klinischen Bildes wird bedingt durch die uncharakteristische, variable Symptomatik. Invaginationen im Magenbereich betreffen vorwiegend das Erwachsenenalter im Gegensatz zu den Invaginationen im Dünndarm- und Dickdarmabschnitt, die vornehmlich im kindlichen Alter auftreten. Es kann die Einstülpung *in einem Zuge* erfolgen und zu einer akuten erstmaligen, spontan irreversiblen Invagination führen. So entsteht das klinische Bild des hochsitzenden, gastrischen oder gastroenteralen Ileus mit schwerem Kreislaufkollaps, Pylorusstenose und Stenosenperistaltik. Das Invaginat ist vielfach als Tumor im Oberbauch zu tasten. Teerstühle, Bluterbrechen, gallige Beimischungen zum Erbrochenen, Perforationsperitonitis können das Bild vervollständigen. *Es fehlt fäkulentes Erbrechen.* An akuten arteriomesenterialen Darmverschluß ist zu denken, jedoch ist hierbei das Erbrechen massenhaft und reichlich gallig. Das Bild kann einer Pankreasnekrose ähnlich sein oder aber auch dem durch Einklemmung von Fremdkörpern entstehenden.

Hinter wenig kennzeichnenden, epigastrischen Beschwerden, die sich über Monate oder Jahre wiederholen, kann sich die rekurrierende Invagination verbergen, bis eine Dauerinvagination, welche nicht mehr spontan reversibel war, die Einweisung als akuter Bauchfall bewirkt. Die Differentialdiagnose bleibt in den meisten Fällen ohne Eröffnung des Bauches unentschieden.

Zweifellos gibt es Invaginationen, die symptomlos verlaufen und die als Zufallsbefunde entdeckt werden.

Röntgenologie. Bei der gastro-gastrischen oder der retrograd-gastro-gastrischen Invagination findet man in der Mitte des Magens einen wechselnden oder konstanten Füllungsdefekt (BONOMIMI 1937).

Die gastro-duodenale Invagination hat röntgenologisch folgende Kennzeichnung (unter anderem BIGNAMI 1939):

1. Eine zentrale Aufhellung um Bulbus duodeni mit vorübergehender Verkürzung des Antrums.

2. Die oralwärts vom Tumor gelegene Schleimhaut der Magenvorderwand wird durch den caudalwärts getriebenen Tumor gegen den Pylorus angespannt.

3. Die duodenalwärts vom Tumor gelegene Schleimhaut wird infolge der verminderten Spannung *ziehharmonikaartig* quergefaltet.

Henschen (1927) weist auf ein besonderes Röntgenzeichen der Mageninvaginationen hin, auf das sog. Syndrom der „Gespenstertumoren". Danach treten nur *zeitweilig Füllungsdefekte* im unteren Teil des Magens oder im Duodenum auf unter gleichzeitigem Einsetzen epigastrischer Krisen. Das Bild des plötzlichen Verschlusses der Magenausgangspforte ist ein Kennzeichen der gestielten, wandlungsfähigen, im Mageninnern sitzenden Geschwülste („Sektpfropfensymptom"). Der Pylorusverschluß kann dabei einem „Kugelventil" gleichen.

Behandlung. In allen geschilderten Fällen zwingt gewöhnlich das akute Bild zur Eröffnung des Bauches. Von Manning und Highswith (1938), Cove und Curphey (1949) wurde vorgeschlagen, mit der Operation sehr zurückhaltend zu sein. Es kann dies aber nur bei bekannter Invagination, die spontan reversibel ist, unter gleichzeitiger Bereitschaft eines Chirurgen zutreffen. Da auch eine intermittierende Invagination eine Bedrohung des davon Betroffenen darstellt, sollte man mit der Beseitigung bekannter Invaginationsursachen nicht allzu lange warten. Im akuten, schweren Zustand wird man sich zunächst darauf zu beschränken haben, die Invagination zu beseitigen. Einer Resektion bleibt dann vorbehalten, Polypen, Tumoren oder die prolabierte Schleimhaut zu entfernen

XI. Hypertonische Magenformen und Spasmen.

Hypertonische Magenformen. Es gibt fraglos Formungen des Magens, die durch erhöhten Tonus zu erklären sind. Doch sind exakte Kriterien für „erhöhten Tonus", scharfe Grenzen der Norm, nicht anzugeben. Es kann diese Form auch lediglich Wuchsform sein bei pyknischem Habitus oder durch statische Verhältnisse im Bauch bedingt. Daß ein „stierhornförmiger" Magen durch Tonussteigerung vorübergehend entstehen kann, bleibt richtig. Man sieht, daß ein Hakenmagen unter vagischer Innervation in die Stierhornform übergeht. Klassisch gewordene Versuche von Klee (1912) mit Katzenmägen haben das gezeigt. Man beobachtet es auch klinisch bei Erregungszuständen verschiedener Art: im Gallensteinanfall, bei einer Nierenkolik, bei Ulcusschmerz, aber auch bei allgemeinen vegetativen Erregungszuständen ohne organische Veränderung in der Bauchhöhle. Manchmal sind Gifte im Spiel: Blei oder starker Mißbrauch von Nicotin. Die Abschätzung des Tonus aus einem Einzelbilde erfordert eine gewisse Erfahrung, kann trotz dieser unmöglich sein und wird wiederum leicht, wenn wir denselben Magen bei verschiedenem Tonuszustand in und außerhalb des Reizzustandes beobachten. Tonuswechsel in kurzen Attacken ist natürlich leichter zu erkennen als ein wenig ausgeprägter, hypertonischer Dauerzustand.

Quergestellte Mägen bei korpulenten Personen lassen oft nur scheinbar die übliche Hakenform vermissen; sie sind hochgewälzt, die große Kurvatur liegt nach vorn der Bauchwand an; der Pförtnerkanal liegt dann nach hinten, hebt sich vom Hauptmagen nicht ab und wird bei dorsoventraler Durchleuchtung von ihm verdeckt.

An erhöhten Tonus des Magens wird zu denken sein, wenn der Magen in einer gewissen Disharmonie mit dem Gesamthabitus eines Kranken Stierhornform zeigt, mehr schräg verläuft und etwas weiter nach rechts reicht; wenn die pylorische Partie enger erscheint als die kardiale und — vor allem — wenn sich bei der Auffüllung mit Brei ein nachhaltiger Anfangswiderstand zeigt (s. unter „Füllungsvorgang“).

Von sehr großer klinischer Bedeutung ist es, daß eine Stierhornform und allgemeine Enge des Magenrohres durch diffuse Schrumpfung zustande kommen kann. Derartiges kommt bei Magenscirrhus vor. Der kleine, schmale, stierhornförmige Schatten ist geradezu ein Typ des radiologischen Carcinombildes. Die Unterscheidung eines hypertonischen Magens von dem nur im Groben ähnlichen scirrhösen Schrumpfmagen ist im allgemeinen leicht. Der krebsige Schrumpfmagen ist starrwandig, bewegungslos; an seinen krebsig veränderten Teilen erkennt man nichts von Peristaltik. Auch die Kontur ist im allgemeinen nicht völlig glatt. Zwar fehlen oft an diesem Typus des Krebsmagens deutliche knotige oder polypöse oder blumenkohlartige Füllungsdefekte, die ins Magenlumen hineinspringen; aber die Randlinie ist doch rauh, zackig, wie durch Mäusefraß benagt. Sie unterscheidet sich in dieser zackigen Form wiederum von den gerundet einspringenden beweglichen Schleimhautfalten („Zähnelung“), die sehr wohl gelegentlich die Konturglattheit eines hypertonischen Reizmagens unterbrechen können. Sollten Zweifel bestehen, ob eine hypertonische Magenform durch krebsige Schrumpfung erzeugt ist oder nicht, so kann man für die Unterscheidung eine kräftige Atropindosis (z. B. 1 mg intravenös) verabreichen. Darauf ändert sich die Form des schwer organisch veränderten Magens nicht, während eine Stierhornform, die durch nervösen Reizzustand bedingt ist, mehr oder weniger einer schlafferen Formung Platz geben wird.

In der Literatur sind einzelne Schrumpfmägen nichtkrebsiger Natur beschrieben, auch unter dem Namen *Mikrogastrie*. Ein Teil dieser Fälle, besonders aus der ersten Zeit der radiologischen Magenuntersuchung, sind wohl mit Bestimmtheit verkannte Krebsmägen. Aber davon abgesehen, gibt es als große Seltenheit Schrumpfformen des Magens durch eine benigne interstitielle Gastritis („Linitis plastica“). Die Diagnose dieses seltenen Krankheitsbildes ist ohne mikroskopisches Präparat höchstens dann zu stellen, wenn man einen Schrumpfmagen über eine solche Reihe von Jahren beobachtet hat, daß aus dem Verlauf Krebs ausgeschlossen werden kann; freilich muß beachtet werden, daß gerade diese plastischen Carcinome sehr langsam verlaufen können (FRIEDENWALD und MORRISON 1924). Praktisch ist diffuse Magenschrumpfung gleichbedeutend mit Scirrhus ventriculi.

Spasmen des Magens. Es ist bezeichnend für die ärztliche Mentalität zur Zeit der letzten Jahrhundertwende, daß ein Vorkommen von Magenkrämpfen geleugnet wurde, weil der Arzt solche Krämpfe nicht sehen oder durch irgendwelche Methodik erkennen konnte. Wiewohl die Kranken oft genug von schmerzhaften Magenkrämpfen sprechen, die sie deutlich als solche empfänden. Allenfalls ließ man einen Pylorusspasmus gelten. Erfahrene Kliniker wußten, daß die Angabe eines Kranken, er leide an Magenkrämpfen, besonders verdächtig auf Gallensteinleiden sei. Daß aber in solchen Fällen wirkliche Magenkrämpfe vorliegen, daß die Kranken nicht etwa einen Gallensteinschmerz falsch deuten, das ist erst eine Erfahrung der Röntgenzeit (LÜDIN 1919, SCHMIDT 1921 u. a.). Derartige Magenkrämpfe als Fernsymptom gehören zu den „Viscero-Visceralreflexen“ (v. BERGMANN). Sie werden in erster Linie bei Erkrankungen der Gallenwege beobachtet, dann bei Ureterenkoliken, bei Pankreatitis oder Dickdarmkolik.

Daß starke Vagusreizung, besonders bei gleichzeitiger Lähmung des Sympathicus, zu Spasmen am Magen führt, zeigte in Tierexperimenten KLEE (1912). Die vereinzelten Beobachtungen über Magenspasmen während tabischer Krisen dürfen wohl als eine ähnliche Vagusreizung gedeutet werden. (Übrigens ist die pathologische Physiologie der tabischen Magenkrise nach unseren Erfahrungen oft durchaus anders. Der Vorgang ähnelt dann gerade umgekehrt mehr dem Bilde der akuten Magenlähmung. Es würde dann vielleicht eine Vaguslähmung zugrunde liegen.) Totaler, oft schmerzloser Gastrospasmus kommt bei Gehirnerkrankungen vor, so bei Encephalitis, Parkinsonismus, Sclerosis multiplex, Tumor cerebri.

Morphiumvergiftung kann Magenspasmen erzeugen, am Pförtner und in Magenmitte (Magnus 1912, von den Velden 1910). Wir haben einen derartigen, recht hartnäckigen Spasmus bei einer Morphiumsüchtigen gesehen. Daß ihr Magen anatomisch intakt war, wurde bei einer Probelaparotomie sichergestellt. Pylorusspasmus und Erbrechen nach Morphiumgaben sind ja allen Ärzten bekannt, auch daß die individuelle Neigung zu diesen Reaktionen sehr verschieden ist. Es gibt Menschen, die schon auf ein paar Kodeintropfen mit einem Pylorospasmus reagieren. Hieran ist bei Tuberkulösen zu denken, denen oft wochenlang kritiklos 3mal täglich Kodeintropfen verordnet werden.

Andererseits können am Magen selbst angreifende starke Reize ihn krampfen machen. Wie ein Ruhrdarm sich in schmerzhafter Kolik zusammenzieht, so krampft ein verätzter geschwüriger Magen. Ein Geschwür der Magenwand, selbst eine kleine entzündliche Infiltration, Zerrung durch einen Verwachsungsstrang — das alles kann die glatte Muskulatur der Nachbarschaft zu Spasmen reizen. Auch bei Ulcus duodeni sind Ringspasmen am Magen — also eine Art Fernsymptom — nicht selten gesehen worden. Wir haben indessen den Eindruck, daß derartige Beobachtungen seltener werden, seit man um das Vorkommen multipler Geschwüre weiß und auch kleine Geschwüre der kleinen Kurvatur radiologisch auffindet. Einige Male sind Ringspasmen mitten im Magen bei Krebs der Pförtnergegend gesehen worden.

Zur Kennzeichnung des verschiedenen Umfanges der Magenspasmen hat sich die Ausdrucksweise von Holzknecht und Luger (1913) eingebürgert. Man spricht von umschriebenem, regionärem, totalem Gastrospasmus. Der Typus des umschriebenen Spasmus ist der Ringspasmus beim Ulcus (s. dort), der manchmal sehr schmal ist, nur einen feinen Muskelring betrifft. Zu den kleinsten umschriebenen Spasmen gehören ferner die oft nur auf die unmittelbar benachbarten Muskelfasern sich erstreckenden Kontraktionszustände, die sich dort finden, wo eine perigastritische „Bride" zerrt.

Typus des regionären Spasmus ist die völlige Kontraktion des ganzen Pförtnerkanals. Man findet sie besonders bei flächenhafter Ulceration in der Nähe des Pförtners und bei pylorischer Gastritis. Der ganze Pförtnerkanal ist dann verengt oder gar für den Kontrastbrei verschlossen, und es ist aus dem Bild allein nicht zu entscheiden, ob dieser „Füllungsdefekt" auf Spasmus beruht oder durch ein präpylorisches Carcinom erzeugt wird. Auch bei Erbrechen und bisweilen schon bei Nausea sieht man den ganzen Canalis pyloricus völlig zusammengezogen. Manche als „hysterischer Antrumspasmus" beschriebenen Fälle sind wahrscheinlich Ausdruck einer Brechneurose oder Ekelneurose.

Breite Spasmen in Magenmitte — Korpusspasmen — sind seltener. Auch sie können bei Ulcus vorkommen. Ich sah einmal vor dem Röntgenschirm, wie ein anfangs schmaler Ringspasmus sich mehr und mehr verbreiterte und zum regionären Korpusspasmus wurde.

Beim totalen Gastrospasmus erscheint der ganze Magen tonisch verengt. Derartige Vorkommnisse sind nur selten vor dem Röntgenschirm beobachtet worden, wiewohl sie nicht durchaus selten sein mögen, so bei Gallensteinanfällen (Schlesinger 1922), bei extremem Nicotinismus, bei Tetanie (Schwarz 1918), bei Tabes.

Außer dem Umfang eines Spasmus ist seine Dauer zu beachten. Man spricht von intermittierenden, flüchtigen Spasmen und von Dauerspasmus.

Auch die Nachhaltigkeit, die Kraft einer spastischen Zusammenziehung ist verschieden groß. Nicht selten beobachtet man schwache Ringspasmen, die hervortreten, wenn die ersten Breibissen oder die ersten Schlucke einer Barium-aufschwemmung in den Magen gelangen, die sich aber später unter der mechanischen Last der Breimahlzeit ausgleichen.

Zu erwähnen ist, daß schwache Spasmen und manche Dauerspasmen völlig schmerzlos verlaufen können. Auch ein Pylorospasmus oder Kanalspasmus macht oft nur während gewisser Exacerbationen Schmerzen.

Die tonische Einstellung der Magenwand kann übrigens gemessen werden durch sog. Gastrotonometrie, wie sie RENÉ GAULTIER (1927) und in ähnlicher Weise HENNING („Dehnungsprobe" 1932) vorgeschlagen haben. Führt man einen Schlauch in den Magen und verbindet ihn durch Dreiwegehahn mit einem Manometer einerseits und einer Stempelspritze andererseits, so kann man Luft in den Magen einpressen bis bei einem gewissen Druck Unbehagen und dann Aufstoßen eintritt. Der hypertonische Magen erträgt nur geringen Druck (z. B. 10 cm), während bei schlaffem Magen wesentlich höherer Druck erreicht wird (z. B. 30 cm). Charakteristisch ist z. B. die Intoleranz gegen den Druck bei der akuten Gastritis.

Behandlung. Hat man Anlaß, gegen Magenspasmen und manche Dauerspasmen rein symptomatisch vorzugehen, so kommt in erster Linie Atropin in Betracht, das man in Dosen von 1 mg subcutan oder selbst $^1/_2$—1 mg intravenös anwendet. Verhältnismäßig selten beseitigt Atropin einen kräftigen Dauerspasmus in morphologischem Sinne, aber es hilft bei intermittierenden Spasmen und beseitigt die kolikartige Empfindung oft, auch wenn wirkliche Muskelerschlaffung nicht erreicht wird. In ähnlichem Sinne findet Papaverinum sulfuricum Anwendung in Dosis von 0,04, ebenfalls subcutan oder intravenös. Als weitere „Antispasmodica" sind Octin, Papavydrin, Syntropan nützlich. Dagegen ist Morphium, das selbst Magenspasmen und Pylorusspasmen erregen kann, nicht zweckmäßig.

XII. Magensenkung (Gastroptose).

Begriffsbestimmung. Nach mancherlei Wandlungen, die der Begriff Gastroptose durchgemacht hat, dürfte Einigkeit darin bestehen, daß Magenform und Magensitus weitgehend dem Wuchs der Einzelperson entsprechen. Ein langer schlanker Magen ist nicht krankhaft, auch wenn bei der Durchleuchtung im Stehen der caudale Pol annähernd in Höhe der Symphyse zu liegen scheint. Die Bezeichnung „Gastroptose" ist aus dem Wortschatz vieler Ärzte, gerade auch solcher, die viel am Röntgenapparat stehen, fast verschwunden. Man spricht von Langmagen und es bleibt der Willkür überlassen, wann man einmal einen auffällig langen Magen mit tiefstehendem Sinus als Gastroptose benennen will. Eine eingeschränkte Berechtigung, überhaupt noch von Ptose zu sprechen, ergibt sich daraus, daß es gewisse Ptosebeschwerden gibt, die jedoch keine Magenkrankheit sind, sondern deren Wesen eine gestörte oder unvollkommene Bauchstatik ist. Wenn bei mehr oder weniger ausgeprägter SIMMONDSscher Krankheit Ptosebeschwerden und eine Neigung zu Atonie beobachtet werden, so stellt der Anatom eine gewisse Atrophie der Magenwand sowie auch anderer Organe fest. Auch dies ist keine Magenkrankheit.

Historisches. Aus der sehr großen Gastroptoseliteratur sollen nur die markantesten Arbeiten herausgehoben werden. Nachdem schon bei älteren Autoren (MORGAGNI, RIOLAN) gewisse Verlagerungen des Magens Erwähnung fanden, schildert 1849 zuerst CRUVEILHIER den gesenkten Magen, der für ihn in die „maladie du corsage" hineingehört. LANDAU trat 1881 in seiner Monographie über die Wanderniere besonders für den Festigkeitsverlust der Bauchdecken als Ursache der Eingeweidesenkung ein. Er ließ auch andere Faktoren gelten, aber

„Das Prinzipielle und ätiologisch Wichtige in erster Linie ist die Erkrankung der Bauchdecke".
Glenard (1885) verdanken wir die Synthese verschiedener Eingeweidesenkungen zum allgemeineren Syndrom der Enteroptose. Seine pathogenetische Theorie ist der Landauschen
entgegengesetzt: „La maladie Entéroptose procède bien plus des viscères aux parois que des
parois aux viscères". Stiller (1907) brachte diesen Glénardschen Symptomenkomplex
zum ganzen Habitus und zum Konstitutionstyp der Asthenia universalis in Beziehung.
Wenckebach (1907) bereicherte das pathologische Bild durch Aufdecken von Zusammenhängen mit Anomalien der Atmung und des Kreislaufes.

Funktionelle Pathologie. Wohl das Wichtigste für die Entstehung der sog. Ptose und zu-
gehöriger Beschwerden sind Anomalien der Wuchsform und Konstitution, wie sie bei Anomalien der Wachstumsdrüsen beobachtet werden: konstitutionelle Magersucht, abortive
Fälle von Simmondsscher Krankheit, unausgeprägte Bilder von Morbus Addisonii.

Zum Verständnis der Beschwerden sind indessen die Fälle wegweisend, in denen im Sinne
des Landauschen Ptosebegriffs ein erworbener, einfach mechanisch zu verstehender Tonusverlust der Bauchdecken vorliegt. Nach häufigen Geburten, nach Entfernung eines Ovarial-
tumors, Ablassen eines Ascites kommt es dazu, daß der Bauchraum zu weit ist für seinen
Inhalt. Dieser sinkt als Ganzes herab (Hypostasis viscerum). Der Magen nimmt mit seinem
caudalen Pol an der Abwärtsbewegung teil. Er folgt dem „Dünndarmkissen", auf dem er
ruht, dabei längt er sich, weil der obere Pol nicht folgen kann. Dieser ist an der Kardia und —
was wichtiger ist — am Zwerchfell fixiert. Es ist der Dondersche Zug, der den hermetisch
dem Zwerchfell anliegenden Magenfornix am Herabsinken hindert. Öffnet man an der hängenden Leiche nur den Bauch und stört damit den „Hermetismus" der Bauchhöhle, so rückt
nach Wolkow und Delitzin (1899) das entlastete Zwerchfell höher. Wir haben durch das
Goetzsche Pneumoperitoneum eine Methode, die auch am Lebenden den Hermetismus der
Bauchhöhle aufhebt. Der Insufflation folgt ein Herabsinken des Magens, der die Form des ptotischen oder „atonischen" annimmt. Dabei verkleinert sich („unter Aufstoßen") die Luftblase.

Fälle dieser Art sind nicht häufig. Es gibt Frauen, die sehr zahlreiche Geburten durchmachen, ohne Hängebauch und Ptose zu erwerben. Ein Veranlagungsfaktor mischt sich ein,
der die Erschlaffung der Bauchdecken begünstigt. Neben dem Mangel an Muskelübung, an
dem das Korsett mit Schuld tragen kann, kommt die Gewebsschlaffheit der asthenischen
(Stiller) oder hypotonischen (Tandler) Konstitution in Betracht. Sie muß vorwiegend
herangezogen werden zur Erklärung der „virginellen" Ptose und der Ptose des Mannes. Die
Wuchsform des Bauchraumes dieser Menschen mit ihrer schlanken, langen Taille ist ungünstig,
sie würde gerade eine besondere Tragkraft der unteren Bauchregion erfordern. Der inspiratorische Zwerchfellzug ist oft vermindert, zudem steht bisweilen das Zwerchfell tief. Hypotonisch sind bei solchen Konstitutionstypen auch die Magenwand selbst und die Aufhänge-
apparate. Für die Tonusminderung der Bauchwand kommen im übrigen die gleichen Auswirkungen auf die Statik der Bauchhöhle in Betracht, die für den überdehnten Hängebauch
geschildert wurden.

Lange wurde die schädliche Hypotonie nur in den Ligamenten gesucht. Da wir uns mehr
der Auffassung von Quincke (1905) anschließen, wonach die Ligamente mehr Zügel sind, die
für geordnete Lagerung sorgen, als vorwiegend Tragapparate, so halten wir die Ligament-
dehnung größtenteils für sekundär und messen ihr geringere Bedeutung bei. Mit Hilfe des
Pneumoperitoneums kann man sich ja leicht überzeugen, wie wenig die Ligamente für sich
allein imstande sind, Leber, Magen und Colon zu halten. Tatsächlich sind indessen die
Bänder enteroptotischer Individuen oft beträchtlich verlängert. Auf die Zerrung der darin
laufenden Nerven werden manche Schmerzen und Sensationen solcher Patienten zurückgeführt (Rovsing 1914). Es sei erwähnt, daß in geringem Ausmaß die Bauchligamente ihre
Länge zu ändern vermögen, kraft der in ihnen enthaltenen glatten Muskelbündel. Nach
Treitz (1857) hängt das Duodenum geradezu an einem Musculus suspensorius duodeni.

Wichtig sind uns die Tonusverhältnisse der Magenwand selbst. Durch Klees Experimente (1912) an der decerebrierten Katze ist der starke Einfluß erwiesen, den Vagustonus und
Sympathicustonus auf die Magenform ausüben. Das Hinabsinken des unteren Pols (z. B. nach
Entbindung, v. Schubert 1918/19) ist daher nicht ausschließlich als ein passives Nach-
geben vorzustellen, sondern mit Forssell (1913) und v. Bergmann (1921) als aktive
Regulation. Im allgemeinen leistet der Magen eine solche Umstellung und Umformung, ohne
daß seine „peristolische Funktion" versagt. Als „Peristole" des Magens bezeichnet Stiller
(1907) unter Aufnahme dieses schon früher (vgl. Grimaud 1818) gelegentlich verwandten
Ausdruckes, das Vermögen des Magens, seinen Inhalt zu umklammern, zu umfassen. Dieses
Umspannungsvermögen (Comprehensio schon bei Galen), das einen normalen Tonus in den
aktiven und passiven Strukturen der Magenwand voransetzt, betrachten wir als gestört, wenn
ein atonischer Magen durch die normale Röntgenbreiportion nicht aufgefüllt werden kann
und bei der Gastrotonometrie (Henning 1932) die Einführung eines erheblichen Luftvolumens
bis zu verhältnismäßig hohem Druck verträgt. Beim einfachen Langmagen der unkomplizierten Gastroptose ist diese peristolische Funktion erhalten. Eher gestört ist das, was wir

als die peristolische Funktion der Bauchwand bezeichnen möchten; die Umspannungsfunktion des muskulären Apparates einschließlich des Beckenbodens, den man mit WOLKOW und DELITZIN (1899) als Circumstrictor abdominis zusammenfassen kann. Es muß hier auf das feine reflektorische Zusammenspiel hingewiesen werden zwischen peristolischer Funktion des Magens und peristolischer Funktion des muskulären Bauchgurtes. Aus der Arbeit von KELLING (1895) wissen wir, daß die Muskulatur der Bauchwand Schwankungen im Volumen des Bauchinhalts bis zu 100% ausgleicht. Eine Weitenänderung der unteren Thoraxapertur dient dem gleichen Zweck. So kommt es, daß BRUNS (1919) in exakten, graphisch registrierten Versuchen zeigen konnte, daß der Druck in der Bauchhöhle sich nicht ändert, wenn man den Magen füllt. Ist hier eine Anpassung im Sinne des Nachgebens in ihrer ganzen Feinheit ermittelt, so ist das umgekehrte Zusammenspiel, das gemeinsame Umspannen, voraussichtlich nicht weniger genau reguliert. Mich drängen manche klinischen Beobachtungen zu der Annahme, daß dieses feine, fortwährend regulierende Zusammenspiel von Magentonus und peristolischer Funktion der Bauchwand rein funktionell gestört sein kann; daß es Dysergien dieser Regulation gibt; ich möchte in solchen Fällen von „neurotischer Bauchstatik" sprechen.

Ein Beweis dafür, daß für diese Fixierung der Baucheingeweide die Ligamente verhältnismäßig wenig leisten, liegt darin, daß vor heftigen Bewegungen instinktiv die Bauchpresse angespannt wird. Plötzliche Geschwindigkeitsänderung beim Niederspringen usw. würde Zerrung der ligamentären Aufhängung bewirken, wenn vermehrte Unterstützung nicht vorbeugte. Hier steigert sich die peristolische Funktion der Bauchwand zu einem Zusammenpressen des Eingeweidepaketes. (Man begegnet der Auffassung, als sei dies plötzliche Zusammenziehen von Bauchwand und Zwerchfell eine „verkehrte tiefe Inspiration", da exspiratorische und inspiratorische Muskeln zugleich verkürzt werden.)

Man kann übrigens das „Ptoseproblem" auch umkehren und sich fragen: Was soll aus dem Magen werden, wenn seine Unterlage sinkt? Wollte er der Abwärtsbewegung nicht folgen, so müßte er wegen des „Hermetismus" der Bauchhöhle seinerseits die Unterlage hochhalten. Da er mit seinem unteren Pol folgt und andererseits an der Kontur des entstehenden Langmagens keine Zeichen der Zerrung und passiven Dehnung hervortreten, so sehen wir gerade hierin einen Beweis dafür, daß sich der Magen in aktiver Anpassung und Umschichtung in die geänderten Raumverhältnisse fügt. Kommt es dabei zu Beschwerden, zu Zerrungsgefühl usw., so ist es, wie HOLZKNECHT mit Recht hervorhebt, weniger die Tatsache der Senkung des Magens, als das „Nichtmitsinkenkönnen" dieses oben fixierten Organes, das die Beschwerden verursacht.

Die Annahme liegt nahe, daß das feine peristolische Zusammenspiel von Bauchwand und Magengegend vom Nervensystem aus Störungen erfahren kann. Dieser hochkomplizierte und deshalb leicht perturbierbare Regulationsmechanismus gehört zu den wenigst beachteten. Nach BRUNS (1919) wird der Reflex durch die Sympathicusäste des Magens vermittelt; andere halten die reichliche Ausstattung des Peritoneums parietale mit taktilen Receptoren für bedeutsam. Es ist wohl möglich, daß die Hypotonie des Asthenikers auf abweichende Reaktionen und Einstellungen seines Nervensystems mit beruht. Die abweichende Reaktivität wurzelt mit dem Habitus, mit der Hypotonie, mit der Enteroptose im Konstitutionellen. Hier wurzelt auch der größte Teil der funktionellen Beschwerden. Selbst psychische Einwirkungen werden verständlich. Sehr lehrreich sind für die neurogene Entstehung die Ausführungen von R. KOCH (1916), die ich auf Grund einiger Einzelbeobachtungen bekräftigen möchte. Sie handeln von der erworbenen Ptose des Tabikers. Nichts liegt näher, als für diese Fälle die neurogen bedingte Hypotonie anzuschuldigen, und zwar in erster Linie die Hypotonie des abdominellen Muskelfascienmantels. Ob auch die Magenwand hypotonisch ist, möchte ich für den Tabiker offenlassen, für den Astheniker spielt sie eine Rolle. Lehrreich ist ebenso die inzwischen geläufig gewordene Beobachtung von LÜDIN (1915/16), der im Anschluß an eine Ohnmacht den Magen eines jungen Mädchens ptotisch werden sah. Verständlich, daß bei schweren Infekten (Ruhr, Typhus) aus neurogenen tonischen Gründen eine vorübergehende Ptose auftreten kann, wie ich aus eigenen Beobachtungen weiß. Andererseits hat HEYER (1923) Gastroptosen in der Hypnose gemildert oder beseitigt.

Es ist klar, daß ein Mißverhältnis zwischen Bauchraum und Bauchinhalt auch durch Verminderung des letzteren geschaffen werden kann. Hier ist wieder an die Umlagerung im Wochenbett zu erinnern. Sehr anschaulich ist dieser Faktor von L. v. FRIEDRICH (1922) demonstriert worden: Betrachtet man vor dem Röntgenschirm den Magen eines Patienten, dessen Harnblase stark angefüllt ist, und läßt ihn während der Beobachtung urinieren, so sieht man, wie mit der Entleerung der Blase der untere Magenpol allmählich sinkt — obgleich dabei die Bauchpresse in Aktion tritt, durch die wir gewöhnlich den Magen höherrücken sehen. Es fragt sich: Kommt ein derartiges Mißverhältnis durch zu geringen Bauchinhalt praktisch vor?

Ich kann nicht umhin, darauf hinzuweisen, daß die erwähnte Inhaltsänderung der Bauchhöhle verhältnismäßig gering erscheint [WIEDHOFF (1914) schätzt z. B., daß eine Umfangzunahme des Unterbauches um 5 cm eine Volumzunahme der Bauchhöhle von 1 Liter ausmachen könne], wenn wir bedenken, daß die Bauchwand normalerweise Volumschwankungen des Bauchinhaltes bis zu 100% ausgleicht. Soll man nicht gerade an eine Störung dieser physiologischen Ausgleichsfunktion denken? Ich erkläre mir die mechanisch so schwer verständlichen Ptosefälle ohne Hängebauch durch eine nervöse Dysergie in dem statischen Tonus- und Haltungssynergismus der Bauchhöhle. Diese Auffassung schließt die Möglichkeit ein, daß *aus* lang anhaltender *funktioneller Regulationsstörung* geradezu *anatomische Abwandlung hervorgehen kann.*

Symptome. Das Beschwerdebild der erworbenen Eingeweidesenkung, wenn Zwillingsgeburt oder Hydramnion die Bauchdecken stark gedehnt haben, kann charakteristisch sein. Rectusdiastase und Dehnung der Fascien sind verblieben. Gefühle von Zerrung und Schwere im Leib stellen sich ein.

Die Frauen arbeiten ungern in gebückter Haltung, sie haben Rückenschmerzen dabei, klagen über ein Gefühl von Druck, von Müdigkeit, von „Abbrechen in der Lendengegend". Nach längerem Gehen überträgt sich das Gefühl der Schwere und Müdigkeit auf Hüften und Oberschenkel. Die Frauen fühlen sich weniger krank als leistungsunfähig. Sie kommen oft selbst dazu, sich mit Binden den Leib zu wickeln und empfinden davon Erleichterung. Ebenso wird Niederlegen meist wohltuend empfunden; doch gibt es auffällige Ausnahmen von dieser Regel. Charakteristisch ist oft, daß sich in den späten Monaten einer neuen Gravidität die abdominelle Statik so verbessert, daß völliges Wohlbefinden eintritt.

Gelegentlich tritt ein plötzlicher Schmerz an engbegrenzter Stelle auf: Als ob etwas zerreißt, er ist mehr oder weniger schnell vergessen. Nach körperlicher Anstrengung kommt es gelegentlich (auch am nächsten Tage) zu etwas Übelkeit, Inappetenz, Aufstoßen, selten zu Erbrechen.

Charakteristisch ist für diese und andere Formen der Ptose oft das Magendrücken bei leerem Magen.

Im Vordergrund steht oft das Bild der chronischen Obstipation mit wechselnder Schwere, mit sehr verschiedener Erheblichkeit der subjektiven Leiden. Es ist verständlich (und für die Therapie wichtig), daß erhebliche Koprostase auch die lokalen Beschwerden im Abdomen allenfalls verstärkt. Seltener können daraus durch Okklusionskrisen schwere Komplikationen erwachsen und chirurgische Eingriffe nötig machen. Auch Volvulus des Magens ist übrigens beobachtet worden.

Besonders charakteristisch sind gelegentliche Unfallbeschwerden solcher Patienten. In leichten Fällen sind das bisweilen die einzigen Symptome. Nach einem Sturz von der Leiter, dem Heben eines schweren Korbes, vielleicht auch nur beim Niedersteigen über einen steilen Bergweg tritt ein plötzlicher Schmerz im Leibe auf, „als ob etwas zerrissen wäre". Das Bett wird von selbst aufgesucht und nach einigen Tagen Ruhe hinterbleibt noch ein wehes Zerrungsgefühl, das sich entweder bald völlig verliert oder Neigung zeigt, bei Anstrengungen wiederzukehren. Hier handelt es sich wohl wirklich um Zerrungsschmerzen an Ligamenten und Mesenterien. Der plötzlichen Erschütterung gegenüber fehlt ein ausreichender Fixierungsreflex der Bauchhöhle (vgl. oben). Die objektive Untersuchung ergibt in typischen Fällen solcher erworbenen Ptose Frauen, die frei von Neurose sind. Der Hängebauch ist im Stehen deutlich, besonders bei Profilbetrachtung. Man muß eine überhängende Fettschürze davon unterscheiden. Wichtig ist der Glénardsche Handgriff (épreuve de la sangle). Er besteht darin, daß der Arzt hinter die stehende Patientin tritt, mit beiden Händen ihren Unterbauch umfaßt und anhebt. Vordem vorhandene Schmerzen und abnorme Sensationen werden durch den Handgriff oft momentan beseitigt. Durch diesen Handgriff wird „die Kontinuität der gewissermaßen in der Mitte abgerissenen Eingeweidesäule" (Wenckebach 1907) wieder hergestellt.

Legt sich die Kranke nieder, so sinkt der Bauch nach den Flanken mehr oder weniger auseinander. Je nach Dicke der Bauchdecken und des Gekrösefettes läßt sich durch Palpation eine gesenkte Niere, ein tiefstehendes Colon transversum feststellen, sowie meist eine angefüllte Flexur in der linken Bauchseite. Der stark gefüllte Blinddarm kann Dämpfung und Palpationsbefund geben. Retroflexio uteri ist gewöhnlich.

Keineswegs regelmäßig wird ein Plätschergeräusch des Magens festgestellt. Bläht man ihn auf, so entsteht ein großer tympanitischer Bezirk, der deutlich unter den Nabel herunterreicht, allenfalls hebt sich die Kontur des geblähten Magens durch die verdünnten Bauchdecken hindurch ab.

Die Röntgenuntersuchung zeigt einen langgezogenen Magen, dessen Sinus tief unter dem Nabel steht, meist auf dem Schambein zu ruhen scheint. Bei seitlicher Durchleuchtung scheint der untere Magenteil auch nach vorn prolabiert. Der Pylorus steht in wechselndem Grade tief. Er ist oft abnorm beweglich, wie man durch Rückenlage oder rechte Seitenlage feststellt. Der Bulbus duodeni erscheint schlank und länglich. Die peristolische Funktion kann soweit erhalten sein, daß der Magen durch die gewöhnliche Breimahlzeit aufgefüllt wird. In anderen Fällen ist ein Nachlaß der Peristole nachweisbar. Die Breite des Magenschattens ist im Sinusgebiet vergrößert, während in der Korpusgegend die Magenwände einander genähert erscheinen. Oben zieht das Zwerchfell, unten zieht das hermetisch anhaftende gesunkene Dünndarmkissen. So entsteht eine Taille des Magens, die mit äußeren Schnüren gar nichts zu tun hat, ja zu der auseinanderfließenden Körperkontur vielleicht in Kontrast steht.

Was die Funktionen des Magens betrifft, so sind sie in vielen Fällen durchaus normal. Die Austreibungszeit ist normal, kann es selbst dann noch sein, wenn die peristolische Funktion gelitten hat („Atonie" ohne Expulsionsinsuffizienz). Freilich nähert sich die Verweildauer der oberen Normgrenze und kann auch Verzögerungen aufweisen. Rückwirkungen der Koprostase sind dafür gelegentlich maßgebender als die gestörte Dynamik. Kreislaufsymptome spielen im Gegensatz zu der konstitutionellen Eingeweidesenkung im allgemeinen keine Rolle.

Bei der sog. *konstitutionellen Form* der Gastroptose lautet die Vorgeschichte anders, und anders sind die Gesamterscheinungen der Kranken. Es handelt sich um zarte, schlanke Menschen beiderlei Geschlechts, die dabei selten übermäßig groß sind.

Sie waren schon als Kinder schlank und etwas schwächlich, besonders in der Zeit der Längsstreckung vor der Pubertät ist das hervorgetreten; seltener haben sie schon damals über Bauchsymptome geklagt, häufiger nur über Herzklopfen, schlechten Appetit und eine gewisse Neigung zu Ohnmachten. Damit kann es ganz sein Bewenden haben, so daß trotz ausgebildetem Habitus asthenicus später kein Krankheitsgefühl vorhanden ist. Das hängt von den Anforderungen des Lebens ab, nicht wenig wohl auch von der individuellen psychischen Einstellung. Diese Menschen versagen gegenüber größeren Anforderungen, wenn sie nicht durch langsames Training daran gewöhnt werden. Man kann deshalb sagen, daß gerade ein körperlich untätiges Leben ihnen schlecht bekommt. Müdigkeit und geringer Bewegungstrieb sind auffällig. Neurotisches kann sich einmischen. Darum die Häufung der Gastroptosebeschwerden zwischen dem 19. und 35. Jahre — dem Alter der Neurosen — gegenüber der viel größeren Häufung der symptomlosen Gastroptose im Senium.

Heftige Schmerzen, besonders die oben erwähnten typischen unfallartigen Zerrungen, werden von diesen Asthenikern nicht angegeben. Dennoch sind ihre Bauchsensationen ähnlich.

Ein Zerren im Leib („als ob der ganze Magen an einem Faden hinge"), verbunden mit abnormer Flauigkeit gerade zu Zeiten der Magenleere. Das Übelbefinden am Morgen, das Nichtfrühstückenkönnen begegnet oft. Viele dieser

Menschen haben launischen, geringen Appetit. Merkwürdige Ekelgefühle mischen sich ein mit abstrusen Appetenzen (Picae). Sie können kein Brot vertragen, aber schwärmen für Sauerkraut und Hülsenfrüchte oder kauen Kaffeebohnen. Viele geben an, daß sie erbrechen möchten, aber „es geht nicht".

Manche erreichen es, indem sie den Finger in den Hals stecken, nachdem ein Glas lauwarmes Wasser getrunken wurde. Selten spielt spontanes Erbrechen dauernd eine wirklich bedeutende Rolle. Geläufig ist die Klage über Aufstoßen.

Nicht alle diese Menschen haben einen kleinen Appetit. Man trifft sogar solche, die ihren Magen mächtig vollzustopfen pflegen — was in merkwürdigem Kontrast zu ihrer spärlichen Körperlichkeit steht. Sie fühlen sich allenfalls nach solcher starken Mahlzeit besonders wohl, aber sie bleiben auch als starke Esser mager.

Vielfach ist der Stuhlgang angehalten.

Ausschlaggebend für das schlechte Gesamtbefinden dieser Kranken ist wohl eine gewisse funktionelle Kreislaufminderwertigkeit, worauf zuerst Wenckebach hingewiesen hat. Besonders die Regulation zwischen zirkulierender Blutmenge und Depotblut ist bei ihnen unvollkommen. Insofern muß man immer wieder unterstreichen, daß es verkehrt ist, den Magen dieser Kranken für ihre Beschwerden verantwortlich zu machen.

Diagnose. Auch wenn man im Röntgenbild einen auffallend langen schlanken Magen feststellt, ganz in der linken Bauchseite gelegen, und mit entsprechend gelängtem, schlankem, zuckerhutförmigem Bulbus duodeni, so soll man mit der Benennung Gastroptose möglichst zurückhaltend sein. Liegt eine erworbene Bauchdeckenerkrankung mit Rectusdiastase vor, so soll man diese in den Blickpunkt rücken. Haben Langmagen und Eingeweidebeschwerden dieser Kranken Beziehungen zum *asthenischen Habitus,* zu *infantilistischen Wuchsanomalien,* zur *hypophysären Magersucht,* zu *Addisonismus* in gewissen Formen und Stadien der *Tuberkulose,* so soll man diese konstitutionell-endokrine Störung erfassen und das ptotische Magenbild nicht überwerten.

Therapie. Es ist *Unfug,* irgendeine *Behandlung einzuleiten, nur weil im Röntgenbild ein sog. ptotischer Magen gesehen wird.* Konstitutionelle und endokrine Anomalien sind gleichfalls nicht als Magenkrankheit zu behandeln. Neben ätiotropem Vorgehen ist körperliches Training am Platze, besonders auch Training der Bauchsmuskulatur, und zwar im Wechsel mit Ruhebehandlung und Sorge für ausreichenden Schlaf.

Paul Mathes (1912) empfiehlt besonders das Schwimmen, weil „dabei der Körper eine der für die Enteroptose charakteristischen geradezu entgegengesetzte Haltung einnimmt". Da Schwimmen indes eine sehr starke Umsatzsteigerung hervorruft, wird man es abgemagerten Asthenikern nicht, anderen nur mit Maß empfehlen können. Das sog. „Müllern" (nach Müller, Mein System) ist — wie Knapp (1921) beizupflichten ist — für viele Astheniker zu anstrengend.

Diese Bauchmuskelübung wirkt zugleich ein wenig gegen die Obstipation, die auch auf anderem Wege energisch zu bekämpfen ist.

Bei der Kostregelung kommt es auf einen besonderen Speisezettel meist nicht an, doch ist vielfach bei Asthenikern eine gewisse Schonungskost zu empfehlen. Kelling andererseits verschreibt dem Enteroptiker gerade blähende Speisen, um seinen Bauchinhalt zu vermehren. Sehr wichtig ist dagegen eine sehr strenge Einhaltung der Mahlzeiten, die nicht voluminös, dafür etwas zahlreicher sein sollen.

Man muß anstreben, auch ohne Belastung des Magens bei den Mahlzeiten eine gewisse Überernährung durchzuführen. Es ergibt sich von selbst, in welchen

Fällen das angebracht ist. Die Überernährung wirkt einerseits auf den Gesamtzustand der Kranken, andererseits wirkt sie auch lokal günstig durch Vermehrung des Bauchfettes, also des Bauchinhaltes. Es liegen Beobachtungen vor über Hebung des Magens allein nach einer Besserung des Ernährungszustandes (z. B. KNUD FABER 1923). Aber es liegen auch objektive Beobachtungen vor über „Hebung" des ptotischen Magens auf rein suggestivem Wege in der Hypnose (HEYER 1923).

Medikamentös geben einige Autoren an, vom Strychnin gute Wirkungen erlebt zu haben. Gegen die Anwendung ist schon wegen der stimulierenden Allgemeinwirkung gelegentlich nichts zu sagen. Eine tonisierende Wirkung auf die Darmmuskulatur mit merkwürdig langer Dauer habe ich in eigenen Versuchen am Bauchfensterkaninchen gesehen. Am Magen selbst hat BERTI (1918) in Röntgenstudien nach großen Strychnindosen Verstärkung von Tonus und Peristaltik gesehen. Liegt eine hypophysäre Magersucht vor, so sind Hormonkuren, eventuell Hypophysenimplantationen (bzw. Injektionen von Hypophysenbrei) zu versuchen.

Eine große Rolle spielte die Bindenbehandlung. Bei konstitutionellen Ptosebeschwerden soll man eine Bindenbehandlung beiseite lassen, deren günstige Wirkung allenfalls suggestiv ist. Es gibt bessere Methoden suggestiver Einwirkung. Dagegen sind bei ernstlich zerstörten Bauchdecken Binden am Platze. GLÉNARD verwendete einen verhältnismäßig einfachen, mit Schenkelriemen gehaltenen Gurt. Andere Binden bestehen aus einem doppelten Gürtelapparat.

Eine Binde muß nach ROVSING (1914) folgende Bedingungen erfüllen:

1. Der Druck muß breit auf das Hypogastrium einwirken — nur auf dieses — mittels einer großen und kräftigen Pelotte;

2. der Druck muß ausgiebig und konstant sein.

Die Binde muß so konstruiert sein, daß die Kranken sie am Morgen, noch bevor sie aufgestanden sind, anlegen können. Ein geschickter und erfahrener Bandagist muß die Binde anfertigen.

Den Sitz der Bandage kontrolliert man am besten vor dem Röntgenschirm. Zur Bindenbehandlung gehört, daß der Arzt sich ernstlich um den Sitz der Binde bekümmert und daß ein guter Bandagist sie anfertigt.

Eine ganze Reihe von Operationen sind angegeben worden, um die Beschwerden der Gastroptose zu beseitigen, so noch in letzter Zeit RAABE (1949). Solche Chirurgen gehen vor allem von dem Gedanken aus, daß der Magen und die Magenbänder in ihrem Tonus geschädigt sind. Wenn man diese pathogenetische Auffassung nicht teilt, wird man weniger bereit sein zu solchen operativen Eingriffen, wie manche begeisterte Anhänger der chirurgischen Therapie. Wir lehnen eine operative Behandlung der Gastroptose vollkommen ab.

XIII. Sanduhrmagen.

Begriffsbestimmung. Sanduhrmagen ist morphologischer Begriff, in der Mehrzahl der Fälle Symptom ohne selbständige klinische Dignität. Der Magen ist durch eine Einschnürung in 2 Teile getrennt („Ventriculus biloculatus").

Vorkommen und Ätiologie. Der Sanduhrmagen galt früher als sehr selten, wurde klinisch fast nie diagnostiziert, war ein gelegentlicher Befund bei Autopsien oder Operationen. Noch um die Jahrhundertwende wurden Einzelfälle publiziert. In einer Leipziger Dissertation von KÜCKRO aus dem Jahre 1905 sind 130 Fälle von autoptischem Sanduhrmagen gesammelt; in 16 von diesen Fällen war klinisch die Diagnose gestellt. Durch die Röntgendiagnostik lernten wir die Häufigkeit der Sanduhrform kennen, die im Leben eine größere ist als bei der Autopsie. Schon hieraus ergibt sich, daß für eine große Schar dieser anormal geformten Mägen eine muskuläre Zusammenziehung die Ursache ist. Wir sprechen vom „spastischen Sanduhrmagen", der insonderheit in der Symptomatologie des Ulcus ventriculi eine Rolle spielt. Verwandte spastische Ringkontrakturen kommen indessen (seltener) bei starken Erregungszuständen des visceralen Nervensystems vor. Sie begleiten gelegentlich den Kardiospasmus, das Ulcus duodeni. Sie werden gesehen in der Gallensteinattacke und beim Kolikanfall des Nierensteines (LÜDIN, K. WESTPHAL u. a.). Lokale Zerrung durch einen perigastritischen Strang kann einen Ringspasmus auslösen.

Dem „spastischen" wird der „anatomische" Sanduhrmagen gegenübergestellt. Er kommt zustande durch Schrumpfungs- oder proliferative Prozesse in der Magenwand, oft durch Zusammenwirken beider. Auch der anatomische Sanduhrmagen gehört in erster Linie zu den Folgeerscheinungen des Ulcus ventriculi. Fast regelmäßig kommt zur anatomischen Verengung des narbigen Sanduhrmagens ein verstärkender Spasmus hinzu.

Weniger häufig schnürt der Krebs den Magen in 2 Säcke. Auch hier ist es mehr das schrumpfende scirrhöse Carcinom als der Markschwamm, welch letzterer wohl das Lumen verengt, aber seltener eine eigentliche Sanduhrgestalt erzeugt.

Eine geringe, meist nur angedeutete Sanduhrform kommt nach Querresektion des Magens zustande. Oft ist sie vorübergehend, durch Raffwirkung der Nähte und lokale entzündliche Schwellung verursacht. Spasmus kann auch hier verstärkend wirken. Narbige Sanduhrmägen sind als Seltenheiten beobachtet nach phlegmonöser Gastritis (v. STAPELMOHR 1916) und Lues (STRAUSS 1931). Als Rarität kommt ätiologisch das Trauma in Betracht. Fall FRIED (1921): Hufschlag führt zu subakuter querer Magenruptur. Heilung mit zirkulärer schrumpfender Narbe und vielen Adhäsionen. Dadurch Sanduhrstriktur.

Gelegentlich kann eine Sanduhrform dadurch erzeugt werden, daß nur ein oberer Teil des Magens durch eine Zwerchfellücke geschlüpft ist. In einem von NUSSBAUM (1921) beschriebenen Fall war das vorübergehend zu beobachten; nach einigen Wochen hatte sich der ganze Magen in die Hernie gezogen. Auch Sanduhrmagen durch Abschnürung im Leistenbruch ist beschrieben.

Als größte Seltenheit sind Fälle zu betrachten, in denen ein Doppelsackmagen auf kongenitaler Mißbildung beruht. Wir erlebten keinen derartigen Fall. Viele einschlägige Literaturangaben halten der Kritik nicht stand. Es muß völlige Abwesenheit narbiger Veränderungen an der Schnürstelle verlangt werden. In klinische Überlegungen brauchen wir diese Möglichkeit nicht einzureihen.

SIMMONDS (1907) hat unter seinem großen Sektionsmaterial nie einen kongenitalen Sanduhrmagen beobachtet.

Eine Verengung in Magenmitte wird als Kontraktionsform des Leichenmagens öfter gefunden, auch wenn keinerlei krankhafter Zustand am Magen bestand. ASCHOFF (1918) hat sich eingehend damit beschäftigt und nennt diese Bildung den normalen *Isthmus* des Magens. Da er diesen „Engpaß" als bedeutungsvoll ansieht, besonders aber für Entstehung und Ortsbestimmung des Magengeschwürs, so schloß sich an ASCHOFFs Veröffentlichungen eine lebhafte Aussprache an. Teils wurde der ASCHOFFsche Engpaß abgelehnt (ELZE, BRAUS 1924), teils bestätigt und in verschiedener Weise erklärt (STIEVE 1919, VOLKMANN 1920, MANGOLD 1921). Im Leben, mit Röntgenmethodik, läßt sich eine angedeutete mittlere Verengung nur in Rückenlage feststellen (KARL WESTPHAL 1923). Auch FORSSELL bemerkt: „in Rückenlage" finden wir Formen des menschlichen Magens, welche direkt mit dem zweigeteilten Tiermagen übereinstimmen. FORSSELL glaubt, daß ein vollständiger Verschluß an dieser Korpusenge durch aktive Zusammenziehung der Schleimhaut (Autoplastik) zustande kommt. Es entstehe ein Lamellensystem, das beim liegenden Magen eine

Verschließung und Sortierung ermöglicht. Es ist Sperre und Sieb. Wenn WEST-
PHAL die ASCHOFFschen Engpaßbilder durch Rückenlage der Leichen erklärt, so
dürfte damit das Richtige getroffen sein. Andererseits scheint eine befriedigende
Strukturanalyse noch nicht geglückt, durch die sicher erklärt würde, warum in
Rückenlage der Magen zur Isthmusform neigt. Einige Arbeiten beschäftigen
sich mit dieser Frage (HITZENBERGER und REICH 1922).

Beschwerden. Wird eine Sanduhrenge hochgradig, so daß Speisen kaum hindurchgleiten, so sind die Erscheinungen ähnlich wie die bei Pförtnerverengung.
Nur fällt die geringe Aufnahmefähigkeit des Magens auf. Ein Feldwebel gab
mir an, es müsse sich stets sein Mittagessen „vorwärtsmassieren", weil es sonst
„stockte". Eine alte Kochfrau, die ich sah (1922), und die seit 1887 ein Ulcus
hatte, konnte nur kleinste „Sperlingsmahlzeiten" zu sich nehmen, weil nicht mehr
in den Magen hineingehe. Die Engigkeit bezog sich nur auf den oberen kleinen
Sack des alten narbigen Sanduhrmagens. Der untere Sack war weit. In anderen
Fällen ist das klinische Bild beherrscht vom Ulcus oder Carcinom, die Sanduhrform hat für den Kranken keine Bedeutung. Es gibt Fälle von narbigem Sanduhrmagen, den ein geheiltes Ulcus zurückließ, in denen keinerlei Beschwerden
bestehen.

Der Verdacht auf Sanduhrmagen soll allenfalls erweckt werden, wenn trotz
guten Appetits sehr *schnell ein Völlegefühl* im Magen empfunden wird. Der orale
Sack ist dann klein, die Passage eng. Ferner gibt es ein *Erbrechen ohne Er-
brochenes*: Dann befinden sich die Speisen im unteren Sack, die Enge wirkt
ventilartig; sie kann auch im Brechakt durch Spasmus völlig geschlossen sein,
und war vorher gut durchgängig. Dies Symptom kann ziemlich charakteristisch
sein. Es ist selten und darf nur angenommen werden, wenn der Reflexvorgang,
vor dem man steht, wirklich den Namen „Erbrechen" verdient; es muß durch
seine Heftigkeit von einem bloßen Würgen (Vomituritio) sicher zu trennen sein.
Verdächtig klingt es immerhin, wenn ein Patient angibt, er müsse sehr oft heftig
würgen, dabei komme jedoch höchstens etwas saurer Schleim herauf. In solchen
Fällen ist gelegentlich außer der Sanduhrenge eine Pylorusstenose mit Austreibungsstörung vorhanden. Diese löst den Brechreflex aus. Keine pathogenetische
Bedeutung kommt dem sog. „elektiven Erbrechen" zu, das manche Neurotischen
zeigen. Es wurde früher für ein Sanduhrsymptom gehalten.

Laute *auffällige Borborygmen* des Magens werden am häufigsten durch eine
Sanduhrenge in Magenmitte hervorgerufen. Meist nur im Stehen. Und mit
der Atmung synchron. Pylorusborborygmen sind seltener, kommen nur im Liegen
vor und sind wohl nie so geräuschvoll, wie das Sanduhrgurgeln sein kann. Es
kommt dadurch zustande, daß Flüssigkeit und Luft zugleich durch die Enge
hindurch geschoben oder gesaugt wird. Daher der Einfluß der Atmung oder
des Baucheinziehens. Bei Atoniemägen („Pseudosanduhr") kommt durch denselben Mechanismus Ähnliches vor. Ich entsinne mich an eine Kranke, die mit
ihrem narbigen Sanduhrmagen völlig beschwerdefrei war. Sie kam ins Krankenhaus nur wegen der lauten quakenden Geräusche, die ihr Magen erzeugte. Sie
waren durch ein ganzes Zimmer zu hören und bedeuteten ein tragikomisches
Leiden für die Patientin.

Objektive Zeichen ergeben sich fast nur aus der Röntgenuntersuchung.
Gelegentlich kann auch nach der Aufblähung durch dünne Bauchdecken eine
Sanduhrform unscharf erkennbar sein oder man kann mit dem Höhrrohr ein
Durchspritzgeräusch wahrnehmen. Und selten bietet die Sondenuntersuchung
Anhaltspunkte. JAWORSKI (1886) hat auf Fälle aufmerksam gemacht, bei denen
starkes Magenplätschern besteht, obgleich durch die Sonde, die nur in den
oberen Sack eingedrungen ist, kein Inhalt herausbefördert wird. Ich möchte

empfehlen, gelegentlich mit der dicksten, halbsteifen Vollsonde vorzugehen, man fühlt dann einen Widerstand, der wegen zu großer Entfernung von der Zahnreihe nicht der Kardia zugeschrieben werden kann. Gelegentlich habe ich auch mit der Sonde in den Sanduhrmagen eindringen können, beim Zurückziehen wurde sie festgehalten. So konnte die Diagnose auf spastischen Sanduhrmagen gestellt werden. Sie bestätigte sich bei der Röntgenuntersuchung. Immerhin sind das Zufallsbefunde; sie stoßen dem Arzt auf, wenn er selbst und mit Sorgfalt die Magensondierungen vornimmt.

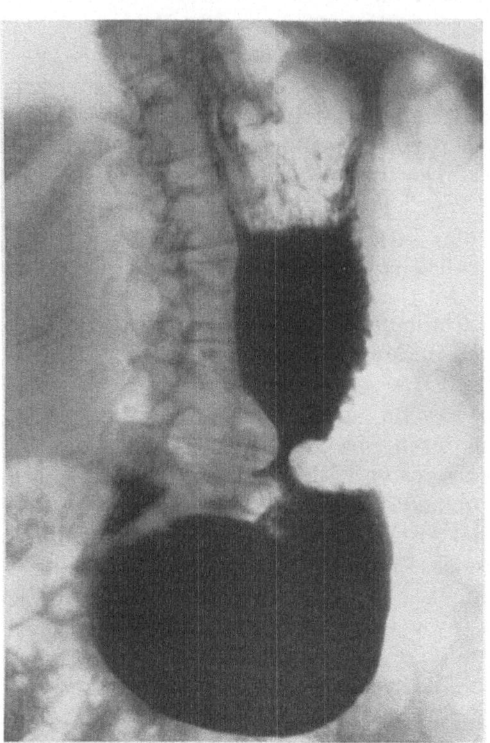

Abb. 94. Sanduhrmagen beim gutartigen Ulcus an der kleinen Kurvatur.

Röntgenbefunde. Bei der Röntgenuntersuchung wird die Sanduhrform leicht festgestellt. Das Durchleuchtungsverfahren und die Beobachtung des Eingleitens der Schattenspeise ist hier wie stets unentbehrlich. Es gibt schwache Ringspasmen, die bei geringer Magenfüllung deutlich sind, sich bei stärkerer unter dem Druck des schweren Inhaltes ausgleichen. Bei starker Anfüllung kann sich auch der gedehnte obere Sack bauschen und die schmale Schattenaussparung zwischen den beiden Sandteilen verdecken, während sie bei schwächerer Füllung deutlich war. Ist andererseits im Moment der Untersuchung die Stenose total, so füllt sich nur der obere Sack und die Sanduhrform bleibt zunächst unerkannt. Manchmal sieht man schwache Ringspasmen besser in Rückenlage. Jedoch muß man sich hüten, wirkliche Spasmen mit der oben erwähnten physiologischen Engpaßform zu verwechseln.

Spastischer Sanduhrmagen. Beim Ringspasmus eines organisch nicht wesentlich veränderten Magens, der meist Zubehör eines Geschwürs der kleinen Kurvatur ist, liegt die Schattenbrücke an der kleinen Kurvatur. Diese wird durch den Spasmus sichtbar deformiert, die große im spastischen Bezirk scharf an die kleine Kurvatur herangezogen. Die Eigentümlichkeit dieser Form und ihre Konstanz weisen auf Beziehung zur Muskelarchitektur der Magenwand: an der kleinen Kurvatur ist die Längsmuskulatur vorherrschend, am übrigen Magenkörper die zirkuläre.

Ein Sanduhrspasmus kann „intermittierend", kann andererseits über lange Zeit bestehen. Nicht immer bestehen gleichzeitig Beschwerden. In Narkose und auf dem Sektionstisch ist der spastische Sanduhrmagen verschwunden.

Narbiger Sanduhrmagen. Wenn narbige Schrumpfungen, die ein callöses Ulcus begleiten oder als dessen Folge verblieben sind, eine Sanduhreinziehung bilden, so ist die Kontur unregelmäßiger, verzerrter. Einzelne Zipfel können erkennbar sein durch perigastrische Briden. Fast immer, auch beim anatomischen Ulcus-Sanduhrmagen, ist die *Schattenbrücke an der kleinen Kurvatur gelegen.*

Der gleichzeitig bestehende Spasmus soll nach SCHMIEDEN das Fortschreiten des Schrumpf- und Schnürprozesses begünstigen, indem er dem Destruktionsherd des Ulcus immer neues Gewebe zuführt.

Da fast immer Spasmus zur anatomischen Enge hinzukommt, hat man sich bemüht, den funktionellen und organischen Anteil der Enge diagnostisch zu trennen. RIEDER (1910) empfahl Atropin, HOLZKNECHT (1913 mit SGALITZER) Papaverin (Injektion von 0,08 g Papaverinum sulfuricum), da beide Spasmen lösen sollen. Spasmen werden jedoch durch die üblichen Dosen nur selten gelöst. Zweckmäßig ist oft mehrfache Wiederholung der Untersuchung.

Carcinomatöser Sanduhrmagen.
Wir unterscheiden 2 Formen:

1. Entsteht eine Enge durch scirrhöse Schrumpfung der Magenmitte, so können die Konturen verhältnismäßig glatt sein. Doch ist der Übergang vom weiten zum engen Teil nicht so plötzlich wie beim Ulcus. Ein bauschiges Überhängen des geweiteten oralen Teiles über die Enge kommt kaum vor. Die Schattenbrücke liegt meist zentral — ein Zeichen, daß sich die krebsigen Veränderungen ohne Rücksicht auf die Struktur der Magenwand ausbreiten. Gelegentlich entsteht ein Trichterbild.

2. Die mehr medullären und papillären Krebsformen machen im Röntgenbild sog. „Füllungsdefekte", die in das Schattenbild des Magens hineinragen. Auch sehr große, nicht am Pförtner lokalisierte Carcinome

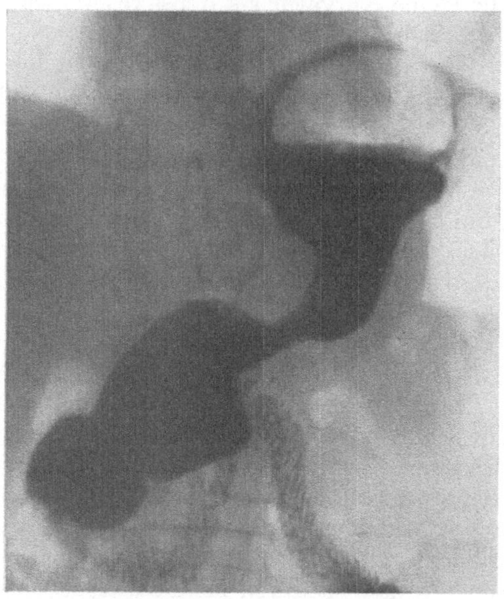

Abb. 95. Carcinomatöser Sanduhrmagen.

erzeugen indessen selten ein verengendes Hindernis, „sie sind im Gegenteil oftmals durch einen ulcerös zerfallenen Kanal tunnelliert" (SCHMIEDEN). Der zackige „Carcinomzapfen", der in diesem Falle die Schattenbrücke bildet, liegt auch nur selten an der kleinen Kurvatur, meist zentraler. Durch Druck auf den Leib werden die krebsigen Magenwände zusammengepreßt, dann verschwindet oft die Schattenbrücke, der „Zapfen" („Pelottensymptom", HOLZKNECHT 1906, SCHÜRMAYER 1909).

Täuschungen. Tumoren, die außerhalb des Magens liegen, besonders Pankreasgeschwülste, können eine Art falscher Sanduhrbildung verursachen. Als Pseudosanduhrmagen bezeichnet man die Magenform bei atonischem Langmagen: die Magenwände sind in der Mitte durch Zug des erweiterten inhaltsbelasteten Sinus taillenartig genähert. Mit Leichtigkeit kann die palpierende Hand diese „Taille" zum Verschwinden bringen. Daß in Rückenlage, „besonders bei Beckenhochlagerung", eine gewisse „isthmusartige" Enge in Magenmitte physiologisch ist, wurde oben erwähnt.

Diagnose. Die Diagnose „Sanduhrmagen" kann klinisch nicht befriedigen. Aus dem Vorstehenden ergibt sich indes, daß die Röntgenuntersuchung nicht nur das Erkennen der Sanduhrbildung ermöglicht, sondern auch die Unterscheidung der verschiedenen Formen, ja oft eine Art anatomischer Diagnose an die Hand gibt.

Ohne Röntgenuntersuchung kann im allgemeinen nicht einmal die Vermutung eines Sanduhrmagens auftauchen. Seltene Ausnahmen hiervon ergeben sich aus oben erwähnten klinischen Einzelheiten. Bei hochgradiger Sanduhrenge mit Stenosebeschwerden wird man eher geneigt sein — je nach deren Lage — eine Kardiastenose oder Pförtnerenge zu vermuten. Unter Umständen ermöglicht sorgfältige Sondierung die Differentialdiagnose. Ärztlich ist es meist nicht dringlich, daß die Sanduhrform vermutet oder erkannt werde. Sie ist nebensächlicher morphologischer Tatbestand neben dem Hauptleiden: Ulcus oder Krebs. Nur die hochgradige narbige Sanduhrstriktur wird zum selbständigen Hauptleiden. (Ein Volvulus des Sanduhrmagens, wobei sich der untere Sack um die kleine Kurvatur als Achse dreht, ist ein als äußerste Seltenheit einige Male beschriebenes Ereignis.)

Es liegt in der Natur der Sache, daß sich Angaben über den Sanduhrmagen auch in den Kapiteln über das Magengeschwür und den Magenkrebs eingestreut finden. In diesem Kapitel wurde besonders das symptomatologisch Gemeinsame und die differentielle Diagnose gegeben.

Behandlung. Die Behandlung richtet sich nach dem Hauptleiden. Bei hochgradiger Enge verlangt die Sanduhrform als solche den operativen Eingriff der Querresektion. Nicht zu empfehlen sind andere Verfahren, die angegeben wurden: Gastroplastik, Gastro-gastrostomose (Schilderung bei E. Unger 1923).

XIV. Pförtnerverengung (Pylorusstenose).

Begriffsbestimmung. Begriff und Wortsinn decken sich. Maß der „Enge" ist für den Kliniker kein zahlenmäßiges. Sobald Pförtnerenge zur Abwandlung der Magenarbeit zwingt, wird sie erkennbar und klinisch bedeutsam. Das schließt keineswegs ein Versagen, eine Insuffizienz ein: seit wir die mechanische Magenarbeit vor dem Röntgenschirm genau verfolgen, wissen wir, daß es nicht nur Stenosen gibt, die zur Stauung führen — Stauungsinsuffizienz Naunyns (1882), sondern daß oft durch Mehrarbeit der Widerstand überwunden wird, sei es mit Verzögerung, sei es selbst ohne verlängerte Magenzeit. Ja, es gibt Fälle, in denen die ausgleichende motorische Arbeitsverstärkung — in überschießender Reaktion — dazu führt, daß trotz der Drosselung beschleunigt ausgetrieben wird. Da fließend oder plötzlich das Bild der „kompensierten" Stenose in das der „dekompensierten" übergehen kann und diese Wandlung reversibel ist, empfiehlt es sich, beide Bilder gemeinsam abzuhandeln.

Geschichtliches. Erbrechen alter Rückstände ist ein Symptom, das gelegentlich beobachtet wurde, lange ehe Ansätze neuzeitlicher Untersuchungsmethoden bestanden. van Helmont (1577—1644) hielt Stauung im Magen für physiologisch: Eine Art Sauerteig müsse zurückbleiben zur Unterhaltung des fermentativen Magenvorganges. Auch die Macerationsvorgänge im Magen, die Albrecht von Haller als normal beschreibt, beziehen sich offensichtlich auf den Inhalt von Stauungsmägen. Sektionsbefunde mit riesig erweiterten Mägen sind im 17. und 18. Jahrhundert eine ganze Reihe mitgeteilt. Bis zu 18 Pfund Inhalt wollen die alten Autoren im Magen vorgefunden haben (zit. nach Penzoldt 1875). Johann Peter Frank, der 1794 eine ätiologische Gruppierung der Magendilatationen unternahm, schildert das Erbrechen bei Gastrektasie und stinkende Ructus = „latrinae instar". Durch Kussmauls Einführung der Sonde (1869) wurde endgültig gefunden, daß Inhaltsstauung ein pathologisches Vorkommnis ist. Es wurde als Symptom der „Magenerweiterung" erkannt. Als Ursachen der Magenerweiterung wurden angegeben: 1. Überladung des Magens, 2. Erlahmung der austreibenden Kräfte, 3. abnorme Widerstände. Diese Auffassung war bis in den Anfang dieses Jahrhunderts herrschend (z. B. RIEGEL 1908). Erst die Erfahrung der folgenden Jahrzehnte brachte durch Operations- und Röntgenbefunde die Einsicht, daß Überladung nur eine Nebenbedingung bei bestehender Stenose sein kann, daß Erlahmung der austreibenden Kräfte ebenfalls als Nebenbedingung bei Pförtnerenge in Frage kommt, viel seltener als selbständige Ursache. Und sehr selten als selbständige Ursache namhafter chronischer Erweiterungen und Stauungen. Die Bedeutung der dritten Ursache: „Abnorme Widerstände" ist daher erheblich gewachsen. Seitdem wir ferner auch „kompensierte Pylorusstenosen" (JONAS 1909) diagnostizieren, sind Erweiterung und Stauung nur Teilfolgen der Pförtnerenge. Ein modernes Kapitel über Pförtnerenge umfaßt daher etwas mehr als zu Zeiten KUSSMAULs und RIEGELs unter dem Thema „Magenerweiterung" besprochen wurde oder unter verschiedenen „funktionellen" Begriffen Zusammenfassung fand als „motorische Insuffizienz" (OTTAMAR ROSENBACH 1878), „mechanische Insuffizienz" (BOAS 1894), „Stauungsinsuffizienz" (NAUNYN 1882) oder „Ischochymia" (EINHORN 1896).

Ätiologie und Genese. Wie auch immer geartete Prozesse, die zu einer Behinderung der Magenentleerung führen, bringen dasselbe Krankheitsbild — mit geringen Abwandlungen — hervor. Wucherung ins Lumen des Kanales, Schnürung des Rohres — spastisch oder durch Narbenschrumpfung. Ebenso Druck von außen. Entsteht eine enge Stelle im obersten Teil des Zwölffingerdarmes, so sind die Folgen grundsätzlich dieselben. Daß der Pyloruskanal ein besonders beanspruchter, deshalb verletzlicher Bereich im Verdauungsrohr darstellt, leuchtet ein; und oft wird angeführt, daß aus diesem Grunde Geschwür und Krebs hier häufig sind. Auch die infiltrierende Gastritis prägt sich mit Vorliebe zur Pyloritis. Als Seltenheit trifft man syphilitische Kanalstenose des Magens (ASSMANN 1926). Wenn eine Magentuberkulose vorkommt, so siedelt sie häufig pylorisch. Auch der Pförtnerprolaps (s. dort) ist zu erwähnen.

Parapylorisches Ulcus führt durch verschiedene Faktoren zur Stenose. Ein kleines Schleimhautgeschwür, selbst eine Erosion oder Fissur, kann bei lokaler oder allgemeiner Disposition des Trägers schweren Spasmus hervorrufen. Entzündliche Schwellung um das Ulcus, submuköse Blutungen kommen hinzu, bilden sich wieder zurück (KELLING 1910). Das wachsende Geschwür kann tumorartig die Pylorusgegend verengen. Schrumpfungsvorgänge verengen weiter. Selbst die Narbe des ausgeheilten Geschwürs kann noch zur Pförtnersperre werden. So können in jeder Phase eines parapylorischen Ulcus Stenoseerscheinungen hervortreten. Es gibt kaum Fälle mit längerem Verlauf, bei denen nicht irgendwann das Syndrom der Stenose in angedeuteter oder plastischer Prägung sich zeigte. Sehr häufig befindet sich die Geschwürsenge nicht im Pförtnerring, sondern im Anfangsteil des Zwölffingerdarmes.

Der *Pförtnerkrebs* verengt nicht immer. Scirrhöse Formen können den Pyloruskanal in ein starres, dauernd offenstehendes Rohr verwandeln. Beim Markschwamm wirkt sekundärer Zerfall der Ausbildung einer Enge entgegen. Doch sind das Ausnahmen. Daß die reaktiven Erscheinungen im Syndrom „Pylorusenge" beim Krebs meist weniger großartig zur Entwicklung gelangen als bei manchen Fällen benigner Stenose, ist verständlich — aus der kürzeren Verlaufsdauer und der (auch örtlichen) Kachexie.

Wie der Krebs schaffen auch die Myome oder Schleimhautpolypen bei pylorischem Sitz eine Enge. Selten sind Stenosen durch eine schrumpfende oder sklerosierende Pyloritis (CRUVEILHIER 1823, ANDRAL 1834) und bei Pylorushypertrophie der Erwachsenen (KONJETZNY 1932, PRINZ 1940). Nach Verätzungen des Magens kommen Stenosen zur Beobachtung. Es scheint, daß auch in diesen Fällen die Verengung anfangs durch einen addierten Krampf wirkungsvoll wird.

In einem gut beobachteten Fall von Hetzer (1922) entstand nach akuter Benzolvergiftung neben akuter Gastritis innerhalb von 13 Tagen eine schwere Stenose, so daß operiert werden mußte. Tilger (1893) meint, daß Gastritis nur dann zur Stenose führe, wenn ein gewisser Grad von angeborener Pylorusenge vorhanden sei. Ebenso Rosenheim, dem sich Kuttner (1921) anschließt. *Wir sind nicht dieser Ansicht.*

Vorwiegend *spastische Stenose* kann außer durch Ulcus und Erosionen durch parapylorische, zerrende Verwachsungen ausgelöst werden — zusammenhängend mit Pericholecystitis oder von verschiedenen Formen der Bauchfellentzündung zurückgeblieben. Daß verschluckte grobe Fremdkörper schweren Pförtnerkrampf erzeugen können, sei erwähnt.

Die nicht seltene Entleerungsverzögerung bei Kleinkurvaturgeschwür hielt man in der ersten Röntgenzeit stets für spastisch. Tatsächlich wird sie oftmals durch Verwachsungsstränge zwischen der schrumpfenden kleinen Kurvatur und dem Pförtner verursacht. Spasmus kann hinzukommen. Häufig liegt weder spastisch, noch organisch Pförtnerenge vor: es handelt sich vielmehr um *Gastroparese* (s. dort).

Pylorusabknickung oder Abknickung des Duodenums dicht am Pförtner infolge von Magensenkung, wurde von Kussmaul (1869) und von späteren für eine Ursache der Pförtnerverengung gehalten. Über diese Annahme darf man zur Tagesordnung übergehen. Allenfalls scheint Verengung durch Knickung und Belastung ein Faktor, der bei schwerer Dekompensation mitwirkend und erschwerend in Betracht kommt, der sie steigern kann.

Funktionelle Pathologie. Zur Überwindung vermehrten Widerstandes werden Tonus und Peristaltik des Magens gesteigert. Mehrarbeit kompensiert zunehmende Enge. Für die kompensatorische Leistungsfähigkeit ist Intaktheit und Harmonie der Innervation von größter Bedeutung. Setzt man eine experimentelle Duodenalstenose, so wird das Hindernis vom normal innervierten Magen leicht überwunden. Nach Vagotomie versagt die Kompensation (Könnecke 1922, ähnlich Ach 1910), eine Feststellung, die heute vielfache Bestätigung durch Anwendung der Vagotomie zur Ulcusbehandlung findet. Klinisch lassen sich dementsprechend mancherlei zum Teil geringfügige Ursachen denken, die den kompensierten Zustand in den dekompensierten hinüberführen. Zunahme des Widerstandes ist nicht die einzige! Die Entleerung wird dann nur mit Verzögerung geleistet. Zur Arbeitshypertrophie kommt die Dilatation. Neue Kompensationskraft entsteht hierdurch: der muskelstarke und dilatierte Magen bringt anscheinend größere Triebkraft auf als der nicht erweiterte — wenigstens für die Anfangszeit der Entleerung. Es ist durch vielfache physiologische Untersuchungen festgestellt, daß ,,durch stärkere Anfüllung die spezifische Entleerungsgeschwindigkeit gesteigert wird" (Rieder 1906). Der größeren Entleerungsgeschwindigkeit muß wohl größeres Druckgefälle entsprechen. Für den gesunden Magen gilt das bis zu einem gewissen Maximum (London 1913). Voraussichtlich ist es in der Pathologie nicht anders. Es käme danach zu einer Art zweitem relativem Kompensationszustand: infolge von Dilatation und Stauung wird — wenigstens zeitweise — ein Hindernis überwunden, das für den normalen Magen absolut wäre. Das darmwärts entleerte Tagesvolumen kann — besonders bei glücklicher Kostwahl und geeigneten Eßpausen — für Ernährung, Wasser- und Mineralzufuhr noch suffizient sein.

Insuffizienz besteht indessen — sobald Stauung einsetzt — im Hinblick auf die Alterationsarbeit des Magens. Es fehlt der geregelte Abschub der peptischen Spaltprodukte. Diese hemmen den autochthonen peptischen Vorgang. Durch die Aufenthaltsverlängerung und Milieuveränderung nisten sich magenfremde

Chemismen ein. Die Kohlenhydrate gären, Eiweiß fault trotz Anwesenheit von Salzsäure. Es kommt zu Gasbildung. Kohlensäure, Sumpfgas, Wasserstoff (EWALD 1893, HOPPE-SEYLER 1892), Schwefelwasserstoff (BOAS 1894, ZAWADSKI 1894) werden gebildet. Sie werden durch Ructus entfernt, sicher teilweise auch resorbiert. Es ist nicht ausgeschlossen, daß Allgemeinsymptome davon ausgehen. Wir wissen nichts darüber, ob die Resorptionsverhältnisse der Schleimhaut im Stauungsmagen geändert sind — was möglich wäre. Verständlich ist, daß der zersetzte Mageninhalt Darmkatarrhe erzeugen und unterhalten kann.

Wächst das Mißverhältnis zwischen Kraft und Widerstand, so tritt Insuffizienz in bezug auf das Förderquantum ein. Unterernährung, Austrocknung, Mineralverarmung mit allen Einzelfolgen stellen sich ein. Der schlecht ernährte Magenmuskel wiederum wird paretisch, so daß die Austreibungsstörung im schädlichen Kreis sich steigert.

Sobald reichlich chronisches Erbrechen eintritt, wird der Chlorbestand ernstlich gefährdet. Es kann zu schweren Folgen des Magensaftverlustes kommen, die in einem besonderen Kapitel besprochen sind, mit hypochlorämischer Urämie, dekompensierter Alkalose (s. S. 444, 449).

Auffallend ist, daß die Inhaltsmenge des Stauungsmagens oft in schädlicher Weise durch mächtige Sekretionsparoxysmen gesteigert wird. Diese Reaktion am Sekretionsapparat bei Pförtnerenge deuten wir als Kompensationsversuch. Der Entleerungsmodus von Flüssigkeit und verflüssigtem Chymus legt es nahe, den Sekretzustrom in den Magen als in den motorischen Vorgang eingegliedert zu betrachten. Tatsächlich ist bei kompensierten Stenosen die Verflüssigung eine stärkere. Diese Sekretparoxysmen sind vielleicht in Analogie zu bringen zu der massenhaften Darmsekretion bei Darmverschluß. Man darf von Magenverschluß sprechen. Die schädlichen Folgen des Erbrechens werden durch Supersekretion beschleunigt. Dauersekretion muß auch erregt werden durch den dauernden Ingestenreiz (SCHREIBER 1893). Abnorme chemische Reize durch abnorme Zersetzungen können hinzukommen.

Pathologische Anatomie. Bei Kranken, die an schwerer Pförtnersperre sterben oder im Zustand der dekompensierten Pförtnerenge einem anderen Leiden erliegen, fällt bei der Sektion die allgemeine Magerkeit und eine Trockenheit sämtlicher Organe auf (KUSSMAUL 1869).

Es kann an dieser Stelle nicht unsere Aufgabe sein, die pathologische Anatomie des pylorischen Ulcus und des Pförtnerkrebses zu geben. Über gutartige Pylorusstenose und Pylorushypertrophie als Gastritisfolge ist im Kapitel Gastritis die Rede. Adenomyome am Pförtner als ein typisches, wenn auch sehr seltenes Vorkommnis hat KONJETZNY (1921) in 3 Fällen mit einer dystopischen Pankreasanlage in Zusammenhang gebracht.

Anatomische Veränderungen am Gesamtorgan bleiben nicht aus. Der Magen ist sichtlich vergrößert und erweitert, was sich gerade im leeren Zustand bei Laparotomie oder Obduktion feststellen läßt. Zwar sind Maße für die Grenzen einer normalen Magengröße kaum anzugeben. Die Größe des Magens ist viel variabler als etwa die des Herzens. Indessen sieht man bei ausgeprägter Pylorusstenose zweifelsfrei vergrößerte Mägen. Sie können 5 Liter fassen. Deutlich zeigt sich oft die Wand verdickt. Die Muskelhypertrophie ist besonders im Pyloruskanal ausgeprägt, was immerhin für eine Sonderbedeutung dieses Magenteiles bei der Austreibung spricht. Nach HART (1919) ist die Verdickung des Pylorus, welche auf Spasmus hinweist, um so stärker, je näher Pylorus und Ulcus beieinander liegen. Freilich ist nicht ohne weiteres zu differenzieren, in welchem Umfang diese Muskelhypertrophie mit Funktionsänderungen durch die Stenose, und in welchem Umfang sie mit pylorischer Gastritis zusammenhängt.

Daß bei der Pylorusstenose der Säuglinge keine Magenerweiterung, sondern eher eine Verkleinerung des Organes gefunden wird, kann verblüffen, ist aber dadurch erklärbar, daß ihn die größere Brechbereitschaft des Säuglingsmagens entlastet, ehe er gedehnt wird. Dagegen ist auch bei der kindlichen Pylorusstenose die Muscularis des ganzen Magens hypertrophisch verdickt. Unter den Pylorusstenosen der Säuglinge ist zu unterscheiden zwischen der „spastischen" Pylorusstenose (Typus Hirschsprung) und der (seltenen) organisch bedingten „kongenitalen" (Typus Landerer-Maier).

Auf Entartungszeichen in den Muskelfasern des dilatierten Magens hat zuerst Kussmaul hingewiesen. Schwere gastritische Veränderungen dürften oftmals hauptsächlich durch Zersetzung des gestauten Inhalts hervorgerufen und Folge der Stenose sein.

Am ektatischen Magen sieht man bisweilen subseröse Dehnungsnarben nach Art der Striae post partum.

Klinik. Da Pförtnerenge ein sekundäres Syndrom, eine Komplikation ist bei Krebs, Ulcus oder Pylorusgastritis usw., so fügen sich die Stenosezeichen in ein anderes vielseitigeres klinisches Bild ein. Andererseits kommt das Bild der Pförtnerenge bei Pförtnerpolyp, kleinem Carcinom, Narbenstenose auch in reiner Form zur Beobachtung.

Die ersten subjektiven Zeichen sind oft geringfügig. Ein wenig Druckgefühl, die Empfindung verringerter Aufnahmefähigkeit, Aufstoßen und Luftschlucken, Rückstoß von Säure in die Speiseröhre, und alle Schattierungen acidistischer Beschwerden. Bisweilen wird weniger ein Völlegefühl empfunden als eine Magenunruhe, die der verstärkten Peristaltik entspricht.

Vor dem Röntgenschirm sieht man diese verstärkte Peristaltik — zunächst bei normaler Entleerungszeit. Oftmals zweifelt man, ob eine wirkliche Widerstandsarbeit des Magens vorliegt, oder nur die erregte Motilität eines entzündeten Magens. Man muß sich bemühen, Pförtner und Duodenum auf eingeblendetem Bild sorgfältig zur Darstellung zu bringen. Dann gelingt die Unterscheidung. Die Inhaltsprüfung ergibt schon frühzeitig Zeichen von Supersekretion, besonders Nachsekretion und Dauersekretion. In den Anfangsstadien werden sie nur mit der fraktionierten Ausheberung, später auch bei einmaliger Inhaltsentnahme deutlich.

Sorgsam wird die Magenzeit beobachtet. Durchschnittlich am aufschlußreichsten ist das Röntgenverfahren. Wenn in den Anfangsstadien die Magenzeit normal ist, sogar durch Überkompensation verkürzt sein kann, so folgen Stadien mit wachsender, zunächst gelegentlicher, später dauernder Verzögerung der Magenentleerung. Nach 2, nach 4, nach 6 Std ist ein Kontrastrest im Magen. Bisweilen beginnt die Austreibung unter lebhafter Peristaltik mit beschleunigtem Abschub. Später erlahmt sie und ein Rest der Mahlzeit verweilt zu lange. Diese Form pathologischer Austreibung wurde zunächst von Kreuzfuchs (1912) bei Kranken mit Ulcus duodeni gesehen und als „duodenale Motilität" benannt. Sie ist nicht immer durch einen „Tardiv-Pylorusspasmus", sondern öfter durch Ermüdung der Peristaltik zu erklären. Wie denn Ruhe- oder Ermüdungsphasen gerade bei heftigster Widerstandsperistaltik auftreten. Nicht nur die Steigerung der Peristaltik, auch ihr wechselvolles Verhalten muß als pathologisches Zeichen gewertet werden.

Die gesteigerte Peristaltik zeigt verschiedene Formen. In einem Fall fällt die Frequenzsteigerung auf, im anderen, daß die Wellen schon fern vom Pylorus, ja geradezu am Fornix sichtbar einschnüren. In wieder anderen Fällen ist die Frequenz sogar verlangsamt, während das tiefe, kräftige Durchschnüren der peristaltischen Ringwelle die Widerstandsarbeit kennzeichnet.

Der Kranke nähert sich der Dekompensation, sobald es vorkommt, daß bei Einnehmen einer Hauptmahlzeit noch Reste von der vorigen im Magen sind. Mäßigkeit oder Vielesserei beeinflussen den Gang der Entwicklung begreiflicherweise. Nach einer ausgesprochenen Völlerei kann sich ziemlich akut die Dekompensation einstellen, besonders bei Menschen, die nicht leicht erbrechen. Solche Vorkommnisse haben wohl zu der Laien- und Ärzteauffassung geführt, daß durch Vielesserei eine „Magenerweiterung" entsteht. Andererseits kann die Dekompensation eintreten, wenn der Magenmuskel schwach wird im Anschluß an Infektionskrankheiten. Auch durch Hungerzustand. Das haben wir in und nach 2 Kriegen oft gesehen. Häufigste Ursache für das Eintreten der Dekompensation ist wohl ein Zunehmen der Stenose: der Krebs wächst, das ulceröse Duodenum oder der Pförtnerring schrumpft. Durch entzündliche Schwellung kann die Enge periodisch oder reversibel zunehmen. Mit wachsender Dekompensation wird der Magen gedehnt, ektatisch. Er erscheint im Röntgenbild breiter, der Sinus dehnt sich, reicht tiefer hinab, auch weiter nach rechts über die Mittellinie (sog. vermehrte Rechtsdistanz), ursprünglich schlanke Langmägen nehmen eine hypotonische Form an, als schlaffer Sack mit dem caudalen Punkt bis zur Symphyse. Jetzt wird auch mit dem Probefrühstück die Entleerungsverzögerung konstatiert. Noch freilich wird der Magen über Nacht leer, und außer Unbequemlichkeiten und Beschwerden, denen gegenüber manche ländlichen Kranken merkwürdig indolent sein können, kommt es nicht zu schweren Folgeschäden.

Diese setzen bei der einen Gruppe von Kranken ein, wenn *häufiger Erbrechen* eintritt, so daß ihre Ernährung leidet, bei manchen durch das Erbrechen selbst, bei anderen, weil sie, um diesem vorzubeugen, die Ernährungszufuhr stark einschränken. Auf die schweren Folgen gehäuften Erbrechens, die Syndrome des Magensaftverlustes, wurde schon hingewiesen.

Bei einer zweiten Gruppe von Kranken spielt das Erbrechen eine geringere oder gar keine Rolle. Dagegen wird die Masse des gestauten Mageninhaltes immer größer. Zersetzter Mageninhalt wird nachweisbar. Der Kranke bietet mehr und mehr das Bild schwerster Expulsionsinsuffizienz 3. Grades.

Ein quälendes *Völlegefühl* im Leib verläßt die Kranken nicht mehr. Andere haben kaum darüber zu klagen. Appetit kann vorhanden, selbst lebhaft sein, doch tritt früh eine Sättigung oder Völlegefühl schon bei der Mahlzeit ein.

Das Gefühl der „peristaltischen Unruhe", das wir schon von der kompensierten Stenose kennen, tritt heftiger auf, nicht an allen Tagen und nicht ununterbrochen, sondern in Attacken, in Wellen, an- und abschwellend. Es kann sich in einer Weise steigern, daß der Kranke fühlt, wie der Magen sich bläht und wie schmerzhafte „*Steifungen*" abrollen. Gelegentlich geben Kranke an, daß sie die heftigen Magenbewegungen an ihrem Bauche in Rückenlage sehen können. Sodbrennen kommt dabei auf und heftige, nicht unterdrückbare weithin hörbare Ructus. Das Aufstoßende hat gelegentlich einen gärigen oder ranzigen Geschmack oder stinkt „wie faule Eier". Bisweilen macht der Kranke die Erfahrung, daß die aufgestoßenen Gasblasen, die ihm riesig vorkommen, brennbar sind: Beim Anstecken einer Zigarette muß er aufstoßen und verbrennt sich Bart und Gaumen. Oft hat der Kranke das Gefühl, als müßte ihm Erbrechen eine Erlösung bringen, und doch kommt es nicht dazu. Manche stecken den Finger in den Hals bis das Erbrechen kommt; es bringt ihnen tatsächlich Erleichterung, erlöst von dem Dehnungsschmerz. Nur bei Kranken mit schwerer Stauungsinsuffizienz spielt spontanes Erbrechen eine Rolle — auch hier nicht bei allen; sie erbrechen täglich oder nur in größeren Abständen. Das Erbrochene schmeckt sauer, gärig oder — bei krebsiger Stenose — ranzig und faulig. Meist wird eine flüssige widerwärtige Brühe herausbefördert. Indessen lassen sich darin einzelne Bestandteile von Mahlzeiten des Vortages, manchmal selbst von Speisen, die vor mehreren Tagen, vor Wochen genossen wurden, erkennen. Penzoldt wiederholt einen alten Bericht von einem Mann, der Kirschkerne erbrach, obgleich er über 1 Jahr keine Kirschen gegessen hatte. Nach diesem Erbrechen alter Rückstände muß ausdrücklich gefragt werden, wegen der Wichtigkeit der Symptome. Pflaumenhäute, Rosinen, Preißelbeeren, Mohrrüben sind besonders leicht und lange im Mageninhalt erkennbar. Bei gutartigen Stenosen werden oftmals auch große Mengen klaren Sekretes erbrochen — die Supersekretion, die ein Reiz- wie ein Stenosesymptom am Magen ist, hat sich zu *Attacken von Magensaftfluß* gesteigert.

Dieses sog. Reichmannsche Syndrom ist nicht, wie man früher annahm, eine Sekretionsneurose, sondern es ist aufzufassen als eine Okklusionskolik mit Supersekretion. So wie wir Steifungen und Massensekretion des Darmverschlusses kennen, so kommt es bei Magenverschluß zu Steifungen mit Magensekretion. Haben doch, wie Kussmaul (1869) hervorhebt, erfahrene Kliniker bei Schwappen und Steifungen im Oberbauch die Diagnose auf Ileus gestellt, wo eine Gastrektasie vorlag.

Im weiteren Verlauf kann der Appetit wegbleiben. Bei krebsiger Enge früh. Bei gutartiger viel später, nur bei schwerer Stauung; und selbst da trotz stinkender Zersetzungen nicht immer. Doch paaren sich Appetitlosigkeit und Eßfurcht. Je schwerer die Stenose, desto mehr meldet sich der Durst, besonders bei reichlichem Erbrechen. Der Urin wird spärlich, trüb. Spärlich wird der Stuhlgang. Abführmittel wirken schwer oder gar nicht. In selteneren Fällen veranlaßt andererseits der Übertritt zersetzten Mageninhalts in den Darm gelegentliche oder auch chronische Durchfälle (Ad. Schmidt 1921).

Der Ernährungszustand geht mitunter sehr erheblich zurück. Große Kraftlosigkeit, Ermüdbarkeit, Neigung zu Ohnmachten und Schwindel können sich einstellen. Doch ist es andererseits bisweilen verblüffend, wie leistungsfähig Menschen mit schwerer (benigner) Stenose noch sind.

Objektive Symptome bei Dekompensation. Der Allgemeinstatus braucht bei nicht zu schwerer oder nicht lange bestehender Dekompensation nicht viel zu bieten. Zeichen mäßiger Abmagerung stellen sich immerhin ein. Früh kann ein gewisser hypochondrischer Gesichtsausdruck gerade diese Kranken kennzeichnen: Die Nasolabialfalten sind tief, die Mundwinkel hängen. Ein Nachlassen des Hautturgors wird gerade im Gesicht zuerst bemerkt.

Bei schweren Formen wird die Abmagerung hochgradig. Nur bei Krebskranken macht sie den Eindruck des Kachektischen. Bei körperlich arbeitenden Männern mit gutartiger Stenose findet man in gewissen Stadien eine so völlige Einschmelzung des Fettbestandes bei gut oder glänzend erhaltener Muskulatur — wie nur der hungernde stoffwechselgesunde Körper sie zustande bringt. Man kennt solche Gestalten aus der Kriegszeit. Unterernährung und Durst wirken weiter. Die Haut wird dünn, trocken, schuppend; kühl fühlen sich die Extremitäten an. Nun leidet auch der Muskelbestand. Zeichen von Kreislaufschwäche stellen sich ein. Zur Unterernährung kommt die Resorption von Zersetzungsprodukten und Gasen aus dem Stauungsmagen: Ein Bild schweren Magensiechtums liegt vor uns.

Bei Betrachtung des Leibes erkennt man oft — besonders bei den schweren Formen — die Umrisse des großen gefüllten Magens. Riegel betont mit Recht, wie ergiebig oft die einfache Inspektion ist, besonders nach größerer Mahlzeit. Sichtbar laufen die peristaltischen Wellen und zeichnen den Lauf der tiefstehenden großen Kurvatur. In Augenblicken, die subjektiv meist als heftigste Schmerzattacken bezeichnet werden (oft auch ohne besondere Empfindungen), sieht man jene mächtigsten Anstrengungen des Magenmuskels im Kampf gegen das Hindernis, die BOAS (1894) zuerst mit dem von NOTHNAGEL in die Schilderung des Ileus eingeführten Ausdruck „Steifungen" benannt hat. Bei diesen Steifungen sieht man die linke Bauchseite erst sich vorwölben, sich blähen. Dann läuft eine tief einschneidende kraftvolle Schnürwelle langsam pförtnerwärts. Unter lautem Gurgeln werden Gase durchgepreßt. Dieses Spiel läuft manchmal stundenlang — doch gibt es Ermüdungspausen. Schließlich erlahmt es — oder ruht, weil ein gewisser Grad von Entleerung und Entlastung erzwungen ist. Oder eruptives Erbrechen entlastet.

Bisweilen wird die Stenosearbeit viel deutlicher, wenn man den Magen durch Kohlensäure bläht. Manchmal steigert kurzes Beklopfen des Leibes die Peristaltik.

Palpierend kann man den ektatischen Magen leichter umgreifen als den normalen. Oft plätschert es; das ist kein sicheres Kennzeichen des Stauungsmagens, doch ist es ernst zu werten, wenn stets vorhanden, besonders aber morgens vor der ersten Nahrungs- und Getränkeaufnahme. Selbst heftiges massiges Erbrechen führt fast nie zu völliger Magenentleerung— das Plätschern bleibt bestehen (Repulsionsinsuffizienz des gedehnten Magens). KUSSMAUL verglich dies Verhalten mit der Ischuria paradoxa. Auch der entleerte Magen der chronischen Pförtnersperre ist tastbar. Ohne die Technik der Gleit- und Tiefenpalpation (HAUSMANN 1913) besonders zu beherrschen, kann man die große Kurvatur feststellen. Man fühlt arbeitshypertrophische Dickwandigkeit. Über die Größenbestimmungen des Magens, von denen stellenweise noch in älteren Lehrbüchern gesprochen wird, gehen wir hinweg. Sie sind unzuverlässig, wie schon vor der Röntgenzeit SCHREIBER 1877 erkannte.

Die **Ausheberung** wird in erster Linie morgens am nüchternen Kranken vorgenommen. Irgendwelche Nahrungsrückstände beweisen Stenose und Stauung. Hatte man Verdacht auf Pförtnerenge, so hat man den Kranken veranlaßt, am Vorabend eine reichliche Mahlzeit einzunehmen. Man kann eine Portion Rosinen oder Preißelbeeren oder Backpflaumen (BOURGET 1907), auch 1 g pulverisiertes Carmin in Oblate oder 2 Teelöffel Tierkohle (in Milch aufgeschwemmt) (BENNET 1923) dem Abendbrot beifügen. Über die Menge der Stauungsrückstände bekommt man häufig erst durch eine Magenspülung — die anzuschließen uns Regel ist — den richtigen Eindruck.

Ist trotz ausgiebiger Abendmahlzeit der Magen morgens frei von Rückständen, so besteht keine Entleerungsinsuffizienz 2. oder 3. Grades. Wir prüfen auf Dekompensation des 1. Grades durch Ausheberung 7 Std nach einem RIEGELschen Probemittagessen.

Das Ausgeheberte kann durch seine Menge bemerkenswert sein. Da oft Gärungen bestehen, sammeln sich 3 Schichten, wenn man es stehen läßt. Nahrungsbestandteile, die Tage, ja Monate im Magen verweilt haben müssen, werden erkannt. Die weitere Untersuchung ergibt *2 Inhaltstypen*, je nachdem die Salzsäurebildung erhalten oder mangelhaft ist.

Der *Stauungsinhalt bei erhaltener Salzsäurebildung* ist gekennzeichnet durch gärigen oder Schwefelwasserstoffgeruch, hohe Werte für die Gesamtacidität, oft auch viel freie Säure. Mikroskopisch findet man oft im Nahrungsdetritus Hefezellen und reichlich Sarcinepäckchen. Neben dem Verdauungsprozeß haben sich magenfremde Chemismen und parasitäre Zersetzungen eingenistet. Am vorher entleerten Magen lassen sich mit Probefrühstück oder durch fraktionierte Aussheberung Symptome von Supersekretion in der Mehrzahl der Fälle nachweisen.

Der *Stauungsinhalt bei Achylie* oder starker Herabsetzung der Salzsäurebildung (in erster Linie bei krebsiger Stenose, aber *nicht nur bei Krebs*) hat einen anderen Geruch, teils fad und faulig, teils mehr ranzig und stechend. Der Geruch soll am besten gleich nach dem Ausheben geprüft werden. Chemisch fehlt die freie Säure. Kongopapier wird nicht blau, die Günzburgsche Probe ist negativ. Eine nicht immer sehr niedrige Gesamtacidität wird durch organische Säuren erzeugt. Die Milchsäureprobe ist stark positiv. Mikroskopisch findet man allenfalls unverdaute Muskelfasern, ferner die Boas-Opplerschen langen Bacillen. Hefe und Sarcine nur ausnahmsweise, und dann spärlicher als bei saurer Stauung.

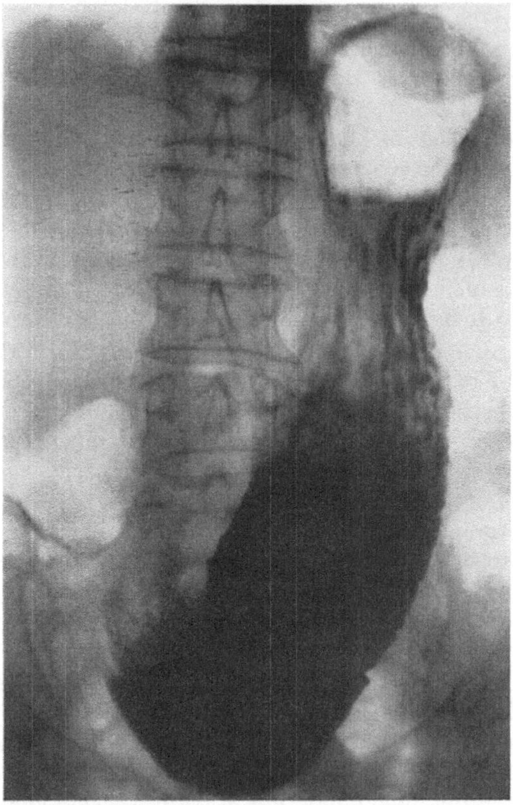

Bei der **Verweilsondenmethode** (nach gründlicher Entnahme des vorhandenen Nüchterninhaltes) findet sich schon bei mäßiger Expulsionsinsuffizienz eine Entleerungsverzögerung selbst für die *wäßrige* Reizlösung und eine *hingezogene „spätacide" Kurve*. Die fraktionierte Ausheberung ist übrigens vorwiegend bei kompensierten oder mäßig dekompensierten Stenosen nützlich. Sie dient eher einer Frühdiagnose der Dekompensation. Bei erheblicher Stauung sind gröbere Methoden mit dem dicken Schlauch vorzuziehen.

Gase entwickeln meist beide Formen des Stauungsinhaltes, wenn man sie in ein Gärungsröhrchen bringt und in den Brutschrank setzt. Nach Strauss (1896) ist die Gärung selbst bei weniger ausgeprägter Stauung dadurch nachweisbar, daß man im Gärungsröhrchen dem unfiltrierten Mageninhalt etwas Traubenzucker zusetzt. Eine positive chemische Blutprobe im Stauungsinhalt beweist nicht Blutung. Sie ist zunächst durch exogenes Blut zu deuten. Blutungsverdacht entsteht erst bei schokoladefarbigem oder kaffeesatzartigem Aussehen des Inhaltes.

Abb. 96. Stenosemagen mit Speiseresten. Caudaler Magenpol am Eingang des kleinen Beckens.

Die **Röntgenuntersuchung** zeigt uns die *veränderte Gestalt*, die *veränderte Arbeit* und die *veränderte Leistung* des dekompensierten Magens. Schon der Füllungsvorgang, den wir vor dem Leuchtschirm verfolgen, verläuft anormal. Da der Magen fast nie leer ist, fallen die ersten Schattenbissen wie Flocken durch die vorhandene, schwach schattengebende Flüssigkeitsschicht zum unteren Magenpol. Der schwere Brei bildet unten eine Art Schattensee, nimmt nicht die gewohnte Form der Magensilhouette an, sondern die Gestalt einer halben Kreisfläche oder halben Ellipse oder Eiform; im mächtig erweiterten Sinus sammelt sich in erster Linie der Brei. Es ist weder ein absteigender, noch der aufsteigende Magenschenkel erkennbar. Die übliche Breiportion ist verzehrt und noch immer kein Schattenbild des ganzen Magens erzielt. Auch durch eine doppelte Breiportion gelingt es nicht immer, den erweiterten Magen aufzufüllen. Eine mächtige Flüssigkeits- oder Sekretschicht ist unter der großen Magenblase als schwacher Schatten angedeutet. Beachtet man diese, so erkennt man, daß der Magen auch hier, in der Korpusgegend, breit ist, daß die taillenartige Einziehung fehlt, die den atonischen Magen charakterisiert. Bemerkenswert ist, daß der barytgefüllte schüsselförmige Sinusteil weit nach rechts herüberreicht, oft geradezu die Mitte des Leibes ausfüllt, während der normale Magenschatten die Mediane nach rechts nicht

oder unbedeutend überragt. Infolge dieser „vermehrten Rechtsdistanz" des Pylorus, die erheblich sein kann, verläuft bisweilen die Pars descendens duodeni links vom Pylorus; es hat eine Transposition stattgefunden zwischen aufsteigendem Magenschenkel und dem absteigenden Schenkel des Zwölffingerdarmes. Auch wenn der Magen vor der Röntgenuntersuchung durch Sondierung völlig entleert war, erkennt man schon bei der Auffüllung die Erweiterung. Der Brei sammelt sich auch dann zuerst im Sinus.

Die *Peristaltik* ist verstärkt. Vermehrte Wellenfrequenz, tiefes Einschnüren der Ringwelle, irreguläre Folge, Ermüdungsphasen mit völliger peristaltischer Ruhe kennzeichnen verschiedene Varianten der *Widerstandsperistaltik*. Bei sehr gedehnten Mägen ist die Peristaltik in Bauch- oder Rechtslage oft wesentlich deutlicher als im Stehen. *Antiperistaltik* kommt vor.

Je nach Schwere der Dekompensation ist nach 8, nach 12, nach 24 Std ein merklicher Rest der Röntgenmahlzeit noch im Magen. Tagelang kann ein Bariumbelag den Umriß des geweiteten Magens abzeichnen.

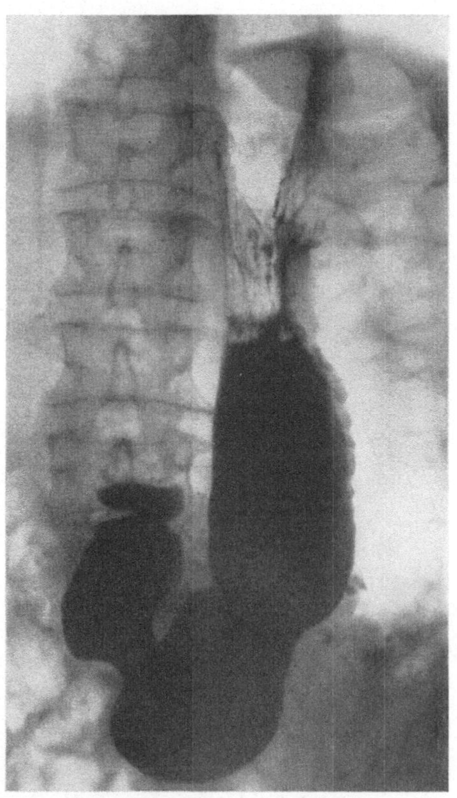

Abb. 97. Derselbe Patient wie bei Abb. 96: nach 14 Tagen Spülbehandlung. Ulcus duodeni als Ursache der Stenosierung. Keine Operation.

Diagnose. Ein lebhafter Verdacht ergibt sich, wenn sich deutliches Magenplätschern morgens vor der ersten Nahrungs- und Getränkeaufnahme findet. Ferner bei sichtbaren Magensteifungen. Im allgemeinen wird man, auch wenn andere sichere Dekompensationszeichen vorhanden sind, auf den Nachweis der Stauung mit Schlauch oder Röntgenbrei nicht verzichten. *Beweisende Symptome* der Magendekompensation sind: *Erbrechen alter Speiserückstände*, wenn es mehr als einmal vorgekommen ist; *Aufstoßen von brennbaren Gasen*; durch Aushebrung oder Röntgenuntersuchung ermittelte *Entleerungsinsuffizienz 2. Grades* (Zwölfstundenrest); *sichere Antiperistaltik*. Jedoch kann nur der geübte Röntgenuntersucher sichere Antiperistaltik erkennen.

Bei weniger ausgeprägter Dekompensation und bei kompensierter Pförtnerenge ist die Diagnose nur unter Heranziehung besonderer Untersuchungsmethoden zu stellen: Röntgenverfahren, Nüchternaushebrung nach Probeabendessen usw.

Komplikationen. Als Komplikation wurde bereits der paroxysmale Magensaftfluß erwähnt, das Reichmannsche *Syndrom*. Dabei kommt es zum Erbrechen
großer Mengen klaren Magensaftes („saures Wasser" sagen die Kranken), Austreibungsinsuffizienz kann dabei fehlen.

Besonders als weitere Folge dieses Syndroms, aber auch bei lebhaftem Erbrechen anderer Art, stellen sich die Allgemeinwirkungen des *Magensaftverlustes*

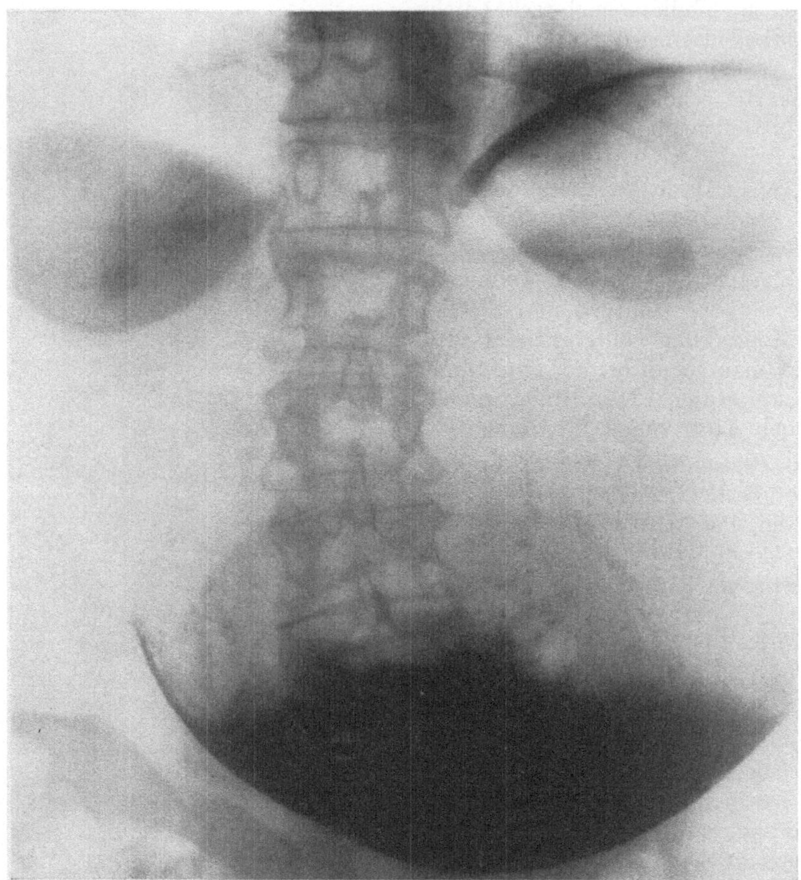

Abb. 98. Pylorusstenose bei 70jähriger Patientin mit starker Erweiterung des Magens („Eimermagen").

ein (s. dort), unter Umständen mit hypochlorämischer Urämie. Auch *Magentetanie* kann sich als Folge einstellen (s. S. 449).

Therapie. Allgemeines. Die Behandlung der *kompensierten* Pförtnerenge
ergibt sich einerseits aus dem vorhandenen Grundleiden, besteht andererseits
in einer *Prophylaxe der Dekompensation*. Unmäßige Anfüllung des Magens mit
Speise oder Getränk ist zu vermeiden, ebenso Verschlucken grober Brocken.
Die Konsistenz der Kost, der Abstand der Mahlzeiten, die Sorgfalt des Kauens
sind zu überwachen. Manche Kranke üben, durch mäßige acidistische Beschwerden veranlaßt, die nötige Vorsicht ganz von selbst aus. So ist uns ein Fall von
Pylorusstenose bekannt, bei dem im 56. Lebensjahre zum ersten Male vorübergehend erheblichere Dekompensation (infolge von Unterernährung!) auftrat,
obwohl die Stenose seit dem 17. Lebensjahr bestand. Erhöhte Aufmerksamkeit

ist notwendig bei *Infektionskrankheiten* und Zuständen von *Unterernährung*, die eine Parese des Magenmuskels herbeiführen.

Eine *operative Behandlung* der kompensierten Stenose kommt nur in Frage, wenn *aus anderer Indikation* das Einschreiten des Chirurgen notwendig wird, nicht wegen der Stenose als solcher.

Bei *dekompensierter* Stenose kann sich Indikation zu chirurgischem Vorgehen ergeben: aus der Schwere der Stenose und der Komplikationen, andererseits aus dem Grundleiden. Mit vorzüglichem Erfolg anzugehen ist die Pylorusstenose des Säuglings. Man wird operieren, wenn man den Eindruck gewinnt, daß die Pförtnersperre dauernder Kompensation kaum fähig und andererseits eine vorbereitende Besserung des Kräftezustandes nicht möglich ist. Nachhaltige Ulcusbeschwerden oder Perforationsgefahr ermuntern zum Eingriff. Ebenso Röntgenbilder, die eine erhebliche narbige Enge nachweisen. Desgleichen jeder Verdacht, daß ein junges, noch resezierbares Carcinom vorliegen könnte. Dieser Verdacht ist bei allen Stenosen, die sich schnell entwickelt haben, ohne lange Ulcusvorgeschichte gegeben. Erhaltene, selbst etwas erhöhte Säurewerte mindern diesen Verdacht nicht. Es gibt derartige Fälle, in denen die Differentialdiagnose zwischen gutartiger und bösartiger Stenose trotz aller heutigen Mittel nicht vor der Laparotomie zu stellen ist. Ja es kommt vor, daß erst die histologische Untersuchung des Resektionspräparates Klarheit bringt.

Sind keine derartigen dringlichen Anzeichen für chirurgisches Handeln gegeben, so wird man die endgültige Entscheidung zwischen dem operativen und dem konservativen Behandlungswege am besten um

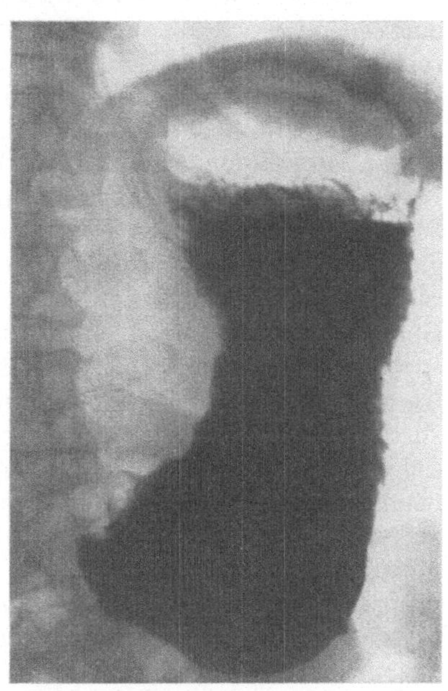

Abb. 99. Dieselbe Patientin wie bei Abb. 98. Tonisierung des Magens durch 10tägige Spülbehandlung. Die Pylorusstenose war durch ein Magencarcinom bedingt.

einige Wochen verschieben. *Diese Zeit wird zielbewußt benutzt, um den Grad der Kompensationsfähigkeit zu ermitteln.* Zugleich soll sich eine Hebung des Kräftezustandes ergeben, die dem Operateur nur erwünscht sein kann. Nach Möglichkeit sollen Tetanie, erhöhter Reststickstoff im Blut, ebenso allgemeine Austrocknung vor dem operativen Eingreifen beseitigt werden. Ob das operative Verfahren in einer Resektion zu bestehen hat, oder ob man sich auf eine Gastroenterostomie beschränken muß oder darf, entscheiden die Besonderheiten des Einzelfalles.

Diätetische Behandlung. Sie kann eingeleitet werden mit einer Art Toleranzbestimmung des Magens.

Boas hat ein ganzes System von Be- und Entlastungsproben angegeben. Danach ergeben sich bei verschiedenem Grad der Enge:

1. Durchgängigkeit für Reis. Man gibt abends eine Portion von 200 cm³ Milchreis neben einem Butterbrot, einem Ei und etwas Suppe und spült am nächsten Morgen zur Prüfung auf Rückstände.

2. Durchgängigkeit für Gemüsebrei und Kartoffelbrei.

3. Durchgängigkeit für feines weißes Gebäck (Weißbrot, Zwieback, Kakes, Biskuits).

4. Durchgängigkeit nur für rein flüssige Kost.

Neben diesen *Durchgängigkeitsproben,* die uns angeben, welche Konsistenz die zu wählende Diät haben darf, sowohl im Anfang der Behandlung als auch bei zunehmender Toleranz — spielt die *absolute Menge* der zugeführten Nahrung eine Rolle. Es ist neben der Konsistenztoleranz die Mengentoleranz fortlaufend zu beobachten. So sehr man das Bestreben hat, den Kräftezustand zu heben, da auch bei guter Ernährung die Erholung der Magenmuskulatur leichter vonstatten geht — es darf im Anfang nicht zuviel von dem dekompensierten Organ verlangt werden. Bisweilen ist es sogar ausgesprochen nützlich, die diätetische Behandlung nach gründlicher Magenentleerung mit einer vollkommenen Sperrung der Speisezufuhr per os (für 2—4 Tage) zu beginnen. Während dieser Tage muß selbstverständlich auf rectalem Wege genügend Flüssigkeit mit Traubenzucker und Kochsalz zugeführt werden. Dieser Behandlungsanfang ist andererseits verfehlt in den Fällen, in denen die Dekompensation auf Muskelparese beruht und durch Unterernährung heraufbeschworen wurde.

Weitere Richtlinien für die Kostwahl ergeben sich aus den *Aciditätsverhältnissen.* Bei fehlender oder stark herabgesetzter Säurebildung wird Fleisch vom Kostzettel gestrichen. Eiweiß nur in Gestalt von Milch, Eiern, Fleischgelee zugeführt, allenfalls etwas Kalbshirn, Briester oder kleine Mengen feines Haschee gestattet. Ist die Säurebildung erhalten, so darf meist zartes Fleisch ziemlich reichlich verabreicht werden (Kalbfleisch, Geflügel, Fisch). Bei leidlichem Gebiß ist auch die Pürreeform für Fleisch dann nicht nötig, da im verdauungstüchtigen Magensekret die Verflüssigung leicht vonstatten geht. Mit konzentrierten Zuckergaben sei man zurückhaltend; sie erregen starken Flüssigkeitszustrom zum Magen; das belastet. Die Amylolyse der Kohlenhydrate ist im säurereichen Magen schlecht, sie gären und machen Beschwerden, sollen deshalb beschränkt werden. Traubenzucker ist zu empfehlen (vgl. über Resorption im Magen, S. 243).

Auch die *Sekretmenge* ist von Bedeutung. Bei Supersekretion wird man die stark säureweckenden Stoffe fernhalten. Auch ist bei Supersekretion, besonders bei Reichmannschen Anfällen, eine Einschränkung der Flüssigkeit und Kochsalzzufuhr zweckmäßig. *Salzarme Trockenkost kann nützlich sein.* Durch mehrmaliges Absaugen größerer Mengen von Magensaft kann man mit Schnelligkeit den Chlorbestand des Körpers und die Supersekretion herabdrücken. Andererseits ist dieses Verfahren gefährlich, wenn durch spontanes Erbrechen bereits ernste Chlorverluste eingetreten sind. Eine Regelung der oftmals dominierend *wichtigen Salzfrage* in der diätetischen Behandlung ist nur möglich, wenn man genau den Kochsalzbestand des Körpers beurteilt und laufend kontrolliert. Mahnt spontanes Erbrechen zur Vorsicht, so erst recht eine abnorm niedrige Chlorausscheidung mit dem Harn, oder ein niedriger Kochsalzspiegel im Blut, mehr noch erste Anzeichen von Tetanie oder erhöhter Reststickstoff im Blut.

Mit Zweig (1923) können wir nicht energisch genug betonen, daß bei Entleerungsinsuffizienz Trinkkuren jeder Art (auch Karlsbad) kontraindiziert sind.

Bei aller Einschränkung der Kostwahl, die sich aus diesen Richtlinien in Anpassung an den Einzelfall ergibt, muß unser Bestreben sein, eine ausreichende, womöglich sogar *reichliche Menge von Calorien* zuzuführen.

Man soll es sich nicht verdrießen lassen, die Menge der zugeführten Calorien an Hand einer der üblichen Tabellen abzuschätzen, damit man weiß, ob man auf Grund der Zufuhr eine Gewichtszunahme erwarten darf. Nicht selten ist das Kalksche Schema der Ulcuskur verwendbar, wenn man längere Zeit bei der Kostnorm etwa des 15. Tages stehen bleibt (vgl. Ulcuskapitel, S. 680, 681).

Man kann auch so vorgehen, daß man ein in seinen Tagesmengen steigendes Kostschema (so das Kalksche) anwendet und täglich oder jeden zweiten Tag morgens mit dem dicken Magenschlauch nachsieht, ob Speisereste des Vortages zurückgeblieben sind. Ist das der Fall, so geht man im Kostschema um eine Staffel zurück und bleibt dann zunächst auf dieser Stufe.

Von PAUL COHNHEIM (1902) sind systematische Olivenölkuren empfohlen worden. Es werden etwa 100—150 cm³ Öl auf den Tag verabfolgt. Man gießt das Öl entweder nach der Magenauswaschung (s. unten) durch die Sonde oder läßt 3mal täglich 1—2 Eßlöffel einnehmen. Die günstige Wirkung der Öltherapie, die eine ganze Reihe von Anhängern gefunden hat (unter anderen AGÉRON 1902, RÜTIMEYER 1908, PÉTRÉN), erklärt COHNHEIM folgendermaßen: Das Öl wirke 1. krampfstillend, 2. als Nahrungsmittel, 3. reibungsmindernd, 4. setze es die Säurebildung herab. BOAS (1894) gibt statt des Olivenöles bisweilen Paraffinum liquidum oder Öl und Paraffin zu gleichen Teilen.

Magenwaschung. Ein sehr wirksames Unterstützungsmittel für die interne Behandlung ist seit KUSSMAULs erster Anwendung noch immer die Magenspülung. Die hervorragendste Wirkung übt sie oft gleich im Anfang dadurch, daß der Magen von monatealten zersetzten Inhaltsmassen befreit wird. Dann auch fortlaufend während der Behandlung. Auch in Fällen, in denen eine Kompensation erreicht wird, kann anfangs keine der minimalen Toleranz völlig angepaßte Kost gefunden werden. Kleine Reste sind morgens im Magen. Hier wird nun die Dauerstagnation, auf deren schädliche Wirkung besonders NAUNYN hingewiesen hat, durch allmorgendliche Spülung verhütet. Zugleich gewinnt man täglich einen Eindruck von dem erreichten Kompensationsgrad.

In anderen Fällen ist es besonders zweckmäßig, abends spät den Magen reinzuwaschen. Besonders in Fällen, wo sich nächtliche Beschwerden einstellen (Sekretionsparoxysmen, Pylorospasmen, Magenkoliken). Ich bin mehr ein Freund der abendlichen als der morgendlichen Spülungen. Entsprechend wird die letzte Mahlzeit schon um 6 Uhr gereicht und knapp bemessen. Durch die nächtliche Belastungsfreiheit und Beseitigung des Stauchemismus erholt sich der überdehnte Magen oft überraschend. Nur durch diese Therapie, verbunden mit nahrhafter, leichter verdaulicher Trockenkost, kann sicher entschieden werden, ob *allein wegen der Expulsionsinsuffizienz* operatives Vorgehen indiziert ist.

Bei krebsiger Stenose *(in nicht mehr operablen Fällen)* gilt auch nach unseren Erfahrungen noch die KUSSMAULsche Angabe, daß sich viele dieser Kranken durch die Magenspülung so angegriffen fühlen, daß ihre Anwendung nicht wohltuend wirkt. In anderen Fällen leistet sie auch bei Krebs Gutes, durch die Entlastung und die Besserung der Ernährung. Ist dies nicht der Fall, so kann man in diesen fortgeschrittenen Fällen von krebsiger Stenose durch Jejunalfistelernährung das Leben etwas verlängern, manchmal vorübergehende Erholung erreichen.

Medikamentös sind teils Atropin und Papaverin zur Minderung eines Pylorospasmus, teils auch Strychnin zur Kräftigung des Magentonus empfohlen worden. Sichtbare Erfolge haben diese Verordnungen nicht aufzuweisen. Bei Anacidität kann Salzsäure angebracht, bei Acidismus gelegentlich ein alkalisches Schachtelpulver nützlich sein. Gegen starke Supersekretion wird man manchmal mit dreisten Atropingaben eingreifen. Hat man irgendwelche Anhaltspunkte, anzunehmen, daß entzündliche Schleimhautschwellung die Pförtnerenge verstärkt, so können Gaben von Argentum nitricum oder Spülungen mit schwachen 1⁰/₀₀igen Höllensteinlösungen angezeigt sein (auch Targesin). Obstipationsbekämpfung durch rectale Mittel gehört oft in die Therapie. Nach KUSSMAUL ist öfter verblüffend, wie die Obstipation nach einmaliger Entlastung des Magens schwindet. Brechmittel, die vor Erfindung der Magensonde reichlich zur Entlastung des Stauungsmagens angewandt wurden, spielen seit KUSSMAUL keine Rolle mehr in der Therapie.

Es erübrigt sich zu sagen, daß *Bettruhe* mindestens für einen großen Teil des Tages angezeigt ist, oft wird sie durch die Schwäche der Kranken selbstverständlich. Nach den auf den Tag verteilten kleinen Mahlzeiten kann rechte Seitenlage nützlich sein. Sie erleichtert die Entleerung.

Ein Zwischending zwischen interner und chirurgischer Therapie bedeutet die Anwendung eines Dilatationsapparates, der von Einhorn für den stenosierten Pylorus erfunden wurde. In Deutschland fehlen, soweit wir sehen, jegliche Erfahrungen darüber.

Als Ziel der internen Behandlung formuliert Pétrén (1913) mit Recht: Die Retention muß tatsächlich verschwinden, nicht nur geminderte Symptome machen. Aus allem oben Angeführten geht hervor, daß auch nach unserer Ansicht die Auffassung derjenigen falsch ist, die meinen, nur Spasmus sei Ursache der Stenose gewesen, wenn interne Behandlung die Stauung zum Schwinden bringt. Ibrahim (1908) schreibt über das Reparationsstadium der kindlichen Pylusstenose: „Nicht unwichtig ist die Tatsache, daß in Heilungsfällen die Retardation der Magenentleerung ebenso wie die Hyperperistaltik oft noch nachweisbar ist, wenn die Kinder längst in bestem Gedeihen sind und seit Monaten an Gewicht regelmäßig zunehmen." Dasselbe gilt auch für den Erwachsenen. Übrigens beruht der Erfolg der inneren Behandlung nicht selten auf der Beeinflussung des Grundleidens. Ist ein Ulcus pylori oder duodeni Ursache der Enge und wird das Ulcusleiden zur Latenz gebracht, so schließt sich die Kompensation des Pförtnerhindernisses nicht selten an. Ein fühlbarer Pylorustumor kann verschwinden.

Über die Erfolge der inneren Therapie hört man ziemlich verschiedene Urteile. Sehr viele Autoren sind geneigt, bei jeder Expulsionsinsuffizienz 2. Grades zum chirurgischen Eingriff zu raten. Das geht nach unserer Ansicht zu weit. Es sind oft verblüffende und nachhaltige Erfolge auf rein internem Wege zu erzielen — jedoch mit einer Einschränkung: im allgemeinen nicht im Privathause.

Die fortwährende Kontrolle, die Anpassung der Kostform an die jeweilige Leistungsfähigkeit des Magens sind im allgemeinen nur durchführbar in sorgfältiger klinischer Behandlung oder in einem gut geleiteten Sanatorium. Und auch die Erhaltung der erreichten Kompensation hängt davon ab, ob der Kranke imstande und gewillt ist, längere Zeit erhebliche Vorsicht walten zu lassen. Unter günstigen Umständen kennen wir Heilungen mit Beschwerdefreiheit und ohne Dekompensationsrückfall über mehr als 25 Jahre.

XV. Tiefe Enge des Zwölffingerdarmes (tiefe Duodenalstenose).

Begriffsbestimmung. Als „tiefe" Duodenalstenose bezeichnen wir jede infrapapilläre Verengung des Zwölffingerdarmes. Die verschiedenartige Genese der Verengung oder des Verschlusses ist klinisch oft nicht zu differenzieren. Im Bilde der chronischen oder subakuten Duodenalstenose treten zu den Symptomen der Magenausgangsverengung, wie sie im Kapitel „Pförtnerverengung" geschildert sind, zwei besondere Symptome hinzu: Die ständige(!) Anwesenheit von Galle bzw. Duodenalsekretion im Magen und die röntgenologisch erkennbare Erweiterung des Duodenums. Eine besondere Färbung hat das Bild des akuten Kompressionsverschlusses.

Vorkommen. Von Haberers (1913) Mitteilungen haben dazu beigetragen, daß wir Gastroplegie und primäre Duodenalstenose auseinanderhalten können. Der tiefe Duodenalverschluß kann eintreten als Komplikation bei akuter Magenlähmung, kommt aber auch primär vor — in hochgradiger Form selten. Durch neuerliche Verbesserung der Röntgenologie des Duodenums werden auch geringere Duodenalstenosen gefunden. Sie sind weniger selten. Man beobachtet

sie besonders bei entzündlichen und neoplastischen Erkrankungen des Pankreas
sowie bei Pankreascysten (s. unter Pankreas).

Entstehung. Straffe Anspannung der das Duodenum kreuzenden Mesenterialwurzel infolge einer inneren Verlagerung und Festklemmung des Dünndarm-
paketes, aber auch Schrumpfungsvorgänge im Gekröse oder Lymphombildung
(tuberkulös, durch Krebs- oder Sarkommetastasen): das sind verschiedene Möglichkeiten, die hier zur Kompressionsstenose führen. Schon mäßige Stenosierungen bilden ein wirksames Hindernis, weil die Kompensationskraft des Duo-

denums nicht sehr groß ist
und weil ferner durch die
anatomischen Verhältnisse
zur Kompressionsverenge-
rung leicht ein Anteil von
Knickungsstenose hinzu-
tritt. Diese bildet sich, sobald Inhaltsstauungen im
Duodenum vorhanden sind,
besonders bei aufrechter
Körperhaltung, so daß ein
Circulus vitiosus entsteht.
Einige beschriebene Fälle
legen die Annahme nahe,
daß durch geringe ange-
borene Anomalien (durch
Kyphose, durch entwick-
lungsgeschichtliche Abnormitäten des Peritoneums)
die örtliche Anlage zur Stenosierung verstärkt werden
kann, so daß ohne sonstiges
Kompressionsmoment die
Dünndärme zerrend herab-
sinken, das Dünndarmge-
kröse sich anspannt und
allein hierdurch Enge oder
Verschluß des Duodenums

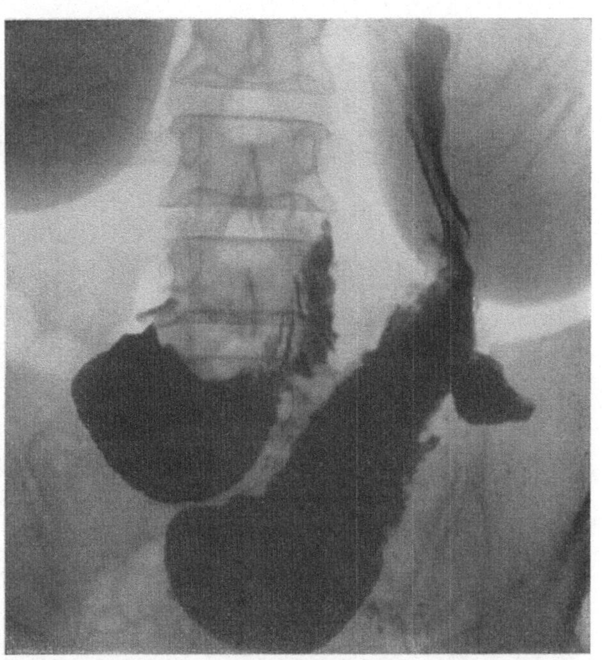

Abb. 100. Arterio-mesenterialer Darmverschluß. Starke Gastroptose.
Kontrastmittel hat sich aus dem Magen in das stark erweiterte Duo-
denum entleert und sich in der unteren Duodenalschlinge angesammelt.
Keine weitere Passage. (Klinisch: Druckgefühl im Oberbauch mit
Verstärkung nach dem Essen. Appetitlosigkeit, Gewichtsabnahme,
Obstipation, Ohnmachtsanfälle.)

zustande kommt. Stets ergibt sich aus der Körperhaltung ein wichtiges aus-
lösendes und erschwerendes Moment für die Verschlußattacken, insofern als
sich im Stehen die Mesenterialwurzel straffer über den Zwölffingerdarm spannt.
Auch die Rückenlage ist ungünstig, während in Bauchlage dieses Stenosen-
moment wegfällt — woraus sich die große Bedeutung der SCHNITZLERschen
Lagerungstherapie (1895) in schweren Fällen ergibt. Besonders disponierend
für den eigentümlichen Verschlußmechanismus des sog. arteriomesenterialen
Duodenalverschlusses im engeren Sinne scheint sitzende Stellung mit erhöhten
unteren Extremitäten. So trat in dem Fall RANZEL (1919) der Verschluß nach
einer längeren Dienstreise in der Eisenbahn ein. Auch allgemeine Abmagerung
scheint disponierend zu wirken.

Bei riesig erweitertem Magen kann es vorkommen, daß dieser das Dünndarm-
konvolut ins kleine Becken hinabdrängt und dort festhält, wodurch sich wiederum eine Spannung der Mesenterialwurzel in einem Grade ergeben kann, daß —
auch ohne sonstigen örtlichen Grund — völliger Verschluß des Duodenums
eintritt. Das ist ein Mechanismus, der sich infolge mächtiger Gastrektasie bei

Pförtnerenge oder Duodenalstenose als Seltenheit verwirklichen kann, der aber wesentlich häufiger einen Zweitschaden bei akuter Magenlähmung darstellt (s. dort) und diesem Krankheitsbilde endgültig jede Besserungsaussicht raubt (wofern nicht durch Lagerung rechtzeitig ein Ausgleich gelingt). So kommt es, daß bei Sektionen von Kranken, die einer Magenlähmung erlegen sind, häufig gleichzeitig ein „arteriomesenterialer Duodenalverschluß" besteht. Dann ist man versucht, das Hindernis an der Mesenterialwurzel für primär, die mächtige Magenerweiterung für sekundär, allein durch Rückstauung zu erklären. Der Streit, was in diesen Fällen primär, was sekundär ist, war lebhaft, er kam besonders in einer Polemik Haberer-Melchior (1913, 1914) zum Ausdruck.

Der Kopf des Pankreas schmiegt sich in die Konkavität der Duodenalschlinge ein. Sein Processus uncinatus reicht aber manchmal bis zur Flexura duodenojejunalis, so daß die Möglichkeit der tiefen Duodenalstenose bei Prozessen des Pankreaskopfes (Zoepffelsches Ödem als Vorstadium einer akuten Pankreatitis, die gleichzeitig zu Magenlähmung führt; Pankreaskopfcarcinom, chronische fibröse Pankreatitis) besteht. Die indirekten Röntgenzeichen von Bauchspeicheldrüsenerkrankungen am Duodenum demonstrieren, in welcher Weise dieser Darmteil einbezogen werden kann. Gewöhnlich

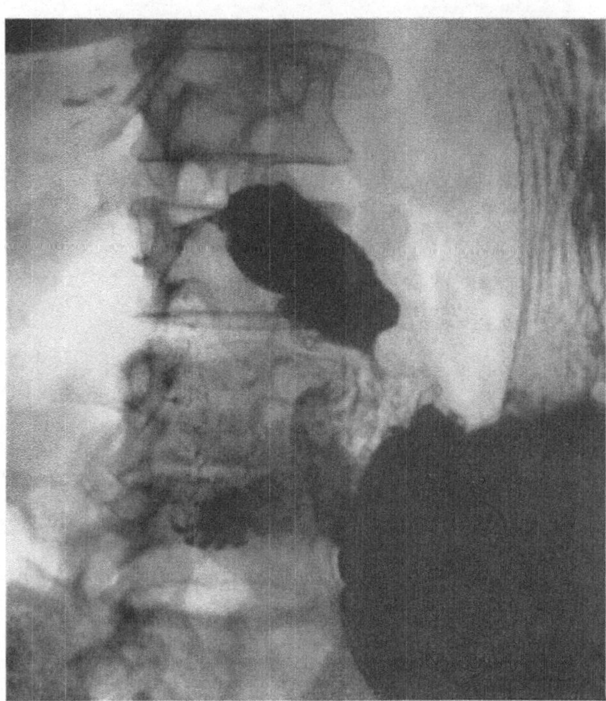

Abb. 101. Vollständige, schwielige Duodenalstenose bei chronischer Cholecystitis, Periduodenitis und Pankreatitis.

kommt es dabei zum gleichzeitigen Verschluß der Gallenwege, so daß Ikterus auftritt und dem Mageninhalt Gallebeimischung fehlen kann.

Wir beobachteten bei einer Frau mit chronischer Cholecystitis und Pericholecystitis durch Einbeziehung vornehmlich des intrapapillären Abschnittes des Zwölffingerdarmes in diesen adhäsiven Entzündungsprozeß, das vollständige Syndrom der tiefen, chronischen Stenose des Duodenums (s. Abb. 101).

Historisches. Den Mechanismus der Gekrösekompression des Duodenums, den P. A. Albrecht später nicht sehr glücklich als arteriomesenterialen Duodenalverschluß benannte (1899), hat zuerst Rokitansky erkannt und geschildert (1842). Indessen wurde diese Erkenntnis für Jahrzehnte nicht Allgemeinbesitz der medizinischen Wissenschaft, zudem werden bis in die neueste Zeit Bilder der tiefen Duodenalstenose und der akuten Magenlähmung von vielen nicht auseinandergehalten.

Cahn (1886) hat aus der Kussmaulschen Klinik das gallige Erbrechen bei Mageninsuffizienz als Symptom der Duodenalstenose mitgeteilt.

Schnitzler gebührt das Verdienst, als erster das Vorliegen einer mesenterialen Duodenalincarceration am Krankenbett erkannt zu haben (1895). Schnitzler gab die Lagerungstherapie an.

Die erste Mitteilung über die radiologische Erkennbarkeit der Duodenalstenose stammt von Holzknecht (1910).

Klinisches Bild. Wenn man die Vorgeschichte von Kranken mit tiefer Duodenalstenose genau erhebt, so ergibt sich meist, daß ihre ersten, oft weit zurückliegenden Beschwerden in plötzlichen Koliken im Oberbauch bestanden. Bisweilen ging eine größere „schwere" Mahlzeit voraus, bisweilen wird auch längeres Fasten als auslösend genannt (Ranzel). Übelkeit und Erbrechen sind bei diesen ersten Anfällen nicht Regel. Doch kann auch Erbrechen 12 Std alter Mageninhalte erfolgen. Dabei können die Schmerzen recht heftig sein, zwingen den Kranken ins Bett — und sind verschwunden, ehe eine Diagnose gestellt ist. Der Arzt beruhigt sich nachträglich mit Annahme eines „Darmkatarrhs", während er anfangs vielleicht Gallengangskrämpfe oder Pankreaskoliken vermutet hatte.

So stellen sich entweder in allmählichem Fortschreiten oder in Anfällen — die manchmal auf Überladungen folgen — allerlei Zeichen des Magenausgangshindernisses ein: Stauung, Zersetzungen, Erbrechen von Rückständen; peristaltische Unruhe des Magens wird vom Kranken empfunden und allenfalls durch die Bauchdecken wahrnehmbar. Das Bild ist im allgemeinen das der dekompensierten Pförtnerverengung (s. dort). Nur eines muß auffallen, daß dem Mageninhalt, mag er nun durch Erbrechen oder durch Ausheberung zutage gefördert werden, fast regelmäßig reichlich Galle (und Trypsin) beigemengt ist.

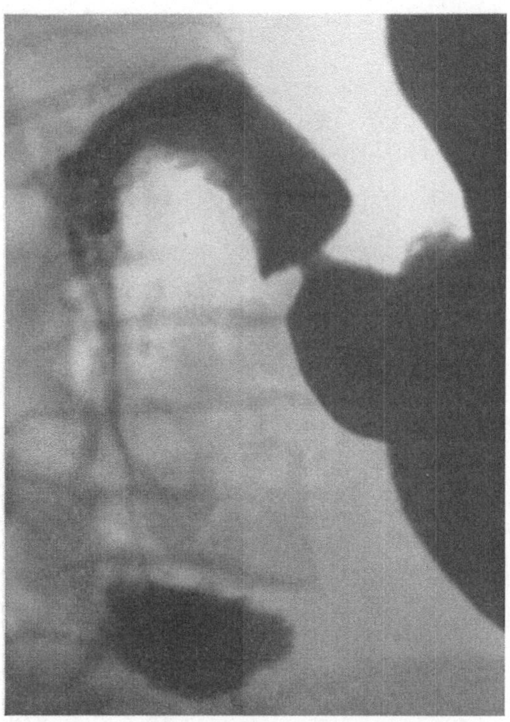

Abb. 102. Vorübergehende Duodenalstenose bei Pankreaskopfschwellung.

Bisweilen sieht man durch die Bauchdecken hindurch eine kraftvolle Peristaltik, die von rechts nach links läuft, und darf dann zweifeln, ob hier die Widerstandsperistaltik des erweiterten Duodenums sichtbar ist oder ob es sich um antiperistaltische Wellen des Magens handelt, die ja manchmal auch durch die Bauchwand sichtbar werden.

Mit einem Schlage klärt die Röntgenuntersuchung die Diagnose, vor allem die Beobachtung vor dem Schirm, bei der die Duodenalstenose „leichter zu bemerken als zu übersehen" ist (Holzknecht 1910). Das Duodenum ist geweitet, oft zu außerordentlichem Umfange. Der Kontrastbrei stagniert darin ganz gegen die Regel. Und man erkennt eine Widerstandsperistaltik im Zwölffingerdarm oft mit Zurückfluten des Inhaltes, der am Hindernis zurückgepreßt wird, oft auch echte, sehr schöne antiperistaltische Wellen, die tief einschneidend das ganze Duodenum entlang laufen. Der Pförtner ist geweitet und steht dauernd offen. Je nach dem Grade der Unwegsamkeit findet man nach vielen Stunden, selbst Tagen noch Kontrastinhalt im Magen und Duodenum. Einmal sahen wir in dem auch längsgedehnten Duodenum Schleifenbildung und in den Schleifen Dreischichtung: Kontrastbrei, Sekretschicht, Gas. Für die typischen Kompressionsstenosen an der Radix erscheint uns sehr wichtig ein diagnostisches Manöver, das Zoepffel (1919) zuerst erprobt hat und das sich inzwischen auch Könnecke und Meyer (1922) bewährte: Man durchleuchtet ein zweites Mal in Bauchlage, in der das Hindernis ganz oder zu einem wesentlichen Anteil fortfällt, wodurch dann die Entleerung erleichtert, die Magenzeit verkürzt wird. Man gewinnt dadurch gleichzeitig Anhaltspunkte für Aussichten und Wirksamkeit der Lagerungstherapie im konkreten Falle.

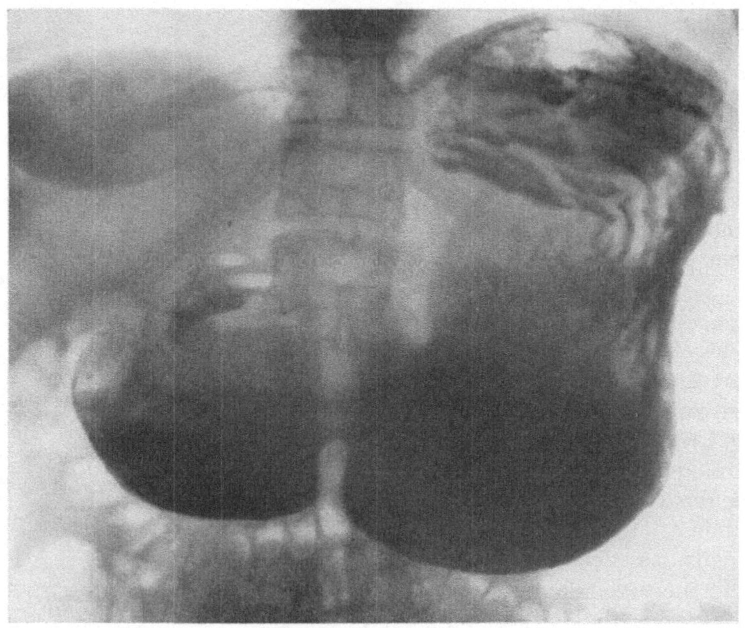

Abb. 103. Hohe Duodenalstenose bei 43jähriger Frau infolge periduodenitischer Verwachsungen bei Zwölffingerdarmgeschwür.

Ein interessantes, von Halpert (1923) zuerst beschriebenes Symptom besteht in starker Eiweißausscheidung mit dem Harn, die (ganz im Sinne der lordotischen Albuminurie) im Stehen und Herumgehen stärker ist als im Liegen. Da die Vena renalis sinistra durch das gestraffte Mesenterium allenfalls früher komprimiert werden kann als das Duodenum, so kann diese Albuminurie als Frühsymptom auftreten. Sie könnte gelegentlich diagnostisch sehr wichtig sein. Allerdings sind Anomalien der linken Nierenvene nicht selten. Deshalb ist diese Stauungsalbuminurie nur ein fakultatives Symptom.

Komplikationen. Bei Verschlußkrisen tief im Duodenum kann es zu Saftfluß-Paroxysmen mit Reichmannschem Bilde kommen. Ebenso zu den Folgen des Magensaftverlustes und zu Tetanie. Auch Bluteindickung mit Pseudopolyglobulie, andererseits Anämie.

Daß die Stauung im Duodenum bei chronischer tiefer Stenose zu aufsteigender Entzündung der Gallenwege bereitschaftet, ist leicht zu verstehen. In der Tat hat einer unserer Patienten einen sekundären Ikterus durchgemacht. (Bei der Operation waren später die Gallenwege normal.) Dasselbe Vorkommnis ist in der Literatur einige Male (aber selten) erwähnt. Diagnostisch könnte ein solcher Ikterus irreführen.

Differentialdiagnose. Die Unterscheidung von der Pförtnerverengung, die mit Hilfe der Röntgendurchleuchtung verhältnismäßig leicht gelingt, kann auch durch den stets reichlichen Gallegehalt des erbrochenen oder ausgeheberten Mageninhaltes möglich werden, besonders wenn außerdem eine von rechts nach links laufende Widerstandsperistaltik durch die Bauchdecken erkennbar ist.

Daß eine Duodenalstenose selbst bei offenem Bauche von guten Chirurgen übersehen werden kann, wenn man nicht daran denkt, beweist ein aus Rochester veröffentlichter Fall (WILSON 1915).

Die erkennbare Widerstandsperistaltik des Magens oder Duodenums ermöglicht zugleich die Unterscheidung von der akuten Magenlähmung, die bisweilen in Frage kommt. Magenlähmung und Duodenalstenose unterscheiden sich auch durch die Vorgeschichte. Wenn eine vorangegangene Operation die Magenlähmung nahelegt, so sind unklare Koliken in der Vorgeschichte (nach denen man genau fragen muß) für „Duodenalstenose" zu verwenden. Erfolgreiche Wirkung der Lagerungstherapie zu einem Schluß „ex juvantibus" zu verwenden, ist insofern nicht ohne weiteres erlaubt, als sekundärer mesenterialer Duodenalverschluß eine wichtige Komplikation der Magenlähmung ist, so daß auch bei dieser die Bauch- oder Knie-Ellenbogenlage von Nutzen sein kann. Wir verweisen auf den Abschnitt über die akute Magenlähmung. Bei schwerstem akutem Bilde kann es sehr schwierig sein, primäre Magenlähmung und primären Duodenalverschluß zu unterscheiden.

Nach v. HABERER liegt in solchen Fällen ein wichtiges Unterscheidungsmerkmal im Verhalten des Pulses nach der Entleerung des Magens mit dem Schlauch: Bei der sekundären Magendilatation, die sich als Komplikation der Duodenalstenose ausbildet, mindert sich die (hohe) Pulsfrequenz nicht, während bei akuter Magenlähmung der Puls sich schnell und merklich bessert.

Therapie. Für die Therapie ist zu trennen zwischen dem akuten Verschlußanfall einerseits und andererseits der Bereitschaft dazu sowie der chronischen Stenose. Im Verschlußanfall der tiefen Duodenalstenose ist die wichtigste ärztliche Maßnahme, den Patienten so zu lagern, daß der Anteil von Knickung an der Mesenterialwurzel, der wohl stets dabei ist, ausgeglichen wird. Ein von STIERLIN operierter Knabe nahm bei seinen Verschlußanfällen instinktiv, ohne daß irgendein Arzt es ihm geraten hatte, die besonders zweckmäßige Knie-Ellenbogenlage ein. Oft kommt man mit einfacher Bauchlage zum Ziel, die man längere Zeit, wenn nötig mit kleinen Unterbrechungen, einnehmen läßt. FINSTERER (1920) empfiehlt, mit der Bauchlage auch die Beckenhochlagerung zu verbinden, wodurch die Lagerung der Knie-Ellenbogenlage ähnlich wird.

Diese Lagerungstherapie muß der Arzt versuchen, sobald er den Verdacht auf tiefen Duodenalverschluß hat, also unter Umständen auch ohne Sicherung der Diagnose, die ja in der Regel nur mit Hilfe der Röntgendurchleuchtung gelingt. Er wendet die Lagerung an beim primären wie beim sekundären Duodenalverschluß oder wenn seine Diagnose zwischen diesen beiden Möglichkeiten schwankt und stellt unter Umständen die Diagnose ex juvantibus.

Daneben ist Schlauchentleerung des Magens und vorübergehendes Verbot von Speise und Trank ratsam. Bei großer Austrocknung oder Durst wird Flüssigkeit durch Tropfklistier oder selbst durch Einspritzung unter die Haut ersetzt. Ist der Anfall überwunden, so beginnt man vorsichtig mit Nahrungszufuhr in kleinen Portionen, verordnet leichtverdauliche Kost in Breiform und läßt für einige Zeit nach der Mahlzeit (Vorbeugung) die Bauchlage einnehmen. Auch die Getränkezufuhr wird für einige Zeit dosiert. Es gibt fraglos Fälle, die nach dem Überstehen eines oder mehrerer derartiger Anfälle praktisch gesund sind und sich nur vor Überladung des Magens etwas hüten müssen.

In anderen Fällen wird die Stenose allmählich nachhaltiger, besonders wenn eine organische Veränderung (Lymphome, Mesenterialschrumpfung, Pankreascyste) fortschreitend verengt. Es kommt zu häufiger, ja dauernder und zunehmender Stauung. Und das Hindernis muß beseitigt oder umgangen werden. Wird die Operation bisweilen als eiliger Eingriff in schwerem Zustand erzwungen, so kann sie in anderen Fällen nach klarer Diagnosenstellung gleichsam im Intervall stattfinden.

XVI. Fremdkörper im Magen.

Fremdkörper gelangen — gewöhnlich absichtlich — durch den Mund in den Magen. Welche verschiedenen Anlässe (Selbstmordversuche, Geisteskranke, Versehen usw.) dafür gegeben sind, soll hier nicht erörtert werden. Ebenso sind die Gegenstände, welche verschluckt werden, verschiedenartig und ihre Liste unendlich. Nur in seltenen Fällen entstehen durch kleinere Fremdkörper Komplikationen; sie gehen gewöhnlich mit dem Stuhl ab. Beruhigung des Patienten und seiner besorgten Umgebung sind daher zunächst angebracht. Eine Sauerkraut und Salat enthaltende Kost mag zu gefahrlosem Abgang beitragen. Wir haben meist die altbewährte Kartoffelkur angewandt (reichlich gekochte Kartoffeln oder Kartoffelbrei bis zum Abgang des Fremdkörpers). Befinden sich größere Fremdkörper längere Zeit im Magen, so ist wohl immer chirurgisches Vorgehen notwendig, um der Drucknekrose der Magenwand zu begegnen. Es sind natürlich auch Perforationen des Magens durch Fremdkörper mit anschließender Peritonitis möglich. Die Röntgenuntersuchung ist für den Nachweis und für die Lage der Fremdkörper von besonderer Bedeutung, aber auch die Gastroskopie kann mit Nutzen angewandt werden (Palmer 1949, Henning 1949). Bei kontrastfreien Fremdkörpern oder bei der Aufklärung der Magenbeteiligung, wenn der Fremdkörper längere Zeit die Magenwand irritiert, wird die Gastroskopie in Erwägung zu ziehen sein. Allerdings erscheint uns Vorsicht bei der Untersuchung angezeigt.

Von besonderer Eigenart sind Fremdkörper, die im Magen selbst entstehen. Wir entnehmen der Darstellung von Kalk (1938) folgendes: Sog. *Schellack-* und *Harzsteine* bilden sich, wenn alkoholische Polituren getrunken werden (Tischler!). Erwähnung müssen auch die sog. *Bezoare* finden. Sie tragen ihren Namen von der Bezoarziege, die durch Lecken an ihrem Fell große Mengen von Haaren in den Magen aufnimmt, die sich zu festen Kugeln zusammenballen. Solche Haare bzw. Kugeln haben ihre Verwendung als Gegengift in der Heilkunde gefunden (Bezoar [arabisch], pedsahr [persisch] bedeutet wörtlich Gegengift.) Es werden *Phytobezoare* und *Trichobezoare* unterschieden. Erstere entstehen durch Zusammenballung von Cellulosefasern. Trichobezoare kommen vorwiegend bei Frauen vor, die bei der andauernden Gewohnheit, ihre Zöpfe zu kauen, über Jahre hin Haare verschluckt haben.

Die entstehende Haargeschwulst führt zu Erscheinungen, wenn sie eine genügende Größe erreicht hat. Das klinische Bild dieser Fremdkörper ist uncharakteristisch (so auch die Angaben von Lyons und Cody (1938), die über 3 eigene Beobachtungen verfügen), solange keine Pylorusstenose besteht. Nach Kalk (1938) können heftige Schmerzen auftreten und ileusartige Bilder entstehen. Die Feststellung eines Bezoars im Röntgenbild kann möglich sein. Entsprechend der Verformung der Haarkugel dringt das Kontrastmittel oft nur langsam in das teilweise verstopfte Magenlumen vor. Kontrastbrei umgibt dann gewöhnlich schalenförmig die in der Mitte liegende bewegliche und häufig zu komprimierende Haargeschwulst. An einigen Stellen dringt der Brei auch in die Lücken und Spalten des Bezoars vor und ruft eine unregelmäßige, oft netzartige Zeichnung hervor. Auch in diesen Fällen hat sich die gastroskopische Untersuchung als wertvoll erwiesen (Brown und MacHardy 1940, Hardt, Hufford und Rabens 1945, Mitchell 1947, Moersch und Walters 1936, Weitzen 1940). Es lassen sich aber einzelne Haarsträhnen oder Haarknäuel nicht unterscheiden. Bezoare stellen sich als gelatinöse Masse dar. Die Beobachtung eines Phytobezoars durch Patterson und Rouse (1940) macht auf die Verwechslungsmöglichkeit eines Bezoars mit einem größeren Blutgerinnsel aufmerksam.

Die **definitive Behandlung** eines beschwerdemachenden Bezoars kann nur in einer chirurgischen Operation bestehen. Es soll erwähnt werden, daß Patterson und Rouse (1940) bei ihren gastroskopischen Studien die interessante Feststellung gemacht haben, daß auch eingenommene Tabletten längere Zeit ungelöst im Magen verbleiben können. So wurden bei einem Patienten mit Achlorhydrie 22 Calciumcarbonat-Tabletten gezählt. Bei einem anderen fand man noch nach 6 Monaten Magnesiumcarbonat-Tabletten im Magen. Weitere merkwürdige Beobachtungen über Fremdkörper im Magen bringt Palmer (1949). Aber auch Henning (1949) macht darauf aufmerksam, daß man Corpora aliena im Magen findet, ohne daß die Anamnese darauf hinweist.

XVII. Plötzliche Magenlähmung.

Begriffsbestimmung. Als akute Magenlähmung bezeichnet man einen in Stunden oder Tagen sich ausbildenden Zustand von Erschlaffen und Versagen des Magenmuskels. Der Magen wird dabei zu einem tonuslosen Sack ohne Eigenbewegungen, der Dehnung durch Ingesten und meist reichlich einströmendes Sekret rettungslos preisgegeben. Enorme Erweiterungen kommen in kürzester Frist ohne Hindernis am Pförtner zustande, durch physikalische Symptome und Schlaucheinführung erkennbar — bei der Autopsie einen charakteristischen Befund ergebend. Oft besteht gleichzeitig eine Lähmung und Erweiterung des Zwölffingerdarmes. Sekundär tritt meist tiefer Duodenalverschluß hinzu (s. dort). Ein sehr schweres klinisches Bild entsteht, mit allgemeinem Verfall, massenhaftem Erbrechen, quälendem Durst, Körperaustrocknung, Kreislaufkollaps.

Weniger ausgeprägte Zustände gleicher Art sind als akute Magenparese zu bezeichnen. Es ist Braun und Seidel (1907), Staehelin (1918) u. a. recht zu geben, wenn sie betonen, daß derartige Gastroparesen häufiger vorkommen als sie beachtet werden.

Vorkommen und ätiologische Momente. Die akute Magenlähmung kommt vorwiegend im jugendlichen und mittleren Alter zur Beobachtung, auch bei Kindern. Im höheren Lebensalter selten. Bei weitem am häufigsten tritt sie nach Bauchoperationen ein, manchmal besonders nach Eingriffen an den Gallenwegen. Da jedoch auch nach Operationen an den Extremitäten Magenlähmungen beobachtet werden, so wird seit v. Herff (1901) der Narkose wesentliche ätiologische Bedeutung zugemessen; eine Auffassung, die besonders in einer gründlichen Studie von Payer (1911) zur Geltung kommt, während Nieden (1921) eine schädliche Nachwirkung des Morphiums annimmt. Bei Nieden finden wir 35 Fälle zusammengestellt, die von den Autoren selbst als primäre Magenlähmung aufgefaßt wurden; davon waren 26 postoperative Fälle, von denen 22 nach Laparatomien auftraten. 10 Fälle betrafen verschiedene Erkrankungen, Überlastungen, Traumen. Goetze schuldigt die unnatürliche Fixation in Rückenlage an (z. B. Gipsbett), in der hydrostatisch die Magenentleerung erschwert ist.

Unter den (selteneren) Fällen, in denen keine Operation vorausging, kommt ein gewisses Kontingent auf schwere Infektionskrankheiten. Schon von Bamberger und von Kussmaul sind solche Fälle erwähnt. In der 3. Woche des Ileotyphus kommt — wie der paralytische Ileus — so auch akute Magenlähmung als Komplikation vor. Ein sehr schwerer, tödlich endender Fall ist z. B. von Bäumler (1901) geschildert. Leichte Paresen sieht man beim Typhus recht häufig, wenn man das Bild der Magenlähmung vor Augen hat. Ja, ein mehr oder weniger ausgeprägter Tonusverlust (in geringerem Ausmaß auch bei schwerer Ruhr) ist beinahe die Regel, wie wir durch einige Röntgenuntersuchungen im Infekt feststellen konnten. Braun und Seidel (1907) wollen eine Brücke schlagen von der peritonitischen Atonie zur akuten Magenlähmung und sehen in der peritonitischen Atonie die häufigste Form. Peritonitis dürfte in der Tat bisweilen einen ausschlaggebenden, verhängnisvollen Einfluß auf die Lähmung ausüben, auch wenn diese nicht allein durch Peritonitis zustande kam. Andererseits ergibt sich gerade bei vollständiger Magenlähmung die Möglichkeit, daß sekundäre Durchwanderungsperitonitiden entstehen, so daß man geringe peritonitische Zeichen bei der Autopsie in ihrer ätiologischen Bedeutung nicht zu hoch einwerten soll und ferner in manchen Fällen aus dem Endbild bei der Sektion nicht mehr den Anteil der Peritonitis an dessen Erzeugung heraussondern kann.

Für das Verständnis der Genese sind die Fälle von Interesse, wo *nach Verletzung am Zentralnervensystem* akute Magenlähmung beobachtet wurde.

Wirbelcaries in der Gegend des 8. Dornes wird öfter beschuldigt. Eine Patientin von Haruzo Kuru (1911), die nach einer Myomoperation an Magenlähmung erkrankte, litt zu gleicher Zeit an Kakke, bei der häufig Degeneration des Nervus vagus zu beobachten ist. Ein tödlicher Fall wurde bei *Botulismus* beobachtet mit nachfolgender Überfüllung des Magens (Fenker 1930). Bei weitem der bemerkenswerteste Fall von Nervenerkrankung mit Magenlähmung fand sich bei Heine-Medin*scher Krankheit*, bei der die Sektion hochgradige perivasculäre Rundzelleninfiltration in der Gegend der motorischen Vaguskerne ergab. Es hatten starke Pulsbeschleunigung und eine Pneumonie bestanden.

Die akute Magenatonie als *Ausdruck tiefgreifender Stoffwechselstörungen* hat durch Untersuchungen über das Zustandekommen von Oberbauchsymptomen beim *Coma diabeticum* eine Grundlage bekommen. Bereits Kussmaul hat in der ersten Beschreibung des diabetischen Komas 1874 die klinisch und autoptisch festgestellte Magenerweiterung erwähnt. Berning (1939) hat diesem Problem eine Röntgenstudie gewidmet und die Magenerweiterung und deren Rückgang bei erfolgreicher Komabehandlung erwiesen. Die direkte Proportionalität vom Grad der Magenatonie und Höhe der Blutketose darf allerdings nicht zur Annahme führen, daß die Ketokörper durch direkten Angriff am Magen die Veränderungen hervorrufen. Die Magenektasie ist in diesen Fällen eine Erscheinung der stoffwechselbedingten Störung der Ausgewogenheit des vegetativen Nervensystems, speziell Ausdruck der Vaguslähmung. Müller (1949) an unserer Klinik beobachtete das gehäufte Auftreten von Magenparesen beim *Zusammentreffen von Dystrophie und Diabetes mellitus*, ohne daß eine Ketose besteht. Wir erlebten eine schwere Magenlähmung bei einer diabetischen Frau, die zusätzlich an einer *Enteritis necroticans* erkrankte. Die anfangs leicht erhöhten Blutketonwerte normalisierten sich, ohne daß die Magenlähmung mit ihren schweren Symptomen, die während des ganzen Ablaufes im Vordergrund standen und die Diagnose des Darmbrandes erschwert hatten, gemildert wurden.

Verhältnismäßig häufig wird *brüsken Überladungen oder Überdehnungen des Magens* eine verursachende Bedeutung, mindestens die einer auslösenden Ursache, zugeschrieben. In einigen dieser Fälle handelt es sich um so drastische Überdehnungen, die der Erkrankung vorausgingen, daß man sie kaum für bedeutungslos ansehen kann und deshalb auch in anderen Fällen eine Mitwirkung der Magenüberladung gelten lassen muß. So behandelte Heine (1900) einen Mann, der aus voller Gesundheit an Magenlähmung erkrankte, nachdem er 3—4 Flaschen Champagner allein getrunken hatte. Große Mengen von Brauselimonade werden in einem Fall von Bennett als voraufgehender Diätfehler genannt. Ein andermal Brotsuppe und viel Weißbier (Kirch 1899). Bei einem 6jährigen Kinde brach die Erkrankung nach reichlichem Genuß von grünen Erbsen aus (A. Fraenkel 1894).

William Brinton (1858) beschuldigt besonders Magenüberladungen in der Rekonvaleszenz nach schweren fieberhaften Erkrankungen.

Überladung durch rohes vegetabilisches Material bei Personen, die schwer erbrechen, nennt v. Noorden (1929).

Eigentümlich war ein Fall, der uns begegnete. Ein Kranker mit alter gutartiger Pförtnerenge bekam ein Oesophaguscarcinom, das schließlich wirksames Erbrechen unmöglich machte. Die Stauung in diesem Magen, der sich weder nach oben, noch nach unten entlasten konnte, führte eines Tages zur akuten Überdehnung und dem Bilde der Magenlähmung. Der Kranke ging schnell zugrunde. Die wegen der besonderen Lage des Falles (Unmöglichkeit der Sondeneinführung) vorgenommene Operation konnte den tödlichen Verlauf nicht aufhalten.

Heftige Bauchkontusion, wie „Pferdetritt gegen die Magengegend", wird einige Male in der Literatur als Ursache erwähnt; einmal auch (KELLING 1901) ein Lachkrampf (Vaguszerrung ?).

Man wird den Autoren beistimmen müssen, die neben den genannten Ursachen einen Anlagefaktor voraussetzen (CHAVANNAZ 1905, PAYER 1911, NIEDEN 1921). Denn diese Ursachen führen keineswegs regelmäßig, ja nicht einmal häufig eine Magenlähmung herbei. Es gibt aber auch Fälle, die ausdrücklich auf eine individuelle Disposition hinweisen. So behandelte BRAUN einen 12jährigen Knaben mit Harnröhrenverletzung und mußte zweimal im Laufe eines Jahres einen Verweilkatheter einführen. Beide Male schloß sich eine (reflektorisch ausgelöste) Magenlähmung an, die nach Entfernung des Katheters in Heilung ausklang. LEGUEU (1905) sah 2 schwere Fälle beim gleichen Kranken, jedesmal im Anschluß an Uretherenkatheterismus. PAYER (1911) nahm bei einer „ziemlich nervösen, sehr ängstlichen Dame zweimal kleine gynäkologische Eingriffe vor; ein Zeitraum von 2 Jahren lag dazwischen; in beiden Fällen schloß sich eine reflektorische Magenlähmung an". Die Annahme (NIEDEN), daß die individuelle (oder zeitliche! Verf.) Disposition in einer eigentümlichen Reaktivität des vegetativen Nervensystems liege, erscheint berechtigt, besonders wenn man auch die experimentellen Ergebnisse (s. unten) berücksichtigt. Indessen sind wir nicht in der Lage, diese geänderte Reaktivität anders als ex eventu zu erkennen. Mit Rücksicht auf das Vorkommen bei Kakke dürfte auf B-Hypovitaminose zu achten sein.

Übersehen wir die Reihe der Einzelbeobachtungen, so führt die Analyse zu der Annahme, daß bei der Auslösung einer akuten Magenlähmung mehrere Faktoren zusammentreffen, wobei die Konstellation im vegetativen Nervensystem von besonderer Bedeutung ist, und zwar im Hinblick auf die zentrale Steuerung *und* die Koordination prävertebraler Ganglien und der intramuralen Plexus von besonderer Bedeutung ist. BRINKMANN (1949) an unserer Klinik gelang es nachzuweisen — und das kann als gewisse Stütze unserer Auffassung angesehen werden —, daß ganz besonders ausgeprägte Darm- und Magenparesen bei Carcinomen des Bauchraumes auftraten, *wenn das Krebswachstum durch Kontakt oder durch Metastasierung den Plexus solaris beteiligt hatte.* Daß nicht der Ausfall der Vagusinnervation des Magens allein ausschlaggebend für das Auftreten der schweren Form der Magenlähmung sein kann, bestätigen die zahlreichen zur Ulcusbehandlung durchgeführten bilateralen Vagusdurchschneidungen („Vagotomie-Epidemie 1943—1948", nach BOCKUS 1950). Dieser Eingriff führt zwar zu ausgeprägten Magenparesen, ruft jedoch nach vorliegenden Berichten (GRIMSON und Mitarbeiter 1947, GRISWOLD 1947, MEEK und HERPIN 1934) nicht das Bild der akuten Magenlähmung hervor.

Klinik. Aus gutem Befinden heraus entwickelt sich manchmal schleichend unter erst harmlosem Gepräge, bisweilen aber mit erschütternder Schnelligkeit ein schweres Bild. Einige Stunden nach der Überdehnung des Magens, 2, 3, aber auch 11 Tage nach einer Bauchoperation, nachdem schon ein sichtliches Aufleben des Kranken zu buchen war, wird der Arzt dringlich ans Krankenbett gerufen und findet ein überraschendes Bild schnellen Verfalles mit ängstlichem Gesichtsausdruck und jagendem kleinen Puls. Dabei wird über Schmerzen im Oberbauch geklagt und meist von Anbeginn über heftigen Durst. Der Kranke erbricht fast mehr als er trinkt. Es ist ein Bild, das an eine Ulcusperforation oder Pankreasnekrose denken läßt. Bei näherer Betrachtung findet man eine Auftreibung des Bauches, die nach Lokalisation und Form in erster Linie auf den stark erweiterten Magen hinweisen kann: zu der mächtigen Auftreibung im Oberbauch oder in Leibesmitte steht allenfalls eine fast kahnartige Einziehung des Unterleibes in Gegensatz; doch ist in anderen Fällen schon früh der ganze Leib gedehnt und angefüllt. Die tastende Hand erkennt die Spannung als eine passive — Fehlen der reflektorischen Muskelspannung spricht gegen Peritonitis. Mächtige Tympanie im Oberbauch, oft Dämpfung und Schwappen unterhalb des Nabels — fast als wäre freier Erguß in der Bauchhöhle. Der Tastbefund kann an eine riesige Cyste oder nach vorn gelagerte Hydronephrose gemahnen.

Auch wenn wir das Licht in spitzem Winkel auf den Bauch fallen lassen, zeichnet sich keine Spur von Peristaltik ab. Das unterscheidet das Bild vom primären Duodenalverschluß.

Durch Erbrechen werden erstaunliche Mengen von Mageninhalt, Magensekret, Duodenalsekret herausbefördert, die bald sauer, bald alkalisch reagieren (Cahn 1885). In 24 Std können bis zu 30 Litern in akutest verlaufenden Fällen entleert werden, während die normale Tagesmenge von Magensaft und Duodenalsekreten zusammen etwa 4—5 Liter beträgt. Dieser Brechakt, an dem aktive Muskelkontraktionen des Magens kaum beteiligt sind, kann etwas Eigentümliches haben. Man wird erinnert an den Versuchshund Magendies, dem statt des Magens eine Schweinsblase eingesetzt war, und der doch noch erbrechen konnte. Das Erbrechen vollzieht sich bisweilen wie ein Überlaufen, auffallend mühelos, nach Art des Urinlaufens bei der Ischuria paradoxa. Mehrfach sind Fälle beschrieben, in denen bei jedem Atemzuge geringe Mengen „erbrochen" wurden. In anderen Fällen sind die Zwischenräume zwischen den einzelnen Brechakten ziemlich große. Ein Schwall ergießt sich plötzlich in die Kissen und man kann beobachten, wie danach die Spannung des Epigastriums zurückgeht, der Puls ruhiger wird (v. Haberer). Nie ist das Erbrochene fäkulent wie beim Ileus. Ob man jedes postnarkotische Erbrechen zu dem der akuten Magenlähmung in Beziehung setzen darf, wie Payer (1911) glaubt, möchten wir dahingestellt sein lassen.

Nur in Einzelfällen fehlt das Erbrechen ganz. Nach Leichenversuchen von Kelling (1901) ist das so zu erklären, daß sich infolge der Magenblähung eine Art Ventilverschluß an der Kardia ausbildet.

Durch den enormen Flüssigkeitsverlust entsteht nicht nur ein kaum bezähmbarer Gewebsdurst, auch der Gewebsturgor mindert sich schnell. In einem Fall von Kelling trat in wenigen Tagen ein Gewichtsverlust von 19 Pfund ein. Gerade in den schwersten Fällen sind natürlich Feststellungen über das Körpergewicht nicht gemacht. Wadenkrämpfe können auftreten. Der Urin wird spärlich und hochgestellt, völlige Anurie ist nicht selten. Das terminale Vergiftungsbild ist das der hypochlorämischen Urämie (s. S. 447).

Einführung des Magenschlauches — die öfter im Liegen vorgenommen werden muß — fördert, selbst wenn reichliches Erbrechen unmittelbar vorherging, noch literweise galligen Mageninhalt zutage. Dabei fällt der Leib deutlich ein, und die Diagnose ist gestellt. Manchmal kann es irreführen, daß die Ausheberung nicht gelingt. Der gewöhnliche Magenschlauch ist zu kurz und taucht nicht in den tief gelagerten Stauungsinhalt hinein. Man wähle keinen zu kurzen Schlauch und sorge für wirkliche Heberwirkung durch vorheriges Anfüllen des Schlauches mit Wasser oder man hebere „am hängenden Kopf" aus!

Temperaturerhöhung gehört nicht zum Bilde. Die Temperatur kann im Gegenteil erniedrigt sein, die Extremitäten fühlen sich kühl und trocken an. Leukocytose fehlt, solange keine peritonitische Komplikation vorliegt.

Prognose und Verlauf. Tagelang kann dieser qualvolle Zustand andauern mit immer gesteigerten Klagen über Durst, bis schließlich unter zunehmendem Verfall das Leben erlischt. Die Mortalität der ausgeprägten Magenlähmung ist hoch. Kussmaul stellte die Prognose als absolut ungünstig hin. Und wenn auch durch zunehmende Kenntnis des Zustandes und durch einige therapeutische Hilfen in den letzten Jahren das prophylaktische Handeln besser geworden und auch die Mortalität zurückgegangen ist, so prägt sich dieser Erfolg in der Statistik von NIEDEN — wie der Autor selbst hervorhebt — doch zahlenmäßig ziemlich bescheiden aus.

In der Reihenfolge der Publikation finden wir folgende Mortalitätsstatistiken:

NECK . . . . 73,0% (1906)   PAYER 53,43% (1911)
BLOODGOOD . 71,0% (1907)   LINKE 54,9% (1914)
LAFFER . . . 63,5% (1908)   NIEDEN . . . 50,0% (1921)

Das Bild, das diese Statistiken geben, ist indessen zu düster. Viele leichter verlaufende Fälle sind nicht berücksichtigt, werden ja auch meist nicht publiziert. Bei frühzeitig einsetzender Magenentlastung sehen manche Chirurgen die Prognose als relativ günstig an (vgl. v. HABERER).

In den günstig verlaufenden Fällen bessert sich der Zustand allmählich, wobei richtige Behandlung ernst ins Gewicht fällt. Bisweilen tritt auch plötzlich, unverhofft, die Wendung zum Guten ein, so in einem Fall von BIRNBAUM (1906), der schon moribund und aufgegeben war. Manchmal bringt die Lagerungstherapie, durch die dem sekundären Knickungsverschluß an der Mesenterialwurzel entgegengewirkt wird, die mehr oder weniger plötzliche Besserung. Rückfälle treten ein bei verfrühtem Einsetzen der Magenernährung oder verfrühter Belastung des langsam seinen Tonus wiedergewinnenden Magens, z. B. noch nach 16 Tagen (PAYER 1911). Ja, bei sorgfältiger Nachuntersuchung kann noch für Wochen und Monate nach dem Abklingen der großen klinischen Symptome eine Magenparese festgestellt werden — mit deutlicher Austreibungsinsuffizienz (KEHR 1899, KELLING 1901).

Experimentelle Pathologie. Trotz zahlreicher Versuche ist es bisher nicht gelungen, im Tierexperiment das voll ausgeprägte Bild der akuten Magenlähmung zu erzeugen. Wohl läßt sich der Tonusverlust hervorrufen durch Vagotomie, besonders durch doppelseitige subdiaphragmatische Vagotomie (SIEDA 1900, LITTHAUER 1920, NIEDEN 1921). Es entsteht in noch ausgeprägterer Form das Bild des Sympathicusmagens, das durch die Röntgenuntersuchungen von KLEE (1912) bekannt ist. Dagegen fehlt die oft enorme Supersekretion, die zu dem klinischen Bild gehört. Diese Gastrorrhoe des menschlichen Magens bei akuter Dilatation bleibt zu erklären, auch wenn man auf Grund der erwähnten Experimente eine neurogene Entstehung des Tonusverlustes annimmt, die zuerst BRINTON (1858) vermutete. Im Hinblick auf die nichtchirurgischen und besonders die durch akute Überdehnung des Magens entstandenen Fälle wird man nicht nur Zerrung der extragastralen Nerven anschuldigen, sondern auch *Vorgänge im intramuralen Nervenapparat.* Es ist vermutet worden, daß die Gastrorrhoe mit dem Zustand der Gefäße zusammenhängt: bei Eintritt der Magenlähmung wird der Magen stark cyanotisch (RICHARDSON 1913). Eine neuere Erklärung gibt DRAGSTEDT (1931). Er nimmt an, daß durch nervöse Lähmung von Magen und Duodenum ein weiterer Transport der normalen Sekrete unterbleibt, die fehlende Wiederaufsaugung dieser Säfte erklärt den Verfall und das Vergiftungsbild. Stagnation im Duodenum steigere weiterhin die Magensekretion, in vielen Fällen tritt (und dies ist auch die Ansicht anderer) eine sekundäre mesenteriale Abklemmung hinzu, wodurch ein zusätzliches Hindernis geschaffen und das Verhängnis vollendet wird. Besonders interessant zur Frage der Magenlähmung sind auch die an anderen Orten angeführten Tierversuche von MÜLLER (1906) und von LIM, IVY und McCARTHY (1925) (s. S. 230 im Kapitel Sekretionsverstärkung durch Stagnation).

Therapie. Die Behandlung verfolgt drei führende Gesichtspunkte: 1. Entlastung des gedehnten Magens, 2. Behebung des sekundären Mesenterialverschlusses, 3. Bekämpfung der Folgen des Saftverlustes.

Ad 1. Im Beginn der Magenlähmung kann Entleerung mit dem dicken Schlauch und Aussetzen der oralen Ernährung oder sehr vorsichtige Zufuhr von Nahrung allein schon zum Ziel bringen; der Tonus erholt sich allmählich.

Die Entlastung des gedehnten Magens mit Hilfe des Magenschlauches kann, wie erwähnt, auf nicht unerhebliche Schwierigkeiten stoßen. Spülversuche verlaufen allenfalls so, daß Wasser hineinläuft und nicht wiederkehrt — sie schaden dann. Der Schlauch muß oft sehr tief eingeführt werden, damit er wirklich in die Flüssigkeit eintaucht. Beckenhochlagerung, Ausheberung „am hängenden Kopf" kann zweckmäßig sein. Eine Dauerdrainage nach Westermann (1910), wie sie Nieden (1921) empfiehlt, ist zu erwägen. Wir verwenden dazu eine 2 m lange dünne Verweilsonde, die durch die Nase eingeführt werden kann und in einen Eimer neben dem Bett herabhängt. Wenn es gelingt, die dünne Sonde bis ins Duodenum oder Jejunum vorzuschieben, so hat man meist gewonnenes Spiel. Man führt überdies für einige Tage durch die Verweilsonde eine typische Jejunal-sondenernährung durch.

Ad 2. Der sekundäre tiefe Duodenalverschluß, in hochgradigen Fällen fast stets vorhanden, wird bekämpft durch die Schnitzlersche Lagerungstherapie. Sie bringt oft überraschend schnelle Erfolge. Man bringt die Kranken in Bauch-lage, besser noch in Knie-Ellenbogenlage, z. B. in Intervallen von 15—30 min.

Ad 3. Der Saftverlust ist durch rectale und parenterale Zufuhr von Kochsalz- oder Ringerlösung frühzeitig und fortlaufend auszugleichen. Dies muß nach unseren Auffassungen von dem Krankheitsbild und seinen Folgen ein Haupt-stück der Therapie sein. Kochsalzzufuhr und Gaben von Nebennierenrinden-hormon wirken der Austrocknung und dem extrarenalen Nierensyndrom entgegen.

Medikamentös sind Morphin und Adrenalin streng kontraindiziert. Nach den Tierversuchen von Nieden darf man sogar annehmen, daß Morphingaben vor der Operation die Entstehung akuter Magenlähmung begünstigen. Auch Atropin, das von Boas empfohlen wird, erscheint unrationell. Dagegen können Versuche mit Physostigmininjektionen, auch mit Strychnin, in nicht zu kleinen Dosen unternommen werden. Vielleicht kommen auch Cholinpräparate in Frage.

Die Wiederernährung muß vorsichtig aufgebaut werden. Vor allem mit der Darreichung von Flüssigkeiten per os sei man längere Zeit zurückhaltend, decke allenfalls den Flüssigkeitsbedarf noch mit Klysmen. Klinisch wird man den Chlorbestand und die latenten Symptome des Magensaftverlustes beobachten.

Sehr im Gegensatz zum primären Duodenalverschluß (s. oben), bei dem die Gastroenterostomie meist der rettende Eingriff und der Eingriff der Wahl sein dürfte, sind operative Maßnahmen bei Magenlähmung nicht zu empfehlen. Nach der Statistik von Payer kommen auf 22 Operationen 17 Todesfälle. Auch der Tierversuch Stiedas, bei dem trotz bestehender Gastroenterostomie infolge Vagotomie eine Magendilatation zustande kam, spricht deutlich gegen eine Be-handlung mit Gastroenterostomie.

XVIII. Muskelschwäche des Magens (Gastroparese).

Begriffsbestimmung. Als Gastroparese bezeichnen wir einen Zustand der Muskelschwäche des Magens, der Entleerungsverzug oder ausgesprochene Stau-ung zur Folge hat. Gastroparese deckt sich nicht mit „Atonie" oder „Hypotonie". Denn dieser Ausdruck ist seit Stiller (1907) beschlagnahmt für das Versagen der „peristolischen Funktion", des tonischen Umspannungsvermögens. Atonie in diesem Sinn (als peristolische Insuffizienz) verbindet sich zwar mit einer Nei-gung zu geringer Austreibungsverzögerung, kommt aber auch ohne Expulsions-insuffizienz vor (vgl. S. 308 ff., 326 ff.).

Geschichtliches. Schon in den ältesten Versuchen, die mit Inhaltsstauung einhergehenden Störungen der Magentätigkeit zu ordnen, spielt neben der Pförtnerenge und der (früher so bedeutsam gewerteten) polyphagischen Überlastungsdehnung stets die Muskelschwäche eine Rolle. Wir finden diese Gliederung wieder in Zeiten von Kussmaul und von Riegel. Natür-liche Überlegung führt dazu. Muskelschwäche wurde sogar fast ausnahmslos für die häufigere Ursache von Stauung und „Magenerweiterung" gehalten gegenüber der Pförtnerenge. In der Darstellung von Bouchard (1886), dem ein Plätschergeräusch führendes Symptom für die Diagnose „Magendilatation" war, sind Pförtnerverengung, muskuläre Austreibungs-

schwäche ohne Hindernis und einfache Atonie ohne Austreibungsverzug nicht auseinander-
zuhalten. Erst Röntgendiagnostik und Magenchirurgie lehrten die überragende Bedeutung
von Ausgangshindernissen für die Stauung. Als einer der ersten hat wohl HAYEM (1897)
darauf hingewiesen. Eine Zeitlang wurde dann Entleerungsverzögerung ausschließlich auf
Pylorusstenose oder Pylorusspasmus zurückgeführt, bis verbesserte Röntgentechnik uns
zeigte, daß auch bei freiem Pylorus Expulsionsinsuffizienz vorkommt (EMMO SCHLESINGER
1920 u. a.).

Vorkommen und Entstehung. Sekundäre Magenparese kommt bei Pförtnerenge vor. Wenn ein Magen mit Ausgangsenge vom kompensierten Zustand in die
Dekompensation fällt, so wird man feststellen müssen, daß nicht immer Zunahme
des Hindernisses verantwortlich ist. Eine Verminderung der Kontraktionskraft
gelegentlich bis zur Asystolie kann auftreten im Gefolge akuter oder chronischer
Überdehnung, aber auch in allgemeinen Schwächezuständen durch Infekte,
durch Unterernährung, Mangel an Schlaf, erschöpfende Arbeit. Ich kannte eine
Frau, die eine pylorische Narbenstriktur 25 Jahre bei guter Kompensation trug,
bis im Winter 1923 mit Not und Unterernährung schwere Dekompensation eintrat. Dabei mag zugleich mitgewirkt haben, daß die Kost der Notleidenden meist
eine vegetabilische, ziemlich voluminöse ist. Besonders nachdrücklich haben
MATHIEU und ROUX (1910) den Faktor der Inanition für die Entstehung einer
Magenmuskelschwäche betont. Sie glauben, daß ungenügende Ernährung „infolge ihrer Häufigkeit allen anderen Ursachen der motorischen Insuffizienz"
vorangestellt werden müsse. In zahlreichen Erlebnissen haben wir diese Erfahrungen erneut nach dem 2. Weltkriege machen können.

Nicht selten geben Kranke mit Pförtnerenge an, daß die Kompensation ihres
Magens nach großen Aufregungen oder in einer Depressionsphase verlorengegangen sei. Das erscheint möglich, da der Magentonus psychisch beeinflußbar
ist (Hypnoseversuche von HEYER 1923). Reflektorische Erschlaffungszustände
durch Ohnmacht (LÜDIN 1915/16 und s. Abb. 56, S. 332) oder bei der Menstruation
(PARISER 1908), bei Migräne (P. COHNHEIM 1899) sind objektiv festgestellt. Wie bei
der akuten Magenlähmung ist mit BRINTON (1862) an eine „Magenerschlaffung
vom Nerven aus" zu denken. Das ist um so mehr berechtigt, als aus einer akuten
Magenlähmung, wenn sie nicht zum Tode führt, wochenlang dauernde Paresen
hervorgehen können.

Derartige primäre Paresen (ohne Pförtnerenge) als Reste oder Äquivalente
einer akuten Magenlähmung sind seltener. Man trifft sie *nach Bauchoperationen*,
bei Infektionskrankheiten, kurz mit derselben Verursachung wie die akute
Gastroparalyse.

Manche *tabischen Mägen* neigen zu paretischen Zuständen. In der Krise
können sie nahezu das Bild akuter Magenlähmung bieten. Die Neigung des tabischen Magens zu Tonusverlusten äußert sich ja auch in dem Auftreten ptotisch-
atonischer Magenform bei fortschreitender Tabes (R. KOCH 1916).

Bei *Kachektischen*, in schweren Infekten bei Peritonitis, wird man neben der
Wirkung von den Nerven aus an Schädigung der Muskelsubstanz denken.

Geringe Paresen z. B. mit 8-Std-Rest, aber morgens leerem Magen, finden sich
bei atonischen Langmägen, bei sog. Gastroptose, auch hier in der Stärke wechselnd, von Verhalten und Lebensweise, wie von der nervösen Gesamtverfassung
der Person und vom Psychischen abhängig.

Eine ältere Angabe von VOGELSANG (1898), „besonders auffallend unterliege
der Magen des chronischen Nephritikers der Erschlaffung", beruht wohl auf
falscher Deutung urämischer Symptome.

Eine praktisch wichtige, nicht ganz kleine Gruppe von Gastroparesen kennzeichnet sich als *Parese des aboralen Magenteiles bei Geschwüren der kleinen
Kurvatur* (E. SCHLESINGER 1920, KATSCH 1926) „ohne Pylorusspasmus, ohne

Verwachsung des Pylorus und ohne Raumbeengung desselben, im Gegenteil bei weit klaffendem und frei beweglichem Pylorus, also bei einer Pylorusinsuffizienz im wahren Sinne des Wortes" (Schlesinger 1920). Man denkt zur Erklärung an das vermutete Reizleitungssystem an der kleinen Kurvatur (Keith 1915). Auch an Versuche von Katsch und Borchers (1912), die in Bauchfensterversuchen an Katzen nach experimenteller Querresektion beobachteten, daß oberhalb und unterhalb der Quertrennung die Motorik der beiden Magenabschnitte voneinander unabhängig wurde. Wir haben einige Male beobachtet, daß diese aborale partielle Magenparese weiter bestand, nachdem das Kleinkurvaturgeschwür vernarbt war.

Man möchte die Vermutung aussprechen, daß es auch *lokale Fornixparesen* gibt. Uns sind 2 Fälle begegnet mit auffallend großer Magenblase bei sehr hochsitzendem Ulcus der kleinen Kurvatur. Solche Paresen könnten dem Bild der „chronischen idiopathischen Magenblase" von Hoffmann zugrunde liegen; freilich kommt dafür auch schwacher Zwerchfelltonus in Betracht. Man weiß nicht, was primär, was sekundär ist. Derartige Fornixparesen würden manche Fälle von Aerophagie besonders verständlich machen. Gerade bei hochsitzendem Ulcus der kleinen Kurvatur scheint Luftschlucken nicht selten zu sein (vgl. Full und v. Friedrich 1921).

Symptome. Subjektiv werden Völle und Druckgefühl im Oberbauch angegeben. Das kann sich von einem fremdartigen Gefühl bis zum unangenehmen Schmerz steigern.

Im übrigen kommt es zu den Symptomen der Stauung mit und ohne Erbrechen, die im Kapitel Pförtnerenge geschildert sind. In manchen Fällen ist das Erbrochene stets gallehaltig. Das kann auf die Diagnose hinweisen. Allerdings ist dann unter Umständen die Differentialdiagnose gegen das seltene Vorkommnis der tiefen Duodenalstenose zu stellen. Stauungssymptome ergeben sich bei den verschiedenen Formen der Mageninhaltsprüfung. Bei der Röntgenuntersuchung zeigt sich außer Stauung und Dehnung der klaffende Pylorus.

Therapie. Für paretische Zustände der Magenmuskulatur gilt als selbstverständliche Behandlungsregel: den Magen entlasten. Er gewinnt dann seine Expulsionssuffizienz wieder. G. S. Scott (Referat 1923) fand — ohne daß eine deutliche Parese vorlag — die Entleerungszeit für die übliche Röntgenmahlzeit bis um 4 Std geändert, wenn vor der Untersuchung das eine Mal 2tägiges Hungern, ein anderes Mal 2tägige Überfütterung vorgeschrieben wurde. Bettruhe ist auch bei leichteren Paresen als Anfangsverordnung zweckmäßig. Sie ändert die Belastungsart und Arbeitsform des Magens. Das wirkt erholend. Zudem wird der Energiebedarf des Körpers gemindert und dadurch die diätetische Aufgabe erleichtert.

In hochgradigen Fällen, die der Magenlähmung nahestehen, kann es zweckmäßig sein, vorübergehend jede Nahrungs- und Flüssigkeitszufuhr durch den Magen auszusetzen. Der Flüssigkeitsbedarf wird durch Tropfklistiere gedeckt. Die Ernährung soll kompendiös, leicht verdaulich, indessen nahrhaft sein. Im Anfang kann man sich an eines der Schemata für Ulcuskuren halten. Besonders zu beachten ist die Flüssigkeits- und Mineralstoffrage.

Während manchmal mit überraschender Schnelligkeit der Magen seine Austreibungsfähigkeit durch einige Hungertage bei Bettruhe wiedergewinnt, dauert meist die Kompensationserwerbung länger. Da längere Unterernährung durchaus unzweckmäßig ist, muß man dem Magen dauernd etwas mehr zumuten als seinem Kompensationsgrad entspricht. Ja in manchen Fällen, bei denen *Inanition* in der Genese mitspricht, besteht die diätetische Aufgabe eigentlich darin, *unter möglichst geringer Belastung des Magens eine Überernährung durchzuführen.* Man hilft sich, indem man ihn zeitweilig entlastet — durch abendliche Ausheberungen. Dann ist wenigstens während der Nacht der Magen leer. Will man zum Zwecke völliger Entleerung den Magen ausspülen, so darf man nicht zu große Mengen Spülwasser auf einmal einschütten, sondern muß unter häufiger Eingießung kleiner Wassermengen spülen.

Bluttransfusionen sind in schweren Fällen anfangs in den Heilplan einzusetzen.

Medikamentöse Verordnungen haben keine große Bedeutung. Strychningaben erscheinen rationell, doch ist über deutliche therapeutische Wirkungen in überzeugender Weise, soweit wir sehen, nicht berichtet. Pilocarpin ist unzweckmäßig, weil es oft gleichzeitig starke Saftbildung hervorruft. Vorsichtige Versuche mit den neuerdings zur Verfügung stehenden Cholinpräparaten sind zu erwägen. Atropin ist kontraindiziert. Manchmal ist es nötig, eine gleichzeitig bestehende Herzinsuffizienz zu behandeln. Daß psychische Einwirkungen den Magentonus beeinflussen, wird man auch im Auge behalten. Schwere Gastroparese bei Kleinkurvaturgeschwür kann eine Indikation für chirurgisches Eingreifen bedeuten.

XIX. Magensaftmangel (Achylia gastrica).

Vorbemerkung. Wenn hier die Achylia gastrica besonders behandelt wird, obgleich viele Autoren der Auffassung von FABER (1910) und KONJETZNY (1928) beitreten, nach der Achylie stets Gastritissymptom oder Gastritisfolge ist, so sind 2 Gründe maßgebend: 1. Auch wenn praktisch Magensaftmangel in der überwiegenden Mehrzahl der Fälle Gastritisfolge sein mag, so ist doch wahrscheinlich, daß angeborene Minderwertigkeit der Magensaftbildung vorkommt bzw. daß häufiger konstitutionelle oder Stoffwechselfaktoren bei der Entstehung von Achylie mitwirken. 2. Achylie kann auch bei entzündlicher Entstehung einen Defektzustand darstellen, *dessen klinisches Bild nicht mehr von gastritischen Schüben oder einer irgendwie aktiven Gastritis beherrscht wird*, sondern von der mangelhaften Magensaftbildung und ihren Folgen.

Begriffsbestimmung. Als Magensaftmangel kennzeichnen wir Zustände, deren Gemeinsames ist: das Unvermögen der Magenschleimhaut, die für den normalen Magenvorgang erforderliche Saftmenge in der erforderlichen Konzentration und Zusammensetzung zu bilden. Dieses Unvermögen kann ein bedingtes oder unbedingtes, kann vorübergehend oder endgültig sein. Die Saftbildung kann vollkommen fehlen oder nur hochgradig gestört sein.

Lehrbuchmäßig wird unterschieden zwischen: Anacidität = Säurelosigkeit des Mageninhaltes, Achlorhydrie = Ausfall der Salzsäurebildung, Achylie = völligem Fehlen der Säure- und Fermentbildung. Da jahrzehntelang jetzt (auch von uns) von Achylie gesprochen worden ist, ohne daß man den Pepsingehalt des Magensaftes bestimmte, andererseits die verwickelteren Verhältnisse der verschiedenen Proteasen im Magensaft neuerdings wichtiger und interessant werden, sollte man wohl auch die Bezeichnung „Afermentie" bereithalten. Ist auch durch Histamin keinerlei Säurebildung mehr zu erzwingen, so spricht man von „absoluter" oder histaminrefraktärer Achylie (KATSCH und KALK 1926). Fehlt der CASTLEsche Blutreifungsstoff im Magensaft, so wird nach unserem Vorschlag (1938) als kurzer Name „perniziöse Achylie" gebraucht.

Es versteht sich fast von selbst, daß dem völligen Versiegen der Magensaftbildung Zustände nahestehen — nosologisch und klinisch —, in denen die Saftbildung nur wesentlich herabgemindert ist. Man spricht von Subsekretion, Subacidität, Hypochlorhydrie, Hypochylie und könnte auch von Hypofermentie sprechen. Der Ausdruck „Magensaftmangel" schließt diese Zustände ein. Geringfügige Minderungen der Saftbildung oder Konzentrierung bedeuten dagegen keinen „Mangel" und bedingen keine nennenswerte Alterationsinsuffizienz.

Geschichtliches. 1879: Kussmauls Schüler R. von den Velden macht auf die diagnostische Bedeutung des Salzsäuremangels bei Carcinom aufmerksam. Er beschreibt gleichzeitig Salzsäuremangel bei Gastritis und bei großen Infekten wie Typhus. — 1886: Ewald untersucht als erster einen Magen mikroskopisch-anatomisch, nachdem er vorher klinisch durch Probemahlzeit Salzsäuremangel festgestellt hatte. Er findet eine Schleimhautatrophie, prägt später für hochgradige Fälle den Ausdruck „Anadenie". — 1888: Einführung des Ausdruckes „Achylia gastrica" durch Einhorn, der für die funktionell nervöse Entstehung der Störung eintritt. — 1889: Fenwick beschreibt eine Reihe von Fällen mit dem anatomischen Befund der Magenatrophie, darunter solche von Anaemia perniciosa. — 1896: Oppler und fast gleichzeitig Einhorn entdecken den Zusammenhang mancher chronischer Diarrhoen mit der mangelhaften Magensaftbildung. Von den gastrogenen Diarrhoen bei akuten Gastrocnteritiden wurde schon früher gesprochen (z. B. Henoch 1863). — 1897: Martius faßt die Achylia gastrica *simplex* als angeborene Sekretionsschwäche auf. — 1929: Sharp findet das Antiperniciosaprinzip im Magen. — 1926 Minot und Murphy: Entdeckung der Lebertherapie der perniziösen Anämie. — 1929 W. B. Castle: Nachweis, daß für die antianämische Wirksamkeit eines in der Nahrung vorkommenden Stoffes ein Bestandteil des normalen Magensaftes unentbehrlich ist, der beim Perniciosakranken fehlt. — 1936 Castle und Minot in „Pathological Physiology and Clinical Description of the Anemias": „Man nimmt an, daß dieser gastrische Faktor mit einem Faktor in der Nahrung zur Erzeugung des aktiven Prinzips zusammenwirkt, das in der Leber, den Nieren oder anderen Geweben des normalen Tieres aufgespeichert wird. Dieser oder ein verwandter Stoff ermöglicht die normale Funktion des Knochenmarks und verhütet so die Entwicklung der Anämie". Juni 1947 Mary S. Shorb: „Nicht identifizierte Wachstumsfaktoren für den Lactobacillus lactis". — 1948 Rahway-Forschergruppe unter Rickes: Isolierung von Vitamin B_{12}.

Ätiologie. Die chronische Achylie ist nach Faber (1910) *Hauptsymptom der chronischen Gastritis,* jedenfalls in deren letzten Stadium. Anatomische und gastroskopische Erfahrungen der letzten Jahre haben diese Auffassung mehr und mehr bestätigt (so z. B. Lühr 1944 an unserer Klinik in einer umfangreichen Studie).

Trotzdem gibt es zweifellos *funktionelle Hemmungen* der Magensaftbildung. Bei großen *Gemütserregungen* kann solche Hemmung geradezu physiologisch sein. Neuropathien einerseits, Gastritiker andererseits reagieren mit ihrer Magensaftbildung abnorm leicht auf Psychisches. Fraglich und strittig scheint, *ob lange dauernde Achylie psychogen* verursacht sein kann. Aus klinischen Eindrücken glauben wir hieran — jedoch nur für sehr seltene Fälle. Wir weisen auf gleiche Beobachtungen von C. v. Noorden hin und auf einen eindrucksvollen Fall von Brugsch (1920). Beweisen läßt sich diese These allein mit klinischen Mitteln keineswegs, da reversible Achylie gerade bei Gastritis vorkommt. Einen Fall, den Katsch seinerzeit gemeinsam mit Kalk beobachtet hat, und den Kalk (1935) ausführlich veröffentlichte, bewies mit der Klarheit eines Experimentes, daß sich ein Magen vom Zustand der histaminrefraktären Achylie als Folge schwerer Salzsäureverätzung, bis zu normaler sekretorischer Leistungsfähigkeit erholen kann. Später haben wir eine ganze Reihe von Fällen beobachtet, in denen bei chronischer Achylie oder Subacidität, unter der Wirkung eines akuten gastritischen Schubes, der auch gastroskopisch kontrolliert wurde, wiederum normale oder sogar superacide Sekretionsleistungen zustande kamen. Gleichfalls den Wert eines Experimentes darf die Beobachtung beanspruchen, daß bei Ren granulatus die subacide präurämische Gastritis eines Kranken mehrfach in superacide Gastritis umschlug, wenn ein akuter urämischer Anfall ausbrach. Wechsel der Aciditätsbefunde kann also geradezu typisch sein für chronische Gastritis mit Aktivierungsschüben und Reparationsvorgängen. Wir dürfen nicht mehr ein wechselvolles Verhalten der Saftbildung (als „Heterochylie" mit Hemmeter 1897, oder als „Poikilochylie" mit Boas 1925) ohne weiteres als bezeichnend ansehen für psychisch-nervöse Hemmungsachylie.

Toxisch verursacht gibt es eine schnell einsetzende, oft schnell vorübergehende Achylie bei Infektionskrankheiten. Man wird von *toxämischer Gastrose* sprechen dürfen, weil es fraglich ist, ob es in solchen Fällen immer zu einer entzündlichen Reaktion in der Magenschleimhaut kommt, auch wenn wir heute glauben, daß toxische Parenchymschädigungen oft gastritische Schübe einleiten. So konnte eine passagere Anacidität von uns z. B. beim Typhus abdominalis, beim Scharlach, bei akuter Cholecystitis beobachtet werden. Es berichtet auch BRAUCH neuerdings (1950) über ein gleichartiges Verhalten der Magensäuresekretion im akuten Stadium der Leptospirosen. Im akuten unspezifischen Fieberschub (z. B. nach Pyrifer) tritt eine Depression der Säuresekretion selbst bei Magengesunden ein, so daß auf Coffeinprobetrunk keine freie Säure nachweisbar ist. Es sei daran erinnert, daß die Achylia gastrica zum Symptomenkomplex der „chronischen Ruhr" gehört.

Als weiterer Gesichtspunkt ist zu erwähnen, daß *funktioneller Magensaftmangel* ohne Erkrankung der Magenschleimhaut zustande kommen kann, *durch besondere Bedingungen im Wasser- und Mineralstoffwechsel* des Organismus. So kann Magensaftmangel eintreten bei nachhaltiger Chlorverarmung, ferner während der Anschoppung von Ödemen oder großen Ergüssen. Bei solchen Zuständen ist nicht genügend Kochsalz für die Magensaftbildung verfügbar, oft auch das Wasser nicht. Zustände von Magensaftmangel bei Kreislaufdekompensationen, die bisher als Stauungsgastritiden benannt wurden, beruhen unseres Erachtens auf einem *extragastral bedingten Magensaftmangel*. Ob eine derartige durch Entzug des Bildungsmaterials hervorgerufene Sekretionsschwäche weiterhin die Entwicklung echter Gastritis begünstigt, bleibt zu erforschen. Über den krassen Fall bei großer Ödembildung hinaus sind allgemein Wasserbindungs- und Mineralstoffwechsellagen für die mengenmäßige Sekretionsleistung des Magens von nachhaltigem Einfluß. Das lehrt uns das sehr verschiedenartige Sekretionsverhalten der Kranken, bei denen wir durch therapeutische „Magensaftentziehung" (KATSCH und MELLINGHOFF 1933) eine Verminderung des Chlorbestandes zu erzielen suchen.

Eine *angeborene konstitutionelle Achylie* wurde von MARTIUS (1897) für sehr häufig erklärt. Er nannte sie Achylia gastrica simplex. ALBU (1920) sprach von Achylia gastrica aplastica. Die erhebliche Häufigkeitsbedeutung des Konstitutionsfaktors als zureichende Ursache für Achylia gastrica läßt sich heute nicht mehr verteidigen. Die umfangreichen neuen histologischen Forschungen haben hierin Wandel geschaffen. Achylie bei jungen Kindern wurde mehrfach beobachtet. Das beweist aber nichts, da FABER schon bei Kindern chronisch gastritische Veränderungen nachweisen konnte. RUDOLF SCHMIDTs Argumentation (1912), der bei Achylikern „degenerative Stigmata" beobachtete, kann uns in vielen Stücken nicht überzeugen, abgesehen davon, daß wir die von ihm genannten Stigmata selten oder nie bei Achylikern getroffen haben (SCHMIDT nennt: Lingua scrotalis, partielle Syndaktylie, Synophris, Lageanomalien des Colons, Fehlen von Würg- und Konjunktivalreflex). Andererseits scheint es nicht gerechtfertigt, den konstitutionellen Faktor in der Achyliegenese völlig zu leugnen. KATSCH betonte schon früher das Vorkommen von *Achylie bei endokrinen Erkrankungen* und befindet sich hier in Übereinstimmung mit JULIUS BAUER (1924) und H. ZONDEK (1923). Wir nennen Achylie bei Morbus Addison, bei Infantilismus, Myxödem, Hypophysenerkrankung auch bei Basedow (vgl. HELMANN 1931). Die Frage ist noch zu untersuchen und zu beantworten, ob an den achylischen Mägen dieser Menschen mit endokrinen Störungen Zeichen von Entzündung histologisch nachzuweisen sind. Darüber fehlen — soweit wir sehen — immer noch Untersuchungen. Selbst wenn man sie findet, dürfte es sich nach R. SCHMIDT um „eigenartige, mehr endogen bedingte Entzündungsprozesse handeln". In manchen Fällen von perniziöser Anämie ist ferner eine familiäre Disposition in der Form deutlich, daß bei Blutsverwandten Achylie oder perniziöse Anämie (öfter schon im jugendlichen Alter) getroffen wird (Gram 1930, Schulten 1934). Konkordantes Auftreten von perniziöser Anämie bei erbgleichen Zwillingen ist von Bremer (1934) und von Frank (1933) beschrieben. Es scheint nach all dem nicht berechtigt, den konstitutionellen Faktor in der Achyliegenese, auch das Vorkommen angeborener Minusvarianten des Magens, vollkommen zu leugnen.

Die Feststellung von Sekretionsstörungen bei *Unterernährung* (s. Kapitel: Magen bei Unterernährung) weist auf die Bedeutung von Ernährungsfaktoren für die Entstehung von (vorwiegend rückbildungsfähigen) Achylien hin. Die Genese dieses Magensaftmangels mit Subfermentie ist komplexer Natur und nicht auf den Ausfall *eines* Stoffes in der Nahrung zu beziehen. Die Bezeichnungen „Eiweißmangel“, „calorische Unterernährung“, „einseitige (kohlenhydratreiche, faserreiche) Kost“ reichen nicht aus, um die Ätiologie dieser Achylien zu erklären.

Klinik. Ein besonderes klinisches Bild des Magensaftmangels herauszuschälen, hat heute nur dann noch Berechtigung, wenn man seine Symptomatologie auf die *Folgen des Saftbildungsdefektes* beschränkt. Bilder von gastritischen Schüben, die sich wie in verschiedenen Stadien der Gastritis, so auch bei bereits eingetretener Achylie finden, gehören zur Klinik der Gastritis. Wenn von heftigen Schmerzen bei Gastritis, von einer Periodizität solcher Schmerzen gesprochen worden ist, so soll man hierfür nicht mehr die Benennung Achylia dolorosa (Kuttner 1902) gebrauchen, sondern Gastritis dolorosa anacida. Es ist aber natürlich und fast selbstverständlich, daß der eigentliche Funktionsdefekt Symptome hervorrufen kann. Auf diese beschränkt sich die Klinik des Magensaftmangels.

Nach dieser Einschränkung sind die Abgrenzungsschwierigkeiten keineswegs überwunden. Es bleiben Probleme.

In gewissem Sinne spricht es gegen die Berechtigung eines besonderen Syndroms, „Magensaftmangel“, daß *nicht selten Menschen mit anacidem Mageninhalt beschwerdefrei* sind. Indessen ist man sich schon lange darüber einig, daß die Magenfunktion sehr weitgehend vom Darm und vom Pankreas übernommen werden kann, sowie nach subtotaler Magenresektion. Genau genommen hat die Beschwerdefreiheit dieser Menschen fast immer zur Voraussetzung, daß sie eine gewisse Vorsicht in ihrer Kostführung einhalten, mindestens gröbere Schädlichkeiten und Belastungsproben des Verdauungsapparates vermeiden, die der Gesunde sich allenfalls ungestraft zumuten kann. Immerhin finden wir Achylia gastrica bisweilen als „Nebenbefund“ bei Menschen, die über ihren Magen überhaupt nicht klagen, so daß wir erst in zweiter Instanz durch ausdrückliches Fragen von ihnen erfahren, daß eine gewisse Empfindlichkeit des Verdauungsapparates vorhanden ist. Oft versteckt sich dieser *„latente Magendefekt“* hinter verwaschenen Allgemeinsymtomen: Klagen nervöser Art über körperliche Erschlaffung, Unfrische zur Arbeit, gedrückte Stimmung. Das häufige Zusammentreffen von Magensaftmangel mit einem solchen neurasthenischen Gesamtbild veranlaßte seinerzeit Einhorn (1922), eine funktionelle nervöse Entstehung der chronischen Achylie zu vermuten. Wir müssen uns heute den Zusammenhang umgekehrt vorstellen und werden annehmen, daß die abnorm verlaufende Darmtätigkeit als Folge ausgefallener Magenarbeit dauernd oder periodisch zur Aufsaugung geringer Giftmengen aus dem Darm führt, die dieses neurasthenische Bild hervorbringt. Gelegentliche Indicanurie, die man auch ohne Obstipation bei Achylie trifft, ist ein gewisser Hinweis auf solche Vorgänge. Es ergibt sich geradezu die Annahme, daß es sich bei diesen Darmstörungen nicht lediglich um Betriebsstörungen handelt, die aus der Beschickung des Darmes mit nicht darmgerechtem, nicht vorverdautem Speisematerial hervorgehen; vielmehr dürfte chronische

Enteritis in Schüben verlaufend durch veränderte Darmsekretion zur Änderung des intestinalen Milieus, seiner für die Standortflora so wichtigen aktuellen Reaktion und auch zur Abwandlung der resorptiven Vorgänge ausschlaggebend beitragen. Es bleibt offen, wie weit diese Enteritis Folgeschaden des Magensaftdefektes, wie weit sie der zur Achylie führenden Gastritis nebengeordneter Schaden ist in einem Krankheitsgeschehen, das von vornherein die Benennung als Gastroenteritis verdient. Daß wir zu häufig von isolierter Gastritis, zu selten von Gastroenteritis sprechen, hat GUTZEIT (1933) mit Recht hervorgehoben. Auch daran ist zu denken, daß Enteritis der Gastritis vorangehen kann, und die Gastritis oder ihre Verschlimmerung entero-hämatogen entsteht (WICHELS und BRINCK 1933, man vergleiche „Pathogenese der Gastritis"). Jedenfalls haben wir Grund, Wechselwirkungen zwischen der zum Magensaftmangel führenden chronischen Gastritis und chronischer Enteritis als klinisch wichtiges Vorkommnis zu buchen. Auf die „Neurasthenie" des Achylikers kommen wir unten noch einmal zu sprechen.

Hieraus ergibt sich bereits, daß wir die deutlicheren klinischen Bilder, die mit dem Schlagwort *gastrogene Diarrhoen* bisher gekennzeichnet werden, anders und unbedingt nicht einfach mechanisch als Motilitätsstörung auffassen. Schon in der 2. Auflage dieses Handbuches 1926 ist KATSCH gegen die Überwertung des „Säurereflexes" zu Felde gezogen (s. unter physiologischen Vorbemerkungen). Man sieht bei Magensaftmangel oft langsame Magenentleerung. Die Schnelligkeit des Dünndarmtransportes hängt nicht von der Magenacidität ab (EGAN 1915). Abnorme Motilitätsvorgänge im Dünndarm sind vielmehr meist als Zeichen von Enteritis zu werten (vgl. GUTZEIT 1932). Wichtig als Symptom der Enteritis ist das Aufwandern einer gramnegativen Dickdarmflora in höhergelegene Darmabschnitte, in denen sie nicht standortberechtigt ist. Attacken von Enteritis kennzeichnen daher die *Dekompensationsanfälle der Kranken mit Magensaftmangel*. Die Darmstörungen äußern sich am sinnfälligsten in gelegentlichen oder chronischen *Diarrhoen*. Ebenso häufig durch *Obstipation*. Oder es wechselt Obstipation und Diarrhoe. Dann spricht der Kranke in erster Linie von dieser Diarrhoe, die ihm größeren Eindruck macht. Man trifft auch stark beschleunigten Dünndarmtransport mit Kollern und Gurren im Leib („peristaltische Unruhe"), während die Stuhlbildung normalen Rhythmus zeigt, oder verspätet ein trockener bröckeliger Kot abgesetzt wird. Das braucht dann nicht auf „Eupepsie" oder „Hyperpepsie" des Darmes im Sinne von ADOLF SCHMIDT zu beruhen, sondern eher auf Störungen des Mineralstoffwechsels, zu denen der Achyliker neigt (s. unten). Stärkste Stütze dafür, daß dennoch ein Teil dieser enteritischen Beschwerden, die die Krankheitsperioden des Achylikers ausmachen, „gastrogen" zustande kommen, liegt in der Tatsache, daß manchen dieser Kranken die Verordnung von Salzsäure ausgezeichnete Dienste tut, und bisweilen prompt die Durchfälle beseitigt.

Je ausgesprochener die Enteritis ist, und besonders, wenn es zu verlangsamtem Transport in gewissen Darmabschnitten kommt (was sich ohne grobe „Obstipation" abspielen kann), desto mehr kann als dritter Beschwerdekomplex die Klage über abnorme Magenempfindungen hinzutreten. Es wird von Dehnungsschmerzen gesprochen, von dem Gefühl, daß der Magen sich zu langsam entlehrt, von geringfügigem Speisedruck, von Aufstoßen, auch nach dem Typ des Luftschluckers, ferner von Appetitstörungen.

Nicht das *Aufwandern von Colikeimen* ist Ursache dieser Magenbeschwerden. Dieses ist vielmehr lediglich Symptom und Ausdruck der enteritischen Milieustörung (BRINCK und WICHELS 1933). Ist eine gramnegative Flora aus aboralen Abschnitten bis zum Duodenum aufgewandert, so kann sie leicht den Pförtner magenwärts überschreiten. Das kommt bei chronischer Gastroenteritis auch dann vor, wenn die Säurebildung erhalten ist. Nur tritt in solchen Fällen der desinfizierende Selbstschutz des Magens in Wirkung. Er tritt auch in Wirkung in manchen Fällen von Achylie, womit bewiesen wird, daß die Desinfektionskraft des Magens nicht nur an der Salzsäure haftet. Bei gewissen schweren Achylien ist, wie bei Perniciosaachylie und Carcinomachylie, neben der Saftbildung auch die Desinfektionskraft des Magens erloschen. Dann kann er der aboralen und oralen Bakterieninvasion keinen Widerstand entgegensetzen. Die *Bakterienbesiedelung des Magens wird zum Zeichen schwerer Parenchymschädigung*, wenn es sich um gramnegative Keime handelt, gleichzeitig zum Zeichen der Enteritis. Der *Nachweis von gramnegativer Dickdarmflora im Magen ist also nur dann möglich, wenn eine organische Magenschädigung vorliegt.* Es ist nicht berechtigt, diesen Satz umzukehren und mit Henning und Norpoth (1932) von funktioneller Achylie zu sprechen, wenn gramnegative Keime im Magen fehlen (Brinck 1930).

Die Fälle von Anacidität (selbst mit Pepsinmangel), bei denen keinerlei Krankheitsgefühl besteht, da „zufällig" entdeckt worden, bildeten für die Klinik ein gewisses Problem, solange man annahm, daß ohne Pepsin bzw. ohne eine für die Pepsinwirkung geeignete Aciditätslage eine Eiweißverdauung im Magen nicht stattfinde. Zur Erklärung werden mit guten Gründen kompensierende Leistungen durch Darm- und Pankreasfermente angenommen, wie denn diese nachgeordneten fermentativen Vorgänge im Darm auch nach Magenresektion vikariierend eintreten. Nachdem durch Freudenberg und Buchs und andere (s. S. 204) neues Licht in die proteolytischen Vorgänge innerhalb des Magens gefallen ist, nachdem sich zeigt, daß selbst ohne Pepsin und *bei sehr verschiedener Aciditätslage Eiweißspaltungen durch andere Proteasen* — Kathepsine, aufsteigendes Trypsin — *im Magen vor sich gehen, dürfen wir bei festgestellter Achylie nicht ohne weiteres und nicht in jedem Falle eine chemische Insuffizienz oder Alterationsinsuffizienz des betreffenden Magens annehmen.* Eiweißhaltige Probetrünke können der Differenzierung dienen (vgl. S. 314).

Mehr oder weniger *vollkommener Ausfall der chemischen Magenfunktion führt zu weiteren sog. agastrischen Störungen.* Man beobachtet manchmal, daß Achyliker zu *allergischen Störungen* neigen, auch Arzneiexantheme bekommen, und bringt dies damit in Zusammenhang, daß die chemische Zerlegung der aufgenommenen Stoffe nicht in natürlicher Folge vor sich geht. Besonders kann man sich vorstellen, daß die Denaturierung artfremden Eiweißes mangelhaft zustande kommt. (Wir kommen weiter unten auf die Beziehungen zwischen Magen und Allergie zurück; S. 456).

Unter den Störungen bei Magensaftmangel, die deutliche Beziehungen zeigen zu analogen Bildern bei Agastrie, sind am wichtigsten verschiedene Anämieformen. Bei ihrer Schilderung müssen wir von 2 ganz verschiedenen Anämietypen ausgehen, *der* Biermer*schen Anämie* und *der* Faber*schen Anämie.*

Die Fabersche Anämie („achylische Chloranämie") tritt im mittleren Lebensalter auf, häufiger bei Frauen als bei Männern. Die Anämie ist hypochrom. Ihrer Pathogenese nach ist sie eine „Eisenmangelanämie" (Heilmeyer und Plötner 1937). Man findet erniedrigten Hämoglobingehalt, mäßige Verminderung der Erythrocytenzahl, Färbeindex < 1. Unter den roten Blutkörperchen fällt oft, aber nicht regelmäßig, eine Neigung zur Mikrocytose auf. Ebenso Anisocytose und Poikilocytose. Die Zahl der Reticulocyten zeigt nichts Auffälliges. An den Leukocyten wird die bei der Perniciosa bekannte Hypersegmentation nur in geringer Ausprägung beobachtet. Die Blässe der Haut, frei von jeder ikterischen Beimischung im Farbton, entspricht der Anämie. Bilirubin im Blut nicht vermehrt. An den Nägeln kommen eigenartige Erkrankungen (KAZNELSON 1929) vor. Sie werden spröde, zeigen sogar Eindellungen (Koilonychie, spoon nails). Sie entstehen vermutlich durch Eisenmangel. Sehr wichtig ist, daß eine schmerzhafte Glossitis genau wie bei BIERMERscher Anämie vorkommen kann, wenn auch sehr viel seltener. Vielfach greift der atrophische Entzündungsprozeß auf Rachen und Oesophagus über und veranlaßt schmerzhafte Schluckstörungen (PLUMMER-VINSON-Syndrom.)

Die Achylie ist in diesen Fällen nicht immer histaminrefraktär. Allerdings überwiegen bei schwerer FABERscher Anämie Fälle mit absoluter Anacidität und Pepsinmangel. Von besonderer Wichtigkeit ist, daß der CASTLEsche endogene Faktor im achylischen Magensaft nachgewiesen werden konnte (HEATH 1932, HARTFALL und WITTS 1933). Nervensymptome gehören nicht zum typischen Bild der FABERschen Anämie. Charakteristisch ist die gute Wirkung von Eisenpräparaten, durch die übrigens manchmal auch die gastrogenen Durchfälle beseitigt werden (SCHOTTMÜLLER 1932). (Näheres über diese Anämie: Dieses Handbuch, Bd. 2, HEILMEYER-BEGEMANN: Blutkrankheiten 1951.)

Das Zusammentreffen von BIERMERscher Anämie mit Achylia gastrica ist sehr viel länger bekannt. Die Kausalverknüpfung ist in einigen Punkten aufgehellt worden. Die alte Annahme, daß die perniziöse Anämie als primäre Krankheit zu Magensaftmangel führt, war bereits unwahrscheinlich geworden durch die Beobachtung, daß eine Achylia gastrica oft jahrelang dem Ausbruch der Anämie vorausgeht (MORAWITZ und COBET 1930). Bereits CASTLE und Mitarbeiter (1929, 1930, 1931, 1936, 1937) zeigten, daß der „intrinsic factor" des Magensaftes durch Erhitzung auf 70—80° C innerhalb von 3 min zerstört wird. 1949 teilten TERNBERG und EAKIN mit, daß normaler Magensaft eine hitzelabile, nicht dialysierbare Substanz enthält, die mit dem Vitamin B_{12} eine Komplexverbindung eingeht, so daß dieses Vitamin, welches als Wachstumsfaktor für Bakterien notwendig ist, den Darmbakterien nicht mehr zur Verfügung steht. Erhitzt man den Komplex, wird das unveränderte Vitamin B_{12} wieder frei. Die Substanz, welche die chemischen Eigenschaften des intrinsic factor besitzt, wurde von TERNBERG und EAKIN 1949 als Apoerythein bezeichnet. Im Magensaft perniziöser Kranker ist der Gehalt an dieser Substanz außerordentlich verringert. Wenn man annimmt, daß normalerweise innerhalb 24 Std 1,5 Liter Magensaft gebildet werden, dann enthält diese Menge normalen Magensaftes an Apoerythein so viel, daß es 25 γ Vitamin B_{12} binden kann. Im Behandlungsversuch genügen 5—10 γ Vitamin B_{12} zusammen mit 50—100 cm³ Magensaft gesunder Personen, um bei perniziöser Anämie eine Reticulocytenkrise auszulösen (HALL 1950).

Die Funktion des intrinsic factor kann darin gesehen werden, daß seine Bindung an Vitamin B_{12} diesem Blutbildungsstoff den Weg zur Aufnahme im Organismus ermöglicht oder aber auch die Darmflora daran hindert, das durch die Nahrung aufgenommene Vitamin B_{12} für sich in Anspruch zu nehmen. Seit der Mitteilung von DAVIDSON (1928), daß bei der perniziösen Anämie die Zahl der Darmbakterien erhöht ist und dies von ätiologischer Bedeutung sein könne, hat man in zahlreichen Untersuchungen die abartige bakterielle Besiedlung des Magen- und Darmkanals bestätigt. Die pathogenetische Bedeutung dieser besonderen Bakterienflora ist indessen noch nicht klargestellt. Es besteht ferner die merkwürdige Tatsache, daß Perniciosakranke im Stuhl täglich etwa 5 γ Vitamin B_{12} ausscheiden, eine Menge, die auch beim Gesunden im Stuhl aufgefunden wird (GIRWOOD 1950). Ob es sich dabei um Vitamin B_{12} aus der Nahrung oder um solches handelt, welches von der Dickdarmflora synthetisiert wird und nicht mehr resorbiert worden ist, ist noch nicht entschieden.

Die noch im Fluß befindlichen Untersuchungen zu dieser Frage können zunächst nichts gegen die Auffassung anführen, daß in einer abartigen Magensaftbildung mit Achlorhydrie der primäre Defekt der perniziösen Anämie anzunehmen ist.

Auch wenn Ausnahmen vorkommen, so besteht doch so gut wie regelmäßig in den Fällen von perniziöser Anämie vollkommene Anacidität, die auch histaminrefraktär ist (KATSCH und KALK 1926). Pepsin fehlt dem Magensaft, sein Gehalt an Kochsalz kann normal oder sogar hoch sein (BECKER). Es findet sich fast regelmäßig eine gramnegative Bakterienflora im Magen. Der Rhodangchalt im Magen ist vermindert. Im gastroskopischen Bild sieht man meist eine Schleimhautatrophie, jedoch können wir die Angabe verschiedener Autoren, daß bei perniziöser Achylie im Magenspiegelbild *stets* eine einfache Atrophie zu erkennen

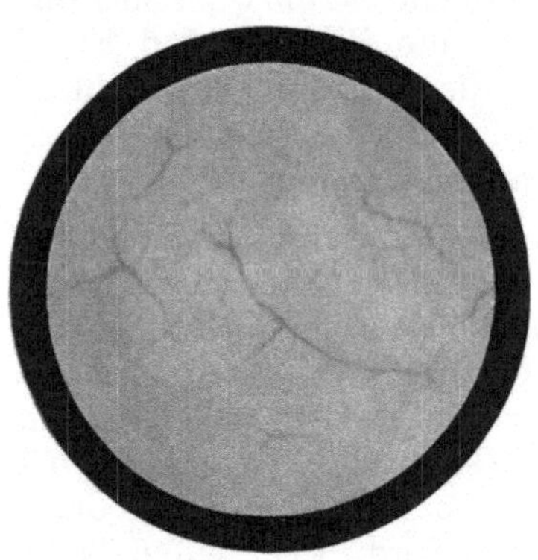

Abb. 104. Perniziöse Anämie. Atrophische Gastritis.

sei, nicht bestätigen. Der Magenspiegelbefund ist vielseitiger und wechselvoller (s. unten S. 439). Zarte Schleimhautfalten bei der Röntgenuntersuchung sind meist vorhanden, aber für die Diagnose nur insofern zu verwerten, als wulstige und grobe Schleimhautfalten gegen eine perniziöse Anämie sprechen (s. auch weiter unten!).

Die HUNTERsche Glossitis kommt in irgendeiner Verlaufsphase fast bei jedem Fall zur Beobachtung. Das gelbliche Hautkolorit, die Bilirubinvermehrung im Blut, die Lebervergrößerung und die positive Urobilinprobe im Harn vervollständigen das Bild, über das weitere Einzelheiten im Bd. 2 dieses Handbuches *(Blutkrankheiten)* zu ersehen sind. Auch das hyperchrome, megaloblastische, megalocytäre Blutbild mit Leukopenie und Hypersegmentation der Weißen ist dort näher beschrieben. (Eine Gegenüberstellung der Symptome bei FABERscher und BIERMERscher Anämie findet sich in besagtem Bd. 2 dieses Handbuches auf S. 223.)

Es scheint begründet, die Frage aufzuwerfen, ob nicht der völlige Wegfall der Magensekretion fühlbare *Allgemeinwirkungen* zustande kommen läßt dadurch, daß sich die Verhältnisse des Mineralstoffwechsels ändern. Der Rhythmus der Mahlzeit mit der Ergießung der Salzsäure bringt mehrmals am Tage eine gewaltige innere Chlorbewegung in Gang, bei der nicht nur die Chloride des Blutes, sondern die Chlordepots in den Geweben herangezogen und später wieder aufgefüllt werden. Der Wegfall dieser *inneren Chlorbewegung* sowie die anders ablaufende Regulation des Säure-Basengleichgewichtes könnten auf die Dauer gewisse geringe Allgemeinwirkungen erzeugen. Unter Umständen würden die sog. neurasthenischen Symptome des Achylikers als agastrisch in diesem Sinne zu deuten sein. Diese Frage wäre noch intimer zu analysieren. Auf gewisse Veränderungen im Mineralstoffwechsel weist der Durst hin, der vielfach bei Achylie und chronischer Gastroenteritis typisch ist, und nicht etwa nur bei den Kranken gefunden wird, bei denen durch Durchfälle Flüssigkeitsverluste entstehen. Die Trockenheit des Halses und anderer Schleimhäute, auch des Rectums, gehören vielleicht in diesen Symptomenkomplex hinein, und vielleicht auch der völlige Sekretmangel im Magen, der uns veranlaßte, unter den Achylikern eine Gruppe mit „trockenen Mägen" herauszuheben, während ja andere Achyliker ziemlich reichlich Sekret bilden und selbst Supersekretion bei Anacidität vorkommt.

Mageninhaltsprüfung. Es sei zunächst auf Erörterungen im Kapitel Gastritis verwiesen. Die Mageninhaltsprüfung ergibt den Tatbestand der Anacidität. Selbst bei typischen klinischen Bildern ist die objektivere Feststellung dieses Tatbestandes nicht zu entbehren. Nimmt man die Mageninhaltsprüfung stichprobenmäßig nach einmaliger Ausheberung vor, so findet man zu häufig Anacidität („falsche Achylie"). Die Verweilsondenmethode hat sich gerade für die Diagnostik der Achylie als unentbehrlich erwiesen. 15—20% der Fälle, in denen mit dem alten Probefrühstückverfahren Anacidität gefunden wird, zeigten bei fraktionierter Ausheberung eine verzögerte, aber oft noch ausreichende Säurebildung.

Die fraktionierte Ausheberung ermöglicht ferner bei Magensaftmangel den Grad der Störung näher zu differenzieren. Es läßt sich eine *Staffel der Schädigungen* aufstellen (vgl. Kapitel Gastritis). Praktisch am wichtigsten hat sich die Feststellung erwiesen, ob auch nach Einspritzung von $^1/_2$ mg Histamin unter die Haut keine freie Säure im Magen auftritt (KATSCH und KALK 1926). Man spricht dann von histaminrefraktärer oder *absoluter Anacidität*. Zu beachten ist ferner, ob auch die Sekretmenge verringert ist. Bei gewissen Formen schwerer Schleimhautschädigung ist ferner die Kochsalzkonzentration im Magensaft niedrig (niedrige Gesamtchlorkurve). Mit zunehmender Schleimhautschädigung wird Neutralrot, das man in die Vene einspritzt, im Magen verspätet oder gar nicht ausgeschieden. Praktisch wird die „Chromoskopie" nur vereinzelt angewendet (s. S. 325). Mit unserer Methode zur quantitativen Eiweißschätzung im Magensaft (KATSCH und BALTZER, s. S. 317) fanden wir in vielen Fällen von absoluter Achylie und fast regelmäßig bei perniziöser Achylie den *Eiweißgehalt vermehrt*.

Wenn man den Methylenblauprobetrunk zur Mageninhaltsprüfung verwendet, ist bei Achylie zu beachten, daß bakterielle Zersetzung öfter das Methylenblau zu seiner farblosen Leukobase reduziert („Reduktionsphänomen"). Hierdurch kann schnelle Entleerung vorgetäuscht werden (s. S. 273).

Interessant, wenn auch für breitere praktische Anwendung nicht in Betracht kommend, ist die *bakteriologische Untersuchung des Magensaftes*. Man verfährt so, daß nach Einführung der Verweilsonde zunächst der Nüchterninhalt entfernt wird. Diesem kann ja etwas verschluckter Speichel beigemengt sein. Nach einigen Minuten wird mit steriler Spritze eine Saftprobe entnommen und in ein steriles Röhrchen gegeben, das sofort mit steriler Watte verstopft wird. Im Laboratorium wird von diesem Magensaft mit einer Platinöse je ein Ausstrich auf einer Blutagarplatte und einer Endoplatte gemacht. Die Platten kommen für 24 Std in einen Brutschrank von 37⁰. Sind Keime gewachsen, so macht man ein Grampräparat und unteruscht dieses mikroskopisch. Die Bedeutung von grampositiver und gramnegativer Bakterienbesiedlung wurde oben erörtert. Bei perniziöser Achylie trifft man regelmäßig gramnegative Dickdarmflora im Magen.

Bei schwerer Magenschleimhautschädigung fehlt im allgemeinen auch das Pepsin im Magen, während weniger schwere Achylien und die reversiblen Achylien bei manchen Gastritiden, besonders Infektionskrankheiten, noch positive Pepsinproben zeigen. Die neue Auffassung über die Magensaftverdauung und ihre Fermentkomponenten (Pepsin, Kathepsin, Labferment; s. S. 204) macht erneute Untersuchungen über die Alterationsfunktion des Magens bei Achylie notwendig. Über die Kathepsinverdauung bei verschiedenen Formen der Achylia gastrica liegen Mitteilungen von R. MERTEN (1951) vor, daß die Spaltungsvorgänge im Magen erheblich gemindert sind. Wir können dies nicht vollkommen bestätigen, verfügen aber bisher auch nur über beschränkte Erfahrungen. Vielleicht wird man in Kürze verschiedene Grade und Arten von Alterationsinsuffizienz bei Magensaftmangel unterscheiden lernen.

Diese Fragen sind in lebendiger Diskussion. Sicher wird den Fermentbestimmungen oder Messungen der Proteolyse in nächster Zukunft erhöhtes Interesse zugewendet werden.

Die **Gastroskopie** zeigt bei Achylia gastrica, besonders bei den schweren Formen und vor allem bei Anaemia perniciosa, das Bild der Schleimhautatrophie. Jedoch trifft auch das Bild der Gastritis hypertrophicans mit dem chemischen

Befund des absoluten Magensaftmangels zusammen (vgl. unter Gastritis). Es kommt auch bei Achylie vor, daß mit dem Magenspiegel die Schleimhaut unauffällig aussieht.

Abgesehen von den Fällen mit allgemeiner Atrophie kann daher der Gastroskopiker aus dem Magenspiegelbild *allein* die Achylia gastrica meist nicht erkennen.

Der Beobachtung der Magenschleimhautveränderungen speziell bei perniziöser Anämie mit dem Gastroskop ist an meiner Klinik besondere Aufmerksamkeit zugewandt worden (LÜHR und GÜLZOW 1938, LÜHR 1944). Dabei hat sich herausgestellt, daß die Erwartung stets eine Atrophie der Schleimhaut zu finden, abwegig ist. Wir finden im Gegenteil häufig neben der Atrophie starke Veränderungen im Sinne der Hypertrophie, wie uns der häufige Nachweis von Polypen durch das Röntgenbild schon erwarten lassen mußte. Dabei sind solche hypertrophischen Bildungen keineswegs nur Regenerationen in sonst degenerativer Schleimhaut, vielmehr führen die lebhaftesten, zum Teil ganz akuten entzündlichen Prozesse zu solchen Hyperplasien der Schleimhaut, es pfropfen sich auf alte chronische hypertrophische Gastritiden akute Schübe auf.

Röntgenologisch können gastritische Zeichen vorhanden sein (s. dort). Bis vor kurzem galt Sturzentleerung als ein Zeichen der Achylia gastrica. Es kommt vor, ist aber bei Achylie nicht einmal häufig. Anomalien im Dünndarmtransport werden ebenfalls beobachtet.

Auch dem röntgenologischen Bild der Magenschleimhaut bei perniziöser Anämie ist an meiner Klinik besondere Aufmerksamkeit gewidmet worden (VELDE 1933). Es fand sich, daß der Röntgenbefund nicht so einfach und so regelmäßig das Bild zarter Schleimhautfalten ergibt, wie man nach dem Schrifttum annahm. Vielmehr zeigt die Magenschleimhaut bei perniziöser Achylie in auffallender Häufung die Entstehung von Polypen und die Entwicklung solcher Polypen zu Carcinomen. Durch regelmäßige Röntgenkontrolle des Magens bei einer Anzahl von Kranken mit perniziöser Anämie haben wir im Laufe von Jahren mehrfach die Entstehung von Polypen und Carcinomen schrittweise beobachten können. Es sind uns auf diese Weise wiederholt Frühresektionen von Carcinomen geglückt. Das Verfahren bei Kranken mit perniziöser Anämie, in nicht zu großen Zeitabständen die Magenschleimhaut mit sorgfältiger Schleimhautdiagnostik zu überprüfen (1—2mal im Jahre) wurde daher zur Nachahmung vor 15 Jahren von mir empfohlen (Paris 1937).

Im Harn ist eine positive Indicanprobe beachtenswert, die bei Achylie auch dann vorkommt, wenn keine Obstipation besteht. Die physiologischen Schwankungen in bezug auf Acidität und Chlorgehalt, die der Harn im Zusammenhang mit den Mahlzeiten unter normalen Verhältnissen zeigt, sind bei Magensaftmangel verringert oder fehlen vollkommen. Ebenso fehlen mehr oder weniger die Schwankungen im Kohlensäuregehalt der Alveolarluft, die aus regulatorischen Gründen die Ergießung der Säure in den Magen bei einer großen Mahlzeit begleiten.

Im Stuhl können Zeichen von Enteritis, Enterocolitis und defekter Verdauung vorhanden sein. Früher wurde viel Gewicht darauf gelegt, daß man bei Achylie unverdautes Bindegewebe, oft ganze Bindegewebsfetzen im Stuhl findet. Gerade das kollagene Bindegewebe wird durch Darm- und Pankreasfermente fast gar nicht angegriffen. ADOLF SCHMIDT (1912) gründete hierauf eine besondere Bindegewebsprobe. Das Symptom der schlechten Bindegewebsverdauung ist nur mit Vorsicht zu verwerten. Sehnen eines alten Ochsen werden auch vom normalen Magensaft nicht immer verdaut.

Beziehungen zu anderen Krankheiten. Historisch ist die erste derartige Beziehung die zwischen *Magenkrebs* und Anacidität. Ältere Statistiken haben kein

Interesse mehr, weil einerseits die Methode der Mageninhaltsprüfung, andererseits die Diagnose des Carcinoms besser geworden ist. Bei fortgeschrittenem Magencarcinom finden wir auch heute fast ausnahmslos eine Achylia gastrica schwerster Form. *Wer aber Frühdiagnostik des Magencarcinoms treiben will, darf nicht den Magensaftmangel als wichtiges Symptom fordern.* In den Fällen, in denen uns eine Frühdiagnose gelang, so daß der Chirurg erfolgreich resezieren konnte, war meist die Säurebildung erhalten. Es ist möglich, daß sich in manchen Fällen der Magensaftmangel erst als Folgeerscheinung bei zunehmendem Krebswachstum zeigt. Es ist auch sicher, daß Carcinome auf dem Boden einer alten zur Achylie führenden Gastritis entstehen können. Die Beziehung Magensaftmangel und Magenkrebs läßt sich aber nicht auf eine einfache Formel bringen. Sie ist mindestens eine zwiefache.

Bekannt ist das Zusammentreffen von perniziöser Anämie und Carcinom des Magens. Im allgemeinen wird der Zusammenhang so gedeutet, daß man von sekundärer perniziöser Anämie bei Magencarcinom spricht. Nach sicheren Beobachtungen unserer Klinik (vgl. VELDE 1938) ist der Zusammenhang umgekehrt: Es entwickelt sich *auf dem Boden der perniziösen Achylie sekundär das Magencarcinom.*

Von anderen Magenveränderungen ist zu erwähnen, daß die seltene *Polyposis ventriculi* in der Regel mit Achylie einhergeht. Bei *Syphilis des Magens* besteht Tendenz zur Achylie; jedoch scheint im Gegensatz zu älteren Behauptungen eine sekundäre perniziöse Achylie bzw. Anämie nach Lues nicht oder höchstens äußerst selten vorzukommen (vgl. HEILMEYER 1938). *Chronische Tuberkulose* führt häufig, aber nicht regelmäßig zu Magensaftmangel. Nach *Ruhr* kann Achylia gastrica zurückbleiben. Bei *Ulcus ventriculi* kommt es vor, daß sich im Laufe der Jahre eine Achylie einstellt, außerordentlich selten ist dies aber bei Ulcus duodeni.

Bei chronischen *Leberkrankheiten* und bei *Cholecystopathie* ist Achylia gastrica häufig. Bei Erkrankungen der Gallenwege wurde nach verschiedenen publizierten Statistiken in 18—45% der Fälle Anacidität gefunden. Die Gastritis nach Gastroenterostomie, die fast gesetzmäßig einzutreten scheint, führt häufig zu Magensaftmangel, ohne daß sich hieraus besondere Beschwerden ergeben müssen.

Achylie wird angetroffen bei *chronischen Arthritiden*, meistens ohne Magenbeschwerden. Ob etwa über allergische Vorgänge ein Zusammenhang besteht, darüber sind genaue Tatsachen nicht bekannt. Im Gegensatz zu anderen können wir nicht finden, daß bei tonsillogener Sepsis Achylie auffallend häufig ist. Eher bei Menschen mit sehr *schlechtem Gebiß.* Bei diesen ist strittig, ob der mangelhafte Kauakt oder orale Sepsis die Achylie hervorrufen oder ob Paradentose und Achylie durch den gleichen Vitaminmangel in der Entstehung begünstigt wurden.

Bei *Sprue* und bei *Pellagra* findet man Achylien, besonders in fortgeschrittenen Fällen.

Wenn *Allergiker* eine Achylie haben, liegt der Gedanke an einen Zusammenhang nahe, wie oben ausgeführt wurde.

Bei *Hyperthyreoidismus* kommt Achylie vor, in anderen Fällen aber auch Superacidität. Aber auch Myxödemkranke sind oft anacid. Bei Diabetes mellitus finden sich keine gesetzmäßigen Veränderungen der Magensekretion. Bei älteren Diabetikern ist Achylie nicht selten, kann aber reversibel sein und unter guter Stoffwechselführung wieder verschwinden (Untersuchungen von H. J. JOHN an unserer Klinik). Bei *hypophysärem Zwergwuchs* ist uns einige Male, schon in sehr jugendlichem Alter, eine Achylie aufgefallen, öfter auch bei Sklerodermie.

Die perniziöse Anämie, als Folge einer besonderen Form der Magenschleimhautschädigung, die wir perniziöse Achylie nannten, ist schon weiter oben besonders herausgehoben.

Therapie. Wie man sich bei gastritischen Schüben eines Achylikers mit noch nicht endgültigem Defektzustand verhält, ist hier nicht zu erörtern, sondern im Kapitel Gastritis. Achylikern ohne nennenswerte Beschwerden soll man keine zu strenge Kostführung aufnötigen, andererseits nicht auf eine gewisse Prophylaxe verzichten. Es handelt sich dabei weniger darum, den Magen selbst zu behandeln als einer Dekompensation der intestinalen Vorgänge und enteritischen Schüben und gewissen Folgeschäden des Magensaftmangels vorzubeugen. Für individuelles Handeln wird in dieser Therapiefrage künftig ein Urteil über den Grad des proteolytischen Versagens zugrunde zu legen sein. Trotz des Ausfalles der Magenverdauung muß künstlich erreicht werden, daß die Ingesten in einigermaßen darmgerechtem Zustand den Dünndarm erreichen. Es fehlt die Zerteilung und Verflüssigung der Speisen durch den Magen. Diese Leistungen müssen gewissermaßen vorverlegt werden in die *Küche.* 1. Rein mechanische Zerkleinerung: Breiform der Speisen, Gebißpflege, gutes Kauen sind notwendig. „Mundpüree ist besser als Küchenpüree" (Jürgensen 1910). 2. Vermeidung grober, harter, faseriger, zäher Speisen wegen der nichtkompensierbaren Verdauungsinsuffizienz gegenüber Stützsubstanzen und Bindegewebe. 3. Einschränkung der Eiweißmenge insonderheit des Fleisches und der Milch wegen Herabsetzung der Assimilationsgrenze für Proteine. Sie läßt sich durch Belastungsproben auch bei beschwerdefreien Achylikern nachweisen (Tabora 1904), nach Brinck (1933) nur bei solchen, bei denen die Bakterienbesiedlung bereits vor der Belastung auf abnorme Darmvorgänge hinweist. 4. Einschränkung der Keimeinschleppung, Darreichung vorwiegend „steriler" Kost. Vorsicht (besonders mengenmäßig) mit ungeschältem Obst, Rohkost, Salat, wiederum *Pflege von Mundhöhle und Gebiß* — weil das keimtötende Vermögen des Magensaftes oft fehlt.

Die Hauptkost des Achylikers besteht daher aus leicht verdaulichen aufgeschlossenen Kohlenhydraten. Die übrigen Speisen werden dosiert, dürfen aber nicht fehlen, auch die Vitamine nicht. Fettverträglichkeit ist im Einzelfall zu erproben. Sie ist nur manchmal stark herabgesetzt, besonders wenn gleichzeitig Pankreasachylie besteht. Milch bekommt meistens schlecht.

Es läßt sich viel Kunst entwickeln in der diätetischen Führung Achyliekranker. Nicht nur sind die diätetischen Aufgaben recht verschieden von Fall zu Fall und von Woche zu Woche; es gibt nicht eine Achyliediät, sondern oft ist die Wahl schwierig zwischen widerstreitenden Grundsätzen der Kostregelung, die gleichzeitig Berücksichtigung heischen. Auch soll der Arzt sein Ziel hoch stecken. Es genüge ihm nicht, einen Kranken um gröbere Magen-Darmstörungen vorsichtig herumzusteuern, sondern darüber hinaus sei er bemüht, die Kost Schritt für Schritt so reich und so vielseitig wie irgend möglich zu gestalten, sie materiell und formal einer normalen Ernährungsweise weitestgehend anzugleichen. Bei einem Kranksein, das ein Leben dauert, denke man nicht nur an den Magen und den Darm, sondern an den ganzen Menschen und was ihm frommt. Auch aus *psychologischen Gründen* soll Schein und Form einer normalen Kosthaltung angestrebt werden. Wenn auch kleine Verbote und Vorsichtsregeln selbst bei ziemlich gutartigen Achylien bestehenbleiben müssen, so ist es doch für das Lebensgefühl des Kranken wesentlich, ihn so unaufdringlich diätetisch zu leiten, daß er sich nicht nennenswert gehemmt und verstümmelt fühlt. Auch für die Verdauungsfunktion und ihre vegetative Steuerung ist es gut, wenn der Arzt nicht nur an die Verdauung denkt. Wir verlangen also noch mehr als die Mahnung von Martius (1897) enthält, man solle beim Achyliker nicht gastrophobe Vorstellungen züchten.

Ein so vorzüglicher Kenner der Magenkrankheiten wie Einhorn (1922) wirft den deutschen Diätetikern vor, daß sie sich etwas zu folgsam an die herrschenden physiologischen Lehren halten. In der Tat sind z. B., ehe der Vitamingedanke

Geltung erhielt, viele Achyliker jahrelang — und nicht nur in Deutschland — mit einer Einseitigkeit ernährt worden, die wir heute als schädlich erkennen. Neben den aus der pathologischen Physiologie abgezogenen Leitregeln werden wir deshalb das Ziel „Annäherung an die Normalkost" sowie die allgemeine und individuelle therapeutische Empirie nicht außer acht lassen.

Diätetische oder medikamentöse Sekretionsanregung hat bei Achylie keinen Sinn. Selbst langfristige Histaminbehandlung ist erfolglos. Doch soll die aus mechanischen Gründen für den Geschmack etwas reizlose Achyliediät durch sorgfältige Bereitung und Erhaltung natürlicher Geschmacksqualitäten schmackhaft gestaltet werden. Abwechslungsreiche Würzung, ohne Übertreibung, und nicht nur mit Salz, ist erlaubt. Ebenso ein Glas Wein zur Mahlzeit. Kaffee bekommt meist schlecht. Tee ist harmloser. Bier soll höchstens weinglasweise und nicht zu kalt getrunken werden. Stark kohlensäurehaltige Wässer machen bei manchen Achylikern erregte Peristaltik.

Bestehen Beschwerden, so werden die skizzierten diätetischen Maßnahmen verschärft angewendet. Es handelt sich dann meist darum, eine intestinale Dekompensation zu behandeln. Hierfür kann das Vorgehen klar vorgezeichnet sein, wenn eine typische *Fäulnisdyspepsie* mit alkalischem Stuhl festzustellen ist, oder wenn sich schon anamnestisch ergibt, daß „Fleischdurchfälle", „Milchdurchfälle" vorliegen. Sehr oft liegen die Dinge nicht so klar. Es kommen auch *gärungsdyspeptische* Zustände vor. Manchmal treten sie auf, wenn zur Behandlung einer Fäulnisdyspepsie zu scharf und zu lange auf reine Kohlenhydratkost umgestellt wurde. Die Enteritis äußert sich unter Umständen in *gemischten Dyspepsieformen*. Erhebliche Dünndarmstörungen können vorhanden sein, obwohl Dickdarmtätigkeit und Stuhlbildung annähernd normal sind. Endlich kann die Empfindlichkeit für Milch oder bestimmte Fleischsorten auf Allergie beruhen (vgl. im Kapitel Gastritis). Durch planvolle ärztliche Maßnahmen den Fortfall des Milieufilters, das der Magen für den Darm darstellt, auszugleichen, kann sehr schwierig sein. Es fehlt am klaren Wegweiser und an objektiver Wirkungskontrolle. Die bakterielle Darmbelegschaft oder die Reaktion in verschiedenen Darmabschnitten zu prüfen, ist zu umständlich. Man ist oft auf therapeutische Versuche angewiesen. Ohne daß wir hier die gesamte Enteritisbehandlung erörtern, sei erwähnt, daß einmalige transduodenale Darmspülungen gelegentlich nützlich sind. Tannate und Adsorptionsmittel treten in ihr Recht. Man sieht oft auch Günstiges von einer Beschränkung der Darmsekretion mit Hilfe von Belladonnapräparaten und auch mit Hilfe von sehr kleinen, nicht stopfenden, aber doch die Sekretion einschränkenden Dosen von Opium oder Codein.

Von günstiger Wirkung ist häufig die Zufuhr von Pepsin-Salzsäuremischung, wenn auch nach den jüngsten Untersuchungen über die Magenverdauung noch schwieriger eine Erklärung dafür gegeben werden kann. Vielleicht besteht ihre Wirkung darin, daß sie die Reaktion im oberen Dünndarm beeinflußt und auf die bakterielle Besiedlung des Magens einwirkt. Es empfiehlt sich das Leosche Rezept:

Rp. Acid. muriat. offic. 20,0; Pepsini sicci Witte oder Gruebler oder Armour 20,0; Aqua dest. ad 100,0.

Ein Eßlöffel auf ein Weinglas mit Wasser oder mit kaltem Tee oder mit Himbeerlimonade, während der Mahlzeit mit Glasröhrchen zu nehmen.

Acidolpepsin, ein Betainchlorhydrat aus der Melasse, 27% HCl enthaltend (in Tabletten), ist zwar weniger wirksam, aber der bequemen Handhabung wegen in der ambulanten Praxis nicht zu entbehren. Man gibt etwa 2 Tabletten Acidolpepsin „stark" zu den größeren Mahlzeiten. Es gibt einige ähnlich wirkende Präparate (z. B. Paraktol).

Sehr viel weniger sicher erscheint der Nutzen von Pankreaspräparaten, zu denen man manchmal greift — besonders bei dystryptischen Zeichen in den Faeces. Paradox scheint, daß manchmal Alkaligaben oder alkalische Wässer von den Kranken angenehm empfunden werden. Die mit Achylie verbundenen Anämien müssen sorgfältig hämatologisch diagnostiziert werden. Sternalpunktion und Serumeisenbestimmungen sind von großem Wert. Erst nach sehr gewissenhafter Prüfung hat die spezifische Therapie [perniziöse Anämie: Leberpräparatinjektionen, Vitamin-B_{12}-Injektionen (z. B. *Cytobion*-Merck, *Rubivitan*-Bayer). Eisenmangelanämie: Eisen per os, Ferrum reductum 3 g pro Tag, *Ferrostabil, Vitaferro* oder zur intravenösen Injektion *Vitaferri*-Weiss u. Co., Döbeln (Sachsen)] zu beginnen. Zu verwerfen ist das vielfach geübte unbegründete Injizieren von Leberpräparaten.

Der Arzt wird auch auf die verschiedenen Störungen der Erythropoese bei Achylie vorbeugend Rücksicht nehmen, schon ehe sie zum Ausbruch gekommen sind. Es sind in vergangener Zeit Fehler begangen worden dadurch, daß Kranke mit Magensaftmangel monatelang fleischfrei ernährt worden sind. Für die Entstehung einer Blutarmut wirkte ein alimentärer Schaden mit, der öfter ärztlich begünstigt wurde. Man empfehle Kranken mit histaminrefraktärer Achylie, von Zeit zu Zeit Leber zu essen oder prophylaktisch in kürzeren Perioden ein Leberpräparat einzunehmen. Auch auf einen ausreichenden Eisengehalt (grüne Gemüse) der Kost muß man achten und kann schon prophylaktisch in großen Abständen einzelne Eisenstöße verordnen. Da bei der hypochromen Magenanämie kurzfristige Eisengaben oft Remissionen auf lange Zeit erzielen, ist eine Dauerverordnung unnötig.

XX. Magensaftverlust.

Begriffsbestimmung. Von Magensaftverlust sprechen wir, sobald durch Verlust von Magensaft erhebliche Rückwirkungen im Organismus eintreten. Es ist ein sekundäres Syndrom.

Experimentelle Pathologie. Rosemann zeigte im Tierversuch, daß es bei fortgesetztem Verlust von Magensaft zu starker Chlorverarmung kommt. Bei experimenteller Pylorus- oder Duodenalstenose kommt es durch das Erbrechen der Tiere zu Chloridverarmung, Alkalose, Exsiccose, Kreislaufinsuffizienz und Anstieg des Reststickstoffes im Blut (Whipple 1918, Haden und Orr 1929). Verbindet man Speiseröhre und Duodenum und versieht den isolierten, im Körper belassenen Magen mit einer Fistel nach außen, so führt der totale Verlust des Magensaftes in 5—8 Tagen zum Tod des Versuchstieres (Dragstedt und Ellis 1930). Dabei sinkt der Blutchlorspiegel von 0,3 auf 0,1%, das Kohlensäurebindungsvermögen steigt. Zum Schluß sind Reststickstoff und Harnstoff im Blut vermehrt, während nicht regelmäßig Vermehrung der roten Blutkörperchen auf Bluteindickung hinweist. Die größten Chlorverluste erleidet die Muskulatur (Glass 1932), etwas geringere die Haut. Tetaniesymptome treten in manchen Fällen auf. Bei länger dauerndem Magensaftverlust kommt es schließlich zur Demineralisation.

Funktionelle Pathologie. Entsprechend den Tierversuchen findet sich Chlorverarmung bei der Pylorusstenose der Säuglinge sowie bei der dekompensierten Pförtnerenge Erwachsener (Gollwitzer-Meyer 1924). Auch durch Absaugen von Magensaft durch die Verweilsonde konnten Katsch und Mellinghoff (1933) innerhalb von 3 Tagen empfindlichere Chlorverarmung erzielen, als es durch langdauernde kochsalzarme Ernährung möglich ist. Dem künstlichen Eingriff gegenüber fehlt eine Regulation zur Verteidigung des Chlorbestandes, während die Kochsalzausscheidung mit dem Harn bei drohender Chlorverarmung gestoppt wird. Im Gefolge von Magensaftverlust oder Magensaftentziehung wird zwar die Magensaftmenge geringer, aber die Acidität bleibt lange hoch. Gewichts- und Turgorverlust treten ein, zunächst rapid, entsprechend der verlorenen Saftmenge, um 2 kg am Tag, dann langsamer. Die Alkalireserve steigt bis 50% des Ausgangswertes und die CO_2-Abdunstung aus den Lungen sinkt. Der Harn wird alkalischer. Jedoch ist die Harnreaktion nicht charakteristisch (GOLLWITZER-MEYER 1924, YOUMANS und GREENE 1925, MEYER 1931).

Besonderes Interesse wurde der auftretenden Reststickstoffsteigerung im Blut zugewandt, die wohl zuerst von WHIPPLE und seinen Mitarbeitern (1916) bei experimenteller Pylorusstenose festgestellt wurde.

Die allgemeinen Folgen des Magensaftverlustes sind als sog. *extrarenales Nierensyndrom* (NONNENBRUCH 1942, 1944) aufzufassen. Ein Versuch einer Systematik dieser Zustände hat speziell die Gruppe des extrarenalen Syndroms durch Salzmangel (azotémie par manque de sel — L. BLUM 1931, néphrite hypochlorémique — RATHERY 1938, hypochlorämische Nephrose — ROHLAND 1936) herausgestellt.

Der sichere therapeutische Erfolg der intravenösen Kochsalzzufuhr spricht eindeutig für die pathogenetische Bedeutung des Natriumchlorids. Man hat die Rest-N-Steigerung im Blut nach Erbrechen als ,,Überproduktionsurämie" (also nicht nierenbedingt) erklären wollen, da Untersuchungen von GLASS (1932) erwiesen, daß durch Chlorverlust ein vermehrter Eiweißzerfall erfolgt. Diese Erklärung reicht jedoch nicht aus. Überdies haben Experimente von KERPEL-FRONIUS (1936) erwiesen, daß nicht der Chlormangel, sondern der Basenmangel (Natriumverlust) das Bestimmende darstellt. Durch Chlorzufuhr allein, ohne Natrium, kann man derartige Salzmangelzustände nicht ausgleichen, aber auch nicht mit Natrium ohne Chlor, sondern nur mit NaCl und in geringem Maße mit NaBr (HADEN und ORR 1932, HATANO 1939).

Es ist notwendig, um die gesamten Zusammenhänge zu erfassen, in unsere Betrachtungen die *Funktionen der Nebennierenrinde* einzubeziehen. Wenn auch die Probleme der Nebennierenrinde noch nicht gelöst sind, so läßt sich doch in einer kurzen Formel sagen, daß von hier aus regulierende Einflüsse auf den Wasser- und Mineralhaushalt, insbesondere auf die Wasser- und Elektrolytverteilung zwischen intracellulärem und extracellulärem Raum ausgehen. Auf der anderen Seite ist zu beachten, daß gewaltsame, tiefgehende Eingriffe am Mineralhaushalt die Nebennierenrindenfunktion verändern, ja sogar derart stören, daß ausgesprochene morphologische Veränderungen an den Nebennierenrinden nachzuweisen sind. So gelang es im Experiment (J. FREY 1950, Methodik nach DARROW und YANNET 1935), durch kontinuierliche Euphyllingaben den Versuchstieren große Mengen von Kochsalz durch anhaltend gesteigerte Diurese zu entziehen, so daß Symptome der Nebennierenrindeninsuffizienz in Erscheinung treten und an der Nebennierenrinde deutliche Lipoidentspeicherung festzustellen war. Bemerkenswert ist, daß sich der Reststickstoff im Blut dabei über das Maß der Bluteindickung hinaus erhöhte. Wenn man z. B. durch wiederholte Spülungen des Peritonealraumes mit Zuckerlösungen Meerschweinchen entsalzt, oder durch Unterbindung des Pylorus schwere Kochsalzverluste setzt, dann kommt es ebenfalls zu morphologisch faßbaren Nebennierenstörungen (J. FREY, LIEBEGOTT und WALTERSPIEL 1949).

Weitere Gründe für die Annahme, daß Nebennierenrindenstörungen am extrarenalen Nierensyndrom beteiligt sind, entnehmen wir folgenden Beobachtungen: Es gelang bei einer sog. hypochlorämischen Urämie, welche durch anhaltendes Erbrechen entstand, durch Zufuhr von wasserlöslichem Nebennierenrindenhormon entscheidende Ausschwemmung retinierter harnpflichtiger Substanzen zu erwirken. Schließlich konnte eine gleiche Behandlung bei Nierenfunktionsstörungen mit Stickstoffretention im Rahmen einer schweren Hepatitis die entscheidende Wendung in bezug auf die Ausschwemmung der harnpflichtigen Stoffe herbeiführen (J. Frey 1950).

Die Schlüsselstellung der Nebennierenrindenschädigung im Rahmen des extrarenalen Syndroms wird erst vollständig, wenn wir die Bedeutung des Nebennierenrindenhormons für die Tätigkeit des Tubulussystems der Nieren in Rechnung setzen. Denn nicht nur die Verteilung der Mineralien und des Wassers im Organismus, sondern eine wichtige Austauschfunktion der Tubuluszellen unterliegt dem Schutz der Nebennierenrinde. Es ist seit langem bekannt, jedoch bis auf wenige Ausnahmen bei der Betrachtung der Nierenfunktion merkwürdigerweise nicht eingehend berücksichtigt und ausgewertet worden, daß bei der Diurese ein Antagonismus zwischen Chloriden und den harnpflichtigen Substanzen sowohl beim Gesunden als auch beim Nierenkranken gefunden wurde. Die Stickstoffausscheidung und die Ausscheidung harnpflichtiger Stoffe leidet in beiden Fällen bei Kochsalzmangel. Aus experimentellen und klinischen Beobachtungen kann indessen geschlossen werden, daß das Kochsalz eine wichtige Rolle bei der Harnbereitung spielt und dabei einen notwendigen Austauschstoff darstellt. Im Glomerulus wird nämlich NaCl in den Primärharn durch Filtration ausgeschieden und im Tubulus größtenteils wieder zurückresorbiert, während eine entsprechende Menge harnpflichtiger Substanzen dafür hier zur Ausscheidung kommt. Dieser wichtige Austausch, der zu einer Anreicherung der Harnfixa führt, unterliegt der Kontrolle der Nebennierenrinde, und es leuchtet ein, daß sich Kochsalzmangel und Nebennierenrindeninsuffizienz in diesem Punkte summieren und eine Azotämie von erheblichem Ausmaß durch sekundäre Tubulusinsuffizienz hervorrufen können (Monographie Frey und Frey 1950).

Die *blutchemischen Verhältnisse* sind bei salopriver Nierenfunktionsstörung folgende: Rest-N-Steigerung ist meist allein durch Harnstoffzunahme ohne Beteiligung des Residual-N bedingt (Nonnenbruch 1944). Die Gesamtblutmenge ist oft verringert. Das Serumchlor ist gewöhnlich vermindert; jedoch kann dieser Wert täuschen, da bei negativer Chlorbilanz normale Blutwerte festgestellt werden können. *Wenn sich Wasser- und Natriumverlust entsprechen, kann der Natriumspiegel des Blutes normal sein.* Kaliumanstieg findet sich erst in extremen Zuständen. Von Gollwitzer-Meier (1924) wurde eine vermehrte Alkalireserve bei Erbrechen mit folgender Tetanie festgestellt.

Die Xanthoprotein- und Indicanprobe im Serum kann positiv werden, wenn vollständige Urämie zustande kommt (Seelig und Brandt 1932). Die Fermentausscheidung ist gestört: Es steigt der Diastasespiegel im Blut, während der Harn diastasefrei wird (Mellinghoff 1934).

Pathologische Anatomie. Bei tödlichem Verlauf findet sich außer der erwähnten Chlorverarmung der Gewebe und allgemeiner Austrocknung ausgesprochenes Hirnödem, das für die terminalen Bilder des klinischen Verlaufs Bedeutung haben dürfte. In ausgeprägten Fällen sind Verkalkungen des Tubulusapparates der Nieren charakteristisch (Brown und Mitarbeiter 1923, Borst 1931, Porges 1932).

An der Büchnerschen Schule haben sich Hatano (1936) und Lehnberg (1940) mit dem Studium der Kalknephrose bei Hypochlorämie befaßt. Hatano hat sich die Frage vorgelegt, ob Flüssigkeitsverlust, Chlorverlust oder Natriumverlust das ausschlaggebende Moment für die Verkalkung der Nierenepithelien sei. Kalkabscheidung setzt bei Chlorverlust allein nicht ein. Bei Unterbindung des Pylorus und schwerem Erbrechen bewirkt gleichzeitiger Chlor-, Natrium- und Wasserverlust die Entstehung einer schweren Kalknephrose. Nur Zufuhr von *Kochsalz* (Na^+ und Cl') verhindert derartige Nierenveränderungen, Natriumzufuhr allein nicht. Anstieg des Reststickstoffes und Ausmaß der Kalknephrose sind direkt proportional. Auch die Schnelligkeit des Kochsalzverlustes ist von Bedeutung. Langsames Absinken des Blutkochsalzspiegels ruft offenbar Regulationsmechanismen hervor, welche derartige Nierenveränderungen verhindern. Lehnberg (1940) hat seine Untersuchungen besonders auf die Morphogenese der Nierenveränderungen gerichtet. Die Staffeln der Tubulusveränderungen sind: „trübe Schwellung", Nekrose, Verkalkung. Daß diese Nierenveränderungen nicht Ausdruck einer eigentlichen Nierenerkrankung sind, sondern sekundär auftreten, haben bereits Mitteilungen von Borst (1931) und Porges (1932) vermuten lassen. Besonders zeigt dies eine Beobachtung von Volland (1940), der bei einer Hypochlorämie infolge Pylorusstenose Verkalkungen in der Lunge fand. Es handelte sich dabei um Kalk-Eisen-Inkrustationen, deren Chemie noch nicht aufgeklärt ist.

Vorkommen. Fortgesetzter Säfteverlust aus einer Magenfistel wird praktisch kaum je eine Rolle spielen. Dagegen kann hochgradige Pförtnerenge zu ernsten

Bildern des Magensaftverlustes und bis zum Tode führen. Übertriebene Magenspülungen bei der Pförtnerstenose können das Syndrom, zumindest in Ansätzen, entstehen lassen. Als Zweitschaden zeigen sich Folgen profusen Erbrechens bei den verschiedensten Kranken. So ist häufig das klinische Bild des Magensaftverlustes hineinzuzeichnen in die Gesamtbilder bei Peritonitis, Ileus, besonders bei Dünndarmstenose, bei akuter Magenlähmung, bei tabischen Krisen, bei Cholera. Bei dieser verschärfen Säfteverluste aus dem Darm Chlorverarmung und Austrocknung. Aber auch bei Schwangerschaftserbrechen, bei tagelang anhaltender Seekrankheit zeigen sich die ersten Stadien des Syndroms. Sie fehlen nicht bei Meningitis, wenn heftig erbrochen wird, und bei Hirndruck überhaupt und Gehirnerschütterung. Zwangsläufig muß sich bei echter Urämie mit starkem Erbrechen die chloriprive Urämie zur renalen addieren (BLUM und Mitarbeiter 1928). Es dürfte sich dieser Mechanismus relativ früh in das rein renal bedingte Geschehen einschalten.

Folgen von Magensaftverlust sind zu erwarten bei wiederholtem Erbrechen größerer Sekretmengen; sobald die Flüssigkeits- und Salzzufuhr zwischen den Brechparoxysmen unter dem Betrag der Verluste bleibt. Man wird gerade bei Fanatikern kochsalzarmer Kost (z. B. Rohköstlern) an diese Zusammenhänge denken müssen; zu beachten sind sie bei Nierenkranken und bei Menschen, die eine strenge, knappe und würzlose Diät genießen oder fasten. Hier kann schon verhältnismäßig geringes Erbrechen viel ausmachen.

Häufigkeit. Schwere Folgezustände nach Erbrechen sind selten: die gewöhnlichste Ursache (dekompensierte Pylorusstenose) wird jetzt meist frühzeitig operativ beseitigt. Geringere Schäden sind dagegen häufig. Sie erscheinen als Beiwerk im Gesamtbild, verdienen Interesse, weil sie das ärztliche Handeln beeinflussen sollen.

Klinisches Bild. Abgesehen von der zutage liegenden Ursache des Magensaftverlustes ist das klinische Bild zunächst gekennzeichnet durch den Gewichts- und Kräfteverfall. Der Gewichtssturz kann besonders im Anfang bei tabischen Krisen, bei Seekrankheit erstaunliche Formen annehmen. Die Schwäche zeigt Schattierungen von psychischer Depression und körperlicher Mattigkeit bis zu schwerster Prostration. Früh stellt sich starke Inappetenz ein. Auffallenderweise fehlt oft der Durst. Das hängt wohl damit zusammen, daß die Chlorverluste stärker die Gewebe als das Blut betreffen. Ist ein verengter Pförtner noch für Flüssigkeiten durchgängig, während alle Mahlzeiten erbrochen werden, so kann ein Kranker bei extremer Austrocknung große Harnmengen aufweisen. Dieses paradoxe Verhalten erklärt sich durch verschlechterte Wasserbindung, die eine Folge von Chloridverarmung und Alkalose ist (LICHTWITZ 1930). Häufig stellen sich Kopfschmerzen ein. Vor dem Tode senkt sich Benommenheit über den Kranken, die in schwere Bewußtseinstrübung ausmündet (Coma hypochloraemicum, PORGES). Unter den letzten Erscheinungen können wie bei echter Urämie auch blutige Durchfälle und fibrilläre Muskelzuckungen beobachtet werden. Oft ist die Haut welk, trocken; die Augen halonieren sich. Die Zunge ist trocken, belegt, zuweilen borkig, die Mundschleimhaut rissig, flammend rot. Die Ausatmungsluft kann urämisch, auch nach Aceton riechen.

Der Kreislauf leidet frühzeitig; kleiner weicher, frequenter Puls, niedriger Blutdruck mit geringer Amplitude. Es kann bei schwerer Alkalose zu Leberschädigung kommen (Subikterus, Vermehrung von Urobilinogen im Harn). Der Leib ist oft kahnförmig eingezogen; die Reflexe sind zuweilen gesteigert. Meningeale Züge mischen sich dem klinischen Bild bei. Als seltene weitere Komplikation Tetanie. Das Erbrochene braucht nicht sauer zu sein. Das Syndrom kann also ohne HCl-Verlust durch Verlust von nur NaCl-haltigem Magensaft entstehen.

Im Harn findet man in den schwersten Stadien Eiweiß, Zylinder, Leukocyten, selten Erythrocyten. Seine Reaktion ist wider Erwarten nicht ganz selten sauer. Die negative Chlorreaktion im Harn ist bedeutungsvoll. Das Blut ist zuweilen eingedickt, die Lymphocyten sind oft vermindert (MEYER 1933). (Beispiele s. bei NONNENBRUCH 1944.)

Der Stoffwechsel findet sich dem Experiment entsprechend verändert; charakteristisch ist: niedriger Blutchlorspiegel, hohe Alkalireserve, vermehrter Reststickstoffgehalt im Plasma. Im weiteren Verlaufe kann erhebliche Alkalose eine Störung des Kohlenhydratstoffwechsels bedingen. Es treten vermehrt organische Säuren und besonders Ketonkörper auf (HALDANE). Die Acetonprobe im Harn wird positiv. Auch der dissimilatorisch beschleunigte Gewebsstoffwechsel wird acidotisch. Bei Übersteigerung dieser Vorgänge kann das Kohlensäurebindungsvermögen des Plasmas daher bisweilen erniedrigt sein.

So werden das klinische Bild und auch die Stoffwechselpathologie wechselvoll. Wie sehr sich die Verhältnisse komplizieren können, sehen wir am Beispiel des urämischen Nierenkranken. Hier besteht primär Acidose; dadurch kann Chlor zum Ausgleich des Säure-Basenhaushaltes aus dem Plasma in das Gewebe gedrängt werden. Es besteht so Rest-N-Steigerung bei Chloropenie des Serums und Chloropexie des Gewebes. Auch das Erbrechen kann, weil es alkalotisch wirkt, als Ausgleichsvorgang erscheinen — solange es in gewissen Grenzen bleibt.

Noch bei anderen Formen des Magensaftverlustes besteht (wahrscheinlich durch abnorme Leberfunktion) primär eine Acidose (acidotisches Erbrechen): Erbrechen bei Leberatrophie, Phosphorvergiftung, Schwangerschaftserbrechen, das Erbrechen nach Narkose und das acetonämische Erbrechen der Kinder. Endlich kommen regelmäßig Hungerfolgen im klinischen Bild hinzu, unter Umständen noch Entziehungsschäden durch Verlust von Galle und Pankreassaft, Begleitumstände, nach Art des Grundleidens, Eigentümlichkeiten des Ausgangsstoffwechsels. Es liegt auf der Hand, wie schwierig sich im Einzelfalle die Analyse und Beurteilung von Brechschäden gestalten kann (s. auch MAINZER 1928).

Diagnose. An Schäden durch Magensaftverlust soll man bei allen Krankheitsfällen mit gehäuftem Erbrechen denken. Freilich ist aus den Angaben der Kranken meist schwer zu entnehmen, welche Mengen von Magensaft wirklich in Verlust gehen. Das klinische Bild mit den Zeichen der Austrocknung, der Schwäche und den psychischen Begleiterscheinungen führt häufig die Diagnose richtig, aber trotz schwerer Toxikose können auch alle eindrucksvollen Symptome zuweilen fehlen. Den besten Anhalt gewinnt man durch Kochsalzfreiheit des Harns (Probe mit Höllensteinlösung).

Wichtig ist die Beobachtung des Blutreststickstoffs. Fortschreitender Anstieg bedeutet ernste Gefahr. Bei wesentlicher Retention harnpflichtiger Stoffe wird die Xanthoprotein- und Indicanprobe im Serum positiv. Tetanische Zeichen bestärken die Diagnose. Sie wird schließlich nicht zuletzt ex juvantibus bestätigt.

Behandlung. Abgesehen von kausaler Therapie, die die Ursache des Erbrechens bekämpft, kann gegen das unmittelbare Gefahrmoment des Magensaftverlustes mit Salzzufuhr vorgegangen werden. Ist orale Nahrungszuführung nicht völlig unmöglich, so soll sie ausreichend oder reichlich Kochsalz enthalten. Nicht nur weil dadurch Kochsalz zur Resorption kommt, sondern auch weil die Sekretion des Magens zurückgedrängt wird. Aus ähnlichem Grunde ist Citronen- und Essigsäure nützlich; dadurch wird die Salzsäureabscheidung in den Magen gedrückt. Bei ernsteren Schäden durch Magensaftverlust ist Kernstück der Therapie konsequente Zufuhr von Kochsalz-, Ringer- oder Normosallösung rectal, subcutan oder endovenös. Bei brechenden Urämikern ohne starke Ödeme halten wir streng salzfreie Diät für falsch. Besonders nützlich hat sich neben der Zufuhr von Kochsalzlösung die Anwendung von Nebennierenrindenhormon erwiesen. Um schnell damit wirken zu können, empfiehlt sich die intravenöse Anwendung von Desoxycorticosteronglucosid — wasserlöslich — (Ciba-Wehr/Baden). Die intramuskuläre Injektion von ölgelöstem Desoxycorticosteronacetat hilft in der

Folgezeit zur Fixation von Wasser und Mineralien. Oft ist der Kreislauf behandlungsbedürftig. Ehe man Kranke mit Pförtnerverengung operiert, müssen Schäden durch Magensaftverlust ausgeglichen werden. Der Hinweis, daß man eine Magenausgangsstenose nicht operieren sollte, bevor die Urinausscheidung je Tag 400 cm³ überschreitet, leitet sich aus der Erkenntnis der Bedeutung des extrarenalen Nierensyndroms nach Magensaftverlust ab.

XXI. Starrkrampf vom Magen her (gastrogene Tetanie).

Vorkommen und Häufigkeit. Gastrogene Tetanie kommt vor als Drittschaden nach Magensaftverlust, meist also als mittelbare Folge der dekompensierten Pylorusstenose. Je säurehaltiger der erbrochene Mageninhalt ist, desto leichter scheint es zur Tetanie zu kommen. Zuweilen ist aber gastrogene Tetanie sogar bei anacidem Erbrechen beobachtet (BLAZICEK 1894, FLEINER 1903, SIEVERS 1898, WIRTH 1910, ELLIS 1924, HOLLÓ und WEISS 1926, MADSEN u. a.). Die gastrogene Tetanie ist selten. Der erste Fall ist beschrieben von KUSSMAUL (1869), seitdem sind zahlreiche Beobachtungen gefolgt. Immerhin vergehen selbst in großen Krankenhäusern Jahre, bis man ausgeprägte Fälle sieht; zumal in neuerer Zeit, weil bei hochgradiger Stauung operativ eingegriffen wird, ehe es zur Tetanie kommt.

Nomenklatur. Das Wort „Magentetanie" sollte vermieden werden. Es führt zu Verwechslung mit sekundären Magensymptomen bei Tetanie (Tetanie des Magens, IBRAHIM 1911). Unmißverständlich ist: gastrogene Tetanie (Tetanie vom Magen her).

Pathogenese. Im Mittelpunkt des Tetanieproblems steht das Calcium. Die große Bedeutung des Kalkstoffwechsels für die Pathophysiologie der Muskelkontraktion ergibt sich überzeugend aus den klassischen Versuchen von LOEB (1902) und OVERTON (1904). In kalkfreier Salzlösung zucken überlebende Muskeln, auf Zusatz von Calcium dagegen schwinden die Kontraktionen. Die Bedeutung des Calciums ergibt sich weiter „ex juvantibus" (BERKELEY und BEEBE 1909, MCCALLUM und VOEGTLIN 1909 u. a.). Daß dabei spezifische Calciumwirkung vorliegt, betonte BLÜHDORN (1922). Stoffwechseluntersuchungen bei Tetaniekranken lieferten exakte Unterlagen für eine Störung im Kalkstoffwechsel.

Allerdings sind die Beziehungen zwischen den verschiedenen Calciumfraktionen der Körpersäfte noch unübersehbar (LICHTWITZ 1930). Noch darf man Endgültiges über die Rolle des Calciums im Tetanieproblem nicht aussagen. Irgendwie aber greift der tetanigene Schaden ein in die Korrelationen des Ionengefüges, des Calciumstoffwechsels der Säfte und Gewebe. Die biologische Reaktion dieser Störung ist neuromuskuläre Übererregbarkeit.

Im Sonderfall der gastrogenen Tetanie muß die Störung ihren Ausgang nehmen von Änderungen, die bedingt sind durch das reichliche Erbrechen. v. KORCZYNSKI und JAWORSKI äußerten 1891, das Wesentliche dabei sei der Chloridverlust des Körpers. Tatsächlich setzt hier wohl die primäre Störung bei der gastrogenen Form der neuromuskulären Übererregbarkeit ein (KAUFMANN 1904, HASTINGS, MURRAY und MURRAY jr. 1921, GREENWALD 1922, STRAUSS 1903, 1933, STEINITZ 1928 u. a.). H-Ionenverlust kommt höchstens zusätzlich in Betracht. Das ergibt sich aus den Beobachtungen von Tetanie bei Anacidität (s. oben).

Die Tetanie bei Chlorverlust soll nach Auffassung von FREUDENBERG und GYÖRGY (1922) entstehen durch Verminderung der Calciumionen auf dem Umwege über eine Alkalose. Zur Wahrung der Isoionie spart der Körper bei Hypochlorämie Bicarbonat ein und es kommt zu einer Erhöhung des Blutbicarbonatgehaltes. Hier liegt der Angelpunkt der Störung; denn bei erhöhtem Bicarbonat sinkt nach RONA und TAKAHASHI die Calciumdissoziation. So komme es zu Calciumionenverminderung im Blut und damit zur Tetanie (Bicarbonattetanie, György 1922). Die vordringliche Bedeutung alkalotischer Stoffwechselrichtung (die Freudenberg und György übrigens auch für andere Tetaniearten annehmen) ist von verschiedenen Seiten angegriffen (Lorenz 1922, Blühdorn 1922). Bei Infusionen von NaOH und KOH wurden Hunde nicht tetanisch, auch wenn die Blutreaktion stark zur alkalischen Seite verschoben war (Holt, Striegel und Perlzweig 1926) und man kann beim Menschen durch Bicarbonat-infusion eine stärkere Alkalose herbeiführen als durch tetanieerzeugende Überventilation. Trotzdem tritt neuromuskuläre Übererregbarkeit nicht auf (Ellas 1922, Tezner 1924, Mainzer 1925). Prinzipielle Abhängigkeit der Tetanie von einer Blutalkalose besteht demnach zweifellos nicht. Im Sonderfall der gastrogenen Tetanie kommt der Alkalose mindestens mitbestimmende Bedeutung bei Entstehung der tetanigenen Ionenkonstellation zu (s. auch du Pasquier 1927).

Es dürfen die Befunde der Blutanalyse nicht überwertet werden. Die tetanischen Reaktionen finden in dem Gewebe selbst statt und entscheidend sind allein die Verhältnisse, die an der Grenzfläche Gewebe-Gewebsflüssigkeit herrschen. Die Dinge werden somit verwickelt und undurchsichtig. Man ist von einer genauen Kenntnis der pathophysiologischen Zusammenhänge auch bei gastrogener Tetanie noch weit entfernt und kann nur ganz allgemein sagen, daß die nach reichlichem Erbrechen auftretenden Änderungen des Ionengefüges in Körpersäften und -geweben unter gewissen Bedingungen sekundär zur Tetanie führen.

Kurz seien *die übrigen Theorien* zur Erklärung der gastrogenen Tetanie erwähnt. Einige sind unzureichend, andere sind überholt und nur noch historisch interessant.

1. Austrocknung führt zu Bluteindickung und Tetanie, etwa wie Cholera zu Krämpfen (Kussmaul 1869, Fleiner 1896, Curschmann 1910, Jonnescu und Grossmann 1905).

2. Intoxikation:

a) Durch Resorption von toxischen Produkten aus dem Stauungsmagen (Gerhardt 1886, Bouveret und Devic 1892, Albu 1898). Verschiedene Autoren glaubten solche Toxine extrahiert zu haben; doch haben diese Versuche nichts Überzeugendes (Loeb 1890, Blazicek 1894, Fleiner 1896, Gumprecht 1897).

b) Durch endogen gebildete Giftstoffe. Vermehrte Stickstoffausscheidung im Harn, Rest-stickstoffsteigerung im Blut werden angesehen als Symptom einer Eiweißintoxikation; darin erblicken manche ein primär pathogenetisches Moment (Haden und Orr 1923, Felten und Murray 1923). Auch Gollwitzer-Meier erwägt die pathogenetische Bedeutung „biogener Amine". Über Dimethylguanidinbildung bei gastrogener Tetanie ist nichts bekannt; eine Mitwirkung dieses tetanigenen Stoffes ist auch a priori nicht wahrscheinlich.

3. Verminderte H-Ionendissoziation des Blutes als solche erzeugt unmittelbare Tetanie (Grant, Tisdall 1922). Diese Auffassung ist vielfach widerlegt, am eindrucksvollsten durch experimentelle Bicarbonat-, KOH- und NaOH-Infusionen; trotz starker Alkalose keine Tetanie! (Ellas 1922, Holt, Striegel und Perlzweig 1926).

4. Zufälliges Zusammentreffen von Tetanie und Magenkranksein (v. Frankl-Hochwart 1890). Diese Möglichkeit ist zuzugeben, als allgemeingültige Erklärung ist die Theorie aber wohl abzulehnen. Besonders sprechen die Tierexperimente von McCallum (1908) gegen diese Auffassung.

5. Die Tetanie ist ein Reflexvorgang: Auslösend wirkt die Dehnung des Magens. Einige ältere Fälle, die zur Stützung dieser Theorie herangezogen waren (Friedrich Müller 1888, Kuttner 1921) sind nicht stichhaltig, weil auch Magensaftverlust pathogenetisch dabei in Frage kommt. Sicher kann beim Menschen mit latenter (idiopathischer oder parathyreopriver) Tetanie durch einen Reflexvorgang vom Magen der Tetanieanfall ausgelöst werden. Diese Fälle haben natürlich grundsätzlich keine Beziehung zur gastrogenen Tetanie.

Disposition. Der wichtigste pathogenetische Faktor ist bei gastrogener Tetanie das Erbrechen. Aber grundsätzlich muß doch in der Mehrzahl der Fälle eine Bereitschaft angenommen werden. Gastrogene Tetanie müßte sonst häufiger sein. R. Schmidt (1931) berichtet, daß bei 129 Patienten mit Pylorusstenose nur 7mal Tetanie beobachtet wurde. Sicher handelt es sich nicht nur um ein quantitatives Problem. Von 6 eingehend analysierten Fällen erschöpfenden Erbrechens, die in unserer Klinik beobachtet wurden, hatte z. B. nur ein Kranker eine Tetanie. Drei wesentlich fortgeschrittenere Fälle waren im ganzen Krankheitsverlauf frei von Zeichen neuromuskulärer Übererregbarkeit. Andererseits haben wir einen sehr nervösen 40jährigen Astheniker recht genau beobachtet, der wegen Magenausgangsenge durch Ulcus duodeni später operiert wurde und bei dem deutliche Tetaniesymptome, ja „Anfälle" während der verstärkten Magensekretion auftraten, *auch wenn er nicht erbrach.* Seine *Tetanie-Disposition* war ungenügend dadurch erklärt, daß er ab und zu auch erbrochen hatte und etwas unterernährt war. Früher hätte man anteilmäßig die „Konstitution" für schuldig erklärt. Zeitgemäßer und etwas weniger verwaschen wird man bei der Kompliziertheit der im Tetaniesyndrom zusammenwirkenden Vorgänge von *verminderter Regulationsbreite in bezug auf die Isoionie* sprechen, die sich in diesem Fall zeigt, sobald der Vorgang der Säuresekretion nicht als *ein* Regulator (vgl. BAKALTSCHUK 1928, BAYER 1951), sondern als Störer des Säure-Basengleichgewichts auftritt. Wir begegnen uns hier mit Auffassungen in neuen Arbeiten von PETTE (1949) und LÜHR (1949), die im Tetaniesyndrom bald anteilmäßig, bald überwiegend eine *hypophysär-diencephale Regulationsstörung* sehen. Lebensalter und Geschlecht spielen eine Rolle. Frauen neigen mehr dazu. Pylorospastische Säuglinge haben extrem selten Tetanie, obwohl Vomierschäden der Säuglinge in jeder Prägung häufig sind (FREUDENBERG 1925, VOLLMER und SEREBRIJSKI 1926, HARTMANN und SMITH 1928). — Nach GYÖRGY, BREHME und BRANDY (1927) hänge diese Tatsache zusammen mit der stärkeren glykolytischen Fähigkeit der kindlichen Gewebe.

Vielleicht sind manchmal abnorme Darmverhältnisse zu berücksichtigen (SPADOLANI 1925 u. a.). Es gibt ja auch Tetanie bei Sprue und Cöliakie (LICHTWITZ 1930). Selbst Enteritis mit unbedeutenden Erscheinungen macht manchmal so schwere Kalkresorptionsstörungen, daß Tetanieanfälle vorkommen. Als exogenes Moment der Mineralstoffwechselstörung kann in einzelnen Fällen Kalkhunger infolge von Pförtnersperre hinzukommen. Krankheitsprozesse im Mittelhirn disponieren (FOG 1932).

Bei den besonderen Beziehungen der Tetanie zu den Epithelkörperchen ist die Frage aufzuwerfen, ob etwa nur diejenigen Menschen gastrotetanisch werden, bei denen gleichzeitig ein Leistungsdefekt der Epithelkörperchen besteht. Viele Autoren sind dieser Ansicht (CURSCHMANN 1910, FALTA und KAHN 1912, BIEDL 1922, SCHMIDT 1931, E. FRANK 1922 u. a.). STRAUSS (1933) nimmt infolge von Exsiccose und Unterernährung nach länger dauerndem Erbrechen Schädigung des ganzen endokrinen Apparates an. Wenn eine „Organminderwertigkeit" der Nebenschilddrüsen besteht, treten die tetanigenen Schäden besonders in Erscheinung. Schon der Hungerzustand an sich aber disponiert zur Tetanie (SCHLESINGER 1920, LICHTWITZ 1926). Das lehrte uns erneut die Häufung von Tetaniesymptomen gegen Ausgang des 2. Weltkrieges. Manche klinischen Beobachtungen sprechen für einen Zusammenhang mit der Epithelkörperchenfunktion (STEINITZ 1928), so auch die Häufung gastrogener Tetanie in den sog. Tetaniemonaten (v. FRANKL-HOCHWARTH). Zuweilen werden bei der Sektion anatomische Veränderungen der Nebenschilddrüsen gefunden. Auch andere endokrine Drüsen haben noch mit Tetanie zu tun, z. B. Thymus (BASCH, KLOSE, VOGT, MATTI) und Nebenniere (GULEKE, ASCHENHEIM). Das endokrine System und dysregulatorische Vorgänge sind beim Auftreten der Tetanie sicher von Belang.

Stoffwechsel. Es bestehen die allgemeinen Stoffwechselstörungen des Magensaftverlustes (s. dort). Verschiebung des Säure-Basengleichgewichts in Richtung der Alkalose. Der Harn kann dabei trotzdem sauer sein (GOLLWITZER-MEIER 1924). Ketonurie kommt vor (YOUMANS und GREEN 1925). Die Gesamtcalciumwerte des Serums finden sich normal (GRANT 1922, TISDALL 1922, GOLLWITZER-MEIER 1924, ELLIS 1924, MAINZER 1926). Über Bestimmungen der einzelnen Fraktionen des Calciums und ihr Verhältnis untereinander ist nichts Gesichertes bekannt.

Klinik. Der tetanische Anfall unterscheidet sich symptomatologisch nicht von dem gewohnten Bild. Alle Schattierungen kommen vor von geringer Steifigkeit und Schwäche in den Unterarmen bis zum ausgeprägten Bild der tonischen

Carpopedalspasmen mit Ausbreitung der tonischen Krämpfe auch auf andere Muskelgruppen des Körpers und mit cerebralen Begleiterscheinungen (Jaensch). Im Intervall können sich Zeichen von Übererregbarkeit finden (Trousseau, Erb, Chvostek). Manifeste und latente Tetanie fügen sich hinzu zum Bilde des den Magensaftverlust verschuldenden Grundleidens. Dabei finden sich noch die im vorhergehenden Abschnitt näher gekennzeichneten Folgezustände von Magensaftverlust mehr oder weniger deutlich. Ein typischer Fall eigener Beobachtung stellte sich folgendermaßen dar:

Eine ältere Dame litt seit 25 Jahren an ihrem Magen. Sie hatte beschwerdefreie Intervalle bis zu einem halben Jahre. In den Krankheitsperioden traten Schmerzen 1 Std nach dem Essen, Erbrechen nach 5 Std auf; es folgte dann stets 4—5mal Erbrechen größerer Mengen, erst Speisen, dann Sekret. Wenn die Anfälle Wochen gedauert hatten, kam es zum Schluß zu Krampfzuständen in Armen und Beinen, die Finger krampften sich in Spreizstellung oder zur geballten Faust. Die Frau war hochgradig elend und extrem abgemagert. Sie lebte im Hause ihres Schwiegersohnes, eines Gastwirtes und in der Gegend bekannten Kochkünstlers. So hatte sie die Möglichkeit, eine sehr sorgsam gewählte Kost durchzuführen und hatte sich trotz hochgradiger Stenose immerhin erhalten, zeitweilig mit erträglichem Befinden. Sie suchte die Klinik auf, nicht in erster Linie, weil das Erbrechen und gelegentliche Magenkoliken besonders quälend geworden waren — objektiv mäßige Magenerweiterung —, sondern hauptsächlich wegen der schwer zu ertragenden Tetanieanfälle. Die Geburtshelferstellung der Hand war meist das erste Zeichen, dazu kamen tonische Krämpfe der Armbeuger und krampfige Equinusstellung der Füße, tonische Krämpfe auch in der ganzen Bein- und Rückenmuskulatur, die Augen wurden verdreht. Die Krämpfe waren außerordentlich schmerzhaft, durch Kleinigkeiten konnten sie ausgelöst werden. Nach einem gewöhnlichen Probefrühstück wurden mehr als 200 cm³ ausgehebert, von der Gesamtacidität 59. Der Magen war mäßig ektatisch. Größere Mahlzeiten wurden stets erbrochen, daher war wohl keine erhebliche Ektasie zustande gekommen. Der Röntgenbrei war nach 6½ Std noch größtenteils im Magen, sein Rest wurde später durch Erbrechen entleert. Nach Anlegung einer Gastroenterostomie waren unmittelbar die Tetaniesymptome verschwunden. Die Kranke blühte auf und nahm schnell an Gewicht zu; sie lebte noch viele Jahre und hat nie wieder tetanische Anfälle gehabt.

Diagnose, Differentialdiagnose. Bei typischer Ausprägung der Anfälle ist die Diagnose nicht schwer. Zuweilen kommt es nicht zu der klassischen Pfötchenstellung usw. Schmerzen und cerebrale Symptome verschleiern die wahre Natur des Zustandes. Auch bei Hysterie kommen ja tonische Krämpfe der Extremitätenmuskulatur vor. So werden nicht selten trotz hochgradigen Erbrechens selbst schwere tetanische Zustände nicht richtig beurteilt. Latente Tetanie erkennt man durch den Nachweis mechanischer und elektrischer Übererregbarkeit oder durch Überventilationsversuch. Ein Facialisphänomen sollte man indessen nur bei stärkerer Ausprägung werten. Geringe Zuckungen des Mundwinkels sieht man auch bei Neurasthenikern, ja bei gesunden „T-Typen" (Jaensch). Es ist eine Frage ärztlichen Feingefühls, zu entscheiden, wann eine nur „dysregulativ latente Tetanie" (Lühr 1949) entsprechend zu behandeln ist.

Von gastrogener Tetanie abzutrennen sind Tetanien aus anderer Ursache, die mit Magenbeschwerden einhergehen (Ibrahim 1911, Falta und Kahn 1912, Melchior 1922, Langensköld 1926 u. a.). Die Magen-Darmstörungen sind dabei Symptom gesteigerter vegetativer Erregbarkeit. Man findet motorische Unregelmäßigkeiten (Kratinoff 1927), unter Umständen Spasmen und Krampf des gesamten Magens (Schwarz) oder einzelner Teile, auch Sekretionsstörungen. Diese Erscheinungen sind sekundär. Denkbar ist, daß sich gastrogene Tetanie rückwirkend am Magen manifestiert.

Therapie. Das Behandlungsziel ist Hinderung weiteren Magensaftverlustes. Praktisch heißt das fast immer: es muß zur Beseitigung einer Pylorusstenose operiert werden. Oft wird man sich bei schlechtem Allgemeinzustand oder bei Unmöglichkeit der Mobilisierung des Magenausgangs mit einer Gastroenterostomie begnügen müssen. Besser ist die Resektion. In jedem Falle ist sorgfältige Vorbehandlung geboten. Man behandelt den tetanischen Zustand und hat dabei zu berücksichtigen die allgemeinen Schäden nach Magensaftverlust. Calcium in jeder Form hilft, besonders im Anfall und intravenös gespritzt. Guten Erfolg hat Darreichung von Ammonchlorid (McCann 1918). Man verordnet 5—7 g täglich per os oder nach Youmans und Greene 0,82%ige Lösung intravenös (bis 500 cm³). Dies bewirkt Acidose (Haldane). In schwersten ausgebreiteten tetanischen Krämpfen kann Morphium nützlich sein. Zweckmäßig ist in jedem Fall Zufuhr von Kochsalz. Man infundiert Kochsalzlösung oder Ringerlösung intravenös, subcutan oder rectal als Tropfklysma in reichlicher Menge (v. Korczynski und Jaworski 1891, Strauss 1903, 1933, McCallum 1913, Haden und Orr 1923) nach Möglichkeit mit Nebennierenrindenhormonzufuhr, verbunden. So wird der zumeist starke Flüssigkeits- und Kochsalzverlust allmählich ausgeglichen. Der Mineralhaushalt regularisiert sich und bestehendes Salzmangelsyndrom schwindet. Das NaCl wirkt hier mittelbar antitetanisch. Manchmal sind Analeptica und periphere Kreislaufmittel nötig. Es ist nicht überflüssig, zu betonen, daß bei tetaniebereiten Magenkranken Magenspülungen als Dauerbehandlung und Alkaligabe streng kontraindiziert sind.

Prognose. Zuweilen ist eine Austreibungsinsuffizienz mit gehäuftem Erbrechen nicht durch ein organisches Hindernis, sondern funktionell bedingt, z. B. durch hohes Ulcus der kleinen Kurvatur mit Gastroparese (Kautzky 1928). Dann ist Heilung auch ohne Operation möglich. Da aber meist ein operativer Eingriff notwendig wird, fällt die Voraussage der gastrogenen Tetanie praktisch zusammen mit der Frage der Operationsmortalität. Sie ist bei der geschilderten sachgemäßen Vorbehandlung nicht größer als bei anderen Magenoperationen gleichen Ausmaßes. Rückfällig werden bei guter Funktion des neuen Magenausganges nur ganz wenige Patienten.

XXII. Magen bei Unterernährung.

Störungen des Magen-Darmtractus sind bei der langdauernden alimentären Dystrophie des Erwachsenen mit großer Regelmäßigkeit im Spiele. Einmal fördert eine primär vorhandene Verdauungsinsuffizienz das Manifestwerden eines Mangelschadens durch mangelhafte Nahrungsausnutzung, zum anderen sind funktionelle und organische Schäden Folgen der untercalorischen Ernährung und Eiweißverarmung.

Am *Magen* sind Störungen der **Motorik** und des **Tonus** mit solchen des Darmes in der Regel vergesellschaftet. Man findet Hyper- und Hypoperistaltik, Hyper- und Hypotonie bis zu enormer Atonie und Dilatation, in Abhängigkeit vom Grad des Alimentationsschadens. In leichteren und mittelschweren Fällen überwiegt die Beschleunigung, in schweren Fällen die Verzögerung der Entleerung. Die Prüfungen mit Hilfe von Röntgenkontrastbrei und Coffeinprobetrunk ergeben nicht immer Übereinstimmung. Flüssigkeit passiert rascher als feste Speisen. Auch im eigenen Krankengut fanden wir bei der überwiegenden Zahl der Untersuchten eine Eilentleerung des Coffeintrunks. de Salamanca (1942) spricht von einer Überentleerung flüssigen Inhalts bei Retention fester Speisen als charakteristisches Verhalten bei einem Teil der von ihm untersuchten Kranken. Bei anderen wurden Flüssigkeit und feste Nahrung rascher evakuiert als bei Gesunden. Vorwiegend Hypotonus und verminderte Motilität fand Díaz-Rubio (1941), gelegentlich Neigung zu Ektasie. Diese kann sich in wenigen Tagen entwickeln und sehr hochgradig sein. Je nach der Verdauungsphase enthält der Magen große Nahrungs- und Flüssigkeitsmengen oder Luft. Bedrohliche akute Dilatation des Magens sahen wir mehrfach in deletären Fällen einige Tage ante finem. Sie ist Ausdruck einer Dysharmonie der vegetativen Tonuslage. Die Dyskinesien des

Magens sind weniger der sekretorischen Fehlleistung zugeordnet, als der vegetativen Gleichgewichtsstörung nachgeordnet.

Schon im 1. Weltkriege stieß man auf **Sekretionsstörungen** des Verdauungskanals bei Unterernährten in Gefängnissen und Heilanstalten (Maase und Zondek 1917, 1920; Knack und Neumann 1917, Boenheim 1917, Boettner 1917, Bürger 1918). Eingehendere Untersuchungen sind erst nach Einführung differenzierter, fraktionierter Funktionsproben möglich gewesen. Der spanische Bürgerkrieg gab zunächst dazu Gelegenheit. Die „Afermentie" des Verdauungsschlauchs (Bürger 1918) fand sich bei der überwiegenden Zahl der Unterernährten, dazu wurden Anacidität oder Subacidität gefunden (Díaz-Rubio 1941, de Salamanca 1942). Nach Feststellungen de Salamancas mit der von ihm erarbeiteten differenzierten Untersuchungsmethode ist die Magensekretion auch bei achylischen Unterernährten im Unterschied zu Kranken mit Gastritis, Biermer-Anämie und Krebs, die einwandfrei hyposekretorisch sind, normal. Wir fanden allerdings bei Dystrophikern oft ausgesprochen „trockene Mägen" und nicht selten Supersekretion.

Der Magensaft Unterernährter ist nach de Salamanca hypochlorisch und hypochlorhydrisch, die Konzentration des Gesamtchlors vermindert, was durch Untersuchungen an unserer Klinik bestätigt werden konnte (Gülzow 1949). Die Karenzpatienten sind hypoacid, etwa bei der Hälfte ist freie Salzsäure nach Coffein- oder Alkoholreiz nicht nachweisbar. Von 174 nach Katsch und Kalk untersuchten Unterernährten unserer Klinik hatten 57% eine völlige *Anacidität*, 67% der darauf untersuchten Achyliker waren histamin- oder priscolrefraktär. Subacidität wurde in 36% und nur in 7% Norm- oder ganz selten Superacidität gefunden (Gülzow 1949). Diese Zahlen stimmen etwa mit denen anderer Autoren überein. Bansi (1949) sah totale Achylie in 67 von 126 Fällen, Berning (1949) in 34% Anacidität. Auch Perakis und Bakalos (1943), Kalk (1943), Schubothe und Schwanz (1948), Dieckmann (1949) u. a. bestätigen die Depression der Säurewerte bei Unterernährten. Differenziert man die Untersuchten nach Geschlecht und Alter, so ergibt sich, daß Achylien bei unterernährten Frauen häufiger gefunden werden als bei Männern (Böttner 1947, Schubothe und Schwanz 1948). Bei Unterernährten höherer Altersstufen sind Achylien verständlicherweise häufiger als bei Jugendlichen. Unter den Kranken unserer Klinik war der Anteil der Achylien folgender: bis zu 40 Jahren 52%, über 40 Jahre 66% (Gesamtzahl 174), 88 Kranke hatten Durchfälle zur Zeit der Untersuchung oder in der unmittelbar voraufgehenden Anamnese. Von diesen hatten 62,5% eine Achylie. Die Zunahme der Achylien in den Jahren des letzten Krieges hat Böttner (1947) an dem Krankengut der Marburger Universitätsklinik (2449 Aushebungen) aufzeigen können. Der Anteil der Achylien stieg laufend von 5,6% im Jahre 1939 auf 21,7% im Jahre 1945. Das Durchschnittsalter der Achyliker erfuhr in diesen Jahren nur eine unbedeutende Verschiebung, es lag im Durchschnitt bei 48,6 Jahren.

Das *Pepsinogen*verhalten wurde von Gülzow (1949) untersucht. Bei 59 von 110 Kranken mit schwerer reiner Inanition fand sich auch nach Zusatz von Salzsäure fehlende oder mangelhafte Andauung des Eiereiweiß in 24 Std. Auch das Auffinden verminderter *Kathepsin*werte im Urin (Merten 1948) spricht für ein Darniederliegen der Fermentproduktion im unterernährten Organismus.

Die *Exkretionsfunktion* des Magens ist gleichfalls gestört, wie sich an der Neutralrotprobe zeigen läßt. Die Ausscheidung des Farbstoffes ist bei der überwiegenden Zahl der Kranken verzögert oder fehlt ganz. Auf eine besondere Schädigung der Fundusdrüse darf man daraus nach Henning (1930) schließen. Die *Zellen* im Magensaftsediment sind in der Regel vermehrt. Der *Eiweißgehalt* des reinen Magensaftes, nach der Sulfosalicylprobe von KATSCH und BALTZER untersucht, erwies sich in der überwiegenden Zahl als erniedrigt (GÜLZOW 1949).

Gastroskopische Untersuchungen können zur Klärung dieser schweren und regelmäßigen Funktionsstörung beitragen. Die erhobenen Befunde sind nicht einheitlich, in Abhängigkeit vom Grad und von der Form des Alimentationsschadens. Bei der hydropischen Dekompensation ist eine oft enorme Schwellung der Falten durch ödematöse Durchtränkung der Schleimhaut besonders in den oberen Magenabschnitten zu finden. Die blassen glänzenden Falten drängen sich in das Magenlumen vor, in den schmalen Faltentälern sammelt sich reichlich klares Sekret. Das Ödem der Magenschleimhaut entspricht dem bei Tieren durch untercalorische Eiweißmangelernährung erzeugten. Sehr regelmäßig finden sich weiterhin punktförmige und flächenhafte, frische und ältere Blutungen in den oberen Schleimhautschichten. Die Blutungen sind häufiger in den aboralen Magenabschnitten zu finden, ebenso Erosionen. Da die Schleimhaut darüber hinaus hyperämisch ist und succulent erscheint, kann man von einer ödematösen hämorrhagisch-erosiven Gastritis sprechen, die in wechselnder Ausprägung zur Beobachtung kommt. MOUTIER (1942) wählt die Bezeichnung „Gastrites cachecti-santes" für „pseudocanceröse" Entzündungen epithelialer und interstitieller Art, die er fand. In Fällen trockener Kachexie überwiegen atrophische Veränderungen. Eine verdünnte blasse Schleimhaut läßt die submukösen Venen bis in die feinsten Verzweigungen durchschimmern. Die Schleimhaut ist glatt, Hämorrhagien sind auch hier häufig. Die „*Hungergastritis*" findet sich bei pathologisch-anatomischen Untersuchungen bestätigt. Schon LUBARSCH (1921) wies darauf hin, daß Blutungen, Erosionen, Schleimhautnekrosen und auch Magengeschwüre neben gastritischen Veränderungen bei Verhungerten häufig sind. Bestätigt ist dieses durch GIESE (1947) und KONJETZNY (1947). Durch Fütterung einer eiweißarmen Mangelernährung und absoluten Hunger sind bei Ratten, Hunden, Kaninchen und Katzen Hämorrhagien, Erosionen, Nekrosen, Ulcera und Schleimhautödeme erzeugt worden (BOGORAS 1935, WEECH und PAIGE 1937, TARSITANO 1939, HARRIS, HOVE, MELLOT und HICKMANN 1947). Eindrucksvolle Bilder dieser Art zeigte GÜLZOW (1949) auf dem Kongreß für innere Medizin in Wiesbaden. Die Zunahme des Ulcus ventriculi in Krisen- und Notzeiten, auf die HAMPERL in dem 1., KALK (1942), GSELL (1945), SPANG (1948) u. a. in und nach dem 2. Weltkriege hinwiesen, mag entsprechend den Tierversuchen in der Mangelernährung mit ihre Ursache haben. Es muß jedoch betont werden, daß bei den Sektionen an reiner Inanition Verstorbener Magengeschwüre nicht in auffälliger Häufigkeit gefunden wurden (HOTTINGER, GSELL, UEHLINGER, SALZMANN, LABHART 1948, BERNING 1949, GÜLZOW 1949, OVERZIER 1950 u. a.). Siehe Kapitel: Ulcus des Magens und Zwölffingerdarms, besonders S. 555 und 612.

Die **röntgenologische Untersuchung** des Magens ergibt in Einzelfällen hochgradige Ektasie und Luftfüllung bei der Leerdurchleuchtung, vergesellschaftet mit Atonie und Gasfüllung des Colon. Hypotonie und Entleerungshemmung sind sonst seltener als Eilentleerung durch Hyperperistaltik und Pylorusinsuffizienz. Es ist keine Besonderheit, daß der Kontrastbrei, wie das Probefrühstück bei der fraktionierten Aushebarung, den Magen nach 15 min. schon verlassen hat. Das Schleimhautfaltenrelief ist unruhig, die Falten sind verbreitert, girlanden- oder korkenzieherartig gewunden, die große Kurvatur ist unregelmäßig gezähnelt, wie angefressen. Das Sekret ist unterschiedlich stark vermehrt. Diese durch ein Ödem der Schleimhaut verursachten Veränderungen finden sich vorwiegend bei hydropischen Kranken. In leichteren und nicht ödematösen Fällen ist das röntgenologische Magenbild oft unauffällig. Ulcusnischen werden selten gefunden.

Die bei der Unterernährung nachweisbaren Veränderungen des Magens sind vergesellschaftet mit solchen des übrigen Verdauungskanals. Die Subfermentie der großen Verdauungsdrüsen, Störungen der Motorik, des Tonus und der Resorption im Darm mit oft schweren pathologisch-anatomischen Veränderungen im Sinne einer Enteritis, vor allem Colitis (s. Erkrankungen des Darmes) verursachen das gastroenterale Syndrom der Dystrophie, das für die Prognose von entscheidender Bedeutung ist und bei der *Therapie* des Unterernährungsschadens besonderer Berücksichtigung bedarf. Sorgfältige Zusammenstellung einer *eiweißreichen, leicht verdaulichen Nahrung, kombiniert mit parenteraler Eiweißtherapie, Transfusionen, Säure- und Fermentsubstitution, sind als zweckmäßige Behandlungsverfahren zu empfehlen.*

Im günstigen Falle gelingt es, durch eine derart ausgerichtete Therapie, die über Monate ausgedehnt werden muß, auch die Organstörungen des Verdauungskanals zu beseitigen. Die Veränderungen der Hungergastritis, das Ödem, die Blutungsneigung, Erosionen und die Motilitätsstörungen schwinden früher und vollständiger als die der Sekretion und Fermentproduktion. Insbesondere bleibt eine Anacidität häufig als Restsymptom bestehen. Andererseits sind uns zahlreiche Fälle bekannt, in denen eine histaminrefraktäre Anacidität wieder schwand und nach einigen Monaten der Wiederernährung normale Säureverhältnisse vorgefunden wurden (Gülzow 1948). In diesen Fällen darf man wohl annehmen, daß es sich im wesentlichen um funktionelle Achylien gehandelt hat. Ernährungsstörungen der Schleimhaut durch Mangel an biologisch vollwertigem Eiweiß und vasculäre Schäden, die bis zur Atrophie führen können, dürften die überwiegenden Ursachen der Verdauungsinsuffizienz sein. Hinzu kommen Trophoneurosen, neurozirkulatorische Einflüsse als Folge der ausnahmslos schweren psychischen Belastung, der Menschen in einer Hungersnot ausgesetzt sind. Diese muß als Ursache der Funktionsabweichungen hoch veranschlagt werden. Ihr Fortfall ist entscheidend für die Reparation.

XXIII. Magen und Allergie.

Seit der Entdeckung der Anaphylaxie durch Richet (1904) und seit Aufstellung des unerhört fruchtbaren Begriffes „Allergie" durch Pirquet (1903/04) hat sich die Betrachtungsweise der allergischen Genese von Erkrankungen mehr und mehr durchgesetzt. Sie hat wesentlich dazu beigetragen, die Grenzen des organpathologischen Denkens zu überschreiten. Andererseits wandelt sich der sehr lebendige Begriff der Allergie, wird bald weiter, bald enger definiert und umstritten, wie kürzlich (1951) der große erste internationale Allergiekongreß in Zürich zeigte. Sicher betrifft die „Allergiediagnose" nur den *Entstehungsmechanismus* eines Krankheitsbildes. Das beweisen klinische Eindrücke, die für enge Beziehungen zur („allergischen") Konstitution, zum vegetativen Nervensystem, zu zentralen Regulationszentren sprechen. Der *Magen* hat für das Allergieprinzip folgende Bedeutung:

1. Der Magen stellt die kräftigste Front gegen einen Angriff über den Verdauungsweg auf die Arteigenheit dar. Beim Versagen dieser *„Wächterfunktion"* kann

2. der Magen selbst *Eintrittspforte für Allergene* und Allergenkomplexe werden.

3. Der Magen kann andererseits als *Reaktionsorgan* eine Rolle spielen.

Im Krankheitsfalle handelt es sich um nutritive Allergien („Food allergy", alimentäre Allergien), deren Manifestationen nicht auf den Magen- und Darmkanal beschränkt sind. Die Möglichkeit, daß der Magen- und Darmkanal Eintrittspforte und Reaktionsorgan zugleich ist, besteht, jedoch sind Allergenzufuhr per os und gastrointestinaler Typus der allergischen Reaktion nicht zwangsläufig miteinander verknüpft (DOERR 1944).

Fassen wir die Allergie als Antikörperdiathese auf (unter engerer Begrenzung des Allergiebegriffes, die nicht unbestritten ist), so muß in einer Bemerkung auf die allgemeine *Struktur der Allergene* eingegangen werden. Eiweißkörper des Pflanzen- und Tierreiches können antigene Eigenschaften entfalten. Durch die Untersuchungen von LANDSTEINER (1933, 1934) ist nachgewiesen worden, daß die spezifische Wirkung von einem ganz bestimmten niedermolekularen Wirkkomplex ausgeht (Versuche mit Azoproteinen). Der grundsätzliche Aufbau eines Antigens besteht also darin, daß 2 Teile mit verschiedener Funktion miteinander verbunden sind, so die hochmolekulare Proteinkomponente und die spezifitätsbestimmende *determinante Gruppe*. Jede determinante Gruppe in einem Komplex wirkt für sich allein Antikörper-auslösend. Eine Beeinflussung dieser Wirkgruppen untereinander kann stattfinden.

Die allgemeinen *Grundlagen*, die den Erwerb einer Allergie beim Menschen ermöglichen, sind auch durch vielfältige experimentelle Untersuchungen nicht in vollem Umfang geklärt. (Das zur Zeit vorliegende wissenschaftliche Material zum Thema ,,Allergie'' findet seine Darstellung von R. DOERR: ,,Die Immunitätsforschung'', zur Zeit Band I—VIII, Wien: Springer 1947—1952.) Da Allergisierung nur Antikörperbildung bedeutet, können Symptome ausbleiben, wenn es nicht zu einer erneuten Allergeneinführung kommt [,,Inapparente Sensibilisierung'' (OTTO 1931), ,,Minor allergy'' (VAUGHAN 1934), ,,potentielle Allergie''(BOCH 1928), ,,latente Allergie'' (SALÉN und JUHLIN-DANNFELT 1935)]. Die Annahme, daß es relativ leicht auf allen *Zuführungswegen* zu Allergie kommen kann, ergibt sich auch für den Menschen nach den klinischen Erfahrungen. Die Bedeutung der Parallergie (RÖSSLE 1933) bei der Manifestation von gastrischen Sensibilisierungsphänomenen muß erwogen und erforscht werden. Für die Gastrologie ist die ,,Allergie'' noch ein Zukunftsgebiet. Hier soll nur in Kürze der Versuch unternommen werden, Fragestellungen zu entwirren.

1. Funktion des Magens für den Sensibilisierungsmechanismus.

Die Erklärung vieler klinischer Beobachtungen, die belegen, daß eine Sensibilisierung oder Schockauslösung durch Resorption des Antigens vom Magen-Darmkanal aus erfolgt sein muß, stößt auf Schwierigkeiten. HANSEN (1943), der sich mit den Beziehungen zwischen Verdauungsorganen und Allergie eingehend auseinandersetzt, weist auf die Widersprüche gegenüber der klassischen Resorptionslehre hin. Nach den Anschauungen, die von ABDERHALDEN (1907) begründet sind, kommt es *nur* zur Resorption von Eiweißspaltprodukten der Aminosäurenstufe. Auch eine Annahme der Peptonresorption wird von ABDERHALDEN und LONDON (1906, 1913) abgelehnt. Demgegenüber zeigen Versuche von TOBLER (1905) und ZUNZ (1908), daß bei Abbindung des Magens nach vorheriger Eingabe von Pepton 33% des Gesamtpeptons im Magen zur Resorption gelangen können. Versuche über die Dünndarmresorption liegen vor von NOLF (1904) und MESSERLI (1913). Sie kommen zu dem Ergebnis, daß die Eiweiße die Darmschleimhaut bereits passieren können, bevor sie bis zum letzten Baustein aufgespalten sind. Die Einwände von ABDERHALDEN weisen auf die Möglichkeit hin, daß die zur Resorption gelangten Eiweißteile vor der Passage doch zu Aminosäuren abgebaut sein können. Es können also Analysen des Darminhaltes über die Größe der resorbierten Eiweißspaltprodukte keine Auskunft geben. Insofern gewinnen die Versuche von BORCHARDT (1910) Bedeutung. Es gelang ihm nämlich bei Verfütterung von BENCE-JONES-Eiweiß an Hunde diesen besonderen Eiweißkörper im Blut der Tiere nachzuweisen. Hier ist daran zu erinnern, daß es beim Menschen nach erheblicher alimentärer Belastung mit Hühnereiweiß zur Albuminurie kommen kann. [Mitteilungen: OPPENHEIMER und MICHAELIS (1902): Nach Verfütterung großer Pferdeserummengen Auftreten von Serumeiweiß im Urin. VAN ALSTYNE und GRANT (1911): Albuminurie eines Knaben nach übermäßigem Ei- und Milchgenuß. GANGHOFER und LANGER (1904): Nachweis von Rinder- und Eiereiweiß im Serum durch Präcipitinreaktion nach Verfütterung an Säuglinge. Wir erlebten, daß ein Pneumonierekonvaleszent, ,,um sich zu stärken", größte Mengen von rohen Eiern verschlang und eine schwere Urticaria bekam, ohne—der Anamnese und dem Typ nach—„Allergiker" zu sein.]

Es liegen ferner eine Reihe von Versuchen an Tieren vor, die mit Hilfe serologischer Methoden den Nachweis führen, daß es gelingt, Tiere über den Magen- und Darmkanal zu sensibilisieren: Rosenau und Anderson (1906, 1909) — Verfütterung von rohem Rindfleisch an Meerschweinchen, anaphylaktischer Schock nach intraperitonealer Injektion von Rinderserum, Lesné und Dreyfuss (1911) — enterale Sensibilisierung von Hunden und Kaninchen, Schockauslösung durch intravenöse Reinjektion, Shin Maie (1922) — Nachweis von Antikörpern bei Meerschweinchen nach Verfütterung von Hühnereiweiß und Pferdeserum mit Hilfe von Präcipitin- und Komplementbindungsreaktionen. Der Nachweis spezifischer Präcipitine und Antikörper im Serum von Säuglingen ist nach Bauer (1906), Moro (1906), Beck (1927) bei unterernährten atrophischen Kindern gelungen. Inzwischen ist auch dieser Nachweis bei normalen Kindern geführt worden (György, Moro und Witebsky (1930), Jaffé (1931) u. a. Von Bedeutung sind die Versuche von Walzer (1926, 1927): Anlegen einer intracutanen Hautquaddel bei einem normal reagierenden Menschen mittels Blutserum von einem gegen z. B. Eiklar anaphylaktischen Patienten. Nach Verabfolgung des Antigens per os kommt es zur Reaktion an der Injektionsstelle.

Der Magen- und Darmkanal verknüpft in seinen Funktionen Fermentwirkungen, die in ihrer Gemeinsamkeit die gefahrlose Resorption von Spaltprodukten der Nahrung ermöglichen sollen. Für die Aufschließbarkeit besitzt der Magen nach neueren Anschauungen (Buchs 1940, 1947, Merten 1951) einen Fermentkomplex (Pepsin-Kathepsin-Labferment), dessen Wirkung bekannt ist.

„Ce qui anaphylactise, ce n'est pas l'ingestion, c'est l'indigestion" (Lesné und Dreyfuss 1911). Die Magenschleimhaut und ihr Sekret leisten Bedeutendes bei der Abwehr eines Angriffes auf die Integrität des Individuums, der mit der Ernährung erfolgt. Mit normalem Magensaft verdaut, verlieren Eiweißkörper die Fällbarkeit durch spezifisches Immunserum. Es erscheint uns lohnend, speziell die Wirkungen des *Magenkathepsins* für diesen Denaturierungsvorgang zu untersuchen. Die Fähigkeit, präcipitable Substanzen zu zerstören, kommt in ähnlicher Weise dem Trypsin zu, aber in einem viel geringeren Grade (F. Hamburger 1903).

Einzelbeobachtungen weisen auf die Bedeutung des Magensaftes hin. So trat — nach unseren Beobachtungen — eine Luminalallergie bei einer Frau in Erscheinung, als sich mit dem Alter eine Magensaftachylie einstellte. Zusammenstellungen von Rowe (1931) können jedoch eine besondere Häufigkeit von Achylien bei nutritiven Allergien nicht feststellen, während Andresen (1925) bei 20% seiner Beobachtungen eine Achylie findet. Wir selbst haben wie auch Hansen (1943) in der Mehrzahl der Fälle eine normale Magensekretion gefunden. Walzer und Gray (1936) konnten in ihrer Versuchsanordnung bei Hypo- oder Anacidität ein früheres Eintreten der enteral ausgelösten Fernreaktion feststellen.

Menge und *physiko-chemischer Zustand* des aufgenommenen Antigens sind von Wichtigkeit. In vorliegenden Tierversuchen mußten größere Eiweißmengen verwandt werden. Auch ist die Schnelligkeit der Zufuhr ein mitsprechender Faktor.

Der Magen wird empfindlich durch die Resorptionsstörungen bei Gastritis bzw. Gastroenteritis. An diesen Werdegang hat Funk (1930) bei der nutritiven Allergie besonders gedacht. Die geforderte Resorption von entzündeter Schleimhaut ist verständlich durch veränderten Quellungszustand der Gewebe und an Beispielen grundsätzlich erwiesen. Einfache Magen- und Darmligaturen genügen, um einen verstärkten Durchtritt von Eiweiß durch die Schleimhaut zu erreichen. Aus der Kinderklinik ist bekannt, wie wenig Widerstand atrophische, unterernährte Kinder der Aufnahme komplexer Nahrungseiweiße entgegensetzen.

Gutzeit (1932) konnte nach dem Vorgang von Walzer austesten, daß bei einer Gastroenteritis bereits ein Viertel der Antigenmenge zur Auslösung von Fernreaktionen genügt. Hansen (1943) weist mit Recht darauf hin, daß für den Einzelfall diese Zusammenhänge schwer zu ermitteln sein können. Nur eine genaue anamnestische Erfragung kann das vermutliche Zusammentreffen von Enteritis und Allergiesymptomen hervorbringen. Nach den Anschauungen von Oschanetzki (1891), Hanzlik (1912), Manwaring, Beattie und McBride (1923) können lokale Entzündungen, selbst einfache Hyperämie, die Durchgängigkeit der Schleimhaut erhöhen, so daß sich in *gegenseitiger Potenzierung Gastritis und Allergie* beeinflussen können. Wir werfen die Frage auf, ob die gequollene, entzündete Schleimhaut auf intercellulären Wegen für ungespaltene Eiweißstoffe durchgängig werden kann, auch im Magen. Für die „seröse Gastritis" hat KATSCH schon vor Jahren (1935) die Vermutung ausgesprochen, daß der Eiweißgehalt durch mesenchymale Ausschwitzung in den Magensaft gerät. Der paracelluläre Weg, über den die Anatomen neuerdings mehr wissen (vgl. LEWKE 1950), könnte in entzündeter Mucosa auch ein Eindringen von Eiweißmolekülen gestatten, als Einbruch, unter Umgehung der physiologischen Resorptionsschranken.

FUNK (1930) betont, daß es nutritive Allergien gegen ganz alltägliche Nahrungsmittel gibt, die naturgemäß ganz außerordentlich schwer faßbar sind, allenfalls mit sog. Eliminationsdiäten ermittelt werden können. Seine Beobachtung, daß gleichzeitiger Alkoholgenuß oder Aufnahme von Kaffee die Angriffsmöglichkeit eines Allergens erhöhen kann, weist auf die Funktion resorptionsfördernder Substanzen hin. Schleimhautreizende Stoffe wie Pfeffer und Paprika (NONNENBRUCH 1932), Senf (VALLERY-RADOT und ROUQUÈS 1930), Saponine (KOFLER 1932) beschleunigen erwiesenermaßen die Resorption vom Magen-Darmkanal aus.

Der gesamte Vorgang der Nahrungsaufnahme ist nicht von cerebralen bzw. psychischen Vorgängen zu trennen. Daraus ergeben sich „Empfindlichkeiten" gegen Speisen. Sie äußern sich in körperlichen Ablehnungssymptomen wie Übelkeit, Erbrechen, Spasmen, Koliken und Durchfällen. In anschaulicher Weise ist die Abhängigkeit des Funktionszustandes der Magenschleimhaut von Lebenssituationen und psychischer Konstellation durch die Beobachtungen von WOLF und WOLFF (1946) durch Studien am Magenfistelpatienten nachgewiesen worden. Es lassen sich zweifellos aus der Funktionsvariation unter psychischen Eindrücken disponierende Momente für die geschilderten Allergie-Mechanismen ableiten. Experimentelle Grundlagen hierfür bieten Erfahrungen mit der SHERRINGTON-Katze (Durchtrennung des Halsmarkes), bei der trotz Sensibilisierung eine Reinjektion des Antigens keine anaphylaktische Reaktion zustande bringt.

Gewisse „Allergien" beruhen auf einem bedingten Reflex, der sich durch Erziehung beseitigen läßt. Verwickelte Verhältnisse ergeben sich dadurch, daß der Mechanismus eines bedingten Reflexes zu einer echten Allergie hinzutreten kann. Nur das kritische Eindringen in den Einzelfall kann hier Aufklärung bringen. Die Beobachtung, daß einem Mann in hypochondrischer Gemütslage unter Mitwirkung seiner Ärzte eine Allergie gegen sämtliche eiweißhaltigen Nahrungsmittel einsuggeriert worden war, während in Wirklichkeit nur eine streng spezifische Allergie gegen Rindfleisch vorlag, läßt die psychischen Einflüsse erkennen.

Bereits aus den Tierversuchen ging eindeutig hervor, daß jugendliche Versuchstiere leichter per os zu sensibilisieren sind als ältere Tiere. Damit findet auch das *häufige Auftreten kindlicher Allergien* eine Parallele. Die Darm-Leberschranke der jugendlichen Individuen ist in ihren Sicherungen noch nicht vollkommen. Der Verdauungstrakt hat somit für die Genese von Allergien eine erhebliche Bedeutung. Dabei stellt der enterale Mechanismus einen vielgegliederten Komplex dar, in welchem die Störungen der „Schutzfunktion" des Magens nur eine allerdings bedeutende Untergruppe ist.

2. Der Magen als allergisches Reaktionsorgan: Gastropathia allergica.

Experimentelle Ergebnisse. Tierexperimentelle Untersuchungen über allergische Reaktionen am Magen, wobei also der Magen als Reaktionsorgan fungiert, wurden an unserer Klinik von AFENDULIS und GÜLZOW (1938) durchgeführt. Es gab bereits den Begriff der *Gastropathia allergica* zur Bezeichnung der *Reaktionsformen* des Magens auf chemische und pflanzliche Stoffe, sowie auf Seruminjektionen (GUTMANN 1932, SCHORER 1925, URBACH 1932). Zugunsten der

Theorie der allergischen Ulcusentstehung nahm zuerst C. Demel (1923) an, daß
es über die Resorption von artfremdem Eiweiß zu einer Sensibilisierung des Magens
käme, die bei erneuter Resorption die Grundlage für die allergische Ulcusbildung
abgäbe. Sensibilisierungen von Meerschweinchen und Hunden mit Pferdeserum
und nachfolgende intravenöse Reinjektion oder Injektion von Serum in die
Magenwand selbst verursachten Hyperämie, hämorrhagische Infiltrationen und
Erosionen der Magenschleimhaut (Alessio 1928, Culmone 1933, Guerrisi 1935,
Shapiro und Ivy 1926). Knepper (1936) erreichte mit der Serumsensibilisierung
und gleichzeitiger peroraler Verabreichung von 20%igem Alkohol am Magen- und
Darmkanal eine hämorrhagisch-nekrotisierende Gastroenteritis. Manchmal sind
auch wallartige Geschwüre erzeugt worden. Jedoch kann der Alkohol bereits
allein Magenveränderungen hervorrufen (Ebstein 1872), andererseits ist der
Kaninchenmagen sehr empfindlich, was die Beweiskraft dieser Versuche einschränkt. Der Wert der Experimente ist darin zu sehen, daß neben der Sensibilisierung noch disponierende und lokalisierende Faktoren bei allergischen Manifestationen Bedeutung haben.

Die Untersuchungen von Afendulis und Gülzow (1938) an Hunden zeigten bei der
gastroskopischen Kontrolle durch eine Magenfistel schon 1 Std nach der Reinjektion von
Pferdeserum eine ödematöse Schwellung und Rötung der Antrumschleimhaut. Die präpylorische Partie zeigte keine Bewegung, sondern war spastisch verengt. Im Laufe der folgenden
24 Std entwickelte sich eine Pangastritis. Nach 2—4 Tagen begann die Rückbildung dieser
Veränderungen. Die fraktionierte Ausheberung zeigte bei allen Hunden eine starke Superacidität und Supersekretion, die besonders stark nach Aufhören der sekretionsdämpfenden
Narkose von 4—5 Std Dauer in Erscheinung trat.

Histologische Vergleichsuntersuchungen von Afendulis und Gülzow zeigten zunächst
das Bild eines Schleimhautödems, manchmal mit Zerstörung der Drüsenschläuche. Eine
kleinzellige Infiltration des Bindegewebes bestand neben einer erheblichen Gefäßfüllung mit
Blut. Im Bereich der Muscularis mucosae sowie der Submucosa entwickelte sich eine leukocytäre Infiltration, wobei unter den Zellen besonders die eosinophilen Elemente zahlreich vertreten waren.

Schon Kaiserling und Ochse (1937) fanden Veränderungen der Magenschleimhaut im
Sinne einer Gastritis. Die Untersuchungen von Afendulis und Gülzow (1938) begründeten
unsere Auffassung, daß als allergische Reaktionsform des Magens eine hyperergische Gastritis
entstehen kann.

Die experimentellen Untersuchungen waren Anlaß zur Diskussion über den Entstehungsmechanismus der allergischen Reaktion am Magen selbst. Schon Biedl und Kraus haben
1910 vermutet, daß der anaphylaktische Schock durch eine Ausschüttung von Eiweißspaltprodukten hervorgerufen sei. Die Histaminwirkung ist dabei ganz besonders herausgestellt
worden: man suchte die festgestellte Superacidität und Supersekretion durch freiwerdendes
Histamin zu erklären. Nach Eppinger und Leuchtenberger (1932) kann chronische
Histaminvergiftung am Hund Magenveränderungen im Sinne einer akuten Gastritis hervorrufen. Die schwersten Veränderungen, wobei makroskopisch eine dunkelrote, sammetartige,
weiche und geschwollene Schleimhaut festgestellt wird, sind präpylorisch. Die Konzeption,
daß das Histamin bei der Genese allergischer Manifestationen eine Bedeutung hat, scheint sich
ganz besonders in das Bild der Gastropathia allergica einzuordnen. Histamin gibt einen
sicheren Sekretionseffekt und Gefäßreiz der Magenschleimhaut bei Hund, Katze, Kaninchen,
Meerschweinchen, Enten und Fröschen (Keeton, Koch, Luckhardt 1920). Beim Menschen
(Carnot, Koskowski und Libert 1922) ist diese Sekretionswirkung auch nach Magenent-
nervung auslösbar (Ivy und Javois 1924). Die Histaminwirkung richtet sich auch auf alle
glatten Muskelzellen. Ganz besonders reagieren Uterus und Darm mit Kontraktion.

Es lassen sich jedoch die allergischen Phänomene nicht ausschließlich durch Histaminwirkung erklären (Kallós und Kallós-Deffner 1937, Kallós und Pagel 1937). Nach
neuerer Auffassung (Heim 1947) kommt es nach einer Antigen-Antikörperreaktion im Endeffekt zu einer Steigerung des Vagustonus, der bedingt ist durch eine Hemmung des Abbaus
des Acetylcholins. Das für diesen Abbau zuständige Ferment, die Cholinesterase, ist in ihrer
Aktivität nach einer Antigen-Antikörperreaktion bedeutend herabgesetzt. Experimentelle
Beweise liegen dafür vor (Heim u. a.). Die Abnahme der Fermentaktivität findet wahrscheinlich ihre Erklärung darin, daß Histamin bereits in einer Konzentration von 1/20000 die
Cholinesterase 100%ig hemmt (Bayer und v. d. Wense 1936).

Das Acetylcholin hat sich im Anschluß an die Untersuchungen von Loewi (1924) als
Vagusüberträgerstoff erwiesen. Bei Hunden, Affen und Katzen ist das Acetylcholin im

Pfortaderblut stets nachweisbar, da es laufend in der Magen- und Darmwand gebildet wird; im übrigen Blut erscheint es nur nach Vagusreizung.

Schon 1914 hat DALE nachgewiesen, daß Acetylcholin in sehr schwacher Konzentration *Muskelstreifen des Magens kontrahiert.* Eine kontrahierende Wirkung entfaltet sich auch, wenn auch nicht so stark, nach intravenöser Injektion. Auf dieser Wirkung beruht die Anwendung des Acetylcholins bei Darmlähmung (ABEL 1933). Eine steigernde Wirkung auf die Magensekretion ist in derselben Weise vorhanden wie bei Histamin, nur ist ihre Intensität nicht so groß. Eine Entnervung des Magens macht die Wirkung auf die Magensekretion unmöglich.

Die allgemeinen Prinzipien der funktionellen Pathologie der allergischen Reaktion legen BERGER und HANSEN (1943) dar. Mit der Allergen-Antikörpervereinigung entsteht ein Primärreiz, der eine örtliche, zunächst funktionelle Gewebsantwort hervorbringt. Die spastische Kontraktion der extravasculären glatten Muskeln entsteht dabei wahrscheinlich nicht durch Angriff an den Zellen selbst, sondern über ihren Nervenapparat. Die örtliche Reaktion des Gefäßsystems besteht in einer diphasischen Durchblutungsstörung („motorisch-dystonischer Gefäßschock") und Änderungen der Endothelpermeabilität. Diese rein funktionelle Störung bildet sodann die Grundlage der allergischen Entzündung, die das gewebliche Bild verändert (seröse Entzündung, nekrotisierende Entzündung, monocytäre Entzündung). Unter den Allgemeinsymptomen sind Bluteosinophilie und hämoklasische Krise (WIDAL 1914) hervorzuheben.

An Faktoren, die das gewebliche Bild im Einzelfall bestimmen, unterscheidet KLINGE (1943) Struktur- und Lokalisierungsfaktoren. Für die „Organwahl" der allergischen Reaktion konnte KNEPPER (1936) lokalisierende Prinzipien herausstellen, wobei die ausgesprochene Vermutung, daß die capillarerweiternde Wirkung der Adenosinphosphorsäure eine hyperergische Gefäßreaktion begünstige, die zur Bildung eines Duodenalgeschwürs führe, erwähnenswert erscheint. Nach den Untersuchungen von KAISERLING und OCHSE (1937) nimmt der Verdauungstrakt für das Zustandekommen und den Verlauf der allergischen Entzündung eine Sonderstellung ein. Die Schutzwirkung des Schleimhautepithels ist erheblich; die allergisch-hyperergische Reaktion selbst ist an das Mesenchym gebunden.

Klinik. Magenerscheinungen beim QUINCKE-Ödem sind länger bekannt als der Allergiebegriff. Trotz einer Anzahl von eindrucksvollen Berichten ist andererseits die Gastropathia allergica heute noch mehr Problem und wissenschaftliche Aufgabe als geläufiges klinisches Kapitel. „Zufuhr per os und der gastrointestinale Typus der Allergie sind keineswegs zwangsläufig miteinander verbunden" (DOERR 1944). Zwei Auslösungswege sind möglich: Die sensibilisierte Schleimhaut des Magen-Darmkanals kann nach erneuter oraler Aufnahme wieder mit dem Antigen in Berührung treten, so daß es an den Berührungsstellen zu einer allergischen Reaktion kommen kann. Inhalation-, Kontakt-, Injektions- und endogene Antigene können aber auch auf hämatogenem Wege Reaktionen im Magen-Darmtrakt bedingen. Man findet dann häufig „Schockfragmente" an anderen Organen (HANSEN), jedoch sind auch organbegrenzte Reaktionen auf hämatogenem Wege beobachtet worden. Eine voraufgegangene Schädigung schafft vielfach günstige Bedingung für die „Organwahl".

Die Anzahl der in Betracht kommenden Antigene ist verständlicherweise außerordentlich groß. Man wird sein Augenmerk auf Nahrungsmittel, Medikamente, ja sogar Pollen (URBACH 1935) zu richten haben, selbst Bakterien aus erkrankten Zähnen, Tonsillen, Appendix u. a. kommen in Betracht. Aus vielen Beobachtungen geht hervor, wie sehr das Auftreten allergischer Symptome an den Genuß irgendeiner verdorbenen, kalten oder heißen Speise (oder Getränkes), oder an ungewohnte, übermäßige Alkoholaufnahme gebunden ist. Oftmals gelingt es durch die Beseitigung der zugrunde liegenden Gastritis die allergischen Erscheinungen zu beseitigen. Eine Beobachtung von FLANDIN (1930) zeigt die Bedeutung der plötzlichen Überlastung der Verdauungsorgane mit artfremdem Eiweiß. Nach einer 3 Jahre lang durchgeführten vegetarischen Kost nahm eine 35jährige Frau rohes Kalbfleisch und Eier zu sich, worauf sich eine starke Urticaria, Glottisödem und heftige Durchfälle einstellten. Die Fleisch- bzw. Eiüberempfindlichkeit war passiv auf Meerschweinchen übertragbar.

Die Grundlage der Untersuchung der Kranken bleibt die Anamnese, welche auf Fragen allergischer Mechanismen und Symptome zu erweitern ist. Hansen hat recht, wenn er darauf hinweist, wie dürftig der Raum ist, den innerhalb der pathogenetischen Vorstellungen über die Entstehung von Magenkrankheiten die Allergie einnimmt. Nicht die akuten, ausgeprägten gastrischen Allergien, denen ein merkwürdiger Auslösemechanismus zugrunde liegt, sind von Bedeutung, sondern es ist die *Frage, wie weit alltägliche Magenbeschwerden auf allergischem Boden* zustande kommen und chronisch verlaufen.

Der **akute gastrische „Kollaps"** als Folge einer Nahrungsanaphylaxie äußert sich in plötzlicher Unruhe, Schwindel, Nausea, Erbrechen und Oberbauchschmerzen. Der allgemeine Schock kann durch vorzugsweise Beteiligung des Verdauungsschlauches zu einer „abdominellen Migräne" werden. Während solcher Ereignisse findet man Senkung des Blutdrucks, Abfall der Leukocytenzahl, Zunahme der grobdispersen Phasen des Plasmaeiweißes, eventuell Temperatursteigerungen und Albuminurie; auch Abfall des Blutzuckers wird konstatiert. Insgesamt finden wir Symptome, die wir auch beim Quincke-Ödem und anderen allergischen Zuständen beobachten. Wiedemann (1921) stellt röntgenologisch während eines solchen Anfalls die Symptome fest, die wir bei unseren experimentellen Untersuchungen fanden. Besonders schön kann man den gastrischen, allergischen Anfall in seinem Ablauf durch Röntgenuntersuchungen verfolgen, wenn man das Allergen als Beimengung zur Kontrastmahlzeit mit einnehmen läßt. Es kommt zuerst zu einem spastischen *Pylorusverschluß* bei erhöhter Peristaltik, ja sogar zum Erbrechen. Spastische einschnürende Kontraktionsringe am Magen *(Sanduhrmagen)* kommen zur Beobachtung. Der Leib ist oft aufgetrieben. Die Betroffenen werden von einem beengenden Gefühl im Abdomen belästigt. Manchmal kommt es zu kolikartigen Schmerzen und in der Folge (nach 2—4 Std etwa) zu Durchfällen. Während der Anfälle fühlen sich die Patienten krank, sind matt, unruhig, ängstlich. Häufig wird über Kopfschmerzen und Herzklopfen geklagt.

Der *Pylorusverschluß (Pylorospasmus allergicus),* die *Hypermotilität* und *vermehrte Magensekretion* erscheinen als sinnvolle Reaktion, die die Beseitigung des Allergens noch vor Eintritt in den Darm erreichen soll. Dabei dient der Pyloruskrampf als „Riegel". Verfolgt man im Expositionsversuch das Reliefbild des Magens, so ergeben sich die Erscheinungen der „Gastritis allergica" mit starker Wulstung und Schlängelung der Schleimhautfalten.

Bereits 1904 publizierte Morris eine Beobachtung eines häufig rezidivierenden cutanen Quincke-Ödems mit Druckgefühl im Epigastrium und Erbrechen. Durch eine Magenspülung im Anfall wurde ein Schleimhautstückchen der Pylorusgegend gewonnen, an welchem das außerordentlich starke Ödem des interstitiellen Gewebes und eine enorme Erweiterung der Lymph- und Gefäßbahnen festzustellen war. Der Chirurg Kaijser machte 1937 Mitteilung von einem ähnlichen Bild. Unter dem Verdacht eines pylorusnahen Ulcus ventriculi war ein Magen resiziert worden, dessen Veränderungen „das typische Bild der allergischen Entzündung" boten. Eine spätere klinische Analyse bestätigte den Entstehungsmechanismus. Kaijser wählte darauf die Bezeichnung *„allergische Gastritis".*

Ödematöse Schwellung der Magenschleimhaut, Hyperämie, Blutungsneigung und spastische Kontraktionen sind die wesentlichsten gastroskopischen Befunde des akuten Anfalls (Lundbaek 1940). Dadurch, daß sich ein derartig akuter Schub auf eine chronische Gastritis aufpfropft, ergeben sich vielfältige Bildvariationen.

Pickert beobachtete gastroskopisch bei einer 18jährigen Patientin, bei der eine Empfindlichkeit gegen Ei durch vielfache Schübe zu einer chronischen Gastritis geführt hatte, folgendes

Schleimhautverhalten auf der Höhe eines akuten Schubes: Im ganzen Magen starke Rötung und ödematöse Schwellung der Schleimhaut. Die einzelnen Falten sind dick, glänzend und weisen in ihrem Verlauf kolbige Auftreibungen auf. Starke Sekretion. An der Vorderwand finden sich zahlreiche dunkelrote bis braune Flecken auf den Kämmen der Falten. Rote, landkartenförmige Blutungsbezirke an der großen Kurvatur. Keine Erosionen der Schleimhaut.

Vier Wochen später: Die Schwellung der Falten ist fast abgeklungen. Es besteht noch eine allgemeine diffuse Rötung. Die einzelnen Falten zeigen Höckerung und rotweiße Fleckung. Starke Spiegelung der Schleimhaut. Gesteigerte Peristaltik.

Eine eindrucksvolle Beobachtung über die Mitreaktion des Magens bei Asthmaanfällen teilten LICHSTEIN und BENJAMIN (1950) mit: Bei einem 48jährigen Mann wurden Bronchialasthmaanfälle und urticarielle Hautveränderungen seit Jahren beobachtet. In letzter Zeit Oberbauchschmerzen, Nausea, Erbrechen und Schwindel. Röntgenuntersuchungen im April und August 1947 erweisen ein Magenulcus und Ringspasmus.

1. Gastroskopische Untersuchung Mai 1947: Gutartiges Magengeschwür an der Vorderwand in der Nähe der kleinen Kurvatur, wenig oberhalb des Angulus.

2. Gastroskopie Juni 1947: Das Ulcus konnte nicht mehr festgestellt werden. Die Schleimhaut des Magens erschien normal. Kurz vor Ende der gastroskopischen Untersuchung entwickelte sich ein Asthmaanfall und gleichzeitig veränderte sich die Magenschleimhaut. Die Falten zeigten eine schnell zunehmende Schwellung, so daß eine regelrechte Beobachtung des Magens infolge des außerordentlich starken Schleimhautödems nicht mehr möglich war. Im Anschluß an die Gastroskopie bekam der Kranke stärkste Kopfschmerzen, auf die Adrenalin ohne Einfluß war.

3. Gastroskopie September 1947: Das Gastroskop wurde eingeführt im Beginn einer schweren Asthmaattacke. Innerhalb von 5 min rötete sich die gesamte Magenschleimhaut und eine erhebliche Menge von Magenschleim wurde sezerniert. Die Falten wurden zusehends dicker und ödematös. Eine Adrenalininjektion ($^1/_2$ cm³ der Lösung 1/1000) machte innerhalb von 2 min die Veränderung rückgängig. Die Rötung der Schleimhaut verwandelte sich in ein blasses Orangerot, die Schleimhautfalten schwollen ab und das Mageninnere imponierte als „trockener Magen".

Gleichartige Beobachtungen liegen vor von R. CHEVALLIER (1935), P. CHEVALLIER und MOUTIER (1946 — 11 Fälle von angioneurotischem Ödem des Magens). Über die akute allergische Gastritis berichtet auf Grund klinischer Untersuchungen AFENDOULIS (1948).

Chronische Magenallergie. Viel schwieriger als die Erkennung der Magenbeteiligung an akuten allergischen Ereignissen ist die Feststellung *chronischer allergischer Magensymptome.* Man wird die Möglichkeit der allergischen Genese bereits bei der Anamnese in Betracht ziehen und auf Schockfragmente fahnden. Hinweise geben oft blutig-schleimige Durchfälle, Juckreiz, periodische Urticaria, Migräneanfälle, Stuhlverstopfungen. Das Beschwerdebild kann insgesamt völlig uncharakteristisch sein. Exacerbationen unter bestimmten Speisen oder Medikamenten usw. erfordern Prüfung auf Allergene. ROWE (1931) berichtet über 4 Fälle mit relativ geringfügigen Beschwerden, die bei Genuß von Milch bzw. Eiern bei der Röntgendurchleuchtung einen anhaltenden Magenrest und Colonspasmen aufwiesen. Nach Weglassen dieser Nahrungsmittel normales Röntgenbild bei völligem Wohlbefinden.

Spasmen der Kardia und des Pylorus, besonders bei Kleinkindern, beruhen gar nicht so selten auf einer allergischen Entstehung. Sie sind unter Umständen durch Adrenalininjektionen zu beseitigen. Bereits v. STRÜMPELL (1910) hat gewisse Zustände von *Supersekretion* des Magens und mit gleichartigen Sekretionsstörungen verlaufende Gastralgien dem Bronchialasthma gleichwertig an die Seite gestellt.

Gewisse Formen von „*Erbrechen*", besonders das isolierte, periodische Erbrechen hat bereits v. EISELSBERG (1933) als allergisch gedeutet. Zweifellos bestehen Beziehungen zwischen *Migräne und Erbrechen.* Migränekranke betonen häufig das sog. „Gallebrechen" (KÄMMERER 1926). Schwieriger ist die Ermittlung der allergischen Genese bei chronischen epigastrischen Schmerzen. Leitende Schockfragmente können völlig fehlen. Man ist allzu geneigt, sich mit der Diagnose einer chronischen Gastritis zufrieden zu geben. Oft genug wird jedoch eine gezielte Anamnese z. B. die Abhängigkeit der Schmerzen von der Spargel- oder Erdbeerzeit, von Medikamenteinnahmen, von Salvarsaninjektionen oder von Insulinkuren, wie Williams (1930) berichtet, die Entstehung aufhellen. Urbach macht darauf aufmerksam, daß auch einzelne Fälle von *Hämatemesis* hierher gehören. Bei der Beobachtung von Sante (1929) bei einem Kranken, der plötzlich heftigste Bauchschmerzen, begleitet von einer generalisierten Urticaria, bekam, die ½ Std später von einer erheblichen Magenblutung gefolgt waren, bietet die Möglichkeit, eine allergische Genese solcher Blutungen anzunehmen.

Für die Diagnose der allergischen Grundlage der besprochenen Symptome werden wir Karenz-, Expositionsversuche und Hauttestierungen heranziehen. Unter der Exposition können Veränderungen des Blutbildes gefunden werden, die zuerst von Widal (1914) bei einer paroxysmalen Kältehämoglobinurie beschrieben wurden. Nach den Untersuchungen von Vaughan, Squier und Madison (1937), Hansen und Frenzel findet man nach der Verfütterung des Antigens statt der sonst gewöhnlichen Verdauungsleukocytose eine Verdauungsleukopenie, verbunden mit einem Anstieg der Eosinophilen. Ausgesprochen soll der Sturz der Blutplättchenzahl sein. Squier und Madison (1937) haben im Anschluß an die Exposition eine schwere thrombopenische Purpura gesehen. Hansen fand bei 30 Fällen von Gastritis immer einen Anstieg der eosinophilen Zellen nach Antigenexposition. Dennoch muß hier der Hinweis vorgebracht werden, daß die Diagnosebegründung auf Grund von Blutbildveränderungen außerordentlich unsicher ist! Nachprüfungen (Frobenius 1949) ergeben keineswegs ein gesetzmäßiges Verhalten der Leukocytenwerte, abgesehen davon, daß die Leukocytenbestimmungen durch eine erhebliche Fehlerbreite belastet sind (Eilers, Goldeck, Herrnring 1949).

Unter den Schockfragmenten bei Magenallergie scheint uns das Auftreten von *Hypoglykämien* erwähnenswert. Wir beobachteten bei einer Kranken mit Fischeiweißallergie, die bei Genuß des fraglichen Eiweißes ein akutes Magenschleimhautödem aufwies, Nüchternblutzuckerwerte zwischen 0,070 und 0,057 g-%, zu einer Zeit, wo Beschwerdefreiheit vorlag.

Statistische Beziehungen zwischen Allergie und Magenerkrankungen sind bisher spärlich bearbeitet. Hansen gibt an, daß etwa 30% aller Magenkranken an sonstigen allergischen Beschwerden leiden. Fang (1948) hat an 729 Magenkranken und an 170 Nicht-Magenkranken Hauttestierungen vorgenommen; sie fand bei den Magenkranken in 60,5% allergische Hauterscheinungen. Gewöhnlich handelte es sich hier um eine monovalente Allergie. Am häufigsten traten Reaktionen auf Fleischallergen auf. Bei den Nicht-Magenkranken hatten nur 29 positive Hauterscheinungen, das sind 17%. Es bestünde danach eine *positive Korrelation oder Syntropie zwischen Magenerkrankung und Allergie.* v. Campenhausen hat allerdings bei 25 Allergikern nur in 7 Fällen eine Änderung der Säuresekretion im Magen auf Allergengabe festgestellt.

Es ist bekannt, daß allergische Entzündungen außerordentlich zu Einschmelzung und Nekrose neigen. Angesichts dieser Tatsache ist immer wieder die allergische Genese des Ulcus diskutiert worden. Die tierexperimentellen Ergebnisse sind nicht überzeugend. Mikroskopische Befunde (starke Gewebseosinophilie bei der Ulcusgastritis, Konjetzny 1947) — in der Umgebung eines Ulcus ventriculi — (Marx 1925, Pernan 1919, Vejlens 1950) werden als Anhalt für allergische Entstehung der Geschwürsbildung angenommen. Eine gewisse Häufung allergischer Symptome bei Ulcuskranken konnte nachgewiesen werden (Puhl 1930, Gay 1936, Hansen 1943, Kern und Steward 1931). Hansen hat daraufhin mit einer allergenfreien Ernährungsweise Ulcera erfolgreich behandelt. Indessen sind die pathogenetischen Zusammenhänge noch ungeklärt und keineswegs *generell* gültig. Daran kann auch die jüngere Beobachtung „zur Frage der allergischen Entstehung des runden Magengeschwürs" von Cebavs und Propst (1948) nichts ändern. Im

übrigen besteht die Möglichkeit des Zusammenhanges zwischen Magen- bzw.
Duodenalgeschwür und Allergie darin, daß durch die defekte Schleimhaut
das Eindringen von körperfremden, sensibilisierenden Eiweißstoffen besonders
ermöglicht wird (LORTART-JACOB 1925, URBACH 1935).

3. Zur Therapie.

Das Problem der allergischen Erkrankungen tritt uns besonders auf thera-
peutischem Gebiet entgegen. Voraussetzung für eine gerichtete Behandlung ist
die Feststellung der Krankheitszusammenhänge und die Abschätzung der allergischen Genese. Der bisher üblichen Diagnostik des Magen-Darmkanals hätte man
die Fahndung auf allergische Ursachen anzuschließen. Karenz-, Expositionsversuche und Hautproben wären anzustellen. Für die Hauttestierungen wären
zuverlässige Allergenextrakte in reichhaltiger Serie notwendig.

Unter den Gesichtspunkten der Behandlung steht die Ausschaltung des schädlichen Allergens an erster Stelle. Hier bieten sich Schwierigkeiten, wenn Nahrungsmittel, die der täglichen Ernährung dienen, Träger des Allergens sind.
Werden Nährprodukte aus dem Handel bezogen, so können sie durch Zutaten, oft
unbekannter und schwer festzustellender Art, oder durch besondere Zubereitung
Allergien bedingen. Die Aufstellung eines Kostplans für den Einzelfall mit
genauer Unterweisung des Kranken ist erforderlich (s. DITTMAR 1942).

Der praktische Wert einer spezifischen Desensibilisierung ist bei der Nahrungsmittelallergie nicht allzu hoch zu veranschlagen (HANSEN 1943). *Die Möglichkeit,
daß sich die Allergie spontan zurückbildet, ganz besonders bei Karenzdiät, macht die
Beurteilung der Desensibilisierungsverfahren unsicher.* Parenterale Umstimmung
erscheint aussichtsreicher als bei enteraler Desensibilisierung, bei der ein unbestimmter Resorptionsfaktor mitwirkt.

URBACH (1935) empfiehlt nach dem Vorgang von PAGNIEZ und VALLERY-
RADOT (1916) die „désensibilisation à petit repas" in Form der Propeptantherapie
(spezifische Propeptane, Mischpropeptan nach URBACH). Eine Gabe von kleinen
Antigenmengen bzw. unvollständigen Abbauprodukten (d. h. Propeptan) soll, vor
der Mahlzeit gegeben, die Empfindlichkeit dämpfen. Um eine dauernde Des-
allergisierung zu erreichen, ist die Vorlage von Propeptanen nach URBACH für
3 Wochen notwendig.

Zur Vermeidung zusätzlicher Sensibilisierungen, so daß aus monovalenten
Allergien polyvalente Allergien werden, ist *jede einseitige Ernährung unzuträglich.*
Resorptionsfördernde Stoffe sind einzuschränken und jede Verdauungsstörung ist
sorgfältig zu behandeln.

Basierend auf der Anschauung über die Beteiligung des Histamins an allergischen Reaktionen hat man „Histamin-Inhibitoren" (KIMMIG 1947, BRETT 1948)
in Anwendung gebracht. Bei dem *Torantil* [Histaminasepräparat nach FOSHAY
und HAGEBUSH (1939), I. G. Farben-Hoechst] handelt es sich um eiweißhaltige
Stoffe aus der Darmschleimhaut mit einer angeblich histaminzerstörenden Wirkung. Wir haben von diesem Mittel keinen nennenswerten, günstigen Einfluß
gesehen. Die therapeutische Breite neuerer Antihistaminica (z. B. *Pyribenzamin-*
Ciba, *Neo-Bridal-*Bayer, *Antistin-*Ciba) in bezug auf Nahrungsmittelallergien und
allergische Erscheinungen am Magen-Darmkanal muß erst klinisch hinreichend
geprüft werden.

Neben Adrenalininjektionen, Verabfolgung von Calcium, Darmspülungen und
Anwendung von Abführmitteln im akuten Anfall haben wir uns der unspezifischen
„Umstimmung" bedient (Schwefelinjektionen, Fieberkuren). *Insulinshocks* gegen

Allergie sind von Afendulis und Bartelheimer (1938) an unserer Klinik im Tierexperiment als wirksame Eingriffe erkannt und in der Krankenbehandlung erfolgreich angewandt worden.

XXIV. Magentuberkulose.

Begriffsbestimmung, Genese. Banale Magenbeschwerden der Tuberkulösen sind nicht Magentuberkulose, sondern Ausdruck einer Gastritis. Als Magentuberkulose benennt man *spezifische* Veränderungen des Magengewebes, die vorwiegend auf hämatogenem Wege (Broders 1917, Browne, McHardy, Wilen 1942, Nicolò 1947) entstehen. Dementsprechend findet man tuberkulöse Herde besonders in der Submucosa. Das gibt es nicht nur bei Miliartuberkulose. Direktes Übergreifen auf den Magen von den Nachbarorganen aus ist wohl ganz ungewöhnlich. Der retrograde Weg über die Lymphbahnen (Rokitansky und Virchow) erscheint möglich, jedoch fehlen beweisende Beobachtungen.

Magengewebe und Tuberkelbacillus. Die auffällige Resistenz des Magens war immer wieder Anlaß zu Erklärungsversuchen. Aus zahlreichen Versuchen geht hervor, daß direkter Kontakt der Tuberkelbacillen mit der Magenschleimhaut kaum jemals zur Ansiedlung und zu tuberkulösen Magenveränderungen führt. Kontrastierend kommen tuberkulöse Darmentzündungen so allgemein vor, daß man sie zum Endbild der chronischen Lungentuberkulose rechnen könnte. Nicht der Säuregehalt des Magens, nicht die Schleimhaut oder die schnelle Magenentleerung (Broders 1917, Good 1931, Walters, Kirklin und Clagett 1936) oder der relative Mangel an lymphatischem Gewebe können hinreichend zur Erklärung dienen, sondern die „Resistenz" des Magengewebes selbst ist entscheidend. Zu einer ähnlichen Anschauung gelangen auch Sullivan, Francona und Kirshbaum (1940).

Neuere Untersuchungen belegen, daß die Aufnahme von Tuberkelbacillen nicht das Bestimmende der Magentuberkulose sein kann (Froehlich 1946: Verfütterung großer Bacillenmassen. Browne, McHardy und Wilen 1942: Verabfolgung hochvirulenter Tuberkulosekulturen auf scarifizierte Magenschleimhaut von Kaninchen).

Historisches. Louis soll 1825 die erste Beobachtung gemacht haben. Weitere Mitteilungen stammen von Cruveilhier (1842), Lebert (1874). Von Litten (1876) und Talaman (1879) stammen histologische Beschreibungen von Tuberkeln in tuberkulösen Geschwüren des Magens. Nach der Entdeckung des Tuberkelbacillus durch Koch (1882) gelang es Coats

Tabelle 8. *Auffindung von Magentuberkulose bei Magenoperationen.*

	Anzahl der Magenoperationen	Anzahl der Magentuberkulosen
Broders (1917)	2501	1
Good (1931)	7416	3
Clairmont (1905)	258	2
Demel (1923)	1568	3
Mirolli (zit. nach Binder, Ruby und Shuman 1945) . .	1134	1
Szacsvay (zit. nach Binder, Ruby und Shuman 1945) . .	345	1
Knoflach und Pape (1934) . .	4000	5
Collinson und Stewart (1928)	320	3
Insgesamt	17542	19

Tabelle 9. *Magentuberkulose und Sektionen.*

	Anzahl der Sektionen	Anzahl der Magentuberkulosen
Good (Sammelstatistik) (1931) .	71871	153
Sullivan, Francona und Kirshbaum (1940)	11480	2
Collinson und Stewart (1928)	10000	3
Cameron (1929)	2900	1
Insgesamt	96251	159

(1887), die Erreger im tuberkulösen Magengewebe festzustellen. 1902 konnte ARLOING experimentell tuberkulöse Magengeschwüre durch Injektion von tuberkulösem Material in die Blutbahn erzeugen.

Statistik. Die Magentuberkulose ist im Vergleich zur Häufigkeit anderer Organtuberkulosen beim Menschen außerordentlich selten. WALTERS, KIRKLIN und CLAGETT 1936: „Tuberculosis of the stomach is one of the rarest manifestations of tuberculosis of the body". Statistische Angaben können infolge ihrer Differenzen nicht immer befriedigen. BRODERS konnte bei einer Überprüfung von 306 bis 1907 bekanntgegebenen Fällen von Magentuberkulose nur 49 anerkennen. CHAFFIN (1939) ist der Meinung, daß bis 1937 nur 5 sichere Fälle den 49 hinzuzufügen seien. CLAGETT und WALTERS (1938) zählen bis 1938 368 Fälle von Magentuberkulose.

Genauere Lokalisation im Magen. Ausgesprochene Prädilektionsstellen sind nicht vorhanden; immerhin ist eine Häufung von Tuberkuloseprozessen im Antrumgebiet und entlang der kleinen Kurvatur festzustellen (WALTERS, KIRKLIN und CLAGETT 1936). BRODERS, BINDER, RUBY und SHUMAN fanden 15mal eine isolierte subkardiale Tuberkulose.

Klassifikation. Zahlreiche Einteilungen sind gegeben worden: ACKERMANN (1940), BIERNATH (1921), BINDER, RUBY und SHUMAN (1945), BROWNE, McHARDY und WILEN (1942), GOOD (1931), LOGEAIS (1945), RENANDER (1937). Anerkanntermaßen ist für diagnostische Belange die Einteilung von BIERNATH (1921) dienlich.

Magentuberkulose: a) erosive Form (zahlreiche kleine Schleimhautdefekte); b) ulceröse Form; c) infiltrative, tumoröse Form („hypertrophic"); d) sklerosierende Entzündung; e) Magentuberkulose im Rahmen einer akuten miliaren Aussaat; f) tuberkulöse Pylorusstenose.

Nach der Zusammenstellung von BINDER, RUBY und SHUMAN (1945) erscheint die Magentuberkulose zu 95 % in der ulcerösen Form (80 % nach WALTERS, KIRKLIN und CLAGETT 1936, 57 % nach BROWNE, McHARDY und WILEN 1942). Die Mehrzahl der Geschwüre entwickelt sich im distalen Teil der kleinen Kurvatur mit einer Neigung, sich auf die Hinterwand auszubreiten (GOOD 1931). Bemerkenswert ist die Beobachtung von SULLIVAN, FRANCONA und KIRSHBAUM (1940) mit zahlreichen tuberkulösen Geschwüren im Kardia- und Fundusgebiet.

Man muß annehmen, daß die tuberkulösen Ulcera des Magens aus Tuberkeln der Submucosa entstehen, nachdem über eine Fistel die Verbindung mit dem Magenlumen hergestellt ist. Der Fistelprozeß bedingt oftmals die Multiplizität der Ulcera (FROEHLICH 1946, OSTRUM und SERBER 1948). Gewöhnlich sind die Ulcera flach, so daß die Schicht der Muscularis propria selten erreicht wird. Allerdings kommen in seltenen Fällen auch Ausdehnungen bis zur Serosa des Magens zur Beobachtung, selbst freie Perforationen (SULLIVAN). Die Ulcera können einen Durchmesser von 10—20 cm erreichen (BRODERS 1917).

Der Wert der **Gastroskopie** für die Diagnose der Magentuberkulose kann zur Zeit *nicht* verbindlich veranschlagt werden. Die vorliegende Zahl der gastroskopischen Beobachtungen ist noch zu gering. Die Entwicklung des Operations-

Tabelle 10. *Magentuberkulose und Sektionen von Kranken mit Lungentuberkulose.*

	Anzahl der Sektionen	Anzahl der Magen-tuberkulosen
CULLEN (1940)	1043	4
BROWNE, McHARDY und WILEN (1942)	1321	30
GOOD (Sammelstatistik) (1931)	15165	80
SULLIVAN, FRANCONA und KIRSHBAUM (1940)	554	2
HARDT and COHEN (1941)	1102	1
CRAWFORD and SAWYER (1934)	1400	0
Insgesamt	20585	117

Tabelle 11. *Verteilung der tuberkulösen Veränderungen auf den Magen.* (Sammelstatistik PALMER 1950.)

	BRODERS (1917)	BINDER, RUBY und SHUMAN (1945)	GOOD (1931)	Insgesamt
Anzahl der Fälle	55	40	26	121
Kardia	4	11		15
Kleine Kurvatur	13		9	22
Große Kurvatur	8		2	10
Vorderwand	1		4	5
Hinterwand	6		7	13
Pars media		21		21
Antrum		19		19
Pylorus	16		17	33
Generalisiert	7	3		10

gastroskops, welches die Entnahme von Material zur histologischen Diagnose gestattet, schafft vielleicht weitere Möglichkeiten.

Der granulomatöse Grund des tuberkulösen Geschwürs zeigt einen schmutzigen graubraunen Belag. — Es kann leicht sein, einzelne Tuberkel im Ulcusgrund festzustellen. Clagett und Walters (1938) glauben, daß die rein erosive Form der Magentuberkulose die seltenste Manifestationsart ist. Hamilton (1897) beschrieb einen Fall mit 115—120 kleinen tuberkulösen Erosionen, die sich über die ganze Magenschleimhaut verbreiteten. 1937 haben Gutzeit und Teitge einen gastroskopisch kontrollierten Fall mit ulceröser Magentuberkulose beschrieben. Bei diffuser Schleimhautatrophie waren auf einer schrumpfenden Magenfalte mit geschwollener, geröteter Schleimhaut 6 längliche, quergestellte, scharfrandige Geschwüre mit erhabenem, leicht gerötetem Rand und gelblich-grauem Belag. Nach Magenresektion konnte die Diagnose histologisch gestellt werden. 1945 fand Howard gastroskopisch mehrere flache und mehrere tiefe Ulcerationen, Begrenzung serpinginös, Grund schmutziggrau. Moersch (1943) sah gastroskopisch nach Magenresektion ein Stomaulcus, welches einem einfachen Gastro-Jejunalulcus glich, jedoch kleine Knötchen im Ulcusgrund aufwies. Andere zahlreiche Tuberkel fanden sich in der angrenzenden Schleimhaut.

Eddy D. Palmer (1950) unternimmt es, auf Grund von autoptischen und Resektionspräparaten Richtlinien der gastroskopischen Diagnose der einzelnen Tuberkuloseformen am Magen herauszustellen. Er beruft sich auf folgende Beobachter: Connelly (1940), Hartz und van der Sar (1943), Chaffin (1939), Nicolò (1947).

Über die infiltrative oder hypertrophische Magentuberkulose berichtet Logeais (1945) als die häufigste Form der Magenbeteiligung. Auch in diesem Falle machen sich die Schwierigkeiten einer Einteilung bemerkbar, da die Kombination mehrerer Manifestationsarten nebeneinander die Regel ist. So rechnen Binder, Ruby und Shuman (1945) nur einen Fall ihrer 40 Beobachtungen in diese Gruppe.

Die hypertrophische Form ist gekennzeichnet durch Infiltration der Submucosa, vornehmlich im Antrum lokalisiert. Es kann zu ringförmigen Verdickungen der Magenwand kommen. Bei größerer Ausdehnung imponiert das Bild der Linitis plastica (Beobachtung von Pohl 1932). Die starke Bildung von Granulationsgewebe führt zu tumorösen Gebilden. Renander (1937) und Froehlich (1946) wiesen darauf hin, daß die Schleimhautoberfläche, die während der ersten Stadien gewöhnlich intakt bleibt, mitunter Erosionen zeigt. Hier handelt es sich nicht um spezifische Defekte, sondern um sekundäre Erscheinungen, wie sie allgemein nach Magenretention beobachtet werden. Die submukösen Massen führen jedoch zum Verschwinden der Schleimhautfalten oder es bietet sich das *Symptom der „gefrorenen" Falten* (E. D. Palmer 1950).

Bemerkenswerte Einzelbeobachtungen liegen vor von Froehlich (1946): 45jähriger Mann, 4 Monate lang Erbrechen, röntgenologisch großer Krater im Antrum, Pylorusstenose. Resektion: Enorme Infiltration der präpylorischen Partie, Schleimhautdefekt von 1,5 × 1,0 cm; Windwer (1946), Morris (1948).

Gastroskopische Beobachtungen liegen für diese Form nicht vor.

Einen besonderen Tumortypus abzutrennen berechtigen Beobachtungen, bei denen ganz umschriebene Gebilde heranwachsen. Die Tumorform neigt früh zur Verkäsung und Verflüssigung des Inhaltes, zu Fistelbildung und Ulceration. Sullivan, Francona und Kirshbaum (1940) geben 2 Beispiele dieser Sonderart der Magentuberkulose.

Klinik der Magentuberkulose. Ein feststehendes, typisches Krankheitsbild ist nicht geläufig, schon in Anbetracht der geringen Erfahrungen des einzelnen Arztes. Eigenart und Lokalisation des Prozesses bestimmen das wechselnde Erscheinungsbild. Es kann dies das der Pförtnerverengung sein, wie das des Sanduhrmagens. Es kann sich dem Eindruck nach um infiltrierende oder erosive Gastritis handeln, oder es können die Beschwerden eines Achylikers deutlich sein. Manchmal entsteht ein Schmerzbild mit dem Symptom der Speiselinderung, das an Ulcus erinnert, jedoch scheint der Appetit mehr oder weniger in allen Fällen darniederzuliegen. Meist entsteht auch völlige Anacidität. Erbrechen, Aufstoßen, verschiedenartige Schmerzen sind nicht charakteristisch. Die Kranken magern ab. Bei Pylorusstenose sind entsprechend der gleichzeitig vorhandenen Anacidität Milchsäure und Boas-Opplersche Milchsäurebacillen festzustellen. Der Nachweis von Tuberkelbacillen im Nüchternsaft oder im Magenspülwasser hat nur Wert, wenn eine offene Lungentuberkulose ausgeschlossen ist. Mitunter findet sich okkultes Blut im Stuhl.

Der Blutbefund zeigt *hypochrome Anämien* verschiedenen Ausmaßes und Lymphocytose. Die Blutsenkungsgeschwindigkeit ist meistens stark erhöht. Die Körpertemperaturen sind vielfach *febril*. Zur Illustration der klinischen Erscheinungen seien Beispiele der Zusammenstellung von TOOLE und PROPATORIDIS (1950) angeführt.

1. 55jährige Frau, etwa 3 Monate Beschwerdedauer mit Schmerzen im Oberbauch. Anämie. Röntgenuntersuchung: Magencarcinom. Operation ergibt *tumorartige Infiltration* an der Hinterwand zur kleinen Kurvatur mit Übergang auf das Pankreas. — 2. 27jähriger Mann, keine Tuberkulose in der Vorgeschichte. Periodische Schmerzen seit $1^1/_2$ Jahren, besonders wenn der Magen leer ist. *Speiseaufnahme milderte die Schmerzen.* Röntgenuntersuchung ergab Pylorusstenose und Magendilatation; keine aktive Lungentuberkulose. Operation: Magenverwachsungen, entzündliche Infiltration der Pyloruspartie. Tuberkulöse Veränderungen in den regionären Lymphdrüsen. — 3. 22jähriger Mann. Völlegefühl seit $1^1/_2$ Jahren. In den letzten 40 Tagen Erbrechen 4—6 Std nach Nahrungsaufnahme. Zweimal *Bluterbrechen*. Röntgenuntersuchung zeigte eine Pylorusstenose und eine *Ulcusnische präpylorisch*. Operation: verdickte Schleimhaut, tuberkulöse Entzündungsprozesse im Antrumgebiet.

Röntgenologie der Magentuberkulose. Die Magentuberkulose führt zu unregelmäßigen Röntgenbefunden. Ulcera sind gewöhnlich flach, jedoch kommen Nischenbildungen vor, ausschließlich am Pylorus lokalisiert (FIESSINGER u. a. 1941). Multiple Ulcerationen sind als *Gastritis chronica fibrosa ulcerosa* bezeichnet worden (SZACSVAY 1924). Bei der ulcerösen Tuberkulose ist die Magenentleerung beschleunigt (TESCHENDORF 1950).

Tumoröse, hypertrophische Formen zeigen polypenartige Wucherungen, unregelmäßige Defekte und Wulstbildungen. Auch das Bild einer Wärzchengastritis kann entstehen. Sklerosierende spezifische Entzündungen führen, da sie größere Schleimhautabschnitte betreffen, zu Sanduhrmagen. Durch einen gleichen Vorgang kann der Pylorusring verbreitert werden. PÖSCHL (1941) hat einen derartigen Befund mitgeteilt. Es bestand dabei eine erhebliche Entleerungsverzögerung.

Daß ein subseröser verkalkter Lymphknoten einen Pelotteneffekt in der Magenwand erzeugt und für einen Tumor gehalten werden kann, belegt die Mitteilung von KRAFT (1946).

Durch die Kombination verschiedener Formen der Magentuberkulose entstehen besonders schwer deutbare Bilder. Füllungsdefekte und Bewegungsdefekte ergeben sich und das Schleimbild zeigt das „maligne Relief".

Magentuberkulose und Carcinom. Ob wirklich Magentuberkulose und Magencarcinom syntropes Verhalten zeigen, scheint nicht statistisch gesichert. WHITE (1943) stellt fest, daß bei 10% aller Magentuberkulosefälle ein Carcinom vorliege. 1938 hatten CLAGETT und WALTERS hohe Koinzidenz beider Leiden angenommen. MACCARTY (1943) weist jedoch darauf hin, daß er bei 3000 Magencarcinomen nur 2mal Zusammentreffen mit Magentuberkulose gesehen habe. Das Problem beleuchten WHITE (1943) (Zusammentreffen von perniziöser Anämie, Magenkrebs und Magentuberkulose) und SPRUNT (1930) (tuberkulöse submuköse Infiltration des distalen Magenabschnittes mit eingesprengten Carcinomkeimen und gutartiges, subkardiales Adenom).

Zusammentreffen von Magentuberkulose und Lymphosarkom des Magens wurde von RENTSCHLER und TRAVIS (1934) mitgeteilt: 65jährige Frau, 22jährige Magenanamnese. Röntgenologisch: Füllungsdefekt, der beide Kurvaturen einbezieht, Mikrogastrie, Pylorusstenose. Operation: verdickte Magenwand mit Wucherungen ins Lumen, Fundus ausgenommen. Histologisch: Lymphosarkom und tuberkulöse Granulationen.

Differentialdiagnose. Die klinische Annahme einer primären Magentuberkulose bleibt fast immer fraglich. Bei den ulcerösen Formen ist am ehesten an das Ulcus pepticum zu denken. Jedoch lassen Sub- oder Anacidität oder der gastroskopische Befund Zweifel aufkommen. Der unterminierte Rand findet sich nur beim tuberkulösen Ulcus. Serpinginöser Rand, Fistelöffnungen und Tuberkel in der Nachbarschaft kennzeichnen das tuberkulöse Geschwür.

Von den hypertrophischen Formen sind schwierig abzugrenzen:

1. die hypertrophe Gastritis („giant hypertrophic gastritis"); 2. das Magencarcinom und 3. die Magenlues.

Die Differentialdiagnose gegenüber dem Carcinom kann selbst bei der Operation makroskopisch unmöglich sein.

Therapie. Cogswell und Cenni stehen auch heute (1950) noch auf dem Standpunkt, daß die chirurgische Behandlung die richtige sei. Sie halten die Resektion des betroffenen Magenteils für die Methode der Wahl.

Watson, Flint und Stewart (1936) führten sogar eine totale Magenresektion bei Sanduhrmagen infolge hyperplastischer Magentuberkulose aus. Allerdings scheint uns die Frage des Wertes der Resektion insofern noch nicht ganz entschieden zu sein, als *langdauernde* Nachbeobachtungen der Operierten in genügender Anzahl nicht vorliegen. Auch die Gastroenterostomie wird angewandt (Cogswell und Cenni 1950), wenn „die Resektion zu gefährlich erscheint".

Die Perforation tuberkulöser Ulcera kann die chirurgische Versorgung verlangen, berichten doch Clagett und Walters (1938) über Perforationen bei 3 tuberkulösen Ulcera. Auch Pylorusstenose und Pylorustumor können eine Indikation zum Eingriff abgeben.

In den meisten Fällen erfolgt das chirurgische Vorgehen unter der Diagnose eines Magencarcinoms und dementsprechend als Resektion. Bei der schwierigen Differentialdiagnose, selbst bei vorliegendem makroskopischem Befund, und der Möglichkeit, daß Tuberkulose und Krebs nebeneinander bestehen, ist ein derartiges Handeln zu vertreten. Vielleicht kann die Probeexcision bei der Gastroskopie die Sachlage insofern ändern, als daß bei gesicherter Diagnose eine Behandlung mit Streptomycin (1 g täglich) und Paraminosalicylsäure (12—16 g täglich) entsprechend dem Vorgang von Crismer und Gomez (1950) oder mit „Conteben" (4-Acetylaminobenzaldehyd-thiosemicarbazon, Tagesdosis 12,5—200,0 mg, Gesamtdosis 20—40 g) versucht werden kann. Neue Möglichkeiten eröffnet die Einführung von Isonicotinsäurehydrazid (z. B. „Neoteben" — Bayer) in die Tuberkulosebehandlung.

XXV. Magenlues (Gastrolues).

1945 sprachen Levrat und Nicollet davon, daß keiner so große Erfahrungen besäße, um maßgeblich über die Lues des Magens urteilen zu können. Das trifft bis zu einem gewissen Grade auch heute noch zu, denn unsere Kenntnisse über die Magenlues setzen sich aus zahlreichen Einzelbeobachtungen zusammen (*Gastrolues congenita:* Chiari 1891, Verbrycke 1929, Huber 1930, Basch, Kipfer und Logeais 1935; *erworbene Lues:* Hausmann 1911, 1924, Mühlmann 1915, Cade und Morénas 1922, Cohn 1922, Bockus und Bank 1928, Velde 1929, Carey und Ylvisaker 1938, Williams und Kimmelstiel 1940, Voss 1945, de Oliveira 1946, Levrat und Nicollet 1945, Knight und Falk 1947, Weber 1948, Kardos und Ormos 1950 u. a.) und wo über ein großes Beobachtungsgut berichtet wird (z. B. Luria 1929) bestehen Zweifel an der Sicherheit der Diagnose.

Eine weitere Schwierigkeit der Beurteilung der Magenlues liegt darin, daß der Magen in unspezifischer Weise an dem Ablauf der Infektionskrankheit „Lues" beteiligt sein kann. Die Entscheidung über den Charakter der Magenveränderung durch spezifische Therapie kann nicht ausschlaggebend sein, denn die indirekte Magenbeteiligung bessert sich natürlich in dem Maße, in welchem die Grundkrankheit beseitigt wird. So können wir zur Zeit als sicher annehmen, daß spezifische Magenveränderungen, die berechtigen, von einer *Gastrolues* zu sprechen, nur im Tertiärstadium der Lues beobachtet werden. Dem entsprechen die Angaben, daß pathologisch-anatomisch viel seltener eine Magenlues bestätigt wird, als sie von klinischen Untersuchern angenommen worden ist (zusammenfassende Darstellungen zum Thema liegen vor von HAUSMANN 1911, SCHLESINGER 1926, LURIA 1929, GIGON 1931, KALK 1938).

Vorkommen, Häufigkeit. CHIARI (1891) fand bei 243 Sektionen Lueskranker nur 2mal eine Magensyphilis. WINDHOLZ (1928) entdeckte 2 Fälle von Magensyphilis bei 386 Autopsien. MOUTIER (1930) kann durch seine Erhebung bestätigen, daß die *Gastrolues* eine *seltene Erkrankung* ist. PATTERSON und ROUSE (1948) geben an, daß 0,3% aller Luesfälle syphilitische Veränderungen am Magen aufweisen, 8% aller Lueskranken zeigen Magenstörungen.

Es mag auffallen, daß Männer häufiger als Frauen von einer Magenlues betroffen sind (PATER 1905: 28 Männer, 7 Frauen; EUSTERMANN [zit. nach GIGON 1931]: 17 Männer, 6 Frauen; WILLIAMS und KIMMELSTIEL 1940: 6 Männer, 3 Frauen; davon 7 Neger, 2 Weiße). Dieser Unterschied ist ohne Bedeutung und wohl der verschiedenartigen Lebensweise zur Last zu legen. GIGON (1931) weist darauf hin, daß die Magenlues, wie ganz allgemein die Lues der Eingeweide, bei Leuten häufiger vorkommt, deren Syphilis gar nicht oder nur mangelhaft behandelt worden ist.

In Deutschland ist die Magenlues als seltene Krankheit anzusehen. Ob daran eine Änderung infolge der kriegsbedingten Zunahme der Lues eintreten wird, ist zunächst noch nicht zu sagen. In Amerika und Rußland ist die Gastrolues häufiger festgestellt worden.

Einteilung. Was die Art der syphilitischen Magenerkrankung anbetrifft, so kann man sich an die Einteilung von KALK (1938) halten, welche in Anlehnung an die von GIGON gegeben wurde: 1. Gastritis luica, 2. das Gumma des Magens und seine Folgen, 3. die luische fibröse Hyperplasie und ihre Folgen, 4. syphilitische Gefäßveränderungen am Magen.

Die sehr differenzierte Unterteilung der Gastrolues von LURIA (1929) ist interessant, jedoch unpraktisch.

1. Gastritis luica. Die syphilitische Gastritis stellt für uns ein noch nicht befriedigend gelöstes Problem dar. Sie soll vor allem bei der Tertiärsyphilis vorkommen, aber auch bereits in Frühstadien auftreten (WEBER 1948). Als klinische Erscheinung treten in gleicher Weise wie bei banalen Gastritisformen auf: Druckgefühl im Oberbauch, Appetitlosigkeit und Abmagerung. Gewöhnlich wird im Magensaft das Fehlen von freier Salzsäure festgestellt. Gleichzeitige Durchfälle sollen relativ häufig sein.

Übersieht man die Ergebnisse neuer gastroskopischer Untersuchungen bei Lues, dann zeigt sich, daß ein eigenes morphologisches Substrat für die Gastritis luica fehlt. SEXTON, DUNKLEY und KREGLOW (1937) untersuchten 100 Patienten in Frühstadien der Lues und fanden in auffallender Weise in 20 Fällen eine atrophische Gastritis. SPELLBERG und NORFLEET (1944), ebenso wie REYNOLDS (1942) konnten durch fortlaufende gastroskopische Untersuchungen beobachten, daß sich eine oberflächliche Gastritis bei Lueskranken zur atrophischen Gastritis umwandelte. Ganz allgemein geben diese Autoren die Bestätigung, daß bei Lues die chronische Gastritis häufig ist. Das entspricht unserer Auffassung von der Häufigkeit der Gastritis sympathica bei Infektionskrankheiten (s. S. 496). Es sind dazu die Beobachtungen von SCHWARTZ (1948) bemerkenswert, der während der Penicillinbehandlung von Kranken mit Lues II durch fortlaufende gastroskopische Untersuchungen den schnellen Rückgang der chronischen superficialen Gastritis beobachten konnte.

Ältere gastroskopische Untersuchungen haben den Versuch gefördert, die „Gastritis luica" zu differenzieren. Unter der Diagnose einer Gastrolues wurden von Moutier, Girault und Debray (1937) 7 Kranke gastroskopiert und man glaubte Anhalt zu finden, die gastritische Luesmanifestation in Form einer Antruminfiltration von einer hypertrophen Korpusgastritis unterscheiden zu können. In Einzelfällen wurden Erosionen beobachtet. Die Bezeichnung „Gastrite mammelonée" und „gastrite granitée" werden in ihren Beschreibungen gebraucht. Inzwischen ist das Vorkommen einer spezifischen Gastritis bei erworbener Lues nicht erwiesen worden.

Wir haben klinisch den Eindruck, daß die Beziehungen der „Gastritis luica" zur luischen Hepatitis einer Klärung bedürfen.

Die Diagnose „syphilitische Gastritis" darf nach unseren heutigen Kenntnissen nur mit größtem Zweifel gestellt werden. Man wird vielfach besser daran tun, von einer „Gastritis bei Lues" zu sprechen.

2. Als wichtige Manifestationsform der Lues am Magen ist die *gummöse Infiltration* bekannt. Der spezifische Prozeß beginnt in der Submucosa. Das gewebliche Bild wird zunächst beherrscht von Rundzellinfiltration, Einwanderung von Lymphocyten und Plasmazellen. Ein Nachweis von Spirochäten ist außerordentlich schwer zu erbringen. Williams und Kimmelstiel (1940) gelang der Nachweis in einem Falle. Das Versagen der sichernden Spirochätendiagnostik veranlaßte daher Singer und Dyas (1928) zu dem Hinweis, daß die Gastrolues im Tertiärstadium aus klinischen, röntgenologischen und anatomischen Untersuchungen gestellt werden muß, wobei ein gewisser Zweifel bleibt, da auch die histologische Untersuchung der Lues III am Magen·auf erhebliche Schwierigkeiten stoßen kann, wie Konjetzny (1928) überzeugend dargestellt hat.

Die gummöse Infiltration legt sich meist ringförmig um den präpylorischen Magenteil. Sie kann sich zur Serosa oder zum Mageninneren hin entwickeln. Greift sie auf die Schleimhaut über und führt zur Bildung von Gummen, dann ist durch Zerfall die Möglichkeit gegeben, daß ein *syphilitisches Magengeschwür* entsteht.

Bei Miterkrankung der Serosa führt die Perigastritis fast immer zur Verklebung und oft tastbaren Tumorbildung. Es liegt in der Natur der Prozeßentwicklung, daß carcinomähnliche Bilder entstehen, zumal neben dem Vorliegen von Druckbeschwerden im Oberbauch, Appetitlosigkeit und schneller Gewichtsabnahme, Achylie, auch das Röntgenbild Wandstarre mit Bewegungsdefekt, Füllungsdefekt und Veränderungen des Faltenbildes (Verdickung oder Abflachung der Falten) demonstrieren kann.

Die mit der Gummabildung verbundene Bindegewebsneubildung kann zur Pylorusstenose oder zum Sanduhrmagen führen. Pylorusstenosen durch große gummöse Tumoren sind ebenfalls beobachtet worden. Die Erweichung des Infiltrates oder eines Gummas führt zu Substanzverlusten. Das entstandene *Ulcus* zeigt häufig eine unregelmäßige Begrenzung und soll später einen runden aufgeworfenen Rand aufweisen. Von Fraenkel (1898) sind bei Gastrolues gleichzeitig 13 Geschwüre beobachtet worden. Auf die außergewöhnliche Größe eines Luesulcus mit einem Durchmesser von 10 cm wird von Chiari (1891) hingewiesen. Ein derartiges Ulcus luicum kann zur Perforation führen (Flexner 1898, Weber 1948). Die Möglichkeit einer großen Ulcusblutung ist gegeben.

3. *Die diffuse fibröse Hyperplasie* der Magenschleimhaut als Manifestationsart der Tertiärlues bringt ein häufig beschriebenes Bild der Gastrolues hervor (Gross 1903, Aoyama 1922, Gmelin 1925, Gäbert 1926, Hirschberg 1926, G. Schwarz 1928, Kalk 1934). Die histologischen Ähnlichkeiten zwischen Gumma und

fibröser Hyperplasie werden immer wieder bestätigt. Bei der Hyperplasie überwiegt allerdings die Bindegewebsbildung und es ist Regel, daß fibröse Hyperplasie und Magengummen nebeneinander vorkommen. Eine derartige Erkrankung des Magens mit Bevorzugung der Magenausgangspartie führt infolge der
Bindegewebsschrumpfung zur „Trichterform" des Magens. Die Mikrogastrie
kann besonders ins Auge fallen (Fall ZIMDARS 1910).

Es kann das Bild eines Magenscirrhus entstehen und selbst der Chirurg kann
am Operationspräparat gewöhnlich nicht die Natur der vorliegenden Magenveränderungen bestimmen.

4. Syphilitische Gefäßveränderungen kommen am Magen gewöhnlich im Zusammenhang mit gummösen Veränderungen vor. Daß derartige Gefäßveränderungen zu einem Ulcus pepticum führen, ist von KALK (1938) in Zweifel gezogen
worden. Auch heute gibt es keine Beobachtungen, die dies verbindlich belegen
können. Der Hinweis von KALK ist erwähnenswert, daß ein kleines geplatztes
Aneurysma einer Magenarterie bei einem Lueskranken zu tödlicher Magenblutung
führte.

Klinisches Bild der Gastrolues. Es gibt kein charakteristisches Syndrom
von Magenerscheinungen, das die Diagnose einer Gastrolues wahrscheinlich
machen könnte. Sitz und Ausdehnung des Prozesses bestimmen im wesentlichen
das klinische Bild. Nach KALK (1938) beginnen die Beschwerden 2—4 Jahre,
in einigen Fällen auch 6, 10, 20 Jahre nach der Luesinfektion. Druckgefühl
oder Schmerzen im Oberbauch sind nicht besonders gekennzeichnet, sondern
können in den unterschiedenen Typen des Magenschmerzes auftreten. Erbrechen
soll relativ häufig sein, auch bei den Fällen, die keine Pylorusstenose aufweisen
(KALK). Wiederholte Hämatemesis wird von BENSAUDE und RIVET (1924) für
kennzeichnend gehalten, eine Aussage, die bei der Vieldeutigkeit des Blut-
erbrechens nicht viel bedeutet. In der Frage nach dem Appetit gehen die Angaben
auseinander. Extreme Abmagerung soll selbst bei gutem Appetit für Magenlues
charakteristisch sein.

Auf die im Magensaft fast immer gefundene Achylie wurde bereits hingewiesen.
Hierin die Auswirkung der bei Lues so häufigen atrophischen Gastritis zu erblicken,
erscheint nicht gerechtfertigt, eine Korrelation zwischen Anacidität und gastroskopischem Befund besteht nach dem Untersuchungen von SCHWARTZ (1948)
nicht. LOEPER (1926) gibt an, daß ein starkes Auftreten von Lymphocyten im
Magensaftsediment auf Lues hinweise.

Okkultes Blut im Stuhl fehlt gewöhnlich, ein Befund, der sich mit Vorsicht
gegen das Magencarcinom verwerten läßt.

Im Blut sind gewöhnlich beschleunigte Erythrocytensenkung, mäßige Anämie
und Linksverschiebung des weißen Blutbildes festzustellen. Bedeutungsvoller
ist jedoch der fast immer positive Ausfall der Luesreaktionen im Blut. Magenbeschwerden und Magenbefund bei gleichzeitig positiver Wa.R. im Blut sollten
immer die Erwägung herbeiführen, ob nicht eine Gastrolues vorliegt. Beweisend
ist die Blutprobe jedoch nicht, denn ein Lueskranker kann ein Magencarcinom,
ein nicht luisches Magenulcus oder eine banale Gastritis bekommen.

Der Röntgenbefund ergibt sich aus dem Gesagten.

Während KALK noch 1938 auf den Mangel an *gastroskopischen Beobachtungen
bei Lues* hinweisen mußte, liegen jetzt eine Reihe von Mitteilungen darüber vor
(z. B. CAREY und YLVISAKER 1938, KNIGHT und FALK 1947, PATTERSON und
ROUSE 1948, BOCKUS 1946). Die Lues III soll sich nach O'LEARY (1931) in 7 verschiedenen Bildern darstellen können: Man findet 1. multiple Geschwüre, 2. einzelne Geschwüre, 3. diffuse, gummatöse Infiltrationen, 4. knotig-geschwürige
Läsionen, 5. chronische interstitielle Fibrose, 6. Gummen, 7. Linitis plastica.

Die Geschwüre zeigen nach der Darstellung von Patterson, Rouse, Bagwell (1942) einen schmutzig-gelben Grund mit überhängenden Rändern. Neben einem Luesulcus fand Bockus (1946) sog. „leukoplakia plaques". Palmer, Schindler, Templeton und Humphreys (1943) haben auf die krebsähnlichen Veränderungen im gastroskopischen Bild der Magenlues hingewiesen.

Wir beziehen uns auf einen diagnostischen Leitsatz von Kalk (1938), welcher schreibt: „Wenn in einem Krankheitsfall ein oder mehrere Befunde vorliegen, die sich nicht in das übliche Bild der großen Magenkrankheiten einordnen lassen, die irgendwie aus dem üblichen Rahmen herausfallen, so soll man an Magenlues denken". Man wird über den Verdacht nicht hinauskommen und gleichzeitig ein Magencarcinom in Erwägung ziehen. In diesen Fällen ist zu operieren, ja ein großer Teil der Magenluesfälle ist unter der Diagnose Magenkrebs zum Chirurgen gelangt. Berger (1950) gibt allerdings auf Grund der günstigen Behandlungsergebnisse bei Lues durch Penicillin den Hinweis, daß die Bestätigung der Diagnose ex juvantibus hiermit am schnellsten zu erbringen ist. In einer eigenen Beobachtung konnte er feststellen, daß 4,8 Mill. Einheiten Penicillin weitgehende Rückbildung der Veränderungen innerhalb von 14 Tagen bewirkten. Ein derartiger Behandlungsversuch unter röntgenologischer und gastroskopischer Kontrolle erscheint in Verdachtsfällen gerechtfertigt.

Die **Therapie** der festgestellten Magenlues entspricht in allen Punkten der üblichen Behandlung einer Syphilis. Bereichert sind die therapeutischen Möglichkeiten durch die Penicillinverwendung. Gegen eine Verabreichung von Jodkali ist an sich nichts einzuwenden. Erforderlich ist die frühzeitige Erkennung jeder Lues, ihre ausreichende Behandlung, um damit auch das Auftreten der Luesmanifestationen am Magen zu verhindern.

XXVI. Lymphogranulomatose des Magens.

Bei *generalisierter Lymphogranulomatose* sind extraglanduläre Manifestationen am Magen (und Darm) nicht ganz selten. Sehr selten dagegen sind die Fälle *primärer (isolierter) Magenlymphogranulomatose*. Kalk (1938) konnte sich auf eine Literaturzusammenstellung von 14 derartigen Beobachtungen beziehen. Diese Fälle, bei denen also der Krankheitsherd allein auf den Magen beschränkt ist, verdienen besondere Aufmerksamkeit deshalb, weil durch frühzeitige Magenresektion die Ausbreitung der Lymphogranulomatose verhindert und Heilung erreicht werden kann.

Die Magenlymphogranulomatose macht ein carcinom-ähnliches Bild. Neben den Zeichen von Übelkeit, Brechreiz, Erbrechen, Nachtschweiß und Abmagerung wird häufig von großer Blutung berichtet. Der Pel-Ebsteinsche Fiebertyp (undulierendes Fieber) soll vorkommen. Im Magen wird gewöhnlich keine Salzsäure gefunden, bei Pförtnerstenose dagegen Milchsäure. Das **Röntgenbild** entspricht vielfach dem bei Carcinom: Füllungsdefekte, malignes Relief, Bewegungsdefekt, Sanduhrmagen oder allgemeine Verkleinerung des Magens kommen zu Gesicht. Kraterförmige Geschwüre in einem Füllungsdefekt sind Ausdruck nekrotischen Zerfalls (Brass 1939/40, Mittelbach 1932, Bukowski 1938, Kaznelson-Junghagen (1923). Einzelstehende Tumoren, die im Röntgenbild runde Füllungsdefekte ähnlich denen eines Sarkoms abgeben, wurden von uns beobachtet (s. Abb. 105).

Jungmann (1943) hat eine radiologische Unterteilung der Manifestationen der Hodgkinschen Erkrankung des Magens gegeben:

1. Ulceröse Form: Es finden sich zahlreiche flache Ulcerationen über den ganzen Magen verteilt.

2. Tumorform: Füllungsdefekte, welche das gesamte Magenlumen weitgehend einengen können. Vielfach im Antrumteil lokalisiert, häufig mit Magenretention verbunden.

3. Polypöse Form: Zahlreiche Polypen, welche ein ausgedehntes Carcinom oder eine Magenpolyposis vortäuschen können.

Gastroskopische Untersuchungen sind spärlich (CRAVER und HERRMANN 1946, BROWNE und MCHARDY 1946, JUNGMANN 1943, KOENIG und CULVER 1941).

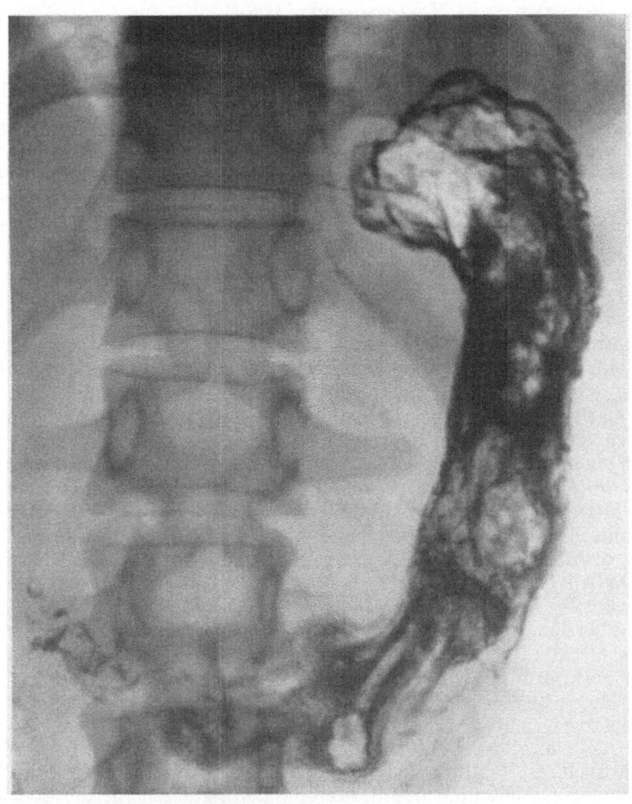

Abb. 105. Magenbeteiligung bei generalisierter Lymphogranulomatose. 36jährige Frau. Klinikaufnahme wegen Vergrößerung der Halslymphknoten. Rasche Entwicklung eines Mediastinaltumors, der zur Atelektase der ganzen linken Lunge führt. Röntgenbestrahlungen bringen Besserung. 4 Monate nach erster Klinikaufnahme diffuse, in den Rücken ausstrahlende Bauchschmerzen (keine neuen Lymphknotenschwellungen am Halse und im Thorax). Röntgenuntersuchung: Schlanker, nach links oben verdrängter Magen. Konturen glatt. Im Sinusgebiet einige längsverlaufende Schleimhautfalten. Die Schleimhaut zeigt viele kleine und einige größere Aussparungen. Füllungsdefekte nach Prallfüllung. Lymphome der Magenwand. Gastroskopie: Nur der obere Korpusteil ist zu übersehen. Hier an der Hinterwand und an der großen Kurvatur rundliche, breit aufsitzende, dunkelbraune bis dunkelviolette Tumoren. Röntgenbestrahlung des ganzen Bauches. Rückgang der Beschwerden. Keine erneute Röntgenkontrolle. Die Patientin verstarb 6 Monate nach erster Klinikaufnahme.

Die Diagnose klärende gastroskopische Befunde sind dabei nicht zu erzielen gewesen, ja auch nicht zu erwarten. Die neue Excisionsgastroskopie wird bessere Möglichkeiten bieten.

Wenn die klinische Diagnose einer generalisierten Lymphogranulomatose mit Magenbefall nicht schon gestellt ist, kommen diese Patienten unter der Annahme eines Carcinoms zur Operation. Auch kann der Operateur bei makroskopischer Betrachtung durchaus der Meinung sein, daß ein Carcinom vorliegt. Erst die histologische Entscheidung bringt bei isolierter Magenlymphogranulomatose Klarheit. Bei verbreiteter Lymphogranulomatose, die besonders klinische Zeichen von seiten des Magens bietet, ist eine Operation nicht angezeigt.

Röntgenbestrahlung beseitigt in diesen Fällen auch die Magensymptome. Unser Verhalten ist das gleiche wie gegenüber einem metastasierenden Magencarcinom.

Es gibt einige Fälle, von denen berichtet wird, daß sie durch Magenresektion geheilt worden seien (Steindl 1924, v. Redwitz 1926, Comando 1935). Im zutreffenden Fall dürfte es sich um eine günstige Konstellation gehandelt haben. Mehrfach ist unter der Annahme einer isolierten Magenlymphogranulomatose operiert worden; jedoch deckte später die Sektion Herde in Milz, Leber und Lunge auf (Kamniker und Kratochwil 1936).

XXVII. Magenaktinomykose und anderer Pilzbefall des Magens.

Der Magen stellt augenscheinlich keine günstige Eintrittspforte für den Strahlenpilz dar. Die **Magenaktinomykose** ist dementsprechend selten. Uns fehlen eigene Erfahrungen.

Offenbar hemmt der normale Magensaft in seiner Zusammensetzung die Entwicklung der Aktinomyceten. Eine primäre Entwicklung einer Aktinomykose bei Gastritis ist nach Konjetzny nicht mit Sicherheit beobachtet worden. Dieser Autor hat die bis 1928 vorliegende Literatur eingehend analysiert und kommt zu einer sehr skeptischen Einstellung gegenüber dem Begriff der Magenaktinomykose überhaupt. Vorliegende Beobachtungen (z. B. Grill 1895, Hadjipetros 1920, Pohl 1912) zeigen meist, daß der Magen in eine allgemeine Abdominalaktinomykose einbezogen werden kann. **Gastroskopische Untersuchungen** liegen bisher nicht vor (Palmer 1949). Die Überprüfung der Sektionspräparate dreier diesbezüglicher Fälle (Blain 1933, Fuller und Wood 1945, Nathan 1929) zeigt die Möglichkeit, daß aktinomykotische Magenveränderungen gastroskopisch zu entdecken sind. Es werden größere, flache, granulomatöse Tumoren beschrieben. Eine Geschwürsbildung ist nicht gewöhnlich, kann aber durch das Einbrechen eines kleinen Abscesses in den Magen vorkommen. Das **Röntgenbild** ist uncharakteristisch, läßt an ein Carcinom denken. Die **Prognose** erscheint bei ausgedehnten komplizierten Fällen zweifelhaft und ist unter Umständen einer Therapie mit antibiotischen Mitteln (Penicillin, Streptomycin), Jodkali und Röntgenbestrahlungen zugänglich. Bei umschriebenen Prozessen soll Heilung durch Resektion der erkrankten Magenpartie erreicht worden sein (Zukschwerdt und Eck 1932). Schmerzstillung bei Magenaktinomykose haben Grimson und Mitarbeiter (1950) durch Vagotomie erzielt.

Nach Konjetzny (1928) liegt die erste zuverlässige Angabe über das Auftreten von **Soor** im Magen bei Reubold (1854) vor. Weitere sichere Befunde liegen vor von Zalesky (1864), Heller (1895), Nauwerk (1895), Maresch (1907), Askanazy (1924). Ohne Frage ist auch die Soorerkrankung des Magens etwas sehr Seltenes. Plascuda (1864) beschreibt, daß die ganze Magenfläche von einer fast zusammenhängenden graubraunen Schicht von Soormassen überzogen wurde. Die Oberfläche war von vielen Quer- und Längssprüngen durchzogen wie „ein ausgetrockneter Tonboden". Die Soorinfektion des Magens kann sich auch in linsengroßen, pustelähnlichen Erhabenheiten, kreisrunden, scharf begrenzten Pilzrasen und in kleinen Geschwüren manifestieren. Bedingungen für die Sooransiedlung bietet in erster Linie ein Magenulcus, sodann Formen der erosiven Gastritis. Sekretorische Störungen und Marasmus müssen offenbar hinzutreten. Ob die Bezeichnung „Gastritis acuta diffusa oidiomycotica" (Askanazy 1924) zu Recht besteht, ist sehr zweifelhaft. Konjetzny (1928) beanstandet sie, da sie die pathogenetische Bedeutung der Soorinfektion zu sehr in den Vordergrund stellt. Immerhin gibt Konjetzny an, daß der Soorpilz als Entzündungserreger wirken kann. Er vermag eine nekrotisierende, eitrige oder hämorrhagisch-eitrige Schleimhautentzündung hervorzurufen. Magenphlegmonen, durch Streptokokken bedingt, können durch eine zusätzliche Pilzinfektion schwere Nekrosen der Magenwandschichten aufweisen (v. Meyenburg 1921). Ramond und Soulès (1930) haben einen Fall von Soorinfektion des Magens histologisch untersucht, bei dem vor der Resektion bereits eine Achlorhydrie bestand. Man fand unter dem Pilzrasen eine entzündete blutgefüllte Schleimhaut. Andere Pilzinfektionen (Fadenpilzmykosen) sind ebenso selten wie der Soorbefall des Magens. Eine Übersicht gibt Konjetzny (1928). Klinische Eigenarten bringen derartige Pilzerkrankungen offenbar nicht hervor.

XXVIII. Entzündung des Magens (Gastritis).

Das Gastritisproblem ist infolge der starken ärztlichen Zuwendung zu den Fragen des Magen- und Zwölffingerdarmgeschwürs in letzter Zeit in den Hintergrund getreten, ohne jedoch an Bedeutung verloren zu haben. Im Gegenteil, das Gastritisproblem hat eine Erweiterung erfahren durch die Bedeutung von

Gastritis als Präcancerose, als Ausdruck von Ernährungsmangel, speziell Eiweißmangel, durch das Mitreagieren der Magenschleimhaut bei der Anwendung neuer Chemotherapeutica, moderner Medikamente, schließlich durch Allergiefragen.

Begriffsbestimmung. Gastritis ist seinem Wesen nach anatomischer Begriff; man meint damit in erster Linie die Entzündung des flächigen Drüsenorgans, das den irreführenden Namen Magenschleimhaut trägt. Genauer wäre VIRCHOWS Ausdruck Gastroadenitis. Indessen sind oft genug Entzündungsvorgänge nicht nur im Zwischengewebe, sondern vor allem in der Submucosa, aber auch in Muskel- und Serosaschicht vorhanden, so daß wir bewußt den umfassenden Namen Gastritis beibehalten. Die Vielseitigkeit der anatomischen Bilder, Stadien, Verläufe macht es verständlich, daß auch die klinischen Bilder außerordentlich wechselvoll sind. „Die Frage nach *den* Beschwerden *der* chronischen Gastritis ist abzulehnen" (KATSCH 1929). Gastritis ist ein ganz weiter Krankheitsbegriff, etwa wie Lungentuberkulose. Der einzelne Fall muß näher gekennzeichnet werden. Die Problematik des klinischen Begriffes Gastritis verdichtet sich in der Frage: sind bestimmte histologische Formen oder Stadien der Gastritis an lebenden Kranken erkennbar:

a) an typischen Beschwerdebildern;

b) an typischen Tätigkeitsabwandlungen (etwa Sekretionsstörungen);

c) durch unmittelbare Erfassung der morphologischen Veränderungen mit Hilfe von Verfahren, die am lebenden Menschen anwendbar sind (Gastroskopie, Gastrophotographie, röntgenologische Schleimhautdiagnostik, Zellsediment des Magensaftes);

d) durch chemische oder physikalische Feststellung von Entzündungsprodukten im Magensaft.

Es ist klar, daß der *morphologische Weg* der befriedigendste ist. Daher sprach KATSCH in den früheren Auflagen dieses Handbuches (1926, 1938) die Hoffnung aus, es möchte gelingen, mit morphologischen Zeichen die morphologischen Veränderungen der Magenschleimhaut klinisch zu erkennen. Damals schienen Gastroskopie (SCHINDLER 1923) und röntgenologische Reliefstudien der Magenschleimhaut (H. H. BERG 1930) in erster aussichtsreicher Entwicklung. Inzwischen ist durch die Vervollkommnung dieser Verfahren und durch die mit ihnen gesammelten Erfahrungen eine Ernüchterung eingetreten. Wir müssen heute verzichten, gastroskopische, röntgenologische und histologische Morphologie der Gastritis zur Deckung zu bringen — abgesehen von Einzelfällen mit eigenartigen Veränderungen.

Ohne deshalb auf die morphologischen Zeichen zu verzichten, werden wir besonders in der Praxis auf die beiden anderen Wege gedrängt. Der *Beschwerdekomplex* kann für gewisse Stadien ziemlich charakteristisch sein, z. B. gerade für die akute, schnell ablaufende Gastritis. Das hatte wohl STOERK im Auge, als er äußerte: der klinische Begriff der Gastritis sei „wohl umgrenzt" im Gegensatz zu den wechselvollen, und nicht immer gegen die Norm leicht abgrenzbaren Befunden der histologischen Bilder. Andererseits zeigt die chronische Gastritis in einer Vielzahl der Fälle wenig ausgeprägte Beschwerden, wird häufig als latentes Kranksein mehr oder minder zufällig aufgefunden — oder übersehen. Einige Typen von Beschwerdebildern leiten bisweilen die Diagnose. Da die Symptome selten schwer, noch seltener bedrohlich sind, vielfach vom Kranken nicht spontan vorgetragen werden, so bedarf es besonders sorgfältigen Eingehens auf die subjektiven Tatbestände, wenn man sie für die oft schwierige Diagnose der chronischen Gastritis und ihres Verlaufsstadiums soweit als möglich ausnutzen will.

Bei dieser Sachlage ist es notwendig und ergiebig, die *Prüfung der sekretorischen Verhältnisse* stets heranzuziehen. Magensaftmangel (Anacidität oder deutliche Subacidität) ist als Zeichen schwerer oder fortgeschrittener Gastritis bzw. als Zeichen des Verstümmelungszustandes, zu dem sie schließlich führt, ein hochwertiges Zeichen. Ebenso charakterisiert Superacidität oft den akuten gastritischen Schub. Bei einem Heer von Gastritisfällen kann man weder von Subacidität noch Superacidität sprechen. Wohl aber ergibt die fraktionierte Aushebung, wenn sie sorgfältig durchgeführt wird, und der Arzt auf einer gewissen Erfahrung fußend die Aciditätskurven prüft, noch in einer Vielzahl dieser normaciden Fälle, daß Abweichungen im sekretorischen Verhalten vorhanden sind. Trotz normaler Höhe des Kurvengipfels kann die Gesamtkurve dennoch Sekretionsschwäche oder auch sekretorischen Reizzustand erkennen lassen. Zeichen reizbarer Sekretionsschwäche oder sekretorische Trägheit werden erkannt. Wechselndes Sekretionsverhalten kennzeichnet den Zustand der Magenschleimhaut als nicht stationär. In Abständen wiederholte Untersuchungen ermöglichen ein Urteil über Verlauf und Prognose. Diese feinere Funktionsdiagnostik der Gastritis ist nicht immer Anfängersache, will mit Kritik und Kennerschaft geübt sein. Sie kann aber insgesamt häufiger die Diagnose fördern als Röntgenverfahren und sogar Gastroskopie. Wir müssen das unterstreichen, weil sich Stimmen erheben gegen die Anwendung der fraktionierten Aushebung „als Routineverfahren". „Routine" ist gewiß selten etwas sehr Gutes. Aber diese wohlgemeinten Warnungen sollten nicht dahin führen, die fraktionierte Aushebung selten anzuwenden. Für die Diagnose der chronischen Gastritis wende man sie häufig an, mit Sorgfalt, Kritik und treuer Beobachtung. Auch muß sich der Arzt in die Deutung der Befunde einleben, und eine persönliche Erfahrung schaffen. Mit der Erfahrung wächst für ihn der Wert der Methode, wie das schließlich bei vielen Dingen ist. Hauptsache ist, daß man sich nicht auf die drei Schlagworte Subacidität, Superacidität, Normacidität beschränke. Ferner bleibt abzuwarten, ob die sich anbahnende genauere Untersuchung der proteolytischen Vorgänge im Magen für Diagnostik und Typisierung der Gastritiden Wesentliches und praktisch Wichtiges erbringt.

Nebenbei finden sich im Mageninhalt in gewissen Fällen und Stadien Zeichen entzündlicher Ausschwitzung, die natürlich als Symptome aktiver Gastritis willkommen sind (reichlicher Schleim, reichlich Leukocyten). In diesem Zusammenhang unterstreichen wir den von Katsch und Baltzer (1935, 1936) in gewissen Stadien aufgefundenen erhöhten Eiweißgehalt des Saftes (Gastritis serosa).

So schwankt im klinischen Erleben der Begriff der Gastritis zwischen bestimmten morphologischen Bildern, gewissen Beschwerdekomplexen und Bildern gestörter Funktion — drei Gruppen von Vorstellungen und Befunden, die untereinander nur in Einzelfällen zur Deckung gebracht werden können.

Nicht erwähnt haben wir bisher eine Unterteilung des Begriffes Gastritis nach ätiologischen Gesichtspunkten. Unser Wissen über die *Ursachen der Gastritis* ist bis auf Einzelfälle heute noch so lückenhaft und unsicher, daß ätiologische Einteilungen der Zukunft angehören. Solche Einzelfälle, in denen eine ätiologische Benennung schon heute berechtigt ist, sind weiter unten (unter Namengebung) erwähnt.

Namengebung. Die Verschiedenheit der Forschungswege und Untersuchungsmethoden und die Unmöglichkeit, ihre Ergebnisse zur Deckung zu bringen, oft auch schon die äußere Behinderung, sie überhaupt zu vergleichen, bringen es mit sich, daß wir auf eine fast verwirrende Fülle von Einzelbenennungen der Gastritis stoßen. Wandlungen und Stadien des Einzelfalles vermehren die

Vielseitigkeit der Bilder. Eine Vielseitigkeit der Namengebung ist daher vorläufig nicht zu entbehren. Wir führen einen Teil der Namen an, auf die man in der gegenwärtigen Literatur stößt, und ordnen sie nach den Untersuchungswegen.

Anatomisch-topographisch stoßen wir auf die Namen: Gastroduodenitis, Gastroenteritis, Pangastritis, Pylorusgastritis, Korpusgastritis, Myogastritis, Perigastritis. Der Ausdruck Pangastritis wird gelegentlich auch in dem Sinne gebraucht, daß alle Schichten der Magenwand an dem Entzündungsprozeß beteiligt sind (analog dem Ausdruck Pankarditis).

Anatomische Benennungen. Gastritis infiltrativa, nodularis, cystica, pseudomembranacea, erosiva, ulcerosa, chronica, hyperplastica, phlegmonosa, chronica follicularis, granularis, polyposa, atrophicans, scleroticans.

Gastroskopische Namen. Die bei der Magenspiegeluntersuchung sich aufdrängenden Benennungen stehen den anatomischen nahe, ohne sich vollständig mit ihnen zu decken. Dies gilt z. B. für den Schwellungskatarrh des Gastroskopikers. Andere Namen aus der Gastroskopie sind: Gastritis hypertrophicans, infiltrativa, granularis, polyposa, erosiva, pseudomembranacea, atrophicans.

Funktionsbeschreibende Namen drängen sich nicht nur in den Fällen auf, in denen aus äußeren Gründen morphologische Beobachtungen nicht angestellt sind, sondern ergänzen oft die Beschreibung des Einzelfalles, auch wenn das gastroskopische Bild bekannt ist. Die Geschichte der Untersuchungsmethoden erklärt, daß diese Namen zu den älteren gehören. Sie spielen seit Einführung des Magenschlauches eine Rolle. Man spricht von Gastritis superacida, acida, subacida, anacida, mucosa. Wir sprechen neuerdings auch von Gastritis serosa. Der Ausdruck Defektgastritis greift schon in klinische Wertung über. Die Bezeichnung Achylie wurde von EINHORN (1896) eingeführt für Fälle, bei denen Anacidität und Fermentmangel bestehen. Im Laufe der Jahre hat es sich eingebürgert, die Ausdrücke Achylie und Gastritis anacida als gleichbedeutend zu verwerten, weil die wenigsten Ärzte den Fermentmangel des Magensaftes untersuchen. Der ursprüngliche EINHORNsche Achyliebegriff steht der heutigen histaminrefraktären Anacidität nahe, die wir auch als Gastritis anacida absoluta oder Achylia absoluta benannt haben. Achylia relativa ist demgegenüber ein Zustand unterwertiger Funktion, bei dem auf starke Reize, insbesondere nach subcutaner Einspritzung von Histamin, noch Säure gebildet wird.

Klinische Benennungen, welche Stadien, Verläufe, prognostische Momente, dominierende Symptome hervorheben, sind gerade in der Praxis nicht zu entbehren. Zu den alten Namen akut und chronisch gesellen sich andere. Wir sprechen von *exacerbierender* Gastritis, auch von *aktiver* oder florider und stellen ihr die *latenten* oder larvierten Formen oder Stadien gegenüber. Als *Gastritis progressiva* kennzeichnen wir einen Prozeß, der nicht zum Abschluß gekommen ist, im Gegensatz zur *Defektgastritis,* für die in summarischer Kennzeichnung des Magensaftmangels auch der Ausdruck Achylie angewendet wird. Je nachdem der Magensaftmangel Darmstörungen im Gefolge hat oder nicht, sprechen wir von *kompensierter oder dekompensierter Defektgastritis.* Der EWALDsche Ausdruck Gastritis sympathica kennzeichnet die *Begleitgastritis* als Nebenbefund bei vielen Krankheiten (1889). Auch vorherrschende Einzelsymptome drängen Namen auf wie: acidistische Gastritis (Säurekrisen SIEBECKs 1929), Gastritis dolorosa, Gastritis haemorrhagica. Die gleichzeitige Darmerkrankung betont der Ausdruck Gastroenteritis. Die Achylie mit fehlendem CASTLE-Faktor nenne ich kurz Achylia perniciosa.

Ätiologisch-pathogenetische Namen. Namen, die sichere Ursachen einer Krankheit kennzeichnen, haben für den handelnden Arzt große Vorzüge. Bei der Gastritis kommt eine gesicherte ätiologische Namengebung nur in Einzelfällen in Betracht (Gastritis infectiosa, corrosiva, alcoholica, uraemica, saturnina). Allgemeine Kreislaufdekompensation, mehr noch Stauung im Gebiet der Pfortader, führen zur Stauungsgastritis. Bei anderen ätiologisch-pathogenetischen Benennungen begeben wir uns einstweilen in das Gebiet der Hypothese: hepatogene Gastritis (WICHELS 1932), peptische Gastritis (BÜCHNER 1931), genuine, konstitutionelle Gastritis. Die allergische Gastritis ist wahrscheinlich häufiger, als wir vorläufig erkennen. Man spricht von hämatogener Gastritis und Eliminationsgastritis (BOURGET 1906). Wir fügen die Dystrophikergastritis hinzu.

Fortschritte der Forschung werden voraussichtlich gerade für die Praxis die Namengebung wieder vereinfachen, Wichtiges und Unwichtiges von diesen Unterscheidungen zu trennen erlauben. Zur Zeit ist für die Förderung von Ätiologie, Prophylaxe und Therapie die möglichst genaue Kennzeichnung gastritischer Stadien notwendig und langfristige Beobachtung der Veränderungen und Verläufe.

Geschichtliches. Als bedeutsame Krankheit kam die Gastritis durch BROUSSAIS (1803) in die medizinische Literatur. BROUSSAIS' Studie (1803) war einer der ersten großzügigen Versuche — BICHATs Lehren (1801) folgend —, aus klinischen Zeichen eine anatomische Diagnose zu stellen. Deshalb die Berühmtheit dieses Versuches. Nur war gerade der Magen besonders ungeeignet für die Verfolgung des von BICHAT gesteckten Zieles. BROUSSAIS ging von grundfalschen anatomischen Voraussetzungen aus, indem er die nach dem Tode durch Selbstverdauung entstehenden Veränderungen des Magens für Gastritiszeichen hielt. Dadurch wurde ihm und manchem Nachfolger die Gastritis eine unendlich häufige und unendlich bedeutsame, auch zu sehr vielen Leiden in Beziehung stehende Krankheit. Viele akute Infekte, vor allem Typhus abdominalis, Paratyphusinfekte, Ruhr, Sepsis, Meningitis, sicher wohl manche Appendicitis wurden als akute Gastritis angesprochen. Als Komplikationen der akuten Gastritis nennt BROUSSAIS Apoplexie, Wassersucht, Lungenentzündung u. a. m. Und — 40 Jahre vor Entdeckung des Magengeschwürs, 100 Jahre vor Entdeckung des Ulcus duodeni — sprach man als chronische Gastritis an: alle chronischen Magenleiden und sehr viele mit Appetitstörungen oder Magenbeschwerden einhergehenden chronischen Krankheiten. — Wenn die fortschreitende klinische Diagnostik allmählich dazu führte, viele dieser Krankheiten anders aufzufassen, so schien der ganzen Lehre der Boden entzogen, als man eingesehen hatte, daß die geschilderten Magenveränderungen auf Leichenvorgänge zu beziehen sind. Besonders CARSWELL (1838) hatte darauf hingewiesen. Es kam eine Zeit, in der viele vermieden, von Gastritis zu sprechen und zurückhaltender „chronische Dyspepsie" diagnostizierten. Diese Diagnose wurde wiederum zum Sammelnamen für die allerverschiedenartigsten Magenkrankheiten und nicht nur für Magenkrankheiten. In der Folgezeit sind dann in wechselnder Weise Krankheiten und Krankheitsgruppen aus der *„chronischen Dyspepsie"*, die ja eine Verlegenheitsbenennung darstellt, abgegliedert worden. Nach Entdeckung des Magenschlauches durch KUSSMAUL (1869) ging von Deutschland eine Bewegung aus, die funktionelle Sekretionsstörungen, wie sie nun erkennbar wurden, zu Diagnosen erhob. Superacidität, Supersekretion, später Subacidität wurden als krankhafte Magensyndrome zum Teil nervösen Ursprunges beschrieben. LEUBE nahm als *„nervöse Dyspepsie"* eine große Gruppe von chronischen Magenkrankheiten aus dem unklaren Sammeltopf heraus (1878). Er wollte von „Magenkatarrh" nur gesprochen wissen, wenn reichlich Schleim im Mageninhalt angetroffen wurde. — Aber bald setzte eine Gegenströmung zugunsten der Gastritis ein. Man stützte sich jetzt auf anatomische Untersuchungen von Mägen, die kurz nach dem Tode durch Eingießung konservierender Flüssigkeiten vor der Selbstverdauung bewahrt worden waren. Solche Untersuchungen von ADOLF SCHMIDT (1895), HAYEM (1897), FABER und BLOCH (1900), KUTTNER (1902) führten zu der sicheren Erkenntnis, daß echte gastritische Veränderungen am Magen, die mit postmortaler Selbstverdauung nichts zu tun haben, keineswegs selten sind, daß es verschiedene Formen echter Gastritis gibt. Zugleich verdrängte die Bezeichnung „Gastritis" mehr und mehr den Namen „Magenkatarrh", da man sah, daß ein Beschränktsein der Veränderungen auf die Schleimzellen (Schleimdrüsen hat ja der Magen nicht) nicht in Betracht kommt, sondern daß stets das drüsige Parenchym des Magens mitverändert ist. EWALD (1889) gebrauchte deshalb den VIRCHOWSCHEN Ausdruck Gastroadenitis (1853).

Die histologische Forschung fand weitere Sicherung und Bereicherung durch die Untersuchung von Resektionspräparaten. Besonders KONJETZNY (1913) hat sich als einer der ersten und unermüdlich darum bemüht. Die Gastritis der Ulcusmägen ist durch seine Arbeiten gründlich bekannt. Wünschenswert sind weitere histologische Untersuchungen von Mägen, die anderen klinischen Bildern entsprechen.

Klinische Methoden, die uns manches von der Morphologie der Gastritis am Lebenden erschließen, wurden erst später entwickelt. Die *röntgenologische Reliefdiagnostik* (H. H. BERG 1930) liefert sichere Befunde besonders von den hyperplastischen und infiltrativen Gastritisformen. Noch ergiebiger für Forschung und Praxis wurden die Befunde der heute hoch entwickelten *Gastroskopie.* Etappen ihrer Entwicklung heften sich an die Namen MIKULICZ, ELSNER, SCHINDLER. Um die breitere Anwendung und Nutzung der Methode haben sich neben SCHINDLER, HOHLWEG, KORBSCH, HENNING und GUTZEIT verdient gemacht (Näheres und Literatur s. S. 348 ff.). Eine Gegenüberstellung röntgenologischer und gastroskopischer Befunde brachten zuerst GUTZEIT (1929) sowie MALEY und VELDE (1930). HENNINGs Studie (1934) über „Die Entzündung des Magens" möge besonders deswegen erwähnt sein, weil sie trotz überwiegend gastroskopischer Orientierung einiges Wichtige für die Kenntnis klinischer Bilder beiträgt. Es gibt indessen Lehrbücher der Gastroskopie mit Atlanten von GUTZEIT und TEITGE (1937), von MOUTIER (1935), SCHINDLER (1923, 1937, 1950), PALMER (1949), BENEDICT (1951).

Die funktionelle Betrachtungsweise der Gastritiden wird zur Zeit wohl etwas zu stark beiseite gedrängt (vgl. unten).

Pathologische Anatomie. Schon makroskopische Untersuchung zeigt häufig, daß die entzündlichen Veränderungen nicht nur die Drüsenschicht des Magens treffen. Bioptisch (bei Operation) erkennt man bei akuter Gastritis „Rötung der Serosaoberfläche; manchmal deutliches entzündliches Ödem, besonders an den Ansatzstellen des Mesogastrium und des Ligamentum gastro-colicum, Schwellung der Lymphknoten; plastische Beschaffenheit der Wandung; Schwellung und fleckige Rötung der Schleimhaut mit verwaschenem Relief und plumper Faltenbildung; Erosionen verschiedener Größe und Form; kleienförmigen, flächenhaften pseudomembranösen Belägen in ihrem Bereich und auf der Schleimhaut in ihrer Umgebung" (KONJETZNY 1928). Bei chronischer Gastritis kann besonders die Verdickung und Rigidität der Antrummuskulatur auffallen. Hochgradige pylorische Gastrosklerose führt zu dem seltenen Bilde der Linitis plastica (BRINTON 1859). Das seltene Krankheitsbild war schon CRUVEILHIER (1829, 1835) bekannt. Es heißt in Frankreich „hypertrophie de Cruveilhier". Verwechslungen mit fibrösen Pförtnerkrebsen kommen vor. Serosaverklebungen sind häufig. Manchmal sind die Schleimhautfalten sehr grob und wulstig.

Körnelungen, warzige Erhebungen sind mit bloßem Auge erkennbar; an anderen Stellen die verdünnte, auffallend glatte Schleimhaut.

Das histologische Bild der Gastritis ist gut bekannt. Studien darüber konnten erfolgreich durchgeführt werden, wenn unmittelbar post mortem Formalinlösung in den Magen eingeführt und hierdurch die postmortale Selbstverdauung verhindert wurde (Faber 1910, Kuttner 1902, Stoerk 1924 u. a.). Zahlreiche Schilderungen verdanken wir Konjetzny (1928, 1947) und seinen Mitarbeitern, die vorwiegend bei chirurgischen Resektionen gewonnenes Material unter völliger Ausschaltung postmortaler Zersetzung untersucht haben. Charakteristisch ist an den gastritischen Bildern, daß *häufig der pförtnernahe Teil stärker befallen* ist als der kardianahe; daß *die entzündlichen Erscheinungen in fleckigen Herden* auftreten; daß *häufig in der Tiefe der Schleimhaut* Veränderungen getroffen werden, während das Oberflächenepithel unbeschädigt oder gut regeneriert erscheint; daß außerordentlich häufig neben und zwischen chronischen Veränderungen akute exsudative Prozesse gefunden werden, als Ausdruck entzündlicher „*Schübe*".

Die bei *makroskopischer*, auch gastroskopischer, Betrachtung erkennbare Rötung erweist sich als entzündliche Hyperämie. Auf diese ist Schlängelung und Unregelmäßigkeit der Gefäße zu beziehen, während Duschl (1924) diese Gefäßform als Ausdruck eines „spastisch atonischen Symptomenkomplexes" (O. Müller 1924) deuten wollte. Mit Lupenvergrößerung lassen sich Veränderungen der Felderung — Areae gastricae — erkennen (Lotzin 1932). Mikroskopisch sieht man in den Gefäßen reichlich randständige Leukocyten, gelegentlich zahlreiche eosinophile Zellen. Daneben, in der Stärke wechselnd, entzündliche Ausschwitzung und Zellenauswanderung neben den Gefäßen, im interglandulären Gewebe, in den Leistenspitzen. In den Drüsen selbst kommt es zu fettiger Degeneration, Schrumpfung und Zerfall der Haupt- und Nebenzellen. Diese letzten scheinen jedoch deutlich widerstandsfähiger zu sein. Am Deck- und Grübchenepithel sieht man Vacuolenbildung, Leukocytendurchwanderung. Die Leukocyten dringen hindurch „wie Schwaden aus einer Esse" (Konjetzny). Der durchsetzte Epithelbelag erscheint gleichsam nur noch als Gitter. An den Leistenspitzen, auch in den Grübchen kommt es bei akuter und subakuter Gastritis fast regelmäßig zu entzündlichen Epitheldefekten (Erosionen). Ausgetretenes Exsudat im Bereich der Erosionen bildet weißliche Membranen, die schon makroskopisch erkennbar sein können. Büchner (1931, 1950) spricht diese Bildungen als Ätzschorfe an. Aber Konjetzny bestreitet energisch und überzeugend, daß diese Erosionen durch Ätzwirkung von der Oberfläche her zustande kommen und weist besonders hin auf die von ihm zuerst beschriebenen, auch *im Parenchym* zu beobachtenden „*glandulären Erosionen*".

Beim Abklingen der akuten Entzündung wird die leukocytäre Durchsetzung geringer. Das *Bild der chronischen Gastritis* ist gekennzeichnet durch schwach entzündliche Vorgänge *in Richtung auf Atrophie und Hyperplasie*. Bereits makroskopisch kann die Felderung unregelmäßig erscheinen. Es entstehen flachwarzige oder halbkugelförmige Höcker. Für dieses Bild möchte Konjetzny den Ausdruck „Status mamillaris" reservieren. Die Höckerung kann sich bei der Gastritis chronica hyperplastica bis zu polypösen pilz- und hahnenkammähnlichen Gebilden steigern. Histologisch ist der Umbau der Schleimhaut augenfällig: neben Drüsenschwund hyperplastische Wucherungen des Deck- und Grübchenepithels, sowie Vermehrung des interglandulären Gewebes. Durch Schwund der Hauptzellen und Verringerung der Belegzellen können im Hauptmagen die Drüsen ein „pseudopylorisches" Aussehen annehmen. Schließlich verschmälert sich die Drüsenschicht insgesamt. Öfter scheint es, daß wucherndes Zwischengewebe die Drüsen geradezu erdrückt, im Sinne einer Gastrosklerose.

Irregulärer Umbau, „*Fehlregenerate*" (STOERK), Drüsenheterotypien werden gefunden, selbst kleine, adenomartige Gebilde. Derartige Epithelwucherungen werden als *präcarcinomatöse Gebilde* angesehen, da *am gleichen Magen nicht selten fließende Übergänge zwischen chronisch entzündlichen Prozessen, Polypenbildungen und Carcinom* beobachtet werden. „Darmepithelien" werden nicht mehr durch embryonale Verlagerung, sondern als Fehlregenerate gedeutet. Selten ist hochgradige Verschleimung des Deckepithels, häufiger zeigt es Wucherungen, die zu den besagten warzigen und polypösen Gebilden führen können.

Im *Zwischengewebe* mischen sich bei chronischer Gastritis ebenfalls akute und chronische Prozesse, besonders sind Lymphocytenansammlungen und geschwollene Lymphknötchen, auch Bilder von Lymphangitis zu erwähnen. Die bindegewebige Reaktion führt zu einer Schleimhautsklerose, während bei der sog. „Linitis plastica" in erster Linie eine Sklerosierung der submukösen Schicht getroffen wird. Als Enderfolg der atrophischen Vorgänge ergibt sich das Bild der Anadenie (EWALD 1889).

Auch in der Muskelschicht ist die Verbreiterung des Zwischengewebes mit Leukocyteneinlagerung und fibrinösem Exsudat in verschiedenem Umfang zu beachten; hier und da finden sich degenerative Veränderungen an der Muskulatur.

Phlegmonöse Bilder, ebenso ausgesprochene Gastritis phlegmonosa finden sich besonders im höheren Alter, also wohl auf dem Boden alter Gastritis. Der Eiter liegt im wesentlichen in der Submucosa. Von hier geht der Prozeß aus, greift dann auf die anderen Schichten über (Peritonitis, Durchbrüche), die Muskulatur zeigt kollaterales Ödem. SCHMIEDEN (1921) weist besonders auf die sulzigen Vorstadien der Phlegmone hin, die häufiger sind, auch in der Nachbarschaft callöser Geschwüre.

Oft finden sich akute und chronische Veränderungen nebeneinander, was klinisch wichtig ist. Die Aktivierung, *der akute entzündliche Schub auf dem Boden der chronischen Entzündung wird hierdurch als typisches Vorkommnis erwiesen.*

Feste Beziehungen der verschiedenen morphologischen Bilder zu Grad und Art der Sekretionsstörungen sind bisher nicht aufgedeckt, abgesehen davon, daß der vollkommene Drüsenschwund natürlich mit Achylie einhergeht. Gerade Achylie kann aber auch getroffen werden, wenn das die Salzsäure liefernde Hauptdrüsengebiet sehr wenig verändert und nur eine Pylorusgastritis vorhanden ist. Dies und anderes spricht dafür, daß *die Funktionsstörungen im gastrischen Magen von komplizierteren Regeln beherrscht* werden, nicht etwa einfacher Ausdruck dafür sind, wieviel spezifisches Zellmaterial vorhanden oder zerstört ist. Wird geringe Leukocytenauswanderung als einziges histologisches Entzündungszeichen geschildert, so sind Zweifel berechtigt, ob es sich um die physiologische Leukopedese oder um wirkliche Entzündung handelt (s. S. 319, 321).

Ein besonderes „Gastritisproblem", vor das wir täglich gestellt werden, liegt darin, daß im allgemeinen die chronischen Gastritiden verschiedenster Ätiologie über ein kurzes Stadium der Superacidität, sich allmählich zu Subacidität und Achylie hin entwickeln, während fast gesetzmäßig bei der Begleitgastritis des parapylorischen Ulcus über Jahre ein superacider Chemismus besteht. Der einzige Versuch, uns von der morphologischen Seite für dieses unterschiedliche Verhalten ein Verständnis zu geben, stammt von ORATOR (1925), der die Pylorusgastritis oder Motorgastritis bei Ulcus in Gegensatz bringt zur „Gesamtgastritis", „Pangastritis" bei maligner Entartung, Infektionen, Intoxikationen. ORATOR vermutet, die Pylorusgastritis sei „ventrikulogen", die Gesamtgastritis dagegen entstehe hämatogen. Diese Ansicht stößt insofern auf Schwierigkeiten, als von verschiedenen Experimentatoren eine hämatogene Pylorusgastritis erzeugt wurde (z. B. KAUFFMANN 1930).

1. Ätiologie und Pathogenese.

Die alte Auffassung von der Entstehung der Magenentzündung ging von der Alltagsbeobachtung aus, daß ein Gastritiker diese oder jene Speise schlecht verträgt. Man sah in Schädigungen des Magens durch *exogene Nahrungsreize* die wesentliche Ursache der akuten wie der chronischen Gastritis. *Was meist bereits Symptom ist, wurde als Störungsbeginn angesehen.* Sicher können qualitative Nahrungsschädlichkeiten, wie auch quantitative Überlastungen des bereits kranken nicht mehr vollwertigen Organs zu Verschlimmerungen, Reizzuständen auf dem Boden chronischer Gastritis führen. Insofern werden wir diätetischen Schädlichkeiten eine zusätzliche Ursachenbedeutung auch heute zuerkennen. Darüber hinaus mag anhaltende grobe Mißhandlung der Schleimhaut, etwa mit Branntwein, mit Tabak, mit Aspirin, auch mit Alkalien (West-phal) zu einer wichtigen Ursache werden. Und es kann der Gedanke auftauchen, daß eine Summe von *Unnatürlichkeiten in unserer Ernährung* (Temperatur, künstliche Bereitung und Mischung, Reizhäufung) die große Häufigkeit der Gastritis in der zweiten Lebenshälfte erklären könnte, vielleicht auch ein Vitaminmangel. So würde die Gastritis zu einer Zivilisationskrankheit gestempelt.

Sicher erscheint uns aber heute, daß *in einer Vielzahl von Fällen der Schaden nicht auf dem oralen Wege, sondern vom Blut her* an die Magenschleimhaut herantritt. Es ist ein Verdienst von Fr. Kauffmann (1929, 1930), daß er die lange Zeit zu wenig beachtete hämatogene Entstehung von Gastritiden als wichtig erkannt hat. Die Art der Schäden ist sicher verschieden, so daß wir zu einer vielwurzeligen Ursachenlehre gelangen. Ätiologische Analyse des Einzelfalles ist deshalb oft schwierig oder unmöglich.

Erbliche Anlagen. Obwohl eine sichere Beweisführung, etwa aus der Zwillingsforschung, bisher nicht vorzuliegen scheint, kann man sich als Kliniker des Eindruckes nicht erwehren, daß eine gewisse Neigung zur Gastritis in der erblichen Anlage verankert sein könnte. Einige Mitteilungen behaupten eine erbliche Anlage der Achylia perniciosa. Man stößt auf Familien, in denen die achylisierende Gastritis auffallend häufig ist. Der Beweis ist freilich nicht immer einfach zu führen, daß das gleichgeartete Magenschicksal der Betreffenden nicht auf gleichgeartete Fehler der Lebensweise zurückzuführen ist. Es scheint auch geographische oder rassische Unterschiede im Auftreten der Gastritis zu geben. In unserem Wirkungsbereich (Pommern und Mecklenburg) ist die anacide Gastritis ganz ungeheuer verbreitet, meinem Eindruck nach stärker als in Süddeutschland. In Spanien soll die Achylia gastrica, auch die Anaemia perniciosa, recht selten sein. Wenn man das magensaftbildende Organ als eine große flächenhaft angeordnete Verdauungsdrüse auffaßt, könnte man sich eine erbliche Schwäche oder Resistenzlosigkeit dieses Organs vorstellen, die bei Belastungsproben oder durch Schädlichkeiten, die sich im Laufe des Lebens ergeben, das Auftreten der Gastritis begünstigen. Genaueres über diese Fragen ist nicht bekannt.

Endokrine Störungen. Eine Häufung der Gastritiden bei endokrinen Erkrankungen fällt auf, bei Thyreotoxikosen wie bei Hypothyreosen, bei Störungen der Vorderhypophyse und ovarieller Insuffizienz. Mehrmals ist uns eine Achylia gastrica bei sehr jugendlichen Patienten mit schweren endokrinen Störungen (z. B. bei hypophysärem Zwergwuchs) aufgefallen. Zondek (1923) erwähnt ähnliche Befunde.

Nahrungsschädlichkeiten und Gifte. Besonders für die akute Gastritis und die akuten Schübe der chronischen, läßt sich die Einwirkung von Ingestenschäden schwer übersehen. Man kann sich durch ein einfaches Zuviel an Ernährung „den Magen verderben“, auch wenn alles, was aufgenommen wurde, an sich qualitativ einwandfrei und bekömmlich war. Freilich darf mancher ungestraft viel mehr in seinen Magen stopfen als andere. Geläufig ist, daß in der Erholungszeit nach schwerem Kranksein der Magen weniger vertragen kann als in Zeiten voller Gesundheit. Geläufig ist, daß die relative Überfütterung von Phthisikern recht störende akute Gastritiden (d. h. Exacerbationen der chronischen Gastritis) erzeugen kann. Durch welchen Mechanismus die Überladung des Magens zur akuten Gastritis führt, bleibt noch unklar. Leube (1876) stellte sich vor, daß

die mechanische Dehnung die Entzündung herbeiführt. Die Vorstellung ist
nicht unmöglich, daß akute Überdehnung des Magens eine Einwirkung auf die
intramuralen Nerven haben und zu motorischer Parese mit Austreibungsverzögerung, zugleich zu Sekretionsstörungen führen könnte. Man denke an das
große Bild der akuten Magenlähmung. Obwohl Genaueres darüber nicht bekannt
ist, würde sich eine Auslösung des klinischen Bildes akuter Gastritis durch das
rein mechanische Moment der Überfüllung, der Überdehnung des Magens, vorstellen lassen. Es könnte sich gelegentlich um eine unausgebildete Form von
akuter Magenlähmung handeln, wenn wir von *akuter Überladungsgastritis*
sprechen. — Man denkt aber bei dieser Überladungsgastritis auch an die Häufung chemischer Sekretionsreize. Das Zuviel an Reizen, die Überreizung und
Überbetätigung des Organs führt irgendwie zu Gastritis. In der Entzündungs-
lehre spielt die Vorstellung eine Rolle, daß gesteigerter Stoffwechsel Ursache
ist für die vermehrte Blutfüllung, die den Entzündungsvorgang in sichtbarer
Weise einleitet. Eine gewisse Verwandtschaft zwischen dem Magen auf Verdauungshöhe und dem anatomischen Bilde der Gastritis ist oft betont worden.
WESTPHAL (1933) spricht von physiologischer Entzündung. Im Rahmen dieser
abnormen Reizung der Drüsenzellen wird veränderte oder vermehrte Säurebildung teils als Folge, teils als Ursache der Gastritis vorgestellt. Eine Schädigung der Zellen durch Pepsinsalzsäure leitet den Entzündungsvorgang ein.
Solche Gedankengänge finden sich bei BOLTON (1923), ferner bei STAHNKE
(1924) und bei BÜCHNER, der sich in mehreren Arbeiten für die „peptische"
Ätiologie der Gastritis einsetzt. Da sich die histologisch erkennbaren Schädigungen häufig nicht an den oberflächlichen Schleimhautteilen finden, sondern
gerade in der Tiefe im Parenchym, so kommen *weniger Ätzwirkungen durch*
die bereits abgeschiedene Salzsäure in Frage, eher Fehlchemismen in loco nascendi.

Die Rauhfuttergastritis der Absatzkälber gilt als Beispiel dafür (KONJETZNY
1926), daß unangepaßte Ernährung zu Gastritis führen kann. Jedoch wurde
uns von kompetenter veterinär-medizinischer Seite (Prof. Dr. WALDMANN, früher
Präsident der Forschungsanstalt Insel Riems, jetzt Buenos Aires) versichert, daß
die erosive Gastritis auch bei solchen Schlachtkälbern sehr häufig ist, die noch
keinerlei Rauhfutter erhalten haben. Vielleicht handelt es sich um eine Hunger-
schädigung.

Unter den *qualitativen Schäden* steht nach verbreiteter Ansicht der *Alkohol*
an erster Stelle. Da Alkohol im Magen resorbiert wird, denkt man an direkte
Resorptivschädigung. Doch ist diese Ansicht nicht unwidersprochen. Wenn
auch nach experimentellen Erfahrungen sehr hoch konzentrierter Alkohol eine
Art direkter Ätzwirkung entfaltet, so kommt dies für die Alkoholkonzentration
der meisten alkoholischen Getränke nicht in Betracht. BEAUMONT (1833) kannte
bereits die Tatsache, daß intensive Alkoholaufnahme eine Rötung der Magenschleimhaut und eine Supersekretion nach sich zieht. Experimentelle Beiträge
zum Problem lieferten FAHR (1911), FRIEDENWALD (1905), THOMSEN (1925).
Eine beachtenswerte klinische Studie stammt von HIRSCH (1916). FAHR hat
bereits als Arbeitshypothese geäußert, daß für die menschliche (chronische)
Alkoholikergastritis nicht die direkte Einwirkung des Alkohols auslösend und
unterhaltend ist, sondern diese Gastritis einen Ausdruck von Hypertension
im Pfortaderkreislauf infolge Lebercirrhose darstellt. WICHELS (1932) denkt an
eine mehr mittelbare Wirkung des Alkohols auf dem Umweg über eine Schädigung der Leberzellen. Neben dem Alkohol wird Tabak, insbesondere verschluckter Tabaksaft angeschuldigt, ferner die Röstprodukte des Kaffees. Für
unsere Diätetik ist lehrreich, daß der Engländer BENNET (1925) starken Tee
beschuldigt. Manche Gewürze hat man vielleicht zu Unrecht beschuldigt, da

sie nach Heupke (1932) die Magentätigkeit nicht besonders stark anregen. Ein neuer Gedankengang wird uns aufgenötigt dadurch, daß wir die Konzentrationsregelung im Magensaft neuerdings kennengelernt haben (vgl. Katsch, Baltzer und Brinck 1934). Hochkonzentrierte Salzlösungen oder Zuckerlösungen stellen fraglos ganz abnorme Anforderungen an die Sekretionstätigkeit. Dies könnte erklären, warum konzentrierte Süßigkeiten für den leeren Magen schwerer bekömmlich sind, als nach einer Mahlzeit. An toxisch wirkenden Substanzen werden ferner verschiedene chemische Stoffe und Medikamente genannt: Phosphor, Cyankalium, Arsen, Sublimat, Blei, Eisen, Kalium chloricum, Nitrobenzol, Crotonöl, Salicylsäure, Kreosotpräparate, Gelbkreuzkampfstoffe, Sulfonamide. Manche dieser Substanzen nehmen ebenso wie die hier nicht angeführten Ätzalkalien und starken Mineralsäuren insofern eine Sonderstellung ein, als sie zunächst eine diffuse Verätzung der Schleimhautoberfläche erzeugen (Gastritis corrosiva s. unten). Der Werdegang dieser Ätzgastritis ist offenbar ein anderer als der der banalen Gastritis. Auch Quecksilberdämpfe können zu Gastritis führen. Wieland (1924) erinnert daran, daß man Arzneigemische vermeiden soll, in denen ein Jodid und Nitrit enthalten sind, weil sie im Magen Jod frei machen und hierdurch Magenbeschwerden erregen. Die Entstehungsweise der Digitalisgastritis ist oft verwickelt. Neben der örtlichen Reizung spielt zentrale Vagusreizung hinein und oft die vorhandene Kreislaufdekompensation (Stauungsgastritis).

Nachdem Churchill und van Wagoner (1932) entdeckt haben, daß durch große Gaben von Cinchophen (Atophan = 2-Phenylchinolin-4-carbonsäure) Leberschädigung und gleichzeitig Magengeschwüre erzeugt werden können, hat Merkel (1950) neuerdings an Meerschweinchen die Parenchymwirkung von *Atophanyl* (Atophannatrium + Natrium salicylicum) auf den Magen in histologischen Untersuchungen überprüft. Es kam regelmäßig nach intramuskulären Injektionen zum Auftreten einer Gastritis. Allerdings werden die Entzündungsprozesse in Form leukocytärer Infiltrationen als sekundär aufgefaßt, entstanden auf dem Boden einer „Gastrose". Dem peptischen Moment wird für die Entstehung der Veränderungen keine Bedeutung beigemessen, da bei den Versuchstieren der Magensaft fast durchweg neutrale Reaktion zeigte.

Die bereits vorliegenden Erfahrungen über die Wirkungen von Giften und Medikamenten auf die Magenschleimhaut werden durch neuere Untersuchungen bestätigt. Magensymptome nach Einührung von *Salicylpräparaten* durch intravenöse Injektion werden durch einen zentralen Mechanismus erklärt, jedoch ist zu bedenken, daß diese Mittel ebenfalls einen lokalen Effekt auslösen können (Palmer 1949). Crismer (1947) beobachtete nach Verabfolgung von Acetylsalicyl eine schwere Magenblutung. Die Blutungsneigung unter Aspirin konnte gastroskopisch erklärt werden durch die Feststellung stärkster Gefäßfüllung der Magenschleimhaut und submuköser, fleckförmiger Blutungen (Douthwaite und Lintot 1938, Caravati 1946).

Die intravenöse Anwendung von *Stickstofflost* zur Behandlung der Leukosen bestätigt die bereits im 1. Weltkrieg gemachte Erfahrung der starken Lostwirkung auf den Magen (z. B. Canelli 1918, Lynch, Smith und Marshall 1918). Injektion kleinster Mengen dieses Mittels verursachen Nausea und Erbrechen. Schleimhautveränderungen scheinen vorübergehender Natur und von der Dosis abhängig zu sein. Im Tierversuch (Kaninchen) verursachen tödliche Dosen regelmäßig eine schwere hämorrhagische Gastritis (Pappenheimer und Vance 1920; Warthin und Weller 1919). Bei Stickstofflostbehandlung der Lymphogranulomatose hat Palmer (1949) gastroskopische Untersuchungen durchgeführt. Einen Tag nach der Stickstofflostinjektion fand er normale Schleimhautverhältnisse.

Die direkte Einwirkung von *Sulfonamiden* auf die Schleimhaut wurde von WOLF und WOLFF (1946) an der Schleimhaut einer Magenfistel bei ihrem Labordiener „Tom" geprüft. Das Auftragen von Sulfonamiden verursacht *keine* Veränderung der Schleimhaut. Untersuchungen von STANGL und SPITZER (1946) erweisen dagegen eine akute hämatogene Gastritis bei der üblichen Sulfonamidmedikation. Unterschiedliche Verträglichkeit verschiedener Präparate halten wir nach klinischen Eindrücken für wahrscheinlich.

Chinin kann in besonderen Fällen vorwiegend über eine spezifische Allergie schwere gastritische Magenveränderungen akuter Art mit Ödembildung hervorrufen (AFENDULIS 1943).

Für *Digitalis*, deren Brechwirkung jedem Arzt geläufig ist, liegt ein ähnlicher Modus der Magenbeteiligung vor wie bei den Sulfonamiden. Direkte Einwirkung auf die Magenschleimhaut führt zu keiner Irritation (WOLF und WOLFF 1946). Die von GUTZEIT und TEITGE beobachtete ödematöse hyperämische Schwellung der Schleimhaut während einer Digitalisbehandlung wurde als Eliminationsschädigung angesehen. PENTSCHEW (1938) hat die Empfindlichkeit der Magendarmschleimhaut gegenüber *Tellur* geprüft und festgestellt, daß diese offenbar größer ist als die des Hirngewebes. Bei parenteraler Einverleibung von metallischem Tellur bei der Katze wird besonders die Region der Hauptdrüsen grauschwarz verfärbt. Das Merkwürdige ist, daß die Magenschleimhaut auf die Tellurinjektionen nicht als einheitliches Organ, sondern verschieden in 3 Abschnitten (Kardiadrüsenregion, Hauptdrüsenregion und Pylorusdrüsenregion) reagiert. Es resultiert vornehmlich eine Schädigung des Deckapparates und des Drüsenparenchyms der Hauptdrüsen. Die Kardiadrüsen zeigen nur regressive Veränderungen. Die Pylorusdrüsenregion zeigt immer Kombinationsbilder mit ausgedehnter Zellinfiltration.

Wenn schädliche oder *verdorbene Nahrungsbestandteile* zu akuter Gastritis führen, so kann es sich entweder um beigemengte chemische Gifte handeln oder um Bakterien und Bakterientoxine. *Ranzige Fette* kommen in Betracht. Zusatz schädlicher Stoffe zu Konserven brauchen wir in Deutschland dank unserer Gesundheitspolizei nicht zu fürchten. Dagegen kommt es hie und da vor, daß Bakterien, besonders aus der Paratyphusgruppe, aber auch Staphylokokken (HERFORT 1934) in Nahrungsmitteln anwesend sind, und daß deren Gifte akute Gastroenteritiden hervorrufen (z. B. Enteneier).

Peptische Gastritis. Die Meinungen sind immer noch im Widerstreit über die Frage der „peptischen Gastritis". Kann die Pepsinsalzsäure bzw. der Magensaft unter gewissen Bedingungen kraft seiner ätzenden und andauenden Eigenschaften die Magenschleimhaut schädigen oder die geschädigte weiter angreifen, und so zur Gastritis als wesentlicher Faktor beitragen? Uneinigkeit besteht schon in bezug auf die Wertung physiologischer Experimente. Deren Reihe beginnt mit dem berühmten Versuch von CLAUDE BERNARD (1858), der die Beine eines lebenden Frosches in die Magenfistel eines Hundes einführte und feststellte, daß die Beine des lebenden Tieres schnell verdaut wurden. Spätere Versuche über die Wirkung des Magensaftes auf lebendes Gewebe des Warmblüters, auf lebendes artgleiches Gewebe, und schließlich auf den die Salzsäure produzierenden Magen selbst, verliefen, was die uns beschäftigende Endfrage nach der Gastritis peptica betrifft, nicht eindeutig. So wird etwa von der einen Seite als besonders beweiskräftig ein Experiment HERTELs (1931) angeführt. Nach Querdurchtrennung eines Hundemagens zwischen Kanal und Fundus schaltete er ein Dünndarmstück mit erhaltenen Gefäßen zwischen beide Magenteile, nach Jahresfrist zeigte dieses Dünndarmstück, das dauernd der Magensaftwirkung ausgesetzt war, keine peptische Schädigung. Von der Gegenseite (BÜCHNER 1931, PENKERT

1941, Remé 1950) wird als besonders schlagend eine Versuchsanordnung von Langenskjöld (1914) angeführt. Dieser goß Hunden Hundemagensaft durch eine Sonde in das leere Duodenum, nachdem vorher Ductus choledochus und pancreaticus unterbunden waren. Er fand Zerstörungen der Darmschleimhaut. Der Mechanismus derartiger Schädigung wird meist als sog. pseudovitale Verdauung vorgestellt, d. h. als eine Verdauung nach vorheriger Ätzung durch die Salzsäure. Diese pseudovitale Andauung kommt nun nach Büchner noch im Magen selbst vor, wenn der Magensaft „überwertig" ist. Er bringt mancherlei Argumente bei. Histologisch findet er bei Gastritis Bilder von fibrinoider Nekrose, wie sie auch beim chronischen Ulcus gesehen werden. Diese fibrinoide Nekrose betrachtet er als sicheren Ausdruck einer Anätzung lebenden Gewebes durch den Magensaft (was Konjetzny bestritt). Ähnliche Ätznekrosen konnte Büchner am Katzenmagen erzeugen durch künstliche Einführung abnorm konzentrierter Salzsäure (bis zu 1,5%), das ist also die 3fache Konzentration des normalen Magensaftes (!). Dank dem komplizierten Schleimhautrelief traten diese Ätzungen herdförmig auf. Bemerkenswert scheinen die vielfachen Beobachtungen peptischer (?) Schädigungen in Meckelschen Divertikeln. Das Meckelsche Divertikel als Rückbildungsrest des Dotterganges enthält nicht selten Magenkorpusschleimhaut. Allerdings scheint noch unentschieden, ob diese dystope Schleimhaut zur Sekretion fähig ist (Konjetzny 1947). In gleicher Richtung bewegen sich die pathogenetischen Erklärungen Hankes (1934), der mit verschiedenen Pharmaka (Morphium, Pilocarpin, Coffein) und Hormonen (Insulin, Adrenalin) auch durch Hypovitaminose (B_1, B_6 C) erosive Gastritiden angeblich „peptischer" Genese im Tierversuch erzeugte. Auch von Hanke (1933, 1934) wird „überwertiger" Magensaft angeschuldigt, obwohl die mitgeteilten Saft- und Säurewerte keine Überwertigkeit erkennen lassen. Durch Histamin wurde lebhafte Sekretion in dem leeren Rattenmagen erzeugt. Es ergaben sich multiple Erosionen. Ebenso konnten Büchner und Schneider (1931) am Scheinfütterungshund dann eine erosive Gastritis erzeugen, wenn bei lebhafter Scheinfütterung in den Magen keinerlei Speisen eingeführt wurden. Diese letzten Experimente wurden bestätigt (Pohl und Brodersen 1931).

Durch mehrfache Histamininjektion und starken Hunger konnten bei Hunden Erosionen und fibrinoide Nekrosen besonders im Fundusgebiet erzeugt werden. Dasselbe wurde mit einer anderen Versuchsordnung erreicht. Vor einer Oesophagotomie wurde mehrmals täglich der Vagus faradisiert und so in Bestätigung der Versuche von Stahnke (1924) nicht nur Supersekretion und Hypermotilität, sondern auch kleine Schleimhautdefekte, leukocytäre Reaktionen und Degenerationsbilder, besonders an den Belegzellen gefunden. Allerdings betonen Puhl und Brodersen, daß in ihren Versuchsreihen dem Hungerzustand der Tiere und dem Zerfall körpereigener Baustoffe Rechnung zu tragen ist. Auch diese Mitarbeiter Konjetznys zweifeln nicht daran, daß unter den endogenen Formen eine peptische Gastritis vorkommt.

Histamingastritis ist auch von Eppinger (1932) im Tierversuch gefunden und sorgfältig histologisch studiert worden. Er sieht in ihr ein Beispiel seiner „serösen Entzündung"; durch das Histamin entsteht eine Störung im Austausch zwischen Capillaren und Gewebe, es erfolgt Eiweißexsudation in das Gewebe hinein. Diese bereitet weiteren Vorgängen (allenfalls auch einer peptischen Andauung) den Boden. Chronische Histaminvergiftung erzeugt einen bemerkenswerten Umbau der Schleimhaut.

Nimmt man alles zusammen, so ist es mindestens wahrscheinlich geworden, *daß für manche Formen der Gastritis, und zwar für deren Entstehung, Verschlimmerung, Exacerbationen die Anwesenheit hochwertigen Magensaftes im leeren Magen von Belang ist. Ob dieser Faktor allein genügt, im gesunden Magen eine Gastritis zu erzeugen, darf bezweifelt werden. Hungerzustand, Dystrophie und Mangelernährung verschiedener Art, Eiweißzerfallstoxikose* (KAUFFMANN 1930), *hepatogene Schädigung der Magenschleimhaut* (WICHELS, BRINCK 1932, 1933), *Hypovitaminosen* (A-, B$_1$-, B$_6$-, C-Mangel) *können neben toxischen Wirkungen als weitere und oftmals entscheidende Faktoren vorgestellt werden,* die eine Gastritis erzeugen und gerade auch die Widerstandslosigkeit der Magenschleimhaut gegenüber dem eigenen Magensaft erst bedingen. Wenn wir uns so die „Überwertigkeit" der Magensalzsäure als eine relative vorstellen, nämlich gegenüber geschädigten Drüsenzellen, können wir dem peptischen Milieu für die Weiterentwicklung und morphologische Ausgestaltung der Gastritis oder gewisser Gastritisformen mit Wahrscheinlichkeit eine Rolle zusprechen.

[Bei **Pellagra,** über deren pathogenetische Probleme die moderne Übersicht von MAINZER (1950) erschöpfend orientiert, findet man in fast allen Fällen Abweichungen der Magensaftverhältnisse von der Norm (MYERS und FINE 1914, J. GUTHRIE 1926, Szöcs und CAHANA MARES 1930). BABES (1915/16) gibt bei seinen Kranken in 80% eine Achlorhydrie an. Nur in 3% der Beobachtungen fanden sich normale Magensaftwerte. Eine teils atrophische, teils erosive Gastritis scheint bei Pellagra obligat zu sein.

Zum Bilde der **Unterernährung** gehört die Gastritis. Pathologisch-anatomische Studien (LUBARSCH 1921, GIESE 1947) belegen, daß die Magenschleimhaut bei Mangelernährung besonders von einer atrophischen Gastritis mit Anhäufung RUSSELscher Körperchen in den obersten Schichten der Mucosa befallen wird. Schleimhautblutungen und erosive Gastritis sind bekannt, wenn es auch gastroskopischen Untersuchungen vorbehalten blieb, die Abhängigkeit des Gastritisbildes von der Phase der Dystrophie zu erweisen (GÜLZOW an unserer Klinik 1945—1949). Bei der feuchten Form der Unterernährung trat besonders die starke ödematöse Verschwellung des Schleimhautreliefs hervor. Die Mucosa erwies sich als außerordentlich verletzlich, so daß unter unseren Augen submuköse Blutungen entstanden.

Klinisch gehört die Magenschleimhautentzündung bei Dystrophie zum Typ der subaciden oder anaciden Gastritis mit weitgehendem Fermentmangel (BÜRGER 1919, 1920, BERNING 1949, BANSI 1949, GÜLZOW 1949). Die Annahme, daß eine „peptische" Gastritis bei Inanition vorliegt, ist daher abzulehnen. Es hat nicht an Untersuchungen gefehlt, den für die Inanition entscheidenden Ernährungsfaktor aufzufinden. Danach müssen Calorienarmut *und* Eiweißmangel der Nahrung über längere Zeit zusammenwirken, wobei man jedoch nicht außer acht lassen sollte, daß das Erscheinungsbild des Ernährungsschadens eine komplexe Genese hat und dementsprechend unterschiedliche Bilder der Inanition bekannt geworden sind (z. B. mit Pellagrasymptomen, Spruesyndrom, endokrinen Störungen usw.). (Näheres siehe bei: KEYS, BROZEK, HENSCHEL, MICKELSEN und TAYLOR: „The Biology of Human Starvation", Minneapolis 1950 und „Studies of Undernutrition, Wuppertal 1946—1949", London 1951). Im Tierversuch gelang die Erzeugung von schwerer Gastritis fast stets durch Eiweißmangelkost (bzw. Rübenkost) (WEECH, GOETSCH und REEVES 1936, GÜLZOW 1949 u. a.) (s. S. 455).]

Eine Lücke in der BÜCHNERschen Argumentation liegt in der Tatsache, daß er von der Anwesenheit überwertigen Magensaftes ausgeht, ohne diese erwiesen zu haben. Nach den BÜCHNERschen Vorstellungen würde der peptischen Gastritis eine Superacidität im alten Sinne, als Funktionsstörung, als Neurose vorangehen, wie sie gerade von der heutigen Klinik abgelehnt wird.

Der schwächste Punkt der Büchnerschen Lehre liegt für uns darin, daß wir oft erlebten, wie *auf dem Boden einer alten subaciden Gastritis, die beschwerdearm war, ein heftiger akut entzündlicher Schub entstand.*

Übrigens kann man sich für eine peptische Gastritisgenese auch andere Mechanismen vorstellen als die einfache Anätzung durch überwertigen Magensaft. So hat Stoerk von *Fehlchemismen der Drüsenzellen* gesprochen, um gerade die Gastritisherde in der Tiefe des Magenparenchyms zu erklären, die eine Läsion oder Anätzung von der Schleimhautoberfläche aus unwahrscheinlich machen. K. W. Zimmermann (1925) sprach von *vorzeitiger Aktivierung der Salzsäure* in den Bildungszellen. In ähnlichem Sinne habe ich schon in der 2. Auflage dieses Handbuches 1926 den Ausdruck „*autodigestive Gastritis*" gebraucht. *Bei diesen pathogenetischen Vorstellungen ist aber das erste eine Zellschädigung, die als zweites fehlerhafte Sekretbildung ermöglicht.*

Das Problem der „peptischen Gastritis" erscheint heute in einem anderen Licht, nachdem im Magensaft das *Kathepsin* als wirksames Ferment nachgewiesen wurde (s. S. 205). Fermente dieser Gruppe sind somit als zellständige und sezernierte Wirkstoffe bekannt, was die Möglichkeit proteolytischer Wirkungen im Gewebe — hämatogen in Gang gesetzt (Zellzerstörung!) — und Einwirkung auf schleimhautbedeckte Oberflächen zuläßt.

Amyxie und Dyschylie. In diesem Zusammenhang darf man auch eine alte Vorstellung von Jakob Kaufmann (1907) erwähnen. Er sprach von Amyxorrhoe als Ursache peptischer Schädigungen im Magen, dachte dabei allerdings nicht an Gastritis, sondern an Ulcus. Wenn man sich von dem wohl etwas zu einfachen Gedanken des Schleimschutzes der Magenschleimhaut löst, so läßt sich doch vorstellen, daß der komplizierte Chemismus der Säureregulation Störungen erleidet und dann ein anormal gemischter oder zusammengesetzter Magensaft vorhanden ist. Es ist einstweilen notwendig, sich so unbestimmt auszudrücken. Aber andererseits weisen manche neueren Ermittlungen und besonders die Ergebnisse der an meiner Klinik durchgeführten Großanalysen des menschlichen Magensaftes (vgl. S. 225, 226) darauf hin, daß in der Zusammensetzung dieses Sekrets, das wir nicht mehr einfach als Pepsinsalzsäure kennzeichnen dürfen, Schwankungen und Störungen vorkommen. Wir möchten in Anlehnung an das nicht sehr schöne, aber eingebürgerte Wort Achylie von *Dyschylia gastrica* sprechen, und damit nicht nur superacide, sondern ganz allgemein Zusammensetzungsvarianten des Magensaftes kennzeichnen, wie sie unter pathologischen Verhältnissen gerade bei gereizter oder geschädigter Magenschleimhaut vorkommen. So könnte sich eine Dyschylia gastrica als Faktor in die Gastritisgenese einschalten.

Infektionskrankheiten. Während wir es heute als eine Eigentümlichkeit der Gastritis ansehen, daß es sich bei ihr um eine abakterielle Entzündung handelt, war die Theorie vieler Forscher in der großen Ära der Bakteriologie anders. Ewald (1889) u. a. setzten damals mit einer gewissen Selbstverständlichkeit voraus, daß die Gastritiden „in letzter Instanz auf die Wirkung von Mikroorganismen zurückzuführen" seien. Wenn in der Folgezeit die Bewertung des Ingestenschadens (Typ Alkoholgastritis) in den Vordergrund trat, so nähern wir uns heute der Ewaldschen Auffassung wieder und gleichfalls der alten Bourgetschen Eliminationsgastritis dadurch, daß wir heute mit Sicherheit die nicht ex ingestis, sondern hämatogen entstandene Gastritis kennen. Freilich werden wir heute im allgemeinen nicht an eine direkte Bakterienwirkung auf die Magendrüse denken, sondern (nach dem Typ der Ausscheidungsgastritis, Beispiel: urämische Gastritis) an Bakterientoxine, oder auch an körpereigene, bei Infektionskrankheiten entstehende Eiweißzerfallsprodukte (Fr. Kauffmann 1930).

An einem klinischen Tatbestand ist nicht vorbeizusehen. Es ist der, daß bei Infektionskrankheiten verschiedenster Art eine „sympathische" Gastritis auftritt. Diese klinische Erfahrung wird gestützt durch unseren Fund, daß bei Infektgastritis der Eiweißgehalt des Magensaftes oft auf das 4- oder 6fache der Norm erhöht ist (KATSCH 1935). Es gibt ohne Zweifel eine akute Gastritis bei der Mehrzahl der Infektionskrankheiten, die im Magenspiegel mit allen Zeichen der akuten Gastritis zu erkennen ist (LÜHR 1944). Deren Ursachenbedeutung, auch für die chronische Gastritis, ist unseres Erachtens mindestens wahrscheinlich (besonders deutlich z. B. bei der Ruhr), was allerdings z. B. von HENNING (1949) bestritten wird. Chronische Infekte, wie die Tuberkulose, machen außerordentlich häufig eine Gastritis, bisweilen auch die Lues. Von seiten der morphologischen Forschung wird die klinische Erfahrung gestützt. Von verschiedenen Autoren, besonders JERUSALEM (1911), sind gastritische Veränderungen bei Infektionskrankheiten mit dem Mikroskop festgestellt. So bei Scharlach, Masern, Diphtherie, Sepsis, nicht dagegen bei Pertussis. Das „gelbe Fieber" macht hämorrhagische Gastritis. Schwere pseudomembranöse Entzündungen sind, wenn auch selten, bei Diphtherie, bei Variola, auch bei Scarlatina zu beobachten, ausnahmsweise bei Meningitis epidemica. Schwere Magenveränderungen bei Milzbrand beschreibt ORTH (1894), CHARIN (1889) durch tote Kulturen von Pyocyaneus. Besonders wichtig für die Bildung unserer Vorstellungen erscheint uns die Gastritis der Tuberkulose, die bestimmt nicht eine Infektion der Magenschleimhaut durch verschluckte Bacillen darstellt und ebensowenig eine hämatogene bacilläre Magentuberkulose ist (letztere kommt nur als Seltenheit vor).

Daß eine Diphtherie eine pseudomembranöse Entzündung des Magen- und Darmkanals hervorrufen kann, ist bekannt, allerdings wird die Seltenheit dieses Vorkommnisses hervorgehoben. Erste Beobachtungen der Diphtherie der Magenschleimhaut stammen von ANDRAL und BILLARD (1830). Die Dissertation von KUTSCHER (1893) zeigt eindrucksvolle Abbildungen. Nach SÜSSWEIN (1902) sind Diphtheriebacillen im Mageninhalt gelegentlich festzustellen, jedoch genügen offenbar geringe Säurewerte, um die Diphtheriebacillen zum Absterben zu bringen. Eine Zusammenstellung der Literatur zu diesem Gegenstand wird von SPITZ (1925) gegeben.

Neben dieser echten Diphtherie des Magens gibt es toxische Magenveränderungen bei der Diphtherie. Die erste experimentelle Untersuchung hierzu stammt von HENRIQUEZ und HALLION (1893, Meerschweinchen- und Hundeversuche; Schleimhautblutungen im Magen, Erosionen, Rundzellinfiltrate; in der Submucosa End- und Periarteriitis kleiner Arterien). Gleichartige Befunde stammen von HAYEM (1905), ROSENAU und ANDERSON (1909), HANKE (1935). Während die meisten angeführten Autoren darin übereinstimmen, daß die Schleimhautveränderungen bei Diphtherie als *hämatogene* Gastritis zu bezeichnen sind. Letzte Untersuchungen zu dieser Frage von HEINLEIN und HEINLEIN (1941) ergeben indessen Anhaltspunkte, daß die Diphtheriegastritis als hämatogene Magenveränderung entsteht. Auf dem Boden toxischer Gefäßschädigungen kommt es zu Blutungen, welche als Vorstufen der angetroffenen Erosionen anzusehen sind.

Sehr *verschiedenartig sind die pathogenetischen Vorstellungen, die über die Gastritis bei Infektionskrankheiten* geäußert worden sind. Verteidiger der bakteriologischen Ätiologie, im älteren Sinne, klammern sich an Bakterienbefunde in der Magenschleimhaut, an die (äußerst seltene) durch Bakterienembolie erzeugte Gastritis apostematosa; sie wollen an einer metastatischen bakteriellen Gastritis festhalten. Daß es eine solche in Einzelfällen gibt, darüber wird man nicht streiten. Mein früherer Mitarbeiter KARL LÜHR hat in 3 Fällen embolische Herdgastritis sehr deutlich gastroskopisch beobachtet und demonstriert. Häufiger sind wohl

Bakterienbefunde in der Magenschleimhaut und bakterielle Abszeßbildungen, als sekundäre Erscheinungen zu werten. Magenabsceß und Magenphlegmone sind keine Varianten der banalen Gastritis, haben keine Beziehung zu ihr, höchstens als Komplikation.

Andere Forscher denken mit Hayem (1897) an eine Wirkung der Bakterientoxine auf die Magenschleimhaut im Sinne der Ausscheidungsgastritis (Bourget 1906). Auch an eine Wirkung der Bakteriengifte auf die Magennerven und daraus resultierende Regulationsstörung wird gedacht (toxämische Gastrose). Gesucht erscheinen Erklärungen der tuberkulösen Gastritis durch Druck der Hilusdrüsen auf den Vagus oder Übergreifen mediastinitischer Vorgänge auf den Vagusstamm. Wichels glaubt, daß im Werdegang des Schadens oftmals eine Schädigung der entgiftenden Leberfunktion zwischengeschaltet ist (s. unten).

Viel Beachtung hat die Kauffmannsche Annahme (1930) gefunden, daß nicht oder nicht immer Bakterientoxine die hämatogene Ausscheidungsgastritis erzeugen, sondern körpereigene Zerfallsprodukte. Er geht aus von der bekannten Gastritis nach ausgedehnten Hautverbrennungen, die mit hoher Wahrscheinlichkeit durch Resorption von Zerfallsprodukten erklärt wird. Er stützt sich ferner auf eigene Versuche, in denen er nach Höhensonnenbestrahlungen, Papajotininjektionen, Terpentinabscessen, also unter aseptischen Bedingungen, bei Hunden schwere Antrumgastritis mit Erosionen erzeugte. Kauffmann erwähnt einige ältere Versuche mit verwandtem Ergebnis, so von A. Sachs (1886), der bei Hunden durch Einspritzung von Brechweinstein unter die Haut Fieber und das anatomische Bild des „Magenkatarrhs" erzeugte. Daß auch beim Menschen aseptisches Fieber das sekretorische Verhalten des Magens ändert, zeigte z. B. Kalk nach parenteraler Einspritzung von Milch oder Pflanzeneiweiß. Begreiflicherweise liegen histologische Nachprüfungen nicht vor, unseres Wissens nach auch gastroskopische nicht. *Die Gastritis wird hierdurch eingereiht in die unspezifischen Krankheitsvorgänge, was zu ihrer großen Häufigkeit passen würde.* Sie erscheint auch bei Infektionskrankheiten als nicht bakteriell bedingte „zweite Krankheit", oft Nachkrankheit, ähnlich wie die Glomerulonephritis nach Angina. „Immer wenn die Bedingungen der Eiweißzerfallstoxikose gegeben sind, und das ist bei jeder Entzündung, wo sie auch im Körper lokalisiert sein mag, auch der geringsten, der Fall, scheinen wichtige Voraussetzungen für die Entstehung der hämatogenen Gastritis erfüllt zu sein" (Fr. Kauffmann). Hierdurch würden lokale Infekte im Sinne der chronischen Tonsillitis, die zuerst Pässler (1909) in ihrer Wichtigkeit erkannte, ferner Sinusitis, paradentale Herde, Adnexerkrankungen, Appendicitis, vielleicht Pyelitis, als Erstkrankheit für die Zweitkrankheit Gastritis bedeutungsvoll. Kauffmann nennt auch die chronische Cholecystopathie, auf die wir unten zurückkommen, weil sie mit ganz besonderer Häufigkeit zur Gastritis führt. Für den Werdegang der Gastritis bei solchen geringen schleichenden Infekten findet Kauffmann eine weitere Hilfshypothese heraus. Eine Massenschädigung des Magenparenchyms durch körpereigene Zerfallsgifte ist in diesem Fall wenig wahrscheinlich. Es wird daher an den *umstimmenden Einfluß toxisch wirkender Stoffe* auf die allgemeine Reaktionslage im Organismus gedacht. Wir kommen hier also auf Vorstellungen, die an den Begriff der sog. *allergischen Entzündungen* anknüpfen (Rössler 1932, Gerlach 1923, Klinge 1927).

Aus der Klinik Konjetzny bestätigen experimentelle Untersuchungen von Kastrup und Anagnostides (1939) die hämatogene Genese gastrischer Magenveränderungen nach Morphin, Antipyrin, Pilocarpin, Coffein.

Die Magenstörungen bei **Nierenerkrankungen** geben in gewissem Rahmen einen Hinweis auf die hämatogene Entstehung von Gastritis. W. Henning (1938) wies nach, daß 43,5% der Urämiekranken Schleimhautveränderungen im

Sinne chronischer Gastritis aufweisen. Die vermehrte Ausscheidung harnpflichtiger Stoffe in den Magen ist unter anderen von HESSEL, PEKELIS und MELTZER (1933) nachgewiesen worden. Welche Rolle bei dieser Ausscheidung die Urease der Magenschleimhaut spielt, ist noch unklar. Für die Magensaftsekretion hat W. HENNING folgende interessante Beziehungen festgestellt: Bei Nierenerkrankung mit Rest-N-Erhöhung sind die Magensäfte anacid, während Nierenkranke ohne Stickstoffretention eher superacide Magensäfte aufweisen.

Leber- und Gallenwegerkrankungen. In vielen klinischen Veröffentlichungen ist niedergelegt, daß chronische Cholecystopathie zu Achylia gastrica bzw. zu subacider Gastritis führt. LEWA machte 1895 darauf aufmerksam. Später GLASER, HOHLWEG, OHLY u. a. RYDGARD (1921) findet Magensaftmangel bei 47,4% der operierten Gallensteinpatienten. ROHDE (1921) bei mehr als 24%. Beide betonen die Häufigkeit der Cysticussperre in diesen Fällen. Sie ist aber, wie spätere Erfahrungen zeigten, ohne Bedeutung für die Frage. Ebenso irrig ist die hie und da auftauchende Meinung: Exstirpation oder Funktionstod der Gallenblase seien Ursachen der Gastritis. Daß auch bei klinisch latentem oder fast latentem Gallenwegleiden die sekundäre Achylie offenbar dieses Ursprungs zu sein scheint, hat zuerst H. H. BERG (1925) unterstrichen. KATSCH beobachtete 1925 einen Gallensteinkranken mit hoher Aciditätskurve — sie findet sich bei frischer Cholecystopathie oft — und konnte in fortlaufender Beobachtung feststellen, wie sich in einem knappen halben Jahre eine ausgesprochene Subacidität entwickelte. v. NOORDEN erwähnte einige Jahre später eine ähnliche Erfahrung. Seitdem haben wir analoge Beobachtungen häufig gemacht. Wir haben auch weiter gesehen, daß bei einem frischen cholecystischen Schub eine bereits länger bestehende subacide Gastritis vorübergehend eine superacide Kurve lieferte. Mein Mitarbeiter WICHELS hat diese Beobachtungen zum Gegenstand einer besonderen Studie gemacht. Sie liefern ihm den Ausgangspunkt für eigene Vorstellungen über den Werdegang der Gastritis. Er nimmt die zweite klinische Beobachtung hinzu, daß nicht nur bei Erkrankungen der Gallenwege, sondern bei eigentlichen Leberkrankheiten Gastritis auftritt. Wiederum gehört zum frischen Leberschaden (akute Hepatose oder Hepatitis) oft ein superacider Chemismus, zum chronischen Leberschaden der Magensaftmangel. Auch Übergang von Superacidität in Achylie kann bei Leberkrankheiten als anscheinend typisches Geschehnis beobachtet werden. WICHELS wird hierdurch zu der Hypothese geführt, daß eine Leberzellenschädigung der Gastritis vorausgeht. Er denkt an ein Versagen der entgiftenden Tätigkeit der Leberzellen und glaubt, daß auch manche durch chemische Gifte erzeugte Gastritiden (Phosphor, Blei, Alkohol) auf dem Umweg über eine Parenchymschädigung der Leber vor sich gehen.

Da die Leberfunktion in den Chlorstoffwechsel stark eingreift, so würden akute Veränderungen des sekretorischen Verhaltens bei Leberkranksein auch noch andere Erklärungen finden können. Um zu sicheren Kenntnissen zu kommen, ist es störend, daß wir noch immer nicht wissen, ob ein superacider Chemismus in allen Fällen schlechthin als Beweis für eine Gastritis angesehen werden darf.

Andere Vorstellungen über den Zusammenhang von Cholecystopathie und chronischer subacider Gastritis dürften heute nur noch wenig Anhänger haben, so die Annahme eines rein reflektorischen Zusammenhanges. Auch die Vermutung, daß eine Entzündung der Gallenwege aufsteigend über das Duodenum zur Magenentzündung führe, ist unwahrscheinlich, schon im Hinblick auf unsere Erfahrungen bei Leberkrankheiten. GUTZEIT glaubt umgekehrt, daß öfters deszendierend eine Gastroenteritis zur entzündlichen Beteiligung der Gallenwege führe.

Über **Allergie und Gastritis** s. Abschnitt: Allergie und Magen, S. 456.

Operationsgastritis, Stauungsgastritis. Die Möglichkeit, durch eine Magenfistel mit lichtstarkem Gastroskop beim Hund zu untersuchen, hat dazu beigetragen, weitere Erkenntnisse über die Genese der Gastritis zu erhalten. Gülzow und Afendulis (1938) haben erste Ergebnisse auf diesem Gebiet mitgeteilt. Beim Hund kommt es nach Anlegung der Magenfistel zunächst zur Ausbildung *einer akuten Operationsgastritis.* Eine besonders starke ödematöse Schwellung der Falten im Magenkorpus, wo die Fistelkanüle eingesetzt ist, kann beobachtet werden. Gewöhnlich ist die präpylorische Partie des Magens von dem Eingriff weniger befallen. Wird die Fistel näher an den Pylorus herangerückt, dann treten die gastritischen Veränderungen vornehmlich hier auf. In wenigen Wochen werden diese Veränderungen rückläufig. Die oberen und unteren Magenabschnitte werden am ehesten frei, während die Korpusgastritis insgesamt etwa 4—5 Wochen bestehen bleibt. Bei jungen Tieren klingt die Fistelgastritis gewöhnlich schneller ab. Nicht immer verschwindet die Fremdkörpergastritis vollständig. In Einzelfällen entwickelt sich eine ausgedehnte chronische Korpusgastritis, welche noch nach 2 Monaten reichlich Schleimhautblutungen und Fibrinauflagerungen aufweist.

Die Operationsgastritis (bzw. Fremdkörpergastritis) hat also die Tendenz, sich zu beschränken. Ihre Begrenzung ist von der Lokalisation des Eingriffes abhängig.

Der Krankheitsbegriff der *Stauungsgastritis,* welcher von Fenwick (1889) geprägt wurde, ist dem Kliniker geläufig. In dem Bestreben, festzustellen, ob neben den Kreislaufveränderungen empfindliche Vorgänge bei der Stauungsgastritis mitwirken, führten Gülzow und Afendulis (1938) an unserer Klinik Untersuchungen durch, die 1. die Folgen der einseitigen Unterbindung der Pfortader, unmittelbar oberhalb der Einmündung der Vena pancreatico-duodenalis und 2. die Wirkung einer länger dauernden Stauung der Pfortader klarstellen sollten. Zur Anlegung einer Stauung wurde nach völligem Abklingen der Operationsgastritis (Anlegung einer Magenfistel) in einer weiteren Operation die Pfortader auf ein Drittel ihres Lumens eingeengt. 1—3 Wochen nach dieser Operation wurde die Pfortader völlig unterbunden oder auf Sondendicke eingeengt. Verwachsungen und Kollateralen, die sich besonders von der Leber zum Magen, Duodenum und zur rechten Niere entwickelt hatten, wurden ebenfalls unterbunden und durchtrennt. — Bei akuter Unterbindung der Pfortader starben die Tiere 2—5$\frac{1}{2}$ Std nach dem Eingriff. Gastroskopisch sah man eine stark bläulichrote, geschwollene Schleimhaut mit massenhaften Blutungen. Gleichzeitig fand sich autoptisch schwere Stauung aller übrigen Abdominalorgane. Die experimentelle Pfortaderstauung ergab folgende Besonderheiten: Die fraktionierte Magenausheberung zeigte für wenige Tage nach der Operation eine erhebliche Senkung der Werte für freie Salzsäure und Gesamtacidität. In der 2. Phase, 1—2 Wochen nach Anlegung der Stauung, konnte eher eine Superacidität und Supersekretion bei schneller Magenentleerung festgestellt werden. Gastroskopisch sah man das Bild einer schweren hämorrhagischen, ödematösen Gastritis. Im Fornix konnte man regelmäßig eine enorme Füllung und Schlängelung der Venen mit Blutungen entlang den Gefäßen konstatieren. Fibrinöse Auflagerungen und lokalisierte entzündliche Veränderungen fanden sich in der 2. Beobachtungswoche. An Tieren, bei denen die Stauung über 2 Monate bestand, war die Schleimhaut auffallend relieflos, glatt und die Venenzeichnung trat deutlich hervor (atrophische Gastritis).

Die histologische Untersuchung ergab klare Gastritisbilder. In allen Stadien fiel besonders die starke Erweiterung der Magenwandgefäße und ihrer Verzweigungen auf. In der Mucosa und Submucosa waren flächenförmige Blutungen festzustellen. Zellinfiltrationen, in allen Abschnitten des Magens aufzufinden, waren in besonderem Maße um die Gefäße herum lokalisiert. Leukocytäre Durchwanderung der Muscularis mucosa und des Deckepithels mit teilweiser Zerstörung der Deckschicht sowie Exsudataustritt und fibrinoide Auflagerungen waren häufige Befunde neben degenerativen Veränderungen der Drüsenzellen selbst.

Die Stauungsgastritis setzt sich also aus zwei Komponenten zusammen, der Kongestion und der gastritischen Gewebsveränderung. Überträgt man diese Verhältnisse auf die menschliche Krankheitslehre, so will das bedeuten, daß die Kreislaufdekompensation einen morphologisch faßbaren Defekt hinterläßt, der seine Folgen haben kann (s. *Pylorusprolaps*, S. 507) und längere Zeit zum Ausgleich benötigt.

Zur weiteren Klärung der Genese der Stauungsgastritis wurden Histaminuntersuchungen im Pfortaderblut vor und nach Anlegung der Stauung mit dem Katzenblutdruckversuch angestellt (GÜLZOW und AFENDULIS). Nach Herstellung der Stauung verursachte das entnommene Pfortaderblut regelmäßig starken Blutdruckabfall, d. h. daß in diesen Fällen der Histaminspiegel gegenüber der Norm erhöht war. Es scheint also, daß auch bei der Stauungsgastritis Histaminwirkungen und hämatogene Schädigungen durch verwandte Substanzen, welche unter diesen Bedingungen aus dem Darm vermehrt resorbiert werden, im Spiele sind.

Nervöse Betriebsstörungen. Aus der Erfahrung des täglichen Lebens hören wir oftmals, daß starke Affekte Anfälle von Gastritis hervorrufen. Es handelt sich meist um chronische Gastritiker, bei denen eine seelische Erregung (die ja die Magentätigkeit, wie wir wissen, hemmen oder beeinflussen kann) genügt, um eine Beschwerdesteigerung hervorzurufen. Als mitwirkenden Faktor wird man öfter solche nervösen Betriebsstörungen gelten lassen. GUTZEIT spricht von Situationsdyspepsien durch Versagen nervöser Regulation und bringt diese ebenfalls in Beziehung zur Gastritis. Daß gelegentlich psychisch ausgelöste funktionelle Störung alleinige Ursache einer Gastritis würde, erscheint dem heutigen, auf funktionelle Pathologie gerichteten, medizinischen Denken nicht unmöglich. Es dürfte jedoch ein seltenerer Fall sein. Für allergische Manifestationen am Magen ist uns ein Eingreifen psychisch nervöser Einflüsse außerordentlich einleuchtend. Man denke nur an die oft eklatante Wirkung psychischer Faktoren beim Asthma, auch wenn es ein sicheres Allergenasthma ist. Wie wir mehrfach dargestellt haben, kann man sich dieses Intervenieren von seelischen Wirkungen dadurch verständlich machen, daß man an den Mechanismus des bedingten Reflexes denkt, der im allergischen Insult, besonders im Asthmaanfall, vorhanden ist. Ein bedingter Reflex ist bekanntlich ohne Großhirn nicht möglich. Dadurch aber ist ohne weiteres klar, daß psychische Momente hemmend oder fördernd eingreifen können.

Gastritis und Ulcus. An großen Mengen von Resektionspräparaten hat KONJETZNY (1928, 1947) nachgewiesen, daß an wegen Ulcus resezierten Magenstücken stets eine Gastritis nachweisbar ist. Über die Kausalverknüpfung der beiden Erscheinungen ist bisher eine einheitliche Auffassung nicht erzielt. Daß von einem tiefgreifenden Ulcus eine gewisse Entzündung der benachbarten Magenwandteile ausgehen kann, leuchtet ohne weiteres ein. Und manche Befunde, bei denen man sulzige Infiltrate um ein callöses Geschwür herum findet, muß man wohl so deuten. KONJETZNY setzt sich aber unter Beibringung von vielem histologischem Material dafür ein, daß das Ulcus auf dem Boden der Gastritis bzw. aus der Gastritis entsteht. Die nähere Erörterung dieser Frage gehört in das Kapitel Ulcus des Magens und Zwölffingerdarmes (s. S. 562). Hier muß nur angemerkt werden, *daß die Probleme der Entstehung der Gastritiden in den* KON-*JETZNYschen Arbeiten nur wenig ins Auge gefaßt sind.* Auch müssen wir uns fragen:

Wenn das Ulcus als einfache Komplikation der Gastritis erklärt wird, warum bestehen viele Gastritiden Jahrzehnte, ohne daß es zu einem Ulcus kommt? Ferner: Wie kommt es, daß diese Gastritiden zur Achylie neigen, während ein Ulcus duodeni fast nie zur Achylie führt, sondern oft jahre- und jahrzehntelang der für das Ulcus duodeni typische superacide Chemismus gefunden wird?

Gastritis und Krebs. Auch diese Beziehung ist eine doppelte. Ein örtlich begrenzter Magenkrebs hat eine über den ganzen Magen sich ausdehnende achylisierende Gastritis zur Folge. Andererseits entsteht Magenkrebs wohl sicher häufig auf dem Boden chronischer Gastritis. Innere Zusammenhänge sind jedoch daraus nicht in bindender Weise abzuleiten.

Zusammenfassung. Suchen wir für Ursachenlehre und Werdegang der Gastritis einen sicheren heutigen Standort anzugeben, so erkennen wir, daß dies unmöglich ist. Die Problematik ist noch übergroß. Unsere Erörterungen hierüber haben einen gewissen Umfang nicht wegen der praktischen Bedeutung der Forschungsergebnisse, sondern weil *Ansätze für weiteres Forschen* und gerade Probleme vermittelt werden müssen. *Bei aller vorhandenen Unklarheit empfinden wir es als Fortschritt*, daß in der Gastritisätiologie neben dem Ingestenschaden, dem sog. Diätfehler, der hämatogene Entstehungsmechanismus, die Eliminationsgastritis, Bedeutung gewinnt. Daß auch die Wirkung der Ingestenschäden nicht mehr auf die bequeme Formel gebracht werden kann, daß an 80% aller Gastritiden irgendwelcher Alkoholgenuß schuld sei, dürfte ebenfalls ein praktisch nicht belangloser Fortschritt sein. Dieser negativen Feststellung steht ferner die positive gegenüber, daß Infektionskrankheiten und magenferne Infektherde durch verschiedene Mechanismen für Entstehung und Verlauf akuter, seltener auch chronischer Gastritisformen eine bedeutende Rolle spielen. Neben Bakterientoxinen sind körpereigene Produkte bei renaler, bei hepatischer Insuffizienz sowie bei jeder Eiweißzerfallstoxikose (auch im Infekt) als vom Blute her wirkende Gifte der Magenschleimhaut anzusehen.

Als weitere positive Feststellung darf angeführt werden, daß pathogenetisch der Magen als allergisches Reaktionsorgan in gewissem Umfang und für gewisse Fälle betrachtet werden darf — und ferner: daß nicht nur Gifte und im Blut kreisende abnorme Stoffwechsel- oder Abbauprodukte das gastrische Drüsenorgan schädigen, sondern besonders auch *Mangelzustände*, so bei Eiweißmangeldystrophie, bei Pellagra und anderen Avitaminosen, so vielleicht bei Eisenmangel (im Sinne des sog. PLUMMER-VINSON-Syndroms). Pathogenetisch ist uns die septische Gastritis durch Andauung des Magens durch den eigenen Saft von der inneren Oberfläche her unwahrscheinlich, höchstens formt sie den Entzündungsvorgang und seinen morphologischen Verlauf. Als Hypothese halten wir fest an der „autodigestiven Gastritis" in dem Sinne, daß Salzsäure in statu nascendi geschädigte Zellen oder paracelluläres seröses Exsudat („seröse", „allergische" Gastritis) angreift und auf diese Weise in den Werdegang und Fortgang gastritischer Prozesse eingeschaltet sein kann. Auch die Annahme intracellulärer Aktivierung der Salzsäure aus „Acidogen" (s. S. 208) in bereits kranken Zellen scheint vorgangsmäßig denkbar, ist freilich keine Ätiologie.

2. Klinische Bilder.

α) **Die Infektgastritis.** Infektgastritis ist keine ätiologische und keine pathogenetische Einheit, wie im Abschnitt über den Werdegang der Magenentzündung dargelegt ist. Es sind 2 ärztliche Gesichtspunkte, aus denen es berechtigt ist, zusammenfassend von Infektgastritis (Gastritis infectiosa) zu sprechen. Einerseits halten wir uns an die alte Erfahrungsregel, daß der Arzt bei Infektionskrankheiten an die Miterkrankung des Magens (Gastritis sympathica) und seine gestörten Funktionen denken und entsprechend symptomatisch behandeln muß. Der zweite Gesichtspunkt ist neu: Es gilt chronischer Magenerkrankung vorzubeugen. Auch wenn wir nichts Genaues darüber wissen, wie und warum aus einer akuten Gastritis die chronische entsteht, so ist doch Anlaß, bei Krankheitszuständen, in denen akute Gastritis vorliegt, an die Möglichkeit zurückbleibender Schäden zu denken.

Die klinischen Erscheinungen haben nichts für bestimmte Infektionen Kennzeichnendes, mit wenigen Ausnahmen, wie etwa dem einleitenden Erbrechen bei Scharlach. Die Magenerscheinungen des Infektionskranken sind nicht immer geringfügig, aber sie haben beim Schwerkranken meist nicht das Vordringliche anderer gleichzeitiger bedrohlicher Störungen. Der pflegende Laie nimmt die verringerte Nahrungsaufnahme wichtiger als der Arzt.

Das wichtigste gemeinsame Magen(?)-Symptom bei Infekten ist die *Appetitlosigkeit*. Der Appetit wird nicht nur quantitativ kleiner, sondern instinktiv wird die Belastung des in seiner Leistung gestörten Magens mit groben, sehr fetthaltigen, schwer verdaulichen Speisen abgelehnt. Menschen, die sonst nicht wählerisch oder anspruchsvoll sind, zeigen unter Wirkung des Infektes bestimmte Abneigungen. Der eine mag plötzlich kein Fleisch, der andere „nichts Süßes". Die Abneigung gegen bestimmte Speisen oder gegen Nahrungsaufnahme überhaupt kann sich bis zu Widerwillen steigern. Nehmen unverständige Pflegepersonen hierauf keine Rücksicht, so kann es zu Erbrechen kommen. Aber auch bei vorsichtiger, sog. Fieberernährung, selbst völliger Karenz, ist bei gewissen Infekten Erbrechen häufig. Während der Typhöse selten erbricht, ist, wie schon erwähnt, das Anfangserbrechen des Scharlachkranken kennzeichnend. Bei akuten, schwer toxischen Gastroenteritiden, hervorgerufen durch Gifte von Bacillen der Paratyphus- oder Ruhrgruppe, wird oft heftig erbrochen. Wir vergessen hierbei nicht, daß Erbrechen ein sehr vielseitiges Symptom ist, daß es auch vom Darm aus, vom Bauchfell aus, vom Nervensystem aus erregt werden kann. Andererseits kennen wir eine Intoleranz des Magens gegen Dehnung als typisches Zeichen akuter Gastritiden.

Das *Erbrochene, das der Arzt sich stets zeigen lassen soll,* läßt oft Nahrungsreste erkennen, an denen man bemerkt, daß der Magen nicht voll verdauungstüchtig ist (Alterationsschwäche) und daß er sich verlangsamt entleert (Expulsionsschwäche). Solche Feststellungen sagen mehr als eine offizielle Funktionsprüfung, die man im akuten Infekt dem Kranken erspart. Das Erbrochene kann auch sonst gewisse Besonderheiten bieten. Es hat z. B. bei Cholera nostras, ähnlich wie die Darmentleerungen, einen dünnflüssigen, „reiswasserartigen" Charakter.

Druckgefühl, Empfindungen von Völle oder Geblähtheit in der Magengegend sind häufig. Nennenswerte Schmerzen sehr selten. Nur bei BANG-Bacilleninfektion haben wir Magenschmerzen als vordringliches Symptom gefunden.

Durst ist häufig. Er ist manchmal auf Fieber zu beziehen. Andererseits kann bei Infektkranken, besonders bei Kindern, die kaum Nahrung aufnehmen und mehrfach erbrechen, sehr schnell ein gewisser Grad von Hypochlorämie als Folge des Magensaftverlustes eintreten (s. S. 444). Es ist wichtig, hieran zu denken, weil dann Rectalzufuhr von Kochsalzlösung angezeigt ist.

Heißhunger in der Rekonvaleszenz ist kein Magensymptom, hat mit Verringerung oder schnellem Umsatz der Glykogenreserven zu tun, könnte auch auf relativen Insulinismus beruhen.

Klinisch bemerkenswert ist die gastrische Form der Grippe, die schon LEICHTENSTERN (1912) schildert. Man spricht von ihr, wenn die Magenerscheinungen das Bild beherrschen. Sei es von vornherein, sei es als Nachkrankheit.

Wie bei allen akuten Infekten, so wird auch meist bei chronischen der Magen in Mitleidenschaft gezogen. Die Symptome sind gewöhnlich nur die einer gewissen Magenschwäche und des Appetitmangels. So kann ein Kranker mit fokalem Infekt in erster Linie den Eindruck des Magenschwachen machen. Mit Recht von jeher beachtet ist *die Gastritis bei Tuberkulose*. Auch wenn der oft verhängnisvolle Appetitmangel manches Tuberkulösen nicht schlechthin Magensymptom ist, wie denn Appetit und Hunger allgemein nicht bloß vom Magen abhängen (s. S. 252), so ist doch ein leistungsschwacher Magen für die Behandlung gerade des Tuberkulösen sehr störend. Das alte Arztwort: „Die Prognose der Tuberkulösen sitzt im Magen" hat Berechtigung. Fabian (1950) hat erneut wechselnde Magensekretionsstörungen bei den verschiedenen Formen der Lungentuberkulose festgestellt. Weniger wichtig, daher wenig beachtet, aber wohl auch weniger häufig ist die *Gastritis bei Lues*, wenigstens seitdem die völlig unbehandelte Lues selten geworden ist. Schon im Sekundärstadium können Gastritiden auftreten meist mit depressiver Störung der Sekretion. Bei luischer Hepatose mit Ikterus sind sie deutlich. Als seltene tertiäre Erkrankung trifft man auf eine infiltrierende Gastritis (Linitis plastica). Wiederum sind die tertiären Erkrankungen der Leber wohl regelmäßig von Magenveränderungen begleitet. Bei später Lues gibt es Magenerscheinungen, die man (aus dem Verlauf) als unausgeprägte Äquivalente gastrischer Krisen deuten darf. Ob bei diesen Störungen eine durch die Lues hervorgerufene Gastritis vorliegt, kann wohl bisher nicht entschieden werden. Wir stoßen hier auf das pathogenetische Problem, ob vom Nerven her Gastritis erzeugt werden kann. Es ist verwandt mit dem Problem der neurogenen Ulcusentstehung.

Wo bei Infektgastritis der *Magenchemismus* untersucht wurde, fand man *vorwiegend subacide* Verhältnisse. In *frühen Stadien* ist uns besonders bei Infekten mit Leberbeteiligung oft ein superacider Chemismus aufgefallen, der dann in Subacidität und Anacidität übergeht. Die Wiederherstellung der Funktion erfolgt oft schnell, manchmal auffallend langsam. Durch quantitative Eiweißbestimmung im Magensaft fand ich mit Baltzer bei Infektgastritis, ganz unabhängig vom Grad der Sekretionsstörung eine Eiweißvermehrung im Saft. Ich nannte dies Gastritis serosa. Diese mesenchymale Ausschwitzung, die oftmals sehr schnell wieder verschwindet, ist wohl Entzündungszeichen, so wie die gerade auch bei akuten Infekten (Fr. Kauffmann 1930, Westphal 1933) anzutreffende Leukocytenvermehrung im Magensaft.

In einigen Röntgenuntersuchungen bei Typhuskranken stellten wir fest, daß im schweren Infekt der Magen an Tonus verliert und langsamer austreibt, wobei dahingestellt sein mag, ob dies durch die Gastritis oder durch allgemeine neurogene Adynamie zu erklären ist. Andere Gastritiden beginnen wohl mit einer Tonuserhöhung.

Die wenigen gastroskopischen Untersuchungen im Anschluß an einen Infekt oder noch während desselben zeigen doch in allen Fällen das Bild der akuten Gastritis, besonders schwer der Scharlach (hier auch erosiv). Besteht die Gastritis schon eine gewisse Zeit nach dem Infekt (etwa 4—6 Wochen), finden sich die ersten Ansätze zur chronisch-hypertrophischen Form.

β) **Die akute exogene Gastritis.** Die akute exogene Gastritis, den sog. akuten Magenkatarrh, kann man mit Broussais (1803) sehr kurz schildern: Appetitlosigkeit, leichte Übelkeit, fader oder schlechter Geschmack im Munde, etwas Niedergeschlagenheit, sonst nichts Hervorstechendes. Der Widerwille gegen Nahrungsaufnahme verbindet sich oftmals mit einer gewissen Appetenz für saure oder pikante Speisen. Von unbestimmter Übelkeit mit Aufstoßen beobachtet man Übergänge bis zu mehrfachem heftigem Erbrechen. Die Hinfälligkeit kann manchmal erheblich sein, Kopfschmerzen und Benommenheit können sich damit verbinden. Sie wird durch mehrfaches Erbrechen manchmal gesteigert. In der Regel besteht Durst: wird die akute Gastritis durch Alkoholmißbrauch verursacht, so kommen die allgemeinen Zeichen der Alkoholvergiftung hinzu.

Unangenehme Empfindungen im Bauch fehlen selten ganz. Es handelt sich meistens um Drücken und Völlegefühl, selten kommt es vorübergehend zu heftigen wühlenden oder kolikartigen Schmerzen. Alle stärkeren Beschwerden verschwinden in der Regel nach Erbrechen und Darmentleerung. Da sich häufig Enteritis zur Gastritis gesellt, kommt es zu einigen dünnbreiigen stinkenden Stühlen. Es wird auch umgekehrt vorübergehende Stuhlverhaltung beobachtet.

Gewichtsstürze bis zu 5 Pfund in wenigen Tagen sind nicht ungewöhnlich, entstehen durch den Säfteverlust. Fieber trifft man meist nur bei Kindern, nach BOAS (1925) selten über 38,5⁰! Nach anderen (FABER 1921) gehört Fieber überhaupt nicht zu den Symptomen der Gastritis. Sie nehmen gleichzeitig Enteritis an, so oft sich Temperaturerhöhung findet. Neigung zu Schweißausbrüchen ist nicht selten; der Schweiß soll nach EWALD (1889) einen charakteristischen Geruch haben.

Die Zunge ist belegt, meist weißlich, aber feucht; durch Erbrechen kann der Belag gallige Farbe oder die Farbe von irgendwelchen Nahrungsbestandteilen annehmen. Es kann eine Glossitis mit teigiger Schwellung bestehen, so daß sich die Zähne in den Zungenrand eindrücken. Ein fader oder unangenehmer Geruch kommt aus dem Munde. Übrigens klagen manche Kranken über ausgesprochene Geschmacksstörungen.

Das Erbrochene enthält anfangs Speisen, die vielfach nicht recht verdaut sind. Oft stellt man fest, daß sie offenbar zu lange im Magen verweilt haben. Es riecht sauer. Blutbeimengungen kommen bei sehr heftigem Erbrechen vor. Schleim kann massenhaft anwesend sein. Daß es sich hierbei nicht bloß um Viscositätsvermehrung durch geänderte Reaktion handelt, sondern oft wirklich vermehrte Schleimabsonderung vorliegt, haben uns chemische Analysen gezeigt (KATSCH und BALTZER 1936). Man darf von Gastritis mucosa sprechen. Zum Schluß ist gewöhnlich Galle im Erbrochenen. Reaktion anfangs sauer, später neutral oder alkalisch.

Der Urin ist hochgestellt, zeigt Ziegelmehlsediment, manchmal eine Spur Eiweiß. Die Urobilinogenprobe ist oft positiv. Auch die Amylasewerte im Blut können vermehrt sein (Pankreasbeteiligung).

Bei Untersuchung des Bauches zeigt sich die Oberbauchgegend manchmal etwas aufgetrieben. Ein gewisser allgemeiner Meteorismus kann vorhanden sein. Oft ist die Magengegend *etwas* druckempfindlich.

Besserung des Befindens nach 12—24 Std ist die Regel. Die Symptome klingen allmählich ab. Andererseits sieht man gerade in den Kliniken Fälle mit hingezogenem Verlauf. Nur selten scheint der Grund hierfür in der besonderen Heftigkeit der auslösenden Schädigung gelegen. Vielmehr ist oft unzweckmäßiges Verhalten im Beginn der Erkrankung schuld.

Aus Wiederholungen von akuten Gastritiden geht chronische Gastritis hervor. Wenn die akute Gastritis eine der leichtesten und ungefährlichsten Krankheiten ist, so zeichnen sich doch bei chronischer Erkrankung die schwersten Magenkrankheiten als mögliche Spätfolgen ab.

γ) **Rezidivierende Gastritis, Gastritisbereitschaft, „der empfindliche Magen".** Wenn einerseits aus akuter Gastritis oder wiederholten akuten Gastritiden die chronische Gastritis hervorgeht, so entsteht andererseits ein Anfall von akuter Gastritis recht oft auf dem Boden einer schon vorhandenen chronischen Gastritis.

Die akute Gastritis kennzeichnet sich dann als entzündlicher Schub, als Exacerbation. Da wir ganz sicher wissen, daß chronische Gastritis über lange Zeiten „latent", ohne Beschwerden verlaufen kann, so ist diese Auffassung heute geradezu selbstverständlich. Den akuten gastritischen Anfall als Exacerbation auf dem Boden chronischer Gastritis aufzufassen, wird uns oft durch die Anamnese nahegelegt und ist um so wahrscheinlicher, je geringer die auslösende Ursache des gastritischen Anfalles erscheint. In der Tat sind es ja nicht immer grobe diätetische Exzesse, die eine akute Gastritis auslösen. Spricht das geschilderte Begebnis mehr für die Empfindlichkeit des Magens, der leicht „verstimmbar" ist, als für die Heftigkeit der Überreizung, Überbelastung, toxischen Schädigung, so wird man mit Grund von einem akuten Schub oder Anfall bei chronischer Gastritis sprechen. Freilich darf man wohl die Frage des empfindlichen verstimmbaren Magens nicht auf eine zu einfache Formel bringen. Es gibt *Idiosynkrasien und allergische Reaktionen der Magenschleimhaut* — z. B. gegen Eier, Krebstiere, Muscheln, Ananas usw., oftmals verbunden mit anderen allergischen Reaktjonen (Urticaria). Mit welcher Häufigkeit derartige gastrische Allergien, die natürlich wie das Asthma Intensitäts- und Spezifitätsschwankungen zeigen, tatsächlich vorkommen und praktisch bedeutsam sind, läßt sich bis heute nicht abstecken. Die Magenerscheinungen, die sich mit dem Quincke-schen Ödem und mit der Schönleinschen anaphylaktoiden Purpurea so häufig verbinden, geben zu denken.

Gewisse Empfindlichkeiten von Menschen, die eine ganz bestimmte Speise freilich nur dann nicht vertragen, wenn sie sie als solche erkennen, sind sicher psychogen. Bald handelt es sich um Suggestionen, wie bei vielen Menschen, die angeblich kein Schweinefleisch vertragen, bald um unbewußte affektbeladene Assoziationen, die nach dem Schema des „bedingten Reflexes" Magenstörungen hervorrufen. Wir verweisen auf das Kapitel Magenneurosen.

Wenn sich bei manchen Personen der „empfindliche" Magen dadurch manifestiert, daß er mit Betriebsstörung auf psychische Erregung des Individuums antwortet, so liegt die Ursache in einem Teil der Fälle auch darin, daß eine chronische Gastritis besteht und das *somatische Entgegenkommen* zu dieser psychogenen Organmanifestation erklärt. Wir glauben aber, daß es verkehrt wäre, stets und ausschließlich diese Deutung zu geben. Vielmehr haben wir aus klinischen und auch experimentellen Beobachtungen ein Recht, mit variabler vegetativer Reagibilität und einer (durchaus nicht rein psychisch zu fassenden) Neigung mancher Individuen zu funktionellen Störungen der Magentätigkeit zu rechnen. Daß anscheinend auf nervösem Wege Gastritis erzeugt oder begünstigt werden kann, macht das Problem besonders verwickelt. Es wäre die Frage des empfindlichen Magens in treuer klinischer Analyse vertieft zu studieren.

δ) **Chronische Gastritis.** Von der chronischen Gastritis ein klinisches Bild zu entwerfen, ist schwierig. Es gibt nicht ein solches Bild, sondern viele und wechselvolle Bilder. Man muß versuchen, Typen ordnend herauszuschälen. Wir müssen eingangs gleich unterstreichen, daß es durchaus nicht gelingt, bestimmte klinische Bilder mit bestimmten mikroskopischen Befunden oder auch mit gastroskopischen oder röntgenologischen Bildern zur Deckung zu bringen. Die Versuche, aus klinischen Bildern eine Antrumgastritis oder Pangastritis, eine hypertrophische oder atrophische Gastritis zu diagnostizieren, scheinen uns nicht geglückt. In diese Kritik möchten wir auch neuere Versuche einbeziehen, z. B. den von Dubarry und Dubourg (1950), eine „vagotonische pseudoulceröse Antropylorobulbitis" klinisch zu charakterisieren (s. unten).

Einen Typ des chronischen Gastritikers haben wir oben schon geschildert. Es ist *der Mensch mit empfindlichem Magen,* der wieder und wieder auf geringe

Schädlichkeiten hin einen akuten gastritischen Schub bekommt. In der Zwischenzeit ist er entweder völlig beschwerdefrei oder hat hin und wieder jene geringfügigen örtlichen oder allgemeinen Empfindungen, die der „latenten Gastritis" zugehören, und die der einzelne Mensch je nach seiner psychischen Einstellung nicht beachtet oder auf seine „Neurasthenie" bezieht.

ε) **Acidistische Gastritis.** Ein anderer Typ ist der *Kranke mit rekurrierender acidistischer Gastritis.* Er hat von Zeit zu Zeit Säurebeschwerden — Magendruck, Sodbrennen, saures Aufstoßen. Sie sind bisweilen Manifestationen des superaciden Chemismus einer rekurrierenden superaciden Gastritis. In anderen Fällen ist der Acidismus (KATSCH 1926), ohne daß Superacidität besteht, durch Motilitätsstörungen des gastritischen Magens hervorgerufen. Diese sind wohl überhaupt das Wesentliche, denn es gibt Superacidität ohne Acidismus. Dieser Typ des Gastritikers kennt Schwankungen seiner Beschwerdebereitschaft in Abhängigkeit von den Jahreszeiten, in Abhängigkeit oft von der gesamten Lebenshaltung (Hast, Affekte, Nervosität). Er weiß oft sehr genau, daß ihm bestimmte Speisen oder Reizmittel „nicht bekommen": saurer Wein, starker Kaffee, durchfettete Süßspeisen, Konditorwaren. Sein Magen ist zeitweilig oder dauernd nicotinempfindlich. Keineswegs alle derartigen Kranken tragen ihre Beschwerden dem Arzt vor. Sie nehmen nur mehr oder minder Rücksicht auf ihre eigenen Beobachtungen und helfen sich mit Alkalien oder mit Abführmitteln, wenn sie acidistische Beschwerden haben. Im Laufe von Jahren verlieren sie häufig diese Beschwerden. Das entspricht keineswegs immer einer „Heilung". Wir verfügen über eine Reihe sicherer Beobachtungen, in denen eine Gastritis mit Superacidität oder superaciden Anfällen allmählich in ein subacides und dann endgültig achylisches Stadium überging und Beschwerden gerade nur das erste, im funktionellen Sinne weniger schwere Stadium, begleiteten. Viele bleiben jedoch über Jahrzehnte hin superacid.

Seitdem wir wissen, daß jede leichte Leberschädigung fast gesetzmäßig eine Neigung zu Superacidität erzeugt (WICHELS 1933), mit oder ohne Magenbeschwerden, ist es nicht mehr angängig, die extragastralen Ursachen bei der chronischen Superaciditätsgastritis zu vernachlässigen.

ζ) **Gastritis mit Spätschmerz (pylorisches Syndrom).** Ein weiterer, dem Beschwerdebild nach intermittierender Typ der chronischen Gastritis äußert die Klagen des pylorischen oder Duodenalulcus. Spätschmerz nach der Mahlzeit, Acidismus, Periodizität der Beschwerden, oft mit Verschlimmerung in gewissen Jahreszeiten, sind die Kennzeichen. Auch der Hungerschmerz oder ein wundes Gefühl bei Leersekretion in den Magen kommen vor. Es ist auch nach unseren neueren Erfahrungen richtig, daß dieses für das Ulcus duodeni so charakteristische Beschwerdebild gelegentlich in voller Ausprägung bei Kranken mit sicherer Gastritis vorkommt, bei denen andererseits ein Ulcus mindestens nicht zu finden ist. Häufig kommt dies nicht vor, wenn man sich an ausgesprochene Beschwerdebilder hält; aber es kommt vor. Darin muß ich KONJETZNY in Abänderung meiner früheren Stellungnahme beipflichten. MORAWITZ (1925) hat in diesem Sinne von „Ulcuskrankheit ohne Ulcus" gesprochen. Bei dieser Sachlage entsteht die schwierige Frage, ob das geschilderte Beschwerdebild nicht überhaupt der Gastroduodenitis zugehört, und das Kommen und Gehen der Beschwerden bei Ulcuskranken mit gastritischen Exacerbationen am Ulcusmagen zusammenhängt. Wenn man dies für manche Fälle, in denen eine schwere Gastritis und ein geringfügiges Ulcus nachweisbar sind, natürlicherweise zugeben möchte, so liegt die Gesamtfrage doch recht verwickelt. Wer mit KONJETZNY das Magenulcus stets für Komplikation der Gastritis hält — und diese Annahme hat viele Anhänger —, für den ist die Frage leicht entschieden. Wer die Pathogenese des Ulcus ventriculi noch als problemreich ansieht, wird mit seinem Urteil zurückhalten. Klinisch kommen wir über einen Tatbestand nicht hinweg, der zu denken gibt; in den Fällen, in denen das pylorische Syndrom sehr ausgeprägt vorhanden ist, wird fast immer auch ein Ulcus gefunden. Im übrigen verweisen wir in bezug auf die Probleme Ulcus-Gastritis und gastritisches Ulcus auf das Kapitel über Ulcus ventriculi et duodeni.

η) **Der schwache Magen (Subsuffizienz des Magens).** Kommen wir schließlich zu den im engeren Sinne chronischen Beschwerdebildern, so treffen wir auf eine Gruppe von Kranken, bei denen die Funktionsschwäche des Magens im Zentrum des Syndroms steht. Es sind Menschen, die mit Rücksicht auf ihre Sekretionsschwäche besonderen Wert darauf legen, jede Mahlzeit mit einem Getränk oder einer Suppe zu beginnen. Vielfach lieben sie große Mahlzeiten nicht und haben ein Bedürfnis, die ihnen verbliebene Sekretionsfähigkeit des Magens besonders anzuregen. Es sind jene Gastritiker, die behaupten, daß sie ein Glas Wein oder Branntwein zur Mahlzeit brauchten und für ein verordnetes Stomachicum dankbar sind. Herabgesetzter oder launischer oder auf Scharfwürzung gerichteter Appetit ist Resultante von vielerlei Bedingungen, und keineswegs in einfacher Abhängigkeit von der sekretorischen Tüchtigkeit des Magens. Wir möchten die Störungen der Geschmacksempfindung, die Delhougne (1930) auch objektiv bei 11 von 20 Kranken mit subacider Gastritis nachweisen konnte, als koordinierten Schaden ansehen.

Der fade, pappige, metallische Geschmack kommt bei chronischen Alkoholisten vor, auch bei Rauchern, und hängt wohl hauptsächlich mit deren Glossitis und Pharyngitis zusammen. In anderen Fällen ist auf paradentale Erkrankungen und chronische Tonsillopathien zu achten. Die belegte Zunge ist nicht, wie man früher sagte, ein Spiegel der Magenschleimhaut. Wenn sie nicht mit Erkrankungen im Bereich von Rachen und Mundhöhle zusammenhängt, so hat sie wohl oftmais eine hämatogene toxische Genese, die der Gastritis parallellaufen kann. Man achte darauf, wie häufig gerade Leberkranke eine belegte Zunge haben.

Das hier skizzierte Bild der chronischen subaciden Gastritis ist oft nur so angedeutet vorhanden, daß man von einem latenten oder neurasthenisch getarnten Kranksein sprechen darf. Ja man trifft Kranke, die völlig überrascht sind, wenn bei ihnen ein anacider Magenchemismus oder gastroskopisch ein Gastritisbild festgestellt wird. Andere Gastritiker klagen erheblich und beweglich, Psychopathen auferlegen sich selbst gastrophobe und carcinophobe Angstdiäten und können ihre Gastritis zu einem vorwiegend neurotischen Krankheitsbild ausgestalten. Trotzdem dürften auch somatische Faktoren, die wir einstweilen nicht immer durchschauen, heranzuziehen sein, um zu erklären, warum allerlei „neurasthenisch" wirkende Allgemeinbeschwerden bei chronischer Gastritis oder Gastroenteritis wechselnd und von Mensch zu Mensch so verschieden ausgeprägt sind (s. unter Kap. XXXIV: Funktionelle Störungen und Krankheiten nach Magenoperationen).

ϑ) **Magensaftmangel (sekretorische Insuffizienz, Achylia gastrica).** Von der chronischen subaciden Gastritis ist überzuleiten zu den Beschwerdebildern bei völligem Magensaftmangel. Da Magensaftmangel zum überwertigen Symptom werden kann, das seinerseits weitere Krankheitsfolgen erzeugt, ist ein besonderes Kapitel über Magensaftmangel angeschlossen. Doch soll dies nicht verschleiern, daß Achylia gastrica in der Regel Gastritissyndrom oder -folge ist. Dies mag folgende Übersicht belegen:

Bei Achylia gastrica (ausgenommen Achylie bei perniziöser Anämie, bei Magencarcinom und nach Magenresektion) fanden sich gastroskopisch folgende Gastritisformen:

Tabelle 12.

Nach	Gesamtzahl der Kranken	Davon		
		chronisch-atrophische Gastritis	chronisch-oberflächliche Gastritis	chronisch-hypertrophische Gastritis
CAREY, WETHERBY und YLVISAKER (1941)	190	109	44	3
SCHINDLER und Mitarbeiter (1940) . .	60	37	12	6
E. D. PALMER (1949)	44	25	5	1

ι). **Die schmerzhafte Gastritis, Gastritis dolorosa.** Für die Diagnostik des Praktikers besonders wichtig ist die Kenntnis gewisser Magenschmerzen, die akute und subakute gastritische Stadien begleiten und sich bisweilen in den Vordergrund der Symptomatik stellen. Es dürfte sich dabei meist um infiltrative Entzündungen handeln, die mehr oder weniger große Teile der Magenwand betreffen und auch wohl nervöse Geflechte einbeziehen. Das erklärt den häufig geradezu neuralgiformen Charakter dieser Schmerzen. Es erklärt, daß sie einerseits unabhängig von der Nahrungsaufnahme auftreten und oft stundenlang als eine Art Dauerschmerz vorhanden sein können, daß aber auch andererseits bei der Tätigkeit des Magens durch die Peristaltik die Schmerzen heftiger werden, also nicht nur nach der Nahrungsaufnahme, sondern auch bei Leerbewegungen des Magens (Hungerschmerz, schmerzhafte Borborygmen). Auch bei Dehnung schmerzt der entzündlich infiltrierte Magen. Es entsteht mindestens ein unbestimmtes Druckgefühl. Deshalb scheuen solche Menschen große voluminöse Mahlzeiten. Das läßt sich leicht erfragen oder ausprobieren. Die gleichen Gastritiker haben Schmerzen durch die Luftaufblähung bei der Gastroskopie. HENNING (1934) hat deshalb angeregt, Luftaufblähung mittels einer Sonde als Gastritisprobe zu benutzen. Wir unterschreiben auch, was HENNING darüber sagt, daß andere mechanische Momente den gastritischen Magenschmerz verstärken oder auslösen: körperliche Erschütterung, Anlegen eines Leibgurtes oder Koppels oder Bücken. Landarbeiter sagen häufig, es verstärkten sich ihre Magenschmerzen nicht im Zusammenhang mit der Mahlzeit, sondern „bei der Arbeit". Das bezieht sich auf diese mechanische Auslösung des gastritischen Schmerzes. Einige bioptische Feststellungen (bei der Operation) legen es nahe, die Empfindlichkeit gegen Erschütterungen, Bücken usw. auf Gastritis infiltrativa mit Perigastritis, allenfalls mit frischen peritonitischen Adhäsionen zu beziehen. Aber mechanischer Magenschmerz kommt auch ohne Perigastritis vor.

In *seltenen* Fällen können gastritische Schmerzen so akut und heftig und mit brettharter Bauchdeckenspannung verbunden sein, daß der Eindruck dem bei Perforationsperitonitis gleicht. KONJETZNY hat zuerst mit Nachdruck auf diese Fälle hingewiesen. Es findet sich dabei eine Lymphangitis bis in die Subserosa und bis in die regionären Lymphdrüsen. Die Unterscheidung gegen Ulcus perforatum kann ohne Bauchschnitt unmöglich sein.

ϰ) DUBARRY und DUBOURG (1950) halten es für notwendig, eine **„vagotonische pseudoulceröse Antro-pyloro-Bulbitis"** zur klinischen Einheit zusammenzufassen. Diese deckt sich etwa mit „Pyloritis" (LOEPER 1911), „Gastropyloro-Duodenitis" (FABER 1904), „Duodenitis" (RAMOND 1928), „Gastropyloritis" (GUTMANN 1926), „red stomach" (SCHOEMAKER). Die Bezeichnung Antro-pyloro-Bulbitis wird gewählt, weil sie der gewöhnlichen Topographie der Veränderungen entspricht. Es handele sich um eine primäre Gastroduodenitis, die gewöhnlich bei Jugendlichen und Erwachsenen auftrete. Ziemlich häufig finde man in der Anamnese einen infektiösen Ikterus angegeben. Bei Frauen ist das Beschwerdebild zwar nicht von der Menstruation abhängig. Die *Schwangerschaft verstärke die Störung.* Die gesamte Beschwerde trägt *Züge einer chronischen Cholecystitis.* Allerdings fehle ein rechtslokalisierter Schmerz, eher wird dumpfer Druck im mittleren Oberbauch empfunden. Niemals Heißhunger wie bei Zwölffingerdarmgeschwür. Die Unverträglichkeit gegenüber Kohlarten, stärkemehlhaltigem

Gemüse, gewürzten Speisen und Bratfetten lenkt den Verdacht zu unrecht auf die Gallenblase. Es wird nur ausnahmsweise erbrochen, hartnäckige Obstipation kann vorhanden sein.

Wenn wir bedenken, in welchem Maße uns derartige Bilder immer wieder beschäftigen, wobei die endgültige Diagnose zugunsten einer Gastritis oder zugunsten einer Gallenblasenentzündung vielfach unentschieden bleibt, möchten wir diesem klinischen Bilde einige Aufmerksamkeit schenken und zur Überprüfung der Konzeption von Dubarry und Dubourg anregen. Diese Autoren halten eine allgemeine oder lokalisiert am Magen angreifende Vagusinnervationsstörung für ursächlich, stellen bei ihren Patienten Zeichen der Vagotonie fest (Steigerung des okulokardialen Reflexes, Verschwinden des Würgereflexes, relative Hypotonie). Für die Genese ist wichtig, daß in 3 Fällen eine adhäsive Perioesophagitis unter Einbeziehung der Vagusäste (!) gefunden wurde.

Der Magen zeigt hypertonische Form und gesteigerte Peristaltik. Der Bulbus duodeni ist gewöhnlich spastisch verengt und kann „Breiflecke" aufweisen, die die Annahme eines Ulcus veranlassen können. Bulbusdeformierungen werden gewöhnlich als Verwachsungsfolgen angesprochen.

Die Laparotomie erweist „gewöhnlich" das Freisein der Gallenwege, der Gallenblase, des Pankreas, des Blinddarms und des Colons von krankhaften Veränderungen. Die Magenausgangspartie und der obere Abschnitt des Duodenums sind gewöhnlich verdickt, ödematös, haben an Geschmeidigkeit verloren. Vielfach findet man eine Hypertrophie des Pylorus, auf die immer wieder Konjetzny und sein Schüler Prinz (1939) als Begleitveränderung einer chronischen Gastritis hingewiesen haben. Der Chirurg muß sorgfältig untersuchen, damit er die Hypertrophie der Pylorusmuskulatur nicht für die Callosität eines kleinen Geschwürs hält. Entzündliche Drüsenschwellungen sind zahlreich, insbesondere subpylorisch. Die Perigastritis besonders der Hinterwand ist in vielen Fällen ausgeprägt. Die Schleimhautseite des Magens ist geschwollen und zeigt fleckförmige Hämorrhagien. Kleine Erosionen und Exulcerationen „en coup d'ongle" finden sich diesseits und jenseits des Pylorus. Die mikroskopische Untersuchung zeigt, daß diese Oberflächendefekte niemals die Muscularis mucosae durchdringen.

Es handelt sich hier um eine *schubweise* in Erscheinung tretende, auf Magenausgangspartie und oberes Duodenum beschränkte chronische Entzündung, die therapeutisch resistent ist. Hier soll Indikation zur bilateralen Vagotomie gegeben sein.

λ) Eine Sonderform der **Gastritis mit maximaler Faltenhypertrophie** („giant hypertrophic gastritis") wird vornehmlich auf Grund des imponierenden Röntgenbefundes von den anderen Gastritisformen abgetrennt. Nach Forrester-Wood (1950) sind 40 Fälle dieser Art beschrieben (Balfour 1919, Elisson und Wright 1925, Strauss, Meyer und Bloom 1928, Feldman 1943, Schindler 1939, Spriggs und Marxer 1943, Maimon, Bartlett, Humphreys und Palmer 1947, Cattan 1951, Schwarz und Oppenheim 1952). Über das Zustandekommen dieser enormen Hypertrophie gibt es bisher nur Hypothesen (Alkoholexzesse, Magenwandinfektionen, Beziehungen zur chronischen Magenphlegmone).

Klinische Symptome gruppieren sich nicht zu einem Bild von besonderer Konstanz und Eindringlichkeit. Selbst eine enorme Schleimhauthypertrophie, welche im Röntgenbild Füllungsdefekte verursacht, kann nur die Beschwerden einer gewöhnlichen Gastritis machen.

Röntgenologisch ist es schwer, die Differentialdiagnose gegenüber einer diffusen Polyposis, Adenometosis oder einem Carcinom zu stellen. An der großen Kurvatur nimmt die Zähnelung die Form bedeutender rundlicher Füllungsdefekte an, die sich durch Druck nicht ausgleichen lassen. Die tiefen Furchen zwischen den Falten sind bei gewöhnlich anwesenden reichlichem zähem Schleim nicht immer darstellbar.

Gastroskopisch macht man die Feststellung, wie auch bei der röntgenologischen Untersuchung, daß gewöhnlich der ganze Magen von der eigenartigen Gastritis betroffen ist. Die sehr stark gewulsteten Falten können das ganze Lumen ausfüllen. Durch Blähung des Magens sind sie nicht zu verkleinern. Die Dicke der Falten ist teilweise unregelmäßig. Knotige Hypertrophien sind zu erkennen. Tumorartige Vorwölbungen (Pseudopolyposis) können differentialdiagnostische Schwierigkeiten bereiten. Die Schleimhaut ist teilweise auf dem

Faltenkamm ulceriert. Merkwürdigerweise zeigen einige Bezirke der Schleimhaut abgegrenzte Atrophien, so daß submuköse Gefäße deutlich sichtbar werden.

Die Säurewerte des Magensaftes sind wechselnd. Es muß besonders betont werden, daß eine Achlorhydrie nicht zur Krankheit gehört, während bei multipler Polyposis, die in die Differentialdiagnose einzubeziehen ist, freie Salzsäure im Mageninhalt stets fehlt.

Die Behandlung dieser Form hängt von der Schwere der Symptome, besonders der Gewichtsabnahme, der Oberbauchschmerzen und des Erbrechens ab. Ulcuskost und Magnesiumperhydrol sollen gewissen therapeutischen Wert entfalten. Die Magenresektion sollte in Erwägung gezogen werden, wenn die Symptome stetig zunehmen und eine medikamentöse, diätetische Behandlung keinen Erfolg zeigt. FORRESTER-WOOD (1950) führte bei seinem Patienten mit gutem Erfolg die totale Gastrektomie als Zweihöhlenoperation aus.

Komplikationen.

Es ist die Frage, ob man die **akute Magenblutung** aus einer solitären Magenerosion (DIEULAFOY 1897/98) zu den Komplikationen der Gastritis rechnen soll. In seinen Lecons cliniques de l'Hôtel-Dieu de Paris, Band 2, 1897/98 beschreibt er erstmalig das Krankheitsbild der „exulceratio simplex des Magens". Es handelt sich um eine akute Blutung, der keine Magensymptome oder Ulcusbeschwerden vorausgehen. Die massive Blutung führt gewöhnlich innerhalb weniger Tage zum Tode. Pathogenetisch unterscheidet DIEULAFOY eine symptomatische und idiopathische Exulceratio. Die erstere bringt er in Zusammenhang mit miliaren Schleimhautabscessen, deren Durchbruch in das Magenlumen Wegbereiter der Blutung sein kann. Die sog. idiopathische Form wird als Initialsymptom eines frischen gutartigen Magenulcus gewertet. Anschließende Beobachtungen von SACHS (1909), SCHEIDEGGER (1933), DRABIG (1937) und KRIEGER (1950) ergeben übereinstimmend, daß derartige Blutungen durch einen oberflächlichen Substanzverlust der Magenschleimhaut, der in vielen Fällen nicht die Muscularis mucosa erreicht, zustande kommen. Auf dem Grund dieses Oberflächendefektes findet sich gewöhnlich eine stark geschlängelte, hernienartig gegen die Magenlichtung vordrängende Arterie der Submucosa. Das arodierte Gefäß zeigt vielfach nur im Erosionsgebiet entzündliche Gefäßwandprozesse.

Wenn auch für die genannten Fälle die Frage noch offenbleiben muß, ob entzündliche Magenveränderungen auslösend dafür sind, so ist zu sagen, daß akute erosive Gastritisformen zu schwersten Blutungen führen können. Man spricht auch von Gastrostaxis (HALE WHITE 1910) und möchte damit Magenblutungen ohne makroskopische Veränderungen der Magenschleimhaut als selbständiges Krankheitsbild bezeichnen. Eine Reihe von Autoren (z. B. LEPINE und BRET 1893, GOEDEL 1924 und MOSZKOWICZ 1922) hat bereits bei sog. parenchymatöser Magenblutung auf die ursächliche Rolle der Gastritis hingewiesen. KONJETZNY (1923) hat erstmalig darauf hingewiesen, daß aus mikroskopisch kleinen entzündlichen Erosionen eine tödliche Magenblutung zustande kommen kann. Wir müssen uns daran gewöhnen, bei der Differentialdiagnose der Magenblutung nicht immer primär an die Ulcusblutung zu denken, sondern auch die Gastritisblutung, welche häufiger ist, allerdings vielfach harmlos verläuft, in Erwägung zu ziehen. Es verlangt das Ereignis „Magenblutung" eine genaue Analyse der Vorgeschichte. Der vielfach von Chirurgen eingenommene Standpunkt der Operation „in jedem Fall" entspricht *nicht unserem* Standpunkt. Die große Zurückhaltung in der frühen Anwendung von Gastroskopie und Röntgenuntersuchung bedarf auch nach unserer Meinung einer Revision. Mit Behutsamkeit durchgeführte

Untersuchungen können die Blutungsursache ermitteln, Kontrollen nach Wochen sind fast immer ergebnislos.

Auch wollen wir uns mit Konjetzny dagegen wenden, daß in zur Diskussion stehenden Fällen von hämorrhagischer Gastritis gesprochen wird. Diese Bezeichnung ist bereits als beschreibender anatomischer Begriff vergeben worden (Lubarsch 1923, 1926), während man hier von *Gastritisblutung* oder parenchymatöser Magenblutung bei Gastritis sprechen sollte.

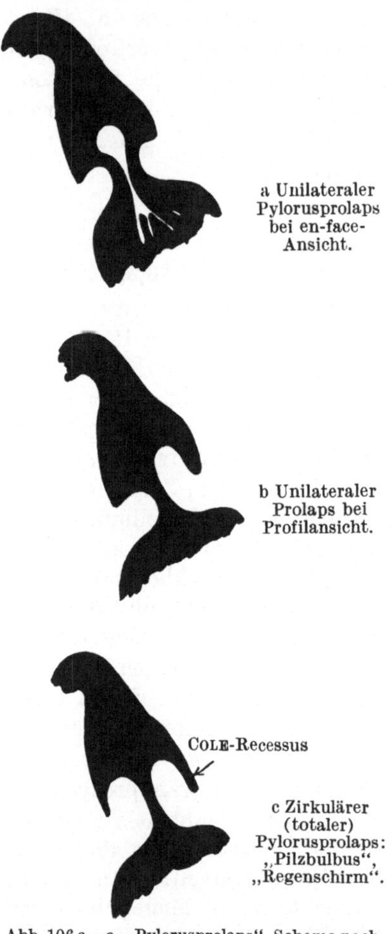

Abb. 106 a—c. „Pylorusprolaps". Schema nach E. A. Zimmer (1950).

Das **Ulcus ventriculi und duodeni** selbst wird von Konjetzny zu den Komplikationen der Gastritis gerechnet. Einigkeit hierüber und ob diese Lehre für alle Fälle berechtigt ist, besteht auch heute nicht. Wir verweisen auf das Ulcuskapitel und die dort erörterte Symptomatologie des Gastroduodenalulcus.

Als weitere Komplikation der Gastritis muß die **Pylorushypertrophie des Erwachsenen** genannt werden. Bereits Cruveilhier 1892, Brinton 1864 u. a. haben die Eigenart dieses Prozesses herausgestellt. Lebert (1878) spricht in seiner zusammenfassenden Darstellung von hypertrophischer Pylorusstenose. Das Besondere dieser Erkrankung besteht in der Verbreitung und Sklerosierung der Submucosa und in einer Hypertrophie der Muscularis propria. Auch die Subserosa und die Serosa sind gewöhnlich verdickt. Die engen Beziehungen der Entstehung dieser Magenveränderungen zur Gastritis sind in zahlreichen Untersuchungen festgestellt worden (Rubaum 1848, Niemeyer 1868, Lebert 1878, Eichhorst 1885, Boas 1898, Konjetzny 1932). Ist der ganze Magen von diesem entzündlich-sklerosierenden Prozeß durchsetzt, so sprechen wir von einer Linitis plastica. Uns scheint es notwendig, daß diese Bezeichnung neu gefaßt und mit Disziplin vergeben wird. Sklerosierende Carcinome gehören nicht in diese Gruppe, auch wenn makroskopisch nicht immer die Natur der zugrunde liegenden Magenveränderung festgestellt werden kann.

Eine vorwiegend den unteren Magenabschnitt betreffende Hypertrophie der Muscularis propria führt zur sog. Pylorushypertrophie des Erwachsenen. Wenn Konjetzny (1932) hier von einem selbständigen Krankheitsbild spricht, so hat er ausschließlich die Besonderheit der pathologisch-anatomischen Veränderungen im Auge. Klinische Eigenheiten sind indessen nicht zu verzeichnen. Röntgenologisch fällt bereits bei nicht vollentwickelten Formen eine Starrheit der Antrumpartie auf. Wanke (1932) beschreibt Fälle von extremer Muskelhypertrophie, die allein zu einer erheblichen Einengung des Antrums und einer Pylorusstenose führen können. Ähnliche Mitteilungen liegen vor von Bernstein (1932), Ackman (1929), Archer (1930), Morton (1930), Coleman (1932), Pendergrass (1933), Kestel (1938), Prinz (1939), Andersen (1940), Berk (1944),

WAKEFIELD (1944), VORHAUS (1946), KATZ (1947), NORTH und JOHNSON (1950) und McCANN und M. DEAN (1950) u. a. Spasmen, Entzündung und Muskelhypertrophie summieren sich und können zur fadenförmigen Einengung der präpylorischen Partie und zum Pylorusverschluß führen. BÜCKER (1950) hat sehr eindrucksvolle Röntgenbilder davon mitgeteilt.

Therapeutisch gelingt es in vielen Fällen durch Verabreichung von Belladonna oder Atropin die Dauerspasmen zu beseitigen und eventuell durch Magenspülungen den entzündlichen Prozeß zu dämpfen. Eine Pyloromyotomie erscheint nicht angezeigt. Nur in seltensten Fällen kommt Magenresektion in Frage, allerdings ist zu fordern, daß eine klare Differentialdiagnose gegenüber einem Magencarcinom der Ausgangspartie vorliege.

Als Komplikation der Gastritis gewinnt der **Prolaps von Magenschleimhaut in den Pylorus** und in den Bulbus duodeni in neuerer Zeit vermehrte Beachtung („Pylorusprolaps"). Wir haben diese Erscheinung bereits bei den Invaginationen erwähnt. Nach ELIASON und WRIGHT (1926) scheint die hypertrophische Gastritis mit einer verstärkten Peristaltik die Grundlage für den Schleimhautvorfall abzugeben. REES (1937) glaubt, daß in einer Hyperperistaltik der primäre Vorgang zur Entstehung eines Pylorusprolaps zu erblicken ist. Nach Lockerung der Verbindung der hypertrophischen Magenschleimhaut mit der Muscularis mucosae sind dann die Bedingungen für den Prolaps erfüllt. MAC

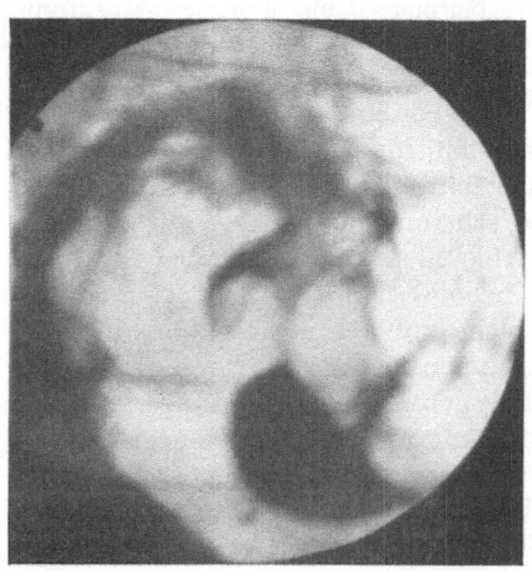

Abb. 107. Pylorusprolaps („Regenschirm") bei Stauungsgastritis infolge Dekompensation einer Mitralstenose. (64jährige Frau, neben Atemnot anfallsweise heftige Schmerzen in Oberbauchmitte.)

KENZIE und Mitarbeiter (1946) suchen die Grundlage in einer Entwicklungsanomalie. ZIMMER (1950) nimmt mehrere Faktoren an.

MELAMED und MELAMED (1949) weisen besonders darauf hin, daß Magensymptome bei Rechtsinsuffizienz des Herzens auf einen Prolaps von Magenschleimhaut verdächtig seien und als spezielle Komplikation der „Stauungsgastritis" angesehen werden sollten.

Man unterscheidet zwei verschiedene Formen von Pylorusprolaps: 1. den partiellen, unilateralen, und 2. den totalen oder zirkulären Vorfall. Beim partiellen Prolaps „schlüpft" eine begrenzte Schleimhautpartie durch den normalerweise faltenarmen Pyloruskanal. Die Muskulatur des Pylorus stranguliert diese Falte, so daß der vorgefallene Teil der Schleimhaut anschwillt und im Röntgenbild einen eigenartigen Füllungsdefekt ausmachen kann. Der totale Prolaps entsteht durch ein vollständiges Abgleiten der präpylorischen Schleimhaut von ihrer Muskelschicht.

Eine brauchbare Systematik der Röntgensymptome der verschiedenen Formen des Pylorusprolaps gibt ZIMMER (1950). Gruppe 1: Prolaps einer kleinen Schleimhautfalte. Diese Form ist relativ häufig, antiperistaltische Wellen bringen den Prolaps häufig zum Verschwinden. Gruppe 2: Eine „längsgestellte Schleimhautfalte wölbt sich in die Bulbuslichtung hinein, derart, daß der sog. „Pilzkopf" im Bulbus duodeni und der „Stiel" im Pyloruskanal liegt. Das Röntgenbild mit einer knollenförmigen Aussparung erinnert an einen gestielten Polyp. Bei der Profilbetrachtung weist die unterschiedliche Höhe des Pylorusringes auf der einen Seite auf den Vorfall hin. Der COLE-Recessus erscheint an der entsprechenden Stelle spitz ausgezogen. Gruppe 3: Bei zirkulärem Prolaps erscheint der gesamte Pyloruskanal verlängert, was eine Verdickung des Muskelringes vortäuschen kann. Beide COLE-Recessus sind übermäßig spitz ausgezogen. Es entsteht „ein durchsichtiger Regenschirm". Der Pyloruskanal selbst ist häufig extrem verschmälert. Bei feststehender Diagnose hat die Durchleuchtung festzustellen, ob der Prolaps reponibel ist oder nicht (s. Abb. 106, 107).

Der Beschwerdekomplex ist uncharakteristisch, kann aber gewisse Ähnlichkeiten mit der Ulcusbeschwerde haben. Das „Kugelventilsymptom" der prolabierten Schleimhaut löst vielfach heftige Schmerzattacken aus. Bei der Palpation des Bauches kann mitunter das Pylorusgebiet druckschmerzhaft sein. Die vorgefallene Mucosa zeigt erklärlicherweise eine gesteigerte Blutungsbereitschaft. Okkultes Blut ist im Stuhl unter Umständen nachzuweisen. Betroffen sind Männer und Frauen gleichmäßig; Bevorzugung einer Altersklasse scheint nicht vorzuliegen.

Gastroskopische Untersuchungen (Moersch und Weir 1942, van Noate, Arnold und Palmer 1948) lassen erkennen, daß die Gastroskopie nicht in der Lage ist, die Diagnose selbst zu stellen oder zu erhärten. Es ist bemerkenswert, daß bei den 7 Patienten von van Noate weder ein Tumor noch gastritische Veränderungen der präpylorischen Schleimhaut gefunden wurden.

Zur Therapie ist zu sagen, daß nur der chirurgische Eingriff in ausgeprägten Fällen Heilung erbringt. So wird empfohlen: Excision der überschüssigen Schleimhaut oder Pylorotomie.

Bei einer Beobachtung von Melamed und Hiller (1934) machte eine schwere Blutung aus 2 Ulcerationen der prolabierten Schleimhaut chirurgisches Vorgehen notwendig. Excision des prolabierten Gewebes und Deckung des Defektes mit Magenschleimhaut brachten Heilung.

Zu erwähnen sind **Magenpolypen,** die vereinzelt oder in großer Zahl auftreten können, im Zusammenhang mit dem Umbau und den Regenerationsbestrebungen der chronisch entzündeten Schleimhaut. Sie machen als solche meist keine Erscheinungen, werden bei der Gastroskopie, bei der Röntgenuntersuchung des Schleimhautreliefs oder bei Autopsien entdeckt. Es ist auffällig, daß gerade bei Anaemia perniciosa mit der vorwiegend zur Atrophie neigenden Schleimhaut solche Polypen nicht selten sind, wie Velde (1933) als erster nachwies. Größere Polypen in der Pförtnergegend können Stenosen hervorrufen. Manchmal geben Polypen Anlaß zu Blutungen. Daß aus zunächst gutartigen Polypen sich Carcinome entwickeln können, ist eine gut gestützte Annahme (s. die Habilitationsschrift von Konjetzny). Unter dieser Perspektive verdienen festgestellte Polypen besondere Aufmerksamkeit (s. Kap. XXXII, Abschn.: Polyposis und Magencarcinom).

Phlegmonen oder Abscesse in der Magenwand in geringfügiger Form kommen bisweilen als Komplikation vor, werden in der Regel nicht erkannt. Größere Eiteransammlungen in der Magenwand stellen ein seltenes schweres Krankheitsbild dar, das chirurgischer Behandlung bedarf. Ihm ist weiter unten (s. S. 539) ein besonderer Abschnitt gewidmet.

3. Mageninhaltsuntersuchung.

Bei dieser interessiert am meisten das Verhalten der Sekretion. Hayem (1897) glaubte, aus dem Sekretionstyp bestimmte anatomische Formen der chronischen Gastritis bestimmen zu können. Das halten wir heute nicht für möglich, es wird auch in Frankreich nicht anerkannt (Roux 1924). Faber nimmt eine feste Beziehung zwischen Sekretionstypen und Krankheitsbildern bei chronischer Gastritis an: „Der maßgebende Faktor sind die verschiedenen Sekretionsstörungen, die durch die chronische Gastritis ausgelöst werden". Auch dies scheint uns zu weitgehend.

Neben der Prüfung des sekretorischen Verhaltens ist für die Diagnostik die chemische oder physikalisch-chemische Untersuchung des Mageninhaltes auf Schleim, auf sonstige Kolloide, auf Blutbeimengung herangezogen worden. Ferner die mikroskopische Untersuchung des Sediments oder neuerdings von zelligen Elementen, die mit einer „Tupfsonde" (Henning 1951, s. S. 319) gewonnen werden.

Saft- und Säurebildung. Bei der **akuten Gastritis** können sehr unterschiedliche Befunde erhoben werden. Man kann vorübergehend Superacidität beobachten. In anderen Fällen ist die Sekretion vorübergehend depressiv verändert. Es kann auf ein kurzes superacides Stadium ein mehrtägiges subacides folgen. Worauf diese Unterschiede beruhen, ist nicht klar. Wenn häufig eine akute Gastritis nur ein Aufflackern chronischer Entzündungsvorgänge darstellt, könnte die

Ursache für das verschiedene Verhalten in Verschiedenheiten der chronischen Vorgänge liegen. Hurst nimmt an, daß es hypersthenische und hyposthenische „gastrische Konstitutionen" gibt. Die einen haben die Neigung, mit Hyperchlorhydrie, andere mit Hypochlorhydrie zu reagieren. Vielleicht kommt es auch auf die Art der Schädigung an. Bei fieberhaften Allgemeininfekten sehen wir meist Saft- und Säuremangel. So auch in den zuerst von uns geschilderten Fällen von toxischer Gastritis serosa und desgleichen bei embolischer Herdgastritis. Akute Leberschädigung dagegen („Icterus simplex") ruft fast gesetzmäßig vorübergehende Superacidität hervor, selbst dann, wenn vorher eine subacide Gastritis bestand (vgl. Wichels und Brinck 1933).

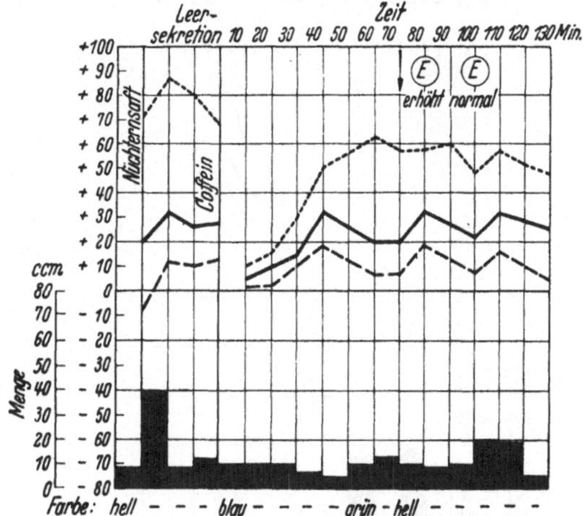

Abb. 108. Gastritis acuta. Gastroskopisch: Akute subacide Gastritis erosiva. Eiweiß in einer Probe vermehrt. -----fr. HCl; —— Ges. Azid.; ...... Ges. Cl; ■ Saftmenge.

Bei der gewöhnlichen akuten Gastritis durch einen Verstoß in der Ernährung (nutritive Gastritis) kehrt die normale oder vorherige Sekretionsleistung wieder zurück, die Aciditätsregulation pendelt sich wieder ein, oft freilich erst tagelang nach Abklingen der Beschwerden.

Folgen wir dem Chemismus während des Verlaufes von Gastritiden, so muß ich nach den sehr umfangreichen Erfahrungen meiner Klinik noch stärker als früher hervorheben, daß bei Gastritiden verschiedenster Ätiologie *auf ein Stadium mit sekretorischen Reizsymptomen ein sekretorisches Depressionsstadium folgt.* Das irritative Stadium kann allenfalls sehr kurz sein, so daß es durch Untersuchung sehr schwer oder selten erfaßt wird. Es kann sich andererseits lange hinziehen. *Auch nachdem eine Gastritis subacida schon lange besteht, werden irritative Schübe mit Superacidität und Supersekretion beobachtet.* Das kann mit Beschwerdeperioden zusammenfallen. Andererseits auch wenn in manchen Fällen von Atrophie der Magenschleimhaut von vornherein und endgültig subacider Chemismus vorkommen

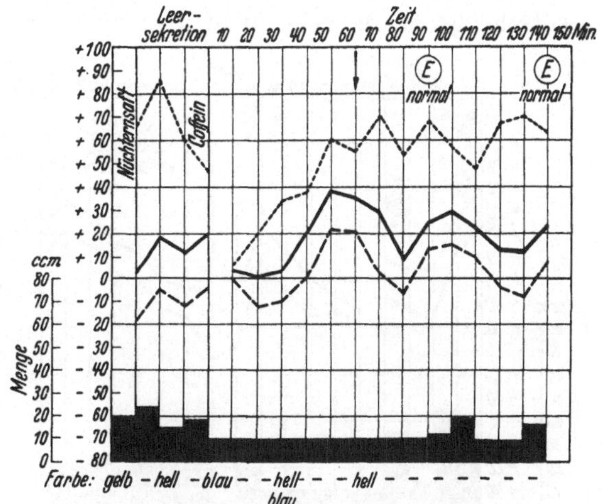

Abb. 109. Gastritis acuta spastica. Gastroskopisch: Kräftiger Spasmus in Korpusmitte. Proximal davon akute Gastritis. Eiweiß nicht vermehrt.

mag — die theoretische Ansicht von Ewald, es sei „durchgängiges Gesetz der Pathologie, daß chronische Entzündungen die spezifische Tätigkeit der betreffenden Organe lähme", kann für die Gastritis als widerlegt gelten. Ihr kann der ebenfalls theoretische Hinweis gegenübergestellt werden, daß zwischen Funktionssteigerung und Entzündung oftmals Beziehungen bestehen. Die Ewaldsche These läßt sich nur dann retten, wenn man die Superacidität in dem oft langdauernden ersten Stadium der Gastritis auf eine Entzündung beziehen will, die noch akut ist, und spätere Schübe als akute Neuerkrankungen auffaßt.

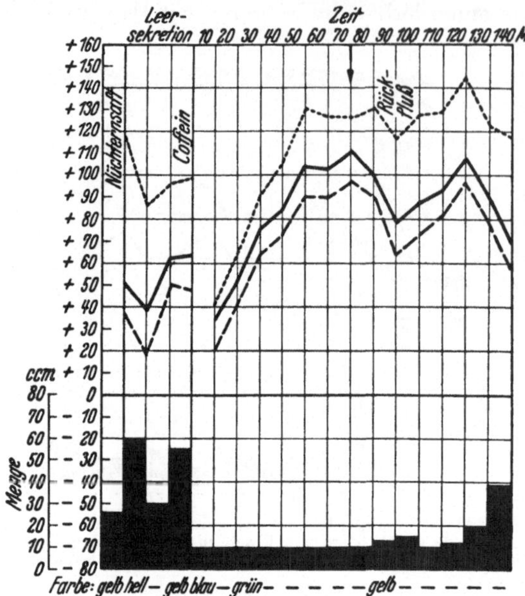

Abb. 110. Akuter Schub mit Superacidität bei chronischer Gastritis. Gastroskopisch: Teils atrophische, teils hypertrophische Gastritis und fleckige Rötung. Vielleicht gleichzeitig Cholecystopathie.

Im übrigen haben sich auch ältere Autoren auf Grund unvollkommener Prüfung des Chemismus und noch größerer Unsicherheit in bezug auf die Gastritis dahin ausgesprochen, daß sich die Gastritis oft über ein Stadium mit Superacidität zum Magensaftmangel hin entwickelt (Boas 1925, Faber 1910).

In bezug auf die **chronische Gastritis** wurde schon gesagt, daß die funktionelle Leistung nur durch Funktionsprüfung festgestellt werden kann. In verschiedenen Stadien sicherer Gastritis finden wir nicht nur Achylie oder Subacidität, sondern normale Säurewerte oder superacide. Man spricht ja deshalb schon seit Jaworski (1887) und seit Hayem (1897) von *Gastritis anacida, subacida, acida, superacida*. Durch ein solches funktionsbeschreibendes Adjektiv wird jeder individuelle Fall von Gastritis etwas näher geschildert. Der Säuregrad an sich entscheidet daher meist nicht über die Frage, ob eine Gastritis besteht. Manche Ärzte wollen daher nur dann etwas auf den Ausheberungsbefund geben, wenn Anacidität oder ausgesprochene Subacidität (zusammen: „Magensaftmangel") besteht. Voraussetzung dabei ist, daß der Magensaftmangel zuverlässig festgestellt wird. Hierfür ist im allgemeinen eine fraktionierte Mageninhaltsuntersuchung nötig, weil das Stichprobenverfahren mit einmaliger Sondierung sehr häufig Fehlbefunde oder, wie Faber es ausdrückt, „falsche Anacidität" liefert. Da wir somit gezwungen sind, eine fraktionierte Ausheberung durchzuführen, gewinnen wir aber zugleich die Möglichkeit, *verschiedene Grade der functio laesa* festzustellen.

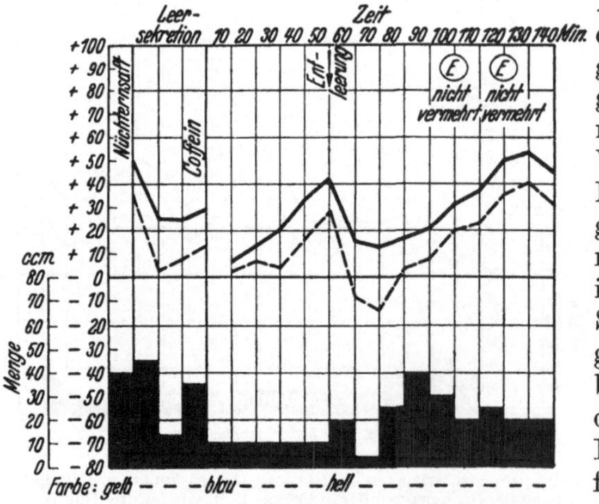

Abb. 111. Subacidität. Supersekretion, schnelle Entleerung bei infiltrativer Gastritis. Gastroskopisch: Diffuse, ziemlich ausgedehnte infiltrative Gastritis.

Die Schwere der funktionellen Schleimhautschädigung kann in ihrem Fortschreiten verfolgt und durch einzelne besondere Prüfungen genauer festgestellt werden. Ebenso lassen sich *Besserung-und Erholung der sekretorischen Leistung* feststellen und prognostische Hinweise gewinnen. Und so folgen uns viele auch darin, daß wir bei Magensaftmangel eine Störungsstaffel aufstellen, um den Grad der

Funktionsstörung zu kennzeichnen. Diese Befundstaffel modifizieren wir heute nur wenig gegenüber der ersten Formulierung (KATSCH und KALK 1926). Sie lautet:

1. Normale oder vermehrte Säurebildung nach Coffeinprobetrunk.

2. Verminderte Säurebildung oder Anacidität auf Coffeinprobetrunk bei normaler oder reichlicher Sekretmenge.

3. Subacidität und Subsekretion.

4. Säurebildung nur auf Histaminreiz.

5. Auf Histaminreiz keine Säurebildung, nur Sekretionsvermehrung.

6. Auf Histaminreiz verhält sich die Magenschleimhaut refraktär, es erfolgt weder Säurebildung noch Sekretionsvermehrung. Diese Fälle von „absoluter" Achylie sind auch anderweitig gekennzeichnet: sie scheiden kein Pepsin mehr aus. Ferner haben sie meist die Fähigkeit verloren, parenteral einverleibtes Neutralrot mit dem Magensekret auszuscheiden. Manche Autoren legen in prognostischer Hinsicht auf die Neutralrotausscheidung besonderen Wert (SCHEMENSKI), weil einige Male beobachtet ist, daß bei histaminrefraktärer Achylie, aber noch vorhandener Neutralrotausscheidung, später eine Erholung der Funktion eintrat. Übrigens tritt je nach dem Grad der Schädigung die Neutralrotfärbung verspätet auf. (In der Norm soll sie in weniger als 30 min erscheinen.) (Histaminrefraktäre Acidätskurve s. Abb. 47, S. 295.) Neuerdings müßte man darauf achten, daß auch Kathepsin im Magen fehlen kann.

Beachtenswert ist auch die Kurve der Gesamtchloride. Wenn ich schon in der 2. Auflage (1928) empfahl, die Chloridsekretion als einen von mir als wichtig erkannten Anteil der Magensekretion mehr zu beachten, so möchte ich diese Empfehlung jetzt um so mehr wiederholen, als durch einen kleinen Kunstgriff meines Assistenten Dr. BALTZER es möglich geworden ist, mit der Saftprobe, die vorher zur Titration der Acidität diente, gleich anschließend die Gesamtchloride zu titrieren (s. S. 306). Es ist hierfür nicht die geringste Mehrbelästigung des

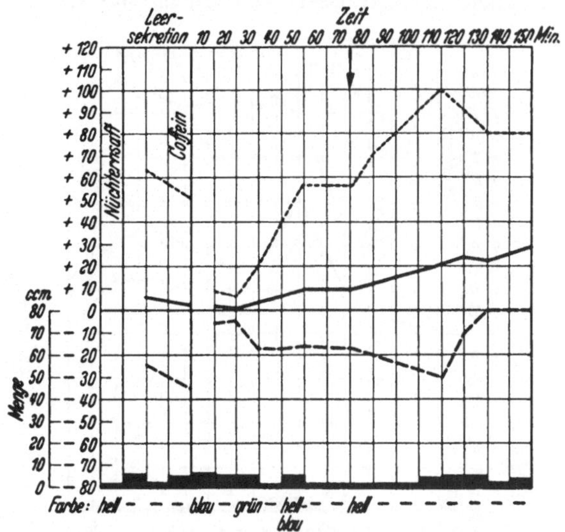

Abb. 112. Anacidität, träge ansteigende Gesamtacidität und Chlorkurve. Subsekretion; Frau mit chronischer Gastroenteritis, Obstipation, seropositiver Lues, Kyphoskoliose, chronischer Herzinsuffizienz. Keine Röntgenuntersuchung, keine Gastroskopie.

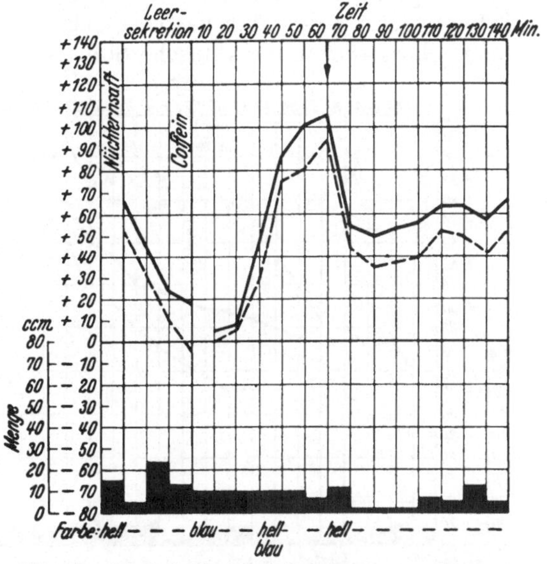

Abb. 113. Subakute Gastritis. Röntgenologisch: Verdacht auf kleines Ulcus der kleinen Kurvatur. Reizkurve.

Patienten notwendig. Andererseits wird der Befund reicher. Wenn wir in der Beurteilung und Behandlung der gastritischen Zustände vorwärts kommen wollen, dann müssen wir nun einmal etwas subtiler die funktionellen Veränderungen verfolgen, uns nicht bloß an die subjektiven Beschwerden halten. Es zeigt sich, daß bei niedriger Aciditätskurve (Subacidität) nicht immer auch die Kurve der Gesamtchloride gedrückt ist. Sie steigt auf 100 bis 200. Ich unterschied deshalb (Kongreß 1924) unter den Achyliefällen solche mit und ohne gedrückte Chlorkurve. Besteht außer verminderter Salzsäurekonzentrierung auch gleichzeitig gedrückte Chlorsekretion, „Hyposthenochlorie", so bedeutet das die schwerere Funktionsstörung. In die oben angegebene 5stufige Schädigungsstaffel läßt sich das Symptom „niedrige Chlorkurve" nicht ohne weiteres einordnen. Es hat in bezug auf den Schleimhautzustand eine etwas andere, vielleicht auch andere Zellelemente betreffende Bedeutung. Zudem bestehen Interrelationen mit dem gesamten Chlorhaushalt des Organismus (s. S. 238).

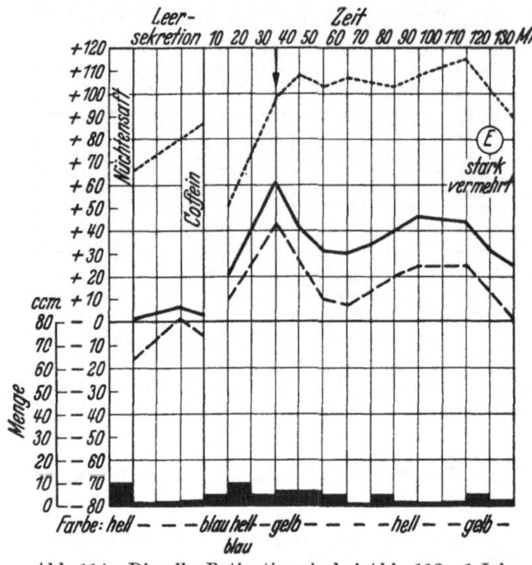

Abb. 114. Dieselbe Patientin wie bei Abb. 113. 1 Jahr später bei gastritischem Schub. Gastroskopisch: Akute Gastritis mit beginnender Hypertrophie an der Hinterwand und im Korpus. Seröse Gastritis der Korpusvorderwand. Akute diffuse Antrumgastritis. Eiweiß sehr stark vermehrt. Subsekretion. Progressiver Befund.

Der praktische Arzt wird höchstens in Ausnahmefällen selbst eine sorgfältige Differenzierung des Magensaftmangels vornehmen. Die genaue Funktionsprüfung gehört aber in die klinische Subtildiagnostik und ist neben den morphologischen Methoden für die weitere Gastritisforschung erforderlich. Die funktionelle Diagnostik weist uns auf die Fragen der funktionellen Insuffizienz und auf deren Prognostik. Da der Verlauf einer Gastritis Jahre und Jahrzehnte dauern kann, sind in Abständen ausgeführte Funktionsprüfungen von Interesse.

Abgesehen von der üblichen Befundstaffel ergibt die Acidtitätskurve von selbst noch Einzelheiten, die für geringfügige Funktionsstörungen kennzeichnend sind, und deshalb im Sinne der jetzt auf allen Gebieten angestrebten Frühdiagnostik Wert haben. *Man nützt die Aciditätskurve zu wenig*, wie ich schon oft

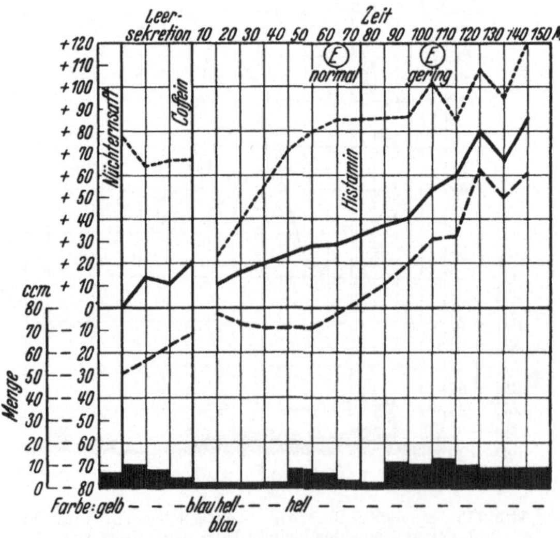

Abb. 115. Spätacide Kurve bei Gastritis chronica. Eiweiß in 2 Proben untersucht: nicht vermehrt.

betont habe, *wenn man daraus nur den höchsten Wert für freie Säure und Gesamtacidität, der erreicht wurde, abliest.* Auch bei normalen Höchstwerten kann die Aciditätskurve deutlich abnorm sein. Trotz eines normalen Höchstwertes kann die

Kurve im ganzen niedrig liegen oder träg ansteigen und bereits den subaciden Chemismus verraten. In all den Fällen und Lagen, in denen die 100 %ige Sicherheit einer mit morphologischer Methode gebildeten Diagnose nicht gegeben ist, hilft es uns, wenn wir feststellen, daß eine asthenische, schnell ermüdende Säurekonzentration zu beachten ist oder ein träg ansteigender „spätacider Chemismus". Vor allem ist auf das Zusammentreffen von 2 Feststellungen hinzuweisen: „Niedrige Säurewerte, dabei vermehrte Sekretbildung". Das ist ein häufiges und wichtiges Symptom bei mittelschweren Gastritiden. Um diese Feststellungen zu treffen, genügt es nicht, die Acidität zu titrieren, sondern man muß die Menge der *Leersekretion* (vor Einführung der Coffeinreizlösung) und die Menge der *Nachsekretion* (nach vollständiger Entleerung der mit Methylenblau schwach angefärbten Coffeinreizlösung) beachten. Zu diesem Zweck legt man eine Mengenkurve neben der Aciditätskurve an (z. B. Abb. 37), wie das nach der Methode von KATSCH und KALK empfohlen wurde. Praktisch genügt es für den Erfahrenen nicht selten, einen Blick auf den Satz von Proberöhrchen zu werfen, die bei der fraktionierten Aushebung gewonnen wurden. Die interessanten Bemühungen um

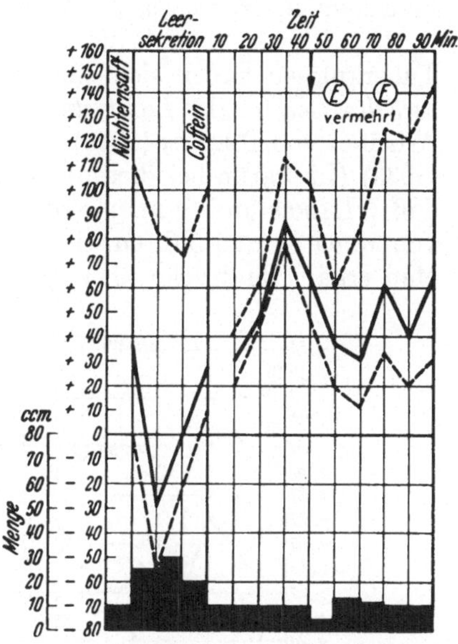

Abb. 116. Frühacide Kurve mit Eiweißvermehrung (Gastritis serosa), akuter Schub bei chronischer Gastritis. Gastroskopisch: Gastritis chronica hypertrophicans. Derselbe Fall wie Abb. 115 1 Monat später.

eine „absolute" Messung der produzierten Saftmenge (STARY und MAHLER 1927, LEWIN 1928) lehnen wir für die Klinik ab, als überflüssig und umständlich, aber auch wegen ihrer durch meine Mitarbeiterin DRIEST (1936) aufgezeigten Pseudoexaktheit (s. S. 311).

Auf Anaerobier im Mageninhalt ist das sog. *Reduktionsphänomen* (HENNING 1928) zu beziehen. Wenn man den Probetrunk zur Magenuntersuchung nach dem Vorschlag von KATSCH und KALK mit Methylenblau beschickt, so sieht man in den entnommenen Proberöhrchen oftmals, daß die Inhaltsproben zwar dicht unter der Oberfläche blau oder grünlich gefärbt bleiben, die tieferen Schichten der Flüssigkeit jedoch entfärbt sind. Andere Röhrchen können ganz farblos sein und dennoch die Leukobase des Methylenblaus einhalten. Fügt man etwas Wasserstoffsuperoxyd hinzu, so wird der Inhalt dieser Röhrchen vollständig blau. Es hatte also vorher eine Reduktion des Methylenblaus stattgefunden. Sie wird durch anaerobe Bakterien hervorgerufen und kommt nur vor bei völliger

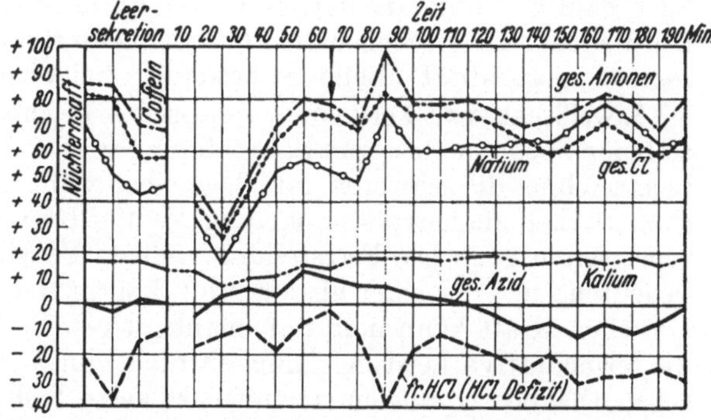

Abb. 117. Chronische Gastritis anacida mit Supersekretion und nachweisbar alkalischem Magensekret. Die Gesamtaciditätskurve geht teilweise ins Negative: der Saft ist gegen Phenolphthalein alkalisch. Dementsprechend liegt die Natriumkurve gegen Ende des Versuches deutlich über der Gesamtchlorkurve. Die Gesamtanionenkurve liegt während des ganzen Verlaufes über der Gesamtchlorkurve. Der Saft enthält also NaHCO₃ oder sogar NaOH.

Anacidität. Das Phänomen ist einerseits wichtig, weil es ermöglicht, mit einem
Blick auf die entnommenen Mageninhaltsproben den Säuremangel mit Sicherheit
festzustellen. Andererseits muß man es kennen, damit man nicht irrtümlich eine
beschleunigte Entleerung des Methylenblautrunkes in solchen Fällen annimmt.

Mit Rücksicht auf die prognostische Bedeutung der Magenschwäche bei
Tuberkulösen haben sich eine ganze Reihe von Forschern mit den *Sekretionsverhältnissen bei der Lungentuberkulose* beschäftigt. Wir erwähnen besonders die
Arbeiten von Pernim (1910), die meiner Mitarbeiter Wichels und Schlopsnies
(1933) (Literatur bei diesen), und Fabian (1950). Besonders lehrreich war es,
daß Wichels und Schlopsnies (1933) bei Lungentuberkulösen in Zeitabständen
von Monaten und Jahren wiederholt genau den Magenchemismus geprüft haben.
Man erhält Eindrücke über den Verlauf der Störungen. Es überwiegt bei den

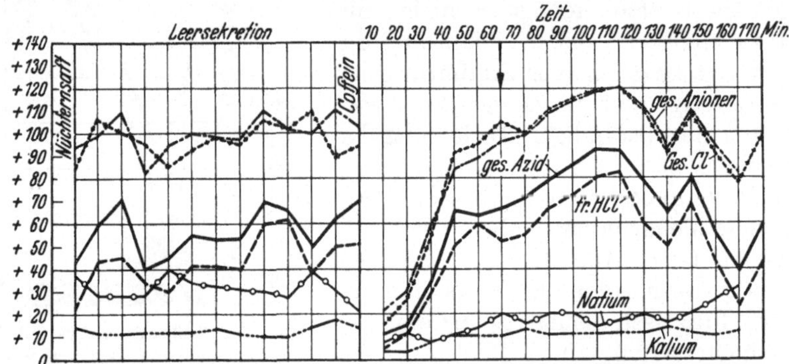

Abb. 118. Mäßige Reizkurve (fast normal) bei chronischer Gastroenteritis. Natrium und Kalium sind besonders
bestimmt. Die Kurve der Gesamtanionen fällt wie unter normalen Verhältnissen mit der Gesamtchlorkurve
zusammen. Das Bild ist zum Vergleich mit Abb. 117 eingefügt.

Befunden subacider Chemismus. Er ist um so ausgeprägter und um so häufiger,
je schwerer das gesamte Krankheitsbild ist, auch wenn man von einem genauen
Parallelismus nicht sprechen kann. Bessert sich die Tuberkulose, so erholt sich
auch häufig in objektiv nachweisbarer Form die sekretorische Leistungsfähigkeit
des Magens. In frischen Fällen und Schüben fand sich nicht selten Normacidität,
sogar Superacidität. Letztere besonders bei Frühinfiltrat.

Eiweißspaltende Fermente. Peptisches Ferment fehlt außerordentlich selten,
so lange noch ein Rest von Säurebildung vorhanden ist. Völliger Fermentmangel
kennzeichnet die schweren, im allgemeinen wohl endgültigen Formen der anaciden
gastritischen Magenverstümmelung, kommt bei Carcinom und Achylia perniciosa,
sonst selten vor. Die Feststellung völligen Pepsinmangels ist daher etwa gleichbedeutend mit der einer histaminrefraktären Achylie. Verminderung der proteolytischen Kraft kann man mit quantitativen Proben feststellen. (Es kommt für
die fermentative Leistungsfähigkeit nicht nur auf das Pepsin an.) In der praktischen Diagnostik spielen sie zunächst keine Rolle (vielleicht zu Unrecht.)

Allerdings sind die Magensaftverhältnisse bei Gastritis gerade in dieser Hinsicht über-
prüfungsbedürftig. Komplizierte Laboratoriumsuntersuchungen können nur wegweisend sein.
Praktische Verfahren sind erforderlich. Merten (1950) hat bereits Versuche unternommen.
An unserer Klinik laufen Untersuchungen in dieser Richtung. Über die Probleme der
„Magenprotease" s. S. 204.

Der Schleimgehalt im Ausgeheberten oder Erbrochenen galt Leube (1879)
als wichtigstes Zeichen des Magenkatarrhs. Man betrachtete ihn als Zeichen der
Entzündung. Die einfache Erfahrung, daß in manchen Fällen von akuter Reizgastritis (z. B. Alkoholgastritis) ein sehr zäher schleimhaltiger Mageninhalt herausbefördert wird, besteht auch sicher zu Recht. Sobald man freilich über diese

grobe ärztliche Feststellung hinaus geringere Unterschiede im Schleimgehalt festzustellen und zum Kriterium der Magenentzündung zu machen suchte, geriet man auf Irrwege. Schuld daran ist die Schwierigkeit, den Schleimgehalt zuverlässig zu messen. Gewiß erkannte man richtig den großen Schleimgehalt manches ausgeheberten Semmelfrühstückes daran, daß es durch ein Filter nicht hindurchlaufen wollte. Als man aber (STRAUSS 1893) die Durchlaufgeschwindigkeit durch das Filter zum Maß des Schleimgehaltes machte, kam man nur zu wertlosen Zahlen. Durch gründliche chemische Analyse von Magensäften (KATSCH, BALTZER und BRINCK 1934) ließ sich feststellen, daß sämtliche quantitativen Schleimnachweise, die in irgendeiner Form Viscositätsbestimmungen darstellen, deshalb verfehlt sind, weil die Viscosität des quellbaren Magenschleimes sehr weitgehend von der Reaktion des Magenschleimes bzw. Mageninhaltes abhängig ist. Bei Subacidität wird der Magenschleim und damit der Magensaft viscoser, ein Vorgang, der bis zu einem gewissen Grade reversibel ist (BALTZER 1934). Da bei vielen Gastritiden die Acidität herabgesetzt ist, ist dann auch der Mageninhalt viscoser. Das bedeutet aber nicht mehr als eben: herabgesetzte Acidität. Über den quantitativen Schleimgehalt wäre erst dann eine Aussage möglich, wenn man Acidität und Viscosität in Beziehung setzen würde.

Nachdem man dazu übergegangen war, die Prüfung des Mageninhaltes überwiegend mit eiweißfreien Reizlösungen durchzuführen (Coffeinprobetrunk, Alkoholtrunk), ein Prinzip, das KATSCH und KALK 1924 aufstellten, wurde von verschiedenen Autoren angegeben, man solle den Schleimgehalt des Mageninhaltes durch quantitative Stickstoffbestimmung erfassen. Besonders mein früherer Mitarbeiter DIENST (1931) machte sich zum Fürsprecher dieses Verfahrens (bei ihm Literatur). Unsere Nachprüfung erwies, daß auch hierbei nur irreführende Zahlen gefunden werden. Der Magensaft enthält mancherlei organische Stoffe von viel höherem Stickstoffgehalt als der nur 6—8% N-haltige Schleim: Harnstoff, Aminosäuren, Polypeptide usw. Diese, wohl nur als Begleitstoffe im Magensaft anwesenden Eiweißbruchstücke können in manchen pathologischen Fällen (Urämie, Leberstörung) gewaltig vermehrt sein. Allein der Polypeptid-N kann nach unseren Erfahrungen häufig die Hälfte des Gesamtstickstoffs im Magen ausmachen. Auch wenn man die Kollloide des Magensaftes fällt und den Kolloidstickstoff ermittelt, hat man kein Maß für das vorhandene Mucin. Lösliche Stickstoffsubstanzen werden adsorbiert und bei der Fällung mitgenommen. Außerdem enthält der Magensaft auch eiweißartiges Kolloid, besonders in manchen Gastritisstadien (Gastritis serosa, KATSCH 1935). Und da der Stickstoffgehalt des Eiweißes 15—18% beträgt, also wesentlich mehr als der des Schleimes, so ist mit einer Stickstoffbestimmung der Magensaftkolloide nur eine Mucinbestimmung von höchst zweifelhaftem Wert gegeben.

Nach Erkenntnis dieser Lage versuchten wir zu *Untersuchungsmethoden zu gelangen, die uns ermöglichen, sowohl den Schleimgehalt als auch den Eiweißgehalt des Magensaftes mengenmäßig zuverlässig zu erfassen* (Versuche z. B. von GLASS 1938, GLASS und BOYD 1948, 1949, 1950 s. S. 207, 315).

Das von BALTZER in meiner Klinik hierfür ausgearbeitete Verfahren kam folgendermaßen zustande. Es fand sich, daß Mucin durch seine Glucosekomponente einen weitaus höheren Reduktionswert besitzt als Eiweiß. Verwendet wird die Reduktionsbestimmung nach HAGEDORN-JENSEN. Der gefundene Reduktionswert hängt in erster Linie vom Schleimgehalt ab. Zwecks Messung wird er auf die Reduktionskraft von Traubenzucker bezogen.

Die Bestimmung des neben dem Mucin im Magensaft vorhandenen Eiweißes, das uns besonders interessierte, beruht auf Messung der Trübung des Magensaftes nach Zusatz von Sulfosalicylsäure. Mucin gibt mit dem Sulfosalicyl keine Trübung. Die einfache Nephelometrie, die wir mit dem ZEISSschen Stufenphotometer durchführen, liefert uns also einen Extinktionswert, den wir auf den Eiweißgehalt des Magens beziehen. Unter normalen Verhältnissen finden wir Eiweißwerte von 0,15—0,40. Werte bis 0,5 hinauf rechnen wir als normal höhere Werte als 0,5 als „erhöht", Werte über 1,0 als „deutlich erhöht".

Da wir gleichzeitig den Eiweißgehalt bestimmen, werden wir in die Lage versetzt, den „Eiweißfehler" unserer Mucinbestimmung im Einzelfall zu korrigieren. Da nämlich eine Eiweißlösung, die den Extinktionswert von 1,00 besitzt, ein Reduktionsvermögen von etwa 6,8 mg-% hat (immer bezogen auf Traubenzucker), so können wir von dem gefundenen Gesamtreduktionswert den Eiweißanteil abziehen. Haben wir z. B. einen Gesamtreduktionswert von 35 mg-% bei einem Extinktionskoeffizienten von 1,5, so wäre der (in diesem Fall ziemlich große, pathologische) Anteil des Eiweißes $1,50 \times 6,80 = 10,2$ mg-%. Wenn in dieser Weise der Eiweißreduktionswert abgezogen wird, ergeben sich für den Schleim Durchschnittswerte von 12—20 mg-%. Wir rechnen als normale Werte solche zwischen 10 und 25. Ein einfaches, praktisches Schätzungsverfahren für den Eiweißgehalt im Magensaft (nach Katsch und Baltzer) ist S. 317 geschildert.

Es muß hierbei angemerkt werden, daß Supersekretion sowohl den Prozentgehalt an Schleim wie an Eiweiß hinabdrückt. Das ist bei der Auswertung der Befunde zu berücksichtigen.

Selbstverständlich ist, daß Blut den Eiweißgehalt beeinflußt. Es sind deshalb nur sicher blutfreie Proben zu verwenden. Die hohen Eiweißwerte im Saft von Krebsmägen gehören nicht in diese Erörterung.

Untersucht man Nüchterninhalt des Magens, so findet man in diesem sehr häufig Schleim- und Eiweißgehalt erhöht. Daran sind verschluckte Sputa und Rückfluß aus dem Duodenum schuld, so daß man diese Nüchternwerte im allgemeinen nicht berücksichtigen darf. Wenn man die fraktionierte Ausheberung mit dem durch Methylenblau gefärbten Coffeinprobetrunk anwendet, sind die für unsere Untersuchungen wichtigsten 10 min-Proben die kurz vor und kurz nach Verschwinden der letzten Blaufärbung, ehe Duodenalrückfluß eintritt, also die Proben, die verhältnismäßig reinen Magensaft enthalten. Wenn wir anfangs sämtliche Röhrchen auf Schleim und Eiweiß untersucht haben, so wählen wir jetzt 3 oder 4 geeignete Proben für die Untersuchung aus.

Mit diesen immerhin mühevollen Untersuchungen gelang der Nachweis, daß es Magensaft nicht nur mit vermehrter Viscosität, sondern mit chemisch nachweisbarem vermehrtem Schleimgehalt gibt. Es sind besonders Gastritiden, die durch Alkohol, durch physikalische Reize (sehr kaltes Bier), durch Überlastung des Magens, sowie durch vegetative Störungen hervorgerufen werden. Der Schleim des mit Pilocarpin gereizten Magens gibt einen hohen Reduktionswert, während er infolge seines geringen Stickstoffgehaltes mit der Stickstoffbestimmungsmethode nicht faßbar ist.

Als Folgerung darf aus unseren Untersuchungen gezogen werden: daß man den einfachen Eindruck ganz grober Schleimvermehrung im Mageninhalt oder im Erbrochenen als Zeichen akuter Reizung des Deckepithels, *des akuten Magenkatarrhs* bewerten kann. Man kann dann von *Gastritis mucosa* sprechen. Auf Verwertung feinerer Unterschiede im Schleimgehalt für die Diagnose soll man sich ärztlich und klinisch nicht einlassen. Allenfalls kann man noch folgendes für die Diagnostik anmerken: bei gewissen Formen oder in gewissen Stadien achylisierender Gastritis nimmt das eigentliche Magensekret an Menge stärker ab als die Schleimabsonderung (wie ja entsprechend das Deckepithel weniger atrophiert). Dadurch wird der Magensaft relativ schleimhaltiger. Und dies tritt sichtbar hervor, da durch die gleichzeitig bestehende Subacidität der Schleim viscoser wird. Liefert ein Magen *nur wenig zähes Sekret*, so bedeutet das — auch ohne genauere Analyse — eine subacide Gastritis. (Über neue Untersuchungen und Bestrebungen der Schleimdiagnostik s. S. 207, 315.)

Eiweißgehalt des Magensaftes. Mit Sulfosalicylsäure gibt der Magensaft einen geringen Niederschlag. Dieser ist im reinen, normalen Magensekret nur außerordentlich geringfügig. Magenschleim wird durch Sulfosalicyl nicht gefällt. Die Trübung ist auf Eiweiß zu beziehen. Dieser Eiweißgehalt kann natürlich durch Blut vermehrt sein, ferner durch Duodenalinhalt, besonders aber durch den Saft, den zerfallende Krebse abgeben. Kommen diese Ursachen für vermehrten Eiweißgehalt nicht in Betracht und sind auch Nahrungsreste und verschluckte Sputa auszuschließen, so können wir mit der oben (S. 317) geschilderten Baltzerschen Methodik feststellen, daß in manchen Stadien der Gastritis, besonders bei akuter Infektgastritis, eine deutliche Eiweißvermehrung im Magensaft zu finden ist. Das fand sich bei toxischen Gastroenteritiden durch Bakterien der Paratyphus- und Dysenteriegruppe, bei typischer Fleischvergiftung, bei Scharlach usw. Auch bei Infektionskranken, bei denen Magensymptome nicht hervortreten, ferner bei manchen Kranken mit aktiver Tuberkulose. Wir fanden diesen als *mesenchymale Ausschwitzung zu deutenden Eiweißgehalt* bei Leberkranken, bei akuten und subakuten Nephritiden, auch bei Urämie und präurämischen Stadien und ersehen hieraus wohl die Bedeutung derartiger Krankheiten für die Entstehung von Gastritiden. Ich habe für diese Befunde die Bezeichnung Gastritis serosa vorgeschlagen.

Sediment des Magensaftes. (Siehe Abschnitt „Untersuchungsmethoden" S. 319.) Eine weitere Möglichkeit zur Erkennung gastritischer Zustände wird in der Untersuchung des Zellsedimentes aus dem Magensaft gesehen. Der Franzose LOEPER (1926) ist damit vorangegangen. Beiträge zu diesem Thema lieferten FRIEDRICH KAUFFMANN (1930), WESTPHAL und KUCKUCK (1933), HARTWIG (1935), STAMBERGER (1939), HAUTH (1939), BROICHER (1948). Zu betonen ist allerdings, daß der Übergang vom Normalen zum Pathologischen, die Unterscheidung von funktionellen Reizzuständen und Gastritis recht schwierig ist. WESTPHAL (1933) spricht als Ergebnis seiner Studien auf Grund der Desquamation und Leukodiapedese während der Verdauung von einer „physiologischen Entzündung" während der Verdauung. Andererseits spricht er bei Zuständen, die andere Kliniker als Gastritis bezeichnen würden, von Reizmägen, so daß uns schon aus dieser Nomenklatur entgegenspringt, wie problemreich das Kapitel Gastritis und diese Art der Diagnostik noch ist. Für die Gastritisdiagnose aus dem Zellbild stört auch, daß der Zellgehalt des Magensaftes nach gewissen funktionellen Reizungen, z. B. nach Pilocarpineinspritzung, eine erhebliche Steigerung aufweist. Und wenn auf Grund der WESTPHALschen Anregungen auch wir die Zellstudien aufgenommen haben, so glauben wir, daß *nur sehr auffällige Zellbefunde,* ein Leukocytensediment, das bis zum Eitersediment gehen kann, ein Zellenreichtum, daß man von *desquamativem Katarrh* sprechen möchte, diagnostisch ernste Stützen geben. Freilich darf man nicht vergessen, daß derartige Symptome auch bei Carcinomkranken gefunden werden. (Über Sediment vgl. auch HARTWIG 1935).

KAUFFMANN (1930) empfiehlt, das Zentrifugat des Magensaftes ausgestrichen rasch zu trocknen und nach Fixierung mit Methylalkohol und Hämatoxylin-Eosin zu färben. Vielfach ist die große Zahl eosinophiler Leukocyten aufgefallen. Eine Sonderbedeutung kann diesem Befund bisher nicht zugeteilt werden.

WESTPHAL findet Leukocytenvermehrung im Sediment, besonders bei der Infektgastritis. Hierin begegnen sich seine Befunde mit unserer Feststellung seröser Ausschwitzung bei Infekten. Andererseits gibt WESTPHAL an, daß bei atrophischer Gastritis das Leukocytensediment knapp ist, während eine Eiweißausschwitzung von uns gerade auch bei histaminrefraktärer Achylie und bei Perniciosa gefunden wurde. Leukocytenvermehrung im Sediment und Eiweißgehalt des Magensaftes gehen offenbar nicht parallel.

Bakterien sind im Mageninhalt nicht heimatberechtigt. Bei Dünndarmstörungen kann Darmflora in den Magen aufwandern und dann bei achylisierender Gastritis zum dauernden Befund im Mageninhalt gehören. WICHELS (1924) fand, daß dies bei perniziöser Achylie so gut wie regelmäßig der Fall ist. Über weitere Einzelheiten verweisen wir auf das Kapitel über den Magensaftmangel.

4. Gastroskopie.

Das diagnostische Verfahren der Gastroskopie hat unsere Kenntnisse über die Gastritisformen in einem großartigen Maße gefördert. Die klinische Gastritisdiagnose ohne gastroskopische Untersuchung bleibt unvollständig. Indessen ist die gastroskopische Bewertung der Magenschleimhaut an gründliche theoretische und praktische Erfahrungen des Untersuchers geknüpft. Hier sollen nur allgemeine Ergebnisse erörtert werden. Moderne Werke, die den Stand der Gastroskopie speziell in dieser Hinsicht berücksichtigen, liegen vor von R. Schindler:

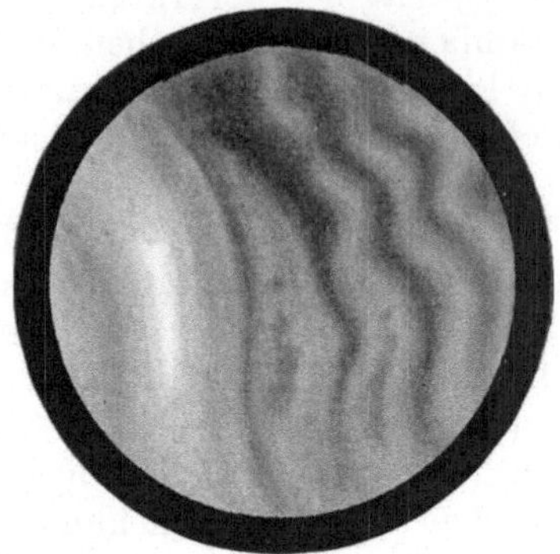

Abb. 119. Akute Alkoholgastritis.

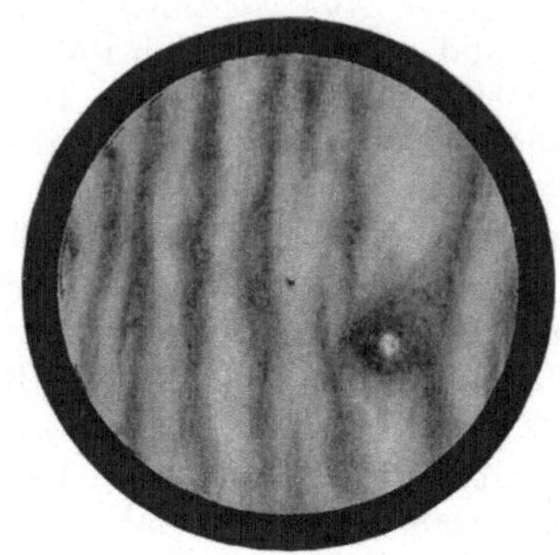

Abb. 120. Akute Gastritis bei Scharlach.

„Gastritis" (1947), E. D. Palmer: „Stomach disease as diagnosed by gastroscopy" (1949), R. Schindler: „Gastroscopy" (1950), E. B. Benedict: „Endoscopy" (1951). Sie seien zum eingehenden Studium empfohlen.

Endoskopische Befunde bei akuter Gastritis ex ingestis sind nicht sehr häufig beschrieben (Schindler 1949, Henning 1934, Lühr 1944). Die Blutfülle der

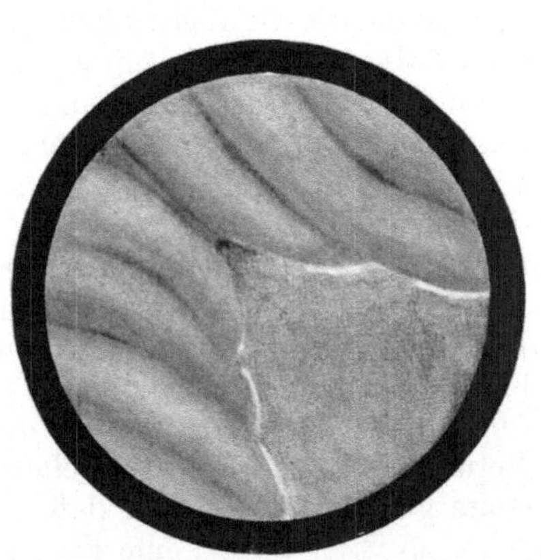

Abb.121. Akute,diffuse Gastritis; Korpushinterwand
und Schleimsee.

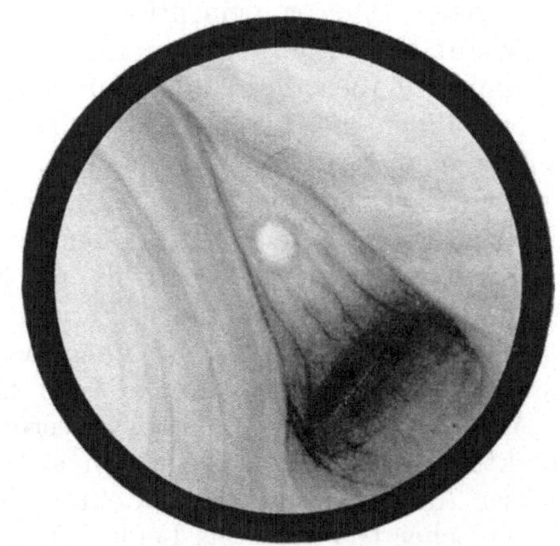

Abb. 122. Embolische Herdgastritis bei Impetigo contagiosa. Herd an der Hinterwand, sonst Schleimhaut o. B.

Schleimhaut fällt am meisten auf. Die Oberfläche ist mehr oder weniger getrübt. Zäher Schleim findet sich in Klumpen oder Fetzen. Henning hat Fälle von akuter Gastritis eine Zeit fortlaufend kontrolliert und stellte eine auffallende Diskrepanz fest zwischen dem schnellen Abklingen der Beschwerden und dem wesentlich langsameren des morphologischen Befundes. Uns fällt oft die Tonusvermehrung im akut gastritischen Magen auf; er wehrt sich gegen die Luftaufblähung durch Aufstoßen.

Bei der chronischen Gastritis sind vorwiegend 4 Gruppen von Vorgängen anzutreffen: 1. Ödematöse Schwellung und infiltrative Vorgänge, 2. hyperplastische Bildungen 3. Erosionen, 4. Atrophie.

Beherrscht einer dieser Vorgänge das Bild, so mag man hiernach in dem betreffenden Fall die Gastritis benennen. Man wird z. B. recht oft bei fortgeschrittener Schleimhautatrophie von Gastritis atrophicans sprechen. In anderen Fällen bestehen *verschiedenartige morphologische Veränderungen nebeneinander,* so daß

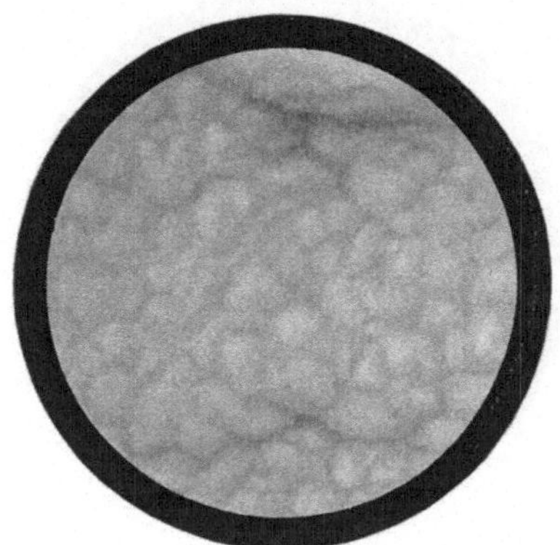

Abb. 123. Wärzchengastritis. Sicht auf Hinterwand des Mittelabschnittes des Magens.

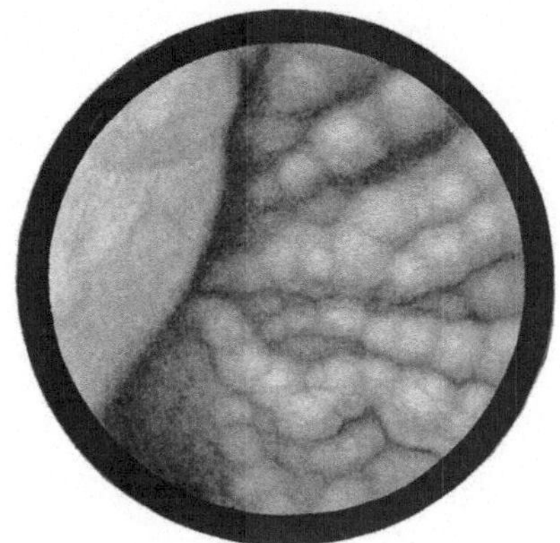

Abb. 124. Grobkörnige Gastritis.

ein einzelnes Eigenschaftswort den Befund nur ungenügend schildert. Wir sind, seitdem in 26 Jahren an meiner Klinik gastroskopische Befunde registriert werden, mit GUTZEIT und HENNING einig darin, daß die Unterscheidung von 3 Gastritisformen bei SCHINDLER (1923) nur allenfalls als wegweisendes Schema genommen werden darf

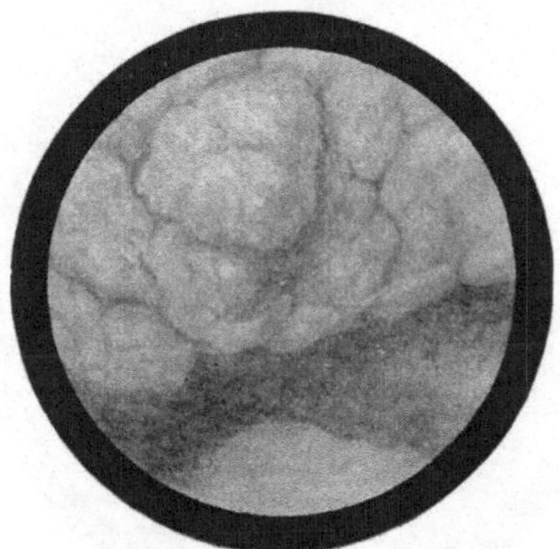

Abb. 125. Chronische hypertrophische Gastritis bei perniziöser Anämie vornehmlich an der großen Kurvatur und Hinterwand. Polypenartiges Gebilde in Korpusmitte.

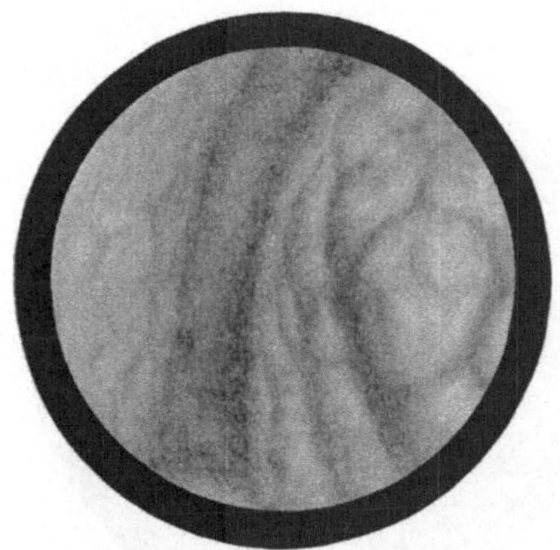

Abb. 126. Hypertrophische Gastritis mit stark akutem Schub bei perniziöser Anämie. Hinterwand, Korpusmitte.

SCHINDLER unterschied 1. den chronischen Schleimhautkatarrh, 2. Gastritis hypertrophicans, 3. Gastritis atrophicans.

Auch wenn das Bild der Mageninnenfläche ziemlich einheitlich erscheint, ist es meist nicht möglich, aus dem endoskopischen Befund den Funktionszustand der Schleimhaut zu erschließen. Nur bei ausgedehnter Atrophie kann man gastroskopisch die Diagnose auf Achylia gastrica stellen. Bei vorwiegend hyperplastischen oder hypertrophischen Bildern kann Säure vorhanden sein, es kommt aber auch völliger Säuremangel vor. Ebenso ist bei erosiver Gastritis das Ergebnis der Funktionsprüfung nicht vorauszusagen. Finden sich Zeichen der akuten

Gastritis auf chronische Veränderungen aufgepfropft, so besteht oftmals ein superacider Chemismus, der mit den akuten morphologischen Erscheinungen wieder abklingt. Der akute Katarrh charakterisiert sich dadurch ebenso wie manche Form von erosiver Entzündung als ein Entzündungs- oder Aktivierungs-

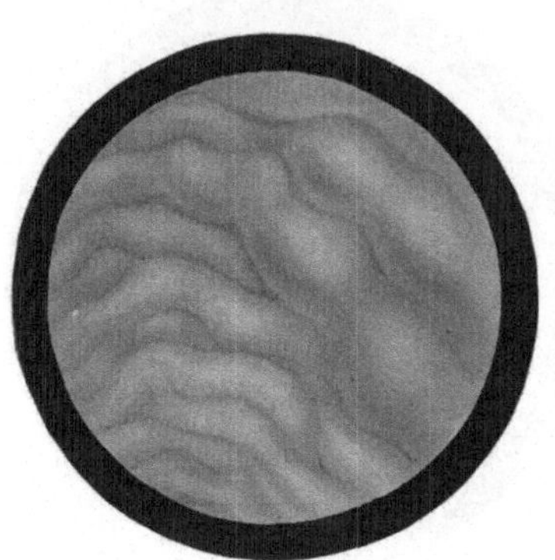

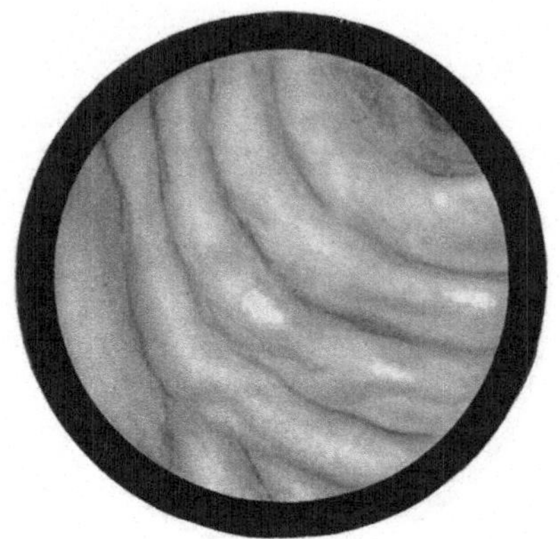

Abb. 127. Gastritis hypertrophicans mit perlschnur-artigen Falten. Korpushinterwand

Abb. 128. Chronisch-infiltrierende Gastritis. Unregel-mäßige knotige Verdickung der Schleimhautfalten.

schub der chronischen Gastritis. Zu bemerken ist auch, daß *bisweilen dem Gastro-skopiker die Magenschleimhaut einen im wesentlichen normalen Eindruck macht, ob-wohl die Funktionsprüfung sehr deutliche Störungen der sekretorischen Leistung ergibt.* Man könnte vermuten, es handele sich in solchen Fällen um funktionelle nervöse

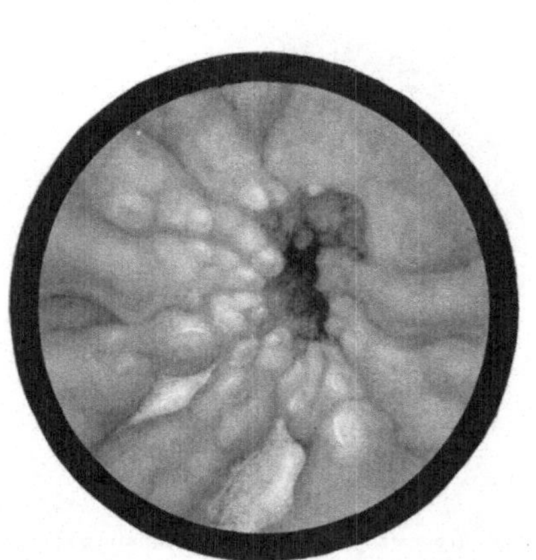

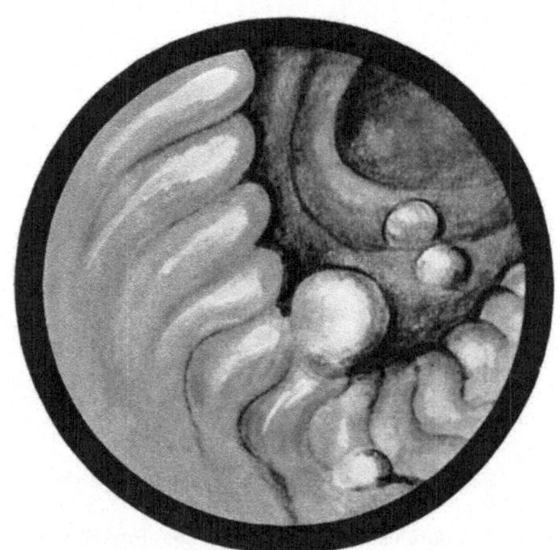

Abb. 129. Hypertrophische polypöse Gastritis.

Abb. 130. Polyposis des Magens. Gedrehte Segmentfalte·

Sekretionsstörungen. Diese Ansicht möge man mit Vorsicht äußern. Eine ein-fache Überlegung sagt, daß die gastritischen Veränderungen, wie die Histologie lehrt, oft in der Tiefe des Drüsenparenchyms beginnen und daher der Oberflächen-betrachtung mit dem Magenspiegel nicht unbedingt zugänglich sind. Es ist uns auch begegnet, daß ein normales Mageninnenbild bei vorhandener sekretorischer Funktionsstörung nach kurzer Zeit in das Bild einer erosiven Gastritis überging. Kurz, wir müssen mit dem Tatbestand rechnen, daß das Oberflächenbild der Magendrüse von deren Funktionszustand und vom Grad der vorhandenen Defekte unsicher oder gar nicht Kenntnis gibt. Henning (1931) meint, daß man bei Magenspiegelbetrachtung doch ziemlich gut in die Tiefe der Drüse sehen könnte. Wenigstens sei das Deckepithel kein Hindernis. Es sei „transparent wie farbloses Glas". Auch wenn man dies für den normalen Zustand des *Deckepithels* zugibt,

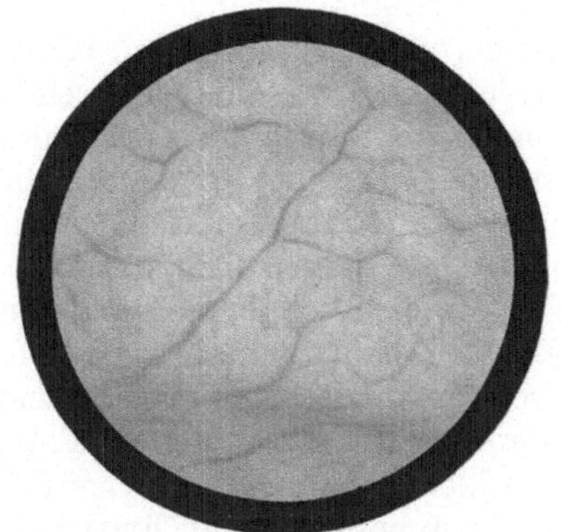

Abb. 131. Atrophische Gastritis. Transparenz der Schleimhaut. Gefäßzeichnung.

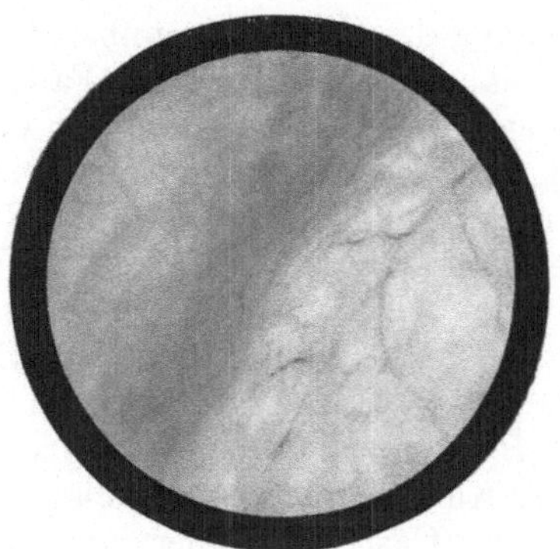

Abb. 132. Schleimhautatrophie der Hinterwand.

so ist damit doch ein Einblick in die Tiefe des *Drüsenparenchyms* nicht ohne weiteres sicher.

Jene Transparenz des Deckepithels erfährt übrigens bei der Gastritis Wandlungen. Quellung und Abscheidung glasigen Schleimes können den Glanz der

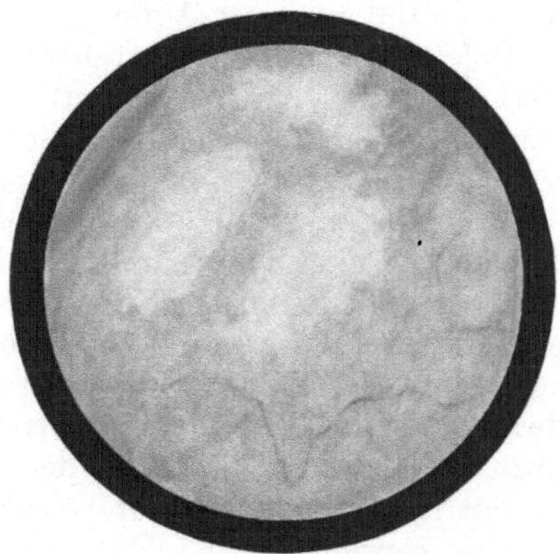

Abb. 133. Anämie der Schleimhaut Atrophie der Hinterwand.

Schleimhaut verstärken. Das Deckepithel mit der feinen aufhaftenden Schleimschicht erzeugt Lasurwirkungen des Magenspiegelbildes. Änderungen dieser Lasur, fleckig oder diffus, sind auf die Deckschicht zu beziehen. Trübungen der Deckschicht ergeben ein trockenes oder samtartiges Aussehen. Auch können milchige oder mißfarbene Schleimbeläge vorhanden sein. Es wäre nicht uninteressant, die Veränderungen der Deckschicht, die man in dieser Weise indirekt mit dem Gastroskop wahrnimmt, mit Veränderungen der Schleimabsonderung zu vergleichen. Das scheiterte vorläufig an der Schwierigkeit, die Schleimbildung zu beurteilen.

Besonders leicht zu erkennen sind fleckige Rötungen (von SCHINDLER dem Bilde des sog. Schleimhautkatarrhs zugeteilt). Streifige „Kammrötungen"

(Henning) entsprechen den Faltenkämmen. Ebenso auffällig sind kleine Blutungen und die braunroten bis schwarzbraunen Pigmentflecke, die sie hinterlassen. Die atrophische Magenschleimhaut ist manchmal sehr leicht verletzlich, blutet bei geringen Berührungen mit dem Gastroskop.

Ödematöse und exsudative Vorgänge in der Schleimhaut werden durch Verdickung der Falten erkennbar. Während unter normalen Verhältnissen bei Luftaufblähung des Magens die Falten leicht verstreichen, wird bei infiltrativen Vorgängen diese Nivellierung der Oberfläche zunehmend schwieriger. Zu beachten ist, daß ein spastischer Zustand der Magenmuskulatur die Erprobung dieses Faltenverstreichens stört. Mit Recht wird zunehmend von den meisten Autoren hervorgehoben, daß Dicke und Verstreichbarkeit der Falten nicht nur von der Mucosa selbst, sondern im Forssellschen Sinne von der Submucosa abhängig ist. Faltenverbreiterung ist häufig ein „Unterschleimhautsymptom" (Henning). Die Falten können auch abnorm geschlängelt, sogar mäanderbandartig erscheinen.

Hyperplastische Bildungen können als Granula, Wärzchen und selbst Polypen aller Kaliber erscheinen, zunächst in den Faltentälern, dann auch auf den Falten selbst (Gastritis hypertrophicans granulosa, polyposa, „giant hypertrophic gastritis", pseudotumoröse Gastritis).

Bei *Schleimhautatrophie* verstreichen die Falten gut, die Schleimhaut wirkt „dünn". Sie ist oft blasser als in der Norm, kann auch einen graugrünlichen Farbton haben. Um so deutlicher heben sich feinere und selbst größere Gefäße auf dem submukösen Gefäßnetz ab, die durch die Verdünnung der Mucosa sichtbar werden. Die Gefäße können geradezu plastisch hervortreten. Die Verletzlichkeit der atrophischen Schleimhaut wurde schon erwähnt.

Erosionen sind nicht immer so leicht zu erkennen, wie man annehmen möchte. Eine schwere erosive Gastritis kann auch der Anfänger nicht übersehen. Es gibt aber feinste schlitzförmige Defekte, die nur bei sorgfältiger Nachsuche und Heranziehung der Aufblähung erkannt werden (Gastritis erosiva, Gastritis ulcerosa).

Wenn eingangs erwähnt wurde, daß gelegentlich die Funktionsstörung und, wie wir glauben, die *Tiefengastritis* stärker ist, als das gastroskopische Bild erwarten läßt, so ist uns doch, insbesondere bei der indolenten Landbevölkerung, viel häufiger das Umgekehrte begegnet, daß nämlich bei mäßig starker Sekretionsstörung, vor allem aber bei sehr geringen oder selbst fehlenden subjektiven Klagen die Gastroskopie überraschend schwere Veränderungen zeigte. Wenn bei normaler oder annähernd normaler sekretorischer Leistung durch den Magenspiegel Entzündungsherde aufgefunden werden, so sprechen wir von „*Herdgastritis*" in Analogie zur Herdnephritis Volhards. In einigen derartigen Fällen haben wir (mit Lühr 1937) Maculae mit hyperämischem Hof — offenbar embolischer Entstehung gesehen (embolische Herdgastritis). Hohlweg (1926) beschrieb als erster eine *Gastritis „bullosa"*. Wir haben sie nur einmal gesehen. Gerade aus diesen letzten Feststellungen ergibt sich die große praktische Bedeutung der Gastroskopie, wie denn unsere kritischen Anmerkungen nicht so verstanden sein sollen, daß wir die Anwendung der Gastroskopie dort, wo sie technisch möglich ist, einschränken wollen. Klinische Gastritisforschung ohne Gastroskopie ist nicht möglich.

5. Röntgenbefund.

„Die Gastritis als röntgenologisches Problem gehört zu den schwierigsten Fragestellungen der Röntgenologie überhaupt. Von einer Gesamtlösung des Problems kann zur Zeit noch keine Rede sein" (Bücker 1950).

Wenn v. Friedrich (1940) das Hauptgewicht der Gastritisdiagnose auf die Gastroskopie legt, so trifft dies *nur für bestimmte Qualitäten der Gastritisformen zu.* Am Beispiel der Gastritis zeigen sich die qualitativen Unterschiede der einzelnen

Untersuchungsmethoden. Die Eigenart der einzelnen Verfahren, bedingt durch ihre Einrichtung, schafft ein eigenes Einteilungsprinzip der Krankheitsprozesse, d. h. daß pathologisch-anatomische, gastroskopische, röntgenologische und klinische Befunde nicht oder nur mit Vorbehalten zu einer Einheit verschmolzen werden können.

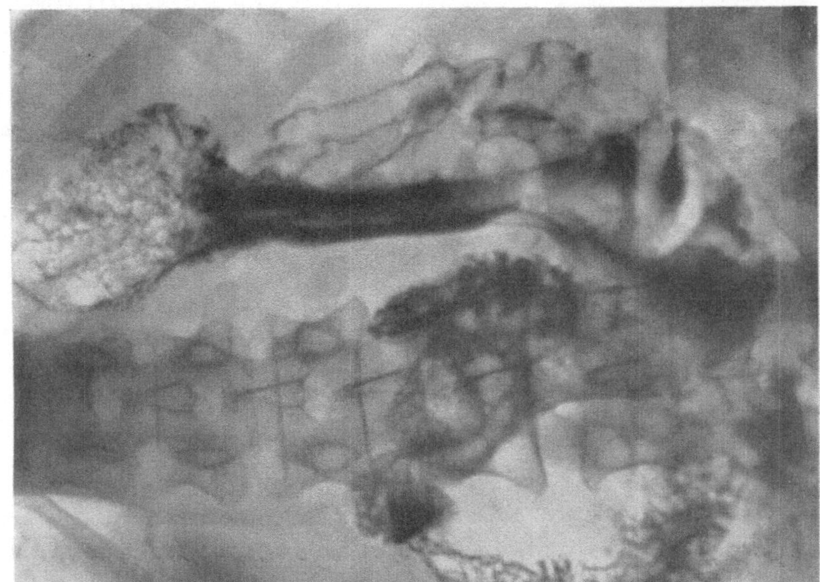

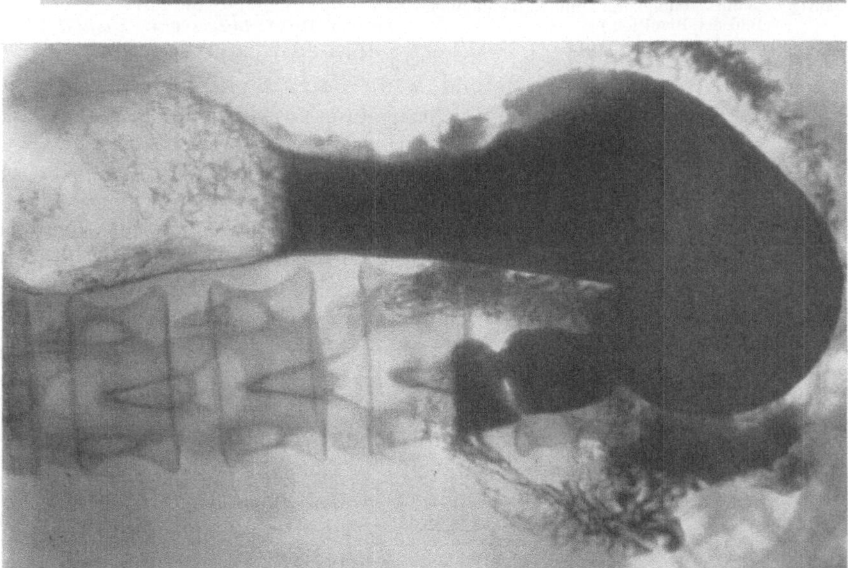

Abb. 134 a u. b. Schwere Pangastritis. a Füllungsbild mit starker Unregelmäßigkeit der großen Kurvatur. b Schleimhautdarstellung. Wirres Schleimhautrelief bei starker Wulstung und Schwellung der Falten. — (46jährige Frau ohne Magenbeschwerden. Klinikaufnahme wegen Cystopyelitis. Histaminrefraktäre Achylie. Gewichtsabnahme, Appetitlosigkeit. Mäßige normochrome Anämie. Gastroskopie: Bewegungsstarre im Antrumteil. Kein Pylorusspiel. Die Schleimhaut ist teils gerötet, spiegelnd und glänzend, teilweise ist sie dünn atrophisch und läßt Gefäßzeichnung erkennen. Im Korpus zeigen die stark geschwollenen hypertrophischen Schleimhautfalten ältere Blutungen.)

Vor dem Röntgenschirm kommt vor allem das Studium des Innenreliefs mit entsprechender Methodik (s. S. 329) in Betracht, erst in zweiter Linie die Auffüllungsform des Magens und die Austreibungsvorgänge.

Das *häufigste Zeichen der Gastritis ist die Verbreiterung der Schleimhautfalten.* Ein beweisender Befund liegt (nach GUTZEIT 1927) jedoch nur vor, wenn neben den Faltenkämmen auch die Faltentäler verbreitert erscheinen. Denn eine Verbreiterung der Falten allein kann auch durch Kompression bei der Untersuchung künstlich hervorgerufen sein. Diese Feststellung erleidet jedoch gewisse Einschränkungen (s. unten). Verbreiterte Falten werden besonders häufig bei der Gastritis des operierten Magens gesehen. Wir sahen verbreiterte Falten gelegentlich bei normalem gastroskopischem Bild, wobei nicht gesagt werden soll, daß in derartigen Fällen keine Gastritis vorlag.

Bei den schwersten gastritischen Verschwellungen verschwinden die Falten. Die Faltentäler verstreichen mehr oder weniger und die Motilität ist in diesen Bezirken gehemmt. Bei Kompressionsdruck weichen geschwollene Falten gar nicht oder nur schwer aus. Die *Rigidität* oder die *Konsistenzvermehrung* der Schleimhaut ist also ein Gastritiszeichen. Eine derartige Gastritis kann den ganzen Magen betreffen und verdient die Bezeichnung: *plastische Pangastritis* (Bücker 1950).

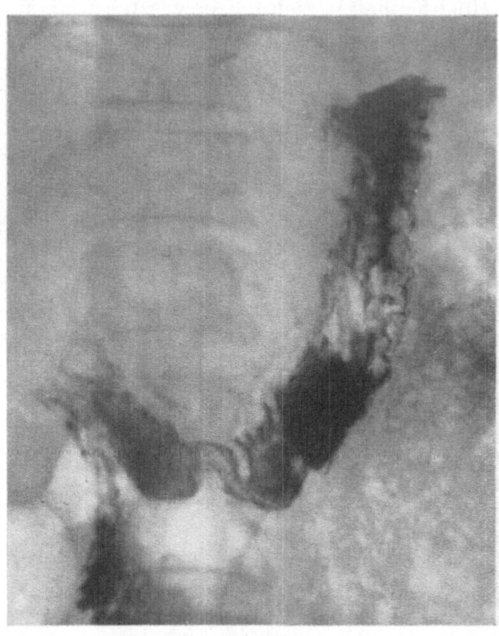

Abb. 135. Schwere diffuse Gastritis bei gleichzeitiger Enterocolitis. (51jähriger Mann, Heimkehrer mit ausgeprägtem Bild der Inanition.)

Besonders eindrucksvoll ist der Befund, wenn die Falten nicht nur breit sind, sondern eine etwas wirre ungewöhnliche Schlängelung aufweisen und einen starren Verlauf „gegen den Strich" (Berg 1950) oder wenn sich zwischen groben Wülsten auffallend glatte Flächen zeigen. Submuköse Infiltration scheint für die Veränderung des röntgenologischen Faltenbildes oft wichtiger als die gastroskopisch erfaßbare Oberflächenveränderung.

Das *sicherste Röntgenzeichen ist die Körnelung des Reliefs.* Sie kann so erheblich sein, daß Falten nicht mehr erkennbar sind. Typische Bilder dieser Art sind in den zurückliegenden Jahren mehrfach veröffentlicht (Hecker und Prévôt 1948, Weitz 1931, Bücker 1940, 1949, 1950 u. a.), solche krassen Befunde sind sehr selten. Auch die geringeren Grade von Körnelung und Höckerung werden verhältnismäßig selten beobachtet. Je feiner

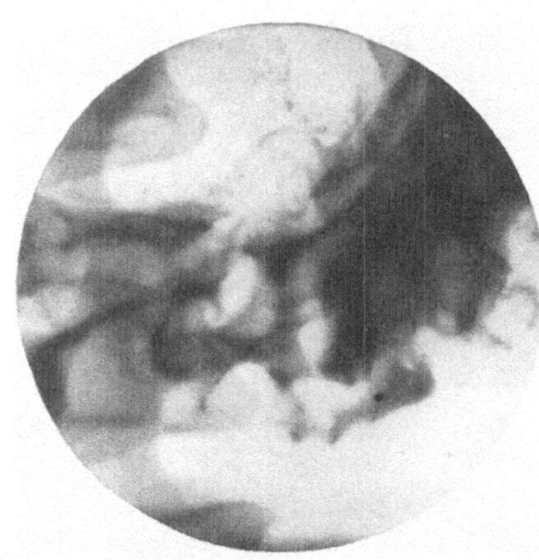

Abb. 136. Plastische Antrumgastritis. Wulstiger Verlauf der Schleimhautfalten (36jähriger Mann mit Ulcus duodeni).

die Höckerung, desto schwerer ist sie zur Darstellung zu bringen. Bücker hat in seiner letzten Studie (1950) die Ergebnisse der röntgenologischen Gastritisdiagnose dargelegt und aufs neue den großen Wert der subtilen Schleimhauttechnik für die Gastritisdiagnose erwiesen. Bei der Gastritis granularis (Etat mamelonné) lassen sich rundliche oder ovale Strukturen nachweisen, deren Abgrenzung gegenüber kleinen mukösen Carcinomen nur durch eine gewissenhafte Beobachtung zu erbringen ist. Die zugrunde lie-genden gutartigen hyperplasti-schen Veränderungen, welche diffus oder als herdförmige Prozesse zu finden sind, sollen unter Behandlung zur Rückbildung fähig sein. Nach WALK (1942) findet man nur in wenigen Fällen bei der diffusen Gastritis granularis dicke Schleim-hautfalten, vielfach sind die Falten normal. Der Befund eines normalen Hochreliefs darf jedoch nicht ver-hindern, daß feinere Schleimhaut-veränderungen, die also rangmäßig den Veränderungen des Falten-reliefs unterzuordnen sind, gesucht werden. Der Kompressionsdruck bei der Röntgenuntersuchung führt zum Verstreichen des Hochreliefs, während die Granulierung der Schleimhaut selbst bestehen bleibt. Kleine und große Kurvaturen

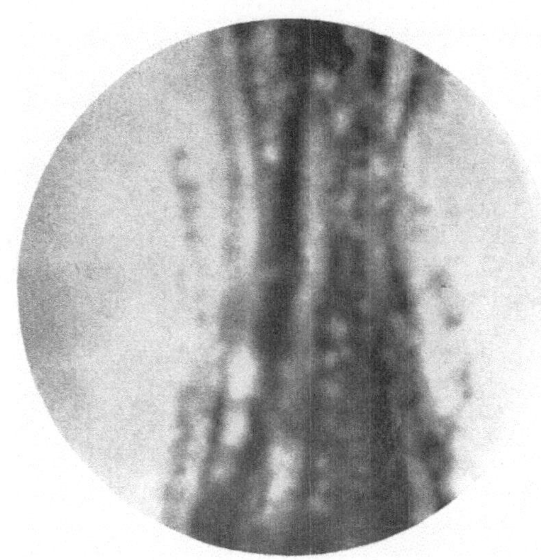

Abb. 137. Gastritis hypertrophicans mit geringer Körnelung. $^3/_4$ Jahr nach Verätzung mit starker Alaunlösung. Subacide Kurve. Anfänglich Brennen, später Druck im Oberbauch. (Nach VELDE.)

zeigen oft neben den großen Umschlagfalten des Hochreliefs feine, spitze Zähne-lungen. Gewisse Täuschungsmöglichkeiten entstehen allerdings dadurch, daß Luftblasen im Kontrastmittel, retinierte Speisen oder Schleimflocken eine Granu-lierung vortäuschen können.

Von diesen fein- oder grobkalibrigen Höckerbildungen gibt es fließende Über-gänge zu der schon CRUVEILHIER bekann-ten *Gastrite polypeuse* (KONJETZNY 1928), auch zu echten *Einzelpolypen*. Bereits VELDE (1930, 1933) fand solche häufiger bei der Anaemia perniciosa. Ein eigen-artiger Befund wurde gelegentlich bei uns erhoben. Gastroskopisch war eine sichere Gastritis hypertrophicans gefunden mit perlschnurartigen Verdickungen an den Falten. Im Röntgenbild schienen die Falten im ganzen nicht verbreitert, aber gleichsam geschlängelt. Dieser Röntgen-befund war mit Hilfe des gastroskopischen Bildes natürlich leicht zu deuten.

Ein kurzer Hinweis gebührt der sog. ,,*Schummerung*‘‘ (H. H. BERG 1930, AL-BRECHT 1929), die durch Mischung von

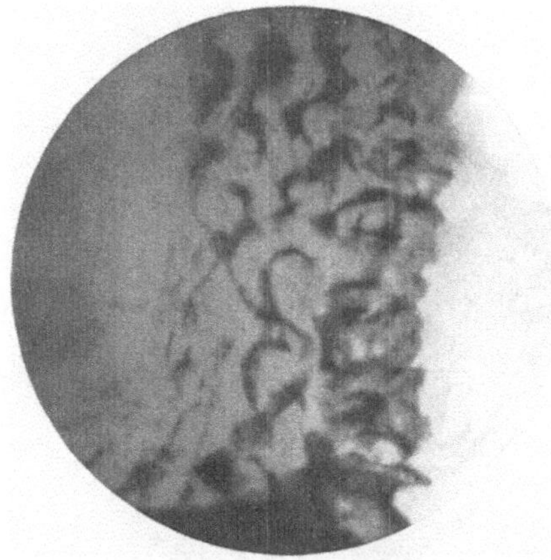

Abb. 138. Beetförmige hypertrophische Gastritis mit kopfsteinpflasterartiger Oberfläche. (23jährige Frau mit Erbrechen, Druck in der Magengegend, Appetitlosigkeit, Unverträglichkeit für Fett und Gewichtsabnahme. Superacidität.)

Schleim mit dem Kontrastbrei entsteht. Man erhält durch sie einen Hinweis auf verstärkte Viscosität des Magensaftes, die gewisse subacide Gastritisformen be-gleitet, und somit ein indirektes Gastritiszeichen ist. Zu berücksichtigen ist, daß Schummerung auch durch zurückgehaltene Nahrungsreste bei Pförtnerenge zu-stande kommt. Ein feiner Beobachter wie BERG, vermag auch aus der Wandhaftung des Kontrastbreies Schlüsse auf die „Klebrigkeit" des Magensekretes zu ziehen und diagnostisch zu verwerten. Diese Klebrigkeit ist jedoch nicht, wie von manchen angenommen wird, abhängig von der *Schleimmenge,* sondern vom *Quellungszustand* des Schleims und mithin oft eine Aciditätsfrage (Katsch).

Die *Gastritis atrophicans spielt im Röntgenbild nur eine geringe Rolle.* Im Beginn der Schleimhautdiagnostik vermuteten viele, daß zarte, schmale Schleimhautfalten beweisend seien für die Atrophie der Schleimhaut. Das halten wir für widerlegt (Maley und Velde 1930 u. a.). Gewiß kommen schmale Falten bei atrophischer Schleimhaut vor, aber es können ebensogut selbst bei perniziöser Anämie normale oder sogar verbreiterte und lebhaft geschlängelte Falten beobachtet werden. Dagegen sieht man schmale Falten auch bei

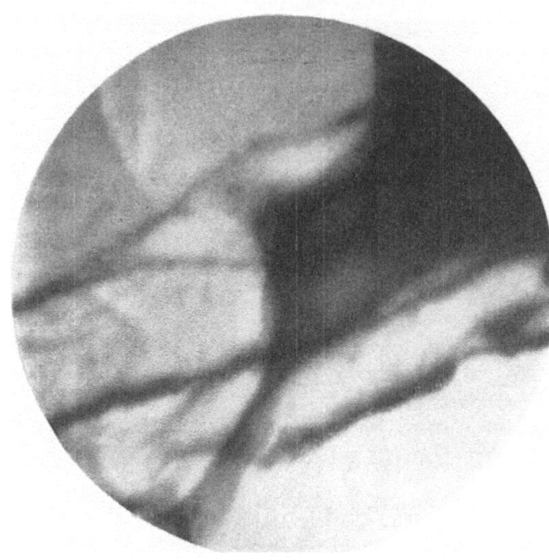

Abb. 139. Sehr breite Schleimhautfalten bei operiertem Magen. Gastroskopisch: Gastritis hypertrophicans.

Langmägen und hypotonischen Mägen, bei denen eine Atrophie sicher nicht vorhanden ist (Dyes 1931, Velde 1933). Wir haben immer wieder den Eindruck, daß für das Faltenkaliber das Verhalten der Submucosa, ihre Infiltration oder Sklerosierung ausschlaggebender ist als die Schleimhaut selbst. Auch Turgorfragen, nicht nur örtliche, sondern vom allgemeinen Mineralstoff- und Wasserwechsel abhängige, scheinen nicht gleichgültig.

Zur Differentialdiagnose des Faltenbildes ist zu bemerken, daß *vegetative Reize pseudogastritische Veränderungen* des Faltenbildes hervorrufen können. Das zeigte Westphal am operativ freigelegten Hundemagen mittels Vagusreizung. Velde (1933) erzeugte am Röntgenbild des menschlichen Magens erhebliche Veränderungen des Faltenbildes durch Injektion von Pilocarpin, Atropin, Strychnin, Hypophysin (s. S. 332).

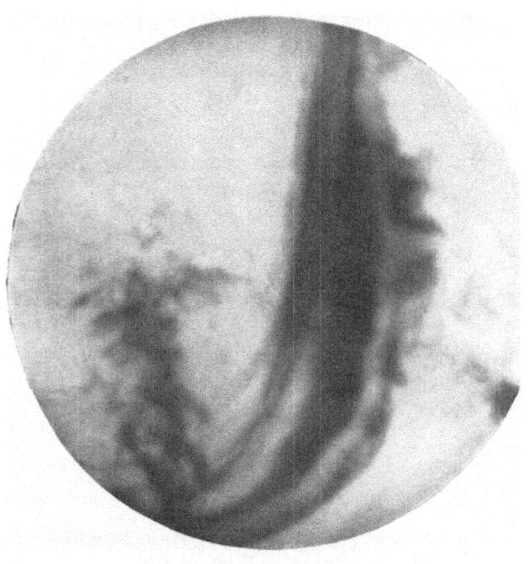

Abb. 140. Zartes Schleimhautrelief bei perniziöser Anämie. Falten ziemlich schmal.

Das häufige, vornehmliche Betroffensein des Antrumgebietes durch einen chronischen Gastritisprozeß berechtigt wegen röntgenologisch-formaler Eigenheiten die Abgrenzung einer „Antrumgastritis", womit diese Bezeichnung (Konjetzny 1928) auf die röntgenologische Diagnostik übertragen wird. Bücker (1950) unterscheidet röntgenologisch 2 Formen der Antrumgastritis:

1. Die plastische Antrumgastritis. Grobe Schleimhautwülste finden sich neben spastischen Kontraktionen. Es besteht eine deutliche Einengung des Canalisgebietes, im wesentlichen durch Schwellung der Schleimhaut bedingt. Die Falten zeigen häufig eine „Querstellung", d.h. daß die breiten Schleimhautfalten von der kleinen zur großen Kurvatur hinlaufen (siehe Abb. 141). Differentialdiagnostische Schwierigkeiten gegenüber dem malignen Relief des Carcinoms bieten sich im besonderen Maße.

2. Die stenosierende Antrumgastritis. Bereits HOLZKNECHT und LUGER (1913) sowie HAUDEK (1928) haben Beiträge zu dieser Gastritisform und ihrer Erklärung gegeben. Neben Schleimhautschwellungen, oft erheblichen Grades, finden sich beetartige, polypöse Schleimhautformationen. Eine Hypertrophie der Muskelschichten der Magenausgangspartie ist fast immer vorhanden. Spasmen treten hinzu. Die auffallende trichterförmige Verengung des Magenausganges ist nach Untersuchungen von KONJETZNY und PRINZ (1939) vornehmlich durch die Muskelhypertrophie bedingt.

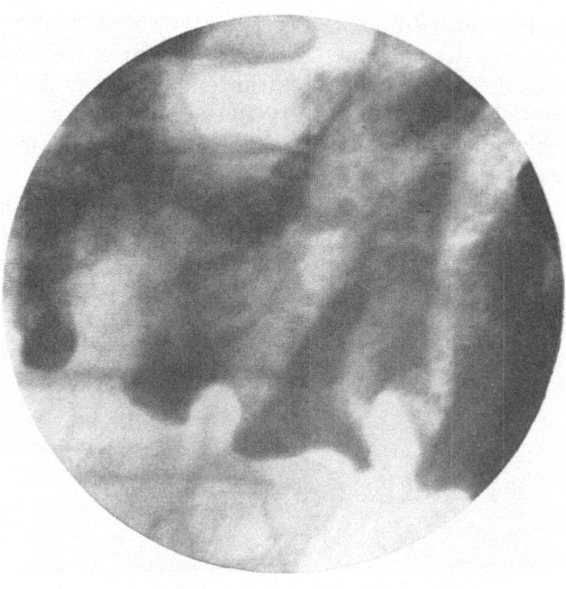

Abb. 141. Schwere plastische Antrumgastritis mit Querstellung der wulstigen Falten. Einengung des Canalis egestorius (38jährige Frau mit rückfälligem Angulusulcus).

Einzelne Untersucher legen auf *Abweichungen der motorischen Vorgänge* im Magen bei Gastritis besonderes Gewicht. Starrheit und Schlußunfähigkeit des Pförtners kann auffällig sein. KORBSCH (1931) hat bestimmte Regeln bezüglich der Entleerungszeit aufgestellt, die sich unseres Erachtens nicht aufrechterhalten lassen. Auch GUTZEIT lehnt sie ab. Zweifellos beeinflußt Gastritis oft die Motorik des Magens. Aber diese Vorgänge schwanken schon physiologisch in nicht ganz engen Grenzen. Oft bestehen neben der Gastritis andere Erkrankungen, die sehr viel nachhaltiger die Motorik beeinflussen (Ulcus, Cholecystopathie, Duodenitis, Pankreatitis).

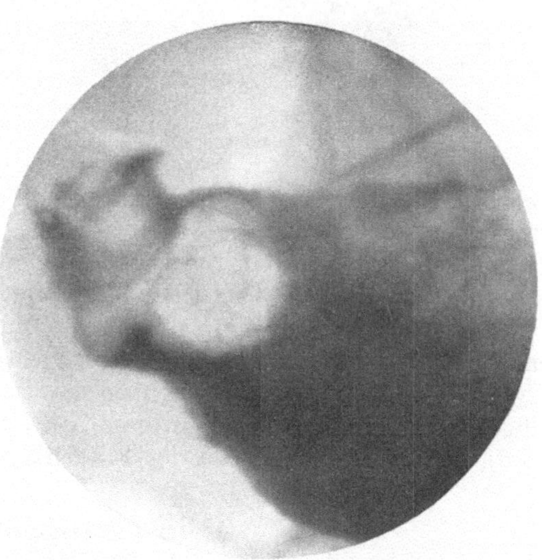

Abb. 142. Gut kirschgroßer Füllungsdefekt präpylorisch bei perniziöser Anämie, wahrscheinlich Polyp. Bei Nachuntersuchung etwa 1¹/₂ Jahre später unverändert nachweisbar.

Dauerspasmen allein am Pylorus sind bei der einfachen Gastroduodenitis keineswegs selten, wie auch KONJETZNY betont (1932).

Eine sackartige Erweiterung des Sinusteiles, wie sie in ausgeprägter Weise oft bei Ulcus der kleinen Kurvatur gefunden wird (s. S. 342), gibt Gutzeit als Gastritiszeichen an. Wir haben es ganz vereinzelt getroffen.

Bei *Gastritis erosiva* versagt gewöhnlich die Röntgendarstellung. Die Ausdehnung der einzelnen Erosion erreicht gewöhnlich den Schwellenwert der röntgenologischen Schleimhautuntersuchung nicht. Einzelne gelungene Röntgendarstellungen (Bücker 1950) können nur zur Gewissenhaftigkeit bei unserer Schleimhautdiagnostik veranlassen. Eine allgemeine Bedeutung kommt zunächst diesen Erfolgen nicht zu.

Im Anschluß an die Magenuntersuchung soll man auf Veränderungen im Verhalten des Dünndarmes achten. Über die Wichtigkeit der Röntgendiagnostik am Bulbus duodeni gibt es wohl kaum Meinungsverschiedenheiten. Allerdings gibt es im Gegensatz zu der ausgedehnten Röntgenliteratur über die Magenschleimhautentzündung nur wenig Veröffentlichungen über chronisch entzündliche Veränderungen der Schleimhaut des Duodenums. Pohlandt (1950) hat auf die Schwierigkeiten der feinen Diagnostik dieses Abschnittes des Magen- und Darmkanals hingewiesen und den sog. „Schrotkornbulbus" als treffende Bezeichnung für die chronische hypertrophische Bulbitis angegeben. Gelegentlich ist die Duodenitis leichter erkennbar als die meist zugehörige Gastritis. Es findet sich Vergröberung des Faltenreliefs im Bulbus, manchmal Erweiterung der Pars descendens und horizontalis inferior. Starkes Hin- und Herpendeln des Duodenalinhaltes und häufiges Regurgitieren bis in den Bulbus oder Magen (Korbsch 1931) sind auch Zeichen von Duodenitis oder „tiefer" Duodenalstenose.

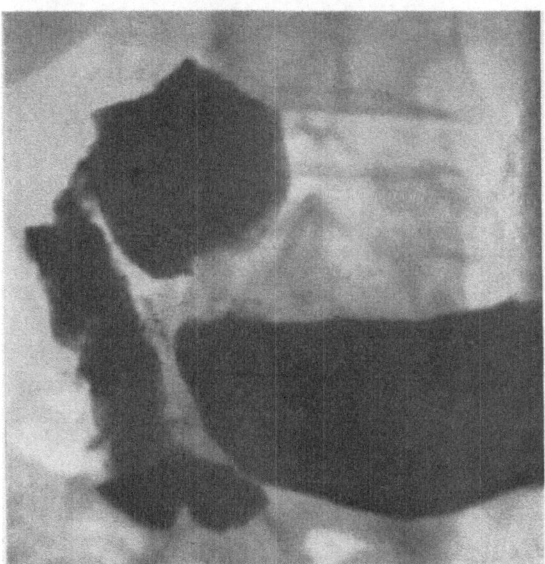

Abb. 143. Schwere Entzündung des Duodenums. (Gastroduodenitis bei Angulusulcus).

Beschleunigter Transport durch den Dünndarm ist Enteritiszeichen, nicht, wie man früher glaubte, Folge von Achylia gastrica und Ausfall des Säurereflexes am Pylorus. Auch Flüssigkeitsreichtum im Dünndarm ist beachtlich, besonders bei nüchternen Kranken. Treffen diese Zeichen zusammen, so kann man von einem röntgenologischen Syndrom der Enteritis sprechen (Gutzeit 1932).

6. Sonstige Befunde.

(Blutungen, Verhalten der Motilität, Resorptionsstörungen.)

Blutungen. Daß die Schleimhaut bei chronischer Gastritis in gewissen Stadien verletzlicher ist als unter normalen Verhältnissen, ist oft von verschiedenen Beobachtern bemerkt worden. Besonders überzeugend sind die Beobachtungen mit dem Gastroskop. Kleine Blutbeimengungen findet man bereits im ausgeheberten Mageninhalt. Besteht Subacidität oder Achylie, so fallen diese kleinsten

Blutmengen im Probefrühstück viel mehr auf, als wenn das Blut durch Salzsäure hämatinisiert ist. Wenn man bei liegender Verweilsonde mit der Spritze etwas heftiger Magensaft ansaugt, erhält man außerordentlich leicht Blutbeimengungen in dem angesaugten Saft, schon aus dem normalen Magen, leichter bei manchen Formen von Gastritis. Solche kleinen Blutbeimengungen dürfen die Diagnose nicht nur auf Ulcus oder Krebs richten. Und gleichfalls können die Proben auf okkultes Blut in den Faeces bei einfacher chronischer Gastritis positiv ausfallen. Freilich ist okkultes Blut *nicht mit der Regelmäßigkeit* bei wiederholten Untersuchungen zu finden wie bei vielen Fällen von Magenkrebs. Große Blutungen bei Gastritis, selbst mit tödlichem Ausgang, sind als sog. ,,parenchymatöse Magenblutungen'' beschrieben worden (s. auch S. 505). KONJETZNY schilderte (1923) eine solche ,,multizentrische capillare Blutung'' aus der chronisch entzündlichen Magenschleimhaut. Gastroskopisch ist gesehen worden, daß aus der Magenwand Blut hervorquoll wie aus einem Schwamm, den man auspreßt. Übrigens gibt es solche großen Magenblutungen bei hämorrhagischen Diathesen, besonders bei SCHÖNLEINscher Purpura (allergischer Purpura). Wir haben kleine Blutungen auch bei der an meiner Klinik zuerst gastroskopisch (LÜHR 1937) beobachteten embolischen Herdgastritis gesehen.

Verhalten der Motilität. Auf die motorischen Vorgänge im gastritischen Magen kann man Hinweise bekommen aus dem Verlauf der fraktionierten Ausheberung und aus der Beobachtung am Röntgenschirm. Grobe Expulsionsinsuffizienz gehört nicht zur Gastritis — es sei denn, daß man an die ganz seltenen Fälle denkt, in denen durch Linitis plastica eine Pförtnerenge entstanden ist. Der zeitliche Ablauf der Magenentleerung kann bei Gastritis aller Stadien gänzlich unauffällig sein. Andererseits bemerkt man, wenn man Sorgfalt und Interesse auf die Röntgenuntersuchung verwendet, doch recht häufig kleine Abweichungen von der Norm. Es kommen sowohl Reizsymptome vor, wie vorübergehende Pylorospasmen, die auch bei Palpation des Pylorusteiles zögernd weichen. Es gibt kleine Anomalien der Peristaltik — mit Sicherheit erkennt man sie gewöhnlich nur im Gastrogramm, also mit einem für die Praxis nicht in Betracht kommenden Verfahren. Auch die Entleerung kann abnorm schnell sein — auch bei Superacidität. Daß bei Anacidität Eilentleerung vorkommt, ist früher in unberechtigter Weise verallgemeinert worden, auf Grund einer Überwertung des ,,Säurereflexes''. Die Motilitätsstörungen der Gastritis haben mit dem Chemismus nichts zu tun. Bei chronischen Gastritiden, auch solchen mit Achylie, kommt gerade eine geringe Verlangsamung der Entleerung vor. Dagegen können wir KEMP (1911) nicht beistimmen, der bei chronischer Gastritis ohne gleichzeitige Pförtnerenge von ausgesprochener Expulsionsinsuffizienz spricht. Für die Diagnostik läßt sich aus Motilitätssymptomen bei Gastritis nicht viel gewinnen. Doch stützt es unsere Diagnose häufig, wenn wir finden, daß die Motilitätsvorgänge ,,nicht ganz normal sind''. Über Mechanogramme des Magens vgl. S. 197.

Resorptionsstörungen im gastritischen Magen sind wahrscheinlich. HENNING (1930) hat hierauf eine Probe aufgebaut. Er verabreicht wäßrige Lösungen von Jodsalzen. Diese werden von der normalen Magenschleimhaut nicht resorbiert. In Fällen mit gastroskopisch gesicherter Entzündung ließ sich dagegen das Jod sehr schnell im Mundspeichel nachweisen (Verfahren s. S. 325). Die Ausscheidungszeit für Jod schwankt zwischen 20—25 min bei Gastritis. Die Proben fielen negativ aus bei Gesunden und bei diffuser Schleimhautatrophie. Über die Verwendbarkeit der Probe fehlen eigene Erfahrungen. Ähnlich habe ich schon früher mitgeteilt, daß manchmal das mit dem Probetrunk eingeführte Methylenblau bei Gastritikern auffallend schnell im Harn erscheint.

Diagnose. In den verhältnismäßig seltenen Fällen, in denen eine Gastritis „große" Magensymptome erzeugt, wird die Diagnose zu einem Teil per exclusionem gestellt, indem je nach Art des Bildes Carcinom oder Ulcus ausgeschlossen wird.

Die Diagnose der *akuten Gastritis* bereitet im allgemeinen keine Schwierigkeiten. Sie wird vor allem dann vom Kranken selbst gestellt, wenn ein zweifelsfreier Kostverstoß unmittelbar voranging. Zweifel können im ersten Beginn der Erkrankung bestehen, indem die Frage auftaucht, ob das eingetretene Erbrechen Symptom irgendeines anderen Krankseins sei. Diese Zweifel schwinden durch Beobachtung des Verlaufes nach wenigen Stunden. Man muß sich andererseits darüber klar sein, daß ein Kranker, der erbricht, dabei nur an seinen Magen denkt und auch ein Erbrechen bei beginnendem Hirndruck gern als „Magenkatarrh" auffaßt; sein Kausalitätsbedürfnis läßt ihn dann auch nachträglich einen begangenen „Diätfehler" finden.

Diagnostische Schwierigkeiten können hauptsächlich dann auftreten, wenn *Fieber* vorhanden ist. Freilich wird eine Appendicitis im allgemeinen nur der verkennen, der nicht daran denkt. Ebenso hat man an leichten *Typhus, paratyphöse Infekte* und andere *Enteritiden* zu denken. Vermutlich ist bei einer Gastritis mit Fieber gleichzeitig eine Enteritis vorhanden. Sie macht wahrscheinlich die ersten Erscheinungen (Enterogastritis).

Die *banale chronische Gastritis* kann schwer diagnostizierbar sein. Oftmals kommt nur eine Wahrscheinlichkeitsdiagnose zustande. Da Gastritis sehr häufig ist, oft Begleiterkrankung anderer Schäden, so muß als wichtige ärztliche Regel hingestellt werden, daß, wenn man die an sich richtige Diagnose Gastritis stellt, man auf der Hut sein muß, andere wichtigere und oft ärztlicher Behandlung bedürftigere Krankheiten nicht zu übersehen. Andererseits sollte man sich mehr als es im allgemeinen geschieht bei denjenigen Krankheiten, die erfahrungsgemäß — auch gerade nach den neueren verbesserten Erfahrungen — zur Gastritis führen, auch mit dem Magen beschäftigen. Es soll dann die Diagnose *Gastritis als Zweitkrankheit* gestellt werden. Darüber hinaus das *Stadium der Gastritis* und die vorhandene sekretorische Tüchtigkeit. Es ist nicht richtig, sich für den Magen erst zu interessieren, wenn endgültiger absoluter Magensaftmangel eingetreten ist.

Bei Erhebung der *Vorgeschichte* ergeben sich Hinweise, wenn wir hören, daß ätiologische Momente wirksam waren oder vorliegen, die häufig zur Gastritis führen. Als solche werden oft über Gebühr die exogenen Ingestenschäden hervorgehoben (Alkohol, Tabak). Jede große *Krankheit mit Zerfall von Körpereiweiß* ist im Hinblick auf die Kauffmannschen Arbeiten zu nennen. Jede *Erkrankung der Leber und der Gallenwege*, jede Erkrankung mit *intestinaler Stase*. Schwere Infektionskrankheiten, nicht nur solche mit Darmbeteiligung, nicht nur die Ruhr, viele Formen der Tuberkulose. Auch gewerbliche oder suicidale Vergiftungen, sei es, daß sie direkt den Magen verätzen oder auf dem Umweg über eine Leberschädigung im Sinne von Wichels und Brinck (1933) oder doch hämatogen das Magenparenchym schädigen.

Das *klinische Bild* ist ausdrücklich herauszuarbeiten, weil außerordentlich oft andere vordringliche Symptome, die von anderen Organstörungen ausgehen, vom Kranken vielmehr herausgehoben werden als die geringfügigen Gastritissymptome. Gerade weil oft bei der Gastritis deutliche subjektive Symptome fehlen, ist auf die Erfragung der subjektiven Tatbestände Sorgfalt zu verwenden. Anfälligkeiten, Empfindlichkeiten des Magens sind wichtig, sowie selbstverordnete Schonungsmaßnahmen des Kranken, Appetitstörungen, Durst, Aufstoßen. Besonders zu achten ist auf die eigenartigen gastritischen Schmerzen (s. oben). Im einzelnen verweisen wir auf die oben skizzierten klinischen Bilder.

Öfters stößt man auf die Meinung, die chronische Alkoholgastritis liefere ein sehr typisches Bild mit Vomitus matutinus. Das trifft insofern nicht ganz zu, als der Vomitus matutinus nur dann vorhanden ist, wenn noch dauernd weiter kräftiger Mißbrauch mit Spirituosen getrieben wird, also ein Status alcoholisticus besteht.

HENNING (1934) sagt, die Gastritis sei gekennzeichnet durch eine relativ kurze Gesamtanamnese, im Gegensatz zum Ulcus. Das entspricht unseren Erfahrungen durchaus nicht.

Wem die Gastroskopie zur Verfügung steht, der wird von ihr sichere positive Beweise für das Bestehen einer Gastritis gewinnen und sogleich besondere Formen und Stadien unterscheiden. Dagegen geht es nach unseren Erfahrungen nicht, daß bei normalem gastroskopischem Befund eine Gastritis ausgeschlossen wird, wie HENNING es tut. Die entscheidenden Veränderungen befinden sich im Inneren der Magendrüse. Wenn meist (besonders bei fortgeschrittener Er-krankung) die Schleimhautoberfläche gleichzeitig Veränderungen zeigt, so ist dies doch nicht gesetzmäßig und nicht frühzeitig der Fall. Dieselbe Einschrän-kung gilt, wenn auch in anderer Weise, für die Röntgenuntersuchung des Schleim-hautreliefs. Ihre Bedeutung wird fraglos überwertet. Sie kann ein völlig nor-males Faltenbild ergeben bei vorhandener Gastritis. Es hilft in der Diagnostik die Prüfung der Magenfunktion in ganz ausgezeichneter Weise.

Abweichungen in erster Linie im sekretorischen, aber auch im motorischen Verhalten, stützen nicht nur die Diagnose, sondern liefern auch Kennzeichen für Stadien der Gastritis und Funktionszustand des Magens, bei wiederholter Untersuchung auch für die Verlaufstendenz des Prozesses. Zugleich werden spezielle Hinweise für die Behandlung geliefert. Wenn man nicht nur die ganz groben Befunde (starke Superacidität, starke Supersekretion, ausgesprochenen Magensaftmangel) verwerten will, so ist allerdings eine gewisse Beherrschung der Methodik erforderlich und einige Erfahrung, die das richtige Verwerten der Befunde ermöglicht.

In unserer Klinik wird gleichzeitig eine gute klinische und Funktionsanalyse, eine Röntgenuntersuchung des Schleimhautreliefs und eine Gastroskopie durch-geführt. In Hunderten von Fällen sprechen Beschwerdebild, Funktionsstörung, röntgenologischer und gastroskopischer Befund im gleichen Sinne für die Diagnose „chronische Gastritis". Doch scheint es uns wichtiger, die nicht seltenen Unstimmigkeiten zu betonen. Die Funktionsstörung ist durchschnitt-lich der empfindlichste Test. Es kommt vor, daß wir bei normalem gastro-skopischen Bild die Diagnose Gastritis stellen müssen, viel häufiger bei nor-malem Röntgenbefund. Andererseits kann im Gastroskop eine Gastritis deut-lich erkennbar sein, während Beschwerden fehlen und die Sekretion sich normal (wohl pseudonormal, s. oben) verhält. Es geht hieraus hervor, daß sich die verschiedenen Untersuchungsverfahren ergänzen und nach Möglichkeit sämt-lich heranzuziehen sind, besonders in der klinischen Forschung. Es geht aber andererseits hervor, daß trotz der morphologischen Haupteinstellung, die wir in der Gastritisfrage dank der Pionierarbeit von KONJETZNY, SCHINDLER, BERG einnehmen (um nur die 3 Richtungen zu kennzeichnen), die subtile Funktions-prüfung als besonders wichtiges Verfahren für die Erkennung der Gastritis in verschiedenen Stadien, auch in frühen oder unauffälligen („latenten"), erscheint.

Für den praktischen Arzt möchten wir feststellen, daß er für die Diagnose der Gastritis und ihrer Stadien sehr oft auf die vorübergehende Mitarbeit einer geeigneten Klinik angewiesen ist. Nicht nur die sehr schweren Fälle gehören in eine Krankenabteilung, sondern gerade die feine Diagnostik und Frühdiagnostik der geringen gastritischen Zustände sind klinische Aufgaben.

Einweisung fraglicher Fälle zu klinischer Beobachtung ist auch gerade deswegen dringend erwünscht, weil damit gleichzeitig das frühzeitige Erkennen von Krebserkrankungen gefördert wird.

7. Therapie.

Vorbeugung. Es versteht sich von selbst, daß die Behandlung verschiedener Stadien und Formen der Gastritis verschieden sein muß. Fernhaltung und Beseitigung schädlicher Einwirkungen ist ein für alle gastritischen Zustände gültiges Prinzip. Es bedeutet zugleich Prophylaxe gegen Exacerbationen, gegen neue gastritische Schübe.

Unsere Therapie muß weitgehend beeinflußt werden von den pathogenetischen Vorstellungen. Deren Unsicherheit und mangelnde Endgültigkeit wirkt sich störend aus, wenn wir planvolle Vorbeugung treiben wollen. Unter Fernhaltung von Schädlichkeiten verstanden wir früher nur die Fernhaltung von Ingestenschäden, von „Diätfehlern". So sehr derartige Maßnahmen begründet erschienen, so sehr scheint es doch heute, daß auch andere indirekt auf den Magen wirkende Schäden von Wichtigkeit sind. Wer sich durch die vorwiegend auf Betreiben von Wichels (1933) durchgeführten Arbeiten aus meiner Klinik davon überzeugen läßt, daß Schädigungen der Leber von erheblicher Bedeutung für die Genese und Entwicklung der Gastritis sind, der wird gerade Behandlung und Prophylaxe von Leberschäden in die Gastritisprophylaxe einbeziehen. Chronische Infekte der Gallenwege verdienen unter diesem Gesichtspunkt Beachtung, auch wenn die örtlichen Beschwerden geringfügig sind. Man sollte Menschen mit latenter Cholecystopathie, bei denen zeitweilig eine geringe Leberschwellung festzustellen ist, nicht unbehandelt lassen. Man sollte auch nach Abklingen einer Hepatitis epidemica sehr lange Leber und Magen vor Überbeanspruchung hüten. Man wird aus ähnlichen Gründen chronische Darmkatarrhe behandeln und zu bessern suchen. Man wird sich im Hinblick auf die Gastritis für irgendwelche akuten und chronischen Infektionen interessieren. Neben der besonders wichtigen Cholecystopathie, deren Beziehungen zur Gastritis so überaus deutlich sind, verdient die chronische Appendicitis Beachtung und die entzündliche Erkrankung der Adnexe. Aber auch fernliegende Herde können wichtig sein: die Tonsillitis, die Paratonsillitis, Erkrankungen der Nebenhöhlen, des Paradentiums. Die wichtigen Ausführungen von Kauffmann (1930) verdienen Beachtung, daß derartige entzündliche Primärherde nicht nur für die Entstehung, sondern auch für das chronische Fortbestehen der Gastritis eine wichtige Rolle spielen können. Vom Primärherd gehen 2 Wirkungen aus. Er gibt Gifte ab, die auf das erkrankte oder empfindliche Parenchym wirken; er beeinflußt aber auch die allgemeine Reaktionslage des Organismus. Die kranke Magenschleimhaut reagiert mit, infolge einer unspezifischen Herdreaktion.

Aus diesen Erwägungen werden uns für die Therapie bzw. Prophylaxe 2 Wege gewiesen. Je nach Lage des Falles und der Umstände wird man einerseits bemüht sein, den Primärherd zu beseitigen, andererseits durch therapeutische Eingriffe, durch Umstimmungstherapie, die gesamte Reaktionslage im Organismus zu beeinflussen suchen.

Die **akute, exogen ausgelöste Gastritis** und der akute gastritische Schub werden dadurch behandelt, daß dem Magen nachhaltige Ruhe verschafft wird. Ist bei einer akuten Gastritis das erlösende Erbrechen ausgeblieben, so kann eine Magenspülung zweckmäßig sein. Dem Spülwasser kann man etwas Emser Salz zusetzen (Boas). Wir gießen am Schluß einer Magenspülung mitunter eine Portion 10%ige Bittersalzlösung in den Magen, um gründliche Darmentleerung zu erreichen. Wie denn die Behandlung der Enteritis fast stets gleichzeitig in Angriff zu nehmen ist. 1—2—3 Tage wird Hunger verordnet. Getränke in kleinen Portionen. Am besten eignet sich kalter, ungezuckerter Tee. Wohltuend wirken oft kohlensäurehaltige Getränke, natürliche Sprudel, oder auch künstliches Selterwasser. Bei sehr nachhaltiger Übelkeit wird von manchen Kranken sehr wohltuend empfunden, wenn man dem kühlen Selterwasser eine Spur Weinbrand zufügt. Doch sei man damit vorsichtig, im ganzen sind alkoholische Getränke unrationell. Den darniederliegenden Appetit soll man in keiner Weise anzuregen versuchen, wie v. NOORDEN (1929) mit Recht stark unterstreicht.

Im Verlauf des 2. oder 3. Krankheitstages beginnt man den Aufbau der Kost mit Schleimsuppen in kleinen Portionen, die durch Zusatz von etwas Fleischbrühe schmackhaft angerichtet sein mögen und die fettfrei sein sollen, besser als mit Milch. Noch besser als Haferschleim eignet sich die aus staubfeinem Gerstenmehl 30—40%iger Ausmahlung hergestellte hippokratische Ptisane (v. NOORDEN). Dann erweitert man die Kost mit leicht verdaulichen Kohlenhydratspeisen aus Reis, Grieß, Maizena, Nestleschem Mehl, schwach gesüßt, oder mit Brühe angerichtet. Es folgen fettarme Cakes, Zwieback, Toast. Später vorsichtig zarte Fleischspeisen: die traditionelle Kochtaube, kalter Kalbsbraten, Steak von gehacktem Kalbfleisch, geringe Mengen von feinem, mildem, geschabtem Schinken; dazu Reisbrei, Kartoffelbrei. Der Übergang zur Normalkost soll möglichst schrittweise erfolgen — auch bei eingetretenem Wohlbefinden. Einer länger anhaltenden Appetitlosigkeit gegenüber gilt es den richtigen ärztlichen Takt zu bewahren. Man sei nicht zu schnell bei der Hand, diese Appetitlosigkeit zu bekämpfen.

Bei manchen akuten Gastritiden, die mit mehrfachem Erbrechen, allenfalls auch mit Durchfällen begonnen haben, meldet sich früh eine Gier nach salzigen Speisen. Sie erklärt sich durch Chlorverluste, wie man an der Kochsalzarmut des Harnes erkennen kann. Ich wies schon früher darauf hin, daß man *diesem Salzhunger vorsichtig etwas nachgeben* darf. So empfehlen wir dann gern eine kräftige, gut gesalzene, aber fettfreie Fleischbrühe. Sie kann auch geeist mit einem kleinen Zusatz von Weißwein genommen werden. Die auffallend schnellen Gewichtszunahmen, namentlich mancher Kinder nach akuter Gastritis, sind nicht durch Fettansatz, sondern wohl hauptsächlich dadurch zu erklären, daß der Körper vorher infolge Verminderung seines Chlorbestandes reichlich Wasser abgegeben hatte. Manchmal wird offensichtlich diese Chlorverarmung durch eine tagelang völlig salzfreie Kost noch durch ärztliche Maßnahmen unterstützt. Es muß auch bemerkt werden, daß der Durst des chlorverarmten Organismus nicht durch Wasser allein gestillt werden kann (der Körper kann das Wasser ja nicht festhalten), sondern nur durch Wasser + Salz. Ähnlich kann ja auch der Durst des Hochtouristen, der mit dem Schweiß viel Kochsalz verloren hat, durch reines Wasser nicht nachhaltig gestillt werden. Wir stimmen aber v. NOORDEN zu, daß diese Salzgewährung vorsichtig und mit strenger Indikation erfolgen muß. Das gilt um so mehr, als wir in der Kochsalzentziehung ein therapeutisches Prinzip zur Behandlung der superaciden Gastritis sehen (s. unten).

Medikamentös kommen bei akuter Gastritis milde Abführmittel in Betracht: Bittersalz- oder Glaubersalzlösung oder die natürlichen Bitterwässer (Apenta), ferner Ricinusöl. EWALD (1889) empfiehlt als milde Abführmittel besonders Magnesia carbonica, ferner Magnesium citricum effervescens, Pulvus aerophorus laxans. Die Kohlensäureentwicklung dieser Medikamente scheint durchaus wohltuend zu wirken. Auch eine Prise Natron bicarbonicum wird von manchen Kranken angenehm empfunden. — Viele Freunde hat das Kalomel. HEMMETER (1900) empfiehlt es am 2. Tage zu geben. EWALD gibt 2mal 0,4 mit 1 Std

Zwischenraum, Boas (1925) 2mal täglich 0,25. Die angenehme Wirkung des Kalomel ist in der Tat oft deutlich. Andererseits habe ich im Krieg, wo im Beginn leichter Ruhrfälle sehr oft Kalomel gegeben wurde, einige Male erhebliche Quecksilbervergiftungen gesehen und kenne einen weiteren Fall von Quecksilbervergiftung durch Kalomel mit nachhaltigen traurigen Spätfolgen. Infolgedessen bin ich persönlich geneigt, dem Kalomel andere, völlig unschädliche Abführmittel vorzuziehen und hätte besonders gegen die Ewaldsche Verordnungsweise Bedenken.

In der Mehrzahl der Fälle kann man auf Medikamente bei der Behandlung der akuten Gastritis überhandt völlig verzichten. Besteht Durchfall, so sind nicht etwa Stopfmittel am Platze.

Bei Kranken, die sich durch unvernünftige Lebensweise häufiger eine akute Gastritis zuziehen, sollte man nicht unterlassen, sie vor den möglichen Spätfolgen zu warnen.

Die **akute Infektgastritis** behandelt man unter Einstellung der Therapie auf den Allgemeininfekt. Dem Magen wird man eine leicht verdauliche kohlenhydratreiche Kost anbieten (s. oben) und der Inappetenz des Kranken nachgeben. Jede Inappetenz im Infekt mit appetitanregenden Mitteln zu bekämpfen, ist sinnlos oder „unbiologisch". Das gilt sogar für manche gastritischen Schübe der Tuberkulösen.

Die Behandlung der Infektgastritis muß mit richtigem ärztlichen Takt den Mittelweg suchen: Zwischen dem Gebot, das in seiner Funktion gestörte oder selbst anatomisch kranke Organ zu schonen, und dem Gebot, dem Körper in seinem Kampf mit dem Infekt Nahrung zuzuführen. Rechnet man mit einer kurzen Störung der Magentätigkeit, wie z. B. im Beginn einer Masernerkrankung, so wird man in erster Linie den Magen schonen. Handelt es sich um längeres erschöpfendes Kranksein, so wird man stärker die Rücksicht auf die Bestanderhaltung des Körpers hervortreten lassen, wie z. B. beim Typhus. Man wird dabei auf die Leichtverdaulichkeit der Speisen, häufig aber auch auf eine milde Appetitanregung und Sekretionsanregung zu achten haben. Für diese Zwecke läßt sich der Alkohol schwer entbehren. Das Ei in Portwein z. B. spielt hier seine vielfältig praktisch bewährte Rolle. Im ganzen ist die sog. leichte Fieberdiät teilweise auch als Kostform der akuten oder subakuten infektiösen Gastritis zu betrachten. Die leichtverdaulichen Kohlenhydrate sind wichtig. Es sei daran erinnert, daß auch protrahierter Hungerzustand der Magenschleimhaut schädlich sein kann.

Die **subakute und subchronische Gastritis mit Superacidität** bedarf einer ähnlichen Schonbehandlung wie der akute Magenkatarrh. In Fällen mit heftigen Beschwerden oder Erscheinungen lohnt es durchaus, ärztlich durchzugreifen, mit Bettruhe und Fasttagen zu beginnen. Warme und heiße Umschläge, auch Bäder sind dabei zweckmäßig. Im ganzen kommt es bei dieser Gruppe von Fällen auf eine gewisse Dauer und Konsequenz der diätetischen Führung an. Den Acidismus und die Supersekretion mit Alkaligaben zu behandeln, ist unzweckmäßig, obwohl es augenblicksweise Erleichterung bringt. Bei diesen Fällen oder in diesen Stadien der Gastritis ist mit einer schonsamen, reizarmen Kost eine wirksame Kochsalzentziehung zu verbinden (s. unten), dadurch, daß wir an einigen Tagen eine mehrstündige Magensaftentziehung in den Kurplan einführen, wie ich das empfohlen und gemeinsam mit Mellinghoff (1933) begründet habe. Solche Magensaftentziehung kann bei hartnäckigen Fällen in Abständen von einigen Tagen noch mehrfach wiederholt werden. Bei manchen Personen kommt zur Beschleunigung der Chlorentziehung ein Aderlaß in Betracht.

Auch bei schweren Stadien einer *Subacidität* kann die Einleitung der Therapie mit strengen Maßnahmen (Bettruhe, Fasten) zweckmäßig sein. Selbst bei in der Ernährung sehr heruntergekommenen Kranken sei man nicht zu ängstlich mit einem vorübergehenden Nahrungsentzug. Der langsame Aufbau der Kost muß bei diesen Kranken bald zu genügender Calorienzufuhr führen. Bisweilen ist es nötig, die Calorien geradezu täglich zu berechnen. Hauptbestandteile der Kost bilden lange Zeit die leicht verdaulichen Kohlenhydratspeisen. Ei-auflaufspeisen und in geringer Menge zarte Fleischspeisen gesellen sich hinzu. Man soll mehr durch gute Bereitung als durch Würzen den darniederliegenden Appetit etwas anregen. Zu besonders vorsichtigem und langsamem Vorgehen ist Anlaß, wenn Schmerzen oder Sensationen in der Magengegend bestehen. Die Fettfrage ist wichtig. Man gibt nur vorsichtig Fette, keine durchfetteten Speisen, vermeidet auch Tunken und Suppen, die durch Gehalt an Mehl und Fett zu den durchfetteten Kohlenhydratspeisen gehören. Als Fettträger kommen nur reine Butter, Sahne, Eigelb in Betracht. MEULENGRACHT empfiehlt eine breiförmige Vollkost mit Lebertran, um dem Vitamingedanken Rücksicht zu geben.

Physikalische Therapie. Im Anfang einer Gastritiskur werden oft heiße Breiumschläge auf die Magengegend eingesetzt und wirken mindestens sub-jektiv wohltuend. In anderen Fällen, gerade bei infiltrativer, sehr schmerz-hafter Gastritis, ist örtliche intensive Hitzebehandlung dem Kranken subjektiv unangenehm, ja unerträglich. Man soll in solchen Fällen den einfachen Prieß-nitzumschlag nicht unterschätzen und dabei nur beachten, daß der Umschlag mehr aufgelegt, nicht fest um den Leib geschnürt werden soll.

Statt der heißen Umschläge verwenden manche Diathermie oder Kurzwellen; wir machen im allgemeinen nicht davon Gebrauch.

Elektrische Behandlungsmethoden, auch unter Einführung einer Elektrode in den Magen, waren vor ein paar Jahrzehnten ohne klare Indikation üblich und sind ziemlich obsolet geworden. Die Röntgenbestrahlung wird von einzelnen lebhaft empfohlen. Einwirkungen auf den Magen sind sicher. Bestimmt sind schädliche Wirkungen möglich. Atrophie der Magenschleimhaut, Auftreten von Petechien sind im Tierversuch erzeugt worden. Je nach Dosis wurde die Sekretion erregt oder gemindert. Manche klinischen Empfehlungen rühren wohl daher, daß eine unmittelbare schmerzlindernde Wirkung eintritt. Sie ist vielleicht ähnlich wie die Röntgenwirkung bei anderen Entzündungen oder wird durch Spasmolyse bedingt und wäre dann mehr symptomatisch. Die Erscheinungen des Röntgenkaters, auch bei magenferner Bestrahlung, lassen größere Röntgendosen kontraindiziert erscheinen. Auch bei kleinen Dosen sei man vorsichtig.

Zur physikalischen Therapie gehört in gewisser Weise auch die Magen-spülung, insofern sie einerseits örtliche Temperaturwirkung, andererseits vor-sichtige systematische Magendehnung ermöglicht. Bei gastritischen Schüben mit charakteristischem Dehnungsschmerz ist die Füllung unangenehm und verschlimmert. Es scheint aber, daß gerade in ausgesprochenen Fällen in etwas späteren Stadien eine vorsichtige Dehnungstherapie mit Kamillosanspülung nützlich sein kann. Will man die Magenspülung zur Anwendung von Tempe-raturwirkungen benutzen, so ist nach der kalten wie nach der warmen Seite jedes schroffe Vorgehen zu vermeiden.

Schließlich sind *allgemeine Körperübungen und Sport* in manchen Stadien ein besonders wichtiges und zu Unrecht vernachlässigtes Stück der Gastritis-behandlung. Man muß freilich differenzieren. Kranke mit gastritischem Schub und deutlichem mechanischem Magenschmerz müssen körperlich geschont werden, oft sogar durch lange Bettruhe. Aber die Gastritis, bei der Acidismus das hervorstechende Symptom ist, ebenso manche als „schwacher Magen" imponierende subacide chronische Gastritis und solche Gastritiden, die mit chronischer Darmstörung einhergehen, reagieren oft ausgezeichnet, wenn man Körperübung, Sport, auch Luftbäder verordnet. Am deutlichsten zeigt sich das bei Kranken, die vorher ein sitzendes Stubendasein geführt haben. Die Wirkung mag einesteils durch allgemeine Umstimmung, anderenteils durch veränderte Blutverteilung im Splanchnicusgebiet hervorgerufen werden.

Medikamentös kommt bei erheblicher Subacidität Salzsäure in Betracht. Sie muß lange, oft über Jahre, genommen werden, und doch darf man nicht unvorsichtig und kritiklos Salzsäure einfach ad infinitum verordnen. Uns sind oft Kranke begegnet, die auf Grund einer alten Verordnung dauernd Salzsäure einnahmen, obwohl die Sekretionstüchtigkeit ihres Magens sich ausgezeichnet erholt hatte, oder gar ein frischer gastritischer Schub mit Superacidität vorlag. Bei chronisch Subaciden und Achylikern, bei denen nicht die Entzündung, sondern der Defekt der Schleimhaut im Vordergrund steht, kann ein Glas Wein während der Mahlzeit unschädlich und nützlich sein. Dagegen ist vor stärkerem Gebrauch des Alkohols, gerade auch in Gestalt von Likör, Cocktails usw., dringend zu warnen. Alkalische Wässer, während der Mahlzeit genossen, sind nicht kontraindiziert. Ihr Genuß wird bisweilen angenehm empfunden. Auch könnte die säureweckende Wirkung der Alkalien nützlich sein. Bitterstoffe reizen mehr die Geschmacksorgane (individuell verschieden) als die Magensekretion und dürfen versucht werden. Auf Regelung der Darmtätigkeit und Behandlung der chronischen Enterocolitis ist besonderes Gewicht zu legen.

In der Medikamentbehandlung der superaciden Gastritis werden die sog. Alkalien stets eine gewisse Geltung behalten. Die unmittelbare symptomatische Wirkung auf die acidistische Beschwerde ist so deutlich, daß Magenkranke immer wieder dazu greifen werden. Gelegentliche Anwendung mag auch der praktische Arzt dulden. Er wird freilich empfehlen, sich nicht des Natrium bicarbonicum zu bedienen, das stärker als andere Alkalien die Magenschleimhaut reizt, sondern das Magnesiumperhydrol (Merck-Darmstadt). Bei diesem Mittel ist die säurebindende Alkaliwirkung verbunden mit der die Säurekonzentration dämpfenden Wirkung nascierenden Sauerstoffes (Dienst 1925). Es wird Gastrosil seit langem empfohlen, ein gelförmiges aktives Calciumsilicat. Magnesiumtrisilicat (z. B. *Sellagen* — Sepdelen-Werke, Hamburg, in flüssiger Form — oder *Masigel* — Thomae-Biberach); „aktivierte Phosphate" (z. B. Calcium- oder Magnesium-Phosphat + Silicat) sind in gleichem Sinne anwendbar (s. Mutsch 1949, Neuwald 1951). Systematische Alkalikuren, etwa nach dem Vorgehen von Sippy oder Porges, lehnen wir wegen der Reizwirkung auf die Magenschleimhaut ab.

An sonstigen wichtigen Medikamenten ist zu nennen das *Atropin* und gute Ersatzpräparate wie Eumydrin, Bellafolin, Belladonnysat-Bürger usw. Es dämpft die Sekretion und die Motilität hauptsächlich durch Tonusänderung. Hierdurch wirkt Atropin sehr oft schmerzlindernd und hat deshalb auch symptomatisch gute Wirkung. Es soll mithin bei gastritischen Magenschmerzen auch dann versucht werden, wenn keine Superacidität oder Supersekretion besteht.

Bei manchen Formen schmerzhafter Gastritis ist örtliche Behandlung mit *Argentum nitricum* anscheinend vorteilhaft. Wir haben gelegentlich Erfolge davon gesehen. Jedoch müßten in sorgfältiger klinischer Arbeit mit gastroskopischer Kontrolle die Wirkungen der Höllensteinbehandlungen noch besser beobachtet und klare Indikationen herausgearbeitet werden, in welchen Gastritisstadien und -formen Höllenstein nützlich ist. Außer Spülungen mit $^{1}/_{2}$ $^{0}/_{00}$-Lösung verordnet man 3mal täglich 15 cm³ einer Lösung 1:1000 ($^1/_2$ Std vor der Mahlzeit zu nehmen). Von anderen Silberpräparaten sind Targesin in $^1/_4$%iger Lösung und Kamillargen zu empfehlen. KONJETZNY gibt morgens in den nüchternen Magen 100 cm³ $^1/_4$%iger Targesinlösung an folgenden Tagen: 1., 2., 3., 5., 7., 11., 13., 15., 17., 19.

Ein Wort ist zu sagen über die *Schleimbehandlung* der Gastritis. Sie beruht auf ganz alter Empirie und ist schon bei HIPPOKRATES zu finden. Das Rezept seiner Ptisane ist noch heute verwendbar. In der Behandlung verwendet sind im allgemeinen Pflanzenschleime aus verschiedenen Zerealien (Gerste, Hafer, Reis). Mit ihnen werden gleichzeitig leicht verdauliche Kohlenhydrate zugeführt. Wie wir an anderer Stelle ausgeführt haben, beruht die physiologische Schutzfunktion des Magenschleimes nicht darin, daß er Säure neutralisiert, sondern in der chemischen und physikalisch-chemischen Inaktivität des Schleimes. Diese dürfte dem pflanzlichen Schleim in ganz ähnlicher Weise zukommen wie dem normalen Magenschleim. Deswegen scheint uns das umständliche und kostspielige Verfahren unbegründet, aus tierischer Magenschleimhaut für die Gastritisbehandlung Mucinpräparate herzustellen. Eine spezifische Wirkung auf die Gastritis kommt ihnen schwerlich zu. Präparate, die vorwiegend aus tierischem Magenmucin bestehen sollen, wurden zuerst in Amerika (FOGELSON 1932) hergestellt und mit der Begründung empfohlen, daß Magenschleim die übermäßige Säure neutralisiere, was aber in nennenswertem Maße nicht zutrifft.

Zu den immer wieder empfohlenen Mitteln, über deren Wirkung auf die Gastritis die Akten noch nicht abgeschlossen sind, gehören Histidinpräparate (z. B. Larostidin). Auch das Organpräparat Histonon wurde gegen superacide Gastritis empfohlen, weil es in mancher Hinsicht antagonistische Wirkung gegenüber dem Histamin zeigt. In bezug auf die Magensekretion ließ sich in Untersuchungen von MELLINGHOFF an meiner Klinik dieser Antagonismus gegenüber dem Histamin nicht nachweisen.

Die Anwendung von *Sexualhormonen* zur Behandlung von Magenkranken war zur Modesache geworden. v. ROQUES (1942) erhoffte damit den „Sieg über die ‚Crux medicorum' zu erringen". Indessen sind die Hoffnungen nicht erfüllt, wenn auch gesagt werden muß, daß mit Follikelhormon in gewissen Fällen von Gastritis nützliche Wirkungen zu erzielen waren, wie mein Mitarbeiter GÜLZOW (1942) in Bestätigung der Erfahrungen von KORBSCH (1941), PARADE (1940), SCHULZ (1940) feststellen konnte.

Abgesehen von der diätetischen und örtlichen Behandlung der chronischen Gastritis spielen mit theoretischer Begründung und ernst zu nehmender empirischer Stützung Bemühungen eine Rolle, durch *allgemeine Umstimmung* auf aktive Stadien und ungünstige Verlaufsformen der Gastritis Einfluß zu nehmen. Wie bei aller Umstimmungstherapie ist die Zahl der Mittel größer als die Exaktheit der Indikation.

Es kommt in Betracht eine *Proteinkörpertherapie* unter Verwendung verschiedener Präparate. Daß sich das Novoprotin hierfür besonders eingebürgert hat, dürfte Zufall sein.

Es kommt ferner in Betracht die *Bluttransfusion.* F. KAUFFMANN (1940), der diese für Fälle, die sich durch starke Wulstbildung auszeichneten, empfiehlt, gibt an, daß er vor anaphylaktischen Erscheinungen nicht zurückschreckt, da solche nach seiner Überzeugung günstige Bedingungen für die natürlichen Heilungsvorgänge am Krankheitsmittelpunkt mit sich bringen.

Erfolge von großen *Aderlässen* sind gesehen. Die Einwirkung auf die Beschwerden ist oft deutlich, wie ja auch nach alter Erfahrung große Magenblutungen schnelle Schmerzfreiheit erzeugen, besonders bei superacider Gastritis.

Die Wirkung geht wohl über den Mineralstoffwechsel, aber die Einflüsse des Aderlasses sind natürlich vielseitig.

Eine umstimmende Behandlung ist ferner die *Chlor- bzw. Kochsalzentziehung.* Diese kann durch streng kochsalzarme, sog. kochsalzfreie Kostführung, bis zu einer gewissen Intensität durchgeführt werden. Nachdem man lange Zeit vor derartig strenger Kochsalzentziehung zurückschreckte, weil man sie für gefährlich hielt, und deshalb nur vereinzelte Autoren in gewissem Umfang chlorarme Diät anwandten, darunter Zweig (1949), habe ich mich für die Wirksamkeit streng durchgeführter Chlorentziehung bei der superaciden Gastritis eingesetzt (Katsch und Mellinghoff 1933).

Zu voller Wirksamkeit gerade in rebellischen Fällen kommt diese Chlorentziehung erst, wenn man außer der Einschränkung der Kochsalzzufuhr den Kochsalzbestand des Körpers aktiv verringert. Dazu kann, wie oben erwähnt, einleitend ein Aderlaß nützlich sein. Auch Salyrganinjektion wirkt in diesem Sinne, scheint uns aber entbehrlich. Am wirksamsten und zweckmäßigsten erwies sich die *Entziehung von Magensaft.* Durch dieses Manöver kann Kranken mit lebhafter Sekretion in 3 Tagen eine Chlormenge entzogen werden, die 30 g Kochsalz entspricht.

Der Eingriff der Magensaftentziehung bedeutet freilich nicht nur Verringerung des Chlorbestandes. Die Wirkung ist vielseitig und verwickelt. Es ergibt sich eine Transmineralisation. Parallelgehend mit einer gewissen Entwässerung des Körpers sowie einer Umstimmung des Stoffwechsels in alkalotischer Richtung (s. Katsch und Mellinghoff 1933). Welche Faktoren für die günstige therapeutische Wirkung beitragen, ist noch nicht genügend geklärt.

Unabhängig von uns hat auch C v. Noorden (1929), der ursprünglich strenge Kochsalzbeschränkung bei Gastritikern und Ulcuskranken ablehnte, eine kochsalzarme Diät zur Behandlung verschiedenster Schleimhautentzündungen, so auch der Gastritis, erprobt und vorgeschlagen. Er geht nicht ganz so streng mit der Kochsalzentziehung vor wie wir, unterstützt sie auch nicht durch chlorentziehende Hilfsmanöver, andererseits dehnt er die Indikation auf die subacide Gastritis aus. Er gibt an, daß sich in einigen Fällen die sekretorische Leistung bei chlorarmer Diät bessert. Schon hieraus geht hervor, daß diese Chlorentziehung nicht sehr intensiv sein kann.

Eine Umstimmungstherapie im Sinne alkalischer Stoffwechselrichtung liegt schließlich auch in der Dauerverordnung von resorbierbaren *Alkaliverbindungen* (Sippy-Kur). Freilich wird die Alkaliwirkung vom Blut her bei solchen Kuren beeinträchtigt durch die örtliche Reizwirkung der Alkaliverbindungen auf den Magen. Deswegen hat die Sippy-Kur auf die Dauer nicht viel Anhänger gewinnen können.

Entsprechend der Unsicherheit und Vielseitigkeit der pathogenetischen Vorstellungen gibt es heute für die Gastritis viele Behandlungsmethoden ohne zuverlässige differenzierende Indikation. Immerhin hat die rege Forschung auf diesem Gebiet zu fühlbarer Bereicherung des therapeutischen Rüstzeugs geführt. Es bestehen erweiterte Möglichkeiten für ärztliche Aktivität in der Behandlung der Gastritis und damit die Verpflichtung vor allem auch zu wirksamer Frühbehandlung.

Eine chirurgische Behandlung kommt in Frage in den seltenen Fällen von sklerosierender Pylorusgastritis mit Stenose. Auch gegen erkannte Polypen geht man chirurgisch vor, selbst wenn sie gutartig scheinen, weil eine gewisse Wahrscheinlichkeit, daß sie bösartig werden können, stets vorhanden ist. Weitergehende chirurgische Indikationen, wie sie z. B. Orator (1925) angegeben hat, halten wir für verfehlt und sind hierin einig nicht nur mit Internisten (z. B. KUTTNER, HENNING), sondern auch mit führenden Magenchirurgen, wie SCHMIEDEN und KONJETZNY.

XXIX. Magenphlegmone.
(Magenabsceß, eitrige Magenentzündung.)

Begriffsbestimmung. Als Gastritis phlegmonosa bezeichnet man die durch Eitererreger hervorgerufene, vorwiegend submuköse Phlegmone der Magenwand. Es kann sich um ausgebreitete oder mehr örtliche Ansammlung von Eiter handeln. Dementsprechend spricht man von 2 Formen: der diffusen und der circumscripten. Die letzte kann zum Magenabsceß werden. Phlegmonöse Gastritis kann als Erstkrankheit an einem im übrigen nicht pathologisch veränderten Magen auftreten oder als Zweitschaden bei Geschwür und Krebs. Sie ist in jedem Falle eine sehr schwere Erkrankung, gehört indessen in ausgeprägter Form zu den größten Seltenheiten.

Geschichtliches. Obwohl die Absceßform die seltenere ist, ist sie länger bekannt; sie soll 1620 von VARANDAEUS zuerst beschrieben sein. Die erste Veröffentlichung über die diffuse Magenphlegmone wird ANDRAL (1839) zugeschrieben, von SUNDBERG (1919) und KONJETZNY (1919) sogar dem AVICENNA (1037). STIGLIANI (1941) warnt vor einer unkritischen Einordnung der Gastritis phlegmonosa. So glaubt er, daß von etwa 350 in der Literatur verzeichneten Fällen nur 50 dem besonderen Krankheitsbild entsprochen haben.

Pathologische Anatomie. Die bei weitem größte Zahl der in der Literatur niedergelegten Fälle ist erst auf dem Obduktionstisch erkannt und entdeckt worden. Erst in neuerer Zeit wurden einige Fälle bei chirurgischen Eingriffen aufgefunden. Die Magenwand zeigt sehr schwere Veränderungen. Handelt es sich um die circumscripte Form, so findet man einen rundlichen Tumor, der dem Magen anhängt oder in sein Lumen hineinragt. Der Absceßcharakter kann sehr deutlich sein; in anderen Fällen war die Unterscheidung von andersartigen Magentumoren durch den einfachen Augenschein und durch Betastung nicht ohne weiteres möglich. Befallen ist am häufigsten der pylorische Teil. Die Magenwand kann bei der diffusen Form in großer Ausdehnung erheblich verdickt sein durch Anfüllung der Submucosa mit Eiter oder sulzigem entzündlichem Exsudat, so daß die infiltrierte Wand in ihrer passiven Beweglichkeit stark beeinträchtigt, starr erscheint. Dementsprechend müßte im Leben auch die aktive Beweglichkeit sehr stark gehemmt sein (Röntgenuntersuchung). In einem der SCHNARRWYLERschen Fälle (1906) griff die Phlegmone auf den Oesophagus über.

In dem entzündlichen Exsudat finden sich, oft massenhaft, teils frei, teils in den Zellen, verschiedene Eitererreger. Vor allem Streptococcus longus, in anderen Staphylococcus pyrogenes aureus oder citreus, auch Diplokokken; sekundär sind oft Colibacillen vorhanden

Die Mucosa ist des öfteren wenig verändert gefunden worden. Andererseits kann sie von Eiterzellen durchsetzt und geschwollen sein oder der Eiter kann an einzelnen oder vielen Stellen die Mucosa nach dem Mageninneren zu durchbrechen. „Es entstehen dann", so schreibt EWALD (1889), „siebartige Durchlöcherungen der Schleimhautoberfläche, aus welchen der Eiter bei Druck herausquillt, oder der Eiter senkt sich gegen die Serosa, hebt dieselbe ab und perforiert sie, wenn es nicht nach vorhergehender Entzündung zu Verlötungen mit den Nachbarorganen kommt." Die Muscularis wird teilweise fettig degeneriert gefunden.

Als Unterart der Gastritis phlegmonosa wird die Gastritis emphysematosa gewertet (WEENS 1946, WELCH und JONES 1947). Bekannt ist diese seltene Form seit FRAENKEL (1889). Sie wird hervorgerufen durch gasbildende Erreger und findet sich nach Säureverätzungen des Magens.

Ätiologie. Bei den gastrogenen Formen der Erkrankung dringen die Erreger durch eine oft geringfügige und vielleicht bald verheilte Mucosaverletzung in die Magenwand ein (z. B. nach Verschlucken von Nadeln, Fischgräten usw.). Es scheint, daß Bauchtraumen, die zu Extravasaten in der Magenwand führen, die Entstehung begünstigen (infiziertes Magenhämatom). Eine Schleimhautverletzung bei der Sondeneinführung wurde in früherer Zeit als Gelegenheitsursache sehr gefürchtet. Bei Verwendung der üblichen weichen Magenschläuche ist diese Befürchtung, wie vieltausendfältige Erfahrung gelehrt hat, nichtig. Als Erreger findet man meist Streptokokken, bisweilen mit anderen Erregern vermischt (Staphylokokken, Pneumokokken, Coli, Proteus, Milzbrand). v. STAPELMOHR (1925) fand 2mal den Eiter steril.

Verschlucken von Eiter bei putrider Bronchitis (Fall SIMMONDS 1901) dürfte kein zureichender Entstehungsgrund sein.

Die Einschleppung kann andererseits auf dem Blutwege erfolgen bei Endokarditis, jeder Form von Pyämie, auch bei Erysipel (CHEINISSE 1908). Sekundärinfektionen bei Typhus, bei Variola haben metastatisch zur Magenphlegmone geführt. Sie wurde auch bei Pneumokokkensepsis und einmal bei Bronchiektasen (Simmonds) erlebt. Wir sahen Magenphlegmone bei schwerem Scharlach als tödliche Komplikation.

Einwanderung auf dem Lymphwege (z. B. bei Puerperalfieber) scheint wesentlich seltener in Betracht zu kommen. In einzelnen Fällen war der Einbruch von Bauchphlegmonen von der Serosaseite her in die Magenwand erfolgt, so bei örtlicher Peritonitis nach Aufbruch der vereiterten Gallenblase. Pankreatitis kann auf die Magenwand übergreifen. Ausgang von Magendivertikeln ist in der zurückliegenden Literatur zu wenig in Betracht gezogen worden.

Sekundäre Magenphlegmone kann bei Ulcus oder Carcinom auch bei chronischer Gastritis eintreten. Kleine Winkeleiterungen und phlegmonöse Infiltrationen geringen Ausmaßes sind sogar bei Carcinom nicht selten. Klinisch kann man darauf schon aus dem Eitergehalt des Schleimsees im nüchternen Magen schließen, den man bei Krebs hier und da findet. Das kann die Erklärung für manche Fieberbewegungen bei Magenkrebs liefern.

Wie Schnarrwyler (1906) ausführt, ist es ja keineswegs wunderbar, daß bei Ulcus und Carcinom gelegentlich Bakterien in die Magenwand eindringen. Zu erklären ist vielmehr, daß dies verhältnismäßig selten geschieht. Diese Erklärung ergibt sich aus den histologischen Verhältnissen: Das Narbengewebe in der Umgebung des chronischen Geschwüres wirkt wie ein Schutzwall; beim Krebs sind die Lymphbahnen der Submucosa durch Krebszellen verlegt.

Berücksichtigt man übrigens operative Erfahrungen der Chirurgen (Schmieden), so sind geringe phlegmonöse Prozesse in der Umgebung eines benignen oder malignen Geschwürs durchaus keine Seltenheit. Sie bedingen kein besonderes Krankheitsbild. Nach mündlicher Mitteilung Schmiedens findet man auch sowohl bei Carcinom wie bei Magenulcus gelegentlich ein ganz diffuses Magenwandödem, das man als einen geringen Grad von Magenphlegmone auffassen müsse. Als Folgezustände kennt der gleiche Autor schwielige Vernarbung der gesamten Magenserosa (Zuckergußmagen), auch mit stechapfelförmigen Adhäsionen, die zu allen Organen der Nachbarschaft hinziehen können (chronische Magenphlegmone, Buetti und Loustalot 1950).

Experimentelle Pathologie. Rosenow (1930) verfütterte virulente Streptokokkenkulturen an Hunde, vermischt mit Glas und Knochensplittern: es entstand keine Phlegmone. Junge Hunde vertrugen in Milch sehr große Mengen von Streptokokken aus einem menschlichen Magenabsceß. Wurde jedoch vorher eine akute schwere Alkoholschädigung gesetzt, so entstand tödliche Magenwandphlegmone. Wochenlang mit Apomorphininjektionen erzeugtes Erbrechen bei gleichzeitiger Streptokokkenfütterung ließ keine Phlegmone entstehen (Ernst Lange bei Loeschcke).

Symptome. Während sich die Entzündung und Vereiterung der Magenwand ausbildet, sind öfters zunächst so geringe subjektive Symptome vorhanden, daß sie wenig beachtet werden, meist auch der Arzt nicht aufgesucht wird. Dann setzen Schmerzen manchmal blitzartig mit äußerster Heftigkeit ein. Man wird Fieber feststellen. Es kann mit Schüttelfrost beginnen und beträchtliche Höhe erreichen. Auch ohne daß eine Perforation vorzuliegen braucht, ist der Beginn gelegentlich perakut und überwältigend. Bei einem Kranken (Fall Novak 1919), der seinen großen Absceß voraussichtlich schon einige Zeit trug, begann das subjektive Kranksein mit lähmendem Schmerz urplötzlich, während er eine Straße entlang ging, so daß er stehenbleiben, sich schnell einen Wagen nehmen mußte. Der Schmerz wird in der Magengegend empfunden. Fälle ohne starke Schmerzen sind auch bekannt. Man findet ein peritonitisches Bild, schon ehe eine Durchwanderungs- oder Durchbruchperitonitis eingetreten ist. Meteorismus, Hinfälligkeit, kleiner frequenter Puls, große Druckempfindlichkeit des Oberbauches. Dazu Erbrechen und oftmals durchfällige Stühle.

Jeder Brechakt erhöht den Schmerz, Es wird dabei uncharakteristischer Mageninhalt und Galle herausbefördert. Eitererbrechen gehört zu den größten Seltenheiten. Es kommt indessen in vereinzelten Fällen vor, wie z. B. im Fall Deiniger (1897), von dem $1/_4$ Liter erbrochen wurde, und kann dann geradezu pathognomonisch sein. Dieses ebenso wichtige wie seltene Symptom ist eher bei Magenabsceß als bei der Magenphlegmone zu erwarten. Mehrere Fälle mit Eiterbrechen sind spontan geheilt.

Der Fieberverlauf kann septischen Charakter haben. Doch gibt es keine Regel dafür. Ausnahmsweise kann Fieber fehlen (Fall Lewandowski 1897). Gelegentlich kann Ikterus hinzutreten (Brinton 1862); das vermehrt die diagnostischen Schwierigkeiten.

Das Röntgenbild nach akuter Magenphlegmone scheint bisher selten beobachtet zu sein. Bei subakuten oder chronischen Fällen wurden auf Grund des Röntgenbefundes meist carcinomatöse Veränderungen angenommen. Das Canalisgebiet ist dabei konzentrisch eingeengt. Eine Schleimhautzeichnung ist kaum nachweisbar. Vorhandene, infiltrierte Falten sind dementsprechend steif, jedoch soll ein ausgesprochen malignes Relief nicht auftreten (Buetti und Loustalot 1950). Beim Magenabsceß muß man, wenigstens wenn er ins Lumen hineinragt, eine Tumoraussparung finden.

Gastroskopische Untersuchungen bei phlegmonöser Gastritis liegen nicht vor, sind wohl auch nicht bei dem schweren Bild des „akuten Abdomens" zu wagen. Palmer (1949) kommt bei der kritischen Übersicht der makroskopischen Pathologie dieser Magenveränderungen zu dem Urteil, daß lokalisierte Mageneiterungen erfolgreich mit dem Gastroskop aufgesucht werden könnten.

In den meisten Fällen, in denen das Blutbild untersucht wurde (Lengemann 1902, Zoepffel 1923), fand man eine erhebliche Leukocytenvermehrung (20000—30000/mm³). Allerdings macht Sarens (1941) darauf aufmerksam, daß die Leukocytenzahl in den ersten Stadien der Phlegmone normal sein kann, so zählte er 7800 und 3100 Leukocyten/mm³. Erst 48 Std vor dem Tode des Patienten trat eine Leukocytose von 17600 auf. Britton und Warner (1945) beobachteten aleukämisch-leukämoide Blutveränderungen bei akuter Gastritis phlegmonosa. Eine Magenwandphlegmone darf also nicht ausgeschlossen werden, wenn die Leukocytose fehlt.

In 3 Fällen der Literatur trat Lebervenenthrombose hinzu (Schnarrwyler 1906).

Differentialdiagnose. Die klinische Diagnose der Gastritis phlegmonosa ist bisher nur in ganz vereinzelten Fällen gestellt worden. Sie bleibt außerordentlich schwierig wegen der großen Seltenheit der Erkrankung und ihres schnellen Verlaufes. Verwechslungen sind möglich mit Ulcusperforation, mit eitriger Cholecystitis, besonders wenn sie zu umschriebener Peritonitis im Oberbauch geführt hat. Ferner mit akuter Pankreasnekrose. In anderen Fällen kann das Syndrom an Krebs denken lassen, besonders wenn ein Magenabsceß als Tumor gefühlt wird.

Verlauf. Der Verlauf ist akut und schwer und fast immer tödlich, wenn operative Hilfe ausbleibt. Die Kranken gehen im Verlauf von einigen Tagen meist unter dem Bilde der Peritonitis zugrunde. Indessen ist es nicht ausgeschlossen, daß die spontanen Heilungsmöglichkeiten in den Literaturdarstellungen etwas unterschätzt werden. Uns ist ein Kranker begegnet, der angab, er habe einmal nach kurzem, schwerem Magenkranksein etwa eine Tasse voll Eiter erbrochen und sei danach gesund geworden. Eine derartige Selbstheilung könnte gerade beim umschriebenen Magenabsceß öfter eintreten, wie das schon Lebert (1878) angegeben hat. Auch F. König (1911) glaubt, daß Spontanheilungen vorkommen. Die diffuse Magenphlegmone könnte unter Umständen in das Bild der Linitis plastica übergehen, der diffusen Wandsklerose des Magens, eine Vorstellung, die sich zuerst Nothnagel bildete, und die auch von einigen anderen Autoren (v. Stapelmohr, Konjetzny) geteilt wird.

Behandlung. Ist eine Magenphlegmone erkannt, klinisch oder beim Probebauchschnitt, der auf Grund falscher anderer Diagnose ausgeführt wurde, so ist die Exstirpation im Gesunden das unbedingt einzuschlagende Verfahren, wenn es durchführbar ist. Eine Reihe von Fällen sind auf diese Weise geheilt worden (vgl. F. König 1911, v. Stapelmohr 1925, Zoepffel 1923, Novak 1919). Der Magenabsceß bietet mehr Aussichten als die diffusen Eiterungen. Lengemann (1902) fand in einem Fall, der wegen Verdacht auf Ulcusperforation operiert wurde, eine Magenphlegmone mit lokaler Peritonitis. Er beschränkte sich auf Ausspülung und Tamponade und sah den Fall heilen.

Wie weit diese Richtlinien durch die moderne Therapie mit antibiotischen Mitteln beeinflußt werden, kann nur die Erfahrung zeigen. Der Versuch mit großen Dosen Penicillin (bzw. Streptomycin intramuskulär, Aureomycin per os, möglichst in Kombination) ist in jedem Falle angezeigt. Zweifellos erscheint diese Behandlung aussichtsvoll [günstiges Ergebnis der Penicillinbehandlung bei Welch und Jones (1947)]. Allerdings dürfte es einige Zeit dauern, bis verbindliche Behandlungsvorschriften gegeben werden können, die vielleicht eine rein internistische Therapie der phlegmonösen Gastritis zulassen.

Bleibt die Krankheit unerkannt, so zwingt sie meist zur Anwendung von schmerzstillenden Morphiumspritzen. Außerdem ist verschiedene symptomatische Therapie zur Kreislaufstützung, Fieberbekämpfung usw. getrieben worden.

XXX. Magenverätzung.
(Ätzgastritis, Gastritis corrosiva.)

Als besondere Form der akuten Gastritis werden die Verätzungen des Magens abgetrennt. Nach unseren obigen Ausführungen unterscheidet sich diese Gruppe von der Gastritis simplex nicht nur ätiologisch dadurch, daß sie durch starke Säuren oder Alkalien hervorgerufen wird, sondern auch die Histogenese dürfte eine andere sein, insofern hier zunächst im Vordergrund die plumpe Verätzung der Schleimhautoberfläche steht. Ein Überspringen der Schleimhautoberfläche in der Weise, daß der Entzündungsprozeß gerade herdförmig in tieferen Schichten der Schleimhaut seinen Anfang nimmt, kommt bei einer Verätzung der Magenschleimhaut durch hochprozentige Schwefelsäure oder Natronlauge natürlich nur sekundär in Betracht. Andererseits können dünnere Lösungen ätzender Flüssigkeiten in ähnlichem Sinne wie irgendwelche anderen Schleimhautreize zu gastritischen Veränderungen im Parenchym der Schleimhaut führen. Und es können durchaus neben der Oberflächenverätzung zweitlinig entzündliche Tiefenveränderungen in der Mucosa spielen wie bei der aus cellulärer Funktionsstörung hervorgehenden „acidogenen" Gastritis simplex, so daß Übergänge bestehen.

Ätiologie. Durch Versehen oder durch Selbstmordabsicht gelangen ätzende Gifte in den Magen: hochprozentige Salzsäure, Schwefelsäure, Oxalsäure, Vitriol, Höllenstein. Sublimat, Cyankalium, Chlorzinklösung, Lysol und Carbolsäure, Natronlauge oder Kalilauge. Auch Kreosot in hohen Dosen, drastische Abführmittel, besonders Krotonöl, ferner Copaivabalsam u. a. werden genannt.

Symptome. Heftige örtliche Folgen der Verätzung sind die hervorstechendsten Krankheitszeichen. Ihre Intensität wechselt selbstverständlich je nach Art, Konzentration, Menge des aufgenommenen Giftes. Brennende Schmerzen in der Magengegend werden zeitweilig durch Hinzutreten eines Krampfschmerzes noch gesteigert. Sie können bei schweren Verätzungen von vernichtender Heftigkeit sein. Sehr häufig werden brennende Schmerzen, auch an der verätzenden Schleimhaut der Mundhöhle und in der Speiseröhre empfunden. Schon das Schlucken von Speichel ist schmerzhaft. In der Regel kommt es einige Male zu Würgen und Erbrechen. Dabei wird nicht nur das aufgenommene Gift herausbefördert, das durch Geruch oder chemische Proben erkannt werden kann, sondern meist schon frühzeitig auch Blut. Sind beträchtliche Nahrungsreste dem Erbrochenen beigemengt, so bedeutet das einen prognostisch günstigen Umstand. Man darf dann schließen, daß das Ätzgift durch Mageninhalt verdünnt und daß saure Valenzen abgesättigt wurden, so daß mit einer weniger intensiven Ätzwirkung zu rechnen ist. Je nachdem das Erbrechen frühzeitig und ergiebig auftritt oder spät und unvollkommen, gewinnt der Ätzschaden verschiedene Ausmaße.

Auffallend schnell sind oft blutige Stühle da. Allerdings kommt es infolge der Verschorfung durch das Ätzgift und durch lokale Spasmen fast nie zu profusen Blutungen. Bei Sublimatvergiftung kommt auch die Ausscheidung des Giftes durch den Darm und die Entstehung blutender Darmgeschwüre in Betracht. Okkultes Blut ist tagelang nachzuweisen.

Die Allgemeinerscheinungen können ein Bild schweren Kollapses hervorbringen mit kühler, klebriger Haut, kleinem frequentem Puls und Cyanose. Von Druckschmerzhaftigkeit des Bauches und leichter Bauchmuskelspannung kommen alle Steigerungen vor bis zum Bilde der akuten Perforationsperitonitis, die ja in der Tat eintreten kann.

In der Mundhöhle, an den Lippen, bisweilen selbst an der äußeren Haut des Gesichtes können Ätzschorfe vorhanden sein, die unter Umständen einen Schluß zulassen, welche Art Gift eingewirkt hat. Schwefel- und Salzsäure erzeugen grauweiße Schorfe. Rein weiß erscheinen die Verätzungen durch Carbolsäure und Oxalsäure, während der Salpetersäureschorf eine gelbliche Färbung hat. Alkalischorfe sind bräunlich, gequollener, weniger scharf abgegrenzt. Nachdem erbrochen worden ist, können die Schorfe in der Mundhöhle durch blutigen, galligen Mageninhalt usw. teilweise verschiedene Verfärbungen annehmen.

Am Tage nach der Vergiftung ist eine Albuminurie fast regelmäßig vorhanden. Cylindrurie kommt vor. Ferner Urobilinurie und Urobilinogenurie.

Nahrungsaufnahme ist zunächst völlig unmöglich. Dagegen verführt der von dem Gefühl qualvollen Brennens begleitete Durst immer wieder zu Trinkversuchen. Das Trinken kann sehr schmerzhaft sein.

Auf die resorptiven Vergiftungssymptome, die bei mancher dieser Vergiftungen, z. B. der Sublimatvergiftung, vorkommen und die bei weitem gefahrvoller sein können, ist an dieser Steile nicht einzugehen.

Röntgenbefunde des Magens kurz nach Säurevergiftung scheint nur Sick (1912) häufiger erhoben zu haben. Er schildert als für das akute Stadium kennzeichnend eine Verengung des Pförtnerkanals bei gleichzeitiger Erschlaffung des übrigen Magens. Anfangs fehlt die Peristaltik und für lange Zeit kann die Magenentleerung verzögert sein. Später wird der Pförtnerkanal starr und eng, zeigt keine Peristaltik, ist nur noch „Überlauf für den gefüllten Magen". In gewissen Verlaufsphasen ergeben sich im radiologischen Bilde „Füllungsdefekte" des ganzen Kanals, ähnlich wie bei Pförtnerkrebs.

Pathologische Anatomie (Gesamtdarstellung bis 1926 von H. Merkel). Aus den pathologisch-anatomischen Feststellungen ist bemerkenswert, daß verätzte Mägen sich häufig in einem heftigen Kontraktionszustand befinden. Mächtige Schleimhautfalten sind vorhanden und oft finden sich die Ätzschorfe nur auf der Höhe dieser Falten oder vorwiegend dort. Infolge des schnellen Weitertransportes von Flüssigkeiten nach dem Pförtnerkanal hin gelangt das Gift oft gerade vor dem Pförtner selbst besonders stark zur Wirkung. Jedoch ist häufig die ganze Magenschleimhaut in großer Ausdehnung verätzt.

Die nähere Untersuchung unter Zuhilfenahme des Mikroskops zeigt die Nekrotisierung einerseits, andererseits die Entzündung. Verschiedener Zeitabstand bedingt verschiedene Bilder. Bei Einwirkung dünner Säuren treten vor allem die Entzündungserscheinungen hervor, bei konzentrierter Ätzung beherrscht die Nekrose das Bild. „Indem nun verschorfte, geschwürige, entzündete, erweichte Abschnitte in demselben Magen nebeneinander vorhanden sein können, entsteht ein ungemein wechselvolles Bild" (Orth 1909). Strode und Dean (1950) stellen als hervorstechende histologische Veränderung nach Säureverätzung die Thrombosierung aller Magenblutgefäße mit ihren Verzweigungen heraus.

Verlauf. In schweren Fällen kann frühzeitig der Tod eintreten, sei es im Kollaps, sei es durch Perforationsperitonitis. In anderen klingen die Erscheinungen im Laufe von Tagen, Wochen oder Monaten allmählich ab. Bei leichten Verätzungen, ja bisweilen bei ziemlich ausgedehnten, ist völlige und dauernde Wiederherstellung der Gesundheit und der Funktionstüchtigkeit des Magens möglich. Das braucht nicht eine morphologische restitutio ad integrum zu bedeuten: Atypien in der Schleimhautmorphologie dürften häufig auch in solchen Fällen zurückbleiben.

In vielen Fällen aber bleiben nach Überwindung der akuten Gefahr gewisse Spätfolgen am Magen zu befürchten. Eine chronische Gastritis kann sich anschließen. Schleimhautatrophie ist nicht selten. Relativer oder völliger Magensaftmangel kann eintreten. Allerdings darf damit gerechnet werden, daß sich selbst nach Monaten durch reparative Prozesse in der Schleimhaut die Saftbildung teilweise oder erheblich wieder bessert. In anderen Fällen ist die Schädigung endgültig.

Nicht selten kommt es durch narbige, schrumpfende Vorgänge in der Magenwand, bei deren Entstehung auch Spasmen mitzuspielen scheinen, zu Enge oder Verschluß an den Magenöffnungen. Solche Verengungen treten gelegentlich erst nach vielen Monaten hervor. Schrumpfung und narbige Verhärtung ganzer Magenwandteile, besonders des Pförtnerkanals, sind häufig als Spätfolgen beschrieben (Arena 1936, Degenhardt und Henderson 1942, Gray und Holmes 1948, McLanahan 1934, Schulenburg 1941, Strode und Dean 1950, Latorre-Aguero 1949). Das Bild der sog. Linitis plastica kann aus solchen chronischen, durch den Ätzschaden eingeleiteten Vorgängen entstehen.

Verhalten der Sekretion. Als Spätfolge der Magenentzündung sind Anadenie und Magensaftmangel häufig. Sofort nach der Schädigung kann reichlich salzsäurearmes, wäßriges Sekret abgeschieden werden (SICK 1912). Es ist manchmal eiweißreich (Gastritis serosa). Verlaufsbeobachtung zeigt, daß nach einer anfangs noch über Wochen fortschreitenden Schädigung der Sekretionsleistung eine ganz allmähliche Erholung eintreten kann. So konnten KATSCH und KALK beobachten, daß 2 Tage nach der Salzsäureverätzung des Magens Subsekretion und Subacidität vorlag. Nach dieser ausgesprochenen Hemmungsphase wurde nach weiteren 2 Tagen als Ausdruck eines sekundären Reizzustandes der erhaltenen Schleimhautteile bei Subsekretion eine vermehrte Säurebildung konstatiert. Die Aciditätskurve war infolge Entleerungsverzögerung „spätacid". 24 Tage nach der Säureeinwirkung fand sich eine sekundäre (gastritische) Achylie. Nach weiteren 12 Tagen konnte man der Magensaftuntersuchung Anhalte für Schleimhautreparation entnehmen. Jedoch war erst 101 Tage nach der Verätzung die Aciditätskurve des Magens als normal anzusehen. Der Fall ist von KALK (1925) ausführlich veröffentlicht.

Behandlung. Es ist nicht völlige Einigkeit darüber vorhanden, ob man, eine frische Magenverätzung in Behandlung nehmend, den Magenschlauch anwenden soll oder nicht. Viele Ärzte scheuen sich, den Schlauch anzuwenden, ja betrachten dessen Einführung bei Magenverätzungen als einen schweren Fehler, weil der Schlauch leicht die durch die Verätzung geschädigte, brüchig gewordene Magenwand durchbohren könne. Daß diese Gefahr gelegentlich besteht, ist nicht zu leugnen, obwohl derartige Unglücksfälle, wenn überhaupt, als äußerste Seltenheiten vorgekommen zu sein scheinen. Wir können uns der Ansicht derjenigen anschließen, die die Gefahr der Sondenperforation nicht überschätzt wissen möchten. Oft ist sie keineswegs groß. Wenn das Gift nicht sehr lange eingewirkt hat, befindet sich der Magen in einem krampfigen Kontraktionszustand und dürfte nicht ganz leicht zu perforieren sein. Anwendung von Gewalt ist selbstverständlich nicht am Platze. Es kommt hinzu, daß der Nutzen einer bald nach der Vergiftung in zweckmäßiger Weise durchgeführten Magenspülung oft als recht erheblich veranschlagt werden muß. Und daß die Fälle, in denen die Sonde bei vorsichtiger Anwendung leicht perforieren kann, meist so schwere Verätzungen darstellen dürften, daß sie keine Heilungsaussichten haben. Bei dieser Lage der Dinge soll man ganz gewiß stets behutsam vorgehen. Aber da die Schwere der Magenschädigungen sich von außen nicht immer abschätzen läßt, darf man es unseres Erachtens nicht als Kunstfehler betrachten, wenn ein Arzt, um alle helfenden Möglichkeiten auszunutzen, bei frischen Verätzungen die Sonde einführt. Einigkeit darüber dürfte bestehen in bezug auf die weniger starken Ätzgifte, etwa die Lysolvergiftung oder die Sublimatvergiftung. Doch gilt es nach unserer Ansicht auch für die Vergiftungen mit scharfen Mineralsäuren.

Nach Einführung des Magenschlauches wird mit kleinen Wassermengen und ohne starken Druck gespült. Statt des Wassers kann man bei Säurevergiftungen auch mit Milch oder Kalkwasser spülen oder wenigstens zum Schluß der Spülung etwas Milch oder ein rohes Ei zur Säurebindung in den Magen hineinschütten Ebenso kann schwache Sodalösung am Platze sein. Bei Alkalivergiftung setzt man umgekehrt etwas Essig oder Citronensäure dem Spülwasser zu. Manche empfehlen auch am Schluß der Spülung eine kleine Menge Öl in den Magen zu gießen und darin zu belassen. Weitere Einzelheiten über die Sonderbehandlung der verschiedenen Vergiftungen möge man Lehrbüchern der Toxikologie entnehmen.

Daß der anfängliche Kollaps eine symptomatische Behandlung mit Coramin- und Coffein-Spritzen erfordern kann, ergibt sich von selbst. Häufig ist die schmerzstillende Morphiumspritze nicht zu entbehren. Einige Tage lang kann Flüssigkeitszufuhr durch Tropfklistiere, Infusionen, Transfusionen notwendig sein. Mit der Ernährung per os geht man auch in den leichteren Fällen nur schrittweise vorwärts. Man kann sich verhalten etwa wie nach einer Ulcusblutung (s. dort). Auf komplizierte Nährklistiere, die im allgemeinen nur suggestiven Wert haben, verzichten wir. Chirurgische Behandlung (Resektion, Gastroenterostomie, Gastrostomie) kann durch Spätfolgen nötig werden, vor allem durch die sklerosierende und stenosierende, den Pförtnerteil zum starren engen Rohr wandelnde Pyloritis oder durch Kardiastenose.

XXXI. Das Ulcus des Magens und Zwölffingerdarmes.

Das CRUVEILHIERsche Ulcus mit seinem Symptomenkomplex zählt zu den wichtigsten Erkrankungen des Magens (und Zwölffingerdarmes). Erst seit der Jahrhundertwende ist diese Stellung des Ulcus zunehmend erkannt worden und Ulcusprobleme, welche Geschwürsentstehung, -erkennung und -heilung betreffen, gehören zu den vordringlichsten. Diese Bewertung spiegelt sich wider in der kaum noch übersehbaren Ulcusliteratur, die uns Aufschluß gibt über zahlreiche ernsthafte und gründliche Bemühungen, unsere Kenntnisse zu vermehren, zugleich aber auch in vielen Arbeiten eine bedauerliche Kritiklosigkeit und spekulative Denkweise gegenüber Ulcusfragen bezeugt. Lange Statistiken belegen die soziale Bedeutung der Ulcuskrankheit, welche in ungezählten Fällen die Schaffenskraft der Menschen im leistungsfähigsten Alter lähmt. Vielfältig ist das Bestreben, den Ulcuskranken zu helfen. Manche Erfolge ermutigen uns, viele Mißerfolge zeugen aber davon, daß eine befriedigende Lösung der Ulcustherapie noch aussteht.

Wir stehen hier vor der Aufgabe, einen Überblick über den jetzigen Stand des Ulcusproblems zu geben, nachdem G. v. BERGMANN in seinen großen Handbuchbeiträgen (1926, 1938) das Gebiet in eigener, aber für uns grundlegender Schau zur Darstellung gebracht hat.

1. Begriffsbestimmungen.

Ein umschriebener Defekt der Schleimhaut des Magens, Duodenums und Jejunums wird als *Ulcus* (Geschwür) bezeichnet, wenn der Gewebsdefekt der Tiefe nach die Schicht der Muscularis mucosae überschreitet. Darin liegt eine klare Unterscheidung gegenüber der *Erosion*, dem auf die Schleimhaut beschränkten Substanzverlust. Eine Erosion heilt ohne Narbenbildung ab, während für ein Ulcus bei der Abheilung die Bindegewebsproliferation und Narbenentstehung charakteristisch sind. HAUSER (1926) sieht deshalb in Ausheilungsfolgen das bemerkenswerte Unterscheidungsmerkmal zwischen Erosion und Ulcus. Ein Versuch von ASCHOFF (1928), den Durchmesser der Läsion für die Definition des Ulcus heranzuziehen, erscheint nicht glücklich. Unsere oben gegebene Begriffsbestimmung entspricht der von IVY (1950), BOCKUS (1943) u. a. Bezeichnungen wie „oberflächliches Ulcus" oder „oberflächlich akutes Ulcus" für eine Erosion können falsch verstanden und sollten nicht angewendet werden. Die Benennung „Ulcus" kann durch eine Reihe von Beinamen näher charakterisiert werden, z. B. penetrierend, perforierend, callös, tuberkulös, syphilitisch, carcinomatös, peptisch, traumatisch u. a. CRUVEILHIERs Beiwort „rotundum" ist obsolet geworden. QUINCKEs Beiwort „pepticum" wird in verschiedenem Sinne angewendet. Die einen wollen damit einen wesentlichen, wenn nicht *den* wichtigen ätiologischen Faktor herausheben, andere (zurückhaltender) nur darauf hinweisen, daß die ständige Bespülung des Gewebsdefektes mit verdauendem Magensaft, kraft dessen teils reinigender, teils reizender Wirkung die besondere Morphogenese der Abheilungs- und reaktiven Proliferationsvorgänge beim nicht carcinomatösen Ulcus charakterisiere.

Unsere Definition sagt also, daß eigentlich mit der Bezeichnung „Ulcus" zunächst keine ätiologischen oder pathogenetischen Vorstellungen verbunden werden, sondern damit auf den *Tatbestand des tiefgreifenden Gewebsdefektes* hingewiesen wird. Im allgemeinen gilt jedoch für die Verständigung, daß unter „Ulcus" das *gutartige Geschwür eigener Art (mit umgrenzbarem klinischen Bild, besonderer Verlaufsform, eigenen Komplikationen)* bezeichnet wird. In diesem Sinne wird auch diese Bezeichnung im vorliegenden Kapitel verwendet. Wenn man außerdem auf die Bezeichnung „*Geschwürskrankheit*" stößt, so ist darin der Versuch zu erblicken, klinisches Bild und Organbefund zu einer begrifflichen Einheit zu verschmelzen. Das ist bis zu einem gewissen Grade berechtigt, weil einerseits ein vorhandenes Ulcus zeitweilig subjektiv latent sein kann und weil es andererseits Menschen mit (konstitutioneller) Bereitschaft zum Ulcus gibt. Andererseits sollte die verwirrende und die Verständigung erschwerende *Diagnose* „Ulcuskrankheit ohne Ulcus" (z. B. Morawitz 1926) vermieden werden.

Für klinische Belange kann es wünschenswert sein, ein „*aktives Ulcus*" von einem „*inaktiven*" Ulcus zu unterscheiden. Danach wird ein Ulcus, welches Beschwerden macht, als „aktiv" bezeichnet. Jedoch ist diese Eigenschaft nicht ohne weiteres von der anatomischen Beschaffenheit oder dem Röntgenbefund abzulesen. Hurst und Stewart (1929) sehen die Infiltration des Ulcusgrundes mit polymorphkernigen neutrophilen Leukocyten als anatomisches Substrat der Aktivität des Ulcus an, eine fragwürdige, schwer zu beweisende und praktisch nicht fördernde Gleichsetzung.

Die Unterscheidung von „akut" und „chronisch" bei der Charakterisierung eines Geschwürs findet sich im Schrifttum nach zweierlei Kriterien:

1. Nach der Schnelligkeit der Entwicklung des Geschwürs und des zugehörigen Beschwerdebildes, und 2. nach der Schwere des Erscheinungsbildes zu einem gegebenen Zeitpunkt, auch innerhalb eines chronischen Verlaufs. Für diese „Akutisierung" eines chronischen Ulcus ist die Bezeichnung „aktiv" oder „heftig" zweckmäßiger.

Exakt darf die Bezeichnung „akutes Ulcus" nur unter Bezug auf die Histologie vergeben werden, wenn die *im Ulcusgrund typische reaktive Fibrose* fehlt, die je nach Verlauf oder Stadium als *proliferierend* oder *narbenbildend reparativ* bezeichnet wird.

2. Historisches.

Den Schriften des Hippokrates (460—377 v. Chr.) entnimmt Bstheh (1949) folgenden Hinweis: „Der Kranke erbricht schwarze Materie, der Weinhefe ähnlich, welche bisweilen blutig, bisweilen dem Nachwein oder dunklen Saft des Tintenfisches ähnlich ist. Das Erbrochene ist essigscharf ... der Schlund und der Mund wird von dem Erbrochenen verbrannt, die Zähne werden stumpf, die erbrochene Masse läßt die Erde schäumen."

Eine andere Beschreibung der Ulcussymptome gibt Diokles von Karystos (um 300 v. Chr.): „Nach dem Essen, namentlich wenn die Kranken schwer verdauliche und hitzeerregende Speise zu sich genommen hatten, bekamen sie eine reichliche Sekretion von feuchtem Speichel, saure Ructus, Aufgeblasenheit, ein heißes Gefühl in den Hypochondrien und Kollern im Leibe: und zwar dies nicht unmittelbar, sondern kurze Zeit nach dem Essen. Bisweilen bestanden auch heftige Schmerzen im Magen, welche in den Rücken ausstrahlten. Diese Schmerzen ließen nach, wenn die Nahrung gekocht worden war, kamen aber nach jeder Mahlzeit zurück. Bei einigen traten die Schmerzen auch bei nüchternem Magen ein oder nach dem Abendessen. ... Gewöhnlich stellte sich die Krankheit *nach der Jugend* ein. Aber auf welche Weise sie auch entstanden war, der Leidende wurde seine Beschwerden nie wieder los."

Etwa 400 Jahre v. Chr. sollen auch Priester des Äskulap Magengeschwüre durch Resektion zu beseitigen versucht haben (nach Goldstein 1951). *1696*: Grassino — Mitteilung einer Ulcuspenetration in die Milz und Tod durch Perforationsperitonitis. *1704*: LITTRÉ — tödliche Ulcusblutung („Ulcus rotundum"). *1756*: MORGAGNI — Mitteilung von Ulcusperforationen, Sanduhrmagen („Ventriculus quasi duplex"). *1778*: BLEULAND — Erwähnung des „Frühschmerzes". *1797*: BAILLIE — zusammenfassende Beschreibung des Magengeschwürs und seiner pathologisch-anatomischen Kennzeichen. *1825*: BROUSSAIS — Schilderung des Ulcus duodeni. *1829—1835*: CRUVEILHIER — grundlegende Darstellung mit Abbildungen und Vorschlägen für die Therapie beim Magenulcus. Vorschlag der Bezeichnung „Ulcus ventriculi chronicum sive rotundum". *1828*: ABERCROMBIE — Schilderung der Symptomatik des Zwölffingerdarmgeschwürs. *1842*: ROKITANSKY — anatomische und klinische Beschreibung des Ulcus, das sich „aus einer akuten umschriebenen roten Erweichung, oder einer umschriebenen Ertötung der Schleimhaut zu Schorf" entwickelt. *1852*: GÜNSBURG — Beschreibung eines Magenulcus mit gleichzeitiger Thrombosierung der Magenvenen. Er führte das Ulcus auf die korrosive Wirkung von Magensaft zurück. *1853*: VIRCHOW — äußerte auf Grund von GÜNSBURGS Beschreibung, daß die korrosive Wirkung von Magensaft in *den* Bezirken zur Ulcusbildung führe, die durch lokale Spasmen der Magenmuskulatur oder durch Thrombosierung oder durch Embolie vom Kreislauf ausgeschlossen sind. *1860*: MÜLLER — „Das korrosive Geschwür im Magen- und Darmkanal" (Monographie). *1861*: TROUSSEAU — wendet sich gegen die häufige Diagnose des Magenulcus. *1863*: TRIER — „Ulcus corrosivum duodeni" (Monographie, Kopenhagen). *1882*: QUINCKE prägt, indem er einen wichtigen Faktor der Patho- und Morphogenese des Ulcus rotundum hervorhebt, die Bezeichnung: „Ulcus pepticum". *1910*: MOYNIHAN — „Der Befund ist nichts, die Anamnese ist alles." — „Duodenal Ulcer" (Monographie). *1912*: G. V. BERGMANN — „Das spasmogene Ulcus pepticum". *1913*: WESTPHAL-KATSCH — „Das neurotische Ulcus duodeni". *1923—1947*: KONJETZNY — Entstehung der Magengeschwüre ohne wesentliche Mitwirkung des Magensaftes auf dem Boden von Gastritis. *1926*: HAUSER — Umfassende Darstellung „Die peptischen Schädigungen des Magens, des Duodenums und der Speiseröhre und das peptische postoperative Jejunalgeschwür". *1927—1950*: BÜCHNER — Ulcus als peptische Veränderung durch Leersekretion von Magensaft. Entstehung des Ulcus aus einer Erosion. *1931—1938*: KALK — Darstellung des Ulcusproblems. *1944*: KALK; HENNING; KATSCH — „Kriegsulcus", „Krisenulcus". *1948*: SPANG — „Das Altersulcus an Magen und Zwölffingerdarm". *1950*: IVY, GROSSMAN, BACHRACH — „Peptic Ulcer" (Darstellung vornehmlich der Ergebnisse experimenteller Ulcusforschung).

3. Pathologische Anatomie.

Das *akute Ulcus* ist gewöhnlich von runder oder ovaler Begrenzung und tritt in der Einzahl auf. Der Rand ist scharf „als wäre ein rundes Stück der Magenwand mittels eines scharfen Locheisens herausgeschlagen" (ROKITANSKY 1842). Der Defekt hat die Form eines Trichters. HAUSER (1926) weist darauf hin, daß die Achse dieses Trichters häufig nicht senkrecht zur Schleimhautoberfläche, sondern schräg verläuft. Daß die Richtung der Achse für die Pathogenese des Ulcus eine Bedeutung hat (ASCHOFF 1928), ist unwahrscheinlich, insbesondere da die Achsenrichtung zur Kardia hin keineswegs die Regel ist. Ein besonderes klinisches Krankheitsbild entspricht dem akuten Ulcus nicht. Vermutlich beruht ein Teil von plötzlich auftretenden Ulcusperforationen auf akuter Ulcusentstehung. Wichtig ist, daß das akute Ulcus eine außerordentlich große Heilungsneigung aufweist. Es hinterläßt eine strahlenförmige Narbe. Geht ein akutes Geschwür in ein *chronisches Ulcus* über, wobei es noch unentschieden ist, ob nicht das von vornherein chronische Ulcus pathogenetisch auf primär andersartigen Vorgängen beruht, dann findet man die kennzeichnende chronisch-entzündliche Wucherung von Bindegewebe. Diese produktive Entzündung reicht vom Geschwürsgrund vielfach bis an die Serosa heran und führt zu Verklebungen mit Nachbarorganen („Ulcustumor"). Eine entzündliche, callöse Verdickung des Geschwürsrandes kennzeichnet das „*Ulcus callosum*". Die Magenwand wird im Geschwürsbereich derb und knorpelhart. Sie erscheint gefäß- und blutarm. Der Geschwürsgrund ist glatt, blaßgrau-gelblich und vielfach ohne Auflagerungen. Die Form des chronischen Ulcus entspricht ebenfalls einem Trichter oder einer Flasche. Unter dem Geschwürseingang von nur geringem Durchmesser weitet sich die Geschwürshöhle. Die Serosaschicht des

Magens ist unter einem chronischen tiefen Ulcus gewöhnlich getrübt, sehnig
verdickt und kann aber durch reichliche Gefäßneubildung Bezirke „flammender
Röte" aufweisen. Beim Ulcus callosum findet sich fast stets eine Anschwellung
der regionären Lymphdrüsen.

Mikroskopisch wird in der Umgebung des chronischen Geschwürs binde-
gewebiges Narbengewebe gefunden. Der Geschwürsgrund zeigt in der Reihenfolge von innen nach außen 4 mehr oder weniger deutlich voneinander unter-
schiedene Schichten: *1. eine dünne Exsudationzone, 2. eine nekrotische Schicht,
3. eine Zone von Granulationsgewebe, 4. die Schicht des Narbengewebes.* Diese
ist wenig zellreich und enthält außerordentlich wenig Gefäße. Hinzuweisen ist
auf histologische Veränderungen des Nervensystems am Ulcusmagen (Stöhr
1934). Degenerative *Veränderungen der Ganglienzellen* und ihrer Fibrillen finden
sich im Ulcusgebiet und darüber hinaus in der ganzen Magenwand. Ob diese
Veränderungen auf die begleitende Gastritis zu beziehen sind (Miyake 1936),
ist nicht entschieden.

Immer wieder ist aufgefallen (seit Cruveilhier 1829), daß das chronische
Geschwür so oft in der Einzahl auftritt. Eine ausreichende Erklärung gibt es
noch nicht (vgl. Kalk 1938). Nicht selten allerdings kommen mehrere Ulcera
vor, sei es im Magen, sei es im Duodenum, sei es in beiden, wie einwandfrei
Röntgenuntersuchungen immer wieder beweisen. Eine besondere Form des
Doppelulcus sind die „Abklatschgeschwüre" oder „cissing ulcers". Sie finden
sich vornehmlich im Bulbus duodeni und liegen korrespondierend an Vorder-
und Hinterwand. Die Bezeichnung ist in pathogenetischer Hinsicht unverbindlich. Auf die sorgfältige, allerdings ältere Bearbeitung der pathologischen
Anatomie und Histologie von Hauser (1926) sei verwiesen.

Untersuchungen mit neuer Technik scheinen für das Ulcusproblem wichtig.
Es ist die *Bedeutung arterieller Veränderungen* für die Geschwürsentstehung von
Konjetzny seinerzeit mit der Begründung abgelehnt worden, daß es im Magen
keine Endarterien gäbe. Dem widersprachen schon Untersuchungen von Disse
(1904), Jatrou (1920), Hofmann und Nather (1921). Disse fand im Magen
des Menschen *Endarterien* mit einem Versorgungsgebiet von 4 mm² Schleimhautoberfläche. Neue und wohl bessere Einblicke in die Gefäßverzweigungen und
die Blutversorgung der einzelnen Magenwandschichten erbrachten mit der
radiologischen Mikroarteriographie Barclay (1948/49), Barclay und Bentley
(1949), Key (1950) und Doran (1951). Die Darstellung der Capillarnetze
geschieht durch Injektion von Silberjodidlösung. Nach Fixation mit Formalin
werden histologische Schnitte hergestellt und röntgenographisch untersucht.
Nachdem die Oxforder Autorengruppe (Trueta, Barclay, Daniel, Franklin
und Prichard 1947) mit diesem Verfahren neue Kenntnisse über die Nieren-
zirkulation gewonnen hatte, konnte über die Blutversorgung der Schleimhaut
des menschlichen Magens berichtet werden (s. Abb. 13). In der Mucosa verlaufen die feinen Arteriolen senkrecht zur Oberfläche hin. Als wichtigstes Ergebnis muß die *Entdeckung arterieller Nebenschlüsse (shunts) in der Submucosa
angesehen werden, bei deren Öffnung das Gefäßnetz der Schleimhaut nur unvollkommen durchblutet wird.* Die Nebenschlußregulation unterliegt den vegetativen
Steuerungsnerven. *Sympathicusreizung öffnet die shunts* und läßt den Blut-
strom an der Schleimhaut vorbeigehen. Vagusreizung schließt offenbar die
Nebenschlüsse, so daß es zu stärkerer Durchblutung der Mucosa kommt. Beim
chronischen Magengeschwür im Randgebiet und Ulcusgrund findet sich nach
Key (1950) eine ausgedehnte *Gefäßblockierung*, welche ein solches Ulcus nicht
abheilen läßt. Die Gefäßblockierung selbst ist als Folge der chronischen Entzündung anzusehen. Beim akuten Ulcus fällt andererseits eine Vermehrung

der Blutgefäße bzw. ein deutliches Hervortreten der Arteriolen in den benachbarten Bezirken der Submucosa auf. Die Hypervascularisierung kann *als Reaktion* auf einen primären Gefäßverschluß oder eine Primäröffnung von submukösen Nebenschlüssen (beide Zustände führen zu einer *Durchblutungsnot* innerhalb der Magenwand) gedeutet werden.

Die Auffindung von Gefäßeigenarten hat erneut auch die Pathologen zur Überprüfung anatomisch feststellbarer Ulcusursachen angeregt. Nachdem nach HAUSER (1926) das Vorkommen *arteriosklerotisch bedingter Magengeschwüre* nachgewiesen ist, hat EDER (1951) die Frage erneut aufgegriffen, ob eine *Endarteriitis obliterans* bei der Ulcusentstehung von Bedeutung sein kann. Bereits TORHORST (1935) hat Gefäßveränderungen in diesem Sinne bei Magengeschwüren, vornehmlich in den Entzündungsbezirken festgestellt, erklärt sie aber als Folgeerscheinungen. EDER kommt an Hand von Durchmusterung von 54 im Stufenschnitt präparierter Geschwüre zu dem Schluß, daß neben sekundären Veränderungen eine *primär entzündliche Gefäßerkrankung* der Magenwand (im Sinne einer Endarteriitis) vorkommen kann, die als morphologisch faßbare Ursache eines Ulcus in Frage kommt. Allergische Momente müssen bei deren Genese ins Auge gefaßt werden.

Es verdienen auch überzeugende histologische Bilder von HOFFMANN (1943, 1949) hervorgehoben zu werden. An der typischen Ulcusstelle gegenüber einem callösen Geschwür im Bulbus duodeni gelang es ihm mehrfach, unter der erhaltenen Oberschicht der Schleimhaut einen *Degenerationsprozeß in der Submucosa*, hinreichend bis an die Serosa nachzuweisen. Dieser Degenerationsherd erstreckte sich lumenwärts keilförmig bis in die Schleimhaut hinein. Die Oberschicht der Mucosa aber war erhalten. Es handelt sich nach seiner Meinung um die Darstellung des Ulcusprozesses noch ohne Ulcus als Ausdruck einer abgestuften Durchblutungsstörung. Der Fortgang des Prozesses führt zum „kissing ulcer", das deshalb eine besondere Beachtung verdient, da sich Einblicke in die Ulcusgenese anbieten. Die Durchblutungsstörung in der Tiefe bleibt selbstverständlich nicht ohne Rückwirkung auf die bedeckende Schicht, und es erscheint angesichts dieser Untersuchungen fraglich, ob man den schließlichen, zum Ulcus führenden Verlust der Deck- und Drüsenschicht auf Gastritis zurückführen kann. Durchblutungsstörungen wirken zweifellos in der gleichen Richtung.

Für die Erklärung von Pankreassymptomen im Zeitbild eines chronischen Magengeschwürs ist darauf hinzuweisen, daß den Pathologen die *Penetration des Ulcus in das Pankreas* sehr geläufig ist; auch daß selbst nach Vernarbung eines (ursprünglich penetrierenden) Ulcus „progressive vasculitische Prozesse" (GRUBER 1929) im Pankreas fortschwelen können.

Das chronische Magengeschwür liegt gewöhnlich in der Einzahl vor. Gleichzeitiges Vorkommen zweier oder mehrerer Geschwüre im Magen wird mit etwa 1,0—2,5% bezogen auf die Gesamtulcuszahl angegeben. Im Duodenum finden sich Doppelulcera als „kissing ulcers" in etwa 17% der Fälle (nach PERRY und SHAW 1893 14,4%, nach HAUSER 20,3%). IVY (1950) gibt an, daß neben einem chronischen Ulcus in 6% der Magenulcusfälle und in 12% der Duodenalulcera ein akutes Magengeschwür beobachtet werden kann. Ein Nebeneinander von Geschwüren im Duodenum *und* im Magen wird nach HURST und STEWART (1929) mit 5,5% angegeben.

Die Größe der Geschwüre ist relativ unwichtig. Nach ALVAREZ und MACCARTY (1928) besteht zwischen Größe und Alter des Ulcus keine sichere Beziehung. Es ergibt sich aus anatomischen Gründen, daß die Zwölffingerdarmgeschwüre gewöhnlich kleiner als Magenulcera sind. Unterscheidungen bestimmter Ulcustypen, die den Durchmesser zugrundelegen, sind abzulehnen, da Wesenseigenarten

damit nicht erfaßt werden. Um einen Überblick von Häufigkeiten bestimmter
Ulcusausdehnungen zu geben, sei folgende Tabelle angeführt:

Tabelle 13. *Größe von Magen- und Zwölffingerdarmgeschwüren.*

Größter Durchmesser des Ulcus in mm	Ulcus ventriculi						Ulcus duodeni	
	Hurst und Stewart (1929) Autopsie		Hurst und Stewart (1929) Operationsstatistik		Alvarez und MacCarty (1928) Operationsstatistik		Hurst und Stewart (1929) Autopsie	
	Ges.-Zahl	%	Ges.-Zahl	%	Ges.-Zahl	%	Ges.-Zahl	%
Unter 12,5	9	} 48,5	60	} 85,3	}602	} 93,8	21	} 74,3
12,5—25	25		73				31	
26—50	17		23		36		18	
51—75	9							
76—100	6							
101—125	4							
Insgesamt	70		156		638		70	

Chronische Geschwüre treten recht häufig zu Nachbarorganen in Beziehung,
so sind 17—25% der Ulcera ins Pankreas *penetriert.* Einbeziehung von Leber
und Pankreas gleichzeitig findet sich in etwa 2,5% der Fälle. Seltene Penetra-
tionen in Colon, linke Niere, Nebenniere oder Milz sollen erwähnt werden.
Röntgenologisch täuschen sie unter Umständen Magendivertikel vor. *Verwachsungen* infolge Ulcus sind bei Autopsien in 40—45% gefunden worden. Die
Ausmaße dieser Verwachsungen sind außerordentlich unterschiedlich.

4. Betrachtungen zur Pathogenese.

a) Statistik. Ältere Statistiken (vor der Röntgenära) über das Vorkommen
von Magen- und Zwölffingerdarmgeschwüren bieten keine Grundlage für Erörterungen. Dem Ulcus duodeni wurde seitens der Pathologen erst seit 1920
genügende Aufmerksamkeit zugewendet. Über die Frage der Ulcushäufigkeit
in einer Bevölkerung können *Sektions- und Krankenhausstatistiken* nur wenig
aussagen, da ihnen ein „Auslesematerial" zugrunde liegt. Sie bieten folgende
Zahlen für die Häufigkeit von Ulcera und Ulcusnarben:

Tabelle 14.

Hart (1919) 10,9%
Norf (1938) 3,1%
Portis und Jaffé (1938) 5,0%
Madelung (1939) 17,8%
Gordon und Manning (1941) . . . 2,7%
Braun (1942) 7,4%
Falconer (1943) . . . . 18,0% (einschl. Erosionen)

Es ist nicht leicht, den allgemeinen *Eindruck von der Zunahme der Ulcuserkrankungen* in den letzten 40 Jahren statistisch zu belegen. Einigen Anhalt geben
Zahlen, die der allgemeinen *Sterbestatistik* der USA. entnommen sind (Tabelle 15).
(Bis 1933 steht eine Zusammenstellung für alle Staaten nicht zur Verfügung,
so daß die Mortalität, bezogen auf 100000 Todesfälle, bewertet werden muß.)
In *unserer Klinik* kamen während der letzten 21 Jahre (1930—1951) insgesamt 67262 Kranke zur Aufnahme. Davon entfielen 13262 auf Krankheiten
der Verdauungsorgane. 1704 betrafen bösartige Magengeschwülste, 3908 Gallen-
weg-, Pankreasentzündungen, 2924 Magenschleimhautentzündungen. Bei 4727

Tabelle. 15. *Ulcustodesfälle in den Vereinigten Staaten von Amerika.*

Jahr	Gesamtzahl der Ulcustodesfälle	Ulcusmortalität auf 100000	Todesfälle		Mortalität je 100000)	
			Männer	Frauen	Männer	Frauen
1910	1912	4,0	1100	812	4,5	3,5
1920	3104	3,6	1931	1173	4,4	2,8
1925	6007	5,9	4395	1612	8,5	3,2
1930	7281	6,2	5565	1716	9,4	3,0
1935	8430	6,6	6734	1696	10,5	2,7
1940	8948	6,8	7383	1565	11,2	2,4
1943	9333	7,0	(ohne Truppen in Übersee)			

Aufnahmen wurde die Diagnose „Ulcus" gestellt. Diese 4727 Aufnahmen entsprechen einer Patientenzahl von 3530, was besagt, daß durchschnittlich jeder 3. Ulcuskranke zur Wiederaufnahme wegen seines Leidens in die Klinik kam. Die 67262 Gesamtaufnahmen der Klinik in dem gegebenen Zeitraum (1930—1951) entsprechen einer Gesamtpatientenzahl von 58729, da etwa jeder 8. Kranke zweimal zur Aufnahme in die Klinik kam. Es ergibt sich also insgesamt an der hiesigen Klinik eine Häufung von Ulcuskranken in Höhe von 6%. Da von den 3530 Ulcuskranken in 3031 Fällen die Diagnose als gesichert betrachtet wird, finden wir *Incidenz an gesicherten Ulcusfällen von 5% im klinischen Krankengut einer inneren Klinik.*

Andere statistische Übersichten kommen zu etwas anderen Zahlen. So berichten z. B. DOLL, JONES und BUCKATZSCH (1951), daß etwa 10% aller Einweisungen der Krankenhäuser in England Ulcuskranke betreffen. Die Zahl ambulanter Ulcuskranker liegt nur etwas niedriger.

Die *soziale Bedeutung der Ulcuserkrankungen* ergibt sich daraus ohne weiteres. Andere Zahlen belegen dies außerdem. In den USA. rechnet man damit, daß etwa 5—12% der Bevölkerung während ihres Lebens einmal ein Ulcus haben (WEISS, ESPINAL, WEISS und COOPER 1949). 1937 wurden durch United States Public Health Service 320000 Ulcuskranke registriert, was einer Ulcusincidenz von 0,38% entspricht (berechnet auf 84,5 Millionen Einwohner, über 20 Jahre alt). Diese Ulcushäufigkeit erscheint zu gering. KNUTSEN und SELVAAG (1947) haben 1942 die gesamte Bevölkerung von *Drammen* (Norwegen) (25830 Einwohner, 21918 Einwohner älter als 15 Jahre) auf das Vorkommen von Geschwüren untersucht. Die Ulcushäufigkeit für alle Jahrgänge über 15 Jahre betrug 2,45%, über 20 Jahre 2,66%, über 30 Jahre 2,74%. Das Verhältnis von Ulcushäufigkeit bei Männern und Frauen war 2,98 ♂ : 1 ♀.

IVY (1950) schätzt die Ulcusmorbidität auf 2—3% für Erwachsene. Ähnliche Angaben macht auch HANSEN (1943).

DOLL und Mitarbeiter (1951) haben Untersuchungen in 17 Betrieben durchgeführt, davon lagen 15 in London, 2 in kleineren Städten. Sie haben dabei 5951 Angestellte und Arbeiter überprüft. Unter 4871 Männern wurden 316 (6,5%) sichere Geschwüre festgestellt. Bei 1080 Frauen fanden sich 18 (1,7%). Von der Annahme ausgehend, daß die Zusammensetzung der englischen Bevölkerung in ihrer sozialen Schichtung vollständig durch die untersuchte Menschengruppe repräsentiert wird, ist damit zu rechnen, daß in Städten (London) zwischen dem 15. und 64. Lebensjahr *5,8% der Männer und 1,9% der Frauen ein Ulcus haben.* Ein Maximum des Auftretens von 9,6% liegt allgemein zwischen dem 45. und 54. Lebensjahr. Das Verhältnis bei Männern und Frauen beträgt unter dem 55. Lebensjahr 4,5:1, über dem 55. Lebensjahr 1,4:1. Für das Magenulcus disponiert in besonderer Weise das Alter zwischen dem 35.—64. Lebensjahr. Während sich Zwölffingerdarmgeschwüre gleichmäßig über das Lebensalter von 20—64 Jahren verteilen. Die Verteilung der Zwölffingerdarmgeschwüre zeigt auch keine eindeutige Beziehung zu der sozialen Einordnung der Kranken, wogegen Magengeschwüre um $^2/_3$ weniger als erwartet in den bessergestellten Kreisen auftreten, um $^2/_3$ mehr als erwartet bei ungelernten Arbeitern zu finden waren.

Allgemein ist eine Veränderung der Verhältnisse der klinischen Incidenz von Geschwüren verzeichnet worden. Das Auftreten *bei den Geschlechtern* hat sich vom Verhältnis 1 ♂ : 3 ♀ *in das Gegenteil gewandelt.* Die Proportion von Magengeschwür (MU) zu Duodenalulcus (DU) hat sich nach der Weltliteratur *von 4 oder 5:1 zu 1:2—3 geändert.* Das zeigt folgende Tabelle, die zum Teil dem Buche von Ivy (1950) entnommen ist:

Tabelle 16. *Klinische Statistik: Ulcushäufung bei Männern und Frauen und Verhältnis von Magenulcus zu Duodenalulcus.*

Autoren	Anzahl der Fälle	Männer/ Frauen	Magen-/Duodenalulcus
Lebert (Bredan 1860—1872)	206	1:3,4	
Greenough und Joslin (Boston 1888—1898) . . .	187	1:5,2	
Harsløf (Kopenhagen 1896—1902)	546	1:5,4	
Nilsen (Kopenhagen 1897—1915)	406	1:1,7	
Mattison (Lund 1910—1917)	767	1:1,5	4:1
Holmgren (Stockholm 1914—1920)	521	1,2:1	
Emery und Monroe (Boston 1913—1932)	1435	5,5:1	1:5,4
Warnke (Rostock 1922—1931)	374	2,5:1	
Holmgren (Stockholm 1921—1927)	495	2,5:1	1:1
Chang und Chang (Peking 1921—1936)	355	2,2:1	1:2
Wiebel und Kunstreich (Deutschland 1933—1936)	1263	4,6:1	1:2,3
Weidinger (Deutschland 1934—1939)	1398	2,8:1	1:1,2
Ihre und Müller (Stockholm 1930—1940)	1193	2,5:1	1:3,5
Petersen (Greifswald) 1930—1944 . . . . } 3530 {		4:1	1:2
1945—1951		3:1	2:1

Seit 1920 gibt es keine Angabe mehr, daß die Geschwürskrankheit das weibliche Geschlecht bevorzugt.

Zur Zeit ist man allerdings noch nicht in der Lage, klinische Statistiken, Sektionsergebnisse, Mortalitätserhebungen und Bevölkerungsuntersuchungen zur Deckung zu bringen, insbesondere in der Frage des Verhältnisses von Magen- zu Zwölffingerdarmgeschwüren. So zeigen die Todesstatistiken seit 1940 in Schweden, England und USA. ein Verhältnis von MU:DU wie 2,0—2,5:1. In der englischen Armee starben im Distrikt England und Wales 1940—1942 insgesamt 290 Ulcuskranke. 163 hatten ein Magenulcus. Das Lokalisationsverhältnis für die englische Armee betrug um die gleiche Zeit 3,6 DU:1 MU (nach Morris und Titmuss 1944). Jennings (1940) schreibt in Bewertung der Ulcusstatistik: „Diagnosis is too much a matter of fashion. Even in the same Hospital two radiologists working on the same material can find widely varying frequencies of gastric and duodenal ulcer."

Vorliegende Erörterungen bringen gewisse Bedenken, können uns aber nicht von der Annahme abbringen, daß in Friedenszeiten das Duodenalulcus zahlenmäßig überwiegt und vermehrte Beachtung auf sich lenkt, was den Darlegungen von Westphal und Katsch (1913) entspricht. Ivy (1950) bespricht die Möglichkeiten, warum Duodenalulcera in Statistiken überwiegen: Danach gibt es 1. mehr latente Magenulcera, während Duodenalgeschwüre fast immer Beschwerden machen. 2. Kleinere Zwölffingerdarmgeschwüre und Narben werden allerdings bei Routinesektionen übersehen. 3. Werden mehr Duodenalulcera diagnostiziert als vorhanden sind (cave Duodenitis, Erosionen, Spasmen, Pericholecystitis!).

Alle diese Hinweise zeigen indessen, mit welchen *Unsicherheitsfaktoren* Statistiken belastet sind.

Die Untersuchungen von PETERSEN (1951) an unserer Klinik haben uns davon überzeugt, daß während der Not des Krieges und der Nachkriegszeit die Magenulcera zugenommen haben (s. Tabelle 16). Man könnte annehmen, daß während dieser Zeit das weibliche Geschlecht mehr als sonst vom Ulcus betroffen wurde und dann entsprechend einer ungeklärten Disposition häufiger als die Männer am Magenulcus erkrankte. Das trifft aber nicht zu.

Unter den Ulcuskranken im gesamten Beobachtungszeitraum unserer Klinik hatten Frauen 298mal Magengeschwüre und 282mal Duodenalgeschwüre, Männer 872mal Magengeschwüre und 1492mal Duodenalgeschwüre.

Diese Zahlen bestätigen die Ergebnisse von HILLEMAND und SONÉA (1947), die eine gleich große Häufigkeit für Magen- und Duodenalulcera bei Frauen konstatierten. KAUFMANN (1941) beobachtete sogar ein Überwiegen der Magengeschwüre bei Frauen.

Die Berechnung der Zahlen von PETERSEN (1951) ergibt Zunahme von Magenulcera in den Jahren 1945—1950 unter vornehmlicher Beteiligung der Männer. In dem betreffenden Zeitraum verhalten sich MU:DU wie 2:1. Das absolute Anwachsen der Magenulcusquote bei Zunahme der allgemeinen Ulcusfrequenz in der Zeit des letzten Krieges (1939—1945) und in den Nachkriegsjahren haben auch HENNING (1949), KAUFMANN (1950), ESCHBACH (1949), BOLLER (1949) u. a. festgestellt.

Für alle Länder, die am letzten Kriege teilgenommen haben, trifft die Erfahrung zu, daß die Zahl der Magenkranken unter den Soldaten erheblich zugenommen hatte (s. KALK 1945, PAYNE und NEWMAN 1940, SAFFLEY 1940, WADE 1942). Das ist natürlich zu einem großen Teil dadurch zu erklären, daß zahlreiche Leute eingezogen wurden, die schon in Friedenszeiten erkrankt, unter den Eigenarten des militärischen Dienstes mit ihrer Magenerkrankung rückfällig wurden. Darüber hinaus sind in den besagten Jahren auch in Zivilkrankenhäusern vermehrt Magenkranke zur Aufnahme gelangt.

Mit besonderer Betonung stellt KALK (1945) fest, daß das Ulcus bei der kämpfenden Truppe nur eine geringe Rolle spielte, und daß hier Neuerkrankungen außerordentlich selten waren. Im Frontdienst entsteht ein Ulcus nicht häufiger als im rückwärtigen Dienst.

Zusammenfassend müssen wir feststellen, daß in den letzten 40 Jahren eine stetige Zunahme der Ulcusfrequenz zu verzeichnen ist. Wir müssen damit rechnen, daß etwa 5—10% der Krankenhausaufnahmen Ulcuskranke betreffen. Etwa 5—12% aller Menschen bekommen im Laufe ihres Lebens einmal ein Magenulcus. In einer geschlossenen Bevölkerung findet sich eine Ulcushäufung von 6% bei Männern und von 2% bei Frauen. Das Verhältnis der Frequenz von Magengeschwüren zu Zwölffingerdarmgeschwüren beträgt 1:2—3. Bei Frauen ist dies Verhältnis wie 1:1. Neben einer zusätzlichen Steigerung der Ulcusfrequenz im letzten Kriege und in den Nachkriegsjahren muß besonders die absolute Zunahme der Magengeschwüre herausgestellt werden.

b) Ulcus und Lebensalter. Eine Übersicht von EUSTERMAN und BALFOUR (1936) vermag einen gewissen Überblick zu geben, in welcher Häufung die einzelnen Lebensalter vom Einsetzen der Ulcusbeschwerden betroffen werden.

Nach diesen Zahlen beträgt das durchschnittliche Lebensalter beim Einsetzen von Ulcusbeschwerden für das Magengeschwür 41 Jahre, für das Duodenalgeschwür 33 Jahre (s. Tabelle 17, S. 554).

Tabelle 17.

Alter bei Beschwerdebeginn	Magenulcera			Duodenalulcera		
	Männer	Frauen	insgesamt	Männer	Frauen	insgesamt
0—10				6	0	6
11—20	4	1	5	72	21	93
21—30	39	9	48	181	49	230
31—40	74	11	85	171	45	216
41—50	62	14	76	76	26	102
51—60	32	12	44	40	6	46
61—70	12	3	15	5	3	8
Insgesamt	223	50	273	551	150	701

Zu dem Problem „Ulcus und Lebensalter" können Sektions- (Hauser 1926, Gruber 1911, Hart 1918/19) oder Sterbestatistiken keine Beiträge liefern. Selbst klinische Erhebungen haben nur Wert, wenn der *Beschwerdebeginn* berücksichtigt wird.

Petersen an unserer Klinik findet eine Häufung des Beschwerdebeginns von 30% im 3. Lebensjahrzehnt unserer Ulcuskranken. Das entspricht den Angaben von Mattison (1931), Tamann und Hugo (1937), Dwyer, Blackford, Cole und Williams (1941). Es ist aber wahrscheinlich, daß das *Magengeschwür* die *Neigung* hat, *ältere Menschen* zu bevorzugen (Eusterman und Balfour 1936, Spang 1948, Doll, Jones und Buckatzsch 1951). „Das Altersulcus ist ein Magenulcus" (Spang 1947).

Die Erörterung wäre unvollständig, wenn nicht auf das *Ulcusvorkommen bei Säuglingen und Kindern* eingegangen würde. Bereits von Cruveilhier (1829) sind 3 Magengeschwüre bei Säuglingen im Alter von 1, 2 und 4 Wochen gesehen und dargestellt worden. Literaturzusammenstellungen finden sich bei v. Redwitz (1928) und bei Bird, Limper und Mayer (1941). Bei Säuglingen und Kindern kann man 3 Typen des Ulcus unterscheiden (Verhältnis von Magengeschwüren zu Zwölffingerdarmgeschwüren 1:1). Beim *1. Typ* handelt es sich um ein akutes Ulcus, welches gewöhnlich in Einzahl auftritt und vielfach in den ersten 2 Wochen nach der Geburt, häufig verbunden mit den Symptomen der Melaena neonatorum beobachtet wird. Der Tod der Kinder tritt gewöhnlich durch Perforation, auch durch Ulcusblutung ein (Kennedy 1933). In diese Gruppe gehören auch Ulcusperforationen bei Frühgeburten und vor der Geburt (Smythe 1934, Rosenberg und Heath 1946, Lee und Wells 1923). Bei der *2. Gruppe der kindlichen Ulcera* handelt es sich um akute oder subakute Geschwüre, die in dem Zeitraum des Lebensalters von 3 Wochen bis zu 1 Jahr auftreten. Hier ist von Gerdine und Helmholz (1915) an eine spezifische Infektion gedacht worden. Vornehmlich werden Kinder in gutem Ernährungszustand befallen. Nach dem 1. Lebensjahr tritt das Ulcus gewöhnlich als „chronisches" Geschwür auf *(Typ 3)*. Meistens fehlen klinisch charakteristische Symptome (Kennedy 1933). Immerhin hat Proctor (1925) bei 1000 erwachsenen Magengeschwürsträgern 16 und bei 1000 erwachsenen Duodenalulcuspatienten 26 Kranke gefunden, deren Ulcussymptome bis in die Kindheit zurückverfolgt werden konnten. In Sektionsstatistiken von Kindern unter 12 Jahren wird die Incidenz von Geschwüren am Magen oder Duodenum mit 1% angegeben (W. Schmidt 1913, Berglund 1928).

Das Verhältnis von Magengeschwüren zu Zwölffingerdarmgeschwüren bei Säuglingen und Kindern beträgt etwa 1:1 (Bird, Limper und Mayer 1941).

Es sind eine Reihe von Hypothesen für das Auftreten von Ulcera bei Säuglingen und Kindern, das bisher viel zu wenig berücksichtigt wurde, geäußert worden. So glaubt man an die Möglichkeit einer retrograden Thrombose, ausgehend vom Nabelstumpf oder an Embolie von derselben Stelle herrührend bei noch offenstehendem Foramen ovale. Auch ein Hirntrauma, durch die Geburt bedingt, wird als Ulcusursache angesehen (POLSON 1947). Allerdings konnte GUTHRIE (1942) das Vorliegen von Hirnschädigungen in seinen Fällen nicht nachweisen. Eine Reihe der betroffenen Kinder wird als „schlechte Esser" bezeichnet, so daß auch Ernährungsfaktoren (Eiweißdefizit) für die Ulcusentstehung angeschuldigt werden. Der Einwurf liegt nahe, daß diese Kinder *wegen* ihres Ulcus „schlechte Esser" waren.

Schließlich findet auch die säurepeptische Theorie Anwendung auf die kindliche Ulcuspathogenese, da bereits 1—2 Tage nach der Geburt, ja selbst bei Frühgeburten, freie Säure im Magen nachweisbar ist (MILLER 1942).

c) Ulcus und Lebensweise. In der amerikanischen Aussage, daß „hurry, worry, scurry" dem Ulcus den Weg bereiten, liegen die vielen Faktoren, die die Lebensweise für die Ulcusgenese bieten kann, beschlossen. Wenn wir einzelne Konditionen aus dem Gesamtkomplex der Ulcusätiologie und Genese herausnehmen, so zerstören wir die vielfältigen Beziehungen. Doch müssen wir bei unserer Betrachtung stets daran denken, daß einzelne Faktoren nur im Gesamtvorgang wirken können. Bei der Analyse der Lebensweise treten unserem Vorgehen Schwierigkeiten entgegen, da in untrennbarer Gemeinschaft Beruf, soziale Lage, Ernährung, Zivilisationsschäden, psychische Belastungen für den Menschen von Bedeutung sind. Auf der anderen Seite besteht die Gefahr, daß unsere Deutungen den Boden des zur Zeit Beweisbaren verlassen.

α) *Berufseinflüsse.* Während des 19. Jahrhunderts glaubte man ganz allgemein, daß *Köche* und *Schuhmacher* besonders häufig vom Magenulcus befallen werden. Diese Annahme ist keineswegs haltbar. Wie schwierig und widerspruchsvoll es aber ist, den Einfluß des Berufes auf die Ulcushäufigkeit herauszustellen, zeigen die Zusammenstellungen von DOLL, JONES und BUCKATZSCH (1951). Als Ergebnis der Untersuchungen der letzten 30 Jahre muß gesagt werden, daß sich Ulcera bei Männern aller Berufsgruppen mit fast gleicher Häufigkeit finden, so daß sich ein disponierender Faktor durch den Beruf nicht sicher ergibt (IHRE und MÜLLER 1943, BONORINO UDAONDO und NASIO 1945, GINANNESCHI 1938). Es fehlt nicht an Statistiken, die die besondere Incidenz der Ulcera für bestimmte Berufsgruppen hervorheben. Leider sind die Grundlagen nicht immer überzeugend, den untersuchten Bevölkerungsgruppen fehlt vielfach der repräsentative Charakter. Eine Übersicht über die Ulcushäufung bei bestimmten Berufen und zugleich Literaturhinweise gibt Tabelle 18, S. 556.

β) *Bedeutung der Ernährung.* Die Hinwendung der medizinischen Forschung zu Fragen der Ernährung und der nahrungsbedingten Schäden war infolge der besonderen Kriegs- und Nachkriegsverhältnisse ganz allgemein stark. Und die Tendenz, in der Fehlernährung einen wesentlichen Faktor für das Entstehen von Krankheiten zu erblicken, hat auch das Ulcusproblem in diesem Licht erscheinen lassen. Die Umgrenzung eines Faktors, der die Unterernährung begünstigen soll, mit der Bezeichnung „Unterernährung" ist unsicher und verschwommen. Schon die Verschiedenartigkeit der Erscheinungsbilder der Unterernährung infolge einer Notzeit oder einer freiwillig aufgenommenen Mangelernährung läßt erkennen, daß zu dem Ernährungsfaktor andere Einflüsse hinzutreten müssen. Das ergibt sich ohne weiteres aus dem Vergleich unserer Kriegs- und Nachkriegserfahrungen und der Beobachtungen im sog. *Minnesota*-Experiment (KEYS, BROZEK, HENSCHEL, MICKELSEN und TAYLOR 1950). So sah man im amerikanischen Versuchslager keine Durchfälle, während diese doch in Hungergebieten ein ganz gewöhnliches Symptom darstellten. Auch die

Tabelle 18.

Autoren	Land	Beobachtungszeitraum	Berufe mit	
			hoher Incidenz	niedriger Incidenz
Hurst und Stewart (1929)	England		Ärzte, Soldaten, Seeleute	
Ihre und Müller (1943)	Schweden	1930—1940	Taxichauffeure, Lastwagenfahrer, Straßenbahnangestellte, Seeleute, Eisenbahnangestellte	Intellektuelle, Handarbeiter, Landarbeiter
Sällström (1945)	Schweden	1937—1942	Bauarbeiter, Chauffeure, Seeleute	
Schanke (1946)	Norwegen	1941—1944	Fischer	
Alsted (1942)	Dänemark		Ärzte, leitende Angestellte in Handel und Verwaltung, höhere Beamte	Landarbeiter, untere Beamte
Schellong (1937)	Deutschland	1932—1936	Bauarbeiter	
Duesberg (1938)	Deutschland	1932—1936	Gießereiarbeiter, Handarbeiter	Kassenangestellte
Castrovilli (1937)	Italien	1934—1937	Straßenbahnführer, Straßenbahner	Büroschreiber, Handwerker
Ginanneschi (1938)	Italien	1934—1937	Transportarbeiter, freie Berufe	Landleute

Osteoporose wurde im Minnesota-Lager vermißt, was durch die Kürze der Beobachtungszeit (1 Jahr lang genaue Kontrolle der Hungeruntersuchung) erklärt werden kann. Das Fehlen der Durchfälle im Minnesota-Experiment ist auf sorgfältige hygienische Maßnahmen und die gute Qualität der Nahrungsmittel zurückzuführen.

Nachdem es in Tierversuchen gelungen war, durch eine eiweißarme Kost Ulcera zu erzeugen (Li und Freeman 1946) hat man den Eiweißmangel als ursächlich für die menschliche Pathologie im Auge. So glaubt auch Dauwe (1946) auf Grund seiner Erfahrungen während der Besetzung Belgiens, daß Eiweißmangel der Kost und Zunahme der Ulcuszahlen in enger Beziehung stehen. So auch Kalk (1945) und H. H. Berg (1948). Es entspricht ganz unseren Beobachtungen, wenn Morris und Titmuss (1944) unter Eiweißmangel ganz besonders eine Zunahme der *großen* Magengeschwüre feststellte. Die Wirkungen der Mangelernährung spielen nach unserer Meinung auch in das Problem des Altersulcus (Spang 1948) hinein. Kalk (1945) faßt auf Grund von Friedenserfahrungen zusammen, daß das Ulcus ventriculi immer mehr das Ulcus des Schwerarbeiters war, das Ulcus duodeni dagegen mehr das Ulcus desjenigen, der unregelmäßig lebte und aß. Es erscheint aber möglich, daß die Verschiebung im Verhältnis der Häufigkeit von Magenulcus/Duodenalulcus in Ernährungsänderungen seinen Grund hat. Linn (1946) berichtet aus Australien, einem Land ohne Fleischmangel, daß dort das Verhältnis von Magen- zu Duodenalulcus 1:7 gegenüber dem Verhältnis von 1:1 in den durch den Krieg in Not geratenen Ländern ist. Mangelzeiten bringen es auch mit sich, daß Frauen in vermehrtem Maße am Ulcus erkranken. Zweifellos bieten Notzeiten vielfache Möglichkeiten psychischer, hygienischer, wirtschaftlicher und anderer Belastungen, dennoch möchten wir dem Nahrungsfaktor einen besonderen Platz für die Ulcusentstehung einräumen, denn die allgemeine Ulcusfrequenz hat abgenommen und auch der Charakter des Ulcus (Heilungsneigung) hat sich günstig geändert mit der Besserung der Ernährung, obgleich sich die seelischen Sorgen nicht in dem gleichen Maße und der gleichen Schnelligkeit erleichtert haben. Von amerikanischer Seite trägt man dem Eiweißmangel der Ulcuskranken Rechnung und bevorzugt eine eiweißreiche Kost in der Behandlung (Co-Tui 1945, 1946, Crohn 1950). Wahrscheinlich ist aber die Frage nicht durch quantitative Untersuchungen zu lösen, nachdem wir erkennen, wie wichtig eine ausgewogene Nahrungskomposition für einen normalen Gesamtstoffwechsel Voraussetzung ist.

γ) *Geographische (rassische Unterschiede der Ulcusverteilung).* Die Frage, ob geographisch abzugrenzende Unterschiede in der Anfälligkeit zur Geschwürskrankheit anzuerkennen sind, kann nach den vorliegenden Untersuchungen kaum sicher beantwortet werden. Die Vergleichbarkeit der mitgeteilten Ergebnisse ist zweifelhaft. Ob die dargelegten Unterschiede durch rassische oder ernährungsmäßige oder lebenseigenartige Differenzen bedingt sind, bleibt hypothetisch, solange die Ulcusgenese noch ungeklärt erscheint. Ivy (1950) kommt in seiner großen Übersicht zu dem Schluß, daß das Auftreten der Ulcera keineswegs vom Grad der Zivilisation abhängt.

Das Ulcus ist danach also kein Ausdruck von „Zivilisationsschäden". Aus der großen Zahl der diesbezüglichen Mitteilungen sollen Ergebnisse einzelner Autoren erwähnt werden. So weist Eusterman (1936) darauf hin, daß in besonderer Weise Neger in den Industriezentren der USA vom Ulcus betroffen sind. Übereinstimmend weisen White (1892), McCarrison (1932) und Dogra (1940) auf die hohe Incidenz von Duodenalgeschwüren bei Indern hin. Kouwenaar (1930) beobachtete in Java bei den Eingeborenen 1% und bei den eingewanderten Chinesen 10% Ulcera. Diese Zahlen werden bestätigt durch Ergebnisse von Autopsien von Bonne (Batavia-Java) aus den Jahren 1921—1935. Es fanden sich bei Malayen nur eine kleine Anzahl Magengeschwüre; der Magenkrebs soll kaum auftreten. Zum Unterschied davon erkrankten eingewanderte Chinesen, Philippinos und Japaner in einem hohen Maße an diesen beiden Magenerkrankungen. Bonne macht für diese Differenz Ernährungsunterschiede verantwortlich. Das Auftreten der Geschwüre in Chicago war bei Weißen mit 5%, bei Negern mit 4% zu verzeichnen (Jaffé 1935). Eagle und Gillman (1938) beobachteten in Südafrika bei Europäern in 3%, bei Mischlingen 1% und bei Bantunegern in 0,4% Ulcera. Nach den Angaben von Weiss, Espinal, Weiss und Cooper (1949) gibt es in Südchina, an der Goldküste und in bestimmten Teilen von Brasilien wenig Ulcuskranke. In Japan ist das Ulcus praktisch unbekannt. Es rechnet auch zu den Seltenheiten unter den Krankheiten in Siam und Französisch-Marokko. Tascheff (1943) glaubt für die Entstehung der Ulcera in Bulgarien in der außergewöhnlich starken Verwendung von scharfem Paprika eine Ursache zu sehen. Bergsma (1931) glaubt in der starken Verwendung von Pfeffer die Ursache für eine Ulcushäufung in Abessinien zu erkennen. Die Feststellungen von Dahl (1948) in Vardö (etwa 71° nördlicher Breite) und Hadersleben (etwa 55° nördlicher Breite) zeigt Überwiegen der Zwölffingerdarmgeschwüre in Hadersleben. Kriegseinflüsse, Ernährungsmangel, der Mangel an Gemüse sollen in der zerstörten Stadt Vardö für die besondere Häufung von Magengeschwüren von Bedeutung sein. Es muß allerdings daran erinnert werden, daß Poppe (1946) von Tromsö der Ansicht ist, daß eine derartige bevorzugte Ulcuslokalisation bereits vor dem Kriege vorhanden war.

In einer letzten Arbeit von Lublin (jetzt La Paz, 1952) „Über die Pathomorphose von Krankheiten beim Leben in großer Höhe" wird darauf hingewiesen, daß unter den Magen-Darmerkrankungen in den hochgelegenen Gebieten Boliviens die Gastritis an erster Stelle steht. Magen- und Zwölffingerdarmgeschwüre unterscheiden sich bezüglich ihrer Frequenz und ihres Verlaufes in Bolivien nicht von den Verhältnissen im Tiefland. In der Stadt La Paz übertrifft die Häufigkeit der Duodenalulcera die der Magengeschwüre um das Vielfache.

Man wird an einer bestätigten unterschiedlichen Häufigkeit von Geschwüren verschiedener rassischer oder volklicher Gruppen nicht vorübergehen dürfen. Eine hinreichende verbindliche Erklärung dafür kann nicht gegeben werden.

d) Erbfaktoren. Zur Erbpathologie des Magenulcus liegen zahlreiche Familienbeobachtungen vor: 1910 Czernecki, 1910 Plitek, 1913 Reich, 1920 Grote, 1932 D'Amato. Es handelt sich um einzelkasuistische Beiträge über das familiäre Auftreten von Magengeschwüren. In den einzelnen Sippen waren mehrere Generationen befallen. Die Mitteilung von Plitek beruht auf autoptischen Diagnosen. Die Mitteilung von Kalk (1934) über genau durchuntersuchte Familien veranlassen zu der Vermutung, daß in der einen Sippe ein dominanter Vererbungsmodus an der Schaffung der Ulcuskonditionen mitgewirkt hat.

Statistische Familienbeobachtungen und Untersuchungen auf der Grundlage von Befragungen von Familienmitgliedern Ulcuskranker stellen einen Versuch zur Feststellung von Erbeinflüssen dar. Gutzeit und Lehmann (1940) weisen auf den dabei vorhandenen Unsicherheitsfaktor hin. Dauwe (1913) schätzt nach diesem Verfahren eine erbliche Belastung von 25%. Die Übertragung der Disposition soll vorwiegend durch die Mütter erfolgen. Norrlin (1915) kommt zu 30% und Westphal (1914) zu einem ähnlichen Wert. Größere Untersuchungsgruppen standen Strauss (1921, 218 Ulcuskranke, 24,3%), Heissen (1920, 296 Kranke, Ulcera und Dyspepsien, 5,5%) und Huddy (1925, 300 Patienten mit „Abdominalleiden", 46,0%) zur Verfügung. Die Unterschiede in den Belastungszahlen dieser Familien stellen den Wert solcher Nachforschungen für die Übertragung auf die Allgemeinheit in Frage. Kalk (1934) hat versucht, die Belastungsgröße von Familien festzustellen, deren Ausgangsproband noch vor dem 20. Lebensjahr ein Ulcus hatte. Er kommt zu dem Ergebnis, daß in 75—80% aller Ulcuspatienten unter 20 Jahren eine hereditäre Belastung vorliegt. Andere Autoren versuchen, die Feststellungen der Geschwürsbelastung zu sichern, indem sie den Fehler der kleinen Zahl zu vermeiden suchen (Plönies 1905, 491 Geschwürskranke, 76,2%; Adler 1926, 280 Ulcuskranke, 60%). Auf breiter Grundlage hat B. Aschner (1922) anamnestische Erhebungen zusammengestellt, ausgehend von 134 Kranken mit sicherem Ulcus. Ein Kontrollmaterial von 200 Magengesunden wurde zum Vergleich herangezogen.

Die Ergebnisse dieser Untersuchungen werden durch Gutzeit und Lehmann (1940) abgelehnt, da der Diagnosenstellung die klinische Sicherung fehlt. Mit gleicher Begründung wenden sich Gutzeit und Lehmann überhaupt gegen familienanamnestische Untersuchungen. Es kommt daher zu einer Polemik über die Untersuchungen von Camerer (1936), einem Schüler von Weitz, welcher durch Fragebogenmethode die in Krankengeschichten von Ulcuskranken verzeichneten anamnestischen Angaben vervollständigt hat. Er geht aus von 385 Ulcuskranken mit gesicherter Diagnose und findet bei 38,7% eine positive Familienanamnese, während in den Kontrolluntersuchungen an Magengesunden nur in 12,5% das Auftreten von Ulcera verzeichnet wird. Weitz, der 1943 die Kenntnis über die Erblichkeitsverhältnisse der Krankheiten des Verdauungskanals zusammenfaßt, kommt zu dem Ergebnis, daß ein dominanter Erbgang zugrunde liegen kann, und hält die vorliegenden Familienuntersuchungen im Gegensatz zu Gutzeit und Lehmann für beweiskräftig.

Zwillingsbeobachtungen scheinen uns einen gewichtigen Beitrag zu dem Erbproblem zu liefern. Die erste Zwillingsbeobachtung stammt von J. BAUER (1922) und bezieht sich auf höchstwahrscheinlich eineiige Zwillinge. Weitere Beobachtungen liegen vor von WEITZ (s. Zusammenstellung von HUHN 1939), CURTIUS und KORKHAUS (1930), SCHINDLER (1935), v. MENTZINGEN (1936), GUTZEIT und LEHMANN (1940), RICKER (1943), BOROS (1944), PASCUAL (1944). Eine umfangreiche Zwillingsuntersuchung stammt von CAMERER und SCHLEICHER (1935). Sie umfaßt 7 EZ und 7 ZZ bzw. PZ. Unter 7 EZ war in bezug auf Ulcus 6mal Diskordanz und 1mal Konkordanz festzustellen, während bei den vorher erwähnten Untersuchungen Konkordanz beobachtet wurde. Entsprechend den Angaben von WEITZ (1943/44) auf Grund des Hamburger Materials fand sich bei 4 EZ 3mal Konkordanz, und unter 4 ZZ und 2 PZ nur Diskordanz. Die geringe Konkordanz, besonders bei der CAMERERschen Serie, zeigt nach GUTZEIT und LEHMANN, daß die äußeren Einflüsse bei der Ulcusentstehung eine wichtige Rolle spielen müssen. Andererseits zeigt die persönliche Erfahrung, daß beim Ulcus ein erblicher Faktor mitspielt. Die Gleichartigkeit des klinischen Verlaufes bei vielen Zwillingsbeobachtungen ist auffallend. WEITZ urteilt, „daß nicht jedes Ulcus erblich sein muß" und er läßt damit die Entscheidung im Einzelfalle offen. Es erscheint uns die erbliche Seite der Disposition zum Ulcus komplexer Natur zu sein, wobei die Wertigkeit der einzelnen Faktoren von Fall zu Fall verschieden sein kann. Die Klärung der Erbeinflüsse ist auf Grund vorliegender Untersuchungen noch nicht so weit geklärt, daß man generell das Zusammenwirken von Erbfaktoren und anderen Momenten abschätzen kann.

e) Ulcus und Magensaft. Die Bezeichnung „Ulcus pepticum" (QUINCKE 1882) bringt die Vorstellung zum Ausdruck, daß die peptische Einwirkung von Magensaft das Geschwür erzeugt oder doch wichtiger Faktor für dessen Entstehen ist. Bereits 1852 hatte der ältere GÜNZBURG diese Ansicht vorgebracht. Die Geschwürsbildung beruhe „auf einer quantitativen Anomalie der Absonderung freier Säure, bedingt durch die Alienation in der Energie der N. vagi". Sein Enkel, der Autor des GÜNZBURGschen Reagens, sprach 70 Jahre später von der geschwürerzeugenden „Hyperpepsinie" des Magensaftes. Die GÜNZBURGsche Vorstellung fand entschiedene Ablehnung durch VIRCHOW (1853). Dieser führt gegen die Ulcusentstehung durch Magensaft an: „Fände eine solche Einwirkung auf die unversehrte lebende Magenschleimhaut statt, so könnte es gewiß nicht in Form eines meist sehr umgrenzten und beschränkten Geschwürs stattfinden, sondern müßte gerade die so oft in dieser Weise erklärte Magenerweichung hervorbringen." Auch PAVY (1863) hat sich dahin geäußert, daß das zirkulierende Blut mit seiner alkalischen Reaktion die peptische Wirkung des Magensaftes aufhebe. Als weitere Erklärung zur „chemischen Ulcustheorie" (KONJETZNY 1930) hat KATZENSTEIN (1908) (im Anschluß an v. FRENZEL, 1886/87) und WEINLAND (1903) geäußert, daß das Wesen der Geschwürsbildung in einer Störung des Pepsin-Antipepsingleichgewichts liege. Dabei bleibt allerdings die Existenz eines Antifermentes unbewiesen. BÁLINT (1927) entwickelte die Ansicht, daß Störungen des Säure-Basenhaushaltes zur Ulcusbildung führen. Auch seine Theorie hat allgemeine Ablehnung gefunden.

In früheren Darlegungen hat sich zunächst auch ASCHOFF (1912) gegen die ulcusbildende Einwirkung von Magensaft ausgesprochen. 1924 sprach er in einem Vortrag in Japan davon, daß alle Ulcera aus einer Erosion hervorgehen. Zirkulationsstörungen, die entweder direkt oder indirekt durch Spasmen der Magenmuskulatur oder durch krampfartige Bewegungen beim Brechakt entstehen sollen, werden als Voraussetzung dieser Erosionen angesehen. ASCHOFFs Schüler BÜCHNER hat 1927 dessen spätere Anschauungen über die Pathogenese der Erosionen dargelegt und in folgenden Jahren (1931, 1934, 1950) bis heute verfochten. BÜCHNER sieht den Hauptentstehungsfaktor in der Magensaftwirkung. Die Korrelation von Magensaft und Magenwand ist gestört, dadurch, daß der Magensaft absolut oder relativ *überwertig* wird und die Schleimhaut angreift („Dyschylie des Magens"). Die normalen Schutzeinrichtungen der Schleimhaut sind nicht in der Lage, die Gewebsschädigung durch Magensaft zu verhindern, insbesondere wenn eine saure Saftsekretion in den leeren Magen stattfindet („krankhaft gesteigerte Leersekretion").

Nach BÜCHNER lokalisieren sich die Ulcera dort, wo der Magensaft auf weniger widerstandsfähige Schleimhaut, also im Antrum pylori und Duodenum trifft. Infolge der Kontraktion der Muskelschichten des Magens durch den Salzsäurereiz kann eine peptische Wirkung nur eng umgrenzt erfolgen. Diese Ansicht sucht in Versuchen an Ratten mit Histaminbehandlung (BÜCHNER, SIEBERT und MOLLOY 1928) und in Experimenten von PENKERT (1941) und REMÉ (1950) (Eingießung von individualeigenem Magensaft in Dünn- und Dickdarm von Hunden) eine Stütze. Als Frühstadien peptischer Schädigung sehen sie oberflächliche Schleimhautdefekte mit fibrinoider Nekrose und Exsudatschicht an. „Die Wand der im Nekrosebereich verlaufenden kleinen Gefäße ist in die Nekrose mit einbegriffen, ihr Inhalt erstarrt zu einem hyalinen Thrombus" (BÜCHNER 1950). Das histologische Bild der sog. fibrinoiden Nekrose ist nach KONJETZNY und PUHL (1925, 1927) und THELEN (1928) keine für Magensaftwirkung beweisende Gewebsveränderung.

Zahlreiche Versuche sind angestellt worden, um Argumente für oder gegen die BÜCHNERsche Theorie zu gewinnen (s. Experimentelles zur Ulcusgenese, S. 584). G. v. BERGMANN hat ursprünglich (1913) in seiner Ulcustheorie den peptischen Faktor vernachlässigt, hat aber seine Theorie unter dem Eindruck der BÜCHNERschen Untersuchungen dahin erweitert, daß die peptische Verdauung mit der Entstehung und dem Fortbestehen des Ulcus in Beziehung steht, was aus dem Vorkommen des „Ulcus rotundum" nur im peptischen Gebiet des Verdauungsrohres hervorgeht. Damit ist allerdings keine Anerkennung der BÜCHNERschen Theorie gegeben und auch KATSCH (1938) bemerkt: „Eine Lücke in der BÜCHNERschen Argumentation ist in der Tat, daß er von der Anwesenheit überwertigen Magensaftes ausgeht, ohne diese bewiesen zu haben."

Es wird von verschiedener Seite zur Herausstellung des säure-peptischen Faktors bei der Ulcusgenese auf das Vorkommen eines *Geschwürs im* MECKEL*schen Divertikel* hingewiesen. Gegen die Annahme, daß hier primär ein peptischer Prozeß vorliege, wendet sich KONJETZNY (1930, 1947), da nach seiner Auffassung die Bildung von Magensekreten durch die im MECKELschen Divertikel vorhandenen kleinen heterotopen Schleimhautinseln als nicht bewiesen angesehen werden müsse.

Von besonderer Bedeutung erscheinen zu dieser Frage Beobachtungen über das Auftreten von Magengeschwüren in achylischen Mägen. Es gibt eine ganze Reihe von Mitteilungen, die dieses besondere Vorkommnis bekanntmachen wollen (DE MESNIL 1894, ABRAMSON 1931/32, MAKISHIMA 1936, JONSSON 1936, TOMODA 1937, DIAZ-RUBIO 1941, PHILOPOWICZ 1936, ODIN 1937, LASHER 1948, KLEWITZ 1949, PETERSEN 1952 u. a.). Es ist aber notwendig, diesen Beobachtungen mit Skepsis gegenüberzutreten. Es bleibt nämlich zu prüfen, in welcher Weise man die Kennzeichnung Achlorhydrie oder Achylie in diesen Fällen gewonnen hat. Bei vielen der hierhergehörigen Beobachtungen ist der Magensaft nach dem unsicheren Vorgehen von EWALD untersucht worden. Der Histamintest ist ebenfalls nicht immer durchgeführt worden. W. L. PALMER hat zweimal einen kritischen Überblick (1929, 1940) zu der diesbezüglichen

Literatur gegeben und hat die Unzulänglichkeit der in zahlreichen Fällen angewandten Untersuchungsmethodik herausgestellt. Daher sind ältere Mitteilungen durchweg für unsere Frage bedeutungslos. Und wenn STRAUCH, KUTTNER, SCHNEIDER u. a. (zit. nach KONJETZNY 1947) häufig (7,5—35% der Fälle) beim Ulcus eine Achlorhydrie gefunden haben, dann sind diese Zahlen unverbindlich, da sie mit unzureichenden Mitteln gewonnen wurden. Die Überprüfung der Bevölkerung im nördlichsten Schweden (Västerbotten und Norbotten) durch ODIN (1937) hat erwiesen, daß 21% der dort festgestellten Magenulcera und 13% der Duodenalgeschwüre mit Achylie verbunden sind. In Südschweden fand sich nur in 5—7% eine Achlorhydrie. Diese Untersuchungen haben ebenfalls nur geringen Wert, da die Säurebestimmungen im Magensaft zum größten Teil nach EWALDschem Probefrühstück vorgenommen wurden. Die Beobachtung von KLEWITZ (1949) soll hervorgehoben werden. Bei einem Kranken mit Paralysis agitans (56 Jahre alt), der lange Zeit Atropinpräparate genommen und wiederholt bei fraktionierter Magenausheberung eine histaminrefraktäre Achylie aufgewiesen hatte, entwickelte sich ein großes Magenulcus an der kleinen Kurvatur, das allerdings schnell abheilte.

Wir stimmen mit IVY (1950) überein, daß man also nicht voreilig von einer histaminrefraktären Achylie sprechen sollte. Nur die *wiederholte Prüfung der Magensaftverhältnisse* mit der Methode von KATSCH und KALK (pufferfreie Reizlösung!) unter Anwendung von *Histamin* kann darüber eine Auskunft geben.

Aus den erwähnten Beobachtungen geht, wenn sie auch nicht die Annahme des Vorkommens von gutartigem Ulcus bei Achylie sicher belegen können, aber doch hervor, daß bei stark verminderter Säureproduktion im Magensaft ein *Ulcus Cruveilhier* vorkommen oder doch trotz nachträglich eingetretener Achylie weiterbestehen kann.

Man darf dabei nicht außer acht lassen, daß z. B. PALMER (1940) bei 2200 Ulcuspatienten in keinem Falle eine Achlorhydrie gefunden hat. BOCKUS (1943) kommt zu gleichen Ergebnissen. Schließlich soll erwähnt werden, daß bei Sektionen Perniciosakranker keine Ulcera im Magen oder Zwölffingerdarm gefunden wurden (KAHN 1937, WASHBURN und ROSENDAAL 1937, insgesamt 1746 Fälle).

Die erörterten Beobachtungen zwingen uns nicht zur Ablehnung der Annahme, daß „säure-peptische" Gestaltungsfaktoren an der Ulcusgenese teilhaben, veranlassen uns aber auch nicht, im Magensaft das pathogenetisch wichtigste Moment des Ulcusproblems zu sehen.

Nicht nur das Tierexperiment, sondern auch die Klinik besitzt Beispiele für „Zusammenhänge" zwischen Magenulcus und Histaminwirkung. So teilen JAMES und HORTON (1946) eine Beobachtung mit, wonach unter der Behandlung eines Kranken mit multipler Sklerose (!) mittels intravenösen Histamininjektionen die Entstehung eines Magenulcus gesehen wurde. Es wird erklärt, daß es sich hier um die Wirkung von Magensaft handeln soll, da der Kranke fälschlicherweise die Injektionen vor den Mahlzeiten erhalten hat (weitere Hinweise HORTON 1943, 1944). Man neigt in den USA. allgemein der säure-peptischen Theorie zu und zieht daraus therapeutische Folgerungen (SIPPY-Kur, freizügige Resektion, Vagotomie).

Der Zusammenhang zwischen Histamin und spontaner Ulcusentstehung ist in keiner Weise sichergestellt, auch wenn bei bestehendem Ulcus eine Erhöhung des Histaminblutspiegels konstatiert wurde (PARROT, DEBRAY und RICHET 1945). Diese Autoren suchen schließlich einen Zusammenhang darin zu erkennen, daß *vor* Auftreten des Atophanulcus beim Hund eine Erhöhung der Histaminwerte im Blut festzustellen sei. Indessen ist es noch fraglich, ob diese Ergebnisse

auf die menschliche Pathologie zu übertragen sind. Versuche, mit „Antihistamin-
substanzen" einen Einfluß auf die Ulcusheilung zu erzielen, haben zu keinen
greifbaren Ergebnissen geführt.

Das Problem von Magensaftwirkung und Ulcusentstehung gewinnt neue
Aspekte durch die Feststellung, daß Kathepsin zum regelmäßigen Bestandteil
des Magensekretes gehört (Freudenberg 1942, Buchs 1947, weiteres s. S. 205).
Daß Kathepsin als intracelluläre Proteinase vorkommt, ist lange bekannt (Hedin
und Rowland 1901, Willstätter und Mitarbeiter 1929, 1930, Krebs 1931 u. a.).
Übrigens hat Günzburg in seiner „Hyperpepsin"-Arbeit bereits 1924 in Magensäften mit neutraler Reaktion und nach pepsintötender Erhitzung auf 80° proteolytische („Pepsin"-)Wirkungen mit der Edestinprobe festgestellt. Seine Wirkung
im Rahmen des normalen Zellstoffwechsels ist ungeklärt, bei der Auto(proteo)-
lyse post mortem spielt es eine entscheidende Rolle. Welche Wirkungsgemeinsam-
keiten Zellkathepsine und Sekretkathepsin haben, ebenso welchem Sekretions-
weg und Absonderungsmechanismus letzteres unterliegt, bleibt zu prüfen.
Dysregulative Störungen der Kathepsinsekretion oder — sagen wir vorsichtiger
der proteolytischen Magenvorgänge — könnten an der Ulcusentstehung beteiligt sein.

f) Gastritis und Ulcus. Die Konzeption, daß das Magengeschwür eine entzündliche Grundlage hat, geht auf die Untersuchungen von Broussais (1816),
Abercrombie (1828) und Cruveilhier (1829) zurück. Sie erscheint theoretisch in den Fällen annehmbar, in welchen auf hämatogenem Wege Bakterien oder Pilzansiedlungen in der Magenwand einen geschwürigen Zerfall
herbeigeführt haben. In Frankreich wurde die Rolle bakterieller Infektionen
bei der Geschwürsentwicklung mit Vorzug betrachtet (Duval und Moutier
1925, Girault 1926 u. a.). Lühr, der gastroskopisch die embolische Herdgastritis entdeckte, konnte ein Fortschreiten der Entwicklung bis zu einem
Magenulcus nicht beobachten. Dieser hämatogen-embolische Mechanismus der
Ulcusentstehung ist nach Lage der Dinge ein Sonderfall, der keine Bedeutung
für die Entstehung des gutartigen Ulcus hat. Konjetzny, dem wir den Ausbau
der Entzündungstheorie der Ulcusbildung verdanken, verweist in seinen Darstellungen (1930, 1947) auf die unzureichenden Untersuchungen und Deutungen
anderer Autoren. Nauwerck hat 1897 das Krankheitsbild der Gastritis chronica
ulcerosa beschrieben und charakterisiert, jedoch damit die Entwicklung des
Magengeschwürs nicht in Beziehung setzen können. Nauwercks Augenmerk
bei der histologischen Untersuchung richtete sich auf Veränderungen an Blut-
gefäßen, und er stellt fest, daß Verengerungen oder ein Verschluß, welche
Erosion und schließlich Geschwür bedingen sollten, nicht aufzufinden waren.
Heyrovski (1912) hält die Entstehung des Ulcus aus entzündlichen Erosionen
für möglich. v. Redwitz (1928) sagt, daß die Gastritis beim Ulcus stets sekundärer Natur sei. Welche Schwierigkeiten der Entwicklung dieser Lehre entgegen-
standen, ergibt sich aus den Arbeiten von Moszkowicz, welcher den Begriff
der Gastritis kritisiert.

Unter der Führung von Konjetzny ist in bezug auf die Gastritis und die
entzündliche Entstehung des Magenulcus eine beachtliche Arbeit geleistet worden.
Zur Untersuchung kamen Resektionsmägen, welche lebensfrisch präpariert
wurden. Schon Heyrovski (1923) schätzt die Häufigkeit einer Gastritis beim
Magengeschwür auf 51,5%, beim Ulcus duodeni 42,9%. Serien von Resektionspräparaten, welche Konjetzny (1923) und Kalima (1924, 1925) untersuchten,
erwiesen, daß eine Gastritis in 100% bei einem Ulcus vorhanden war. Diese
Feststellungen sind von Duschl (1924), Orator 1926), J. C. Lehmann (1925),
Puhl (1927) u. a. bestätigt worden. Beim Ulcus ventriculi ist neben der

Magenschleimhautentzündung auch eine ausgesprochene Duodenitis sehr häufig (PUHL). Allerdings ist Ulcusgastritis in der Regel eine Antrumgastritis, jedoch wird auch eine Pangastritis gefunden. Uns scheint es, daß dies von dem Zustand, in dem zur Operation geschritten wurde, abhängig ist. Für die entzündliche Genese des Ulcus scheinen oberflächliche Erosionen wichtig zu sein und die Bemerkung von KONJETZNY (1930), daß bei oberflächlichen Erosionen Veränderungen des tieferen Drüsenparenchyms regelmäßig vorhanden sind, verdient Beachtung.

Bei der Diskussion der entzündlichen Ulcusgenese spielt das Ulcus der Absetzkälber eine besondere Rolle. Es stellen sich bei Kälbern nach der zu frühen Umstellung von Milch auf die Rauhfutternahrung geschwürige Veränderungen im Labmagen ein. Die Kälber zeigen verminderte Freßlust und magern ab. Durchfälle und auch Bluterbrechen können auftreten. Ulcusperforationen sind dabei beschrieben worden (BLOCH 1905). In umfangreichen Untersuchungen an 1500 Kälbermägen hat BONGERT (1912) diese Erkrankung studiert. Sie wird danach bei Milchkälbern nie beobachtet. Die höchste Zahl der Geschwüre im Labmagen wird beobachtet im Alter von 12—14 Wochen, etwa 8 Wochen nach dem Absetzen. In diesem frühen Alter ist ein geordnetes Wiederkäuen wegen der noch mangelhaften Entwicklung der Vormägen noch nicht möglich, so daß dem Labmagen nur ungenügend vorbereitete Futtermassen zugeführt werden. KONJETZNY und PUHL (1926) haben eine große Reihe von Kälbermägen untersucht und fanden Gastritis mit Defektbildungen der Schleimhaut. Im Bereich der Erosionen gelegene Gefäße ließen Veränderungen im Sinne einer Thrombose vermissen. Sie heben hervor, daß die Zurücksetzung auf Milchfütterung die schnelle Abheilung der Krankheitserscheinungen herbeiführt. Das klingt überzeugend, jedoch wird uns von erfahrenen Veterinären versichert, daß auch bei Milchkälbern Ulcus häufig ist.

Unserer Meinung nach ergeben sich neue Gesichtspunkte, wenn man nicht nur die mechanische Störung durch das Rauhfutter im Auge hat, sondern Wert legt auf den möglichen *Nährschaden* der durch eine Umsetzung von einer eiweißreichen Kost auf eine wenig angepaßte, unterwertige Pflanzenkost entsteht. Die erhöhten Ansprüche eines wachsenden Organismus können in relativ kurzer Zeit grundlegende trophische Störungen zustande bringen. Der Hinweis von WALDMANN, daß diese Form der Magenstörung auch bei Kälbern auftritt, die noch kein Rauhfutter erhalten haben, läßt an einen Nährschaden denken. Die Entstehung von Ulcera bei Absetzkälbern weist unserer Auffassung nach auf die trophische Genese der Magenulcera hin. Die tierexperimentellen Untersuchungen von GÜLZOW (1949) bestärken unsere Auffassung, wobei allerdings die Anwendbarkeit der Erfahrungen auf die menschliche Krankheitslehre in Frage steht (vgl. S. 485, 489).

Nach KONJETZNY entwickelt sich das typische Magen- und Duodenalulcus niemals in gesunder Magen- und Duodenalschleimhaut, sondern immer auf der Grundlage einer Gastritis und Duodenitis. Er sieht in der Reihe: *Entzündung — Erosion — typisches akutes Geschwür* die Stufen einer konsequenten Entwicklung. PUHL (1930) hat eingehend die formale Genese des Magenulcus studiert. Es können danach bereits vor Auftreten eines Granulationsgewebes Endothelwucherungen mit Intimaverdickung an den Gefäßen gefunden werden. Dieser Prozeß beginnt nach PUHL in den Venen, um erst in den späteren Stadien den arteriellen Strombahnschenkel zu befallen. Gefäßverschlüsse werden nach PUHL bei Geschwüren, die gerade die Submucosa durchsetzen, nicht gefunden. KONJETZNY kommt daher zu dem Schluß, daß die Gefäßveränderungen beim Ulcus sekundärer Natur sind.

Die Ulcustheorie von KONJETZNY faßt also das Magen-Duodenalulcus als Komplikation der Gastritis bzw. Duodenitis auf und hält dies durch morphologische Untersuchungen für bewiesen.

Unserer Meinung nach reichen die Untersuchungen von KONJETZNY und seiner Schule zu einer vollständigen Klärung der Ulcuspathogenese nicht aus. Überdies ist das Problem der kausalen Genese des Ulcus durch diese Konzeption in die ungelöste Frage der Entstehung der vorauslaufenden Gastritis einbezogen und damit auch nicht aufgehellt worden.

g) Ulcus und Verbrennung. 1931 schreibt A. W. FISCHER: Es gibt nur eine Art von Geschwüren des Magens und Duodenums auf dem Boden einer äußeren Schädigung, das sind die bekannten Duodenalulcera nach Hautverbrennungen. In dieser der ärztlichen Begutachtung dienenden Darstellung wird für das Ulcus nach Verbrennung ein verbindlicher Entstehungsmodus angenommen.

Schon 1833 wurden von MACFARLANE perforierte Duodenalulcera nach Verbrennung beschrieben. Und 1842 ging das Verbrennungsulcus in den Erfahrungsbestand der Pathologie über: CURLING teilte 12 Fälle mit, welche alle kurz nach dem Unfall erkrankten und innerhalb von 7—17 Tagen mit einer Ausnahme starben. Bis auf 3 Kranke handelte es sich um Kinder. „The preceding observations justify me in concluding that the cicatrized ulcer . . . orginated in the burn, of which the patient ultimately died" (CURLING).

MARCHAND (1908) schätzte die Häufigkeit der Ulcera nach Verbrennungen geringer ein, während v. HANSEMANN (1914) einen Zusammenhang zwischen Verbrennung und Ulcus überhaupt ablehnt. Von KIRCHMAYR (1922) wird eine Beobachtung mitgeteilt, nach der aus einem Verbrennungsgeschwür ein chronisches Duodenalulcus hervorgegangen sein soll. Ein 10jähriger Knabe erlitt 1907 eine schwere Verbrühung; die ersten Ulcusbeschwerden traten 1916 auf, 1920 wurde die Operation vorgenommen, bei der sich an der Vorderfläche des oberen Duodenums eine große strahlige Narbe mit Verwachsungen vorfand. Bemerkenswert ist folgende Beobachtung von BERGK (1938). Ein 46jähriger Mann erlitt eine Verbrennung 2. und 3. Grades von etwa der Hälfte der Körperoberfläche. Am 4. Krankheitstage setzten plötzlich bei dem Mann, der niemals vorher Abdominalbeschwerden gehabt hatte, heftige Oberbauchschmerzen ein. Am 12. Krankheitstag entwickelte sich ein ileusartiges Bild, das bis zum 27. Tag bestehen blieb. 10 Monate nach dem Unfall traten erneut Oberbauchbeschwerden auf. Eine Röntgenuntersuchung ergab Verwachsungen in der Pylorus-Bulbusgegend. Die Deutung hält das Ereignis am 4. Krankheitstag für eine gedeckte Perforation mit ihren Folgen. Eine durch die Verbrennung manifest gewordene Ulcuskrankheit führte infolge eines neuen Schubes wieder zur Klinikaufnahme.

Die Häufigkeit der Geschwürsbildung nach Verbrennung wird unterschiedlich angegeben (12,9% nach HOLMES, 22,7% nach CHIARI und GRUBER). RONCHESE konnte bei keinem Fall seiner 348 Beobachtungen, HARRIS auch nicht (1927) bei 567 Verbrennungen ein Ulcus nachweisen. RÖSSLE (persönliche Auskunft) bestritt ein häufiges Zusammentreffen von Ulcus und Verbrennung, nachdem er durch die Umstände des letzten Krieges vielfache Gelegenheit hatte, Tote durch Verbrennung zu sezieren.

Untersuchungen von ZINCK (1940) zur pathologischen Anatomie der Verbrennung zeigten unter 12 Fällen 5mal makroskopisch Veränderungen am Magen-Darmkanal. Es handelte sich um parenchymatöse Blutungen und kleinste Erosionen, in Bestätigung der Beobachtungen von MARCHAND (1908).

CURLING (1842) hat die Entstehung der Duodenalgeschwüre nach Verbrennung durch einen zur Entzündung und Geschwürsbildung führenden Reizzustand der BRUNNERschen Drüsen zu erklären versucht. Auch HUNTER (1890) hielt die Geschwüre für entzündlich.

Nach MAYER (1866) traten Duodenalgeschwüre 7—14 Tage nach der Verbrennung auf. PONFICK (1876), KLEBS (1877) konnten schon nach 18—36 Std geschwürige Veränderungen nachweisen. Auffallend erscheint die Lokalisation im oberen Duodenum. Nur WELTI (1890) beschrieb nach Verbrennung geschwürige *Magen*veränderungen. Es fanden sich bei einem 22jährigen Mann entlang der kleinen Kurvatur 6 scharfrandige, frische Geschwüre, deren größtes einen Durchmesser von 1 cm besaß und bis auf die Muscularis reichte.

Man hat einen *humoralen Entstehungsmechanismus* herangezogen, nachdem bereits PONFICK (1877) geneigt war, Zerfallsprodukte der roten Blutkörperchen als auslösend anzusehen. BUSSE (1914) war der Ansicht, daß die Verbrennungsgeschwüre durch Ausscheidung gebildeter Gifte hervorgerufen werden. Schwere Verbrennungen führen zu einem großen *Flüssigkeits- und Chloridverlust*. UNDERHILL und FISK (1930) glauben, daß bereits diese beiden Momente ausreichen, um den Schock hervorzurufen. Jedoch hat die Suche nach toxischen Substanzen, die durch den Verbrennungsprozeß entstehen, nicht aufgehört. HARRIS (1927) glaubt, daß durch die Verbrennung vorgebildetes gewebsständiges *Histamin* freigemacht wird und über Lymph- und Blutweg in den Organismus gelangt. BENNET und DRURY (1931) konnten pharmakologisch nach Verbrennung Histamin und Adenosinverbindungen nachweisen. BARSOUM und GADDUM (1935) haben direkte Beweise dafür erbracht, daß Hautverbrennungen beim Menschen eine Zunahme des Bluthistamins veranlassen (Normalwert 35 γ/Liter, 5. Tag nach der Verbrennung: 100—200 γ/Liter). 1938 fand KISIMA Histaminanstieg im Blut bereits 6—12 Std nach der Verbrennung. Er soll nach 48 bis 96 Std seinen Höhepunkt erreicht haben, wonach ein langsamer Abfall über etwa 3 Tage folgt. Dementsprechend sahen NECHELES und OLSON (1941) nach einem Verbrennungsunfall Zunahme von Motilität und Sekretion des Magens. Experimentelle Untersuchungen von EPPINGER und LEUCHTENBERGER (1932) zeigten, daß nach chronischer Histaminvergiftung kleine Geschwüre im Magen- und Darmkanal, ganz besonders ausgedehnt im Duodenum entstehen. HEINLEIN und KASTRUP (1938) konnten diese Beobachtungen an Katzen nicht bestätigen. Nach KAPP (1939) scheint der *Adrenalingehalt* von Verbrannten erhöht zu sein. Bereits HARTMAN, ROSE und SMITH (1926) haben vermehrte Adrenalinabgabe und eine Minderung des Adrenalingehaltes der Nebennieren festgestellt. Die morphologischen Veränderungen der Nebennierenrinde sind bei Verbrennungen geringgradiger als bei Infektionskrankheiten (ZINCK 1940).

Kritische Bemerkungen von NETTER und ORZECHOWSKI (1939), welche uns den Weg weisen können zu den morphologischen Veränderungen durch Verbrennung, verdienen auch für die Ulcusentstehung Beachtung. *Gefäßendothelschädigung* und dadurch bedingter Austritt eiweißhaltiger Flüssigkeit in das Gewebe führt zu Rückresorptionshemmung und verlangsamtem Flüssigkeitsstrom außerhalb der Capillaren. Dies führt zu einer Verlängerung des Diffusionsweges für Sauerstoff, so daß Stoffwechselvorgänge vom Typ der Gärung mit Anhäufung saurer Stoffwechselendprodukte begünstigt werden. Die Verlangsamung des Flüssigkeitsstromes bedingt eine Retention aller Stoffwechselschlacken.

ZINCK (1940) kommt zu dem Hinweis, daß Gefäßstörungen im Vordergrund stehen. Schon SALVIOLI (1890) und WELTI (1888) waren der Meinung, daß die nach einer Verbrennung in den Organen vorkommenden Hämorrhagien durch embolische und thrombotische Verstopfung kleinster Gefäße verursacht werden. LEOTTA (1904) glaubte, daß die thrombotischen und embolischen Vorgänge von schweren Veränderungen des Blutplasmas mit erheblicher Fibrinogenzunahme abhängig sind. HAUSER (1926) kommt bei seiner kritischen Übersicht zu der Auffassung, daß das Verbrennungsgeschwür eher durch *Einwirkungen über das Zentralnervensystem* in Form reflektorischer Gefäßkrämpfe zustande kommt.

Die Verbrennung eines größeren Teils der Körperoberfläche scheint Bedingungen zu schaffen, die das Auftreten eines Ulcus begünstigen, ja sogar auslösen, auch wenn dies nicht bei jeder größeren Verbrennung geschieht. Der Entstehungsmechanismus kann noch nicht sicher erklärt werden. Die bei den Untersuchungen leitenden Arbeitshypothesen erbringen keine prinzipiell neuen Ansätze, sondern zielen auf die Bestätigung bereits ausgesprochener Ulcustheorien ab. Auch eine Erklärung der angenommenen Lokalisationsregel, daß „Ulcera nach Verbrennung" Duodenalgeschwüre sind, kann bisher nicht gegeben werden.

h) Ulcus und Intoxikationen. Immer wieder wird über die Häufung von Ulcuskranken unter *Bleiarbeitern* diskutiert, jedoch ist verhältnismäßig wenig über den Entstehungsmechanismus in Erfahrung gebracht worden.

Das Zusammentreffen von Magengeschwüren und Bleiaufnahme wird unterschiedlich angegeben. Csepai (1938) beobachtete bei 450 Bleiarbeitern nur 2mal ein Ulcus. Schiff (1918) hat dagegen an Hand einer größeren Untersuchungsreihe das häufige Vorkommen von Ulcus und Superacidität bei Bleiarbeitern nachgewiesen. Er fand bei 48 Bleiarbeitern 14 sichere Ulcera. Glaser (1921) stellte bei 21 Bleikranken 3mal ein Ulcus duodeni und 9mal ein Ulcus ventriculi fest. Klein und Seliger (1933) fanden bei 195 Bleiarbeitern 29mal ein Ulcus, 12mal Ulcusnarben und 54mal eine Gastritis. Besonderes Interesse verdienen die Erhebungen an 15 Bleikranken von Gutzeit (1929), die auf genauen klinischen, röntgenologischen und gastroskopischen Untersuchungen beruhen. Bei allen fand sich eine Gastritis, bei 4 Kranken wurde ein Ulcus festgestellt. Eine Zusammenstellung von Bleivergiftungen von Kapp (1939) zeigt, daß unter 42 Fällen 9mal ein Ulcus vorkam. 80% der Fälle zeigten überdies noch weitere Veränderungen am Verdauungskanal.

Die Blei-Intoxikation scheint Bedingungen zu schaffen, die einer Ulcusentstehung Vorschub leisten. Experimentell konnte Jores bei Hunden Geschwüre im Magen und Darm durch Bleiverabreichung erzeugen. Nach den histologischen Untersuchungen von Maier entstehen durch Blei kleine Hämorrhagien, fettige Degeneration von Sekretionszellen, Gefäßveränderungen und Erweichungsherde. Legge und Godbay fanden Degenerationen in den Muskelschichten des Magens mit Infiltrationen und kleinen Blutungen.

Magen und Duodenum sind Resorptions- und Ausscheidungsort für Blei. Nach Schönlebe kommt die Ausscheidung den mucoiden Zellen zu. Bei Superacidität ist mit verstärkter Resorption zu rechnen. In dreifacher Weise bestehen Schädigungsmöglichkeiten: 1. kann das entstehende Bleichlorid von der Oberfläche her direkt durch Ätzung die Schleimhaut angreifen; 2. kann eine Zellschädigung durch Resorption und 3. durch Exkretion entstehen. Uns erscheint der Gefäßfaktor der Bleiwirkung von erheblicher Bedeutung, denn der Gefäßspasmus ist die besondere Eigenart der Bleieinwirkung. Spastische Zustände der Capillaren können für die Ulcusentstehung zur Erklärung dienen.

Folgende Beobachtung zeigt, daß auch andere Metalleinwirkungen zum Ulcus führen können: Ein 12jähriger Junge bekam anstatt Lebertran einen Löffel *Chlorzink.* Er wurde klinisch mit seiner Ätzgastritis behandelt. Nach anfänglicher Gewichtszunahme bei klinischer Besserung trat Verschlechterung mit Schmerzen und Weigerung jeder Nahrungsaufnahme bis zur Hungeracidose auf. Eine 12 Tage nach dem Unfall vorgenommene Röntgenuntersuchung konnte kein Ulcus nachweisen. Es bestand nur eine Hypermotilität bei einer mittleren Magenektasie. 14 Tage später fand sich bei der Magenresektion im Magenkorpus ein großes Ulcus. Es scheint, daß hier die Ätzwirkung des Zinkchlorids zur Ulcusentstehung geführt hat. So einleuchtend dies sein mag, so müssen wir uns doch fragen, ob nicht Unterernährung und Resorption toxischer Substanzen aus den Ätzschorfen die Ulcusentstehung hervorgerufen haben oder zumindest das Abheilen eines Ätzulcus verhindert haben.

Eiken (1948) berichtet über das Auftreten eines pylorusnahen Magenulcus bei einem Mann 14 Tage nach Einnahme von *7,5 g Atophan und 7,5 g Colchicin.* Eine Ulcusheilung trat nach Diätkur ein. Seine Arbeit enthält einen Hinweis auf die Auslösung schwerer Leberschäden durch Atophan, wobei gleichzeitig Ulcera im Magen oder Duodenum mit chronischer Gastritis in einem hohen Prozentsatz angetroffen wurden. Der Wirkungsmechanismus von Colchicin auf den Magen-Darmkanal ist unklar. Die Wirkung von Atophan ist durch Churchill und van Wagoner (1931) näher untersucht worden. Ihre Feststellung ist vielfach bestätigt worden (Stalker, Bollman und Mann 1937, Loewy 1939, Hetényi 1948).

Nach Sitz und Aussehen sind die chronischen Magengeschwüre beim Hunde den typischen menschlichen Ulcera sehr ähnlich. Bolman, Stalker und Mann (1938) stellten fest, daß dem Ulcus eine erosive Gastritis vorausgeht. Während diese Gastritis mit ihren oberflächlichen

Defekten sich mehr und mehr zurückbildet, entsteht ein typisches, chronisches Ulcus, meist in Pylorusnähe. Unter der Atophandarreichung wurde keine Zunahme der Acidität, jedoch erhebliche Supersekretion festgestellt. In 35% der Fälle werden multiple Geschwürsbildungen gefunden, in 40% kommt es zur Perforation. Wird die Zufuhr von Atophan abgesetzt, so heilen die Geschwüre schnell ab. Auffallend ist, daß die Atophangeschwüre nur bei carnivoren Tieren zu erzeugen sind; herbivore Tiere (Kaninchen, Meerschweinchen) zeigen unter Atophan nur eine erosive Gastritis.

Über die Pathogenese des Atophanulcus ist keine Einigkeit erzielt. TAGARIELLO (1939) faßt die Geschwürsbildung als Ergebnis einer allgemeinen Vergiftung auf. Nach LOEWY (1939) kann die Geschwürsheilung nach Atophanabsetzung durch Histamininjektionen nicht verhindert werden.

Uns erscheint bemerkenswert, daß sich, vergleichend-pathologisch gesehen, Gastritisentwicklung und Ulcusentstehung unter Atophan verschieden verhalten.

i) Ulcus und Nicotin. Chronische Störungen am Magen, ausgelöst durch Nicotin (Tabak), können klinisch in deutlicher Weise in Änderungen der Sekretion und Motilität zutage treten. Supersekretion mit und ohne Hyperchlorhydrie sind beobachtet worden (CRAEMER 1925, ORTNER 1918 u. a.). GRAY (1927) fand in einem größeren Beobachtungsgut von Rauchern Superacidität, ein Drittel davon litt an einem Magenulcus. Je nach Art der fortschreitenden Schleimhautveränderung kann sich Hypochlorhydrie und Achylie entwickeln, zum Teil verbunden mit Abmagerung und Anämie (L. H. STRAUSS 1937). Eng mit diesen Störungen verknüpft erscheint der Mechanismus der Ulcusentstehung. CRÄMER (1925), LICKINT (1925), NOAH (1926), FRIEDRICH (1934), BANDEL (1934) sehen in der Nicotinwirkung einen *ursächlichen Faktor*. Die Arbeit von FRIEDRICH (1934) läßt erkennen, daß mit Zunahme des Tabakverbrauches bei Männern, die Ulcusfrequenz ansteigt. 79,7% seiner männlichen Ulcuskranken (153) waren starke Raucher.

„Finde ich ein Ulcus duodeni, dann höre ich zumeist auch von starkem Nicotinmißbrauch" (ORTNER 1918). JAGIC und SPENGLER (1922), CRÄMER (1925), SECHER (1934) sehen in der Nicotinwirkung einen *Faktor, der für das Manifestwerden eines Ulcus Bedeutung hat*. Eine Umfrage von GÉRONNE (1943) ergibt die allgemeine Verbreitung dieser Auffassung. Nach GAINSBOROUGH (1946) ist ein *Zusammenhang von Nicotinabusus und Ulcusrückfall* unverkennbar.

Die Folgerichtigkeit vorgebrachter Annahmen erscheint jedoch zweifelhaft. Statistisch ist die Zusammenhangsfrage nicht zu lösen, gibt es doch starke Raucher genug, die niemals ein Ulcus bekommen. Die Zunahme des Tabakverbrauchs und das in den gleichen Zeitraum fallende Ansteigen der Ulcuszahlen (BANDEL 1934) kann nicht als beweiskräftig angesehen werden. SCHIMERT (1944) weist in diesem Zusammenhang darauf hin, daß in der gleichen Zeit auch eine Verbesserung der Treffsicherheit der Ulcusdiagnostik in Rechnung gesetzt werden muß. Prüfungen der Wirkung des Rauchens auf den Beschwerdekomplex des Ulcuskranken können nichts zur Pathogenese beisteuern. Es handelt sich dabei um Mägen, deren Funktionen gestört sind und bei denen das Nicotin nur als ein verstärkender, auf keinen Fall als ein ursächlicher Faktor anzusehen ist.

Die Untersuchungen von JAMIESON, ILLINGWORTH und SCOTT (1946) gehen der Frage nach, ob das Rauchverbot bei Ulcuskranken eine Begründung hat. Von den 473 Ulcuskranken (451 Männer, 22 Frauen), welche vor 1—5 Jahren eine Ulcusperforation hinter sich hatten, waren Zusammenhänge zwischen Zigarettenrauchen und schweren Ulcussymptomen anzunehmen. Aus der Aufschlüsselung der Kranken nach dem Lebensalter ergibt sich jedoch, daß die Zigarettenraucher schwere Symptome haben, weil diese bei jungen Menschen stärker zu sein pflegen. Das Zusammentreffen von Ulcusbeschwerden und Tabakwirkung steht danach in keinem ursächlichen Abhängigkeitsverhältnis, sondern die Syntropie von jugendlichem Lebensalter und Beschwerde führt zu einem voreiligen Schluß. Auch GLATZEL (1945) kommt bei seinen statistischen Überprüfungen zur Ablehnung des Gedankens, daß der Tabak einen ätiologischen Faktor darstellt.

Es liegen eine Reihe *experimenteller Untersuchungen* vor, die zum Mechanismus der Ulcusentstehung durch Nicotineinwirkung beitragen sollen. Friedrich (1934) beobachtete Gefäßkontraktionen in der Magenschleimhaut nach Nicotininjektionen in die Blutbahn. Eine längere Reizung der Vasoconstrictoren konnte ischämische Nekrosen herbeiführen. Hayashi und Kato (1922, 1913) beschreiben geschwürige Veränderungen am Magen nach chronischer Nicotinvergiftung infolge Vagusreizung. Beobachtungen von Katsch (1913) über die Anämisierung des Kaninchendarmes nach Nicotingaben verdienen in diesem Zusammenhang Interesse. Gotsey (1936) fand bei onkometrischen Messungen am Dünndarm von Hunden auf Nicotingabe eine zweiphasige Gefäßreaktion mit primärer Durchblutungsdrosselung und folgender Hyperämie. Neuere Untersuchungen über die Durchblutung des Magens auf Grund von Messungen mit der Reinschen Stromuhr liegen von Schimert (1944) vor. Unmittelbar nach der Injektion von 0,1 mg Nicotin intravenös beim Hund kommt es zur akuten Blutüberfüllung des Magens für etwa 4 min, danach zu einem Abfall der Durchblutungsgröße auf 20—25% des Ausgangswertes. Nach etwa 16—18 min normalisiert sich die Magendurchblutung wieder. Größere Dosen führen zu einer autoptisch sichtbaren Anämisierung des Magens.

Schimert zieht aus seinen Untersuchungen den Schluß, daß beim inhalierenden Raucher Durchblutungsdrosselungen am Magen angenommen werden können. Er sieht in der Gefäßwirkung des Nicotins die Beziehung zur Ulcusgenese im Rahmen der v. Bergmannschen Ulcustheorie. Indessen ist der klare Beweis der Ulcusentstehung über die Nicotinwirkung bisher nicht erbracht worden. Auch wird sich als Beleg kein Tierversuch eignen. Es liegen die Dinge ähnlich wie bei der Gastritis, wo das Zusammentreffen ebenfalls nicht einen genetischen Zusammenhang bedeutet. Daß ein Rauchverbot bei der Behandlung eines Magengeschwürs dennoch seine Berechtigung hat, liegt in der therapeutischen Forderung der Organschonung begründet. Magenmotorik und -sekretion dürfen nicht über das notwendige Maß irritiert werden, Durchblutungsstörungen in der von Schimert (1944) beschriebenen Art sind dem Heilungsprozeß sicher abträglich. Der genetische Gesichtspunkt, der sich aus diesen Versuchen ergibt, mag für den Einzelfall von Bedeutung sein, generell ist er wohl nicht zutreffend.

k) Ulcus und Leberschädigung. Von pathologisch-anatomischer Seite sind Leberschädigungen beim Ulcus bereits 1899 und 1910 durch Gandy, 1932 durch Vilardell und Corachán, 1934 durch Schnittker und Hass, 1941 durch Gordon und Manning beschrieben worden. Cholecystopathien kommen nach Kalk und Siebert bei etwa $^1/_3$ der Fälle von Ulcus duodeni vor. Eine geringe Hyperbilirubinämie verdient besondere Beachtung, da sie oft ausgesprochen ist, wenn Ulcusschmerzen bestehen (Lichtwitz 1920, Hadlich 1922, Kalk und Siebert 1927). Die Werte von Kalk und Siebert beziehen sich auf eine obere Normgrenze von 0,64 mg-% Bilirubin im Blut. Fuchs (1942), der 1 mg-% als Grenzwert ansieht, konnte jedoch nur in 10% eine Erhöhung des Blutbilirubins feststellen. Zu ähnlichen Ergebnissen kommen Johnson und Bockus (1943). Weitere klinische Beobachtungen über die Beziehungen zwischen Leber und Ulcus liegen vor von Jegersen und Simonds (1934, Erhöhung der Blutlipase bei 38 von 50 Ulcuspatienten), Sjöstrom (1937, Vermehrung der Blutcitronensäure bei Ulcus), Marino und Saladino (1937, Zunahme der Blutpolypeptide), Morrison (1942, Vermehrung der gallensauren Salze in der Galle von Ulcuskranken). Die erwähnten Abweichungen werden alle auf einen begleitenden Leberschaden bezogen. Besondere Beobachtungen liegen über den Kohlenhydratstoffwechsel bei Ulcus vor. Scharpff versuchte 1926 mit Hilfe der Lävuloseprobe die vasolabile Konstitution der Ulcuskranken nachzuweisen. Eine gestörte Leberfunktion sollte zugrunde liegen. Meyer (1932) bezog die pathologischen Blutzuckerkurven auf eine beschleunigte Magenpassage. Ask-Upmark zeigte, daß bei fast 50% von Ulcuskranken eine positive Galaktoseprobe vorkommt. Er ist der Meinung, daß die Leberkrankheit das Primäre sei. Sektionen von 22 Fällen von Lebercirrhose ergaben gleichzeitig in 9 Fällen ein Magengeschwür. Nach Edlén (1947) findet man beim Ulcus bei Auswertung aller Leberteste in 90% Abweichungen von der Norm. Von Bedeutung sind die Untersuchungen von Pollak (1947), welcher in zahlreichen Fällen die Hippursäureprobe, die nach Quick als die empfindlichste Leberfunktionsprüfung angesehen wird, beim Magenulcus anwandte und eine Verminderung der Hippursäuresynthese nachweisen konnte. Auch die Untersuchungen von Strehler (1948) an 20 Ulcuskranken erweisen das Vorkommen einer latenten Hepatopathie beim Ulcus in häufigem Maße. Jahn (1946) spricht vom „hepatogenen Ulcus" bei Krankheitsbeobachtungen während des Krieges und glaubt, daß Störungen des Eiweißstoffwechsels zugrunde liegen.

Indessen sind die klinischen Funktionsprüfungen zu unspezifisch, als daß sie mit Sicherheit einen Leberschaden feststellten. Aber auch die histologischen Untersuchungen vermögen die diskutierten Beziehungen nicht aufzuhellen. SCHNITTKER und HASS (1934) fanden gewebliche Leberveränderungen bei Ulcuskranken in einem etwas größeren Prozentsatz als bei den normalen Kontrollen.

BJÖRNBOE (zit. nach EDLÉN 1947) konnte an Hand von 51 Leberpunktionen bei Ulcuskranken in keinem Falle Zeichen von Leberschädigung finden.

Dementsprechend behalten auch folgende Möglichkeiten ihren hypothetischen Charakter: Ein Ulcus könnte über eine Duodenitis, eine Cholecystopathie und schließlich über eine Cholangitis eine Leberschädigung provozieren. Daß Lebererkrankungen der Ulcusbildung Vorschub leisten, ist angesichts gelegentlicher klinischer Erlebnisse zu vermuten:

Ein 53jähriger Arbeiter ohne nennenswerte Erkrankungen in seiner Vorgeschichte erkrankte ganz akut an schwerem Ikterus, wurde unter dem Verdacht eines Choledochusverschlusses laparotomiert, wobei sich eine akute gelbe Leberatrophie ergab. Der Kranke starb dann innerhalb 24 Std. Der Pathologe bezeichnete die Leberatrophie als subchronisch und fand außerdem dicht unterhalb des Pylorus ein haselnußgroßes, anscheinend frisches Ulcus duodeni.

Schließlich möchten wir annehmen, daß ein Leberschaden die Heilung eines Ulcus verzögern oder die Rückfälligkeit begünstigen kann.

Wir haben in diesem Absatz von der Beziehung zwischen Ulcus und Leberschädigung gesprochen. Wahrscheinlich ist diese Fassung zu umgrenzt. Man sollte vielmehr den chronischen Stoffwechselschaden durch Leberschädigungen ins Auge fassen, um damit der *dystrophischen Ulcusgenese* Stützen zu geben.

l) Allergie und Ulcus. v. BERGMANN (1948) berichtet von einem jungen Mädchen, welches nach dem Baden in der Nordsee auf die Berührung mit einer Feuerqualle eine ausgedehnte Urticaria und nach 2—3 Tagen ein röntgenologisch nachgewiesenes Ulcus bekam. Solche Erlebnisse erfordern eine Stellungnahme zu dem speziellen Problem der Allergie beim Ulcus. Es sind dabei grundsätzlich zwei Kreise zu trennen:

1. Allergische Erscheinungen bei Ulcuskranken, eine Frage, welche der Klinik des Geschwürs angehört;

2. erscheint die Frage von Wichtigkeit, ob ein allergischer Mechanismus allgemein an der Ulcusentstehung beteiligt ist. Daß im Einzelfall ein „allergisches Ulcus" entstehen kann, erscheint durch klinische Beobachtungen belegt. Jedoch ist auch dabei mitunter die Beweisführung recht lückenhaft.

Bei der Beobachtung von CEBAVS und PROBST (1948) wurde während der Frühjahrsexacerbation eines Kranken, bei dem bereits vor Jahren ein Ulcus duodeni festgestellt worden war, operiert. Es fand sich ein Magenulcus bei ödematösem Magen. Die histologische Untersuchung zeigte neben einem alten Ulcus den Befund einer allergischen Gastritis (sulziges Ödem, vor allem der Submucosa, mit Fibrin und fibrinoider Verquellung von Bindegewebsfasern und eosinophilen Zellinfiltraten). Die klinische Prüfung des Kranken ergab keinen Anhalt für eine allergische Gestimmtheit, so daß die Beurteilung mit Vorsicht zu geschehen hat. DZSINIS, TOTH und ZÖLD (1941) wollen sämtliche Magengeschwüre von einer allergischen Entzündung ableiten. Sie suchen ihre Annahme mit Hauttestungen und dem Vergleich des Verhaltens der Quaddelzeit (Resorption von intracutan injizierter Kochsalzlösung) zwischen Ulcuskranken und Allergikern, sowie durch Zellbildanalyse des Mageninhalts (unter 17 Ulcuskranken hatten 9 eosinophile Zellen im Magensaft) zu stützen. LEWICKI (1943) berichtet über einen ausgesprochenen Allergiker mit einer Überempfindlichkeit gegen Fischfleisch, welcher auf eine zweimalige Zugabe von Fisch typische Ulcusbeschwerden zeigte und 2 Std später einen Anfall von Asthma bronchiale bekam. Über ähnliche Beobachtungen schreibt W. BERGER (1928). Er beobachtete zweimal die Symptomentrias: Nischenulcus — Bronchialasthma — Hautidiosynkrasie.

NOTHHAAS (1936) findet beim Vergleich von Gefäßreaktionen Übereinstimmungen bei Ulcus- und Asthmakranken. Bei der Prüfung der Wirkung von Fleischkarenz beim Ulcuskranken konnte er nach Wiedereinsetzen der Fleischnahrung eine fast 50%ige Erhöhung der peripheren Wärmeabgabe feststellen, ein Zeichen, welches nach seiner Meinung als Ausdruck einer allergischen Reaktion zu deuten ist (NOTHHAAS 1938). Er kommt zu seiner Arbeitshypothese, daß es sich auch in genetischer Hinsicht bei der „Ulcuskrankheit" um eine Überempfindlichkeitsreaktion handelt (1940).

LEWICKI (1943) äußert über die Entstehung eines Magengeschwürs auf allergischer Grundlage folgendes: Als Voraussetzung ist eine „allergische Konstitution" anzunehmen. Die Allergisierung kann über ein Endoallergen oder über den Verdauungsweg erfolgen. Sobald eine allergische Entzündung im Magen vorhanden ist, bedarf es nur noch mechanischer oder chemischer Momente, um einen Gewebsdefekt und damit den Beginn eines Ulcus zu setzen.

Es ist ja hinreichend bekannt, daß keine Entzündung so „schnell und sicher zur Einschmelzung" (HANSEN 1943) neigt, wie die allergische. „Aber ebensogut wie die erste Entstehung des Magengeschwürs kann die allergische Entzündung auch spätere Anfälle mit den typischen Beschwerden und raschem Fortschreiten verursachen, vielleicht sogar noch leichter, denn es ist ja bereits ein Schleimhautdefekt vorhanden, durch den das in der Nahrung enthaltene Antigen unmittelbar mit dem überempfindlichen Bindegewebe im Geschwürsgrund in Reaktion treten kann" (CEBAVS und PROBST 1948). Es werden für die Weiterentwicklung eines Geschwüres geradezu ideale Bedingungen für die Auslösung des „ARTHUS-Phänomens" geschaffen.

Damit werden auch Entwicklungsphasen eines Ulcus in den allergischen Mechanismus einbezogen, ja akute Komplikationen wie Ulcusblutung und Perforation sollen darin ihre Erklärung finden. Es erscheint auch die Frage, wieweit der „Periodizität der Ulcusbeschwerden" allergische Reaktionen zugrunde liegen, prüfenswert.

Untersuchungen über die Häufigkeit eosinophiler Zellinfiltrate im Ulcusresektionspräparat [CEBAVS und PROBST (1948) finden bei 30—40% der Ulcusmägen ein histologisches Bild, welches der allergischen Entzündung entspricht] erscheinen aber für ursächliche Beziehungen unzulänglich.

Die gegensätzliche Beurteilung des Problems zeigt sich auch darin, daß KERN und STEWART (1931) enge Beziehungen zwischen Ulcus und Allergie annehmen, während EHRENFELD, BROWN und STURTEVANT (1939) keine statistischen Beziehungen zwischen beiden feststellen. Nur bei 5,5% der allergisch Kranken fand sich ein sicheres Ulcus duodeni. In der Reihe der Ulcuskranken stellten sie bei 10,6% anamnestisch allergische Erscheinungen fest. Sie kommen zu dem Schluß, daß die allergische Diathese kein wesentlicher Faktor für die Ulcusentstehung ist. Auch TUFT (1949) warnt vor einer voreiligen Annahme von allergischen Entstehungsursachen für das Ulcus.

Diese spezielle Fragestellung bietet reichlich Ansätze zu Forschungsarbeit. Das bisher vorliegende Material kann uns von einer maßgeblichen Bedeutung der Allergie für die Ulcusgenese nicht überzeugen.

m) Ulcus und innere Sekretion. Seit etwa 35 Jahren ist erwiesen, daß die Funktion der Nebennierenrinde für die Struktur der Schleimhaut des Verdauungskanals von Bedeutung ist (MANN 1916, FINZI 1913). Exstirpation beider Nebennieren hat Zerstörungen der Schleimhaut zur Folge. So werden im Tierversuch muköse und submuköse Blutungen, Erosionen, Geschwüre an der Zunge, am Magen und Zwölffingerdarm sowie am Dickdarm festgestellt. Es handelt sich meist um trichterförmig bis in die Muscularis propria reichende Defekte. Beobachtungen von HERNANDO, OLLEROS, GURRIARAN und VALDECARA (1933) konnten zeigen, daß Nebennierenrindenextrakte experimentelle Schleimhautulcerationen am Magen zu verhindern vermochten. Für die menschliche Krankheitslehre sind Befunde von GROLLMANN (1936), ROWNTREE und SNELL (1931) sowie SOFFER (1946) bei Morbus Addison von Wichtigkeit. In etwa 20% der zur Sektion gelangten Fälle wurden Ulcera ventriculi und duodeni gesehen (allerdings ist manche Erosion in diese Angabe mit einbezogen). Es können jedoch BASTENIE, DESNEUX und KOWALEWSKI (1949) diese Angaben nicht bestätigen. BIRÓ und NAGY (1951) erblicken in Störungen der Nebennierenrindenfunktion einen grundsätzlich disponierenden Faktor zu Ulcusbildungen.

Es entspricht modernen Strömungen, im Hinblick auf eine mögliche Syntropie von Ulcus- und Nebennierenrindenstörungen den Versuch zu machen, das Ulcusproblem vom Begriff des Adaptationssyndroms her zu klären. HANS

SELYE-Montreal (1936, 1937, 1947, 1950, 1951) konnte 1936 in Tierexperimenten zeigen, daß ein lebendiger Organismus in *stereotyper Weise* auf verschiedenartige Schädigungen reagiert. Trotz der unterschiedlichen spezifischen Seiten der Einwirkungen (z. B. Infektionen, Intoxikationen, Traumen, nervöse oder körperliche Erschöpfung, Hitze, Kälte usw. = „stressors") entsteht ein gleichartiges Folgenbild: Der Organismus gelangt in einen Zustand von allgemeinem (unspezifischem) *„stress"*. (Diese Bezeichnung ist der Physik entlehnt, welche damit das Ergebnis gegenseitiger Einwirkung von Kraft und Widerstand bezeichnet.)

Erscheinungen dieser „stress"-Reaktion sind: Vergrößerung der Nebennierenrinde mit entsprechend gesteigerter Funktionsdynamik, Rückbildung des thymo-lymphatischen Apparates mit Blutbildveränderungen (Eosinopenie, Lymphopenie, Polynucleose) und Auftreten von Erosionen im Magen- und Darmkanal. Diese *„Alarmreaktion"* stellt das erste Stadium eines allgemeinen *Adaptationssyndroms* dar. In diesem Stadium ist noch keine Anpassung erreicht. Auf diese Phase folgt das *Stadium des Widerstandes,* in dem die Anpassung besonders gegeben ist. Dieser Zustand der Adaptation wird abgelöst durch das Stadium der Erschöpfung, in welchem die Anpassung wieder verlorengeht.

Nebennierenexstirpation bei Tieren läßt unter „stress" die Rückbildung des thymo-lymphatischen Apparates vermissen, während die Erosionen und Ulcerationen am Magen- und Darmtrakt viel stärker unter diesen Bedingungen in Erscheinung treten.

Ohne Einwirkungsmöglichkeit auf die Nebennierenrinde (Nebennierenexstirpation) kommt es nicht zum Komplex der im Adaptationssyndrom zusammengefaßten Stoffwechsel- und Organveränderungen. Der regelrechte Ablauf des Adaptationssyndroms untersteht der Steuerung des Hypophysenvorderlappens (z. B. über ACTH-Ausschüttung, bisher nicht isolierte Faktoren). Die Hypophysenaktivierung ist gekennzeichnet durch die Bildung von Corticotropin auf Kosten der Bildung von Gonadotropin, Luteotropin und Wachstumshormonen.

Die Postulation enger Beziehungen zwischen Zentralnervensystem (Hypothalamus, Cortex) und Hypophysen*vorder*lappen wird auch für SELYE zur Notwendigkeit. Jedoch sind die Verhältnisse der Koordination nervöser und inkretorischer Funktionen des Hypophysen*vorder*lappens noch unklar (HESS 1947).

Das Ziel des Adaptationssyndroms ist gegeben in der Herstellung einer lebensgemäßen Gleichgewichtslage. Damit stellt das Syndrom ein Teilgeschehen einer Ganzheitsreaktion dar, einen Teil, der nicht von der „funktionellen Organisation des vegetativen Nervensystems" (W. R. HESS), nicht von den zahlreichen Mechanismen bedingter und unbedingter Reflexe zu trennen ist. Es betont die humorale (hormonelle) Seite einer Gesamtreaktion. Die weitere Entwicklung muß es zeigen, ob Hypophysenvorderlappen (ACTH) und Nebennierenhormone (Cortison) eine zentrale Rolle spielen. Die im Tierversuch gewonnenen Erkenntnisse sind in Analogieschlüssen auf die menschliche Krankheitslehre übertragen worden. Ob dieser Schritt richtig ist, wird die Zukunft erweisen.

SELYE nimmt an, daß Entgleisungen des Adaptationsmechanismus Hauptfaktoren für Entstehung gewisser Krankheiten („Adaptationskrankheiten") darstellen. Für uns ergibt sich die Frage, ob das Ulcus des Magens oder Zwölffingerdarmes unter diese Krankheiten fällt.

Es hat sich erwiesen, daß die Steigerung der Nebennierenrindenfunktion im Rahmen des Adaptationssyndroms durch das Hypophysenvorderlappenhormon Corticotropin (ACTH) bewirkt wird. Die Anwendung dieses Hormons kann gewissermaßen den Status eines chronischen „stress" hervorrufen (SELYE 1950). Die Anwendung der im Rahmen des Adaptationssyndroms bekannten Hormone (ACTH und Cortison) ist beim Menschen gegeben. So war es möglich, die

Auswirkungen des künstlichen „stress"-Status am Menschen zu beobachten. Bei Ulcuskranken können Corticotropingaben Perforation oder Blutung eines Geschwürs bewirken. So erlebten Beck, Browne, Johnson, Kennedy und McKenzie (1950) nach 7tägiger Corticotropinbehandlung (100 mg täglich) die akute Perforation eines Zwölffingerdarmgeschwüres. Gleichartige Mitteilungen machten Lubin und Mitarbeiter (1952), Habif, Hare und Glaser (1950) über ACTH oder Cortisonwirkungen. Habif und Mitarbeiter (1950) erlebten akute Ulcusperforationen bei Patienten, die bisher niemals über Ulcusbeschwerden geklagt hatten. Auch Warren (1951) verzeichnet einen Fall, der die Möglichkeit der Ulcus*entstehung* unter ACTH-Behandlung sehr nahe legt. Die erwähnten, durch Komplikationen eindrucksvoll gestalteten Wirkungen von ACTH bei Ulcus werden vervollständigt durch Feststellungen über die klinische Reaktivierung von chronischen Geschwüren (Smyth 1950).

Man sieht auch in der Häufung von Ulcusperforationen in England während der schweren Luftangriffe (Spicer, Stewart und Winser 1944, Selye 1943) und in dem Anwachsen der Ulcushäufigkeit in Deutschland, in der Schweiz und in Schweden (Petrén 1945, Markoff 1943, Tidy 1941, Friedman 1948) die Auswirkung eines „stress".

Die Überprüfung der ACTH-Wirkung auf die Magensaftverhältnisse durch Gray, Benson, Reifenstein und Spiro (1951) erweist, daß unter Corticotropin in Dosen von 100—160 mg je Tag bei gesunden Menschen nach 3 bis 4 Wochen eine erhebliche Zunahme der Säure- und Pepsinproduktion zu verzeichnen ist. Cortison wirkt in gleicher Weise. Diese Autoren halten es für möglich, daß bei chronischem „stress" Ulcera am Magen- und Zwölffingerdarm entstehen, wobei hypothalamische, hypophysäre und gastrische Faktoren eine Rolle spielen sollen. Es macht die Verhältnisse komplizierter, daß der Verbrauch von Adaptationsenergie zur Ulcusdisposition gegenüber primär nicht ulcuserzeugenden Reizen führen kann.

Man ist geneigt, für Seltenheit des Vorliegens oder Auftretens von Magen- oder Zwölffingerdarmgeschwüren während der Schwangerschaft endokrine Veränderungen zur Erklärung heranzuziehen. Zu berücksichtigen ist dabei, daß Frauen ohnehin weniger am Ulcus erkranken als Männer.

Es gibt zur vorliegenden Frage einzelne kasuistische Beiträge, die schwere Ulcusblutungen während der Schwangerschaft betreffen (z. B. le Play 1905, Heckscher 1928, Ikeda 1931, Mulsow und Brown 1936).

Auch wir haben kürzlich eine tödliche Ulcusblutung 2 Tage nach der Entbindung erlebt. Andere Mitteilungen beschreiben Perforationen von Geschwüren in die freie Bauchhöhle während der Schwangerschaft oder kurz nach der Geburt (Bauereisen 1906, Zweifel 1919, Stephan 1922, Sandweiss, Saltzstein und Farbman 1939 und Tschakmakoff 1939).

Die Statistik von Sandweiss und Mitarbeitern (1939) weist aber in besonderer Weise auf das zur Diskussion stehende Problem hin. Sie fanden unter 70310 Schwangeren nur eine einzige mit einem floriden Ulcus. Nach Mussey wurden an der Mayo-Klinik innerhalb von 10 Jahren nur 2 Frauen mit einem Ulcus während der Schwangerschaft operiert. H. H. Schmid (1951) hat den Versuch unternommen, die Ulcusfrage bei Schwangeren zu sichten, um daraus therapeutische Konsequenzen zu ziehen. Zusammenfassend wird in der Überschüttung der Schwangeren mit Hypophysenvorderlappenhormon ein gegen Ulcus schützender Faktor gesehen. Sandweiss (1939) steht dementsprechend unter dem Eindruck, daß Hypophysenvorderlappenhormon allgemein bei Ulcus eine gute Heilwirkung ausübe. Schmid (1951) schlägt eine Behandlung chronischer Geschwüre bei Männern mit Corpus luteum-Hormon oder mit Übertragung von

Schwangerenblut vor, letzteres unter der Annahme, daß das Blut ulcuswidrige Substanzen dem Kranken zuführe.

Schließlich bietet die eigenartige Beteiligung des Säuglings- und Kindesalters am Auftreten von Magen- und Zwölffingerdarmgeschwüren Ansatzpunkte zu endokrinologischen Überlegungen. Über das Auftreten von Geschwüren bei Kindern im Alter bis zu 10 Jahren liegen nur wenige Zusammenstellungen vor (WILLIGK 1852, 1854, 1855, H. EPPINGER 1871). Diese beiden Autoren verzeichnen in dieser Altersgruppe keine Ulcera. Wahrscheinlich sind Ulcusbefunde bei den Obduktionen entgangen. Statistiken von GRUBER und KRATZEISEN (1924) und KOSSINSKY (1913) verfügen insgesamt über 1396 Sektionen bei Kindern unter 10 Jahren. Davon wurden bei 8 Jungen und bei 7 Mädchen Geschwüre entdeckt, also in einem Verhältnis von 1,06:1. Eine eingehende Erklärung für diese Erscheinung ist nicht zu geben. Die Hinweise auf das Vorliegen von Ulcera bei Säuglingen und Kindern sind in letzter Zeit nicht selten. Einzelberichte und Übersichtsarbeiten liegen vor von PATERSON (1922), LADD (1941), LEE und WELLS (1923), BIRD, LIMPER, MAYER (1941, Zusammenstellung 243 Ulcera bei Kindern unter 15 Jahren, 126 ♂, 80 ♀, 37 ?), GUTHRIE (1942), ZÖBISCH (1949) und FISHER (1950). Der letzte Autor weist besonders auf die Duodenalulcera bei Kindern hin. Die „chronische Nabelkolik“ der Kinder bedarf einer eingehenden Analyse, da zu vermuten ist, daß sich dahinter Geschwüre am Magen oder Duodenum verbergen.

Kinder neigen offenbar wenig zum Ulcus. Nach der Pubertät ändert sich dies besonders für das männliche Geschlecht. Für Frauen nach Eintritt der Menstruation nimmt SANDWEISS (1939) an, daß die mit jedem Menstruationscyclus auftretenden hormonellen Veränderungen einen Schutz vor Magen- und Zwölffingerdarmgeschwüren verleihen. Wir können aber mit Einsetzen der Menopause keine besondere Häufung von Ulcuserkrankungen registrieren.

n) Ulcuslokalisationen. Ulcus und Magenmechanik. „Die Hypothese ASCHOFFs und seiner Schüler über die Pathogenese des Ulcus verlangt bei dieser Gruppe ernsthafte Würdigung, ist sie doch neben der neurotisch-spasmogenen … diejenige, die am meisten die Aufmerksamkeit auf sich gezogen hat, und die, schon weil alles mechanische Geschehen leichter vorstellbar, gewissermaßen greifbar erscheint, besonders den Tatmenschen und damit den Chirurgen anspricht. Dahinter steht für viele das Problem der Krankheit als lokaler Affektion, die Tendenz zum Lokalismus, die von altersher in pathologischen Anatomen ihre besten und stärksten Vertreter gefunden hat.“

Wir betrachten heute mit derselben Kritik wie G. v. BERGMANN (1926) die Versuche, mechanisch-funktionelle Grundlagen für die Ulcusentstehung anzunehmen, als zu einseitig. Es gibt zunächst keine hinreichenden Belege dafür, daß mechanische Grundlagen allein für Ulcusentstehung oder Ulcuslokalisation als entscheidend anzusehen sind. Die „Tendenz zum Lokalismus“ ist durch Ausweitung der klinischen Röntgenologie indessen nicht geringer geworden. Allerdings ist die Tatsache, daß es eine gewisse Lokalisationsregel für gutartige Geschwüre im Magen und Zwölffingerdarm gibt, vielfach besonders durch Röntgenuntersuchungen bestätigt worden. Der Lokalisationsfaktor selbst ist bisher aber noch unbekannt.

Die folgende Tabelle 19 zeigt die Eigenarten der Lokalisation von *Magengeschwüren*. Man entnimmt den Zusammenstellungen, daß der größte Teil der chronischen Magengeschwüre an der kleinen Kurvatur oder in deren unmittelbarer Nähe aufgefunden wird, worauf BRINTON (1865) als erster hingewiesen hat. Bezüglich anderer Lokalisationen gibt es Differenzen in den Statistiken, die ihre Grundlage in verschiedener Definition einzelner Magenabschnitte und

Tabelle 19. *Lokalisation von Magengeschwüren.*

Lokalisation der Ulcera	Zusammenstellung MARTIN (1909) (Sektionen) %	Zusammenstellung HAUSER (1926) (Sektionen) %	Statistik ESCHBACH (1949) (Röntgen) %	Statistik PETERSEN (1951) (Röntgen) %
Kleine Kurvatur	35	41,5	50,9	63,0
Hinterwand	28	12,9	26,0	34,0
Pars pylorica	14	25,5	9,5	2,5
Vorderwand	9	5,8		
Kardiagegend	6,5	5,5	} 13,6	
Fundus	3,0	4,2		
Große Kurvatur	3,6	4,5		0,5
Vorder- und Hinterwand .	0,67			

Verschiedenartigkeit der Methodik (Sektion, Untersuchung von Resektionspräparaten, Röntgenuntersuchungen), mit der die Tabellen erarbeitet wurden, haben. (So spricht STEWART von einer Lokalisation im Bereiche der kleinen Kurvatur in einem Streifen, der 2,5 cm nach beiden Seiten auf Vorderwand und Hinterwand übergreift.) Autoptische Untersuchungen von PORTIS und JAFFÉ (1938) stellen allerdings fest, daß 60% aller Magengeschwüre in einem Bereich von 6 cm Entfernung vom Pylorus auftreten. HAUSER (1926) und v. REDWITZ und FUSS (1928) machen gleiche Angaben. Röntgenuntersuchungen kommen zu dem Ergebnis, daß der größte Teil der Ulcera am Angulus des Magens vorliegt (WESTPHAL 1920, IHRE und MÜLLER 1943). Unterschiede zwischen Röntgenstatistiken und anderen Angaben beruhen darauf, daß der Röntgenologe den Sitz des Ulcus gewöhnlich bei teilweise gefülltem Magen und am stehenden Patienten bestimmt. IVY (1950) kommt nach Sichtung vorliegender Statistiken zu der allgemeinen Angabe, daß Magenulcera vornehmlich in der Gegend des Angulus und etwas höher, im Bereiche der kleinen Kurvatur auftreten, und zwar in einem gleichen Verhältnis für Männer und Frauen. An Häufigkeit folgend ist die präpylorische Region vom Ulcus betroffen, ganz besonders bei Männern.

Bei Frauen finden sich vermehrt Magengeschwüre oberhalb des Angulus im Bereiche der kleinen Kurvatur.

Die Statistik eines sorgfältig untersuchten Krankengutes (VOGT 1949) bestätigt diese Aussagen (Tabelle 20).

Tabelle 20. *Verteilung der Magenulcera bei Männern und Frauen.*

Ulcussitz	Männer		Frauen	
	Anzahl	%	Anzahl	%
Im Angulus	186	45 } 73	45	27 } 82
Oberhalb des Angulus	119	28	91	55
Kardianähe	65	16	18	10
Präpylorisch	24	6	2	1
Außerhalb der kleinen Kurvatur . .	2	0	7	4
Im Pyloruskanal	6	1	4	2
Narbig deformierte Mägen	15	4	2	1
	417	100%	169	100%

Das *chronische Zwölffingerdarmgeschwür* findet sich in 95% aller Fälle in den ersten 3 cm des Duodenums. Sog. „Ulcer-en-cheval" (COLLIN 1894), die vom Ende des Magens bis zum Anfang des Duodenums reichen, sind ungewöhnlich. Distal der Papilla vateri sind Duodenalgeschwüre ebenfalls selten. Nach

Literaturübersicht teilen sich die Angaben über die Häufigkeit des Duodenalulcus an Vorder- oder Hinterwand. Nach MOYNIHAN (1910), COLLIN (1894),
DIETRICH (1912), MAYO (1907) bietet die Vorderwand eine Prädilektion für
Ulcera. Nach HART (1918/19), GRUBER und KRATZEISEN (1924) wird die Hinterwand bevorzugt. Wahrscheinlich sind Vorder- und Hinterwand gleich häufig
beteiligt.

Tabelle 21. *Ulcussitz im Duodenum.*

	PUHL 1927 (Operationen) %	STEWART und HURST 1929 (Sektion) %	KEUTNER 1930 (Röntgen) %	ESCHBACH 1949 (Röntgen) %
Vorderwand	51	28	33,2	57,8
Hinterwand	44	27	56,1	42,2
An Vorder- und Hinterwand gleichzeitig		45		

Ulcuskomplikationen weisen auf die Wichtigkeit der Frage hin, welche Seite
des Magens vom Geschwür bevorzugt wird, beträgt doch das Verhältnis von
Perforationen von Vorder- zu Hinterwandgeschwüren nach HURST und STEWART
(1929) 7:1, nach MOYNIHAN (1910) 7,5:1, nach PATERSON (1924) 6,5:1. Übereinstimmend belegen diese Zahlen allgemeine ärztliche Erfahrungen, daß Geschwüre an der Vorderwand mehr zu Perforationen neigen. Hinterwandulcera
machen sich selten durch eine akute Perforation in die freie Bauchhöhle bemerkbar, eher durch eine Blutung. Auf ihre Neigung zur Penetration in Nachbarorgane soll hier nur hingewiesen werden.

Lokalisationshäufungen der Geschwüre sind von verschiedenen Standpunkten
aus erklärt und in die Pathogenese einbezogen worden. In erster Linie ist nach
anatomischen Eigenarten der Prädilektionsbezirke gesucht worden. Auf die
„*Magenstraße*" und ihre Bedeutung für die Ulcusentstehung hat ASCHOFF (1924)
besonderen Wert gelegt. Allerdings haben aber KATSCH und v. FRIEDRICH
(1921) nachgewiesen, daß beim Menschen eine Magenstraße in dem Sinne der
Tierphysiologie nicht vorliegt. BILLENKAMP (1929) konnte in seinen vergleichenden histologischen Untersuchungen feststellen, daß im Bereiche der kleinen
Kurvatur die Schleimhaut auf der Muskelschicht im Gegensatz zu anderen
Magenabschnitten nur eine beschränkte Beweglichkeit hat. Über die Blut-
zufuhr zur kleinen Kurvatur, zum Pylorusteil des Magens und den Bulbus duodeni
liegen eine Reihe von Arbeiten vor (JATROU 1920, REEVES 1920, HOFMANN
und NATHER 1921, E. MAYER 1921, DJØRUP 1922, WILMER 1941, SHAPIRO und
ROBILLARD 1946, KRISTENSON 1946, DE BUSSCHER 1947, BARCLAY und BENTLEY
1949). Übereinstimmend kann man den Untersuchungen entnehmen, daß in
den genannten Bezirken die Anastomosen der arteriellen Verbindungen weniger
zahlreich als in den übrigen Abschnitten des Magen- und Zwölffingerdarmes sind.
Gleichzeitig sind auch funktionelle Momente in Betracht gezogen worden. So
hat COLE (1929) geäußert, daß die Arteria gastrica sinistra beim Menschen durch
den aufrechten Gang beeinträchtigt wird. Diese Zirkulationsstörung im Sinne
der Zuflußminderung soll Grundlage der Ulcusentstehung sein.

Während COLE mehr die aufrechte Körperhaltung für einen Dispositions-
faktor ansieht, weist PETERSEN (1951) mehr der Beugehaltung diesen Einfluß
zu. Infolge der besonderen Straffheit des Mesogastriums soll bei Beugehaltung
der relativ fixierte Magen- und Duodenalanteil nicht ausweichen können. Eine
dadurch bedingte anhaltende Stase soll nach ihrer Meinung Ulcera hervorrufen
können.

Vogt (1949) hat Untersuchungen über die Bedeutung der *Magenform* für das Auftreten von Geschwüren vorgelegt. Sie stellen einen *Versuch* dar, Lokalisationseigenarten nach mechanischen, vektoriellen Gesichtspunkten zu analysieren. Er unterscheidet 4 Magenformen: Hakenmagen, schlaffer Hakenmagen, stierhornförmiger Magen und Kaskadenmagen. Bei diesen einzelnen Magenformen lassen sich Ulcushäufungen in verschiedener Höhe der kleinen Kurvatur entsprechend der hier unterschiedlich angreifenden Zug- und Dehnungsmomente feststellen. Danach ist beim Hakenmagen die Angulusgegend und im Bezirk 3—5 cm oberhalb als Prädilektionsstelle anzusehen. Beim schlaffen Hakenmagen sollen oberhalb des Angulus liegende Bezirke der kleinen Kurvatur besonderem Längszug ausgesetzt sein und eine Ulcusdisposition zeigen. Beim Stierhornmagen treten Ulcera vorwiegend „im Angulus an der Stelle der stärksten Magendehnung" auf, da der Längszug dadurch, daß der Magen auf dem Dünndarmpaket „schwimmt", kompensiert wird. Eine besonders starke Ulcushäufung soll sich infolge der starken mechanischen Belastung an der Stelle der Abbiegung der Kaskade zeigen.

Auch aus der Verschiedenartigkeit des Aufbaues der autonomen Nervenplexus des Magens hat man Dispositionen zur Ulcusentstehung ableiten wollen (Brandt 1920, Schabadasch 1930). Alley (1933) hat die Pawlowsche Methode des „kleinen Magens" zur Überprüfung der Sekretionsverhältnisse insofern abgeändert, daß er eine Magentasche aus Bezirken der kleinen Kurvatur gebildet hat. Damit glaubt er nachweisen zu können, daß die kleine Kurvatur unter vermehrtem Einfluß des Vagus steht. Eine erhöhte Sensibilität der kleinen Kurvatur gegenüber mechanischen Reizen leitet Klein (1926) aus dem Entstehen eines Ringspasmus nach Reizung in diesem Bereiche ab. Außerdem wird der Motilitätsfaktor diskutiert, denn die kleine Kurvatur bietet einen kürzeren Weg als die größere, so daß Kontraktionswellen hier die einzelnen Abschnitte zeitlich länger beanspruchen als an der großen Kurvatur. Die sog. „stehende Welle" stoppt vorübergehend am Angulus.

Die Annahme, daß heterotopes Epithelgewebe zum Ausgangspunkt von Ulcusbildungen wird (Hari 1901, Schridde 1904, Chuma 1923, Clar 1934), entbehrt wohl einer allgemeinen Gültigkeit.

Druck von außen auf den Magen, z. B. durch Pankreas, Wirbelsäule, Aorta wird in die Betrachtungen der Ulcusgenese einbezogen. Ganz besonders wird die Beeinträchtigung des Bulbus duodeni durch die Wirbelsäule immer wieder diskutiert. Eine Stase soll ursächlich von Bedeutung sein.

Aber auch Druckveränderungen im Innern des Magens werden für die Ulcusentstehung in Betracht gezogen. Es soll nicht außer acht gelassen werden, daß die kleine Kurvatur des Magens relativ viel stärker fixiert ist als andere Teile. Druckschwankungen sollen hier besonders zur Auswirkung kommen infolge Behinderung der Ausweichmöglichkeiten. Hier scheint auch der venöse Abfluß während der Peristaltik aufgehoben zu sein und es wird in Erwägung gezogen, ob nicht auch arterielle Verzweigungen der Blutgefäße unter peristaltischen Wellen behindert werden.

Lotzin (1948) macht darauf aufmerksam, daß der Magen sehr häufig unter funktioneller Umbildung leidet, die durch geringe Abflußstenosen oder ähnliche Druckstörungen hervorgerufen wird. Er hält Geschwürsbildung für sekundäre Oberflächenschäden infolge hydraulischer Druckstörung des Magens. Nach seiner Ansicht ist der empfindlichste Teil des Magens die Submucosa, in welcher antagonistische Bewegungen stattfinden. Weiterer Untersuchungen wert erscheint, wieweit der Magen infolge seiner Becherfunktion imstande ist, feinste Druckschwankungen zu perzipieren, und damit ein Sinnesorgan der Tiefe darstellt.

Für weitere Untersuchungen darf nicht der Grad der Verschieblichkeit der Magenschleimhaut auf den darunterliegenden Magenschichten außer acht gelassen werden. Auch darin muß ein Gestaltungsfaktor der Ulcera gesucht werden. SCHMID (zit. nach v. REDWITZ-FUSS 1928) fand, daß die Schleimhautoberfläche im Fundusteil des Magens gegenüber der Fläche der darunterliegenden kontrahierten Muskelschicht 45mal größer ist. Dies Verhältnis beträgt im präpylorischen Abschnitt des Magens 2:1 zugunsten der Oberfläche.

Das Vorkommen von Magengeschwüren bei *Zwerchfellhernien* ist häufig beobachtet worden und ISELIN (1907) gibt folgende Erklärung für ihre Entstehung. Die Zwerchfellöffnung liegt in solchen Fällen fast immer links von der Kardia, der Pylorus ist durch die Öffnung vorgefallen und damit ein großer Teil des Magens. Durch diese Verlagerung des Magens werden die Gefäße im linken Teil des kleinen Netzes stark beeinträchtigt und die Versorgung des nicht vorgefallenen kardialen Teiles leidet not. Geschwürsbildungen und Gangrän sind die Folge. Dadurch, daß der Pylorusteil von der nicht betroffenen Arteria coronaria dextra und gastroduodenalis ernährt wird, finden sich in diesen Fällen im Pylorusteil gewöhnlich keine Ulcerationen.

Mechanisch-funktionelle Erklärungen werden gegeben für das angeblich gehäufte Auftreten von Magengeschwüren bei Schneidern und Schustern. Die sog. „Schnürfurche" bei Frauen durch eng anliegende Kleidung soll sich in gleicher Richtung auswirken. Uns erscheinen Grundlagen und Erklärungen in diesen Fällen recht unsicher.

Erwähnenswert ist die Bemühung von WÜSTEFELD (1949), eine Erklärung für die Häufung der Magengeschwüre bei Kyphoskoliose und Spangenbildung an der Wirbelsäule zu geben. Er stellte eine beachtliche Ulcusincidenz von 21% bei Kranken mit Brustkorbdeformierung fest. Nicht mechanische Momente werden für auslösend angesehen, sondern es wird in Betracht gezogen, daß durch Deformierung der Wirbelsäule die Rami communicantes albi irritiert werden, was zu Durchblutungsstörungen am Magen Anlaß geben soll. Gegen die von ASCHOFF gegebene Erklärung, daß sich in diesen Fällen mechanische Momente am Magen auswirken, wird angeführt, daß das Ulcus zumeist ohne Korrespondenz mit der stärksten Prominenz der Wirbelsäule am Magen lokalisiert ist. Spangenbildung an der Wirbelsäule wirkt danach in gleicher Richtung infolge Einengung der Foramina intervertebralia.

o) **Ulcus und Nervensystem, „zentrale" Genese.** Die Frage nach dem Zusammenhang zwischen Ulcusgenese und zentralnervöser Störung wird bereits durch ANDRAL (1840) in den Blickpunkt gestellt. Er macht folgende Mitteilung: „Bei länger bestehenden apoplektischen Herden oder Gehirnerweichungen erscheinen oft plötzlich Magen- und Darmentzündungen, die den Kranken töten." Auch SIEBERT beschreibt 1842 einen postencephalitischen Zustand mit einer tödlichen Magenperforation.

Das gemeinschaftliche Vorkommen von Gewebsdefekten am Magen und Hirnveränderungen beträgt nach neueren Untersuchungen durchschnittlich 24,6% (KOBULNICZKY und BUNYOR 1948). Die Angaben einzelner Autoren lauten: LEUBE (1874) 33%, GREISS (1879) 5%, KOSSINSKY (1913) 5%, HART (1918/19) 17,4%, KRECK (1922) 12,7%, BALÓ (1941) um 50%. Die bereinigte Zahl, welche sich nur auf Ulcusfälle bezieht, beträgt etwa 10%. Diese Koinzidenz übertrifft dabei nicht sicher die allgemeine Ulcushäufigkeit. So erklärt sich, daß GRUBER (1911) ein häufiges Zusammentreffen von Gehirnprozessen und Ulcerationen im Magen-Darmkanal nicht feststellen konnte. Weder BODECHTELs Schüler SACK (1946) konnte durch Untersuchungen an Hirnverletzten des letzten Krieges, noch GAGEL (1947) in seiner kritischen Zusammenfassung über die „Diencephalose" eine Bestätigung der Annahme, daß ein Magenulcus auf eine Hirnschädigung zurückzuführen sei, geben.

Die zahlreichen Einzelmitteilungen lassen erkennen, daß es verschiedenartige und verschieden lokalisierte Hirnprozesse sind, die mit Ulcerationen am Magen- und Zwölffingerdarm ursächlich in Zusammenhang gebracht werden. 1874 wurde Arndt aufmerksam auf die Magenbeteiligung bei einem Sarkom der Meningen und beobachtete 1888 Magengeschwüre bei einem Mann mit einem Kleinhirntumor, der Corpora quadrigemina und Medulla oblongata verdrängte. Pomorski (1892) beobachtete bei einer Frühgeburt, die 2 Tage nach unkompliziertem Geburtsverlauf an Bluterbrechen starb, ein Magengeschwür und eine große Blutung in den IV. Ventrikel. Ähnlich auch Preuschen (1894). 4 Magengeschwüre und eine ausgedehnte Blutung in die Stammganglien entdeckte Hart (1913) bei einem 59jährigen, der an schwerer Magenblutung starb. Harvey Cushing hat einen wesentlichen Teil seiner wissenschaftlichen Arbeit darauf verwandt, die Zusammenhänge zwischen Ulcus am Magen und Zwölffingerdarm zu klären und die medizinische Forschung darauf hinzuweisen. In seiner „Lister-Gedächtnis-Vorlesung" (Juli 1930) sagt er: „ . . . I have been struck by the frequency with which patients with intracranial and particularly third ventricle tumours have previously or subsequently had symptoms suggestive of gastric or duodenal ulcer." Seiner Arbeit „Peptic ulcer and interbrain" (1931) legt er 11 Beobachtungen zugrunde. (5 Kleinhirntumoren, 1 Tumor am III. Ventrikel, 1 Meningeom, 1 metastatischer Tumor in der rechten Parietalregion, 1 Kleinhirn-Brückenwinkeltumor, 2mal schwerer Hochdruck — dazugehörige Magen-Zwölffingerdarmbefunde: 3mal postoperative Magenperforation, 2mal schwere Gastromalacie, 4mal multiple Magenerosionen, 2mal chronisches Duodenalulcus.) Er äußert in seiner Erklärung in optimistischer Weise, daß die verschiedenen Ulcustheorien durch die Herausarbeitung zentrogener Einflüsse miteinander in Einklang gebracht werden könnten.

Rössle (1912) fand Magengeschwüre bei Pachymeningitis haemorrhagica. 1933 berichtete Polstörff über ein akutes Magenulcus, welches nach einer schweren Rückenmarkkontusion (mit Blutungen und Nekrosen) entstand. Auch bei Hypophysentumoren sind Ulcera gesehen worden (Comroe 1933, Swan und Stephenson 1935, Foley, Snell und McCraig 1939, Graves und Hodes 1941). Gemeinsam mit tödlicher Meningokokkenmeningitis fand sich bei einem 6jährigen Kind ein Duodenalgeschwür (Hartung und Warkany 1938, ähnlich bei Lédontal 1940, Fuertes 1943). Bei Kindern kann ein Zusammentreffen von Hirntumor und Ulcus häufiger beobachtet werden (Bailey, Buchanan und Bucy 1948, Tartarini 1949). 1941 machte v. Baló die Ergebnisse seiner Untersuchungen bekannt: Bei 118 Fällen mit ulcerösen oder erosiven Magenveränderungen wurden 14mal Hirnblutungen gefunden; an Apoplexie Gestorbene wiesen 2mal Zeichen solcher Schleimhautveränderungen auf. Es ließen sich in allen Fällen punktförmige Blutungen im Gebiet des Hypothalamus nachweisen.

Weitere Mitteilungen, ähnliche Beobachtungen betreffend, liegen vor von Masten und Bunts (1934 — unter anderem schwere Hämatemesis nach Encephalographie), Daniels (1934 — Hämatemesis nach Apoplexie und nach subarachnoidaler Blutung), Ask-Upmark (1939), Penner und Bernheim (1939), Boles und Riggs (1940), Moolten (1942), Rees und Masten (1948 — Magenblutung nach Encephalographie). Lamkin (1940) machte die Beobachtung, daß einzelne Ulcuskranke die Beschwerden verlieren, wenn Augen- bzw. Sehstörungen beseitigt werden.

Untersuchungen von Staemmler (1949) zeigen, daß unter 36 Fällen akuter tödlicher Gehirnerkrankungen 10mal frische Erosionen im Magen- und Zwölffingerdarm gefunden wurden. Bei 50 chronischen Gehirnleiden wurde niemals ein frisches Ulcus festgestellt. Diese Untersuchungen weisen auf die alte Frage hin, welche Beziehungen zwischen Erosionen und Ulcus bestehen. Von pathologisch-anatomischer Seite wird fast allgemein anerkannt, daß zwischen hämorrhagischen Erosionen und echter chronischer Ulceration kein prinzipieller, sondern nur ein gradueller Unterschied besteht. RÖSSLE sprach 1912 davon, daß in der Ekchymose der Schleimhaut über die hämorrhagische Erosion zum Ulcus eine kontinuierliche Entwicklungsreihe vorliegt. Nachdem es dem Kliniker möglich ist, mit Hilfe gastroskopischer Kontrollen Magenveränderungen zu beobachten, muß festgestellt werden, daß es bisher *nicht sicher gelungen ist, den Übergang einer Erosion in ein Ulcus zu verfolgen* (GUTZEIT und TEITGE 1937). STAEMMLER (1949) erkennt an, daß ein kausaler Zusammenhang zwischen Hirnschädigung und *Erosionsbildung* vorliegt. Dabei faßt er den Begriff der Erosion weiter, will er doch auch die von CUSHING (1932) beschriebenen, die ganze Magenwand durchsetzenden und eine Perforation herbeiführenden Veränderungen darunter verstehen. Durch zentral bedingte Kreislaufstörungen in der Schleimhaut, am häufigsten auf dem Wege über den Infarkt, sollen diese Erosionen entstehen. Eine Umwandlung dieser Erosionen in echte chronische Geschwüre des Magens oder Duodenums konnte er allerdings nicht beobachten.

Die Krankheitskombination von Tabes dorsalis und Magenulcus ist seit längerer Zeit beachtet und zugunsten einer zentralen Ulcusgenese ausgedeutet worden. Es handelt sich nicht nur um Fälle von „vomito negro" in der tabischen Krise, sondern auch um radiologisch gesicherte Ulcera. 1884 machte KRUEG die Mitteilung, daß 2 Ulcuskranke gleichzeitig an Tabes dorsalis litten. CROHN (1921) diskutiert an Hand eigener Beobachtungen, daß Motilitäts- und Sekretionsstörungen des Magens bei Neurosyphilis die Disposition zum Gastro-Duodenalulcus schaffen. G. HOLLER und POLLACK (1923) fanden bei luischen Ulcuskranken spezifische Entzündungsherde in der Gegend der Vaguskerne. HUNT und LISA (1931) glaubten eine Ulcushäufung bei Tabes dorsalis annehmen zu können, während PARSON, PLUMMER, EWALT und GASKILL (1938) bei sorgfältiger Untersuchung von 200 Kranken mit cerebraler Syphilis ein Ulcusvorkommen von 10,5% registrierten. (In ihrer Kontrollserie von 400 Fällen wiesen nur 3% ein Ulcus auf.)

In Ausdeutung der vielfachen Mitteilungen kommen VEIL und STURM (1942) zu der Annahme, daß eine tabische Meningoradikulitis der Hinterstränge und der hinteren Wurzeln über die Rami communicantes zu einer dauernden Irritation des Bauchsympathicus führt. Dieser Dauerreiz bedingt nach ihrer Auffassung über Störungen der Gefäßinnervation am Magen- und Zwölffingerdarm die Entstehung eines Ulcus.

Kriegserfahrungen haben darauf aufmerksam gemacht, daß nach Kältetod Ulcera duodeni gefunden wurden bei Menschen, die vorher niemals Ulcusbeschwerden geäußert hatten. Bereits SHRIMPTON, LEBASTARD (1845), FOERSTER (1861) haben auf derartige Vorkommnisse hingewiesen und bestätigen die Ähnlichkeit solcher Geschwürsbildungen mit den Geschwüren nach Verbrennung. SUN (1927) konnte im Tierversuch zeigen, daß die Kombination von Kälte und Hunger schon nach 24 Std nekrotische Veränderungen am Magen- und Darmkanal hervorrufen kann. An Hand von Untersuchungen an schiffbrüchigen Seeleuten hat TIDOW (1943) Grundlagen für die Auffassung von der zentrogenen Entstehung des „Kälteulcus" gewonnen. Beim schwimmenden Menschen ist nach seiner Meinung die Hals- und Nackenpartie der Kältewirkung am stärksten ausgesetzt, was zu einer Schädigung lebenswichtiger Zentren im Stammhirn führt, in deren Abhängigkeit Organstörungen auftreten. Dementsprechend zeigt das Bild der

Unterkühlung zentralnervöse und vegetative Symptome (heftige Kopfschmerzen, langsamer Puls, oberflächliche Atmung, niedriger Blutdruck, Schwindel und Erbrechen, Teilnahmslosigkeit, Bewußtseinsstörungen, Halluzinationen. In zahlreichen Fällen wurde eine Erhöhung des Liquordruckes festgestellt).

Versuche, eine anatomische Veränderung der Nervi vagi als Grundlage der Geschwürsbildung aufzufinden, hat O. Schmid (1916) unternommen. Er fand niemals eine sichere Schädigung des Vagus. Interessant erscheint der Hinweis von Dürck (1908), daß selbst bei schweren Vagusdegenerationen, wie sie bei *Beri-Beri-Kranken* gefunden werden, Erosionen und Geschwürsveränderungen im Magen-Darmkanal vermißt werden.

Ph. Stöhr jr. hat in ausführlichen Studien zur Innervation des Magen-Darmtraktes die krankhaften Veränderungen der neuralen Strukturen am Magen (speziell *am* Ulcusmagen) aufgezeigt. An den Ganglienzellen treten durch Verflüssigung von Kernanteilen hellere Bezirke auf. Es finden sich pyknotische Kerne. Das Neuroplasma wird homogen oder geht unter Vakuolisierung zugrunde. Stöhr gelang es, an den Fortsätzen der Ganglienzellen ein Ausfließen feinsten Neuroplasmas nachzuweisen, was im Sinne eines krankhaften Reizzustandes gewertet wird. Die Nervenfasern nehmen in Ulcusnähe an Masse zu und weisen ein „wolleartiges" Aussehen im mikroskopischen Präparat (Gefrierschnitte, Bielschowsky-Grossches Versilberungsverfahren) auf. Diese Befunde sind inzwischen durch Stern (1952) bestätigt worden (Präparationsverfahren: mit durch Ultraschall intensivierter „en bloc"-Versilberungsmethode nach Gratzl). Auch die Existenz der neuralen Endausbreitung scheint durch diese Untersuchungen eine Bestätigung erfahren zu haben. Gleichgültig, welche weitere Bedeutung die einzelnen Befunde erhalten werden, es bleiben zunächst die Fragen offen, ob die Veränderungen der nervösen Elemente in der Magenwand beim Ulcus Ausdruck von Störungen sind, die über die Steuerungsnerven zugeleitet werden, ob sie als isolierte, primäre, ulcuserzeugende Strukturänderungen auftreten oder ob sie sekundärer, ulcusbedingter Natur sind.

Die Unterbrechung von Sympathicus oder Vagus war im Tierexperiment manchmal von dem Auftreten tiefgehender Geschwürsbildungen gefolgt (z. B. Ulcus nach Vagotomie bei Kaninchen — van Yzeren 1901, Beazell 1936, Koga 1937, bei Hunden — Greggio 1915, Meek (zit. nach Ivy 1950), bei Affen — Ferguson 1936; Ulcera bei Hunden nach prävertebraler Ganglionektomie — Lium 1941, Lillehei und Wangensteen 1948, Gundelfinger 1918 u. a.).

Derartige Eingriffe an den Steuerungsnerven beim Menschen (bilaterale Vagotomie zur Ulcusbehandlung, erneut inauguriert von Dragstedt 1943, Bockus: „Vagotomie-Epidemie 1943—1948"; supradiaphragmatische Splanchnikektomie von Peet 1933 und thorako-lumbale Splanchnicectomie Smithwick 1938 zur Behandlung der Hypertension, transpleurale Splanchnikotomie zur Ulcustherapie nach Baumgartner-Kux 1949) können die Entstehung von Geschwüren zur Folge haben. So berichteten Weber, Goldblum und Gregg (1950) über das Auftreten von Magenulcera nach vollständiger Vagotomie, was den Wert dieses Eingriffes zur Ulcusbehandlung zweifelhaft erscheinen läßt. Nach Mason und Pollard (1949) fand man unter 1498 Patienten nach Splanchnicektomie 13 Ulcusträger. Wahrscheinlich handelte es sich bei 10 dieser Kranken um ein Ulcusrezidiv. Mason ist daher der Auffassung, daß Eingriffe an den Splanchnicusnerven keine besondere Disposition zum Ulcus schaffen, jedoch zur Manifestation besonders von Ulcuskomplikationen (Blutungen, Perforationen) Anlaß geben, die durch das Fehlen warnender Schmerzen nach Splanchnicektomie gefährlich werden.

Die gesamten angeführten Untersuchungen lassen das Bestreben erkennen, bestimmte nervöse Störungen als Grundlage der Ulcusentstehung anzusehen. G. v. Bergmann (1913) ist ursprünglich vom neurogenen oder neurotrophischen Moment der Ulcusbildung ausgegangen und hat dann die Disharmonie des *gesamten* vegetativen Nervensystems seiner Theorie zugrunde gelegt. Dies bedeutet eine entscheidende Erweiterung unseres pathogenetischen Denkens. Ursache und Wirkung werden dabei im Kreise ohne Hinweis auf Anfang und Ende verbunden. Das Besondere dieser Konzeption liegt darin, daß parasympathische und sympathische Funktionsstörungen nicht gewaltsam voneinander getrennt werden. Außerdem läßt sie Raum für den Einfluß von Persönlichkeit, Psyche, Konstitution usw. Uns können alle angeführten Beobachtungen nicht davon überzeugen, daß das „*zentrogene*" Ulcus durch direkte Irritation auf vorgebildeten Nervenverbindungen zustande kommt. Der Versuch, den Primärfocus im Hypothalamus zu finden, führt prinzipiell nicht weiter. Wenn Cushing (1932) in parasympathischen Störungen die auslösende Ursache sieht, so wird damit ebensowenig die Lösung des Problems gegeben, wie durch Edlén (1947), der die Primärstörung in die sympathico-adrenergischen Zentren des Hypothalamus verlegt. Die grundlegenden Untersuchungen von W. R. Hess (1948) über die „Organisation des vegetativen Nervensystems" überzeugen uns davon, wie sehr der neurogene Anteil der Ulcusgenese noch problemreich ist.

p) Psychosomatische Aspekte des Ulcusproblems. Slaughter führt in seinem Buch „Medicine for Moderns" (1947) aus: „Das peptische Geschwür ist die einfachste aller psychosomatischen Störungen und gleichzeitig eine der häufigsten. Es ermöglichte erstmals eine vollständige Erklärung auf emotionaler Basis. Von hier aus kann zu einem Verständnis speziell jener psycho-somatischen Erkrankungen vorgedrungen werden, bei denen sich emotionale Konflikte überlagern und ineinander aufzugehen scheinen." Dies ist eine Formulierung, die ganz der Spekulation der amerikanischen „psychosomatischen Medizin" entspricht, welche durch das Buch von Dunbar „Emotions and bodily changes" (1935) inspiriert und seitdem verbreitet wurde. Ein origineller Gedanke ist damit nicht gegeben. Zur Anwendung dieser schließlich auf Freud zurückgehenden Konzeption muß aber ein Anschauungswandel in der Frage nach den Krankheitszusammenhängen eingetreten sein. Die „*Cellularpathologie*" (Virchow) bietet folgende Zusammenhangskette:

Zellerkrankung → Strukturveränderung am Organ → funktionelle Störung.

Die Verknüpfung im Rahmen der „*funktionellen Pathologie*" (G. v. Bergmann) ist folgende:

Funktionsstörung → Zellerkrankung → Strukturänderung.

Für die „*Psychosomatik*" gilt dann sinngemäß:

Psychische Störung → Funktionsstörung → Zellerkrankung → Strukturänderung.
Psychischer Komplex

In dieser Zusammenhangskette steckt ein Postulat, ein Forschungsprogramm. Und man darf nicht das Programm für das Ergebnis halten, wie es Slaughter tut. Unsere Kritik stützen auch Weiss und English (1944), Experten der psychosomatischen Medizin, die betonen: „It seems possible that *future investigations* will permit us to say that it is possible for a psychological disturbance to antedate the functional alteration."

Wegen der grundsätzlichen Bedeutung, wegen der allgemeinen Beachtung und Bewertung für Psychosomatik soll auf die Untersuchungen von Wolf und Wolff (1943, 1947) näher eingegangen werden. Das Hauptuntersuchungsobjekt war ein Labordiener (inzwischen 60 Jahre alt), der im Alter von 9 Jahren durch eine Verätzung der Speiseröhre eine völlige Stenose erworben hatte, seitdem durch eine Magenfistel ernährt wird und auch frei von gastrointestinalen Störungen geblieben ist. Aus der Fistel tritt ein etwa fünfmarkstückgroßes Stück Schleimhaut hernienartig heraus und bietet hinsichtlich Durchblutung und Sekretion ein getreues Abbild der Durchblutungs- und Sekretionsvorgänge des gesamten Magens. Ihre Versuche schließen gewiß an ältere Untersuchungen von Beaumont (1833), Richet (1878) und Carlson (1912) an, sind aber unter modernen Fragestellungen unternommen worden. Von den physiologischen Ergebnissen sind eine Reihe bekannt: Flüssigkeitszufuhr in den Magen oder ins Duodenum hemmt Magenkontraktionen. Kleine Mengen eines säurehaltigen Magensaftes finden sich stets im Magen. Der Entzug dieses Nüchternsaftes wirkt sekretionssteigernd. Jede Sekretionssteigerung und Motilitätssteigerung geht mit einer verstärkten Durchblutung der Schleimhaut einher. Was die Beziehungen zwischen Psyche und Magenfunktion angeht, ist zu sagen, daß der Labordiener „Tom" seinem Wesen nach sehr scheu, sensibel, starrköpfig und etwas mißtrauisch ist. Eine tiefgreifende Bedrohung seiner psychischen und gefühlsmäßigen Sicherheit ist in der Magenfistel gegeben. Das Gefühl der Unzulänglichkeit verstärkte sich durch die Tatsache, daß ihm gesellige Mahlzeiten versagt waren. Bei diesem besonders affektiven Menschen bot sich die Gelegenheit, die Magenfunktionen unter dem Einfluß seelischer Zustände zu prüfen. Hier einige Beispiele psychosomatischer Beziehungen: Ein ärgerlicher Arzt erweckt in ihm die Angst, seine Stellung zu verlieren — schlagartig blaßt die Magenschleimhaut ab und die Sekretion vermindert sich. — Tom ist wütend über eine Sekretärin, die ihn unnötig hin und her schickt und mit Fragebogen bedrängt — die Durchblutung und Motilität seines Magens steigt an, die Salzsäuresekretion nimmt erheblich zu. — Der 60jährige verträgliche Mann geriet in Schwierigkeiten mit seiner Kohlenbeschaffung und hatte deswegen großen Ärger gegen streikende Arbeiter und Behörden — an diesem Tag war die Schleimhaut besonders rot und prall, die Säurekurve ungewöhnlich hoch und die hyperämische Schleimhaut blutete.

Diese und weitere Beobachtungen von Wolf und Wolff beweisen die Abhängigkeit der Magenfunktionen von psychischen Erregungen, von der Stimmung. Daß unter Sorge Gastritis- und Ulcussymptome auftreten, oder aber Erosionen der Schleimhaut festzustellen sind, sagt noch nichts darüber aus, daß tiefgreifende Magen- oder Zwölffingerdarmgeschwüre Folgen psychischer Konfliktsituationen sind.

In der letzten Zeit häufen sich die Versuche, sich dem Problem der Ulcusentstehung ausschließlich von der psychischen Seite zu nähern (z. B. Glatzel 1945, 1947, 1949). Das geschieht nach unserer Meinung auf einem unzulänglichen Wege, denn man kann nicht durch Psychoanalyse von Ulcus*kranken* auf die Psychogenie des Ulcus zurückschließen. Diese Untersuchungen lassen außer acht, daß es auch eine Persönlichkeitsgestaltung durch Krankheit, in diesem Falle durch ein Ulcus, gibt. Hellpach (1949) spricht vom Nosopsychomen, der *Mit*erscheinung des physischen Prozesses.

Glatzel stellt einen „Ulcuscharakter" auf, der für eine Konstruktion zu halten ist, die nicht genügend gestützt erscheint. Er sieht in dem Magen-Duodenalgeschwür den somatischen Ausdruck einer neurotischen Konflikterledigung. Ins Detail gehende Schilderungen der Ulcusperson lassen aber erkennen, daß es *keine spezifische Konfliktsituation* des Ulcusmenschen, insbesondere der prämorbiden Persönlichkeit gibt. Psychische Konflikte gehören zum Leben eines jeden Menschen. Die Abgrenzung des psychischen Typus „Ulcusmensch" scheint unmöglich, da entweder der Typ so allgemein gefaßt werden muß, daß er jeder charakteristischen Attribute entbehrt oder aber es werden sich zahlreiche Beispiele finden, die sich einer engen Begrenzung des Begriffes nicht einordnen. Insofern war es auch eine lebensfremde Karrikatur (KATSCH 1943), die Psyche des *magenkranken Soldaten* zu klassifizieren und sie in ein System mit den Bezeichnungen der Buchstaben des Alphabetes einzuordnen (G. BERG 1942). Man sollte bei Schlüssen, die auf die psychosomatische Beziehung beim Ulcus abzielen, nicht die Beweiskraft der negativen Fälle außer acht lassen, d. h. Menschen, die bei sicher festgestellten Konfliktsituationen eben *kein* Ulcus bekommen.

Diese Erscheinung weist im übrigen auf den Bedingungs*komplex* der Ulcusgenese hin. Folgendes Beispiel, das angeboten wird als „ein Beitrag zur Neurogenese des Ulcus pepticum", zeigt, wie unkritisch Zusammenhänge angenommen werden (AVANCINI 1949): Ein 20jähriger, „vegetativ stigmatisierter" Medizinstudent assistiert bei einer Ulcusresektion. Bereits während der Operation verspürt er unklare Schmerzen im Epigastrium. Vorher war er stets magengesund. Fortdauer der Schmerzen, Auftreten von Erbrechen. Keinerlei Bauchdeckenspannung, Röntgenuntersuchung ergab keinen pathologischen Befund. Anstieg der Leukocyten auf 10000. In dem Erbrochenen war der Wert für freie Salzsäure über 100. Laparotomie und $^2/_3$-Resektion des Magens wegen der sulzig-ödematösen Verdickung der präpylorischen Partie. Das Präparat zeigte neben dem Ödem mehrere, dicht nebeneinanderstehende hämorrhagische Erosionen. Komplikationslose Heilung. Die Mitteilung enthält als Erklärung, „daß eine nicht näher bekannte psychische Reaktionslage bei einem vegetativ Stigmatisierten durch ein seelisches Erlebnis — Teilnahme eines angehenden Arztes an seiner ersten größeren Operation — über das vegetative Nervensystem zum schlagartigen Auftreten einer Magenerkrankung geführt hat, die wir als Vorstufe eines Ulcus bezeichnen können".

Hier hat man eine akute erosive Gastritis operiert, aber keinen Beitrag zum Thema geliefert.

Das Ansteigen der Ulcustodesfälle während des letzten Krieges, besonders während der schweren Luftangriffe auf England (STEWART und WINSER 1942) und während der Zunahme der Lebenserschwernisse in Schweden und Norwegen (SÄLLSTRÖM 1945, PETRÉN 1945) wird vielfach auch auf psychische Einflüsse bezogen. Es scheint aber nicht zulässig, diese Erklärung mit Ausschließlichkeit anzunehmen, denn ein moderner Krieg bringt nicht nur psychische Traumen, sondern eine Veränderung der gesamten Lebenshaltung (Arbeitsveränderung, soldatischer Dienst, Nachlassen der Hygiene, veränderte Ernährungsbedingungen, Verlängerung der Arbeitszeit usw.) mit sich.

Auch aus dem Erfolg gewisser psychotherapeutischer Versuche bei Ulcuskranken glaubt man einen Rückschluß auf die psychosomatische Entstehung des Ulcus geben zu können. Uns will eher scheinen, daß nicht die Entstehung eines Ulcus psychosomatisch bedingt ist, sondern das „Nichtheilen" eine solche Grundlage haben kann.

q) Ulcus und andere Krankheiten. Arbeiten, die zum Ziel haben, das Auftreten von Geschwüren zu gleichzeitigem Vorliegen anderer Krankheiten in Beziehung zu setzen, finden sich besonders im deutschen Schrifttum (Zusammenstellung bei v. REDWITZ 1928). Nach PFAUNDLER (1921) unterscheidet man bezüglich des Zusammentreffens zweier Erkrankungen eine positive und eine negative Syntropie oder besser Dystropie. Es besteht danach für das Ulcus eine negative Syntropie gegenüber perniziöser Anämie, was die Seltenheit des gleichzeitigen Auftretens dieser beiden Erkrankungen besagt. Eine positive Syntropie der Ulcuskrankheit soll nach RÖSSLE (1913) mit entzündlichen Erkrankungen wie Cholecystitis und Appendicitis bestehen. Er kommt aus diesem

Aspekt zur Auffassung vom Ulcus als „zweite Krankheit". Quellaffektionen, auf die v. Arx (1929) besonders hinweist und die eine Bereitschaft zur Ulcuskrankheit herbeiführen sollen, finden sich danach in voraufgehenden Entzündungen des Bauchfelles, des Wurmfortsatzes, der Adnexe, der Gallenblase, der Milz und des Herzens. Nach seiner Statistik weisen 92% der Ulcusfälle eine „Quellaffektion" auf, während bei den übrigen Sektionen derartige Entzündungen nur zu 58% zu finden sind. Auch nach Hartmann (1929) und Leotta (1934) soll die chronische Appendicitis eine besondere Bedeutung unter den Quellaffektionen der Ulcuskranken einnehmen. Bei der Neigung, ungeklärte pathogenetische Probleme auf Fokalinfektionen zu beziehen, ist es nicht verwunderlich, daß Fokaltoxikosen mit besonderer Häufung von „Kopfherden" für die Ulcusentstehung als bedeutungsvoll angesehen werden (Slauck 1943, Jaenisch 1931). Ein besonders häufiges Auftreten von Erkrankungen der Atmungsorgane bei Ulcuskranken registrierte Falconer (1943).

Nach den Angaben von Briest (1937) sind bei Lungentuberkulösen Magen- und Zwölffingerdarmgeschwüre ziemlich häufig beobachtet worden, allerdings besonders bei Sektionen. Sturtevant und Shapiro (1931) fanden bei 86 frischen Magenulcusfällen 43mal eine frische Lungentuberkulose. Vilardell (1935) nimmt an, daß 5% der Lungentuberkulösen gleichzeitig ein Ulcus haben. Diese Zahlen geben keinen absoluten Wert, sondern können sagen, daß man bei Lungentuberkulose eine häufige Vergesellschaftung mit Ulcus erwarten kann.

Das Zusammentreffen von Diabetes mellitus und Ulcuskrankheit wird bisher als selten angesehen. Man trifft auf die ärztliche Aussage, daß ein Diabetes mellitus ein florides Ulcus ausschließt. Diese Annahme wird gestützt durch Angaben von Joslin, der bei 2700 Diabetikern keinen Hinweis auf Geschwüre am Magen oder Zwölffingerdarm feststellen konnte. In einer Übersicht über 2584 Zuckerkranke verzeichnet Wilder (1940) 61 Ulcera (2,3%). Statistische Untersuchungen in unseren Diabetikerheimen von Schliak (1950) an 1000 Zuckerkranken machen in 29 Fällen ein Ulcus wahrscheinlich (das entspricht einer Incidenz von 2,9%) (Weiteres s. S. 654).

Die Blutdruckverhältnisse beim Ulcus haben eine besondere Beachtung gefunden. Nach Barford (1928), Hartman und Brown (1929) liegt der Blutdruck in der Mehrzahl der Ulcusfälle auffallend niedrig. Darin darf aber nichts Besonderes gesehen werden, denn niedrige Blutdruckwerte liegen auch bei Magencarcinomkranken vor. Petersen (1951) konnte bei 36 Ulcuskranken sogar eine essentielle Hypertonie registrieren.

Nach Roulet und Frutiger (1943) kommen nach Sektionsstatistiken beim Ulcus gehäuft Bronchiektasen, Coronarsklerose und Lebercirrhose vor. Aus der Sektionsstatistik von Watkinson (1951) geht hervor, daß bei männlichen Ulcusträgern besonders häufig akute Infektionskrankheiten vorgelegen haben. Bei Frauen im mittleren Alter finden sich gehäuft Gallenwegserkrankungen neben einem Ulcus.

Man könnte diese Aufzählung fortsetzen. Jedoch muß nach kritischer Sichtung genannter und weiterer Arbeiten gesagt werden, daß die Fragen der Beziehungen von Ulcus zu anderen Erkrankungen bisher nicht in der Weise bearbeitet worden sind, daß sie dem Pathogeneseproblem der Ulcuskrankheit dienlich sein können.

r) Experimentelles. Um den Wert experimenteller Bemühungen der Ulcuserzeugung bei Tieren besser abschätzen zu können, seien diesen Erörterungen 2 Tabellen vorangestellt (s. auch Ivy, Grossman, Bachrach 1950 — hier auch umfassende Übersicht über experimentelle Bemühungen, Ulcera zu erzeugen).

Tabelle 2 2. *Häufigkeit von Spontanulcera bei verschiedenen Tierarten.*

Tierart	Anzahl der untersuchten Tiere	Ulcushäufigkeit	Autoren
Hunde	1776	0	TURCK 1906, MANN 1916, IVY 1919, BATTAGLIA 1927, KELLER 1936, VOLINI 1938
Hunde	1000	0,8%	OVERGAARD 1934
Ratten	200	8,0%	SINGER 1913
Ratten	1264	0	MCCARRISON 1931, HOWES 1936
Meerschweinchen .	1000	0	SMITH 1933
Affen	350	0	HOFF 1935, WATTS 1935
Kaninchen	100	0	BEAZELL 1936
Schweine.	1000	0	IVY 1926—1930
Robben	46	100%	SCHRÖDER und WEGEFORTH 1935

Tabelle 23. *Magenveränderungen bei Kälbern.* (Nach BONGERT 1912.)

Alter	Anzahl der untersuchten Kälber	Häufigkeit von Gastritis, Erosionen und Geschwüren	Häufigkeit von Geschwüren	Ulcusnarben
4—6 Wochen	320	80,6%	—	—
8 Wochen	160	95%	2,5%	—
10 Wochen	160	95%	5%	—
12—14 Wochen	200	98%	2%	7,5%
6 Monate bis 2 Jahre . .	200	0	0	zahlreich

Säure-peptische Faktoren. *1. Die Frage, ob Salzsäure oder Pepsin* oder beides in Kombination für die Ulcusentstehung von Wichtigkeit ist, rief eine ganze Reihe experimenteller Arbeiten hervor. Bereits 1893 studierte MATTHES an einer THIRY-VELLA-Darmschlinge die Wirkung von Salzsäurelösung und Magensaft auf die Schleimhaut. Peptonfreie, pepsinhaltige Salzsäurelösung verursachte besonders augenfällig Schleimhautschädigungen. SAITTA (1900) gab 3%ige Salzsäure per os und beobachtete hämorrhagische Erosionen im Magen. Besonders aber nach Vagotomie rief Säurezufuhr multiple Ulcerationen hervor. LITTHAUER (1909) erzeugte Geschwüre durch Zufuhr von Salzsäure nach Unterbindung der Magengefäße und Ausschneidung eines kleinen Stückes der Magenschleimhaut. LANGENSKJÖLD (1904) erzeugte an isolierten Darmschlingen mit Pepsin und Salzsäure Ulcerationen. Nach SMITH (1914) ist die Gegenwart von Säure zur Entstehung hämorrhagischer Erosionen der Magenschleimhaut notwendig. Eine Abhängigkeit der Salzsäurewirkung auf die Magenschleimhaut von der Säurekonzentration besteht offenbar (BOLTON 1914). Artefizielle Schleimhautläsionen bilden eine Angriffsfläche für gering konzentrierte Säure. RASSERS (1925), DRAGSTEDT (1917), McCANN (1929), DRAGSTEDT und MATTHEWS (1933) betonten die Rolle der Säure und sprachen fast von der Belanglosigkeit des Pepsins bei der experimentellen Ulcusentstehung.

FLOREY und HARDING (1934), welche ebenfalls mit Säureschädigung arbeiteten, kommen zu dem Ergebnis, daß die normale Sekretion der BRUNNERschen Drüsen die Mucosa durch die Schleimsekretion und ihren Alkaligehalt schützt. Die gestörte Funktion dieser Drüsen wird für das Entstehen von Duodenalgeschwüren in Betracht gezogen. MATZNER und Mitarbeiter (1936), SCHIFFRIN und WARREN (1942) berichten von Geschwürsbildungen bei Ratten durch Säureinstillation. KOLOUCH (1945) tröpfelte reinen Magensaft, den er aus einer Magentasche durch Histaminreizung erhalten hatte, auf die Schleimhaut von Hundemägen und erhielt Ulcerationen, die größer waren, als wenn Salzsäure allein angewandt wurde. LE VEEN (1947) kommt durch seine Versuche zu dem Schluß, daß die Säure die Zellen schädigt und sie der peptischen Verdauung zugänglich macht.

2. „Histaminulcera". Durch Histaminzufuhr sind in Mägen von Hunden, Katzen, Kaninchen und anderen Tieren Geschwürsbildungen erzeugt worden. Von einer Anzahl von Untersuchern wird gefolgert, daß das Histaminulcus auf eine fortdauernde, stark wirksame Säuresekretion zurückführbar ist. IVY (1946) bemerkt dazu, daß die verwandten Histamindosen neben dem Sekretionseffekt auch eine angiospastische Wirkung haben. Histamin ändert nach seiner Auffassung den lokalen vasculären Status des Magens. BÜCHNER, SIEBERT und MALOY (1928) erzeugten bei Ratten durch subcutane Histamininjektionen akute Geschwürsbildungen. BÜRKLE DE LA CAMP (1929) und FLOOD und HOWES (1934) zeigten, daß Geschwüre, welche durch Injektion von Silbernitrat unter die Magenschleimhaut von Hunden erzeugt wurden, unter Histamin nur verzögert heilen. Histaminversuche von Orndorff, Bergh und Ivy (1935) an Hunden konnten keine Ulcera erreichen. Walpole und Wangensteen (1940 und 1942) änderten die Versuchsanordnung in der Weise um, daß sie Histamin in Bienenwachs intramuskulär injizierten und eine Histamin*depot*wirkung erzielten. Es gelang ihnen damit, bei Hunden, Meerschweinchen, Katzen, Hühnern, Enten, Schweinen und Murmeltieren ohne Schwierigkeit Ulcera zu erzeugen. Bei Affen und Kaninchen gelang das mit diesem Verfahren nicht. Änderung der Versuchstechnik weist darauf hin, daß auch für das Histaminulcus ein Ernährungsfaktor eine Rolle spielt. Depothistamininjektionen riefen bei Kaninchen regelmäßig ein Ulcus hervor, wenn man aus der Nahrung das Cellulosegerüst beseitigt und nur den Saft von Kohl, Karotten und Spinat fütterte. Die Untersuchungen von Roth und Ivy (1944) an Katzen zeigen, daß sich Coffein und Histamin in ihrer Wirkung potenzieren können, da neben der sauren Magensekretion eine Gefäßdilatation entsteht. Baronofsky und Wangensteen (1944) verwandten Histamin in Kombination mit Adrenalin und Hypophysin bei Kaninchen, deren Magenschleimhaut auffallend widerstandsfähig zu sein scheint. Örtlicher Adrenalin- und Hypophysinspasmus der Schleimhautgefäße bewirkt offenbar eine Empfindlichkeit gegenüber andauernder Wirkung des Magensaftes. Dieselben Autoren präparierten Hunde und Kaninchen mit venöser Magenstauung durch Unterbindung der Milzvene. An derart vorbereiteten Mägen gelang die Erzeugung von Histamingeschwüren leichter. Kaninchen sind gegenüber den Histamindepotinjektionen resistent, venöse Stauung beseitigt zweifellos diese Resistenz. Wangensteen und Mitarbeiter (Merendino, Litow, Armstrong, Bratrud, Baronofsky 1945) prüften die Bedingungen, welche nach Knochenbruch oder Auskratzung des Knochenmarks bei den Tieren zum Magenulcus führen. Bei Katzen wurden nach solchen Eingriffen keine Läsionen gefunden, während bei Meerschweinchen und bei der Hälfte der Versuchshunde solche gefunden wurden. Ob eine Histaminwirkung, ausgehend von der Bruchstelle, durch Reizung der Magensekretion oder ob Fettembolien in die Schleimhaut oder ob eine Kombination beider Faktoren eine Rolle spiele, wird dahin beantwortet, daß ein Histamineffekt nicht die Ursache der beobachteten Erosionen und Ulcerationen sei. Zur Prüfung eines möglichen Fettemboliemechanismus wurden einer Reihe von Tieren (Meerschweinchen, Katzen, Hunde und Kaninchen — Baronofsky und Wangensteen 1945) Fettlösungen intravenös injiziert. Allerdings konnten nur bei einer geringen Anzahl von Tieren danach Ulcerationen beobachtet werden, bei Kaninchen wirkt die Fettinjektion nur in der Kombination mit Histamindepotinjektionen ulcuserzeugend. Es wird infolgedessen angenommen, daß Fettembolien Endgefäße der Schleimhaut verstopfen und lokale ischämische Gebiete hervorrufen, welche gegenüber der säurepeptischen Verdauungsaktivität empfindlicher werden.

An Hunden und Kaninchen wurde der Einfluß von Verbrennungen auf die Ulcushäufung studiert (Friesen und Wangensteen 1946). Zweifellos gelingt es, durch Verbrennungen Ulcera in einem erhöhten Prozentsatz zu erzeugen. Dieselben Verfasser (1947) konnten zeigen, daß eine Abhängigkeit des Auftretens von Geschwüren von der einer Verbrennung folgenden Bluteindickung vorliegt. Häufigkeit und Größe der Ulcerationen entstehen direkt proportional zu dem Grad der Bluteindickung. Eine Therapie, die dem Plasmaverlust aus der Blutbahn entgegenwirkt, senkt auch die Ulcusquote.

3. Chirurgische Methoden. α) *Galleausschluß.* Ableitung der Galle ins rechte Nierenbecken, in den unteren Dünndarm oder ins Colon (Berg und Jobling 1930) oder Verschluß der Gallenwege (Gundermann 1914) rufen Hämorrhagien und Ulcerationen im Magen und Duodenum hervor. Auch Kapsinow (1926) pflanzte den Fundus der Gallenblase in das Becken der rechten Niere ein. Nach Unterbindung der normalen Gallenwege entstanden bei Hunger zahlreiche Geschwüre im Magen und Duodenum. Bollman und Mann (1927) erzeugten perforierende Geschwürsbildungen am Magen nach teilweiser Hepatektomie, Eckscher Fistel und Unterbindung des Choledochus. Dragstedt (1942) macht darauf aufmerksam, daß externe Gallenfisteln mit freiem Abfluß keine Ulcera bei Hunden im Magen hervorbringen. Daher spricht er der Leberschädigung eine erhebliche Bedeutung bei der Ulcusentstehung zu. In den Versuchen von Bollman und Mann fanden sich regelmäßig Leberveränderungen im Sinne einer Cirrhose.

β) *Ausschluß von Pankreassaft.* Jona (1919) fand Geschwürsbildungen im Magen, Duodenum und Jejunum nach Unterbindung des Pankreasganges. Er nahm an, daß durch dieses Verfahren die Neutralisierung des sauren Mageninhaltes unterbunden wird. Gallagher (1927) konnte eine verzögerte Heilung von operativ gesetzten Geschwüren des Duodenums nach Pankreasunterbindung beobachten. Gewöhnliche äußere Pankreasfisteln rufen bei Tieren selten Geschwüre hervor. Dies ist nach Dragstedt darauf zurückzuführen, daß der Hauptteil des Pankreassaftes doch noch ins Duodenum gelangt. Ein von ihm angegebenes Verfahren (Dragstedt, Montgomery und Ellis 1930) leitet die gesamte Pankreassekretion nach außen ab. Diese Tiere sterben schnell an Austrocknung und Acidose, wenn nicht das verlorene Natrium durch parenterale Injektionen laufend ersetzt wird. Durch Zufuhr von Kochsalzlösungen gelingt es, das Leben zu verlängern, aber es entwickelt sich fast in jedem

Falle ein fortschreitendes Ulcus am Duodenum, das durch Blutung oder Perforation den Tod des Tieres herbeiführen kann. Die Entstehung dieser Ulcera kann durch die Zufuhr von Calciumcarbonat und Knochenmehl per os verzögert oder ganz verhindert werden. Die Heilung eines unter dieser Versuchsanordnung bereits entstandenen Ulcus ist bisher nicht gelungen. Verschluß des Pankreasganges führt nach DRAGSTEDT in 29% zur Geschwürsbildung. Ernährungsfaktoren scheinen dabei eine Rolle zu spielen. Unbeantwortet bleibt aber die Frage, warum sich bei Hunden mit totaler Pankreasfistel in 100% (DRAGSTEDT 1930) ein Ulcus entwickelt, während totale Pankreasausrottung fast niemals ein Ulcus erzeugt.

γ) Ausschluß des Duodenalsaftes. BICKEL (1909) erzeugte durch Exstirpation des Duodenums nach Gastrojejunostomie perforierende Jejunalgeschwüre. DRAGSTEDT konnte diesen Erfolg durch ein ähnliches Operationsverfahren nicht erzielen. MANN und KAWAMURA (1922) erzeugten mit ähnlicher Technik Geschwüre bei 20% der Tiere. Das Hauptgewicht ihrer Erklärung liegt auf der Beseitigung des schützenden Mechanismus der duodenalen Schleimhaut und ihrer Sekretion durch ihr Operationsvorgehen.

δ) Kombinierter Ausschluß von Galle und Pankreas. Dieser Weg der experimentellen Ulcuserzeugung ist beschritten worden von BICKEL (1909), EXALTO (1911), LANGENSKJÖLD (1914), KEHRER (1914) und MANN und WILLIAMSON (1923). Mit dem „MANN- und WILLIAMSON-Hund" haben später zur Klärung therapeutischer Fragen eine Reihe anderer Autoren gearbeitet (IVY 1931, MORTON 1934, FLOOD und MULLINS 1936, DE BAKEY 1937, MCMASTERS 1934, MATTHEWS und DRAGSTEDT 1932, McCANN 1929). Für die Entstehung von Jejunalgeschwüren unter den geschaffenen Bedingungen dürften folgende Faktoren von Bedeutung sein: Säurewirkung auf die Darmschleimhaut, Ernährungsstörungen infolge Verdauungsinsuffizienz, erhöhte Empfindlichkeit der Jejunalschleimhaut und mechanische Einflüsse. Die unterstützende Rolle von Darmspasmen sind von STEINBERG und STARR (1934) und FAULEY und IVY (1937) studiert worden. Zur Frage der Lebereinflüsse auf die Ulcusentstehung sind die Versuche von REYMOUNT (1940) erwähnenswert, der Hunde nach MANN und WILLIAMSON operierte und ihnen Atophan verabfolgte. Leberschädigungen erhöhten jedoch die Ulcusquote nicht gesetzmäßig.

Experimentelle nervöse Störungen. Die Untersuchungen über die neurogenen Faktoren der Ulcusentstehung gehen auf die Hypothese von ROKITANSKY (1841) zurück, welche aussagt, daß „krankhafte Zustände" am Magen durch Störungen der Vagusinnervation bedingt sind.

1845 fand SCHIFF bei Hunden nach Läsionen im Gebiete des optischen Thalamus und der Hirnschenkel Magenulcerationen und sogar ihre Perforation. SCHIFF nannte die gesehenen Veränderungen „neuroparalytische Hyperämie der Schleimhaut". Die SCHIFFschen Versuche wurden in vielfachen Modifikationen nachgeprüft und bestätigt. 1874 erzeugte EBSTEIN durch Einspritzung eines Tropfens gesättigter Chromatlösung in die Hirnsubstanz des Corpus quadrigeminum schon nach $1-1\frac{1}{2}$ Tagen Ulcerationen. ALBERTONI (1878), POMORSKI (1892) und v. PREUSCHEN (1894) kommen durch Eingriffe an anderen Hirnteilen (Vierhügelplatte, Corpus striatum, Thalamus) zu gleichartigen Ergebnissen. BROWN-SÉQUARD (1897) beobachtete nach Kauterisation der Hirnoberfläche ein in die Milz penetriertes Magenulcus. 1932 veröffentlichte PIGALEW (Schüler von SPERANSKI) seine Versuchsergebnisse. Nach Verletzungen des Zwischenhirns, der Substantia perforata oder Beeinträchtigung des Tuber cinereum durch Einlegen eines Halbringes aus Glas traten „unausbleiblich" dystrophische Prozesse im Magen und Darm auf. BURDENKO (1933) erzielte ähnliche Erscheinungen nach Zerstörungen in der Regio subthalamica.

Nach KELLER, HARE und D'ARMOUR (1933) kommt es auch zu akuten Magenläsionen nach experimenteller Hirnventrikelblutung. Das Eintreten von Blutungen der Magenschleimhaut durch Unterbrechung des Vagus zu verhindern, gelang nicht. Die Ulcerationen blieben auch nicht aus nach Sympathicusdurchschneidung. WATTS und FULTON (1935) erzeugten Magen- und Zwölffingerdarmulcerationen bei Affen durch ausgedehnte hypothalamische Schädigung. Sie führen diese Ulcerationen auf die zentral ausgelöste Ischämie von Schleimhautbezirken zurück. BEATTIE (1932) erhielt durch direkte Reizung des Tuber cinereum blutige Erosionen an der kleinen Magenkurvatur. Dieser Effekt konnte nach Vagusresektion nicht erzielt werden. CUSHINGS Untersuchungen (1932) wurden teilweise am Menschen angestellt. Es wurde in die Hirnventrikel Hypophysin injiziert mit dem Effekt einer Motilitätssteigerung des Magens mit retrograder Peristaltik und Erbrechen. Atropin konnte diese Wirkung verhindern. Auch ein gleichartiger Pilocarpineffekt wurde durch Atropin ausgeschaltet. CUSHING beobachtete ferner eine Reihe von Magenperforationen nach Eingriffen am Gehirn, die er auf eine Reizung des Vaguszentrums zurückführt. In zentral ausgelösten, lokal begrenzten Spasmen der terminalen Blutgefäße der Magenschleimhaut glaubt er den Entstehungsmechanismus zu erkennen. TEDESCHI (1944) fand bei Ratten in 7% Magenläsionen nach einem Hirntrauma.

Widersprechend sind die experimentellen Ergebnisse über den Einfluß peripherer Nervenläsionen oder Nervenreizungen auf die Entstehung von Magenulcera. DALLA VEDOVA (1900) und DURANTE (1916) konnten durch Operationen am Splanchnicus Magenläsionen erzielen.

Gundelfinger erreichte Magenschädigungen durch Exstirpation des Ganglion coeliacum. Bemerkenswert sind Versuche von Ivy (1920), welcher durch bilaterale Vagotomie bei Kaninchen Magengeschwüre erzeugen konnte. Derselbe Autor hatte gezeigt, daß Hunde, welche kurz nach Durchschneidung von Vagus- und Splanchnicusnerven starben, häufig Schleimhautblutungen präpylorisch und im Duodenum aufwiesen. Stahnke (1924) reizte 96 Tage lang elektrisch die Vagusnerven nahe der Kardia und erzielte Hypersekretion, Motilitätsstörungen und gastritische Schleimhauterosionen, welche er für eine Grundlage zur Ulcusentstehung hält. Aschoff (1924) weist darauf hin, daß artifizielle Magenschleimhautläsionen (durch Verbrennung der Schleimhaut erzeugt) unter Atropin langsamer heilen. Die Untersuchungen von Westphal und Kuckuck (1934) mit elektrischer Reizung des Vagus bei aufgeschnittenem Magen führten zu Erosionen im Antrum.

Infektionsbedingte Ulcera. Lebert injizierte 1857 intravenös Eiter und erzeugte akute Magengeschwüre. Spätere Untersuchungen in dieser Richtung führten nicht immer zu gleichartigen Veränderungen. Turck (1906) berichtete über Magengeschwüre bei Hunden nach Fütterung von Colikeimen, die er aus dem Kot eines Ulcuskranken gewonnen hatte. Singer (1913) erzeugte Läsionen im Vormagen von Ratten durch Verfütterung einer Kost aus Brot und Rattenkot. Wiederholte intravenöse Gaben von Streptokokkenaufschwemmungen in Versuchen von Rosenow (1913, 1915, 1916, 1923) führten zu keiner Ulceration am Magen. Steinharter (1916) berichtete über akute Geschwüre nach intravenösen Injektionen von Staphylokokken, welche aus einer schwer entzündeten Appendix gewonnen waren. Auch Celler und Thalhimer (1916) konnten bei intravenöser Staphylokokkeninjektion bei 15% der behandelten Kaninchen Magenläsionen erzeugen. Bei Injektion der Aufschwemmung in einen Zweig der Magenarterien erreichten sie eine Ulcushäufigkeit von 75%. Ähnliche Untersuchungen haben ebenfalls Haden und Bohan (1925) mit nicht immer übereinstimmendem Ergebnis durchgeführt. Hartman (1946) hat bei Hunden ausgedehnte Brandwunden dritten Grades erzeugt und jedesmal bei den Tieren bakterienpositive Blutkulturen gefunden. 78% dieser brandgeschädigten Hunde bekamen Zwölffingerdarmgeschwü . Wurde die bakterielle Infektion mit Penicillin behandelt, dann sank die Ulcushäufigkeit von 78 auf 23%.

Mechanische Faktoren. Man hat viel Mühe darauf verwandt, experimentell festzustellen, wie weit mechanische und chemische Traumen Geschwürsbildungen bedingen (Talma 1890, Latzel 1913, Lichtenbelt 1912, Baggio 1926, Shay 1945). Bolton (1909/10) erzeugte Geschwüre im Magen von Katzen durch Verschluß des Pylorus. Friedman und Hamburger (1914) stellten eine Pylorusstenose her und injizierten Silbernitrat in die Submucosa. Sie fanden, daß in Fällen, in denen zur Ulcuserzeugung die Magenmotilität geschädigt und die Superacidität am ausgesprochensten waren, die Geschwürsbildung im Magen am schlechtesten heilte. Slocomb (1927) konnte durch eine Stenose im Duodenum bei Hunden Entzündungsveränderungen und multiple Ulcerationen hervorrufen. Besondere Aufmerksamkeit haben die Untersuchungen von Shay und Mitarbeitern (1945, 1946, 1947) an Ratten hervorgerufen. Es gelang ihm, durch Pylorusunterbindung in 7—9 Std nach dem Eingriff Magenulcera zu erzeugen. Die Ratten mußten allerdings vorher hungern. Gab man Atropin in einer Dosis, daß die Magensekretion wirksam gehemmt wurde, so traten keine Ulcerationen auf. Brachte man in die Mägen der atropinisierten Tiere menschlichen Magensaft oder Magensaft von Ratten oder ein künstliches Pepsin-Salzsäuregemisch, dann entstanden, wie vorher erwähnt, Ulcerationen. (Die Versuche sind nach unserer Meinung gar nicht auf den Menschen übertragbar, denn der Vormagen der Ratten ist mit Plattenepithel ausgekleidet.) .

Mechanische Faktoren der Ulcusentstehung sind besonders durch die „Magenstraße“ von Aschoff (1924) in den Vordergrund gerückt worden. Er selbst hat gezeigt, daß experimentell durch Verbrennung der Schleimhaut erzeugte Ulcera im Bereiche der Magenstraße langsamer heilen als an anderen Teilen des Magens. Die Ulcera kommen hier nach seiner Meinung längere Zeit mit Magensaft in Berührung und werden durch den Mageninhalt irritiert. Morton (1934) konnte ebenfalls an Hundemägen die Heilungsverzögerung feststellen. Bei Hunden, denen eine Ecksche Fistel angelegt worden war, beobachteten Bollman und Mann (1932) akute perforierende Ulcera des Duodenums, wenn man den Tieren grobe cellulosehaltige Nahrung gab. Wurden die groben Futterstoffe durch eine weiche oder flüssige Kost ersetzt, dann minderte sich die Frequenz der Ulcera. Dieselben Autoren weisen auch darauf hin, daß Ulcera, die durch toxische Faktoren erzeugt worden waren, sich in einem erhöhten Prozentsatz an der kleinen Kurvatur fanden. Ivy (1920) konnte die Heilung der Ulcera um das 3- und 4fache verzögern, wenn der Magen nach Eröffnung des Bauches, was zur Ausschneidung der Geschwüre oder Injektion von 5%iger Silbernitratlösung notwendig war, massiert wurde. Ulcerationen bei Absetzkälbern gelten in diesem Rahmen als Beispiel mechanischer Ulcuserzeugung. McCann (1929) glaubt, daß grobe Cellulosenährstoffe Perforationen von postoperativen Jejunalgeschwüren verursachen könnten.

Kreislauffaktoren. Die Betrachtung von Kreislauffaktoren geht vornehmlich auf Virchow (1853) zurück. Neben dem embolischen Verschluß führt Cohnheim (1890) Arterienkrampf, venöse Stauung, Muskelspasmen und lokale Blutungen als Ursachen für die Ulcusentstehung an. Es ist eine große Mannigfaltigkeit entwickelt worden, um im Embolie-Experiment am Magen Ulcerationen zu erzeugen. PANUM (1862) injizierte eine Wachsemulsion in die Schenkelader von Hunden und konnte nach 24 Std am Magen Infarkte und akute Ulcerationen beobachten. COHNHEIM injizierte in die Magenzweige der Arteria lienalis Bleichromatlösung und erzeugte scharf umschriebene Ulcerationen, die innerhalb von 3 Wochen heilten. Durch retrograde Embolie mittels Injektion von gallensaurem Wismut in die Magenvenen von Hunden gelang es PAYR (1907) und GROSSI (1921), akute Geschwüre am Magen zu erzeugen. IVY (1920) überprüfte eine Reihe von Substanzen durch Injektion in die A. gastro-epiploica mit abweichenden Resultaten. WILKIE (1911) erzeugte durch Injektion von Öl in die Netzvenen Mageninfarkte und akute Geschwüre. Gleichzeitig entstanden Infarkte an Milz und Leber.

Das Auftreten akuter Ulcerationen nach Knochenbrüchen ist besonders von WANGENSTEEN (1945, zusammen mit BARONOFSKY) bearbeitet worden. Um die Wirkungen von Fettembolien zu prüfen, wurden bei Kaninchen Fettlösungen injiziert. Es entstanden jedoch erst Ulcera, wenn gleichzeitig Histamin in Bienenwachs intramuskulär eingespritzt wurde. Das Auftreten der Ulcerationen unter diesen Bedingungen wird besonders unterstrichen, da Kaninchen normalerweise gegen Histamininjektionen allein resistent sind. Bei Hunden und Meerschweinchen konnte man mit Fett allein bei intravenöser Gabe akute Erosionen und Ulcerationen beobachten. BARONOFSKY und WANGENSTEEN (1945) haben in einer anderen Versuchsreihe eine partielle venöse Magenstauung bei Kaninchen und Hunden mit dem Erfolg eines Ödems der ganzen Magenwand angelegt. Bei diesen Tieren waren Histaminulcera leichter als bei der Kontrollserie zu erzeugen.

MÜLLER berichtete 1860, daß der plötzliche Verschluß der Pfortader zu Blutungen und akuten Erosionen im Magen führte. Ähnliche Beobachtungen machte GUNDERMANN (1914). BARONOFSKY und WANGENSTEEN beobachteten ferner, daß man die Ulcusprovokation durch Histamin unterstützen könne durch die Injektion von Nitroglycerin in Bienenwachs. Die Wirkung des Nitroglycerins wird in einer venösen Stase gesehen, die die Resistenz der Magenwand gegenüber dem Magensaft verringert.

Die Injektion kreislaufwirksamer Substanzen wie Pilocarpin hat WESTPHAL (1914) bei Ratten zur Erzeugung akuter Erosionen und Ulcera angewandt. Er betrachtete das Resultat als Ausdruck spastischer muskulärer Kontraktion infolge extremer Vagusreizung. Der proponierte Magen von Kaninchen zeigte in auffälliger Weise Cyanose und Blässe in Form weißlicher Flecken. Diese anämischen Herde sah er als Ausgangspunkte der Magenläsionen an. Bei Hunden, Katzen und Meerschweinchen gelangen ihm diese Experimente nicht. FRIEDMAN (1918) injizierte Adrenalin wiederholt in einem Zeitraum von 1—2 Wochen und erzeugte duodenale Geschwüre. UNDERHILL und FREIHEIT (1928) konnten an der Magenschleimhaut von Kaninchen nach Injektion von Pilocarpin und Adrenalin beobachten, daß die Läsionen aus lokalisierten Anämiegebieten entstanden. Auf diese Bezirke hatte nach ihrer Meinung der Mageninhalt eine zerstörende Wirkung.

MERCKEL (1942) konnte durch Verabreichung relativ hoher Histamindosen bei Meerschweinchen in Äthernarkose am vorgelagerten Magen die Bildung anämischer und hämorrhagischer Erosionen verfolgen und dabei akute Perforationen beobachten. Die Veränderungen fanden sich fast ausschließlich im Bereiche der Fundusschleimhaut. In chronischen Versuchen, die sich über 2—189 Tage erstreckten, konnte er unter Histamin bei 41 von 44 Tieren zahlreiche, chronische callöse Geschwüre erzeugen. Die histologische Untersuchung kommt zu dem Ergebnis, daß die erzielten Veränderungen auf primären Zirkulationsstörungen in den Capillaren beruhen. Für die Ulcusentstehung hält er die Mitwirkung des Magensaftes für erforderlich. Eine primär peptische Genese wird abgelehnt.

DODDS und Mitarbeiter (1935) haben Ulcerationen bei Kaninchen, Katzen, Affen, Meerschweinchen, Ratten und Mäusen nach Injektion eines Aceton-Pikrinsäure-Extraktes des Hypophysenhinterlappens gesehen. Gleichlautende Berichte finden sich bei NEDZEL (1936, 1938) und BERG (1946) (intravenöse Injektion von Hypophysin).

METZ und LACKAY (1938) beobachteten nach intravenösen Hypophysininjektionen anhaltende Spasmen der Schleimhautgefäße. Es folgten Blutungen zusammen mit oberflächlichen Erosionen und Ödemen. Auch Muskelkontraktionen entstanden unter Hypophysin. Ischämische Bezirke unterliegen danach der Andauung durch Magensaft. Interessant ist der Hinweis von NEDZEL, daß unter gleicher Versuchsanordnung jahreszeitliche Änderungen in der Häufigkeit der Geschwüre (mit einem höheren Prozentsatz im Winter und im Frühling) zu beobachten sind.

SALANT und REIGER (1909) behandelten Hunde mit Coffeininjektionen und steigerten die Dosis derart, daß die Versuchstiere starben. Bei der Autopsie fand man Entzündung und geschwürige Veränderungen am Magen und Darm. HANKE (1934) und MOLTINI (1938) berichteten über die Erzeugung von Magenulcerationen nach intravenösen und subcutanen Injektionen von Coffein. JUDD (1943), ROTH und IVY (1944, 1945, 1946) injizierten Katzen erfolgreich täglich Coffein in einer Mineralöl-Bienenwachsmischung. Bei 40% der Katzen und Meerschweinchen, die von Merendino (1945) ähnlich behandelt wurden, fanden sich ebenfalls Magengeschwüre. Roth und Ivy glauben, daß die Coffeinwirkung durch die Reizung der Sekretion und über die Veränderung der Durchblutung der Magenschleimhaut Geschwüre erzeuge. Ein neurogener Faktor kann nach ihrer Meinung hinzutreten. Untersuchungen von Giddings, Wynn und Haldi (1945) an Katzen zeigen, daß subletale Coffeindosen keine Schleimhautläsionen hervorrufen. Erst tödliche Coffeinmengen sind dazu in der Lage. In anderen Versuchen an 34 Albinokatzen, welche je 75 mg Coffein je Kilogramm Körpergewicht durch den Magenschlauch im Zeitraum von 8—20 Wochen eingeführt bekamen, entwickelten sich nur bei 3 Tieren Magenveränderungen. Die Autoren Giddings u. a. folgern daraus, daß coffeinhaltige Getränke für die Pathogenese der Geschwüre keine Bedeutung haben.

Stoffwechselfaktoren, Ernährungsfaktoren u. a. Bolton (1913) immunisierte Kaninchen mit intraperitonealen Gaben einer Suspension von Magenschleimhaut eines Meerschweinchens. Injizierte er Serum eines so präparierten Tieres einem Meerschweinchen intraperitoneal, so starb es und am Magen wurden Geschwürsbildungen gefunden. Latzel (1913) injizierte sterilisierten Magensaft von Meerschweinchen anderen Tieren, die in einem Schockzustand verfielen und Magengeschwüre bekamen. Erzeugung von Blutungen und nekrotischen Feldern in der Magenschleimhaut am Pylorus gelang Rosenau und Anderson (1907) durch Injektion von Diphtherietoxin bei Meerschweinchen. Derartige Veränderungen wurden bei 66% der Tiere gefunden. Wurde gleichzeitig Antitoxin eingespritzt, entstanden keine Defekte im Magen.

Von gewisser Bedeutung sind die Ergebnisse von Churchill und van Wagoner. Diese fanden, daß sich bei Hunden mit Atophan (220 mg/kg zum Futter gegeben) innerhalb von 10 Tagen typische tiefe Ulcera in fast 100% entwickelten. Nur gelbes Atophan (Cinchophen) war wirksam. Bestätigungen dieser Beobachtung liegen vor von Barbour und Fiske (1933), Reid und Ivy (1936), Bollman und Mann (1935).

Auch durch Atophaninjektionen sind Ulcera zu erzeugen (Bollman und Mann 1935, Hanke 1934, Stalker 1937). Schwartz und Simonds (1935) konstatierten, daß besonders Katzen auf Atophan ansprechen. Stalker, Bollman und Mann (1937) glauben, daß die Atophanwirkung keine lokale sei, sondern erst nach Resorption eintritt. Regelmäßig findet man nach Atophanzufuhr eine Gastritis, deren Ursache in lokaler Reizung oder durch die Ausscheidung bedingt angesehen wird. Untersuchungen von Stalker (1937) mit dem Ziel, Atophan in der Magenschleimhaut nachzuweisen, kamen zu einem negativen Ergebnis, so daß das Vorliegen einer „Ausscheidungsgastritis" abgelehnt wird. Die Magensaftverhältnisse ändern sich unter Atophan im Experiment kaum (Simonds 1938, Stalker, Bollman und Mann 1937). Histologische Untersuchungen von Simonds zeigen als Besonderheit bei Atophangastritis Plasmazellinfiltrationen in der Mucosa. Auch die Bildung kleiner Abscesse in der Schleimhaut wurde beobachtet. Gastritische Veränderungen der Schleimhaut sind bereits 24 Std nach begonnener Zufuhr des Mittels festzustellen. Die Gastritis läuft also der Ulcusbildung voraus.

Singer (1913) beobachtete im Vormagen von Ratten Ulcerationen, wenn sie mit einem Gemisch von Brot und Holzspänen gefüttert wurden. Hoelzel und da Costa (1937) konnten Ulcerationen im Drüsenmagen von Ratten und Mäusen durch eiweißarme Kost hervorrufen. Auch Matzner und Mitarbeiter (1936, 1938) sind der Auffassung, daß die Entwicklung geschwüriger Veränderungen im Magen von Ratten dadurch zustande kommt, daß proteolytische Fermente des Magensaftes durch eiweißarmes Futter nicht abgestumpft werden, sondern die Schleimhaut selbst andauen. Kostformen, denen Gelatine, Casein und Elastin zugesetzt war, verhinderten die Geschwürsbildung. Fauley und Ivy (1930) beobachteten, daß sich bei operierten Hunden leichter geschwürige Magenveränderungen entwickeln, wenn die Kost knapp gehalten wird. Die Heilung solcher Läsionen wurde, wie Brunschwig und Rasmussen (1941) zeigen konnten, durch Nahrungsentzug unmöglich gemacht. Es kam zu akuten Blutungen, welche nicht auf einen Vitamin K-Mangel zurückgeführt werden konnten. Unterernährungskost bei Ratten erzeugt außerdem ulcerierende Papillome der Magenschleimhaut. Eiweißreiche Diäten konnten die Entwicklung solcher Veränderungen verhindern. Eine gleiche Schutzwirkung hatte auch die Brauereihefe. Chen (1941) zeigte, daß Agar-Agar- und Glucosezufuhr einen Schutz gegen derartige Magenveränderungen gewähren, so daß er die Wichtigkeit der Unterernährung in Frage stellt. Versuche von Li und Freeman (1946) an Hunden erwiesen, daß eiweißarme Kost in einem hohen Prozentsatz geschwürige Magenveränderungen bei Tieren hervorruft. Die Minimalzeit, während der diese knappe Kost gegeben werden mußte, um Geschwüre zu erhalten, betrug bei Hunden 12 Wochen. Dann fanden sich entweder einzelne oder multiple Ulcerationen im Magen oder Duodenum, gewöhnlich in Nähe des Pylorus. Die Versuchskost war praktisch frei von Eiweiß, enthielt nur einen Zusatz von 5% Hefe. Wurde auch der Fettgehalt der Kost herabgesetzt oder fügte man der Kost gallensaure Salze hinzu, so kam es früher zur Ulcusbildung.

Pappenheimer und Larimore (1924) fanden unter vitaminarmer Kost, welche eine Rachitis erzeugte, bei 55% der Ratten im Versuch geschwürige Magenveränderungen. Ausgedehnte Läsionen im Vormagen bezog Fujumaki (1926) auf Vitamin A-Mangel. Durch

Verfütterung von Butterfett ging die Ulcusfrequenz zurück. JENSEN (1946) fand, daß man mit Hilfe von Tokopherol die Vitamin A-Mangelulcera verhüten konnte. Auch das Fehlen des Vitamin B-Komplexes konnte bei Ratten nach DALDORF und KELLOGG (1932), SURE und THATCHER (1933) Magenulcerationen bedingen. Bei Vitamin B-Mangel vermochte nach HOWES und VIVIERS (1936) auch eine angemessene Eiweißzulage die Geschwürsbildung nicht zu verhindern. Junge Ratten zeigten solche Läsionen eher als ältere. Es muß aber darauf hingewiesen werden, daß diese Veränderungen den mit Plattenepithel ausgekleideten Vormagen der Ratten betreffen.

5. Zusammenfassender Überblick.

Die vorausgehenden Erörterungen entwerfen ein verwirrendes Bild des Ulcusproblems und zeigen, wie wenig sicheren Boden wir für die Fragen nach Ulcusursachen und Ulcusentstehung gewonnen haben. Die Zahl der Publikationen zum Entstehungsproblem ist so erheblich gewachsen, daß die vollständige Bewältigung aller Arbeiten dem einzelnen nicht mehr möglich ist. Die meisten Beiträge stellen dabei Modifikationen der drei seit Jahrzehnten diskutierten Lehren von der Ulcusentstehung dar, deren Richtungen am verständlichsten mit den Namen der Autoren gekennzeichnet werden: 1. G. v. BERGMANN, 2. BÜCHNER, 3. KONJETZNY.

Zweifellos lassen sich auch bei älteren Autoren Gedanken dieser Richtungen finden (Infarkttheorie — VIRCHOW 1853, Entzündungstheorie — BROUSSAIS 1808, CRUVEILHIER 1829, ABERCROMBIE 1824, NAUWERCK 1897; GÜNZBURG 1852: korrosives Ulcus). Die Lehre von v. BERGMANN (1913) bedeutet jedoch in ihren Grundlagen die Hinwendung zu einem „neuen Denken in der Medizin". Seine Denkweise und ihre Erweiterung durch seine Schule haben zur Vorstellung geführt, daß sich aus *nicht-anatomischen* Funktionsstörungen („Betriebsstörungen") morphologische Veränderungen ergeben. Das bedeutet eine Aufhebung der Grenzen zwischen funktionellen und organischen Krankheiten, das bedeutet auch die Umkehrung der Kausalbeziehungen. Es ist ferner durch dieses neue Denken der Krankheitsbegriff ein „ganzheitlicher" geworden, und wir sollten für die Anschauung von Ätiologie und Pathogenese die Vielschichtigkeit der Vorgänge, die Aktionen und Reaktionen, Korrelations- und Regulationsstörungen und ihre Wirkungen zu erkennen und zu erklären suchen, jedoch nicht vergessen, daß hier Ketten geknüpft werden, deren Glieder zugleich Teile anderer Verbindungen sind.

Durch Anwendung der Denkweise der „funktionellen Pathologie" auf das Ulcusproblem ist eine Erweiterung geschaffen worden, die von Anfang an den heute so stark gepflegten Anschauungen der Psychosomatik Raum ließ.

Ein erheblicher Aufwand an experimenteller Arbeit ist geleistet worden, um durch Tierversuche Fragen der Ulcusentstehung zu klären. Kritisch muß dazu gesagt werden, daß ein Krankheitssyndrom „Ulcus" niemals dabei herausgekommen ist, sondern günstigenfalls Hinweise auf die Entstehung des Schleimhautdefektes. Abgesehen davon sind bei der Mitteilung der Befunde Erosion und Ulcusbildung nicht immer auseinandergehalten worden. Der verschiedene Aufbau des Magens und seiner Schleimhaut ist in zahlreichen Arbeiten übergangen worden. Die Ausdeutung der Versuche geschieht fast immer zugunsten *einer* der vorliegenden Lehren von der Ulcusentstehung.

Im Grunde genommen sind wir über *Hypothesen,* die *eine Aufgabe* darstellen, nicht hinausgekommen. Wenn im weiteren mit Vorsicht eine gewisse Wertung, besonders der klinischen Beobachtungsergebnisse, vorgenommen werden soll, dann kann auch damit nichts Endgültiges gesagt werden. Zweifellos darf aber die Aufklärung eines im Einzelfalle zutreffenden Entstehungsmodus nicht dazu führen, daß andere Entstehungsmöglichkeiten abgelehnt werden. Der Kampf um Hypothesen ist von erheblicher Bedeutung, sind doch die mit Einseitigkeit verfochtenen Ansichten über die Ulcusentstehung nicht ohne Wirkung auf das therapeutische Handeln geblieben. Die Begründung für Verlegenheitstherapie durch verstümmelnde Eingriffe oder bestimmte internistische Behandlungsweisen wird vielfach solchen eigenwilligen Erklärungen der Ulcusentstehung entnommen, so daß allzu leicht vergessen wird, daß unsere heutige Ulcusbehandlung keine zuverlässig ätiologische ist und die Beseitigung des Erfolgsorgans einer Krankheit nicht gleichbedeutend mit Heilung sein kann.

Wenn behauptet worden ist, daß das Ulcus eine *Lokalerkrankung* sei und bleibe (Aschoff, Bauer 1920), dann wird dies der heutigen Auffassung von der Krankheit nicht mehr gerecht. Das Ulcus, der Defekt am Magen oder Zwölffingerdarm, ist lokale Krankheitsprägung einer organismischen Störung, die vorangeht und weiterwirkt. Allerdings ist der Organherd im Laufe der Erkrankung wiederum nicht ohne Rückwirkung auf die Person des Kranken. Es ist für unsere Frage streng zu trennen zwischen der *Ulcusdisposition, Ulcusentstehung, Ulcusgestaltung*, der Gestaltwandlung in der Zeit, einschließlich morphologischer und funktioneller *Versteifungs-* und andererseits *Heilungsvorgänge*. Für alle diese Phasen der Ulcuskrankheit müssen bestimmte Wirkungen und Rückwirkungen angesetzt werden. Das heißt auch, daß die Ursachenkonstellation im Stadium des chronischen Ulcus oder im Stadium seiner Heilung nicht obligatorisch Bedeutung haben muß und dementsprechend nicht mehr erkennbar zu sein braucht. Das Ulcusproblem bekommt also einen neuen Aspekt *nach Vorliegen des örtlichen Defektes* mit seinen *Lokalbeschwerden*. Die morphologische Untersuchung ist nach unserer Auffassung daher nicht in der Lage, bindende Hinweise auf die Ulcusätiologie zu geben. Im günstigen Falle können wir Anhalte für die formale Genese des Schleimhautdefektes gewinnen. Das *Ulcus* stellt eine *eigenartige Reaktionsform des Magens* dar, die in monotoner Weise immer wieder auftritt beim Zustandekommen eines Bedingungskomplexes mit vielen Wurzeln.

Die Ergebnisse der Ulcusforschung scheinen zu zeigen, daß es *eine* Krankheitsursache nicht gibt. Wir wissen nicht, aus welchem Grunde in einem Menschen eine Disposition zur Ulcuskrankheit und zum Ulcus entsteht oder gar ererbt wird. Wir glauben aber, eine Reihe dispositioneller Faktoren zu erkennen. Sie sind zweifellos nicht gleichwertig und müssen in bestimmten Gruppierungen wirksam werden. Je allgemeiner ein Faktor ist, desto weiter ist er davon entfernt, für sich allein das Hauptsymptom, den Lokaldefekt am Magen oder Zwölffingerdarm, hervorrufen zu können. Hierfür müssen wir ortsständige *Lokalisationsfaktoren* postulieren.

Der Ulcuskrankheit ist die Verfassung des Menschen zugrunde zu legen, zugleich genotypisch und peristatisch bedingt. Man erkennt einen Erbeinfluß in sog. „Ulcusfamilien" und bei Zwillingen. Damit soll nicht gesagt sein, daß die Ulcuskrankheit eine Erbkrankheit darstelle. Es war bisher nicht möglich, einen Erbgang für die Erkrankung herauszufinden. Damit ist auch nicht zu erklären, daß 5—8% aller Menschen im Laufe ihres Lebens einmal an Ulcuskrankheit leiden.

Auch der peristatisch gewandelte Anteil der Konstitution ist für jeden Menschen verschieden und wurzelt in einer Vielzahl von Erlebnissen und Auseinandersetzungen mit der Umwelt, die nicht faßbar voneinander abgesetzt sind, sondern neben- und nacheinander sich verweben. Wie die Umwelt auf den Einzelnen einwirken kann, bestimmen wiederum seine Anlagen.

Für unsere Krankheitslehre nehmen wir aus der Reihe der Auseinandersetzungen mit der Umwelt heraus, z. B. Infektionskrankheiten, allergische Reaktionen, Ernährungsstörungen, psychische Traumen und neurotische Reaktionen.

Für Ausnahmefälle mag zutreffen, daß eine dieser Gruppen für sich allein zur Ulcuskrankheit und zur Ulcusentstehung führt. Als prinzipielles Moment ist herauszustellen, daß sie fähig sind, die Gesamtkonstitution zu verändern und damit Dispositionen im weiten Sinne schaffen können. Dabei dürfen wir nicht außer acht lassen, daß der Mensch im Laufe seines Lebens in bestimmter Zeitordnungsform, in welcher es nur ein unabänderliches Hintereinander gibt, Entwicklungsphasen durchläuft, die wir unter gewissen Gesichtspunkten zusammenfassen als endokrine Umstellungsphasen, progressive Altersveränderungen. Der dispositionelle Wert endokriner Umstellungen ist beispielmäßig für die Zuckerkrankheit erwiesen. Endokrine Faktoren bei der Ulcuskrankheit können aus dem unterschiedlichen Auftreten bei Mann und Frau und der Häufung in bestimmten Lebensaltern gefolgert werden.

Konstitutionsänderungen äußern sich nicht allgemein in morphologischen Veränderungen.

Eine Mittlerschaft zwischen konstitutionellen Änderungen und morphologischen Krankheitserscheinungen übernimmt offenbar das vegetative Nervensystem. Hier sind „Receptoren" für Einflüsse verschiedenster Art zu suchen, die das System irritieren und dabei aber keine sympathicotone oder vagotone Gleichgewichtsstörung isoliert bewirken, sondern eine neuro-vegetative Diathese (neuro-vegetative Grundstörung) hervorrufen. Für die Entstehung des Gewebsdefekts am Magen oder Zwölffingerdarm müssen Manifestations- und Lokalisationsfaktoren hinzutreten, nach denen gesucht wird. Allgemein gesehen betreffen die Störungen im vegetativen Nervensystem die Durchblutung im System der Arteriolen und Capillaren. Veränderungen der Sekretion der exokrinen Drüsen und Schleimhautdrüsen und eine Änderung der Motilität der Hohlorgane. Die Frage, warum es am Magen und Zwölffingerdarm (unter bestimmten Bedingungen auch im unteren Teil des Oesophagus und nach Operationen auch im Jejunum) zu typischen Ulcusbildungen kommt, ist bisher nicht bindend zu beantworten.

Es muß an die Arbeiten Aschoffs und seiner Schüler erinnert werden, die die Bedeutung der „Engen des Magens" und der Waldeyer-Retziusschen Rinne (Magenstraße) für die Ulcuslokalisation belegen sollten. Es wird betont, daß Ulcera besonders an den Grenzen einzelner Drüsengebiete entstehen. Auf Besonderheiten der Gefäßversorgung für Prädilektionsstellen an der kleinen Kurvatur wird hingewiesen (Reeves 1920, Hofmann 1921, Berlet 1923 u. a.). Sorgfältige Untersuchungen über die Gefäßversorgung des Duodenums liegen von Coulouma und Dubas (1948) vor mit dem Ergebnis, daß die dorsale Wand des Bulbus in der Regel weniger ausgiebig mit Blut versorgt ist als das übrige Duodenum, obgleich von allen Seiten her Arterien einstrahlen. Die Gefäße sind jedoch dünn, sie erschöpfen sich rasch und besitzen nur wenige Anastomosen. Hierin könnte ein prädisponierender Faktor für die Entstehung des Ulcus duodeni der dorsalen Wand des Bulbus gesehen werden. Das sind Ansätze, um in das Problem des Lokalisationsfaktors einzudringen.

Von der Ausbildung des Gewebsdefektes können wir uns nicht ohne gewisse Vorbehalte und Bedenken eine Vorstellung machen. Uns erscheint dabei auf den Störungen der Durchblutung das Hauptgewicht zu liegen, und zwar auch dann noch, wenn für das Eintreten von embolischen Verschlüssen oder Thrombosen von Endarterien oder das Vorkommen spastischer Ischämien kein Beweis erbracht werden kann. Daß für die allgemeine Ulcusentstehung primär eine totale Ischämie eine Bedeutung hat, wird unwahrscheinlich durch die Untersuchungen von Barclay und Mitarbeitern (1948, 1949). Das Gefäßsystem der Mucosa des

Magens und des Zwölffingerdarmes ist weder in funktioneller, noch in anatomischer Hinsicht durch Endarterien aufgebaut. Die Durchblutung der Mucosa wird geändert durch Öffnung oder Schließung von sog. „shunts" an der Grenze von Submucosa und Mucosa. Eine eng begrenzte, zirkuläre, absolute Durchblutungsnot ist für die Mucosa nur schwer denkbar, da hier ein reiches Anastomosennetz besteht. Dieser Durchblutung nachgeordnet ist ein außerordentlich starker Austausch von Flüssigkeiten zwischen Blut und Intercellularraum der Mucosa und zwischen diesem Raum und den Zellen. Die Größe dieses Flüssigkeitsaustausches steht in einem direkten Verhältnis zur Durchblutungsgröße, so daß die Nebenschlußregulation, von der gesprochen wurde, direkten Einfluß auf An- und Abschwellen der Schleimhaut gewinnt. In welchem Ausmaß und mit welcher Schnelligkeit hier der Austausch vor sich geht, zeigt z. B. das fast momentane Entstehen ausgedehnter Schleimhautödeme, wie sich bei der Gastroskopie beobachten läßt. Der schnelle Flüssigkeitsaustausch macht es möglich, daß diese Vorgänge an der Autoplastik der Magenschleimhaut teilhaben. Das zeigt sich an der schnellen Änderung des Schleimhautreliefs eines Resektionspräparates, welches durch die Schnittflächen die Extracellulärflüssigkeit fast ganz verlieren kann. Bei Störungen dieses Flüssigkeitsaustausches, der mit Herabminderung der Sauerstoffversorgung der besonders anspruchsvollen Magenschleimhaut parallel geht, kommt es zur *Permeabilitätsstörung* an den Zellgrenzen. Wir glauben, daß in diesem Rahmen *Proteasen* aus den Zellen in den *Intercellularraum* eintreten und hier einen *autodigestiven Vorgang* einleiten. Warum dieser herdförmig zur Auswirkung kommt, kann nicht gesagt werden. Der Ort dieses Vorgangs wird von uns entsprechend den Befunden von Hoffmann (1949) in der Submucosa vermutet.

Wenn klinische Beobachtungen und Experimente gezeigt haben, daß durch Histamin Verbrennungen, Sonnenbestrahlungen usw. in akuter Weise tiefgehende Ulcerationen am Magen und Zwölffingerdarm hervorgerufen werden, sehen wir das Gemeinsame der Wirkung in Permeabilitätsstörungen. Vielleicht ist die besondere Art der in den Magen- und Zwölffingerdarmschichten vorliegenden *Proteasen* oder deren Vorstufen für die *Lokalisation* des Ulcus in diesem Bereich in erster Linie maßgebend. Erkennen wir in diesen Vorgängen die spezielle Grundlage der Ulcusbildung, dann ergeben sich hier Folgerungen für die *Ulcus-Gastritis* und -*Duodenitis*. Sie stellt eine Begleiterscheinung des Ulcus dar und wird *nicht* als *Vorbedingung* für die Ulcusentstehung angesehen. Die Wesensunterschiede zwischen Erosion und Ulcus sind nicht sicher bekannt, jedoch muß gesagt werden, daß es auch uns trotz vielfacher Bemühungen in den zurückliegenden 25 Jahren nicht gelungen ist, unter fortlaufender Gastroskopie die Umbildung einer Erosion in ein Ulcus zu erleben. Warum gewöhnlich nur *ein* Ulcus entsteht, kann nicht erklärt werden.

Die vorliegenden Kenntnisse über die Stoffwechselgrößen der Magenwandschichten und die intermediären Stoffwechselverknüpfungen sind spärlich. Es wird notwendig sein, hier neue Untersuchungen einzuleiten, um feinere Vorstellungen und Anhalte für die Ulcusgenese zu gewinnen. Die Untersuchungen von Hornykiewytsch (1951) sind daher verdienstvoll und vermitteln gewisse Einblicke in die Regulation der Wasserstoffionenkonzentration der Submucosa des Magens, welcher topographische Unterschiede entsprechend histochemisch nachgewiesener Differenzen der Cholinesteraseaktivität (Glick 1937) zugrunde liegen sollen.

Ist einmal an der Grenze von Mucosa und Submucosa ein Störungsherd entstanden, dann treten *Gestaltungsfaktoren* ins Werk, von denen der Magensaft mit seinem Gehalt an Salzsäure und Proteasen besonders wichtig ist. Das wird daraus geschlossen, daß ein typisches Ulcus nur in Bezirken entsteht, in denen saurer Magensaft selbst gebildet wird oder die ihm ausgesetzt sind. Daß der Magensaft bei der Ulcusentstehung eine primäre Bedeutung hat, glauben wir deshalb ablehnen zu können, weil bei bestehendem Duodenalulcus eine Hyperacidität und Steigerung der Leersekretion im Magen in der Regel nicht zur Entstehung eines Geschwürs führen. Daß peptische oder katheptische Momente primär an der Ulcusentstehung mitwirken, ist auch unwahrscheinlich angesichts der Feststellung, daß lebendes Gewebe vom Magensaft nicht angedaut wird (s. Implantationsversuche von GROSSMAN, DUTTON und IVY 1945, BACHRACH, GROSSMAN und IVY 1946). Wir schließen dies ferner aus der Tatsache, daß Magen- und Zwölffingerdarmgeschwüre zur Abheilung kommen, selbst wenn die Saftsekretion durch Behandlung unbeeinflußt geblieben ist.

Die Bezeichnung „Ulcus pepticum" möchten wir daher in dem Sinne verwandt wissen, daß ein Ulcus primär nicht durch Magensaftwirkung entsteht, wohl aber durch Magensafteinwirkung gestaltet und unterhalten wird. Möglicherweise hat der Magensaft einen Einfluß auf das „Chronischwerden" eines Geschwürs.

Bei der noch immer vorhandenen Problematik der Ulcusgenese wären Wesensunterschiede zwischen Ulcus ventriculi und das Ulcus duodeni vorstellbar, doch überwiegt das Gemeinsame oder Ähnliche.

Unerklärt bleibt auch die in der überwiegenden Mehrzahl der Fälle vorhandene *Einzahl des Ulcus*. Man könnte auf den Gedanken kommen, daß der Besitz eines Ulcus gegen das Auftreten von weiteren Ulcera bis zu einem gewissen Grade schützt. Eine entfernte Analogie zum ARTHUSschen Phänomen taucht gedanklich und hypothetisch auf. Hat doch SOLANO-ALIENDE (1949) im Blute Ulcuskranker in deren Abheilungsphasen Stoffe vermutet, mit denen man sogar (durch Blutübertragung) anderen Ulcuskranken helfen könne. Man könnte auch in der von KONJETZNY erforschten, bei Ulcuskranken histologisch nachweisbaren Gastritis — der Begleitgastritis, wie wir meinen — den morphologischen Ausdruck eines solchen Schutz- oder Abwehrvorganges sehen. Denn daß durch KONJETZNY bewiesen sei, eine Gastritis gehe dem Ulcus voran und führe zu dessen Entstehung, will uns nicht einleuchten. Es fehlt das klinische Erleben dieser Syndromfolge. Röntgenologisch will es uns fast scheinen, daß *schwere* Gastritis mit stark verändertem Faltenrelief einerseits und Ulcus andererseits einander bis zu einem gewissen Grade ausschließen.

Uns ist vor vielen Jahren ein Fall begegnet, bei dem ein später weiter beobachtetes chronisches Ulcus duodeni ganz akut mit schwerer Blutung nach einer derben Völlerei einsetzte. In der gleichen Nacht hatte der noch jugendliche Mann seinen ersten und zwar heftigen polyartikulären Gichtanfall. Ein gewiß sehr seltenes Erlebnis, das aber die Vorstellung suggeriert, es könnten allergische Vorgänge mehr oder weniger bei der Ulcusentstehung, vielleicht auch bei manchen Beschwerderezidiven oder „Aktivierungen" im Spiele sein. Das CURLING-Ulcus, das Histaminulcus, würde zu solcher Vorstellung vom Vorgang passen. Nervliche psychogene, endokrine „Ursachen" dürften damit keineswegs ausgeschlossen sein.

Die Ulcusgenese ist nach wie vor problematisch. Aber wir möchten v. BERGMANN in seiner letzten (1948) besinnlichen Äußerung zum Ulcusproblem folgen, indem wir sagen, wir haben aus allen Erfahrungen und Forschungen ein Wissen darum, daß das Ulcus nicht in monotoner Weise aus *einer einfachen* Ursache entsteht.

Schließlich sei erlaubt, ein Schema der Ulcusentstehung vorzulegen. Es stellt einen *Syntheseversuch* dar und bietet Schwächen wie jedes Schema, das einen komplizierten Prozeß betrifft. Vielleicht ist es aber in der Lage, die

Vielschichtigkeit des Krankheitsvorganges, das Neben- und Nacheinander, die Wirkungen und Rückwirkungen zu veranschaulichen. Das Schema ist das Gerüst unserer Darlegungen, die nichts Endgültiges sein können, jedoch Fragestellungen und wissenschaftliche Aufgaben bringen sollen.

Schema zur Ulcusentstehung.

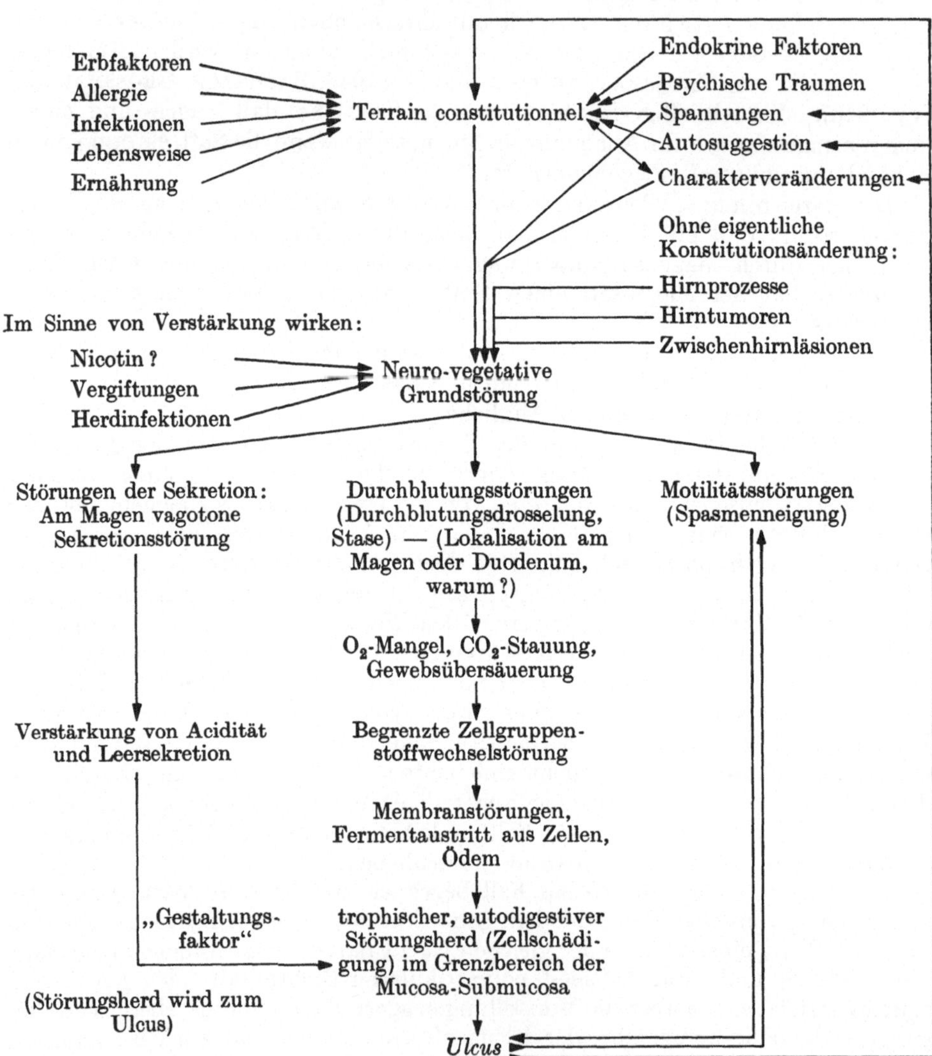

6. Beschwerdebild beim Ulcus.

1865 beschrieb William Brinton den Beschwerdekomplex des Magengeschwürs in treffender Weise und machte darauf aufmerksam, daß klinische Möglichkeiten bestehen, ein Magenulcus von Magenkrebs und „Magenneurosen" zu differenzieren. Das Ulcus duodeni war für Brinton unbekannt. Fox hat 1872 auf klinische Unterschiede zwischen Magengeschwür und Zwölffingerdarmgeschwür hingewiesen, während Ewald (1879), Riegel (1897), Einhorn (1900), Leube (1904), Boas (1907) sowie Hemmeter (1902) nicht davon überzeugt waren, daß das Beschwerdebild eine Differenzierung zulasse. Erst Moynihan

(1910) hat das Zwölffingerdarmgeschwür als klinische Einheit erschöpfend beschrieben. Er führte aus, daß es wenig Erkrankungen gäbe, die unter so typischen Erscheinungen verlaufen wie ein Duodenalulcus. Die vermeintliche Einfachheit einer Diagnose wird von ihm in überspitzter Weise folgendermaßen formuliert (1910): „The anamnesis is everything; the physical examination is relatively nothing". Seine Darlegung beruht dabei auf dem Studium von 100 Kranken mit Zwölffingerdarmgeschwüren. Er stellte nur 3mal eine Fehldiagnose in Fällen, die an Gallenwegserkrankungen litten. 15 Jahre nach Erarbeitung der Röntgensymptomatologie der Geschwürsbildung in Magen und Zwölffingerdarm schrieb CROHN (1927), daß eine Ulcusdiagnose ohne Röntgenuntersuchung unmöglich und daher nicht erlaubt sei. Beide diagnostischen Empfehlungen stellen Extreme dar und haben in übertriebener Ausschließlichkeit keine Gültigkeit für die Feststellung eines Ulcus. Es liegt in diesen Formulierungen die Gefahr der Einseitigkeit und wir verlangen gerade für die Ulcusdiagnose ein breites Fundament im Bestreben, das Besondere jeder Ulcuserkrankung zu erfassen, das sich einerseits äußert in der Persönlichkeit des Kranken mit seiner eigenartigen Vorgeschichte, seinem sozialen Fortkommen, seinen Konflikten und andererseits in der Ulcuslokalisation, dem formalen Zustand des Geschwürs, der Mitbeteiligung der Organe (Magen, Zwölffingerdarm, Nachbarorgane) in morphologischer und funktioneller Hinsicht gegeben ist.

Es bedarf keines besonderen Hinweises darauf, daß die subtile Durchdringung der Anamnese für die Erkennung und Behandlung der Ulcuskrankheit nicht an Bedeutung verloren hat. Es kann hier aber nicht die Aufgabe sein, die ärztlichen Regeln der Anamnestik und deren Kunst entsprechend der klinischen Psychologie auseinanderzusetzen. Wir verweisen auf W. HELLPACH (1949) und erlauben uns, darauf aufmerksam zu machen, daß die gesprächliche Anamnese die Erfassung der Ulcuspersönlichkeit zuläßt, auf die sich unsere gesamten Behandlungsmaßnahmen zu beziehen haben. Die Anamnese eines Ulcuskranken ist daher eine Angelegenheit des behandelnden Arztes und nicht eines unerfahrenen Pflichtassistenten. Wir weisen auf wichtige Punkte hin, ohne jedoch damit ein Schema zu geben.

Man wird sich mit Aufmerksamkeit den erblichen Verhältnissen bei der Geschwürskrankheit zuwenden. Gewisse Eigenarten des Verlaufes sind besonders bei solchen Ulcuserkrankungen nachzuweisen, bei denen die hereditäre Komponente hervortritt. Darauf hat KALK (1938) aufmerksam gemacht: „Je ausgesprochener die hereditäre Belastung, desto früher tritt das Ulcus in Erscheinung, oft schon weit vor dem 20. Lebensjahr. Bei diesen jugendlichen Ulcuskranken überrascht die Raschheit und die Schwere der Krankheitserscheinung."

Bei der Analyse des Krankheitsverlaufes treten 2 Eigenarten besonders hervor: 1. Der *Crescendocharakter der Beschwerden* und 2. die *Periodizität*, mit der die Beschwerden wiederkehren. Ein Ulcus verursacht gewöhnlich im Beginn geringe, uncharakteristische Erscheinungen. Zu nennen sind Magendrücken, leichte Übelkeit, Appetitlosigkeit, in einigen Fällen Obstipation. Der gesamte Komplex des auf den Magen bezogenen unbestimmten Krankheitsgefühls kann wieder verschwinden, um nach einigen Monaten in ausgesprochenem Maße wieder aufzutreten. Das Magendrücken ist dann zum *Magenschmerz* geworden. Auch in diesen Fällen gelingt es vielfach durch diätetische Maßnahmen, die der Kranke oft selbst trifft, die Beschwerden zum Rückgang zu bringen. Aber der Beschwerdekomplex kehrt wieder und der Schmerz wird ausgeprägter und beherrscht das Bild immer mehr. Das Kommen und Gehen der Ulcusbeschwerden weist rückschauend eine gewisse Periodizität auf. Das Kranksein häuft sich in vielen Fällen während des Frühjahres und Herbstes, auch der Eintritt von Komplikationen, ohne daß darin aber eine Regel gegeben ist. Kalk (1938) spricht vom *Intermittieren* der Beschwerden und meint damit, daß der Ulcuskranke rasch seine Beschwerden verlieren kann, d. h. daß das Ulcus in das *Stadium der Latenz* tritt, was nicht gleichbedeutend mit Abheilung zu sein braucht. Diese Intermission kann spontan eintreten, aber auch durch ärztliche Maßnahmen herbeigeführt sein. Allerdings kann das Ulcus schnell wieder in die Schmerzphase eintreten.

Das gegenwärtige Krankheitsbild ist danach abhängig von dem Stadium der Krankheit, in welchem der Patient zu uns kommt. Komplikationen und ihre Folgen können das Bild beherrschen, so daß z. B. große Blutungen, Linksschmerz bei Pankreaspenetration oder Rechtsschmerz nach Einbeziehung der Gallenwege oder Erbrechen bei Pylorusstenose in der Schilderung des Patienten eine hervorstechende Rolle spielen.

Das Hauptsymptom der Ulcusbeschwerde bildet der *Schmerz*. Er findet sich in der überwiegenden Zahl der Fälle. Jedoch muß darauf hingewiesen werden, daß gerade die großen Ulcera (Riesengeschwür, Altersulcus) während ihres ganzen Bestehens manchmal jede Schmerzbeschwerde haben vermissen lassen. Wir unterscheiden verschiedene Schmerzarten: Den *Frühschmerz*, welcher bald nach der Nahrungsaufnahme einsetzt, den *Spätschmerz*, der 1—3 Std nach dem Essen auftritt und den *Hungerschmerz*, welcher sich 3—6 Std nach dem Essen, bei leerem Magen einstellt und auf erneute Nahrungsaufnahme hin verschwindet.

Der Frühschmerz, welcher vielfach sofort während der Nahrungsaufnahme oder innerhalb einer Stunde danach auftritt, äußert sich zunächst in einem brennenden Gefühl, später in einem diffusen Oberbauchschmerz. Die Regelmäßigkeit, in der dieser Schmerz manchen Patienten peinigt, führt dazu, daß sich der Kranke vor jeder Mahlzeit fürchtet oder aber auch mittlerweile kundig geworden ist, welche Speisen am Ulcusmagen diese Sensationen hervorrufen, so daß er sich danach einrichtet. Dieser Schmerz wird vornehmlich bei Magengeschwüren angetroffen und kann auf Irritation des Ulcus selbst bezogen werden. Es wird auch der Frühschmerz häufig an der Ulcusstelle empfunden. Bei hochsitzenden Geschwüren strahlt der Frühschmerz, aber auch der Spätschmerz zum Herzen hin aus und kann den Charakter der Schmerzsensationen bei Angina pectoris annehmen. Es muß zugegeben werden, daß der Frühschmerz nach Lokalisation, Ausstrahlung und Charakter stark variiert.

Man sollte möglichst zwischen Spätschmerz und Hungerschmerz unterscheiden. Der Spätschmerz kommt 2, 3, spätestens 4 Std nach der Nahrungsaufnahme. Er setzt nicht plötzlich ein, sondern ihm gehen vielfach ein Unbehagen und ein Druck im Oberbauch voraus. Oft wird ein Brennen angegeben. Der Spätschmerz erreicht gewöhnlich nicht die Stärke der Schmerzen einer intensiven Gallenkolik. Er löst sich im Laufe längerer Zeit, oft unter Aufstoßen. Erneute Speisenaufnahme beseitigt diesen Schmerz nicht immer. Manchmal bringen heiße Trinkflüssigkeiten eine Erleichterung. Man hat den Spätschmerz auf motorische, spastische Magenstörung in Zusammenhang mit der Entleerung bezogen. Indessen scheint es wichtig, zu bemerken, daß *nicht alle Formen von Spätschmerz* bei Magenkranken, die um die Zeit der Magenentleerung auftreten, entsprechend der Faberschen Deutung (1928) auf normale (oder gesteigerte?) Leerbewegungen zurückgeführt werden können bzw. auf eine Empfindlichkeitssteigerung diesen gegenüber. Spasmen mit mächtiger Drucksteigerung im Magen kommen bestimmt vor, gerade bei den wirklich schweren Ulcusattacken. Und in vielen solchen Attacken von Spätschmerz ist der Magen bestimmt nicht leer, sondern angefüllt mit großen Mengen von Säure; es kann sich um mehr als 1 Liter handeln. Das sind Fälle, die dem alten Reichmannschen Syndrom entsprechen (Katsch 1928).

In Ausdeutung von Beziehungen zwischen Ulcusschmerz und Magensekretion hat bereits W. L. PALMER 1927 versucht, durch Salzsäureinstillation in den Ulcusmagen die Aktivität eines Geschwürs an der Schmerzreaktion zu testen. BONNEY und PICKERING (1946) haben diese Untersuchungen verfolgt und 1949 gaben GOTTSEGEN und HERMANN eine Salzsäureprobe für die Aktivitätsdiagnostik mit folgender Vorschrift an:

Im Anschluß an ein Coffein-Probefrühstück mit fraktionierter Ausheberung wird nach 60 min Pause der Magen vollständig ausgehebert. Sodann werden 200 cm³ n/10 Kochsalzlösung durch die Sonde instilliert. Nach weiteren 20 min wird der Magen wieder vollständig entleert. Darauf werden 200 cm³ n/10 Salzsäurelösung eingegeben. Die Salzsäureprobe ist positiv, wenn der Kranke nur auf Verabreichung von Salzsäure Schmerzen angibt. Ein in Heilung befindliches Ulcus soll bereits vor Änderung des Röntgenbefundes eine negative Salzsäureprobe aufweisen. So wird dieser Test zur Bewertung des ersten therapeutischen Erfolges herangezogen. Uns fehlen Erfahrungen.

Das „pylorische Syndrom" ist gekennzeichnet durch den Hungerschmerz, was nicht bedeutet, daß mit diesem Schmerz ein Hungergefühl verbunden sein muß. Ihn treffen wir etwa 6 Std nach dem Essen, aber auch noch später, ganz besonders häufig während der Nacht an („Nachtschmerz"). Gewöhnlich ist der Nachtschmerz intensiv, sein Charakter gleicht dem Spätschmerz. Eine erneute Nahrungsaufnahme beseitigt in den meisten Fällen die Beschwerden, mitunter aber nur für kurze Frist. Ebenso können größere Mengen von Natriumbicarbonat oder auch Atropintropfen Abhilfe schaffen. Der Nachtschmerz ist vielfach mit der Ansammlung größerer Mengen sauren Magensaftes im Magen verbunden. Das Erbrechen dieses Mageninhaltes — der Kranke spricht gewöhnlich von „reinem saurem Wasser" — beseitigt häufig den Schmerz, so daß Patienten das Erbrechen provozieren.

Gewöhnlich wird gesagt, daß der Nachtschmerz besonders dem Zwölffingerdarmgeschwür eigen ist. Das trifft aber nicht regelmäßig zu. BARFORD (1928) konstatierte den Nachtschmerz bei 63% seiner Kranken mit Duodenalulcus. Aber bei Magenulcus wurde in 63% ebenfalls Nachtschmerz festgestellt. Es muß auch darauf hingewiesen werden, daß Spät- und auch Hungerschmerz ohne Ulcus bei Gastritis, speziell der Magenausgangspartie, auftreten.

Mit diesen Feststellungen ist eine endgültige Bewertung des Ulcusschmerzes noch nicht gegeben. Wir besitzen nämlich über die Schmerzempfindlichkeit von Ulcuskranken nur wenige Feststellungen, abgesehen von der ärztlichen Erfahrung, daß es sehr empfindliche, klagebereite und wenig empfindsame, robuste Ulcuskranke gibt. CROHN (1932) hat Untersuchungen in dieser Richtung unternommen mit dem Ergebnis, daß bei Ulcuskranken die Sensitivität gegenüber Schmerzreizen herabgesetzt ist, was der allgemeinen Regel entspricht, daß bei Schmerzen in *einer* Körpergegend die Schmerzempfindlichkeit anderer Körperregionen absinkt.

Es besteht keine einheitliche Auffassung darin, wieweit *Erbrechen* zu den Hauptsymptomen des unkomplizierten Ulcus zu zählen ist. HURST und STEWART (1929) sahen es selten und werten es als Hinweis auf eine Cholecystitis. GRAHAM (1915) sieht das Erbrechen als typisches Ulcussymptom an.

Nach unseren Erfahrungen tritt das Erbrechen im Beschwerdebild eines Ulcus zurück, abgesehen von den Fällen, die durch Pylorusstenose oder Sanduhrmagen kompliziert sind. Das Erbrechen ist gewöhnlich nicht quälend oder mit reichlichem Würgen verbunden, wie es für Gallenblasenerkrankungen geläufig ist, sondern es erfolgt leicht und kann zur Erleichterung des Kranken künstlich hervorgerufen werden.

REICHMANN (1887) schilderte ein großes klinisches Bild, bei dem außer der Anwesenheit von reichlichem saurem Sekret im speiseleeren Magen klassische Beschwerden des Kranken vorhanden waren. Wir möchten unmißverständlich diesen ganzen klinischen Komplex als REICHMANNsches Syndrom bezeichnen.

Die Ausdrücke Magensaftfluß und Gastrosukkorrhoe sind teilweise gleichfalls auf diesen ganzen Komplex angewandt worden (z. B. von Bouveret 1893 und von H. Strauss 1907).

In dem klassischen Reichmannschen Fall handelte es sich um einen 27jährigen Mann, der seit 6 Jahren mit wechselnder Heftigkeit am Magen litt. „Krampfhafte Schmerzen in der Magengegend treten jeden Abend auf und dauern durch die ganze Nacht, erreichen ihren höchsten Grad am Morgen und verbreiten sich über den ganzen Unterleib. Die Schmerzen berauben den Patienten des Schlafes, er wälzt sich im Bette und das Gesicht bekommt einen Ausdruck schrecklicher Leiden. Die Schmerzen vermindern sich während des Tages nach der Nahrungsaufnahme, lassen auch manchmal gänzlich nach, um wieder in der Nacht mit derselben Intensität aufzutreten." Sodbrennen und bedeutendes Durstgefühl, besonders in der Nacht. Appetit gesteigert, Stuhl verstopft, kein spontanes und künstlich durch den Patienten provoziertes Erbrechen (im Gegensatz zu früher), kein Aufstoßen. „Es gelingt am Morgen bei nüchternem Magen aus demselben eine ungefähr einen Liter messende Menge einer schmutzig-grasgrünen Flüssigkeit von saurem Geruch, die an erbrochene Massen erinnert, auszupumpen. Beim Stehenlassen der Flüssigkeit teilt sich dieselbe in 2 Schichten, eine obere flüssige und eine untere breiige, welch letztere aus unverdauten Resten von Weißbrot und Grütze zu bestehen scheint, wovon man sich leicht durch das Mikroskop überzeugen kann." Auch wenn am Abend vorher der Magen leer gespült war, fand man am Morgen Sekret darin.

Obwohl der Beweis natürlich nicht mehr zu erbringen ist, sind wir doch der Ansicht, daß diesem klassischen ersten Fall Reichmanns ebenso wie fast allen ihm ähnlichen Fällen, die beschrieben worden sind, ein Ulcus der Pylorusgegend bzw. des Duodenums zugrunde lag.

Der Magensaftfluß ist früher für eine typische sekretorische Neurose des Magens angesehen worden, wobei der „Sitz" der Krankheit in die Magenschleimhaut oder in die Ganglien des Magens verlegt wurde. Man sprach von Reichmannscher „Krankheit" oder von „genuinem" Magensaftfluß. Viele einschlägige Fälle des an sich nicht sehr häufigen Bildes sind beschrieben worden, bei denen entsprechend dem jeweiligen Stand der Diagnostik Anhaltspunkte für ein organisches Magenleiden nicht vorhanden waren. Demgegenüber stehen Fälle aus älterer Zeit, in denen der Magensaftfluß nur Begleitsymptom eines sicheren Ulcus der Pylorusregion oder einer benignen Pylorusstenose war (von den Velden 1886, Sticker 1886, Johnson und Behm 1883, Riegel 1886). Die Reichmannsche Kasuistik aus dem Jahre 1887 enthält vorwiegend Stauungsmägen; doch hielt Reichmann Gastrektasie und Ulcus für Folgen des Magensaftflusses oder Komplikationen. Ein Fall von Strauss aus dem Jahre 1903 illustriert deutlich, daß behinderte Pyloruspassage beim Zustandekommen des Bildes mitwirken kann. Später fand sich, daß diese Form großartigster, sekretorischer Betriebsstörung des Magens gerade auch manchen Formen des Ulcus duodeni zugehört (Westphal und Katsch 1913). Sie wurden als „maximal-sekretorischer Typ des Ulcus duodeni" beschrieben.

Wir möchten so weit gehen, zu erklären, daß wir jeden Fall mit dem klassischen Reichmannschen Bild des großen Magensaftflußes und der nächtlichen Attacken für ein Ulcus pylori oder duodeni oder eine Pylorusstenose halten — bis zum autoptischen Beweis des Gegenteils. Eine „genuine Reichmannsche Krankheit" gibt es nicht.

Vom Erbrechen gradmäßig unterschieden ist das Aufstoßen. Nach Miller und Mitarbeitern (1929) kommt es in mehr als 50 % aller Ulcusfälle zur Beobachtung. Es ist jedoch dieses Symptom als Ausdruck von Motilitätsstörungen des Magens uncharakteristisch und kein typisches Ulcuszeichen. Saures Aufstoßen entspricht keineswegs einer Superacidität. Auch für das Sodbrennen besteht keine solche Beziehung[1].

---

[1] Vgl. Handbuch der inneren Medizin, 2. Aufl., Bd. 3, Teil 1, S. 599: „Azidismus". 1926.

Anamnestische Hinweise auf eine große *Magen-Darmblutung* haben ein gewisses Gewicht für die Annahme einer Ulcuskrankheit. Es gehen die statistischen Angaben über die Häufigkeit der Ulcusblutung an dem Kontingent der Magen- und Darmblutungen auseinander — z. B. schätzt GUTMANN 1932 den Anteil der Ulcusblutungen auf 19%, EADS 1946 auf 80% —, was uns zur Vorsicht in der Bewertung des Einzelfalles ermahnt. Die differentialdiagnostische Erwägung hat gleichermaßen Gastritisblutung, hepatisch bedingte Blutungen, Blutungen bei Magencarcinom und gutartigen Tumoren, Darmblutungen und durch Blutveränderung bedingte Blutungen zu berücksichtigen.

Die Ulcusblutung kann als Bluterbrechen (Hämatemesis) oder als Teerstuhl (Melaena) in Erscheinung treten. Ein sicherer Hinweis auf den Sitz des Geschwürs ist damit nicht gegeben, denn ein Ulcus duodeni kann bei Blutung zu einer Hämatemesis führen, ebenso wie bei einem Magengeschwür in vielen Fällen allein ein Blutstuhl auftritt.

Die Klärung der Anamnese in der Frage der Ulcusblutung verlangt gewisse Gründlichkeit, zumal auch Blutungsquellen außerhalb des Verdauungskanals in Frage kommen. Vielen Patienten ist nicht geläufig, daß die Schwarzfärbung des Stuhles auf eine Blutung zurückgeht, vielfach werden aber auch von ängstlichen Patienten dunkle Verfärbungen des Stuhles nach gewissen Speisen (Heidelbeeren) oder Medikamenten (Eisen) als Blutungszeichen gedeutet. (Weiteres s. S. 652.)

Beim Ulcus wird *vorübergehend* ein positiver chemischer Nachweis von okkultem Blut im Stuhl zu erbringen sein. Gewöhnlich sistiert die okkulte Blutung nach Bettruhe und Ulcusdiät. Okkulte Blutungen können aber auch in seltenen Fällen den Blutbestand des Kranken merklich schmälern und zu Anämien und Schwächezuständen führen.

Zu den uncharakteristischen Ulcusbeschwerden gehören *Speichelfluß, Schwindel* und *Obstipation.* Bei dem Schwindel kann es sich um einen echten Drehschwindel handeln (Vertigo e stomacho laeso), der durch Vaguserregung ausgelöst wird. Die Obstipation ist besonders beim floriden Ulcus vorhanden, während sie gewöhnlich im freien Intervall fehlt.

Immer wieder findet sich die Angabe, daß der Ulcuskranke gegen gewisse Speisen empfindlich ist. Es handelt sich dabei aber um *Änderungen der Speisentoleranz,* die allerdings nur sehr wenig eindeutige Hinweise ergeben. Gewöhnlich werden saure oder stark gewürzte Speisen schlecht vertragen, schwer verdauliche Nahrungsmittel werden instinktiv gemieden. Gegen starke Säurewecker besteht oft ein Widerwillen. Auch die *Appetitverhältnisse* können bei einem Ulcus abgewandelt sein. Bei Geschwüren, die sich mit Frühschmerz bemerkbar machen, findet man gewöhnlich Appetitlosigkeit und Gewichtsabnahme, weil sich eine Angst vor dem Essen entwickelt. Andererseits kann ein starkes Hungergefühl bei Ulcuskranken ein Äquivalent des Hungerschmerzes darstellen und sich beim pylorusnahen Ulcus einstellen.

Es wird vielfach angegeben, daß sich Ulcera nach schweren Infektionskrankheiten manifestieren. Sehr häufig erscheint uns dieses Ereignis nicht. Auf der anderen Seite macht man aber die Erfahrung, daß interkurrente Infektionen die Schmerzperiode eines Ulcus zum Abklingen bringen.

Diese Hinweise auf die Beschwerde des Ulcuskranken sollen genügen. Sind auch die von einem Patienten mitgeteilten Klagen nicht unter sich gleichwertig, so lassen sie doch bei einer zusammenfassenden Betrachtung der Anamnese den Ulcusverdacht entstehen und es erwächst daraus die Aufgabe, den Verdacht zur begründeten Ulcusdiagnose zu führen.

Über die psychische Situation des Ulcuskranken. Es fehlt nicht an Versuchen, Wesenszüge Ulcuskranker zusammenzutragen und sie geordnet als typische

Charakterbilder anzubieten. Derartige Entwürfe (G. Berg 1942, Glatzel 1945, Alexander 1950, Gaskill 1950 u. a.) werden sowohl unter dem Aspekt der Ulcuspathogenese als auch im Sinne klinischer Ulcussymptomatologie gewertet. Psychische Konflikte, die durch Studium der Vorgeschichte oder durch Psychoanalyse entdeckt werden, erscheinen dabei von besonderem Gewicht. Es läßt sich jedoch einwenden, daß in der Vorgeschichte jedes Kranken fast stets irgendein Konflikt zu finden sein wird. Und es bleibt dem Ermessen des Beobachters überlassen, Beziehungen zwischen dem aufgefundenen Konflikt und der Krankheit herzustellen, oder das Zusammentreffen als bloßen Zufall anzusehen. Für die Frage, ob bestimmte Konflikttypen beruflicher, familiärer oder sexueller Art bei den Geschwürskranken besonders häufig vorkommen, besteht die Schwierigkeit, ein Einordnungsschema zu erhalten, welches nicht so allgemein ist, daß es auf jeden zutrifft oder aber so speziell begrenzt ist, daß es nur auf psychiatrische Fälle beschränkt bleibt.

Es wird kein Arzt bezweifeln, daß Ulcuskranke Gemeinsamkeiten in psychischer Sphäre haben. Th. v. Uexküll (1949) spricht in diesem Zusammenhang von der „Familienähnlichkeit" der Krankheiten und weist darauf hin, daß diesbezügliche Kongruenzen auch beim Morbus Basedow, bei Myxödem, beim Diabetes mellitus und bei bestimmten Hochdruckformen zu finden sind. Es lassen sich weitere Beispiele anführen (s. Hellpach 1949). Es wird sich vielfach nur schwer entscheiden lassen, ob diese gemeinsamen Wesenszüge bereits in der Anlage der Persönlichkeit vorgebildet waren oder ob man sie als Veränderung infolge der Krankheit im Sinne der Nosopsychome (Hellpach 1949) auffassen soll. Wir begnügen uns mit dem Hinweis auf die Arbeit von v. Uexküll (1949), welche Probleme und Möglichkeiten einer Psychosomatik beleuchtet und gleichzeitig Schwächen der vorliegenden Betrachtungsweisen aufzeigt.

Die psychologische Situation des Ulcuskranken verdient aber noch von anderen Gesichtspunkten aus eine Bewertung. Wir blicken auf 2 schwere Kriege zurück, die in unterschiedlicher Weise das Problem der Ulcuskrankheit an uns herangetragen haben. Abgesehen von der statistisch belegten Zunahme der Zahl der Ulcuskranken im letzten Kriege, trat die Frage nach der Einsatzmöglichkeit Ulcuskranker auf, eine Frage, welche sich im Frieden für Arzt und Patienten in gleicher Weise ergibt. Man darf die soziale Bedeutung der Ulcusverbreitung nicht unterschätzen. Neben Belastung des Volksganzen ist ein chronisches Geschwürsleiden von großem Einfluß auf die Lage des Betroffenen und seiner Familie. Katsch hat 1943 psychologisch begründete Erklärungen hierzu gegeben, die an Aktualität nichts verloren haben. Es ist die Einsatz- bzw. Berufsfähigkeit von Ulcuskranken nicht auf eine einfache Formel zu bringen. Man kann auch nicht allgemein sagen, daß ein Ulcusleiden sich unter besonderen körperlichen und seelischen Anforderungen verschlechtern muß. Es gibt Ulcusträger, welchen es im Kriege im gefahrvollen Fronteinsatz besser ging als im Frieden. Und man hat den Eindruck, daß diese günstigen Verläufe unter diesen Bedingungen entscheidend von persönlichen Einstellungen des Kranken, seinem Willen zur Gesundung, welche die Voraussetzung der erfolgreichen Erfüllung seiner Wünsche darstellte, beeinflußt wurden. Aber auch das allgemeine, in der Bevölkerung verbreitete Wissen (bzw. die Unkenntnis!) von der Geschwürskrankheit ist für die Bewertung der Ulcusbeschwerde durch den Kranken wichtig. (Man bedenke doch, welche Vorstellungen die Diagnose „Geschwür" in Laienkreisen erweckt.) Im Kriege 1914—1918 hatte sich die Kenntnis von der Häufigkeit der Geschwüre und ihren charakteristischen Beschwerden in gar keiner Weise in der Allgemeinheit, selbst nicht in der Ärzteschaft durchgesetzt. Es gab zweifellos sehr viele Ulcuskranke, und zwar gerade an der Front. Sie wurden aber nicht als

Ulcuskranke erkannt oder als solche behandelt. Es wurde ein „Magenkatarrh" diagnostiziert und die Kranken kamen nach überstandener Beschwerdekrise als „geheilt" zur Truppe zurück. Dem Patienten ging es gut, er dachte nach der Ulcusexacerbation nicht mehr an seinen Magen und fand sich mit den Restbeschwerden ab. Heute erweckt die bestimmte Diagnose „Geschwür" eine robuste, besorgniserregende Vorstellung. Der vorher unbefangene junge Mensch empfindet einen Bruch in seiner Gesundheit, der Familienvater, der irgendwo gehört hat, daß das Geschwürsleiden langwierig sei, wiederkehren kann, daß Blutungen und gefährliche Komplikationen vorkommen, daß manche behaupten, es führe oftmals zu Krebs, er wird in seinem Lebensgefühl beeinträchtigt, von Gesundheitsbesorgnissen geplagt. Wenn nur etwas von hypochondrischer Bereitschaft bei ihm vorhanden ist, so steigern sich autosuggestiv die Beschwerden und ein hypochondrischer Schadenkreis entsteht. Auch irgendwelche depressiven Stimmungslagen finden durch die handfeste Geschwürsdiagnose ihr Objekt. Man mag zu den Fragen der Ulcuspathogenese stehen wie man will, eines dürfte heute außer Zweifel sein, daß vom vegetativen System und seinen psychisch, motivisch, affektiv und antriebsmäßig beeinflußten Zentren im Stammhirn Einflüsse in die Funktion des gesunden wie des kranken Magens eingreifen. Zu den wesentlichen Funktionen der regulatorischen Zentren, von denen wir heute mehr wissen als früher, gehört es, dazu beizutragen, daß krankhafte organische Abläufe sich zweckmäßig formen oder zur Norm zurückkehren. *Aus psychologischen Gründen kann diese normalisierende Funktion der regulatorischen Zentren versagen.* Das kann Heilungen, besonders auch die Beseitigung der Beschwerdekrise beim Ulcus, die ja wie ein vegetativer Aufruhr ist, verzögern, verhindern. Das Ulcus wird heute besser und zuverlässiger diagnostiziert und es ist zu fordern, daß die behandelnden Fachärzte das suggestive Gewicht der organischen Diagnose in aufklärender Aussprache abschwächen. Zweifellos war es eine nachteilige Einrichtung, Ulcuskranke auf Spezialstationen bestimmter Lazarette oder in „Magenbataillonen" zu sammeln. Die ärztliche Sorge um den einzelnen Kranken ist dadurch außerordentlich erschwert worden, da der „Erfahrungsaustausch" unter den Kranken zur Fixation der Ulcusbeschwerden beitrug. Es ist keine Frage, daß die Lage des Ulcuskranken durch Ernährungssorgen besonders beeinflußt wird. Abgesehen davon, daß Diätverordnungen bei Mangel und Not schwerlich eingehalten werden können, stellt ein Ulcus in zahlreichen Fällen die willkommene Begründung für die Inanspruchnahme gewährter Vergünstigungen dar. Diese Beziehung tritt uns in der gleichen Weise bei der Bewerbung eines Ulcuskranken um eine Rente entgegen. (Über den neurotischen Überbau, den ein Ulcus erhalten kann, s. Abschnitt F, XXXIII: „Magen"-Neurosen.)

Es lohnt sich, in die psychologische Situation des heutigen Ulcuskranken einzudringen, denn Ergebnisse von Röntgenuntersuchungen, Magensaftkontrollen, Gastroskopien können über Heilungsaussichten und Berufsfähigkeit nichts Vollständiges aussagen. Es gilt nämlich zu erfassen, ob der Ulcuskranke von einem Geschwür behaftet oder von ihm verhaftet ist, ob Selbstschutztriebe und hypochondrische Gesundheitsangst stärker sind als Wille und Antrieb.

7. Ulcussymptome.

Trotz Verfeinerung unserer Untersuchungsmethoden, unter denen ganz besonders die Röntgenologie von hohem diagnostischem Wert ist, behalten Ulcusanamnese und Wertung der Beschwerden des Kranken ihre Bedeutung. Ein Eindringen in diesen Komplex bringt das Individuelle jeder Ulcuserkrankung zum Vorschein und bietet Ansatzpunkte für pathogenetische Zusammenhangsklärung und erfolgreiche Behandlung. Es soll hier bemerkt werden, daß die Versuche, das

Ulcusproblem allein von seiten „Psychosomatik" her zu klären, von der Person, der *Beschwerde* und den *Umweltsbeziehungen* des *Kranken* ausgehen. Uns will dabei scheinen, daß eine Rückschau auf den Krankheitsverlauf eher Erklärungen dafür bringen kann, aus welchem Grunde ein Ulcus *nicht* abheilt. Zahlreich, aber nicht immer überzeugend sind Versuche, den Ulcuskranken an organischen oder funktionellen Störungen zu kennzeichnen.

Inspektion. Eine Gewichtsabnahme, welche ein Teil der Ulcuskranken objektiv gesichert durchmacht, kann sich im Habitus der Kranken ausdrücken. Es bleibt dabei zu entscheiden, ob ein florides Ulcus die Nahrungsaufnahme drosselt oder ob der Kranke eine „Angstdiät", basierend auf früheren Ulcuserfahrungen, einhält. Erhebliche Grade kann die Abmagerung annehmen, wenn eine ulcusbedingte dekompensierte Pylorusstenose zum laufenden Erbrechen führt. Von Bergmann (1926) weist darauf hin, daß es durchaus fette Ulcuskranke gibt, welche aus Furcht vor Beschwerden unter kleinen, mit Fett angereicherten Mahlzeiten, die während des Tages häufig eingenommen wurden, eine Überernährung getrieben haben. Darauf aufmerksam zu machen, erscheint uns besonders notwendig, nachdem immer wieder der Magere („Cassius"-Typen nach Ask-Upmark 1945) als Ulcusträger in Betracht gezogen wird. Untersuchungen von Roulet und Frutiger (1943) zur Frage des Habitus der Ulcuskranken bringen folgende Unterteilung: 49% Astheniker, 41% Pykniker, 8% Muskulöse und 2% Dysplastiker. Ein ausgesprochen kachektischer Zustand und eine vollkommene Hinfälligkeit wird im Gegensatz zum Magenkrebskranken beim Ulcus kaum gesehen.

Allgemeine Blässe ist kein regelmäßiges Symptom des Ulcus. Auch eine Anämie ist unkomplizierten Fällen keineswegs zugehörig, im Gegenteil, wir finden gerade beim Ulcus duodeni vielfach mäßige Grade einer Polyglobulie. Eine Bestätigung der Mitteilung von Ciceri und Arrigoni, daß bei den meisten Ulcuskranken (80% ihrer Fälle) eine starke Vermehrung der Erythrocyten (bis 6 Mill. je Kubikmillimeter) festzustellen sei, kann jedoch nicht gegeben werden.

Der Gesichtsausdruck des Ulcuskranken zeigt gewöhnlich einen leidenden Zug mit tiefen nasolabialen Falten, halonierten Augen, gerunzelter Stirn und eingefallenen Wangen. Ein leichtes Glanzauge ist einer großen Anzahl von Ulcuskranken eigen („B-Typen", v. Bergmann).

Über vegetative Eigenarten von Ulcuskranken finden sich in der Literatur zahlreiche Angaben, die allerdings widersprechend sind. Systematische Untersuchungen liegen auch nur in beschränktem Umfange vor. Henning (1949) und Bickel können entsprechend ihren Erfahrungen nicht bestätigen, daß Ulcuskranke einem bestimmten vegetativen Typus zuzuordnen sind. Im Gegensatz dazu bestätigt Wanke, daß viele Ulcuskranke vegetative Stigmata (im Sinne der vegetativ Labilen, v. Bergmann) zu erkennen geben. Thiele konnte in systematischen Untersuchungen Hinweise dafür gewinnen, daß der Anteil der vegetativen Dystoniker mit zunehmendem Alter geringer wird. Mit 20 Jahren erwiesen sich fast alle Geschwürsträger als vegetativ labil, mit 40 Jahren waren es nur noch zwei Drittel und mit 60 Jahren ein Drittel. Das kann jedoch nicht als Besonderheit beim Ulcus angesehen werden. Es äußert sich hier die allgemeine biologische Tendenz, im Vorgang des Alterns eine Dämpfung vegetativer Labilität zu erreichen. Fredenhagen hat neuerdings (1947) die vegetativen Verhältnisse bei Ulcuskranken überprüft.

Es wurden im Sinne eines Überwiegens des Parasympathicus gewertet:
1. Vorwiegend asthenischer (leptosomer) Habitus nach Kretschmer.
2. Relative Bradykardie (Durchschnittspuls bis zu 64 je Minute).
3. Niedriger Blutdruck (systolisch bis zu 110 mm Hg).

4. „Vagotones" Blutbild (Lymphocytose, Eosinophilie), wobei bei minimal 25% Lymphocyten eine Lymphocytose, bei über 3% Eosinophilen eine Eosinophilie registriert wurde.

5. Vermehrung der Sekretmenge des Magensaftes, wobei das Nüchternsekret und das Nachsekret (nach Aufhören der Blaufärbung) gemessen und eine Summe dieser beiden Werte von über 100 cm³ als Vermehrung im Sinne eines Überwiegens des Vagus aufgefaßt wurde.

6. Neigung zu rezidivierender Magenerkrankung.

Es wurde bei folgenden klinischen Zeichen auf ein Überwiegen des Sympathicus geschlossen:

1. Vorwiegend pyknisch-athletischer Habitus nach KRETSCHMER.

2. Relative Tachykardie (Durchschnittspuls ab 76 je Minute).

3. Hoher Blutdruck (systolisch minimal 135 mm Hg).

4. „Sympathicotones" Blutbild (neutrophile Leukocytose von minimal 80%, bzw. maximal 15% Lymphocyten).

5. Verminderte Magensaftsekretion (Summe wie oben bis 40 cm³).

(Auf die fragwürdige Beweiskraft solcher Testungen muß allerdings hingewiesen werden.)

FREDENHAGEN umreißt den Durchschnittstypus seiner Ulcuskranken wie folgt: „Es handelt sich um einen mittelgroßen, oft auch etwas untersetzten Patienten von vorwiegend asthenischer Konstitution. Er verfügt bei Spitaleintritt über eine längere Magenanamnese und gibt sich gerne dem Tabakgenuß hin. Er neigt zu Bradykardie und der Blutdruck bewegt sich dem Alter entsprechend in mittleren oder unteren Werten. Das Blutbild gibt in der Hälfte der Fälle Zeichen vagotoner Veränderungen, während Differenzierungen im Sinne der Sympathicotonie selten sind. In gut der Hälfte der Fälle findet sich eine vermehrte Magensekretion. Das Überwiegen ist am deutlichsten bei den Fällen von Ulcus duodeni. Die Säurewerte bewegen sich in mittlerer bis unterer Größenordnung. Der Blutzucker, der K:Ca-Quotient und die Erythrocytenzahl sind als normal anzusprechen. Die vom Lande stammenden Patienten werden erst in späterem Alter spitalbedürftig als die Kranken in der Stadt."

Diese Ermittlungen sind Ergebnis eines systematischen Versuches. Sie geben jedoch keinen Einblick in die Dynamik der Ulcuskrankheit mit ihren Rückwirkungen auf Gesamtperson und vegetatives System, auch können wir nicht bestätigen, daß die Ulcusresektion ein Mittel zur Dämpfung der vegetativen Labilität darstellt. Gerade für diesen Fall ergibt sich, wie schwer durchschaubar die Verknüpfung primärer Anlagen und allgemeiner Tendenzen mit Rückwirkungen organischen und allgemeinen Krankseins sind.

Die *Palpation* wird in den meisten Fällen nur einen dürftigen Befund ergeben. Gelegentlich, wenn ein Ulcus durch Perigastritis und Penetration zu Verlötungen mit Nachbarorganen geführt hat, kann ein Tumor im Oberbauch tastbar werden. Die Feststellung eines Tumors spricht in Zweifelsfällen eher für ein Carcinom.

Schmerzpunkte. In einem hohen Prozentsatz der Ulcuskranken findet sich Druckempfindlichkeit in der Mittellinie dicht unterhalb des Schwertfortsatzes. Ein Ulcus an der kleinen Kurvatur kann auch zu druckempfindlichen Feldern links von der Mittellinie führen, während Geschwüre im Duodenum und Pylorus Schmerzpunkte rechts davon verursachen können. Differentialdiagnostisch haben diese Angaben jedoch wenig sichere Bedeutung. Eine Lokalisationskorrespondenz zwischen Ulcus und druckempfindlichem Oberflächenfeld besteht aber keinesfalls regelmäßig. Gegenüber der Gastritis ist zu verwerten, daß mancher Kranke selbst absolut richtig und umschrieben die Stelle des Ulcusschmerzes angibt. Eine Abgrenzung gegenüber einer schmerzhaften Gallenblase kann ihre Schwierigkeiten bereiten.

Es sind auch beim Ulcus Klopfzonen, welche die Schmerzhaftigkeit kurzer Perkussionsschläge begrenzen, aufzufinden. Besonders deutlich kann ihre Vergrößerung im Ulcusschmerzanfall hervortreten.

HEADsche Zonen spielen für die Ulcusdiagnostik eine viel geringere Rolle als bei der Erkennung von Gallenblasen- und Pankreaserkrankungen. Sie fehlen in einer großen Anzahl von Ulcuserkrankungen völlig. Das Boassche Sensibilitätsphänomen („Boasscher Druckpunkt") auf dem Rücken neben dem 10. bis 12. Brustwirbeldorn, viel häufiger links als rechts, hat beim Ulcus gewisse Bedeutung. Oft genug wird es verkannt. Bei starken Ulcusbeschwerden kann sich dieses Phänomen zu starken Spontanschmerzen im Rücken steigern.

Kontrakturen einzelner Teile beider Musculi recti abdominis können auf ein Ulcus hinweisen. Auch die Steigerung der Bauchdeckenreflexe ist in einigen Fällen deutlich.

Übersehen wir diese verschiedenen Schmerzphänomene, dann trifft für sie alle die Vieldeutigkeit zu, da sich auch andere Oberbauchprozesse gleichartig äußern. Ein Fehlen solcher Schmerzphänomene darf nicht gegen die Annahme eines Ulcus verwandt werden. Oft sind diese Symptome nur unvollkommen ausgeprägt oder treten — besonders im Intervall — ganz zurück.

Der *Prüfung des Mageninhaltes* wird beim Ulcus eine besondere Aufmerksamkeit zugewendet. Nicht nur mit Hilfe der kinetischen fraktionierten Magenausheberung (Katsch und Kalk 1924, 1925) versucht man Einblicke in die Magensaftbildung und die Säureregulation beim Ulcus zu gewinnen, sondern auch ein Dauersondenversuch (z. B. Chalfen 1928, 1930, Henning und Norpoth 1932, Winkelstein 1934/35, Hellebrandt, Tepper, Grant und Catherwood 1936/37, Cornell, Winkelstein und Hollander 1944, Th. v. Uexküll 1949, Mellinghoff an unserer Klinik) und fortlaufende Registrierung der Magenacidität mittels p_H-Sonden (Kreitner 1950, Rovelstad, Owen und Magath 1951, 1952, Schmidt-Kessen an unserer Klinik 1952) werden für die gleiche Aufgabe angewandt.

Die Lehre von der Hyperacidität beim Ulcus (Riegel 1897) gilt auch heute noch für den größten Teil der Ulcera, so daß mit der Magenausheberung differentialdiagnostische Hinweise zu gewinnen sind. Nachdem sich das Gewicht der Ulcusdiagnose mehr und mehr zugunsten der Röntgenuntersuchung verlagert hat, ist die Magensaftuntersuchung zurückgetreten. Sie gehört aber zum Magenstatus eines Kranken und kann zur Klärung eines unklaren Röntgenbefundes beitragen. Eine Achylie (histaminrefraktäre Anacidität) verpflichtet in jedem Falle, die Magenbeschwerde sorgfältig auf die Möglichkeit des Vorliegens eines Carcinoms zu prüfen.

Große Mengen dünnflüssigen *Nüchterninhaltes* (mehr als 40 cm³) von hoher Acidität lenken den Verdacht auf ein pylorusnahes Geschwür, besonders auf ein Ulcus duodeni. Eine mikroskopische Untersuchung des Magensaftsedimentes weist bei Vorliegen von Muskelfasern, Stärkekörnern und Fetttropfen auf Störung des Entleerungsvorganges des Magens hin („Mikroretention").

Auch die Registrierung der Leersekretion bestätigt die Tendenz des Magens bei Ulcus zur Supersekretion und Superacidität (Scheppach 1913, Kellermann 1929, Bloomfield 1939, Bloomfield, Chen und French 1940).

Spezielle Zuwendungen findet die „Nachtsekretion" der Ulcuskranken. 1932 teilten Henning und Norpoth mit, daß 34 ihrer 41 Kranken mit Zwölffingerdarmgeschwüren während der Nacht fortgesetzt superaciden Magensaft (Fraktionierung in stündlichen Proben) aufwiesen, während keine Säuresekretion bei gesunden Kontrollpersonen bestand. Diese Feststellung wurde vielfach bestätigt. Die ersten Versuche, mit kontinuierlichem Absaugen auch gleichzeitig über Sekretionsvolumina Auskunft zu erhalten, stammen von Mears (1943). Nach Dragstedt (1944) liegt die Größe der innerhalb von 12 Std (21⁰⁰—9⁰⁰ Uhr) abgesonderten Magensaftmenge beim Zwölffingerdarmgeschwür zwischen 780 und 1855 cm³. Die freie Acidität betrug in diesen Fällen 25—75 Titrationseinheiten. Die entsprechenden Werte bei ulcusfreien Kontrollpatienten lagen beträchtlich tiefer. Eine Gegenüberstellung von LEVIN, KIRSNER und PALMER (1949) demonstriert dies:

Tabelle 24.

	Durch-schnittliches Volumen der Nacht-sekretion in cm³	Freie Acidität in Titrations-einheiten		Durch-schnittliches Volumen der Nacht-sekretion in cm³	Freie Acidität in Titrations-einheiten
Normal	581	29	Magenulcus	600	21
Duodenalulcus . . .	1004	61	Magencarcinom. . .	483	14

SANDWEISS und Mitarbeiter (1946) haben die Verhältnisse der Nachtsekretion im einzelnen geprüft. Sie zeigten, daß das durchschnittliche Sekretionsvolumen und die entsprechende Säureproduktion in der Zeit von Mitternacht bis 7⁰⁰ Uhr morgens bei Gesunden und Ulcuspatienten annähernd gleich groß ist. Sie vermuten daher, daß die größeren Sekretionsvolumina Ulcuskranker bei fraktionierter Ausheberung nicht überwiegend auf absolut gesteigerte Sekretion, sondern auf Störungen der Magenentleerung zu beziehen sind.

Die Möglichkeit, aus der Bestimmung der Nachtsekretion prognostische Hinweise zu gewinnen, ist von ZUCKERMAN, LEITER und KAUVAR (1951) überprüft worden mit dem Ergebnis, daß Schwere der Ulcussymptome und Größe der Nachtsekretion parallel gehen und daß eine extreme Superacidität während der Nacht — mehr als 3000 mg HCl im gesamten Sekretionsvolumen — gleichbedeutend mit besonderer Therapieresistenz ist. Für die Praxis kann man auf die Dauersondierung während der ganzen Nacht verzichten (IVY 1950). Die Feststellung des Sekretionsvolumens in den Stunden zwischen 7⁰⁰—8⁰⁰ Uhr morgens und abends genügten, um den hemmenden Effekt der vollständigen Vagotomie zu demonstrieren.

Es erübrigt sich, auf die Ergebnisse der Magensaftuntersuchungen nach Verabreichung eines EWALD-BOASschen Probefrühstücks einzugehen. Dieses Verfahren ist für klinische Belange unzureichend. Entnimmt man den gesamten Mageninhalt nach einem Tee-Semmelfrühstück, so sind Gesamtmengen des Mageninhaltes von mehr als 100 cm³ nach einer Stunde für Supersekretion charakteristisch, besonders wenn der „Schichtungsquotient" (d. h. das Verhältnis zwischen festen und flüssigen Bestandteilen; H. STRAUSS) 1:4 und mehr beträgt. Damit kann ein Hinweis auf das Vorliegen eines Geschwürs gegeben sein. Über die besonderen Sekretionsverhältnisse beim Ulcus sind aber keine näheren Anhalte gewonnen worden.

Praktisch werden die Sekretionsverhältnisse des Ulcusmagens mit Hilfe der fraktionierten Ausheberung zu prüfen sein (Methode von KATSCH und KALK, s. S. 268). Im nüchternen Magen findet man sehr häufig vermehrte Sekretmengen, besonders wenn ein pylorusnahes Geschwür vorliegt. Säurewerte dieses Nüchternsekretes weichen beim Magengeschwür nicht auffallend von den Normalwerten ab, beim Ulcus duodeni sind sie vielfach deutlich erhöht. Die Tendenz zur Superacidität tritt besonders scharf hervor, wenn man bei der fraktonierten Ausheberung nach Einlegen der Sonde zunächst 30 min in 10 min-Abständen aushebert, bevor die Reizlösung in den Magen instilliert wird. (Die Arbeitsanweisung von KATSCH und KALK enthält aus diesem Grunde diese Vorschrift.)

Eine Zusammenstellung der nach Einführung der Reizlösung gewonnenen maximalen Aciditätswerte läßt erkennen, daß beim Vorliegen eines floriden Geschwürs in den meisten Fällen eine vermehrte Säuresekretion gefunden wird.

Nach Kalk (1938) bestehen bei Geschwüren folgende Säureverhältnisse:

Tabelle 25.

	An-acidität	Sub-acidität	Norm-acidität	Super-acidität
Magenulcus	4%	15%	52%	29%
Duodenalulcus	0%	0%	25%	75%

Diese Zahlen sind nicht bindend. Der Ernährungszustand des Kranken ist nicht ohne Einfluß. Unterernährung führt zur Einschränkung der Säurebildung — auch bei Ulcuskranken, wie es die Erfahrung der zurückliegenden Jahre zeigt.

Bsteh (1949) spricht vom „Sekretionssturm" während der Exacerbation eines Geschwürs. Es entspricht klinischen Beobachtungen, daß mit Abklingen der akuten Ulcusphase die Acidität des Mageninhaltes absinkt. Die Fehlsekretion kann als Begleiterscheinung der Ulcusentstehung gewertet werden. Insofern sind beim Ulcus summarische Angaben über die Acidität des Magensekretes nur verwertbar in Beziehung zum Krankheitsstadium und zu Besonderheiten der Ulcusbildung (Penetration, Stenose).

Abmessung und Untersuchung der Magensaftbildung in der *Nachsekretionsperiode* demonstrieren beim Ulcus duodeni eine Supersekretion (nach Kalk 73%). Bei manchem Magenulcus ist die gleiche Feststellung zu machen.

Die mit Hilfe der fraktionierten Ausheberung gewonnenen *Aciditätskurven* lassen auf den Reizzustand des Magens schließen. Es gibt dabei einen Kurventyp, der mit ziemlicher Sicherheit auf ein Ulcus der pylorischen Region oder im Zwölffingerdarm hinweist. Man spricht vom *Klettertyp* der Aciditätskurve (Rehfuss 1914, Katsch und Kalk 1925). Diese Kletterkurve entspricht dem Bild einer Treppe, da durch zwischengeschaltetes Absinken der Säurewerte der Kurvenablauf Stufen aufweist (s. Abb. 33, 42, 44, 45). Kalk (1938) fand diesen Kurventyp in 53% aller Zwölffingerdarmgeschwüre. Beim Magenulcus wurde er nur in 11% der Fälle angetroffen. Für den Einzelfall ist die Kletterkurve im Exacerbationsstadium außerordentlich konstant. Selbstverständlich tritt das Kurvenbild nicht immer in typischer Weise auf. Charakteristisch ist für abartige Aciditätskurven ein lebhafter Wechsel der Säurewerte.

Bei der Überprüfung der *Entleerungsverhältnisse* des Ulcusmagens im Rahmen der fraktionierten Ausheberung finden sich keine für das Bestehen eines Geschwürs eindeutigen Veränderungen. Es gibt Entleerungsverzögerungen, und zwar nicht nur bei der ulcusbedingten Pylorus- und Duodenalstenose, sondern auch bei der ulcusbedingten Gastroparese. Andererseits finden sich auch Ulcusmägen mit beschleunigter Entleerung, welche demgemäß einen schnellen Anstieg der Aciditätswerte zeigen.

Während man bislang allein auf die fraktionierte Ausheberung angewiesen war, um Einblicke in die Sekretionskinetik der Ulcusmägen zu erhalten, haben uns inzwischen technische Fortschritte die Möglichkeit gegeben, mit Hilfe von p_H-Sonden die Aciditätsverschiebungen im Magen selbst zu verfolgen. Versuche von Schmidt-Kessen an unserer Klinik unter Anwendung der Glaselektrode lassen praktische Folgerungen erwarten. Kreitner (1950) verfügt bereits über Erfahrungen mit der p_H-Sonde bei Ulcuskranken. Nüchternwerte liegen in diesen Fällen bei einem p_H von 2,5—2. Auf Histaminreiz (1 mg subcutan) folgt innerhalb 20—40 min ein Anstieg auf ein p_H von 1,5—1. Diese Aciditätssteigerung geht in etwa 40 min auf den Ausgangswert zurück. Auch beim Magengesunden, welcher im nüchternen Magen ein p_H von 6—7 aufweist, kommt es auf Histamin innerhalb von 60 min zu einem Säureanstieg auf ein p_H von 1,5, der sich in der gleichen Zeit wieder ausgleicht. KREITNER nimmt diese Ergebnisse zum Ausgangspunkt einer Kritik an der Bezeichnung „Hyperacidität" (wir sprechen besser von „Superacidität"). Eine Überschlagsrechnung ergibt, daß die sekretorische Leistung des gesunden Magens auf Histaminreiz größer ist als die des Ulcusmagens. Bei einem Anstieg von p_H 6,0 auf p_H 1,5 müssen je 50 cm³ Magensaft (ohne Berücksichtigung säurebindender Stoffe) 57,8 mg Salzsäure gebildet werden. Beim Ulcuskranken beträgt diese Größe 39,4 mg HCl. Diese absoluten Werte besagen aber wenig, wenn man berücksichtigt, daß der Ulcusmagen eine anhaltend gesteigerte Basissekretion aufrechterhält.

Es muß nach vorliegenden Untersuchungen (Nüchternsaftuntersuchungen, p_H-Sondenversuche, Verfolgung der Nachtsekretion) als *Charakteristikum der Störung* der Magensekretion *beim floriden Geschwür die kontinuierliche, mengenmäßig gesteigerte Absonderung von säurehaltigem Magensaft gesehen werden*, welche beim Gesunden nur im Anschluß an besondere Reize (Nahrungsaufnahme) zeitlich begrenzt auftritt. Das *Ulcus* — ganz besonders das Duodenalulcus — ist in dieser Phase als mächtiger *Reizfaktor* für die Säuresekretion anzusehen.

Bei der Überprüfung der *Gesamtchloride* im Magensaft findet man beim Ulcus einen höheren Wert, als es der Norm entspricht. Für die Diagnostik lassen sich jedoch daraus keine sicheren Hinweise gewinnen (WERTH 1940).

Der *Schleimgehalt* des Magensaftes beim Ulcus ist immer wieder Diskussionsobjekt gewesen, da seit J. KAUFMAN (1908) Störungen der Schleimsekretion mit der Ulcusentstehung in Beziehung gebracht werden (LERICHE 1932, FONTAINE 1932, MONCEAUX 1933, WOLF und WOLFF 1948 u. a.). ANDERSON und FOGELSON (1933/34, 1936) stützten mit ihren Untersuchungen die Ansicht von Störung des Mucinschutzes, da von ihnen ein Schleimmangel im Magensaft Ulcuskranker festgestellt wurde. Ihre Ergebnisse wurden bestätigt von NECHELES und COYNE (1935), GARIN, BERNAY und VINCENT (1937). Anderslautende Feststellungen liegen vor von GLASS (1939), MORO und TORRINI (1940), TULIN und Mitarbeitern (1947), BRUMMER (1946), IHRE (1938). Danach fand sich kein Unterschied an Schleimgehalt im Magensaft beim Ulcuskranken oder Magengesunden. In Einzelfällen von Zwölffingerdarmgeschwür war die Schleimkonzentration sogar größer (GLASS 1939, IHRE 1938). Diese Differenzen ergeben sich aus der Schwierigkeit, den *Magenschleim exakt zu definieren und zu erfassen*. G. B. GLASS hat auf Grund ausgedehnter Arbeiten Versuche in dieser Richtung unternommen (s. S. 207).

Er unterscheidet 3 Komponenten des Magenschleims: 1. Den *sichtbaren Schleim*, welcher die Magenschleimhaut überzieht und schwerlich quantitativ zu bestimmen ist. Er wird vom Oberflächenepithel der Magenschleimhaut gebildet. 2. Die *gelöste Mucoproteose*, die einen gelösten Anteil des sichtbaren Magenschleimes darstellt. Ihre Konzentration soll ein Maß für die Schleimproduktion des Magens sein. 3. Das *gelöste Mucoprotein*, ein von den anderen beiden Komponenten unabhängiger Anteil. Es soll in den Hauptzellen der Magendrüsen im Fundus und Korpus entstehen. Gelöste Mucoproteose und gelöstes Mucoprotein bilden zusammen den „gelösten Magenschleim" („total dissolved mucin"). Angesichts dieser Uneinheitlichkeit erscheinen Angaben über den Magenschleim sehr unsicher.

GLASS und BOYD (1950) haben die Verhältnisse *beim Ulcus* überprüft. Danach *entspricht die absolute Größe der gelösten Mucoproteose* bei Ulcus (im Nüchternsaft, nach Insulininjektion) der Norm. Die geringere Konzentration ist Ausdruck der Supersekretion beim Ulcus und keineswegs Zeichen einer Störung der Schleimbildung. Das *gelöste Magenmucoprotein* (glanduläre Komponente) ist beim Zwölffingerdarmgeschwür *deutlich vermehrt*. GLASS (1950) erblickt darin die Folge des allgemeinen Reizzustandes der Mucosa des Ulcusmagens. Eine Tabelle von GLASS und BOYD (1950) soll die Verhältnisse veranschaulichen (Tabelle 26).

Tabelle 26. *Magenschleimfraktionen im Magensaft beim Ulcus.* (Nach GLASS und BOYD 1950.)

	Duodenal-geschwüre (18 Fälle)	Magengeschwüre (10 Fälle)	Kontrollen (14 Fälle)
Ausgeheberter Magensaft in cm³	128 ± 12	80 ± 12	65 ± 11
Gesamtmenge des gelösten Mucoproteins in mg	174 ± 33	82 ± 21	62 ± 18
Konzentration des gelösten Mucoproteins in mg/100 cm³ Magensaft	136 ± 12	104 ± 14	95 ± 23
Gesamtmenge der gelösten Mucoproteose in mg	183 ± 35	178 ± 56	176 ± 43
Konzentration der gelösten Mucoproteose in mg/100 cm³ Magensaft	144 ± 18	223 ± 48	271 ± 41

In diesem Zusammenhang sind Untersuchungen über das *Magenlysozym* von Interesse (MEYER, PRUDDEN, LEHMAN und STEINBERG 1947, GLASS, PUGH, GRACE und WOLF 1950, WANG, GRANT, JANOWITZ und GROSSMAN 1950, GRAY, REIFENSTEIN, YOUNG, SPIRO und CONNOLLY 1950). Das Lysozym ist ein mucolytisches Ferment, welches im Magensaft und in der Magenschleimhaut des gesamten Magens und Duodenums nachgewiesen wurde. Entsprechend der Vorschrift von MEYER (1947) wird der Lysozymgehalt viscosimetrisch bestimmt. Als Substrat wurde von GRAY und Mitarbeitern (1950) ein Mucopolysaccharid des Micrococcus lysodeicticus benutzt. Die Resultate werden in Einheiten angegeben, wobei eine Einheit dargestellt wird durch die Enzymwirkung bei 37° C, einen p_H von 5,3 als 50%ige Senkung der Viscosität einer 0,4%igen Substratlösung in 10 min (Normalwerte 3,3—15,3 E/cm³). Der Lysozymgehalt des Magensaftes beim Ulcus unterscheidet sich nicht von Normalwerten. Wie GRAY und Mitarbeiter (1950) feststellten, ist im Randgebiet eines Magengeschwürs die Lysozymaktivität bemerkenswert hoch, so daß an eine Beziehung zwischen Lysozymwirkung und Fortschreiten des Prozesses gedacht wird. Die physiologische Bedeutung des Magenlysozyms ist noch recht problematisch. An der Ulcusentstehung scheint es primär nicht mitzuwirken. Es greift den Magenschleim im Sinne einer „Mucolyse" nicht an, ist also an einem hypothetischen vom Magenlumen auf die Schleimhaut einwirkenden Prozeß nicht beteiligt.

Für die Ulcusentstehung wird bekanntlich immer wieder die Frage der Selbstandauung des Magengewebes diskutiert und es erscheint daher merkwürdig, daß über die *Pepsinaktivität* des Magensaftes bei Ulcus kaum systematische Arbeiten vorliegen. IHRE (1938) wies nach, daß die Pepsinwirkung bei Ulcuskranken und Gesunden übereinstimmt. POLLAND und BLOOMFIELD (1930/31) hatten diese Feststellung bereits getroffen, während HELMER und FOUTS (1937), VANZANT, OSTERBERG, ALVAREZ und RIVERS (1933) auf Grund ihrer Untersuchungen zu der Ansicht gelangten, daß die Pepsinproduktion beim Ulcuskranken gesteigert ist. Nachdem neuerdings die Fermentverhältnisse des Magens zur Forschungsaufgabe geworden sind, wird es notwendig sein, auch in bezug auf die Fermentwirkungen des Ulcusmagens vorliegende Ergebnisse zu überprüfen.

Über die Zusammensetzung des *Duodenalsaftes bei Ulcuskranken* ist wenig bekannt. Bezüglich der Fermentwirkungen bestehen Unterschiede in den Angaben. Das mag der unübersichtlichen, veränderlichen Zusammensetzung des Duodenalsaftes zur Last gelegt werden, da wir bekennen müssen, daß von einer sicheren Aufklärung der Wirkungen einzelner Faktoren (z. B. p_H, aktivierende Salze, andere Fermente, Gallensäuren und Eiweiß) auf Fermentbestimmungen im Duodenalsaft noch keine Rede sein kann. McCLURE (1937) teilt mit, daß 25% der Ulcuskranken im Pankreassaft eine erniedrigte Lipasewirkung zeigen.

Lagerlöf (1939) fand nach Secretin normale Werte, während Angier und Mitarbeiter (1939) eine Verminderung der Lipase feststellten. Untersuchungen von Comfort und Osterberg (1945) ergaben Übereinstimmung zwischen Ulcuskranken und Gesunden für die Konzentration an Bicarbonat und Trypsin. Die Durchschnittswerte für Diastase und Lipase waren im Nüchternsaft beim Zwölffingerdarmgeschwür erhöht. Provokation der Pankreassekretion durch Secretin führte bei Ulcuskranken zu höheren Fermentwerten im Duodenalsaft.

Die vorliegenden Ergebnisse können die Frage nach der Pankreassekretion der Ulcuskranken nicht hinreichend beantworten. Weitere Untersuchungen sind notwendig, speziell unter dem Gesichtspunkt, in welcher Weise sich die Ulcuspenetration ins Pankreas auswirkt.

Interessant sind Bemühungen von Florey, Wright und Jennings (1941), die Sekretion der Brunnerschen Drüsen im Anfangsteil des Duodenums zu bestimmen. Entgegen der allgemeinen Erwartung konnte man eine große Sekretionsleistung dieser Drüsenbezirke feststellen. Damit stimmt überein, daß Sonnenschein, Grossman und Ivy (1947) in Hundeversuchen durch Transplantation des ersten Drittels des Duodenums eine starke Absonderung dieses Darmabschnittes gemessen haben. Innerhalb einer Stunde bildete das $2^1/_2$ cm lange Transplantat 14 cm³ schleimige Flüssigkeit.

Für differentialdiagnostische Erwägungen ist die Frage nach der *okkulten Blutung* im Stuhl beim Ulcus von erheblicher Wichtigkeit. Boas hat seine Erfahrungen seinerzeit (1914) dahin formuliert, daß man ein Ulcus nur dann diagnostizieren dürfe, wenn im Stuhl okkultes Blut nachweisbar sei. Dieser Satz hat heute keine Gültigkeit mehr, da inzwischen erwiesen ist, daß bei zahlreichen röntgenologisch gesicherten Geschwüren eine okkulte Blutung über längere Zeit nicht beobachtet wird. Kalk (1938) nimmt an, daß nur bei etwa 10% der Ulcusfälle die Benzidinprobe im Stuhl positiv ausfällt. Eine Überprüfung dieser Frage ist 1941 noch einmal von Klein (Medizinische Klinik Basel) vorgenommen worden mit dem Ergebnis, daß bei 68% der 150 Fälle der okkulte Blutnachweis im Stuhl gelang. Nach seinen Ermittlungen ist ganz besonders dem Ulcus ventriculi die Blutungstendenz eigen. Wenn wir auch ein regelrechtes Vorgehen unterstellen, erscheint uns diese Quote zu hoch. Diese Angaben entsprechen nicht unseren Erfahrungen.

Statistische Angaben besitzen auch nur einen relativen Wert, weil Unterschiede der Technik Unterschiede der Ergebnisse erklären. *Keineswegs ist man berechtigt, beim Fehlen einer okkulten Blutung das Vorliegen eines Geschwürs abzulehnen. Keineswegs ist das Fehlen einer okkulten Blutung die Bestätigung einer Ulcusheilung.* Für die Differentialdiagnose ist von allgemeiner Bedeutung, daß es durch energische diätetische und medikamentöse Therapie beim Ulcus wohl immer gelingt, die okkulte Blutung zum Stillstand zu bringen. Jede weiter bestehenbleibende okkulte Blutung ist hingegen als bedeutungsvoller Hinweis auf ein Carcinom anzusehen. Wir haben aber Grund, im Einzelfall in der Bewertung des Sistierens der okkulten Blutung unsicher zu sein, nachdem wir wissen, daß auch bei einem ulcerierenden kleinen Carcinom vorübergehend die Epitheldecke regenerieren kann, so daß die Blutungsquelle versiegt (s. S. 666; vgl. W. L. Palmer 1950).

Die *hämatologischen* Verhältnisse entsprechen beim Ulcus der Norm, abgesehen davon, daß bei vielen Duodenalgeschwüren eine Tendenz zur Polycythämie in Erscheinung tritt (Tuchfeld 1931, Singer 1935), was allerdings van Lerberghe (1951) erneut in Frage stellt. Der gesamte Blutstatus verändert sich natürlich bei Ulcuskomplikationen entsprechend deren Eigenart.

Die *Körpertemperatur* ist beim einfachen Geschwür normal. Temperaturerhöhungen werden erst bei komplizierenden Entzündungen oder nach großen Blutungen festgestellt.

Der *Blutdruck* der Ulcuskranken ist gewöhnlich normal, bei einem Teil ist jedoch eine Erniedrigung festzustellen. Über den Mechanismus dieser Hypotonien bestehen nur allgemeine Ansichten. Es gehören zahlreiche Fälle in die Gruppe der „sympathischen" Hypotonien (Birkmayer und Winkler 1951), die also Ausdruck vegetativer Funktionsstörungen sind. Pathophysiologisch können Ernährungsfaktoren mit im Spiel sein, ist uns doch die Hypotonie aus Notzeiten bekannt. Über Störungen der Bildung pressorischer und depressorischer Substanzen liegen bisher keine Befunde vor. Die Blutdrucksenkung ist dabei keine Eigenart der Ulcuskrankheit, sondern sie wird in gleichem Maße bei Gallenblasen- oder Pankreasentzündungen angetroffen. Beim Magencarcinom im vorgeschrittenen Stadium ist die Hypotonie sogar die Regel.

Für die Diskussion endokriner Faktoren der Ulcusentstehung und Formung der Ulcussymptomatologie haben *Hormonbestimmungen* bei Ulcuskranken eine gewisse Bedeutung. Hormonstudien liegen vor von Sandweiss, Saltzstein und Mitarbeitern (1942, 1943, 1950). Der Durchschnittswert für die Ausscheidung von 11-Oxycorticosteroiden im Harn (Bestimmung nach Daughaday, Jaffé und Williams 1948) beträgt danach bei Kranken mit Zwölffingerdarmgeschwüren 0,91 mg/24 Std, bei Gesunden 135 mg/24 Std. 17-Ketosteroide (Bestimmung nach Robbie und Gibson 1943) werden beim Gesunden in einer Menge von 9,6 mg/24 Std, bei Ulcuskranken mit 8,5 mg/24 Std angegeben. Die Autoren, auf die wir uns berufen, halten die Verminderung der 11-Oxycorticosteroid-Ausscheidung beim Zwölffingerdarmgeschwür für statistisch gesichert. Überprüfungen werden zeigen, ob Arbeit und Aufwand solcher Hormonbestimmungen lohnend sind. Die aus ähnlichen Untersuchungen gezogenen therapeutischen Folgerungen (Biró und Nagy 1951) können uns einstweilen nicht überzeugen.

Die *Häufung von Ulcera in Zeiten von Unterernährung*, welche zahlreichen Ärzten bereits bekannt war (Porter 1889, Formad und Birney 1891, Enright 1920, Bigland 1920), hat besonders im letzten Kriege eine Bearbeitung erfahren (Chernorutskii 1943, Tidow und Nekarda 1943, Geronne 1943, Macral 1944, Besancon 1945, Gottlieb 1946, Kalk 1943, 1945, Lipscomb 1945, Magee 1945, Stare 1945, Mirault-Kretchmar 1945, de Witt 1946, Hastings und Shimkin 1946, Fliederbaum, Heller, Zweibaum, Zarchi, Szejnfinkel, Goliborska, Elbinger und Ferszt 1946, Moutier 1947, Van der Hoeden 1947, Henning 1943, 1944, 1949), und ist zum Gegenstand der Betrachtungen über *Eiweißmangel und Ulcusentstehung* und *Eiweißdefizit bei Ulcus* geworden (siehe auch Abschnitt: Magen bei Unterernährung S. 453). Das „Kriegsulcus" ist danach vorwiegend ein Magenulcus. Frauen sind mehr betroffen als in Friedenszeiten. Die Erkrankung älterer Menschen war auffallend. In bezug auf die Ernährungsverhältnisse muß allerdings gesagt werden, daß ein Ansteigen der Ulcusziffer schon bereits *vor* einer allgemeinen Verschlechterung der Lebensmittelversorgung einsetzte. In Belgien und Frankreich trat eine zunehmende Verschlechterung der Ernährungslage besonders von der 2. Hälfte des Jahres 1940 an ein. Die dann erreichbare Kost zeichnete sich durch einen *niedrigen Eiweiß- und Fettgehalt* und durch einen *relativen Mangel an Vitaminen und Mineralien* aus, während der *Rohfasergehalt zunahm*.

Folgende Tabelle 27 demonstriert die Verhältnisse für Belgien, wenn auch bemerkt werden muß, daß Angaben auf Grund von Krankenhausstatistiken nur bedingten Wert haben und keinen bindenden Rückschluß auf pathogenetische Zusammenhänge zulassen. Bei Sektionen von an Unterernährung Gestorbenen beobachteten wir jedenfalls keine signifikante Häufung von Magen- und Zwölffingerdarmgeschwüren.

Tabelle 27. *Ulcusvorkommen in Belgien während der deutschen Besetzung* (VAN DER HOEDEN 1947).

	Vor der Besatzung %	Während der Besatzung %	Untersuchungszeitraum
Allgemeines Krankenhaus Gent:			
Röntgendiagnosen	23,6	32,6	1940—1941
Armenkrankenhaus Gent:			
Ulcera, bezogen auf alle Kranken. . . .	5,5	14,6	1943
St. Pierre Hospital, Brüssel, Medizinische Abteilung:			
Ulcera, bezogen auf alle Kranken . .	0,7	1,7	1940—1941
Ulcera, bezogen auf Kranke der Abteilung für Gastroenterologie	28,0	57,0	1940—1941
Krankenhaus Lüttich, Medizinische Abteilung: Geschwüre bei Kranken mit Magen-Darmbeschwerden	.33,7	52,4	1942
Brüssel, weibliche Ulcuskranke	6,6	11,0	1941—1944
Lüttich, weibliche Ulcuskranke	6,9	18,0	1940—1941

Für die Frage, ob ein *Eiweißdefizit* bei Ulcuskranken vorliegt, geben literarische Angaben keine übereinstimmende Auskunft. Co TUI und Mitarbeiter (1945) haben bei Ulcuskranken einen Eiweißmangel festgestellt und die Komplettierung der Kost mit Zusatzeiweiß als günstige Behandlungsmaßnahme propagiert. Ihre Ergebnisse konnten von HODGES (1947), WOLDMAN, FISHMAN, KNOWLTON, ROUSUCK und STONER (1948) nicht bestätigt werden. Andere Autoren nahmen einen erniedrigten Serumeiweißspiegel als Maß des Eiweißdefizits bei Ulcuskranken und beobachteten in einigen Fällen durch eine eiweißreiche Ulcusdiät die Normalisierung der Bluteiweißwerte (WOHL und Mitarbeiter 1948). Auch RAFSKY, KRIEGER und HONIG (1950) teilen mit, daß fast die Hälfte ihrer Ulcuskranken einen Serumeiweißspiegel von weniger als 6 g-% aufweisen. Wir müssen jedoch dazu bemerken, daß der Serumeiweißwert nur eine relative Angabe darstellt, die keine Rückschlüsse auf die Eiweißbilanz des Kranken gestattet. Damit ist auch eine Bewertung der Tierversuche (Experimente an Ratten, deren Beweiskraft von vornherein zweifelhaft erscheint; s. S. 590) von HOELZEL und DA COSTA (1937) sowie von MATZNER, WINDMER und SOBEL (1938) gegeben, die in dem tiefen Bluteiweißwert einen bedeutenden Faktor für die Ulcusentstehung sehen. RIGGS, REINHOLD, BOLES und SHORE (1941) machen darauf aufmerksam, daß chronischer Eiweißmangel in der Ernährung Ulcussymptome verstärken kann. So trägt dieser Umstand nach ihrer Meinung zum Anstieg der Säurewerte im Magen bei. Gleichzeitig soll der Eiweißmangel eine besondere Reizbarkeit des Pylorus erzeugen und die Entleerungszeit des Magens verlängern. Doch auch hier scheinen die Kausalbeziehungen komplizierter zu liegen.

Über die *Stickstoffbilanz* beim chronischen Magengeschwür unterrichten uns SAPPINATON und BOCKUS (1949). Sie haben 4 Kranke untersucht, bei denen weder eine Blutung noch anhaltendes Erbrechen vorausgegangen waren. Es wurden Stickstoffanalysen im Urin und Stuhl über Zeiträume von durchschnittlich 10 Tagen ausgeführt. Die Stickstoffzufuhr wurde an Hand von Nahrungsmitteltabellen errechnet. Es ergab sich, obwohl die Kranken in der Vorperiode keineswegs eine Kost aufgenommen hatten, welche an die Mangelernährung in Deutschland heranreicht (es waren im Durchschnitt täglich 2500 Calorien mit 80 g Eiweißzufuhr aufgenommen worden), bei 3 Kranken ein sicheres Eiweißdefizit. Man kommt auf Grund dieser Untersuchungen zu der Forderung, daß selbst beim unkomplizierten Magengeschwür eine tägliche Mindestzufuhr von 95 g Eiweiß notwendig ist. Damit ist auch gesagt, daß 2 Liter Milch je Tag zu wenig sind, um diese Eiweißmenge zu garantieren. (2 Liter Vollmilch enthalten nur 68 g Eiweiß.)

Überblickt man die klinischen Befunde, welche einem Ulcus eigen sind, dann wird man bekennen, daß sie im einzelnen wenig Markantes zeigen. An Bedeutung gewinnen sie durch eine sorgfältige Anamnese. Ihre gültige Bewertung können sie jedoch erst erlangen im Zusammenhang mit Spezialuntersuchungen, welche uns Röntgenologie und auch Gastroskopie ermöglichen.

8. Röntgensymptomatologie.

Die Röntgenuntersuchung liefert uns Befunde, welche an Wertigkeit alles, was sonst die genaue Untersuchung des Kranken zutage fördert, überragt (Kalk 1938). Das Ziel dieser Untersuchung ist der direkte Nachweis des Geschwürs („Ulcusnische"; Reiche 1909, Haudek 1910) selbst. Die „indirekten Ulcuszeichen" haben für die Ulcusdiagnose an Wert stark verloren, dennoch ist ihre Kenntnis und Beachtung notwendig.

Die Symptomatologie der Geschwüre im Röntgenbild ist inzwischen so weit erarbeitet worden, daß ein kundiger Untersucher neben der Feststellung der Nische auch etwas über die Qualitäten des Ulcus aussagen kann. Damit erschöpft sich also die röntgenologische Ulcusdiagnose nicht mit dem Nachweis der Ulcusnische, sondern auch die Eigenart des Geschwürs verlangt unsere Bemühung.

a) Allgemeines.

Treffsicherheit der Röntgenuntersuchung, Täuschungsmöglichkeiten. Nach Keutner (1939) werden bei der jetzigen Entwicklung der Röntgentechnik etwa 95% aller Ulcera röntgenologisch erfaßt. Das ist ein außerordentlich gutes Ergebnis gegenüber einer Trefferquote von 65% im Jahre 1917. Selbstverständlich spielt bei diesen Zahlen ein personeller Faktor mit. Röntgenologisches Können und röntgenologische Sorgfalt sind die Voraussetzungen für eine derartige Treffsicherheit.

Sprechen wir von Treffsicherheit, dann handelt es sich um den direkten Nachweis der *Geschwürsnische*. Sie ist das wichtigste Ulcuszeichen geworden. Jedoch stehen der Darstellbarkeit im Einzelfall gewisse Schwierigkeiten entgegen. So ist bekannt, daß blutende Ulcera röntgenologisch schwer zu erfassen sind. Auch kleinere, frische Ulcera können sich dem Nachweis durch die Röntgenuntersuchung entziehen. Es ist zu bedenken, daß eine Untersuchung nach Wochen ergebnislos verlaufen muß, weil frische Ulcera bei guter Heilungstendenz innerhalb kurzer Zeit vollständig zurückgebildet sein können. Es entgehen auch häufig atypisch lokalisierte Geschwüre, so z. B. hochsitzende Hinterwandulcera.

Als Störungsmomente für die Röntgenuntersuchung wirken ulcusbedingte Anomalien der Sekretion des Tonus und der Peristaltik. So verhindert eine Hyperperistaltik am Bulbus duodeni infolge der schnellen Breipassage die Füllung eines Ulcus im Bulbus duodeni. Die Sekretvermehrung im Magen kann das Eindringen von Kontrastmitteln in die Nische unmöglich machen. Hypertonische Mägen bieten oft ein schwer deutbares Reliefbild. Die Hypotonie kann die Nischenfüllung erschweren.

Neben der Reliefuntersuchung hat regelmäßig die Ableuchtung des Magens bei Breifüllung zu treten, weil es bei der Untersuchung mit kleinen Kontrastmittelmengen häufig zur Abschaltung der Nische vom Magenlumen durch hyperplastische Schleimhautfalten kommt. Es erübrigt sich auch zu sagen, daß Nahrungsreste im Magen eine exakte Röntgenuntersuchung unmöglich machen, deshalb wird im Nüchternzustand untersucht und bei Pylorusstenose vor der

Kontrastmittelfüllung ausgehebert. Sog. Pseudonischen finden sich bei grobem gastritischem Magenrelief, meist sind mehrere dieser Pseudonischen übereinander angeordnet. Nach H. H. BERG (1930), TESCHENDORF (1927) und HARTMANN (1940)

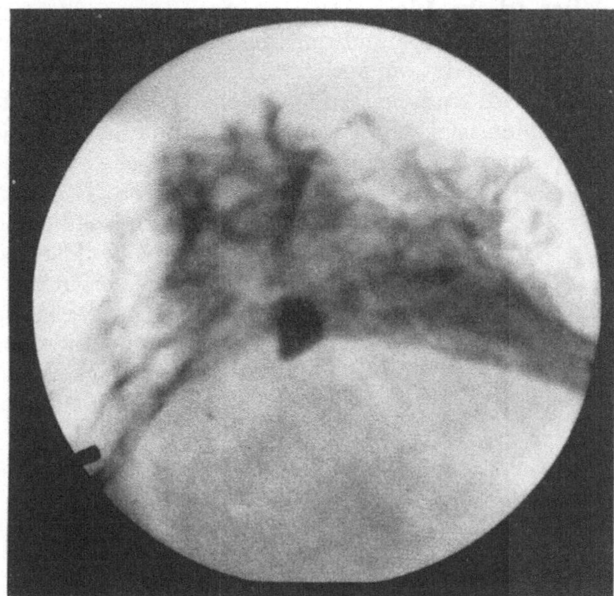

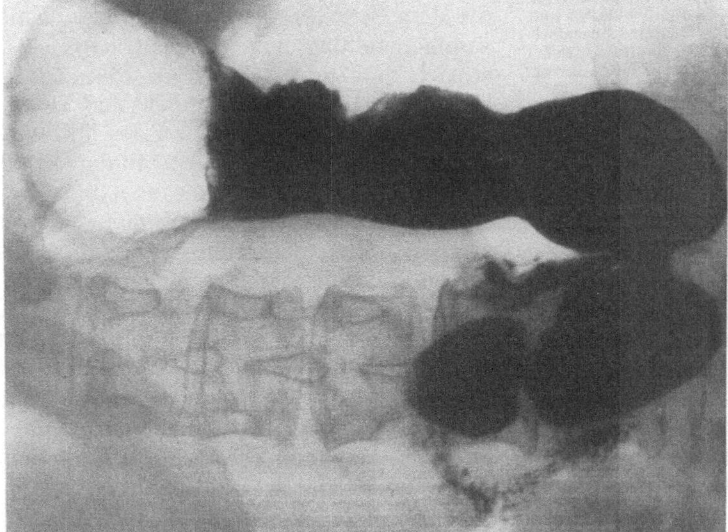

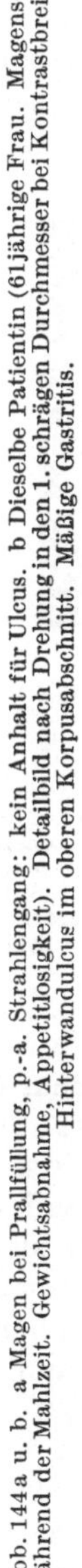

Abb. 144a u. b. a Magen bei Prallfüllung, p.-a. Strahlengang: kein Anhalt für Ulcus. b Dieselbe Patientin (61jährige Frau. Magenschmerzen während der Mahlzeit. Gewichtsabnahme, Appetitlosigkeit). Detailbild nach Drehung in den 1. schrägen Durchmesser bei Kontrastbreibeschlag: Hinterwandulcus im oberen Korpusabschnitt. Mäßige Gastritis.

kann je nach der Projektion eine axiale Abbildung des Pylorus mit der Magenausgangspartie für ein Ulcus gehalten werden. Vor solchem Irrtum schützen aufmerksame Durchleuchtung und Aufnahmen in mehreren Ebenen.

Bulbusdeformierungen bieten eine besonders große Möglichkeit der fehlerhaften Ulcusdiagnose. Die unvollständige Füllung des Bulbus, Speisereste im

Bulbus, polypöse Duodenitis, Lufteinschlüsse und spastische Bulbusveränderungen können hier zu Täuschungen Anlaß geben. Narbige Bulbusveränderungen ohne ein aktives Ulcus machen erhebliche differentialdiagnostische Schwierigkeiten. Aus diesen kurzen Hinweisen ergibt sich die Wichtigkeit der untrennbar miteinander verbundenen Röntgendurchleuchtung und der Aufnahmenbewertung.

Ulcustypen. Das frische Ulcus. Das frische Ulcus stellt pathologisch-anatomisch einen sehr einfachen Befund dar, dem eine ebenso einfache Charakterisierung des Röntgenbefundes entspricht. Die *Ulcusnische* ist das klassische Symptom der Geschwürskrankheit. Sie ist zuerst von Hemmeter (1906) bei experimentellen Arbeiten beobachtet worden. Haudek hat 1910 dieses Symptom in die Röntgenologie und Klinik eingeführt. Die „Nische" ist fast ausnahmslos oval oder rund. Die Trichterform wird im Röntgenbild verhältnismäßig selten gefunden, sondern häufiger eine Mulden- oder Napfform. Die Nische zeigt verschiedenes Aussehen, je nach der Richtung, in der sie zur Darstellung kommt. Danach unterscheidet man die „Profilnische" von der „En face-Nische". Erscheint die Ulcusnische in der Randkontur des Magens oder Duodenums, dann bildet sie eine Vorwölbung („Plus an Füllung"), die durch das sog. Tegmen (Forsell 1923), dem Substrat des Schwellungshofes (Schwellungswalles) hervorgehoben wird. Blickt man in Richtung des Ulcuskraters, dann erscheint bei der Reliefdarstellung das Geschwür als runder Kontrastfleck mit einer ringförmigen Aufhellungszone, die dem Schwellungsring entspricht. Eine Zusammenstellung von Eschbach (1949) bestätigt, daß das frische Ulcus größer ist als das ältere Geschwür. Gewöhnlich sind Duodenalulcera kleiner als Geschwüre des Magens.

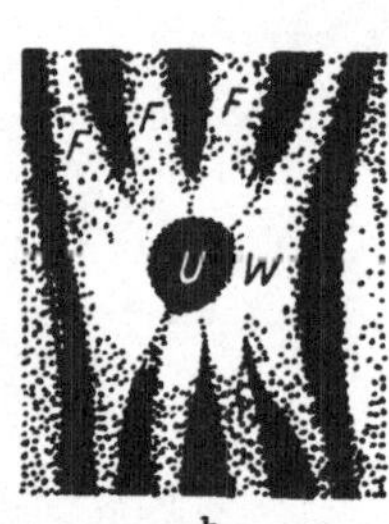

Abb. 145. Schematisches röntgenanatomisches Bild der Ulcusnische (zum Teil nach Glasscheib: Allgemeine Röntgenkunde. Wien 1936). a Seitenansicht: *1* Ulcuskrater (Receptaculum), *2* zellige Infiltration (Infiltratio), *3* Randwulst (Tegmen). *4* Mucosa (d. h. für das Ulcus = Adminiculum), *5* und *6* tiefere Magenwandschichten (Muscularis propria, Serosa). b Ulcus in Aufsicht: *U* Ulcusgrund, *FFF* zum Ulcus konvergierende Schleimhautzüge („Faltenstern"), *W* Ulcuswall.

Zur röntgenologischen Ulcusdiagnose gehört neben der Feststellung der Nische die Beurteilung der unmittelbaren Umgebung. Bereits Chaoul (1929) hat geäußert, daß das Röntgenbild eine Darstellung gibt, in der Ergebnisse von Exsudation, veränderter Autoplastik, gastritischen Schwellungen einbezogen sind, während diese Gestaltungsfaktoren am Sektionspräparat nicht mehr nachzuweisen sind. Um das Ulcus herum findet sich ein „Schwellungshof" (Berg 1930), welcher auch mit „Schwellungswall" (Baensch) oder „Schwellungsring" (Kuhlmann) bezeichnet wird. Dieser Schwellungswall bildet sich bei komplikationsloser Abheilung des Ulcus relativ schnell zurück, so daß in diesem Bezirk die Schleimhautfalten, welche vorher verstrichen waren oder eine klobige Verdickung aufwiesen, in normaler Form wieder nachzuweisen sind. Durch lokale Spasmen und bei fortschreitender Vernarbung eines Ulcus durch Bindegewebe werden die heranreichenden Falten durch Schrumpfungsvorgänge nach dem Geschwürszentrum hin zusammengezogen und es entsteht der sog. *Faltenstern* (Eisler und Lenk 1921). Die ursprüngliche Größe des Ulcus ist auf seine Ausprägung von Einfluß. So entsteht bei größeren Ulcerationen eine solche sternförmige Narbe viel eher.

Der Faltenstern bleibt längere Zeit nachweisbar und verändert sich, wenn es sich um eine größere, tiefgehende Narbe handelt, unter Umständen nur noch in Abhängigkeit von der Begleitgastritis.

KALK (1938) nimmt seine gastroskopischen Erfahrungen zum Anlaß, darauf hinzuweisen, daß die strahlenförmige Faltenkonvergenz nicht in jedem Falle einer narbigen Schrumpfung entspricht, sondern daß auch dauerhafte Kontraktionsvorgänge in der Schleimhaut vor Abheilung das Bild des Faltensterns entstehen lassen.

Das frische Ulcus verkleinert sich vielfach in einem kurzen Zeitraum. Es kann der Eindruck einer schnellen Heilung entstehen. Jedoch beziehen sich diese auffallenden Veränderungen gewöhnlich auf den Rückgang des entzündlichen Ödems und auf den Ausgleich spastischer Kontraktionen der muskulären Elemente im Ulcusgrund und in der Ulcusumgebung. Diese Erfahrung, die wir häufig an den akuten Riesengeschwüren machen konnten, mahnt uns zur Vorsicht bei der Beurteilung des Heilungsvorgangs (s. S. 618).

Das callöse Ulcus. Diese Bezeichnung, der pathologisch-anatomischen Nomenklatur entnommen, wird auch von Röntgenologen benutzt (ÅKERLUND 1923, ASSMANN 1929, SAUPE 1948, TESCHENDORF 1937 u. a.), während ZEITLIN (1934) unter Vermeidung dieser Bezeichnung röntgenologisch vom Ulcus chronicum spricht.

Das wichtigste Kennzeichen eines callösen Geschwürs stellt die Bindegewebsbildung am Ulcusgrund und -rand und in der näheren Umgebung des Ulcus dar. TESCHENDORF (1937) erblickt daher in wallartigen Ulcusrändern das röntgenologische Substrat der Bindegewebswucherung. Allerdings

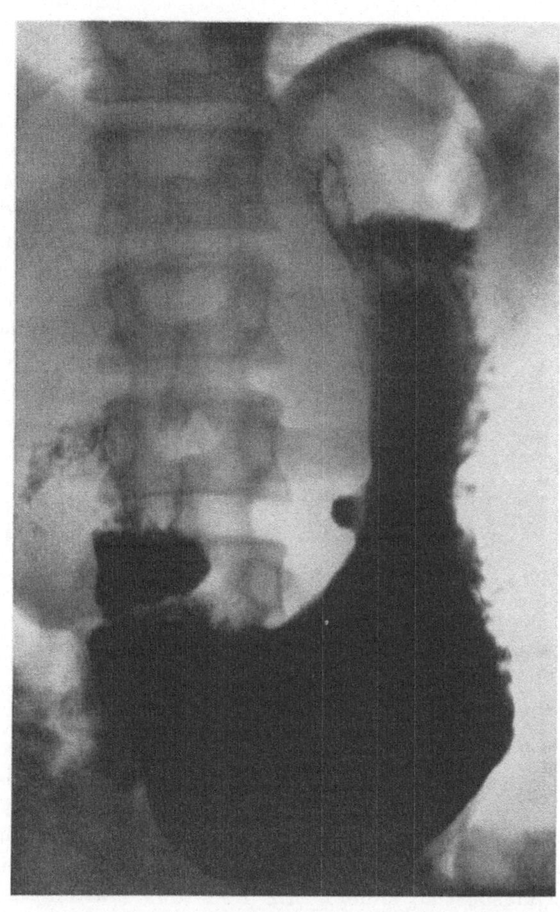

Abb. 146. Typische Ulcusnische an der kleinen Kurvatur. 37jähriger Mann, Barkellner. Schmerzen bei Nahrungsaufnahme. Superacidität, „Kletterkurve". Starke vegetative Dystonie.)

läßt sich ein entzündlicher Ulcuswall röntgenologisch nicht vom bindegewebig verdickten Ulcusrand unterscheiden. Es muß auch darauf hingewiesen werden, daß die Nischen*größe* nichts über die Callusbildung beim Ulcus aussagen kann. Die größten Nischen findet man häufig beim frischen Ulcus, wie uns die Riesenulcera (Kriegsulcera, Krisenulcera) eindrucksvoll gezeigt haben.

Für ein älteres Ulcus spricht nach H. H. BERG (1930) die fehlende Rückbildungstendenz. Das trifft zu und man kann aus der Verlaufsbeobachtung auf bindegewebige Versteifungen eines Ulcus schließen. Die Charakterisierung auf Grund wiederholter Untersuchungen ist aber nicht immer befriedigend, so daß nach direkten Hinweisen auf das chronisch-indurierende Ulcus gesucht wurde.

Bei sorgfältiger Darstellung des wallartigen Ulcusrandes spricht eine grobe Unregelmäßigkeit für ein älteres, callöses Ulcus. Schleimhautfaltenkonvergenz ist kein eindeutiges Zeichen. Sie kann sich finden beim schlecht heilenden, rezidivierenden Ulcus, aber auch beim glatt heilenden bzw. abgeheilten Geschwür. Man sollte regelmäßig beim Ulcus ventriculi eine Aufsichtsdarstellung erstreben. Dabei zeigt sich, daß bei callösen Geschwüren oft der Faltenstern nicht wie beim frischen Ulcus im Schwellungshof des Ulcusrandes aufgeht, sondern sich bis in den Ulcusrand hinein fortsetzt. Die Ulcusnische wird dadurch zur Sternform oder sie zeigt eckige Begrenzungen (Sternnischenform", „Ecknischenform"; Eschbach 1949).

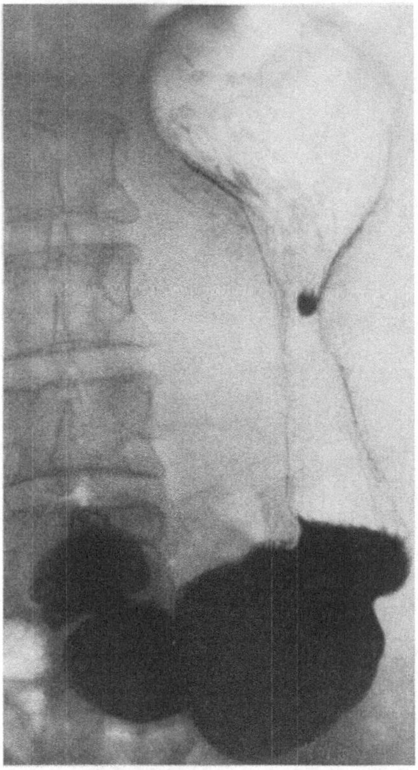

Bindegewebsneubildung im Ulcusbereiche, welche die ganze Magenwand durchsetzt, bedingt eine Steife und Starrheit des betroffenen Bezirkes („Ulcusschwiele"), so daß ein Bewegungsdefekt (als indirektes Ulcuszeichen) röntgenologisch als Symptom eines chronischen Geschwürs imponiert (Riegelsymptom von Fraenkel). Es kann aber eine adhäsive Fixation ebenfalls die peristaltische Bewegung hemmen. Eine Unterscheidung vermag die Prüfung der palpatorischen Verschieblichkeit oft zu geben. Das Fehlen einer Verschieblichkeit kann als Zeichen der callösen Beschaffenheit eines Ulcus gelten. Ebenso ist das Fehlen der palpatorischen Verformung der Ulcusnische zu werten. Allerdings ist der Ulcussitz im oberen Magenbereich und an der Hinterwand dieser Prüfung hinderlich.

Haenisch (1940) bezeichnet das Zurückbleiben von Breiresten in der Nische bei fortgeschrittener Magenentleerung als Retentionssymptom und sieht in der Retention einen Hinweis auf die callöse

Abb. 147. Ulcus an der Hinterwand (Aerophagie).

Ulcusbeschaffenheit. Da aber das Haften von Breiresten auch von anderen Faktoren abhängig ist (Rückenlage, Penetration, Klebrigkeit des Ulcusgrundes), ist diese Erscheinung ebenfalls kein untrügliches Zeichen für die bindegewebige Ausmauerung des Ulcus.

Ulcusheilung im Röntgenbild. Es bedeutet nicht die volle Befriedigung, nach einer gewissen Zeit das Verschwinden oder Nichtverschwinden der Nische durch das Röntgenverfahren zu bestätigen. Der Ablauf der Ulcusheilung ist bisher ein Gegenstand geringer Beachtung gewesen. Mit der Ulcusrückbildung, d. h. röntgenologisch mit der Nischenverkleinerung, kann nämlich ein Formwandel verbunden sein. H. H. Berg (1930) erkennt in dem Spitzwerden des Nischentrichters ein Zeichen der Abheilung. Ähnliche Hinweise geben Moutier und Porcher (1927). Für den Ablauf der Ulcusheilung unterscheidet Eschbach (1949) 2 nebeneinanderlaufende Vorgänge, den Formwandel und die Nischenverkleinerung. Der Formwandel ist natürlich stark von der ursprünglichen Ulcusform abhängig. Danach kann man 2 Varianten der Veränderungen der

Trichterform des Ulcus unterscheiden. Beim napfförmigen, nicht in die tiefen Magenwandschichten vorgedrungenen Ulcus führt eine Umfangsverkleinerung der Nische zu einer anfangs stumpfen, später spitzer werdenden Trichterform. Ein penetrierendes Geschwür zeigt bei Abheilung einen Formwandel über die sog. Kragenknopfform, welche sich erst verhältnismäßig spät in die spitze Trichterform umwandelt (s. Abb. 148, 149).

Im Beginn der Nischenverkleinerung beobachtet man den Rückgang des Schwellungswalles. Ulcusbedingte Irritationen muskulärer Funktionen am Magen und Duodenum gehen zurück. Dann tritt bei größeren Nischen gewöhnlich eine Umfangsverminderung ein *(konzentrische Verkleinerung)*. Die ursprüngliche Tiefe des Gewebsdefektes kann längere Zeit bestehenbleiben und Gefahren der Blutung und Perforation unterhalten. Die *axiale Verkleinerung* äußert sich in der Abnahme der Nischentiefe. Beide Teilvorgänge kombinieren sich gewöhnlich und laufen nebeneinander ab. Aber auch ihr getrennter Gang in abgesetzten Phasen ist im Röntgenbild bis zur vollständigen Rückbildung der Nische zu verfolgen (ESCHBACH).

Rückbildung des Röntgenbefundes bei klinischer Beschwerdefreiheit kann Abheilung bedeuten. Aber ein Rezidiv an gleicher Stelle läßt oft an dieser Bewertung zweifeln (vgl. KÖHLER und PENEW 1951).

Neben den formalen Vorgängen verdienen die Heilungsaussichten Beachtung. Das frische Ulcus heilt erfahrungsgemäß schnell und in überwiegender Zahl der Fälle (etwa 81 %). Eine günstige Prognose für die Heilung

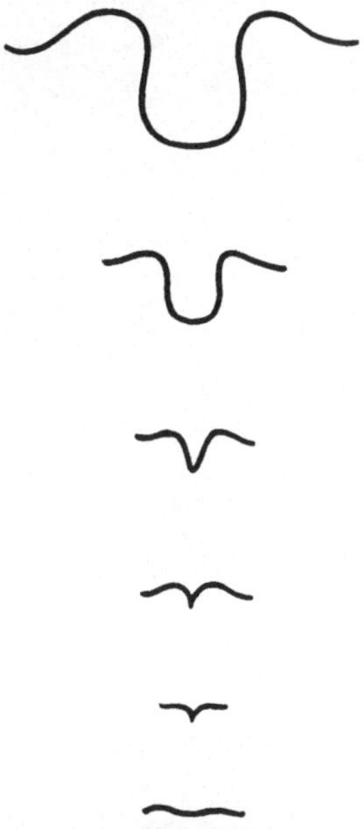

Abb. 148. Abb. 149.

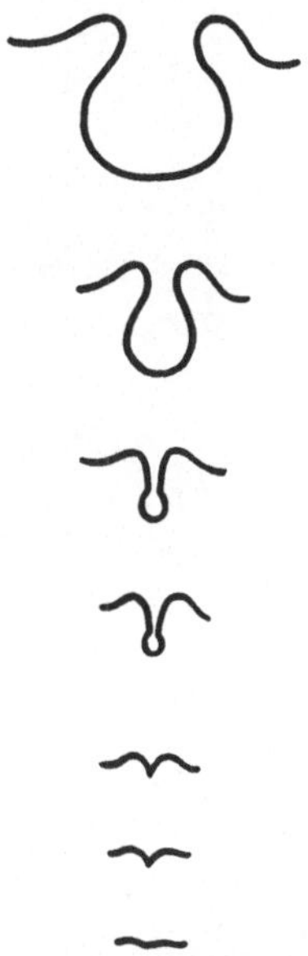

Abb. 148. Schematische Darstellung des Formwandels der gewöhnlichen Ulcusnische beim Heilungsvorgang: Übergang von der Napfform zur Trichterform. (Nach ESCHBACH 1949.)

Abb. 149. Schematische Darstellung des Formwandels der penetrierenden Ulcusnische beim Heilungsvorgang: Übergang von der Höhlenform über Kragenknopfform zur Dornform. (Nach ESCHBACH 1949.)

eines chronischen Geschwürs ergibt sich nach ESCHBACH (1949) mit 15,5 %. Bei alten Geschwüren sind die Aussichten gering (KAUFMANN 1950). Beim Zwölffingerdarmgeschwür fand ALBRECHT (1930) eine Heilung in 20 %, eine Besserung in 30 % und eine Unbeeinflußbarkeit in 50 %. Relativ günstig sind die Heilungsaussichten der Korpusgeschwüre. Ungünstiger liegen die Verhältnisse in der Magenausgangspartie, im Pylorusring und im Duodenum.

Ulcusnarbe. Die Röntgendiagnostik von Ulcusnarben, besonders im Bulbus duodeni, verlangt große röntgenologische Erfahrung, da hier häufig Ulcusnarben als aktive Ulcera angesprochen werden. Das macht auch eine gewisse Unsicherheit in röntgenologischen Statistiken über die Häufigkeit der Duodenalgeschwüre (!).

Ganz allgemein ist die Abgrenzung von Ulcus und Narbe nicht immer leicht. Narbige Veränderungen können verschiedene Tiefenausdehnung haben und dementsprechend mehr oder weniger hervortreten. Eine Faltenkonvergenz *kann* Ausdruck eines narbigen Abheilungsvorganges sein, und es ist möglich, daß ein „Faltenstern" im Schleimhautrelief während langer Jahre nachweisbar bleibt.

Die Ausprägung der Faltenkonvergenz ist abhängig von der Tiefe der Ulcuspenetration. Es hinterlassen Defekte, die nur die Schleimhaut betreffen, keine

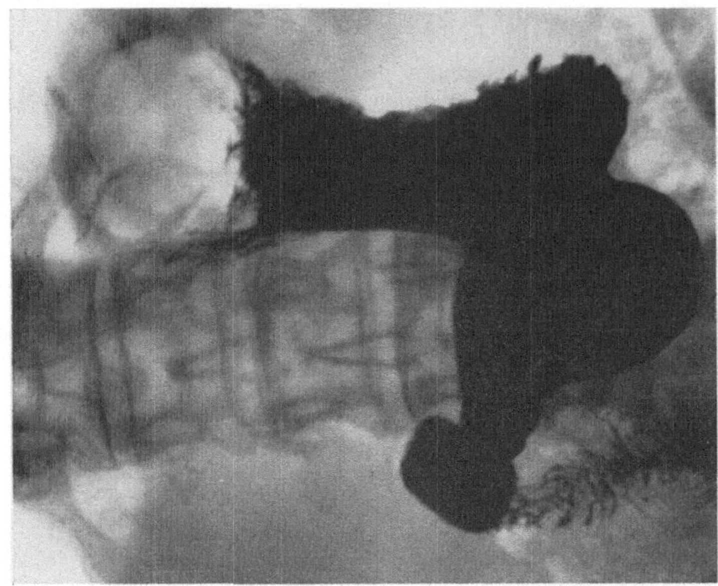

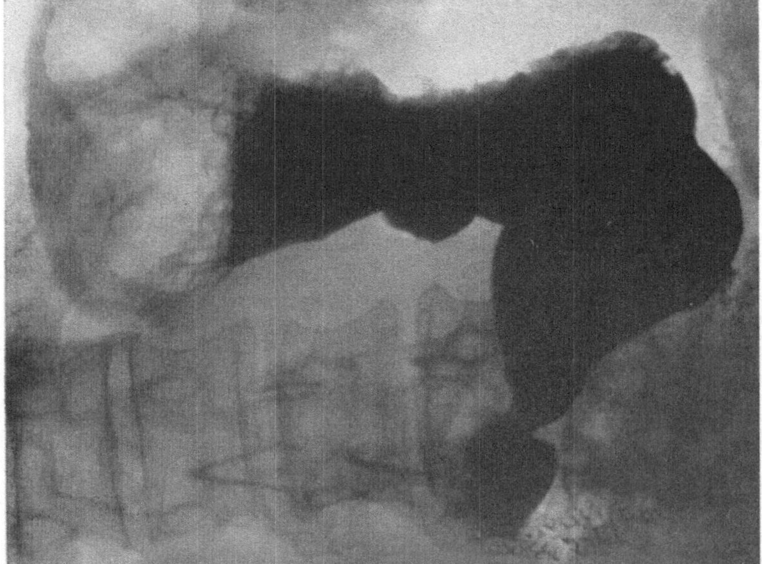

Abb. 150a u. b. Flüchtling aus Ostpreußen. Magenbeschwerden seit 21 Jahren. Leicht erregbar. a Oktober 1945. Heftige Magenschmerzen, unabhängig von der Nahrungsaufnahme. Röntgenuntersuchung 16. 10. 45: Großes Ulcus an der kleinen Kurvatur in Korpusmitte. Besserung der Beschwerden und schnelle Ulcusheilung durch diätetische Maßnahmen. b 1947. Kontrolluntersuchung am 13. 7. 47 in der Medizinischen Poliklinik: Klinisch Gastritisbeschwerden. Subacidität. Röntgenologisch: Kein Ulcus nachweisbar. Gastritis. — 3 Wochen nach dieser Untersuchung, nach kurzer heftiger Beschwerdeattacke große Magenblutung mit Hämatemesis und Melaena. Danach Beschwerdefreiheit. Keine Klinikaufnahme. Keine diätetischen Einschränkungen. Langsamer Rückgang der Hinfälligkeit. 10. 10. 47: Klinikaufnahme wegen drohender Ulcusperforation. Nach Abwarten bis Anfang November 1947 Magenresektion. Resektionspräparat: Ausgedehnte Verlötung und Verschwielung an der Hinterwand. Stark verbreiterte und wirr verlaufende Schleimhautfalten. Ulcusnarbe an der kleinen Kurvatur in Korpusmitte.

Faltenverziehung. Ein stark ausgeprägter Faltenstern spricht für einen Substanzverlust, der tiefere Magenwandschichten ergriffen hatte. Schübe einer begleitenden Gastritis können ein stärkeres Hervortreten bewirken. Der Ulcusnarbe eigen sind ferner „Riegelsymptom" und mangelhafte palpatorische Plastizität. Es folgen grobe Formveränderungen des Magens infolge Schrumpfung.

Wenn bislang die Faltenkonvergenz als eindeutiges Ulcuszeichen angesehen wurde, so kann dies nur mit Einschränkungen gelten. Nicht nur die differential-diagnostische Erwägung gegenüber der Ulcusnarbe, sondern die schwerwiegende Entscheidung über das Vorliegen eines Frühcarcinoms ist zu fällen. Der bisher als Zeichen eines gutartigen Ulcus gewertete Faltenstern findet sich auch beim exulcerierten kleinen Magencarcinom. Das belegen erneut die eindrucksvollen Beobachtungen von BÜCKER (1944, 1950). In zweifelhaften Fällen muß eine Wiederholungsuntersuchung die Veränderungstendenzen eines Faltensternes auf-weisen.

„Indirekte" Ulcussymptome. Bereits bei der klinischen Untersuchung spielt der Druckschmerz eine gewisse Rolle. Es kann auch eine korrespondierende Druckempfindlichkeit bei der Röntgenuntersuchung wichtig werden. Sie findet sich häufig beim Ulcus duodeni. Beim Magenulcus wird sie besonders dann ange-troffen, wenn ein callöses Ulcus zu Verlötungen mit der Nachbarschaft geführt hat. Die Druckschmerzhaftigkeit des Geschwürs kann auch durch Einbeziehung des Bauchfells bedingt sein. POLZIEN (1942) macht in diesem Zusammenhang darauf aufmerksam, daß durch Ulcusfixation das normale Magengleiten gestört wird. Die Anheftung eines Magenpunktes soll nach seiner Auffassung für Schmer-zen bei zunehmender Magenfüllung verantwortlich sein. Periduodenale und peri-gastritische Fixationen — durch Ulcuspenetration hervorgerufen — sind in einem hohen Prozentsatz Ursachen für Störungen des normalen Formwechsels des Magens.

Narbenzug und Schrumpfung führen bei chronischen Geschwüren zu Defor-mierungen des Magens und Zwölffingerdarms. Hochsitzende Geschwüre und Ulcera im oberen Drittel der kleinen Kurvatur rufen eine Verkürzung der Minor-kontur des Magens hervor. Ganz besonders stark tritt diese Aufwärtsraffung beim Angelhakenmagen in Erscheinung. Als weitere Folge der Narbenschrumpfung ist der organische Sanduhrmagen zu nennen (s. S. 397). Er hat seine Enge ge-wöhnlich in der Nähe der kleinen Kurvatur, ist also asymmetrisch, während beim Carcinomsanduhrmagen die Stenose in der Regel infolge ringförmiger Infiltration axial in der Mitte des Magenkörpers liegt. Präpylorischer Sitz des Geschwürs führt infolge schneckenförmiger Einrollung (SCHMIEDEN und HÄRTEL 1913) zum sog. Beutelmagen, bei dem der Pylorus an die kleine Kurvatur und nach aufwärts herangezogen ist. Die Ausweitung des unteren Fundusabschnittes hat eine meist schon früh einsetzende motorische Insuffizienz zur Folge (SCHLESINGER-Parese).

Groteske Formabweichungen gibt es bei ulcusbedingter Pylorusstenose. Man spricht vom „Eimermagen" (BAENSCH 1952). Er weist gleichzeitig fast immer eine schwere Gastritis auf (s. auch S. 402ff.).

Schwielige und adhäsive Veränderungen führen am Bulbus duodeni zu erheblichen Formveränderungen. Ihr erster Grad stellt die Retraktion der Recessus dar (COLEsche Deformität). Weitere Formverunstaltungen werden in der Röntgennomenklatur als Kleeblatt-, Zahnrad-, Hammer- oder Propellerbulbus bezeichnet. Bei totaler Schrumpfung des Bulbus duodeni spricht man von Bulbusphthise.

Abnorme motorische und sekretorische Vorgänge werden nicht allein durch ein Geschwür verursacht. So sind funktionelle Störungen nur mit Vorbehalt für die Ulcusdiagnose zu verwenden. Beim Ulcus an der kleinen Kurvatur sehen wir besonders häufig Spasmen in der Höhe des Geschwürs: *Lokal- oder Segment-spasmus. Fernspasmen* betreffen Bezirke am Magen- und Zwölffingerdarm, welche nicht unmittelbar in Beziehung zum Geschwür stehen. So können ein Kardiospasmus oder ein Ringspasmus im Antrumgebiet Begleiterscheinungen eines Magen- oder Zwölffingerdarmgeschwürs sein. Auch der ulcusbedingte

Pylorusspasmus kann als Fernspasmus auftreten. Während es sich bei Segment-
und Fernspasmen um Kontraktionszustände in der Schicht der Muscularis propria

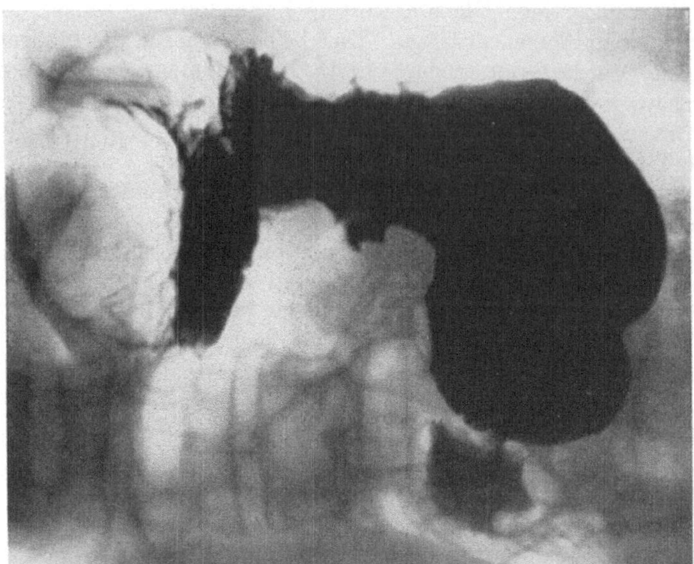

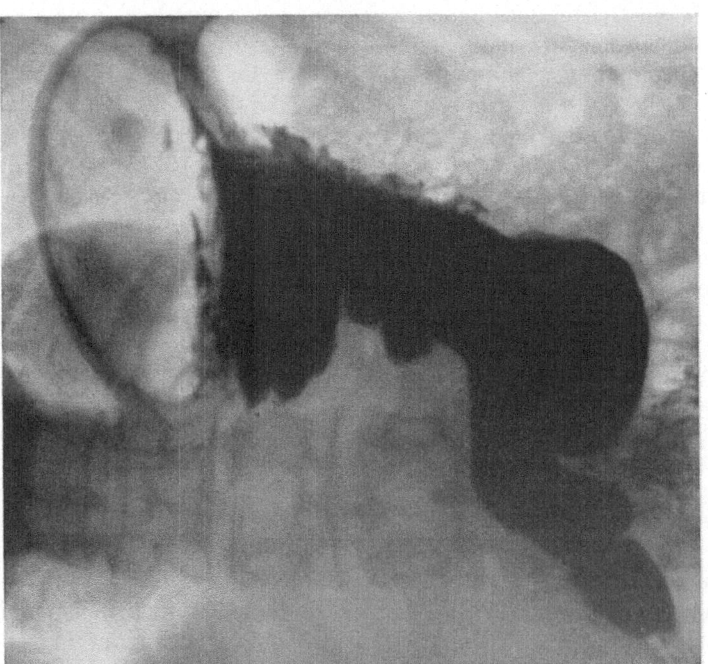

Abb. 151a u. b. a Penetrierendes Ulcus an der kleinen Kurvatur in Korpusmitte. Kaskadenmagen. Ulcusgastritis. Bulbus und Duodenalschleife deformiert (4. 11. 47). (45jährige Frau, Ulcusbeschwerden seit 4 Jahren.) b 10. 2. 48: Geringe Verkleinerung des Ulcus. Unregelmäßige, zackige Konturen der Nische. Kaskadenmagen. Gastritis (Patientin nahezu beschwerdefrei).

handelt, führen spastische Kontraktionen in der Muscularis mucosae neben ihrer
Beteiligung an der Ausbildung des Faltensterns zur Zähnelung der großen Kurvatur des Magens („comblike outlining"). Diese Veränderungen finden sich besonders häufig beim Ulcus duodeni.

Störungen des *Tonus* und der *Peristaltik* werden ebenfalls beobachtet. Vielfach kommt es zu einer Steigerung des Tonus und damit zu einer Verstärkung der

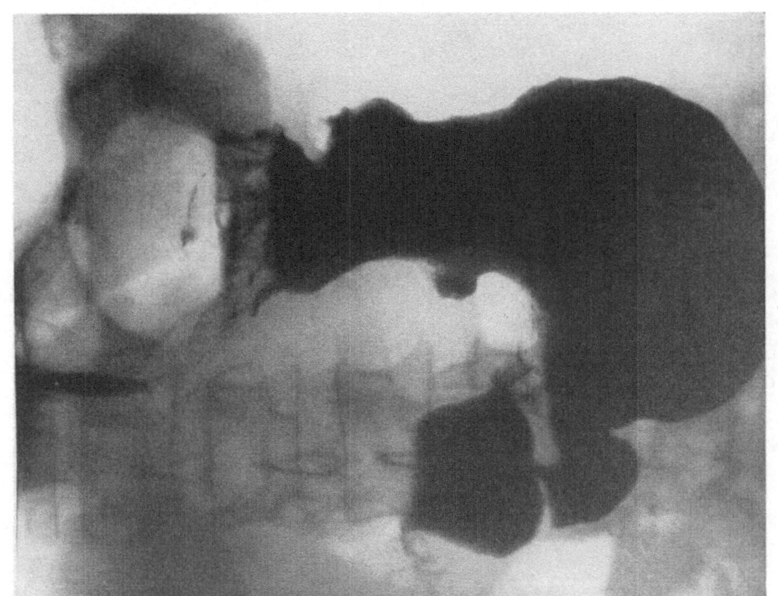

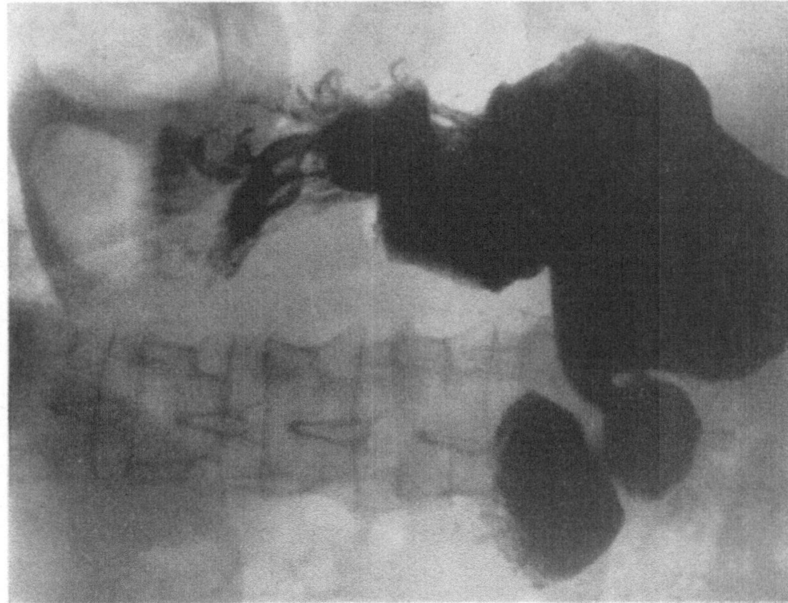

Abb. 152a u. b. Riesengeschwür des Magens (,,Krisenulcus"). a 30. 10. 46: Riesengeschwür an der kleinen Kurvatur. (65jährige Frau. Umsiedler aus dem Sudetenland. 3 Wochen lang ruhelos bei karger Ernährung unterwegs. Während dieser Zeit erstmalig Magenbeschwerden. Nüchternschmerz. Gewichtsabnahme auf 43 kg. Normale Säurewerte. Hypochrome Anämie. Serumeiweiß 5,1 g-%.) b 26. 11. 46: Verkleinerung des Ulcus unter strenger Bettruhe und Magendiät, Wärmeapplikation, Atropin, beschwerdefrei. Langsamer Ausgleich der Anämie.

Peristaltik. BAENSCH (1952) macht auf charakteristische Tonusschwankungen aufmerksam, welche besonders beim Ulcus duodeni auftreten und den sog. *,,duodenalen Entleerungstyp"* bedingen. Diese, durch Formänderung hervorgerufene Entleerungsstörung besteht darin, daß nach einer anfänglich beschleunigten Magenentleerung eine Verzögerung erfolgt, so daß beim Ulcus duodeni die Breispitze bereits nach $1^1/_2$ Std im Ileum und Coecum gefunden wird, während der Magen noch Breifüllung aufweist.

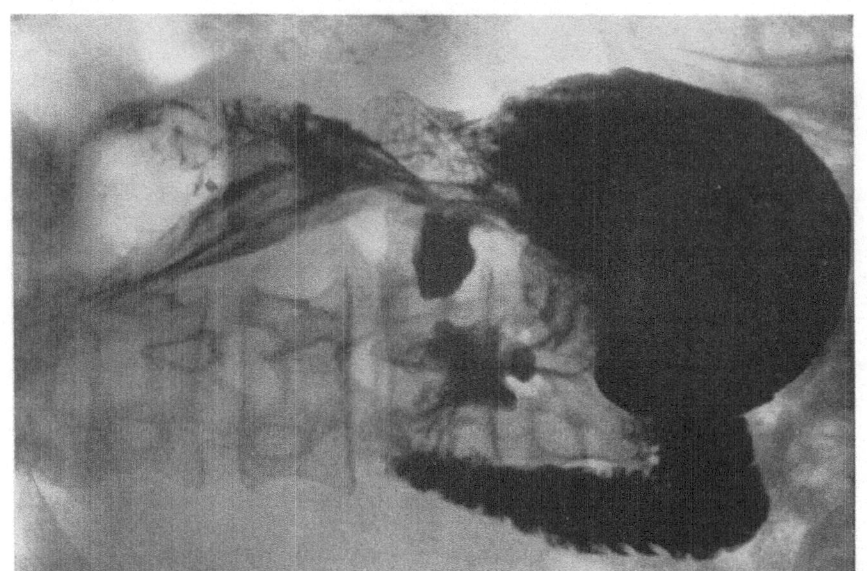

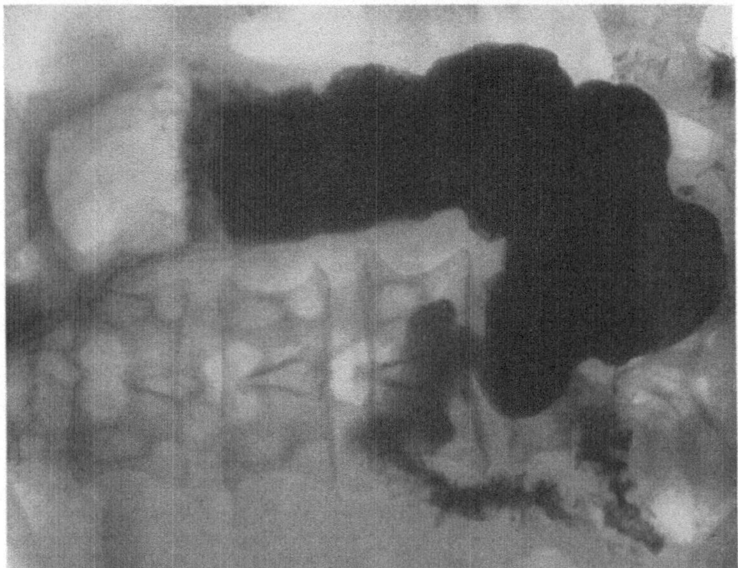

Abb. 153a u. b. Einfluß von Unterernährung auf Ulcuskrankheit. a Februar 1942: Kleines Magenulcus an der kleinen Kurvatur. [44jähriger Mann. Seit 14 Jahren rückfällige Ulcusbeschwerden. Wiederholt röntgenologische Feststellung eines Ulcus ventriculi und duodeni (bzw. Bulbusdeformierung).] b Dezember 1946: Erhebliche Vergrößerung seines alten Magengeschwürs. Schlesinger-Parese. Sanduhrmagen, Bulbusdeformierung. [Vorausgehend jahrelange Unterernährung. Jetzt fast täglich Erbrechen. Allgemeinzustand stark reduziert. Hypochrome Anämie. Beschleunigte Senkung der Blutkörperchen (100/115 mm). Normale Säurewerte im Magensaft.]

Infiltration und Versteifung der Magenwand werden zum *Peristaltikriegel* (*Riegelsymptom*, Fraenkel 1927). Ein Polygramm bringt dieses Riegelsymptom deutlich zutage. Sicherer belegen kymographische Untersuchungen das Aussetzen der Peristaltik in den fraglichen Bezirken. Damit wird aber kein für Ulcus charakteristischer Befund gewonnen, sondern die Peristaltikblockierung ist

Allgemeinzeichen für lokale Infiltrierung (Versteifung) oder Fixierung der Magenwand. Als Bewegungsdefekt findet man es beim Carcinom des Magens. Die Sondierung des Ulcusmagens hat uns davon überzeugt, daß Supersekretion häufig beim Ulcus vorkommt. So wird auch die hohe Intermediärschicht (Sekretschicht) der Röntgenaufnahme als Ulcussymptom angesehen, ohne daß etwa damit ein eindeutiger Hinweis gegeben wird.

Gleichzeitiges Vorkommen mehrerer Ulcera. Zahlen über das gleichzeitige Vorkommen von Geschwürsbildungen ergeben ein recht widersprechendes Bild. Pathologisch-anatomische Untersuchungen können hier nicht befriedigen und Röntgenuntersuchungen sind belastet durch die Schwierigkeit der Abgrenzung von Ulcusnarben und floriden Geschwüren; Ulcera von geringer Größe und bei ungünstiger Lokalisation können dem Nachweis entgehen. Wir wiesen schon darauf hin, daß die multiplen Duodenalgeschwüre ein besonderes Problem aufwerfen, finden wir sie doch häufig korrespondierend an Vorder- und Hinterwand („kissing ulcers"). Nach Röntgenuntersuchungen von ESCHBACH (1949) kommen 5% aller Ulcera in Mehrzahl vor.

Tabelle 28.

Einteilungsprinzip	Frischer Zustand			Älterer Zustand		
	typisch	Abart	Narbe	typisch	Abart	Narbe
Tiefenerstreckung des Ulcus	Oberflächliches Ulcus	—	—	Tiefes Ulcus	Penetrierendes Ulcus	—
Röntgenmorphologie	Rundnische mit Schwellungshof	Rundnische mit Penetrationszeichen	Restitutio ad integrum oder Faltenstern	Deformierte Nische mit Faltenstern und Randwülsten	Deformierte Nische mit Penetrationszeichen	Deformierung der äußeren Konturen und Faltenstern
Röntgenfunktion	Im Vordergrund akute Sekretions und Tonusstörungen	—	Normal	Chronische Sekretions und Tonusstörungen	—	Normal oder durch Stenose behindert
Röntgendeutung	Frisches Ulcus	Frisches penetrierendes Ulcus	Narbenzustand	Älteres Ulcus	Älteres penetrierendes Ulcus	Narbenzustand gleichgültiger oder stenosierender Art

Tabelle 29.

Einteilungsprinzip	Frischer Zustand			Älterer Zustand		
	typisch	Abart	Narbe	typisch	Abart	Narbe
Kombination von Pathologie, Klinik und Röntgenologie	Ulcus simplex acutum mit Rundnische und Hof	Ulcus simplex acutum mit Penetrationszeichen	Schleimhautnarbe von frischem Ulcus mit Restitutio ad integrum oder Faltenkonvergenz	Ulcus callosum chronicum bzw. recidivans mit Eck- oder Sternnische, Randwülsten und Faltenkonvergenz	Ulcus callosum chronicum bzw. recidivans mit Penetrationszeichen	Schleimhaut und Magenwandnarbe von älterem Ulcus, mit unwesentlicher oder wesentlicher Veränderung von Form und Funktion

Um der praktischen Ulcusröntgenologie Fragen zu stellen und notwendige Folgerungen zu ziehen, führen wir 2 Tabellen aus dem Buch von ESCHBACH (1949), welches einen guten Überblick über röntgenologische Ulcusprobleme vermittelt, an. Die Tabelle 28 gibt eine Zusammenstellung der Röntgensymptomatologie beim Ulcus wieder.

Für die praktische ärztliche Tätigkeit hat sich das Schema (Tabelle 29) bewährt, das zugleich eine begriffliche Deckung morphologischer, klinischer und röntgenologischer Bezeichnungsweisen anstrebt.

b) Spezielle Röntgensymptomatologie.

1. Kardianahes Geschwür und Korpusgeschwür. Mit einer Häufigkeit von etwa 10% finden sich Ulcera in der Nähe der Kardia. Frühere röntgenologische

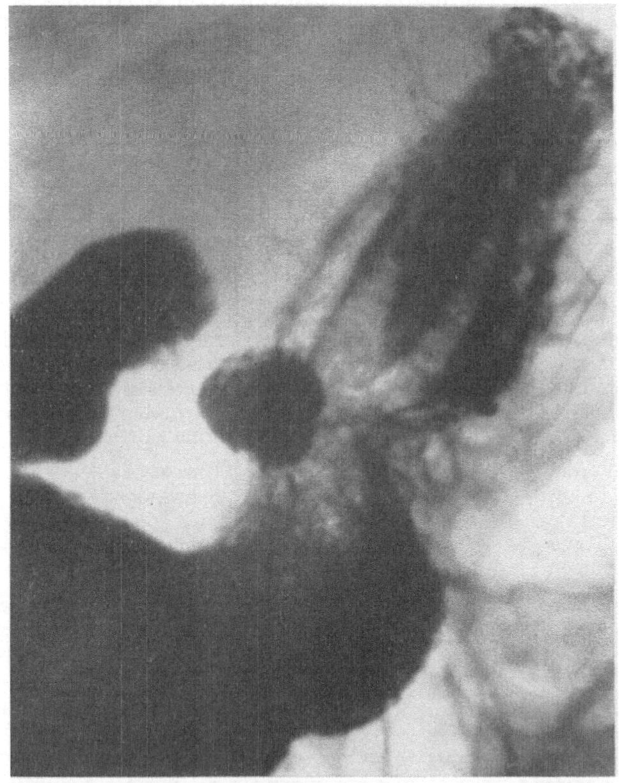

Abb. 154. Großes Magenulcus in Korpusmitte. Faltenkonvergenz. Schwere Gastritis. (64jährige Frau. Starke Kyphoskoliose seit Kindheit. Seit 1 Jahr der Klinik wegen Hypertonie und Angina pectoris bekannt. Vor 1 Monat, während klinischer Kreislaufbehandlung, schwere Ulcusblutung, nachdem 8 Tage lang unklare Oberbauchbeschwerden vorausgegangen waren.)

Angaben sind in diesem Hinblick unsicher, da in der Annahme, daß in diesen Bezirken Geschwüre selten seien, zahlreiche Ulcera übersehen wurden. Zum Teil muß dies auch der Schwierigkeit zur Last gelegt werden, den oberen Magenteil im Röntgenbild übersichtlich darzustellen und zu beurteilen. Klinisch führen diese hochsitzenden Magengeschwüre durch in die Herzgegend ausstrahlende Schmerzen auf falsche Fährte. Die Mißdeutung dieser Schmerzen als Angina pectoris ist naheliegend.

Man findet das hochsitzende Ulcus gewöhnlich dicht unterhalb der Kardia. Die Erscheinung im Röntgenbild bietet nichts Besonderes. Durch Narbenzug oder Lokalspasmus resultiert aber häufig eine Magenkaskade. Wir erinnern auch daran, daß hochsitzende Geschwüre besonders bei Lage- und Formanomalien des Magens (Kaskadenbildung, Magenvolvulus, Zwerchfellrelaxation) auftreten, aber sehr häufig bei diesen Zuständen übersehen werden. Differentialdiagnostische Schwierigkeiten gegenüber einem Carcinom sind bei diesem Ulcussitz nicht immer leicht aufzuklären. Ferner muß an ein Magendivertikel, welches zumeist im Fornix lokalisiert ist, gedacht werden. Ein Magendivertikel ist gewöhnlich glattwandig und beutelförmig. Oft ist auch der Divertikelhals mit Einstrahlung der Schleimhautfaltung nachweisbar.

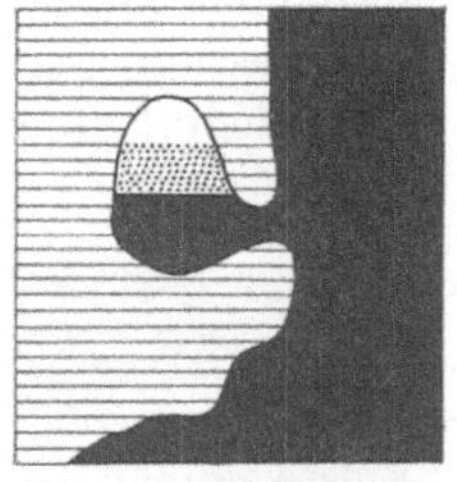

Abb. 155. Schematisches Bild eines tiefgreifenden Geschwürs mit Dreischichtung des Inhalts.

Die Darstellung eines Korpusgeschwürs ist technisch einfacher. Es findet sich sehr häufig an der kleinen Kurvatur, aber auch an der Vorder- und Hinterwand des Magens. Dementsprechend ist der Patient während der Durchleuchtung zu drehen. Bei Reliefdarstellung kann man das Einfließen des Kontrastmittels in die Nische beobachten. Eine große Nische kann Dreischichtung aufweisen mit der untersten Schicht des Kontrastmittels, der darüber befindlichen Saftschicht und der Luftblase (s. Abb. 155). Das chronische Geschwür dieses Magenabschnittes ist nieren- oder bohnenförmig und weist gewöhnlich einen Ulcuswall auf, der durch Ödem und Infiltration bedingt ist. In vielen Fällen ist das Ulcus durch Schwielenbildung fixiert. Ein Faltenstern tritt bei Geschwüren an der Vorder- oder Hinterwand eindrucksvoll hervor. Kennzeichnend ist der Segmentspasmus, welcher wie ein Finger auf das Geschwür hinweist.

Im Laufe des Heilungsvorganges macht die Ulcusnische eine Formänderung durch, und zwar von der Nierenform hin zur dornförmigen Ausziehung. Diese späte Nischenform setzt der Darstellung Schwierigkeiten entgegen, da bei schwacher Füllung das Kontrastmittel

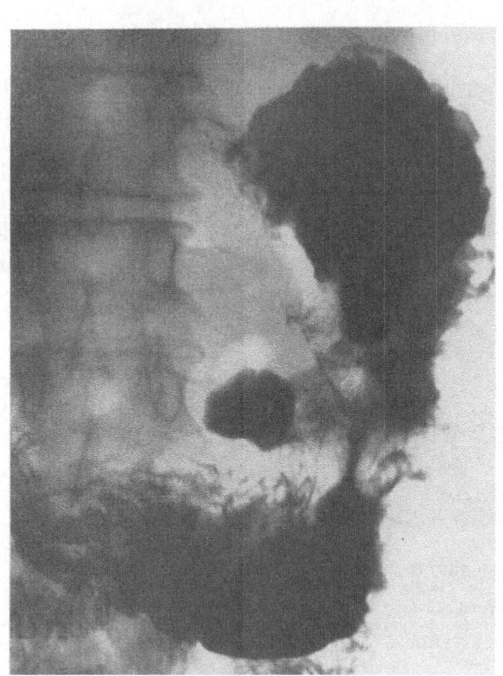

Abb. 156. Riesiges Angulusulcus. Schwere Begleitgastritis. (57jähriger Mann, dekompensierte Prostatahypertrophie. REICHMANNsches Syndrom. Normacidität. Obstipation. Normochrome Anämie. Serumeiweiß 5,4 g-%.)

cher Füllung das Kontrastmittel aus der Restnische abfließt. Chronische Korpusgeschwüre führen mitunter zu einem jahrelangen Verschwielungs- und Schrumpfungsprozeß.

Ein gutartiges Magengeschwür an der großen Kurvatur des Magens ist selten. Nach GUTZEIT und KUHLMANN (1934) sind hier nur 4%, nach BAENSCH (1952) weniger als 2% aller Magengeschwüre lokalisiert. Dem Nischenbefund an der

Majorkontur des Magens wird mit dem Gedanken an die Möglichkeit eines exulcerierten Carcinoms zu begegnen sein (Hornykiewytsch 1949).

2. Präpylorisches und pylorisches Geschwür. In diesen Fällen ist die Nische gewöhnlich klein. Sie ist auch flacher als im Korpusgebiet. Mit Hilfe dosierter Kompression gelingt es, sie ohne Schwierigkeiten darzustellen. Infiltrationen und Ödem bedingen Veränderung des Faltenbildes, so daß die Abgrenzung gegen ein präpylorisches Carcinom nicht immer leicht ist, da vielfach auch die Ulcusnische selbst zugeschwollen sein kann. Querstellung der Schleimhautfalten in der Magenausgangspartie ist Ausdruck der begleitenden präpylorischen Entzündung und lokaler Spasmen. Bei chronischem Verlauf kommt es vielfach zur Deformierung des Pylorusringes und der Pylorusstraße. Allerdings führt das präpylorische Ulcus relativ selten zur organischen Magenausgangsstenose.

Dem Ulcus des Pylorusringes wird in letzten Jahren erhöhte Aufmerksamkeit geschenkt (Butsch 1935, Horsley 1936, 1940, Jensen und Rivers 1939, Doub 1940, Boylston 1949). Man findet es in einer Häufigkeit von 13—17% (aller Ulcusfälle). Baensch macht darauf aufmerksam, daß diese eigenartige Lokalisation in zweierlei Hinsicht ausgezeichnet ist: 1. ist das pylorische Ulcus schwer durch diätetisch-medikamentöse Behandlung zu beeinflussen. Das Versagen der medizinischen Therapie wird bei diesen Geschwüren mit 50—60% angegeben (Eschbach 1949); 2. führt diese Ulcuslokalisation in hohem Maße zur Entwicklung einer organischen Pylorusstenose. Allerdings kann auch eine Schließungsinsuffizienz des Pylorus als Folge entzündlicher oder narbiger Ringinfiltration auftreten.

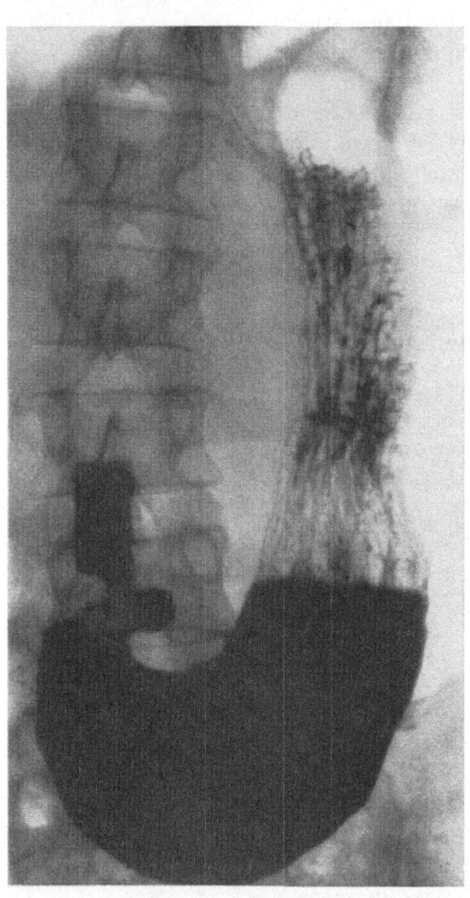

Abb. 157. Großes pylorisches Ulcus, kleines Angulusulcus. (Hohe Sekretschicht. Gastritis. Entleerungsverzögerung.) — (46jährige Frau. Progrediente Pylorusstenose. Ulcuskur und Spülbehandlung ohne nennenswerten Erfolg. Magenresektion. Beschwerdefreiheit.)

Gewöhnlich handelt es sich um kleine Ulcera. Narbenschrumpfungen führen zu Verformungen des Pylorusringes, welche im gastroskopischen Bild besonders imponieren können, allerdings die Übersicht stark erschweren. Der Bulbus duodeni kann durch Raffung verkleinert werden oder aber es kommt zum Schwund des medialen oder lateralen Recessus des Bulbus duodeni. Äußere Verwachsungen und Verklebungen sind beim Pylorusgeschwür verhältnismäßig häufig.

3. Ulcus duodeni. Auch hier ist der Nachweis der Ulcusnische das sicherste Symptom. Entsprechend den anatomischen Verhältnissen sind die Ulcusnischen kleiner. Bemerkenswert ist dabei, daß etwa 90% der Zwölffingerdarmgeschwüre im Bereiche des Bulbus auftreten.

Das frische Ulcus duodeni weist unter Umständen einen erheblichen Schwellungsring auf (s. Abb. 161). Früh einsetzende Narbenbildung führt zum Ulcusstern, wobei das chronische Ulcus im Zentrum weiterbestehen kann. Vielfach ist eine Nische in Sternmitte nicht mehr nachweisbar. Nicht selten werden zwei sich an Hinter- und Vorderwand des Bulbus gegenüberliegende Ulcera gefunden. Man spricht von Abklatschgeschwüren („kissing ulcers"). Nischenveränderungen im Verlaufe der Heilung zeigen Übergang der Nierenform in die Trichter- oder Kragenknopfform (s. Abb. 148, 149).

Auf die „Riesennischen" des Ulcus duodeni, die bereits von ÅKERLUND (1931), BRDICZKA (1931) und KNUTSSON (1932) beschrieben worden sind, soll besonders hingewiesen werden. Sie bieten insofern Deutungsschwierigkeiten, da das Röntgenbild vielfach zur Diagnose „Bulbusdeformierung" verleitet, ohne in Erwägung zu ziehen, daß der große Kontrastmittelfleck einem großen Ulcus entspricht. Das *Ulcus duodeni der Pars descendens* des Zwölffingerdarmes findet sich häufig in der Nähe der Papilla Vateri. Entzündungsvorgänge sollen in einzelnen Fällen durch Zuschwellung der Papille einen Ikterus hervorrufen. Ulcusbedingte Narbenschrumpfungen können hier zum Schwund der die Papille sehr oft überdachenden KERKRINGschen Falte führen und Verschlußinsuffizienz der Mündung des gemeinsamen Ausführungsganges nach sich ziehen, so daß in seltenen Fällen vom Duodenum aus eine Füllung der Gänge mit Kontrastmittel zustande kommt.

Beim Ulcus im Bulbus duodeni ruft der fast stets vorhandene Lokalspasmus einen spastischen Sanduhrbulbus hervor. Beim Dauerspasmus des Pylorus gelingt es sehr schwer, Kontrastmittel aus dem Magen durch den Pylorus zu pressen. In Seitenlage läßt sich mit Geduld eine Darstellung des Bulbus erzielen und das schuldige Ulcus nachweisen. Ein Totalspasmus des Bulbus kann seine Darstellung außerordentlich

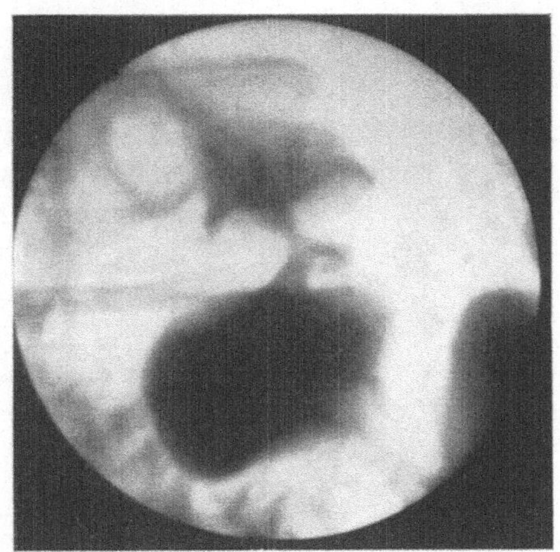

Abb. 158. Ulcus im Pylorusring.

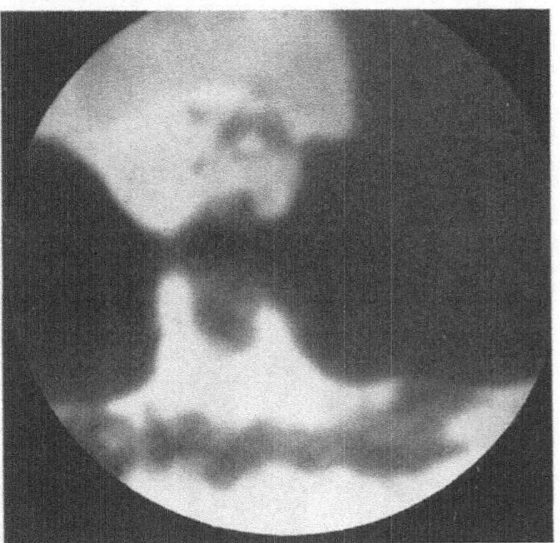

Abb. 159. Doppelulcus im Pylorus. (Bulbusdeformierung, Entleerungsverzögerung). (60jähriger Mann. Lange Magenanamnese. Jetzt coffeinrefraktäre Anacidität. Gastroskopie: Infiltrative Antrumgastritis.)

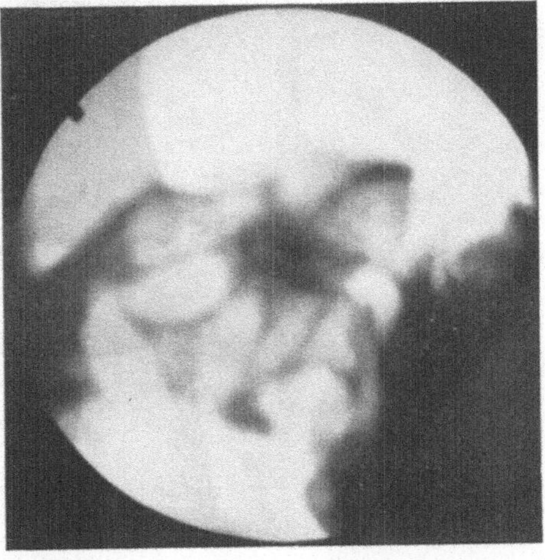

Abb. 160. Frisches „Riesenulcus" im Bulbus duodeni („Faltenstern").

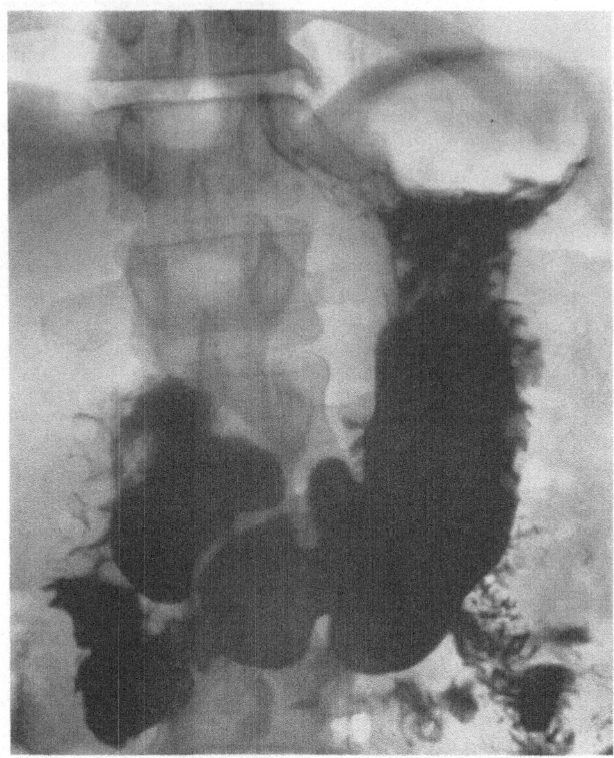

a

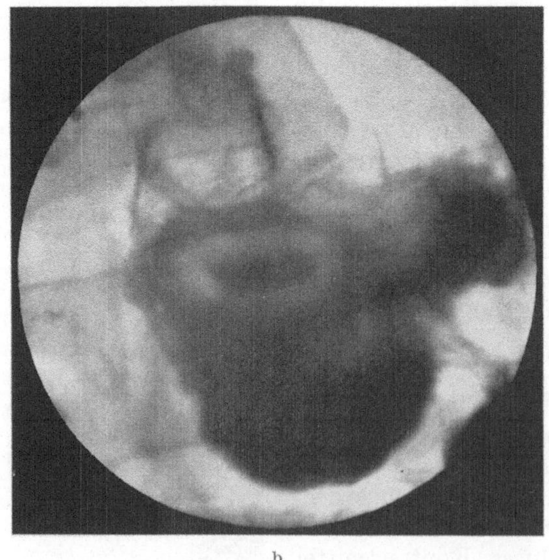

b

Abb. 161a u. b. Frisches Ulcus duodeni. a Füllungsbild: Normal gelagerter Angelhakenmagen. Ausgeprägte
Gastro-Duodenitis. Großer atonischer Bulbus duodeni. b Detailaufnahme des Bulbus duodeni in 1. Position unter
Kompression: Frisches Ulcus duodeni mit deutlichem Schwellungsring. (42jähriger Mann, seit wenigen Tagen
heftiger Nüchternschmerz.)

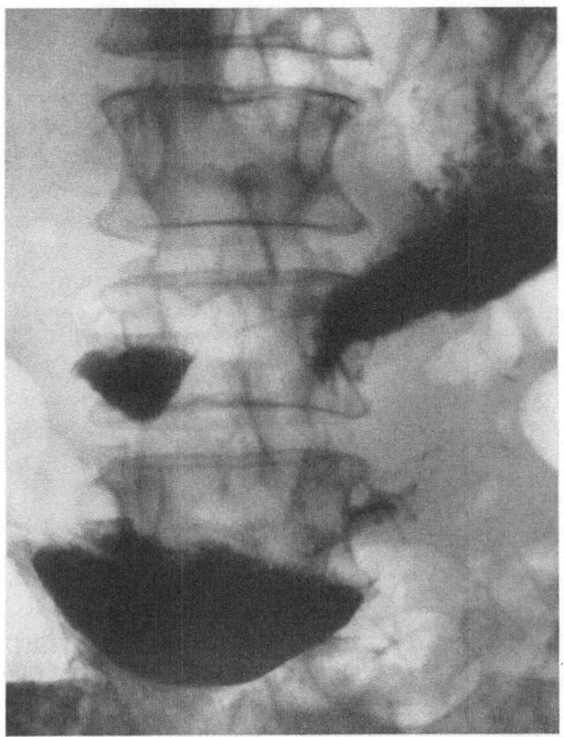

Abb. 162. Riesiges chronisches Duodenalulcus. Röntgenbefund: Starke Colonblähung, dadurch Rechtsverdrängung des Magens. Vergröbertes Magenrelief, Zähnelung der großen Kurvatur. Prompter Breiübertritt in deformierten Bulbus duodeni. An der Minorseite konstant gefüllte Vorwölbung. Obiges Röntgenbild unter Schwammkompression der Magenausgangspartie und des Anfangsteiles des Duodenums. — (63jähriger Mann. Seit 23 Jahren Ulcusbeschwerden Ein Duodenalulcus ist wiederholt nachgewiesen worden. Supersekretion, Superacidität. Nach Röntgenuntersuchung schwere Ulcusblutung; Hämoglobin 5,3 g. Bluttransfusionen. Magenresektion bestätigt tief ins Pankreas penetriertes Duodenalulcus, welches in situ zurückgelassen wird. Tod 5 Tage nach Operation an Enteritis necroticans.)

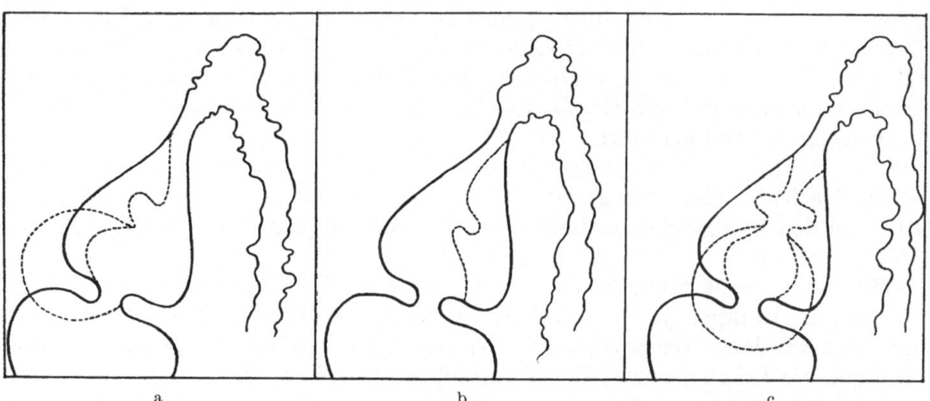

a   b   c

Abb. 163a—c. Schematische Darstellung der Bulbusdeformierungen durch Ulcus (im zweiten schrägen Durchmesser; tangentiale Einstellung der Vorder- und Hinterwand). (Nach H. H. BERG.) a Typisches Vorderwandulcus mit Profilnische. Konkavität der Kontur in der Umgebung der Nische. Bei Taschenbildung überdecken sich häufig Pylorus und Tasche. b Typisches Hinterwandulcus mit Profilnische und Konkavität der umgebenden Kontur. c Typus der sich an der Vorder- und Hinterwand gegenüberliegenden Ulcera („kissing ulcers"). Konkavität in der Umgebung beider Profilnischen.

erschweren. Baensch (1952) empfiehlt, durch Kompression des absteigenden Duodenalastes den Bulbus zur Auffüllung zu bringen. Störungen der Magenentleerung entsprechend dem „duodenalen Entleerungstyp" und „Zähnelung" der großen Kurvatur des Magens finden sich häufiger beim Duodenalulcus als beim Magengeschwür.

Schrumpfungsprozesse und Narbenbildung wirken sich am Bulbus duodeni viel stärker deformierend aus als am Magen. Frische, schnell abheilende Geschwüre hinterlassen gewöhnlich keinen Narbenprozeß, dagegen kommt es bei penetrierenden, callösen Geschwüren zur Ausbildung eines Sanduhrbulbus, eines Kleeblattbulbus, zu Kreuz- oder Schmetterlingsformen. Der gesamte Umfang der Deformierung ist gewöhnlich nicht narbig bedingt, sondern Narbenschrumpfung und spastische Zustände summieren sich.

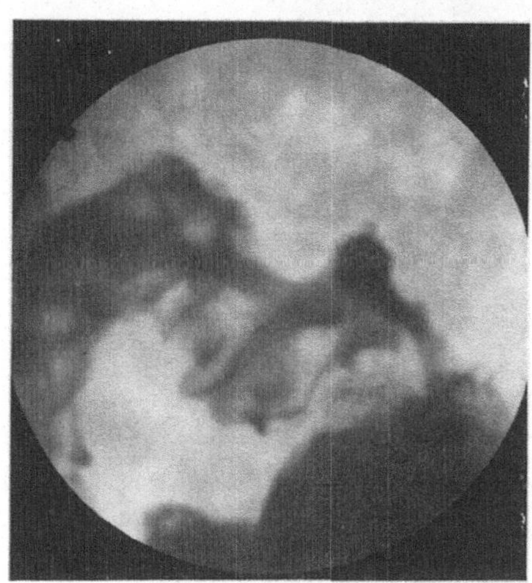

Abb. 164. Ulcus duodeni an der Hinterwand mit Bulbusdeformierung (schwere Gastro-Duodenitis). (46jährige Frau. Reichmannsches Syndrom. Linksschmerz. Kein objektiver Anhalt für Pankreasbeteiligung. Operation nach erfolglosen klinischen Kuren. Ins Pankreas penetrierendes Duodenalulcus, Periduodenitis. Resektion. Relative Beschwerdefreiheit.)

Sog. Hartsche Taschen (1918), beutelförmige Abschnürungen, zahlreich an der Majorkontur des Bulbus duodeni, sind Ulcusfolgen und entstehen gewöhnlich durch Raffung an der Minorkontur. Dem Wesen nach können sie als Pulsionsdivertikel aufgefaßt werden. Diese Taschen sind relativ häufig. Sie lassen in vielen Fällen Peristaltik erkennen, so daß eine Unterscheidung von Riesennischen möglich ist. Kleine Taschenbildungen bereiten jedoch erhebliche Deutungsschwierigkeiten (s. Teschendorf 1937). Manche Tasche wird für ein Ulcus gehalten.

Durch Schrumpfungsvorgänge kann der Recessus des Bulbus ganz oder in Anteilen aufgehoben werden („Retraktion", Cole-Defekt). Interferenz der Schrumpfungsvorgänge mehrerer Duodenalgeschwüre führt zur Phthisis bulbi (Freud 1917). Wie weit ein Megabulbus Begleiterscheinung oder Folge eines Geschwürs sein kann, ist umstritten. Baensch (1952) glaubt, daß in solchen Fällen ein Ulcus in einem angeborenen Megabulbus vorliegt, während wir auch in Erwägung ziehen, daß ein Geschwür einen Tonusverlust bedingen kann, der zur Ausweitung des Bulbus führt.

Der Nachweis eines Geschwürs gehört seit den Beschreibungen von Haudek (1910) zu den befriedigenden Leistungen der röntgenologischen Diagnostik. Das eindeutigste und sicherste Zeichen eines Ulcus im Röntgenbild ist seit Haudek die Nische, ein Schattenzuwachs über die Linie der Magenkontur hinaus. Inzwischen ist die Röntgensymptomatologie der Geschwürskrankheit wohl vollständig erarbeitet worden. Sie ermöglicht Abgrenzungen und Unterscheidungen, auch wenn gewisse Inkongruenzen der Terminologie bestehen. Eine gesicherte Ulcusdiagnose stützt sich zu einem großen Teil auf den röntgenologischen Nachweis. Es gehört zu den großen Seltenheiten, wenn bei längerer „Ulcus"-Anamnese der Röntgenbefund wiederholt negativ ist.

Wir sind auch in der Lage, eine qualitative Diagnose zu geben und damit prognostische Hinweise für Heilung und Ulcusfolgen zu vermitteln. Vorgänge der Ulcusheilung sind röntgenologisch zu beurteilen. Jedoch soll nicht gesagt sein, daß die Diagnose ausschließlich in Händen des Röntgenologen liegt. Auch der Röntgenbefund verlangt eine Deutung, die nur dann eine richtige sein kann, wenn wir sie im Rahmen des Beschwerdebildes, der Klinik und unter Berücksichtigung anderer Untersuchungsverfahren vornehmen.

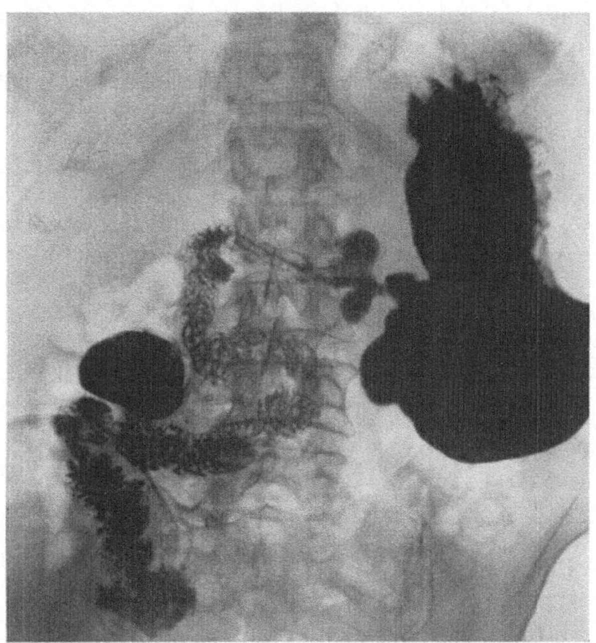

Abb. 165. Ulcusfolgen: Einrollung der kleinen Kurvatur. Aussackung des Magensinus. SCHLESINGER-Parese. Hochgradige Bulbusdeformierung („Schmetterlingsbulbus"). Jejunaldivertikel. Atypischer Verlauf der Duodenalschleife. (52jährige Frau. Fast 20jährige Ulcusanamnese.)

9. Gastroskopie.

Die Gastroskopie bietet uns Gelegenheit, ein Ulcus direkt zu sehen und eröffnet damit Möglichkeiten, die Ulcusdiagnose in verschiedenen Richtungen zu verfeinern. Gastroskopie und Röntgenuntersuchungen ergänzen sich (s. Tabelle 30 und 31). Bei einseitiger Anwendung des Magenspiegels oder des Röntgenverfahrens entgehen eine Reihe von Magengeschwüren der Erfassung. Zweifellos sind der Gastroskopie gewisse Grenzen gesetzt. Auch für das handliche flexible Gastroskop von SCHINDLER gibt es „blinde Bezirke" (Teile der Magenhinterwand im Korpus, kleine Kurvatur im Antrumteil, kleiner Bezirk im Sinus, hintere Circumferenz der Kardia; s. SCHINDLER 1950). Hier kann nur die sorgfältige Röntgenuntersuchung ein Ulcus entdecken. Gute Dienste leistet die Gastroskopie bei der Beurteilung, ob ein Ulcus gutartig ist. Durch zahlreiche, umfangreiche Erfahrungen ist der Wert der Gastroskopie für Ulcusfragen im Hinblick auf die Differentialdiagnose gegenüber einem exulcerierten Carcinom bestätigt worden (BENEDICT 1938, 1951; W. L. PALMER, TEMPLETON und SCHINDLER 1937; SCHINDLER 1937, 1948, 1950; RENSHAW 1940; E. D. PALMER 1949; GUTZEIT und TEITGE 1937; KORBSCH 1941).

Gastroskopisch bemühen wir uns, beim Magenulcus Sitz, Größe, Form, Rand mit angrenzender Schleimhaut, Geschwürtiefe und Grund zu beurteilen.

Ein Ulcus ist gewöhnlich rund oder oval. Sein Rand ist scharf geschnitten und fällt gewöhnlich steil oder trichterförmig zum Zentrum hin ab. Die Regelmäßigkeit des Randes wird als Zeichen der Gutartigkeit gewertet.

Für die Feststellung der Ulcusachse sind Täuschungsmöglichkeiten zu berücksichtigen, welche die optische Anlage des Gastroskops bedingt, da das Ulcus verzerrt zur Sicht kommt. Auch die Ulcustiefe ist gastroskopisch nur unzuverlässig abzuschätzen. Röntgenologisch festgelegte Nischentiefe deckt sich gewöhnlich nicht mit dem endoskopischen Eindruck, was auf die perspektivische Verkürzung des endoskopischen Bildes zurückzuführen ist. Es ist auch in Rechnung zu setzen, daß die optische Einrichtung des Gastroskops eine Verkleinerung aller Objekte mit sich bringt, die mehr als 5 cm vom Ausblick des Gerätes entfernt sind. Das verursacht eine Unsicherheit in der Größenbeurteilung, besonders der pylorusnahen Geschwüre. Hinterwandgeschwüre und Ulcera im oberen Anteil der kleinen Kurvatur, welche der gastroskopischen Optik sehr nahe treten können, erscheinen oft größer als die entsprechende Nische im Röntgenbild, welche natürlich auch einer entstellenden Projektion unterliegt. Ganz allgemein kann man sagen, daß die Nische im Röntgenbild tiefer erscheint, während gastroskopisch der Ulcuskrater flacher gesehen wird als der eigentliche Ulcusdefekt. Diese Verhältnisse werden dadurch verstärkt, daß wir bei allzu starker

Tabelle 30. *Gastroskopische Kontrollen bei Ulcusfällen, die röntgenologisch diagnostiziert wurden* (R. Schindler 1950).

	Röntgen-untersuchung	Gastro-skopie
Nicht entdeckt.	—	22
Richtige Diagnose	67	56
Falsche Diagnose.	3	3
Zweifelhafte Diagnose. . .	13	2
Summe	83	83

Tabelle 31. *Röntgenologische Kontrollen bei Ulcusfällen, die gastroskopisch diagnostiziert wurden* (R. Schindler 1950).

	Gastro-skopie	Röntgen-untersuchung
Nicht untersucht	—	5
Nicht entdeckt.	—	15
Richtige Diagnose	73	46
Falsche Diagnose.	4	2
Zweifelhafte Diagnose. . .	2	11
Summe	79	79

Annäherung des Gastroskopausblicks an den Krater keinen rechten Eindruck der Schwellung der angrenzenden Schleimhautpartien haben. Die begrenzte Schleimhautschwellung betont im Röntgenbild die Ulcustiefe. Blähung des Magens bewirkt seine Entfaltung und die Ausbreitung des Ulcuskraters, was eine bessere Übersicht von Ulcusrand, Grund und angrenzender Schleimhaut ermöglicht, aber andere Verhältnisse schafft, als sie für die Reliefdarstellung des Mageninnern im Röntgenbild gegeben sind.

Der Grund eines Ulcus zeigt vielfach einen graugelben oder grauen Belag, der durch eine Fibrindecke gebildet wird, die den Defekt gewöhnlich bis zur Ausheilung überzieht. Eine bräunliche Farbe rührt von Blutpigment her; durch Gallerückfluß kann eine grünliche Beimischung entstehen. Mitunter erkennt man bei gereinigten Geschwüren die Granulationen des Grundes, welche aber auch mit einer dünnen transparenten Fibrinschicht überzogen sind. Ein schleimiges, geronnenes Exsudat kann den Defekt weitgehend ausfüllen. Schließlich besteht die Möglichkeit, daß der Grund durch eine Sickerblutung dunkelschwarz erscheint.

Daß ein chronisches Ulcus während der Gastroskopie stärker blutet, ist selten. Es handelt sich gewöhnlich um capilläre Blutungen, wobei nach Schindler (1950) der Sitz der Blutungsquelle einen gewissen Hinweis auf Gutartigkeit oder

Bösartigkeit des Geschwürs bietet. Gutartige Geschwüre sollen mehr aus dem Zentrum des Kraters bluten, während bösartige Geschwüre in Randnähe Blutfleckung oder Blutstraßen aufweisen.

Ein *akutes Ulcus* ist besonders durch die Reaktion des Ulcusrandes und der benachbarten Schleimhaut charakterisiert. Das Ödem der angrenzenden Schleimhaut ist auffallend. Deren Hyperämie kann außerordentlich stark ausgeprägt sein. Eine starke ödematöse Ulcuswallschwellung kann den Einblick in den Krater verhindern. Das tritt relativ häufig ein bei Geschwüren an der kleinen Kurvatur und der angrenzenden Hinterwand. Der Grund des akuten Geschwürs wird vielfach von einem blutigen Exsudat bedeckt. Gastroskopisch kann man auch das schnelle Entstehen und die schnelle Heilung solcher Geschwüre verfolgen. Bei frischen Geschwüren ist die Faltenkonvergenz, deren Strahlen auf das Ulcus hinweisen, Ausdruck lokaler zirkulärer Spasmen.

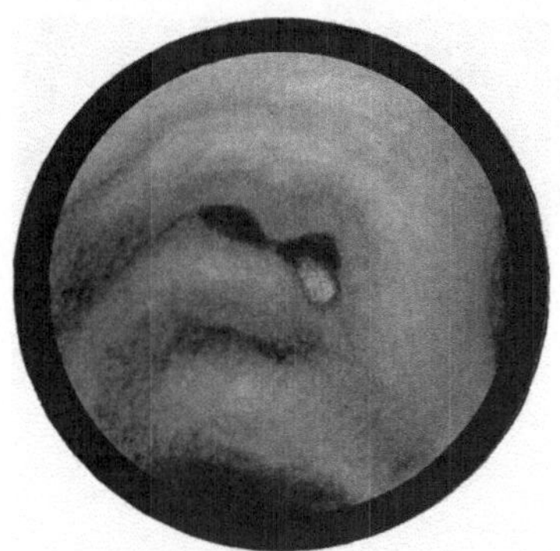

Abb. 166. Ulcus der Hinterwand mit akuter Entzündung der Umgebung.

Chronische Geschwüre brauchen sich in ihrem Bild nicht wesentlich von den akuten Geschwüren zu unterscheiden. Die ödematöse Durchtränkung ihrer Umgebung erscheint nicht mehr weich, sondern derb. Die Ulcusränder sind steif, fast knorpelartig. Die auf das Ulcus zustrebenden Falten sind deutlicher modelliert, da die ödematöse Durchtränkung mehr einer narbigen Induration Platz macht. Ein narbiger Faltenstern bleibt vielfach auch nach Ausheilung längere Zeit nachweisbar.

Besteht die Möglichkeit, ein Ulcus durch das Gastroskop gut zu beobachten, dann ist die Magenspiegelung zur Beurteilung des *Heilungsvorganges* der Röntgenuntersuchung überlegen. Diese Erfahrung gipfelt in der Forderung von FREEMAN (1944), daß eine Ulcusheilung überhaupt nur gastroskopisch festgestellt werden kann. Wir wollen uns dieser Forderung nicht ohne Einschränkung anschließen, können jedoch bestätigen, daß die Gastroskopie in vorteilhafter Weise die Röntgenbeurteilung gerade in dieser Frage vervollständigen kann.

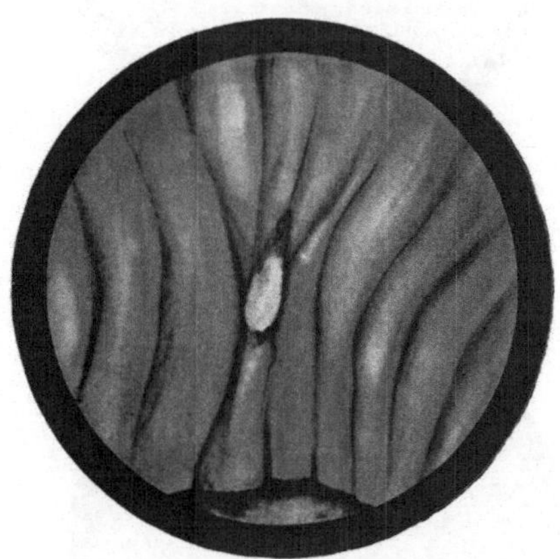

Abb. 167. Ulcus. Faltenkonvergenz.

Im Röntgenbild verschwindet bei Ulcusheilung die Nische bereits vor endgültiger Epithelisierung des Defektes. Röntgenuntersuchungen können in der Frage der Ulcusheilung täuschen. Das Verschwinden der Nische kann durch Verklebungen und Verstopfungen bedingt sein, die nicht mit Heilung gleichbedeutend sind. Es gibt „Heilungserfolge", die auf Grund von Röntgenuntersuchungen angenommen werden, welche aber ohne gastroskopische Bestätigung zweifelhaft bleiben. Die Forderung MARTINIs (1947), daß die Wirksamkeit einer Ulcustherapie nur unter Berufung auf Röntgen- *und* gastroskopische Beobachtungen beurteilt werden sollte, entspricht dieser Erfahrung. Sie sollte stärker beherzigt werden. Angaben über die Heilungsdauer nach gastroskopischen

Untersuchungen für ein *chronisches* Magenulcus bei sorgfältiger medizinischer Behandlung sind generell natürlich nicht zu machen. Man muß aber mindestens mit einer Zeit von 4 Wochen rechnen. In Einzelfällen werden Ulcusnischen gastroskopisch und auch röntgenologisch über 2 Jahre ohne eine nennenswerte Veränderung beobachtet (Palmer, Schindler und Templeton 1938). Einen morphologischen Anhalt zur Abschätzung der Heilungstendenz eines chronischen Ulcus gibt es nicht. Ein frisches (akutes) Ulcus kann innerhalb von 2 Wochen spontan abheilen, was uns zu zurückhaltender Bewertung der Wirkung therapeutischer Maßnahmen veranlassen sollte. Solche Geschwüre heilen auch, ohne Narben zu hinterlassen.

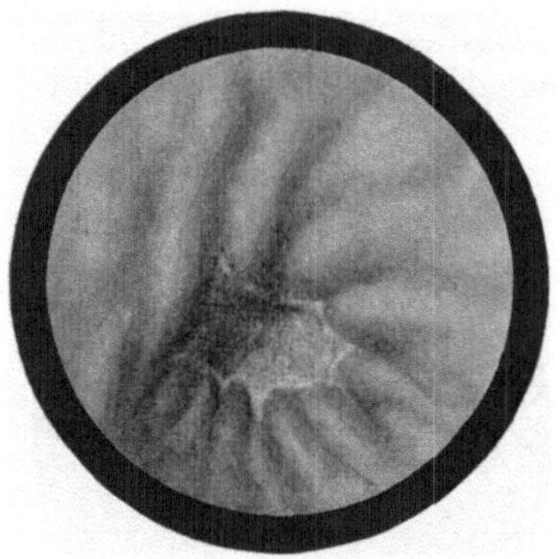

Abb. 168. Großes Magenulcus, Naheinstellung.

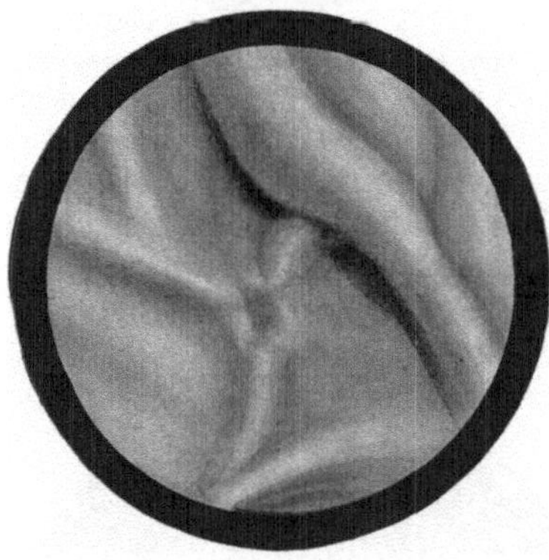

Abb. 169. Alte, reizlose Ulcusnarbe an der Hinterwand.

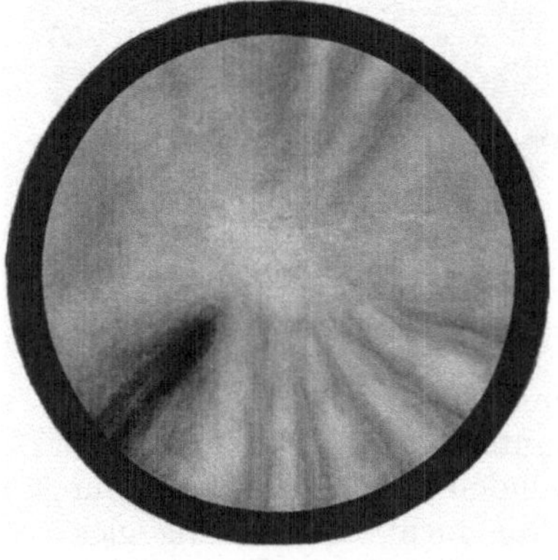

Abb. 170. Ulcusnarbe mit Faltenstern.

Bei der Heilung wird der Durchmesser des Geschwürs kleiner. Die Abnahme der Ulcustiefe ist schwerer zu erfassen, da die deckende Fibrinschicht in vielen Fällen bis zur vollständigen Epithelisierung erhalten bleibt. In Einzelfällen sieht man an seiner Stelle eine leicht eingesunkene Fläche mit höckriger Granulation. Bei Beurteilung der letzten Heilungsphase ist es nicht immer leicht, zu sagen, ob ein gereinigtes Geschwür bereits von einer Epithelschicht bedeckt ist. Man kann die spiegelnde Glätte der Deckschicht als Zeichen dafür werten. Narbenzüge als Ulcusfolgen führen zur Deformierung des Magens und können die Gastroskopie behindern. Die zahlreichen Möglichkeiten der Ulcusfolgen sind im Rahmen der Röntgenuntersuchung besprochen worden. Für die Beurteilung einer Pylorusstenose sollte die Gastroskopie stets herangezogen werden. Sie leistet hier in vielen Fällen mehr als die Röntgenologie.

Zu den Folgen eines Geschwürs gehören auch Magenveränderungen, die auf ein Angulusulcus zurückgehen. Durch Narbenzug wandelt sich der Rundbogen des Antrumeinganges zum Spitzbogen um (Hennings Zeichen, Gutzeit und Teitge 1937).

Von einem Ulcus sind die *Erosionen* zu unterscheiden. Es handelt sich um flache, nur auf die Mucosa beschränkte Defekte, die eine Begleiterscheinung anderer Magenerkrankungen sein können.

Die Form der Erosionen ist gewöhnlich längs-oval. Es gibt aber auch Erosionen, die nur als schmale Fissuren erscheinen, weil sie in den Spaltlinien der Schleimhaut liegen. Frische Erosionen sind gewöhnlich von Blut bedeckt oder

weisen eine dünne graue Exsudatdecke auf. Für ältere Erosionen ist ein schmaler
Saum von Schleimhauthyperämie charakteristisch. Die Differenzierung zwischen
Erosion und Petechien kann schwierig sein. Gewöhnlich bleiben Erosionen nicht
lange bestehen. Sie können in einem Tage abheilen. Wir haben nicht beobachten
können, daß sich aus solchen Erosionen ein Magenulcus entwickelt. Das bestärkt
uns in der Ansicht, daß der Primärprozeß eines Geschwürs in der Tiefe der
Magenwand zu suchen ist.

Röntgenuntersuchungen haben uns belehrt, daß der Ulcusmagen in seiner
Gesamtheit am Bestehen eines Geschwürs beteiligt ist. Dies erweist sich auch bei
der Gastroskopie. Die verstärkte Magensekretion läßt sich an der schnellen
Füllung des „Schleimsees" erkennen. Die Spasmenneigung hindert mitunter die
genügende Blähung. Lokale Spasmen können uns die Sicht nehmen, einen Hinweis auf die Ulcuslokalisation bieten sie selten.

Histologische Untersuchungen haben uns mit der Häufigkeit der Gastritis
des Ulcusmagens bekannt machen können (KONJETZNY 1913, 1923, 1928; PECO
1930; ASCHNER und GROSSMAN 1933; OVERGAARD 1934; NOGUERA 1935; NICO-
LOSI 1939). [Eine Theorie der Ulcusentstehung baut auf dieser Tatsache auf
(KONJETZNY 1947).] Röntgenbefunde sprechen für gastritische Veränderungen.
Das Beschwerdebild eines Geschwürs wird zu einem Teil durch die Begleitgastritis
geprägt. Gastroskopisch ist die Ulcusgastritis vielfach bestätigt worden (Tabelle 32).

Tabelle 32. *Gastritis bei Magenulcus auf Grund gastroskopischer Untersuchungen.*

Autoren	Gesamtzahl der Ulcusfälle	Davon Fälle mit chronischer Gastritis	Oberflächliche Gastritis	Atrophische Gastritis	Hyper- trophische Gastritis
TEMPLETON u. SCHINDLER 1939	46	37	11	4	22
SCHINDLER u. BAXMEIER 1939	91	48	—	—	—
HORNER u. SCHEFF 1945 .	54	40	26	8	6
E. D. PALMER 1949	45	21	10	0	11
Gesamtzahl	236				
		61,9%	32,4%	8,3%	26,9%

Die Tabelle 32 bringt Zahlen, welche die Angaben von HEBBEL (1943) nicht
bestätigen. Dieser Autor fand in 100% der Fälle eine Gastritis. Das mag seine
Erklärung darin finden, daß sich HEBBEL auf histologische Untersuchungen stützt.
Die Schleimhaut kann bei bestehendem Ulcus durch das Gastroskop normal
aussehen. Das Bild kann auch wechseln, ohne daß sich das Ulcus augenfällig
verändert. In zahlreichen Fällen geht der Ulcusheilung eine Rückbildung
gastritischer Veränderung voraus, ein gewisser Grad von chronischer Gastritis
bleibt gewöhnlich aber noch lange nach Ulcusheilung bestehen.

Beim Ulcus findet sich jede Form der chronischen Gastritis. Sie kann herdförmig oder generalisiert, in Ferne oder in Nähe des Geschwürs vorhanden sein.
Charakteristische Züge sind bei der Begleitgastritis gastroskopisch nicht zu
finden. Auch ist die Ulcuslokalisation nicht von entscheidender Bedeutung für
den Gastritistyp. Es trifft nicht zu, daß man gastroskopisch die Gastritis bei
Ulcus von der Gastritis bei Carcinom unterscheiden kann. Schleimhautatrophie
ist beim chronischen Ulcus häufiger, als bislang angenommen, anzutreffen.

Für die Entscheidung über den Zusammenhang liegen die Verhältnisse nicht
so einfach, daß man sagen könnte, daß das Ulcus die Grundkrankheit und die

Gastritis die Komplikation darstellt. Auch die umgekehrte Formulierung ist nicht annehmbar. Wir stehen vor einer ungelösten Frage.

Es soll abschließend darauf hingewiesen werden, daß man für die endoskopische Diagnose von Geschwüren an der Kardia und im unteren Teil des Oesophagus die Oesophagoskopie mit Vorteil heranziehen wird.

10. Verlauf, Prognose, differentielle Diagnose.

Auch bei ganzheitlicher Betrachtung darf man nicht vergessen, daß das Ulcus einen organischen Defekt mit einem kennzeichnenden Beschwerdekomplex darstellt. Dieser Komplex verdient aber nur die Bezeichnung Ulcuskrankheit, wenn der organische Defekt nachgewiesen werden kann. Aus diesem Grunde lehnen wir es ab, etwa von „Ulcuskrankheit ohne Ulcus" zu sprechen. Es zeigt sich darin zweifellos eine gewisse Verhaftung am lokalistischen-anatomischen Denken, was im Aufbau unserer Krankheitslehre begründet ist. So gewinnt die gesamte von uns zusammengetragene Symptomatologie der Ulcuskrankheit ihren Sinn erst durch die Feststellung des Geschwürs selbst.

Der typische Ulcusverlauf zeigt *Periodizität mit wechselndem Kommen und Gehen der Beschwerden.* Das Ulcuskranksein kann manchen Menschen über Jahre und Jahrzehnte begleiten. Die Dauer der beschwerdefreien Intervalle wechselt. Die Abstände zwischen den einzelnen Exacerbationen werden im Laufe des Alters größer.

Es ist das Kommen und Gehen der Ulcusbeschwerden sicher nicht in allen Fällen mit dem Werden und Gehen eines Geschwürs gleichzusetzen. *Vielfach ist ein neuer Beschwerdeschub durch die Entstehung eines neuen akuten Ulcus bedingt, in anderen Fällen exacerbiert ein vorübergehend latentes chronisches Geschwür.* Diese beiden Verlaufsweisen müssen für Behandlung und Prognose berücksichtigt werden.

Solange noch ein Geschwür im Sinne eines Ulcus simplex besteht, sind die Heilungsaussichten gute. Spontanheilungen sind zu erwarten, was uns zur Vorsicht bei der Bewertung therapeutischer Maßnahmen veranlassen muß. („Ein Ulcus heilt mitunter trotz Behandlung ab.") Die vielen Ulcusnarben überzeugen uns davon, daß das akute Ulcus simplex häufig ist und ebenso häufig ohne Behandlung ausheilen kann. Wir müssen das Augenmerk darauf richten. die differenten Ulcusgruppen des Ulcus simplex und des Ulcus callosum frühzeitig zu erkennen. Selbst eine über Jahre hingehende Anamnese beweist noch nicht das Bestehen eines callösen Geschwürs, welches prognostisch ungünstiger zu beurteilen ist.

Verschiedenheiten des Verlaufs werden zum Teil durch die *Ulcuslokalisation* hervorgerufen. Geschwüre im *Pylorusring* bedingen schmerzhaften Pylorusspasmus, führen zur Sekretstauung und Hypersekretion. Diese Lokalisation kann aber auch eine Pylorusinsuffizienz hervorrufen. Der Mageninhalt läuft schnell ab und ein immer wiederkehrender duodenaler Rückfluß führt zur starken Sekretionsreizung des Magens. Die Heilungsneigung dieser Geschwüre ist schlecht. Bessere Heilungsaussichten haben Ulcera an der *kleinen Kurvatur.* Sie sind der internistischen Behandlung gut zugänglich. Erfahrungen mit den Riesengeschwüren unter der Not der Nachkriegsverhältnisse haben uns von der mächtigen Heilungstendenz der Geschwüre an der kleinen Kurvatur überzeugt. *Duodenalgeschwüre* bieten gewöhnlich größere therapeutische Probleme.

Es gibt Kranke, bei denen gleichzeitig zwei Ulcera vorkommen, gleichzeitig exacerbieren und sodann einen schwer analysierbaren Beschwerdekomplex auslösen, wenn z. B. ein Ulcus im Magen, ein weiteres im Duodenum gelegen ist.

Man darf also in untypischen Fällen nicht mit der Feststellung *eines* Geschwürs zufrieden sein, sondern die Diagnostik hat Magen und Zwölffingerdarm in gleicher Weise zu berücksichtigen.

Im Bulbus duodeni findet sich ein Doppelulcus als sog. Abklatschgeschwür. Die Neigung zur Heilung kann bei beiden Geschwüren gut sein. Mehrere callöse Geschwüre im Bulbus duodeni nebeneinander beeinflussen sich in bezug auf die Heilungsaussichten außerordentlich ungünstig.

Es gibt eine Reihe von Geschwüren, bei denen jede Schmerzäußerung fehlt. Wir haben unter den Riesennischen der Hungerzeit eine Reihe solcher Fälle kennengelernt. *Beschwerdearme Geschwüre* zeigen eine besonders große *Neigung zu Blutungen.* Für die Frage, ob es einen Unterschied zwischen Ulcus-,,Kranken" und Ulcus-,,Trägern" gibt, ist zu sagen, daß auch der Ulcusträger krank bleibt, nicht nur im pathologisch-anatomischen Sinne, sondern es kann überraschend zur Perforation oder zur schwersten Blutung bei ihm kommen. Es ist also wichtig, zu betonen, daß man *ulcuskrank* sein kann, *ohne Beschwerden* zu haben.

Ulcuskrankheit bedingt eine relative Einschränkung der Erwerbsfähigkeit und führt zur empfindlichen Beeinträchtigung der persönlichen Verhältnisse, des beruflichen Fortkommens und des Lebens in der Gemeinschaft. Ulcuskrankheit kann schwerwiegende Konflikte schaffen, welche der Behandlung und Heilung belastend im Wege stehen.

In den Vereinigten Staaten von Amerika nimmt unter den chronischen Krankheiten das Ulcus die 20. Stelle, unter den zur Invalidität führenden Krankheiten die 14. Stelle, in bezug auf die jährliche Todesrate chronischer Krankheiten die 10. Stelle ein. [Nach SANDWEISS und GUTTERMANN: Gastroenterology **9**, 335 (1947).]

Die wichtigste Frage der *Differentialdiagnose* betrifft die Unterscheidung von *Magencarcinom, Gastritis, Cholecystitis* und *Ulcus.* Nach unseren Darlegungen genügt es nicht, aus klinischen Gründen die Entscheidung zugunsten eines Geschwürs zu fällen, sondern wir verlangen den Nachweis der Ulcusnische. Dieser ist mit den heutigen technischen Vollkommenheiten der Diagnostik in 95% der Fälle zu erbringen. Daß wir *jede Magenbeschwerde unter dem Aspekt des Magencarcinoms* ansehen wollen, entspricht unseren ernsthaften Bemühungen um die Erfassung des Magenkrebses. *Magenlues, Magenpolypen, tuberkulöse Ulcerationen* können klinisch die Beschwerde eines Ulcus machen. *Epigastrische Hernien* werden gewöhnlich zufällig bei der Röntgenuntersuchung festgestellt, ohne daß Beschwerden darauf hingewiesen haben. Machen sie starke Beschwerden, dann liegt gewöhnlich ein Ulcus vor, entsprechend dem häufigen Zusammentreffen von Geschwüren und Formstörungen des Magens (Kaskadenmagen, unvollständiger Magenvolvulus).

Das ,,Syndrome pylorique" bei Achylie kann ganz dem Beschwerdekomplex eines Ulcus gleichen. Gastrische Krisen bei Tabes dorsalis, heftige Bleikoliken und Adhäsionsbeschwerden müssen ihrem Wesen nach geklärt werden. Entzündliche Erkrankungen im Oberbauch, wie *Pankreatitis, Cholecystitis, Mesenterialtuberkulose* und auch die *Appendicitis* können Beschwerden wie ein Ulcus machen. Die Bauchsymptome bei *hämatogenen tuberkulösen Aussaaten* sind mit zu berücksichtigen.

Atypische Schmerzausbreitung kann Ulcusverdacht erwecken oder auch den Gedanken vom Magen abwenden. So können pectanginöse Beschwerden unter dem Bilde eines akuten Ulcus verlaufen, während kardianahe Geschwüre häufig den Beschwerdekomplex einer Angina pectoris hervorbringen.

Ein bekannter deutscher Chirurg, selbst Ulcusforscher, wähnte, ein Ulcus zu haben. Da er glaubte, seinen Ulcusschmerz zu kennen, führte er unter Anwendung von Schmerzmitteln 7 große Operationen aus und starb wenige Stunden danach an einem frischen Herzinfarkt.

Besondere Aufmerksamkeit verlangt für die gesamte Ulcusdiagnostik die Frage, ob Ulcuskranksein (mit seinen vegetativen Erscheinungen) besteht oder allein funktionelle Magenstörungen vorliegen. G. v. Bergmann (1926) bezeichnet mit Gerhardt einen besonderen Typus junger Menschen, namentlich junger Mädchen als „Magenmädle" und kennzeichnet damit Kranke, die in Unzahl unsere Sprechstunden aufsuchen. Es handelt sich gewöhnlich um asthenische Menschen mit Schmerzen in der Magengrube, bald nach dem Essen auftretend oder auch ständig vorhanden, mit Druckempfindlichkeit an dieser Stelle. Appetitlosigkeit, Ohnmachtsanwandlungen und auch Anhaltspunkte für psychische Faktoren, Insuffizienzgefühl im Beruf, Überarbeitung, Liebeskummer lassen sich vielfach übereinstimmend erkennen. Heute werden zahlreiche Kranke mit der Diagnose einer „vegetativen Dystonie" wieder entlassen. So mühsam es ist, auch ihre Beschwerde muß auf das Vorliegen eines Ulcus überprüft werden.

11. Ulcuskomplikationen und ihre Behandlung.

Von den Komplikationen sind bereits in vorhergehenden Kapiteln besprochen:

a) Der Sanduhrmagen (s. S. 397).

b) Die Pylorusstenose (s. S. 402).

c) Die hohe Duodenalstenose

stellt in der überwiegenden Zahl ebenfalls eine Folge eines Ulcus duodeni dar. Organische und spastische Komponenten summieren sich. Eine Dilatation des Bulbus duodeni kann unter Umständen die Folge sein. Auch für die Entstehung der sog. Hartschen Taschen, welche dem Wesen nach Pulsionsdivertikel sind, ist neben einem asymmetrischen Schrumpfungsprozeß am Anfangsteil des Duodenums die mechanische Behinderung durch eine Duodenalverengung von Bedeutung. Es wird nicht immer durch Engen am Duodenum eine Dilatation des Magens hervorgerufen. In vielen Fällen ist die Magenretention gering und es liegt nicht immer eine faßbare Verzögerung der Magenentleerung vor (vgl. Abschnitt F, XV: Tiefe Duodenalstenose, S. 416 und Abb. 103, S. 420).

d) Ulcuspenetration.

Die Penetration besteht in dem schichtweisen Vordringen des Ulcusprozesses durch die Magenwand. Die entzündliche Reizung der Serosa führt bei dem nur in der Geschwindigkeit von der Ulcusperforation unterschiedenen Vorgang zu festen Verwachsungen der Magenwand mit den anliegenden Organen, so daß der Krater außerhalb des Magens fortschreitet.

Der Aufbau eines penetrierenden Geschwürs ist je nach der Lokalisation verschieden. In manchen Fällen wird der Geschwürsgrund von dem schwielig verhärteten Ligamentum hepato-gastricum gebildet. Nicht so selten ist damit eine Schrumpfung verbunden, wodurch eine Verkürzung und Abknickung der kleinen Kurvatur zustande kommen kann („schneckenförmige Einrollung"). Greifen penetrierende Geschwüre der kleinen Kurvatur auf die Hinterwand über, so wird der Geschwürsgrund zum Teil von der Bauchspeicheldrüse gebildet. Bei stärkerem Tiefstand des Magens wird das Pankreas ganz besonders in den geschwürigen Prozeß mit einbezogen, da dann ein großer Abschnitt des Pankreas nicht vom Ligamentum hepato-gastricum gedeckt ist. Das freiliegende Pankreasgewebe zeigt stets eine chronische produktive Entzündung. Penetrierende Geschwüre der Magenhinterwand dringen unter Umständen auch in das Mesocolon transversum vor, so daß wichtige große Gefäße, die für die Ernährung des Quercolons von Bedeutung sind (A. und V. colica media) in den geschwürigen Prozeß mit einbezogen werden. Vorderwandgeschwüre dringen in den linken Leberlappen vor. Geschwüre des Fundus können eine Ausbreitung in die Milz und auch eine Penetration in das linke Nierenlager aufweisen. Duodenalgeschwüre führen vornehmlich zur Mitbeteiligung des Pankreas. In dem begleitenden Verwachsungsprozeß können Leber und Gallenblase einbezogen werden. Es bildet sich ein „Ulcustumor".

Die Beteiligung der *Gallenwege* durch ein vordringendes Geschwür bringt eine *Veränderung des klinischen Bildes*. Es kommt zur Vermischung von Symptomen der Gallenwege mit denen des Ulcus. Kolikartige Anfälle, von der Nahrungsaufnahme mehr oder weniger unabhängig, treten auf und zeigen oft eine für Gallenblasenerkrankungen typische Ausstrahlung in den Rücken und in die rechte Schulter. Die Leber kann druckschmerzhaft vergrößert sein. Ein Subikterus besteht in zahlreichen Fällen. Der Beschwerdekomplex des Ulcus gleicht mehr und mehr dem Bild einer Cholecystopathie.

Ein direktes Übergreifen von Geschwüren des Magens und Zwölffingerdarmes auf die *Bauchspeicheldrüse* führt zur Begleitpankreatitis, welche sich klinisch in vielen Fällen durch eine Verschlechterung des Appetits des Ulcuskranken ausdrückt. In ausgesprochenen Fällen weicht die Obstipation des Ulcuskranken der

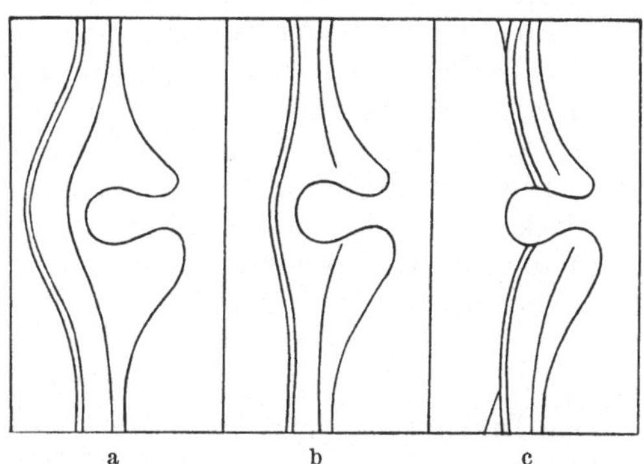

Abb. 171a—c. Schematische Darstellung verschiedener Tiefenerstreckung eines Ulcus bei röntgenologisch gleich großer Nische. (Nach ESCHBACH 1949). a Gewebsdefekt nur auf Mucosa beschränkt. Schleimhautkomponente an der Nischenbildung stark beteiligt. b Ulcus bis tief in die Magenwand vorgedrungen. Schleimhautkomponente weniger stark. c Penetration eines Ulcus ins Pankreas. Schleimhautkomponente tritt ganz zurück.

Durchfallsneigung der Pankreaskranken. Der Schmerztyp ändert sich. Die Heftigkeit des Schmerzes nimmt zu und zeigt die für das Pankreas typische Linksstrahlung. Eine Beziehung des Ulcusschmerzes zu den Mahlzeiten vergeht. Obgleich bei den Kranken kein Erbrechen besteht, magern sie häufig auffallend ab. Das Beschwerdebild wird von dem Komplex der Pankreatitis dolorosa chronica überlagert. (Weiteres siehe KATSCH und GÜLZOW: Pankreatitis bei Ulcus ventriculi und duodeni; dieses Handbuch Bd. III, Teil 2, S. 403.) Dem aufmerksamen Beobachter wird der Wandel des klinischen Ulcusbildes nicht entgehen. Diese kurzen Sätze sollen Hinweise für die Deutung geben.

Das untypische Bild einer Oberbaucherkrankung beruht auch einmal auf Ulcuspenetration.

Durch das *Röntgenverfahren* ist der Nachweis der Ulcuspenetration nicht immer sicher zu erbringen. Die *Nischentiefe* gibt keinen hinreichenden Maßstab für die Wanddurchsetzung ab. Bei gleicher Nischengröße im Röntgenbild kann die Tiefenerstreckung des Geschwürs unterschiedlich sein (s. Abb. 171). Es gibt auch *keine kennzeichnende Form* einer Penetrationsnische.

Zwei- oder Dreischichtung (Kontrastbrei, Sekretschicht, Luftblase) sprechen für Penetration. Daß eine Falteneinstrahlung eine penetrierende Nische kennzeichnet, trifft in den seltensten Fällen zu. Das „Retentionssymptom" (Breirest in der Nische bei fortgeschrittener Magenentleerung, HAENISCH 1940) und die geringe Beeinflußbarkeit der Ulcusgröße durch Behandlung wird ebenfalls als Kennzeichen der Penetration angesehen. Dringt ein Ulcus tief in Nachbarorgane vor und führt hier zur Höhlenbildung, dann findet sich oft zwischen dem Nischen- und dem Magenschatten ein schmaler, verbindender Stiel. Eine Stielbildung kann aber auch durch wulstige Schleimhautschwellung hervorgerufen werden.

Penetration ist bei den meisten großen Nischen anzunehmen. Höhlenbildung stellt einen Sonderfall dar.

Mit Hilfe der *Gastroskopie* gelingt es in den meisten Fällen nicht, den direkten Nachweis der Penetration zu führen. Der Ulcuseingang ist vielfach verschwollen, in den wenigsten Fällen zur Einsicht freigegeben. In Einzelfällen kann körniges Pankreasgewebe am Ulcusgrunde erkennbar werden.

Ulcuspenetration stellt *nicht unbedingt eine Indikation zur Operation* dar. Penetrierende Geschwüre können unter einer konsequenten internistischen Behandlung zur Ausheilung kommen, besonders, wenn es sich um Magengeschwüre handelt. Penetrierende Duodenalgeschwüre führen fast immer zu starker Bulbusschrumpfung und Duodenumverformung. Sie widerstehen der internistischen Therapie in einem größeren Maße, so daß man sich in diesen Fällen eher zur Operation entschließen wird. Gelingt es dem Operateur nicht, das Ulcus vollständig mit zu entfernen, dann wird es in situ belassen und überdeckt. Die Magenresektion wird entsprechend den chirurgischen Regeln zu Ende geführt. Beschwerdefreiheit wird allerdings in vielen Fällen auch dann nicht erreicht werden. Die Pankreatitis kann unbeeinflußt weiterschwelen.

e) Ulcusperforation.

Der Durchbruch eines Geschwürs in die Bauchhöhle, die Perforation, gehört zu den schwerwiegenden Komplikationen. Sie kann in allen Verlaufsstadien eines Ulcus auftreten. Nicht immer findet sich eine typische Ulcusvorgeschichte. Nach einem Literaturüberblick von DE BAKEY (1940) war die Vorgeschichte in 14,8% von 6110 Ulcusperforationen in dieser Hinsicht „leer". Zweifellos gibt es frische Geschwüre, die sich klinisch mit einer Ulcusperforation manifestieren. Die hohe Quote von DE BAKEY möchten wir jedoch damit nicht allein erklären.

Für die Frage nach der Häufigkeit der Perforationen bei Geschwüren haben wir noch keine sicheren Angaben. HAUSER (1928) hat aus Statistiken errechnet, daß 10% der Magenulcera und 41% der Duodenalgeschwüre zur Perforation kommen. Diese Zahlen entsprechen keineswegs den heutigen klinischen Erfahrungen. Solche von pathologischer oder auch chirurgischer Seite beobachtete Häufigkeit beruht auf einem unrichtigen Verhältnis von Perforationen zur Ulcusfrequenz. Nach KALK (1938) liegt der Prozentsatz der Häufigkeit der Ulcusperforation *unter* 10%. Wenn allgemein angenommen wird, daß Magen- und Zwölffingerdarmgeschwüre mit etwa der gleichen Häufigkeit zur Perforation gelangen, dann können das die Zahlen von LUER (1949) nicht belegen. Auf Grund einer sehr eingehenden Analyse von 362 Beobachtungen kommt er zu folgenden Angaben über die Lokalisation von Ulcusperforationen:

Proximaler Abschnitt des Duodenums:
 Vorderwand 60,8%
 Hinterwand 1,4%
Distaler Abschnitt des Duodenums 1,1%
Magen:
 Pylorischer Abschnitt 23,7%
 Kleine Kurvatur 5,2%
 Große Kurvatur 1,1%
 Vorderwand, Korpus 3,0%
 Hinterwand, Korpus 0,3%
Rest (= „peptische" Ulcusperforationen in tieferen
 Dünndarmabschnitten; z. B. in MECKELschen
 Divertikeln) 3,4%

Männer sind von Perforationen häufiger betroffen als Frauen. Unter den Beobachtungen von LUER (1949) befanden sich 9 Frauen (4,7%). In der Statistik von ZUCKSCHWERDT und ECK (1931) sind 6,7% Frauen verzeichnet. Bei WATSON (1930) betrafen von 110 Perforationen 8 das weibliche Geschlecht.

Ob wirklich eine stetige absolute Zunahme der Ulcusperforationen im Laufe der letzten Jahrzehnte vorliegt (DE BAKEY 1940), erscheint uns nicht sicher erwiesen. Zeiten starker Ulcushäufungen sind offenbar auch Zeiten vermehrter Ulcusperforationen. So berichtet HAMPERL, daß während der Hungerjahre in Rußland 1918—1922 ein Anwachsen der Perforationszahlen um das 10fache zu verzeichnen war. STEWART und WINSER (1942), SPICER, STEWART und WINSER (1944) machen auf eine Häufung der Perforationen während der schweren Luftangriffe auf London aufmerksam. Furcht und Angst werden als Auslöser angesehen. In anderen Fällen erscheint ein Zusammenhang mit ärztlichen Manipulationen (Magenspülungen, Röntgenuntersuchung u. a.) gegeben. Statistische Angaben über Beziehungen zu den Mahlzeiten entnahmen wir den Zusammenstellungen von STRANG und SPENCER (1950):

189 Ulcusperforationen: 177 ereigneten sich bei Männern, 12 bei Frauen. Zwischen dem 30. und 49. Lebensjahr traten die meisten Perforationen (insgesamt 87) ein. 22 Kranke (20 Männer, 2 Frauen) hatten bereits früher eine Ulcusperforation überstanden. In 13 Fällen ereignete sich die Perforation, ohne daß vorher Ulcussymptome bestanden. In 61 Fällen betrug die Länge der Vorgeschichte zwischen 5 und 20 Jahren. Bei 135 Patienten hatte vor der Perforation eine Verstärkung der Ulcussymptome vorgelegen. 60mal ereignete sich der Geschwürsdurchbruch bei der Arbeit. Folgende Abhängigkeit von der letzten Mahlzeit ergab sich: Die Perforation trat ein während der Mahlzeit in 16 Fällen, 1 Std nach der Mahlzeit in 20 Fällen, 1—2 Std später in 23, 2—3 Std später in 30 und 3—4 Std nach der Mahlzeit in 39 Fällen. Eine signifikant unterschiedliche Verteilung auf die einzelnen Monate des Jahres war nicht festzustellen. 76,7% der Ulcusperforationen gingen von einem Ulcus duodeni aus.

Auf das gelegentliche Zusammentreffen von Ulcusperforation und Hirnblutung sei hingewiesen. GOTTLIEB, CHU und SHORLIN (1950) sahen Derartiges bei einem Neugeborenen. Ob hier Kombinationen von prinzipieller Bedeutung vorliegen, muß eine größere Kasuistik erweisen. Zunächst werden solche Fälle spekulativ für die „zentrale" Genese des Ulcus ausgedeutet (s. auch S. 577).

Über die Altersverteilung der von Perforationen betroffenen Ulcuskranken gibt eine Tabelle von DE BAKEY (1940) (Tabelle 33) Auskunft.

Die Perforationshäufigkeit in den Altersgruppen entspricht danach der Ulcusfrequenz in den einzelnen Stufen.

Tabelle 33. *Alter bei Ulcusperforation.*

Alter Jahre	2429 Ulcusperforationen	
	davon Magengeschwüre %	davon Zwölffinger- darmgeschwüre %
10—19	4,9	7,2
20—29	15,5	28,9
30—39	21,8	*29,1*
40—49	*28,3*	17,2
50—59	22,1	11,7
60—69	9,3	5,9

Pathologisch-anatomisch müssen wir verschiedene Formen der Ulcusperforation unterscheiden:

1. Die *Perforation in die freie Bauchhöhle* mit einer nachfolgenden allgemeinen Bauchfellentzündung;

2. die *Perforation in einen präformierten Peritonealsack* (Bursa omentalis) oder in einen durch Verwachsungen abgekapselten Raum. Diese abgesackte Perforation führt zum abgeschlossenen Absceß. Die sekundäre Perforation solcher Absceßbildung vollendet die „zweizeitige Perforation";

3. kennen wir die *gedeckte Perforation* (SCHNITZLER 1913), die zunächst in einem Durchbruch in die freie Bauchhöhle besteht, der aber bald durch Verklebungen mit Nachbarorganen gedeckt wird.

Nach klinischen Gesichtspunkten unterscheiden Ivy, Grossman und Bachrach (1950) die „schwere (major) akute Perforation vom chirurgischen Typ" und die „leichte (minor) akute Perforation mit frühzeitiger Deckung". Diese zweite Form entspricht der „gedeckten Perforation" (subacute perforation, perforation fermée et isolée).

Experimentelle Untersuchungen haben unsere klinischen Erfahrungen vom Ablauf der Perforationsfolgen erweitert. Der intensive Schmerz und der peritoneale Schock sind auf die Irritation des Bauchfells durch Verdauungssäfte und Mageninhalt zurückzuführen. Ein heftiger Pylorospasmus (wiederholt nachgewiesen von Paas 1936, Watson 1930), verstärkt den Schmerz. Die Injektion steriler Verdauungssäfte in die Bauchhöhle von Hunden (Blalock 1935) führt ohne Verzug zum schweren Peritonealschock. Ganz besonders wirksam ist Gallensaft oder die Kombination von Gallen- und Pankreassaft. Die direkte Reizung des Bauchfells ist also am bedeutungsvollsten für die Frühsymptome. Toxische Momente treten erst nach Ablauf einer gewissen Zeit, die für die Resorption notwendig ist, hinzu. Frühestens soll man nach 6 Std mit der Wirkung bakterieller Faktoren rechnen.

Die Ansichten über den Mechanismus, der zur Perforation führt, schließen an die Vorstellungen von der Ulcusentstehung an. So werden eine excessive Säuresekretion, ein Auftreten mechanischer Momente (Nahrungseinwirkung) und Verminderung der Resistenz des Gewebes gegenüber Andauung angeschuldigt (McIlroy 1927/28, Flood und Howes 1934, Puhl und Schmidt 1936, Merkel 1942, Price 1948, Rosenberger 1951). Präzise Angaben sind über diesen Gegenstand nicht zu machen. Man weist auf Tierversuche hin, bei denen eine durch Histamin außerordentlich gesteigerte Säuresekretion zum Auftreten perforierender Magen- und Zwölffingerdarmgeschwüre geführt hat. Uns erscheint die Betrachtung zu einseitig, da sie nur die Sekretionswirkung des Histamins in den Vordergrund stellt. Klinisch wird diese Beziehung nicht bestätigt, da sich zahlreiche Perforationen ereignen, ohne daß ein besonderer Sekretionssturm nachweisbar ist. Über die Mitwirkung des Mageninnendruckes kann nichts Sicheres gesagt werden.

Gelangt Mageninhalt in die freie Bauchhöhle, dann folgt reflektorisch die Hemmung der Sekretion des Magens. Infolge des paralytischen Ileus und infolge der Beseitigung der „Salzsäurebarriere" des Magens kommt es zur Aufwärtswanderung von Darmkeimen in höher gelegene Abschnitte wie Zwölffingerdarm und Magen. Die „Überimpfung" dieser Darmflora durch die Perforationsöffnung führt dann zum Auftreten der eitrigen Bauchfellentzündung. *Zwischen der Perforation und Ausbildung der Peritonitis liegt also eine gewisse Frist.*

Über die bakteriologischen Verhältnisse des Exsudates im Bauchfellraum geben Untersuchungen von Luer (1949) Orientierung (Tabelle 34).

Tabelle 34. *Kultureller Bakteriennachweis im Exsudat des Bauchfellraumes nach Ulcusperforation.*

	Perforation vor weniger als 12 Std	Perforation liegt länger als 12 Std zurück
	%	%
Steril	49,4	23,1
Streptokokken . .	27,8	37,0
Staphylokokken .	13,9	18,5
Diphtheroide . . .	5,5	3,1
Bacterium coli . .	2,2	10,8
Pneumokokken . .	1,1	7,7

Der *akute Ulcusdurchbruch* verursacht in den meisten Fällen (in fast 80%, de Bakey) einen *plötzlichen, heftigen Schmerz im Oberbauch* (64%), vielfach (22,5%) wird Schmerzausstrahlung in eine Schulter angegeben. Der Kranke verfällt, wird leichenblaß und ist mit Angstschweiß bedeckt. Er atmet flach und beschleunigt und liegt bewegungslos. In Einzelfällen kommt es zu *Erbrechen.* Der *Puls* wird *fadenförmig.* Die *Temperatur sinkt* unter den Normalwert. Der Blutdruck fällt unter Umständen ab zur Kollapsgrenze (70 mm Hg systolisch, Schwiegk 1942). In 80% der Fälle waren die Blutdruckverhältnisse normal (Thompson 1938). Maximaldrucke unter 100 mm Hg sind als ernstes Zeichen zu werten (McCreery 1938). Der Kranke kann während dieses peritonealen Schocks innerhalb von 1—2 Tagen zugrunde gehen. Die eitrige *Peritonitis* tritt gewöhnlich erst am 3. Tage in Erscheinung. Nicht immer sind ihre ersten Symptome klar zu erkennen.

Das bekannte Vollbild der *Peritonitis* ist gekennzeichnet durch den aufgetriebenen Leib infolge des paralytischen Ileus. Erbrechen wird häufiger. Die

Schmerzhaftigkeit des Bauches wird ausgedehnter. Zunehmend zeigt sich Bauchdeckenspannung. Die Zunge ist trocken und belegt.

Es ist für den Patienten von außerordentlicher Wichtigkeit, daß die Situation der Perforation rasch erkannt wird, denn vom Zeitpunkt des Eingriffs, der zum Verschluß der Perforationsstelle führen soll, ist die Prognose für den Betroffenen außerordentlich stark abhängig.

Anfänglicher Schmerz ist weniger heftig, wenn die Perforationsöffnung unter Stecknadelkopfgröße bleibt. Bei Geschwürsperforationen an der Hinterfläche des Magens in der Nähe der Kardia tritt am häufigsten ein linker Schulterschmerz auf. Die Lokalisation des Schmerzes mehr nach rechts bezieht sich gewöhnlich auf die Perforation eines Zwölffingerdarmgeschwürs. Sekundäre Schmerzlokalisationen hängen von dem Weg ab, den die Ausbreitung des Magen- oder Zwölffingerdarminhalts nimmt. Dadurch kann der Eindruck entstehen, daß eine perforierende Appendicitis oder eine akut-entzündliche Erkrankung der weiblichen Beckenorgane vorliegt. Als wichtige lokale Zeichen der Perforationsperitonitis treten in Erscheinung:

1. Eine ausgedehnte reflektorische Bauchdeckenspannung, die sich rasch symmetrisch über den ganzen Bauch ausdehnt, und welche stärker ist als bei jeder anderen Baucherkrankung.

2. Die Flankendämpfung erscheint viel schneller als bei der Appendicitis.

3. Der Gasaustritt in die Bauchhöhle kann zum Verschwinden der Leberdämpfung führen. Handelt es sich nur um geringe Gasmengen, dann werden im Röntgenbild sichelförmige Aufhellungen unter den Zwerchfellkuppen des sitzenden Patienten nachweisbar.

4. Über dem Magen ist auskultatorisch in einigen Fällen ein weiches Reiben, Ausdruck der fibrinösen Perigastritis, festzustellen.

DE QUERVAIN und LENGGENHAGER (1950) geben noch eine weitere wertvolle Zusammenstellung, die bei der differentiellen Diagnostik nützlich sein kann:

a) Perforation eines kardianahen Geschwürs: Schulterschmerz links vom Typus der Angina pectoris.

b) Perforation eines Geschwürs der kleinen Kurvatur nach der Vorderseite hin:

ο) Offene Perforation: Bild der diffusen Peritonitis.

β) Gedeckte Perforation: hepatischer Typus mit ausstrahlendem und Druckschmerz rechts.

c) Perforation des Geschwürs der kleinen Kurvatur nach der Rückseite hin: pankreatischer Typus. Linksschmerz.

d) Perforation des Duodenalgeschwürs:

α) Offene Perforation: peritonitischer oder pseudoappendicitischer Typus.

β) Gedeckte Perforation: bisweilen subphrenischer Absceß; hepatischer Typus.

Laboratoriumsbefunde. Die Leukocytenzahlen im Blut sind erhöht, es finden sich gewöhnlich Werte zwischen 10000—20000/mm³. Ungünstig zu bewerten ist das Absinken der Leukocyten. Ebenso ungünstige Zeichen sind anhaltend tiefe Temperaturen, Zunahme der Atemfrequenz und kontinuierliches Absinken des systolischen Blutdrucks.

Zur *Abgrenzung* des akuten Bildes *gegen* eine *akute Pankreasnekrose* wird die Blutdiastase mit Nutzen bestimmt. Es ergibt sich nach LUER (1949), daß bei Ulcusperforation in 97,5% der Fälle die Blutdiastase normal ist. In Spätfällen trifft man mitunter auf eine Erhöhung des Blutspiegels.

Nach größeren Zusammenstellungen ist bei der akuten Pankreasnekrose die Fermententgleisung in 84—100% bereits im Beginn des Krankseins nachzuweisen. Die Blutdiastasebestimmung (Methode BALTZER) ist daher eminent wichtig für die Differentialdiagnose. Vor jeder Behandlung muß gerade in dieser speziellen Frage die Klärung angestrebt werden: *Die Pankreasnekrose gehört nämlich in die Hand des Internisten. Bei der Ulcusperforation muß unverzüglich der Chirurg die Entscheidung treffen.* Die Diagnose der Perforation kann dadurch zweifelhaft werden, daß in der Vorgeschichte des Kranken kein Anhalt für das Bestehen eines Magengeschwürs gewonnen werden kann. Es gibt Kranke, denen bis zum Augenblick der Perforation nicht bewußt war, ulcuskrank zu sein. Es ist daran zu denken, daß in solchen Fällen eine perakute Ulcusentstehung vorlag, die sich bis zur Perforation hin entwickelte.

Für den Arzt ist es wichtig, zu erkennen, wann eine Perforation droht. Ein Hinweis ist gegeben in dem Auftreten eines heftigen Dauerschmerzes an Stelle des vorhergehenden, von der Mahlzeit abhängigen Magenschmerzes. Bei Tabikern ist es bekannt, daß infolge der Störung der Sensibilität die Perforation in die freie Bauchhöhle ohne jeden Schmerz erfolgen kann. Nach vollständiger transthorakaler oder subdiaphragmatischer Vagotomie sind ebenfalls atypische (schmerzfreie) Perforationen zu erwarten.

Die *Röntgenuntersuchung* kann den Verdacht einer Ulcusperforation stützen durch den Nachweis von Luft zwischen Leber und Zwerchfell oder zwischen Magenkuppel und Zwerchfell. Vielfach ist die Leber von der Bauchwand abgedrängt. Feldman (1950) hat besonders Hinweise auf die Röntgensymptomatologie der gedeckten Perforation gegeben. Nachweis von Gasblasen unterhalb der Leber, in der Umgebung des Duodenums oder des Magens gilt als Ausdruck dieser Perforationsform. Die Perforationsöffnung ist in diesen Fällen sehr klein. Klinisch können solche Vorgänge unbemerkt bleiben.

Die lokalisierte Peritonitis beschränkt sich vielfach auf den Oberbauch. Es kann das Bild des subphrenischen Abscesses entstehen. Charakteristisch ist mitunter der Zwerchfellschmerz, der bis in die eine oder andere Halsseite hinaufstrahlen kann. Es entwickelt sich in zahlreichen Fällen ein septisches Allgemeinbild. Sekundäre Perforationen in die Nachbarorgane (Herzbeutel, Colon und Dünndarm, Nierenbecken) führen zu Fistelbildungen der verschiedensten Art.

Die *Therapie* der akuten Ulcusperforation hat zum Ziel, so schnell wie möglich die Perforationsstelle zur Deckung zu bringen. Dies kann von vornherein erfolgversprechend nur mit Hilfe eines chirurgischen Eingriffs geschehen. Die in letzter Zeit vorliegenden Berichte (s. unten) über die unblutige Behandlung der freien Perforation können keine generelle Bedeutung haben. Es ist nicht möglich, ohne Operation zu entscheiden, ob die Perforationsstelle durch spontane Deckung verkleben kann. Deshalb empfiehlt sich auch heute die Operation der frischen und der diagnostisch unsicheren Fälle. Spätfälle ohne Peritonitiszeichen bedürfen unter Umständen der internistischen Behandlung.

Der Erfolg der Operation hängt ganz wesentlich von dem Zeitraum ab, der seit Perforation verstrichen ist. Die Sterblichkeit ist innerhalb der ersten 8 Std verhältnismäßig gering. Nach Ablauf der 12 Std-Frist nimmt die Mortalität außerordentlich zu. Das zeigt die Statistik von Zuckschwerdt und Eck (1931) sehr eindrucksvoll (Tabelle 35).

Tabelle 35.

Operation innerhalb Stunden	Sterblichkeit in %
6	7,7
6—12	26,9
12—18	33,3
18—24	58,3
24—48	66,3

Ist die Diagnose eines frei perforierten Magen- oder Zwölffingerdarmgeschwürs sicher oder wahrscheinlich, dann wird mit Hilfe einer dünnen Sonde vor Beginn der Anästhesie der Magen entleert. Die durch die Nase eingeführte Sonde bleibt während der Operation liegen. Nach Eröffnung des Bauches finden sich infolge Geschwürsperforation in der Peritonealhöhle Luft, Speisereste oder eine trübe, sauer riechende Flüssigkeit. Durch sie wird der Chirurg an den Krankheitsherd geführt. Liegt die Perforation an der Hinterwand des Magens und beschränkt sich die Peritonitis auf die Bursa omentalis, so ist zunächst nach Baucheröffnung kein sicherer Hinweis auf eine Perforation gegeben. Die Kenntnis dieses Perforationsvorganges ist notwendig, um der leichtfertigen Annahme der Fehldiagnose zu entgehen.

ZENKER (1951), der das Gebiet der modernen Bauchchirurgie mit dem Rückblick auf große Erfahrungen dargestellt hat, stellt heraus, daß die akute Perforationsperitonitis einen lebensbedrohenden Zustand darstellt, bei dem man sich für gewöhnlich mit dem *einfachsten Eingriff, nämlich der Übernähung*, begnügen soll. In diesem Operationsgut beträgt die Operationssterblichkeit bei Übernähung innerhalb der 6 Std-Frist weniger als 2%. Er weist darauf hin, daß bei der Hälfte der mit Übernähung behandelten Geschwürsperforationen später keine Operation mehr notwendig wird. Es wird abgelehnt, der Übernähung eine Gastroenterostomie hinzuzufügen. Die Übernähung führt fast niemals zur Stenose am Magenausgang, so daß sich die Gastroenterostomie zur ungestörten Entleerung des Magens erübrigt, abgesehen von den Gründen, die allgemein zur Ablehnung der Gastroenterostomie geführt haben (s. S. 688). Die primäre Resektion des perforierten Ulcus kann bei Kranken in Erwägung gezogen werden, die kurze Zeit nach der Perforation in körperlich gutem Zustand ohne schweren Schock in die operative Behandlung kommen. Der Erfolg einer primären Resektion hängt weitgehend von dem Können und der Erfahrung des Operateurs ab. Antibiotische und chemotherapeutische Mittel, sowie ausgiebige Bluttransfusionen können die Aussichten auf Genesung verbessern.

Nichtchirurgische Behandlung von Ulcusperforationen. 1935 sprach sich WANGENSTEEN gegen die operative Behandlung der Ulcusperforation aus. Im Perforationsschock empfahl er die laufende Absaugung des Magensaftes, um die spontane Schließung der Perforation herbeizuführen. TAYLOR (1951) kam auf Grund größerer Erfahrungen zu folgender Stellungnahme: Im 1. Stadium nach einer Perforation ist die Aspirationsbehandlung besonders aussichtsvoll, da noch keine Peritonitis eingetreten ist und eine toxische Einwirkung auf den Organismus fehlt. Antibiotica unterstützen die Behandlung. Im 2. Stadium, 12 Std nach Perforation, ist die Infektion und Intoxikation eingetreten. In diesem Stadium kann die Saugbehandlung eine sich immer wiederholende Reinfektion verhindern. Dieses Vorgehen unterstützt den notwendigen Eingriff der Übernähung der Perforationsstelle. Nach 24 Std, im 3. Stadium, ist der Patient bereits so weit beeinträchtigt, daß ein großer Eingriff (Laparotomie) nicht mehr vertragen werden und daher der einzige Versuch zur Hilfe mit der Saugbehandlung gemacht werden kann. Lediglich Drainagen des kleinen Beckens und der Nierentaschen sollten unter Lokalanästhesie angelegt werden.

Wichtig ist dem Autor, daß man in dem 1. Stadium durch eine konsequente Saugbehandlung den Spontanverschluß der Perforationsöffnung erreichen kann. Ist die 12 Std-Grenze überschritten, dann wird ein Magenschlauch eingelegt und laufend abgesaugt. Bei laufender Pulskontrolle wird der Verlauf abgewartet und die Größe der Luftsicheln unter dem Zwerchfell wird laufend kontrolliert. Ein Saugapparat, welcher eine kontinuierliche Absaugung ermöglicht, ist in Gebrauch. Luftschlucker, welche neben der Sonde Atemluft in den Magen pressen, sind gefährdet, da in derartigen Fällen bei Aspirationsbehandlung ein Verschluß der Perforationsstelle ausbleibt. Bei diesen empfiehlt man die dünne Magensonde herauszunehmen und sie für 24 Std durch einen fingerdicken Magenschlauch zu ersetzen. Ist am 2. Tag durch Röntgenkontrolle erwiesen, daß sich vermehrt Luft unter dem Zwerchfell angesammelt hat, so ist die Operation angezeigt.

Überprüfungen dieser Empfehlungen haben aber doch zur Zurückhaltung geführt. STEAD (1951) empfindet besonders den Mangel an abgegrenzten Indikationen für die Aspirationsmethode. In dem Streit um diese Behandlungsart wägen TRUSCOTT und WITHYCOMBE (1950) Vor- und Nachteile ab. Das konservative Verfahren soll das Auftreten intraabdominaler Verwachsungen weitgehend verhindern. Es konnten auch die konservativ behandelten Patienten im Durchschnitt nach 12 Tagen das Krankenhaus verlassen, während der Krankenhausaufenthalt nach Operationen 17 Tage dauerte. Entschieden gegen die konservative Methode spricht aber die höhere Todesrate. Es droht auch die fatale Verwechslung mit einer akuten Appendicitis. Außerdem belastet die konservative Therapie den Arzt, da bei unglücklichem Ausgang immer das Gefühl zurückbleibt, nicht alles Mögliche getan zu haben.

Die Bedenken gegen die uneingeschränkte konservative Behandlung der Ulcusperforation werden mit zunehmenden Erfahrungen stärker, so daß als Indikationsgebiet nur noch Spätfälle ohne Peritonitis im Oberbauch übrigbleiben.

Vorgehen der nichtchirurgischen Behandlung bei Perforationsperitonitis: 1. Dauerinfusion.
Es werden täglich 2—4 Liter Flüssigkeit (physiologische Kochsalzlösung und 5%ige Trauben-
zuckerlösung gemischt) infundiert. Zur Vermeidung lokaler Venenthrombosen werden nach
Deucher (1952) 1 cm³ Liquemin (= 5000 E Heparin) der gesamten Lösung zugegeben. Die
Infusion wird durch Bluttransfusionen unterbrochen. Je nach Erfolg der Behandlung (Rönt-
genkontrollen!) wird man die intravenöse Flüssigkeitszufuhr 5—8—10 Tage durchführen.
Danach beginnt die Nahrungszufuhr per os wie bei Bauchoperierten.

2. Ruhigstellung des Darmes. Man entleert den Magen- und Darmkanal möglichst vollständig. An die vorsichtige Ausheberung des Magens mit einer dünnen Sonde schließt sich
die Dauersaugung durch die Miller-Abbott-Sonde an. Der lange Schlauch dieser Sonde
wird durch die Nase in den Magen eingeführt und vor dem Durchleuchtungsschirm durch
den Pylorus dirigiert. Bei rechter Seitenlage des Kranken gelangt die Sonde von selbst ins
Duodenum. Wenn die Sondenspitze das Jejunum erreicht hat, wird der kleine Ballon an der
Sondenspitze mit 10—20 cm³ Luft aufgeblasen. Danach rückt die Sonde von selbst im
Dünndarm vor. Deucher hofft, daß die neue dirigierbare Miller-Abbott-Sonde von
Smith und Brackney (1950) die Sondierung noch vorteilhafter gestaltet. Durch die Sonde
wird laufend Darminhalt entleert. Die durch die Peritonitis stark gesteigerte Darmsekretion
nimmt entsprechend dem Heilungsfortschritt ab. Morphium führt über die Schmerzlinderung
zum Abklingen des Schocks.

3. Anwendung von antibiotischen Mitteln. Es sind zunächst nur Mittel anwendbar, die
parenteral gegeben werden können: Penicillin, Aureomycin und Terramycin. Die Wirkungs-
spektren von Aureomycin und Terramycin sind etwa gleichwertig. Eine Unterstützung mit
Streptomycin wird nicht für notwendig erachtet. Das Terramycin soll die geringsten Nebenwirkungen haben (Hawking 1951) und sich in flüssiger Form stabil erhalten. Hundeversuche
(Yeager 1949, 1950) haben die Überlegenheit des Terramycins bei Peritonitis erwiesen.
Nach Pulaski und Sheaffer (1951) ist Terramycin in einer Dosierung von 1 g alle 12 Std
intravenös als die wirksamste Medikation bei Peritonitis anzusehen. Die intravenöse Zufuhr
von Terramycin muß allerdings auf die notwendigste Zeit beschränkt werden. Deucher
hat in keinem Falle länger als 7 Tage Antibiotica verabreicht. Man kann die Therapie mit
schwer löslichen Sulfonamiden fortsetzen, welche per os während einer weiteren Woche
gegeben werden.

Ein derartiges Vorgehen stellt zweifellos eine Bereicherung der therapeutischen Möglichkeiten dar. Es tritt ohne Zweifel in sein Recht, wenn eine Operation
ein zu großes Wagnis darstellt.

f) Ulcusblutung.

Die Ulcusblutung stellt eine Komplikation, nicht etwa ein reguläres Symptom der Geschwürskrankheit dar.

Die Berichterstattung über Ulcusblutungen, ihre Häufigkeit, ihre Schwere,
ihre Mortalität ist belastet durch eine Reihe von Unsicherheiten, denn eine
Begriffsbestimmung, welche die Größe des Blutverlustes und die Geschwindigkeit
seines Vorgangs einbezieht, führt zu keinen praktischen Folgerungen, da diese
Momente im Einzelfall schwerlich mit hinreichender Genauigkeit zu bestimmen
sind. Die *Begriffsbestimmung* kann daher *nur einen Rahmen* geben. Die Bewertung des Einzelfalles enthält viel Subjektives, woraus sich Inkongruenzen von
Zusammenstellungen und Statistiken ergeben.

Eine Blutung, die nur mit chemischen Methoden feststellbar ist, fällt unter die
okkulten Blutungen. Die manifeste Ulcusblutung äußert sich im *Bluterbrechen
(Hämatemesis)* oder *Teerstuhl (Melaena)*. Schon ein Verlust von 60 cm³ Blut bei
einer Milch- und Breidiät oder von 80—100 cm³ bei Normalkost führt zum
Teerstuhl (Daniel und Egan 1939). Diese Zahlen sagen, daß wir aus der
Dunkelfärbung des Stuhles nicht auf die Größe des Blutverlustes schließen
können.

Die Bezeichnungen ,,große'' oder ,,massive'' Blutung werden vielfach in der
gleichen Weise für sichtbare Blutungen verwandt. Andererseits versteht man
unter ,,*massiver Blutung*'' einen *ernsten Blutverlust*, der das *Leben bedroht* und zum
ausgeprochenen Kreislaufkollaps führt.

Zur Diagnose einer „schweren" Blutung ist man erst berechtigt, wenn die Erythrocytenzahl unter 2,5 Mill/mm³ oder das zirkulierende Erythrocytenvolumen weniger als 60% des Normalwertes beträgt (STEWART, SCHAER, POTTER und MASSOVER 1948). Dementsprechend findet sich vielfach eine Tachykardie von 120—140 je Minute. Eine Reihe von Autoren (MOSSBERG 1933, KIRSNER und PALMER 1939, ALLEN und BENEDICT 1933, PETSOPOPOULOS 1935/37, BAKER 1947, MATTISON 1931) unterscheiden kleine, mäßige und schwere Blutungen, ohne damit vorteilhafte Gesichtspunkte zu gewinnen. Der *Zeitfaktor der Blutung* drückt sich darin aus, daß ein *hingezogener Blutverlust durch starke Verringerung des Hämoglobinbestandes zur Bedrohung* führt, während eine *akute Blutung* (von geringerer Gesamtgröße) einen *ernsten Schockzustand* herbeiführen kann.

Nach Zusammenstellungen von IVY, GROSSMAN und BACHRACH (1950) muß man damit rechnen, daß etwa $^1/_3$ *der Ulcusblutungen ernster Natur* sind.

Über den *Anteil von Ulcusblutungen an den Blutungen aus dem oberen Magen- und Darmtrakt* gibt folgende Tabelle 36 Auskunft. Sie stellt zugleich einen Wegweiser für die Differentialdiagnose der Ulcusblutung dar.

Tabelle 36. *Relative Häufigkeit von Blutungen des oberen Magen-Darmkanals.*
(Nach IVY, GROSSMAN und BACHRACH 1950, auf Grund von Angaben von ALLEN 1937, HELLIER 1934, MEULENGRACHT 1947, THOMPSON, OYSTER, HEID und MORGAN 1946, STOLTE 1944, MILLER 1928/29, EADS 1946, BULMER 1932, SCHIFF 1944.)

Blutungsursache	Gesamtzahl der Fälle	%	Streuung der Angaben %
Ulcus	3310	71,7	59—90
Magenkrebs	478	10,3	2—17
Lebercirrhose (Oesophagus-varicen)	204	4,4	1—14
Gastritis	84	1,8	
Splenische Anämie	49	1,0	
Cholecystitis („blutende" Gallenblase) . . .	28	0,6	
Unbestimmt	250	5,4	
Oesophaguserkrankungen (ohne Varicen)	5		
Hiatushernien	5		
Magenpolyp	2		
Magentumoren (ohne Carcinom und Polyp)	4		
Urämie	4		
Blutkrankheiten (Thrombopenie)	2		
Vergiftungen	2		
Pfortaderthrombose	1		
Andere Magenerkrankungen . . (Lues, Tbc, Arteriosklerose, Herpes zoster des Magens)	3		
Duodenaldivertikel	1		
Tumoren des Zwölffingerdarmes	1		
Nichtulceröse Darmerkrankungen	8		
Regionale Ileitis.	1		
Andere Ursachen (Morbus Osler, Pankreassteine, Pankreatitis u. a.)	172		

Aus dem Auftreten von Hämatemesis oder Melaena kann man nicht auf die Quelle der Blutung schließen. Das zeigt sich aus folgender Übersicht (Tabelle 37).

Tabelle 37. *Hämatemesis und Melaena bei Magen- und Zwölffingerdarmgeschwüren.*

	Magengeschwüre			Zwölffingerdarmgeschwüre			Marginalulcera		
	Hämat-emesis	Melaena	beides	Hämat-emesis	Melaena	beides	Hämat-emesis	Melaena	beides
FRANZEN 1942	112	45		51	48		4	1	
GRAHAM, ALEXANDER, KERR 1939	35	13	11	69	42	23	3	2	2
GOLDMAN 1936	45	47	21	82	137	55			
ANDRESEN 1939				12	28	80			
ALLEN 1933				84	142	145			
Insgesamt	192	105	32	298	397	303	7	3	2

Die tödliche Blutung eines Zwölffingerdarmgeschwürs kann ohne Melaena, eine letale Magenulcusblutung ohne Bluterbrechen verlaufen. Hämatemesis und Melaena galten vor der Röntgenaera als die sichersten Symptome eines Ulcus. Das war eine falsche Orientierung.

Angaben über die Frequenz von Ulcusblutungen sind auch heute nicht ohne Einschränkung gültig. Der röntgenologische Nachweis eines blutenden Ulcus gelingt keineswegs regelmäßig, eine Röntgenuntersuchung 2—3 Wochen nach der Blutung kann ein negatives Ergebnis haben, da das Ulcus inzwischen vielfach abgeheilt ist.

Die Bearbeitung unseres klinischen Beobachtungsgutes (PETERSEN 1951) ergab, daß bei 14% der Ulcuskranken eine größere Blutung aufgetreten war, d. h. daß jeder 7. Ulcuskranke eine oder mehrere Blutungen erlebte. Diese Zahlen weichen nicht wesentlich von den Zusammenstellungen von IVY (1950) ab (Tabelle 38).

Tabelle 38. *Häufigkeit von Ulcusblutungen* (IVY 1950) *auf Grund klinischer Übersichten von* ENOCKSSON 1936, CHIESMAN 1932, BAKER 1947.

Gesamtzahl der Ulcusfälle	Männer				Frauen			
	Gesamtzahl	Zahl der Blutungen	% der Blutungen	Todesfälle	Gesamt-zahl	Zahl der Blutungen	% der Blutungen	Todesfälle
3792	2764	285	*10,4*	57	1028	131	*12,7*	21

Obige Angaben (IVY 1950) beziehen sich auf Kliniksstatistiken, enthalten also Fehler infolge der „Auslese", welche auf die Zusammensetzung des Krankengutes Einfluß übt. Bezogen auf alle Ulcuskranken ist die Frequenz der Blutungen noch geringer.

Revisionsbedürftig ist wohl die Ansicht, daß Magenulcera häufiger und schwerer bluten als Geschwüre des Zwölffingerdarmes. Größere Statistiken von MANHEIM (1926), IHRE und MÜLLER (1943) und ALSTED (1939) bieten keine Begründung dafür. Viele diesbezügliche Angaben sind statistisch nicht gesichert.

Die wichtige Frage, wie oft Blutungen bei Ulcuskranken zum Tode führen, ist in früheren Jahren mit zu hohen Angaben beantwortet worden. Nach Berechnungen aus heutigen Übersichten *stirbt etwa 1% aller Ulcuskranken an einer Ulcusblutung.*

Für die Mortalität der Ulcusblutung hat KALK (1938) Zahlen von 9,4% errechnet. Das entspricht auch den Zahlen von IVY (1950) (Tabelle 39).

Tabelle 39. *Klinische Mortalität der Ulcusblutung für Männer und Frauen.* (Sammelstatistik.)

Gesamtzahl der Ulcusblutungen	Männer			Frauen		
	Gesamtzahl	Todesfälle	%	Gesamtzahl	Todesfälle	%
5253	3877	413	10,6	1376	114	8,3

Die *Mortalität von Ulcusblutungen* in den *einzelnen Altersstufen* ist aus folgenden Zusammenstellungen, welche sich aus verschiedenen Sammelstatistiken (ALLEN und BENEDICT 1933, BURGER und HARTFALL 1934, HELLIER 1934, GOLDMAN 1936, HESSER 1939, JONES 1939 und BAKER 1947) ergeben, zu entnehmen (Tabelle 40).

Tabelle 40. *Mortalität von Ulcusblutungen nach Altersstufen gegliedert.*

Alter in Jahren	Insgesamt			Männer			Frauen		
	Zahl der Ulcusblutungen	Todesfälle	%	Zahl der Ulcusblutungen	Todesfälle	%	Zahl der Ulcusblutungen	Todesfälle	%
0—9	2	0	0			0			0
10—19	50	2	4	10	0	0	7	1	1,4
20—29	240	14	5,8	65	7	11,0	27	0	0
30—39	374	26	7,0	130	13	10,0	42	2	5,0
40—49	537	59	11,0	194	24	12,1	75	8	10,7
50—59	513	70	13,6	184	34	18,4	98	8	8,8
60—69	306	48	15,7	130	27	20,7	60	10	16,6
70—79	97	16	16,5	28	7	25,0	21	8	38,1
80	6	3	50,0	4	2	50,0	2	1	50,0

Es ist Gegenstand zahlreicher Arbeiten gewesen, die Verteilung der *Häufigkeit von Ulcusblutungen während des Jahresablaufes* zu registrieren (HINTON 1931, MATTISON 1931, FROSTAD 1934, KALK 1938, GULDAGER und HEINTZELMANN 1939, FRANZEN 1942, BAKER 1947, KORTILLA 1949). Insgesamt ergibt sich folgendes Bild (Tabelle 41):

Tabelle 41. *Ulcusblutungen während des Jahresablaufes.*

Monat	I	II	III	IV	V	VI	VII	VIII	IX	X	XI	XII
Zahl der Ulcusblutungen	179	148	149	132	151	147	171	152	197	229	196	219
Trimester	608				621				841			

Es läßt sich eine gewisse Häufung von Ulcusblutungen während der letzten Monate des Jahres entnehmen. Von einem Herbst- und Frühjahrsgipfel kann nach diesen Zahlen jedoch keine Rede sein.

Blutungsquelle, Blutungsneigung. Bei massiven Ulcusblutungen handelt es sich um arterielle Hämorrhagien. Daß Ulcera an der kleinen Kurvatur sowie an der Hinterwand des Bulbus duodeni besonders zu Blutungen neigen, ist bekannt. Äste folgender Gefäße (bzw. die Arterien selbst) geben Blutungsquellen ab: A. coronaria sup. dextra et sinistra, A. coronaria inf. dextra (A. pylorica), A. coronaria inf. sinistra (Fundusgebiet), A. gastroepiploica dextra. Am Duodenum kommen Äste der A. pancreatico-duodenalis und der A. gastroepiploica in Frage. Die schwersten Blutungen ereignen sich bei Arrosion der A. lienalis, A. gastrohepatica und der A. coeliaca.

Über den intimen Vorgang der Gefäßarrosion selbst herrschen keine präzisen Vorstellungen.

Die Blutungsneigung von Geschwüren wird durch eine Reihe von Faktoren erhöht. Dazu rechnet man Hypertension, Herzinsuffizienz und Lebercirrhose. Einwandfreie Beobachtungen im größeren Umfang zu dieser Frage fehlen aber noch. Ob auch ein allergischer Mechanismus im Sinne des Sanarelli-Schwartzmann-Phänomens bei massiven Magenblutungen beteiligt ist, speziell bei unspezifischen Entzündungen der oberen Luftwege, ist noch unbewiesen.

Wir beobachteten vor kurzer Zeit eine tödliche Ulcusblutung im Wochenbett. Die Ulcusbeschwerden der Frau waren während der Schwangerschaft völlig geschwunden, was der allgemeinen Erfahrung der günstigen Beeinflussung der Ulcera durch Schwangerschaft entspricht. Es wäre daran zu denken, daß hormonelle Veränderungen nach Abschluß der Schwangerschaft zu einer Aktivierung eines Ulcus führen können. Bernstine und Friedman (1948) berichteten dazu über eine Frau, welche nach Eintritt der Schwangerschaft mit ihrem Ulcus beschwerdefrei wurde. Wegen eines drohenden Aborts wurde eine Hormonkur begonnen, unter der es zu einer massiven Ulcusblutung kam. In neuerer Zeit wird über tödliche Ulcusblutungen während der Behandlung von Ulcuskranken mit adrenocorticotropem Hormon (ACTH) berichtet (Smyth 1951, Gray, Benson und Reifenstein 1951).

Für die Frage psychischer Einflüsse auf die Blutungsneigung weist Rütimeyer (1906) auf zahlreiche Berichte der französischen Literatur hin, die besagen, daß bei vielen in der Schreckenszeit der französischen Revolution zum Schaffott Geführten plötzlich schwere Magenblutungen vorgekommen sind. Gleichartige Beziehungen lassen sich auch aus den Erfahrungen des letzten Weltkrieges ableiten. Eine auffallende Häufung von Magenblutungen nach großen Luftangriffen und Brandkatastrophen wurde z. B. in Hamburg und Essen beobachtet. Von englischer Seite wies Gainsbourough (1946) auf diese Zusammenhänge hin. Wüstefeld (1949) hat eine deutliche Zunahme der Magenblutungen in den Jahren 1943 und 1944 während der heftigen Luftangriffe auf Hannover zahlenmäßig belegt.

Was den Einfluß der jeweiligen Witterung ausmacht, so soll bei niedrigen oder fallenden Oxydationswerten der Atmosphäre (Warmluftklima) die Blutungsneigung größer sein als bei Kaltluftklima (Curry 1948). Ask-Upmark (1945) nimmt an, daß plötzliche Abkühlung des Kranken zur Auslösung von Ulcusblutungen führen kann.

Klinisches Bild. Bluterbrechen und noch weniger die Melaena sind in vielen Fällen das erste Symptom der großen Blutung. Je schwerer der Blutverlust ist, um so mehr gehen allgemeine Zeichen der inneren Verblutung voraus. Ausgeprägte Kollapszustände und Übergänge bis zu Ohnmachtsanwandlungen mit Kurzluftigkeit bei Anstrengungen, Müdigkeit, Gähnen als Symptom der Hirnanämie, Schwindel, Schwächegefühl, quälender Durst, leichte Erschöpfbarkeit sind zu beobachten. In vielen Fällen folgt dann 24 Std oder noch später der Blutstuhl. In anderen Fällen kommt es zu heftigem Bluterbrechen, das unter Umständen mit Stuhldrang nnd Entleerung von Blutstuhl verbunden sein kann. Ulcusschmerzen verschwinden in vielen Fällen unmittelbar im Anschluß an die Blutung. Das Bestehenbleiben von Schmerzen ist seltener und hat als prognostisch ungünstiges Zeichen zu gelten. Auffallend ist die Tendenz zur Ulcusausheilung nach erfolgter Blutung (Crohn und Lerner 1939).

Das erbrochene Blut ist zumeist hämatinisiert infolge der Einwirkung der Salzsäure des Magensaftes. Schwarze oder schwarzrote Klumpen kommen zum Vorschein. Es gibt auch Übergänge bis zum kaffeesatzartigen Erbrechen, das häufiger bei Carcinomkranken beobachtet wird. Je profuser das Erbrechen erfolgt, um so mehr wird rotes Blut erbrochen. Sind dem Erbrochenen nur Blutfäserchen beigemischt, besonders wenn heftiges Würgen vorausging, dann darf darin kein Symptom einer Ulcusblutung gesehen werden, wozu hypochondrische Kranke neigen. So ist auch die Blutuntermischung des Mageninhaltes nach Magensondierung nicht auf eine „Magenblutung" zu beziehen.

Der Teerstuhl ist gewöhnlich breiig. Er erscheint tief schwarz, gelegentlich kann man aber die Blutbeimischung makroskopisch erkennen. Man sollte sich aber stets durch eine chemische Untersuchung von dem Vorliegen der Blutbeimischung überzeugen. Heidelbeerstuhl, Stuhl nach Verabreichung von Eisenoder Wismutpräparaten können eine Schwarzfärbung aufweisen. Auch die Verwechslung mit dem Kot nach chlorophyllreicher Nahrung (Spinat) kommt vor.

Bei großer Blutung und bei schneller Darmperistaltik kann reines, dunkles Blut ergossen werden.

Der Blutungsschock ist objektiv gekennzeichnet (soweit man sich auf geläufige Untersuchungsverfahren stützt) durch Blutdruckabfall, durch Zunahme der Pulsfrequenz und durch Verminderung des Hämoglobin- und Erythrocyten- bestandes. *Bestimmungen von Hämoglobin und der Erythrocyten in den ersten Stunden und Tagen nach einer massiven Blutung geben aber keinen verläßlichen Maßstab für die Größe des Blutverlustes ab.* Die Blutwerte resultieren aus Blut- verlust, Mobilisation von Speicherblut, Blutverdünnung durch Gewebsflüssigkeit und Regenerationsleistung des Knochenmarks. Die im Einzelfall unbestimm- bare Dynamik dieser Vorgänge bedingt einen nur relativen Wert solcher Be- stimmungen. Verdünnung des Restblutes durch einströmende eiweißarme Gewebsflüssigkeit führt zum Absinken des Serumeiweißwertes.

Blutverlust stellt einen energischen Reiz für das Knochenmark dar. Neben der sprunghaften Zunahme jugendlicher Erythrocyten (Reticulocyten, Erythro- blasten) im Blut kommt es zu einer posthämorrhagischen Leukocytose und Thrombocytenvermehrung.

Blutvolumenbestimmungen haben zu prognostischen Anhaltspunkten geführt. Danach ist bei einem Zellvolumenverlust von 20% die Blutung als prognostisch günstig zu bewerten (3,2% Mortalität), während bei einer Einbuße über 50% mit einer Mortalität von mehr als 12% zu rechnen ist (MARKOFF 1950).

Diese Zahlen ergeben sich auch auf Grund der Zusammenstellungen der Arbeiten von BURGER und HARTFALL (1934), KIRSNER und PALMER (1939), SCHIFF (1944).

Das Serumeisen ist stets herabgesetzt (SCHITTENHELM 1940) (Werte zwischen 11,85 bis 56,87 γ-%; Normalwerte: ♂120 γ-%; ♀90 γ-%). Die Regenerationszeit des Erythrocyten- volumens nach stattgefundener Blutung hängt vom Grad der Anämie ab. LYONS und BREN- NER (1939): Regenerationszeiten von 6 Wochen bei einer Anämie von 1—2, von 5 Wochen bei 2—3 und von 3 Wochen bei 3—4 Mill. Erythrocyten je Kubikmillimeter. Diese Angaben sind aber nur als grobe Richtzahlen zu werten, denn das Individuelle jedes einzelnen Falles berührt auch das Problem der Blutregeneration.

Französische Autoren unterscheiden 5 klinische Formen der Blutung: Die „forme dramatique", eine mittlere und eine leichtere Blutung, die „febrile" Hämatemesis und Melaena und die Kombination von massiver Ulcusblutung mit Perforation. Es erscheint uns ungenügend begründet, den febrilen Typ als Sonder- form herauszustellen, da man *nach größeren Blutungen fast regelmäßig „Blutungs- fieber"*, etwa 2—5 Tage nach Beginn einer Magen-Darmblutung, beobachtet. Nach einer Zusammenstellung von IVY (1950, Tabelle 127) tritt bei 79% aller Ulcusblutungen Fieber auf. Diese Temperatursteigerung wird auf Resorption von Eiweißzerfallsprodukten zurückgeführt. Infolge der Verminderung der zirkulierenden Blutmenge kommt es zu Kreislaufstörungen, die bei schwerer akuter Blutungsanämie als Herzinsuffizienz und coronare Durchblutungsstörun- gen gedeutet werden. Im EKG findet man eine Abflachung der T-Zacken sowie eine vorübergehende Senkung der ST-Strecke. Bei tierexperimenteller Ent- blutung wurden entsprechende Veränderungen festgestellt, an die sich bei hoch- gradigem Blutverlust noch ein Stadium mit hohen spitzen positiven T-Wellen bei starker Verkürzung von QT im Sinne des „Erstickungs-T" anschloß (GÜL- ZOW und PICKERT 1949). Wie weit Mineralverschiebungen (Kalium!) an den EKG-Veränderungen beteiligt sind, bedarf noch der Klärung.

In Einzelfällen ist nach Blutung *Erblindung* beobachtet worden. Die Ursache dazu ist zu einem Teil in der allgemeinen Anämie gelegen, zu einem weiteren Teil offenbar auf eine schwere anoxämische Schädigung der Sehnerven zurück- zuführen.

In den letzten Jahren ist die *Erhöhung* des *Rest-Stickstoffes* im Blut nach massiven Magen-Darmblutungen mit besonderer Aufmerksamkeit beobachtet worden (z. B. Amendola 1949, Wechsler und Odle 1950). Bereits Sanguinetti (1933/34) und Sucig (1935) haben darauf hingewiesen. Markoff (1950) unterscheidet bei diesen passageren Rest-N-Steigerungen 3 Formen: durch Kochsalzverarmung, durch funktionelle Nierenstörungen und durch Resorption toxischer Bluteiweißstoffe bedingt. Es handelt sich dabei um den Versuch, den Komplex des posthämorrhagischen extrarenalen Nierensyndroms (Nonnenbruch 1939, 1941, 1942, 1944) zu entwirren. Wie kompliziert die Verknüpfung der zugrunde liegenden Stoffwechselveränderungen (Mineralverschiebungen, Flüssigkeitsverlust und Wasserverschiebungen, Nebennierenrindenstörungen, Störungen des Eiweißstoffwechsels infolge Blutregeneration, Mobilisierung von Plasmaeiweißreserven und Fieber u. a.) und der Störungen der intrarenalen Durchblutungsdynamik sind, geht aus den Darlegungen von Frey und Frey (1950), J. Frey (1950), Pickert (1951) hervor.

Der Grad der *Ausprägung des extrarenalen Nierensyndroms* hängt von der *Größe des Blutverlustes* ab, die auch das Maß der in Gang gesetzten Regulationsstörungen und Gegenregulationen bestimmt. Für das Zustandekommen sind jedoch noch andere Faktoren wie Stabilität des vegetativen Gleichgewichtes, die „Vorperiode" (z. B. kann eine Ulcusblutung bei Pylorusstenose nach zeitweisem Erbrechen einen urämischen Status herbeiführen), Alter und noch unbekannte Momente maßgebend.

Die *Reststickstofferhöhung* im Blut läßt sich nach Magenblutung noch vor dem Tiefpunkt der Hämoglobin- und Erythrocytenwerte beobachten. Das Maximum der Rest-N-Erhöhung findet sich nach Schiff und Mitarbeitern (1932, 1942), Wechsler und Odle (1950) etwa 24—28 Std nach der Blutung. Nach 72 Std können sich bereits wieder Normalwerte ergeben. Ein rasch abfallender Rest-N-Gehalt des Blutes spricht für eine einmalige, aber abgeschlossene Blutung. Blutungsschübe erhöhen mit geringem Verzug den Rest-N-Wert.

Die *prognostische Bedeutung* der Rest-N-Werte wird anerkannt (Schiff 1939, 1942; Wechsler und Odle 1950; Amendola 1949). Werte über 100 mg-% sprechen für eine schwere lebensbedrohliche Blutung, während die Verhältnisse bei Maximalwerten unter 70 mg-% günstiger liegen. Wechsler und Odle (1950) beziehen sich auf Harnstoff-N-Werte im Blut und führen aus, daß die Prognose günstig ist, wenn der Wert unter 30 mg-% bleibt. Ein Drittel der Fälle stirbt, wenn der Harnstoff-N-Spiegel über 50 mg-% ansteigt, $^2/_3$ der Kranken gehen verloren bei Harnstoff-N-Werten über 70 mg-%. Ein Wert über 100 mg-% weist auf einen bereits bestehenden Nierenschaden hin.

Die *Urinmengen* des Kranken sollten *täglich bestimmt* werden. Prognostisch ungünstig ist ihr Absinken unter 800—900 cm³/24 Std.

Ewertsen und Meulengracht (1941) haben auf die *erhöhte Harnsäureausscheidung* nach Magen-Darmblutung hingewiesen. Bei entsprechend disponierten Patienten sahen sie Anfälle von Arthritis urica. Man bringt den erhöhten Harnsäureanfall mit der gesteigerten Blutregeneration in Verbindung, wobei die Nucleoproteine der Normoblasten infolge der gesteigerten Entkernungsvorgänge als Muttersubstanzen der Harnsäurevermehrung angesehen werden.

Im Anschluß an eine massive Magenblutung kommt es in zahlreichen Fällen zur *Hyperglykämie*. Es handelt sich um ein Begleitsymptom der Notfallreaktion (Cannon, s. 1928), die über eine Adrenalinausschüttung zustande kommt. Der Hyperglykämiephase kann reaktiv eine Hypoglykämie folgen.

Markoff (1950) weist zusammenfassend auf die besonderen Verhältnisse *bei Diabetikern* hin, welche im Komazustand ohne Ulcus eine massive Magenblutung aufweisen können. Wood (1947) verfügt über 94 Beobachtungen von *chronischem Ulcus am Magen und Zwölffingerdarm bei Diabetikern*. Das klinische Bild dieser Ulcera ist *atypisch*. Bei 50% der Kranken fehlen Schmerzangaben in der Vorgeschichte. Die Säurewerte des Magensaftes sind vielfach subacid. Im übrigen neigen die Diabetiker, welche gleichzeitig ulcuskrank sind, vermehrt zur Ulcusblutung. Nach Wood erleben 25,5% der ulcuskranken Diabetiker eine Ulcusblutung.

Die *Blutungsdauer* ist verschieden lang; günstig zu beurteilen sind die Fälle, wo der Blutungsschub in einem Zuge vor sich geht und unter Umständen schon vor Krankenhausaufnahme beendet ist. Ulcusblutungen können sich über 10—20 Tage hinziehen, sie sind prognostisch ungünstig zu bewerten. Das bestätigen auch die Berechnungen von IVY (1950) auf Grund einer Sammelstatistik (Tabelle 42).

Tabelle 42.

Einmalige Blutung			Wiederholte oder fortgesetzte Blutung		
Gesamtzahl	Todesfälle	%	Gesamtzahl	Todesfälle	%
1700	87	*5,1*	585	189	*32,2*

Vielfach ist eine massive *Ulcusblutung* nicht nur das erste, sondern auch das *einzige Symptom*, das auf ein akutes Geschwür am Magen- oder Zwölffingerdarm hinweist. Nach H. L. BOCKUS (1943) sind Blutungen in 25% der Fälle das erste Ulcussymptom. Berechnungen von IVY (1950) ergeben dafür einen Durchschnittswert von 16,2%.

Ulcuskranke, die bereits einmal eine Blutung erlebt haben, können in gewissem Umfang mit weiteren Blutungen rechnen. Es gibt Kranke, die fast jedes Jahr eine neue Blutung durchmachen.

Das *Zusammentreffen* einer *Blutung mit einer Ulcusperforation* ist selten, kommt aber vor. CATES (1950) gibt in einer Sektionsstatistik bei 41 tödlichen Ulcusblutungen 4mal die gleichzeitige Perforation des Ulcus an. Die Statistik von BENNETT (1924) weist ein größeres Zusammentreffen auf (61 tödliche Blutungen, darunter 25 mit gleichzeitiger Perforation). Zweifellos bedeuten diese Zahlen keine generelle Aussage. Sie widerlegen aber die Behauptung von BEHREND (1930), daß Blutung und Perforation nicht zusammen vorkommen.

Auch *nach Magenresektion* kommt es zu Blutungen, 90% sind auf ein Ulcus jejuni als Komplikation zu beziehen. BOLLER (1947) stellt fest, daß 50—66²/₃% aller Jejunalulcera massiv bluten. Es können auch ein Rezidivulcus des Magens und eine schwere Entzündung des Anastomosenringes (Anastomositis) zur Blutungsquelle werden.

Röntgenuntersuchung. Der hinfällige Zustand eines Kranken während einer akuten Magen- und Darmblutung setzt der Aufklärung der Blutungsquelle Hindernisse entgegen. Es entspricht aber klinischer Sorgfalt und liegt im Interesse des Betroffenen, möglichst frühzeitig nach erfolgter Blutstillung die Ursache der Blutung festzustellen, auch wenn uns eine lange Ulcusanamnese aller Zweifel an einer „Ulcusblutung" entheben sollte. Zweifellos wird man dabei den Grundsatz, schädigende Einwirkungen von dem Kranken fernzuhalten, nicht außer acht lassen. Die generelle Einhaltung einer Wartezeit von 4 Wochen nach Blutung, welche unter anderen KALK (1938) empfiehlt, sollte aufgegeben werden. BOHMANNSSON tritt bereits seit 1930 für die frühe Röntgenuntersuchung ein. HAMPTON (1937) und SCHATZKI (1946) nehmen die Röntgenuntersuchung am liegenden Patienten ohne Palpation vor. Zur Kontrastdarstellung dient eine dünnflüssige Bariumaufschwemmung. SCHIFF (1947) hat damit 51 Kranke kurze Zeit nach Blutung untersucht und in 31 Fällen ein Ulcus nachweisen können. Auch sind mit dieser Technik Oesophagusvaricen darstellbar. ESCHBACH (1949) kann über günstige Ergebnisse nach frühzeitiger Röntgenuntersuchung berichten. Verwertbare Befunde ergaben sich besonders zwischen dem 8. und 16. Tag nach der Blutung. Bei negativem Ergebnis ist eine zweite Röntgenuntersuchung nach kurzer Frist in Erwägung zu ziehen. Es soll andererseits nicht verschwiegen werden, daß auch schwere Blutungsrezidive nach der Bariummahlzeit beobachtet wurden (Heuer 1946). Man sollte aber dennoch unter individuellem Vorgehen zu dem Zeitpunkt, in dem der Patient breiförmige Speisen zu sich nimmt, die Röntgenuntersuchung in Betracht ziehen. *Die frühe Aufklärung von Blutungs-ursachen gehört zu den Erfordernissen der Krebsdiagnostik!*

Es ist bekannt, daß der *Nischennachweis* nach Massenblutung *erschwert* ist. Das ergibt sich aus Veränderungen am Ulcuskrater und in der Ulcusumgebung. Autoplastische und entzündliche Schleimhautveränderungen können zu einer Deckelbildung führen. Die Nische selbst kann mit Blut, Fibrin und Sekret ausgefüllt sein. Eine hohe Sekret-Blutschicht vermag die Nischenfüllung zu verhindern, besonders wenn Tonusstörungen hinzutreten. Die schnelle Heilung nach Blutung entzieht manches Ulcus unserem objektiven Nachweis.

Der Zeitpunkt einer diagnostischen *Magenausheberung* kann im allgemeinen vor der Röntgenuntersuchung liegen. Nach Kalk kann diese bereits am 8. Tage nach der Blutung stattfinden. Neuerdings (Amendola 1949) wird im Anschluß an die Blutung eine Dauersonde empfohlen, um damit Möglichkeiten zur Beurteilung der Blutstillung zu gewinnen. So führt man, wenn Oesophagusvaricen ausgeschlossen werden können, eine dünne Sonde durch die Nase in den Magen ein, nimmt mit Kochsalzlösung eine Spülung vor und saugt fortgesetzt ab. Die laufende Entleerung soll auch Nausea, Erbrechen und Andauung von Gefäß-thromben verhindern. Außerdem bietet die Sonde die Möglichkeit, Thrombin-präparate in den Magen zu instillieren.

Für die Frage, wann eine *Gastroskopie* nach Blutung mit Nutzen anzuwenden ist, gehen die Ansichten noch mehr auseinander. Schindler (1950) schlägt vor, diese Untersuchung spätestens 48—72 Std nach Blutung durchzuführen. Er läßt eine Operationsindikation nur gelten, wenn die Blutungsquelle mittels Gastroskopie festgestellt worden ist. Auch Jones (1943) tritt für die frühzeitige Gastroskopie ein und nimmt sie je nach Lage des Einzelfalles vom 3. Tage an nach Blutung vor. Bei 116 Blutungspatienten einer Gruppe von 217 Fällen, für die eine klinische und radiologische Diagnose nicht zu stellen war, wurden gastroskopische Untersuchungen angestellt. Pathologische Befunde ergaben sich 86mal. 65 Magenulcera wurden dabei entdeckt. Markoff (1950) hält es für erforderlich, in der 2. Woche nach der Blutung die gastroskopische Methode anzuwenden. Die Röntgenuntersuchung soll aber vorausgegangen sein.

Allgemein wird von einer Gastroskopie abgeraten, um keine neue Blutung zu provozieren. Auch wir waren bisher zurückhaltend.

Die Leistungen der Gastroskopie bleiben beschränkt, da sie nur die Blutungsquellen des *Magens* erfassen kann und auch hier ist die Beobachtung nicht vollkommen. Neuere röntgenologische und gastroskopische *Versuche im Rahmen der Blutungsdiagnostik stellen Bemühungen dar, die Erkennung der Blutungs-quelle zu verbessern. Die Entwicklung ist im Fluß* und man muß weitere Ergebnisse abwarten, bis gültige Vorschläge gemacht werden können.

Der Grundsatz, vor jedem Eingriff abzuklären, ob nicht eine Blutung aus Oesophagusvaricen vorliegt, gilt auch heute noch, obwohl chirurgische Verfahren zur Blutstillung der Varicenblutung vorgeschlagen sind [s. Markoff (1950). Die schonendste Behandlung ist dafür in der Kompression mit einer Miller-Abbott-Sonde (Bixly 1947) gegeben]. Die *frühzeitige Oesophago-skopie ist daher erforderlich.* Sie sollte bei der Differentialdiagnostik der Blutungen aus dem oberen Verdauungskanal häufiger angewandt werden.

Für die *Differentialdiagnose* der Blutungen des oberen Magen-Darmkanals sei folgende Zusammenstellung von Markoff (1950) angeführt (Tabelle 43). Sie sollte eine Warnung sein für eine voreilige Operation in der Meinung: „Magenblutung" sei immer Ulcusblutung. Abgesehen davon, daß es für uns nur sehr beschränkte Indikationen zur Operation bei Ulcusblutung gibt (s. S. 661).

Tabelle 43. *Übersicht über die häufigen und seltenen Ursachen einer massiven oberen Magen-Darmblutung.* (Nach MARKOFF 1950.)

Etwa 90%

Häufige:
Gastroduodenalgeschwür
Gastritis (erosiva, Infekt, Intoxikation, Stauung)
Magencarcinom
Syndrom der großen Milz mit rezidivierender Magendarmblutung (portales Hypertensionssyndrom)

Intrahepatische Form: Leberaffektionen mit Varicenbildung des Oesophagus, Magens, Duodenums
Extrahepatische Form: Chronische Pfortaderveränderungen mit und ohne anatomische(r) Grundlage

Seltene:
Magen-Duodenal-„Polypen" (eigentlicher Polyp, Lipom, Myom, polypöses Carcinom, Hämangiom)
Magensyphilis
Magentuberkulose
Gefäßerkrankungen (Lues, Arteriosklerose, Morbus Bürger)
Morbus Osler
Vasculäre Purpura
Thrombopenische Purpura (essentielle, symptomatische Form)
Blutkrankheiten
Erkrankungen, Trauma und Operationen des Nervensystems
Herpes zoster des Magens
Traumatische Blutungen; Blutung nach Fettembolie
Postoperative Blutungen

Etwa 10% . . . . .
Blutung aus Nase, Pharynx, Zähnen (Hämatemesis und Melaena durch verschlucktes Blut)
Erkrankungen der Speiseröhre
Duodenaltumoren
Gallenblasenerkrankungen (Gallensteindurchbruch, blutende Gallenblase)
Vitamin-K-Mangel (cholämische Blutungen, Melaena vera des Neugeborenen)
Pankreassteine, chronisch-rezidivierende Pankreatitis
Darmblutungen (Infekte, Intoxikationen, intestinale Lipodystrophie [WHIPPLE], Tumoren, Trauma)
Verschluß der Vena cava inferior

Therapie. Behandlungsmaßnahmen bei Magen-Darmblutung gliedern sich in 4 Hauptaufgaben: *1. Schockbekämpfung, 2. Blutstillung, 3. Behandlung der Blutungsanämie* und *4. Ulcusbehandlung.*

Jeder Fall *massiver Magen-Darmblutung* gehört unverzüglich *ins Krankenhaus.* Nur hier ist es möglich, die notwendigen Behandlungsmaßnahmen erfolgreich durchzuführen und bei unvorhergesehenen Ereignissen einzugreifen. Eine ambulant durchgeführte Bluttransfusion kann eine bessere *Transportfähigkeit* herbeiführen. Der Lufttransport ist nur unter bestimmten Bedingungen ratsam, nachdem TILLISCH (1941, 1948) nachgewiesen hat, daß die Ausdehnung des gastrointestinalen Gasraumes zu erneuten Blutungsschüben führen kann. Es ist daher der Flug in sehr niedriger Höhe oder in einer Druckluftkabine angezeigt.

Halten wir uns an die von MARKOFF (1950) gegebene Einteilung der Behandlungsabschnitte, dann fällt die Schockbekämpfung in die ersten 12—24 Std. Man beschränkt sich auf die unumgänglich notwendigen Untersuchungen (Puls- und

Blutdruckkontrolle in ½stündlichen Abständen, Verfolgung der Erythrocytenzahlen und des Hämoglobinwertes, Bestimmung von Serumeiweiß und Reststickstoff) und die Exploration der Vorgeschichte.

Bluttransfusionen zur Schockbekämpfung wendet man gewöhnlich nach
dem klinischen Eindruck, den der Kranke bietet, an. Blutdruckabfall auf
90 mm Hg, eine Tachykardie von 130 Schlägen je Minute, ein Absinken des
Serumeiweißes unter 5 g-% und die Erhöhung des Reststickstoffes über 100 mg-%
sollten zur sofortigen Transfusion veranlassen. Sind mehr als 30% des Blutvolumens in Verlust gekommen, dann droht der Tod, solange keine Transfusion
erfolgt (Pollard und Wollum 1951). Auch das Alter der Kranken ist zu berücksichtigen. Bei Patienten über 45 Jahren sind Transfusionen vordringlich.

Bluttransfusionen dienen der Schockbekämpfung, der Blutstillung und der
Erhöhung der Atmungsfläche des Blutes. Man kann die Bluttransfusionen in
Größen von 300—400 cm³ in kurzen Abständen wiederholen. Uns hat sich eine
Dauerinfusion von Konservenblut bewährt. Das entspricht Erfahrungen von
Marriott und Kekwick (1935), welche mit ihrer Dauerinfusion das Hämoglobin bei einer Tropfzahl von 60—80/min alle 4 Std um 10% erhöhten. Jones
(1943) verabfolgt in 4 Std etwa 540 cm³ Blut. Die intrasternale oder intraossale
Bluttransfusion wird man anwenden, wenn eine intravenöse Infusion nicht
möglich ist. Stewart, Schaer, Potter und Massover (1948) stellen auf Grund
ihrer Beobachtungen fest, daß *gewöhnlich eine zu geringe Blutmenge transfundiert*
wird. Bei ihnen lag die Gesamtdurchschnittsmenge bei konservativer Behandlung um 2000 cm³, um 3600 cm³ bei Operationen. Zeichen von „Übertransfusion"
(Stewart und Rourke 1942) wie Lungenödem sind nicht beobachtet worden.

Bluttransfusionen können durch *Plasmatransfusionen* komplettiert werden.
Schließlich stehen injizierbare *Aminosäurengemische* zur Verfügung, welche
die Stickstoffbilanz des Blutungspatienten günstiger gestalten können (z. B.
„Aminovit" — Boehringer-Mannheim); Flaschen mit 60 g Trockensubstanz.
Zusammensetzung: Arginin 3,8%, Histidin 2,7%, Isoleucin 8,0%, Leucin 10,6%,
Methionin 3,0%, Phenylalanin 5,1%, Threonin 4,4%, d,1-Tryptophan 1,0%, Valin
8,1%, andere Aminosäuren etwa 42%, Gesamtstickstoff 13,4%, α-Amino-N 10,0%.

Der *Flüssigkeitsbedarf* ist nach jeder schweren Blutung außerordentlich groß,
so daß zusätzlich Glucose- und Kochsalzlösungen gegeben werden. Uns hat
neben der intravenösen Tropfinfusion die subcutane Infusion nach Vorbereitung
des Infusionsbezirkes mit Hyaluronidasepräparaten (z. B. „Kinetin"—Schering
A.G., Berlin) gute Dienste erwiesen. Die Zufuhr hoher Dosen von Vitamin K
und Vitamin C kann nützlich sein.

Zur *Beruhigung des Kranken* gibt man statt Morphium, welches die Entleerungszeit des Magens verlängert (Pylorospasmus) und die Brechneigung der
Kranken erhöht, *Barbitursäurepräparate*.

Analeptica sollte man nur mit Zurückhaltung anwenden. Magenspülungen
mit Eiswasser oder Eisenchloridlösung zur Blutstillung werden allgemein abgelehnt. Über die Anwendung der Eisblase bei der Blutung herrscht keine einheitliche Meinung. Meulengracht (1934) hält die Kälteanwendung für schädlich, Markoff (1950) konnte eine blutstillende Wirkung nicht konstatieren.
Nach Brühl (1937) bewirkt die Eisblase eine Durchblutungsminderung des
Magens und eine Hemmung der Peristaltik.

Nach Abklingen des Schocks und nach Sistieren der Blutung wird es notwendig, Maßnahmen zu ergreifen, um für den Kranken möglichst sicher und
schnell die Gefahr zu beenden. Das deckt sich zum Teil mit der Forderung, das
Ulcus zur Abheilung zu bringen (oder zu entfernen). Hinzu kommen Beseitigung
der körperlichen Hinfälligkeit, Behandlung der Anämie und des Eiweißmangels.

Die *Diätbehandlung* massiver Magen-Darmblutungen hat zugunsten dieser Ziele in den letzten Jahren große Wandlungen durchgemacht. Die Entwicklung ist dadurch gekennzeichnet, daß man von einer stark untercalorischen Diät auf eine calorienreiche Ernährung übergegangen ist. Die von LENHARTZ (1904) vorgeschlagene Eier-Milchkost ist calorienarm. Ebenso stellt sich die SIPPY-Kur als Milch-Rahm-Diät dar und auch KALK (1931) führt bei blutenden und nichtblutenden Geschwüren entsprechend seinem Schema eine calorienarme Ernährung durch. MEULENGRACHT (1931) hat nach Vorschlägen von HOLMGREN (1924) und HURST (1931) nach schweren Blutungen unverzüglich eine calorienreiche Nahrung empfohlen und mit gutem Erfolg angewandt. L. J. WITTS (1937), BOLLER (1941), MARKOFF (1950), PEDERSEN (1949) u. a. haben seine Erfahrungen bestätigt und das Vorgehen weiter ausgebaut. MEULENGRACHT wies bereits 1931 auf die durch Unterernährung bedingte Verzögerung der Ulcusheilung hin und folgerte: Je größer die Ulcusblutung, desto größer der Anspruch des Kranken auf Speise und Trank. Ein wesentlicher Grund dafür, eine calorienreiche Diät bei massiver Magen-Darmblutung einzuführen, war für MEULENGRACHT die Beobachtung, daß ein Teil der Kranken nicht an der Blutung, sondern etwa nach 8 Tagen nach Blutungseintritt an allgemeiner Erschöpfung starb. Diese Ernährungsbehandlung in Verbindung mit zahlreichen und frühzeitigen Bluttransfusionen stellt zweifellos ein nützliches Vorgehen dar.

Das ursprüngliche MEULENGRACHTsche Schema ist in vielfältiger Weise abgewandelt worden. Einen Anhalt vermittelt ein Beispiel einer Tagesdiät:

Tabelle 44. *Tagesbeispiel einer* MEULENGRACHT-*Diät.*

		Eiweiß g	Fett g	Kohlenhydrate g
Frühstück	200 g Milch	6,8	7,2	9,6
	5 g Butter		4,1	
	50 g Brot	4,6		30,0
	30 g Weichkäse	8,1	9,6	
9.00 Uhr	200 g Yoghurt	6,8	7,2	9,6
Mittagessen	20 g Suppeneinlagen	2,0		15,0
	100 g Fleisch	20,0	10,0	
	200 g Gemüse	3,0		10,0
	200 g Kartoffeln	4,0		40,0
	10 g Butter		8,3	
	10 g Rahm		3,0	
	Süßspeise:			
	100 g Milch	3,4	3,6	4,8
	10 g Zucker			10,0
	$^{1}/_{4}$ Ei	1,4	1,3	
	5 g Rahm		1,5	
16.00 Uhr	Wie Frühstück			
	Ohne Käse, mit Konfitüre	11,0	11,3	60,0
Nachtessen	Suppeneinlagen	2,0		15,0
	Eier-Mehlspeise:			
	100 g Milch	3,4	3,6	4,8
	40 g Mehl	4,0		40,0
	$^{1}/_{2}$ Ei	2,8	2,6	
	10 g Butter		8,3	
	200 g Obst			25,0
	10—20 g Zucker			20,0
		83,3	81,6	293,8

Man sieht es als Nachteil an, daß diese Diätvorschrift nicht auf eine genügende Flüssigkeits- und Salzzufuhr bedacht ist. Aus diesem Grunde ist Markoff dazu übergegangen, während der ersten 5 Tage einer massiven Magenblutung sich an die Vorschläge von Witts (1937) zu halten. Seine calorienreiche flüssig-breiige Kost wird dem Blutungskranken in 2stündigen Abständen verabreicht. Witts gibt folgende speziellen Anweisungen:

Tabelle 45. *Zweistündliche Ernährung bei großer Gastroduodenalblutung* (nach Witts).

Nahrung	1. Tag	2. Tag	3. und nachfolgende Tage
Mahlzeiten während des Tages:			
1. Vollmilch (frisch oder in Pulver) . . . . g	141	141	141
Gerste oder passierter Haferbrei . . . . . . Portion	1	1	1
2. Ein in Milch geschlagenes Ei . . . . g	141	141	141
Zwieback oder Knäckebrot mit Butter . . . . . Stück	—	1	2
3. Vollmilch (frisch oder in Pulver) . . . . g	141	141	141
Gerstenzucker . . . . g	28	28	28
Dünne, krustenlose Brotschnitten mit Butter . . Stück	—	1	2
4. Passierter Orangen- oder Tomatensaft . . . . g	28	28	28
Gemüsepüree . . . . Portion	1	1	1
Pudding . . . . Portion	1	1	1
Rahm . . . . g	28	28	28
Gekochter oder gedämpfter Fisch . . . . . . Portion	—	—	1
5. Ein in Milch geschlagenes Ei . . . . g	141	141	141
Gerstenzucker . . . . g	28	28	28
Zwieback oder Knäckebrot mit Butter . . . . . Stück	—	1	2
6. Vollmilch (frisch oder in Pulver) . . . . g	141	141	141
Fruchtpüree . . . . Portion	1	1	1
Pudding . . . . Portion	1	1	1
Rahm . . . . g	—	28	28
Dünne, krustenlose Brotschnitten mit Butter . . Stück	—	1	2
7. Ein in Milch geschlagenes Ei . . . . g	141	141	141
Sirup oder Gerstenzucker . . . . g	28	28	28
Zwieback oder Knäckebrot mit Butter . . . . . Stück	—	1	2
8. Vollmilch (frisch oder in Pulver) . . . . g	141	141	141
Fruchtpüree . . . . Portion	1	1	1
Pudding . . . . Portion	1	1	1
Mahlzeiten während der Nacht (sofern der Patient nicht schläft):			
1. Vollmilch (frisch oder in Pulver) . . . . g	141	141	141
2. Ein in Milch geschlagenes Ei . . . . g	141	141	141
Zwischenverpflegung:			
Passierter Orangen- oder Tomatensaft			
Ungefährer Calorienwert:	2524	3118	3624

Bezüglich der *Nahrungszufuhr bei Ulcusblutungen widersprechen sich heute die Anordnungen*. Während hier strenge Nahrungskarenz verlangt wird, treibt man dort eine Überernährung. Einen für den Einzelfall gültigen Beweis, daß das eine oder andere Vorgehen richtig gewesen ist, kann man nicht erbringen. Verschiedene Wege können zum Erfolg führen, eine Erfahrung, die auch für die Behandlung des unkomplizierten Geschwürs zutrifft. Von der Bedeutung von Heilfaktoren der Kost — in qualitativer *und* quantitativer Hinsicht — haben uns die Erfahrungen der Notzeit überzeugt, auch im Hinblick auf die Behandlung der Ulcusblutung. Duodenalsondenbehandlung und intragastrale Tropftherapie (intragastric drip-therapy) bringen keinen Vorteil. Allerdings schafft eine Magensonde die Möglichkeit der intragastralen Thrombinbehandlung. Über ihre Wirkung wird verschieden geurteilt. Wir besitzen keine Erfahrung.

Markoff (1950) gibt folgende spezielle Anweisungen: 1. Ausheberung des Mageninhaltes mit einer doppelläufigen Sonde; 2. Waschung mit Phosphatpufferlösung (p_H 7,6), Einführen von 50 cm³ Pufferlösung zusammen mit 1000 E Thrombin; 5. Abklemmen der Sonde für 20 min; 6. Öffnen der Sonde, Mageninhalt aspirieren und erneut Pufferlösung mit Thrombin eingeben. Dieser Vorgang wiederholt sich bis zu 40000 E Thrombin. Wird damit keine Blutstillung erzielt, dann soll die Operation erwogen werden. 7. Bei Blutstillung wird durch die Sonde 50 cm³ Pufferlösung in langsamer Tropfenfolge über 8—9 Std instilliert.

Frage der Operation. Beim jugendlichen Kranken ist ein operatives Vorgehen (Frühoperation), wenn nicht ganz besondere Gründe dazu zwingen, abzulehnen. Die Eröffnung der Bauchhöhle und die Suche nach der Blutungsquelle bedeutet im Schockzustand und am ausgebluteten Kranken eine hohe Gefahr für sein Leben. Chirurgisches Eingreifen ist nach Literaturübersicht (s. Wechsler und Odle) mit 25—70% Mortalität belastet. Außerdem ist die Aufklärung der eigentlichen Blutungsursache die Vorbedingung für jede Operation. Zu Beginn der Blutung kann auch nicht mit Sicherheit zwischen einer schweren und einer leichten Blutungsform unterschieden werden. Wir müssen auch zugeben, daß es Blutungszustände gibt, die so spät in die Klinik kommen, daß jede Behandlung zu spät kommt.

Damit ist nicht nur der Standpunkt des Internisten gekennzeichnet, sondern auch eine Reihe von Chirurgen (so neuerdings Fraser und West 1949) lehnen ein operatives Vorgehen bei massiven Magen-Darmblutungen ab. Guleke warnt auf Grund seiner Erfahrungen: „Wer die verzweifelte Lage kennengelernt hat, den Ursprung der Blutung nach zwecklos eröffneter Bauchhöhle oder sogar des Magens trotz allen Suchens nicht finden zu können, oder feststellen zu müssen, daß die Diagnose falsch war und die Blutung durch eine Lebercirrhose oder durch eine andere operativ nicht angreifbare Erkrankung hervorgerufen ist, der wird sich hüten, allzu mutig an solche Eingriffe heranzugehen." Nicht alle Chirurgen sind dieser Auffassung. So tritt vor allem Finsterer (1949) für die Frühoperation ein. Einen ähnlichen Standpunkt beziehen Stewart, Rudman, Citret und Hale (1950).

Unter Hinweis auf die unbedingte diagnostische und schockbekämpfende Vorsorge lassen sich für das operative Vorgehen bei Ulcusblutungen in Übereinstimmung mit Markoff (1950), Brown, Meyers, Posch und Deneen (1950), zum Teil mit Amendola (1949) folgende Richtsätze formulieren:

1. Die *Operation wird notwendig bei gleichzeitiger Blutung und Perforation,* ferner *bei großer Magen-Darmblutung bei bekannter Pylorusstenose oder Duodenalstenose.* Die ersten *Schocksymptome müssen beseitigt* werden.

2. Wenn von chirurgischer Seite eine absolute Operationsindikation daraus abgeleitet wird, daß die interne Behandlung in 2 Tagen keinen Erfolg gebracht hat, dann müssen wir widersprechen. Vielfach liegt bei diesen Fällen eine *Gastritis erosiva* vor, die ein operatives Vorgehen nicht rechtfertigt. Die einmal eingeschlagene internistische Therapie ist konsequent weiterzuführen.

3. Haben wir einen Kranken vor uns, der über 45 Jahre alt ist und kann die Blutung mit gewisser Berechtigung auf ein altbekanntes Ulcus am Magen oder Duodenum zurückgeführt werden, dann wird man sich eher zur Operation entschließen können, insbesondere wenn es sich um eine Wiederholung der Blutung handelt. Das gilt sinngemäß für die anhaltende Ulcusblutung. In diesem Falle müssen *Internist und Chirurg gemeinsam* zu einem Entschluß gelangen.

4. Ein *Alter über 45 Jahre gibt allein noch keine Indikation* zur Operation bei Blutung ab. Abzulehnen ist die sog. blinde Resektion, d. h. die Entfernung der pylorusnahen Magenhälfte zur Blutstillung, wenn eine Blutungsquelle nicht aufgefunden wird.

5. *Palliativoperationen* (Gefäßunterbindung, Gastrotomie mit Elektrokoagulation des Ulcus, Gastreoenterostomie) können eine gefährliche Blutung niemals beherrschen. Die Resektion mit Entfernung der Blutungsquelle ist anzustreben. Die chirurgische Behandlung erfordert *Erfahrung auf dem Gebiet der Bauchchirurgie*. Fehlt diese, so ist von jedem Eingriff abzuraten. Ist ein *Kranker durch Bluttransfusion und moderne Schmerzbekämpfung nicht für eine Resektion vorzubereiten*, dann ist *abwartend zu behandeln*.

Zusammenfassend ist zu sagen, daß die Ulcusblutung ein klares, entschiedenes Vorgehen verlangt. Nichts darf uns zur Polypragmasie treiben und in ruhiger Überlegung werden sich Internist und Chirurg über die Grenzen ihrer Möglichkeiten klar werden müssen. Über 90% der Ulcusblutungen sind ohne Operation erfolgreich zu behandeln (Wechsler und Odle 1950).

g) Maligne Entartung (L'ulcère transformé).

Die zu diesem Thema entwickelten Ansichten sind widersprechend. Auch mangelt es an einem gesicherten Tatsachenmaterial. Es liegt zu diesem Problem ein großes Schrifttum vor, welches zum Teil stark voneinander abweichende statistische Zusammenstellungen enthält. Diese Übersichten sind nicht bindend, denn vielfach sind ulcerierende Carcinome in die Gruppe der maligne entarteten Geschwüre einbezogen worden. In der Tat ist die Differentialdiagnose dieser Geschwürsbildung schwierig und selbst dem pathologischen Anatomen wie auch dem Chirurgen ist bei makroskopischer Untersuchung eine Entscheidung nicht immer möglich. Erst die histologische Klärung kann Zweifel beseitigen, wenn in Serienschnitten das ulcerierte Gewebe in seinen Randpartien sorgfältig untersucht wird. Man sollte diese Untersuchung bei allen chronischen Geschwüren anstreben, um größere Klarheit zu gewinnen.

Baillie (1818) und Cruveilhier (1828) unterschieden in ihren pathologisch-anatomischen Darstellungen zwischen gutartigem Ulcus und Magencarcinom. Auf Grund eigener Beobachtungen hielt es Brinton (1857) für wünschenswert, begrifflich das ulcerierende Magencarcinom von der malignen Entartung eines gutartigen Geschwürs zu trennen. Auch Dittrich (1848) und Rokitansky (1846) haben auf ein Zusammentreffen von Ulcus und Carcinom hingewiesen, ohne allerdings das Ulcus in eine ursächliche Beziehung von Krebs zu setzen. Klinische Erfahrungen sprachen in einigen Fällen für einen solchen Zusammenhang. So beschrieb Lebert (1878) in seinem Buch über die Krankheiten des Magens 8 solcher Fälle von Magencarcinomen, bei denen schon jahrelang vor dem Tode Ulcussymptome bestanden hatten. Hauser hatte 1883 in histologischen Untersuchungen festgestellt, daß sich in derartigen Fällen das Carcinom erst sekundär in dem Rand eines gutartigen Geschwürs entwickelt. Diese Annahme stützt sich auf die unvollkommene krebsige Infiltration des Geschwürsgrundes und auf das charakteristische Verhalten der Muscularisschicht im Bereich des Geschwürsrandes. Beim Ulcuscarcinom krümmt sich die Muskelschicht unter scharfer Abgrenzung gegen das derbe Bindegewebe des Geschwürsgrundes nach oben und nähert sich der Schleimhaut, ein Bild, welches nur dem gutartigen Ulcus eigen sein soll (Hauser 1926).

Makroskopisch findet man beim Ulcuscarcinom gewöhnlich eine stärkere markige Verdickung und warzige Beschaffenheit der Schleimhaut einzelner Partien des Geschwürsrandes. Es gibt Abwandlungen von dieser Regel: Der Geschwürsrand kann in seiner Gesamtheit krebsig infiltriert sein, der Krebs kann aber auch mit einem breiten Raum das Ulcus ummauern. In zahlreichen Fällen ist der Ulcusgrund völlig ohne krebsige Infiltration und läßt nur bindegewebige Induration und Granulationen erkennen.

Hauser (1926) betont, daß sich auch innerhalb eines bestehenden Carcinoms ein peptisches Geschwür entwickeln kann. In diesem Falle mag die peptische Genese der Ulceration zutreffen. Palmer (1950) erwägt, daß das Krebsgewebe gegenüber der Andauung widerstandsloser ist als normales Gewebe, denn die *„peptische Zerstörung" des Krebsgewebes kann so weit gehen, daß auch die histologische Untersuchung keinen Krebs mehr nachweisen kann, während in den regionären Lymphknoten Krebsmetastasen vorhanden* sind.

Dies demonstriert folgende Beobachtung von GRIMES und BELL (1950): Bei einem 72jährigen Mann mit Ulcusbeschwerden von 2 Monaten Dauer fand sich ein Geschwür unterhalb der Kardia, welches in das Pankreas penetrierte. Die mikroskopische Untersuchung des Geschwürs in zahlreichen Schnitten bot das Bild eines gutartigen Ulcus. Es fanden sich aber in den Lymphknoten, die aus dem kleinen Netz entfernt worden waren, Metastasen eines Adenocarcinoms.

Derartige Beobachtungen komplizieren das Problem noch mehr, denn die Zerstörung von Krebsgewebe kann ein *krebsiges Ulcus derart verändern, daß es morphologisch einem gutartigen gleichkommen kann.*

Für die Frage der *Häufigkeit des Vorliegens* von Ulcuscarcinom können die Statistiken von MAYO ROBSON (1904), WILSON und MacCARTY (1909), SMITHIES (1917), TAYLOR und MILLER (1921), CABOT und ADIE (1925), MacCARTY (1922), NEWCOMB (1932) u. a. nicht überzeugen. Nach der Zusammenstellung von HAUSER ist im Durchschnitt mit 3,4% der malignen Degeneration zu rechnen. Das entspricht auch einer Literaturübersicht von CROHN (1927). SMITH und JORDAN (1948) verfolgten 111 Kranke, bei denen die Diagnose auf gutartiges Ulcus lautete über 5—23 Jahre. Zwei von ihnen (1,8%) starben am Magenkrebs. So spricht PALMER (1950) davon, daß ein chronisches Ulcus nur in Einzelfällen zur Krebsentstehung führt. Ein allgemeiner Aspekt für die Behandlung eines gutartigen Ulcus kann sich daraus nicht ergeben. Man sollte aber im Auge behalten, daß *auch im Ulcusmagen ein Carcinom wachsen kann.*

Es liegen in neuerer Zeit Arbeiten vor, die weitere Einblicke in den Fragenkomplex bringen wollen. So verweisen wir auf LAMPERT, WAUGH und DOCKERTY (1950). In subtilen histopathologischen Untersuchungen wurden 73 Operationspräparate überprüft von Ulcuskranken, bei denen nach klinischer und röntgenologischer Bemühung die Diagnose auf gutartiges Magengeschwür gestellt worden war, sich aber als carcinomatös erwiesen. Das Durchschnittsalter wurde für diese Kranken mit 52 Jahren berechnet. Immerhin ist bemerkenswert, daß der jüngste Patient 25 Jahre alt war. Das Verhältnis von Männern zu Frauen betrug 7,3:1. Die Beschwerdedauer war im Durchschnitt 38 Monate lang. Die „Ulcusbeschwerden" waren in 40 Fällen typisch — mit auffallender Periodizität. Magensaftuntersuchungen standen nur von 66 Kranken zur Verfügung. Bei $^2/_3$ der Fälle waren die Werte für freie Salzsäure im Bereiche der Norm.

Die pathologischen Untersuchungen ergaben in 72 Fällen ein Adenocarcinom, in einem Falle ein Lymphosarkom. Die Ausdehnung der Geschwüre betrug bis zu 8 cm. Mehr als $^1/_3$ hatte einen Durchmesser von weniger als 2 cm. Diese Daten beleuchten die Schwierigkeiten der Differentialdiagnose.

Der *Kliniker kann die Möglichkeit des Ulcuscarcinoms nur erwägen,* wenn genaue Kenntnisse vom Krankheitsverlauf und frühere Befunde vorliegen. Es muß hier auf das Erscheinungsbild des schüsselförmigen Carcinoms (Ringwallcarcinom) hingewiesen werden (s. S. 722), das im Verlauf dem CRUVEILHIERschen Ulcus ähnlich sein kann.

Bei chronischem Magenulcus kann die *Symptomatologie* langsam Züge des Krebsbildes annehmen, wenn sich eine carcinomatöse Umwandlung vollzieht. Charakteristische Erscheinungen sind jedoch nicht zu erwarten. Beginnende Austrocknung oder Abmagerung, abnehmender Appetit, fortschreitende Anämie, bleibende okkulte Blutungen, zunehmende Blutsenkungsgeschwindigkeit, Verstärkung von Pylorusstenose u. a. legen die Krebswucherung nahe.

Die *Salzsäureabscheidung* des Magens bleibt im Gegensatz zum primären Magenkrebs bei maligne degenerierten Geschwüren *sehr lange erhalten.* KALK (1938) schreibt, daß sich der Umschlag von Superacidität zur Anacidität innerhalb einer Woche vollziehen kann.

Röntgenologisch gibt es kein sicheres Zeichen, das auf bösartige Entartung hinweist. Anfangs können nur histologische Untersuchungen entscheiden. In späteren Stadien können die *bleibende Größe* der Nische — nach GRIMES und

Bell (1950) haben Ulcerationen von mehr als 2,5 cm eher als bösartig zu gelten, ohne daß damit eine Regel gegeben ist —, *Starrheit* der Umgebung und Unregelmäßigkeit des Faltenreliefs den Verdacht der sekundären Krebswucherung auslösen.

Die Ansicht, daß *nur* geschwürige Prozesse an der *großen Kurvatur* und an der Hinterwand des Magens dicht unter der Kardia besonders häufig maligner

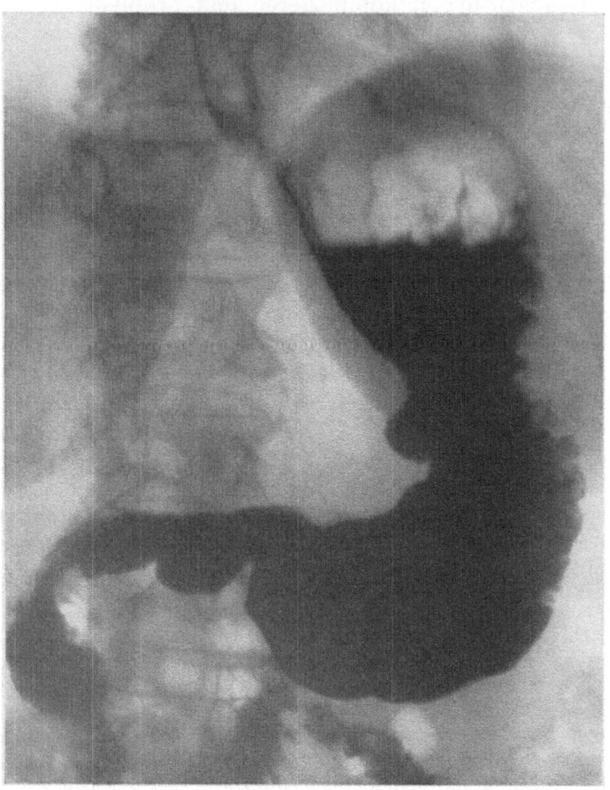

Abb. 172a.

Abb. 172a—c. Maligne Degeneration eines Magengeschwüres oder langsam wachsendes, exulceriertes Magencarcinom? a 16. 7. 42. Daumengroße, nischenartige Ausbuchtung an der kleinen Kurvatur. Bewegungsstarre der kleinen Kurvatur. Ulcus ventriculi (?). [61jährige Frau. Seit Jahren Magenbeschwerden. Anfang Mai 1941 Magenblutung. Damals Ulcus ventriculi röntgenologisch nachgewiesen. Jetzt (1942) häufig Erbrechen. Anfang Juli 1942 3 Tage lang Teerstühle. — Normale Säurewerte im Magensaft. Hypochrome Anämie. — Probelaparotomie von der Kranken abgelehnt.] b 17. 9. 42. Verkleinerung des Geschwürs unter Ulcuskost, Atropin und Wärmeapplikation. — Der Gedanke an ein Carcinom wird zweifelhaft. c 3. 7. 44. Nischenbildung an der kleinen Kurvatur in Korpusmitte. Sanduhrförmige, starre Verengerung unterhalb der Nische, Füllungsdefekt an der kleinen Kurvatur. Krebsiger Sanduhrmagen. (Seit 1942 hatte die Patientin keinerlei Magenbeschwerden. 2 Wochen vor jetziger Klinikaufnahme heftige Schmerzen und Bluterbrechen. Der Stuhl immer noch dunkel. Im Magensaft Subacidität (Höchstwert für freie Säure nach Coffeinprobetrunk: + 20). Blutkörperchensenkung: 50/84. Blutbild: Erythrocyten 3,6 Mill./mm³, Hämoglobin 9,9 g%. FI. 0,9. — Operation wiederum abgelehnt. — Nach wiederholten kleinen Magenblutungen erneute Klinikaufnahme im Oktober 1944: Gewichtsabnahme. Anhaltendes Erbrechen. Anämie. — Im Nüchternsaft des Magens freie Säure bis + 56, Gesamtacidität + 84, nach Coffeinprobetrunk + 40, + 64. Milchsäure Ø. Eiweiß Ø. — Laparotomie: Der ganze mittlere Magenteil ist von einem Krebstumor manschettenförmig umgriffen. An der kleinen Kurvatur reicht das Carcinom fast bis zur Kardia. Zahlreiche Lymphknotenmetastasen.

Natur seien, muß Einschränkungen erfahren. Grimes und Bell (1950), welche 24 maligne Magengeschwüre besonders eingehend klinisch und histologisch untersuchten, fanden, daß 13 an der kleinen Kurvatur lokalisiert waren. Es gibt also *keine bevorzugte Lokalisation für bösartige ulceröse Prozesse im Magen.*

Gelegentlich kann die *Gastroskopie* bei der Entscheidung behilflich sein. Schindler (1948) gibt an, daß sie in 90% der Fälle möglich sei, er habe sich nur

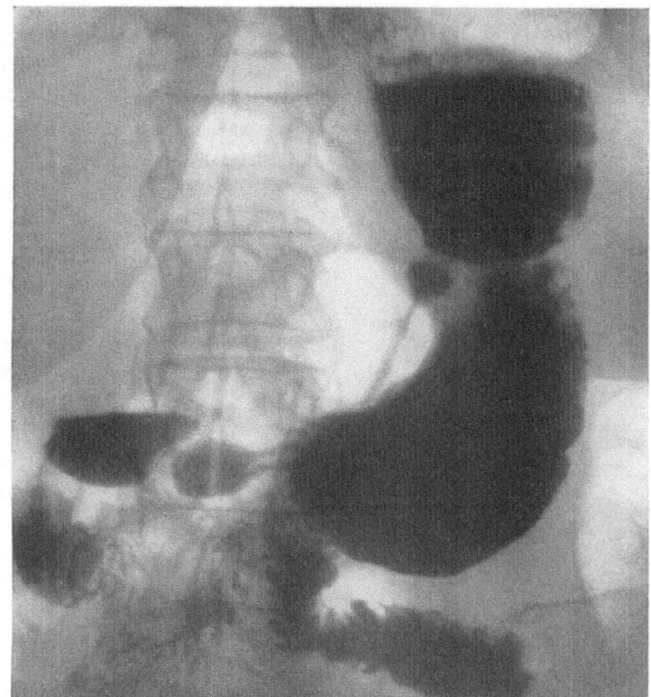

Abb. 172 b.

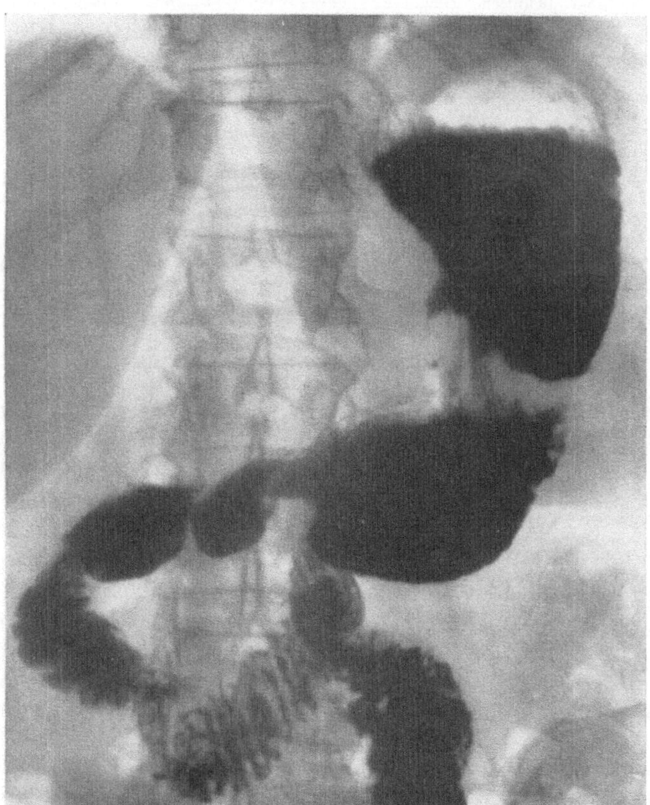

Abb. 172 c.

2mal bei der gastroskopischen Feststellung „bösartiges" oder „gutartiges" Ulcus geirrt. Nur von einem Experten kann dies günstige Ergebnis zu erwarten sein. Auch Chamberlin (1941) hält die gastroskopische Untersuchung in der Frage der Differenzierung für ergiebiger als das Röntgenverfahren, während Moersch und Kirklin (1946), Templeton und Boyer (1942) und Renshaw (1944) auf die Fehldiagnosen beider Verfahren hinweisen. Es kann danach bei der Unterscheidung von gut- und bösartigem Ulcus unter Anwendung beider Methoden mit 5—10% falschen Bewertungen und 15% zweifelhaften Ergebnissen gerechnet werden (Ivy 1950). Ob die Diagnostik mit der Tupfsonde größere Sicherheiten bieten kann, bleibt zu prüfen. Die *gastroskopische Probeexcision* hat hier noch eine ungelöste Aufgabe vor sich.

Es ist die *Verlaufsbeobachtung* unter Ulcustherapie zur Entscheidung empfohlen worden *(„test évolutif thérapeutique")*. Zweifellos werden wir uns in Einzelfällen dazu entschließen, müssen jedoch den *Zeitverlust* von vornherein als Nachteil buchen. Wenn sich eine Nische an der kleinen Kurvatur unter konsequenter interner Kur nicht zurückbildet, wird darin ein ziemlich sicheres Zeichen auf die Bösartigkeit gesehen. Zur Bewertung des test évolutif ist jedoch folgende Beobachtung von Grimes und Bell (1950) wichtig: Ein 26jähriger Kranker klagt seit 6 Monaten über Ulcusbeschwerden. Es wird eine typische Nische an der kleinen Kurvatur festgestellt. Freie Salzsäure im Magensaft ist stets vorhanden. Unter internistischer Behandlung kann die Röntgenuntersuchung nach 8 Wochen die Abheilung des Ulcus bestätigen. Nach weiteren 9 Monaten findet sich ein Ulcusrezidiv an derselben Stelle. Der Magen wird reseziert und die histologische Untersuchung des Präparates ergibt, daß es sich um ein carcinomatöses Ulcus handelt, welches bereits im kleinen Netz Lymphknotenmetastasen gesetzt hatte. Diese Schilderung enthält Probleme.

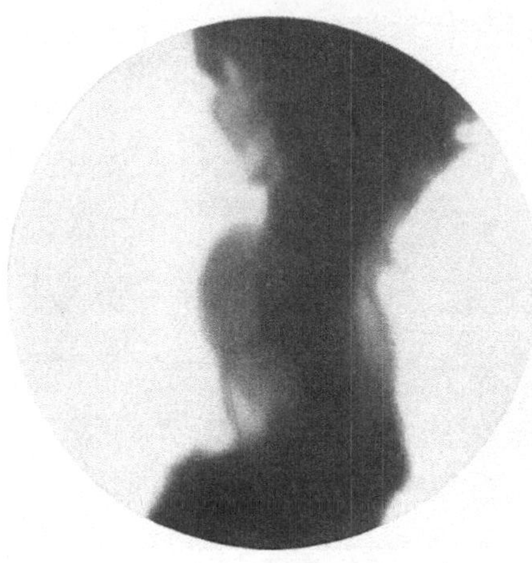

Abb. 173. Ulcuscarcinom. [Mann, geboren 1906. Von 1932—1944 aktives Mitglied der Nationalmannschaft für Schwerathletik. 1946 erstmalig magenkrank, röntgenologische Feststellung eines Magenulcus in Universitätsklinik. Januar 1947 wieder Magenschmerzen und saures Aufstoßen. Bei Röntgenuntersuchung in unserer Klinik kein Ulcus, kein Anhalt für Carcinom. Klinische Diagnose: Supersekretorische, superacide Gastritis.— Oktober 1948: Oberbauchschmerzen mit Ausstrahlung in den Rücken, von den Mahlzeiten unabhängig. Gewichtsabnahme von 6 kg. 18.—27.10.48 Teerstühle. 29.10.48 Röntgenuntersuchung: Großes callöses, penetrierendes Ulcus in Korpusmitte an der Hinterwand. (Maligne Entartung?). 1. 11. 48. Im Magensaft normale Säurewerte, nach Alkoholprobetrunk freie HCl + 46, Ges. Acid. + 64). Ulcuskur, Verkleinerung der Nische, Gewichtszunahme. Bei Entlassung Ende November 1948: Beschwerdefreiheit, normalisiertes Blutbild. — Zur Kontrolluntersuchung nicht erschienen, da bis Mai 1949 beschwerdefrei. Dann starke Schmerzen in der Magengrube, Teerstühle, Appetitlosigkeit. 5. 7. 49 Klinikaufnahme. Bei der Röntgenuntersuchung am 6. 7. 49 große Nische in Korpusmitte an der Hinterwand im Zentrum eines Füllungsdefektes, (s. obige Abb. 173). Die Nische hat die gleiche Lokalisation wie das „Ulcus" im Oktober 1948. Faltenkonvergenz: Malignes Ulcus.— 13. 7. 49 Magenresektion. Kein Anhalt für Metastasen. Resektionspräparat: Im Zentrum des resezierten Magenstückes findet sich ein tiefgreifendes, etwa 7 mm weites chronisches Ulcus mit wallartigem Rand. Dieser Rand ist an einigen Stellen auffallend weich und stark durchblutet. Histologische Schnitte aus diesen weichen Randstellen ergeben eine Durchsetzung des Geschwürsrandes mit einem Carcinoma simplex. Der Geschwürsgrund zeigt eine kleine Nekrose und ist frei von Krebsgewebe. — Seit April 1951 schnell fortschreitender Verfall. Tod am 11. 6. 51, 2 Tage nach Klinikaufnahme. Sektion (Pathologisches Institut Greifswald, Prof. Dr. Bienengräber): Diffuses Carcinom des Restmagens. Geringgradige lymphogene Metastasierung. Hochgradige Kachexie.]

Für den Kliniker konzentriert sich das Problem der malignen Transformation eines primär gutartigen Ulcus auf die Frage, wie lange kann man bei einem chronischen Ulcus für die Gutartigkeit bürgen. Wenn man sich die Forderungen der Krebsdiagnostik zu eigen macht (s. S. 740—747) und sorgsam auch jede Magenbeschwerde jedes langjährigen Ulcuskranken mit allen zu Gebote stehenden Mitteln prüft, wird man Nutzen stiften.

Die *erfolgreiche Therapie* kann nur in einer vollständigen Entfernung des Krebses und seiner Absiedlungen gegeben sein. KALK faßt wenig hoffnungsvoll

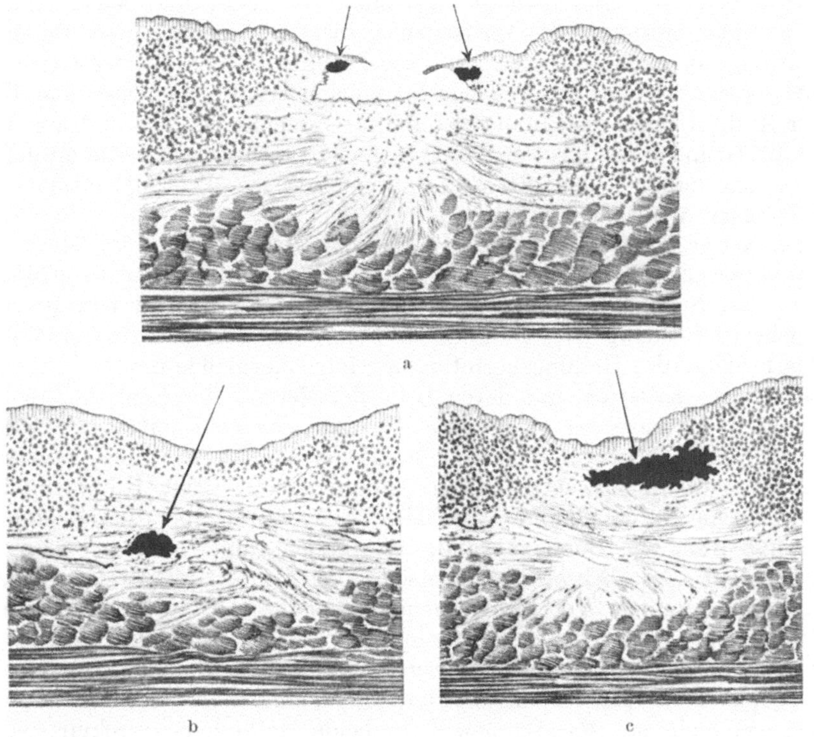

Abb. 174a—c. Ulceriertes Carcinom und „Ulcusheilung". (Nach GRIMES und BELL 1950.) a Bösartiges Magen-ulcus, entstanden durch Nekrose und peptische Auflösung eines Magencarcinoms. Pfeile weisen auf Krebsreste im überhängenden Geschwürsrand. b Selbst bei fortschreitender Geschwürsheilung unter Ulcusregime („test évolutif thérapeutique") muß ein Krebsnest (Pfeil) höchster Bösartigkeit im Narbengewebe in Betracht gezogen werden. c Die Verkleinerung des Kraters kann durch proliferierendes Krebsgewebe (Pfeil) erfolgen. In Einzelfällen wird der Defekt von malignem Epithel gedeckt.

zusammen, daß die Prognose in diesen Fällen selbst bei frühzeitiger Operation schlechter ist als bei primärem Carcinom. Vielleicht können die Möglichkeiten der totalen Gastrektomie auch für diese Fälle eine Verbesserung bringen.

12. Ulcustherapie.

γαστέρα δ' οὔ πως ἔστιν ἀποκρύψαι μεμαυῖαν,
οὐλομένην, ἣ πολλὰ κάκ' ἀνθρώποισι δίδωσιν.

Des Magens Wut, des verderblichen, kann man unmöglich bändigen, welcher so viel Unheil den Sterblichen darbeut.   Homer, Odyssee XVII, 286,7,

a) Internistische Behandlung.

„Es ist sehr viel leichter, über eine Krankheit zu schreiben als über ein Heil-mittel. Die erstere liegt in den Händen der Natur und ein getreuer Beobachter mit einer leidlichen Urteilsfähigkeit wird in einer entsprechenden Schilderung nicht fehlgehen. Die Beurteilung eines Heilmittels dagegen wird immer den Torheiten, den Unachtsamkeiten und den Mißgriffen des Menschengeschlechtes unterworfen sein." Diese Sätze von William Withering (1778) möchten wir diesem Kapitel voranstellen, denn eine Unzahl der für die Ulcusbehandlung empfohlenen Methoden beachtet diese Warnung nicht und fußt daher auf einer Verkennung der wahren Heilungsmöglichkeiten und Heilungstendenzen der Geschwürskrankheit.

Jede Abhandlung über Ulcustherapie muß sich kritisch mit solchen Empfehlungen auseinandersetzen, was im einzelnen nicht mehr möglich ist, da sich die Mitteilungen über Heilverfahren bei Ulcuskrankheit in unübersehbarem Maße gemehrt haben. Ein großer Teil der Vorschläge beruht auch auf dem Fehler, daß der Autor Hypothesen für erwiesene Zusammenhänge hält und aus diesem Aspekt auf Grund meist nicht sehr ausgedehnter Erfahrungen — die mitgeteilten Erfolgszahlen halten einer strengen mathematischen Prüfung oftmals nicht stand — seine Vorschläge unterbreitet.

Die klinische Therapie muß auf einem zumindest empirisch begründeten Vorgehen beruhen, Zufälle ausschließen, spontane Heilungstendenzen berücksichtigen und mit einer bestimmten Erfolgsquote reproduzierbar sein. Auf Grund der Methodenlehre der therapeutisch-klinischen Forschung von Martini (1947) stellt sich das Problem der Heilungsbeeinflussung folgendermaßen dar: Wir benötigen zunächst einige *Kriterien*, mit deren Hilfe der Verlauf der Krankheit beurteilt werden kann. *Ulcusschmerz und sein Verschwinden sind unbrauchbar* für die Beurteilung der Geschwürsheilung. Auch das Verhalten von Körpergewicht oder Allgemeinbefinden liefert keine Anhaltspunkte. Erst Röntgenbild und gastroskopische Untersuchung geben sichere Auskunft über den Zustand der Magenwand bzw. der Duodenalwand. Wir haben eingesehen, daß Dauer und Hartnäckigkeit des Schmerzes einerseits und objektive Geschwürsheilung andererseits in keinem Verhältnis zueinander stehen. In fast allen Fällen ist der Schmerz bereits abgeklungen, wenn von objektiver Heilung noch nicht zu sprechen ist. Es bleibt nun die Frage, wie weit Röntgenuntersuchung und Gastroskopie in der Lage sind, uns darüber zu unterrichten, ob ein Geschwür wirklich abgeheilt ist. Es gibt gewiß für beide Methoden Täuschungsmöglichkeiten, aber bei entsprechender Gründlichkeit bleiben nur für das Zwölffingerdarmgeschwür in einzelnen Ausnahmen Unsicherheiten der Diagnostik. Beide Methoden haben allerdings den Nachteil, daß sie nicht beliebig oft zur Anwendung kommen können. Zwar berichtet Schindler (1950) von zahlreichen gastroskopischen Kontrollen bei einzelnen Ulcuskranken. Diese Einzelfälle sind nicht zu verallgemeinern. Die Gastroskopie stellt für viele Patienten eine recht unwillkommene Untersuchung dar. Bei der Beurteilung der Ulcusheilung wird es sich also darum handeln müssen, die zwei objektivierenden Untersuchungsmethoden sparsam zum richtigen Zeitpunkt anzusetzen.

Unentbehrlich für die Beurteilung des Behandlungswertes eines Vorschlages ist die Vorbeobachtung (,,Vorperiode"). Ihr Fehlen entwertet jede therapeutische Empfehlung erheblich. Martini fordert eine Vorbeobachtung von 2 Wochen. In dieser Zeit erweist sich bereits eine spontane Heilungstendenz eines Geschwürs. Die erste Röntgenuntersuchung und die erste Magenspiegelung liegen also am Beginn der Vorperiode, ihre Wiederholung am Ende dieser Zeit. Diese zweite Untersuchung entspricht damit dem Anfang der ,,therapeutischen Prüfungszeit". Weitere Kontrollen geben über den Behandlungseffekt Auskunft. Drei Kontrolluntersuchungen stellen ein Mindestmaß an Überprüfung dar, ihr Fehlen muß Skepsis an mitgeteilten, überraschenden Behandlungsergebnissen hervorrufen. Bei lang ausgedehnten Perioden wird man Zwischenkontrollen einschließen.

Zur Beurteilung ist zu sagen, daß die *positive Beweiskraft des Einzelfalles um so geringer ist, je größer die Heiltendenz bereits in der Vorbeobachtungszeit hervorgetreten ist.* Die Heilungsdauer kann auch nur bedingt eine Grundlage des therapeutischen Vergleichs abgeben, denn sie unterliegt großen Schwankungen. 15% der einfachen Geschwüre heilen spontan und in kurzer Zeit (FASCHING 1949). Der gesamte Komplex der Ulcusheilung ist für uns noch so problematisch, daß man nur mit großer Zurückhaltung urteilen kann. Spontanes und ärztlich Bewirktes sind schwer gegeneinander abzuwägen. Man sollte erst dann eine *neue Ulcusbehandlung* empfehlen, *wenn sie wirklich einwandfrei besser als die bisher verwandte Therapie ist.* Sie sollte mit größerer Sicherheit in kürzerer Zeit zum Ziele führen, gute Resultate für die Dauer garantieren oder eine einfachere Durchführung gestatten.

Diese Grundsätze mögen streng erscheinen. Sie bewahren uns aber vor Täuschungen und erhalten uns die kritische Einstellung, die den guten Arzt kennzeichnet. Übersehen wir die große Zahl der Arbeiten, welche uns mit Therapieerfolgen bekanntmachen wollen unter diesem Aspekt, dann schrumpft die Zahl der wertvollen Beiträge zusammen.

In unseren Sätzen liegt also eine Warnung, allzu voreilig eine neue Ulcusbehandlung zu empfehlen; d. h. aber nicht, daß man sich mit den alten Verfahren zufrieden geben soll. Auch sie sind recht unvollkommen. Von einer ätiologischen Ulcustherapie kann keine Rede sein — wie es ja noch keine ätiologische Klärung des Ulcusproblems gibt. Die therapeutische Ulcusforschung ist in dem gleichen Maße ein Erfordernis wie Untersuchungen zur Ätiologie und Pathogenese der Ulcuskrankheit. Beides kann aber nur mit scharfer Kritik bei gründlicher Sachkenntnis Nutzen bringen.

Für jeden therapeutischen Ansatz muß auch die psychische Situation des Ulcuskranken in Betracht gezogen werden, da sie einen erheblichen Einfluß auf Heilungsneigung und Therapieerfolg ausübt.

Das therapeutische Problem beim Ulcus liegt also insgesamt schwieriger als bei vielen anderen Erkrankungen. Es handelt sich auch für die Diskussion von Therapieerfolgen um etwas grundsätzlich Verschiedenes, ob es gelingt, die einzelne Beschwerdephase zu beeinflussen oder die gesamte Ulcuskrankheit völlig und dauerhaft zum Verschwinden zu bringen. Die Lösung der ersten Aufgabe ist oft leicht, die zweite bietet in vielen Fällen große Schwierigkeiten.

Im folgenden geben wir eine Übersicht über die zahlreichen Bemühungen, Ulcusheilungen günstig zu beeinflussen. Die Vielfalt der eingeschlagenen Wege zeigt, auf wie unsicherem Gebiet wir uns bewegen.

Alkalibehandlung. Es existiert eine außerordentlich widerspruchsvolle Literatur über die Wirkungsweisen von Alkalien auf die Magensekretion. Grundlegende Untersuchungen von BENNETT (1923), KALK und LANGE (1924) haben erwiesen, daß Alkalien im Magen 1. neutralisierend, im Maßstabe ihres Neutralisierungsvermögens, und 2. sekretionserregend wirken. Hierdurch wird verständlich, daß bei Anwendung kleiner Alkalidosen deutlich die sekretionserregende Wirkung überwiegt. Verabreichung von *Natrium bicarbonicum* oder anderen Alkalien nach der Mahlzeit, wie es üblich war, erstrebt die neutralisierende Wirkung. Es kommt zu einem flüchtigen symptomatischen Effekt. Die sog. ,,Säurebeschwerden", welche nicht immer mit einer Mehrproduktion von Säure zusammenhängen, werden beseitigt. Man muß bei dieser Behandlung nach und nach die Dosen steigern, um eine vorübergehende Wirkung zu erzielen.

PETRI gab 1908 an, daß Wasserstoffsuperoxyd ausgesprochen sekretionsmindernd wirkt. Er empfahl die Darreichung einer $\frac{1}{2}$%igen Lösung gegen Superacidität. RUBITSCHEK (1911) ließ morgens 12 cm³ einer $\frac{1}{2}$—1%igen Lösung trinken. Inzwischen ist das *Magnesiumperhydrol* (chemisch reines Magnesiumsuperoxyd mit 25% MgO_2) in die Behandlung eingeführt worden, was eine Wasserstoffsuperoxydwirkung entfaltet. Magnesiumsuperoxyd gibt unter Umbildung in Magnesiumchlorid im Magen H_2O_2 frei. Letzten Endes handelt es sich um eine Sauerstofftherapie, da Wasserstoffsuperoxyd O_2 freigibt.

Gasförmig in den Magen eingeführter Sauerstoff hat keinen Einfluß auf die sekretorischen und chemischen Verhältnisse, wie die Untersuchungen von DIENST (1925, 1926) dargelegt haben. Nur der Sauerstoff ,,in statu nascendi" setzt die Acidität wie kaum ein anderes Mittel herab. Nach Verabreichung einer $1/_2$%igen H_2O_2-Lösung gibt der Magensaft keine Reaktion mehr auf freie Säure. Diese starke Herabsetzung dauert so lange, als die Wasserstoffsuperoxydlösung sich im Magen befindet. Danach erfolgt im Laufe einer $1/_2$ Std allmählich wieder ein Anstieg der Säurewerte, ohne daß die Normalkurve überschritten wird. Die Schleimbildung scheint unter dieser Wirkung zuzunehmen. In höheren Konzentrationen (1%ige Lösung) wurde die Magenentleerung um 50—90 min verzögert. Im „Syntrogel"-Roche (Grenzach-Baden) ist ein Kombinationspräparat folgender Zusammensetzung gegeben:

Eine Tablette Syntrogel enthält: Calciumcarbonat 0,071 g, Magnesiumperoxyd 0,086 g, Aluminiumhydroxyd 0,144 g, Syntropan (phosphorsaures Salz des 3-Diäthylamino-2,2-dimethyl-propanol-(1)-esters der Tropasäure) 0,005 g.

Die Alkalibehandlung nimmt bei der Sippy-Kur, die auch heute noch in Amerika geschätzt wird, einen besonderen Umfang an. Bei der Sippy-Kur wird stündlich 100 cm^3 eines zu gleichen Teilen bestehenden Milch-Sahne-Gemisches gegeben, und zwar von 7—19 Uhr. Außerdem wird halbstündlich abwechselnd je eines der beiden Pulver ① und ② gegeben.

① Magnesia usta, Natrium bicarbonicum āā 0,5,

② Calcium carbonicum 0,5, Natrium bicarbonicum 1,5.

Allmählich werden Kostzulagen von Eiern, Zwieback, Butter, Reisbrei und Haferbrei gewährt. Die Einzelmahlzeit bleibt klein. Magensaftprüfungen veranlassen bei noch saurem Magensaft die Erhöhung der Alkaligabe. Die Sippy-Kur dauert unter Bettruhe 3—4 Wochen, erst dann erfolgt Übergang zur leichten Schondiät. Schonkost und Alkalisierung werden über 1 Jahr lang fortgesetzt. Alle 5—6 Wochen werden 5tägige Pausen eingeschaltet.

Die Kranken werden unter dieser Diät im allgemeinen beschwerdefrei. Die fraktionierten Stundenmahlzeiten haben die gute Wirkung, daß sie den Frühschmerz beseitigen und Spät- und Hungerschmerz verhindern. Ein Mangel dieses Verfahrens wird darin gesehen, daß die Behandlung während der Nacht aussetzt. Um der nächtlichen Leersekretion und ihrer Wirkung zu entgehen, wird auch die fortlaufende nächtliche Nahrungszufuhr neuerdings versucht.

Ein zweiter Mangel, der zur Ablehnung der Sippy-Kur bei uns geführt hat, liegt in der außerordentlich großen Alkalizufuhr. Der Kranke erhält täglich 32 g Natron, 7,5 g Magnesia usta und 7,5 g Calcium carbonicum. Das führt zur Stoffwechselstörung und Entstehung bedrohlicher Alkalosen.

In der anglo-amerikanischen Literatur der letzten Jahre finden sich zahlreiche Hinweise auf die vorteilhafte Anwendung von *Magnesiumtrisilicat* (Magnesiumsilicathydrat). Es handelt sich um einen chemisch nicht einheitlichen Körper. Nach Mutch (1936, 1937, 1949) verläuft die neutralisierende Wirkung des Magnesiumtrisilicats auf die Salzsäure des Magens nach folgender Formel:

$$Mg_2Si_3O_8 \cdot n\,H_2O + 4\,HCl \rightarrow 2\,MgCl_2 + 3\,SiO_2 + (n+2)H_2 \cdot O.$$

Das entstandene Magnesiumchlorid reagiert im Darm unter Bildung von Magnesiumcarbonat und Natriumchlorid. Ersteres wird mit dem Kot ausgeschieden, während Kochsalz resorbiert wird. Der Kieselsäure wird eine adsorbierende, fermenthemmende und entzündungswidrige Wirkung zugeschrieben. Die Pufferungskapazität des Magnesiumtrisilicats ist erheblich. 1 g des getrockneten Magnesiumsilicathydrats vermag bis zu 155 cm^3 n/10 HCl zu binden (Winter 1949).

Mit dieser Kennzeichnung ergibt sich kein besonderer Vorteil für die antacide Behandlung. Die reaktive Sekretionssteigerung bleibt ein unerwünschter Effekt, sehen wir nicht so sehr in der Abstumpfung des Magensaftes, sondern in der Beseitigung der vegetativen Grundstörung mit vagotoner Sekretionssteigerung am Magen ein Teilziel der Behandlung.

Es ist kaum zu erwarten, daß die medikamentöse Anwendung von „Ionenaustauschern" (z. B. Amberlite XE 43; Steigmann und Schlesinger 1950, Segal, Friedman, Ellis, Watson 1950) die Ulcusbehandlung beeinflussen wird. Über die Wirkungen von Proteinhydrolysaten s. S. 296 und nächster Behandlungsabschnitt.

Merkwürdig ist der Vorschlag von Magerl (1941). Zur Behandlung der Magenübersäuerung hat er den Saft von rohen Kartoffeln empfohlen, welcher nach seiner Auffassung eine sekretionshemmende und spasmolytische Wirkung ausübt. Catel (1941) hat für die Herstellung eines möglichst an Vitamin C reichen Kartoffelpreßsaftes genaue Anweisungen gegeben.

Protein-Hydrolysate. Die Anwendung von Eiweißhydrolysaten für die Behandlung der Geschwürskrankheit wurde 1942 von Lewy und Siler inauguriert. Als wesentlichen Faktor suchten sie die *Pufferungsfähigkeit solcher Hydrolysate* auszunutzen. Bei Ulcusblutungen erwies sich die Zufuhr von Eiweißhydrolysaten per os als nützlich. Co Tui und Mitarbeiter (1945) gaben Hydrolysate und Dextri-Maltosepräparate und beseitigten damit prompt Ulcusbeschwerden. In weiteren Versuchen wurde der Nutzen der Eiweißhydrolysate bestätigt

(RUGGIERO, CO TUI und BIANCO 1946). Zunächst legte man besonderes Gewicht auf den anaciden Effekt dieser Behandlung.

Man hat dann die Eiweißtherapie unter dem Gesichtspunkt fortgeführt, daß bei Ulcuskranken ein *Proteindefizit* vorliegt. Gewichtsverluste und die Feststellung, daß auf Zufuhr von Hydrolysaten eine auffallende *Stickstoffretention* eintritt, sollen diese Annahme bestätigen. Überprüfungen erweisen, daß diese Ansicht nicht allgemein für alle Ulcuskranken zutrifft. Der Ernährungszustand und die Vorperiode in bezug auf die Nahrungszufuhr sind dafür ausschlaggebend. *Eiweißmangel ist also nicht zwangsläufig ein Symptom der Ulcuskrankheit.* Man wird im Einzelfall dem Eiweißhaushalt Aufmerksamkeit zuzuwenden haben, um die Diät des Ulcuskranken mit Eiweißzulagen zu komplettieren. Wir haben *in den Notzeiten Ulcuskranke behandelt, bei denen die Ulcusheilung erst merkliche Fortschritte machte, nachdem der Eiweißmangelzustand (Inanitionsphase) überwunden war.* Inzwischen liegt ein großes Schrifttum über die Anwendung von Eiweißhydrolysaten mit zum Teil widersprechenden Ergebnissen vor (VINCI, SPEIGHT, LA BELLA und BUCKLEY 1946, KIMBLE 1947, HODGES 1947, ROSSIEN 1947, STEINBERG 1948, KENAMORE, LONERGAN und SHY 1948 u. a.). Zusammenfassend kann man sagen, daß in normalen Zeiten die von uns vorgeschlagene Ulcusbehandlung ausreicht, um auf teuere Proteinhydrolysate verzichten zu können. Eine gewisse Eiweißüberernährung („hyperalimentation treatment") hat Berechtigung nach Komplikationen (Blutung, Perforation). Auf die *intravenöse Zufuhr von Proteinhydrolysaten* wird man bei extremer Pylorusstenose im Rahmen der Operationsvorbereitung zurückgreifen können.

Anästhesietherapie. Als das synthetische *Novocain* hergestellt wurde, fand man neben der dem Cocain ähnlichen schmerzstillenden Wirkung einen gefäßerweiternden Effekt, der mehr oder minder allen anderen synthetischen örtlichen Betäubungsmitteln zukommt. Diese Wirkung schien zunächst wegen der Notwendigkeit des Zusatzes gefäßverengernder Substanzen (Suprarenin, Corbasil) unerwünscht, bis man in der Gefäßerweiterung eine Heilwirkung des Novocains auffand. Es sind bereits 1926 durch LEMAIRE und 1927 durch ROCH Novocain und ähnliche Mittel zur Ulcusheilung herangezogen worden. Diese Autoren nahmen Injektionen in den schmerzhaften Bezirk des Oberbauches vor, so auch MILTZOW (1948), LEUTKE und KAMIETH (1949), MOSCHINSKY (1936), BAYER (1936 und 1939), SCHUBERT (1943) und SZENES (1943) ließen 200 cm³ $\frac{1}{4}$%iger Novocainlösung morgens nüchtern trinken. HAMORI (1943) gab mehrfach während des Tages 100 cm³ $\frac{1}{4}$-, $\frac{1}{2}$- bis 1%ige Novocainlösungen per os. SEIP und KELLER (1949) verwenden *Subcutin* (p-phenylsulfosaures Anaesthesin), andere *Larocain* zur Rollkur. Die Ulcusheilung durch Sympathicusausschaltung zu verbessern, wurde von v. MEZÖ (1940) versucht. Injektion von Novocain in einem Öldepot hatte nur geringe Wirkung. MANCKE verordnete an Stelle eines Novocaintrunkes die Einnahme von Pantocainbrei. KRAUCHER (1950) empfiehlt die intravenöse Anwendung von Lokalanaesthetica.

Auch wir haben durch Injektionen einer $\frac{1}{2}$%igen Novocainlösung in den Oberbauchbezirk die Wirkung auf die Ulcusheilung überprüft und dabei festgestellt, daß in Einzelfällen Schmerzfreiheit bei den Kranken auftrat, eine Wirkung, die zum Teil durch den Suggestivwert der Behandlung zu erklären ist. Gastroskopische und röntgenologische Kontrollen haben uns nicht von einer günstigen Heilwirkung dieser Behandlungsweise überzeugen können.

Targesin-Rollkur. Da die unterstützende Behandlung von Magenkrankheiten durch Spülungen mit Argentum nitricum-Lösungen (etwa 0,3:120, davon morgens 1 Eßlöffel auf ein Glas Wasser) die Gefahr der Argyrosis brachte, empfahl KONJETZNY (1951) die Anwendung von Targesinlösungen bei Gastritis, Ulcus und vor Operationen. (Targesin = komplexe kolloidale Diacetyltanninsilbereiweißverbindung mit 6% Silber. „Rollkur": 2%ige Stammlösung, davon je Morgen 1 Eßlöffel auf $\frac{1}{2}$ Glas Wasser, 2—4 Wochen lang.) Auch HENNING hält die Targesinspülung des Magens für wertvoll bei der Ulcusbehandlung, insbesondere für die Beseitigung der Ulcusgastritis, auf welche er hauptsächlich die Ulcusbeschwerden bezieht.

Über günstige Wirkungen berichten auch KRAUSE (1935), KUGELMEYER (1936), GÜTTNER (1937), PENSKY (1940), SOHLER (1940), REIMER (1941).

Eine selbständige Ulcusbehandlung ist mit der „Targesinkur" nicht gegeben. Wir haben auf die Anwendung immer verzichtet.

Magenmucin. Schleimpräparate wurden empfohlen, um die chemische und mechanische Irritation des Geschwürs zu vermeiden. Dazu bedarf es keiner besonderen Präparate, denn Gerstenschleim oder Reisschleim besorgen in vorteilhaftester Weise den Wegfall ungünstiger Reize, wie bereits HIPPOKRATES bekannt war. Die von FOGELSON (1931, 1935) aufgenommene Mucintherapie ging von dem Gedanken aus, daß Störungen des Schleimschutzes ursächlich an der Ulcusbildung teilhaben. Sie war gewissermaßen als Substitutionstherapie gedacht, hat aber keine faßbaren Ergebnisse gezeigt. Mucinpräparate wirken auch durch ihren Gehalt an Peptonen in unerwünschter Weise sekretionserregend (RIVERS, VANZANT und ESSEX 1932). Mucin ist auch nicht als säurebindendes Hilfsmittel zu verwenden, da seine Pufferungskapazität gering ist (s. S. 234).

Umstimmungstherapie. *Novoprotin, Histidin, Larostidin* und *Proteinkörper* sind zur Beeinflussung der Ulcusheilung herangezogen worden (Bauke 1936, Voigt 1940, Schwenk 1941, Korbsch 1936, 1941). Kürten (1942) hat in übertriebener Weise den Nutzen des Novoprotin für die Ulcusbehandlung herausgestellt und sprach davon, daß damit das Ende der Ulcus*diät*behandlung als Methode der Wahl gekommen sei. Er gab seinen Magenkranken Vollkost und beließ sie unter Novoprotin in ihren Arbeitsverhältnissen. Von Kürten wird der Grundsatz der Therapiebeurteilung in grober Weise verletzt. Es kommt ihm nur auf eine symptomatische Beschwerdefreiheit und keine wirkliche Heilung an. Auch Schittenhelm (1942) war der Meinung, daß beim akuten Ulcus simplex und beim unkomplizierten chronischen Ulcus das Behandlungsverfahren nach Kürten genüge. Zu einer ablehnenden Haltung gegenüber der Umstimmungstherapie kamen Henning (1934), Moschinsky (1936), Kalk (1938), Busch (1942). Martini (1940) wandte sich entschieden gegen die „Larostidinseuche". Larostidin bringt Geschwüre nicht zur Heilung, wenn diese nicht schon vorher eine deutliche Heilungstendenz gezeigt hatten.

Auch die Injektion von Blut oder Blutpräparaten gehört in die Gruppe der Umstimmungsbehandlung. Ryss und Stroikova (1936) empfahlen kleinste Dosen von Tierblut. Günstige Heilungserfolge seien schneller zu erzielen als mit einer Diätkur. Das Verfahren eigne sich wegen der allergischen Schockreaktion aber nur bei jugendlichen Leuten. Von Wychert (1940) wurden Normalsera vom Rind oder Pferd zur Ulcusbehandlung per os verabreicht. Forster (1942) hat die Blutbehandlung modifiziert, indem er das Eigen- oder Fremdblut vor der Injektion in der Spritze in einem 6 m-Kurzwellenfeld 15 min lang bestrahlt hat.

Von anderen Autoren wird die schmerzstillende, entzündungswidrige und spasmolytische Wirkung der Proteintherapie hervorgehoben. Der Wirkungsgrad soll von der Allgemeinreaktion abhängen. Bluttransfusionen werden als die wirksamste Form der Proteinkörpertherapie bezeichnet (Kalk 1938). Blutübertragungen werden aber auch in dem Glauben empfohlen, einen ulcusheilenden Faktor mit Blut geheilter Ulcuskranker (Solano-Aliende 1949) oder Schwangerer (H. H. Schmid 1951) übertragen zu können.

Wer das verschwommene Gebiet der „Reizkörpertherapie" überblickt, wird zur vorsichtigen Beurteilung „erwiesener" Wirkungen veranlaßt sein.

Hormone. Sobald ein Hormonpräparat im Handel greifbar wird, finden sich Mitteilungen über seine günstige Beeinflussung von Ulcusheilungen. So berichtete Korbsch in mehreren Mitteilungen (1937, 1939, 1941) über die gute Wirkung von Follikelhormon und Stilbenpräparaten. („Mit dieser hormonalen Follikulintherapie ... ist es mir vergönnt gewesen, einen neuen Abschnitt in der Therapie der Magen- und Zwölffingerdarmerkrankungen einzuleiten.")

Über die vorteilhafte Anwendung von Progynon berichten Parade (1940), Focken (1941), Branscheid (1942), Gülzow (1942), Graeber (1942), Larizza und Pavesi (1943), Wagner (1943), Severino (1949), Graeber (1952) u. a. Die Behandlungsanweisung der einzelnen Autoren ist unterschiedlich; teilweise wird auf Krankenhausaufnahme verzichtet oder aber von einer Diätbehandlung abgesehen. Die röntgenologische Überprüfung der Ergebnisse ist nicht in allen Mitteilungen stichhaltig. Man spricht von einer individuell sehr verschiedenen Wirkung, besonders sollen Geschwüre im 5.—6. Lebensjahrzehnt günstig beeinflußt werden. Die Behandlung mit Progynon ist dabei nicht ohne Gefahren. Es wurden von Gülzow Magenblutungen beobachtet. Von Beer und Thalmann wird die Behandlung mit Cyren A-Preßlingen angegeben. Die ausreichende Dosis für die Implantationsbehandlung des Magengeschwürs wird auf 5 mg geschätzt. Nebenwirkungen zeigen sich bei Männern in schmerzhaften Brustschwellungen und Abnahme der Libido. Bei Frauen entwickelt sich häufig eine glandulärcystische Schleimhauthyperplasie. Gynäkologische Blutungen (5 Wochen nach Implantation) hörten erst nach Entfernung des Implantatrestes auf.

V. Köhler und Fleckenstein (1942, 1949), Traxel (1942), Biró und Nagy (1951) u. a. verwenden Nebennierenrindenhormone zur Ulcustherapie. Sie suchen die Begründung dafür in der relativen Häufigkeit des Ulcusvorkommens bei Addisonscher Erkrankung oder auch in diffusen Vorstellungen von der Ulcuskrankheit als Allgemeinkrankheit unter dem Einfluß des endokrinen Systems.

Hoffmeister und Meyer-Krahmer (1951) teilen mit, daß frische Ulcera ventriculi und pylori unter Percorten (Percorten in Mikrokristallen) sehr schnell abheilen, während die akuten und chronischen Ulcera duodeni nur wenig beeinflußt werden. Darin liegt das Eingeständnis, daß Nebennierenrindenhormon keinen nennenswerten Einfluß auf die Ulcusheilung nehmen kann.

Der Gynäkologe Schmid (1951) fordert auf Grund seiner Übersicht über die günstige Beeinflussung von Ulcuskrankheit durch Schwangerschaft erneut Therapieversuche mit Corpus luteum-Hormon oder häufiger Übertragungen von Schwangerenblut in der Annahme eines darin vorkommenden ulcusverhütenden, hormonellen Faktors. Unsere (allerdings noch nicht umfangreichen) Versuche ermutigen nicht zur therapeutischen Empfehlung.

100 mg Cortison je Tag konnten nicht sicher zur Ulcusheilung führen. Adrenocorticotropes Hormon (100 mg/Tag) führte zur Verstärkung von Ulcusbeschwerden, abgesehen von allgemeinen Nebenerscheinungen (Ruhelosigkeit, Hochdruck, Pigmentationen, Wandlung des Habitus zum Büffeltyp) (SANDWEISS, SALTZSTEIN, SCHEINBERG und PARKS 1950). ACTH-Behandlung bringt die Gefahr der Ulcusperforation und Ulcusblutung mit sich (GRAY, BENSON, SPIRO und REIFENSTEIN 1951, HABIF, HARE und GLASER 1950, SMYTH 1951).

Insulin, Histamin. Bereits 1927 hat SIMNITZKY Insulin zur Ulcusbehandlung angewandt. Er betrachtete Insulin als einen „Aktivator" und schätzte für die Ulcustherapie besonders die vagotrope Wirkung. GÜLZOW (1941) hat an unserer Klinik Ulcuskranke der Insulinschockbehandlung unterworfen (nüchtern 20—40 E Altinsulin, Schockdauer 20 min. bis 2 Std). Ein sicherer Heilungserfolg war nicht gegeben. Die subjektive Besserung war in Einzelfällen überraschend. Im Insulinschock getötete Meerschweinchen zeigten eine starke Hyperämie der Magen- und Dünndarmschleimhaut mit Schleimhautblutungen. In der insulinbedingten Hyperämie wird ein Heilungsmoment gesucht, ähnlich wie bei der Follikelhormonbehandlung. Auch bei der täglichen Histamininjektion (BERNSTEIN 1947) wird in der Verbesserung der Durchblutung ein heilsamer Faktor angenommen.

Wie wenig gegebene Erklärungen befriedigen können. zeigt z. B. die Gegenüberstellung der sekretionserregenden Insulin- oder Histamintherapie und der sekretionsdämpfenden Bemühungen (Atropin, Vagotomie u. a.) oder säureabstumpfender Alkaligaben.

Gefäßwirksame Stoffe u. a. Padutin, Kallikrein, das aus dem Pankreas stammende Kreislaufhormon wurde von LESCHKE (1930) angeblich mit gutem Erfolg in der Ulcusbehandlung angewandt. Die experimentell erarbeiteten Grundlagen bieten keine hinreichende Erklärung. Das Splanchnicusgebiet wird unter Padutin vermindert durchblutet (FREY, KRAUT und WERLE 1950).

WAGNER (1949) glaubt mit Gaben von Nitrotabletten (Biphosphat des Triäthanolamintrinitrats) die Ulcusheilung beeinflussen zu können.

Die Auffassung, daß Magen- und Zwölffingerdarmgeschwüre Ausdruck einer „Thrombosekrankheit" seien, hat VANDORFY (1950) veranlaßt, mit Dicumarol Behandlungen durchzuführen.

Enterogastrone und Urogastrone. Bringt man im Tierversuch in den Dünndarm Fette, Zucker oder verdünnte Säuren ein, dann wird die Magensekretion gehemmt. Diese Hemmung wird humoral ausgelöst. Diese experimentellen Tatbestände (Übersicht BABKIN 1944) waren Ausgangspunkt. 1930 haben KOSAKA und LIM Extrakte aus Darmschleimhaut gewonnen, welche die Magensekretion am Hund drosseln konnten. Sie sprachen von „Enterogastrone". IVY und Mitarbeiter haben die Präparation solcher Konzentrate vorgenommen und den Versuch gemacht, die Ulcusheilung zu beeinflussen.

Durch drei verschiedene Arbeitsgruppen (GRAY, WIECZOROWSKI und IVY 1939, FRIEDMAN, RECKNAGEL, SANDWEISS und PATTERSON 1939, NECHELES, HANKE und FANTL 1939) wurde ein sekretionshemmender Faktor aus menschlichem Harn isoliert; man nannte ihn „Urogastrone". SANDWEISS, SALTZSTEIN und FARBMAN hatten 1936 mitgeteilt, daß Harnextrakte bei Hunden nach MANN-WILLIAMSON-Operation die Ulcusentstehung verhindern kann. Man war zunächst der Meinung (BERNSTINE und FRIEDMAN 1948), da Schwangerenharn für die Extraktion genommen worden war, daß der ulcusverhindernde Faktor ein Sexualhormon sei. Weitere experimentelle Untersuchungen haben dann erwiesen, daß „Urogastrone" aus Harn von Männern oder nichtschwangeren Frauen ebenfalls eine Schutzwirkung entfalten kann.

Das Problem dieser Wirkkomplexe ist schwierig geworden, da man annehmen muß, säurehemmende und ulcusverhindernde Wirkungen sind stofflich nicht aneinander gebunden. In reiner Form waren die Wirkstoffe bisher nicht zu gewinnen. Eine Übersicht von FRIEDMAN (1950) zeigt die große Zahl der postulierten Wirkstoffe:

Hemmfaktoren für die Magensekretion: 1. aus der Darmschleimhaut, 2. aus dem Harn, 3. aus dem Magensaft, 4. aus der Milch.

Hemmfaktoren für die Magenmotilität: 1. aus der Darmschleimhaut, 2. aus dem Harn.

Protektive Faktoren („Anthelone" — ulcusverhütend): 1. aus der Darmschleimhaut, 2. aus dem Harn.

Die Anwendung von Enterogastronepräparaten beim Menschen hat erwiesen, daß ein hemmender Effekt auf die Säuresekretion wie bei Tieren nicht auftritt. POLLARD, BLOCK, BACHRACH und MASON (1948) KIRSNER, LEVIN und PALMER (1948) SEGAL, ELLIS und WATSON (1950) stellten in einigen Fällen die Hemmung der Nachtsekretion fest, jedoch war der Effekt unterschiedlich und nicht regelmäßig. Auch Harnextrakte entfalteten keine sehr auffallenden Wirkungen.

IVY berichtete 1944 über die Ulcusbehandlung von 32 Kranken während einer Beobachtungszeit von 6—14 Monaten. Er kommt zu dem Schluß, daß eine strenge Ulcuskur wirksamer ist als eine Enterogastronebehandlung. Weitere *Nachprüfungen haben die Wirkungslosigkeit der Enterogastronebehandlung von Geschwüren erwiesen* (WOLLUM und POLLARD 1951, BONE, CASSEL, RUFFIN und REEVES 1951).

Ein eiweißfreies Präparat aus Magen- und Dünndarmschleimhaut frisch geschlachteter Tiere ist als „Robuden"-Robapharm (Basel) in der Schweiz seit 1937 in Gebrauch. Zur Behandlung muß „Robuden" intramuskulär täglich injiziert werden. 12—16 Injektionen sollen zur Heilung ausreichen, (sonst „kann die Gesamtzahl der Injektionen unbedenklich auf 24 erhöht werden"). Eine Reihe von Berichten spricht sich zugunsten dieser Behandlung aus (Keiser 1945, Hubacher 1946, Schmassmann 1944, 1951, Burghartz 1951, Bubb 1949). Uns fehlen Erfahrungen.

Friedman (1950) spricht sich in seiner Übersicht ablehnend gegen die Ulcusbehandlung mit Schleimhautextrakten aus. Handelspräparate sind ungenügend gereinigt und ungenügend konzentriert. Er glaubt sogar, daß Faktoren darin enthalten sind, welche die Ulcusheilung hemmen, in einigen Präparaten wurde von ihm ein peristaltik-anregender Stoff nachgewiesen. Gegen die Extrakte entwickelt sich ein Refraktärzustand.

Nach vorliegenden Erfahrungen scheint also die Ulcusbehandlung mit Schleimhaut- oder Harnextrakten keine Bereicherung erfahren zu haben.

Antiallergische Therapie. Wenn man auch nicht allgemein von der allergischen Genese des Ulcus überzeugt ist, so liegen dennoch zahlreiche Versuche vor, durch antiallergische Behandlung die Ulcusheilung zu beeinflussen. Hansen (1941) hält mit Rücksicht auf nutritive Allergie bei vielen Ulcusfällen auf Grund vorausgehender Antigenprüfungen die Elimination z. B. von Milch und Eiern aus der Kost für erforderlich. Wir sind allerdings bei unseren zahlreichen diätetischen Bemühungen um eine Ulcusheilung eiweiß- oder milchempfindlichen Geschwürskranken recht selten begegnet.

Heilsame Wirkungen der sog. „Antihistaminica" werden immer wieder behauptet, in Tierexperimenten demonstriert (Schuler 1949, Crane, Lindsey, Dailey 1947, Lehmann und Stefko 1949), jedoch in der ärztlichen Praxis vermißt.

Röntgen- und Radiumtherapie. Die alleinige Bestrahlung der Beine mit Röntgenstrahlen soll nach Kolta und Dunay (1929) eine günstige Heilungswirkung bei Magengeschwüren haben. Sie schreiben der Röntgenbestrahlung eine alkalisierende Wirkung zu, was für den Heilungsvorgang von Bedeutung sein soll. Zahlreiche Anwendungen von Röntgenstrahlen in der Ulcustherapie sind gefolgt. Breitländer (1940) hat alte, inoperable Magengeschwüre mit Röntgenbestrahlung behandelt und Nutzen gesehen. Neuerdings (1951) berichtet er in einer Monographie über weitere Behandlungserfolge (hier Literaturangaben).

Auch Hedfeld (1948) wendet die Röntgentherapie an. Die Wirkung soll über die spezielle Bestrahlung des Plexus coeliacus erreicht werden. In 4tägigen Abständen wird mit einer Feldgröße von 8×10 cm bei einem FHA von 40 cm bestrahlt. Ein zweites Feld wird als Dorsalfeld in gleicher Höhe benutzt. In jeder Sitzung werden etwa 40% HED verabfolgt (Strahlenqualitäten: 200 kV (Röhrenspannung), 15 mA, 0,5 Cu = 760 r ED).

McGeorge (1950) erblickt in der Hyperchlorhydrie des Magensaftes einen wichtigen Faktor für die Entstehung der Duodenalgeschwüre. Es ist daher nach seiner Meinung indiziert, durch Radiumapplikation in den Magen die Säuresekretion anhaltend zu hemmen. Durch einen besonderen Radiumträger wurde etwa mit 2000—3000 mg/Std Radium bestrahlt. Ein Teil der 32 dementsprechend behandelten Kranken verlor nach der Bestrahlung die Ulcusbeschwerden.

Succus liquiritiae. Der Utrechter Internist F. E. Revers hat 1946 bekanntgegeben, daß er während des letzten Krieges mit einer Paste aus 2 Teilen Süßholzpulver und 1 Teil Wasser (Dosierung: 3×1 Teelöffel vor den Mahlzeiten) bei Geschwüren an Magen und Zwölffinger- darm gute Heilerfolge erzielt hat. Die Kranken brauchten dabei keine Diät einzuhalten und konnten ihrem Beruf nachgehen. In einer weiteren Arbeit (1948) hat er diese ersten Erfahrungen bestätigt und darauf hingewiesen, daß der Heilungseffekt beim Magenulcus besser ist als beim Ulcus duodeni. Er bezog die günstige Wirkung auf einen im Succus liqui- ritiae angenommenen spasmolytischen Faktor. An Nebenwirkungen wurden bei 20% der Behandelten Gesichtsödeme bei intakter Nierenfunktion, Kopfschmerzen und Benommen- heit beobachtet. Diese Nebenbefunde wurden besonders bei Anwendung von frischem Succus liquiritiae beobachtet. Mehrere holländische Autoren (Molhuysen, Gerbrand, de Vries, de Jong, Lenstra, Turner, Borst (1950) gaben eine Bestätigung und führten die Neben- wirkungen auf desoxycorticosteron- und corticotropinähnliche Eigenschaften des Succus liqui- ritiae zurück. In Deutschland haben Schulze und Franke (1951) die holländischen Erfolge bestätigt. Hennemann, Staamann, Baumgarten und Albert (1952) schließen aus ihren Untersuchungen an Ulcuskranken (Prüfung der künstlichen Formalinentzündung, Zählung der eosinophilen Leukocyten) auf hormonartige Wirkungen des wäßrigen Extraktes der Wurzeln von *Glycyrrhiza glabra*. (Succus liquiritiae enthält 15% Eiweißstoffe, 15% Glycir- rhizin, 40% extrahierbare Stoffe, 5% Zucker, 5% unlösliche Substanzen.)

Dies Beispiel zeigt, welche skurrilen Wege die Ulcustherapie geht. Abgeklärt sind die Wirkungen keinesfalls und die Erfahrungen berechtigen noch *nicht*, Lakrizensaft als Ulcus- heilmittel und Prophylakticum zu propagieren.

Kochsalzentzug. Bei der Behandlung von Kranken mit Ulcus- und Gastritisschüben, besonders mit superacider Gastritis, stellte es sich heraus, daß Chlorentziehung ein Mittel darstellt, um die Magensekretion zu dämpfen. Für refraktäre Fälle hat KATSCH (1932, 1933, zusammen mit MELLINGHOFF) chlorfreie Diät in Zusammenhang mit künstlicher Chlorverarmung durch Magensaftentzug mit gutem Erfolg angewandt. Bei streng kochsalzfreier Kost schwemmt der Patient in 2—4 Tagen ein gewisses Quantum Kochsalz aus. Dieses Quantum steht in einer gewissen Beziehung zum Kochsalzgehalt der vorhergehenden Ernährung und beträgt bei durchschnittlichen Verhältnissen 10—20 g NaCl. Danach wird als stärkeres Mittel die Magensaftabsaugung angesetzt. Man benutzt dazu eine dünne Sonde, die am ersten Tage möglichst lange (etwa 8 Std) liegen bleibt. An den nächsten 2 oder 3 Tagen wird die Sonde ebenfalls für 4—5 Std eingelegt. Es werden täglich etwa 200—300 cm³ Magensaft abgesaugt. Die Abstände zwischen den Tagen, an denen man Magensaft entzieht, werden dann vergrößert. Bei Ulcuskranken erlebt man nach einer so energischen künstlichen Chlorverarmung das schnelle Abklingen der Beschwerden. Auf die Dauer ist bei strenger Salzentziehung Vorsicht geboten.

Magendauertropf (*„continuous intragastric drip"*). WINKELSTEIN (1932) hat auf Grund seiner Studien über die Nachtsekretion der Ulcuskranken zur Dämpfung der Säuresekretion während der Mahlzeiten-freien Stunden vorgeschlagen, kontinuierlich säurebindende Substanzen mit einer dünnen Sonde, durch die Nase eingeführt, in den Magen zu instillieren. Infundiert wird eine Mischung von Milch mit Natriumbicarbonat (40 g NaHCO₃ auf 3000 cm³ Milch) in einer Menge von 150 cm³ je Std (= 40 Tropfen je min = 3000 cm³/24 Std). Die Kur dauert 3 Wochen. Der Initiator dieses Verfahrens WINKELSTEIN und seine Mitarbeiter (1942, 1948) berichten über gute Behandlungserfolge. CLARK (1950) hat in Anlehnung daran einen intraoesophagealen Tropf zur Ulcusbehandlung vorgeschlagen.

Uns erscheinen diese Versuche als unbequeme Modifizierung des SIPPY-Verfahrens, wobei man modernerweise der Nachtsekretion mehr Beachtung entgegenbringt unter dem Aspekt, daß ihre ungepufferte Wirkung die Ulcusentstehung begünstigt und auch Ulcusheilung verzögert.

Tag- und Nachtbehandlung mit hypertonischen Traubenzuckerlösungen. Bereits RECHT (1929) hat den Geschwürskranken eine zuckerreiche Kost verordnet. Bei Nachtschmerzen sollte die Zuckeraufnahme bis zur Schmerzfreiheit wiederholt werden. SCHOLZ hat 1934 die Heilwirkung von Dextropur gelobt. HENNING und NORPOTH (1935, 1940) gebührt das Verdienst, mit gezielter Fragestellung das Problem angegriffen zu haben mit dem Ergebnis, „daß bei ausgesprochener Superacidität die Säuresekretion erlosch, solange der Traubenzucker wirkte". Dementsprechend werden während der Kur in regelmäßigen Zeitabständen kleine Mengen hypertonischer Traubenzuckerlösung eingegeben. (Während des Tages: stündlich je 50 cm³ 60%ige Traubenzuckerlösung per os. Daneben werden Schleim- oder Breiportionen als Stundenmahlzeiten gereicht. Jede Nacht wird durch die Nase eine dünne Sonde in den Magen eingelegt, durch die eine Nachtschwester in den gleichen Abständen 60%ige Traubenzuckerlösung instilliert. — Die Tageskost wird daneben langsam erweitert.) Mit der Hemmung der Salzsäuresekretion kommt es nach HENNING (1949) zum schnellen Aufhören hartnäckiger Beschwerden. Soweit es sich um rückbildungsfähige Ulcera handelt, bilden sich auch die objektiven Symptome zurück.

MOSCHINSKY (1936) und LAINER (1941) haben die günstigen Ergebnisse bestätigt.

Vitamine. Den Schondiäten, welche bei der Ulcusbehandlung in so reichlichem Umfang Verwendung finden, wird vorgeworfen, daß sie zur Vitaminverarmung führen. Eine große Reihe von Autoren bemüht sich, durch Anreichern der Kost diesen Schaden auszugleichen; dabei geht mehr und mehr der Gedanke der Schondiät zugunsten einer reinen Vitamintherapie verloren. BIRCHER-BENNER (1935) hält daher die Rohkost für eine Ulcusbehandlungsform; auch GROTE (1936) ist vom Nutzen der vegetarischen Kuren überzeugt. FRANKE und BÖHME (1937) bevorzugen Frucht- und Frischsäftekuren. Ein schwerwiegender Vitaminmangel dürfte aber durch Anwendung lang bewährter Diätformen kaum eintreten. Anhaltspunkte für Vitamingehalt von Kostform und Vitaminbedarf vermittelt Tabelle 46, S. 676.

Die experimentelle Ulcusforschung hat dem Vitaminfaktor Aufmerksamkeit zugewandt, ohne zu praktischen Folgerungen zu kommen. [Rattenversuche (!) von JENSEN 1946: Tocopherol hebt ulcuserzeugende Wirkung von Vitamin A-Mangel auf. HOWES und VIVIERS 1936: Hefezufuhr ist nützlich bei Mangelkost.]

Jejunalsondenernährung. Von EINHORN (1910, 1913, 1924) wurde die Duodenalfütterung für die Ulcusbehandlung empfohlen, um chemische und mechanische Reize von dem Geschwür auf diese Weise fernzuhalten. Es zeigte sich aber, daß Nährgemische, welche in das Duodenum eingebracht werden, reflektorisch zur Magensekretion führen. Es kam hinzu, daß die injizierte Flüssigkeit durch

Tabelle 46. *Gehalt verschiedener Kostformen an wichtigsten Vitaminen.*
(Nach Stepp, Kühnau, Schröder: Die Vitamine, 3. Aufl. 1938.)

Kostform	Vitamin A in mg Carotin	Vitamin B_1 in mg	Vitamin B_2 in mg	Vitamin C in mg	Vitamin D in mg
			Tagesbedarf		
	Minimum 1 mg, Optimum 3—5 mg	Minimum 0,75 mg, Optimum 3 mg	Minimum 1 mg, Optimum 2—3 mg	Minimum 20—50 mg	Minimum 0,002 mg, Optimum 0,01 mg
Transduodenale Ernährung	33,5	0,6	1,0	41,25	0,04
Ulcusdiät:					
Leube-Ziemssen I	12,2	0,9	1,9	7,5	0,015
Leube-Ziemssen II	17,7	1,1	1,8	22,5	0,02
Leube-Ziemssen III	49	1,3	1,4	26,5	0,02
Bergmann-Kalk 5. Tag	1	0,04	0,2	1,5	0,0006
6. Tag	3,3	0,07	1,3	2,25	0,004
7. Tag	5,1	0,7	0,7	2,25	0,007
8. Tag	5,6	0,8	0,8	3	0,007
9. Tag	8,3	0,85	1,0	3,75	0,01
10. Tag	9,4	0,9	0,95	3,75	0,01
15. Tag	13,4	1,1	1,2	18,75	0,016
20. Tag	15,2	0,96	1,4	18,75	0,02

den Pförtner in den Magen gelangte. Morawitz und Henning (1929) haben
nach dem Vorschlag von Bockus (1924) durch das Vorschieben der Sonde bis
ins Jejunum Rückwirkungen auf den Magen vermeiden können. Seitdem hat
sich die Dünndarmernährung für bestimmte Ulcusfälle als sehr wirksame therapeutische Möglichkeit erwiesen.

Henning empfiehlt für die Sondierung einen dünnen, hochelastischen, weichen, dauer-
haften und billigen Schlauch aus Fahrradventilgummi. Eine solche Sonde wird zur Beseitigung des Fremdkörpergefühls, zur Erleichterung der Mundpflege und um das Zerbeißen des
Schlauches im Schlafe zu vermeiden, durch die Nase eingeführt.

Das Schlauchende wird angefeuchtet und in ein Nasenloch eingeführt. Erscheint das
Schlauchende an der hinteren Rachenwand, so wird es mit einer langen Pinzette ergriffen
und aus dem Munde herausgezogen. Es erfolgt dann die Anbringung der Olive aus Metall.
Die Sonde wird dann zurückgezogen und unter Schluckbewegungen durch die Speiseröhre
in den Magen befördert. Bei einem Magenulcus wird gewöhnlich der Pförtner ohne weiteres
passiert. Schwierigkeiten können bei ulcusbedingtem Pylorusspasmus entstehen. Kommt
man mit der Infusion von Olivenöl, Magnesiumsulfat, Bicarbonatlösung oder Anwendung
von Atropin nicht zum Ziel, dann gelingt das Hindurchbringen des Sondenkopfes durch den
Pylorus vielfach unter Verfütterung von einer oder mehrerer Breimahlzeiten.

Die Lage des Sondenkopfes kann nur mit Hilfe der Röntgenuntersuchung bestimmt
werden. Der Schlauch wird mit einem Heftpflasterstreifen an der Wange fixiert, sobald die
Darmperistaltik die Olive etwa 5—10 cm über die Flexura duodeno-jejunalis hinaus
befördert hat.

Die Ernährung des Kranken erfolgt mit *dünnflüssigen Speisegemischen.* Zur
Homogenisierung bewährt sich uns ein elektrisches Mischgerät (AKRA-Universal-
küchenmaschine oder STARMIX der Electrostar G.m.b.H., Reichenbach [Fils]).
Folgende Zubereitungsvorschriften werden gegeben:

I. 500 cm³ Buttermilch	175	Calorien		II. 500 cm³ Magermilch . .	180	Calorien
500 cm³ H₂O	—	,,		500 cm³ H₂O	—	,,
100 g Haferflocken . .	395	,,		100 g Kindernährmehl .	435	,,
50 g Zucker	205,4	,,		50 g Zucker	205,4	,,
20 g Butter	150,4	,,		20 g Butter	150,4	,,
	925,8 Calorien				970,8 Calorien	

III. 1000 cm³ Magermilch . 360 Calorien
    30 g Mondamin . . . 102,6 „
    50 g Zucker . . . . 205,4 „
    10 g Butter . . . . 75,2 „
    3 Eier (oder 45 g
      Voll-Eipulver) . . 261,1 „
           1004,3 Calorien

IV. 500 cm³ Vollmilch . . 305 Calorien
    500 cm³ H₂O . . . . . — „
    100 Reisstärke . . . 353 „
    100 g Dextropur . . . 405 „
    20 g Butter . . . . . 150,4 „
    1 Ei (oder 15 g
      Voll-Eipulver) . . . 87 „
           1300,4 Calorien

V. 500 cm³ Vollmilch . . . . 307 Calorien
    250 cm³ Sahne . . . . 310 „
    100 g Dextropur . . . . 405 „
    90 g Haferflocken . . . . 355,5 „
    40 g Butter . . . . 300,8 „
    2 Eier (oder 30 g Voll-Eipulver) . . . . . . 174 „
                  1850,3 Calorien

Die Zusammensetzung der Sondennahrung kann in bezug auf Zeit und Vorratslage abgeändert werden. Zur Vitaminanreicherung werden frischer Citronensaft oder auch aufgelöste C-Vitamintabletten hinzugesetzt. Dieser Zusatz muß allerdings mit Vorsicht geschehen, damit die Milch nicht gerinnt.

Es wird sich erweisen, ob Eiweißhydrolysate für die Jejunalsondenernährung von Nutzen sind. Es wäre wünschenswert, wenn die Nahrungsmittelindustrie sich der Herstellung reiner, brauchbarer Sondengemische annehmen würde.

Die Sondennahrung muß völlig homogen sein. Etwa stündlich werden je nach Körpergewicht 100—150 cm³ der auf Körpertemperatur (38⁰ C) erwärmten Flüssigkeit mit einer Spritze langsam infundiert. Eine zu schnelle Injektion ist dabei zu vermeiden, da das Jejunum gegen stärkere Dehnungen sehr empfindlich ist. Die Dauer der einzelnen Sondenmahlzeit soll zwischen 10 und 20 min liegen. Die Herstellung dieser Sondennahrung muß mit besonderer Sorgfalt geschehen. Sauberste Zubereitung ist notwendig, um entzündliche Reizungen des Dünndarms zu vermeiden. Es muß bedacht werden, daß die Entkeimung der Speise durch Magensäure bei dieser Sondenernährung fehlt. Gelegentlich treten heftige Diarrhoen auf, welche HENNING (1949) auf die Infektion des oberen Dünndarms mit banalen Erregern bezieht.

Nach Beendigung der Sondenmahlzeit, welche der Patient selbst vornehmen kann, wird die Sonde mit physiologischer Kochsalzlösung durchgespült. Es empfiehlt sich zur äußeren Sauberhaltung der Sonde und zur Durchspülung der Speiseröhre etwa 3mal täglich einen Schluck Wasser neben der Sonde trinken zu lassen.

Die Sonde bleibt wenigstens für 3 Wochen liegen. Sie wird erst entfernt, wenn Röntgenkontrollen das Verschwinden der Nische festgestellt haben.

Indiziert ist Jejunalsondenbehandlung nur bei hartnäckigen, gegen die übliche Therapie resistente Ulcera, wobei allerdings Voraussetzung ist, daß die Patienten der psychischen Beanspruchung, welche die Sondennahrung infolge des Verzichts auf die Freude einer Mahlzeit über Wochen hin bedeutet, gewachsen sind.

Nach *Beendigung* der Sondenkur gibt man zunächst Schleimdiät, dann Breie und gut zu kauenden Zwieback. Auf eine gemischte Schonkost soll erst nach 3—4 Tagen übergegangen werden Die Ausnutzung der Sondenkost ist ungenügend. Nach BÜRGER, MANCKE und SEGGEL (1939) sinkt die Resorption des Nahrungsgemisches bei Sondenernährung infolge des unphysiologischen Weges auf 85% herab (Resorption bei Kontrollen mit Ernährung per os 93—97%). Die Sondenernährung ist calorisch unzureichend. Durchschnittlich gelingt es, etwa 2250 Calorien zuzuführen. Eine Vermehrung ist gewöhnlich nicht möglich.

Ein relativer Calorienmangel der Sondenkost wird durch mangelnde Resorption verstärkt. In manchen Fällen ist die Sondenernährung mit Flüssigkeitsverlust verbunden. So kommt es fast regelmäßig zu Gewichtsverlust der Kranken. Nur bei vorheriger relativer Unterernährung (Angstdiät!) kann Gewichtszunahme unter der Sondenernährung beobachtet werden.

Reizbeschwerden an den Schleimhäuten infolge des langen Liegens der Sonde klingen gewöhnlich nach Tagen ab, veranlassen aber auch den einen oder anderen Kranken, die Sonde selbständig zu entfernen.

Eine zu schnelle Verabreichung der Sondenmahlzeit führt zur Irritation der Dünndarmschleimhaut und kann den Beschwerdekomplex des „Dumping-Syndroms" hervorrufen. Als Ursache der unter der Sonde auftretenden Durchfälle kommt neben der Infektion der Sondenkost auch eine mangelhafte Temperierung der Sondennahrung in Betracht.

Es ist notwendig, während der Sondenbehandlung der *Mundpflege* eine besondere Aufmerksamkeit zuzuwenden. Unter dem Ausfall des Kauens kommt es zu einer mangelhaften Reinigung der Zähne und zu einem überreichlichen Wachstum der filiformen Zungenpapillen. Sie bieten durch die reichliche Zellabschilferung und Zellabstoßung den Mundbakterien einen guten Nährboden.

Die Jejunalsondenbehandlung ist auch uns ein wirksames Hilfsmittel in der Ulcusbehandlung geworden.

Atropin, am vegetativen Nervensystem angreifende Mittel. Das Atropin entfaltet am Ulcusmagen in mehrfacher Hinsicht einen günstigen Effekt. Sein *peripherischer Angriff beseitigt infolge Lähmung des Parasympathicus Neigungen zu Kontraktionen und Spasmen.* Atropin übt gleichzeitig eine *hemmende Wirkung auf die Magensekretion* aus, wie zuerst am Pawlow-Hund von Riegel gezeigt wurde. Bei fraktionierter Ausheberung findet man stets eine deutliche Depression der Aciditätskurve. So wird auch die sekretorische Reizwirkung von Histamin durch Atropin abgeschwächt. *Atropin beseitigt auch die Schmerzen der Ulcuskranken.* Bei leerem Magen ist nach $^1/_2$—1 mg Atropin per os der Ulcusschmerz bald verschwunden. Bei vollem Magen dauert dies länger. Auch subcutane Injektionen sind anwendbar, wenn auch Bennett (1923) mitteilte, daß Spülungen mit stark verdünnter Atropinlösung stärker wirken als Injektionen. Perlinguale Applikation oder Suppositorien bewirken dasselbe. Ist rasche Unterbrechung heftiger Schmerzen erforderlich, dann wird man $^1/_2$—1 mg intravenös injizieren. Bei der regelmäßigen Medikation im Rahmen der Ulcuskur gebe man Atropin vor den Mahlzeiten oder dem Schmerztyp angepaßt etwa $^1/_2$ Std vor der Schmerzzeit. Nimmt man es abends, so bleibt der nächtliche Schmerz oft aus. Im Rahmen unserer Ulcuskur gelingt es so, durch Atropin vom ersten Tag der Behandlung an Schmerzfreiheit zu erzielen, besonders auch beim Ulcus duodeni.

In der Regel verordnet man etwa $^1/_2$ mg Atropin 3—4mal täglich, eingestellt auf die Schmerzzeiten. Das Mittel muß so dosiert werden, daß leichte Akkommodationsstörungen und Trockenheit im Munde zustande kommen. Die *Dosierung* richtet sich also prinzipiell *nach dem Eintritt pharmakologischer Wirkungen.* Bei manchen Kranken muß von der angegebenen Richtdosierung heruntergegangen werden, während bei anderen zu steigern ist.

Das Atropin hat sich auch uns für die Behandlung im Beschwerdeintervall als nützlich erwiesen, so daß man *nach abgeschlossener Ulcuskur dem Patienten rät,* an Tagen mit Ulcusbeschwerden Atropin in der ermittelten Dosis einzunehmen.

Der Beweis, daß der Heilungsprozentsatz unter Atropinwirkung größer sei, steht noch aus. Zur *Beseitigung der Beschwerden hat es sich außerordentlich wertvoll erwiesen.*

Gegen die Anwendung von *Eumydrin, Belladonna,* auch *Bellafolin* ist nichts einzuwenden, wenn die dargelegten Dosierungsregeln beachtet werden. Mit kleinen, pharmakologisch unwirksamen Mengen wird man nichts erreichen. *Papaverin* kann im Anfall von Pylorusspasmus nützlich sein.

Man hat in letzter Zeit zahlreiche Versuche unternommen, an Stelle von Atropin andere Stoffe in die Ulcustherapie einzuführen.

So berichten LORBER und MACHELLA (1950) über Versuche mit *Dibutolinsulfat* (Dibutylurethan des Dimethyl-äthyl-hydroxyäthylammoniumsulfat). Es erweitert die Pupille, lähmt den Darm und beseitigt eine durch Insulin bewirkte Magenhypermotilität. In Dosen von 5—10 mg zeigt es einen spasmolytischen Effekt. Neben der Erweiterung der Pupille wird auch Trockenheit im Munde beobachtet. Es zeigt also insgesamt Atropineffekt, soll aber anhaltender wirken.

Ganglienblockierende Wirkungen der *Methoniumsalze* wurden von KAY und SMITH (1951) im Hinblick auf die Ulcustherapie überprüft. Es erwies sich bei ihren Anwendungen für die Dämpfung der Nachtsekretion wirksam.

Bei der Ulcustherapie in USA. findet neuerdings „*Banthin*" besondere Beachtung; in Deutschland wird von der Firma Brunnengräber-Lübeck „MTB 51 — Banthin" (oral) zur Verfügung gestellt. Es handelt sich um eine quartäre Ammoniumverbindung (Methylbromid des Xanthencarbonsäure-diäthylaminoäthylesters). Es stellt ein synthetisches „Anticholinergicum" dar, dessen atropinähnliche Wirkung als „medikamentöse Vagotomie" bezeichnet wird. Durch Blockierung der Reizübertragung auf die Erfolgsorgane des Parasympathicus bewirkt es die Herabsetzung des Tonus des Magen- und Darmtraktes und Einschränkung der Magensekretion. Die Dosierung wird mit 100 mg Banthin alle 6 Std angegeben. Ohne Diätverordnung und ohne Aussetzen in der Berufsarbeit wird auch Banthin keine wirklichen Heilerfolge erzielen können.

Banthin entfaltet „Nebenwirkungen", wie Trockenheit im Munde, Obstipationsneigung, Akkommodationslähmungen, Miktionsstörungen (besonders bei Prostatahypertrophie). (Mitteilungen über die Anwendung von Banthin bei Ulcuskranken: HAMBOURGER, COOK, WINBURY und FREESE 1950, LONGINO, GRIMSON, CHITTUM und METCALF 1950, GRIMSON 1950, BENJAMIN, ROSIERE und GROSSMAN 1950, SMITH, WOODWARD, JANES und DRAGSTEDT 1950, BROWN und COLLINS 1951, HALL, HORNISHER und WEEKS 1951, McDONOUGH und O'NEIL 1951, ABBOT, MACK und WOLF 1952.)

Tetraäthylammoniumchlorid bzw. *-bromid* (z. B. „TEAB" — Philopharm Quedlinburg) wirkt in gleicher Richtung. (Klinische Berichte liegen vor von FERRER 1948, HECHT-JOHANSEN 1949, BINTER und RANKIN 1950 u. a.)

Auch *Gynergen* (= Ergotamintartrat) wird zur Ulcusbehandlung unter dem Gesichtspunkt der Dämpfung der vegetativen Grundstörung empfohlen (EDLÉN 1947, GOTTSEGEN und HERMANN 1950). Von EDLÉN wurde *Gynergen*-Sandoz-A.G. (Basel) in einer Dosierung von $\frac{1}{4}$—$\frac{1}{2}$—1 Tablette 2mal täglich 15 min vor den Mahlzeiten gegeben. Er erachtet es in Gemeinschaft mit anderen therapeutischen Maßnahmen wie Diäteinschränkung, Bettruhe usw. als wertvoll.

Uns hat sich in Einzelfällen ein Kombinationspräparat nützlich erwiesen, das neben *Hyoscyamin* auch *Scopolamin* enthält: „Hyoscal"-Eupha (München-Pasing). Zusammensetzung: Scopolamin 0,05 mg, Hyoscyamin 0,05 mg, Extr. secal. corn. 0,60 mg, Dextrose ad 0,15 g. Damit ist an sich nichts prinzipiell Neues gegeben. Die Wirkung von Scopolamin auf den Magen wurde neuerdings von BRUTSCHKE (1952) untersucht, womit erwiesen scheint, daß Scopolamin ebenfalls in der Lage ist, bei geeigneter Dosierung die Nüchternsekretion zu vermindern und eine Hypermotilität des Ulcusmagens zu beseitigen. Die zentrale Wirkung von Scopolamin auf den Magen überwiegt.

Morphium. Morphium und seine sämtlichen Derivate rufen am Magen Kontraktionen hervor; zirkuläre Spasmen, Antrumspasmen, Pylorusspasmen sind im Experiment und beim Menschen beobachtet worden. Schon kleine Mengen werden in diesem Sinne bei Disponierten wirksam. Selbst Codeintropfen, gegen Husten genommen, können Magenschmerzen machen. „*So hüte man sich doch ganz generell vor allen Morphiumderivaten bei der Ulcusbehandlung*" (G. v. BERGMANN 1926).

Diätanweisungen. Im Rahmen der Ulcusbehandlung ist die diätetische Therapie von besonderer Wichtigkeit und Wirksamkeit. Ihr Ziel ist eine *Schonung der Magenfunktionen bei hinreichender Nahrungszufuhr.* Es erscheint dazu wenig zweckvoll, gradmäßig gestufte abgeschlossene Ulcuskuren zu unterscheiden. *Jedes festgestellte Ulcus sollte einer konsequenten Ernährungsbehandlung unterworfen werden,* welche mit strengen Schontagen beginnt. Es versteht sich, daß bei jeder Ernährungstherapie verschiedene Staffeln gegeben sind, die *nach*

Tabelle 47. *Diätschema zur*

	Aufbau der Kost nach Ulcusblutung						
	Tag	**1.**	**2.**	**3.**	**4.**	**5.**	**6.**
intra-venös	50%ige Traubenzuckerlösung intravenös (cm³)	3×20	3×20	3×20	2×20	1×30	—
Per rectum	Tropfeneinlauf 5,4%ige Invert-zuckerlösung (cm³)	1000	1000	1000	1000	1000	1000
Per os	5%ige Rohrzuckerlösung (cm³)	—	200	400	400	300	200
	Milch (cm³)	—	—	—	100	200	300
	Mondamin (g)	—	—	—	—	10	20
	Zucker (g)	—	—	—	—	10	15
	Haferschleimsuppe (cm³)	—	—	—	—	200	400
	Eier (Stück)	—	—	—	—	—	1
	Grießbrei (g)	—	—	—	—	—	—
	Mondamin oder Reisstärke (g)						
	Zwieback, aufgeweicht in Milch (Stück)						
	Grießbrei oder Reisbrei (g)	—	—	—	—		
	Butter (ungesalzen) (g)	—	—	—	—		—
	Grießbrei, Reisbrei oder Hafer-brei (g)	—	—	—	—	—	—
	Kartoffelbrei (g)	—	—	—	—	—	—
	Schleim-, Grieß- oder Reis-suppe (cm³)	—	—	—	—	—	—
	Schinken (roh, entsalzt, ge-schabt) (g)	—	—	—	—	—	—
	Schleim-, Grieß-, Reis- oder Nudelsuppe (cm³)	—	—	—	—	—	—
	Weißbrot (ohne Rinde) (g)	—	—	—	—	—	—
	Nudeln (g)	—	—	—	—	—	—
	Alle Suppen (außer Fleischbrühe Erbsen-, Bohnen-, Linsen-suppe, Fruchtsuppe) (g)	—	—	—	—	—	—
	Leichte Mehlspeisen, Pudding (ohne Fruchtsoßen), Creme (g)	—	—	—	—	—	—
	Zartes gewiegtes Fleisch (Kalb, Huhn, Taube) (g)	—	—	—	—	—	—
	Gemüse (keine Rüben, Rettich, Salat, Karotten, Weißkraut, Rotkraut, rote Rüben, Bohnen Linsen) (g)	—	—	—	—	—	—
	Calorien	260	300	340	405	571	822

und nach gewisse Kostfreiheiten geben, aber insgesamt eine auf Schonung bedachte Diät darstellen.

Als Grundlage unserer Kostzusammensetzung für *Ulcuskranke* verwenden wir das von KALK ausgearbeitete Kostschema (s. S. 680/681). Diese Kostanordnung ist nach zwei Gesichtspunkten gegeben: Den Magen einerseits *motorisch und sekretorisch ruhigzustellen* und andererseits doch *genügend Calorien* zuzuführen. Das Schema (Tabelle 47) ist ursprünglich in seinem ganzen Aufbau für Ulcus-blutungen angegeben, die nach KALK mit einer maximalen Schonkost behandelt werden. Die gewöhnliche Ulcuskur beginnt bei uns mit der Verordnung des 7. Tages (= 1. Staffel). Verschwinden die Beschwerden nicht oder treten während der Kur stärkere Beschwerden auf, dann bleibt man bei der betreffenden Staffel längere Zeit stehen oder geht sogar mit der Kostzusammensetzung um einige

Ulcusbehandlung nach KALK.

Diätstaffeln der Ulcusbehandlung											
1	2	3	4	5	6	7	8	9	10	11	12
7.	8.	9.	10.	11.	12.	13.	14. bis 15.	16. bis 17.	18.	19. bis 22.	23. bis 27.
—	—	—	—	—	—	—	—	—	—	—	—
—	—	—	—	—	—	—	—	—	—	—	—
100	—	—	—	—	—	—	—	—	—	—	—
300	400	500	500	500	500	500	500	500	500	500	500
20	—	—	—	—	—	—	—	—	—	—	—
15	20	20	20	20	20	20	20	20	20	20	20
500	500	500	500	500	—	—	—	—	—	—	—
2	2	2	2	2	3	3	3	3	3	3	3
200	200	—	—	—	—	—	—	—	—	—	—
—	20	20	20	20	20	20	—	—	—	—	—
—	2	2	4	6	6	6	6	6	2	—	—
—	—	400	—	—	—	—	—	—	—	—	—
—	—	20	30	40	50	50	50	60	60	60	60
—	—	—	400	400	500	500	500	300	300	300	300
—	—	—	—	100	200	200	200	200	200	200	200
—	—	—	—	—	500	500	—	—	—	—	—
—	—	—	—	—	—	40	40	40	—	—	—
—	—	—	—	—	—	—	500	500	—	—	—
—	—	—	—	—	—	—	100	100	150	150	150
—	—	—	—	—	—	—	—	200	200	200	200
—	—	—	—	—	—	—	—	—	500	500	500
—	—	—	—	—	—	—	—	—	200	200	200
—	—	—	—	—	—	—	—	—	50	100	100
—	—	—	—	—	—	—	—	—	—	—	100
1036	1187	1647	1808	2091	2491	2571	2756	2862	ca 3100	ca 3100	ca. 3200

Staffeln zurück. Ist der KALKsche Kostplan zu Ende, dann gibt man die „*Über-
gangsform*". Sie eignet sich auch für die ambulante Fortführung der Behandlung.
Diese Diät bevorzugt Sahne, Butter, Milch, Eier, Suppen, untersagt Frucht-,
Erbsen-, Bohnen- und Linsensuppen und Bouillon. Sie erlaubt Kartoffelbrei,
Milchbreie, Grieß, Reis, Maizena, Mondamin usw. Sie gestattet ferner Weißbrot,
Zwieback, zartes weißes Fleisch (Kalb, Huhn, Taube). Die Nahrung wird regelmäßig püriert. Bevorzugt werden die Feingemüse. Man wird auf eine genügende
Vitaminzufuhr achten. Komplettierung der Kost mit Multivitaminpräparaten
wird dies in ungünstigen Jahreszeiten erreichen. Nach längerer Zeit (4—6 Wochen)
schließt sich eine *freiere Kostform* an. Die diesbezügliche Diätverordnung wird
im wesentlichen durch Verbote umrissen. Man verbiete alles rohe Obst, meist
auch jedes Kompott, Marmelade und Fruchtsäfte. Man erlaube wegen des

Vitamingehaltes Tomaten und mit Citronen angemachten Blattsalat. Bananen und Erdbeeren können versucht werden. Man verbiete jeden Salat (ausgenommen der grüne zarte Blattsalat, welcher mit Sahne oder Citrone angemacht wird). Feingemüse sind erlaubt. Man verbiete Alkohol, vor allem in konzentrierter Form (Cognac, Schnaps, Likör) und auf leeren Magen. Auch Süßigkeiten und starker Kaffee werden schlecht vertragen. Man untersage ferner Extraktivstoffe des Fleisches (Fleischbrühe, Fleischextrakt, Fleischsoßen, Maggi) und scharfe Gewürze (Senf, Pfeffer, Paprika, Meerrettich).

Während wir uns ganz entschieden für ein *strenges Rauchverbot während der gestaffelten Ulcuskur* aussprechen, wird man nach Abheilung des Ulcus von Fall zu Fall zu entscheiden haben. Es muß bei dem Ratsuchenden Einsicht und Bereitschaft vorhanden sein, sonst wird jede strenge Verordnung sinnlos, da sie achtlos übertreten wird. [Nach den Erhebungen von Jamieson, Illingworth und Scott (1946) gilt für Zigarettenraucher, daß schwache Raucher überwiegend geringere Beschwerden haben oder symptomfrei sind, während starke Raucher mehr schwere Symptome aufweisen.] Man rate zum Genuß von reichlich Butter, leichteren fetten Speisen, Kohlenhydraten. Die bevorzugte Kostform ist der Brei. Zwieback und Keks sind gestattet.

Ferner hat der Arzt die Aufgabe, den Patienten *vor übertriebener Einseitigkeit zu schützen.* Es gehört gewisses diätetisches Geschick dazu, zu verhindern, daß die leichte Kost des Ulcuskranken, von der er über lange Zeit leben soll, nicht zu monoton und vitaminarm wird. Diese Kost muß so eingerichtet sein, daß der Kranke damit berufstätig bleibt, von Geselligkeiten, Reisen u. a. nicht zurückzustehen braucht. *„Die erzieherische diätetische Beratung spielt für den Magenkranken keine geringere Rolle als etwa für den Diabetiker"* (Aschenbrenner 1950).

Die Staffelkur wird sinnlos, wenn der Kranke nach seiner Entlassung aus der Klinik wieder ohne jede Einschränkung lebt. *Für den Dauererfolg wichtig ist nicht so sehr die Strenge des anfangs durchgeführten Kurschemas, sondern das Verhalten des Kranken nach der Ulcusheilung.* Es handelt sich nach Ulcusheilung nur um gewisse präzise Verbote, die eingehalten werden müssen, ohne großen Verzicht zu leisten. Wir sind der Ansicht, daß sie einen gewissen Erfolg sichern. Zweifellos bereiten diese Verbote, die eine vorsichtige Auswahl bezwecken, in Notzeiten Schwierigkeiten für die Kostbereitung. Aus der Not eine Tugend machen, indem man unter dem äußeren Druck der Verhältnisse für Ulcuskranke die Normalkost angemessen hält, bedeutet ein grobes Verlassen unserer Behandlungsgrundsätze, solange wir Grund haben, in der Diät das wirksamste Mittel zu schätzen, um einen überwiegenden Teil der Geschwüre zum Abheilen zu bringen und einen Rückfall zu verhindern.

Über Diätanweisungen nach Ulcusblutung s. S. 659.

Bettruhe und Wärmebehandlung. Wir vertreten den Standpunkt, daß eine Ulcusbehandlung nur aussichtsvoll ist, wenn während der ersten Zeit Bettruhe eingehalten wird. Diese Bettruhe bedingt nicht nur eine körperliche Schonung, wie es einem allgemeinen Prinzip der Krankenbehandlung entspricht, sondern sie beeinflußt, speziell beim Ulcuskranken, die allgemeine vegetative Grundstörung im Sinne der Dämpfung. Es empfiehlt sich, für eine *Ulcuskur, die als „gewissenhaft" und sorgfältig gewertet werden soll, die Aufnahme des Patienten ins Krankenhaus.* Der „Milieuwechsel" dürfte auf den Heilungsfortgang nicht ohne günstigen Einfluß bleiben. Die Quote der Heilungserfolge ist erfahrungsgemäß höher, wenn die Behandlung unter Krankenhausaufnahme vor sich geht. Dies wird von Fasching (1949), Doll und Pygott (1952) u. a. bestätigt. Aus Vergleichsuntersuchungen geht hervor, daß *Krankenhausaufnahme mit Bettruhe* *und Magendiät bessere Resultate bei der Ulcusbehandlung erzielt als alle Maßnahmen in ambulanter Behandlung.* Die Empfehlung der Klinikaufnahme kann natürlich nur sinngemäß gelten. Es wird in der Praxis zeitweilig Gründe geben, die ein solches Vorgehen schwerlich erlauben.

Absolute Bettruhe ist während der ersten 10 Tage der Ulcuskur einzuhalten. Der Ulcuskranke darf sich morgens und abends während dieser Zeit nur für 20 min im Zimmer oder auf dem Flur ergehen. Eine schrittweise Lockerung dieser strengen Vorschrift kann vom 10. Tag an erfolgen. Eine gewisse Freizügigkeit ist aber nur erlaubt, wenn die Ulcusbeschwerden völlig geschwunden sind. Entsprechend der LEUBEschen Grundverordnung der Ulcusbehandlung, die uns ARNETH (1943) als LEUBE-Schüler nochmals gegeben hat, wird neben Bettruhe auf *lokale Wärmebehandlung* Wert zu legen sein.

Von allen physikalischen Maßnahmen in der Behandlung Magenkranker sind die heißen Umschläge als Wichtigstes zu nennen. Sorgfalt ist darauf zu verwenden, daß diese Umschläge wirklich starke Hitze entfalten. Intensive Hautrötung muß erreicht, die Hitze fast schmerzhaft sein, doch sollen Verbrennungen 1. Grades gerade nicht erreicht werden. Die eingefettete Haut verträgt etwas mehr Hitze. Feuchte Hitzeanwendungen sind wirksamer als trockene. Die Wirkung der Kataplasmen ist nicht dadurch zu erklären, daß durch sie tatsächlich die Innentemperatur des Magens etwas erhöht wird, sondern nach v. BERGMANN durch eine reflektorische Hyperämie des ganzen der erhitzten Hautstelle zugehörigen Körpersegments.

Zur Durchführung der Kataplasmentherapie sind manche elektrische Heizkissen sehr geeignet. Das billigste Verfahren (für Krankenhäuser zu empfehlen) besteht in der Verwendung der sog. Karlsbader Bauchflaschen, die mit heißem Wasser gefüllt, in ein Tuch geschlagen, aufgelegt werden. Auch Gummi-Bauchflaschen sind verwendbar. Mit diesen Wärmeflaschen läßt sich nur dann eine wirksame Behandlung durchführen, wenn sie mit wirklich heißem Wasser gefüllt werden und das heiße Wasser oftmals erneuert wird.

Im Hausgebrauch sind die alten Kataplasmen aus Leinsamen oder Grassamen noch immer zu empfehlen. Auch diese werden jedoch häufig nicht richtig hergerichtet.

Für einen Leinsamenumschlag bringe man $^1/_2$ Liter Wasser zum Kochen und rühre langsam so viel Leinsamenmehl dazu, bis ein dickflüssiger Brei entsteht. Vorher hat man sich einen viereckigen Leinwandlappen zurechtgelegt, der etwa 4mal so groß sein soll wie der herzustellende Umschlag. In die Mitte dieses Lappens streicht man 2 cm dick den fertigen Brei auf, in einem Umfang, der der Größe der zu behandelnden Körperstelle entspricht. Hierauf schlägt man den überstehenden Stoff von allen 4 Seiten über den aufgestrichenen Brei, so daß dieser nirgends hervorquellen kann. Dieses Päckchen hüllt man noch in ein zweites Tuch und legt es auf die eingefettete Magengegend. Das nach obiger Vorschrift hergerichtete Kataplasma kann wiederholt benutzt werden. Zum erneuten Erwärmen der fertigen Umschläge füllt man einen Kochtopf etwa zu $^2/_3$ mit Wasser und hängt ein flaches Sieb hinein. Auf dieses werden die Umschläge gelegt. Sie dürfen das Wasser nicht berühren, sondern werden im Dampf erhitzt. Für einen Kranken müssen 2 Kataplasmenpäckchen verfügbar sein, damit gewechselt werden kann, wenn der eine Umschlag kalt wird. Für die Erhitzung im Dampfbad gibt es auch einen besonderen Kataplasmenkocher.

Abgesehen von diesen lokalen Wärmeanwendungen kann auch die *physikalische Therapie* in anderer Form bei Ulcuskranken nützen. Durch ansteigende Teilbäder ist die Magensekretion zu beeinflussen (BRAUCH an unserer Klinik, 1949). Kurzfristig gesteigerte Teilbäder führen zu einer sekretorischen Mehrleistung, sind also für den Ulcuskranken nicht zu gebrauchen. Im Gegensatz hierzu tritt beim langsam erwärmten Teilbad fast durchweg eine deutliche Abnahme der Sekretmenge ein. Hinzu tritt eine günstige Allgemeinwirkung, die in einer Beruhigung des Kranken und im Ruhebedürfnis zum Ausdruck kommt. Unter starker Atropinisierung kommt es während des langsam erwärmten Teilbades zu einer sehr nachhaltigen Drosselung der Sekretion, so daß Möglichkeiten gegeben sind, den Atropineffekt auf den Magen zu verstärken.

Zurückblickend ist festzustellen, daß die Empfehlungen, um die Ulcusheilung günstig zu beeinflussen, außerordentlich zahlreich sind. Ihre theoretische Begründung ist oft sehr unsicher, ihr praktischer Nutzen nicht immer erwiesen.

Es mag zur Besinnung erlaubt sein, die kritischen Bemerkungen von G. v. Bergmann (1926) zu den Fragen der Ulcusbehandlung zu wiederholen:

„Vaccineurin soll für die Nerven gut sein: Da das Ulcus neurogen sei, führte man diesen
Reizkörper, der nicht besser und schlechter ist als ein paar Dutzend andere, in die Ulcustherapie ein. Man interessiert sich für die Probleme der Regeneration und versucht mit den Protein-
körpern, die stark, aber unklar den Organismus beeinflussen. Schüler von August Bier
behandelten mit einem Pflanzeneiweißpräparat, Novoprotein, das in der Tat gut sein kann,
auch wenn nachher eingesehen wurde, daß nicht die Regeneration das Wirksame sein kann,
sondern die „Umstimmung“. Die Salzsäure ist an allem Unglück schuld: Man vergiftet den
Menschen buchstäblich mit Alkali und erreicht kaum mehr wie sonst. Man fabriziert chirurgisch zur Neutralisation der Säure eine innere Apotheke, aber einen größeren Nutzen stiftet
man nicht. Man beschuldigt die mechanische Reibung an der kleinen Kurvatur und beseitigt
letztere durch einen treppenförmigen Schnitt, um recht viel von der wertvollen Magenschleimhaut stehenlassen zu können. Man hält gerade die Magenschleimhaut für das Unglück
und macht die subtotale Magenresektion. Man reseziert den Pylorus als den Schädling und
erhält auch da gute Erfolge. Man hält das Fleisch für den wichtigsten Säureanreger, verbietet
es ganz und gibt gleichzeitig Bouillon, so daß die Fleischsalze nicht fehlen, die gerade die
Säurewecker sind. Man geht ins andere Extrem und gibt reichlich Fleisch und es geht auch.
Man legt die Menschen viele Wochen ins Bett, entzieht sie Beruf und Verdienst und entdeckt
in der Inflationszeit, in der sich niemand leisten kann, keine Milliarden zu verdienen, daß
auch ambulante Kuren sehr oft nützen. Kranke erzählen, daß die Diät der Feldküche sie
beschwerdefrei machte, seit sie Diät halten können, leiden sie wieder. Ein Arzt, man sollte
ihm doch nicht folgen, behandelt mit Stachelbeerkompott und Sauerkraut und ist von seinen
Erfolgen begeistert. Ein verdienstvoller Forscher führt seine Sonde weit in das Duodenum,
um dem Magen völlige Ruhe zu lassen und stellt nicht fest, daß diese Duodenalernährung
verstärkte Sekretionen im Magen auslöst, der von reinem, also besonders saurem Sekret
berieselt wird — difficile est, satiram non scribere.“

Eine *kritische Einstellung darf nicht zu einem therapeutischen Nihilismus*
führen. Die internistische Behandlung kann auf gute Erfolge verweisen. Das
zeigen klinische Erlebnisse und glaubhafte Statistiken (Mattison 1931, Steuer
1940). *Das wichtigste Behandlungsbestreben jeder Ulcustherapie ist auch heute
noch die Schonung des kranken Organs, seine möglichste Ruhigstellung in motorischer und sekretorischer Hinsicht. An unserer Klinik besteht die Ulcusbehandlung
in der peinlichen Durchführung der Diätbehandlung bei Bettruhe, Wärmeanwendung
und Atropinisierung bis zum deutlichen Auftreten pharmakologischer Wirkungen.
In hartnäckigen Fällen greifen wir auf die Jejunalsondenbehandlung zurück.* Auf
die zahlreichen oben aufgeführten Vorschläge haben wir immer verzichten
können.

Für *jede Behandlung* gilt, daß die eingeschlagene Therapie *mindestens 1 bis
2 Wochen über das Verschwinden der Ulcusnische hinaus fortzuführen ist. Ohne
Röntgenkontrolle sollte kein Ulcuskranker aus der Behandlung entlassen werden.*

Unsere Erfahrungen erlauben es ferner, *grundsätzliche Aussagen* über die
Erfolgsaussichten einer Ulcuskur zu machen.

1. Ein *Dauererfolg wird um so eher erzielt, je sorgfältiger und je konsequenter
die internistische Behandlung durchgeführt wird.* Aus diesem Grunde haben die
ambulanten Behandlungen eine fragwürdige Bedeutung. Die Beschwerdephase
kann darunter abklingen, ein Ulcus kann abheilen, aber Rezidive kommen in
einem größeren Maße vor.

2. Der *Heilungserfolg ist um so besser, je früher der Ulcuskranke in eine internistische Behandlung genommen wird.* Diese Erfahrung ist durch Mattison
(1931) statistisch gesichert worden. Wir haben Grund genug, auch *beim Magenulcus eine Frühdiagnose anzustreben.*

3. Der *therapeutische Erfolg wird um so weniger von Dauer sein, je früher die
Ulcuskrankheit im Leben des Patienten in Erscheinung tritt.* Von Kalk (1934)
ist darauf auf Grund seiner Erfahrungen an jugendlichen Ulcuskranken hingewiesen worden.

Ulcusrezidive stellen uns vor ein schwieriges Problem. Bemühungen, Rückfälle zu verhindern — das bedeutet praktisch die sorgfältige Behandlung jeder Beschwerdephase —, sind mehr und mehr unternommen worden und man hat den Eindruck, daß sie nicht ohne Wirkungen geblieben sind. Begegnen uns doch heute viel seltener chronisch-deformierende Ulcusverläufe, sehen wir doch viel weniger anatomische Veränderungen, speziell am Magen, als das vor etwa 30 Jahren der Fall gewesen ist. Wir ziehen daraus den allgemeinen Schluß, *daß Frühdiagnose und Frühbehandlung ein wirksames Mittel gegen Rückfälle darstellen.* ALTHAUSEN (1949) kann für die USA. diese Erfahrung bestätigen. Auch er hält eine exakte Diagnose, eine *gründliche, systematische und individualisierende Behandlung* für erfolgreich. Dabei sind wir uns darüber einig, daß es Ulcuskrankheiten gibt, die schicksalsmäßig wiederkehrend zu Rückfällen führen.

Die Behandlung eines Ulcuskranken beruht letztlich auf einer *Zusammenarbeit zwischen Arzt und Patient.* Darauf zielt auch das Unterweisungsbuch für Kranke von B. B. CROHN (1950) „Understand your ulcer" ab. Und wenn man in manchen Fällen von Therapieresistenz spricht, dann sollte man sich darüber klar werden, ob es sich um einen „therapieresistenten (sprich: unvernünftigen) Patienten" oder um ein „therapieresistentes Geschwür" handelt (PALMER, KIRSNER und LEVIN 1950). In der Behandlung dürfen keine unangebrachten Kompromisse in bezug auf Diät und Lebenshaltung gemacht werden. Besondere Schwierigkeiten bereiten dabei hyposensitive Kranke, die ihr Leiden zu leicht nehmen, bei denen aber ein Ulcus fast symptomlos weiterbestehen kann. In allen Einzelheiten soll der Arzt die Beschäftigung des Patienten, seine beruflichen Ziele und Wünsche, seine Arbeitsstunden und Überstunden kennenlernen, ebenso muß er wissen, wie der Patient Abende und Sonntage verbringt, wie oft und in welchem Umfang er Ferien genießt. Allgemeine Lebensfragen für den Kranken muß der Arzt mit konstruktiven Vorschlägen ordnen. Bei Hausfrauen, die gleichzeitig außer Hause in Arbeit stehen, ist oft unvernünftigen Forderungen der Familie entgegenzutreten. Im äußersten Fall muß ein Berufswechsel angestrebt werden, schließlich ist auf die Notwendigkeit häufiger und pünktlicher Mahlzeiten hinzuweisen.

Pünktlichkeit ist bereits ein wichtiger Faktor der Ulcus-„Kur". „Die Nahrungsaufnahme darf nicht mehr als 5 min zu früh oder zu spät erfolgen" (ALTHAUSEN 1949). Das mag als Übertreibung aufgefaßt werden, hat aber seine Begründung darin, daß eine solche Pünktlichkeit eine wirksame Maßnahme für die Allgemeinbehandlung der gesamten Person des Kranken darstellt. Man wird auch zur Vermeidung von Rückfällen der Pünktlichkeit der Nahrungsaufnahme besondere Aufmerksamkeit zuwenden müssen. *Pünktliche Mahlzeiten stehen in einem psychologischen Zusammenhang mit einer geordneten Lebensführung.* Es gilt das „hurry, worry, scurry" für den Tagesablauf zu beseitigen.

„Ein gefüllter Magen bei zufriedenem Gemüt bekommt kein Ulcus" (REID 1947). Dieser Richtsatz enthält nicht nur die Forderung nach der Fürsorge für das leibliche Wohl, sondern auch für das *psychische Gleichgewicht.* Die neue Linie der inneren Medizin, bewußt psychotherapeutische Bemühungen für die Krankenbehandlung anzusetzen, erweist sich bei der Behandlung bestimmter Ulcusfälle nützlich. Zur Vermeidung der Rückfälle ist in dieser Hinsicht Ordnung für den Kranken herzustellen. So wiederholen wir, daß wir *nicht* so sehr von der *psychogenen Ulcusentstehung als vielmehr von psychogenen Hemmnissen bei der Ulcusheilung überzeugt* sind.

Man sollte indessen nicht vergessen, daß auch gutgemeinte *ärztliche Maßnahmen Konflikte schaffen* können. v. BERGMANN (1926) schreibt dazu treffend: „Das psychische Verhalten, die Einstellung zur fast brutal verlangten Durchführung eines Kostschemas, die Sorgen um die wirtschaftliche Lage, wenn ein Mann mit freiem Beruf ans Bett gefesselt, nichts verdient, wenn während der Sanatoriumskur die Kinder einer Mutter verwahrlost herumlaufen, dem einsamen Gatten bei der langen Trennung nicht getraut wird, sind oft für die Magenfunktion nachteilige Faktoren, also selbst einmal die strenge Bettruhe oder das Schabefleisch, wenn man sich vor Bandwürmern ekelt.

Der Nicotinomane wird depressiv, wenn man ihm alles entzieht. Solche Gesichtspunkte können Ausnahmen von der Regel als zweckvoller erscheinen lassen wie Zwang, aber auch hier darf verständnisvoller Liberalismus nicht zur Schwäche werden."

Über den *Erfolg der internistischen Ulcusbehandlung* vermögen uns nur große Statistiken mit langer Beobachtungsdauer etwas auszusagen. Sie allein bieten die Möglichkeit, daß der Beurteilungsfehler auf ein Minimum reduziert wird. Mit gewissen Vorbehalten können die Untersuchungen von Mattison (1931) eine Erfolgsübersicht vermitteln. (Das verwertete Material ist aber auch inhomogen und nicht durchweg nach den von uns eingangs dargelegten Richtlinien untersucht worden.)

Die Nachuntersuchungen von Mattison haben 91% aller Ulcusfälle erfaßt. Das Krankengut wurde über 5—22 Jahre beobachtet. Bei 1270 Fällen wurde in 95,2% durch die interne Behandlung ein unmittelbarer Erfolg erzielt. Es ergaben sich folgende Dauerresultate: Langjährige Heilung (Dauerheilung) wurde erreicht in 35%, Besserung in 26,8%, keine Besserung in 38,2%. (Die Kranken wurden nach einer von Petrén angegebenen Ulcuskur behandelt, welche eine strenge Diätbeschränkung bei absoluter Bettruhe über 3—4 Wochen vorsieht.) Auch Kalk (1938) rechnet bei internistischer Therapie mit einer Dauerheilung der Ulcuskrankheit in einem Drittel der Fälle. Zu gleichen Zahlen kommt auch Steuer (1940) auf Grund von katamnestischen Untersuchungen an der I. Medizinischen Universitätsklinik Berlin während der Jahre 1930 bis 1935.

Zusammenfassend ist zu sagen, daß das Ulcus am Magen- und Zwölffingerdarm primär kein chirurgisches Leiden darstellt. Es gelingt fast immer, die einzelne Beschwerdephase dieser periodischen Erkrankung durch eine internistische Behandlung zu beseitigen. Diese Behandlung ist auch in der Lage, für einen großen Teil der Ulcuskranken Dauerheilung herbeizuführen, so daß wir vor einer voreiligen Magenresektion warnen müssen.

b) Chirurgische Behandlung.

Die *absoluten Indikationen* zum operativen Eingreifen beim Ulcuskranken sind zum Teil bereits im Rahmen der Ulcuskomplikationen besprochen worden: Perforation und begründeter Verdacht auf Ulcuscarcinom verlangen chirurgisches Vorgehen. Die (von uns nicht geteilte) *Behauptung*, daß ein Ulcus ventriculi von einem exulcerierten Carcinom nur schwer zu unterscheiden und daß für das *Magenulcus die maligne Entartung stets zu befürchten sei*, gibt *keine Grundlage* für eine „vorsorgliche" Indikation. Das Ulcus duodeni wird davon in gar keiner Weise betroffen. Bei Ulcusblutungen wird man sich an die auf S. 661 erörterten Richtlinien halten.

Auch eine *Stauungsdilatation* des Magens, *infolge Pförtnerstenose, kann eine absolute Indikation* zum Eingriff abgeben. Es muß aber darauf hingewiesen werden, daß selbst eine hochgradig dekompensierte Pylorusstenose durch diätetische Maßnahmen und eine konsequente Spülbehandlung wieder rekompensiert werden kann (s. S. 415). Der Versuch, dies zu erreichen, sollte der Operation stets vorausgehen. Die Entscheidung, ob bei hochgradiger narbiger Stenose die Resektion oder eine Gastroenterostomie auszuführen ist, muß entsprechend den Besonderheiten des Einzelfalles getroffen werden. Es soll hier angefügt werden, daß eine hochgradige Stauungsdilatation für uns den einzigen Anwendungsbereich einer Gastroenterostomie im Rahmen der Ulcuschirurgie darstellt.

Es muß ganz klar festgestellt werden, daß *ein komplikationsfreies frisches Ulcus niemals operative Behandlung erfordert. Relative Operationsanzeigen* ergeben sich erst, *wenn aus anatomischen Gründen eine Wiederherstellung von Form und Funktion nicht zu erwarten ist.* Klinisch heißt das gewöhnlich, daß mehrere Rückfälle eines vordringenden, deformierenden Geschwürs dem Kranken dauernd hartnäckige Beschwerden verursachen und seine Existenz in jeder Weise erschweren und bedrohen. Die Aussage, „nach totaler Gastrektomie rezidivieren die Ulcera nicht" (PALMER, KIRSNER und LEVIN 1950), erlaubt es keinesfalls, einen gültigen therapeutischen Standpunkt zu beziehen. Es ist doch keine ärztliche Behandlung, wenn man aus zweifelhaften Gründen das Erfolgsorgan der Ulcuskrankheit entfernt. Auch wir lassen *manchen Ulcuskranken operieren,* sind uns aber darüber klar, *daß diese Behandlung nur einen unbefriedigenden Ausweg bietet.*

Beachtenswert sind die Ausführungen von MILANES (1950), welcher, selbst auf dem Gebiete der Gastroenterologie erfahren, große chirurgische Zentren in Europa und Amerika besuchte in der ernstlichen Bemühung um Indikationen für internistische und chirurgische Ulcusbehandlung. *Die schlechten Spätresultate der Ulcustherapie führt er auf drei Umstände zurück:*

1. *Die Wahl zwischen chirurgischer und medizinischer Behandlung wird meistens primitiv entschieden, je nachdem der Ulcuskranke zunächst einem Internisten oder einem Chirurgen in die Hand fällt.*

2. *Die internistische Behandlung* wird in der täglichen Durchführung *durch Schuld des Kranken oder des Arztes nicht wirksam gehandhabt.*

3. Findet sich vereinzelt die Tendenz bei Chirurgen, mehr konservative Methoden mit geringerem Risiko anzuwenden, um das unmittelbare Überleben sicherzustellen.

Er bestätigt damit aus einer größeren Übersicht unsere Erfahrungen, die Beachtung verdienen.

Wir *lehnen es ab, starre Regeln für die relativen Indikationen der operativen Ulcusbehandlung zu formulieren.* Sie widersprechen der ärztlichen Verantwortung und einer vielseitigen Überlegung, die bei jedem Entschluß zur Operation die Grundlage abgeben müssen. Die Operationsindikation beim chronischen Ulcus kann nicht die Folgerung *eines* Röntgenbefundes, nicht das Ergebnis *einer* klinischen Untersuchung, nicht das Erlebnis *einer* heftigen Beschwerdeattacke sein. Die *Anzeige* zum Eingriff hat sich *auf die Gesamtsituation des betreffenden Ulcuskranken zu beziehen.* Sie sollte ein *Beispiel individueller Behandlung* sein.

Wir sind uns darin mit SPATH (1950) einig, daß diese Indikationsstellung *nur dann als berechtigt* erscheint, *wenn die internen Behandlungsverfahren nicht zu dem gewünschten Erfolg geführt haben,* andererseits aber besondere Umstände die Operation erfordern. *Postoperative Beschwerden des Magenresezierten, welche nicht aus exakter Indikation heraus operiert worden sind, stehen in gar keinem Verhältnis zu den Unbequemlichkeiten mehrerer internistischer Kuren, die* chronische, penetrierende Geschwüre zur Ausheilung bringen können. Eine gewissenhafte Vorbehandlung ist auch für den Operationserfolg von Bedeutung. Man sollte auch nicht die *Qualitäten des Chirurgen,* welcher die Operation ausführen soll, außer acht lassen. Zu bedenken ist ferner, daß die *Resektion* — heute allein das Verfahren der Wahl für die chirurgische Ulcusbehandlung — mit einer *Mortalität* von etwa 5% (s. Johnsson, Lindholm und Stenström 1950) belastet ist. Die Angaben von Hammesfahr (1951) mit einer Operationssterblichkeit von 1—3% sind nicht zu verallgemeinern, man sollte mit höheren Zahlen rechnen.

Klinisch werden lange Dauer, außerordentliche Hartnäckigkeit und starke Intensität der Ulcusbeschwerden den Gedanken an einen Ausweg in die Operation erwecken. Wenn strenge, sachgemäß geleitete Ulcuskuren nicht zur Beschwerdefreiheit geführt haben, kann die Operation angezeigt sein. Den Entschluß wird der *Röntgenbefund* schwerer anatomischer Veränderungen erleichtern können. Beim *Ulcus duodeni* vermag eine durch das Röntgenverfahren erwiesene hochgradige *Bulbusdeformierung relativ früh die Indikation zur Operation abgeben,* da hier Rückfälle besonders häufig sind. Das gilt aber nicht in jedem Falle, wird doch manche Bulbusdeformierung als Zufallsbefund entdeckt, ohne daß nennenswerte Beschwerden bestehen. Beim *Magenulcus sind wir zurückhaltender, besonders bei Sitz an der kleinen Kurvatur oder bei einer gegenüber einer Operation ungünstigen Lokalisation.*

Das *Alter* des Kranken ist zu berücksichtigen. Bei jugendlichen Kranken ist die Heilungsneigung besonders schlecht, Rezidive sind häufig und der neurotische Überbau der Ulcusbeschwerden kann stark sein, so daß man den Ausweg in eine Operation sucht. Es muß aber darauf aufmerksam gemacht werden, daß bei diesen Kranken auch die Nachkrankheiten nach Operationen häufig und schwer sind. Auch im höheren Alter heilen Geschwüre oft außerordentlich schlecht und Ulcusblutungen sind mit erheblich größerer Gefahr verbunden. Die Resektion ist jedoch in diesen Fällen ein größeres Wagnis.

Zweitkrankheiten wie Lungentuberkulose, Diabetes mellitus, Hypertension sind bei der Anzeigestellung zu berücksichtigen. Sie verlangen eine besondere Zurückhaltung, auch wenn uns moderne Behandlungsmöglichkeiten etwas freiere Hand als früher lassen.

Soziale Lage und *seelische Verfassung* des Kranken haben gleichermaßen mitzusprechen.

Eine kausale Ulcustherapie ist mit den chirurgischen Verfahren ebensowenig gegeben wie mit den internistischen Behandlungsweisen. Darin findet man aber überwiegende Zustimmung, daß bei Notwendigkeit operativen Vorgehens nur *die Magenresektion als aussichtsreiche Operation* ausgeführt werden sollte. Es ist anzustreben, das Ulcus mitzuentfernen.

Die *Gastroenterostomie,* als „Stegreifmethode" von Nicoladoni am 28. 9. 1881 bei Wölfler zur Behebung der Wegbehinderung bei inoperablem Tumor inauguriert (s. Ziegler 1952), stellt kein erfolgversprechendes Verfahren zur Ulcusbehandlung dar. Eine Reihe von ungünstigen Auswirkungen erlaubt ihre Anwendung nicht mehr. Der primäre Nachteil liegt darin, daß das *Geschwür* zurückgelassen wird und vielfach (in etwa 50% der Fälle, Kalk 1938) *nicht zur Ausheilung* kommt, so daß mit den verschiedenen Komplikationen des Ulcus weiter gerechnet werden muß. Ungünstige Veränderungen des Weges im Verdauungskanal, Störungen der Magenmotilität und die Gefahr des postoperativen Ulcus jejuni haben die große Zurückhaltung gegenüber dieser Operationsmethode veranlaßt.

Über die Resektionsmethoden — ihre Geschichte, ihre technische Ausführung — geben moderne Darstellungen von Spath (1950) und Zenker (1951) Auskunft.

Die Erfolge von Ulcusresektionen werden mit 85—95% beziffert (Zusammenstellung Kalk 1938). Diese Zahlen beziehen sich aber zum Teil nur auf das Ausbleiben von Ulcusrezidiven. Chirurgische Übersichten lassen nämlich meist den „operierten Magen" als Krankheit unberücksichtigt, da sich zahlreiche Kranke nach dem Mißerfolg der Operation, der in den seltensten Fällen in einem

Rezidivulcus in Erscheinung tritt, auf den *medizinischen Abteilungen* wieder-finden. Andererseits muß zugegeben werden, daß die indizierte Operation zahl-reichen Kranken geholfen hat.

Seit 1943 (DRAGSTEDT und OWENS) wird die **Vagotomie** als chirurgisches Verfahren zur Ulcusbehandlung erneut empfohlen und in großem Umfang („vagotomy epidemic of 1943 to 1948" — BOCKUS 1950) zur Anwendung gebracht.

Sir BENJAMIN COLLINS BRODIE hat 1814 wohl als Erster die Wirkungen der Vagusdurch-schneidung auf den Magen studiert. Er stellte fest, daß die auf intravenöse Injektionen von Arsenik erfolgende starke Schleim- und Flüssigkeitssekretion des Magens von Hunden aus-blieb, wenn der Vagus beidseitig durchschnitten wurde. WOOD (1870) beobachtete die Wirkung der Vagotomie auf den Magen und die Motilität des Darmes, ohne Kenntnis der vorhergehenden Arbeit.

1889 haben PAWLOW und SCHUMOVA-SIMANOWSKAJA den sekretionshemmenden Effekt der Vagotomie bestätigt. Aus demselben Jahr liegt auch ein sehr gründlicher Bericht über die Folgen der subdiaphragmatischen vollständigen Vagusdurchschneidung bei Hunden vor (ARTHAUD und BUTTE). Ihre Tiere litten danach unter Appetitlosigkeit, Erbrechen, Gewichtsverlust und Hautkrankheiten. Weitere experimentelle Studien liegen vor von CANNON (1906), UNGER, BETTMANN und RUBASCHOW (1911, supradiaphragmatische [!] vollständige Vagotomie bei Hunden), H. STARCK (1904), FRITSCH (1911), LITTHAUER (1920), KOENNECKE (1922), LATARJET (1922), MCCREA, MCSWINEY und STOPFORD (1925, 1926), LAUWERS (1927), MORIN, KOFMAN und DUGAL (1937). Sie bestätigen insgesamt die früheren Beobachtungen, daß Vagotomie Hem-mung der Magensekretion und Magenmotilität, Herabsetzung des Magentonus mit Retention bewirkt. Erbrechen, Appetitlosigkeit und Durchfälle führen bei den Tieren zur Inanition.

W. C. ALVAREZ (1948) gibt in einem Überblick „Sixty years of vagotomy" die Entwick-lungslinien für die Anwendung dieses Eingriffes beim Menschen wieder. Zum Teil hat man sich auf die Durchschneidung *eines* Vagusnerven beschränkt (GIORDANO 1893, BIRCHER 1920, STIERLIN 1920, LATARJET 1922, SCHIASSI 1925, BARRON, CURTIS und HAVERFIELD 1936 u. a.). Nach MCCREA (1926) war es JABOULAY, der 1899 die Entnervung des menschlichen Magens durch Exstirpation des Plexus coeliacus vorschlug. 1911 durchtrennten BIRCHER und SCHIASSI den Vagus mit dem Ziel, Magengeschwüre zur Ausheilung zu bringen. BIRCHER wurde dabei von dem Gedanken geleitet, mit der Vagotomie die neurotische Komponente der Ulcusentstehung auszuschalten. 1911 hat dann EXNER die subdiaphragmatische Vago-tomie an der Klinik *Hochenegg* zweimal bei gastrischen Krisen bei Tabes dorsalis durchgeführt. Zur Vermeidung postoperativer Komplikationen hielt man eine zusätzliche Gastrostomie nach Vagotomie für erforderlich. Weitere Erfolge bei gastrischen Krisen wurden 1912 von EXNER und SCHWARTZMANN erzielt. 1923 hat LORENZ zur Ulcusheilung die Vagotomie ausgeführt. Auch MANDL und E. BIRCHER haben die Vagusresektion mit dem gleichen Ziel ausgeführt.

Eine allgemeine Indikation für die Ulcuschirurgie hat sich aus diesen frühen Versuchen nicht ergeben. *Es blieb der Initiative von* DRAGSTEDT (1943) *vor-behalten, die Vagotomie in großem Umfang in Anwendung gebracht zu haben, was zur Vertiefung der Kenntnisse über die Wirkungen dieses Eingriffs beim Menschen beigetragen hat* (s. ALVAREZ 1948).

In Amerika wird diese Methode von einer Reihe von Chirurgen (MOORE 1947, WIDENHORN 1949, DRAGSTEDT 1945, 1947, 1948 u. a.) empfohlen, die besonders unter dem Eindruck der Arbeiten von CUSHING (1930, 1932) stehen und den Magen als Erfolgsorgan einer übergeordneten Störung ansehen. Man ist in-zwischen in der Bewertung der Vagotomie zurückhaltender geworden. In Deutsch-land hat sich die Vagotomie zur Ulcusbehandlung nicht einbürgern können.

Nach den Beobachtungen am Menschen schaltet eine vollständige Durch-schneidung beider Vagusstränge die nervöse Phase der Magensaftabsonderung aus. Vagusunterbrechung setzt Tonus und Motilität des Magens herab. Zur Prüfung, ob alle Vagusfasern durchtrennt sind, wird allgemein der Insulintest (s. S. 295) angewandt. Wenn auch nach WALTERS (1949) der Insulintest nicht unbedingt zuverlässig ist, so gibt er doch in den meisten Fällen einen Aufschluß über die Vollständigkeit der Vagusdurchschneidung. Eine andere Testmethode (MANDL und MÄNNCHEN 1948) beruht auf der von HESS und FALTITSCHEK (1924) gemachten Beobachtung, daß Blockade des rechten 7. und 8. Thorakalganglions des Grenzstranges die Gesamtacidität und freie Säure im Magen erhöht. Der Sympathicusblock bewirkt nach Vagotomie keinen Säureanstieg mehr.

Die beiden Vagusäste können supra- oder infradiaphragmatisch durchtrennt oder zum Zwecke der temporären Unterbrechung gequetscht werden (Ebner 1949). Der transthorakale Weg setzt die Möglichkeit der intratrachealen Narkose voraus. Die Vorzüge des thorakalen Weges bestehen vornehmlich darin, daß sich abdominale Verwachsungen vermeiden lassen und die Darstellung der Nerven leichter möglich ist. Die Durchschneidung gelingt hier auch vollständiger, da die Vagusstränge sich sofort unterhalb des Zwerchfells aufsplittern und ein Teil der Vagusfasern bereits in der Magenwand verläuft, so daß sie nicht mehr durchtrennt werden können. Der transthorakale Weg hat aber den Nachteil, daß man das Organ, dem die operative Bemühung gilt, nicht zu Gesicht bekommt. Außerdem bringt der thorakale Eingriff die Möglichkeit von Pleuritis, Pleuraempyem u. a. Der infradiaphragmatische Zugang gestattet die Überprüfung von Veränderungen am Magen und Zwölffingerdarm. Allerdings ist die Präparation der Vagusnerven nicht immer übersichtlich. Der Vagusverlauf variiert außerordentlich, so daß die Vagotomie oft unvollständig bleibt.

Dragstedt beabsichtigte mit der Vagotomie eine vollkommene Ruhigstellung des Ulcusmagens zu erzielen und zentrale „ulcusbedingende" Einwirkungen fernzuhalten. Der Ausfall des Vagusreizes auf den Magen kann aber auch *unerwünschte Folgen* haben, die sich im *Völlegefühl* und *Druck* im Oberbauch äußern und dem Tonusverlust zur Last gelegt werden. *Kardiospasmus, Durchfälle, Veränderungen der Pankreassekretion und Störungen der Resorptionsverhältnisse des Darmes* können sich nachteilig bemerkbar machen. Nach übereinstimmenden Berichten wurden nach Vagotomie fast sämtliche Patienten schmerzfrei und der Appetit stieg deutlich an. Die nächtliche Magensekretion wurde reduziert und eine Verkleinerung der Ulcusnischen konnte im Röntgenbild nachgewiesen werden. Die Schmerzfreiheit des Ulcus wird aber mit gewissen Gefahren erkauft. *Geschwürsperforationen treten* nämlich *ohne alarmierende Schmerzäußerung ein.*

Um die Störungen infolge Tonusverlust und Wirkungslosigkeit der schwachen Peristaltik zu mildern, wird vielfach die Vagotomie mit der Gastroenterostomie kombiniert.

Ein Gesamtüberblick zeigt, daß die Mortalität der Vagotomie sehr gering ist.

Die *spezielle Indikation* zur Vagotomie wurde von der in USA. verbreiteten Vorstellung über die häufige maligne Degeneration des Magenulcus beeinflußt. So wird die Vagotomie für das Magenulcus weitgehend abgelehnt und nur für das Ulcus duodeni reserviert.

Nach Crile (1947, 1949) bietet die Vagotomie in Verbindung mit einer Gastroenterostomie oder Pyloroplastik beim Ulcuskranken 1. eine Verbesserung der Heilungsaussichten, 2. besitzt sie eine geringere Mortalität als die Resektion, 3. sind Rezidivgeschwüre und Blutungen kaum noch zu befürchten, 4. beseitigt die Vagotomie die Magenschmerzen überhaupt und 5. sind die Nebenerscheinungen der Vagotomie gering. Inzwischen haben sich nicht alle Chirurgen von diesen Vorzügen überzeugen können (s. Healy und Sauer 1949). Die Vagotomie gewährleistet nicht die komplette Abheilung des Geschwürs (Mandl 1950). Progredienz ist beobachtet worden (Turnher und Wenzel 1949), das Auftreten neuer Geschwüre nach vollständiger Vagotomie wird beschrieben (Nuboer 1949, Weber, Goldblum, Gregg 1950).

So haben wir für die Anwendungen der Vagotomie keine klare Linie. Es kann keine Rede davon sein, daß sie „das" chirurgische Verfahren zur Ulcusbehandlung schlechthin darstellt.

Die Behandlung des Zwölffingerdarm- und Magengeschwürs mit Durchschneidung des Vagus hat ein Gegenstück in der *Splanchnicotomie* (Baumgartner 1948/49, Kux 1948, 1949, 1952). Diese Autoren haben die transpleurale Splanchnicotomie entwickelt und halten diesen Eingriff für begründeter und für aussichtsreicher als die Vagotomie. Sie beziehen sich zum Teil auf die Erfahrungen von Crile (1937) (Entfernung des Ganglion coeliacum und Entnervung der Nebennieren) und von v. Mezö (1940) (paravertebrale Novocainblockaden).

Vorgehen bei der transpleuralen Sympathicotomie. 1. Röntgenologischer Ausschluß von Verwachsungen im Bereich des Sinus phrenicocostalis und Sinus costomediastinalis. 2. Anlegen eines Pneumothorax auf der Operationsseite. 3. Bei basal vollständigem Kollaps der Lunge Einführen des Thorakoskops (Modell nach KREMER) in den 6. oder 7. Intercostalraum auf der mittleren Axillarlinie nach Lokalanästhesie. 4. Um die Lunge möglichst ventral zu verlagern, wird der Patient in halbe Bauchlage gedreht. 5. Aufsuchen des Grenzstranges und der Nn. splanchnici, die durch die gesunde Pleura als gelblich-weiße Streifen schimmern. 6. Anästhesierung der Nerven mit einer besonderen Injektionsnadel und anschließende Alkoholblockade oder Durchtrennung mit der Glühschlinge. 7. Nach Novocain-Alkoholblockade Ablassen des Pneumothorax, bei Nervendurchtrennung bleibt der Luftmantel zur Verhütung von Verklebungen bestehen.

Für die Indikation der Sympathicotomie ergeben sich dieselben Unsicherheiten wie für die Vagotomie. Einzelbeobachtungen zeigen, daß die Sympathicotomie das Auftreten neuer Geschwüre nicht verhindert und offenbar zu schweren Ulcusblutungen disponiert (MASON und POLLARD 1949).

XXXII. Tumoren des Magens.

1. Das Magencarcinom.

a) Statistik. Vergleichende Pathologie.

Die statistische Übersicht zeigt, daß die ärztliche Situation gegenüber dem Magenkrebs in zweierlei Hinsicht schlecht ist. Der Anteil des Magenkrebses an allen Krebserkrankungen ist am größten und Dauerheilung wird nur in etwa 4% erreicht. Unter den derzeitigen Bedingungen sind damit die Heilungsaussichten für das Magencarcinom am geringsten. Zusammenstellungen von BORRMANN (1926), KONJETZNY (1938), DORMANNS (1936), W. FISCHER (1937, 1939, 1940, 1941, 1949), OESER (1949), GRAMM (1948), K. H. BAUER (1949), FUCHS (1949).

Krebstodesfälle stehen unter den Todesursachen an erster Stelle, machen $^1/_6$ der Sterbeziffer aus. Der Magenkrebs übertrifft dabei alle anderen Krebstodesfälle mit einem Anteil von 38—45%. Statistiken über die prozentuale Verteilung der Organkrebse zeigen gewisse Unterschiede in bezug auf Lungen-, Oesophagus- und Rectumkrebs. Für den Anteil des Magens liegen jedoch keine erheblichen Unterschiede vor. In auffallender Weise soll der Lungenkrebs zunehmen. Während nach DORMANNS Bearbeitung der Todesfallstatistik (1937) das Verhältnis Magenkrebs zu Lungenkrebs 1920/21 noch 1000:118 war, betrug es im Durchschnitt der Jahre 1925—1933 1000:232. Eine Erklärung hat sich dafür nicht finden lassen.

ABEL (1948) kommt auf Grund seiner Ermittlungen an 5000 Krebskranken zu folgendem Verteilungsergebnis:

Lippe	0,2%	Vagina	0,4%
Zunge	0,6%	Mamma	5,5%
Mundhöhle	0,3%	Prostata	3,5%
Mesopharynx	0,4%	Penis	0,2%
Speiseröhre	1,5%	Hoden	0,3%
Magen	*38,0%*	Harnblase	2,5%
Rectum	7,0%	Niere	1,5%
Colon	5,0%	Lunge	5,5%
Gallenblase	3,0%	Kehlkopf	1,0%
Extrahepatische Gallengänge	1,5%	Epipharynx	0,1%
Pankreas	2,5%	Innere Nase	0,4%
Collum uteri	7,7%	Hirn	5,0%
Korpus	0,9%	Haut	1,0%
Ovarium	1,2%	Übrige Organe	3,0%
Vulva	0,3%		

Aus der Übersicht über die Verteilung der jährlichen Krebstodesfälle (138000) und Krebserkrankungen (164300) auf die verschiedenen Organe bei einer Bevölkerungszahl von etwa 68 Millionen entnehmen wir, daß mit 52500 Todesfällen und 54700 Erkrankungsfällen an Magenkrebs zu rechnen ist. Nur 2200 operierte Kranke werden als Überlebende nach 5 Jahren noch zu zählen sein.

Geschlecht. Männer erkranken häufiger als Frauen an Magenkrebs. Die Geschlechtsverteilung bei verschiedenen Organkrebsen zeigt nebenstehende Tabelle 48.

Wenn auch das Verhältnis in bezug auf das Geschlecht für den Magenkrebs nur 2:1 ist, so spielt dieser Unterschied zahlenmäßig eine erhebliche Rolle, da der Anteil an der Krebszahl so groß ist. Dies zeigt eindeutig die Geschlechtsverteilung in absoluten Zahlen.

Tabelle 48.

	Männer	Frauen
Lippe	7	1
Zunge.	5	1
Speiseröhre . . .	7	1
Magen	2	*1*
Rectum	5	3
Colon	2	1
Gallenblase . . .	1	4
Pankreas	2	1
Mamma	1	100
Harnblase	3	1
Niere	5	3
Lunge	6	1
Kehlkopf	15	1

Der Tod durch Magenkrebs steht bei den Krebstodesfällen der Männer an erster Stelle (45%). Das Lungencarcinom folgt mit etwa 9%, dann das Rectumcarcinom mit 8%. Bei der Frau ist die Reihenfolge: Tod an Magencarcinom (29%), Uteruskrebs (20%), Brustkrebs (12,5%) und Rectumcarcinom (6%).

Alter. Vor dem 20. Lebensjahr ist der Magenkrebs außerordentlich selten. BORRMANN führt 1926 17 Fälle an. Nach dem 20. Lebensjahr nimmt die Zahl zu und erreicht zwischen dem 50. und 70. Lebensjahr ihr Maximum.

Tabelle 49. *Geschlechtsverteilung von jährlichen Krebstodesfällen und -erkrankungen in einer Bevölkerung von 68 Millionen Einwohnern.*

	Krebstodesfälle		Krebserkrankungen	
	Frauen	Männer	Frauen	Männer
Insgesamt . . .	60400	77600	76500	87800
	138000		164300	
Magenkrebs. . .	*17500*	*35000*	*18200*	*36500*
	57500		54700	

Der Zusammenstellung ABELs, die sich aus einer Reihe von Statistiken verschiedener Kliniken ergibt, entnehmen wir folgende Zahlen:

Tabelle 50.

	Gesamt	Alter						
		0—19	20—29	30—39	40—49	50—59	60—69	70—79
		Magenkrebs bei Männern:						
In absoluten Zahlen . . .	3629	1	48	290	934	1431	833	92
In Prozent	100	0	1	8	26	39	23	3
		Magenkrebs bei Frauen:						
In absoluten Zahlen . . .	1648	4	41	157	422	641	335	48
In Prozent	100	0	2	10	26	39	20	3

Man gewinnt eine klarere Vorstellung über die Beteiligung der einzelnen Altersstufen an den bösartigen Organtumoren, wenn man an ihre Stelle Zahlen setzt, die sich auf die Gesamtzahl der im Laufe eines Jahres Erkrankten beziehen. So erkranken jährlich an Magenkrebs im Alter zwischen 40—59 Jahren 36000 Frauen und Männer. Da sich die Altersverteilung der Bevölkerung bei uns zu den höheren Lebensaltern hin verschiebt, ist zu erwarten, daß sich neben einem

Anstieg der Krebserkrankungen auch die Altersverteilung des Krebsbefalls wandelt. Abel gibt 2 Diagramme, die den Einfluß des Alters auf die Verteilung der Krebserkrankungen auf die verschiedenen Organe zeigt. Die besondere Stellung des Magencarcinoms ergibt sich aus diesen Abbildungen (Abb. 175, 176).

Dieser Überblick zeigt, wie wenig die bisherige ärztliche Bemühung Erfolg im Kampf gegen den Krebs, ganz besonders gegen den Magenkrebs, gehabt hat. Da etwa 75% aller Krebskranken sich noch im erwerbsfähigen Alter befinden, ergibt sich die Forderung, die Krebsbekämpfung zu verbessern.

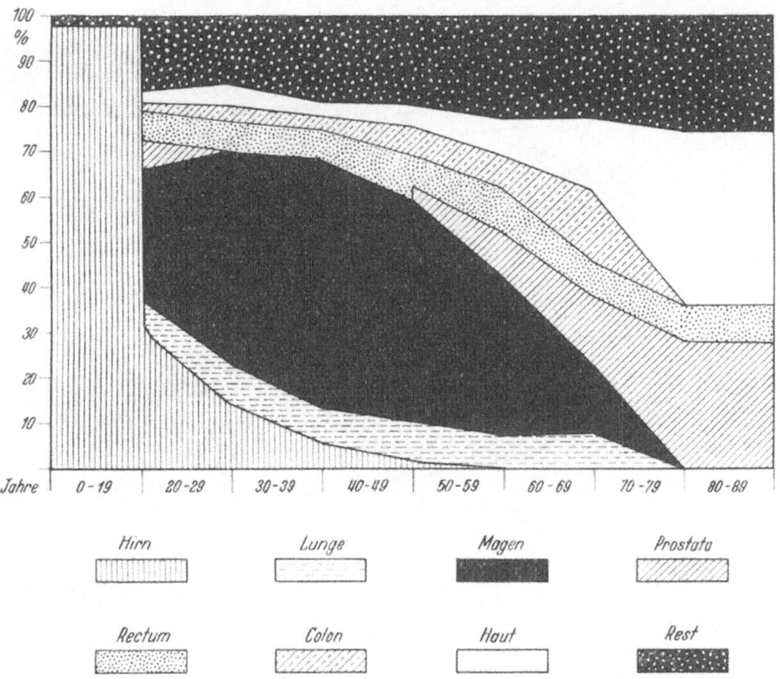

Abb. 175. Relative Häufigkeit der verschiedenen Organkrebse bei Männern in den einzelnen Lebensjahrzehnten (dargestellt in Prozent der Krebserkrankungen jedes Lebensjahrzehnts). (Nach W. Abel 1948.)

Vergleichende Pathologie. Für den Krebs liefert die Veterinärmedizin keine sicheren Anhaltspunkte für familiär gehäuftes Auftreten, und zwar trotzdem bei den zahlreichen Haustierrassen Inzucht und Inzestzucht eine sehr große Rolle gespielt haben, so daß die Voraussetzungen für das Manifestwerden einer erblichen Krebsdisposition bei den Haustieren günstiger liegen als beim Menschen. Wir entnehmen dies und die folgenden Angaben einem Bericht von Dobberstein (1949).

Die Angaben und Erfahrungen bei Tieren sind im ganzen nicht groß. Es gibt keine Todesursachenstatistik und die meisten wichtigen Haustiere erreichen nicht oder sehr selten das Krebsalter. Eine wichtige Tatsache ist immerhin, daß bestimmte Geschwulstformen bei der einen Tierart häufig, bei der anderen selten oder überhaupt nicht zu treffen sind. Auch die Häufigkeit des Krebsbefalls eines bestimmten Organs wechselt von Tierart zu Tierart. Krebs des Magens wie des gesamten Digestionsapparates ist beim Hund sehr selten. Magenkrebs bei Pferd und Rind machen etwa 5% der vorkommenden Krebsfälle aus. Der Krebs des Pferdes und des Rindes kann andererseits dem des Menschen nicht gleichgestellt werden. Es handelt sich bei Pferd und Rind meist um Cancroide.

Sie betreffen beim Rind den Vormagen, beim Pferd gehen sie von der Oesophagusschleimhaut aus, die fast den halben Magen auskleidet. Sie werden merkwürdigerweise mit dem häufigen Vorkommen von gewissen Parasiten (Gastrophiluslarven) in Verbindung gebracht. „Es ist vorläufig noch nicht möglich, in dieses von Tierart zu Tierart wechselnde Bild eine bestimmte Ordnung zu bringen." Jede Tierart besitzt ihre eigentümlichen Stellen und Organe, an denen Krebse sich häufig, und wiederum andere, an denen sie sich sehr selten entwickeln. Die Häufigkeit der Melanome bei Schimmeln dürfte auf eine rassenmäßige Eigentümlichkeit des Stoffwechsels hinweisen.

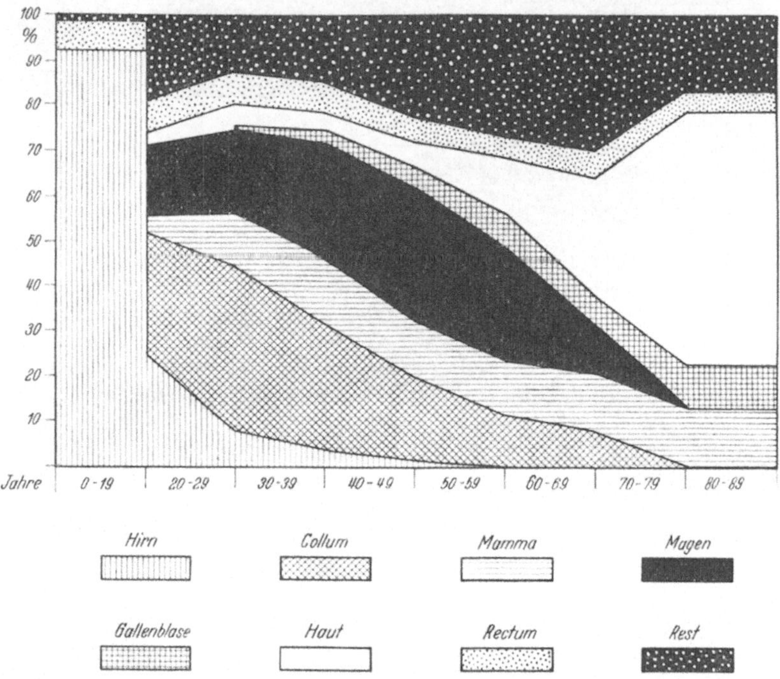

Abb. 176. Relative Häufigkeit der verschiedenen Organkrebse bei Frauen in den einzelnen Lebensjahrzehnten (dargestellt in Prozent der Krebserkrankungen jedes Lebensjahrzehnts). (Nach W. ABEL 1948.)

b) Ätiologie und Pathogenese.

Allgemeines. Der wissenschaftliche Sprachgebrauch faßt unter der Bezeichnung Krebs (Carcinom, Cancer) alle bösartigen Geschwülste zusammen, die vom Epithelgewebe ausgehen. Die Bösartigkeit entspricht dem Grad der geweblichen Entdifferenzierung. *Die Ätiologie des Krebses* und damit auch des Magenkrebses ist trotz vieler Bemühungen noch nicht gefunden. Eine *erbliche Disposition* wird ziemlich allgemein angenommen. Dabei gibt es offenbar organbedingte Unterschiede. Tyzzer und Slye (1916) haben so bereits vor 35 Jahren in systematischen Kreuzungsversuchen die Erblichkeit des spontanen Brustdrüsencarcinoms der Maus erwiesen (Zusammenstellung bei Fischer-Wasels 1938). Ein Modus der Krebsentstehung wird umrissen durch die *Regenerationstheorie* von Fischer-Wasels. Sie versucht, die Entwicklung des Carcinoms durch die stetige Wiederholung und häufige Störung von Regenerationsvorgängen zu erklären. Das besagt mehr als die *Reiztheorie* von Virchow, Cohnheim, Ribbert.

Embryonale Gewebsverlagerungen und Fehlbildungen wurden für die Entstehung des Krebses diskutiert.

Schabad (1949) unterzieht die vorliegenden Theorien über die Entstehung der Geschwülste, besonders die, welche eine genetisch verankerte Disposition annehmen, einer Kritik vom Standpunkt eines Anhängers der Lehren von Mitschurin und Lyssenko. Er wendet sich gegen die Mendel-Morgansche Genetik, spricht zwar von einer „Disposition zur Geschwulstbildung", doch stelle sie keine schicksalhafte, angeborene Eigenschaft dar. Die sog. „gelockerten Zellen" nach Lyssenko sind durch eine *vorausgegangene erste* Einwirkung einer *zweiten* andersartigen Einwirkung gegenüber besonderen Veränderungen unterworfen. Solche Vorstellungen sind geeignet, als Unterlage für eine präcanceröse und örtliche Disposition zu dienen. Gegen die Mutationstheorie der Geschwulstbildung sprechen nach Schabad 1. die Polymorphie der Tumorzellen, 2. die schrittweise Entstehung des Krebses und 3. die Veränderlichkeit der Tumorzellen in bezug auf ihren Differenzierungsgrad. Es ist Aufgabe der Onkologie, in der Umgebung und im Stoffwechsel nach cancerogenen Einwirkungen zu suchen.

Einblicke in Krebseigenarten haben wir durch die *experimentelle Carcinomforschung* erhalten. 1926 hat Warburg die Eigenart des Kohlenhydratstoffwechsels der Krebszellen festgestellt. Sie besitzen die Fähigkeit der Energiegewinnung durch Gärung, bei Sauerstoffanwesenheit. Sie bilden hierbei aus Glykose Milchsäure. Auch im Fettstoffwechsel finden sich Störungen: nachweisbare Erhöhung des Lipoidgehaltes. Kögl fand 1939 im menschlichen Krebsgewebe einen erheblichen Gehalt (bis 42,7%) an rechtskonfigurativen Aminosäuren.

Mit Hilfe stabiler Indicatoren haben Graff, Rittenberg und Foster (1940) und Wieland und Paul (1944) die Köglschen Untersuchungen nachgeprüft. Sie verwandten das stabil gebundene Stickstoffisotop ^{15}N als Indicator und fanden bei der Hydrolyse des Tumorgewebes höchstens 5% der gesamten Glutaminsäure in rechtsdrehender Form.

Nach Ablehnung der Befunde durch Nachuntersucher hat Kögl (1949) mittels Isotopentechnik erneut α-Glutaminsäure im Tumorgewebe nachweisen können. Die Differenzen in den Ergebnissen sind bisher nicht geklärt. Von Bedeutung wäre ein abgeänderter Eiweißaufbau möglicherweise für die Unterlegenheit der normalen Zellen gegenüber dem Krebsgewebe. Sie werden der Krebswucherung keinen Einhalt bieten können, da ihnen die entsprechenden proteolytischen Fermente fehlen.

Durch Anwendung radioaktiver Stoffe (Indicatormethode) ist es in letzter Zeit möglich gewesen, weiter in den Stoffwechsel gutartiger und bösartiger Tumoren einzudringen. Bösartige Knochengeschwülste zeigen in ihrer Aufnahme für Phosphor ein ähnliches Verhalten wie normales Knochengewebe (Woodard 1941). Auch im Jensen-Sarkom bei Ratten findet man einen gesteigerten Phosphoraustausch (Hevesy und Euler 1942). Der Phosphorlipoidstoffwechsel von Carcinomen bei Ratten und Mäusen erreicht die Größe von dem der Leber. Fettgeschwülste bei Hunden zeigen ein außerordentlich großes Kupferspeicherungsvermögen (Schubert 1947).

Neben der Möglichkeit weiterer Erforschung des Tumorstoffwechsels bieten sich durch Anwendung radioaktiver Stoffe neuartige Aussichten für die Therapie. Adair (1947) äußert die Hoffnung auf eine „Krebsprobe" in der Art einer „Spürer"-Methode.

Die experimentelle Erzeugung von Krebs hat den Arbeiten über die Krebsgenese einen erheblichen Anstoß gegeben. Zwei bedeutsame Entdeckungen haben in diesem Sinne gewirkt: 1. Die Versuche von P. Rous (1911) haben die Frage der Virusätiologie der Tumoren aufgeworfen, nachdem bereits Borrel (1903) und Bosc (1903) Gedankengänge in dieser Richtung geäußert haben. 2. Die

Suche nach *cancerogenen Stoffen* begann, nachdem Yamagiwa und Ichikawa (1914) durch Teerpinselung am Kaninchenohr eine echte Krebsbildung auslösen konnten. Systematische Untersuchungen, die an die Namen Cook (1936, 1938, 1939), Kennaway (1924, 1930), Fieser (1935), Yoshida (1932), Kinosita (1937), Browning (1933, 1936), Butenandt (1938, 1939, 1940, 1949) geknüpft sind, haben speziell für den Magenkrebs keine greifbaren Ergebnisse erzielt. Von Interesse ist für unsere Betrachtung nur die krebserzeugende Wirkung des Buttergelbs (p-Dimethylaminoazobenzol), das gelegentlich der menschlichen Nahrung zum Färben von Fett und Margarine zugesetzt wurde. Es erzeugt, wenn man es Ratten injiziert, in einem hohen Prozentsatz Leberkrebs. Nach peroraler Verabfolgung wurden in einigen Fällen auch *Magentumoren beobachtet*.

Die cancerogenen Agentien aus der Gruppe der *Azofarbstoffe*, auf welche man durch die Arbeiten von Yoshida (1933) aufmerksam wurde, besitzen die Eigenart, daß mit ihnen eine Erzeugung von Hautkrebsen nicht möglich ist. Hierdurch unterscheiden sie sich von den cancerogenen *Kohlenwasserstoffen*. Die Azofarbstoffe entfalten ihre Wirksamkeit besonders in der Leber, jedoch können strukturchemische Änderungen den Angriffsort verändern. So ist das o-Aminoazotoluol leberkrebserzeugend, Azotoluol ruft dagegen Blasenkrebs hervor.

Die Azostoffe gehören zu den CT-Giften (C = tägliche Gabe, T = Zeitfaktor). Sie sind nach Butenandt (1949) summationsfähig, d. h. daß sie auch bei nichtkontinuierlicher Gabe nach und nach den krebsprovozierenden Schwellenwert erreichen können. Diese Erkenntnis ist wichtig. Die Lebensmittelgesetzgebung sollte die Anwendung von „Buttergelb" untersagen.

Die cancerogenen Kohlenwasserstoffe erscheinen dadurch von besonderer Bedeutung, daß sich Beziehungen zu körpereigenen Stoffen ergeben. Das Methylcholanthren ist chemisch dem Cholesterin und den Gallensäuren nahe verwandt. Diese Stoffe stehen als Angehörige der Steroidgruppe in enger chemischer Verwandtschaft zu Hormonen, Fermenten und Vitaminen. Es ist noch keine Klarheit darüber gewonnen, ob im Organismus und unter welchen Bedingungen derartige Stoffe krebsbildende Wirkungen entfalten können. Neuerdings hat Inhoffen (1951) von chemischer Seite die Möglichkeiten von Aromatisierungsreaktionen in der Gallensäurenreihe dargelegt, ohne zwingende Ableitungen geben zu können. (Spezielles s. K. H. Bauer 1949.)

Ein Grundproblem für die Entstehung des Krebses scheint jetzt, ob die Umdeterminierung der gesunden Zelle zur Krebszelle auf Veränderungen im Genbestand, also auf eine somatische Mutation, zurückgeht oder nicht. Die *Mutationstheorie* von K. H. Bauer (1928) für die Krebsentstehung hat in letzter Zeit eine größere Zahl von Anhängern gefunden. Es erscheinen daher Einblicke in den Vorgang von Zellwachstum und Kernveränderungen von besonderer Bedeutung.

Caspersson und Santesson (1942) konnten in Untersuchungen mit dem UV-Mikroskop die Absorptionsspektren der einzelnen Zellstrukturen aufnehmen und stellten dabei fest, daß das Zellwachstum von heterochromatischen Teilen der *Chromosomen* ausgeht. Es entstehen unter Mitwirkung von Nucleinsäuren Eiweißverbindungen, die durch die Kernmembran in das Plasma eindringen und hier durch Selbstvermehrung das zum Zellwachstum notwendige Eiweiß produzieren. An Tumorzellen haben die Messungen ergeben, daß hier das Wachstumssystem sich in höchster Aktivität befindet.

Neuerdings hat Nothdurft (1947, 1948) der Kernmutationstheorie (K. H. Bauer 1928, 1937, 1944, 1948, 1949) eine *Plasmamutationstheorie* gegenübergestellt. Danach entstehen unter den im Cytoplasma der Zelle vorhandenen Erbkonstituenten (= Duplikanten) Mutationen. Während folgender Zellteilungen sollen sich die mutierten Plasmaduplikanten anreichern und Krebszellen realisieren. Die Hypothese NOTHDURFTs erhält eine Stütze mit den Ergebnissen der Plasmagenetik. MICHAELIS (1929, 1933, 1948, 1949) konnte im Zellplasma höherer Pflanzen extranucleäre Erbträger nachweisen. NOTHDURFT (1948) konnte durch Behandlung von Tomaten mit cancerogenen Stoffen mit aller Wahrscheinlichkeit Änderungen des plasmatischen Erbgutes erzeugen: Ein Duplikantenmodell der Geschwulstzelle.

Die Erzeugung von Hauttumoren lehrt: Es sind stets *lang dauernde Reize* zur Krebserzeugung erforderlich. Zunächst führen die Reize zur Entstehung gutartiger Warzen, die nach einer Latenzzeit *ohne weitere Reizeinwirkung* (also nicht lang dauernde Reize, sondern über längere Zeit wiederholte, mehr oder minder unauffällige, nicht exzessive Reize) in bösartige Tumoren übergehen können. Die Warzen werden in einer von vornherein bestimmten Mindestgröße angelegt (FRIEDRICH-FRESKA 1940). Bisher ist es nicht gelungen, durch einen *einmaligen* starken Reiz Krebszellen zu erzeugen. Unklar ist ferner der Umwandlungsmechanismus, durch welchen eine Warze zu einem bösartigen Tumor wird.

Zu dem Problem der Krebsentstehung durch Mutation sollen folgende Literaturhinweise angegeben werden: K. H. BAUER: Das Krebsproblem (1949), STRONG (1949), RAJEWSKY (1949).

DANEEL (1946) kommt zu dem Urteil, daß alles, was bisher für oder wider die Mutationstheorie vorgebracht wird, der Kritik nicht standhält.

Die Regenerationstheorie ist für den Kliniker ansprechend, weil sie klinische Tatsachen zu erklären vermag. Die Bemühungen, Frühformen und Vorstufen des Krebswachstums zu erfassen, hat zur Abgrenzung der Präcancerosen geführt. *Vorstufen des Krebses*, die noch nicht maligne sind, aber mindestens fakultativ sich zur Bösartigkeit entwickeln können, aber auch *Vorkrankheiten*, von denen man annimmt, daß sie örtlich jene Disposition schaffen für spätere Krebsbildung, werden als *Präcancerosen* bezeichnet. Das bedeutet, daß es *Krebsbedrohte* oder *Krebsanwärter* gibt. Sinngemäß wäre im Zuge einer kumulierenden chronischen Vergiftung durch summationsfähige CT-Stoffe (s. oben) *die Zeit vor Erreichung des krebserzeugenden Schwellenwertes ein Stadium der Präcancerose, auch wenn es sich nicht in morphologischen Aus- oder Umprägungen manifestiert.*

Zuerst haben die Dermatologen die Bezeichnung „präcanceröses Stadium" gewählt. DUBREUILH hat 1896 von keratös-präcancerösen Zuständen gesprochen. ORTH hat 1906 die Bezeichnung in Deutschland eingeführt. Entsprechende Bezeichnungen sind: präcanceröse Phase, präblastomatöser Zustand und Präcarcinom.

Die begriffliche Begrenzung ist außerordentlich schwierig. ORTH hat jede Veränderung, auf der ein Krebs einmal entstehen kann (Narben, Entzündungen, Lebercirrhose u. a.) als präcancerös angesprochen. BERNHARD FISCHER trifft folgende Einteilung präcanceröser Manifestierungen:

1. aus embryonaler Fehldifferenzierung,
2. aus einer pathologischen Regeneration und
3. durch eine Kombination der in 1. und 2. genannten Möglichkeiten.

Es gibt noch weitere Einteilungen (DAPPIER 1922 und SCHÜRCH 1930, 1931).

In der pathologisch-anatomischen Diagnostik wird wenig (PLENGE 1937) mit dem Begriff des präcancerösen Stadiums gearbeitet, ja er wird von BORST (1938) als unpräzis abgelehnt. Für die Klinik liegt jedoch die Bedeutung darin, daß mit einer gewissen Wahrscheinlichkeit eine Krebsentwicklung erwartet werden kann, so daß wir einen greifbaren und sinnvollen Ansatzpunkt für unsere Diagnostik und Therapie gewinnen können.

Erfolgreiche Krebsbekämpfung muß *Frühbekämpfung* sein. Dazu gehört frühzeitiges Erkennen. Noch besser ist *Prophylaxe*. Zu dieser führt die noch nicht geleistete, aber immerhin in Gang gekommene wissenschaftliche Aufklärung der Pathogenese.

Gastritis und Carcinom. Die experimentelle Cancerologie macht wahrscheinlich, daß eine langfristig sich summierende Schädigung der Parenchymzellen in der Magenschleimhaut dem Krebs vorangeht. Macht diese Schädigung inzwischen eine Gastritis? Macht sie eine besondere Form der Gastritis?, eine Gastritis durch „cancerogene Substanzen", die man eines Tages von anderen Gastritiden unterscheiden wird? Oder führen die cancerogenen Substanzen nur oder besonders leicht zur Krebsentwicklung, wenn eine Gastritis banaler Art mit ihren Zellatypien vorher oder gleichzeitig dafür den Boden bereitet hat? Ist vorangehende Gastritis eine conditio sine qua non für die Krebsentstehung? Das alles sind offene Fragen.

Es ist das besondere Verdienst von Konjetzny (1913, 1921, 1926, 1934, 1938), unermüdlich auf die vorbereitende Rolle der chronischen Gastritis für die Entstehung des Magenkrebses hingewiesen zu haben. Konjetzny hat größte anatomische Erfahrung über Gastritis am nicht kadaverös veränderten Magen, „die allerdings auf einem einseitigen Operationsmaterial beruht" (Staemmler 1937). Daß der Krebs häufig von gastritischen Prozessen begleitet ist, ist bekannt. Gestritten wird, ob die Gastritis das Primäre oder die Folge des Krebses darstellt. Nach unserer Meinung sprechen jeweils gewisse Fälle und gewisse Argumente sowohl für das Vorkommen der einen wie der anderen Krankheitsfolge. Saltzmann (1913) und Konjetzny sind der Auffassung, daß die Gastritis beim Carcinom immer vorhanden ist. Bestätigungen dieser Erfahrungen liegen von Geissendörfer (1928), Borchardt (1929), Puckert (1931) vor. Nach Untersuchungen von Hillenbrand (1930) an Mägen älterer Menschen ohne Krebs ist die „chronische Gastritis" und die Schleimhautatrophie sehr häufig. (Von 21 Mägen waren nur 4 frei von Umbauvorgängen und atrophisierenden Prozessen.)

Staemmler zieht daraus den Schluß, daß die Gastritis nicht ohne weiteres als Folge des Krebses angesehen werden kann. Nach den Untersuchungen von Konjetzny soll die Carcinomgastritis im Gegensatz zur Ulcusgastritis eine allgemeine Ausbreitung zeigen. Sie soll sich durch Parenchymschwund und Überschußregeneration auszeichnen. Andere Untersucher (Geissendörfer 1928) kommen nicht zu dem gleichen Ergebnis, jedoch betonen Orator (1925) und Konjetzny auch, daß die atrophisierenden Vorgänge bei der Carcinomgastritis gegenüber den Wucherungsprozessen im Vordergrund stehen. Staemmler urteilt auf Grund seiner Untersuchungen und der vorliegenden Literatur (1937), daß es irgend etwas für die Carcinomgastritis Typisches nicht gibt. Ob die Umbauvorgänge in der Magenschleimhaut dem Krebs vorausgehen oder seine Folge sind, ist also nicht sicher zu entscheiden. Günstigenfalls möchte man annehmen, daß Abnutzungsvorgänge mit ungeordneter Regeneration und Hypertrophie eine Rolle für die Krebsentstehung spielen.

Auch die klinische und röntgenologische Beobachtung suchte Hinweise für das Problem: Gastritis und Magenkrebs. Regelmäßig finden wir in operierten Mägen (Resektionsmägen, Zustand nach Gastroenterostomie) eine chronische, anhaltende, oft schwere Gastritis. Bisher haben uns *unsere* Beobachtungen nicht davon überzeugen können, daß in operierten Mägen der Krebs mit besonderer Häufung auftrete. Immerhin sind die Beobachtungen von Anschütz und Wanke (1931) erwähnenswert. In 4 Fällen fanden sie ein Carcinom nach Gastroenterostomie nicht an der Stelle, wo primär das Ulcus entstanden war, sondern weit entfernt davon in der entzündlich veränderten Schleimhaut. Prévôt (1948)

hat in 6 Fällen das Auftreten von Carcinomen in operierten Mägen röntgenologisch diagnostiziert und die Bestätigung erhalten. Es handelt sich um 3 Gastro-
enterostomien, bei denen der Krebs 1mal am Anastomosenring und 2mal
im Corpus auftrat. Nach 3 Resektionen fand sich das Carcinom auf dem Anastomosenring.

USLAND (1935) fand, daß von 125 Gastritiskranken aus den Jahren 1922—1929
nicht weniger als 15% nach einem Zeitraum von 5—12 Jahren an Magenkrebs
erkrankten. 90% der Kranken wurden im Laufe der Jahre mehrfach untersucht.
Um weiteres Material für die Beurteilung der Bedeutung der Gastritis für die
Krebsentstehung zu gewinnen, hatten KAPP und ILJAN (1937) 157 Gastritisfälle
der Baseler medizinischen Klinik aus den Jahren von 1915—1920 verfolgt.
Von diesen Magenkranken wurden 21 nach mindestens 5 Jahren wegen Magenkrebs behandelt (13,4%). Ihre Beobachtung weist darauf hin, daß das Alter,
in dem die Gastritis aufgetreten war, für die Carcinomentwicklung von Einfluß
sein kann.

Diese klinischen Erhebungen dürfen in ihrem Wert nicht allzu hoch eingeschätzt werden, da sie nicht genügend durch objektive Untersuchungen fundiert
sind. Gastroskopie und Röntgenologie haben erst zu einem späteren Termin
ihre entscheidende Verbesserung erfahren.

Eine spezielle Auffassung über die Entstehung des Magenkrebses vertritt WEISS (1949).
In Anlehnung an die Feststellung von CARREL (1925), daß Indol imstande ist, eine krebsige
Umwandlung von Gewebe zu erzeugen, hält er die „Gastritis putrida" für den Vorläufer
des Magenkrebses. Diese Form der Gastritis stellt er fest durch eine quantitative Urorosein-
probe, mit welcher im Harn Indolessigsäure nachgewiesen wird. Diese Indolessigsäure
entsteht nach seiner Meinung durch Bakterieneinwirkung auf geeignete Eiweißstoffe, z. B.
Fleisch, wenn der Magen von Bacterium coli besiedelt ist. Indol wird als wirksames cancero-
genes Agens angesehen. Für die Krebsdiagnose wird zu überprüfen sein, ob eine Urorosein-
ausscheidung von mehr als 5 mg je Tag für ein Magencarcinom wirklich charakteristisch ist.

Für die Beurteilung der Beziehungen zwischen Entzündung und Carcinom
ist die Tatsache auffallend, daß das Carcinom des extrabulbären Duodenums
so selten ist, da sich doch Duodenitis genau so häufig findet wie Gastritis. Nach
KLINE und CULVER (1947) macht der Zwölffingerdarmkrebs nur 0,03% aller
Intestinalcarcinome aus. Das männliche Geschlecht überwiegt im Verhältnis 3:1.
Bemerkenswert erscheint, daß in der Weltliteratur bisher nur 12 Carcinome
des infrapapillären Duodenums Erwähnung finden. Aber die Probleme der
lokalisatorischen Effekte oder Faktoren sind für alle Organkrebse ebenso wie für
die Lokalisation der Metastasen noch nicht geklärt. Deshalb könnte für die
Gastritis gelten, was für die Duodenitis nicht gilt.

Magengeschwür und Magenkrebs[1]. Die Entstehung von Ulcuscarcinomen bietet
sich uns als leicht verständlich an, da sie „einfach" aus den Vorgängen um
das chronische Ulcus abzuleiten wäre.

Alle anatomischen Untersucher weisen darauf hin, daß man makroskopisch
in der Regel im Beginn der Krebsentwicklung die Diagnose nicht stellen kann.
Erst die mikroskopische Untersuchung eines chronisch-callösen Ulcus kann im
Initialstadium einer krebsigen Entwicklung an einer umschriebenen Stelle des
Geschwürsrandes eine drüsige oder solide epitheliale Wucherung erkennen lassen,
die die Grenze der Schleimhaut überschreitet.

Täuschungen sind makroskopisch möglich, weil ein primäres Carcinom selbst
geschwürig zerfallen kann. Es nimmt die Gestalt eines Geschwüres an, dessen
maligner Charakter nicht immer prima vista zu erkennen ist. Jedoch wird eine
bindegewebige Vernarbung nach dem Vorbild eines callösen Ulcus nicht zustande

---

[1] Siehe auch Kapitel 31: Das Ulcus des Magens und Zwölffingerdarmes, Abschnitt „Maligne
Entartung" (L'ulcère transformé), S. 662, insbesondere Abb. 172, 173, 174.

kommen. Hauser stellte 1926 in seinem Handbuchbeitrag seine Erfahrungen über das Ulcuscarcinom zusammen. Borrmann (1926) kommt zu dem Ergebnis, daß ein Ulcus mit allseitigem wallartigem Krebsrand nie ein Ulcuscarcinom sein könne. Diese Bilder müssen vielmehr als primäre Krebse angesehen werden. Staemmler (1937) berichtet dazu, daß er keinen einzigen Fall gesehen habe, in dem tatsächlich nur eine ganz umschriebene Stelle des Ulcusrandes krebsig umgewandelt war. Es ließ sich histologisch in der Regel am ganzen Geschwürsrand die maligne Entartung nachweisen. Bei seinen Untersuchungen an 50 Carcinomen hat er 7 gefunden, die mit Wahrscheinlichkeit aus einem Ulcus entstanden sind.

Die Diskussion über das Ulcuscarcinom ist nicht erst jüngeren Datums. Rokitansky (1842) hat als Erster die krebsige Entartung eines chronischen Magenulcus beschrieben. Dittrich (1848) deutet das Ulcuscarcinom als zufällige Komplikation. Die Möglichkeit der Krebsentstehung aus einem chronischen Ulcus wird von Ewing (1918), Nielsen (1919), Gaber (1905) für gering angesehen. Aus den Literaturzusammenstellungen von Bueermann (1931) geht bereits hervor, daß die Ansicht über die Häufigkeit der malignen Degeneration von Magengeschwüren außerordentlich differiert.

Pathologen kommen zu anderen Schätzungen als Chirurgen. Borrmann (1926) hat unter 700 von ihm untersuchten Krebsen nur 7 Ulcuscarcinome gefunden. Gruber (1913) schätzt die Häufigkeit auf 4%, Borst (1933) auf 5,6%. Payr (1922) gibt die Zahl mit 25%, Finsterer (1923, 1924) mit 32% an. Zu extrem abweichenden Schätzungen kommen besonders Wilson und McCarty (1909) mit etwa 70%. Auch heute treten Chirurgen, beeinflußt durch solche Angaben, deshalb für eine freizügige operative Ulcusbehandlung ein (z. B. Balfour 1940).

Die Unterschiede zwischen den Angaben der Chirurgen und Pathologen erklärt Staemmler (1937) dadurch, daß die Chirurgen eine günstigere Beurteilungsmöglichkeit haben, weil sie eher die Anfangsstadien sehen. Er selbst kommt zu dem Urteil, daß 15—20% der Magenkrebse aus Geschwüren entstehen.

Die für die Klinik wichtige Frage der krebsigen Umwandlung eines Geschwürs ist indessen ungeklärt und wir sind weit davon entfernt, sichere Angaben über die Häufigkeit dieses Vorkommnisses zu geben. Schindler (1948) weist mit Recht darauf hin, daß von klinischer Seite (Gastroskopie, Röntgenologie) eine maligne Degeneration eines Ulcus nicht beweiskräftig beobachtet wurde. Die Beobachtungen von H. H. Berg (1950) und an unserer Klinik (Petersen 1951) unterstützen die Ausführungen Schindlers. An unserer Klinik, an der unter dem gleichen Leiter länger als 20 Jahre die Magenkranken mit durchschnittlich großer Sorgfalt untersucht, betreut und oft wiederholt gesehen wurden, ist das ärztliche Erlebnis, daß ein als Ulcusträger bekannter Patient eines Tages mit Magenkrebs wiederkehrt, eine extreme Rarität. In einem Krankengut von 3031 Ulcuskranken hat Petersen 3 Fälle mit krebsiger Entartung eines Ulcus gezählt. Angaben anderer, die dieses ärztliche Erlebnis sehr viel häufiger und schon in kurzen Zeitspannen hatten, sind wohl damit zu erklären, daß „Nischen", die schon Krebskrater waren, zunächst für Ulcusnischen gehalten wurden. Die Unterscheidung ist ja, wie anerkannt werden muß, selbst für den Experten oft schwer.

Polyposis und Carcinom. Das Zusammentreffen von Polyposis des Magen- und Darmkanals und Krebs ist sehr viel häufiger, als daß es mit Zufall erklärt werden könnte. Der Zusammenhang kann nur dadurch bedingt sein, daß die Polypenbildung das Primäre, der Krebs das Sekundäre darstellt (vgl. Tønnesen 1931, Konjetzny 1938 u. a.). Polypen können einen gradmäßigen unterschiedlichen

Aufbau zeigen von einfachen Schleimhauthyperplasien bis zu hoch differenzierten Adenomen. Sie können gestielt, knopfförmig oder beetartig der Magenschleimhaut aufsitzen. Polyposis deutet überdies auf eine Wucherungsbereitschaft der Magenschleimhaut hin. STAEMMLER (1942) wies nach, daß ein Papillom einen Aufbau wie ein Carcinom zeigen kann. Der Unterschied besteht darin, daß beim Papillom kein Tiefenwachstum vorliegt.

Für die Entstehung von Schleimhautwucherungen haben wiederum chronisch-entzündliche Vorgänge eine besondere Bedeutung (KONJETZNY, MEULENGRACHT 1913). VERSÉ (1908) ist in seiner Beurteilung zurückhaltender und bringt Entzündungsvorgänge und Polypenbildung nicht in regelmäßigen genetischen Zusammenhang. Es ist hier festzustellen, daß Magenpolypen selten vorkommen. Achtet man darauf, so findet man kaum mehr als 0,1% (STAEMMLER 1937). STEWART (1929) hat unter 11000 Sektionen 47mal Polypen gefunden, das sind etwa $4^0/_{00}$.

HURST (1934) nimmt an, daß etwa 4,5% der Krebse ein adenomatöses Vorstadium haben. STEWART (1929) fand unter 27 Fällen von Einzelpolypen des Magens 7mal gleichzeitig ein Carcinom. Unter 23 von MILLER, ELIASON und WRIGHT (1930) untersuchten Magenpolypen zeigten 8 bösartige Veränderungen.

MILLS (1922) fand krebsige Entartung bei 4 von 20, BRUNN und PEARL (1926) bei 6 von 44, BALFOUR und HANDERSEN (1927) in 3,5% bei Magenpolypen. STAEMMLER weist besonders auf die Untersuchungen von VERSÉ hin, die den Schluß zulassen, daß die *Mehrzahl* der kleinen Magenkrebse als flach-beetartige solitäre Geschwulstbildungen beginnen und nicht von Polyposis begleitet werden. Sie entstehen also aus drüsigen Hyperplasien oder echten Adenomen (STAEMMLER 1937).

KONJETZNY kommt zu der Forderung, in den Polypen Bildungen zu sehen, die nach kürzerer oder längerer Zeit geradezu zwangsläufig zur Krebsbildung führen. Dasselbe gilt auch für die warzigen, beetartigen und kammartigen Schleimhautverdickungen. Für das ärztliche Handeln möchten wir diese Forderung anerkennen. Ein Polyp *kann* krebsig entarten. Ob dies geschehen wird, sieht man ihm nicht an (s. Abb. 62a—d, S. 342, 343).

Perniziöse Achylie und Magenkrebs. Faktoren, die bei beiden Krankheiten — perniziöse Anämie und Magenkrebs — genetisch beteiligt erscheinen, sind Achlorhydrie, Achylie, chronische Gastritis mit Atrophie und Heredität. Die Häufigkeit der Achlorhydrie bei perniziöser Anämie ist wesentlich größer als die des Magenkrebses, so daß darin kein prävalierender ätiologischer Faktor gesehen werden kann. Ob die Gastritis Folge oder Ursache einer Anaemia perniciosa ist, wird nicht sicher zu entscheiden sein. Die gewisse familiäre Häufung von Magenkrebs und perniziöser Anämie belegt die Bedeutung konstitutioneller, erblicher Grundlagen oder Lebensgewohnheiten. Nachdem mir das Auftreten von Magenkrebs bei altbekannten Perniciosakranken mehrfach aufgefallen war, sind Untersuchungen über den Magen bei Perniciosa an unserer Klinik von VELDE (1932, 1933, 1937, 1938) und von LÜHR und GÜLZOW (1938) ausgeführt worden. Im Beginn einer Perniciosa können Symptome von seiten des Magen-Darmkanals führend sein. Chronisch-gastritische Schübe, oft unbemerkt, führen zur Schleimhautatrophie. Eine in umschriebenen Bezirken ablaufende hypertrophierende Entzündung führt über eine pseudopolypöse Gastritis zur Polypenbildung. Bei allen unseren Perniciosakranken läßt KATSCH, wie er schon in seinem Pariser Referat (1937) mitteilte, in regelmäßigen Abständen den Magen röntgenologisch untersuchen, auch wenn keine Beschwerden oder krebsverdächtigen Anzeichen bestehen. Dieses Vorgehen hat eine Reihe von erfolgreichen Frühoperationen ermöglicht. Manchmal kamen wir trotzdem zu spät.

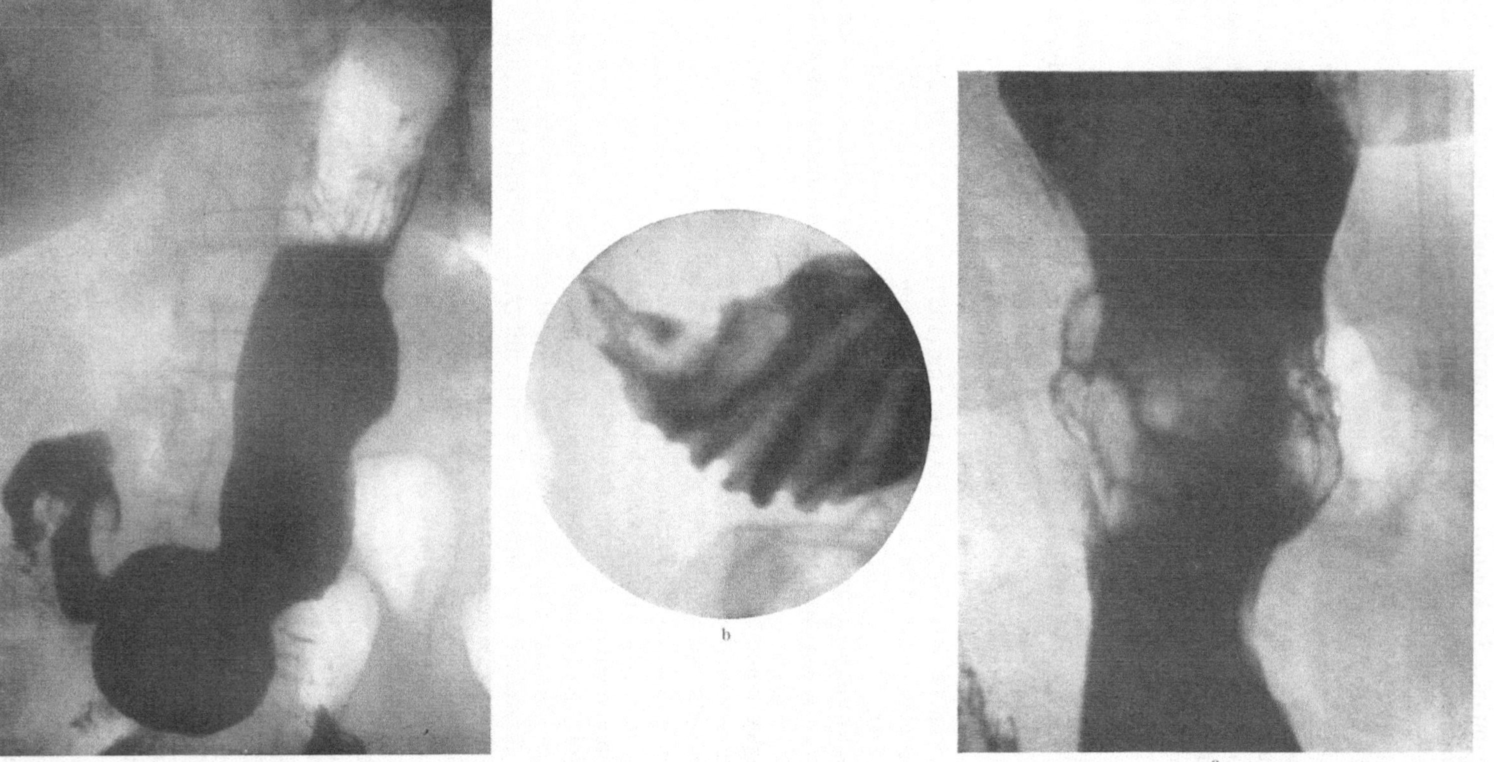

Abb. 177a—c. Carcinom im Magen bei perniziöser Anämie. a Langer, schlanker Magen. Das Canalisgebiet ist schmal. Die Kurvaturen sind glatt. Lebhafte Peristaltik. (Aufnahme vom Oktober 1937. — 67jährige Frau. Der Klinik seit ihrem 57. Lebensjahr wegen Anaemia perniciosa bekannt. Kompensiertes Blutbild.) b April 1939. Detailbild: Breite, quergestellte Falten im Canalisgebiet. Die Magenausgangspartie ist zum Pylorus hin zugespitzt. Vor dem Pylorus schüsselförmiger Füllungsdefekt. Dieser Befund wird unverändert seit 1927 erhoben. Hypertrophische Gastritis. c Juni 1946. Gelegentlich der termingerechten, jährlichen Kontrolluntersuchung wird bei der jetzt 76jährigen Frau ein großes polypöses Carcinom im oberen Korpusgebiet entdeckt. Klinisch vermehrter Magendruck und zunehmende Appetitlosigkeit. Die präpylorische Partie ist unverändert geblieben.

Auch GUTZEIT (1932) hat bei fast allen Fällen von Achylia perniciosa schwere gastritische Veränderungen festgestellt.

Früher wurde das Zusammentreffen von Anaemia perniciosa und Magenkrebs als zufällig angesehen, oder man war der Meinung, daß das Magencarcinom die primäre Erkrankung sei, die zu einer Anämie vom Typ der Perniciosa geführt habe. Das hat sich geändert, wie wir schon in der vorigen Auflage dieses Handbuches schrieben (1938). RAMBACH (1936) stellt fest, daß selbst bei vorsichtiger Beurteilung des Leipziger Sektionsgutes der Jahre 1926—1935 Perniciosakranke häufiger an Magenkrebs erkranken als andere Menschen. Zu gleichen Ergebnissen kommen noch COESTER (1941) und JAMER (1939). Erhebungen von KADE (1946, 1947, 1949) ergaben: Bei 417 Perniciosakranken (157 Röntgenfälle, 260 Sektionsfälle) fanden sich 23 (5,5%) Magenpolypen und 21 (5%) Magencarcinome. 42631 Vergleichssektionen ergaben 226 (0,5%) Magenpolypen und 1836 (4,3%) Magencarcinome. Die genauen röntgenologischen und gastroskopischen Untersuchungen von RIGLER (1947) erwiesen in 8% einen Magenkrebs und in 7,1% benigne Magenpolypen bei Perniciosakranken. VELDE (1938) konnte durch jahrelange Beobachtungen von Perniciosapatienten 3mal die Entwicklung eines Magencarcinoms über das Polypenstadium röntgenologisch verfolgen. Neuere Untersuchungen von pathologisch-anatomischer Seite (CERANKE und FEYRTER 1948) bestätigen das häufige Zusammentreffen von perniziöser Anämie und Magenkrebs.

Magenkrebs bei Perniciosa ist seit der Therapie mit Leberextraktinjektionen häufiger geworden (KAPLAN und RIGLER 1945, 1947). THIELE (1936) und HURST (1929, 1934, 1935) geben hierfür die einleuchtende Erklärung, daß die Anämiekranken durch die erfolgreiche Behandlung das Krebsalter erreichen und dementsprechend häufiger ein Magencarcinom bekommen. Von anderer Seite wird dem Leberextrakt eine carcinogene Wirkung zugeschrieben (AULER 1936). Tierversuche unterstützen diese Auffassung (FRANCOIS 1931, CAYLOR, BALDES und MANN 1931, MAISIN und POUBAIX 1935, CASPARI und OTTENSOOSER 1930). Man kommt zu dem Urteil, daß für die Beziehungen von Krebsentwicklung und Perniciosa keine eindeutige Klärung vorliegt. Die Beobachtungen geben jedoch Hinweise.

Merkwürdige Beziehungen des Krebses, auch des Magenkrebses, bestehen zur *Acanthosis nigricans*, einer verhältnismäßig seltenen, an sich stets gutartigen Hautkrankheit. 50% aller Patienten mit Acanthosis nigricans erkranken und sterben an einem internen Krebs. Bei 207 Fällen mit Krebs bei Acanthosis nigricans fand sich 128mal das primäre Carcinom am Magen (OLLENDORFF-CURTH 1949). Es werden gemeinsame genetische Grundlagen von Acanthosis nigricans und Krebs angenommen. Die Beziehung dürfte in Stoffwechselvorgängen zu suchen sein.

Von verschiedenen Ansatzpunkten und auf sehr verschiedenen Wegen ist die Krebsforschung kräftig im Fluß. Es sieht hoffnungsvoller aus als vor 20 Jahren.

c) Pathologische Anatomie.

Nach ASCHOFF (1928) werden unterschieden:
1. Die *polypös-papilläre* Form (Blumenkohltumor).
2. Das *Medullärcarcinom* (Markschwamm).
3. Der *Gallertkrebs* (verdickt die Magenwand, neigt zu Schrumpfungen).
4. Der *Scirrhus* (führt zur Verdickung, Verhärtung und Schrumpfung der Magenwand. Neigt wenig zum geschwürigen Zerfall; er kann das Bild der Linitis plastica maligna hervorrufen).

Bienengräber (1950) teilt ein

    Drüsencarcinom 38%
    Solides (medulläres, alveoläres) Carcinom . . . 20%
    Scirrhöses Carcinom 29%
    Gallertcarcinom 9%
    Misch- und seltenere Formen 4%

Die Einteilung für den Internisten muß vorwiegend nach röntgenologischen und funktionellen Gesichtspunkten getroffen werden.

1. Der *polypöse, ulcerierende Tumor.*

2. Der *infiltrierend* wachsende, zu Schrumpfungen führende *Scirrhus* (,,sclerosing carcinoma", Carcinoma disseminatum Krompecher, Carcinoma fibrosum Konjetzny — s. Røjel 1948).

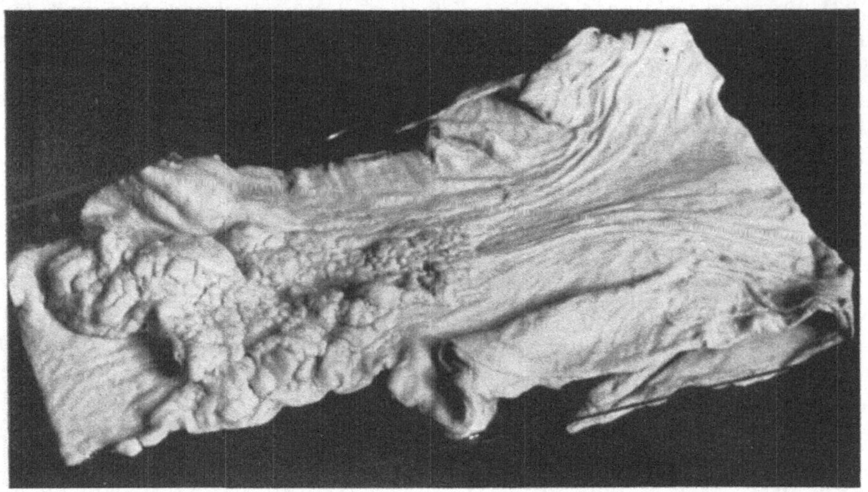

Abb. 178. Formalinpräparat eines polypös-papillären Magencarcinoms der Magenausgangspartie.
(Präparat der Sammlung des Pathologen Grawitz, Pathologisches Institut Greifswald.)

3. Das *Ringwallcarcinom* (Kalk 1938, Brühl 1942), welches nach röntgenologischen Gesichtspunkten abgesondert wurde als sog. schüsselförmiges Carcinom (Knothe 1931, 1942).

4. Das ,,*kleine Carcinom*" (Konjetzny 1938, H. H. Berg 1939, Bücker 1944).

Konjetzny hat die Frühstadien des Magenkrebses dargelegt. Er schildert das makroskopische Verhalten folgendermaßen:

a) Warzige, beetartige, kammartige oder polypöse Schleimhautverdickungen.

b) Umschriebene, flächenhafte Magenwandverdickungen mit oberflächlichen oder serpiginösen Erosionen.

c) Große flächenhafte Erosionen mit deutlichem Schleimhautwall, die den Eindruck eines oberflächlichen Geschwürs machen.

d) Das muldenförmige, flache Geschwür.

e) Das typische, penetrierende, flache Geschwür.

Bertrand (1938) und Konjetzny (1940) haben durch ihre Beobachtungen belegt, daß die krebsige Umwandlung der Schleimhaut schon im Beginn in breiter Fläche, also multizentrisch erfolgen kann.

Die *Lokalisation* des Magenkrebses bevorzugt nach statistischen Angaben besonders die pylorische Region und die kleine Kurvatur. Eine genaue Abgrenzung zwischen beiden ist bei Ausdehnung der Carcinome nicht möglich, so daß sie Staemmler (1937) zusammenzählt und auf eine Zahl von 65% kommt.

Nach der großen Statistik von WERTHEMANN (1934) liegen 50% aller Magencarcinome am Pylorus und 22,7% an der kleinen Kurvatur. Kardiacarcinome finden sich in 11% (STAEMMLER; 13,5% WERTHEMANN 1934). Die große Kurvatur ist mit 7%, der Magenfornix in 4,5% betroffen (weitere statistische Angaben s. BORRMANN 1926, KONJETZNY 1938, WERTHEMANN 1934, POSCHARISSKY 1930).

BIENENGRÄBER (1950) kommt auf Grund seiner Untersuchungen zu folgender Verteilungsstatistik:

Pylorus	60%
Kleine Kurvatur	11%
Kardia	8%
Magenhinterwand	5%
Diffuse Carcinome	5%
Große Kurvatur	2—3%
Andere Stellen und multiple Formen	7—8%

In besonderer Auffälligkeit deckt sich die Lokalisation mit den Prädilektionsstellen des Magengeschwürs. Ein bemerkenswerter Unterschied zwischen der Ulcus- und Carcinomlokalisation besteht jedoch durch die außerordentliche Seltenheit des Duodenalcarcinoms. Irgendeine chronische Schleimhautentzündung kann wohl nicht für sich allein den zureichenden Grund für die Krebsentstehung liefern.

KALK (1938) weist erneut darauf hin, daß die Carcinome besonders dort, wo Gebiete verschiedenen histologischen Aufbaues zusammenstoßen, auftreten: an der Kardia, am Pylorus und am Angulus der kleinen Kurvatur. Die Angaben über die Häufigkeit der zwei- und mehrfach primären Carcinome schwanken zwischen 0,7 und 7% (KYRLE 1949). Nach Untersuchungen von KYRLE ist besonders bemerkenswert, daß in 79% der Fälle ein oder beide Primärkrebse in einem Verdauungsorgan gelegen waren. Am häufigsten waren beteiligt der Dickdarm, es folgten der *Magen*, seltener Speiseröhre, Gallenblase, Leber, auffallend selten Mundhöhle und Bauchspeicheldrüse.

Über die Häufigkeit der *Metastasen* liegen ältere Übersichten vor (KITAIN 1922 und BORRMANN 1926). Sie besagen, daß fortgeschrittene Magenkrebse in der Regel Metastasen gesetzt haben. Sektionsstatistiken offenbaren aber auch die Tatsache, daß bei an Magenkrebs Verstorbenen Metastasen in erheblichem Maße nicht gefunden worden sind. [Das Fehlen von Metastasen wird angegeben von POSCHARISSKY (1930) und WERTHEMANN (1934) mit je 15%, BORRMANN (1926) sogar mit 39%.]

KONJETZNY (1938) weist mit Recht darauf hin, daß diese Statistiken zwar nachdenklich stimmen müssen, aber ihr Wert nur ein geringer ist, da sie nichts über Größe und örtliche Ausbreitung des Magenkrebses berichten. Für die Praxis bleibt die wichtige Feststellung beachtenswert, daß das Magencarcinom von allen Carcinomen *am häufigsten Metastasen* setzt. Der Umfang der Metastasierung zeigt Abhängigkeit vom Lebensalter des Patienten. Bis zum 40. Lebensjahr findet sich eine relativ hochgradige Metastasierung, dann ein steiles Zurückgehen, dem sich ein weiterer allmählicher Rückgang des Umfangs der Metastasierung anschließt (BIENENGRÄBER 1950).

Die geweblich unterschiedenen Carcinomformen metastasieren mit unterschiedlicher Häufigkeit:

Das *Drüsencarcinom* setzt seltener regionale und hämatogene Metastasen als die anderen Formen.

Das *solide Carcinom* zeigt ein relativ schnelles Wachstum. Es finden sich frühzeitig regionale Metastasen und häufige und hochgradige Metastasierungen in Leber, Peritoneum und Lunge.

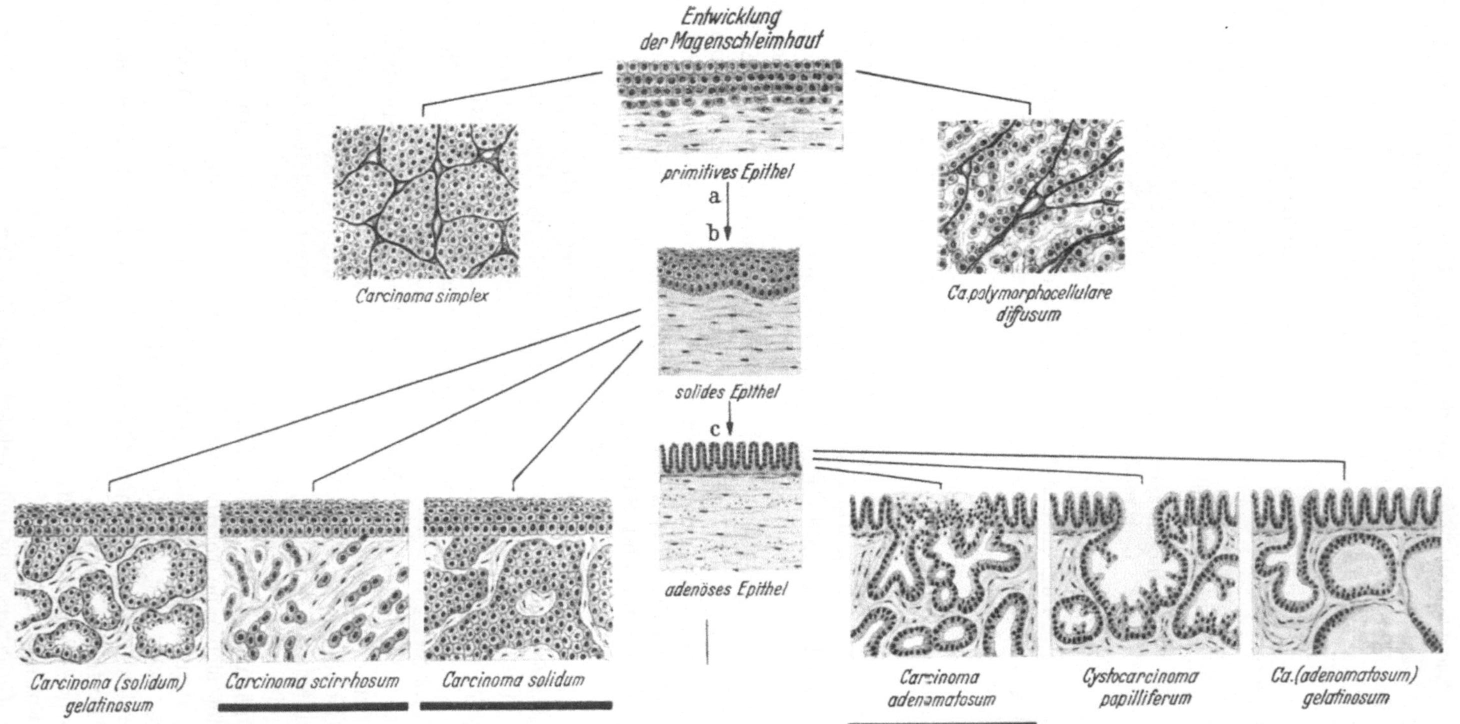

Abb. 179. Morphogenese der Magencarcinome. Die drei für die Morphogenese der Magencarcinomformen bedeutsamen Entwicklungsstufen der Magenschleimhaut sind in der Mitte des Schemas in vertikaler Anordnung dargestellt (a, b, c). Rechts und links davon die von den Entwicklungsstufen a, b und c ableitbaren Carcinomformen, deren Differenzierungshöhe (Reifegrad) von a nach c zunimmt. Die im Schema unterstrichenen Bezeichnungen kennzeichnen die histologisch häufigsten Krebsformen (insgesamt etwa 80—85 %); Mischformen und Varianten bilden den restlichen Anteil der Magencarcinome. (Nach HUECK-BIENENGRÄBER.)

Ein *scirrhöser Magenkrebs* setzt vornehmlich Metastasen ins Bauchfell.

Das *Gallertcarcinom* metastasiert sehr selten; in späten Stadien findet sich oftmals eine peritoneale Implantation.

d) Verbreitungswege des Magencarcinoms.

Die lymphogene Metastasierung. Jede Magenschicht besitzt ein reich verzweigtes Lymphgefäßsystem. Daraus ergibt sich die *intramurale lymphangische* Metastasierung. Das *extramurale lymphangische* Vordringen ist möglich, wenn nach adhäsiver Verhaftung der Magenserosa mit benachbarten Organen (Pankreas, Leberunterfläche, Duodenum, Colon, Zwerchfell, Gallenblase) durch reaktive Entzündungsvorgänge die Lymphbahnen des Magens mit denen der Nachbarorgane in Verbindung treten.

Die regionale und periregionale Metastasierung tritt in Erscheinung in den Lymphonoduli a) gastrici sup. et inf.,

b) pancreaticolienales,

c) pancreaticoduodenales,

d) hepatici.

Es finden sich Metastasen bei

31% in den Lymphknotenketten a—c,
11% in den Lymphonoduli hepatici,
18% in den Lymphonoduli lumbales,
5% in den Lymphonoduli tracheobronchales et mediastinales,
2% in den Lymphonoduli supraclaviculares.

Dissemination (Implantation) umfaßt die Ausbreitung des Geschwulstgewebes im Peritoneum einschließlich des Netzes und der Organkapseln (z. B. Ovarien: KRUKENBERG-Tumoren), die beim Magencarcinom sowohl durch Dissemination als auch durch lymphangische Metastasierung innerhalb des peritonealen Lymphgefäßnetzes erfolgt. Umschriebene (perigastrische) carcinomatöse Peritonitis ist fast in allen Fällen von Magencarcinom nachweisbar.

Diagnostisch wichtig ist die VIRCHOW*sche Drüse*, die krebsige Erkrankung der supraclaviculären Lymphknoten. Durch Metastasen in die Oesophaguswand kann ein Oesophaguscarcinom vorgetäuscht werden. KONJETZNY weist auf die zahlreichen Mitteilungen hin, daß Darmstenosen im Bereiche von Dünn- und Dickdarm durch Metastasen eines Magencarcinoms bedingt sein können. Netzmetastasen sind häufig gesehen worden. Nabelmetastasen beim Magenkrebs stellen nach KONJETZNY (1938) typische Fernmetastasen dar. Die Metastasenbildung in den Ovarien kann ein primäres Ovarialcarcinom vortäuschen. Fehldiagnosen und Fehloperationen sind die Folge. Sektionsberichte geben über die Häufigkeit der Ovarialmetastasen beim Magenkrebs folgende Auskunft: Nach WERTHEMANN (1934) 3,2%, POSCHARISSKY 5,6%, BORRMANN 7,4%. Die Metastasen entwickeln sich gewöhnlich beidseitig und können schon zu einer Zeit klinische Symptome machen, in welcher das primäre Magencarcinom noch latent ist. Andererseits können Ovarialmetastasen klinisch in Erscheinung treten, wenn die Magenresektion bereits überstanden ist.

Als sog. KRUKENBERG*sche Ovarialtumoren* spricht KONJETZNY (1938) Ovarialmetastasen eines fibrösen Magenkrebses an.

Die hämatogene Metastasierung erfolgt

1. auf dem Wege der Pfortader zur Leber und weiter über die Vena cava caudalis,

2. nach primärer Ableitung durch den Ductus thoracicus kommt es zur Einschwemmung in die venöse Blutbahn.

Häufigkeit des hämatogenen Organbefalles ist folgende:

Leber 42%	Nieren 3%
Pankreas . . . 6%	Nebennieren . . 3%
Lunge 6%	Milz 2%
Knochen . . . 5%	

Die differierenden Prozentzahlen in den verschiedenen Statistiken der Literatur beruhen im wesentlichen auf der Miteinbeziehung metastasenfreier Fälle, sowie auf dem Umstand, daß der Tod der Geschwulstträger zu sehr verschiedenen Zeitpunkten im Verlauf des Metastasierungsgeschehens erfolgen kann und bei frühzeitigem Tod relativ niedrige Befallswerte aus der Gesamtstatistik resultieren.

Seltene Metastasierungen finden sich in Hoden, Haut, Hirn- und Rückenmarkshäuten. Knochenmetastasen können diagnostische Schwierigkeiten bereiten und auf eine falsche Fährte führen. Knochenmetastasen beim Magencarcinom sind jedoch selten (s. Hellner 1935, 1950). Geschickter und Copeland (1931) fanden unter 537 Magenkrebsen nur 7 mit Knochenmetastasen [Häufigkeitszahlen nach Copeland (1931): 1,03%]. *Der Befall der Leber* spielt, wie die Metastasierung ins Pankreas, eine besondere theoretische und praktische Rolle.

Leber und Pankreas werden bei beiden Geschlechtern mit gleicher Häufigkeit befallen, während z. B. die Lungen bei Männern nur halb so oft Metastasen aufweisen wie bei Frauen.

Die Beteiligung der Leber erfolgt durch unmittelbares Hineinwachsen auf dem Lymphweg und hämatogen. Der Blutweg (Vena portae oder Arteria hepatica) wird als der häufigste angesehen.

In bezug auf die hämatogene Lebermetastasierung besteht beim Magencarcinom und bei anderen Carcinomen des Pfortadertypus ein Unterschied gegenüber Geschwülsten anderer Lokalisation. Bei letzteren ist lediglich ein Befall der Leber auf dem Wege über den großen Kreislauf möglich. Dagegen ergeben sich beim Pfortadertyp folgende Möglichkeiten: Die direkte Pfortadereinschwemmung oder der Einschwemmungsweg über den großen Kreislauf, der genommen wird, wenn das Geschwulstmaterial, die Leber umgehend, über den Ductus thoracicus abschwemmt.

Die Angabe des hämatogenen Leberbefalls ist in den meisten Statistiken als zu hoch anzusehen. Schaltet man die kontinuierliche Krebsinfiltration der Leber aus, so zeigt sich, daß der Leberbefall bei den Geschwülsten des Pfortadergebietes nur um wenige Prozent höher liegt als bei der Gesamtheit aller übrigen Organkrebse (Bienengräber 1950).

Metastasierung auf dem Schleimhautwege durch Transport überlebender Krebszellen innerhalb des Verdauungsschlauches wird von zahlreichen Untersuchern abgelehnt (unter anderen Walther 1947, 1948, Borrmann 1926, Büngeler 1938). Borst (1924) gibt diese ohne weiteres zu und vergleicht diesen Entstehungsmodus mit dem der sog. Kontakt- oder *vis-à-vis*-Carcinome. Rössle bringt neuerdings (1949) Beispiele für die „*Impfmetastasierung*" bei Magencarcinomen.

Die Metastasierung, welche sich nach der Theorie von Thiersch und Waldeyer (1865, 1867, 1872) einfach aus Streuungsweg und Abfilterung der Geschwulstzellen durch die Organe ergeben soll, erscheint nach neueren Anschauungen (Hueck 1948) als ein Vorgang, dessen Steuerungsprinzip im Primärtumor begründet liegt. Die Auffassung, daß Organe als Filter für die Geschwulstzellen fungieren, ist nicht mehr haltbar. Das Capillarnetz ist für die Geschwulstzellen grundsätzlich durchgängig. Die Vasomotorik des Capillarsystems läßt zudem keine Gesetzmäßigkeit zu.

Einfache hydrodynamisch-mechanische Betrachtungen (Pfortaderweg, die Leber als Schwamm usw.), die immer wieder vorgebracht werden, reichen offenbar zur Erklärung der Eigenart des individuellen wie des organtypischen Metastasierens nicht aus. Wohin, wann zuerst, wie häufig, wie massiv metastasiert ein Magenkrebs? Das sind Fragen, die abgesehen ferner vom strukturellen Aufbau der Metastase von Fall zu Fall aus dem Verlauf nach möglicher autoptischer Abklärung verschieden zu beantworten sind. Eine Einsicht in die Gründe für das verschiedenartige Verhalten steckt knapp in ersten Anfängen. Neben der Art und Massigkeit der Streuung, der Frage der Wege, der Malignität oder sonstigen Eigenart des Streumaterials ist der Innidationsgrund nicht gleichgültig und die Abwehrkraft im Gewebe. Die Möglichkeit, daß sich ein allergischer Vorgang einschaltet (BIENENGRÄBER) ist weder erwiesen noch widerlegt. Überwiegend mesenchymale Gewebe lassen selten Metastasen hochkommen! Der Reifegrad des primären Geschwulstgewebes ist ein Faktor, der dessen Metastasierungstendenz steigert. Das sind wohl Tatsachen.

e) Anamnese.

Das Unheimliche für den Kranken und das Schwierige für den Arzt liegt in der schleichenden Entwicklung des Krebsleidens. Der wirkliche Anfang ist nie genau zu fassen, weder objektiv noch im Erleben des Kranken. Es beginnt mit einem langen Stadium *absoluter Latenz*. Wird ein Magenkrebs manifest durch Lokal- oder Allgemeinerscheinungen, so ist die Krankheit meist fortgeschritten und die Aussichten für eine erfolgreiche Behandlung sind gering. Zwischen dem ersten Stadium *absoluter Latenz* und dem Stadium klinischer Manifestation liegt eine praktisch klinisch entscheidend wichtige Periode, die KATSCH (1937) die Zeit der *relativen Latenz* nannte. In dieser Zeit bestehen geringfügige, vieldeutige, aber wahrnehmbare und verdachterregende Beschwerden und die Möglichkeit mit subtiler Diagnostik eine Frühdiagnose zu stellen. Klinisch sicher und leicht verständlich ist, daß die tumorösen Prozesse am Magenein- und -ausgang relativ früh Erscheinungen machen.

Nach dem Sitz der Geschwulst unterscheidet KAPP nach Analyse von 120 Krankengeschichten (1937) Kardia-, Korpus- und Pyloruscarcinom und findet dabei obenstehende Ergebnisse (Tabelle 51).

Tabelle 51.

Sitz des Tumors	Zahl der Fälle	Durchschnittliches Alter Jahre	Durchschnittliche Dauer der Anamnese Jahre
Kardia	15	67	0,83
Corpus ventriculi. .	39	65,7	7,3
Pylorus	66	60,8	2,4

Die längste Dauer von Beschwerden war beim Kardiacarcinom 3 Jahre, beim Pyloruscarcinom 6 (?) Jahre und beim Korpuscarcinom sogar 30 Jahre. LINDENSCHMIDT (1948) teilte die Vorgeschichten früh erfaßter Magencarcinome mit. Seine Bearbeitung bildet das klinische Komplement zu der Arbeit von BÜCKER (1944) über das „kleine Magencarcinom". Von den 17 frühzeitig operierten Patienten weisen 13 eine Beschwerdedauer von länger als 5 Jahren auf, darunter 3 eine solche von 30 Jahren und darüber. Vier Patienten hatten eine Anamnese unter 5 Jahren; davon hat ein Patient nur wenige Monate Beschwerden gehabt. Auch die Untersuchungen von LAHEY, SWINTON und PEELEN (1935) an 195 Magenkrebskranken zeigen, daß alle Kranken Frühsymptome in Form irgendwelcher Magenstörungen oder Appetitverlust hatten. E. SCHÜTZ (1915), KONJETZNY (1938) u. a. betonen, daß ein Magenkrebs *nie plötzlich* in einem bis dahin gesunden Magen aufträte. Diese Untersuchungen und Auffassungen belegen den bereits von v. Bergmann (1926) geäußerten Hinweis: „Je mehr man die Anamnese vertieft, wird man häufiger Fälle erleben, bei denen von einem plötzlichen Anfang durchaus nicht gesprochen werden kann. Ganz langsam und schleichend entwickeln sich die Beschwerden. Wie oft kann der Kranke uns einen präzisen Termin des Beginns überhaupt nicht angeben."

Wir haben uns bewußt abzuwenden von der Auffassung, daß kurze Anamnese und Magencarcinom zusammengehören. Es darf aus dieser Einstellung heraus ein Magenprozeß nicht leichtfertig für gutartig gehalten werden, wenn Beschwerden über längere Zeit bestehen. Kann doch, wie wir wissen, eine chronische Gastritis der Krebserkrankung vorausgehen oder ihr den Boden bereiten! Der alte chronische Gastritiker aber hat entweder einen völlig unempfindlichen und fast funktionslosen Magen oder er ist seitens des Magens seit Jahren oder Jahrzehnten empfindlich. Gerade bei diesen letzten, den „ewig" Magenschwachen, die der Hausarzt als solche kennt, ist es schwer, den Beginn der Carcinomentwicklung zu erfassen.

Dem Stadium der relativen Latenz gilt unsere ganze Aufmerksamkeit. *Kachexie und Abmagerung sind keine Frühsymptome;* aber die *allmählich* einsetzende Gewichtsabnahme verdient Beachtung. Ein Nachlassen an Frische, Spannkraft und Elastizität werden frühzeitig selbst bemerkt. Als Ursache wird Neurasthenie, Ärger, Überarbeitung, Altern oder Arteriosklerose angenommen. Katsch (1937) weist mit Nachdruck darauf hin, daß der unvoreingenommene Eindruck von dem Kranken Mattigkeit und frühzeitige Alterung verrät, während er noch kurz vorher für sein Alter besonders jung wirkte. Der Kranke selbst ist gewöhnlich mehr geneigt, der eben spürbaren körperlichen und psychischen Veränderung nachzugeben oder sie mit Energie zu verdrängen. Eng verknüpft mit der beginnenden Abmagerung ist die Appetitlosigkeit. Sie fällt erst auf, wenn sie beängstigende Formen annimmt.

Lange bevor ein manifester *Widerwillen gegen Fleisch* besteht, welchen Rütimeyer (1918) in ungefähr bei 60% (besonders gegenüber gekochtem Rindfleisch — R. Schmidt 1916) feststellt, ist ein *Rückgang der Freude am Essen* bemerkbar. Der Kranke wird wählerisch, ändert seine Eßgewohnheiten und hat *kein Interesse für seine einstigen Lieblingsspeisen.*

Im Falle einer sog. *maskierten Magenanamnese* wird der ärztliche Blick vom Krebsverdacht abgelenkt auf die bei dem älteren Menschen oftmals *beginnende Kreislaufinsuffizienz.* Im übrigen können die Beschwerden im Beginn unbestimmt sein: Obstipation, Diarrhoe, Völlegefühl, unangenehme Blähungen, Sodbrennen, Früh-, Spät- und Nüchternschmerz.

Örtliche Magenbeschwerden können in frühen Stadien ganz fehlen oder sie sind gering. Aus Röntgenkontrollen ergibt sich, daß eine voraufgehende Gastritis, die in Schüben verlaufen kann, auch das Anamnesenbild eines Magencarcinoms beeinflußt. Die Therapieresistenz von gastritischen Beschwerden verlangt besondere Aufmerksamkeit. Vorübergehende Besserung und Gewichtszunahme dürfen nicht Veranlassung geben, die Röntgenkontrolle zu unterlassen. Eine auffallende *Blässe,* die auf einer Anämie beruhen kann, ist im allgemeinen ein Spätsymptom; aber es gibt Krebse, die verhältnismäßig frühzeitig bluten. Der erste Eindruck der Blässe muß Veranlassung zur Bestimmung des Hämoglobinwertes geben.

Sodbrennen ist keineswegs ein Zeichen für Superacidität. Wir kennen auch Acidismus bei sub- und anaciden Magensäften (Katsch). Während ausgedehnte Fornixcarcinome subjektiv symptomlos wachsen können, macht ihr Übergreifen auf die Kardia Beschwerden. Das erste subjektive Zeichen der Beteiligung der

Kardia ist eine schmerzlose Dysphagie. Große Bissen bleiben hinter dem Sternum stecken, ganz besonders bei hastigem Kauen. Flüssige Kost passiert zunächst ungehindert. Das Fortschreiten des Prozesses bringt auch einen Stop für Flüssigkeiten. Die *Dysphagie* wird subjektiv stärker empfunden. Ein Stop für Flüssigkeiten spricht dafür, daß die ganze Circumferenz der Kardia vom Carcinom ergriffen ist. Aufstoßen nach der Mahlzeit wird unmöglich. Unmittelbares Hochkommen von Luft kann als Hinweis auf das dauernde Offenstehen der starren Kardia gedeutet werden. Bei enger Stenose, die durch entzündliche Vorgänge zum vollständigen Verschluß werden kann, kommt es zum Regurgitieren ohne Brechreiz. Schmerzen hinter dem Brustbein können krampfartigen Charakter tragen und in Schulter und Nacken ausstrahlen. Tritt der Krebs zum Zwerchfell in Beziehung, so kann Singultus auftreten.

Erbrechen ist bei maligner Pylorusstenose häufig. Es ist ein *Spätsymptom*, findet sich beim weiblichen Geschlecht eher infolge der an sich schon gesteigerten Brechbereitschaft. Erbrechen in Frühstadien kann uns vor schwierige diagnostische Entscheidungen stellen.

Der *Schmerz* kann alle Übergänge von einfachem Druckgefühl bis zu schweren Schmerzzuständen zeigen. Seine Ausstrahlung bietet nichts Charakteristisches. Erst wenn das Carcinom in die Nachbarorgane eingewachsen ist, treten Rechtsschmerz bei Leberbeteiligung und Linksschmerz bei Einbeziehung des Pankreas auf, starker Schmerz bei Einbeziehung von Ganglien. Die maligne Pylorusstenose bringt Magensteifungen und schmerzhaft gesteigerte Peristaltik hervor. Schmerztypen wie beim Magenulcus kommen vor. In bezug auf die Nahrungsaufnahme findet man, daß die Schmerzen gewöhnlich nachlassen, wenn die Speisen den Magen verlassen. Bei Pylorusinsuffizienz mit Sturzentleerung können wir Beschwerdefreiheit finden mit einem nach der Nahrungsaufnahme rasch wieder auftretenden Hungergefühl.

Die gutartige Pylorusstenose kann viel beschwerdereicher und schmerzhafter sein als die maligne. Schon das Darniederliegen des Appetits bei Carcinomkranken bringt es mit sich, daß weniger Diätfehler gemacht werden, welche bei gutartiger Stenose zum Gastrospasmus führen. Auch ist die Muskulatur des Carcinommagens oft schwach. Der Kontrast zwischen dem Grad der Stenose und der Geringfügigkeit der Schmerzempfindung ist bei fortgeschrittenen Carcinomen unter Umständen erstaunlich (R. SCHMIDT 1906).

Auch das Symptom des „schmerzhaften Hungers" (R. SCHMIDT 1906) kann ausnahmsweise bei Carcinom vorkommen. Das Phänomen des „schmerzhaften Hinübersinkens" findet man bei entsprechendem Lagewechsel, wenn ein beweglicher Magentumor — ganz besonders bei lokaler Perigastritis — sich unter Schmerzen der Schwere nach bewegt.

Bluterbrechen und Teerstühle können als Initialsymptome auftreten und den Kranken zum Arzt führen. Kaffeesatzartiges Erbrechen wird ein aufmerksamer Patient beobachten, jedoch kommt Derartiges auch bei gutartigen Stenosen vor.

Der Stuhlgang des Magenkrebskranken bietet meist nichts Besonderes. Achylie und Sturzentleerung können Durchfälle bedingen, bei Pylorusstenose findet man Stuhlträgheit. In fortgeschrittenen Stadien fehlt sie selten.

Bemerkenswert ist, daß das relativ latente Magencarcinom den Lebensrhythmus des Kranken stören kann. So beobachtet man bei Landleuten, daß sie den Gewichtsverlust, den die arbeitsreiche Erntezeit regelmäßig mit sich bringt, in der Winterruhe nicht mehr ausgleichen, wenn sie an Magenkrebs erkranken. Die Rekonvaleszenz nach Infektionskrankheiten (Pneumonie, Erkältungen u. a.) schleppt sich hin, und der Kranke und leider auch oft der Arzt werden nicht aufmerksam. Nachtschweiße, schlechter Schlaf, unerklärte Müdigkeit, Nachlassen geistiger Frische, Gereiztheit gehören zu der „asthenischen Form" des Magenkrebses, während der Kranke und oft auch der Arzt geneigt sind, Symptome und Beschwerden auf das Lebensalter oder auf allgemeine Arteriosklerose zu beziehen.

f) Klinisches Bild des fortgeschrittenen Magenkrebses.

Konstitutionstypische Untersuchungen über die Bevorzugung durch Magenkrebs haben zu keinem Ergebnis geführt. Für die Beurteilung des Krankheitszustandes ist der Ernährungszustand von Bedeutung. „Man sieht dem Körper an, daß er abgemagert ist, selbst wenn relativ noch ein großer Fettreichtum besteht. Der Fettschwund des Unterhautzellgewebes macht die Haut in Falten abhebbar, die Muskulatur läßt sich in Konsistenz und Form als aufgezehrt erkennen, Hautfalten haben sich an den abhängigen Partien des Abdomens in der Glutäalgegend entwickelt" (v. Bergmann 1926). Der Gewebsturgor hat gelitten; die Haut ist welk und schlaff, fast wie eingetrocknet.

Wir haben das unserer Generation so geläufige Bild eines Dystrophikers vor uns. Auch Ödeme können vorhanden sein.

Der Kranke zeigt die mehr müde und indifferente, als leidende „abdominelle Facies", welche dem klinisch Erfahrenen den Verdacht einer „malignen Erkrankung — eines Magencarcinoms" aufkommen läßt. Relativ frühzeitig kann manchmal der erfahrene Arzt diesen Eindruck haben, ohne daß eine deutlich zu beschreibende Veränderung vorliegt. *Solchen auch nur schattenhaften Eindruck sich nicht zerstreuen zu lassen, sondern gewissenhaft dem Verdacht nachzugehen, ist ein Gebot der Krebsdiagnostik.* Deutlich wird dieses „Krebsgesicht" in fortgeschrittenen Stadien, besonders wenn schon Lebermetastasen vorliegen.

Körpergewichtsabnahme braucht nicht vorzuliegen. Angaben sind oft vage, besonders in Zeiten allgemeiner Not und Mangelernährung nicht zu verwerten. Genaue Kontrolle des Körpergewichts wird nötig. Langsam oder rapid schwindet das Gewicht, selbst wenn die Nahrungsaufnahme angeblich ausreichend ist. Auch Gewichtsabnahme in Schüben gibt es, ja erhebliche Remissionen. Solche Gewichtszunahmen — oftmals erreicht unter einer Diätkur — dürfen Argumente, die für Carcinom sprechen, nicht entkräften.

Ein Versuch von R. Schmidt (1911, 1916), aus der Vielfalt der klinischen „Krebsbilder" besondere Typen herauszuheben, kann nur als solcher gewertet werden. Der „mumifizierende Typus" (besonders der alten Leute) entwickelt sich als Ausdruck hochgradiger Austrocknung. Es imponiert das Bild der ausgeprägten *trockenen Dystrophie*. Nicht immer liegt hier ein stenosierendes Carcinom mit profusem Erbrechen vor, sondern der pathophysiologische Vorgang der Wasserverarmung wird durch Alterung *und* allgemeine Gewebsschädigung bedingt. Die *„hydropisch-anämische Form"* soll vorwiegend bei jüngeren Menschen auftreten. Die Ödematose kann das Bild eines „Hungerödems" bieten. Zweifellos liegen dieser krebsbedingten Wasserstoffwechselstörung ähnliche Momente zugrunde wie beim Inanitionsödem: Gewebsschädigung und Eiweißverarmung. Untersuchungen von Wacker und Alphonse (1945) liefern einen Beitrag dazu. Im Blut fanden sie Verminderung der Albuminfraktion; in auffallendem Maße, wenn Lebermetastasen vorlagen (weitere Angaben bei Roost 1947).

Petermann und Hogness (1948) haben die Hypoproteinämie beim Magencarcinom näher charakterisiert. Es kommt auch nach ihren Untersuchungen zu einer deutlichen Erniedrigung des Plasma-Albumingehaltes. Von den Globulinen ist das α-Globulin etwas vermehrt, während β- und γ-Globulin normale

Werte zeigen. Das Fibrinogen ist etwas vermehrt. Nach Entfernung des Magencarcinoms normalisieren sich die Globulinzusammensetzung und der Fibrinogenwert. Die Zunahme des Albumins erfolgt indessen nur sehr langsam, auch wenn die Patienten bei stark positiver N-Bilanz gehalten werden. Elektrophoreseuntersuchungen von menschlichem Plasma in Acetat-Chloridpuffer bei p_H 4 — von den gleichen Autoren — ergab das Vorliegen einer Säure-Proteinkomponente. Dieser besondere Eiweißkomplex sei stark vermehrt. Nähere Untersuchungen über dessen Eigenart stehen noch aus.

Beim „anämischen Typus", der häufigen, nicht nur durch okkulte Blutungen hervorgerufenen hypochromen Tumoranämie beobachtet man Brüchigkeit der Nägel mit longitudinaler Furchung oder Querwulstung. Vermehrte Pigmentierung, diffus oder lokalisiert, schafft eine Ähnlichkeit zum Morbus Addison. Unter Umständen findet man eine ähnliche Hautverfärbung, wie sie bei der Anaemia perniciosa auftritt (RISAK 1942). Es darf ferner an die Beobachtungen von SCHRIDDE (1922) erinnert werden, daß bei Krebsträgern, besonders in den Augenbrauen und in der Schläfengegend, das Vorhandensein bzw. das *Wiederauftreten von schwarzen, steifen Haaren* zu finden sei. Dies trifft in der Tat manchmal zu, aber nur manchmal. Daß ein Carcinom mit Fieber verläuft, kommt vor. KALK (1938) weist auf den Typ des larvierten Krebses hin, der unter dem Bild einer Sepsis lenta verläuft. Schweiße, auch Nachtschweiße, kommen vor, solange der Kranke das Austrocknungsstadium nicht erreicht hat.

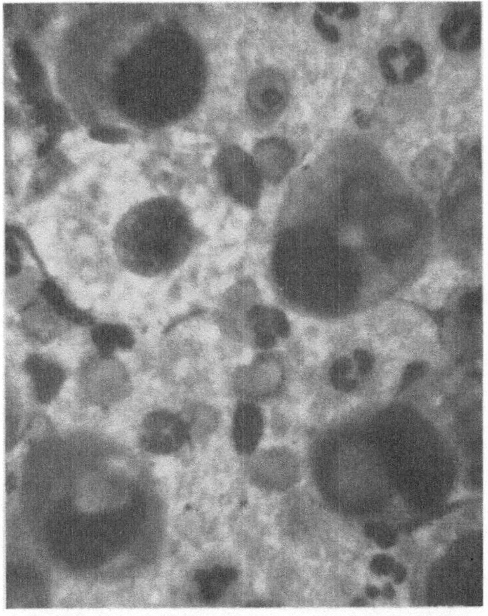

Abb. 180. Lymphknotenpunktat bei metastasierendem Magencarcinom (VIRCHOWsche Drüse). Große Tumorzellen mit mehreren großen Nucleolen. Eine Zelle zeigt diffuse Vacuolisierung des Plasmas. Daneben segmentierte Leukocyten und Lymphocyten.

Die Palpation des Tumors selbst stößt auf Schwierigkeiten; kleine Tumoren sind nicht zu fühlen, auch große vom Typ des „Markschwamms" manchmal nicht. Nur positiver Tastbefund ist diagnostisch belangvoll.

Sitz, Größe, Oberfläche und Konsistenz eines Tumors sind zu beachten. Der maligne Tumor ist gewöhnlich hart, seine Oberfläche oft höckrig. Über die wahre Größe des Tumors liefert der Tastbefund stets eine unzureichende Vorstellung. Nach Eröffnung der Bauchhöhle zeigt sich, daß die Geschwulst größer ist, als sie bei der Palpation erschien. KALK (1938) weist mit Recht darauf hin, daß ein großer Teil der Magencarcinome eine geringe Bauchdeckenspannung im linken Oberbauch verursacht, welche wohl auf das Übergreifen des Tumors auf das Peritoneum zurückzuführen ist.

Die Palpation muß ferner nach Metastasen suchen. Man wird die Lymphdrüsenregion der linken Supraclaviculargrube, die Leber und den Nabel abtasten und eine rectale Untersuchung anschließen. Schmerzangaben können auf andere Metastasenlokalisationen hinführen.

Eine Prüfung auf Druck- und Klopfempfindlichkeit ergibt wenig, was für das Carcinom charakteristisch ist.

Untersuchungen des Mageninhaltes. Technisches s. Untersuchungsmethoden S. 268 ff.

Die Ausheberung des Magens mit der Verweilsondenmethode erscheint beim Carcinom von besonderer Wichtigkeit. Neben der Feststellung einer Achylie ergeben sich Rückschlüsse auf Motilitätsstörungen. Im Mageninhalt werden, sobald die freie Säure fehlt, Milchsäure und Milchsäurebacillen zu suchen sein. Das Vorliegen einer Anacidität bzw. einer Achylie hat bei der Diagnose des Magencarcinoms, seitdem v. d. Velden 1879 diesen Befund zuerst erhob, eine große Rolle gespielt. Jedoch wird nicht in jedem Falle eine Achylie gefunden.

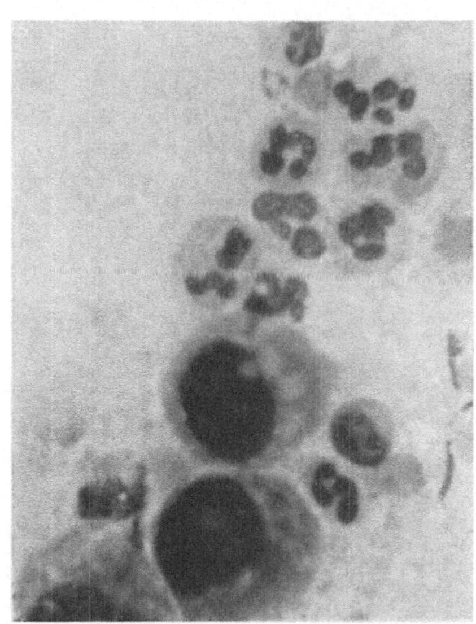

Abb. 181. Punktat einer Lymphknotenmetastase bei Magenkrebs. Große Tumorzellen mit stark angefärbtem Kern. Vacuolen im Plasma. Daneben segmentkernige Leukocyten.

Der Entstehungsmodus der Achylie ist überdies ungeklärt. Bereits bei kleinen Carcinomen oder Carcinomen der Pylorusgegend produziert in vielen Fällen das Magenkorpus schon frühzeitig keine Säure mehr, ohne daß eine Atrophie der Schleimhaut vorliegt. Auch auf den stärksten Reiz hin, die Histamininjektion, erfolgt in der Mehrzahl der fortgeschrittenen Carcinome keine Abscheidung von freier Salzsäure (s. auch Comfort 1951).

Aus einer Übersicht von Kade (1949) ergibt sich folgende Verteilung der Säureverhältnisse bei 200 Magencarcinomen:

Freie Säure in 31 %   Anacidität in 69 %
(normacid   8 %
 superacid   5 %
 subacid   18 %).

Beachtenswert sind die Magensaftverhältnisse beim Carcinom, welches auf der Grundlage eines chronischen Magenulcus entsteht. Hierbei kann recht lange eine Säuresekretion erhalten bleiben. Nach den Beobachtungen von Kalk (1938) kann sich der Umschlag zur Achylie rasch innerhalb weniger Tage vollziehen. Das Ringwallcarcinom, welches sich auch durch seine übrige Symptomatik von den anderen Krebsformen unterscheidet, hat nach Brühl (1944) nur in 10 % eine histaminrefraktäre Anacidität. Bei dieser Carcinomform findet man relativ häufig superacide Magensäfte (nach Brühl in 13 %).

Für die Differentialdiagnose ist das Fehlen von Salzsäure auf Histaminreiz ein wichtiges Zeichen, besonders im Hinblick auf die Charakterisierung geschwüriger Magenprozesse. Findet sich im Magen eine große Nische und gleichzeitig Achylie, so spricht diese Kombination für Magencarcinom, solange nicht sehr wichtige Gründe gegen diesen Verdacht vorliegen. Der *Chloridgehalt* des Magensaftes kann uns entgegen Angaben der Literatur nichts aussagen (Werth an unserer Klinik 1940), was für die Krebsdiagnose wertvoll wäre. Niedrige Werte für Gesamtchlor, wie sie beim Carcinom häufig gefunden werden, ergeben sich auch bei gutartigen Achylien und bei Perniciosa. Untersuchungen über den Fermentgehalt des Magensaftes zeigen, daß das Pepsin fehlt, wenn freie Säure nicht nachweisbar ist. Je schwerer die anatomische Schädigung der Magenschleimhaut ist, desto mehr ist die Pepsinbildung in Mitleidenschaft gezogen.

Veränderte Bewegungsvorgänge am krebskranken Magen. Katsch hat 1937 betont, daß der Nachweis eines *Bewegungsdefektes* für die Frühdiagnose wichtiger sei als die Erkennung eines Füllungsdefektes (auf dem Röntgenbild).

ONODERA und Mitarbeiter (1931), DANIELOPOLU (1930), CARLSON (1912), CHRISTENSEN (1931), GOETTE und Mitarbeiter (1937, 1938, 1943) und SÜSSENBACH (1930) haben über mechanographische Studien am Magen und ihre diagnostische Bedeutung berichtet. 1938 hat BRAUCH aus unserer Klinik Bewegungsstudien am Krebsmagen veröffentlicht. Im Frühstadium kann dabei die Frequenz der Magenperistaltik herabgesetzt sein. Ihr Rhythmus ist oftmals unregelmäßig. Jedoch ist die Hypokinesie keineswegs obligatorisch und ununterbrochen. Entgegen der Beobachtung von ONODERA wurden Peristaltiksalven am Carcinommagen registriert.

Die Aufzeichnung des Peristaltikablaufes bei der carcinomatösen Infiltration läßt bereits vor Beeinträchtigung der sekretorischen Funktion im Sinne einer histaminrefraktären Anacidität Unregelmäßigkeiten erkennen. Diese Bilder zeigen zugleich die Abnahme der Kontraktionsfrequenz im Gegensatz zu der „tachyperistaltischen Ulcusarrhythmie".

BRAUCH kommt zu dem Ergebnis, daß Mechanogramme im Verein mit anderen Verdachtsmomenten für die Diagnose eines Carcinoms verwandt werden dürfen. Den Standpunkt von ONODERA, der der mechanographischen Methode größere Treffsicherheit als dem Röntgenverfahren zumißt, können wir nicht einnehmen. Auch ist der Ausbau des mechanographischen Verfahrens nicht so weit gelangt, daß man von einer Routinemethode sprechen kann. Die Entwicklung der Röntgenkymographie (P. STUMPF 1936) hat jedoch ermöglicht, die Bewegungsvorgänge des Magens genauer zu analysieren (WELTZ 1940). Wenn auch die Übertragung des Verfahrens auf die klinische Diagnostik des Magen- und Darmkanals nur erst geringen Umfang zeigt, so muß auf die Ausdeutung der BRAUCHschen Versuche durch WELTZ hingewiesen werden. Danach seien durch BRAUCH keine Arrhythmien der Peristaltikfrequenz gefunden worden, sondern es handele sich um Arrhythmien im *Tonuswechsel*. Die Frequenz der Peristaltik bleibt bei diesen Arrhythmien weitgehend regelmäßig, jedoch ändert sich mit dem wechselnden Tonus die Amplitude der peristaltischen Welle. Damit entgehen peristaltische Wellen der Registrierung durch die Ballonsonde. Sie verzeichnete Druckänderungen, die aber nichts Sicheres über die Zugehörigkeit zu Tonus oder Peristaltik aussagen. Die Carcinomentwicklung nimmt danach nicht Einfluß auf die Peristaltik des Magens, sondern auf den Magentonus.

Okkulte Blutungen. Es ist BOAS (1914, 1925), der auf die Bedeutung des dauernden Nachweises okkulten Blutes im Stuhl bei Magencarcinom hinwies. Nächst ihm hat unter anderen auch ganz besonders ANSCHÜTZ (1925) die Wichtigkeit dieses Befundes betont. Die Angaben über die Häufigkeit sind bei BOAS mit 95,9%, ANSCHÜTZ mit 94%, FRICKER (1921) mit 96% und RÜTIMEYER (1918) mit fast 100% zu finden.

KADE (1949) findet in 78% die Proben auf okkultes Blut positiv. Die Unterschiede in diesen Zahlen ergeben sich aus der Zusammensetzung des Krankengutes. Die früheren Statistiken berücksichtigen Carcinome, die in ihrem Wachstum weit fortgeschritten sind. Je mehr die Erfassung von Frühstadien des Carcinoms zunimmt, desto weniger wird man okkultes Blut im Stuhl mit Regelmäßigkeit nachweisen. Bereits 1937 vertritt KATSCH den Standpunkt, daß den Literaturangaben, nach denen beim Magenkrebs in 80—100% okkultes Blut im Stuhl nachzuweisen ist, nicht beizupflichten sei. Für die Frühdiagnose treffen diese Zahlen nicht zu.

Daraus ergibt sich, daß dem positiven Blutbefund eine größere Bedeutung zukommt als dem negativen, was bereits BOAS ausgesprochen hat. v. BERGMANN formuliert folgendermaßen: „Fehlende okkulte Blutungen bei mehrtägiger Untersuchung — 4—8 Tage lang — sprechen gegen ein Magencarcinom." Heute wird man vorsichtiger sagen: sie sprechen gegen ein fortgeschrittenes Carcinom.

Konjetzny (1938) weist darauf hin, daß im Einzelfalle bei allen diagnostischen Erwägungen nicht übergangen werden darf, daß auch Magencarcinome mit negativem Blutbefund vorkommen. Bereits 1914 hat Konjetzny über die Gewebsvorgänge, welche die okkulten Blutungen des Carcinoms verursachen, berichtet. Sowohl in den Randpartien des Magencarcinoms, als auch in seinem entzündlichen Stroma sind zahlreiche Capillaren zu finden. Diese Capillarisierung stellt einen reaktiven Vorgang dar. Fortschreitendes Wachstum und dauernder Zerfall eines Carcinoms führt zur Eröffnung der Gefäßsprossen, woraus sich dauernde Sickerblutungen ergeben. Diese Sickerblutungen fehlen, wenn die Schleimhaut erhalten ist. In großer Zahl trifft dies für die Frühformen des Magencarcinoms zu und für die intramural wachsenden Krebse. Andererseits kann auch bei diesen schon frühzeitig eine Schleimhautulceration auftreten.

Wird eine okkulte Blutung gefunden, so stehen wir vor einer Reihe verschiedenster diagnostischer Schwierigkeiten. Das Carcinom, welches blutet, kann außer im Magen auch noch im übrigen Teil des Verdauungskanals lokalisiert sein. Schließlich besteht die Möglichkeit, daß die Blutung aus einem Ulcus stammt oder durch Infarkt, Purpura, Tuberkulose bedingt ist. Zweig (1949) findet auffallend häufig, nämlich in 80% der *akuten* Fälle von Ulcus duodeni okkultes Blut, beim Darmcarcinom in 95%. Zur Differentialdiagnose zwischen gutartigen und malignen Ulcerationen ist das weitere Verhalten der okkulten Blutung zu beachten. Beim gutartigen Ulcus wird die Blutung unter entsprechender Therapie schwächer und hört ganz auf, während sie beim Carcinom selbst wochenlang stets positiv bleibt. Dies ist der Inhalt eines Lehrsatzes (Kalk 1938): *„Ulcera, die dauernd bluten, gehören zu den größten Seltenheiten, wenn das Ulcus entsprechend behandelt wird."*

Es genügt hier ein Hinweis, daß der Blutnachweis die genaueste Beachtung der technischen Anweisungen verlangt und ein Arbeiten mit reinsten Chemikalien unumgänglich ist (vgl. S. 346). Als Fehlerquellen sind Möglichkeiten auszuschalten, daß Blut aus Nahrungsmitteln stammt. Fehlerquellen der katalytischen Methoden selbst beruhen auf dem Vorkommen von Nahrungsmitteloxydasen, Oxydasen tierischer Zellen und Sekrete und anderer Substanzen, die den katalytischen Vorgang beeinflussen (s. Luger 1928).

Krebsanämie. Die Carcinomanämie hat auffallende Ähnlichkeit mit der essentiellen hypochromen Anämie (Schulten 1934), welche zwar nur bei Frauen vorzukommen scheint, jedoch ihrem Wesen nach eine Eisenmangelanämie darstellt. Eine Eisenresorptionsstörung, die vornehmlich durch Abänderung der Magensaftzusammensetzung und Sekretion (Mettier, Kellog und Rinehart 1934) bedingt ist, muß man auch bei der Achylie des Magenkrebses annehmen.

Daneben spielt eine erhöhte endogene Eisenbindung an Zellen des reticuloendothelialen Systems eine Rolle. Schließlich gehören chronische Blutverluste in den Kreis der Faktoren, die die Magencarcinomanämie bedingen. Ob genetische Momente im Sinne einer Eiweißmangelanämie bei der Tumoranämie eine Bedeutung haben, bedarf noch der Klärung, wobei das Problem nicht in einem exogenen Eiweißmangel, sondern in der Möglichkeit begründet liegt, daß die Carcinomtoxikose die Bildung eines regelrechten, einbaufähigen Globinkomplexes hemmt. Mitteilungen von Sippschaftstafeln (Schulten 1934, Thiele und Kühl 1938) lassen gelegentlich Beziehungen zwischen Achylie, hypochromer Anämie und Magencarcinom erkennen.

Es ist die Frage, wieweit Haut- und Schleimhauterscheinungen beim Magencarcinom auf einem Eisenmangel beruhen. Waldenstrøm (1940) und Hallén (1937) schildern monosymptomatische Formen von Eisenmangelerkrankungen, welche ohne Anämie nur einzelne Haut- und Schleimhautsymptome zeigen. Für die Nagelveränderungen (Koilonychie, spoon nails) kann die Deutung des Eisenmangels angenommen werden (HEILMEYER und PLÖTNER 1937, HEILMEYER 1942).

Die Zunge des Carcinomkranken zeigt nicht selten Ähnlichkeit mit der HUNTERschen Zunge. Die Schleimhautatrophie führt dazu, daß sie glatt, glänzend, auch trocken und pergamentartig erscheint. Auch hierin findet sich eine Parallele zur essentiellen hypochromen Anämie.

Das rote Blutbild trägt die Kennzeichen der schweren Eisenmangelanämien mit Hypochromie, Anisocytose und Poikilocytose. Häufiger als bei anderen Eisenmangelanämien tritt eine deutliche Makrocytose auf (BOCK 1934, CHENEY 1934, GOLDHAMER 1938, MONASTERIO 1939). Injektionen von Magensaft Magencarcinomkranker bei Kaninchen bewirken eine makrocytäre Verschiebung des Erythrocytendurchmessers. Auf welcher Grundlage sich gegebenenfalls die Makrocytose ausbildet, ist unentschieden. WOLF und STICH (1939) glauben an Auswirkungen eines besonderen Stoffes, welchen das Tumorgewebe abgibt. Im Gegensatz dazu möchte BOCK Störungen in der Bildung des intrinsic factor als Ursache der Makrocytose annehmen. Nach akuten Blutungen steigt die Retikulocytenzahl im Blut als Ausdruck dafür, daß das Mark noch reaktionsfähig ist. In seltenen Fällen trägt die Krebsanämie ausgeprägte hämolytische Züge (WILKEN 1952).

Das Sternalpunktat ergibt unterschiedliche Befunde (KIENLE 1943). Selten findet man eine Markhypoplasie (ROHR 1940, 1949). In der Mehrzahl beobachtet man eine Hyperplasie, besonders im Anteil der Normo- und Makroblasten (KADE 1949). Es werden vermehrt basophile Erythroblasten gesehen, die Ausdruck der Zellreifungsstörung sind.

Mischinfektionen eines zerfallenden Tumors, Knochenmarksreizung durch Carcinomwirkstoffe oder Metastasen können eine beträchtliche **Leukocytose** hervorrufen. GULKEWITSCH (1941) beobachtete Werte bis zu 26000. Dementsprechend findet sich auch eine Reizverschiebung des weißen Knochenmarkes. Anzeichen toxischer Leukocytenschädigung werden meist vermißt. Übersegmentierte Zellen lassen sich in 1% finden (KADE 1949). BOCCUZZI und PAOLINO (1948) wiesen auf das Fehlen der Leukocytose hin und glauben aus der Lokalisation des Magenkrebses dafür Erklärungen geben zu können, die uns aber unbewiesen erscheinen. Das Fehlen von Antiperniciosastoffen soll bei Antrumcarcinomen (Befallensein der MEULENGRACHTschen Drüsen) und nach Magenresektion eine Leukopenie bedingen.

Die **Thrombopoese** ist gewöhnlich unbeeinflußt.

Durch Sternalpunktion gelingt mitunter der Nachweis von Tumorzellen. Knochenmetastasen von Tumoren sollen frühzeitig im Manubrium des Brustbeins vorkommen (LEITNER 1945).

Erwähnenswert sind die Untersuchungen von FALZOI und TERZI (1940) bei 19 Magencarcinomkranken, deren Vorgeschichte nur etwa 3 Monate zurückreichte. Es bestand fast stets eine hypo- oder normochrome Anämie. Das Knochenmark zeigte in den meisten Fällen eine Entwicklungshemmung der Erythroblasten mit vorwiegender Basophilie. Die SINGERsche Reticulocytenreaktion bei Ratten, ausgelöst durch Injektionen von Magensaft Krebskranker, fiel stets positiv aus. KADE (1949) teilt in vorbildlicher Weise eine Zusammenstellung über die Blutbildveränderungen bei 200 Magencarcinomen mit. Es befanden sich darunter 24 mit beginnender bösartiger Schleimhautveränderung. Die Auswertung ergibt folgendes:

$^1/_3$ der Magencarcinomträger hatten normale Hämoglobin- und Erythrocytenwerte. 34% zeigen eine normochrome, 18,5% hyperchrome und 17%

hypochrome Anämie. Auch Frühstadien des Magencarcinoms *können* Blutbild-veränderungen zeigen. So fand sich bei oberflächlichen Schleimhautkrebsen in der Hälfte der Fälle eine Anämie.

Blutbild bei Magenkrebs auf Grundlage von perniziöser Anämie. Bereits früh-zeitig läßt sich eine Krebsentwicklung an dem Verhalten des Blutbildes einer Anaemia perniciosa erkennen. Trotz ausreichender Leberbehandlung entwickelt sich eine hypochrome, meist leberrefraktäre Anämie. Die Leukocytenwerte nehmen zu. Im Differenzblutbild zeigt sich zunehmende Linksverschiebung mit Abnahme der relativen und absoluten Lymphocytenwerte. Diese Umwandlungen bedeuten einen Hinweis auf eine hinzugetretene zweite Erkrankung. Nach KADE (1949) ist in 75—100% die Ursache dafür in einer neoplastischen Um-wandlung von Magenschleimhautbezirken zu suchen. Es muß jedoch betont werden, daß es Fälle gibt, in denen trotz Wachstums eines Carcinoms die Kom-pensation des megalocytären hyperchromen Blutbildes lange unbeeinträchtigt bleibt.

Schließlich muß an eine Krebsentwicklung gedacht werden, wenn die Leber-bedürftigkeit einer Anaemia perniciosa zunimmt.

Der Serumeisenspiegel (HEILMEYER und PLÖTNER 1937) ist im fortgeschritte-nen Stadium erniedrigt. Frühfälle lassen dieses Symptom vermissen. Die Blut-mauserung selbst entspricht beim Carcinom der Norm oder ist zeitweilig erheblich gesteigert. Unter der carcinomatösen Toxikose wandert Eisen aus dem Plasma ab und wird im Gewebe fixiert, ohne daß dem Knochenmark genügend Eisen zur Hämoglobinbildung zur Verfügung steht.

Das Verhalten des *Blutkupfers* [Untersuchungen von HEILMEYER, KEIDERLING und STÜWE (1941)] ist beim Carcinom ähnlich wie beim Infekt. Der Kupfergehalt der Erythro-cyten vermindert sich. Dagegen vermehrt sich das Serumkupfer, und zwar stärker als durch Kupferverschiebung aus den Erythrocyten zu erklären ist. Das entspricht einer echten Zunahme des Kupfers im Gesamtblut. Die zugrunde liegenden Stoffwechselstörungen sind noch ungeklärt, auch läßt sich bisher eine spezifische Carcinomdiagnostik aus der Eisen-Kupferrelation nicht ableiten.

Blutkörperchensenkungsreaktion, Plasmaeiweißreaktionen. Magencarcinome, auch ausgedehntere, können oftmals ohne jede Beschleunigung der Blutkörper-chensenkung verlaufen. RYDMÉN (1942) fand z. B. die Senkungsreaktion in 30% der Fälle nicht erhöht, in 15% unbedeutend und in 55% stark erhöht.

Er zieht aus seinen Beobachtungen folgende Schlüsse:

1. hat die Blutsenkungsgeschwindigkeit für Differentialdiagnose zwischen Magenkrebs und Ulcus im Einzelfalle keine Bedeutung,

2. schließt eine normale Senkungsreaktion ein Magencarcinom selbst im inoperablen Zustand nicht aus,

3. spricht eine beschleunigte Blutkörperchensenkung bei einem unklaren, klinisch nicht sicher diagnostizierbaren Magenleiden mit größerer Wahrschein-lichkeit für Krebs als für Ulcus.

Bleibt die Blutsenkungsreaktion nach einer Resektion über Monate beschleu-nigt, so erweckt dies Verdacht auf Rezidiv oder Metastasen.

Positive Takatareaktion beim Carcinom weist auf Metastasierung in die Leber hin, besonders, wenn gleichzeitig das WELTMANN-Band verbreitert ist. WUHR-MANN gibt an, daß die Cadmiumreaktion (WUNDERLY und WUHRMANN 1947), welche eine einfache und schnelle Prüfungsmethode für die Serumlabilität dar-stellt, „ein fast untrüglicher Hinweis auf Magencarcinommetastasen in der Leber" ist.

Stoffwechselveränderungen, „Krebsreaktionen". Der Gesamtstoffwechsel bei malignen Tumoren ist in der Weise gestört, daß schließlich eine ausgeprägte „Carcinomkachexie" entsteht. Untersuchungen über den Gesamtstoffwechsel in den Frühstadien eines Carcinoms liegen nicht vor. Erste Beobachtungen über den *Gesamtstoffwechsel* beim fortgeschrittenen Carcinom des Menschen stammen von KRAUS (1893). Er untersuchte 4 Kranke mit Magencarcinom; alle waren fieberfrei, jedoch durch eine Anämie kompliziert. Zweifellos lag eine Steigerung des Gesamtstoffwechsels in diesen Fällen vor. Der Einfluß der Anämie ist dabei nicht abschätzbar. Auch SVENSON (1901) beobachtete Steigerung des Umsatzes, ähnlich wie MAGNUS-LEVY (1906). WALLERSTEINER (1914) verfolgte bei einem Magencarcinom den Gesamtstoffwechsel über ein Jahr. Vor der Operation lag eine erhebliche Steigerung der Wärmeproduktion vor, welche nach Entfernung des Tumors auf Normalwerte absank. Eine folgende intensive Überernährung führte zur Steigerung des Grundumsatzes, welche noch erhöht wurde durch das Wachstum eines großen Carcinomrezidivs. Sind die malignen Tumoren klein, so finden wir gewöhnlich normale Stoffwechselwerte. Man nimmt an (GRAFE 1923), daß die Stoffwechselsteigerung durch Tumorstoffe bedingt ist.

Früher sprach man viel vom *„toxogenen Eiweißzerfall"* bei Krebskranken. Er ist deutlich besonders bei Lebercarcinose. WALLERSTEINER (1914) untersuchte an 18 Krebskranken den Eiweißumsatz. Er konnte bei unkomplizierten Fällen mit nur sehr geringer Eiweißzufuhr Stickstoffgleichgewicht erreichen.

Neuerdings berichtet KAHLE (1949) über den Abbau exogen (intravenös) zugeführter Citronensäure bei Krebskranken. Es normalisiere sich der Citronensäurespiegel des Blutes schneller als bei Gesunden.

Störungen der *Nebennierenrindenfunktion* bei Krebskranken ergeben sich aus den Untersuchungen von DOBRINER und Mitarbeitern (1946, 1948). Im Harn Krebskranker wurde ein abnormer Steroidkörper (11-Hydroxy-ätiocholanolon) nachgewiesen. Es spreche ferner für eine Nebennierenrindenunterfunktion, besonders bei Magenkrebskranken, daß ein normaler Glykogengehalt der Leber durch Glucosezufuhr nur dann zu erreichen ist, wenn gleichzeitig Nebennierenrindenhormon intramuskulär injiziert wird. Die Anwendung des THORN-Testes (THORN 1947, 1948) (d. h. die Reaktion der Leukocytenformel auf Injektion von adrenocorticotropem Hormon) wird als ausreichend für die Überprüfung der Nebennierenrindenfunktion, auch bei Krebskranken angesehen (REIFENSTEIN, DUFFY und GROSSMAN 1949). Bei Magenkrebskranken ist die Reaktion auf Gabe von 25 mg ACTH einerseits in bezug auf Abfall der eosinophilen Zellen des Blutbildes und Anstieg des Kalium-Kreatininverhältnisses normal. Andererseits wird die Zunahme des Harnsäure-Kreatinin- und des Phosphor-Kreatininverhältnisses bei den gleichen Kranken in dem Ausmaß der Norm vermißt. Nach REIFENSTEIN (1949) beweist dies eine Dysfunktion der Nebennierenrinden. Die Abwandlung biochemischer Vorgänge im Organismus eines Krebskranken war Ausgangspunkt zur Ausarbeitung chemischer Krebsreaktionen. In dieser Richtung wurde zuerst von WARBURG (1926) die Glykolyse studiert. Ein Substrat, welches leicht zugänglich ist und beim Carcinom eine verstärkte Glykolyse zeigt, sind die Erythrocyten. ASCOLI und INDOVINA (1934) haben auf dieser Erscheinung eine Krebsdiagnose aufbauen wollen. Die Untersuchungen von MEYER-HECK (1939) belegen die klinische Unsicherheit des Verfahrens. Höchstwerte von Milchsäurebildung in den Ansätzen wurden bei Kranken mit Lebermetastasen gefunden. Auch die Aktivierung des Glykolysevorgangs durch Carotin sollte für die Krebsdiagnose Verwendung finden, da die Glykolyse beim Carcinom durch Carotin nicht mehr steigerungsfähig ist (WETZLER, LIGETTI und WILLSTEIN 1933). Auch *Störungen des Fermenthaushaltes* beim Krebskranken wurden als Grundlage für Krebsreaktionen gesucht. Beim Carcinom liegt der Phosphatasengehalt des Muskels niedrig. ALBERS hat (1938) der *Phosphatase* beim Carcinom eine eingehende Studie gewidmet. Die diagnostische Sicherheit der Verfahren ist zu ungenau. Besonderes Interesse hat man den Redoxsystemen im Blut Carcinomkranker entgegengebracht. Die Geschwindigkeit der Blutgerinnung zwischen Carcinomblut und dem Blut Gesunder ist nicht wesentlich verschieden, jedoch ist, um eine Gerinnungsverzögerung zu erreichen, beim Carcinomblut ein stets viel größerer Zusatz von Cystein erforderlich. PURR und RUSSEL (1934) nehmen an, daß die Sulfhydrylwirkung im pathologischen Serum abgepuffert wird. WALDSCHMIDT-LEITZ und PURR (1938) haben ein besonderes peptidspaltendes Ferment im Serum Krebskranker gefunden, das bei einem p_H von 7 das oxydierte Glutathion spalten kann. Angeregt durch die Arbeiten über Menge und Aktivität der Sulfhydrylgruppen im Serum stellte BRDICKA (1933, 1938, 1939) mit Hilfe der Polarographie Studien über die Sulfhydrylgruppen der Eiweißkörper von Carcinomseren an. Untersuchungen von Tropp (1938), Wedemeyer und Daur (1939) mit der gleichen Methode liegen vor. Entzündliche Blutveränderungen ergeben jedoch gleiche Änderungen der polarographischen Messungen wie beim Carcinom, so daß mit Hilfe der Polarographie keine zuverlässige Carcinomdiagnostik getrieben werden kann.

Die Fuchssche Reaktion (1936) beruht darauf, daß Carcinomseren reine Eiweißkörper nicht zu niedermolekularen Produkten abbauen. Zunächst wurde als Substrat nur Fibrin, später das gesamte im Serum vorhandene Eiweiß Krebskranker verwandt. Der Versuch von Minibeck (1935), die Fuchssche Reaktion mit Hilfe von Aminosäurentitration zu verbessern, ist unzureichend, wie das ursprüngliche Verfahren selbst (Hinsberg 1940).

Zu den fermentativen Prozessen, welche beim Carcinom gestört sind, gehört die von Neuberg (1910) entdeckte und von Freund und Kaminer (1925) wieder aufgenommene Hemmung der Cytolyse von Krebszellen durch Serum Krebskranker. Auch dieses Verfahren ist in seiner bisherigen Form zu unsicher, zumal auch die zum Test verwendbaren Carcinomzellen schwer zu erhalten sind. Theoretisch wäre andererseits gerade das Vorkommen von Antikörpern gegen Krebszellen in einem krebskranken Organismus hoch interessant — und nicht unwahrscheinlich, da besonders mesenchymreiche Organe sich in gewissem Umfang gegen den Krebs verteidigen.

Besondere Beachtung verdient in diesem Sinne das Verfahren zur Bestimmung fermentativer Eiweißhydrolyse nach Abderhalden (1922). Es hat sich herausgestellt, daß bei Tumoren im Organismus Fermente gebildet werden, die sich gegen tumoreigenes Eiweiß richten und deren Spezifität so ausgeprägt sein soll, daß man in die Lage versetzt wird, Tumoren mit verschiedenem Sitz zu unterscheiden. Die von Kögl und seinen Mitarbeitern (1939) erhobenen Befunde über den pathologischen Eiweißaufbau aus racemischen Aminosäuren bei Carcinomen sprechen für diese Theorie. Die Schwierigkeit der Methodik liegt in der Gewinnung reiner Substrate. Die Beurteilung des Verfahrens durch Hinsberg (1940) ist positiv. Beobachtungen von Waldschmidt-Leitz, Meyer und Hatschek (1940) sprechen dafür, daß im Serum Krebskranker solche Peptidasen, welche Dipeptide aus d,l-Aminosäuren abbauen, gegenüber dem Normalserum vermehrt sind.

Bei der Untersuchung über die Stoffe, welche die Cytolyse bei den Versuchen von Freund und Kaminer (1925) hemmen, ergab sich, daß Darmlipoide von Carcinomträgern antilytische Eigenschaften besitzen. v. Christiani (1937, 1939) konnte wahrscheinlich machen, daß diese hemmende Substanz *Cholesterinbutyrat* ist. Weder Buttersäure noch Cholesterin allein vermag eine Cytolysehemmung herbeizuführen, sondern ein fermentativer Vorgang muß den wirksamen Stoff synthetisieren. Vielleicht steht die Bildung dieser Substanz auch in Beziehung zu dem veränderten Lipasespiegel von Krebskranken (Bernhard und Köhler 1937).

Nicht nur Fermentstörungen, sondern auch *hormonale Veränderungen* im carcinomatösen Organismus sind im Hinblick auf eine biologische Carcinomdiagnose geprüft worden, ohne daß auch bisher auf diesem Gebiet ein verwertbares Ergebnis erzielt worden ist. Auf die Beziehungen von Hormonen zum Krebswachstum haben 1937 Sauerbruch und Knake hingewiesen. Lacassagne (1939) konnte experimentell den Einfluß der Keimdrüsen auf die Krebsentstehung nachweisen. Der Versuch, auf Grund veränderter innersekretorischer Zustände bei Carcinomträgern ein diagnostisches Verfahren aufzubauen, ist 1935 von Rodewald unternommen worden. Ein Krebs soll zur Bildung von Antihormonen Veranlassung geben, welche gegen das Melanophorenhormon der Hypopyhse gerichtet sind. Das Melanophorenhormon kommt in der Hypopyhse in 2 Formen vor. Die aktive Form, welche mit Ringerlösung extrahierbar ist, ist bei Krebskranken stark vermindert, die inaktive Form, welche durch Extraktion mit heißer Natronlauge darstellbar wird, stark vermehrt. Der Umwandlungsvorgang der inaktiven Vorstufe in die aktive Form ist beim Carcinomkranken durch Hemmstoffe gestört. Der Hemmstoff kommt im Blut vor und kann mit 50%igem Aceton extrahiert werden (Apitz 1943). Die Nachprüfung des Rodewaldschen Verfahrens an unserer Klinik durch Apitz (1943) ergab, daß die Reaktion für die Klinik nicht anwendbar ist. Weitere Untersuchungen von Rodewald (1938, 1939) zeigen, daß beim Carcinom ein antigonadotroper Stoff im Serum vorkommt. Die Technik der Bestimmung lehnt sich an die Aschheim-Zondeksche Schwangerschaftsdiagnose an. Nach Hinsberg (1940) hat diese Reaktion in großen Versuchsreihen ein recht aussichtsreiches Ergebnis erbracht.

Der Versuch, mit Hilfe von Harn- und Blutanalysen zu einer Krebsfrühdiagnose zu kommen, hat bisher zu keinem sicheren Ergebnis geführt. Treffende Ergebnisse konnten bei einem gemischten Krankenmaterial fast niemals gefunden werden. Entzündungen, Infektionen und Schwangerschaften haben sich stets als störend erwiesen. Alter und Geschlecht und bei Frauen auch der Genitalcyclus müssen berücksichtigt werden. Wir erwarten nicht, daß eine einzige Reaktion die Krebsdiagnose wirklich frühzeitig ermöglichen wird. Eine solche Reaktion könnte nur auf dem Nachweis „der" krebsauslösenden Ursache selbst beruhen.

Stoffwechselveränderungen (Phosphorumsatz) im Krebsgewebe des Magens.
In tierexperimentellen Untersuchungen ist gezeigt worden, daß Gewebe bösartiger Geschwülste eine gesteigerte Fähigkeit zur Aufnahme von radioaktivem Phosphor besitzen (JONES, CHAIKOFF und LAWRENCE 1940, BURK und WINZLER 1944, FORSSBERG und JACOBSSON 1945). In Untersuchungen von GRAY, SCHULMAN und FALKENHEIM (1949) wurde neutral reagierendes KH_2PO_4, in dem Phosphor als radioaktives Isotop vorhanden war, Magenkrebskranken 36 Std vor der geplanten Magenresektion intravenös verabfolgt. Die chemische Aufarbeitung und gleichzeitige Bestimmung des Radiophosphors im Gewebe nach der Operation erbrachte folgendes Ergebnis: Der Phosphorumsatz des carcinomatösen Magengewebes zeigt einen um 48,5% höheren Wert als normales Gewebe und der Umsatz der Phosphorproteine im Krebsgewebe ist um 126% gesteigert. Dies wird auf verstärkte Gewebsbildung und erhöhte Mitosetätigkeit bezogen. Aus gleichen Gründen ist auch der Lipoidphosphorumsatz des Krebsgewebes gesteigert.

g) Formenkreis des Magencarcinoms.

Kardiacarcinom. Das Kardiacarcinom ist in letzter Zeit besonders in das Blickfeld der klinischen Betrachtung gerückt worden, da das Problem seiner Operation gelöst zu sein scheint (CHURCHILL und SWEET 1942, CLAGETT 1945, SWEET 1946, 1947, 1948, PACK 1947 u. a.). Bisher war es so enttäuschend, daß der Internist das Kardiacarcinom oft sehr frühzeitig diagnostizierte, weil es schon bald Stenosesymptome macht, der Chirurg andererseits die Operation aus technischen Gründen ablehnen mußte. Es ist nunmehr möglich, größere Teile des oberen Magens und des unteren Ösophagus zu resezieren und den Magenrest bis in Höhe des Aortenbogens hinaufzuziehen, um ihn mit dem proximalen Ösophagus zu vereinigen. Diese Zweihöhlenoperation, welche einen schweren Eingriff für den Patienten bedeutet, sollte sogar auch bei größeren Kardiacarcinomen versucht werden (LEZIUS 1949), da der Eindruck besteht (vgl. auch Untersuchungen von BOCKUS 1948), daß die Carcinome der Kardiagegend durchschnittlich spät metastasieren.

HENNING und BAUMANN (1936, 1939) haben sich um Klinik und Diagnose des Kardiacarcinoms bemüht. Das Durchschnittsalter der Kranken betrug fast 60 Jahre. Das höchste Alter der 52 Beobachtungen war 77, das niedrigste 34 Jahre. Die Beschwerdedauer bis zur Diagnosenstellung ist 2—12 Monate. Endoskopisch wurden von HENNING (1937) Kardiacarcinome mit dem Ösophagoskop erfaßt. Amerikanische Autoren (PALMER und DEMMEL 1949) benutzen für die Diagnose die Gastroskopie am sitzenden Patienten. Aus einer Übersicht von HENNING (1949) ergeben sich folgende endoskopische Bilder:

1. Die Kardia ist intakt; bei ihrer Öffnung sieht man Tumormassen in der Tiefe (Fornixcarcinom).

2. Die krebsige Infiltration führt zur Entrundung des Kardiaringes oder bedingt eckige Ausziehungen.

3. Der Kardiaring wird starr, seine Lichtung ist eingeengt.

4. Die krebsige Durchwachsung der Ösophaguswand kann zu beetartigen Infiltrationen der Schleimhaut führen und das Bild der „Jasminblüte" formieren.

5. Ein Kardiatumor kann massiv, starr und breitbasig aufsitzend sein. Blutungsherde und Zerfall werden beobachtet. Neben dem Primärtumor finden sich herdförmige krebsige Infiltrationen. Es kann auch ein zottiger papillomatöser Tumor heranwachsen.

Die Beschwerden durch ein Kardiacarcinom mit den verschiedenen Stufen der Dysphagie s. S. 711, 751.

Eine gewebliche Differenzierung der Kardiacarcinome liegt bisher nicht vor. Differentialdiagnostisch bereitet der Kardiospasmus Schwierigkeiten. Kardiospasmus und Kardiacarcinom bevorzugen beide das männliche Geschlecht. Höheres Alter spricht eher für Carcinom. Beim Kardiospasmus wie beim Kardiacarcinom findet sich „ösophageales Erbrechen", welches beim Kardiospasmus, solange die Speiseröhre noch nicht schwer ektatisch und atonisch ist, mehr plötzlich, bei der Carcinomstenose erst unter zunehmendem Völlegefühl auftritt. Die Blutsenkungsbeschleunigung spricht gewöhnlich für ein Carcinom, jedoch ist dies nicht die Regel.

Sonderstellung des Ringwallcarcinoms. Die Wachstumsformen des Krebses sind anerkanntermaßen verschieden. Die klinischen Symptomenbilder dagegen sind nicht so prägnant, daß auf bestimmte pathologische Veränderungen zurückzuschließen wäre. Es ist das Verdienst von KNOTHE (1931, 1942), als röntgenologischen Typ das „schüsselförmige Carcinom" herausgestellt zu haben, und zwar auch unter Hinweis auf eine gewisse Sonderstellung des klinischen Bildes. Röntgenologisch haben sich bereits DÉRER (1934), BECKHOUIS (1935), SPÉDER (1935), GUTMANN (1937), KIRKLIN (1934), ÅKERLUND (1921) für diese Carcinomform interessiert. Die Bezeichnung „napfförmiges Carcinom" trifft nach KALK (1937) die Eigenart dieses Carcinoms besser, da die Pathologen bereits die Benennung „schüsselförmiges Carcinom" verwenden und darunter einen runden Krebs mit expansivem Wachstum und wallartig erhobenen Rändern verstehen. 1938 kam er nach klinischer Prüfung ebenfalls zu dem Ergebnis, daß die Symptomatologie des schüsselförmigen Carcinoms eine besondere ist. KALKs Mitarbeitern HÜCKEL, SIEKE und BRÜHL (1942) und BRÜHL (1944) verdanken wir Beiträge zu dieser Krebsform. An Stelle der Bezeichnung „schüsselförmiges Carcinom" kommt jetzt der Name „Ringwallcarcinom" (KALK) in Anwendung.

Im Vergleich mit anderen Magencarcinomen findet man bei dem Ringwallcarcinom nicht in demselben Maße eine Achylie. Nach den Feststellungen von BRÜHL (1944) nur in 10%. Demgegenüber zeigt diese Carcinomform in 13% eine Superacidität. Wir geben folgende Zusammenstellung nach BRÜHL:

Tabelle 52.

Carcinomform	Zahl der Fälle	Histaminrefraktäre Anacidität %	Coffeinrefraktäre Anacidität %	Sub- bzw. Normacidität %	Hyperacidität %
Polypös	51	74	8	16	—
Ringwall	30	10	27	50	13
Flach ulcerierend . .	22	59	25	16	—
Diffus.	36	84	8	8	—

Daß die HCl-Bildung bei diesem Carcinom verhältnismäßig lange erhalten bleibt, soll für seine Morphologie nicht ohne Bedeutung sein. Der schüsselförmige Defekt unterscheidet sich grundsätzlich von einem „Zerfallskrater", wie er mitunter bei polypösen Carcinomen in Spätstadien gefunden wird. Dieser Zerfallskrater entsteht nicht durch exogene Momente, sondern durch die eigenartige, gewebliche Wucherung der Geschwulst selbst. Beim Ringwallcarcinom spielt als maßgebender exogener Gestaltungsfaktor (BRÜHL 1944) die peptische Andauung eine Rolle.

Das Wachstum polypöser oder diffuser Carcinome geht verhältnismäßig schnell vor sich. Befallen werden vorwiegend ältere Jahrgänge, während das Erkrankungsalter beim Ringwallcarcinom im allgemeinen früher liegt. Wachstumstempo und Metastasierungshäufigkeit sind beim Ringwallcarcinom nicht so hochgradig, so daß diese Carcinomform noch verhältnismäßig spät zu resezieren ist (KNOTHE 1931, BRÜHL 1944). Während bei den anderen Carcinomformen mit fortschreitendem Wachstum rapider Allgemeinverfall bis zur Kachexie die Regel ist, tritt die Gewichtsabnahme der Kranken mit einem Ringwallcarcinom oftmals nicht sehr in Erscheinung. Solche Kranken äußern dabei *Schmerzen vom Ulcustyp*. Verhängnisvoll ist, daß bei Verkennung dieses Carcinoms eine Ulcusdiätkur häufig körperliche Erholung und Besserung des Röntgenbildes zeigt. WELCH und ALLEN (1949) beobachteten 2 Kranke mit Magengeschwüren, welche im Krankenhaus völlig abheilten, nach der Entlassung jedoch rezidivierten und deren krebsiger Charakter durch die folgende Resektion nachgewiesen wurde. Gleichartige Beobachtungen stammen von HELLNER (1946) und H. H. BERG (1950).

Regelmäßig ist eine okkulte Blutung festzustellen, welche aus der geweblichen Eigenart, der Kombination von krebsiger Wucherung und Ulceration, verständlich ist. Hierin liegt ein sicheres Unterscheidungsmerkmal gegenüber dem gutartigen Ulcus. Gastroskopisch ist die Differentialdiagnose zwischen Ulcus und Ringwallcarcinom am schnellsten zu erbringen. Die diagnostische Aufmerksamkeit ist dem Ringwallcarcinom besonders zuzuwenden wegen der starken Ähnlichkeit seines klinischen und röntgenologischen Bildes mit dem des Ulcus ventriculi.

Andere Formen. Das *Pyloruscarcinom* kann sich hinter den Symptomen der Magenausgangsstenose verstecken. Entsprechend der Regel, daß Krebse an physiologischen Engen frühzeitig Beschwerden machen, können bereits kleine Formen dieser Lokalisation merkliche Symptome verursachen. Das Bild des schlaffen, erweiterten Magens bei dekompensierter Stenose findet sich röntgenologisch in gleicher Weise wie bei der Ulcusstenose. Vorhergehendes Leerspülen ermöglicht die röntgenologische Darstellung. Die Magensaftverhältnisse sind von Bedeutung.

In einigen Fällen fühlen wir uns berechtigt, vom „*schmerzhaften Magenkrebs*" zu sprechen. Hinreichende Erklärungen dafür, daß in solchen Fällen bereits in Frühstadien klinisch der Schmerz hervortritt, können nicht gegeben werden. Für differentialdiagnostische Erwägungen weisen wir auf die „*larvierten Bilder des Magenkrebses*" hin, die uns unter dem Syndrom einer „progredienten Anämie" (WILKEN teilte 1952 die Beobachtung einer schweren, zum Tode führenden hämolytischen Anämie mit, die durch ein klinisch nicht erfaßtes, kleines, kaum metastasiertes Magencarcinom bedingt war), einer „zunehmenden Kreislaufinsuffizienz" oder einer „Inanition" entgegentreten.

Zusammentreffen von *Schwangerschaft* und Magenkrebs ist selten. Die Mehrzahl der Carcinome entwickelt sich in vorgerücktem Lebensalter, gewöhnlich *nach* der Fruchtbarkeitsperiode der Frau. Es liegen eine Reihe von Beobachtungen vor, daß Carcinome während der Schwangerschaft ungewöhnlich stürmisch verlaufen. Dies trifft auch für den Magenkrebs zu. Eine Verknüpfung von Proliferationsantrieben ist dabei höchstens zu ahnen. Die Metastasierung in der Schwangerschaft sich entwickelnder Krebse ist gewöhnlich umfangreich, so daß der Primärtumor am Magen im ganzen Erscheinungsbild zurücktritt (LINDSTEDT 1911, SCHMIDT 1924, SIEGMUND 1949, SCHOCKEMÖHLE 1948). Für die Klinik ist es von Wichtigkeit, daß sich, wenn auch sehr selten, hinter den Magenbeschwerden einer Schwangeren ein Carcinom verbergen kann. Hinweise können sein die ungewöhnlich stark beschleunigte Blutsenkung oder das Auftreten einer ungeklärten Anämie. ROBECCHI (1943) berichtet über die Frühgeburt eines toten Fetus bei einem inoperablen Magencarcinom der Mutter. Die Symptome des Krebses, die Zunahme des Erbrechens waren unter den Beschwerden der Gravidität nicht beachtet worden.

Auch das *Magencarcinom im jugendlichen Alter* hat eine besondere Neigung zum foudroyanten Verlauf und zur ausgedehnten Metastasierung. Eine Zusammenstellung über die Magenkrebse im jugendlichen Alter findet sich bei Konjetzny (1938). Es sind sichere Fälle bei 13jährigen Kindern beschrieben.

h) Röntgendiagnostik des fortgeschrittenen Magencarcinoms.

Die wichtigste und sicherste Methode zur Erkennung des Magenkrebses ist die Röntgenuntersuchung. Sie ist durchzuführen, sobald auch nur der geringste Verdacht auf einen Magenkrebs hindeutet. Für die Frühdiagnose ist die *kundige Röntgendurchleuchtung* unentbehrlicher als die Anfertigung einer Übersichtsaufnahme des Magens.

H. H. Berg (1930) hat die feinere Analyse des Schleimhautbildes des Verdauungskanals, des „Innenreliefs", für die Klinik durchgesetzt (s. unter „Untersuchungsmethoden" S. 328 ff.).

Neben das *Füllungsbild*, das uns das klassische Symptom des *Füllungsdefektes* und der *unregelmäßigen Konturveränderung* beim Magencarcinom vermittelt, tritt die subtilere Diagnostik auf Grund des gründlichen Reliefstudiums. Bei praller Füllung verschwinden versteckte, umschriebene Oberflächenveränderungen. Die unmittelbare Umgebung der Geschwulst ist bei der Relief-

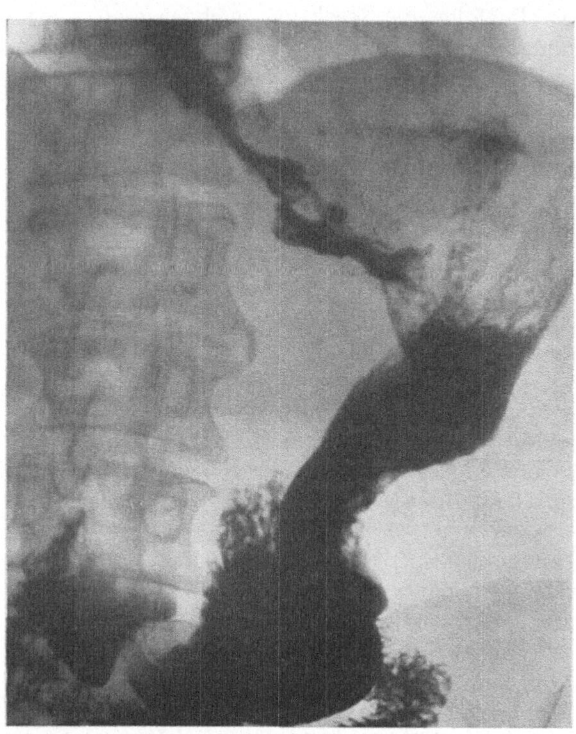

Abb. 182. Ausgedehntes Carcinom des unteren Oesophagus und oberen Magenabschnittes (65jähriger Mann, progressive Dysphagie).

darstellung zu beachten. *Zweifellos kann der Tumor ohne Verhärtung und unter einer noch intakten Schleimhaut fortwachsen.* Auf die *beginnende Starre* und den veränderten Verlauf der Schleimhautfalten ist die Aufmerksamkeit zu richten. Das expansive Wachstum des Tumors macht auffallende Erscheinungen; die polypösen Geschwülste, welche bei erheblicher Größe oft recht spät metastasieren, sind kaum zu übersehen. Sie grenzen sich gegen die übrige Magenwand meist scharf ab. Ein *Schleimhautsymptom ist der „Faltenabbruch".* Schwierigkeiten für die Tumordiagnostik finden sich im oberen Abschnitt des Magens. Hier ist die Magenwand einer direkten Palpation nicht zugänglich. Die Untersuchung des oberen Magengewölbes unter Kopftieflagerung ist für die Beurteilung dieser Gegend unerläßlich. Berg weist darauf hin, daß in der Gegend der Kardia infiltrierte Lymphdrüsengruppen Pelottenwirkungen hervorbringen, ähnlich wie die geschwollene Leber.

Kraterbildungen mit Vertiefungen können zur diagnostischen Schwierigkeit führen, wenn es um die Abtrennung einer gutartigen Ulcusbildung geht. Das Verhalten des umgebenden Magenreliefs spricht das letzte Wort (H. H. Berg),

Bei dosierter Kompression kann man aus dem angrenzenden Relief, der Höckerung und den „*Stufen*" (HAUDEK 1929) der Kurvaturen den Nachweis der malignen Struktur erbringen. Kraterbildungen von atypischem Aussehen an der großen Kurvatur sind stets carcinomverdächtig. Bewegungsstudien, die die *Starre der infiltrierten Magenwand* aufzeigen, bleiben der Durchleuchtung vorbehalten.

Diffuses, infiltrierendes Wachstum fibröser und scirrhöser Krebsformen bedingt einen allmählichen Übergang der feingehöckerten, starren Oberfläche, die im Profil wie „angenagt" gegen die noch intakten Teile des Magens erscheint. Die präpylorische Partie oder die kleine Kurvatur ist vorwiegend befallen. Schrumpffung von Magenabteilungen und gleichzeitige Dilatation der präpylorischen Partie erzeugen gegebenenfalls die „*Feldflaschenform*". Eine normale Faltenzeichnung kann völlig fehlen. Infolge der entstehenden *Pylorusinsuffizienz* kommt es zur *Sturzentleerung*.

Für die präpylorische Magenpartie hat HAUDEK (1929) die differentialdiagnosti-

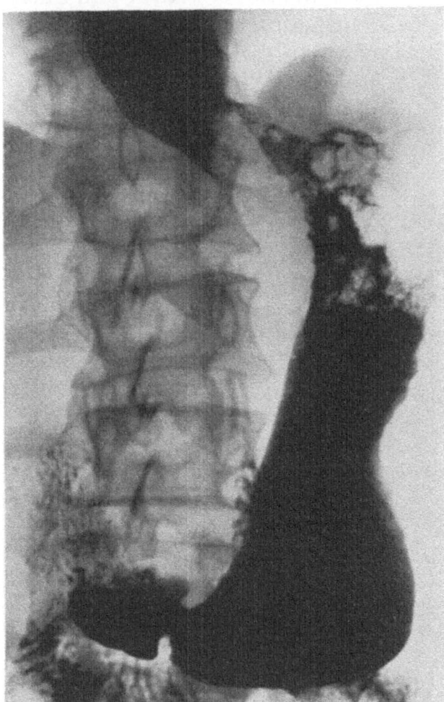
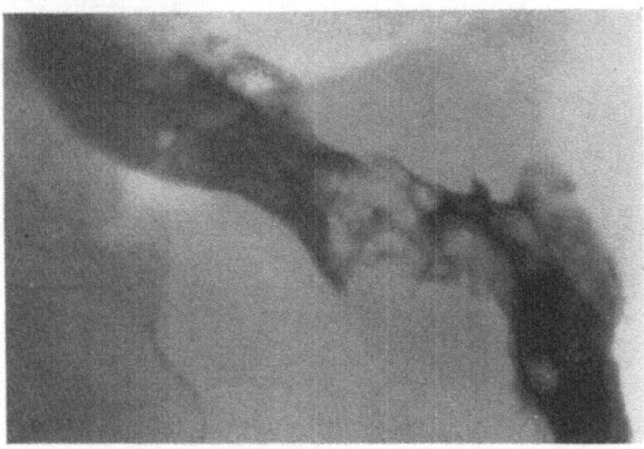

Abb. 183a u. b. Auf Oesophagus und Magen übergreifendes Kardiacarcinom. (60jähriger Mann, Magenanamnese von 26 Jahren. Seit 1½ Jahren zunehmende Schluckbeschwerden.) a Füllungsbild. Breistop an der Krebsstenose in der Speiseröhre, die stark erweitert ist. b Detailbild: „Malignes Relief".

schen Schwierigkeiten herausgestellt, denn hier bieten Starrheit, Wandverdickung und Änderung des Reliefbildes durch andersartige Prozesse [Ulcusnarben, Gastritisformen, gutartige Pylorushypertrophie (CRUVEILHIER 1829)] ähnliche Bilder, andererseits entfallen 75% der Magenkrebse auf dieses Magengebiet. Für ein Carcinom sprechen die *Reduktion des Magenschattens*, eine *verwaschene Kontur* und eine stufenartige, in den Magen einspringende *Schattenaussparung*.

Bei nicht sicherer Entscheidung über die Natur der verdächtigen Magenveränderungen sind wiederholte Untersuchungen bzw. kurzfristige Kontrollen notwendig.

Ganz besonders die Kraterbildungen bieten Anlaß zu diagnostischen Zweifeln. Die Größe des Kraters gibt keine Auskunft über Gutartigkeit oder Bösartigkeit. Bei mehrmaligen Kontrollen unter diätetischer Behandlung spricht eine Verkleinerung des Kraters eher für Benignität, die Vergrößerung für die krebsige Natur. Jedoch ist Zurückhaltung geboten, da auch ein Carcinomkrater sich vorübergehend verkleinern kann.

Es liegt auf der Hand, daß ein kleines Carcinom schon frühzeitig zu einer Versteifung der Magenwand führen muß. Der Hinweis Groedels (1924) und später von Fraenkel (1926, 1927) auf die Wichtigkeit der Beurteilung des motorischen Verhaltens des Magens ist daher allzu berechtigt. Das „*Riegelsymptom*" kann als Frühzeichen selbst geringfügiger Schleimhautinfiltrationen gewertet werden. Es kann der Carcinombezirk wie eine „tote Insel" in dem peristaltisch bewegten Magen liegen. *Eine normale Peristaltik schließt ein Carcinom jedoch nicht aus* (Kalk 1938). Carcinommägen mit Stenose können eine tiefgreifende und hocheinsetzende Peristaltik zeigen. Verstärkte Stenosenperistaltik und auch Antiperistaltik findet sich am ehesten bei Carcinomen der präpylorischen Partie, solange noch keine Läsion der Austreibungsmuskulatur eingetreten ist.

Führt das Carcinomwachstum mit Infiltration und Schrumpfung zum Sanduhrmagen, so erstreckt sich im Gegensatz zum narbigen Ulcussanduhrmagen die Verengung auf einen längeren Abschnitt, nicht auf einen schmalen Ring. Beim Tumor entsteht durch das Überwiegen des Zerfalls gewöhnlich keine so enge Stenose wie durch Narbenschrumpfung. Die „Brücke" kann auch beim Carcinom an der kleinen Kurvatur sein, beim Ulcussanduhrmagen ist sie es immer (Köhler 1943). Verschiedener Sitz des Carcinoms bedingt eine spezielle Topik der Röntgendiagnostik.

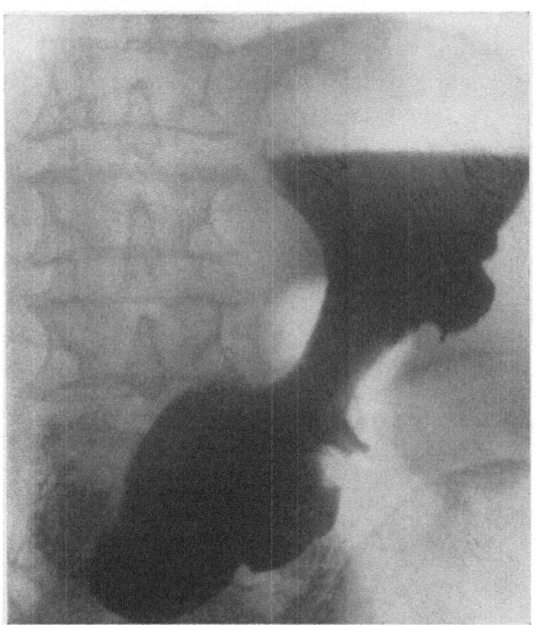

Abb. 184. Das Magenkorpus manschettenförmig umgreifendes Carcinom.

Carcinom des oberen Magenteils. Die Erscheinungen des Carcinoms im obersten Magenteil sind von dem Ulcus so unterschiedlich, daß für die differentialdiagnostische Erwägung nur die Abtrennung vom Kardiospasmus übrigbleibt. Der Kardiospasmus kommt im wesentlichen in 2 Formen vor:

Die erste zeichnet sich dadurch aus, daß sich die Speiseröhre in der Gegend des Zwerchfells zunehmend verengt und mit einer scharfen Spitze oder einem dünnen Schattenband in den Magen einmündet („Spindelform").

Die zweite Form bietet das Bild der „zugebundenen Wurst". Bei beiden Formen des Kardiospasmus sind die Konturen des Schattens völlig glatt und gleichmäßig. Stauung kann zu einer erheblichen Breiansammlung führen. Beim Kardiacarcinom ist die Stauung in der Speiseröhre gewöhnlich nicht hochgradig.

Man unterscheidet 3 Typen des „Kardiacarcinoms":

1. Die *tumorbildende* Form macht röntgenologisch eine asymmetrische Einengung des Lumens der Speiseröhre. Durch Drehung und Kopftieflagerung läßt sich erreichen, daß der Kontrastbrei die Geschwulst umfließt. Während ein kleiner Tumor kein Passagehindernis bietet, führen größere Geschwülste zur Stenose. Oberhalb des Tumors stellt man meist einen Recessus zwischen der Rundung des Krebses und der Wand der Speiseröhre fest. Sobald die

Krebswucherung die Schleimhautfalten zerstört hat, ist Differentialdiagnose gegenüber dem Kardiospasmus nicht schwer.

2. Die Gruppe der *infiltrierend wachsenden Geschwülste* macht erhebliche diagnostische Schwierigkeiten. Ein Füllungsdefekt wird lange Zeit vermißt. Die lokale Starre der Wand des Ösophagus muß unsere Aufmerksamkeit erregen.

3. Durch *Einbeziehung der Kardia* in das vordringende Wachstum von *Carcinomen des kardianahen Magenabschnittes* ergeben sich Bilder, die ganz besonders schwer vom Kardiospasmus abgetrennt werden können. In diesen Fällen ist die Speiseröhre glatt, die Schleimhautfalten verlaufen bis zur Stenose parallel.

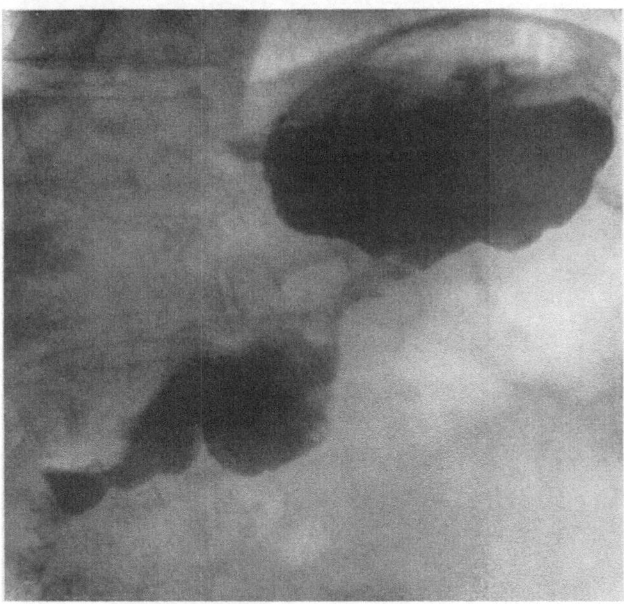

Abb. 185. Carcinomatöser Sanduhrmagen.

Die Durchleuchtung des Magenfundus in Kopftieflage, nachdem man Durchtritt einer geringen Breimenge erreicht hat, gehört zur gründlichen Untersuchung. Man darf sich mit der Darstellung der Speiseröhre allein nicht begnügen.

BAENSCH (1939) weist erneut darauf hin, daß das Verhalten der Magenblase differentialdiagnostisch verwertbar sei. Infolge der Wandstarre der Kardia bei Einbeziehung in den Krebs kommt es zur Insuffizienz, so daß die Luft aus dem Fornix entweicht. Die Magenblase kann ganz fehlen, in anderen Fällen ist sie auffällig klein (vgl. auch bei TÖPPNER 1942). Versuche von BOEHM (1921) und MATTHES (1929), mit Medikamenten (Atropin-, Papaverin-, Adrenalin- und Apomorphininjektionen) die Öffnung des Kardiaringes zu erreichen und hiermit eine Unterscheidung zu treffen, sind nach den Angaben von BAENSCH (1939) und TÖPPNER (1942) nicht zu verallgemeinern. Wir empfehlen mehr die wiederholte Untersuchung vor dem Schirm mit wechselnder Technik und Lagerung.

Die Konturen des *Fornixcarcinoms* sind die gleichen wie bei den Carcinomen des Mittelabschnittes des Magens. Durch das Tumorwachstum entsteht das „maligne Relief" (H. H. BERG 1930, CHAOUL 1928). Die knollige Ausbreitung läßt sich nach dem Prinzip von PALUGYAY (1920) unter Anwendung einer kleinen Kontrastmittelmenge in Beckenhochlagerung zur Darstellung bringen. Im

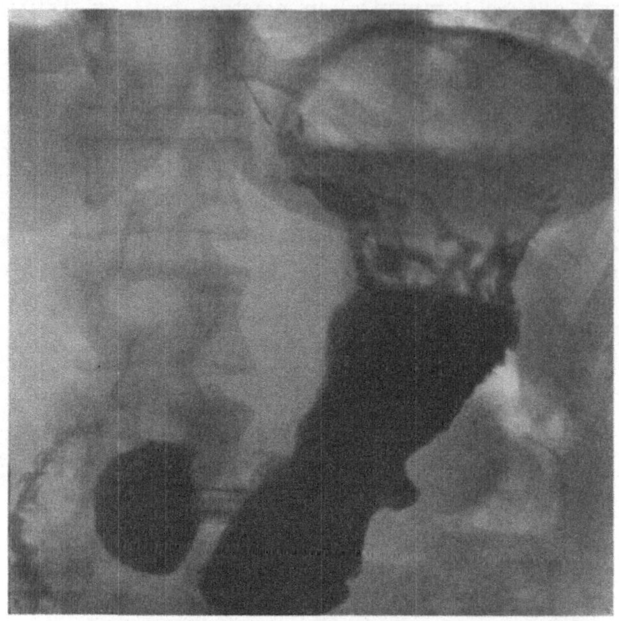

a

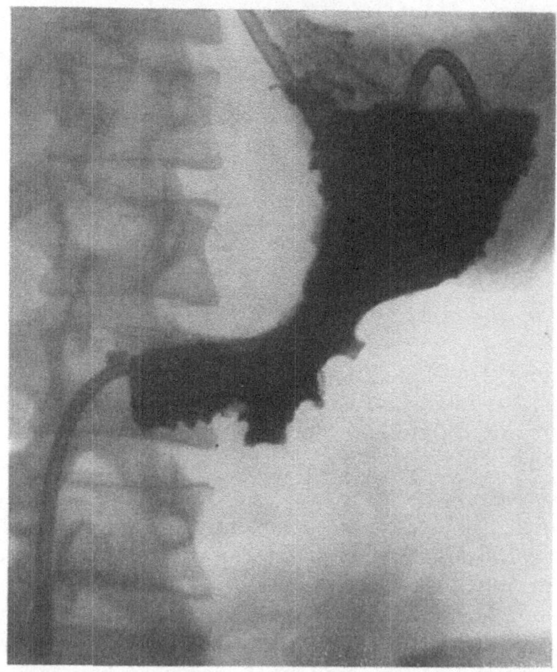

b

Abb. 186a u. b. Magencarcinom bei einer Jugendlichen. a Carcinomatöses Ulcus an der großen Kurvatur.
(29jährige Frau, seit 1 Monat krampfartige Schmerzen über dem Nabel. Erbrechen. Anhaltende Durchfälle.
Histaminrefraktäre Anacidität. Blutkörperchensenkung 2/11, normaler Blutstatus. Stuhluntersuchung auf
okkultes Blut stets negativ. Gastroskopie: Großer, schmierig belegter Ulcuskrater an der großen Kurvatur im
Bereiche gewulsteter, starrer Schleimhautfalten. Distal davon zwei kleine, oberflächliche Ulcerationen. Schwere
infiltrative Antrumgastritis). b Röntgenbefund mit eingelegter Duodenalsonde nach 12 Tagen. (Faustgroßer
Tumor im Oberbauch tastbar. Plötzlicher Tod, 1 Tag vor geplanter Operation. — Sektion: Ausgedehnte
Metastasierung im Bauchraum.)

Übersichtsbild, bei weiterer Gabe von Kontrastbrei, grenzen sich folgende 3 Stufen der Schattendichte ab:

1. findet sich zuoberst die Aufhellung durch die Magenblase. Es folgt darunter

2. der „Halbschatten" des Tumors.

3. sammelt sich im unteren Magenteil der aufgenommene Kontrastbrei und bedingt einen intensiven Schatten.

Der Tumor selbst kann das sog. HAMMERsche Symptom (1927) hervorbringen. „Der Kontrastbrei läuft an den Tumorknollen vorbei wie ein Bächlein durch

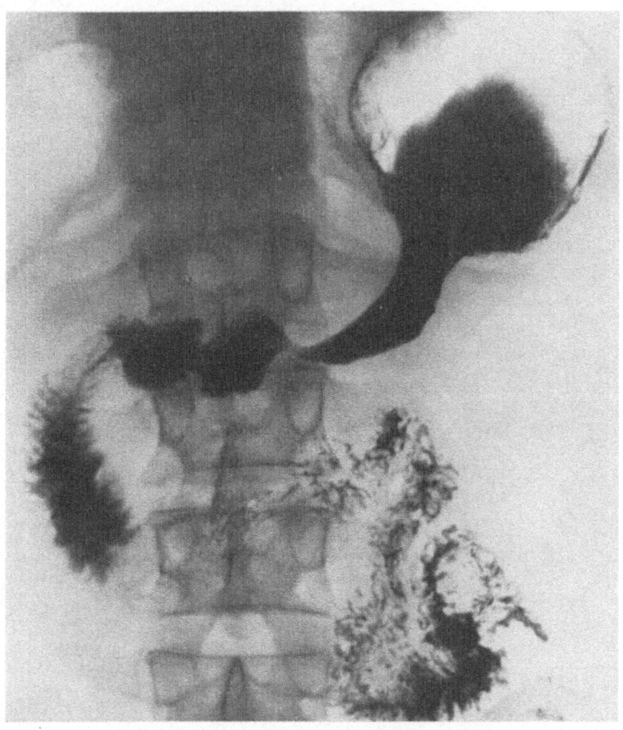

Abb. 187. Ausgedehntes Carcinom mit Stenosierung der Magenausgangspartie. Im Fornix breibeschlagener polypöser Tumoranteil.

ein Felsenbett" (TESCHENDORF 1937, 1950). Ein dünner Kontrastmittelbeschlag des Tumors führt zu seiner plastischen Darstellung. TESCHENDORF (1937) weist darauf hin, daß bei großer Magenblase eine hinter dem Magen befindliche gasgefüllte Darmschlinge einen Tumor des oberen Magenteils vortäuschen kann, ebenso wie eine Vergrößerung des linken Leberlappens ein ähnliches Bild durch eine Einbuchtung am Fornix des Magens verursacht.

Carcinom der Magenmitte. Die Röntgendiagnostik des Carcinoms in diesem Teil bietet gewöhnlich in fortgeschrittenen Fällen kaum Schwierigkeiten. Das vornehmlichste Röntgenzeichen des polypös in das Magenlumen vorspringenden Carcinoms, welches mit seiner Basis breit aufsitzt, ist der *Defekt* oder die Aussparung des Kontrastschattens. Charakteristisch ist die unregelmäßige Kontur mit zackenartigen Vorsprüngen, welche durch Kraterbildung in der Tumormasse bedingt sein können. Bogige Ränder zeichnen die Tumorknollen ab. Differentialdiagnostisch können extragastrale Tumoren Abgrenzungsschwierigkeiten bieten, ganz besonders dann, wenn es sich um flache Defektbildungen

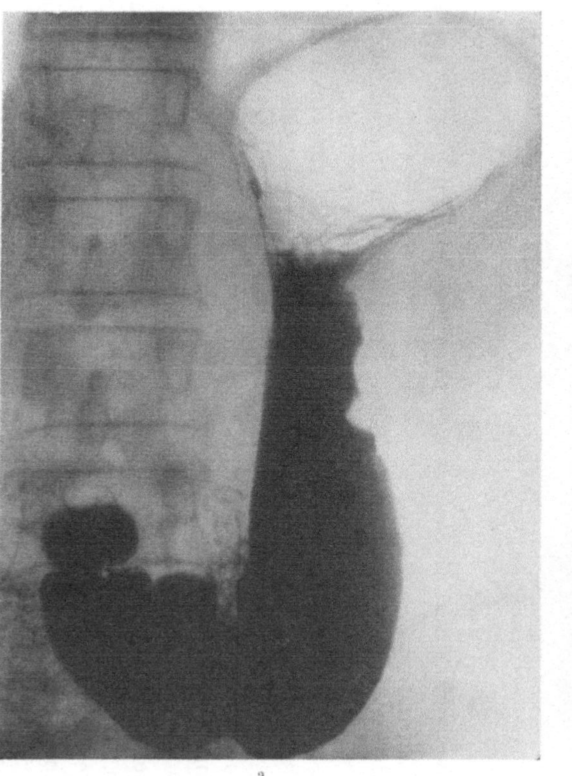
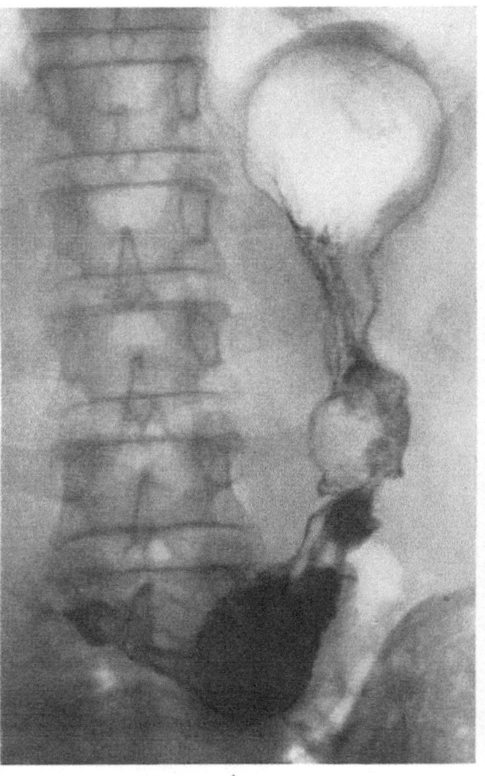
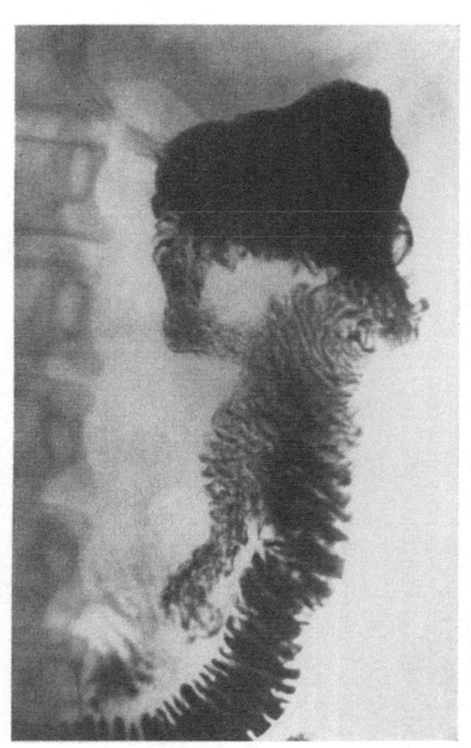

Abb. 188 a—c. Korpuscarcinom. Palliative Resektion. a Oktober 1943: Langer schlanker Magen. Ein flaches Ulcus an der kleinen Kurvatur ist nicht ausgeschlossen. (54jähriger Patient. Schmerzen bei der Nahrungsaufnahme. Gastrokardialer Symptomenkomplex. Gewichtsabnahme.) b November 1944: Großes polypöses Korpuscarcinom. (Resektion, obwohl einzelne regionäre Metastasen gefunden wurden. Langsame Erholung. Gewichtszunahme. Wurde arbeitsfähig, konnte schwere Lasten tragen.) c Juni 1947: Kleiner Resektionsstumpf. Keine Füllungsdefekte. Der Magenrest ist (durch Metastasen) in den linken Oberbauch gedrängt. (Nach gutem Wohlbefinden bis zum April 1947 rasch progredienter Verfall.)

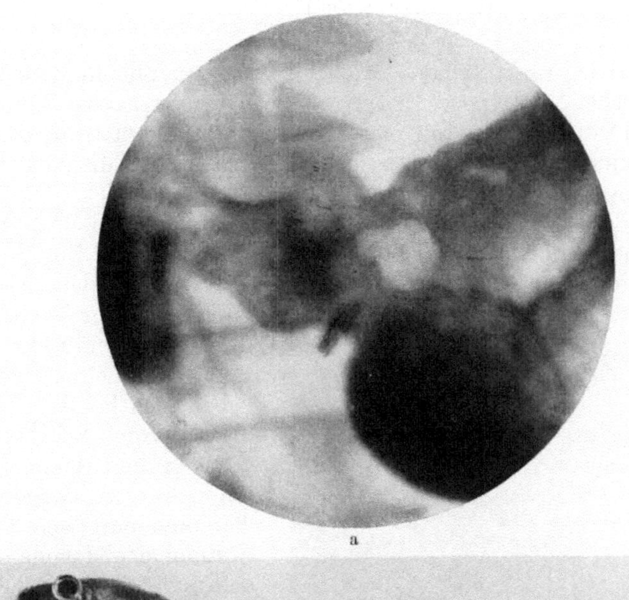

a

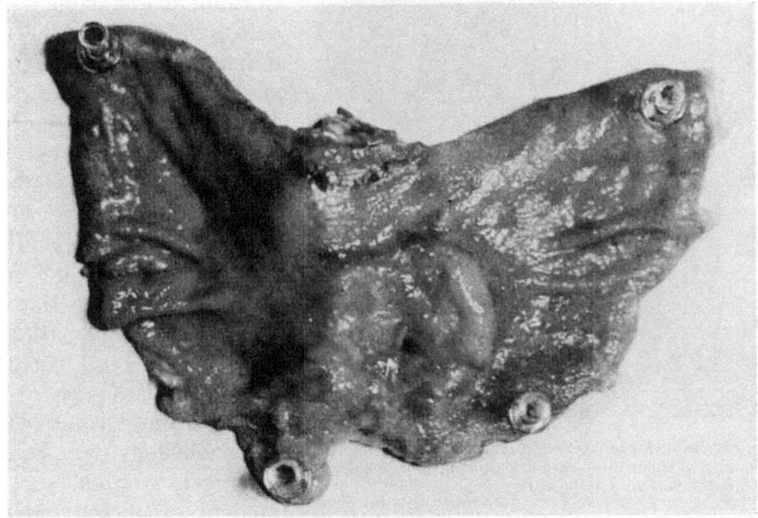

b

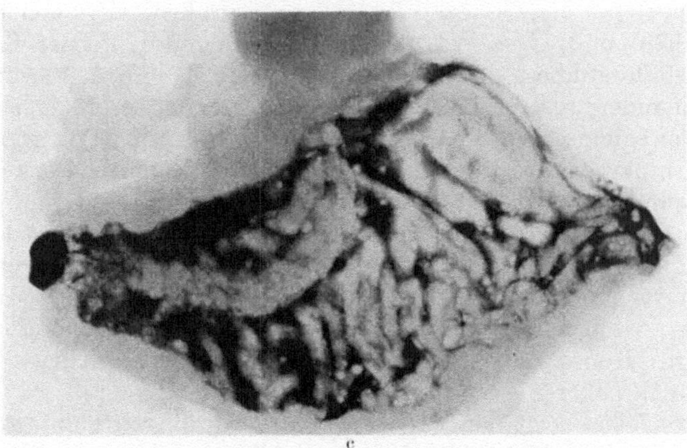

c

Abb. 189a—c. a Röntgenbild, Reliefdarstellung: Schüsselförmiges Magencarcinom an der kleinen Kurvatur im unteren Korpus. (47jährige Frau, seit 2 Monaten Magenbeschwerden, Erbrechen, Sodbrennen. Gewichtsabnahme. Achylie. Magenresektion 1932.) b Operationspräparat: Carcinom an der kleinen Kurvatur mit wallartigem Rand und Krater in der Mitte. c Röntgenologische Kontrastdarstellung mit Bariumbreibeschlag am Operationspräparat.

handelt. Man wird bei nicht sicherer Entscheidung das Bild in Bauchlage und im Stehen vergleichen. Polypöse Bildungen des Magens geben runde Aufhellungen; wenn sie gestielt sind, kann man ihre Ansatzstellen meist deutlich sehen. Seltener müssen gutartige Geschwülste in unsere differentialdiagnostischen Erwägungen einbezogen werden. Myome machen Füllungsdefekte mit glattem Rand. Zerfallen diese Tumoren und bilden sich Ulcerationen aus, so können diese das Bild eines schüsselförmigen Carcinoms vortäuschen. Ein Polyp kann von einem sog. Pelotteneffekt (etwa durch eine hinter der kleinen Kurvatur liegende vergrößerte Lymphdrüse) vorgetäuscht werden. Besondere Schwierigkeiten ergeben sich bei der Unterscheidung von Schleimhautwulstungen und Tumorbildungen am operierten Magen. Kleine Tumoren entgehen bei praller Füllung des Magens der Beobachtung. Das Reliefbild ist daher bei jeder Magenuntersuchung herzustellen. Für die Diagnostik des Carcinoms bildet die Feststellung des *Bewegungsdefektes* an den Kurvaturen ein schwerwiegendes Symptom. Dreht man den Patienten vor dem Schirm, so kann man auch Bewegungsdefekte erhaschen, die Vorder- oder Hinterwand betreffen.

Am ehesten erkennt man infiltrierte Magenwandteile durch Beobachtung der Peristaltik. Häufiger werden sie an der kleinen Kurvatur gefunden, auffälliger sind sie an der großen. Untersuchungen von

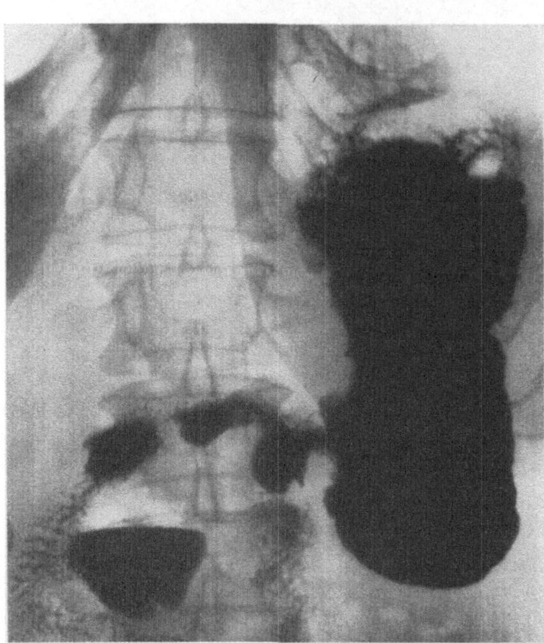

Abb. 190. Ausgedehnter Magenkrebs mit Ulceration im Angulus. Divertikel am absteigenden Duodenalast und am unteren Duodenalknie. (64jährige Frau. Seit $^1/_2$ Jahr Gewichtsabnahme von 30 Pfund. Hypochrome Anämie. Nach Coffein-Probetrunk freie HCl + 34, Gesamtacidität + 64. Laparotomie: Lebermetastasen, Peritonealmetastasierung.)

P. Stumpf (1936) und G. A. Weltz (1940) haben mit Hilfe der Kymographie Bewegungsausfälle studiert, nachdem Groedel (1924) und A. Fraenkel (1926) durch Übereinanderpausen einzelner Silhouetten röntgenkinematographischer Aufnahmen Bewegungsdefekte dargestellt haben. Das sog. „Polygramm", durch mehrere Schirmpausen auf dem gleichen Papier gewonnen, ist zu demselben Zwecke angewandt worden. Das Wichtigste ist das gute und geübte Auge des sehr aufmerksamen und zugleich kritischen Untersuchers.

Bei den infiltrierenden, noch kleinen Carcinomen der Minorkurvatur erzeugt das Carcinom neben den Defekten Vorsprünge. Haudek (1928) hat sie im Gegensatz zu „Nischen" als „*Stufen*" bezeichnet. Sie werden durch Tumorknoten erzeugt. Konstruiert man die Kontur der kleinen Kurvatur, so ragen diese Stufen nicht über diese Linie hinaus.

Das *maligne Relief* zeigt den *Faltenabbruch* vor größeren Tumormassen. Eine Täuschungsmöglichkeit bietet die Verlegung des Magenlumens von außen her, welche ebenfalls zu einem „Abbruch der Schleimhautfalten" führen kann. Gewöhnlich ist die Abbruchlinie hierbei geradlinig.

Ein weiterer Typ des malignen Reliefs entsteht durch die carcinomatöse, flächenhafte Entartung größerer Schleimhautbezirke. Differentialdiagnostische Schwierigkeiten ergeben sich gegenüber *Polyposis und Gastritis verrucosa.* KNOF-LOCH und PAPE (1934) weisen auf die Möglichkeit hin, daß die Tuberkulose polypenartige Wucherungen im Magen erzeugt.

Nach BERG (1930), ALBRECHT (1929) und KNOTHE (1931) werden alle Tumoren, die mit einem wallartigen, breiten Rand einen im Zentrum tiefen Krater umschließen, als „schüsselförmige Carcinome" bezeichnet. Die Aufhellung des Randes heißt Schüsselrand, der Krater wird deutlich durch die Füllung der Schüssel. Nur selten wird ein solcher Tumor durch die pralle Füllung des Magens verdeckt. Der Krater selbst reicht jedoch nicht über die ehemalige Magengrenze hinaus. Hierin ist ein wichtiges Unterscheidungsmerkmal zwischen Tumorkrater und Ulcusnische zu sehen.

Das präpylorische Carcinom. Die Unterscheidungen von gutartigen Veränderungen und malignen Neubildungen ist in diesem Magenteil oft schwierig. HOLMES und HAMPTON (1933) vereinfachen die differentialdiagnostische Frage zu Unrecht, indem sie meinen, daß fast alle präpylorischen Ulcerationen bösartig sind. Glatt-

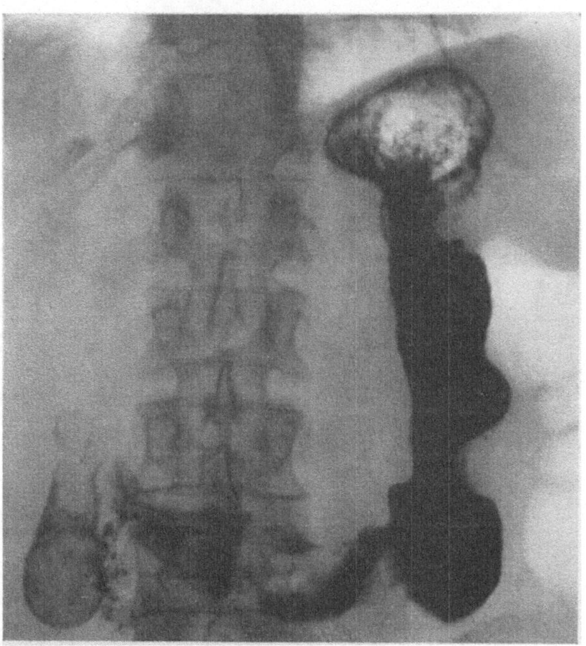

Abb. 191. Magencarcinom im Canalisgebiet. Gallensteine. (72jährige Patientin. Seit einigen Wochen diffuse Oberbauchschmerzen nach dem Essen. Gewichtsabnahme. Anacidität. Operation: Schüsselförmiges Carcinom.)

randige Defekte wird man dennoch auf gutartige Callusbildungen beziehen können. Typische Carcinomdefekte führen zur Einengung der präpylorischen Partie mit Taschenbildungen zwischen den einzelnen Tumorknollen, jedoch ist oftmals eine sichere Differentialdiagnose unmöglich, so daß man die Entscheidung zwischen Ulcus und Carcinom nicht allein aus einer Röntgenuntersuchung treffen kann. In solchen Fällen werden Anamnese, Beschwerde, sonstige Befunde oft entscheidend. Manchmal erst der Probebauchschnitt.

Die Kymographie scheint für die Differentialdiagnostik in diesem Magenbereich noch wenig studiert zu sein. Serienaufnahmen und Polygramme können behilflich sein. An die Übertragung der Pulsationen der Bauchaorta auf den Tumor ist dabei zu denken. DE QUER-VAIN (1912) hat darauf hingewiesen, daß beim Carcinom die Verschieblichkeit des Pylorus stärker eingeschränkt ist als beim Ulcus, selbst wenn dieses penetriert ist und Verwachsungen erzeugt hat. Die Sicherheit dieses Symptoms ist jedoch nicht hoch zu veranschlagen.

Differentialdiagnostisch kommen in dieser Magenpartie gegenüber einem Carcinom Tumorbildungen und Ulcerationen luischer, sarkomatöser, lymphogranulomatöser und leukämischer Natur in Betracht. Verwechslungen mit Polyposis, Luftblasen, Magenvaricen und Pylorusgastritis kommen vor. Die Gastritis phlegmonosa kann ähnliche Bilder erzeugen, wie aus der Darstellung

CHARRIÉR, BERTRAND und JAHIEL (1934) hervorgeht. Die Linitis plastica ist gesondert zu betrachten, gehört aber in den Rahmen der hier notwendigen Erwägungen. Die sehr seltene Tuberkulose des Magens kann ebenfalls eine Infiltration und Starre der Magenwand bedingen.

Röntgendiagnostik des kleinen Magencarcinoms. Für die Frühdiagnose ist die Darstellung des Schleimhautreliefs von entscheidender Bedeutung. BERG (1930) und seine Schüler BÜCKER und PRÉVÔT haben sich in subtiler Weise erfolgreich

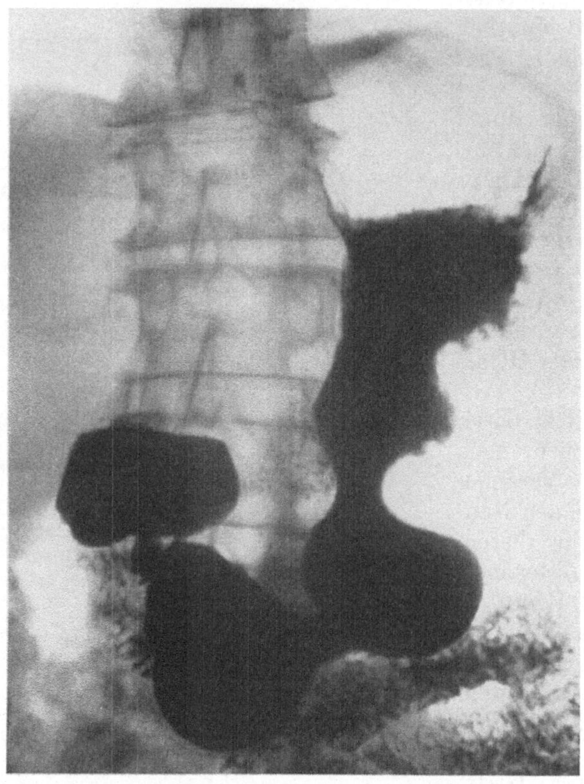

Abb. 192. Transstenotischer Megabulbus bei präpylorischem schüsselförmigem Magencarcinom (bei der Reliefdarstellung nachgewiesen). Hyperperistaltik.

damit beschäftigt. Wenn SCHUR noch 1937 in Paris darlegte, daß die röntgenologische Symptomatik der Anfangsstadien des Magencarcinoms nicht gegeben sei, so trifft dies heute nicht mehr zu. In enger Zusammenarbeit zwischen H. H. BERG und KONJETZNY und ihren Kliniken sind die Grundlagen der Diagnostik des kleinen Magencarcinoms geschaffen worden. Bereits GUTMANN (1937), GUTMANN, CHARRIER, BERTRAND und BEAUGEARD (1936), BERTRAND (1937), CHARRIER und GATELLIER (1937), DAHM und MAYER (1936), HAUDEK (1929), EISLER (1936) u. a. haben Beiträge zu diesem Problem geliefert. BÜCKER (1944) verdanken wir eine Monographie, welche an Hand von 17 Frühfällen aus einem großen Resektionsmaterial retrospektiv die röntgenologische Semiotik darlegt.

Die Primitivstadien des kleinen Krebses nehmen bereits eine gewisse Fläche ein. KONJETZNY (1935, 1937, 1938, 1940) weist darauf hin, daß der Magenkrebs in breiter Fläche und an mehreren Stellen der Schleimhaut beginnt. MOUTIER (1937) und auch BERTRAND (1937) sind der gleichen Meinung. Neuerdings (1949) vertritt auch Butenandt die multizentrische Entwicklung eines Carcinoms. Es lassen sich bereits an diesen Primitivstadien ein destruktives und ein konstruktives Prinzip (Henning 1937) erkennen. Die röntgenologisch durch ein subtiles Reliefstudium auffindbare, flache Defektbildung bei der Frühform des Carcinoms zeigt bereits in der Umgebung einen wulstigen Rand. Die Umgebung kann faltenlos sein infolge einer umschriebenen Wandverdickung. Bücker (1944) kommt zu der Dreiheit röntgenologischer Frühsymptome: Flache Kraterbildung,

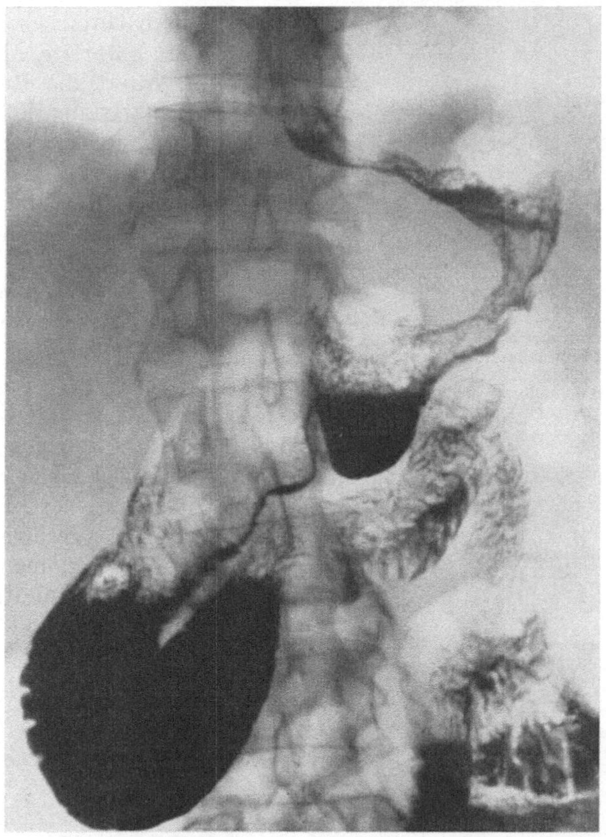

Abb. 193. Ausgedehnter Magenscirrhus. Mikrogastrie. Sturzentleerung. Transstenotische Dünndarmerweiterung.

stellenweise umgeben von warzigen Höckerbildungen inmitten einer serpiginösen, oberflächlichen Reliefveränderung müssen den Verdacht eines Krebses erregen. Eine Radiärkonvergenz von Falten kann vorhanden sein, jedoch erreichen die Falten den Kratergrund nicht. „Reliefverlust" und ein „abnormes Faltental" können Frühzeichen eines Krebses sein.

Besondere Schwierigkeiten der röntgenologischen Diagnose ergeben sich im Antrumgebiet des Magens. Lohmann (1936) weist darauf hin, daß hier folgende Veränderungen die Krebsdiagnose erschweren:

Hyperplastische Gastritis, postulceröse Narbenschrumpfungen, Magenlues, gutartige Pylorushypertrophie, Sarkom, Amyloid und Nachbarschaftseinflüsse von seiten der Leber und der Bauchspeicheldrüse. Haudek (1929) hat die gutartigen Veränderungen am Magenausgang, welche einen Scirrhus vortäuschen können, auf ihre anatomische Grundlage untersucht und kommt dabei zu dem

Ergebnis, daß Geschwüre der kleinen Kurvatur mit Einrollung der Minorkontur und Verengerung des Antrumkanals, präpylorische Ulcera, Hypertrophie der Canalismuskulatur, Spasmen ohne anatomisches Substrat und schließlich extragastrale Prozesse Bilder eines intramural wachsenden Krebses hervorbringen können. Die Ätiologie der gutartigen Pylorushypertrophie ist von KONJETZNY (1938) und PRINZ (1939) dahin geklärt worden, daß sie durch chronische Gastritis entsteht. Eine gutartige Magenausgangsstenose erschwert die Reliefdarstellung im Magen außerordentlich.

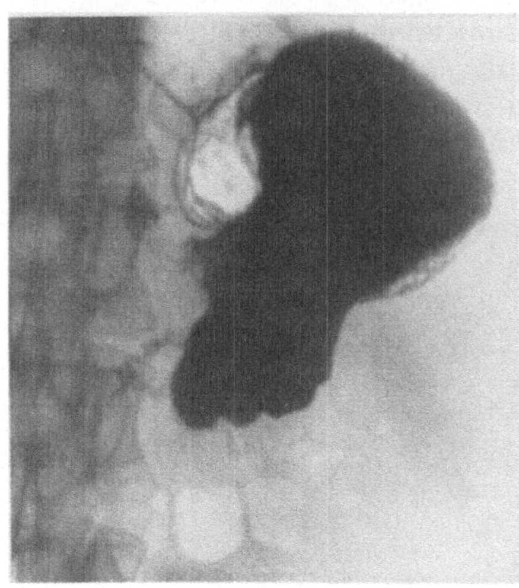

Abb. 194. Großes Magencarcinom mit zur Leber führendem Fistelgang. (Aufnahme im Liegen. Autoptische Bestätigung. 53jähriger Mann. Seit 4 Jahren Magenbeschwerden. Wegen „Rentenneurose" [Unfall vor 4 Jahren] in hausärztlicher Behandlung. In letzter Zeit Erbrechen, das bluthaltig ist. Klinikeinweisung.)

Wer durch umfangreiche gastroskopische Studien die Häufigkeit hypertroph-gastritischer Veränderungen im Antrumgebiet des Magens kennt, wird eine schwierige Lage der Röntgenologie gegenüber dem Problem der frühen Krebsdiagnose in diesem Gebiet verstehen und zugeben, daß sie nur durch den Einsatz aller zur Verfügung stehenden Hilfsmittel in individueller Weise zu erreichen ist. Es gehört nicht nur ein vielseitig leistungsfähiges Röntgengerät dazu, sondern vor allem ein talentierter und geübter Röntgenuntersucher, nicht zuletzt der Arzt, der schon auf Grund geringer Verdachtsmomente die Röntgenuntersuchung veranlaßt.

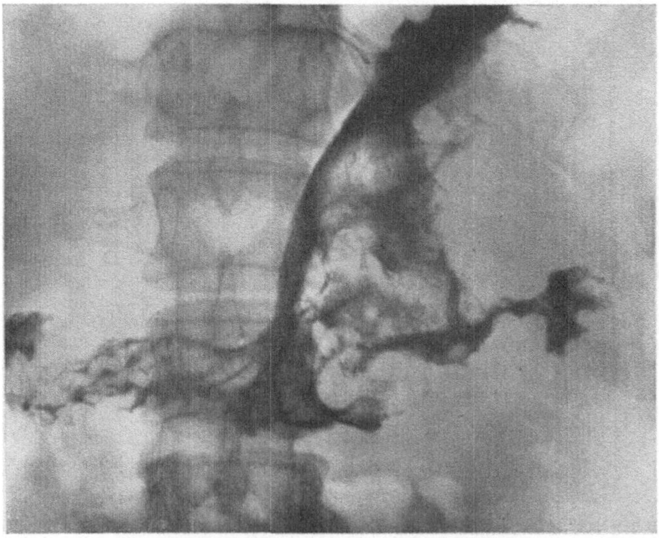

i) Gastroskopische Diagnose.

Die Röntgenuntersuchung wird in der Diagnose des Magencarcinoms allgemein den Vorrang haben, jedoch ist für die Identifizierung kleinerer Geschwülste die Gastroskopie von Bedeutung, für die Erkennung der Frühformen ihre Anwendung in jedem Falle gerechtfertigt.

Abb. 195.   Ausgedehntes Magencarcinom bei einem 58jährigen Mann mit Magencolonfistel.

MIKULICZ hat (1881, 1882, 1883) als Erster Magencarcinome im Spiegel gesehen. Die Entwicklung dieser für die Carcinomdiagnostik so wichtigen Methode ist an die Namen ELSNER (1911), SCHINDLER (1923, 1937, 1950), KORBSCH (1926, 1941), GUTZEIT (1929), HENNING (1935), MOUTIER (1935), HÜBNER (1928) u. a. gebunden. Die Forderung SCHINDLERS, daß jeder Magenkranke im Alter über 35 Jahren, der seine Magenbeschwerden nicht innerhalb von 4—6 Wochen verliert, gastroskopiert werden müsse, bleibt ein Wunsch.

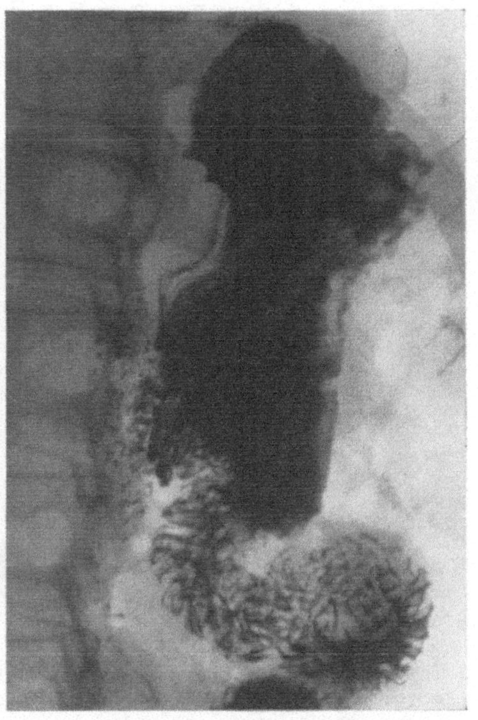
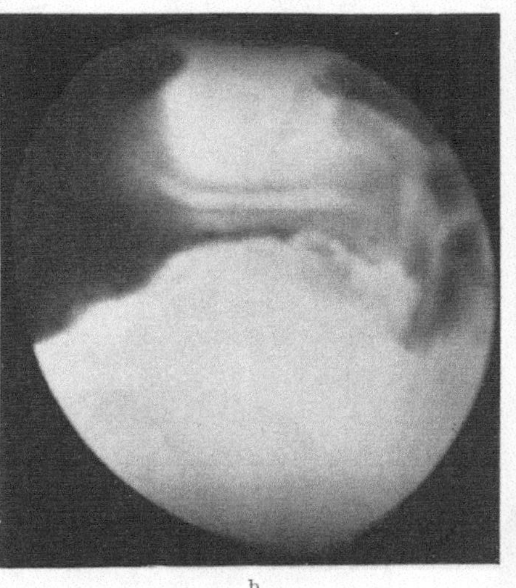
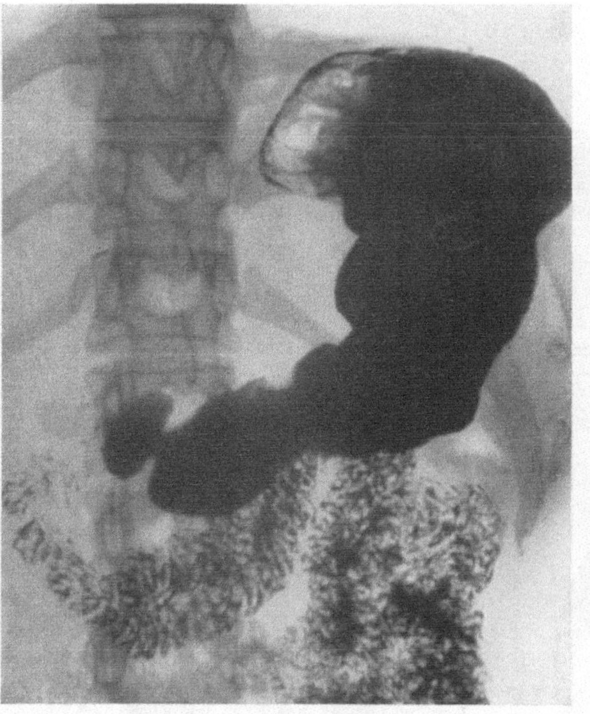

Abb. 196a—c. Frühdiagnose. Erfolgreiche Resektion. a 20. 11. 31. Schlanker Magen. An der großen Kurvatur im Canalisgebiet ein etwa 2 Querfinger breites Gebiet, in dem die Peristaltik nicht durchschnürt. Bei Kompression schmaler Füllungsdefekt, dem eine druckempfindliche Resistenz entspricht. Präpylorisch schnürt die Peristaltik kräftig durch. Wahrscheinlich kleines schüsselförmiges Carcinom an der großen Kurvatur im Canalis. [29jährige Frau, seit $1^1/_2$ Jahren Bauchbeschwerden, kann weder fette noch grobe Speisen vertragen. Nachtschweiße. Hypochrome Anämie (8,0 g Hämoglobin). Histaminrefraktäre Achylie.] b Detailbild der fraglichen Magenpartie bei starker Kompression (Magenresektion am 2. 12. 31). c 12. 4. 49. Resektionsmagen (im Liegen). Kein Anhalt für Carcinomrezidiv. (In den zurückliegenden Jahren war mehrfach wegen hypochromer Anämie Eisenbehandlung notwendig. In den letzten 2 Monaten starke Gewichtsabnahme. Klinisch: Schwere Jejunitis.)

Es ist *Grundsatz, daß die Gastroskopie stets nach der Röntgenuntersuchung vorzunehmen und bei Verdacht einer Geschwulst der Kardiagegend zu unterlassen ist.*

Die Gastroskopie ergänzt die Röntgendiagnostik und bietet auf Grund ihrer Eigenart folgende Vorteile:

1. die Unterscheidung von gutartigen und bösartigen Prozessen gelingt sicherer,

2. kleine Carcinome sind unter Umständen leichter zu erfassen als mit der Röntgenuntersuchung,

3. bietet sie eine weitere Möglichkeit für die Erkennung der Fornixcarcinome.

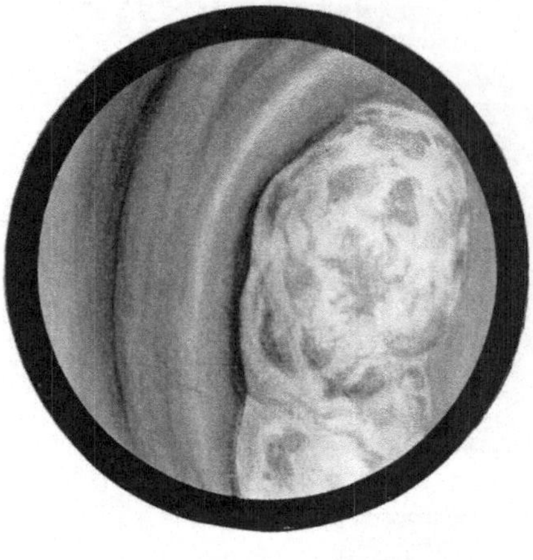

Die gastroskopische Kontrolle kann die Infiltration der Magenwand sicherer abgrenzen und damit Indikationsstellungen zum operativen Vorgehen erleichtern.

Die Leistungsfähigkeit der Methode wird dadurch herabgemindert, daß der Magen nicht immer vollständig zu übersehen ist. Schindler gibt an, daß mit dem flexiblen Instrument in 95% der Fälle der Pylorus einzustellen sei. Wir müssen aber Henning (1937) recht geben, daß die Pylorussicht nur in 70—80% zu erreichen ist. Bezirke an der kleinen Kurvatur des Antrums können ebenfalls der Sicht entzogen sein.

Der Krebs tritt in seinem ersten Stadium stets „neoplastisch", in seinen Sekundärstadien destruktiv auf. Die Initialstadien des Carcinoms sind unauffällig. Handelt es sich um scirrhöse Formen, so ist die Abgrenzung gegenüber der hypertrophischen Gastritis sehr schwierig (s. auch Palmer 1949). „Eine örtlich verdickte Falte, ein unmotiviert breites Beet oder eine solitäre Gruppe von Höckern wird den Verdacht eines carcinomatösen Prozesses erwecken" (Henning 1937). Nur die häufige Kontrollgastroskopie (alle 2—4 Wochen), auf deren Wichtigkeit Moutier (1937) mit besonderem Nachdruck hinweist, kann Entscheidung über die Entwicklung derartiger Bezirke erbringen. Bietet ein kleiner Tumor eine zentrale Nekrose, findet sich ein schmierig grau belegtes Geschwür mit wallartigem Rand, so ist das Carcinom bestätigt.

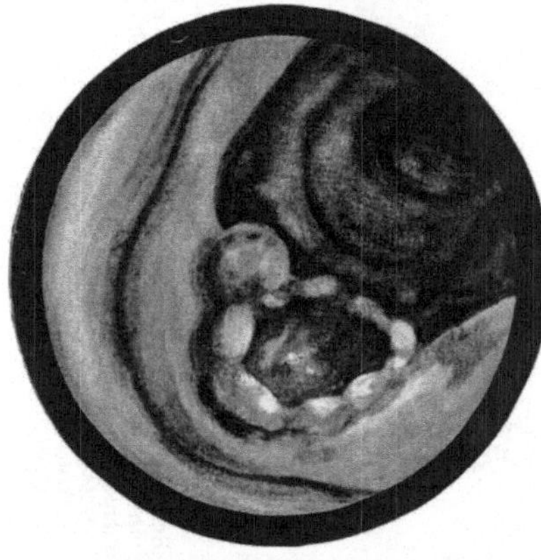

Abb. 197. Kleines Carcinom.

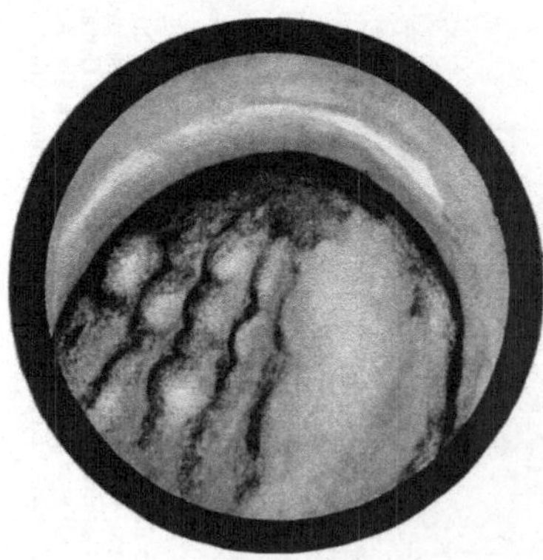

Abb. 198. Ringwallcarcinom.

Abb. 199. Knotige, carcinomatöse Infiltration im Antrum.

Tumoren des Mageneingangs einschließlich der Veränderungen des obersten Teils der kleinen Kurvatur und der Hinterwand sind mit dem Ösophagoskop besser als mit dem Gastroskop zur Darstellung zu bringen. Das *Fornixcarcinom* tritt in 2 Typen auf. Einmal kann es die Kardiafunktion unbeeinflußt lassen und erscheint dann beim Aufblähen und nach Öffnung der Kardia als grauweißliche knollige Tumormasse in der Tiefe. Hat der Tumor auf die Kardia übergegriffen, so sind die Kardiafalten der Speiseröhre stark verdickt und an Zahl vermindert. Eine ovaläre, scharf begrenzte Verfärbung der Kämme der Falten bietet bei geschlossenem Lumen das Bild einer „Jasminblüte", wenn sich 4 Falten in der beschriebenen Weise zusammenlegen. Dieses Bild kommt bei der Umklammerung der Kardia mit Carcinomgewebe zustande.

Auch MOUTIER (1937) weist darauf hin, daß das Carcinom im oberen Magenteil in seinem Beginn gastroskopisch außerordentlich schwer zu diagnostizieren ist. Differentialdiagnostisch kommen einfache Gastritis, luische Gastritis und ein einfaches Geschwür in Betracht. Die sog. „anämische Form des Magenkrebses" finde sich mit Vorliebe im Fornixteil.

Der *papillomatöse Tumor* hat meist eine gehöckerte, bläulich-rote Oberfläche. Der Tumor selbst sitzt auf einer starr infiltrierten Schleimhautschicht. Die Oberfläche kann blutdurchtränkt sein oder einen blassen glasigen Überzug besitzen. Oft finden sich Nekrosen und Gewebsbröckel.

Das *schüsselförmige Carcinom* zeigt einen tiefgehenden Gewebsdefekt. In dem Tumorkrater finden sich nekrotische Gewebsmassen, gelegentlich auch Speisereste. Die Beläge des Krebsgeschwüres sind farbenfreudiger und auffallender als der Belag eines gutartigen Magengeschwürs. Der Rand der Zerfallshöhle ist erhaben und wallartig. Die Umgebung erscheint bucklig und derb infiltriert. Oftmals ist der Krater hinter dem Wall nicht zu übersehen. Blutungen bedingen braunrote oder kaffeesatzartige Schleimseen.

Die *schrumpfenden Krebsformen* verengen die Magenhöhle; die Wand ist starr und zeigt höckrige, wulstige Bezirke. Es kann zur völligen Umgestaltung des normalen Faltenreliefs kommen. Die Magenaufblähung zeigt dann deutlich, daß die Falten infiltriert sind und daher nicht verstreichen.

Die malignen Tumoren des Antrum-Pyloruskanals werden gewöhnlich gastroskopisch früh erkannt. Die ersten erkennbaren Krebsstadien in dieser Gegend sind in Form von Schleimhautwucherungen oder Geschwüren (MOUTIER) sichtbar. Die Schleimhautwucherungen zeigen sich als unregelmäßige Höckerung, knotige Faltungen, umschriebene polypöse Gebilde oder plateauartige Verdickungen. Die Schleimhaut sieht oft weißlich aus und zeigt kleine Spalt- oder Kraterbildungen. Bei krebsigen Infiltrationen finden sich häufig Anomalien des Pylorusspiels.

CHEVALIER (1936) weist auf die zackige Deformation des Pylorus durch Krebsinfiltration hin. Mit fortschreitendem Krebswachstum sind die Falten verbreitert, die Antrumhöhle wird eingeengt, und zwar regellos, so daß kein runder Kanal vorliegt, sondern eine eckige Verziehung des Antrums. Ein größerer Tumor ist oft im Profil zu sehen. Eine krebsige Magenstenose kann sich ausbilden.

Die endoskopische Untersuchung des Magens muß technisch beherrscht und planmäßig durchgeführt werden. Jede verdächtige Schleimhautveränderung, die nicht operativ beseitigt wird, sollte fortlaufend gastroskopisch kontrolliert werden.

k) Laparoskopie.

Die Bauchspiegelung, von JACOBAEUS 1910 erstmalig beim Menschen mit Ascites angewandt, nachdem bereits KELLING 1902 Bauch- und Brusthöhle beim Hund mit einem Cystoskop besichtigt hatte, ist von KORBSCH (1927), aber vornehmlich von KALK (1929, 1948, 1951) zur klinischen Untersuchungsmethode ausgebaut worden. Für die Diagnostik des Magencarcinoms vermag sie, entsprechend der Eigenart des Krebswachstums, nur wenig zu leisten. Trotzdem kann ihre Anwendung von Wert sein. Bei Carcinomen, welche sich bei einer intakten Magenschleimhaut nach außen hin entwickeln, so daß sie selbst dem Röntgenverfahren entgehen, hat Kalk (1938) zweimal den an der Außenfläche der Vorderwand des Magens wachsenden Tumor laparoskopisch festgestellt. Die Laparoskopie kann nach den Erfahrungen von Kalk auch angewandt werden, um zu erfahren, ob der Tumor noch operabel ist oder schon auf das Netz und die Nachbarschaft übergegriffen hat. Zur Feststellung einer Lebermetastasierung eines Magencarcinoms kann dieses Verfahren von Bedeutung sein.

Über das laparoskopische Bild des Magencarcinoms schreibt Kalk sehr anschaulich: „Der Tumor verrät sich je nach seiner Größe und Beschaffenheit durch mehr oder weniger große knollige Auswüchse des Magens oder durch eine feine Höckerung der Serosa des Magens. Die Serosa der befallenen Partie ist in verschieden großer Ausdehnung durch Hyperämie gerötet, oft sind die Höckerungen geradezu von einem Kranz von Gefäßerweiterungen umgeben (s. Abb. 94), der Tumor zieht geradezu die Gefäße an. Die vom Carcinom befallene Partie erscheint starr, tot; peristaltische Wellen, die von der Kardia kommen, brechen unmittelbar an ihr ab. Dies entspricht also dem Ausfall der Peristaltik über dem Tumorgebiet im Röntgenbild. Manchmal erscheint die Antrumgegend, ja der ganze Magen, soweit er zu übersehen ist, als starres Rohr, das weder durch Peristaltik noch durch Kompression von außen durch die Nachbarorgane oder den palpierenden Finger, noch durch den Druck von innen, durch den Mageninhalt eine Veränderung seiner Konturen erfährt. Befallene Lymphdrüsen der großen und kleinen Kurvatur erscheinen als knollige Gebilde, die manchmal in Reihen wie an einer Schnur aufgereihte Kastanien oder Haselnüsse erscheinen. Gelegentlich ist es nicht möglich, zu entscheiden, ob die gesehenen knolligen Gebilde dem Primärtumor, befallenen Lymphdrüsen oder infiltriertem Netz angehören, so dicht kann alles verbacken sein."

l) Zur Frühdiagnose des Magenkrebses.

Die experimentelle Krebsforschung, die Beschäftigung mit den cytostatischen Stoffen haben wieder Bewegung in das Krebsproblem gebracht. Ergebnisse liegen vor in den Büchern: K. H. Bauer: Das Krebsproblem (1949), Greenstein: Biochemistry of cancer (1947). Die Klinik sucht den Nutzen daraus zu ziehen im Hinblick auf die frühzeitige Erkennung und Bekämpfung des Krebses. Die entscheidende Forderung, den Magenkrebs wirksam zu bekämpfen, besteht in der *Frühdiagnose*, welche der Frühoperation vorangeht. Vom klinischen Gesichtspunkt aus sind die drei an der Frühdiagnose beteiligten Personen getrennt zu betrachten.

1. Der Magenkrebskranke. Nach den jetzigen Gegebenheiten kommen 60% der Magenkrebsträger zu spät in die Behandlung. Es handelt sich nicht ausschließlich um Indolenz bei ihnen, die diesen hohen Prozentsatz erklären könnte. Bei einem großen Teil ist der Beginn des Krebses klinisch so uncharakteristisch und die Beschwerde so unbestimmt, daß die Kranken dieser keine Bedeutung beimessen. Eine sich einstellende Leistungsunfähigkeit, Mattheit u. ä. werden als Zeichen des Altwerdens angesehen und von willensstarken Menschen verdrängt. Ärzte finden sich bei psychisch empfindsamen Patienten leicht zur Diagnose „Neurasthenie" bereit.

W. J. Mayo, Carman und Wilkie, ärztliche Spezialisten auf dem Gebiete der Magenkrankheiten, haben nach Wangensteen (1947) ihren eigenen Magenkrebs zu spät erkannt. Wir verfügen über nicht wenige gleiche Erfahrungen.

Bei fortgeschrittenem Magenkrebs bedürfen psychologische Momente einer Beachtung. Die Kranken kommen nicht zum Arzt, weil sie indolent sind, sondern weil sie Furcht haben, für ihre bewußten Beschwerden die Diagnose „Krebs" zu erfahren oder zur Operation gedrängt zu werden. In der allgemeinen Vorstellung gilt der Krebs als unheilbar. Ähnlich wie die Angst vor der Operation die Menschen dem Arzt fernhält, wirkt sich die Furcht vor Bestrahlungen aus. Die Ideenassoziation zwischen Bestrahlung und Verbrennung ist allzu häufig. Es ist vorgeschlagen worden (EICHLER 1942, WINTER 1942 u. a.), durch Aufklärung der Bevölkerung eine erhöhte Aufmerksamkeit zu erreichen. Günstige Erwartungen knüpft auch FINSTERER (1943) an dieses Verfahren. Die Errichtung von Krebsberatungsstellen und Untersuchungsambulatorien ist geplant worden. Der Staat soll sich nach der Auffassung einiger Autoren der Krebsverhütung annehmen. Für gynäkologische Carcinome, speziell das Collumcarcinom, bemüht sich MESTWERDT (Universitäts-Frauenklinik Greifswald, jetzt Halle a. d. Saale), unter vorteilhafter Anwendung der Kolposkopie die Krebssuche auf breiter Basis durchzuführen. Er kann sich inzwischen auf gute Erfolge berufen.

Unserer Meinung nach liegt das Problem für den Magenkrebs aber schwieriger, als daß es durch Massenaufklärung und Massenbetrieb gelöst werden könnte. Der untersuchende Arzt muß für seinen Kranken die notwendige *Zeit* zur Verfügung haben und entsprechend aufgeschlossen sein, um den Kranken mit seinen, wenn auch geringgradigen Beschwerden ernst nehmen zu können.

Der englische Chirurg TAYLOR (1948) schlägt vor, daß das Gesundheitsministerium Staatsbürger über 40 Jahre einzeln zur Untersuchung auffordert. — Für den Kranken müssen die Fragen der Bezahlung von Arzt und Reise geklärt sein, damit nicht aus Geldmangel die notwendige Konsultation unterbleibt.

2. Der praktische Arzt, d. h. der Arzt, in dessen Hände der Kranke zuerst kommt, ist entscheidend für die Frühdiagnose des Krebses. Während das „Stadium der absoluten Latenz" des Krebses auch klinisch nicht erfaßt werden kann, ist ein Carcinom, welches spezifische Beschwerden macht, in seinem Wachstum bereits über das Frühstadium hinaus. Besondere Zuwendung verdient das „Stadium der relativen Latenz". Die Beschwerden sind unklar und uncharakteristisch. So kann sich hinter der ungewöhnlich langen Rekonvaleszenz nach einer Lungenentzündung bei einem älteren Menschen das Wachstum eines Magencarcinoms verbergen. Bei Landleuten erfährt man oft aus der Anamnese, daß die Erholung in den arbeitsruhigen Wintermonaten ausbleibt, wenn ein Krebs heranwächst *(„Krebsmaske")*. H. H. BERG (1949) teilt eine klinische Anekdote mit, die uns vor der Bagatellisierung der Krebsfurcht scheinbar Gesunder warnen soll. „Hinter dem Sarge eines an Magenkrebs Verstorbenen schreitend, kam seinem Freunde der Gedanke, sich auf die gleiche Erkrankung hin untersuchen zu lassen. Er hatte wenige Wochen vorher nach Genuß eines Bücklings einen leichten Magendruck verspürt. Ein kleiner, nur fünfmarkstückgroßer flacher Krebs an der großen Kurvatur wurde entdeckt. Nach erfolgreicher Resektion war der Kranke noch nach $9^1/_2$ Jahren rezidivfrei."

Wir müssen die allgemeine Auffassung beseitigen, daß die Länge der Anamnese ein hinreichend wertvolles Unterscheidungsmerkmal zwischen gutartigem und bösartigem Magenprozeß darstellt. Bereits in einer früheren Darstellung hat v. BERGMANN (1926) darauf hingewiesen, daß die Anamnese von Magenkrebskranken frühzeitig Magenzeichen bietet. Anknüpfend an die Beobachtungen von KAPP (1937) hat LINDENSCHMIDT (1948) die Vorgeschichte der Frühcarcinome der Hamburger Klinik (H. H. BERG) zusammengestellt und ihre beachtliche Länge erwiesen. Zweifellos gibt es „Magenathleten" mit kurzer Magenanamnese; es handelt sich dabei um wenig gegenüber körperlichen Beschwerden empfindliche Menschen. Die Kenntnis dieses Typus ist von Bedeutung für die praktische Frühdiagnose. Es ergibt sich ferner die Pflicht für den Arzt, daß er sich bei jeder Magenbeschwerde die Frage vorlegt, ob nicht ein Magenkrebs vorliegen könnte. Erst wenn dies auf Grund erhobener Befunde sicher abgelehnt wird, darf man eine andere Diagnose stellen.

Westhues (1942) nimmt eine Einteilung der Krebsanamnesen in 3 Gruppen vor. Ihr haftet der Mangel eines Schemas an, jedoch verlohnt es sich, darauf zu achten, daß sich der Charakter der „langen" Anamnesen ändern kann. Die „Voranamnese" („schwacher Magen") mit ihren milden Beschwerden auf Grund einer chronischen Gastritis ist dabei von der „Hauptanamnese" mit einem ernsteren Bild (Krebsgastritis) zu trennen. H. Gray (1940) teilt dazu mit, daß etwa $^1/_4$ aller Magenkrebsfälle als einziges Symptom eine langdauernde „Magenverstimmung" aufwiesen, $^1/_3$ bot das klassische Ulcusbeschwerdebild. Diese letzte Angabe erscheint uns überraschend.

Als Hilfe bei der praktischen Frühdiagnostik wird vorgeschlagen, den *Begriff der Magenkrebsbedrohten* zu formulieren und die ärztliche Erziehung darauf zu richten, daß Menschen, die in diese Gruppe fallen, ärztlich und klinisch kontrolliert werden. Wir haben an unserer Klinik bereits in diesem Sinne mit den Perniciosakranken verfahren (Velde). Eine solche Übersicht der Krebsbedrohten hat z. B. die Cancer-Detection Clinic in Minnesota gegeben. Das Schema ist zwar nicht originell. Jedoch gebührt derartigen amerikanischen Einrichtungen das Verdienst, den Wert dieser Einteilung geprüft zu haben. Zur Gruppe der Magenkrebsbedrohten gehören danach:

1. Männer und Frauen über 50 Jahren
    a) mit histaminrefraktärer Achylie,
    b) mit ungeklärter Anämie,
    c) mit okkulten Blutungen im Stuhl.
2. Die Verwandtschaft Magenkrebskranker.
3. Alle Kranken mit perniziöser Anämie.
4. Alle Träger von Magenpolypen.
5. Magenulcuskranke, deren Magenprozeß nicht als sicher gutartig angesehen werden kann.

Hinzuzufügen sind:

6. Kranke mit chronischer Gastritis.

Dieses kommt der Hypothese von Konjetzny nach, welcher in der Gastritis das Vorstadium (Präcancerose) des Magenkrebses sieht.

Prévôt (1946) hat Magenoperierte fortlaufend röntgenologisch kontrolliert und bei diesen in einem geringen Prozentsatz nach längerer Zeit Carcinome entdeckt, so daß

7. operierte Mägen dieser Auswahl zuzusetzen sind.

Der Vorteil dieser Auswahl ist, daß mit Einordnung eines Kranken in dieses Schema der Gedanke an ein Magencarcinom geweckt wird. Gegenüber vorgeschlagenen Reihenuntersuchungen der Gesamtbevölkerung (Taylor 1948) ist der Vorteil dieser Auswahl klar.

Wir schlagen für die Perniciosakranken eine Untersuchungswiederholung in jedem Jahr vor. Der zweijährige Abstand, den amerikanische Autoren innehalten, erscheint uns zu lang. State, Moore und Wangensteen berichten 1947 über die Ergebnisse ihrer Arbeit an einer Krebsstation, die Krebsgefährdete in zweijährigem Rhythmus untersucht hat. 1253 Magenausheberungen veranlaßten 691 Männer und Frauen über 50 Jahre in die Gruppe der Gefährdeten einzureihen. 575 Röntgenuntersuchungen entdeckten 2 latente Magencarcinome und 15 Magenpolypen. Aus der gleichen Klinik wird 1950 berichtet (State,

GAVISER, BRANNON, HUBBARD, WANGENSTEEN), daß die Röntgenuntersuchung von 1450 Personen mit Achylie 38 Magenpolypen und 8 Magencarcinome feststellte. Die Untersuchung von 94 Kranken mit perniziöser Anämie ergab 4 Magenpolypen und 3 Magencarcinome. Untersuchungen bei familiärer Krebsbelastung konnten bei 81 Ausgewählten keinen Magenkrebs oder -polypen feststellen. Die Krebsuntersuchungsstelle der Universität Minnesota (USA.) hat in der Zeit zwischen März 1948 und April 1949 1715 Kranke untersucht und 20 bösartige Tumoren, darunter 1 Magencarcinom und 8 Darmcarcinome, entdeckt. Weitere Ergebnisse von Reihenuntersuchungen liegen vor von S. J. JOHN, SWENSON und HANEY (1944): 2413 Menschen des fraglichen Alters, Entdeckung von 3 latenten Magencarcinomen. Der Aufwand für derartig umfangreiche Untersuchungen ist groß. Aber wir stimmen mit den Untersuchern überein, daß auch *ein* früh entdecktes Magencarcinom das Vorgehen rechtfertigen kann.

Der praktische oder der einweisende Arzt muß an den Magenkrebs denken und er muß *den Verdacht gegenüber der Klinik aussprechen.*

3. Der Kliniker hat die Diagnose zu ergänzen. Fortbildungsvorträge für Ärzte, wie sie OSTERTAG (1942) vorgeschlagen hat, mögen von Wert sein. Nicht die Vorführung an die klinikgebundener Verfahren ist dabei von Nutzen, sondern es ist darauf hinzuarbeiten, daß die Einstellung der frei praktizierenden Ärzte gegenüber der Klinik eine andere wird. Der praktische Arzt soll in der Klinik seine Ergänzung erblicken. Die Klinik darf ihrerseits dieses Verhältnis nicht dadurch stören, daß ein unbegründet ausgesprochener Krebsverdacht von ihr, die über die besseren diagnostischen Mittel verfügt, bagatellisiert wird.

Für die klinische Frühdiagnose gibt nach der Lage der Dinge der *Röntgenologe* meist den Ausschlag. Der Kranke muß aber mit der *Frage nach dem Vorliegen eines Krebses* an den Röntgenarzt gelangen. Diese Fragestellung ist für das gesamte Problem der Frühdiagnostik am wichtigsten. Der behandelnde Arzt (Stationsarzt) darf sich nicht der ernsten Bemühung entziehen, klinisch hier bejedem Magenpatienten zu einem Urteil zu gelangen.

Das Röntgenverfahren hat wertvolle Einblicke in den Prozeß des Krebswachstums erbracht. Die forschende klinische Röntgendiagnostik hat aus der Verlaufsbeobachtung und aus dem Vergleich von Röntgenbefund und pathologischem Bild die röntgenologische Symptomatik des Frühstadiums der Magencarcinome erbracht. Wer Röntgensymptome früher Magenkrebse deuten will, muß das Bild der makroskopischen Morphologie kennen (s. KONJETZNY 1938, 1940). Die formale makroskopische Änderung des Mageninnenbildes hat für den Röntgennachweis ihre große Bedeutung. Indessen ist der Schwellenwert der Erkenn- und Darstellbarkeit pathologischer Bilder durch die Verfeinerung der röntgenologischen Untersuchungsmethode stark herabgesetzt worden. Wenn BONADIS (1937) unter der Frühdiagnose die Feststellung des Tumors zu einem Zeitpunkt versteht, in dem noch keine Ausbreitung in Nebenorgane oder Lymphknoten stattgefunden hat, so liegt darin die Verkennung der Grenzen der Röntgenologie. „Frühdiagnose des Magenkrebses bedeutet Nachweis im makroskopischen Beginn" (H. H. BERG, BÜCKER 1944, 1950). „Wenn nur das Mikroskop entscheiden kann, werden Sicherheiten weder durch die Röntgenologie noch durch die Operation allein zu erwarten sein" (H. H. BERG 1950). Es wird dabei vorausgesetzt, daß mit Zunahme der Dauer der Erkrankung auch die Gefahr der Metastasierung größer wird und bei den kleinen Formen eine Metastasierung noch nicht eingetreten ist.

Die Frühdiagnose des Magenkrebses verlangt die Beherrschung der Schleimhautdarstellung nach H. H. BERG. Die Differentialdiagnose des Neoplasmas im

Beginn hat krebsähnliche Gastritisformen und gutartige Ulcusnischen abzugrenzen. Jede Reliefabänderung vom Normalen nach Breite, Ausdehnung, Oberflächenbeschaffenheit und Begrenzung muß zunächst als krebsverdächtig angesehen werden. Dabei ist im Beginn oft nur eine gewisse Steifheit und Erhabenheit von Falten verdächtig. Ernste Zeichen eines Neoplasmas, auch wenn ein Nachweis eines fortschreitenden Wachstums zunächst noch fehlt, stellen Faltenabbruch, kolbige Wulstung, Richtungsänderung von Falten und Stufenbildungen (meniscus-sign, Carman) dar. In gleichem Sinne sind unregelmäßige Felderung, Höckerung oder das Auftreten pilzförmiger oder papillomatöser Erhabenheiten zu werten.

Beim auf die Mucosa beschränkten Krebs wird das Röntgenbild zum Teil durch das Neoplasma selbst, zum Teil durch sekundäre Veränderungen (submuköse Sklerose, Kontraktion der Muscularis mucosae) bestimmt (Albot und Toulet 1951).

Bei vorliegenden Nischen galt die Lokalisation an der großen Kurvatur als besonders krebsverdächtig. Untersuchungen von Grimes und Bell (1950) belegen unsere seit langem gemachten Erfahrungen, daß exulcerierte Carcinome keine bevorzugte Lokalisation erkennen lassen. Von Bedeutung ist auch nicht die Größe einer solchen Ulcusbildung, sondern besonders die Form. Gutmann (1951) macht dazu auf die flache Plateauform der Nische aufmerksam (1939, 1951).

Das Krebswachstum schreitet in 3 Dimensionen voran. Es können Defektbildungen und Wucherungen nebeneinander entstehen. Gleichzeitiges Vorkommen von Erhebungen und Vertiefungen über das eigentliche Schleimhautniveau ist für den Krebs besonders charakteristisch. „Die Durchleuchtung ist das wesentliche Moment beim Suchen und Auffinden der Schleimhautveränderungen" (Bücker 1950). Darin liegt die Ablehnung der von Roach, Sloan und Morgan (1949) angestrebten Magenkrebsdiagnose durch das Schirmbildverfahren. Nach deren Überlegungen könnten unter 700 Männern und unter 1200 Frauen im Alter von über 40 Jahren je ein Magenkrebskranker gefunden werden. Die Erfaßbarkeit des Magenkrebses beträgt damit 1:1000. (Die Erfaßbarkeit von Lungentuberkulosen bei Reihenuntersuchungen liegt zwischen 1:300 bis 1:500.) (Zur Technik des Schirmbildverfahrens s. Morgan, Gould, van Allen 1948, Roach, Sloan, Morgan 1949.) Ein Verlassen auf Schirmbildröntgenaufnahmen kann jedoch nach derzeitiger Lage der Dinge für die Frühdiagnose keinen Erfolg haben. Die gleiche Beurteilung muß die von Gutmann (1938) aufgenommene und propagierte Technik der prallen Magenfüllung erfahren, da sie dem Wesen des frühen Krebswachstums nicht gerecht wird. Albot und Marquis (1947) erprobten das Verfahren der „Pharmakoradiographie" für die Frühdiagnostik. Morphium und Insulin lassen das Schleimhautbild besser hervortreten, da diese Mittel zur Hypertonie und Hyperkinese besonders der Muscularis mucosae führen. Für die noch auf die Mucosa beschränkten Krebse soll das Verfahren ergiebig sein. Zweifellos muß der Wert dieser Angaben geprüft werden, wenn es uns auch nach den Untersuchungen an unserer Klinik (Velde 1933) scheinen will, daß das Verfahren mit zahlreichen Unsicherheitsfaktoren belastet ist.

In vielen Fällen kann die erste Untersuchung keine sichere Auskunft über den Charakter der verdächtigen Veränderung der Magenschleimhaut bringen. Kurzfristige Kontrollen sind dann notwendig. Das Verschwinden des Nischensymptoms ist nicht immer gegen das Vorliegen eines Krebses zu werten (instruktive Fälle s. H. H. Berg 1950, W. L. Palmer 1950).

Die klinische und röntgenologische Sonderstellung des „schüsselförmigen" Carcinoms (Ringwallcarcinom) ist bereits besprochen (S. 722). Seine Differentialdiagnose gegenüber einem gutartigen Ulcus kann ihre Schwierigkeiten haben.

Überdies hat die Gedankenverbindung zwischen Magennischen und Gutartigkeit noch eine weitere Gefahr. Unter dem Gesichtspunkt des Magenulcus werden Angulusgegend und Bulbus immer wieder studiert, während ein Magenkrebs in entfernten Partien heranwächst. Die Frage des bösartigen Ulcus beschäftigt die Gastrologen immer nach geraumer Zeit, wobei die Trennung zwischen exulceriertem Carcinom und malignem, entartetem Ulcus nicht immer scharf erfolgt, ja in vielen Fällen gar nicht sicher sein kann. AAGE NIELSEN (zit. nach ÅKERLUND 1921) vertritt die Auffassung, daß der „Ulcuskrebs" ein primäres Carcinom sei. Es sind nämlich „peptische" Ulcerationen eines Krebses sicher beobachtet worden (PALMER und HUMPHREYS 1944). Die Krebsentwicklung aus einem gutartigen Ulcus ist indessen in *keinem* Fall beweiskräftig röntgenologisch beobachtet worden. Unsere Erfahrungen befinden sich darin in völliger Übereinstimmung mit H. H. BERG (1950). Die vorliegenden histologischen Untersuchungen von KONJETZNY zu dieser Frage können uns nur von der Seltenheit dieses Vorgangs überzeugen. Immerhin scheinen die Untersuchungen von O. RØMCKE und G. SPONLAND (1949) von Wichtigkeit. Sie konnten bei 556 Magenkrebskranken in der Anamnese 18mal ein Magenulcus und 2mal ein Duodenalgeschwür sichern. Dieses Ergebnis weicht beachtenswert von den statistischen Erwartungen ab (man hätte 7 Magen- und 11 Duodenalulcera finden müssen). Das Magenulcus scheint also zum Magenkrebs zu disponieren. Über ein Zusammentreffen in bezug auf die Lokalisation soll damit nichts behauptet werden.

Gewisse Aussagen von WELCH und ALLEN (1949) können bei der Carcinomdiagnostik eine Hilfe bieten. Nach den Zahlen der Mayo-Klinik haben Kranke mit einem Duodenalgeschwür in 0,1% ein Magencarcinom, in 1% ein gutartiges Magenulcus. Multiple Magenulcerationen sprechen für einen gutartigen Prozeß. 9% der gutartigen Ulcerationen und 6% der „Ulcuskrebse" bluten zu irgendeinem Zeitpunkt massiv. Pylorusstenosen finden sich bei 19% der „Ulcuskrebse", in nur 1,2% bei gutartigen Ulcerationen. Penetration in Nachbarorgane findet sich in beiden Gruppen in etwa gleicher Zahl. Die merkwürdig niedrige Zahl von gutartigen Pylorusstenosen in dieser Statistik kann wohl nur dadurch erklärt werden, daß im Wirkungsbereich der Mayo-Klinik Kranke mit juxtapylorischem Ulcus so frühzeitig operiert werden, daß eine Pylorusstenose sich noch nicht ausbilden konnte.

Der internationale Gastroenterologenkongreß hat 1937 in Paris die eine große Bilanz in den Fragen der Frühdiagnose und Frühbehandlung des Magencarcinoms gezogen. Als Aufgabe ergab sich, daß die subtile Röntgensymptomatik der Frühformen des Magencarcinoms noch zu schaffen sei. Indessen ist an den Hamburger Kliniken (KONJETZNY, H. H. BERG) erhebliche Arbeit geleistet. Die Darstellungen von PRÉVÔT (1948), PRINZ (1939, 1947), BÜCKER (1944, 1950) und KADE (1949) legen ein schönes Zeugnis davon ab.

Von hervorragend ergänzendem Wert sind unsere *endoskopischen Verfahren*. Die Anwendung von Ösophagoskopie und Gastroskopie setzt aber zweierlei voraus:

a) daß eine *Röntgenuntersuchung* vorangegangen ist. Wir können französischen (z. B. CHEVALIER 1936) und auch amerikanischen Gastroenterologen (z. B. E. D. PALMER 1949, SCHINDLER) nicht beistimmen, die sich dafür einsetzen, daß die Anwendung beider Instrumente ein *Routineverfahren der ärztlichen Diagnostik* werden sollte. Die *vorangegangene Röntgenuntersuchung* schützt uns vor Perforationen, insbesondere bei *Carcinomen der Kardia* und des *oberen Magenabschnittes*, und ermöglicht ein gezieltes Vorgehen. An dieser Reihenfolge haben wir bislang keine Änderung getroffen, auch wenn EISELT, KRAILEK, MASEK und SKOP (1948) über eigene Erfahrungen berichten, nach denen in einigen Fällen das Röntgenverfahren versagte, während gastroskopische Untersuchungen Frühformen von

Magencarcinomen feststellten. Schließlich ist der Wert einer Röntgendiagnose von der Qualität des Röntgenologen abhängig. [Nach Anglem (1946) ergibt die erste Röntgenuntersuchung in 24% ein nicht zutreffendes Resultat.] „Vor der Überschätzung eines negativen Röntgenbefundes kann nicht oft genug gewarnt werden" (Finsterer 1943).

b) Es ist notwendig, daß der Arzt, welcher diese Verfahren zur Anwendung bringt, über eine reiche Erfahrung verfügt. Diese ist nur durch eine jahrelange intensive Beschäftigung damit zu erlangen. Soll die *gastroskopische Diagnose einen Wert* haben, so muß das gesamte Gebiet der Magenpathologie, insbesondere der *Formenreichtum der gastritischen Erkrankungen*, bekannt sein. Ebenso wie die röntgenologische Diagnose kann die *endoskopische Untersuchung* keine *histologische Untersuchung ersetzen*. Immerhin ist zu sagen, daß die Gastroskopie in vielen Fällen an unserer Klinik den Ausschlag bei dem Entschluß zur Operation gegeben hat.

Wenn der geringste Zweifel an der röntgenologisch festgestellten Formationsänderung besteht, sollte also die Gastroskopie herangezogen werden. Es ist zu erwarten, daß mit der operativen Gastroskopie gezielter Gewebsentnahmen die Histologie mit in den Dienst der Magendiagnostik gestellt werden kann.

Auf Malignität ist jeder Mangel an Gleichförmigkeit, jede schmierig belegte flache Ulceration verdächtig. Die Meinung von Schindler (1948), daß die Anwesenheit von tiefen Schleimhautblutungen und von Pigmentflecken in der Nachbarschaft der fraglichen Läsion für ihre Gutartigkeit spräche, ist nicht ohne Vorbehalte zu bestätigen. Für Sonderformen erosiver Frühcarcinome mag die Ansicht von Schindler zutreffen. Bei krebsigen Infiltrationen ist von diagnostischem Wert, daß die Form nach Aufblähung des Magens starr erhalten bleibt. Im Antrum kann das sichere Fehlen von Peristaltik ein Hinweis sein (Peristaltikriegel durch Frühcarcinom an der kleinen Kurvatur). Schindler (1948) weist darauf hin, daß Ulcerationen, die im Pylorus sichtbar sind, fast immer krebsig sind. So geben auch Sampson und Sosman (1939) auf Grund von Röntgenstudien für präpylorische Ulcerationen ein Verhältnis von 3:1 zwischen bösartigen und gutartigen an.

Die cytologische Krebsdiagnostik (Papanicolaou) spielt für einzelne Disziplinen der Medizin bereits eine beachtete Rolle. Ihr Wert für die Diagnostik des Magenkrebses, speziell für die Frühdiagnostik, ist noch nicht endgültig bestimmbar (s. „Cytodiagnostik", S. 319). Bleibt bei unserer Untersuchung eines Krebsverdächtigen noch ein ungeklärter, zweifelhafter Rest, so muß die *diagnostische Probelaparotomie* erfolgen. (Davon ist die *Probelaparotomie zur Feststellung der Operabilität* eines bereits nachgewiesenen Krebses streng zu trennen. Sie ist mit naturgemäß höherer Mortalität belastet.) Für die diagnostische Probelaparotomie zur Frühdiagnose ist zu fordern, daß der Eingriff zur *diagnostischen Gastrotomie* zu erweitern ist, wenn bei der Betastung des Magens von außen das Ergebnis negativ ausfällt. Dann muß mit eingeführtem Zeigefinger bimanuell untersucht werden (Finsterer 1937, 1943). Diesen diagnostischen Eingriff in Erwägung ziehen und durchsetzen heißt die Grenzen der internistischen Diagnostik richtig einschätzen. Der begründete Entschluß dazu bedeutet kein Armutszeugnis, sondern Handeln zum Vorteil der Kranken.

Für die Wegweisung zur Frühdiagnose des Magencarcinoms halten wir uns heute noch an unsere 1937 in Paris ausgesprochenen Sätze (Katsch):

„Es kommt heute nicht mehr darauf an, daß der praktische Arzt ein inoperables Magencarcinom diagnostiziert. Aber es kommt darauf an, daß er zur rechten Zeit hellhörig wird und Verdacht schöpft, daß ein Krebs vorliegen könnte. Hier liegt die große Verantwortung des praktischen Arztes, denn der Zeitpunkt *seiner* Verdachtsdiagnose ist entscheidend. Von ihm hängt die Möglichkeit der klinischen Frühdiagnose ab."

Und das Referat auf dem Pariser Kongreß 1937 endet:

„Ich bemühe mich um eine frühe und subtile Diagnostik bei allen meinen Magenkranken . . ., und zwar nicht nur unter dem Gesichtspunkt der frühzeitigen Krebsdiagnose. Je mehr wir uns bemühen, auch geringe Beschwerdebilder und werdende Syndrome sorgfältig unter Anwendung aller möglichen Mittel zu analysieren, um so mehr gelingen uns auch frühzeitige Krebsdiagnosen . . ."

„*Jede Magenbeschwerde*, auch wenn sie nicht krebsverdächtig ist, muß analysiert werden. Dabei passiert sogar das Paradoxe, daß einmal ein Carcinophober — ein wirkliches Carcinom hat."

m) Verlauf des Magencarcinoms.

Nach einer *Latenzperiode* unterschiedlicher Länge tritt der Magenkrebs in sein Beschwerdestadium ein. Im Durchschnitt wird die Zeit von Beginn der ersten Symptome bis zur klinischen Untersuchung bzw. Diagnose nicht mehr als ein Jahr betragen, jedoch ist es schwer, in der Anamnese die Beschwerde des Krebses von einer oft vorauflaufenden Magenerkrankung (Gastritis) zu trennen. ANSCHÜTZ (1936) und FINSTERER (1924) berechnen die durchschnittliche Lebensdauer eines Krebskranken vom Auftreten der ersten Symptome auf 12,2 Monate. ALBU (1905) rechnet mit 2 Jahren. Bei scirrhösen Krebsformen kommt eine Latenzzeit von 4—5 Jahren vor. Die Beschwerdedauer beim Kardiacarcinom schwankt nach HENNING (1949) zwischen 2 Monaten und 1 Jahr. In einem Fall von idiopathischer Oesophagusdilatation mit sekundärem Kardiacarcinom bestand das Beschwerdebild bereits seit 24 Jahren unverändert (HENNING).

Krebse der Kardia können der Symptomatik nach wie Oesophaguscarcinome verlaufen. Die Dysphagie führt gemeinsam mit den krebsbedingten Stoffwechselstörungen zur tödlichen Dystrophie. Der pylorusnahe Krebs ruft im Laufe seines Wachstums eine Pylorusstenose hervor, die neben den Stenosebeschwerden schließlich das Bild der Krebskachexie hervorbringt. Die Carcinome des Magenkörpers und des Fornix machen weniger mechanische Funktionsstörungen, sie bleiben länger latent und können — vom Beschwerdebeginn an gerechnet — rasch das unabänderliche Ende herbeiführen. BOAS (1905) spricht von „galoppierenden Magencarcinomen". Besonders bei jungen Leuten ist diese Verlaufsart häufig.

Manche Magencarcinome bringen den Tod durch eine große Arrosionsblutung. Massive Blutungen beim Carcinom sind an sich selten, treten sie aber auf, so ist ihre Prognose viel schlechter als die Prognose der Ulcusblutung, da das derbe Tumorgewebe einen Verschluß des blutenden Gefäßes nur schwerlich zuläßt. Die Mortalität der großen Carcinomblutung beträgt nach THIELE (1936) 64% (s. Abb. 200).

Neben den mechanischen Funktionsstörungen und den allgemeinen Folgen des Krebswachstums steht die Einbeziehung von Nachbarorganen in das Krebswachstum. Leber, Milz, Pankreas und Netz können befallen werden. Sekundäre Bauchdeckenabscesse als Folge des Krebswachstums, subphrenische Abscesse können zustande kommen. Eine Magen-Colonfistel bringt das typische Bild mit fäkulentem Aufstoßen und diarrhoischer Entleerung unverdauter Speisereste *(Lienterie)* mit sich. Auch KALK (1938) weist darauf hin, daß das Auftreten einer Magen-Colonfistel beim Magenkrebs nicht so selten ist, wie allgemein angenommen wird. In Spätstadien des Magenkrebses konnten wir den Durchbruch ins Colon häufiger diagnostizieren (s. Abb. 194, 195). SCHERK aus der KUTTNERschen Klinik fand von 12 Fällen mit Magen-Colonfistel 4 durch ein Magencarcinom bedingt.

Tumoren der großen Kurvatur neigen zur Perforation. Penetration eines Magencarcinoms in die Milz ist als Besonderheit von Volbeding (1942) mitgeteilt

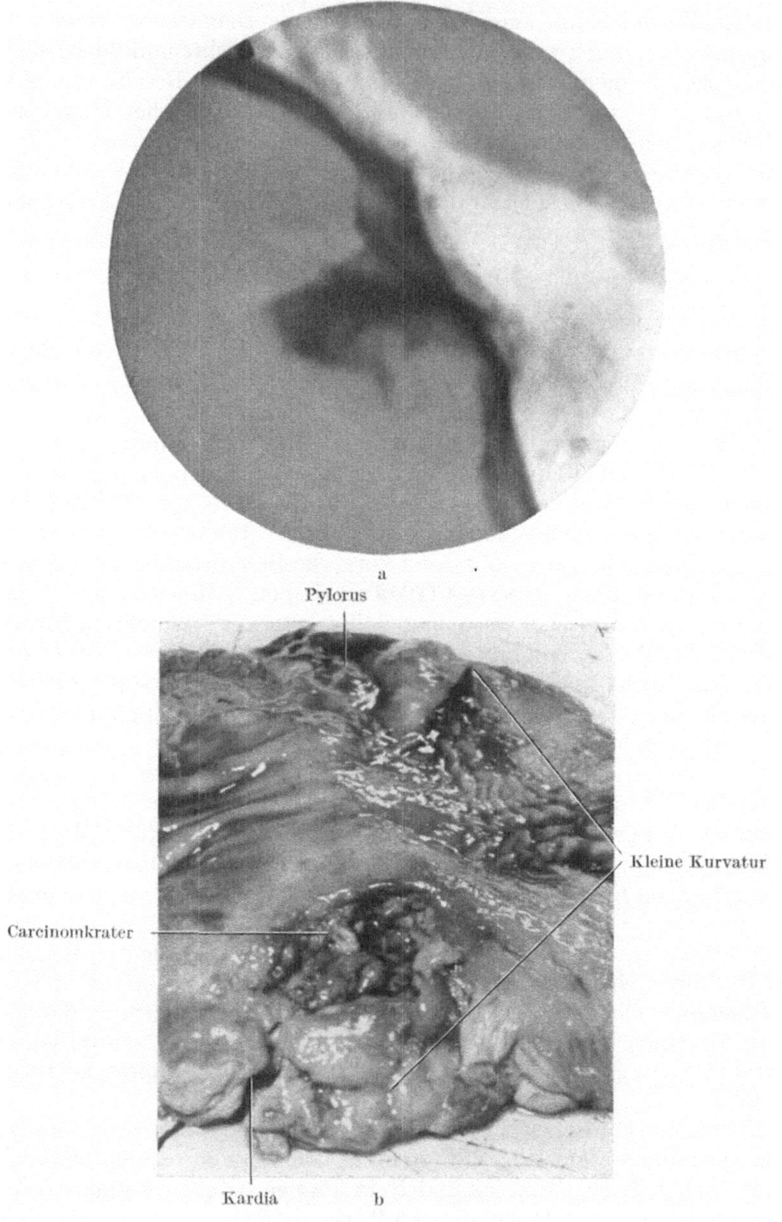

Abb. 200a u. b. Hochsitzendes, exulceriertes Magencarcinom. Tödliche Arrosionsblutung. (57jähriger Mann. 3 Monate lange Anamnese. Magenschmerzen kurz nach Nahrungsaufnahme. Gastrorhoe. Gewichtsabnahme.) a Detailbild: Hochsitzendes Magencarcinom mit zentralem geschwürigem Zerfall. — Gastroskopie: An der kleinen Kurvatur derber, teilweise lippenförmig vorspringender Wall. Die von diesem Wall umschlossene Partie zeigt Fibrinbelag mit blutigem Rand. 2 Tage nach Verlegung zur Operation plötzlicher Tod durch profuses Bluterbrechen. b Foto des Sektionspräparates. Makroskopisch betraf das Carcinom einen Bezirk von Handtellergröße. Arrosion der Arteria coronaria sinistra.

worden. Das Erlebnis der akuten Perforation eines Vorderwandcarcinoms einen Tag nach der gastroskopischen Untersuchung bestätigt diese Erfahrung und dient zur Warnung. Syndrome von Gefäßkompressionen können durch wachsende Tumormassen im Gebiete der Vena cava inferior und der Pfortader entstehen. — Beim Übergreifen auf den Kopf des Pankreas kann sich ein mechanischer Ikterus mit Pankreasinsuffizienz ausbilden.

Der Verlauf des Magencarcinoms wird ferner von der *Metastasierung* beherrscht. Die häufigste Metastasenbildung erfolgt in der Leber. Dieses Organ kann vergrößert sein und grobknotig tastbar werden. Gelbsucht ist dabei keineswegs häufig. Funktionsstörungen der Leber durch Metastasenbildung sind nicht obligat. Die Metastasierung über den Lymphweg kann zu verschiedenen Symptomen führen. Eine carcinomatöse Aussaat über das Peritoneum ruft Ascites hervor; die Pleurabeteiligung kann einen hämorrhagischen Erguß hervorbringen. Punktionen ermöglichen nur vorübergehende Besserung. Dissemination in der Lunge geschieht oft in Form hämatogener Aussaat. Das Bild ähnlich einer Miliartuberkulose der Lungen kann entstehen. Davon ist die lymphangitisch fortschreitende Form der carcinomatösen Lungenmetastasierung zu unterscheiden. Auch können Rundherde als Metastasenmanifestationen im Röntgenbild erscheinen. Das Bild des Mediastinaltumors kann durch Drüsenmetastasierungen eines Magencarcinoms entstehen. Bei der Metastasierung eines Magencarcinoms in Knochen stehen heftige Skeletschmerzen im Vordergrund. Osteoklastische und osteoplastische Formen der Knochenmetastasen lassen sich unterscheiden. Dementsprechend können Spontanfrakturen auftreten. Es ist nach unseren Erfahrungen darauf hinzuweisen, daß es mit Röntgenuntersuchungen nicht immer gelingt, den Nachweis selbst einer fortgeschrittenen Knochenmetastasierung zu erfassen. Metastasen in beiden Ovarien, die klinisch in den Vordergrund treten können, wurden nicht selten vom Gynäkologen operiert, wobei ein primäres Carcinom des Magens übersehen wurde. Metastasierungen in den Douglasraum, Metastasierungen ins Gehirn sind ebenfalls möglich.

Gegenüber Carcinomformen, die frühzeitig und in größerem Umfang Metastasen setzen, gibt es Magencarcinome, die spät zu Metastasierung neigen; oftmals wird bei der Sektion außer der Lokalerkrankung keine weitere Beteiligung anderer Organe durch die Krebsausbreitung gefunden. Diese Tatsache erfordert eine besonders gewissenhafte Bemühung, bevor man ein Magencarcinom als „inoperabel" bezeichnet. Röntgenuntersuchung und Gastroskopie allein reichen dazu nicht aus, denn das Magenbild kann für diese Frage nur wenig aussagen. Eine Probelaparotomie sollte fast immer zur letzten Entscheidung durchgeführt werden.

n) Differentialdiagnose des Magencarcinoms.

Für die Diagnose gilt der selbstverständliche Grundsatz, daß man von Magenbeschwerden bei der Analyse in erster Linie die häufigen Magenerkrankungen differentialdiagnostisch in Betracht ziehen soll (KALK 1938). Beim Magencarcinom muß am häufigsten die Differentialdiagnose gegenüber dem *gutartigen Magenulcus* gestellt werden. Aus einer Statistik von WELCH und ALLEN (1949) geht hervor, daß in 10% eine Ulcusdiagnose falsch gestellt wird. Weitere Zahlen, welche sich auf röntgenologische Fehldiagnosen bei Ulcus beziehen, besagen nach KEUTNER (1939), daß vor 1918 23,3%, in der Zeit von 1918—1927 17,3% und von 1928—1937 8,1% falsche Diagnosen gestellt wurden. Nach ANGLEM (1946) ergibt die erste Röntgenuntersuchung im Hinblick auf das Magencarcinom in 24% ein falsches Ergebnis. Seine Erhebungen besagen überdies, daß 10—15% der Magengeschwüre, welche mit der üblichen Untersuchungsmethode als gutartig angesprochen werden, doch bösartig sind. Es hat allgemein der Grundsatz Geltung, daß *eine einmalige negative Röntgenuntersuchung nicht gegen das*

Vorliegen eines Magenkrebses spricht. Beobachtungen von verschiedener Seite (Holmes und Hampton 1932, Sampson und Sosman 1939) weisen auf den hohen Prozentsatz des Vorliegens von Carcinomen bei präpylorischen Ulcerationen hin. Sproull machte 1931 auf die jedem Erfahrenen schon lange bekannte Tatsache aufmerksam, daß ein gutartiges Ulcus an der großen Magenkurvatur selten ist. Snoek und Schulte (1949) wiederholen den gleichen Hinweis. Inzwischen hat sich für das „bösartige Ulcus" die Erfassung durch subtilere Röntgenuntersuchung mit sicherer Deutung des Befundes und Vervollkommnung der gastroskopischen Technik gebessert.

Gegen ein Magencarcinom spricht das gleichzeitige Vorkommen eines Duodenalgeschwürs. Nach den Zahlen der Mayo-Klinik (Welch und Allen 1949) haben Kranke mit einem Duodenalgeschwür nur in 0,1% ein Magencarcinom, in 1% der Fälle kommt bei Zwölffingerdarmgeschwür ein gutartiges Magenulcus vor. (Nach unseren Erfahrungen beträgt das Zusammentreffen von Ulcus duodeni und Ulcus ventriculi etwa 3%.) Multiple Magenulcerationen sprechen eher für einen gutartigen Prozeß. Während 9% der gutartigen Magengeschwüre zu irgendeinem Zeitpunkt eine massive Blutung zeigen, liegt diese Zahl bei den Ulcuscarcinomen bei 6%. Darin ist also kein Unterscheidungsmerkmal zu sehen. Auffallend häufig ist allerdings das Vorkommen einer Pylorusstenose bei Ulcuscarcinomen (in 19%). Dagegen soll sich eine Magenausgangsstenose bei gutartigen Geschwüren nur in 1—2% der Fälle finden. Penetration in Nachbarorgane findet sich in beiden Gruppen, wenn überhaupt ein Vergleich gestattet ist, in fast gleicher Zahl. Die Abheilung eines geschwürigen Magenprozesses unter diätetischer Behandlung spricht an sich für die Gutartigkeit, doch gilt dies nicht absolut, weisen doch schon Brühl (1944) wie auch neuerdings Welch und Allen (1949) und Palmer (1950) auf die klinische Eigenart gerade des Ringwallcarcinoms hin, welches in Frühstadien unter diätetischer Behandlung eine Verkleinerung der Kraterbildung zeigt. Das entspricht Erfahrungen, die auch beim „Test évolutif" (R. A. Gutmann 1948), der die Entscheidung über das Vorliegen eines Carcinoms aus der kurzfristigen klinischen *und* röntgenologischen wiederholten Überprüfung zu erbringen sucht, verwertet werden.

Besondere differentialdiagnostische Schwierigkeiten bereiten die großen Geschwüre des Magens, welche wir unter der Bezeichnung *Krisenulcus* (Katsch), *Kriegsulcus* (Kalk 1943), *Altersulcus* (Spang 1948) kennen. Der Ausdruck Riesenulcus wurde zuerst gebraucht. Bei der Differentialdiagnose ist den üblichen Kriterien eines Ulcus nachzugehen. Die Konturen der Nischen sind beim Ulcus meist glattrandig, regelmäßig und rund, aber Schleimhautfalten und Speisereste können eine außerordentliche Ähnlichkeit mit einem krebsigen Geschwür hervorrufen. Eine Konvergenz von Schleimhautfalten spricht eher für ein gutartiges Ulcus, Faltenabbruch weist auf ein Carcinom hin. Ledoux-Labard, Garcia-Caldéron und Nemours-Auguste (1942) machen darauf aufmerksam, daß der Faltenstern bei Riesengeschwüren fehlen kann, andererseits kann ein Faltenabbruch an der kleinen Kurvatur auch bei gutartigen Geschwüren beobachtet werden. Die *Größe der Nische* ist *kein sicheres Unterscheidungsmerkmal* (Myhre 1941). Trotz Röntgenuntersuchung und Gastroskopie kann bei einer Anzahl von Kranken mit Krisengeschwüren die Entscheidung nicht sicher gefällt werden. Der klinische Befund fällt kaum ins Gewicht. Ernährungszustand, Blutsenkungsgeschwindigkeit, Stuhluntersuchung können Zweifel nicht beseitigen. Oftmals ist nur durch eine mehrwöchige Ulcuskur die Diagnose in eine bestimmte Richtung zu lenken. Die Notwendigkeit einer Operation ist frühzeitig mit größter Gewissenhaftigkeit zu prüfen.

Noch schwieriger kann die Differentialdiagnose zwischen *Carcinom und chronischer Gastritis* werden. Das Beschwerdebild gleicht sich in vielen Fällen. Auch die Säuresekretion eines Gastritismagens kann, wie beim Carcinom, fehlen. Frühstadien beider Erkrankungen bieten im Röntgenbild so große Ähnlichkeiten, daß eine röntgenologische Entscheidung vielfach nicht möglich ist. Auch die Gastroskopie vermag hier nur mit gewissen Unsicherheiten weiterzuhelfen. Okkulte Blutungen im Stuhl können bei beiden Krankheiten vorkommen, sprechen aber eher für ein Carcinom. MOUTIER (1942) hebt unter den Gastritisformen besonders die „kachektisierende Gastritis" hervor. Er versteht darunter besonders Magenentzündungen epithelialer und interstitieller Art, welche als führende klinische Symptome Schwäche, Appetitlosigkeit und starke Abmagerung hervorbringen. Auch hier kann okkultes Blut im Stuhl auftreten. Das Krankheitsbild entwickelt sich schnell, bildet sich unter Umständen schnell zurück. Eine Lues kann ätiologisch im Spiele sein. Auch bei proliferativer ulceröser Gastritis, besonders in der präpylorischen Partie, bleibt bei klinisch sorgfältiger Untersuchung ein Rest in ihrem Charakter ungeklärt. Probelaparotomien und Probeexcisionen sind notwendige Verfahren für die Diagnose.

Die Differentialdiagnose gegenüber *gutartigen und anderen malignen Tumoren des Magens* kann ebenso schwierig sein. Oftmals kommt dabei die Untersuchung über eine Verdachtsäußerung nicht hinaus. Ganz besonders ulcerierende Tumoren bieten differentialdiagnostische Probleme. BASSLER und PETERS (1948) weisen auf folgende Unterscheidungsmerkmale von Magensarkom gegenüber Magencarcinom hin. Das durchschnittliche Alter der Sarkomträger liegt etwa um 38 Jahre. Carcinomkranke sind gewöhnlich älter. Die Krankheitsdauer bei Sarkom ist vielfach länger. Der Gewichtsverlust ist beim Sarkom nicht so groß. Tumoranämien sind seltener, auch der palpable Tumor kann beim Sarkom nur halb so häufig festgestellt werden wie beim Carcinom, da die Tumoren weich sind. In 50% des Sarkoms besteht eine Milzvergrößerung. Selten ist die VIRCHOWsche Drüse befallen. Freie Salzsäure im Magensaft wird beim Sarkom in fast 65% der Fälle gefunden.

Auch die Unterscheidung von *Kardiospasmus* und *Kardiacarcinom* kann sich schwierig gestalten. Beim Kardiospasmus wie beim Kardiacarcinom sind die Männer besonders häufig betroffen [nach TÖPPNER (1942) im Verhältnis $\male : \female = 2 : 1$]. Die Beschwerden beim Kardiospasmus bestehen meist längere Zeit, oft sogar 10 und 20 Jahre. Während das Carcinom bereits Schluckbeschwerden im ersten Vierteljahr seines expansiven Wachstums bedingen kann und den Patienten zum Arzt führt, beobachtet man, daß eine Schluckhemmung an der Kardia beim Spasmus viel längere Zeit bestehen kann, bis die Klinik aufgesucht wird. Dauern die Schluckbeschwerden länger als 3 Jahre an, so ist die Diagnose eines Kardiospasmus als fast sicher anzunehmen (TÖPPNER 1942). Beim Kardiacarcinom fehlen beschwerdefreie Intervalle. Passieren flüssige oder breiige Nahrung, während feste Speisen stecken bleiben, so spricht dies für ein Carcinom. Wir sprechen beim Kardiacarcinom von „progressiver Dysphagie", da mit dem Krebswachstum die Passagemöglichkeit für Nahrung an die zunehmende Bevorzugung breiiger und flüssiger Kost gebunden ist. Schmerzen treten beim Kardiacarcinom meist im Zusammenhang mit der Aufnahme fester Nahrung auf. Gewichtsverhalten, Blutkörperchensenkungsgeschwindigkeit und Blutstatus helfen bei der Differenzierung wenig, da sekundärentzündliche Vorgänge beim Kardiospasmus die Blutwerte in gleicher Weise beeinflussen wie ein Carcinom (s. auch Abschnitt Röntgendiagnose).

Der Röntgenologe hat es vielfach schwer, bei vorliegender *Pylorusstenose* zu entscheiden, ob es sich um eine spastisch-funktionelle oder um eine organische

Stenose handelt. Bei organischen Stenosen kann die Entscheidung über den Charakter des zugrunde liegenden Prozesses oft erst nach der Operation gefällt werden, wenn eine sichere Diagnose auch nicht durch Kenntnis des vorherigen Verlaufes oder andere klinische Symptome möglich ist.

In den Kreis der Überlegungen ist aber die *gutartige Pylorushypertrophie* der Erwachsenen mit einzubeziehen, die nach den Angaben von Prinz (1939) häufiger ist, als allgemein angenommen. Hobson (1949) führt dazu an, daß an der Mayo-Klinik bei 60000 Magenkranken 81 gutartige Pylorushypertrophien festgestellt wurden. Fast alle derartigen Fälle kamen unter der Diagnose „Krebs" zur Operation.

Die benigne *Linitis plastica* und das *Carcinoma fibrosum* (Konjetzny) können auch im Pylorusgebiet einander ähnliche Veränderungen hervorbringen.

Krankheiten anderer Bauchorgane können nur ausnahmsweise das Bild des Magencarcinoms vortäuschen. Die chronische *Cholecystitis* mit ihren oftmals uncharakteristischen Beschwerden, in deren Rahmen die Begleitgastritis eine große Rolle spielt, kann das Wachstum eines Magenkrebses überdecken. Die Achylie bei Cholecystitis, welche Kalk (1938) in 24% (Subacidität in 17%) gefunden hat, ist nach unseren Erfahrungen noch häufiger. Diese Begleitachylie kann ein Magencarcinom vermuten lassen.

Bei der Unterscheidung von Magencarcinom und Pankreascarcinom ist die Lage für das Magencarcinom günstiger, weil das Pankreascarcinom röntgenologisch nur indirekte Symptome macht.

Der Beschwerdekomplex bei Hiatusbrüchen kann einem hochsitzenden Magencarcinom sehr ähnlich sein. Eine große Blutung kann dazu gehören, aber auch eine sich langsam entwickelnde Anämie kommt in gewissen Fällen vor, ohne daß ein Carcinom vorliegt.

Die differentialdiagnostische Übersicht muß unvollständig bleiben. Die Vielzahl der möglichen Magentumoren und der im fortgeschrittenen Stadium eines Magenkrebses entstehenden Beschwerdesyndrome mit jeweils verschiedenen führenden Symptomen bieten klinische Probleme. Sie sind von geringerer Wichtigkeit als die Differentialdiagnose gegenüber dem Ulcus und der Gastritis mit ihrem Formenkreis.

o) Behandlung des Magencarcinoms.

„Der Magenkrebs ist auch heute noch, falls nicht seine operative Entfernung gelingt, absolut unheilbar. Daraus darf keine andere Konsequenz gezogen werden, wie in jedem Falle, der auch nur von fern noch als operabel erscheint, keinen Tag zu verlieren, um den Fall dem Chirurgen zu übergeben, auch bei diagnostischer Unsicherheit. Man darf nicht immer mit neuen subtilen Proben über Gebühr Zeit verlieren, sondern wenn der Verdacht auf ein Magencarcinom sich nicht entkräften läßt, muß man auch dann unverzüglich zur Probelaparotomie schreiten" (v. Bergmann 1926).

Diese Sätze kennzeichnen auch noch 1953 die Situation, in der wir uns gegenüber dem Magencarcinom befinden. Indessen hat aber der Fortschritt chirurgischer Methoden dazu geführt, daß wesentlich ausgedehntere Operationen gewagt werden können und ganz besonders die Krebse der oberen Magenpartie, welche bisher dem operativen Vorgehen verschlossen waren, in Angriff genommen werden können.

Der schlechte Allgemeinzustand und hohes Alter können kein hinreichender Grund mehr sein, eine Operation von vornherein abzulehnen. Vorbereitende Behandlungen können die Widerstandskraft des Kranken heben, sorgsame

Operationsüberwachung bei schonender Narkose (Intubationsverfahren, Curare-Anwendung) gestalten den Eingriff selbst erfolgreich und eine umsichtige Nachsorge nach der Operation beseitigt schließlich die Gefahr. Internistische Untersuchung und Diagnosenstellung reichen in den meisten Fällen nicht so weit, von vornherein die Operation als aussichtslos abzulehnen. Liegen keine Fernmetastasen vor, dann sollte zumindest eine Probelaparotomie zur Feststellung der Operabilität durchgeführt werden. Die Ausbreitung eines Carcinoms über den ganzen Magen bietet kein Hindernis mehr für eine radikale Operation. Auch die Unmöglichkeit, alle vergrößerten regionären Lymphknoten zu entfernen, bietet keinen Grund, um auf eine Magenresektion zu verzichten. Selbst Einbrüche in das Colon, die Milz, das Pankreas und die Leber lassen eine Magenoperation noch zu. Allerdings wird zu fragen sein, ob derartige „heroische" Operationen, welche nach dem Vorgang von FINSTERER (1924) heute von amerikanischen Chirurgen (z. B. PACK 1947) geübt werden, von Wert sind. KONJETZNY führt in seinem Buch „Der Magenkrebs" (1938) Hinweise an, welche selbst den Wert von Drüsenschwellungen in der Frage der Operabilität des Magenkrebses bezweifeln lassen. Er zielt im ganzen auf einen sehr *aktiven Standpunkt* bei der Ausrottung des Magenkrebses hin, den wir im ganzen anerkennen.

Geschichtliches zu den Resektionsmethoden. DANIEL K. TH. MERREM berichtete 1810 über seine Versuche von Magenresektionen beim Hund. Er schlug bereits vor, diese Operation beim Menschen mit Pyloruscarcinom durchzuführen. 1874 führten GUSSENBAUER und v. WINIWARTER erneut Pylorusresektion an Hunden im Auftrage von BILLROTH aus. GUSSENBAUER erklärte 1876: „Wenn es also möglich wäre, auf operativem Wege die Carcinome des Magens gründlich zu entfernen, ohne durch die Operation das Leben direkt zu gefährden, so würde die Exstirpation der Magencarcinome selbst dann noch berechtigt sein, wenn wegen ihrer möglichen Folgen ein verhältnismäßig nur kleiner Bruchteil der Kranken genesen würde."

GUSSENBAUER und v. WINIWARTER haben weiter in mühevoller Arbeit die Sektionsprotokolle des Pathologischen Institutes in Wien von fast 60 Jahren durchgearbeitet und 542 Pyloruscarcinome auf die Frage der Operationsfähigkeit untersucht. 41% davon waren ohne Metastasen, so daß daraus geschlossen wurde, die Magenresektion könnte in diesen Fällen von Nutzen in der Behandlung menschlicher Magenkrebse sein. Die erste Pylorusresektion am Menschen führte PÉAN am 9. April 1879 in Paris aus. Eine zweite wurde am 16. November 1880 von RYDIGIER in Kulm ausgeführt. Beide Versuche waren jedoch nicht erfolgreich. Am 29. Januar 1881 führte THEODOR BILLROTH bei der 43jährigen *Therese Heller* in Chloroformnarkose die Resektion eines ausgedehnten Pyloruscarcinoms durch. Am 22. Tag nach der Operation konnte die Patientin das Krankenhaus verlassen. Sie starb allerdings noch in demselben Jahre an einem Rezidiv.

Die erste *totale* Magenresektion wurde — allerdings mit tödlichem Ausgang — von PHINEUS CONNER in Cincinnati 1884 ausgeführt. SCHAETTER (Zürich) konnte 1898 über die erfolgreiche Durchführung dieses Eingriffes berichten.

Bemerkungen zu den einzelnen Operationsverfahren. Bei der *Magenresektion* bestehen auf seiten der Chirurgen Unstimmigkeiten darüber, welche Methode anzuwenden sei. Das *Verfahren* nach *Billroth* I, der relativ einfache Eingriff, bietet die erhöhte Gefahr der Nahtinsuffizienz (FINSTERER). Bei kachektischen Kranken mit geringer Heilungsneigung droht diese Komplikation besonders. KONJETZNY (1938) weist darauf hin, daß beim pylorusnahen Carcinom das Duodenum häufig in den carcinomatösen Prozeß mit einbezogen ist, so daß sich in diesen Fällen das Vorgehen nach *Billroth* I wenig eignet. Das Verfahren nach *Billroth* II bedeutet einen größeren und längeren Eingriff, gestattet aber ein radikaleres Operieren.

Der 1898 von v. MIKULICZ empfohlene zweizeitige Eingriff der Krebsoperation (vorausgehende Gastroenterostomie bei Magenstenose und nach 6 Wochen etwa folgende Magenresektion) ist abzulehnen.

Bei inoperablem Carcinom des Magenausgangs hat v. MIKULICZ die sog. *palliative Magenresektion* empfohlen, welche auch heute noch der Gastroenterostomie in diesen Fällen vorzuziehen ist. Die Patienten erholen sich nach der Resektion eher. Eine Gastroenterostomie kann nur eine Notlösung darstellen. Der Gewinn an Lebensdauer ist gewöhnlich nur kurz.

Eine *Gastrostomie* und eine *Jejunostomie* können dem bedauernswerten Kranken nur einen vorübergehenden Trost bieten. Der Chirurg Konjetzny hat recht, wenn er bei Fällen, für die diese Eingriffe in Erwägung gezogen werden, nicht ein technisches, sondern ein ärztliches Problem sieht.

Die Carcinome der Kardia und des oberen Magenabschnittes verlangen die sog. *abdomino-thorakale Resektion.* Bereits 1902 hat Sauerbruch diese Zwei-Höhlenoperation bei Carcinomen des oberen Magenabschnittes vorgeschlagen. Der Ausbau des Druckdifferenzverfahrens zur intratrachealen Narkose, die Vervollkommnung der Schockbekämpfung durch Dauerinfusionen, die Anwendung von antibiotischen Mitteln haben diese Operation indessen ermöglicht [1].

Operationssterblichkeit. Wesentliche Punkte zu dieser Frage sind bei Konjetzny (1938) niedergelegt. Die modernen Vorbereitungs- und Narkoseverfahren haben die Zahlen teilweise verbessern können. Für die Magenresektion liegt die Operationsmortalität zwischen 5 und 75%. In diesen Zahlen drückt sich aus, daß es auf die Qualität des Chirurgen und die Indikationsstellung zur Resektion ankommt. Wer nur bei weniger fortgeschrittenem Magencarcinom und gutem Allgemeinzustand zur Operation schreitet, wird weniger Todesfälle haben als der, welcher selbst in zweifelhaften Fällen größere Eingriffe wagt. *Alle Angaben über die Operationsmortalität sind daher von relativer Bedeutung.* Bei der vollkommenen Magenentfernung liegt die Operationssterblichkeit ganz allgemein höher. Zu bemerken ist ferner, daß die Operationssterblichkeit der Gastroenterostomie bei fortgeschrittenem Krebs sich nicht von der Sterblichkeit bei Magenresektionen unterscheidet.

1928 bezieht sich eine Literaturübersicht von Finney und Rienhoff auf 67 Gastrektomien mit einer Operationsmortalität von 83,6%. 1942 können sich die Erfahrungen mit der totalen Magenresektion auf 298 Fälle stützen (Pack und McNeer). Die Operationsmortalität betrug 37,6%. Von den 136 Kranken, welche die Operation überstanden, lebten nur 16 länger als 3 Jahre. Bei 82,5% war der Tod durch ein Carcinomrezidiv bedingt. Über die abdomino-thorakale Resektion berichtet E. K. Frey 1951, daß an der Münchener Klinik von 28 Kranken 13 unter dem Eingriff verstarben. Es ist wohl mit einer Mindestmortalität von 20% zu rechnen.

Die Entwicklung der modernen Chirurgie mit dem Einbau allgemeinchirurgischer Erkenntnisse in den Operationsplan kommt auch der *Totalresektion des Magens* (Gastrektomie) zugute, so daß dieser Eingriff beim Carcinom anwendbar wird (s. Pack, McNeer und Booher 1947, Graham 1940, Hume und Blackburn 1947, Gotô 1940 u. a.). Die totale Magenresektion sollte allerdings den diffusen und fibrösen Krebsformen vorbehalten bleiben (Stucke 1950). Eine Übersicht von Scott und Longmire (1949) bringt Zahlen, welche den günstigen Fall belegen können, daß derartig ausgedehnte Magenexstirpationen, die Milz, Pankreas, Netz, Colon und auch Leberteile mit einschließen können, mit einer Operationsmortalität von 10% auszuführen sind. West (1949) teilt allerdings betrübende Ergebnisse mit. Die Operationsmortalität betrug bei ihm 38%; nach 3 Jahren lebten von allen 186 Krebskranken nur noch 16.

---

[1] Technische Einzelheiten finden sich in neuester Darstellung in Kirschner, Guleke u. Zenker: Allgemeine und spezielle Operationslehre, Bd. VII/1, Eingriffe in die Bauchhöhle. Berlin-Göttingen-Heidelberg: Springer 1951.

Hinweise auf die Vorbehandlung zur Magenoperation. Eine hochcalorische Nahrung ist besonders bei den stenosierenden Prozessen angebracht. Durch flüssige Kostformen gelingt es gewöhnlich auch noch bei beträchtlicher Einengung, notwendige Calorien auf normalem Wege zuzuführen. Die vorhergehende Anlegung einer Dünndarmfistel wird nicht empfohlen (E. K. FREY 1951). Eine Magenfistel ist bei Kardiacarcinomen ebenfalls nicht angezeigt, da der Magen zur Herstellung der Anastomose mit dem Oesophagus gebraucht wird. Von chirurgischer Seite wird besonders angestrebt, die *Hypoproteinämie* auszugleichen. Jedoch ist davor zu warnen, den Eiweißwert im Blutserum zum bindenden Anhaltspunkt für die Feststellung des Eiweißdefizits zu nehmen. Bluteindickung und Gesamtaustrocknung liefern irreführende Werte. Die Ermittlung der zirkulierenden Gesamteiweißmenge kann eher die wahren Verhältnisse aufdecken (GÜLZOW 1947). Tägliche Plasma- und Bluttransfusionen erscheinen erforderlich, besonders nach vorhergehender schlechter Nahrungszufuhr und häufigem Erbrechen. Ebenso ist die gesteigerte Zufuhr von Vitaminen erforderlich.

Nachsorge bei transdiaphragmatischen Laparotomien. 24—48 Std nach der Operation wird eine Saugdrainage des linken Pleuraraumes unterhalten. Nach dieser Zeit hat sich die durch die Operation kollabierte Lunge gewöhnlich wieder ausgedehnt. Die Ernährung des Kranken geschieht für die ersten Tage nach der Operation durch eine bis in den Dünndarm vorgeschobene Sonde, welche die Anastomosenstelle entlastet. Die Operierten sind besonders durch Komplikationen von seiten der Lunge gefährdet. Atemübungen und ständiges Abhusten beugen diesen Komplikationen vor. Durch tracheale Absaugung kann man die Wege für die Atmung freihalten.

Ergebnisse der chirurgischen Behandlung. Die Ergebnisse sind naturgemäß von der Indikationsstellung abhängig. Daraus erklären sich die unterschiedlichen Zahlen der verschiedenen Autoren. Es sei auf die Zusammenstellungen bei KONJETZNY (1938) hingewiesen.

Für unseren Standpunkt, die Operationsanzeige so weitherzig wie möglich beim Carcinom zu stellen, sind folgende Beobachtungen von Wichtigkeit: Eine lange Überlebenszeit nach der Operation finden wir auch bei jenen Krebsformen, die häufig nicht als Frühformen zur Resektion gekommen sind. Andererseits müssen auch wir dem Hinweis von W. L. PALMER (1943) recht geben, daß bei gewissen Magenkrebsen die Prognose hoffnungslos ist, gleichgültig, wie früh die Diagnose gestellt wird. Es gelingt leider bisher nicht, klinische Anhaltspunkte für die Wachstums- und Verbreitungstendenzen der Magencarcinome zu gewinnen. Von wegweisender Bedeutung sind dazu die Untersuchungen von STEINER, MAIMON, PALMER und KIRSNER (1948). Sie verglichen Gruppen von Krebskranken, die sich in bezug auf Überlebenszeit nach Magenresektion unterschiedlich verhielten, unter der Frage, ob aus dem histologischen Bild der Tumoren Eigenarten abzulesen wären, die prognostische Anhaltspunkte zulassen könnten. Bei 30 Kranken mit einer Überlebenszeit von 5 Jahren wurden Magentumoren reseziert, deren Wachstum makroskopisch glatt begrenzt war. Drei Faktoren scheinen für die gute Prognose bedeutsam zu sein: Scharfe Begrenzung des Tumors, spezieller Typ des histologischen Aufbaus, charakteristische regressive Veränderungen der Tumorzellen. Das Vordringen dieser Krebse durch die Magenwand erfolgte „en bloc". Derartige Tumoren besaßen keine „Füße" bzw. „Wurzeln". Sechs Fälle dieser ersten Gruppe stellten sog. „Blauzellkrebse" dar, welche im allgemeinen scharf umschrieben wachsen, aber zu den undifferenzierten Carcinomen gehören. Solide Stränge mittelgroßer, polyedrischer, *basophiler* Krebszellen und ein zellreiches, chronisch entzündetes Stroma bauen den Tumor auf. Merkwürdigerweise hatte die langlebige Gruppe längere Beschwerdezeiten

(50% länger als 1 Jahr, 30% über 2 Jahre). Lymphknotenmetastasen fanden sich bei 6 von 18 Fällen. Es bilden also makroskopisch sichtbare Metastasen nicht unbedingt ein Hindernis für chirurgische Erfolge. Es ist jedoch zu diesen Untersuchungen zu bemerken, daß für das 5 Jahre lange Überleben der Kranken nicht allein Besonderheiten des entfernten Tumors maßgebend sein können, sondern auch das Ausmaß der Magenresektion ist mitbestimmend.

Als *schmerzstillenden Eingriff* beim inoperablen Magencarcinom empfiehlt 1949 auf Grund guter Erfahrungen Mandl die *bilaterale Vagotomie*. Auch Kugel und Janzen (1949) haben diesen Eingriff vorgeschlagen, nachdem Smithwick (1946) durch bilaterale Vagotomie Schmerzfreiheit bei Pankreasfibrose erreichen konnte. In gewissem Umfang gelingt es offenbar auch, durch die Vagusdurchschneidung den Appetit zu bessern und die Nahrungsaufnahme zu erleichtern. Mandl nimmt an, daß die schmerzstillende Wirkung beim Carcinom durch die Unterbrechung sensorischer Bahnen bedingt ist, die besonders in sympathischen Fasern des rechten Vagus zum Ganglion semilunare führen.

Als *physikalische Behandlungsmethode* beim Magencarcinom kann die *Röntgenintensivbestrahlung* nützen. Sie wurde bei eröffneter Bauchhöhle prophylaktisch nach Resektion oder bei unvollständiger oder unmöglicher Resektion angewandt. Es ist auch empfohlen worden, durch einen künstlich herbeigeführten Narbenbruch der Bauchdecken die Röntgenbestrahlung des Magens durchzuführen.

Obgleich Despeignes bereits 1896 über die Bestrahlungsversuche beim Magencarcinom berichten konnte, ist die Bestrahlungsbehandlung des Magencarcinoms doch immer von zweifelhaftem Wert geblieben. Über die Strahlenempfindlichkeit der Magentumoren wird berichtet, daß etwa 90% der Krebse gegenüber Röntgenbestrahlungen unempfindlich seien. Es ist dabei zu bemerken, daß die Radiosensitivität der einzelnen Tumoren zunächst noch nicht objektiv bestimmbar ist. Lageänderungen des Magens machen es schwierig, die bei anderen Tumoren mit Erfolg angewandte Kreuzfeuerbestrahlung durchzuführen. Überdies ist bekannt genug, daß auch kurzfristige Bestrahlungen des Oberbauches stärkere Katererscheinungen und langdauernde Beeinträchtigungen des Allgemeinbefindens hervorrufen. Versuche, Erfolge mit der Röntgentherapie beim Magencarcinom zu erzielen, wurden unternommen von Holfelder (1931) (starke Kompression, um die Distanz zwischen Haut und Tumor zu verringern), Scholz (1932) (Auffüllung des Magens mit Bariumbrei, um die Sekundärstrahlung für den Carcinomprozeß auszunutzen und um Nebennieren und Pankreas zu schützen), Pack (1949) (Anwendung von Nielsens Rotationstechnik). Schindler und Mitarbeiter berichten neuerdings (1950) über die Bestrahlungstherapie der Kardiacarcinome mit gewissem Erfolg. Diese Carcinome sind nämlich nach den Erfahrungen von Pack (1935) strahlenempfindlich. Außerdem ist ihre Lokalisation für die Röntgentherapie günstig durch die relative Fixation der Kardia. Die Strahlenanwendung hat sich über 6—8 Wochen mit verzettelten Dosen zu erstrecken. Einzeldosen von 150—200 r sind gebräuchlich.

Wir haben einige Male bei inoperablen Tumoren, die *Nahbestrahlung bei eröffnetem Abdomen*, wie sie auch Chaoul (1937) empfahl, mit ganz gutem Erfolg — d. h. vorübergehender Erholung und deutlicher Lebensverlängerung — angewandt. Schon früher empfahl z. B. H. Finsterer (1915) die operative Freilegung inoperabler Geschwülste zum Zweck intensiver Bestrahlung.

Können auch einige günstige Berichte über Bestrahlungserfolge mitgeteilt werden, so kann das Bestrahlungsverfahren in keinem Falle Anspruch erheben, als kurative Methode eingesetzt zu werden.

Die *Diät* entspricht einer Magenschonkost, welche in individueller Weise auf die Wünsche des Krebskranken eingeht. Völlige Appetitlosigkeit, Widerwillen gegen alle Speisen oder gegen Fleisch gestaltet die Aufgabe außerordentlich schwierig. Als Grundsatz für die Herrichtung der Kost gilt, daß man bei möglichst geringem Volumen einen größten Calorienreichtum erzielt und möglichst große Eiweißmengen dem Kranken zuführt.

Magenspülungen als abendliche Magenwaschungen, besonders bei Pylorusstenose, sind bereits von KUSSMAUL (1867) empfohlen worden. Uns erweisen sich diese Spülungen von erheblichem Wert, schaffen sie doch dem Kranken Entspannung, Schmerzmilderung und Beseitigung des Völlegefühls. Die Behandlung einer großen Krebsblutung geschieht nach den gleichen Grundsätzen wie die Behandlung einer Ulcusblutung.

Die Durchführung *palliativer Maßnahmen* beim Magencarcinom kann nicht eine Lebens*verlängerung* um jeden Preis zum Ziel haben. Die *Erleichterung* des Kranken soll erreicht werden. So müssen alle Eingriffe, die erwogen werden, wenigstens die Möglichkeit bieten, daß Schmerzen, Dysphagie, Erbrechen und Hunger zurücktreten.

„Die Hoffnung der Kranken aufrechtzuerhalten und schließlich das Sterben zu erleichtern", werden zur ärztlichen Aufgabe. In fortgeschrittenen Fällen ist es ein unärztliches Verhalten, bei Schmerzen dem Kranken Morphium zu versagen oder es nur in so kleiner Dosierung zu verabreichen, daß es praktisch nicht wirksam ist. Man sollte Morphium in den gesetzlichen Möglichkeiten durch Injektion zur Anwendung bringen, wobei für einen Erwachsenen 0,03 pro dosis, 0,1 pro die als Richtwerte zu betrachten sind. Diese Dosierung ist nach längerer Morphiumanwendung ohne weiteres verantwortbar durch den Arzt zu überschreiten. Um gleichzeitig den Schlaf der Kranken herbeizuführen, wird man nicht mit wirksamen Schlafmitteln sparen. Um die Brechwirkung des Morphins zu hemmen, kann man gleichzeitig Atropin ($^1/_2$—1 mg) injizieren. v. BERGMANN hat (1926) in meisterhafter Weise den ärztlichen Dienst, welcher uns beim fortschreitenden inoperablen Carcinom erwächst, dargelegt, so daß wir wörtlich zitieren:

„Die Aufgabe, ein hoffnungsloses Leiden bis zum letzten Augenblick zu erleichtern zum Wohle des Kranken und seiner Angehörigen, so selbstverständlich sie ist, wird unendlich oft in der Praxis nicht erfaßt. Mit jedem jungen Stationsarzt muß ich um diese Einstellung kämpfen und so mancher Arzt draußen sieht einen beim Konsilium erstaunt an, wenn man ihn fragt, warum bekommt der Kranke keine größeren Morphiumgaben? Lernen wir doch vom scheußlichen Laster des Morphinismus, wie euphorisch, auch geistig lebendig der Morphinist sich fühlt, falls er nicht schläft. Was gäbe es besseres, solchem mit Sicherheit zum Tode Verurteilten, wenn er leidet, den Tröster Morphin zu schenken? Ich erkläre mit Bestimmtheit, daß ich mich bemühe, die Menschen mit inoperablem Magenkrebs, falls sie sich wirklich quälen, systematisch zu Morphinisten zu machen, wenn ihre Arbeits- und Lebensfreudigkeit zur Neige geht, sobald sie erhebliche Schmerzen bekommen, und sehe darin eine ethische Pflicht. Aber ich betone nochmals, um Mißdeutungen nicht ausgesetzt zu werden, daß ich streng im Rahmen der vorhandenen Gesetzgebung bleibe und es auch der ärztlichen Kunst, wenn man sie in dieser Richtung auszuüben versteht, absolut möglich ist, keinerlei Gesetzesüberschreitungen vorzunehmen. Die einzige Schwierigkeit finde ich im Widerstand des Kranken, der oft, auch wenn er nicht weiß, was man spritzt, die Müdigkeit empfindet und das Heilmittel, das man ihm empfahl, ablehnt. Hier hilft oft, sich langsam einzuschleichen, dem Morphium zunächst anderes zuzusetzen, selbst Coffein, um sich den Weg zum

Helfen nicht von dem versperren zu lassen, der die Güte der Absicht nicht begreifen darf.

Aus gleichen Motiven rate ich bei jedem inoperablen Magenkrebs, neben allem psychischen Eingehen und Suggerieren, eine systematische greifbare Kurbehandlung vorzunehmen, dem Kranken zu sagen, etwa für die „Entzündung der Magenwand" sei eine sehr langwierige Kur nötig, die erst nach Monaten zum Ziel führen könne: wenn die Entzündungsstoffe ins Blut kämen, folge erst eine Periode der Abmagerung und Schwäche, man rechne bei der angreifenden Heilkur erst mit der Abnahme des Körpergewichts, aber durch diese Zeit müsse er unvermeidlich hindurch. Diese Kur bestehe in Injektionen, zunächst eine solche am Abend, später müßte man häufiger injizieren. Man verwende außer jener Morphiumvorbereitung eine Kurmethode, die Eindruck macht, nicht nur warme Umschläge; etwa Einreibungen mit einer rot- oder blaugefärbten Salbe auf die Magengegend oder Schmierseifeninunktionen, jedenfalls keine Therapie, die nach der Gebührenordnung kostspielig ist (!). Ich finde es unverantwortlich, durch den Mangel eindrucksvoller Behandlung den Kranken der Gefahr auszusetzen, daß er die Hoffnungslosigkeit seines Leidens ahnt. Wie da der einzelne Arzt vorgeht, bleibt ihm völlig überlassen, aber die merkwürdige Wissenschaftlichkeit, von der menschlichen Seite der Behandlung der Unheilbaren in unseren Hand- und Lehrbüchern nie zu sprechen, ist verwunderlich. Auch die Aufklärung, etwa der Ehefrau oder der Personen, die Hoffnung und Glauben für eine richtige Pflege brauchen, soll der Arzt sich sehr ernst überlegen, nie der Verantwortung sich durch die Bemerkung entlastet fühlen, etwa der Gattin, ‚ich bin stark genug, die Wahrheit zu hören', denn wer kennt seine psychische Stärke, wenn es gilt, Monate unermüdlich zu pflegen mit der vollen Gewißheit, daß alle Mühe umsonst ist? Für den Arzt genügt es völlig, wenn ein nicht ständig anwesender Verwandter oder Freund — das männliche Geschlecht ist meist zu bevorzugen — weiß, worum es sich handelt, was auch aus wirtschaftlichen Gründen oft genug rechtzeitig geschehen muß. Feinstes psychisches Verständnis und genaues Kennen des Kranken kann Abweichungen von diesen Grundregeln zur Pflicht werden lassen, aber man unterschätze nicht, auch im abgeklärtesten philosophischen Kopf, die ungeheure Intensität des Triebes zur Lebensbejahung, die größer ist als alle Vernunft. Dennoch sei nicht vergessen, daß da, wo ein lebendiger und unerschütterlicher Glaube eines Lebens nach dem Tode vorhanden ist und ebenfalls ohne diesen bei groß angelegten, mutigen Menschen, die Furcht vor dem Tode, ja vor dem Sterben einmal völlig fehlen kann und daß die innere Würde solcher Menschen es uns verbieten kann, nach einem Schema im obigen Sinne zu handeln.

Ferner sei nicht vergessen, daß so mancher Krebs ganz ohne Qualen verläuft und das Leben still verglimmt, auch dort natürlich ist kein Anlaß, aktiv helfend einzugreifen, es bedarf zu jedem Handeln, auch diesem, genügender Indikation."

2. Polypöse Geschwülste des Magens. „Zottentumor".

Es mag fraglich erscheinen, ob es berechtigt ist, die Magenpolypen hier gesondert aufzuführen, da wir der Meinung sind, daß die ventrikuläre Polyposis der histologischen Struktur nach als eine Entwicklungsform der chronischen Gastritis hypertrophicans et atrophicans anzusehen ist. Solitäre Magenpolypen und eine Magenpolyposis stellen jedoch im Einzelfall einen so bemerkenswerten Befund dar, daß es zur ärztlichen Pflicht gehört, Träger solcher Magenveränderungen im Auge zu behalten und ihre Magenveränderung unter dem Gesichtspunkt des Carcinomverdachtes zu betrachten.

Uns erscheint eine Einteilung von Tønnesen (1931) von besonderer klinischer Brauchbarkeit.

Er unterscheidet:
Typ I: Drüsenpolyp,
Typ II: Oberflächenpolyp,
Typ III: Kombinationspolyp.

Typ I entspricht dem Adenom, Typ II dem Tumor villosus, Zottentumor, Typ III dem Adenopapillom von Kelsey (1886). Damit gestaltet sich die Gruppe der Magenpolypen einheitlicher, da histologisch betrachtet nur epitheliale Bildungen hiermit zusammengefaßt werden.

Die bestimmte Einordnung des Einzelfalles und die Feststellung des geweblichen Aufbaues ist nur unter Mithilfe des Pathologen möglich.

Die Häufigkeit von Polypen wird von Borrmann mit 0,1% aller Sektionen angegeben. Andere Zahlen lauten: Stewart 0,4%, von Warren 0,6% (zit. nach Retzlaff 1942). Kombination der Magenpolyposis mit gleichartigem Befall des Darmes ist relativ häufig. Schindler (1942) konnte durch gastroskopische Untersuchungen feststellen, daß 1,65% seiner Magenpatienten adenomatöse Polypen hatten. Das entspricht den Operationsergebnissen von Chamberlin (1938) (381 Magenoperationen, 1,6% Polypen). Eine Zusammenstellung von Retzlaff (1942) zeigt, daß Männer und Frauen wohl in gleichem Maße von Magenpolypen betroffen werden.

Der bevorzugte Sitz einzelner Polypen ist das Antrumgebiet und die Nähe des Pylorus. Daraus ergibt sich die Möglichkeit einer *Mageninvagination*, bedingt durch die Peristaltik mit Propulsion eines gestielten Polypen. Die Größe der Einzelpolypen kann einen Durchmesser von mehreren Zentimetern erreichen. Magenpolypen können gestielt sein oder auch breitbasig, fächerförmig der Schleimhaut aufsitzen. Menetrier (1888) sprach von teppichartigem Wachstum (en nappe), das wohl mehr auf das Bild einer polypösen Gastritis paßt.

Über die Beziehungen zwischen Magenpolyp und Magencarcinom s. S. 700.

In letzter Zeit wird vermehrt auf die Eigenart des Zottentumors (Tumor villosus) hingewiesen. Ein solches „Blumenkohl“-Papillom verdient nach Walk (1951) eine Beachtung, da es sich durch klinische Besonderheiten auszeichnet. Außerdem handelt es sich um eine adenomatöse Polypenbildung, die in hohem Maße die Neigung hat, sich krebsig umzuwandeln. Bisher liegen 51 Berichte in der Literatur vor. (Hinweise Marre 1942, Ikle 1947, Cain und Cattan 1937, Brule, Cain, Moulonget, Hillemand und Aubrun 1936, Moulonget 1942.)

Zur Klinik. Die solitären polypösen Geschwülste des Magens weisen gewisse klinische Gemeinsamkeiten auf wie Neigung zum Pylorusverschluß, Neigung zur okkulten und zur großen Magenblutung. Schmerzen und Beschwerden bei Polypen haben nichts Charakteristisches. Gewöhnlich bestehen sie jahrelang unbeachtet und sind auf die chronische Gastritis als Vorläufer oder Begleitprozeß zu beziehen. Kalk (1938) weist darauf hin, daß gewisse Ähnlichkeiten der Beschwerden mit denen bei Magenkrebs auftreten können: manche Kranke haben Ekel vor Fleisch, zunehmende Anämie und werden kachektisch. Bei den meisten Polypenträgern haben auch wir eine histaminrefraktäre Achylie beobachtet. An unserer Klinik hat Velde (1932) auf die engen Beziehungen zwischen Polypenbildung des Magens und perniziöser Anämie hingewiesen. Dieses relativ häufige Zusammentreffen ist bestätigt durch Haring (1932): 14% seiner Perniciosafälle hatten Magenpolypen, Rambach (1936): 10,4%, Kuthan (1939): 5%, Rigler, Kaplan und Fink (1945): 7%, Bourne (1948): 6,6%, Kade (1949): 7%. Die besondere, in Schüben verlaufende atrophische Gastritis als häufiger Vorgang im Rahmen der perniziösen Achylie ist für das vielfache Zusammentreffen von perniziöser Anämie und Magenpolyposis bedeutungsvoll.

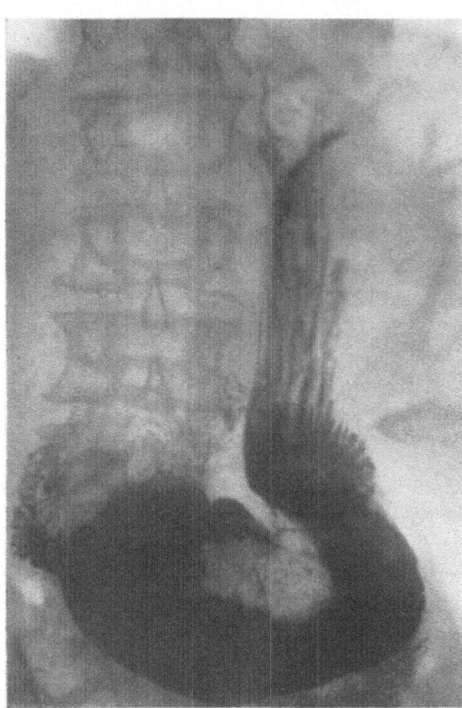

Abb. 201 a.

Das *Röntgenbild* einzelner Polypen gibt gewöhnlich glatte Füllungsdefekte. Ist der Stiel des Tumors lang genug, dann ist dieser Füllungsdefekt zu verschieben oder sogar ins Duodenum hinein zu massieren. Vielfach gelingt die Darstellung von Polypen erst bei subtiler Suche.

Die Diagnose ist in besonders schöner Weise durch die *Gastroskopie* zu bestätigen. Magenpolypen sind sichtbar entsprechend den Beschreibungen von Gutzeit und Teitge 1937, Kalk 1938, Schindler 1942, Carey und Hay 1948 u. a. als schmale, breit aufsitzende Halbkugeln, als kleine Erbsen oder als pilzartige Gebilde. Bei 25 der 66 Patienten von Carey und Hay fanden sich gleichzeitig mehrere Polypen. Wir können bestätigen (Pickert), daß die Gastroskopie für die Feststellung der Zahl der Polypen ergiebiger ist als die Röntgenuntersuchung. Die meisten Polypen werden im unteren Magendrittel gefunden. In der Entscheidung, ob ein Magenpolyp bereits in der Umformung zum Carcinom begriffen ist, kann die Gastroskopie nur wenig Verbindliches sagen. Wir haben eine Reihe von Polypen resezieren lassen und bei subtiler histologischer Untersuchung die Bestätigung herdförmiger carcinomatöser Plaques erhalten.

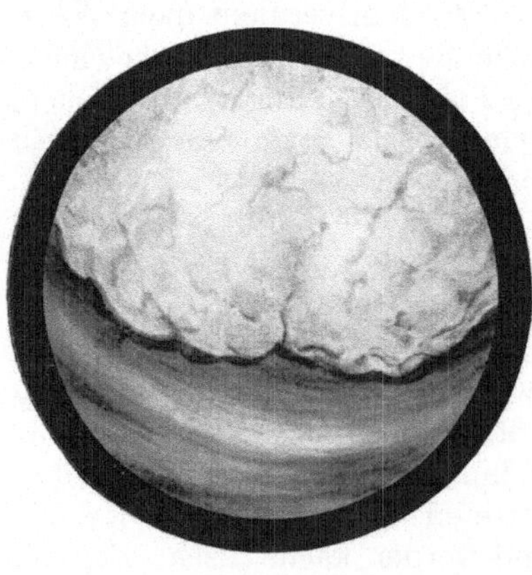

Abb. 201 b.

In Übereinstimmung mit Palmer (1949) halten wir es für notwendig, daß die Feststellung von Polypen ernsthaft die Erwägung einer Magenresektion verlangt. In besonderen Untersuchungen von Rieniets und Broders (1946) ist gezeigt worden, *daß jeder Polyp in ihrer Serie, welcher einen Durchmesser von 2,3 cm überschritten hatte, bereits in bösartiger Umwandlung begriffen war.*

Der **Zottentumor,** diese aus zahlreichen kleinen, dichtstehenden Einzelpolypen bestehende Geschwulst, soll hier herausgestellt werden. Nach Walk (1951) zeigt über die Hälfte der beobachteten Kranken beim Klinikseintritt eine schwere Anämie mit einer Verringerung des Hämoglobingehaltes auf 7—8 g-%. Bei 95% der Fälle lag eine histaminrefraktäre Achylie vor. Erbrechen, Durchfälle, Teerstühle und Gewichtsverlust neben unbestimmten Magenschmerzen waren die Hauptzeichen. In zahlreichen Beobachtungen konnte ein Tumor im Oberbauch palpiert werden.

Röntgenologisch kann dieser Tumor in zahlreichen Fällen in seiner Eigenart erkannt werden. Seine Oberfläche gleicht bei leichtem Beschlag mit Bariumbrei kleinblasigem Seifenschaum. Das Vorliegen eines Magencarcinoms wird immer in Erwägung zu ziehen sein, nicht nur auf Grund des Röntgenbefundes, sondern weil bekannt ist, daß der Zottentumor in hohem Maße und frühzeitig zur krebsigen Umwandlung neigt. Bei einer gleichartigen Beobachtung von uns wurde die Verdachtsdiagnose auf ein Magenfibrom gestellt, was verständlich ist, da die zahlreichen kleinen Zotten durch zähen Magenschleim zu einem großen Tumorgebilde verbacken waren, dessen Oberfläche relativ glatt erschien.

Bei einem unserer Fälle (1951) war mit Hilfe einer Probeexcision mittels Operationsgastroskop der polypöse Charakter des Tumors festzustellen. Die Oberfläche des Tumors erschien stark höckerig, zeigte keine Nekrosen und keine Blutungen.

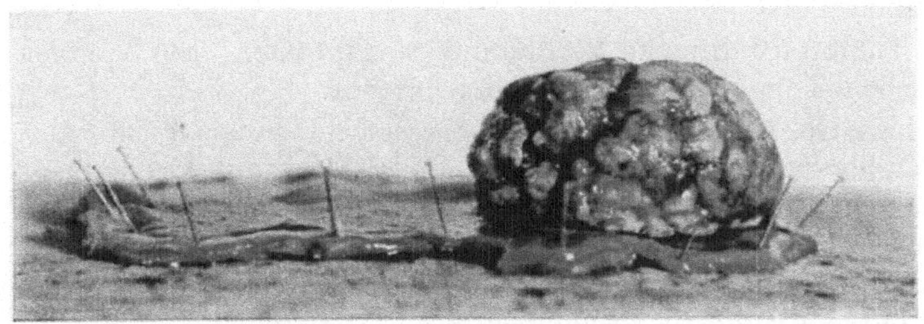

Abb. 201 c.

Abb. 201 a—c. „Zottentumor“: Röntgenbild, Gastroskopie und Operationspräparat. a Apfelgroßer Tumor in Magenmitte, von der kleinen Kurvatur ausgehend. (60jähriger Mann, seit Jahren Magenbeschwerden. Immer auf Gastritis ohne ernsthafte Diagnostik behandelt. Seit einem Monat auffallende Gewichtsabnahme. Brechreiz. Ausgesprochene Abneigung gegen Fleisch. Histaminrefraktäre Achylie. Hypochrome Anämie.) b Gastroskopie: Großer, höckeriger Tumor, von einer zähen, weißlichen Schleim-Fibrinschicht überzogen. Keine Nekrosen oder Blutungen feststellbar. Keine Infiltration der im Blickfeld liegenden Schleimhaut. c Bei der Operation findet sich ein apfelgroßer, in einzelnen Teilen erweichter Tumor an der Magenhinterwand, nahe der kleinen Kurvatur. Die Verbindung mit der Magenwand besteht in einem kleinen, kurzen Stiel. Nach Entfernung der zähen Schleimdecke kommt der papillomatöse Aufbau des Tumors zutage. Histologisch werden Krebsnester gefunden.

Nach Magenresektion und Abspülen des Schleimes zeigte sich der Zottentumor. Histologisch wurde am Fuß des Konvolutes ein Krebsfeld gefunden. In anderen Fällen (UDAONDO, CABANNE und PEDACE 1944, WALK 1951), die gastroskopisch untersucht wurden, fehlte die Zusammenfassung der Zotten durch Magenschleim, so daß unschwer gastroskopisch die richtige Diagnose gestellt werden konnte.

Die Gefahr der carcinomatösen Umwandlung bestimmt das therapeutische Vorgehen bei allen Magenpolypen. In jedem Falle muß die Frage der Operation erörtert werden. Entschließt man sich zur Operation, was bei geringstem Carcinomverdacht der Fall sein soll, dann muß eine Magenresektion mit Entfernung des Mutterbodens der Polypen erfolgen. Eine Gastrotomie und Abtragung der Polypen ist unzureichend, bietet die Möglichkeit von Rezidiven und der Entstehung von Carcinomen.

3. Das Magensarkom.

Unter den Geschwülsten des Magens stellt das Sarkom eine Seltenheit dar. Seine Häufigkeit soll 1—2% (KONJETZNY 1921, BORRMANN 1926) betragen, davon sind 50—60% gewöhnlich Lymphosarkome (O'DONOGHUE und JACOBS 1947). Weitere Daten über die Häufigkeit des Magensarkoms finden sich bei DONATH (1909: auf 6000 Sektionen 1 Magensarkom), TILGER (1893: auf 3500 Sektionen 1 Magensarkom), HOSCH (1907: auf 13387 Autopsien 6 primäre Magensarkome). SCHLESINGER (1916) verwertete 1800 Greisensektionen und fand dabei 131 Magencarcinome und 6 Magensarkome.

Wenn auch nur in Einzelfällen eine Diagnose möglich war, wie aus der Durchsicht des Schrifttums hervorgeht (Hesse 1912, Schlesinger 1922), so ist Konjetzny (1921) zuzustimmen, daß man die Klinik dieser Tumoren nicht vernachlässigen darf. Eine Einteilung unter Berücksichtigung klinischer und pathologisch-anatomischer Gesichtspunkte gibt Konjetzny:

1. Exogastrische Magensarkome. Diese bilden derbe oder weiche, cystische oder knollige Geschwülste, die dem Magen breitbasig oder gestielt anhängen und erhebliche Größe erreichen können. Sie können mit unterschiedlicher Eigenart als vollkommen extraventrikulär erscheinen und zur Diagnose Netztumor, Pankreascyste oder Ovarialcyste veranlassen. Die Magenform kann auffallende Veränderungen erfahren, der Ansatz der Geschwülste verursacht unter Umständen trichterförmige oder schlauchartige Ausziehungen. Breitbasig aufsitzende Tumoren führen eher zu Schleimhautblutungen, Schleimhautdefekten und tiefgreifenden Ulcusbildungen.

Große Tumoren führen zu Verdrängungssymptomen. Ein häufiger Sitz dieser exogastrischen Tumoren ist die große Kurvatur.

2. Endogastrische Magensarkome. Sie erscheinen als pilzförmige oder aufsitzende Tumoren und können in Einzahl und Mehrzahl vorkommen; (8 kirsch- bis pflaumengroße, gefäßreiche knollige Tumoren von Naumann und Frank 1947 beobachtet). Die Schleimhaut auf der Kuppe der Tumoren kann ulceriert sein. Aus ihrer unter Umständen glatten Oberfläche ergeben sich Unterschiede bei der Röntgendiagnostik gegenüber dem Carcinom.

3. Intramurale Sarkome. Zumeist handelt es sich um Lymphosarkome, die je nach ihrer Ausbildung und Entwicklung Magenform und Innenrelief verändern. Kombinationsformen kommen vor (Balaban 1934, Tilger 1893, Naumann und Frank 1947).

Die Histologie ist für die Klinik von untergeordneter Bedeutung. Je nach den Reifungsstadien der Struktur unterscheidet man Geschwülste von niederster Gewebsreife: groß- und kleinzellige Rundzellensarkome, groß- und kleinzellige Spindelzellensarkome.

Auf höherer Differenzierungsstufe stehen fibroplastische, myxoplastische und lipoplastische Sarkome, ferner lymphoplastische und myeloplastische Sarkome, Leiomyosarkome. Chiovenda und Majocchi (1942) berichten über ein primäres Sympathoblastom der Pars pylorica.

Für die Frage der Metastasierung erscheint die gewebliche Struktur von Bedeutung, sollen doch die Spindelzellensarkome niemals Metastasen setzen, während Lympho-und Rundzellensarkome häufig Absiedlungen hervorbringen (cervicale Lymphdrüsenknoten, generalisierte Lymphomatose oder auch Organmetastasen).

So beobachteten wir ein ausgedehntes Befallensein der Lunge und stellten daraus die Verdachtsdiagnose für den Magentumor.

Während die primären Sarkome noch verhältnismäßig häufig vorkommen, gehören die sekundären Magensarkome zu den größten Seltenheiten. Ziesche und Davidsohn (1909) geben die Literaturzusammenstellung über die Jahre 1862—1908 und finden 18 metastatische Magensarkome.

Zur Klinik. Altersmäßig ist in der Hauptsache die zweite Lebenshälfte betroffen (Borrmann 1926, Hesse 1912, Schmassmann 1941), eine Geschlechtsdisposition ist nicht erwiesen.

Die Krankheitsdauer wird von Kalk (1938) mit 2 Jahren angegeben, jedoch sind längere Verläufe keine Seltenheit. Schiller (1914) beobachtete ein Sarkom ohne Metastasen über 9 Jahre; der Patient Schmassmanns hat 8—10 Jahre mit einem Lymphosarkom des Magens gelebt. Eine Frühdiagnose stößt angesichts der unklaren Beschwerden bei langsamer Entwicklung auf erhebliche Schwierigkeiten, gewöhnlich ist ein Zufall behilflich. KONJETZNY (1921) berichtet von einer tödlichen Magenblutung, bei der man autoptisch ein ausgedehntes Magensarkom auffand, das vorher keine Beschwerden gemacht hatte.

Macht der Tumor klinische Symptome, so müssen wir zwischen Allgemeinerscheinungen und lokalen Beschwerden unterscheiden. Mattigkeit, Schwäche und Anämiezeichen sind uncharakteristisch und zeigen keine Besonderheiten gegenüber dem Carcinom. Oftmals erstreckt sich ihre klinische Manifestation über einen längeren Zeitraum. Kachexie kann verhältnismäßig spät auftreten. In einigen Fällen stellt man Erhöhung der Körpertemperatur fest, ganz besonders bei Jugendlichen.

Appetitlosigkeit, fader Geschmack, Brechreiz, Druck in der Magengegend mit lästigem Völlegefühl weisen auf den Magen hin, dennoch wird am häufigsten aus dem Blutbefund die Diagnose einer aplastischen oder perniziösen Anämie gestellt (SCHINDLER, BLONQUIST, THOMPSON und PETTLER 1946, NAUMANN und FRANK 1947). Für ein Lymphosarkom wird ein Milztumor klinisch als beweisend angesehen. SCHLESINGER hat regelmäßig beim Lymphosarkom einen Milztumor gefunden. Auch eine Schwellung der Zungengrundfollikel (KUNDRATsches Zeichen) soll in gleicher Richtung verwertbar sein.

Der Schmerz im Oberbauch ist kein konstantes Zeichen (SCHINDLER verzeichnet ihn in 50%). Periodizität oder Abhängigkeit von der Mahlzeit bestehen nicht. Erbrechen — bei manchen Fällen nach der Nahrungsaufnahme — ist sehr häufig; Bluterbrechen (oft zugleich mit Teerstühlen) kann führendes Symptom sein. Okkulte Blutungen sind häufig aufzudecken.

Der lokale Befund ist unterschiedlich, je nach Größe des Tumors. Beobachtungen zeigen, daß die Geschwulst zu erheblicher Größe heranwachsen kann [BRODOWSKI (1876) 6 kg, KONDRING (1913) 8,5 kg].

Im Magensaft findet man beim Sarkom unterschiedliche Säureverhältnisse (Anacidität oder Achylie kommen ebenso vor wie Normacidität). KONJETZNY weist darauf hin, daß die Schleimhaut, die nicht vom Tumor einbezogen ist, im Gegensatz zum Magencarcinom keine oder nur geringe gastritische Veränderungen aufweist (SCHINDLER 1922, NAUMANN und FRANK 1947 fanden jedoch oft schwere Gastritis der übrigen Schleimhaut). BOAS zitiert dazu, daß von 20 Fällen 7 normale Acidität und 6 Anacidität mit Milchsäure aufwiesen. Bei der Aushebenung des Magens lassen sich mitunter kleine Tumorpartikel gewinnen, die eine histologische Untersuchung gestatten (KALK 1938), auch läßt sich aus der Untersuchung von Haut- und Drüsenmetastasen (RENSHAW 1936) Beweismaterial für die Diagnose gewinnen, eine Möglichkeit, auf die auch schon FLEINER (1896) hingewiesen hat. Anamnese und Befund geben keinen sicheren Anhalt für die Natur der Erkrankung, selbst bei Feststellung eines Tumors ist klinisch die Unterscheidung zwischen Carcinom und Sarkom nicht zu stellen (KALK).

Beobachtungen über Sarkome mit Besonderheiten. Das Leiomyosarkom einer 41jährigen Frau verlief zunächst unter dem Bilde einer Sepsis, wie MASS und KIRSHBAUM (1942) berichten. Nach Feststellung einer Pneumonie und deren Abheilung kam die Frau nach Entlassung aus der Behandlung ad exitum. Die Sektion ergab ein ulceriertes, perforiertes Sarkom im Magenfundus an der Magenvorderwand. Das klinische Bild hatte keine Magenzeichen geboten.

Unter Magenkrebsbeschwerden erkrankte eine 26-Jährige an einem Magenlymphosarkom, welches generalisiert alle Organe mit Metastasen durchsetzte (RADU und MACAVEI 1941).

Einzelne Mitteilungen liegen über das Vorkommen von Sarkomen des Duodenums vor: Henning und Garland (1943), Copeland und Greiner (1949, Literaturübersicht von 1932—1947).

Über das gleichzeitige Auftreten eines Leiomyosarkoms der Ampulla Vateri, eines Acusticustumors und einer Spontanperforation des Duodenums berichten Nitshe und Suckle (1947).

Das **röntgenologische Erscheinungsbild** des Magensarkoms ist je nach Sitz und Größe verschieden. Da bisher nur zu wenig derartige Tumoren des Magens intra vitam mit den gesamten röntgenologischen Möglichkeiten untersucht und zur Darstellung gekommen sind, verlohnt sich zunächst der Versuch einer röntgenologischen Systematik der Magensarkome nicht (Röntgenuntersuchungen finden sich z. B. bei Donoghue und Jacobs 1947, Harvier, Lamotte und Lavergue 1942, Naumann und Frank aus der Göttinger Medizinischen Universitätsklinik 1947, Kadrnka und Sierro 1934, Zaph, Olin und Kirshbaum 1937).

Bei den *endogastrischen Sarkomen* finden sich die Zeichen einer Neubildung, ohne daß zugleich Kriterien der Bösartigkeit hervortreten müssen. Gewöhnlich erweist das Röntgenbild eine oder mehrere umschriebene, meist scharfrandig begrenzte Aussparungen, die an Fibrome oder Polypen denken lassen. Es können aber die Röntgenbefunde auch typisch carcinomatöse Veränderungen darbieten.

Exogastrisch wachsende *Sarkome* führen je nach ihrer Größe zu Lumenverengung am Magen selbst, zur Kaskadenbildung (Fall von Therstappen 1928) oder zur Verdrängung des Magens und der Nachbarorgane, so daß sich erhebliche differentialdiagnostische Schwierigkeiten ergeben. Bei stielförmigem Abgang können sich trichterförmige Ausziehungen der Magenwand ausbilden, die eine Vermutungsdiagnose erlauben.

Die *intramural* wachsenden *Sarkome* — vorwiegend Lymphosarkome — zeigen röntgenologisch eine dem Carcinom ähnliche Symptomatologie: Unregelmäßiger Füllungsdefekt mit Starrheit der Wand, Zerstörung des Faltenreliefs. Pylorusstenosen können sich entwickeln, wenn auch Sarkome weniger zur Schrumpfung neigen. Kommt es beim Fortschreiten des Prozesses zum Tumorzerfall, so kann bei der geringen Schrumpfungstendenz eher eine Erweiterung des Magenlumens entstehen. Da die Muskulatur später alteriert wird, soll die Peristaltik länger als beim Carcinom erhalten sein (Junghaven; Howard und Stone 1930).

In einer neuen Mitteilung geben Frank und Naumann (1950/51) Hinweise auf die Besonderheiten eines Magensarkoms im Röntgenbild, die zumindest den Verdacht aufkommen lassen. Die enorme Verbreiterung der Falten unter gleichzeitiger Streckung kann sarkomatös bedingt sein. Die Faltenschlängelung der hypertrophischen Gastritis soll hinreichend davon abzugrenzen sein. Bei einer diffusen Infiltration des Magens fällt eher die Weite auf gegenüber der Mikrogastrie der Carcinommägen. Peristaltische Wellen können, wenn auch nicht so tief durchschnürend, noch lange Zeit beim Sarkom erhalten bleiben. Der frühe Füllungsdefekt ist also nicht obligat. Für die expansiven, endogastrischen Formen ist eher das Auftreten zahlreicher Tumorbildungen unter Bevorzugung der Majorseite typisch. Die einzelnen Tumoren sitzen breitbasig auf, zeigen eine scharfe Begrenzung gegen die Umgebung.

Gastroskopische Befunde bei Magensarkomen sind bisher in wenigen Fällen mitgeteilt worden (Schindler 1923, Moutier 1935, Renshaw 1936, Naumann und Frank). Schindler fand bei seiner Kranken das Bild einer hypertrophisch-hämorrhagischen Gastritis mit Knötchenbildungen ohne Anhalt für einen malignen Prozeß. Renshaw berichtet über ein knotenförmiges, scharf abgesetztes Lymphosarkom im Angulusgebiet bei einer 51jährigen Frau. (Die histologische Untersuchung einer Halsdrüse erleichterte die Diagnose.)

Bei einer Kranken von NAUMANN und FRANK handelte es sich um eine 20jährige Frau. Durch anhaltende Teerstühle (3 Jahre lang) wurde die Klinikseinweisung wegen „aplastischer Anämie" notwendig. Röntgenologisch wurde ein in einzelnen Knoten wachsender, polypöser Tumorprozeß gefunden, der gastroskopisch folgendes Bild bot:

An der großen Kurvatur zur Hinterwand fanden sich etwa 8 Knoten zwischen Pflaumen- und Kirschgröße. Zum Teil war der Schleimhautüberzug unversehrt, teils ihre Kuppe ulceriert. Antrum und Pylorus waren durch vorgewachsene Tumoren nicht zur Sicht zu bringen. Die übrige Schleimhaut bot das Bild einer schweren hypertrophischen Gastritis.

Bei der geringen Zahl endoskopisch beobachteter Fälle konnten gemeinsame gastroskopische Zeichen nicht gefunden werden. RENSHAW und SPENCER (1947) berichten dazu über 8 gastroskopisch kontrollierte Lymphosarkome. Nur in 2 Fällen wurden die Magenveränderungen als Lymphosarkom angesprochen, geleitet von anderen klinischen Erscheinungen (cervicale oder generalisierte Lymphdrüsenschwellungen). Bei 4 Patienten wurde gastroskopisch die Diagnose „Carcinom" oder „infiltratives malignes Neoplasma" gestellt. Bei einem Kranken wurde zweimal gastroskopiert, bevor die Bösartigkeit des Prozesses festgestellt wurde. Zunächst lautete die Diagnose „Magengeschwür". Nach 6 Wochen erschien der Prozeß abgeheilt. Als nach 8 Monaten die klinischen Erscheinungen zurückkehrten, entsprach das gastroskopische Bild einem „geschwürig zerfallenden Carcinom". Man muß angesichts dieser Zusammenstellung die diagnostische Sicherheit der Gastroskopie beim Sarkom sehr zurückhaltend beurteilen, wenn auch SCHINDLER und O'DONOGHUE und JACOBS anderer Meinung sind.

Mit dem Gastroskop erfaßbar sind nur intramurale und endogastrische Sarkome. Letzteres kann als Einzeltumor oder multipel in das Magenlumen vorwachsen. Die Tumoroberfläche erscheint gewöhnlich glatt, auf der Kuppe können sich kleine Ulcerationen bilden. Gastritische Veränderungen der übrigen Mucosa können fehlen. Die diffus wachsenden intramuralen Sarkome sind gastroskopisch kaum vom Scirrhus zu unterscheiden. Selbst die Schwierigkeit der Abgrenzung gegen eine hypertrophische Gastritis besteht (SCHINDLER), wie die Trennung von der „*kachektisierenden Gastritis*" (MOUTIER) (mit ihren epithelialen und interstitiellen pseudocancerösen entzündlichen Veränderungen) unmöglich sein dürfte.

Die **Therapie** soll stets im chirurgischen Vorgehen liegen, zumal ohne Laparotomie eine sichere Aussage über die Operabilität nicht gemacht werden kann. Die Aussichten auf Rezidivfreiheit sind nach Entfernung eines primären Lymphosarkoms des Magens günstiger als nach einer Krebsoperation (MADDING und WALTERS 1940).

Nach PAYR-HOHLBAUM (1921) sind 90% der exogastrischen und noch 50% der Rundzellensarkome zu entfernen und die Dauererfolge erstrecken sich über 4, $8^1/_2$, $14^1/_2$ und, wie COLLINS und CARMODY (1937) berichten, über 22 Jahre.

Ferner besteht die Möglichkeit, durch Röntgenbestrahlung eine Heilung herbeizuführen (KAISER 1934), ja DESJARDINS (1935) glaubt mit der Radiatio allein auszukommen, wenn die Diagnose frühzeitig gestellt ist.

In weiterer Entwicklung werden sich wahrscheinlich günstige Erfolge durch die Anwendung von Mitosegiften (Urethan, Stickstofflost), allein oder in Kombinationen (wie jetzt die optimale Therapie in der Verbindung der Resektion mit der Röntgennachbestrahlung liegt) erzielen lassen.

4. Seltenere Geschwülste des Magens.

Gutartige Geschwülste des Magens, welche das *mesenchymale Gewebe* zum Mutterboden haben, sind nicht besonders häufig. Sie erreichen nur in einzelnen

Fällen besondere Größe und treten nur gelegentlich klinisch in Erscheinung. Eine Kenntnis von diesen Tumoren ist jedoch notwendig, da sie bei der Differentialdiagnose des Magencarcinoms eine Rolle spielen. Meistens werden diese Tumoren unter der Diagnose „Magencarcinom" operiert. Allerdings sind moderne Untersuchungsverfahren in der Lage (operative Gastroskopie), zur Klärung der Natur solcher Tumoren beizutragen, noch bevor der Chirurg den Bauch eröffnet und eine Magenresektion ausgeführt ist. Für die ganze Reihe dieser Tumoren besteht, wenn auch in verschiedenem Maße, die Möglichkeit einer bösartigen Umwandlung, so daß die Ablehnung einer Operation als Folge einer begründeten Diagnose immer Unsicherheiten hinterläßt. Dies erfordert, daß wir die Träger „gutartiger" Magentumoren im Auge behalten und in bestimmten Zeitabständen klinisch, röntgenologisch und gastroskopisch kontrollieren.

Die Gruppe der **Myome** zeigt histologisch eine sehr unterschiedliche Zusammensetzung, so daß der Pathologe in der genauen Charakterisierung der Mischformen Schwierigkeiten hat. Die Abtrennung eines Myosarkoms ist nicht immer sicher zu treffen. Die *reinen Leiomyome* machen 1,6% aller Magentumoren aus. Auf 38 222 Sektionen entfielen 70 (0,18%) Leiomyome des Magens. Von 273 gutartigen, nicht-epithelialen Magentumoren waren 58% Myome (nach E. D. Palmer 1951). $^4/_5$ aller Myome des Magen- und Darmkanals betreffen den Magen, insbesondere das Magencorpus und den Fundus (Feyrter 1949). Von diesem Autor wird das Befallensein der Kardia als auffällig, relativ häufig und bemerkenswert herausgestellt. 10% der Leiomyome des Magens kommen in Mehrzahl vor. Sie neigen zu Gruppenbildungen (Konglomeratmyome). Histologisch werden in nächster Nachbarschaft von Myomknoten oftmals winzige Myomkeime festgestellt (Satellitenknötchen, Feyrter).

Die Größe der Tumoren ist außerordentlich unterschiedlich. Die meisten Myome, die in der Literatur verzeichnet sind, erreichten einen Durchmesser von etwa 3,5 cm. Es sind allerdings auch Myome mit einem Durchmesser von 20 cm und mehr beschrieben worden [Tumorgewicht Fall Brodowski (1876) 6000 g, Fall Perls und Neelsen (1886) Größe 40 × 16 × 12 cm, Fall Kosinski (1895), Fall v. Erlach (1895), Fall Düttmann (1925): Leiomyome mit einem Gewicht zwischen 5000 und 6000 g]. Die Myome des Magens nehmen Entwicklungsausgang von der Muscularis propria des Magens. Vor dem 30. Lebensjahr finden sie sich selten. Frauen sind dreimal so häufig betroffen. Feyrter (1949) weist darauf hin, daß dies eine Teilerscheinung der vom weiblichen Geschlecht gezeigten Neigung zu gutartigen mesenchymalen Gewächsen ist.

Für die *Klinik* der Myome beziehen wir uns auf eine Wertung der 610 in der Literatur mitgeteilten Leiomyome des Magens durch Palmer (1951), welcher der Meinung ist, daß nur noch besondere Einzelfälle publiziert werden sollten (!). Der größte Teil der Fälle kommt durch eine *massive Magenblutung* in ärztliche Behandlung. Bei zahlreichen Fällen werden Oberbauchschmerzen geklagt und leichte Verdauungsbeschwerden. Der Pylorusverschluß kann bei entsprechender Größe und Lage des Myoms ohne vorherige Beschwerden eintreten. Die unterschiedliche Größe bedingt natürlich eine unterschiedliche klinische Symptomatologie, die mit dem spezifischen Aufbau des Tumors nichts zu tun hat. Die Dauer der Myombeschwerden geht meist lange zurück. Appetitlosigkeit und Abmagerung sind häufig. Bei größeren Myomen kommt es vielfach zum Erbrechen nach den Mahlzeiten.

Neben einer großen Blutung spielen auch *okkulte Blutungen* an dem Zustandekommen einer Anämie eine Rolle. Blutungen entstehen durch inneren Zerfall des Tumors oder durch Ulcerationen der Kuppe der Geschwulst. Bei exogastrischen Myomen kann es an der Ansatzstelle des Tumors zur Ulcusbildung kommen (Kalk 1938).

Einige Träger eines Magenmyoms kamen unter den Zeichen eines „akuten Abdomens" — durch Myomnekrosen oder Invagination bedingt — zur Operation. KNY (1948) berichtet über eine symptomlose Perforation bei einem Adenomyom des Magens.

Die Säurewerte des Magens sind beim Myom normacid, seltener subacid. *Röntgenologisch* sind gewöhnlich kreisrunde, glattwandige Füllungsdefekte bei inneren Myomen nachweisbar. Ein Auseinanderdrängen der Schleimhautfalten ist zu erwarten. Größere äußere Myome zerren am Magen und können bei geeigneter Insertion die große Kurvatur trichterförmig ausziehen.

Gastroskopisch findet sich das Bild eines intramuralen gutartigen Tumors. Die Schleimhaut, welche den Tumor bedeckt, ist gewöhnlich intakt und zeigt eine normale Farbe. Die Kuppe des Tumors neigt zu Blutungen und Ulcerationen. Ein „hämorrhagischer Nabel" kann sichtbar sein (GUTZEIT und TEITGE 1937, E. D. PALMER 1949).

Auch durch *Laparoskopie* wurde ein exogastrisches Magenmyom diagnostiziert (TOLANO und KROGER 1938).

Die Gefahr der malignen Degeneration ist gering, jedoch berichtet MELNICK (1932) über die Metastasierung eines Magenmyoms. TIMONEN (1948) weist darauf hin, daß maligne Degenerationen bei Myomen des Magens häufiger sind als bei Uterusmyomen. PEVAROFF (1947) spricht von 45—75% maligner Entartungen von Magenmyomen. Uns scheinen jedoch diese Zahlen nicht verbindlich. BORRMANN (1926) spricht vom „malignen Myom" und weist auf die „Metastasenbildung bei histologisch gutartigen Tumoren hin". Näher untersucht ist ein „metastasierendes Myom" von v. HANSEMANN (1895), welches vorwiegend Metastasen in der einen Niere und der Leber gesetzt hatte. Sämtliche Geschwülste zeigten den Bau gewöhnlicher Myome mit cystischer Degeneration. Bei diesen Fällen vom Myosarkom zu sprechen, erscheint nicht angebracht.

Neurofibrome („Neurome", „Neurinome") des Magens kommen vor in Verbindung mit Neurofibromatose der Haut. FEYRTER, dem wir eine histopathologische Studie über die Neurome und Neurofibromatose am Magen-Darmschlauch (1948) verdanken, weist jedoch darauf hin, daß kleine Tumoren, welche vom Nervengewebe des Magen- und Darmschlauches Ausgang nehmen, viel häufiger als bisher angenommen aufzufinden sind. In einem auslesefreien Untersuchungsgut von 120 Leichen jenseits der Lebenswende fanden sich insgesamt 150 neurogene Geschwülstchen am Magen- und Darmkanal. Beschriebene Veränderungen wurden vor dem 35. Lebensjahr von dem Autor nicht gefunden. Derartige Gewächse sind histologisch nicht einheitlich aufgebaut, doch soll die Kompliziertheit der Cytologie und des Aufbaus der Magenneurome den Spezialisten interessieren (PIRINGER-KUDRINKA 1950). Immerhin ist den Untersuchungen zu entnehmen, daß das sog. *fusiforme Neurom* am Magen histologisch leicht mit den Leiomyomen verwechselt wird, was uns zu Zurückhaltung gegenüber klinischen Statistiken bewegen muß.

RANSOM und KAY (1940) haben nach sorgfältiger Auseinandersetzung mit den neurogenen Tumoren des Bauches folgende histologische Klassifizierung gegeben, die geeignet ist, eine Ordnung in die vielen in der Literatur gebrauchten Bezeichnungen zu bringen.

I. Nervscheidentumoren.
   A. Gutartig:
      1. Neurolemmom (Schwannom, perineurales Fibroblastom),
      2. Neurofibrom (Typ RECKLINGHAUSENsche Neurofibromatose),
      3. Plexiformes Neurofibrom,
      4. Ganglionneurofibrom.
   B. Bösartig:
   Neurosarkom.

II. Neuroblastische Tumoren des sympathischen Nervensystems.
1. Sympathoblastom,
2. Paragangliom,
3. Ganglioneurom.

Feyrter (1948) unterscheidet 7 Typen der Schwannome. Andere Einteilungen stammen von Neyraud (1938) und Gosset und Bertrano (1926).

Am Magen sind Neurome des Plexus myentericus am häufigsten. Sie finden sich besonders im Corpus- und Fundusgebiet. Gewöhnlich treten sie in Einzahl auf. Gegen die immer wieder für das Auftreten gutartiger Tumoren am Magen herangezogene Lehre der embryonalen Keimversprengung oder Keimausschaltung führt Feyrter an, daß sich die Neurome erst im fortgeschrittenen Alter entwickeln. Hinsichtlich der kausalen Genese hat er die Vorstellung, daß Neurome sich infolge einer krankhaften Beanspruchung der nervösen Geflechte entwickeln, wobei Motilitätsstörungen als Ursache und Folge vorhanden sind.

Bemerkenswert als Ergebnis der Feyrterschen Untersuchungen ist, daß bei Vorhandensein *einzelner* Magenpolypen aufmerksame Sichtung eine 2—3fach höhere Ausbeute an Myomen, Neuromen und Fibromen erbringt.

Die mitgeteilten Einzelbeobachtungen (Zusammenstellung bei Palmer 1951) lassen gewisse *klinische Eigenarten der Neurome* des Magens erkennen. *Massive Blutungen, chronischer Oberbauchschmerz,* Gewichtsverlust, Erbrechen sind Manifestationszeichen von Magenneuromen (Ellis, Windham und Latioldis 1949, Cedermark 1948). Die Blutsenkung kann erhöht sein. Das Blutbild kann eine auffallende Eosinophilie aufweisen (15%) (Browne, McHardy und Macky 1949). Neuner und Plenk (1951) machen darauf aufmerksam, daß bei Neuromen des Magens sehr häufig eine *hypochrome Anämie* vorkommt, *auch wenn sie nicht exulceriert* sind und die Möglichkeit laufender kleiner Blutungen nicht besteht. Ein von diesen Autoren mitgeteilter Fall mit allerdings nur mäßiger Anämie betraf ein subseröses, gestieltes großes Neurom. Ein sehr eindrucksvoller Fall ist in der Monographie von E. Rehn (1948) verzeichnet. Ein 14jähriger Knabe hatte bei intramuralem Magenneurom eine hypochrome Anämie von 1,65 Mill. Erythrocyten. Neuner und Plenk erörtern die Möglichkeit, daß derartige Tumoren zu einer Hemmung der Erythropoese führen könnten, entsprechend den Vorgängen bei der Anaemia splenica. Die Hypothese einer ,,neurogenen Anämie" erscheint bei diesen Fällen zunächst fragwürdig.

Gestielte, endogastrische Neurome werden meist als Polypen diagnostiziert. Klinisch wurde in einem Fall auch an ein Bezoar gedacht.

Entwickelt sich der Tumor intragastral, dann findet sich gewöhnlich ein scharf begrenzter Füllungsdefekt, selten ein Bewegungsdefekt.

Der Gutartigkeit dieser Tumoren ist nicht immer zu trauen. Sanguili und Blanco (1945) beobachteten ausgedehnte und rasch wachsende Lebermetastasen. Kasuistische Berichte liegen unter anderen vor von Verocay (1910), König (1932), Levy (1936), Hortolomei und Burghele (1937), Rehn (1948), Ellis und Mitarbeiter (1949). Gastroskopische Berichte stammen von Moutier und Cornet (1947), E. D. Palmer (1949).

Das Zusammentreffen der allgemeinen Neurofibromatose (v. Reckling-hausen) mit vorwiegender Beteiligung der Haut und gastrointestinaler Neurofibromatose scheint nach den Untersuchungen von Feyrter (1948) verhältnismäßig häufig zu sein. Man sollte klinisch darauf achten.

Fibrome sitzen vorwiegend in der Submucosa oder Subserosa. Sie entwickeln sich also nur zum Teil in das Magenlumen hinein, womit sie der röntgenologischen und gastroskopischen Erkennung zugänglich werden. Größere polypöse Fibrome sind nicht selten gestielt.

Die histopathologische Differenzierung der Fibrome geht den Pathologen an. Hier werden unterschieden: Reine Fibrome, Myofibrome, Adenofibrome, Neurofibrome, Myxofibrome und Lipofibrome.

An der Mayo-Klinik waren von den in 15 Jahren (1907—1931) operierten 2168 Magengeschwülsten nur 27 gutartig (5 *Fibrome*, 10 Myome, 4 Angiome, 3 Polypen, 2 Adenome, 2 Dermoide, 1 Magenpolyposis) (PAMPARI und FONTANESI 1941).

Die reinen Fibrome betreffen in gleicher Häufigkeit Männer und Frauen (E. D. PALMER 1951). Ihr Auftreten ist nicht an bestimmte Lebensjahre gebunden. Der größte Teil der reinen Fibrome macht keine Beschwerden. Nach der Zusammenstellung von PALMER (1951) fanden sich bei 1944 Einzelbeobachtungen 20mal Oberbauchschmerzen, 12mal massive Blutungen, 8mal Pylorusverschluß, 1mal Ulcussymptome.

Röntgenologisch findet sich, wenn das Fibrom sich mit bestimmter Größe in das Magenlumen hinein entwickelt („Binnenfibrom"), ein Füllungsdefekt, welcher gewöhnlich scharf begrenzt ist. RUCKER (1946) teilt eine gastroskopische Beobachtung mit: Es war eine weiche Tumormasse mit höckeriger Oberfläche sichtbar. Die bedeckende Schleimhaut war erhalten und besonders gut durchblutet.

Soweit sich übersehen läßt, bringen die Mischformen der Fibrome kein besonderes klinisches Bild hervor.

Eine kleine Gruppe der nicht-epithelialen Tumoren des Magens betrifft die **Fettgeschwülste** oder Abarten davon. Bis zum Jahre 1945 war über 40 Magenlipome berichtet worden (HOBBS und COHEN 1946, SCOTT und BRUNSCHWIG 1946). Nach der Zusammenstellung von PALMER (1951) enthält die Literatur bereits 95 Fälle. Klinisch tritt das Lipom, wenn überhaupt, vorwiegend im mittleren oder vorgerückten Lebensalter in Erscheinung. Mehr als 50% der Tumoren entwickeln sich submucös. Vorwiegend ist das Antrumgebiet betroffen. Klinische Besonderheiten gegenüber den anderen gutartigen nicht-epithelialen Magentumoren finden sich nicht. Auch hier spielt die Ulceration der bedeckenden Schleimhaut und eine große Blutung eine besondere Rolle im klinischen Geschehen. SCOTT und BRUNSCHWIG (1946) gastroskopierten ihren Patienten, jedoch wurde das Lipom durch ein sich davor entwickelndes Carcinom der Sicht entzogen.

Die genaue Untersuchung eines Magenlipoms, welches unter der Diagnose eines Magencarcinoms operiert wurde — ein Vorkommnis, welches bei unsicherer Diagnose sich öfter ereignen dürfte —, stammt von PAABY (1949). Besonders auffallend war bei dem 47jährigen Patienten die starke Anämie, welche durch eine 6 Monate lang anhaltende Blutung aus dem Tumor bedingt war. Über *multiple Lipome* im Magen und Duodenum berichtet GEEVER (1949). Beobachtungen über ein Lipom des *Duodenums*, welches sich durch eine Melaena bemerkbar machte, sind von ALLISON und BABCOCK (1948, dort weitere Literatur!) mitgeteilt worden. CULVER und DOBRAK (1950) weisen darauf hin, daß ein endogastrisches Magenlipom relativ frei beweglich sein kann, eine Eigenschaft, die röntgenologisch festgestellt werden kann und in gleichem Maße nur bei Polypen vorkomme. Die Mitteilung von REITTER (1947) verzeichnet gewisse Röntgenbefunde eines *arboreszierenden Lipoms:* Lappige Form des Füllungsdefektes, seifenschaumähnliches, durchlöchertes Bild, kein Faltenabbruch, sondern etwas verstrichenes Relief infolge Dehnung der Schleimhautfalten über dem sich submukös vorwölbenden Tumor.

Eine Besonderheit kann hier angefügt werden: *Lipoidinseln der Magenschleimhaut* (LUBARSCH 1929) haben klinisch an sich keine Bedeutung. Bei 1300 Sektionen fand FEYRTER (1929) 25mal fleckförmige Fettablagerungen der Schleimhaut, 15mal inselförmige Fettdepots. Bei Sektionen während der warmen Jahreszeit wurden solche Fettinseln nicht gesehen. URBACH und WIETHE (1929) beschrieben eine *familiäre Lipoidosis des Magens*, zweifellos eine merkwürdige

Manifestation einer Stoffwechselstörung. 1949 teilten Donnelly und Gottlieb eine diesbezügliche Beobachtung mit. Bei einem 47jährigen Mann fand sich wiederholt eine histaminrefraktäre Achylie. Gastroskopisch sah man an der Rückwand einen Magenpolypen. Bei weiterer Beobachtung erschien gastroskopisch an der Vorderwand und an der großen Kurvatur ein anderer weißer Polyp. Die Operation erwies die gutartigen Polypen, zusätzlich jedoch zahlreiche weiße Bezirke, welche den Cholesterinplaques bei Aortensklerose ähnlich sahen. Die histologische Untersuchung bestätigte die Diagnose einer Magenlipoidose. Eine ähnliche Beobachtung ist von Pusey und Johnstone (1908) gemacht worden.

Die **vasculären Tumoren (angioblastischen Tumoren)** des Magens sind deshalb von Bedeutung, weil sie eine besondere *Neigung zu Blutungen und zur bösartigen Degeneration* haben. Eine Einteilung von Borrmann (1898) dient auch heute noch den Histologen zur Klassifizierung:

Blutgefäßsystem		*Lymphgefäßsystem*
	1. Angiome	
Hämangiom		Lymphangiom
	2. Endotheliome	
Hämangioendotheliom		Lymphangioendotheliom
Capilläres Endotheliom		
	3. Peritheliome	
Peritheliom		
Periendotheliom		

Die gastroendothelialen Hämangiome haben 1941 auf Grund eingehender Studien von Kaijser eine besondere Einteilung erfahren:
1. Multiple Phlebektasien.
2. Kavernöse Hämangiome,
   a) diffus,
   b) umschrieben, polypoid.
3. Haemangioma simplex.
4. Hämangiomatose.

Es ist schwer zu entscheiden, ob man für diese seltene Tumorengruppe des Magens die Bezeichnung *gutartig oder bösartig* gebrauchen soll. (Palmer 1951: Nur 51 solcher Tumoren wurden bei Operationen und 25 bei Sektionen entdeckt und in der Literatur mitgeteilt.) Die Schwierigkeiten demonstriert in besonderer Weise eine von Pendl (1947) gemachte Beobachtung. Ein exogastrischer, angioblastischer Tumor war vor 8 Jahren operiert worden (Mitteilung Pick 1935). Ein endogastrisches Rezidiv dieses Hämangio„sarkoms“ wurde nach 8 Jahren beobachtet. Klinisch stand bei dem Rezidiv die hypochrome Anämie nach Hämatemesis und Melaena im Vordergrund. — Über die Probleme der „Endotheliome“ in morphologischer und onkologischer Hinsicht liegt neuerdings eine Monographie von Bolck (1952) vor.

Gefäßgeschwülste des Magens sitzen primär subserös oder submukös (Lammers 1893, Burty 1914, Siebner 1933). Ihre Konsistenz ist weich, teilweise sind derartige Tumoren kompressibel. Ihre Schnittfläche ist blaurot bis gelbrot, ihr Aufbau häufig wabig. Die Schleimhaut der Kuppe kann exulceriert sein. Die Kurvaturen scheinen bei der Entwicklung derartiger Geschwülste bevorzugt zu werden. Der histologische Differenzierungsgrad ist auf das Eintreten der klinischen Erscheinungen ziemlich bedeutungslos. Männer und Frauen sind in gleicher Weise befallen. *Bluterbrechen* ist eines der hauptsächlichsten klinischen Manifestationszeichen. Nach Pendl (1947) wurde bei 2 Frauen eine mit der Menstruation gleichgehende Größenschwankung der Geschwulst festgestellt. Bei einer Frau war eine Erleichterung der Tumorbeschwerden nach der Geburt eines Kindes zu beobachten. Die Magensäurewerte sind gewöhnlich normal. *Röntgenologisch* findet sich gewöhnlich ein glatter Füllungsdefekt. Kaijser (1936,

1941) weist darauf hin, daß man röntgenologisch *Kalkschatten im Geschwulst-bereich* beobachten kann. Diese entstehen durch Phlebolithen des Angioms und können als diagnostisches Symptom zugunsten einer Gefäßgeschwulst bewertet werden. In der Mehrzahl wurden die Tumoren unter der Diagnose Carcinom operiert. Operation scheint das Verfahren der Wahl zu sein. GUISEZ (1913) will ein zufriedenstellendes, therapeutisches Ergebnis erzielt haben durch Bougieren und Radiumbestrahlung bei einem Angiom in der Nähe der Kardia und der unteren Speiseröhre.

Das gleichzeitige Vorkommen verschiedenartiger Tumoren, insbesondre epithelialer und mesenchymaler bösartiger Neoplasmen, ist außerordentlich selten. Pathologisch-anatomisch werden unterschieden:

1. Kollisionstumoren (zufälliges Zusammentreffen zweier unabhängig voneinander entstandener Geschwulstarten).

2. Kombinationstumoren. Hierfür gilt die Annahme, daß aus gleichartigen Stammzellen sich morphologisch verschieden darstellende Tumorzellen entwickeln.

3. Kompositionstumoren werden abgetrennt, bei denen in geweblicher Abhängigkeit voneinander wachsende Gewebearten gleichmäßig am Tumoraufbau beteiligt sind. Es entstehen scg. Carcinosarkome.

Am Magen kommen Kollisions- oder Mischtumoren vor. Eine neuere Zusammenstellung und die Mitteilung einer eigenen Beobachtung stammt von S. BATTAGLIA (1951). Klinische Besonderheiten kommen diesen eigenartigen Tumorbildungen nicht zu.

Cystische „Tumoren" des Magens stellen eine sehr heterogene Gruppe dar. PALMERs Zusammenstellung (1951), der wir folgen, gibt eine Einteilung entsprechend der National Conference on Nomenclature of Disease, die dies demonstriert:

I. Angeborene Cysten.
    a) Enterogene Magencysten,
    b) Dermoidcysten.
II. Echinococcuscysten, primär oder sekundär.
III. Traumatische Cysten, Cysten nach Magenverätzung.
IV. Retentionscysten (Pneumatosis cystoides ventriculi).
V. Cystische Degeneration nicht-epithelialer Tumoren.

„Enterogene" Cysten („stomach in miniature") sollen sich aus heterotopem Magenschleimhautgewebe entwickeln (SHEPPARD und GILMOUR 1945). Einzelbeobachtungen stammen unter anderen von LEFAUCHEUX (1805), LYON (1916), PANCOTTO (1927), METZ, HOUSEHOLDER und DE PREE (1941). Die Größe solcher Cysten liegt zwischen weiten Grenzen; besonders große Cysten: TSCHERNISHER (1936): 2800 g, LADD (1937): 2000 g. Sie können also der Bauchpalpation zugänglich sein, sind mit Flüssigkeit angefüllt, die Blutbeimischung bzw. Blutabbauprodukte enthalten kann. Histologisch wurde als Auskleidung Magenschleimhaut (normal, atrophisch, stark mit Schleim überzogen, mit fleckförmigen Blutungen) gefunden (FERRARO 1942, METZ, HOUSEHOLDER und DE PREE 1941, WENDEL 1911, LYON 1916, CAMP 1928).

Bezüglich der seltenen *Dermoidcysten* des Magens sei auf die Literaturzusammenstellung von PALMER (1951) verwiesen.

Echinococcuscysten (Echinococcus granulosus) finden sich in 65% der Fälle in der Leber, zu 10% in der Lunge. Primäre Echinococcuscysten des Magens sind nach PALMER (1951) bekannt, jedoch stellen die meisten derartigen Magencysten Manifestationen der sekundären Echinokokkose dar (bisher 23 Mitteilungen nach PALMER 1951). Die *alveoläre* Echinokokkenkrankheit in Form gelatinöser Tumoren ist am Magen bislang nicht beobachtet worden.

Eine *traumatische Magencyste* wurde von ZIEGLER und ZWICKNAGEL (1893, 1894) nach Unfall gesehen. Bei der Operation wurde ein eingekapseltes, intramurales Hämatom gefunden.

Einzelne *glanduläre Retentionscysten* der Magenschleimhaut sind relativ häufig. Scaglia (1930) weist auf das Vorkommen bei chronischer Gastroenterocolitis hin. Ihm war es möglich, bei Hunden durch lokale Applikation von Scharlachrot eine „cystische Gastritis" hervorzurufen. Die Bezeichnung „Gastritis cystica" stammt von Engel-Reimers (1879). Baumann-Schenker (1939) sprechen von „Pneumatosis cystoides ventriculi", wenn zahlreiche, mit Gas gefüllte Cysten am Magen auftreten. Röntgenologisch ist diese Veränderung der Magenwand unter Umständen nachweisbar (Assmann 1950). Waldeck (1942) beobachtete diesen Befund bei einer Magentuberkulose mit Pylorusstenose.

Während es durchaus geläufig ist, daß kleine Anteile gutartiger, nicht-epithelialer Magentumoren cystisch degenerieren, muß es als selten bezeichnet werden, wenn sich der ganze Tumor zum cystischen Gebilde umwandelt. Die Literaturzusammenstellung der 10 diesbezüglichen Beobachtungen gibt Palmer (1951).

Das Bild eines Magentumors kann entstehen durch **versprengtes Pankreasgewebe**. Nach einer Zusammenstellung von de Castro Barbosa, Dockerty und Waugh (1946) waren von 430 Nebenbauchspeicheldrüsen 106 im Magen lokalisiert. Eine Zusammenstellung in der Literatur verzeichneter Beobachtungen von Palmer (1951) verwertet 215 histologisch bestätigte Fälle von versprengtem Pankreasgewebe im Magen. Nach Roach und Poppel (1946) sind etwa 300 Pankreasabsprengungen als autoptische Nebenbefunde beschrieben worden.

Eine große Zahl der versprengten Pankreaskeime wächst unter der Magenschleimhaut heran (insgesamt 73%). Eine Lokalisation unter der Serosa des Magens oder zwischen den Lagen der Muscularis propria kommt ebenfalls vor. Von 174 Fällen betrafen nach Palmer (1951) 42 den Pylorus, 137 das Antrumgebiet, 21 das Magenkorpus, 2 den Fundus, 2 die Kardia. Frauen und Männer sind wahrscheinlich gleichmäßig befallen.

Die Größe des dystopen Pankreasgewebes schwankt in gewissen Grenzen. Gegenbaur (1863) berichtete von einer Größe von $0{,}14 \times 0{,}06$ cm, Picco (1939) von $5 \times 2 \times 2$ cm. 1900 schrieb Letulle, daß akzessorisches „Pancreas" im Magen nur in Einzahl vorkommt. Jedoch gibt es Beobachtungen, die über *zwei* (Thorel 1903, Taylor 1927, Faust und Mudgett 1940, Wheelock, Alkinson und Teloh 1949), über *drei* (Chapman, Vogel und Schomaker 1947) oder mehrere (Hoche 1941) Pankreasknoten im Magen berichten.

Die häufigste Form der Pankreasknoten im Magen entspricht einer Halbkugel. In einigen Fällen wurde in diesen Tumoren ein kurzer Gang mit einer Öffnung gefunden, ein Befund, der ein Ulcus vortäuschen kann. Ein derartiger Pankreasgang mündet gewöhnlich in den Magen, jedoch gibt es auch Verbindungen vom Pankreasknoten des Magens hin zum Duodenum und zum Gallengangsystem. Das Zusammentreffen von Magendivertikel und überzähligem Pankreasgewebe wurde häufig beobachtet (Klob 1859, Wagner 1862, Gegenbaur 1863, Weichselbaum 1884, Glinski 1901, Müller 1904, Merkel 1905, Thelemann 1906, Horrocks 1907, Nauwerck 1920, Askanazy 1923, Schmidt 1923, Vigi und Gamberini 1924, Moynihan 1927, Martin 1936, de Castro Barbosa, J. Dockerty und Waugh 1946).

Cystische Pankreastumoren im Magen bis zu einer Größe von 7 Litern Inhalt sind beschrieben worden (Askanazy 1923, Branscheid 1938, de Castro Barbosa, Dockerty und Waugh 1946, v. Keiser 1948, May 1937). Selten enthalten die Pankreasknoten im Magen Inselzellen. Doch wenn diese aufgefunden werden, dann liegt keine regelrechte Entwicklung Langerhansscher Inseln vor.

Das Pankreasgewebe im Magen reagiert in gleicher Weise, wie es am orthotopischen Organ zu beobachten ist. Pankreatitische Veränderungen im dystopen

Gewebe fanden GIBSON (1912), CHAPMAN, VOGEL und SCHOMAKER (1947), den Beginn eines Carcinoms ELLIS (1908) und ELOESSER (1908).

Klinische Besonderheiten. $^3/_4$ der Betroffenen klagt über Oberbauchschmerzen unbestimmter Art. Bei 25% der erwachsenen Patienten bot sich eine Pylorusstenose. Erbrechen, Gewichtsabnahme und auffallende Schmerzen nach dem Essen fanden sich bei den von ROACH und POPPEL (1946) beobachteten Fällen.

Röntgenzeichen. Besitzt das Pankreasgewebe im Magen einen Gang, dann füllt sich dieser unter Umständen mit Bariumbrei. LAPIDARI (1937) hat Röntgenbilder solcher Beobachtungen demonstriert. Der größte Teil der dystopen Pankreasknoten im Magen entgeht der Röntgendiagnostik, da die Knoten zu klein sind.

Ergebnisvolle gastroskopische Untersuchungen sind spärlich (DIETHELM 1938, CENTENO 1943, PRESENT 1946, CHAPMAN, VOGEL und SCHOMAKER 1947, PALMER 1949). Einige Fälle wurden als Adenom oder Polyp angesprochen.

XXXIII. „Magen“-Neurosen[1].

Wenn hier nicht eine vollständig neue Niederschrift des Kapitels der Magenneurosen vorgelegt wird, dann hat das seinen Grund darin, daß bereits in der vorausgehenden Auflage dieses Handbuches (1938) dieser Abschnitt in uns gültiger Fassung vorlag, um auch den heutigen Anschauungen in gewissem Umfang gerecht zu werden. Nach dem letzten Kriege ist ganz allgemein eine Verbreitung psychoanalytischer Folgerungen und psychotherapeutischer Erkenntnisse zu verzeichnen. Das Schrifttum darüber ist erheblich angewachsen, grundlegend neue Kenntnisse sind nicht gewonnen worden. Die Grenzen zwischen der Neuroselehre und der sog. „psychosomatischen Medizin“ sind allerdings nicht immer bewußt, was zu spekulativen Unklarheiten bei der wachsenden Anwendung „großer“ und „kleiner“ psychoanalytischer Deutungen und Bemühungen führt.

Durch FLANDER DUNBARs Buch „Emotions and Bodily Changes“ (1935) inspiriert, entstand in Amerika die „Bewegung der psychosomatischen Medizin“ als Teil der inneren Medizin, ein Versuch, die FREUDsche Lehre für die Analyse und Beseitigung „vegetativer Dystonien“ nutzbar zu machen. (Die Bezeichnung „Psychosomatik“ erscheint erstmalig 1902 bei ROSENBACH!) Die amerikanische Richtung geht aus von der FREUDschen Grundlehre, gibt jedoch eine finale Deutung der Neurosen, wie sie ADLER entwickelt hat, und betont soziale Faktoren.

Die „psychosomatische Medizin“ grenzt sich von der Neurosenlehre durch ihr Ziel ab, wissenschaftlich zu belegen, daß lebensgeschichtliche Fehlentwicklungen, Krisen und Konflikte nicht allein Quellen von Neurosen sind, sondern auch im körperlichen Bereich pathogen wirken. Ihre Arbeitsweisen sind dabei verschieden. So versucht DUNBAR an 1600 Patienten in einer Beobachtungszeit von über 12 Jahren Korrelationen bestimmter Krankheitsgruppen mit der psychologischen Persönlichkeit herauszuarbeiten. In England versucht man, mit Mitteln der mathematischen Statistik psychologische Merkmale mit organischen Krankheiten in Verbindung zu bringen. Tiefenpsychologische Analysen von Organkranken (z. B. F. ALEXANDER 1948, 1950) sollen Zusammenhänge klären und schließlich wird durch psychophysiologische Experimente eine Zusammenhangaufhellung erwartet. In Deutschland und in der Schweiz ist man zurückhaltend

---

[1] Dem Literaturhinweis dieses Kapitels vorangestellt findet sich eine Zusammenstellung wichtiger Arbeiten, die das Neuroseproblem in heutiger Schau zur Darstellung bringen. Für Fragen der „psychosomatischen“ Medizin sei auf den 55. Kongreß der Deutschen Gesellschaft für Innere Medizin (25.—28. April 1949 in Wiesbaden) verwiesen (Verhandlungsbericht bei J. F. Bergmann, München 1949, S. 13—92).

und besitzt nicht die Unbefangenheit in der Anerkennung von Zusammenhängen, sondern geht aus von der Erkenntnis der vielfältigen Wirkungen und Rückwirkungen bei dem Entstehen funktioneller Störungen und organischer Krankheiten.

Die „psychosomatische Medizin" stellt für uns eine Hypothese dar, während wir glauben, für die Neurosen in gewissem Rahmen gesicherte Grundlagen zu besitzen.

Wenn in dieser Handbuchauflage noch einmal von „Magenneurosen" die Rede ist, dann sind wir uns bewußt, daß diese Bezeichnung und damit die Abgrenzung von „Organ"neurosen nur aus der historischen Entwicklung der Neurosenlehre zu verstehen ist.

Der Name *Magenneurosen* kennzeichnet einen Wandel ärztlicher Auffassung. Diese Benennung ist an die Stelle getreten, die früher eingenommen wurde von der „nervösen Dyspepsie" Leubes (1871) oder der „funktionellen Dyspepsie" Strümpells (1907). In dem Lehrbuch der Magenkrankheiten von Boas (1925), das viele Auflagen erlebt hat, lautet das entsprechende Kapitel: „Über nervöse Magenstörungen". Noch als v. Bergmann 1924 vor dem Deutschen Kongreß für innere Medizin in einem Referat forderte, Krankheitsformen, die den Namen Magenneurosen verdienen, in ihrer Mehrzahl psychologisch zu betrachten und zu behandeln, lautete das Thema: Über die nervösen Erkrankungen des Magens. Magenkrisen der Tabiker und andere Erkrankungen auf überwiegend organischer Grundlage wurden mit den Magenneurosen in ein Kapitel gezwängt. Der Ausdruck Magenneurosen bringt eine begriffliche Absetzung von den organischen Magenkrankheiten und den durch andere Organerkrankungen hervorgerufenen Magenstörungen. Die Begriffsbestimmung wird meistens rein negativ gegeben und die Diagnose per exclusionem gestellt. Magenneurosen sind Betriebsstörungen des Magens ohne organische Grundlage oder ohne nennenswerte organische Grundlage. „Ventriculi intemperies sine materia" lautete schon vor Jahrhunderten dieser Begriff. Wir sollten uns heute, wie ich schon bei mehreren Gelegenheiten hervorhob, nicht mit dieser negativen Begriffsbestimmung zufrieden geben. Mehr und mehr hat der Begriff Neurosen von seiten der psychotherapeutischen Forscher einen positiven Inhalt bekommen. Neurosen sind Tätigkeitsstörungen oder krankhafte Verhaltungsweisen, die einer *sinnhaft deutenden Betrachtung* besser zugänglich sind als der kausalen, logisierenden. Ihre *körperlichen Erscheinungsformen* sind *Ausdruck* und *Kampfmittel* in vitalen Konflikten, die ein Individuum rational und willensmäßig nicht meistert. Während eine Neurose für Freud noch ein rein pathologisches Geschehen darstellte, erscheint sie der „biologischen Psychologie" (Kretschmer 1949, Brun 1946, 1949) als biologisch sinnvoller Abwehrmechanismus, der nur dadurch „pathologisch" wirkt, daß er infolge zivilisatorischer Umweltveränderungen unangepaßt, zum Teil auch infolge konstitutioneller „Regressionsbereitschaft" abwegig ist. Es liegt physiologisch gesprochen eine Insuffizienz der höchsten Nerventätigkeit im Sinne Pawlows vor, psychologisch gesprochen ein seelischer Notstand, eine Ratlosigkeit gegenüber äußeren oder inneren Schwierigkeiten. Wir müßten demnach mit Magenneurosen Krankheiten bezeichnen, in denen ein seelischer Notstand mit Disharmonie zwischen der rationalen und irrationalen Sphäre die Erscheinung oder den Ausdruck eines Magenleidens annimmt, man kann manchmal auch sagen: sich als Magenleiden verkleidet. Es wird bei Besprechung des Werdegangs der Magenneurosen zu erörtern sein, warum manche Neurosen sich mehr oder weniger monosymptomatisch gerade als „Magensyndrom" äußern. Für dieses Problem der „Organdetermination" sind teils deutende, teils kausale Erklärungen gegeben worden. Über das Magenleiden, zu dem sich die Neurose formt, ist noch folgendes anzumerken. Es kann gelegentlich ein *vorhandenes, organisches Magenleiden,* etwa ein Geschwür, zum *neurotischen Kampfmittel* werden. Das rebellische Verhalten, das Nichtabklingen organisch begründeter Beschwerden oder ihre unproportionierte Steigerung ist neurotisch zu erklären. Man kann dann mit v. WEIZSÄCKER (1926) von einer Ausdrucksgemeinschaft körperlicher und seelischer Vorgänge sprechen. Meist indessen verkleiden sich gerade typische Neurosen nicht in die Gestalt eines der geläufigen organischen Magenleiden. Vielmehr bedient sich die Neurose mit Vorliebe bestimmter Mechanismen, denen neben ihrer kausalen verstehbaren physiologischen Bedeutung etwas wie Sinn oder Ausdruckswert zuzukommen scheint. So kann das Erbrechen als normaler physiologisch ablaufender Vorgang Ausdruck eines zentralen krankhaften Geschehens sein. Die benutzten Mechanismen, wie Erbrechen, Schluckstörungen, Appetitstörungen, sind nicht nur Magenfunktionen. Es dürfte kein Zufall sein, daß die neurotischen Magenleiden nicht im anatomischen Sinn den Magen betreffen, sondern daß „Magen“ in diesem Fall ein Symbol ist für die Funktionen der Nahrungsaufnahme und den oberen Teil des ganzen Verdauungsapparates. Die Störung der physiologisch angepaßten Abläufe ist dort zu suchen, wo die bedingten Reflexe für den Verdauungsapparat gelenkt werden — im Großhirn. Wir Ärzte sollten uns klar darüber sein, daß wir uns einer Bildersprache bedienen, wenn wir diese Störungen Magenneurosen nennen. *Logisch sind sie keine Magenleiden.* Forscher, die deren Sinn- und Ausdrucksbetrachtung als „Deuteleien“ ablehnen, dürften die Bezeichnung Magenneurosen überhaupt nicht gebrauchen.

LEUBE hat als Kennzeichen der „nervösen Dyspepsie“ hervorgehoben, daß — abgesehen von der Abwesenheit eines organischen Magenbefundes — deren Erscheinungen „nie exzessiv“ seien. Dies gilt für die Magenneurosen nach heutiger Auffassung nicht. Eine neurotische Anorexie kann zu schwerem Siechtum, ja zum Tode führen. Neurosen, die aus einem Zerfall des Persönlichkeitskernes resultieren, können durchaus „exzessiv“ sein. Andererseits trifft man unter den Magenneurosen auch sehr leichte Erkrankungen, „Randneurosen“ nach dem Ausdruck von I. H. SCHULZ, Störungen, die für die soziale Existenz des Trägers fast belanglos sind und die man als vegetative Unart bezeichnen könnte. Hierher gehören z. B. manche Fälle von Wiederkäuen und Luftschlucken. Der zentrale Fehler besteht manchmal nur darin, daß gegenüber einem irgendwie, oft durch organische Veranlagung gebahnten Mechanismus, dessen stereotype Verwendung überflüssig, sinnlos oder unästhetisch ist, der Antrieb fehlt, ihn „abzumontieren“ [um einen Ausdruck aus KRETSCHMERs Hysterielehre zu gebrauchen (1923, 1946)].

Wenn wir Magenneurosen in dem angegebenen Sinn positiv bestimmen, so wird der Begriff unabhängig davon, ob am Magen organische Veränderungen feststellbar sind. Auch Menschen mit materiell krankem Magen können an einer Magenneurose erkranken, ja sie haben eine gewisse Bereitschaft dazu. „So wenig durch ein Nichtfinden, durch ein Nichtantreffen organischer Magensymptome die Magenneurose erwiesen wird, so wenig wird sie durch Auffinden geringerer oder selbst größerer Abweichungen vom Normalen in bezug auf Physiologie oder Magengestalt ausgeschlossen“ (KATSCH 1926).

Vorkommen. Uraltes Wissen, bei Naturvölkern zu treffen, lehrt, daß Magenstörungen seelisch bedingt sein können. Gute Ärzte der auf die Aufklärung folgenden Goethezeit, die den irrationalen Menschen wiederentdeckte, hatten eine lebendige Vorstellung von den Wechselbeziehungen zwischen Seele und Magentätigkeit (HUFELAND 1823). Später findet sich diese Erkenntnis immer seltener. 1862 spricht BRINTON, einer der besten Magenärzte seiner Zeit, von „der Wucht der Gedanken und des Gemüts, denen die Chemie des Magens unterworfen ist“. In materialistischer und positivistischer Zeit verschüttetes

Wissen wird erst in den letzten Jahrzehnten auf besserer Grundlage wieder aufgebaut. Wir kämpfen um ein vertieftes Verständnis der Leib-Seele-Einheit, nachdem die materialistische Zeit frühere verschwommene Ahnungen von Zusammenhängen aus der Wissenschaft verbannte. Der Zustand des Werdens, in dem sich die Anschauungen und Kenntnisse befinden, spiegelt sich darin wider, daß nach Ansicht mancher Ärzte Magenneurosen außerordentlich selten sind. Bei anderen Ärzten sind sie außerordentlich häufig. Statistische Angaben zu dieser Frage erscheinen ziemlich wertlos, weil die einzelnen Ärzte so sehr verschieden zu der Krankheitsbezeichnung Magenneurose gelangen. Es sei nur erwähnt, daß nach manchen Autoren unter den Organneurosen die Magenneurosen der Häufigkeit nach den ersten Platz einnehmen (G. P. Reynolds 1930). Sieht man sich die praktische Handhabung in der deutschen Ärztewelt an, so wird die Häufigkeit der Magenneurosen gleichzeitig überschätzt und unterschätzt. Zu häufig werden Magenneurosen angenommen von den Ärzten, die diese Diagnose aus der Abwesenheit organischer Symptome stellen. Bei diesem Verfahren steht die Häufigkeit der Magenneurosen im umgekehrten Verhältnis zu dem zeitlich und individuell sowie durch äußere technische Umstände begrenzten diagnostischen Können des einzelnen Arztes. Die groben und zahlreichen Irrtümer, zu denen dieses Verfahren führt, veranlaßte mich seinerzeit, gegen vielfachen Widerspruch die Forderung aufzustellen, daß Magenneurosen nicht aus der Abwesenheit körperlicher Veränderungen, sondern durch Aufdeckung der neurotischen Vorgänge zu diagnostizieren seien (1926). In ähnlichem Sinne forderte v. Bergmann lapidar „einen Abbau der Organneurosen" (1927). Dieser „Abbau" ist freilich für viele zum Schlagwort geworden, das ihnen zur Entschuldigung dient, wenn sie Organneurosen überhaupt nicht mehr diagnostizieren und um so häufiger von Gastritis, Verwachsungsbeschwerden, Perivisceritis, Gastroptose usw. sprechen. Die Zahl der Ärzte, die die Gabe haben, psychologische Zusammenhänge aufzudecken, ist nun einmal begrenzt. Und es ist ein Relikt der materialistischen Ära, daß diese Gabe heute noch bei weniger Ärzten entwickelt ist, als es den zeitgemäßen Anschauungen und Kenntnissen entsprechen würde. Zudem schafft die Zeitbedrängnis der kassenärztlichen Sprechstunde oft ein schweres, fast unüberbrückbares Hindernis dafür, daß der Arzt mit seinen Kranken wirklich Fühlung bekomme und das Wirken seelischer Notstände aufdecken könne. Mit dem Entschluß zu einem Probebauchschnitt ist man oft schneller bei der Hand als mit dem Versuch einer seelischen Beeinflussung.

Bewußt auf zahlenmäßige Häufigkeitsschätzung verzichtend, möchten wir sagen, daß gerade Magenneurosen, in denen ausschließlich ein neurotischer Vorgang erhebliche Krankheitserscheinungen erzeugt, ziemlich selten sind. Dagegen kommen neurotisch bedingte Mechanismen oder Störungen in der Zusammenordnung der Reflexe recht häufig vor. Die ärztliche Sprechstunde bietet mehr Gelegenheit, solche Störungen zu sehen, als der Krankenbestand einer Klinik. Auch ist bei *sicher organischem Kranksein ein Anteil von neurotischer Formung oder Ausgestaltung außerordentlich häufig*. Deshalb sollten wir *bei jedem Krankheitsfall* von der *somatischen und von der psychologischen Seite* vorgehen, stets beide Wege des Erkennens beschreiten. Der heutige Arzt quält sich oft mit der Frage: Ist dieses Kranksein organisch oder funktionell? Er sollte häufiger fragen: Wieviel an diesem Kranksein ist im peripheren Organ begründet und wieviel an Störungen liegt im Bereich der „höchsten Nerventätigkeit"?

Pathogenese. Im Werdegang einer Magenneurose gibt es einesteils Ursachen für die Neurose an sich, andererseits dafür, daß sie als Magenleiden auftritt. Je nach dem einzelnen Fall liegt pathogenetisch der Akzent mehr auf Neurose oder mehr auf Magen. Die vielgestaltige Pathogenese der Neurosen ist hier nicht abzuhandeln. Für unsere ärztliche Haltung scheint mir nur wichtig, hervorzuheben, daß wir die Auffassung derer nicht teilen, die in der Neurose stets eine *primäre* Insuffizienz gegenüber den Aufgaben des Lebens sehen (1926, 1938!). Das mag für die schwere Kernneurose gelten, für deren Entstehung eine angeborene Anlage den Ausschlag gibt oder charakterliche „Erbdissonanzen“. Diese Neurosen sieht vorwiegend der Psychiater und der Psychotherapeut. Als Internist und als praktischer Arzt sieht man Fälle von Organneurosen oder neurotischer Gestaltung eines Krankheitsgeschehens, in denen man nicht zu schnell mit dem diagnostischen Verdikt angeborener Lebensinsuffizienz bei der Hand sein möchte. Insuffizienz bedeutet stets ein Mißverhältnis zwischen Kraft und Aufgabe. Insofern ist die neurotische Insuffizienz nichts Absolutes. Es kommt auf die Schwere der Aufgaben an. Es gibt isolierte Insuffizienzen in oft ganz begrenzten, nicht überragend wichtigen Lebensaufgaben. Sie können durch Erlebnisketten sekundär sich bilden und überwunden werden. Das Phänomen der Allergie mit hyperergischer und anergischer Phase existiert auch im Psychischen.

Die *Organwahl* der Neurose scheint oft ein schwieriges Problem. In anderen Fällen liegt es zutage, warum gerade ein Magenleiden entsteht. Die Ursachen der Organdetermination sind sehr verschieden. Vielerlei ist angeführt worden.

Vor Anbruch unseres Jahrhunderts, das SPENGLER das „psychologische“ nannte, nahm man etwas zu einfach an, daß „auf den Magen gerichtete Vorstellungen“ (RIEGEL 1908) zu nervösen Magenerkrankungen führen. Das entspricht in den seltensten Fällen der Wirklichkeit. Hier liegt, um mit MELCHIOR PALÁGYI zu sprechen, der Irrtum aller Irrtümer vor, daß wir für geistig halten, was nur lebendig ist.

Die Theoretiker der Neurosen haben dann das Problem der Organdetermination erst eigentlich aufgestellt. FREUD spricht von „somatischem Entgegenkommen“, ADLER (1907) von „angeborener Organminderwertigkeit“. Diese wird auch von J. BAUER (1917), HANSEN (1924) u. a. herangezogen. Der Magen soll als „*kongenital schwache Stelle*“ reagieren, so daß im Fall einer neurotischen Erkrankung oder Bereitschaft die Neurose sich in dem „Organdialekt“ des befallenen Individuums formt. Ich habe mich von der angeborenen Minderwertigkeit des Magens bei Magenneurotikern nicht überzeugen können, möchte mindestens die Häufigkeitsbedeutung gering veranschlagen. Wichtiger scheint mir die *Erblichkeit gewisser Mechanismen*, wie der Rumination, deren familiäres Auftreten CURSCHMANN (1920) und L. R. MÜLLER (1902) geschildert haben. Ich kenne auch Luftschlucken durch 3 Generationen (Erbe oder Imitation?).

Die *erworbene schwache Stelle* spielt eine ungleich größere Rolle. Die Organbereitschaft für neurotische Äußerungen liegt einfach in einer Organkrankheit. Der empfindliche Magen ist oft ein Magen mit chronischer Gastritis. Ein Geschwür am Magen oder am Zwölffingerdarm bedeutet gerade zu Zeiten, wo es keine Beschwerden bereitet, doch eine Beschwerdebereitschaft. Geringe vegetative Dysergien genügen, den Beschwerdeanfall hervorzurufen, Beschwerdeperioden zu unterhalten, Heilungen zu verzögern. Oft liefert ein Gallensteinleiden, es mag mit großen Erscheinungen oder latent verlaufen, das somatische Entgegenkommen. Die Bereitschaft zum Brechakt bei Cholecystopathie ist besonders zu unterstreichen. Der operierte Magen ist bei dieser Aufzählung nicht zu vergessen. Wie oft müssen „Verwachsungsbeschwerden“ als Deckname herhalten. Eine seltene Störungsbereitschaft ergeben Magendivertikel.

Nicht immer ist es ein Magenleiden, sondern eine *innere Krankheit*, die zur Störung des Magens oder nur zu Empfindungen in der Magengegend führt und

hierdurch die Organwahl bestimmt. Für den medizinisch nicht Geschulten ist
der *Magen Hauptorgan nicht nur der Nahrungsaufnahme, sondern Repräsentant
der Verdauung und auch der Oberbauchgegend.* Beschwerden, die der Nahrungsaufnahme folgen, werden auf den Magen bezogen. So in Fällen von sog. gastrokardialem Symptomenkomplex (Roemheld 1925), die durch Darmgärung oder
durch Kreislaufinsuffizienz verursacht sind. Empfindungen, die von der Leber
oder von der Milz ausgehen, verursachen die Illusion eines Magenkrankseins.
Liest man z. B. bei Leube (1884): „Der Verdauungsvorgang als solcher verläuft
bekanntlich bei der Mehrzahl der gesunden Menschen nicht ohne Rückwirkung
auf das Nervensystem. Das Gefühl des Vollseins, des allgemeinen Unbehagens,
der Müdigkeit, der Eingenommenheit des Kopfes u. a., beim einen mehr ausgesprochen als beim anderen, legen beredtes Zeugnis dafür ab ... usw., so entwickelt sich ein auf nervöser Basis beruhendes, mit der Verdauung zusammen-
hängendes Krankheitsbild — die nervöse Dyspepsie." Empfindungen, die in
unharmonischer Kreislaufregulation und anderem ihre Ursache haben, werden
(von Patient und Arzt) durch ein post hoc propter hoc auf den „Magen"
bezogen. Geradezu häufig kommt in unsere Sprechstunde ein älterer Mensch,
der infolge beginnender Kreislaufinsuffizienz, durch Gasstauung in den Därmen
oder leichte Stauung in der Leber Mißempfindungen im Oberbauch hat und
bei dem die Kreislaufinsuffizienz ein Hinfälligkeitsgefühl, eine in diesem Fall
durchaus sekundäre (!) Insuffizienz gegenüber den Aufgaben des Lebens erzeugt.
Er verfällt auf die hypochondrische Deutung, er habe ein Magencarcinom. Ich
habe diesen Vorgang *Organwahl durch Selbsttäuschung über die eigenen inneren
Organe* genannt. Trotz der falschen psychischen Verarbeitung liegt eine durchaus
somatische Determination vor. Ähnlich liegt es in manchen Fällen, in denen
ein Trauma (Hansen 1924, Heyer 1925) des Magens die Organbestimmung
bewirkt. Es genügt, daß vermeintlich der Magen geschädigt wurde.

Nicht nur die gegenwärtige Krankheit, auch die überstandene macht eine Organbereitschaft durch Bahnung gewisser Mechanismen. Ein Kind, das als Säugling
wegen Überfütterung oft hat erbrechen müssen, behält eine Bereitschaft des
Brechreflexes. Wer in Gallensteinanfällen erbrochen hat, behält die gleiche
Bereitschaft.

Ein anderer Hergang wird bestimmt durch das *erworbene Organgefühl.* Es ist
bekannt, daß Vorgänge an inneren Organen, die unter normalen Verhältnissen
asensibel verlaufen, empfindbar werden können. Durch erlebte Störungen in
diesem Organ, durch eine Art von Sensibilitätsbahnung. Das Ausmaß von
Empfindlichkeit für diese Störungen wird ganz zentral bestimmt. Ohne die
noch im Physiologischen liegende Sensibilitätsänderung zu berücksichtigen, hat
deshalb Schilder (1925) von der „psychischen Vergangenheit im Organ" gesprochen. Wir streifen hiermit Vorgänge, die deutlich gleichzeitig organisch
und psychisch sind. Es ist ein allgemeines psychologisches Gesetz, daß die
Schwellen niedriger werden, wenn eine Prüfung von starken Reizen ausgeht,
als wenn sie mit untermerklichen beginnt. Wer oft Magenschmerzen empfunden
hat oder Sodbrennen, besitzt dafür ein *absolutes Gedächtnis,* das anderen Menschen
fehlt und ihn befähigt, schon geringe Funktionsstörungen zu empfinden. Mit
Vorstellungen der Neurologen in der Tonuslehre scheint es vereinbar, wenn
man sich diese zentral bedingte Überempfindlichkeit nicht als einfache Auf-
merksamkeitssteigerung vorstellt, sondern als unterbewußte Hinwendung, die
zugleich afferente und efferente Impulse umstimmt. Die Frage, ob eine solche
nervöse Organstörung ihrem Wesen nach sensibel oder motorisch oder sekretorisch oder vasomotorisch sei, wird dann hinfällig, erscheint als analytische
Konstruktion. Mir scheint eine solche synthetische Auffassung von der

zentralen Hinwendung fruchtbar (KATSCH, Internistenkongreß 1925). Diese Hinwendung kann einerseits durch Krankheitsbefürchtungen, Autosuggestionen usw. entstehen, andererseits durch sehr organische Erlebnisse —, setzt also keineswegs immer ein psychopathisches Reagieren voraus.

Wir nähern uns hier der alten Annahme einer *Organwahl aus bewußten Vorstellungen*. Diese sind besonders für die Unterhaltung einer Magenneurose, besonders bei ausgesprochenen „Verdrängungstypen“, öfters belangvoll. „Hypochondrie, die nach Formung oder Gegenstand sucht, äußert sich als Krebsfurcht und tobt sich bisweilen geradezu aus in diätetischen Versagungen, Angstdiäten, eingebildeten Unbekömmlichkeiten“ (KATSCH 1930). Hier sind iatrogene Magenneurosen zu nennen und ärztlich gezüchtete diätetische Pedanterien.

Auch die *Imitation von Krankheitsvorbildern* bietet sich dem plastischen Bedürfnis des Neurotikers an.

Gerade unter diesen Vorstellungsneurosen, die sich bei suggestiblen Personen leicht bilden können, gibt es außerordentlich *harmlose kleine Neurosen*, die für ihren Träger und seine Mitmenschen ziemlich gleichgültig, allenfalls unbequem sind. Wenn unsere Hausschneiderin sich einbildet, sie könne kein Atom Butter vertragen, obgleich sie gern und reichlich Sahne in ihren Kaffee schüttet, so lohnt es kaum, der psychologischen Entstehung dieser abortiven Alltagsneurose nachzugehen. Derartiges ist ungeheuer häufig. Wenn ein Kind recht oft hört, daß seine Mutter diese oder jene Speise nicht verträgt, so findet es allmählich, daß es auch irgendwelche Speisen, die ihm nicht besonders gut schmecken, nicht vertragen dürfe, und glaubt auch fest daran. Ein solches Kind ist nicht ohne weiteres als Psychopath zu stempeln. *Bekömmlichkeitsfragen dieser Art* werden ärztlich wichtig in Fällen, die diätetischer Behandlung bedürfen, also gerade bei organisch Kranken. So sehr wir in bezug auf die Bekömmlichkeit von Speisen uns leiten lassen müssen von den persönlichen Erfahrungen und Angaben der Kranken, so sehr müssen wir auf der Hut sein, uns durch törichte, irgendwo übernommene Werturteile und Autosuggestionen mittäuschen zu lassen. Andererseits können *Gastrophobien Teile* eines *ernsteren zwangsneurotischen Systems* sein.

Wenn eine jugendliche Patientin mit blutendem Magengeschwür (die sicher organisch krank war) erklärt, sie könne „nur“ rohes Fleisch vertragen und lebe seit vielen Wochen ausschließlich davon, so muß ihr diese Neurose durch eine autoritative Erklärung ausgetrieben werden. Und noch nötiger war das bei einem Lehrer und alten Junggesellen, der irgendwo gelesen hatte, Eiweißnahrung sei für „Geistesarbeiter“ wichtig, und nun seinen Geist besonders beschwingt fühlte dadurch, daß er ausschließlich von Cornedbeef und kondensierter Milch lebte — bis er mit Skorbut in die Klinik kam.

Wenn eine Kranke mit sicherem Ulcus duodeni mir erklärt, ihr Magenleiden flamme in jedem Frühjahr auf, so entspricht das zunächst einer häufig zu machenden Erfahrung. Wenn sie aber fortfährt, ihre Beschwerden begännen „sogar“ alljährlich am gleichen Tage, nämlich am 7. März, so steckt dahinter, trotz organischen Krankseins und trotz der anerkannten Frühjahrskrise der Ulcuskranken, eine Autosuggestion. (Das betreffende Datum hat aus ganz anderen Gründen eine überwertige Bedeutung für die Kranke.) Man kann dies eine Neurose nennen. Autosuggestionen spielen geradezu bei allen Krankheiten mit, die in Anfällen oder Perioden verlaufen — vom dritten Anfall an, wie COUÉ sagt, denn die Anfälle werden nunmehr erwartet. „Craindre une chose, c’est la déterminer.“ — Krebsfurcht ist eine häufige Ursache von Magenbeschwerden: das erlebt jeder Arzt so häufig, daß es stets anerkannt worden ist.

Wenn aber jetzt nicht selten von älteren Ärzten behauptet wird, es hätten gut beobachtende und menschenkundige Ärzte stets psychologische Wirkungen bei ihren Kranken berücksichtigt, so ist das für die jetzt verebbende, vornehmlich auf das Organische gerichtete Ära bestimmt nur mit größten Einschränkungen der Fall. Mindestens geschah es nur in sehr oberflächlicher Weise. Ich möchte als Beleg hierfür nur ein Beispiel von Stiller (1907) anführen, der als einer der ersten und geradezu gegen die Zeitströmung oft auf psychogene Einflüsse hinwies. Er schildert (1920) abortive Neurosefälle und berichtet von einem wohlgebauten jungen Mann, der Übelkeiten bekommt, sobald er frisches Brot riecht, und an keinem Bäckerladen ohne Übelkeit vorbeigehen kann. Erklärung: Es fand sich trotz robustem Körperbau „ein stark entwickeltes Costalzeichen" (Costa decima fluctuans), welches „die nervös-dyspeptische Belastung enthüllte". Wenn man auch annimmt, daß die Konstitution des Asthenikers zu neurotischen Reaktionen disponiert, wie Stiller als erster lehrte, würden wir aber doch eine psychologische Aufklärung dieser Neurose verlangen (psychisches Trauma, Bedingungsreaktion).

In vielen, recht eigentlich psychogenen Magenneurosen spielen auf den Magen gerichtete Vorstellungen keine Rolle. Es handelt sich um *Ausdrucksneurosen* (Hansen, Heyer u. a.). Die von philosophischer Seite öfters versuchte strenge Abgrenzung zwischen „Ausdrucksvorgängen" und „körperlichen Begleiterscheinungen der Affekte" scheint uns neuerdings kaum durchführbar. Für den Arzt gewinnen viele Vorgänge Ausdruckswert. Er kennt auch eine *Mimik der inneren Organe.*

Eines der stärksten vegetativen Ausdrucksmittel ist der Brechakt. Er tritt reflektorisch ein bei höchstgradiger Empfindung von Ekel. So kann man schlechthin viele *Brechneurosen als Ekelneurosen* kennzeichnen. Andererseits zeichnet manchmal „Ekel" nicht ganz die Affektlage, die die Brechneurose ausdrückt, es handelt sich aber stets um schroffe triebmäßige Ablehnung von Menschen oder Vorgängen, denen das Individuum durch rationale Methoden nicht aus dem Wege gehen kann. „Etwas ist zum Kotzen" sagt man in der Volkssprache. Ekelerbrechen und Affekterbrechen sind an sich nicht pathologisch, können starker Ausdruck einer übermächtigen Erregung sein. Man findet dafür Beispiele im Alltagsleben und bei Tieren; auch die Geschichte kennt solche.

Ein Löwe des Frankfurter Zoologischen Gartens, der wegen einer geringfügigen Krallenoperation (ohne Narkose) im Käfig gefesselt werden mußte, erbrach danach und verweigerte 3 Tage jede Nahrung. Napoleon muß erbrechen an dem Tag, an dem er die Scheidung von Josephine beschließt. So macht sich bei Gustav IV. von Schweden nach seiner gewaltsamen Entthronung die ohnmächtige Erregung in starkem Erbrechen Luft.

Auch das Luftschlucken ist mit Recht als *Ausdrucksvorgang* aufgefaßt worden (Heyer 1925). Zu Luftschluckern werden nach dieser Auffassung Menschen, „die oft etwas herunterschlucken müssen". Freilich können wohl hierdurch nur einzelne Fälle von Aerophagie erklärt werden. Luftschlucken wird ursprünglich oft organisch ausgelöst durch Mißempfindungen und Druckgefühle im Magen. Wenn es neurotisch beibehalten oder ausgenutzt wird, so ist es nicht immer ein Symbol dafür, daß der Kranke, bildlich gesprochen, etwas herunterwürgt. Die Symbolsprache der Organe ist ziemlich arm an Ausdrücken und Schattierungen.

Ein Rittmeister wurde im Kriege als nicht felddienstfähig wegen einer Magenneurose in die Heimat geschickt. In Wirklichkeit handelte es sich damals um ein nicht erkanntes Gallensteinleiden. Als gesund aussehender Offizier in der Heimat zu sein, ist ihm peinlich, um so mehr, als er bei vorsichtiger Kost kaum Beschwerden hat. Diese Peinlichkeit dürfte die Ursache dafür sein, daß unbewußt das Aufstoßen und Luftschlucken ausgebaut wird. Nach Angaben seiner Frau muß er immer, wenn Gäste da sind, und besonders in Gegenwart von Damen, „rülpsen, als wenn er es bezahlt kriegte“. Die Diagnose Magenneurose wird daraufhin immer sicherer, bis der Kranke kurz nach dem Krieg trotz Operation an einem perforierten Gallenstein starb und damit bewies, daß er auch organisch krank war.

Als Vorgänge, die Ausdruckscharakter haben oder sekundär annehmen, müssen ferner hervorgehoben werden: die vielfachen Störungen des Appetits. Appetit und Hunger sind keine Magenfunktionen, sind komplex zu verstehen. Sie hängen aufs engste zusammen nicht nur mit endokrin gesteuerten Tendenzen des Gesamtstoffwechsels, sondern auch mit der Grundeinstellung zum Leben, Bejahung oder Verneinung, Kraft oder Schwäche des Lebenstriebes. Bei den Appetitlosigkeitsneurosen (manche verdienen dem Wortsinn nach den Namen „Schwindsucht“) spielt ein verhängnisvoller Circulus vitiosus, wenigstens in schweren Fällen, eine Rolle. Es führt die Appetitlosigkeit zur Unterernährung; bei starker Unterernährung aber, das weiß man aus Erfahrungen und Experimenten, schwindet wiederum, auch bei seelisch normalen Individuen, der Appetit. Leicht verständlich ist es, daß Abwandlungen des Appetits auch Funktionsstörungen des Magens im Gefolge haben können. Eine abnorme Gier führt zur Supersekretion, Darniederliegen des Lebensgefühles mit Inappetenz zur Achylie. Auch als Ekelausdruck wird Achylie manchmal beobachtet.

In gewissen neurotischen *Ptosebeschwerden* sehe ich ferner ein Ausdrucksphänomen dieser Art. WITTKOWER (1931) hat sich dieser Auffassung angeschlossen. Als körperliche Begleiterscheinung des Nichtkönnens, Versagens, der subjektiven Hinfälligkeit gibt es eine Art Kollapseinstellung des vegetativen Systems. Dabei gerät die feine Regulation der Bauchstatik in Unordnung und es kommt zu jenen Empfindungen, die man als Ptosebeschwerden kennzeichnet, wenn nicht zu einer morphologisch erkennbaren Längung des Magens, auch mit Hypotonie. Ich habe in diesem Sinne von *neurotischer Bauchstatik* gesprochen. Diese disharmonische Bauchstatik kann sich in geeigneten Situationen, anfallartig, bis zur Ohnmacht steigern. Ist, im Zusammenhang mit der affektiven Grundeinstellung einer Person, diese ptotische Einstellung langdauernd vorhanden, so hinterläßt sie wohl schließlich bleibende Wandlung von Form und Lagerung der Baucheingeweide. Andererseits bereitschaftet ein von Haus aus asthenischer Habitus mit der entsprechenden asthenischen Psychik zu neurotischen Einstellungen der geschilderten Art, wie ja der Astheniker oft auch für andere Mechanismen neurosebereit ist.

Betrachten wir den Werdegang von Magenneurosen etwas näher, so scheinen die Fälle ziemlich selten, in denen aus psychischer Sphäre *positiv plastische Kräfte* den neurotischen Ausdruck oder Kampfmechanismus formen, weil ein Konflikt weder bewußt verstandesmäßig, noch tathaft gemeistert werden kann. Häufiger ist die Entstehung *mehr passiv*. Dysergien werden beibehalten, Unzweckmäßigkeiten und Sinnentfremdungen im Spiel der bedingten Reflexe nicht abgebaut.

Ich habe verschiedentlich gefordert, zum Verständnis der Organneurose eine gründliche Beschäftigung mit der *Pathologie der bedingten Reflexe* heranzuziehen, und habe besonders bei HANSEN hiermit Widerhall gefunden. Die Pädiater v. CZERNY und ALBRECHT PEIPER haben wichtige Beiträge hierzu geliefert. Wir lernen aus PAWLOWS Experimenten, wie das System der vorhandenen Bedingungsreaktionen fortwährend fluktuiert, indem neue Bedingungsreaktionen aufgenommen, andere wegen mangelnder Nützlichkeit oder, weil sie ihren Sinn verloren haben, abgebaut werden. Zu diesem Abbau gehört eine *aktive Hemmung*, die nicht in jeder Lage aufgebracht werden kann. Dabei spielen Induktionsvorgänge zwischen Hemmung und Erregung eine bestimmende Rolle. Affekte, stärker noch als gewisse Nervengifte, ändern die Gesamtsituation in bezug auf Erregung,

Hemmung und Enthemmung. Ich verweise auf Ausführungen, die ich an anderer Stelle über die Darmneurosen (1928) niedergeschrieben habe.

Die Neigung, bedingte Reflexe zu bilden und zu fixieren, ist schon bei Pawlows Hunden sehr ausgesprochen ungleich. Selbstverständlich sind die individuellen Unterschiede beim Menschen stärker. Und besonders wichtig ist das eigenartige Verhalten neurotischer und psychopathischer Persönlichkeiten. Es kommt darauf an, mit welcher Bereitschaft und welche Bedingungsreflexe gebildet werden, auf die Schnelligkeit ihrer Bildung, Spezifität und Übergreifen und Hemmbarkeit durch Erfahrungskorrektur.

Wenn Krasnogorski (1909) zeigte, daß Kinder sich in bezug auf die Bildung von Bedingungsreflexen anders verhalten als Hunde, insofern z. B. ein gewisser zeitlicher Abstand zwischen Bedingungsreiz und unbedingtem Reflexerreger weniger ins Gewicht fällt, so möchte ich vor allem herausheben, wieviel leichter das Kind bedingte Reflexe ausbildet als der Erwachsene. Manches, was als Pedanterie des jungen Kindes erscheint, hängt mit dieser Neigung zu Bedingungsreflexen zusammen. Kinder sind Gewohnheitstiere, sagt der Volksmund. Die auffällige Neigung mancher Erwachsenen, Bedingungsreflexe solcher Art auszubilden, daß sie nicht in Harmonie mit ihrer bewußten Persönlichkeit sind, kann als eine Art psychischen Infantilismus betrachtet werden.

Der Mechanismus des Bedingungsreflexes ist bekanntlich kurz folgender: Erfolgen zwei Reize gleichzeitig, entweder in mehrfachem Zusammentreffen oder (für den Menschen) auch einmalig, aber unter starker Beteiligung des Gemüts, von denen der eine durch angeborene Verknüpfungen unbedingt reflektorisch eine bestimmte Organtätigkeit auslöst, so wird der von Haus aus indifferente, nicht reflexerregende Begleitreiz befähigt, auch für sich allein jenen reflektorischen Vorgang hervorzurufen. Verschieden ist das Beharrungsvermögen, mit dem ein Bedingungsreflex sich erhält — ohne gelegentliche Aufladung oder Auffrischung. Bedingte Hemmungen und Vorgänge, die Pawlow als Differenzierungshemmung bezeichnet, dienen der Reflexkorrektur usw. Für die verwickelteren Vorgänge in der Entstehung gewisser menschlicher irrationaler Reaktionen, — es sind keineswegs immer „Neurosen" —, kann man kurz folgende Darstellung geben: Hat eine Gesamtsituation zu einer starken Gemütsbewegung geführt (seelisches Trauma), mit seelischen und körperlichen Reaktionen, so können diese Reaktionen durch an sich indifferente unbedeutende Teilreize wieder hervorgerufen werden, die in jener Gesamtsituation enthalten waren. Bei allem Erleben erfassen wir ja (wertend und reagierend) Gesamtsituationen, ehe der Verstand deren Einzelheiten bemerkt und sie sondert in solche, die wesentlich sind für unsere Reaktion, und in indifferente. Unter diesen indifferenten Reizen können jedoch solche sein, die im Zusammenhang mit dem primären Gesamterlebnis starke affektbeladene und erweckbare Engramme hinterlassen haben (z. B. Gerüche) und (mindestens zunächst unbewußt) fortan Reflexreiz werden für jene Reaktion. Durch Mischung der reproduzierten Gesamtsituation, Vielbezüglichkeit und Symbolbedeutung der Einzelreize infolge von mancherlei Erleben werden die Vorgänge beim Menschen sehr verwickelt; sehr wichtig ist auch, daß Affektsituationen und allgemeine Affektlage alle Bedingungsreaktionen stark beeinflussen. Beispiele für solche Bedingungsreaktionen in Neurosen liefern die unten angeführte Brechneurose der Bauersfrau und der Fall mit Erbrechen nach Geruch eines bestimmten Parfüms (Fall 1 und 2 auf S. 792, 793).

Gerade wenn wir von der Physiologie und Pathologie der bedingten Reflexe ausgehen, um gewisse neurotische Magenmechanismen zu verstehen, werden wir öfters bei der Entstehung verschiedene Kräfte wirksam finden. Die *erste Formung* eines neurotischen Mechanismus durch ein *psychisches Trauma* in einer besonderen

Situation kann noch nahezu physiologisch sein, setzt keinen psychopathischen Untergrund unbedingt voraus. Anders ist es mit den *Ursachen, die zur Fixation der neurotischen Bedingungsreaktionen* führen. Hier können neue Motive, die mit der Entstehung nichts zu tun hatten, unbewußt sich einmischen. Und mehr oder weniger kann es dann nötig werden, sich für den *gesamten psychischen Untergrund* zu interessieren.

Erscheinungen der Magenneurosen. Der Arzt vermutet schon aus der Gesamterscheinung mancher seiner Kranken, daß sie neurotisch oder neurosefähig sind. Es ist hier nicht der Ort, das Bild des Asthenikers und des Neurasthenikers, des Vasomotorischen oder des vegetativ Labilen ausführlich zu zeichnen. Gewisse „vegetative Stigmata“ (v. BERGMANN) fallen uns sofort auf — schweißfeuchte Hand, Erythem, Tachykardie im Zusammenhang mit dem Aufsuchen des Arztes usw. Wir sehen das bewegliche große Auge des B-Typs oder das verkniffene, diftelige, blasse Gesicht des Tetanoiden, die schlaffen hängenden Züge des Deprimierten. Wir gewinnen den Eindruck eines gewissen Infantilismus oder einer zur Schau getragenen unechten, betonten Männlichkeit usw. Alle diese Zeichen schließen selbstverständlich organisches Kranksein nicht im entferntesten aus, und andererseits bietet der Habitus mancher Neurotiker gar nichts Besonderes. Wie STILLER sich einmal ausdrückt: „Der Kontrast der moralischen Misere mit der strammen Körperlichkeit ist frappierend.“

Bei der Erhebung der Anamnese ist gerade das wichtig, *was der Kranke nicht sagt*. Die Anamnesen mancher organisch Kranken sind am schönsten, lebenswahrsten, so wie sie von vornherein von einem intelligenten Kranken fast ohne Einmischung des Arztes vorgetragen werden. Anders beim Neurotiker: Die springenden Punkte kommen nicht ohne geschicktes Fragen heraus. Ein Gallensteinkranker sagt klar und bestimmt Tag und Stunde seines ersten Anfalls. Der Brechneurotiker klagt nur über sein Erbrechen, sagt nie von selbst, wann es zum ersten Male auftrat. Trotzdem weiß er das in vielen Fällen ganz genau und sagt es vielleicht schon auf eine einfache Frage hin — wenn auch mit einer gewissen, scheinbar unmotivierten Befangenheit. In anderen Fällen ist der „Widerstand“ (FREUD) noch größer, man erfährt Näheres über den Neurosebeginn nur allmählich, nach einiger Bekanntschaft mit dem Kranken oder in Hypnose. Auf die *Reproduktion der Gesamtsituation bei Beginn der Neurose* kommt sehr viel an. Sie klärt sehr oft das Wesentliche auf. Es ist dann bisweilen nur psychoanalytische Gründlichkeit, wenn man die psychische Unterlegung unter Aufwühlen von Kindheitskomplexen herausschürft. (Diese Gründlichkeit kann schaden!)

Es wird im allgemeinen gesagt, neurotische oder hysterische Vorkommnisse in der Vorgeschichte lieferten wichtige Anhaltspunkte. Bei sehr vielen Organneurosen hört man nichts davon.

In der Schilderung des weiteren Verlaufes ist es gerade das Unplastische, Bizarre, zu typischen Krankheitsbildern nicht Passende, dabei oft dennoch Übertriebene und auf unbewußte Erlebniswandlung Verdächtige, was den Gedanken an Neurotisches nahelegt.

Nicht wenige Fälle erfordern ein sorgfältiges und taktvolles Eingehen auf Einzelheiten des *Trieblebens*. Das gelingt oft nur dem geübten und hierfür begabten Arzt und nicht ohne einen gewissen (nicht zu erzwingenden) Kontakt zwischen Arzt und Patient. Die vertiefte Anamnese des Neurotikers ist deshalb keine Angelegenheit der ersten Sprechstunde. Sie folgt der genauen körperlichen Durchuntersuchung, läßt sich nicht überstürzen. Meist gewinnt man auch nicht im ersten Augenblick ein Urteil, wie weit in die Tiefe zu graben notwendig ist.

In schweren Fällen und bei sehr differenzierten Menschen ist die Heranziehung eines geschulten und zur Mentalität des betreffenden Kranken passenden Psychotherapeuten notwendig. Die Verhältnisse des Sexuallebens bedürfen besonders der Aufdeckung bei einer großen Schar von Brechneurosen.

In allen älteren Darstellungen der Magenneurosen und der nervösen Dyspepsie findet sich die Angabe, daß vorangegangene sexuelle Ausschweifungen einen ätiologischen Faktor liefern. Das ist, wenn damit einfach quantitative Vorstellungen verbunden werden, nur selten richtig. Wohl aber spielen irrendes, unnatürliches, nicht zielsicheres, auch gerade unterdrücktes Triebleben, sexuelle Reizung ohne Befriedigung, Zwang zu einer triebmäßig abgelehnten Sexualbetätigung eine bedeutende Rolle.

Wichtig ist die Frage nach dem Gebrauch von *Reizmitteln*. Das starke Bedürfnis danach kann schon Symptom von Neurose oder Neurasthenie sein. Andererseits ist Nicotin- und Kaffeemißbrauch ätiologisch wichtig.

Die genaue *körperliche Durchuntersuchung* ergänzt oft den Eindruck, den das erste Erfassen der Gesamterscheinung des Kranken und das vorläufige Gespräch über Klagen und Vorgeschichte uns verschaffen. Hinweise auf endokrine Störungen, vegetative Reizbarkeit, degenerative Zeichen sind wichtig.

Genaue Magenuntersuchung ergibt oft nichts, was für die Diagnose „Neurose" wichtig wäre. Nicht selten finden sich normale Verhältnisse. Gewisse Reizbarkeitszeichen fügen sich in ein neurotisches Krankheitsbild zwanglos ein: Steile Aciditätskurve, lebhafte Nüchternsekretion, andererseits völlige Sekretionshemmung bei der ersten Magensondierung. Das Röntgenbild kann (selten) eine nervöse, frequente Peristaltik zeigen, hypertonischen Magen (mit übertrieben langem Anfangswiderstand bei der Füllung); in anderen Fällen ist der (oft ptotische) Magen etwas schlaff und bewegungslos. Starke Plusvarianten der sekretorischen Funktion (sehr hohe Kurve, Klettertyp, starke Nachsekretion) sind in erster Linie auf Ulcus verdächtig (besonders Ulcus duodeni). Deutliche Minusvarianten lassen an erster Stelle an Gastritis, z. B. bei chronischem Gallenwegleiden, denken. Organische Befunde können gleichzeitig vorhanden sein. Selbst schwerste somatische Krankheit (es braucht keine *Magen*krankheit zu sein) schließt neurotische Mechanismen nicht aus, noch eine Autoplastik des Krankheitsbildes aus groben Selbsttäuschungen. Ich habe gesehen, daß Menschen mit beginnender Kreislaufinsuffizienz, mit cerebraler Arteriosklerose, mit Encephalitisresten, mit beginnender Sclerosis multiplex in Unklarheit über ihr ärztlich noch nicht erkanntes Leiden infolge ihres sehr begründeten Insuffizienzgefühls bei einer sich bietenden Gelegenheit sich in eine Magenneurose retteten. *Wie denn eine Neurose nicht einfach nach altem, bequemem Brauch aus der Abwesenheit organischer Befunde diagnostiziert werden darf. Die Neurose muß direkt nachgewiesen werden aus ihrer Erscheinungsform und durch Aufdeckung der in ihr wirksamen ätiologischen Faktoren und Vorgänge.* Gleichzeitige Anwesenheit organischer Befunde beeinflußt nicht unsere Diagnose, aber stark unser Handeln, das sich oft (nicht immer) in erster Linie dem organischen Leiden zuzuwenden hat. Es zu bessern, ist dann häufig der beste Weg, auch die Neurose zu beseitigen.

Sehr wesentlich ist oft, *wie sich ein Kranker bei der Magenuntersuchung verhält*. Unüberwindlicher Abscheu gegen den Bariumbrei, häufiges Würgen bei dessen Verzehr, angebliche Unmöglichkeit, den Schlauch zu schlucken, das sind Zeichen, die man fast nie bei Kranken mit schweren materiellen Veränderungen antrifft, wohl aber bei Neurotikern. Vielleicht liegt auch in solcher Verhaltungsweise etwas von jenem unbewußten Widerstand, der verhindern will, daß durch den normalen Befund am Magen der Arzt auf die richtige Fährte komme.

Es erübrigt sich, die einzelnen Sekretionsstörungen, die bei Magenneurosen beobachtet werden können, ohne im einzelnen irgendwie typisch oder kennzeichnend zu sein, an dieser Stelle genauer zu besprechen.

Daß durch Gemütserregungen „Magenverstimmungen" mit Sekretionsstörungen auftreten können, ist als rein ärztliche Erfahrung nichts Neues. Durch Hypnoseversuch ist aber die Beeinflußbarkeit der Magensekretion durch Affekte auch ausdrücklich experimentell bewiesen (HEYER 1925, BENNET und VENABLES 1920). In der Reaktion bei bestimmten Affekten zeigen sich individuelle Unterschiede (WITTKOWER). Es muß aber unterstrichen werden, daß zu Magenverstimmungen besonders Menschen mit „empfindlichem" Magen neigen und daß der „empfindliche Magen" ein Typ der chronischen Gastritis ist. Bei ihm kann sich eine völlig normale adäquate Gemütserregung am kranken Erfolgsorgan auffallend stark offenbaren. Ein solcher Mensch ist kein Neurotiker, sondern Gastritiker. Es möge hieraus hervorgehen, daß es nicht immer leicht ist, die ursächliche Bedeutung von psychogen-nervösen Einflüssen und Schleimhautveränderungen gegeneinander auszuwerten, den Anteil von Gastrose und Gastritis zu unterscheiden. Man stößt auf den Rat, den Zungenbelag als Unterscheidungsmerkmal zu beachten. Er zeige an, daß eine Gastritis besteht. Das ist in mehrerer Hinsicht falsch. Zungenbelag ist sehr oft Folge von Stoffwechselstörung (z. B. bei Leberkrankheiten, die freilich auch sekundär, hämatogen toxisch, eine Gastritis erzeugen können). Und es kann bei irgendwie disponierten Menschen rein aus psychischer Erregung innerhalb weniger Stunden ein Zungenbelag auftreten, wie schon LASÈGUE (1816—1883) bemerkt hat.

Es soll hier auch nicht auf die bizarre Fülle von Einzelklagen eingegangen werden, die gelegentlich einmal bei Neurotikern mit Magenbeschwerden zutage kommen. Es scheint selbst überflüssig, Symptomennamen, die auf diesem Gebiet erfunden worden sind, aufzuzählen. Dagegen seien kurz die häufigeren Erscheinungsformen der gastrischen Ausdrucksneurosen gestreift.

1. Appetenzneurosen.

Der Häufigkeit nach stehen allen voran die Appetitstörungen. Die Grenze zwischen adäquater nervöser Reaktion und krankhafter „neurotischer" Appetitstörung ist nicht zu ziehen. Unendlich häufig sind die leichten Appetenzstörungen, die oft nicht einmal den Arzt beschäftigen. Sehr selten die ganz großen Neurosen, in denen eine hypobulische Tendenz zum Tode (im Sinne KIERKEGAARDs) wie zu einer Inversion des Lebenstriebes, so ihres Ausdruckes, des Nahrungstriebes, führt. Es sind sichere Todesfälle mit Autopsie durch „nervöse Anorexie" beschrieben. Einzelne sehr schwere Fälle habe ich gesehen. Und ich möchte annehmen, daß die ganz schweren Formen von „Gastroptose-Kachexie", die ROVSING (1914) beschrieb und durch „Gastropexie" heilte, derartige Psychoneurosen waren. Auf Schritt und Tritt wird es uns klar, wie widersinnig es im Grunde ist, derartige Neurosen als Erkrankungen des Magens zu betrachten. Wie mächtig Psychisches auf den Appetit wirkt, kann man ja oft bei der Behandlung von Tuberkulösen sehen, bei denen jede vom Arzt mit einer gewissen Begeisterung und Überzeugung eingeleitete Therapie den Appetit verbessert. Ich sah bei COUÉ, daß selbst der Appetit von Carcinomkranken sich suggestiv erstaunlich verbesserte. Selbstverständlich darf bei Appetitstörungen nicht nur an Psychisches gedacht werden. Die verschiedensten Allgemeinwirkungen, Anämie, Inanition, Hypovitaminosen, Vergiftungszustände, Nieren- oder Kreislaufinsuffizienz dürfen nicht übersehen werden. Auch bei ihnen mag gelegentlich die Appetitstörung auf dem Umwege über eine Wandlung des Lebenstriebes erzeugt sein. Wir kommen hier wieder an Grenzfälle, wo psychologische und materielle Betrachtungsweise für dasselbe Geschehen gleich ergiebig sind. Selten gehen die Appetitstörungen vom Magen aus.

Verwickelter für das Verständnis sind bisweilen die *qualitativen Störungen des Appetits*. Abstruse „*Süchte*", die auf psychopathischem Boden wachsen, bei denen schwere, überwertige Vorstellungen und geradezu Wahnbildungen im Spiel sein können, müssen hier genannt werden. Geringere Abnormitäten auf diesem Gebiete kommen zustande durch die Verwirrung und Unsicherheit, mit der neurotische, unharmonische Individuen die Meldungen aus dem eigenen Körper verarbeiten. Oder durch *Verbildung des natürlichen Triebes zu Lustgewinn beim Essen* — in verschiedenem Sinn beim Schlemmer und beim geistigen Arbeiter oder beim Exaltierten, der diesen natürlichen Trieb verachtet und verdrängt (vgl. die Appetitstudie von Durig).

Bei manchen sensiblen Individuen kommt es zu einer Art Abusus der „erfrischenden Wirkung des Essens" (Kestner 1924), die durch Ionenverschiebung oder durch Blutzuckerverschiebung einwirkt. Ich habe das einige Male beobachtet. Solche Menschen müssen dann in ganz kurzen Zeitabständen etwas essen. Die Störung steigert sich suggestiv noch. Es bestehen nicht Magenschmerzen (im Unterschied zum Magenentleerungsschmerz des Ulcus duodeni), sondern nur eine gewisse Flauigkeit und Ermüdung, die sich durch Aufnahme geringer Nahrungsmengen bessert.

Man wird sich freilich immer fragen müssen, ob nicht irgendwelche Appetitsüchte oder Picae durch qualitativen Mangel in der Ernährung verursacht sind. Durch Verordnung einer in jeder Hinsicht vielseitigen Kost hilft man sich, wenn man einen bestimmten Mangel nicht aufdecken kann.

2. Brechneurosen.

Die Brechneurosen werden viel verkannt.

Für das Zustandekommen häufigeren Erbrechens sind zwei physiologische Vorgänge besonders wichtig: der Vorgang der *Reizsummierung* und der Vorgang der *Bahnung*.

Die von Klee erschlossene Kompliziertheit des Brechreflexes stellt sich noch verwickelter dar nach den Versuchen von Hatcher und Weiss (1924), die unter Zuhilfenahme von Nervendurchschneidungen die Wirkung verschiedener Brechgifte untersuchten. Für verschiedene Gifte ist der Mechanismus nicht gleich. Die Erregung des Brechzentrums kann auf vagischem wie auch auf sympathischem Wege erfolgen, wie denn die Antagonismustheorie von Vagus und Sympathicus in ihrem Schematismus ins Wanken geraten ist. Auch der zentrifugale Bogen des Reflexes kann den Sympathicusweg oder den Vagusweg benutzen. Auch von anderen Organen aus, z. B. vom Herzen, läßt sich das Vaguszentrum reizen. Klinisch denken wir nicht nur an die reflektorische Reizung des Brechzentrums vom Magen aus (besonders bei Überfüllung, z. B. durch Pförtnerenge), sondern an die reflektorische Erregung vom Darm, vom Pankreas, vom Rachen, vom Kehlkopf, von den Harnorganen, vom Genitalapparat, besonders bei Reizung des Peritoneums. Hervorhebung verdient das Erbrechen im Nierensteinanfall. Dagegen handelt es sich bei dem Erbrechen des Prostatikers nicht um einen Reflex, sondern die Harnsperre erzeugt ein Urämiesyndrom mit toxischer Reizung des Brechzentrums. Ebenso ist das Erbrechen bei Leberkrankheiten toxisch bedingt. Ausgesprochen selten ist reflektorisches Erbrechen von den Brustorganen aus. Doch führen *Herzkrankheiten* auf dem *Umwege über die Stauungsgastritis zu Erbrechen* und toxisch bricht der Herzkranke bei Digitalisüberladung. Bei *Lungentuberkulose* wird nicht selten erbrochen, jedoch nicht reflektorisch. Entweder gehört das Erbrechen zur phthisischen Intoxikation oder zu Magenfunktionsstörungen (vor allem auch bei Dünndarmtuberkulose) oder das Erbrechen schließt sich an heftige Hustenanfälle an. Der Mechanismus besteht dann wohl in einem Übergreifen der Erregung auf das Brechzentrum; auch an Reizung der Rachenwand durch den ausgehusteten Schleim oder an begleitende Ekelempfindungen ist gedacht worden. Wahrscheinlich kommen all diese Wirkungen auf das Brechzentrum gelegentlich in Betracht oder summieren sich im Einzelfalle zu wirksamer Reizstärke — wobei ein weiterer, zu wenig in Rechnung gestellter Reizsummand von einer Darm- oder Peritonealtuberkulose ausgehen kann. Nicht zu vergessen ist — als bisweilen mitwirkend — der pylorospastische Einfluß von Morphin, Codein usw., die von manchen Tuberkulösen reichlich genommen werden. Zirkulationsstörungen im Gehirn führen zu Erbrechen oder Brechbereitschaft. Das kommt bei Hypertonikern in Betracht, bei Polyglobulie. Ferner sei die Migräne erwähnt, um nur einige Beispiele zu geben.

Erbrechen ist eines der *vieldeutigsten Symptome.* Deshalb soll man sich hüten, eine Brechneurose zu diagnostizieren, wenn ein Mensch ohne organischen Magenbefund an Erbrechen leidet. Andererseits ist verständlich, daß eine Brechbereitschaft bei vielen Menschen mit latenten oder manifesten Krankheiten vorhanden ist und unter Umständen neurotisch benutzt, mißbraucht oder gesteigert werden kann. Man sollte nicht von Organbereitschaft, sondern von *Mechanismusbereitschaft* sprechen. Niemals aber ist diese Bereitschaft *die* Ursache der Neurose. Es ist falsch, wenn angegeben wird, Anämie, Chlorose, Menstruation führten zur Brechneurose. Selbst die Brechneurose des Basedowkranken ist nur insoweit thyreotoxisch, als vielerlei Reizschwellen bei ihm verschoben sind und auch sein gesamtes psychisches Reagieren endokrin geändert ist. Aber gerade für die Behandlung ist es wichtig, daß oft ein geringfügiger Ekel- oder Ablehnungskomplex oder die davon zurückgebliebene Suggestion, erbrechen zu müssen, aus der endokrinen Bereitschaft erst die Neurose macht.

Wenn KUTTNER (1912) schreibt, Erbrechen sei gelegentlich dominierendes Symptom bei Achylie, so möchte ich vermuten, daß auch bei diesen Fällen eine Neurose im Spiele ist, wofern es sich nicht um Fälle von Cholecystopathie mit sekundärer Achylie handelt.

Der Brechmechanismus gehört zu den Einrichtungen, bei denen das Phänomen der Bahnung besonders deutlich in die Erscheinung tritt. Geradezu ein experimenteller Nachweis dieser Bahnung ist folgendes Erlebnis des berühmten Physiologen BROWN-SÉQUARD: Er wiederholte an sich selbst die Versuche von RÉAUMUR und SPALLANZANI, durch Einführung eines Schwämmchens in den Magen Magensaft zu gewinnen. Einige Tage gelang der Versuch gut, dann erbrach er den Schwamm bei jedem neuen Versuch. Und erbrach nun auch ganz normale Nahrungsmittel, nachdem er mit den Experimenten aufgehört hatte.

Dieses Einschleifen spielt bei vielen Kranken eine Rolle und bewirkt, daß sie bei geringfügigen Anlässen erbrechen. Sehr ausgesprochen sieht man eingeschliffenes Erbrechen bei Hysterien; der Brechreflex steht ihnen willig zur Verfügung und wird auch in den Dienst einer Zweckneurose gestellt. Doch kann das Einschleifen gerade auch unter der Wirkung organischer Leiden sich vollziehen. Mir ist eine große Zahl von Kranken mit auffallender Brechbereitschaft und Vomitus nervosus begegnet, die eine Operation wegen Ulcus pylori oder Cholecystitis hinter sich hatten. Solche Fälle werden leicht mißdeutet, werden auf cholangitisches Rezidiv, auf intrahepatischen Stein oder auf Verengung des künstlichen Magenausganges, wenn nicht auf „Adhäsionsbeschwerden" verdächtigt und per nefas operiert und reoperiert.

Ich behandelte eine 22jährige unverheiratete Frau wegen Schwangerschaftserbrechen. Ihre Gemütslage war aus Reue und Haß gegen ihren früheren Liebhaber zusammengesetzt. Es war zunächst schwer zu unterscheiden, wieweit das Erbrechen neurotisch zu deuten sei. Nach der Geburt wird jedesmal beim Anlegen des Kindes an die Brust erbrochen, so daß bald abgestillt werden muß. Der gebahnte Mechanismus wird für die Neurose benutzt.

Bekannt ist das „*Situationserbrechen*", bei dem nach Art der Bedingungsreaktion eine unterbewußt assoziativ geweckte triebmäßige Ablehnung sich Luft macht. So bei der Dame von VORKASTNER (1914), die immer vor einer größeren Gesellschaft erbricht. So beim Patienten von ROUX (1923), dem jedesmal übel wird, wenn er mit der Eisenbahn eine bestimmte Station passiert. So bei dem „Schulerbrechen" der Kinder.

Ich erwähne nur einen typischen Fall: Die 7jährige Tochter einer Gutsbesitzerswitwe litt an heftigem Erbrechen und kam dabei sehr herunter. Auffallenderweise blieb das

Erbrechen aus, während das Kind bei Verwandten in einem anderen „Klima" war. Es stellte sich heraus, daß der Hauslehrer das Kind täglich in recht brutaler Weise schlug. Die Mutter machte sich gegen die anfänglich vorgebrachten Beschwerden des Kindes taub, weil derselbe Lehrer bei einem älteren Bruder des Mädchens, der störrisch und faul war, mit „seiner Methode" vorzügliche Resultate erzielt hatte. Nach Ermittlung der Tatbestände riet ich, das Kind in die Dorfschule zu schicken. Darauf war das Erbrechen sofort verschwunden und das Kind blühte auf. Ich möchte hierzu noch bemerken, daß ich dieses Kind nicht für psychopathisch hielt. In seiner ernsten Notlage war ein neurotisches Reagieren sozusagen erlaubt.

Es sei auch auf einige der unten angeführten Beispiele verwiesen.

3. Das Luftschlucken.

Luftschlucken kommt nach meinen Eindrücken sehr häufig als Begleiterscheinung organischer Erkrankungen vor, selten als selbständige Neurose. Leube

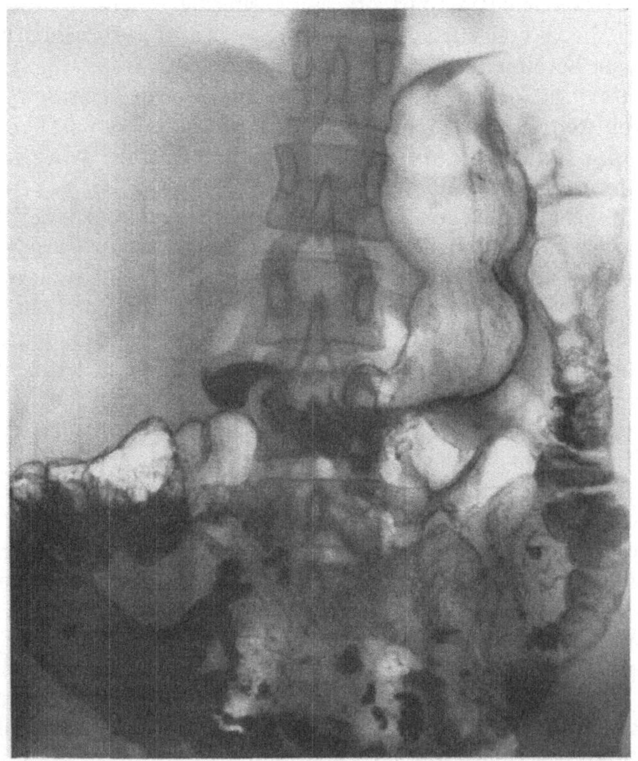

Abb. 202. Starke Aerophagie. (35jährige Witwe, Flüchtling, lebt in widerwärtigen häuslichen Verhältnissen. Ist den Anforderungen, die ihre große Familie an sie stellt — außer 3 Kindern leben die Schwiegereltern bei ihr — nicht gewachsen. Sie muß ihre Tätigkeit immer wieder wegen „Magenschwellung" unterbrechen.)

spricht von nervösem Aufstoßen (das ja fast ausnahmslos mit Luftschlucken identisch ist) in 60% seiner Fälle von nervöser Dyspepsie. Französische Autoren betonen sehr die Häufigkeit der Aerophagie. Bei uns wird das Symptom weniger beachtet. Es kann zu weiteren Folgen führen, die neue Quelle von Beschwerden sind und unter Umständen einer bestehenden Neurose weiterhin Objekt und Fixierungsanlaß liefern. So durch Auftreten von Herzbeschwerden im Sinne des *gastrokardialen Symptomenkomplexes* (Roemheld, s. S. 366), so durch Füllung des ganzen Darmes mit Luft (Tympanismus hystericus). Oft besteht übrigens bei Aerophagen das Gefühl des „Globus hystericus". Luftschlucken und das eng damit verbundene Aufstoßen sind physiologische Mechanismen. Sie dienen zur Regulierung des Gaskammervolumens im Magen und damit auch seines Innendruckes. Von *pathologischer Aerophagie* und „nervösem Aufstoßen" oder „Luftaufstoßen", „Morbus ructuosus" spricht man, wenn dieser Vorgang ticartig fortwährend tätig wird, wenn das polternde Schlucken und Aufstoßen von Luft zur aufdringlichen Unart wird und der Luftschlucker selbst mehr oder weniger Beschwerden davon hat. Bei manchen Personen vollzieht sich das Luftschlucken ganz unauffällig, teils während der Mahlzeiten, teils durch Speichelschlucken oder Leerschlucken. Es ist eine häufige Störung.

Bemerkenswert ist, daß das Luftschlucken bei manchen Fischen (den Schlammpeitzgern) vitale Funktion ist: sie sind Magenatmer. Bekannt, daß auch andere Tiere, besonders Pferde, oft zu Aerophagie neigen. Für die Beurteilung der menschlichen Aerophagie ist nicht unwichtig, daß sich die Angewohnheit gerade bei Magen-Darmkrankheiten der Pferde einstellt, andererseits aber von ihnen oft zur Zweckneurose ausgebaut oder willentlich gesteigert wird: Sie pumpen sich vor dem Satteln derartig auf, daß der aufs festeste angezogene Sattelgurt nach einigen Ructus wieder lose ist. Verständlich, daß gerade organische Krankheiten, die irgendwelche Druckgefühle im Magen oder Empfindungen an der Kardia auslösen, reflexartig dazu reizen, diesen Mechanismus stärker zu benutzen. Von da bis zur Neurose sind oft nur wenige Schritte. Ausbau und Fixierung haben oft schon nichts mehr mit dem ursprünglichen organischen Anlaß zu tun.

So wie das Luftschlucken bewußt eingeübt werden kann, was schon MAGENDIE erwähnt (1815) und was den sog. Bauchrednern geläufig ist, so kann es in vielen Fällen mit dem Willen unterdrückt werden. In solchen Fällen, die nicht wegen des Luftschluckens, sondern wegen seiner Folgen oder aus anderen Gründen zum Arzt kommen, genügt der Rat an den Patienten, das vermeintliche Aufstoßen zu unterlassen. In anderen Fällen ist es nicht mehr willentlich beherrschbar. Dann muß man sich zur Behandlung des Symptoms gewisser Kunstgriffe bedienen, abgesehen davon, daß der psychologische Inhalt der Neurose meist gleichfalls in Angriff zu nehmen ist.

4. Regurgitieren und Ruminieren.

Auch das Regurgitieren ist ein physiologischer Mechanismus, mindestens für den Säugling.

Aber auch für ältere Kinder und Erwachsene gilt, daß *nach Überfüllung des Magens und hastigem Essen ein Regurgitieren als physiologischer Reflex* eintritt. Obwohl ein derartiges physiologisches Regurgitieren praktisch eine geringe Rolle spielt und fast nie den Arzt beschäftigt, ist die Kenntnis davon wichtig für die Auffassung, die man sich vom pathologischen Regurgitieren bildet. Pathologisch wird hiernach der Vorgang durch die Häufigkeit, mit der er auftritt. Die Gebahntheit des Reflexes und daß die normale Magenfüllung zum Bedingungsreiz für seine Auslösung wird, können pathologisch sein. Ob das Regurgitierte ausgespuckt oder wieder verschluckt wird, bedeutet keinen wesentlichen Unterschied. Fragen der Erziehung oder individuellen Ästhetik sind hierfür maßgebend. Dagegen tritt bei manchen primitiven Ruminanten, besonders auch bei Kindern, durch die Gewohnheit des Wiederkäuens, bei dem sie den Geschmack der noch wenig veränderten Speisen nochmals genießen, etwas von Lustgewinn hinzu, was an sich zur Fixierung des pathologischen Bedingungsreflexes beiträgt.

Der Vorgang. Regurgitieren tritt kurze Zeit nach der Mahlzeit ein. Bei der Mehrzahl der Ruminanten nur nach stärkerer Magenfüllung und nicht zu trockener Kost. Andererseits werden vielfach gerade die wenig zerkauten Bissen zuerst regurgitiert. Während einer Kardiaöffnung soll durch Inspiration bei geschlossener Stimmritze Mageninhalt in die Speiseröhre gesaugt werden. Meist sieht man eine schwache Kontraktion der Bauchmuskeln im Augenblick des Regurgitierens. Nach Röntgenuntersuchungen von Desternes (1912) spielen sich am Magen ähnliche Kontraktionsvorgänge ab wie beim Brechakt (s. dort). Auch Schütz und Kreuzfuchs haben bei einer Patientin, die — entgegen dem häufigeren Verhalten — nur nach geringer Nahrungsaufnahme oder im Beginn der Mahlzeit regurgitierte, Zusammenziehungen am Magen beobachtet; vergleichbar dem Spasmus bei einem intermittierenden Sanduhrmagen.

Wichtig ist die oft mitgeteilte Beobachtung, daß durch psychische Erregung und Ablenkung das Regurgitieren und Ruminieren unterdrückt wird. Das wissen wir aus einigen guten Selbstschilderungen, zum Teil von Ärzten. So blieb bei einem Ruminanten die Störung aus, wenn er zornig war oder sich konzentrieren mußte, um eine Rede zu halten. Tarbès' Arbeiter hörte auf zu ruminieren nach der Hochzeitsnacht, in der er zum ersten Male den Coitus ausübte. Bei einem Kranken von Hempel hörte das Ruminieren auf, als er in einen ausgesprochen hysterischen Zustand geriet. Auch die Säuglinge von Landé (1916) hörten auf zu ruminieren, wenn sie im Kolleg gezeigt wurden, die von Schippers (1914), sobald man sie röntgen wollte.

Ätiologie. Der zuerst von Fabricius ab Aquapendente (1618) erwähnte Meryzismus hat früher zu allerlei phantastischen Erklärungen Anlaß gegeben. Schurig (1725) glaubt, ein Ruminant sei hervorgegangen aus einer sündhaften Verbindung zwischen Mensch und Kuh. Nicht ganz sinnlos ist vielleicht die alte Behauptung, daß das Leben unter Kühen manche Individuen zur Rumination gebracht habe (Nachahmung). K. H. Bauer (1924), der im Bau der Magenstraße eine Struktur fand, die an die Schlundrinnen der Wiederkäuer erinnert, bezeichnet das Wiederkäuen des Menschen als ein physiologisches Relikt. Ähnlich äußert L. R. Müller, daß man an eine atavistische Eigenschaft denken kann.

Von uns wurde die Auffassung vertreten, daß pathologische Bedingungsreflexe besonders leicht dann zustande kommen, wenn sie einen physiologischen Reflexmechanismus benutzen. Es tritt nur statt des unbedingten Reflexreizes ein Bedingungsreiz im Sinne Pawlows ein. So können wir uns die Entstehung pathologischer Regurgitation leicht vorstellen aus *kindlicher Polyphagie*, aus der *Polyphagie von Idioten* und *Geisteskranken*; auch aus hastigem Essen und zu schneller Magenfüllung sowie bei verschiedenartigsten Magen-Darmstörungen der Säuglinge. Die von Soupault betonte Erfahrung, daß es unter den Idioten gerade die Polyphagen sind, die das Stigma der Rumination zeigen, scheint mir wichtig. Legt man sie zugrunde, so würde man in solchen Fällen den Meryzismus nicht als angeborenes degeneratives Stigma, sondern doch als erworbenen Bedingungsreflex ansehen.

Allerdings spielt *erbliche Veranlagung* auch eine Rolle, sowohl für die Erwerbung pathologischer Bedingungsreflexe überhaupt, wie für diesen besonderen. Das zeigt eine interessante Mitteilung über Ruminantenfamilien von H. Curschmann (1920); auch L. R. Müller (1902) u. a.

Bisweilen entwickelt sich das Ruminieren *aus Erbrechen*. Insofern kann es auch einmal mit Magenleiden zusammenhängen. Die Annahme, es sei häufig eine Folge von Magenerkrankungen, scheint mir dagegen nicht recht gestützt. Für die Entstehung aus Erbrechen ist ein breit geschilderter Fall von Johannesen (1886) charakteristisch. Sein Kranker erinnerte sich, daß er während seiner Erkrankung an Masern (3—4 Jahre alt) auf dem Schoß seiner Mutter saß und Brei und Milch wieder in die Höhe würgte, die sie ihn zu essen nötigte. Seitdem hat er stets die Speisen wieder in die Höhe gewürgt, um sie zum zweiten Male zu kauen. YLPPÖ (1916) sah einen Fall mit gleichzeitigem *Luftschlucken*, bei dem nach seiner Ansicht die Rumination durch Luftschlucken ausgelöst war.

Ähnliche Fälle illustrieren zugleich, wie für die *Fixierung* des Bedingungsreflexes ein Lustgewinn mitspielen kann — unter Umständen im Kampf mit dem Willen, der sich gegen die unästhetische Gewohnheit sträubt — bei Kindern, Idioten, Neuropathen und nicht nur bei solchen. Denn das Ruminieren kommt als ganz isolierte, harmlose Neurose (entgegen der Ansicht von PRON 1921) gar nicht so selten vor. Für den Umstand, daß Wiederkäuen bei Frauen sehr viel seltener beobachtet wurde als bei Männern, wird zur Erklärung angegeben, daß Frauen die Störung häufiger verbergen, vielleicht auch unterdrücken. Bei den Säuglingen, bei denen das Ruminieren öfters beachtet wird, findet sich keine Bevorzugung des männlichen Geschlechtes (LANDÉ).

Charakteristisch für die verflossene chemistische Ära in der Medizin ist, daß eine Reihe von Forschern auch hinter der Rumination eine Sekretionsstörung vermuteten (Literatur bei BOAS 1925) und bald superacide, bald subacide Verhältnisse im Magen feststellten. ALT (1888) stellte sich vor, Rumination sei ein Mechanismus zur Korrektur der Superacidität, insofern durch das Wiederkäuen reichlich Speichel zur Neutralisierung der Magensäure verschluckt werde. ALT fühlte sich in seiner Auffassung bestärkt, weil in seinen Fällen Alkaligaben therapeutischen Erfolg hatten. Allerdings sind auch durch Salzsäure prompte therapeutische Erfolge gemeldet.

5. Acidismus.

Unter *Acidismus* verstehen wir die *subjektiven Beschwerden der Pyrosis*. Obwohl die Säurebeschwerden besonders hochgradig in manchen Fällen mit starker Superacidität des Mageninhaltes beobachtet werden, ist die Inkongruenz zwischen subjektiven Beschwerden und Säuregehalt des Magens seit RIEGEL mit immer lebhafter werdender Betonung hervorgehoben worden. Von den einen wird der Ausdruck Hyperchlorhydrie oder Superacidität angewandt, wenn sie stark säurehaltigen Mageninhalt festgestellt haben, andere bezeichnen mit Superacidität den subjektiven Beschwerdenkomplex (oder sie gebrauchen den Ausdruck bald für den chemischen, bald für den klinischen Begriff). Eine dritte Gruppe von Autoren spricht von Superacidität nur dann, wenn hohe Säurewerte sich mit Beschwerden verbinden. Diese wissen dann mit den Fällen von Säurebeschwerden ohne Superacidität nichts Rechtes anzufangen; während andere diese letzten Fälle als „Hyperchlorhydrie sensiblen Ursprunges" kennzeichnen wollen. Auf die begriffliche Verwirrung und mangelnde Einheitlichkeit sei also hingewiesen (s. FULD 1921).

Die Beschwerden sind vorwiegend durch Motilitätsstörungen zu erklären. Das Syndrom des Aufsteigens der Säure kann zum eingeschliffenen Mechanismus werden und ist dann deutlich psychogen beeinflußbar. Es scheint, daß es ebenfalls Ausdruckswert besitzen kann.

Man findet es in heftigster Gestalt bei Menschen, von denen der Volksmund sagt, sie hätten „zu viel Säure im Gemüt". Es sind ausgesprochene „Verdrängungstypen", die sich, wie MAX SCHELER treffend sagt, durch die „Detraktion selbstverständlicher Werte" von vornherein selbst verraten. Unnötig zu sagen, daß auch hier die Organdetermination oder Mechanismusdetermination durch organische Störungen in Gegenwart oder Vergangenheit begünstigt wird.

Andererseits muß bedacht werden, daß infiltrative Gastritis durch Intoleranz gegen Dehnung der Magenwand Ructus und Hochkommen von Mageninhalt begünstigt (Dystonie gastrique, R. GAULTIER).

6. Ptosebeschwerden.

Es ist nicht selten betont worden, daß Menschen mit Habitus asthenicus, mit *Enteroptose* sowohl zu allgemeinen neurasthenischen Beschwerden, wie im besonderen zu „Magenneurosen" eine große Bereitschaft zeigen. Das hat vor allem STILLER (1907) wiederholt gesagt. Und daß auch die psychische Konstitution dieser Habitustypen zu neurotischen Reaktionen bereitschaftet, hat uns KRETSCHMER (1931) besonders anschaulich gemacht. Die ärztliche Erfahrung, mehr noch in der Sprechstunde gewonnen als in der Klinik, bestätigt das immer wieder. Wir möchten freilich noch weitergehen und die *Ptosebeschwerden selbst bzw. deren Steigerung in nicht wenigen Fällen als Korrelat oder Ausdruck einer seelischen Hinfälligkeits- oder Insuffizienzstimmung auffassen.* Kleinmütige Reaktionen dieser asthenischen Menschen sind nicht selten, sind auch bisweilen bei diesen schwächlichen Menschen gegenüber harten Anforderungen des Lebens, z. B. körperlicher Art, in gewisser Weise begründet und sinnvoll. Ihnen sinkt gegenüber Situationen, denen sie sich nicht gewachsen fühlen, „das Herz in die Hose". Die kollapsartige Innervation bedingt eine unharmonische oder ptotische Einstellung der Bauchstatik. Ptosebeschwerden ähneln oft einem dauernden Vorspiel der Ohnmacht. Und tatsächlich neigen viele Enteroptotiker zu synkopalen Anfällen (WENCKEBACH 1907).

Ein buntes Heer nervöser Magenstörungen kann gelegentlich bei solchen asthenischen Menschen getroffen werden. Doch ist es wohl kein Zufall, daß der Häufigkeit nach Anomalien des Appetits stark vorwiegen. Appetitlosigkeit, morgens Nichtessenkönnen, Empfindlichkeit gegen dies und jenes sind die üblichsten Klagen. Sie hängen wie mit einer gesteigerten Reizbarkeit dieser Individuen so auch mit einer gewissen Unkraft ihres Lebenstriebes, einer Insuffizienzstimmung als Grundeinstellung zusammen.

Wenn man Luftschlucker unter den Enteroptotikern findet, so „paßt" das sinngemäß, entsprechend dem oben angedeuteten Ausdruckswert dieses Mechanismus. Es ist aber auch in Betracht zu ziehen, daß die ungünstige Bauchstatik, besonders wo sie durch neurotische Vorgänge gesteigert wird, durch Zerrungsgefühle in der Kardiagegend die Betätigung dieses Mechanismus herausfordert.

Typische Beispiele. Zur Veranschaulichung des über die Klinik der Magenneurosen Gesagten lassen wir ein paar kurze Schilderungen relativ einfacher Fälle von Magenneurosen folgen. Es geschieht mit Rücksicht darauf, daß diese Fälle in heutiger Zeit noch so oft verkannt und nicht von der psychologischen Seite angefaßt werden. Freilich ist in diesen Beispielsfällen nicht der gesamte psychische Untergrund im Sinne der Psychoanalyse aufgewühlt. Abgesehen davon, daß diese psychologischen Einzelheiten nicht hierher gehören, ist dieses Aufwühlen für eine Vielzahl von Fällen nach unserem Erachten nicht notwendig, oft schädlich.

Fall 1. Eine Bauersfrau aus einem kleinen Dorf kommt zu mir, weil sie nach jeder Mahlzeit erbrechen müsse. Drei verschiedene Ärzte haben vergebliche Diätkuren verordnet. Das „Magenleiden" wird immer schlimmer. Die Untersuchung ergibt nichts Pathologisches am Magen; der Bariumbrei wird nicht erbrochen. Die Anamnese stößt zunächst auf geringe Widerstände und Hemmungen, dann macht sich verhaltener Konfliktstoff fast explosiv Luft. Die Frau lebt mit ihrem Manne auf dem Hofe von dessen altem Vater. Von diesem hängen beide vollkommen ab. Er arbeitet nicht mehr, ist hochgradig unappetitlich, körperlich vernachlässigt, dabei herrschsüchtig und lüstern, dringt in das Schlafzimmer ein usw. Beim Essen sitzt er neben der Patientin und spuckt ihr fortwährend in die Suppe usw. Ein verhaltener Grimm über den Ehemann kommt hinzu, weil dieser bisweilen allzu schwach gegen den Vater ist.

Es kann vielleicht sogar Täuschung sein, daß der Schwiegervater dieser Frau „fortwährend" in die Suppe spuckt, Irrtum ist, wenn sie glaubt, sie müsse wegen eines Magenleidens erbrechen. Der unterbewußte Widerwille gegen den Schwiegervater und die nicht aufhebbare Konfliktsituation ist Ursache für beides wie für die Brechneurose. So einleuchtend der Zusammenhang auch liegt, die Frau bringt weder das In-die-Suppe-Spucken noch den Schwiegervater überhaupt mit dem Magenleiden in Zusammenhang, sie verdrängt diesen, weil sie fromm und streng und voll Ehrerbietung gegenüber dem Alter erzogen ist. Die Brechneurose, die fast 1 Jahr bestand, ließ sich durch einmalige einfache Aussprache, Aufhebung der Verdrängung, kurze Abwesenheit von zu Hause und Rücksprache mit dem Ehemann leicht beseitigen und die hochgradig elende Patientin blühte in wenigen Wochen auf.

Fall 2. Ein junges Mädchen aus dem Nahetal wird mit 18 Jahren cholecystektomiert. Vorher Gallenkoliken mit Erbrechen. Bald danach wird sie (es war die Zeit der französischen Besetzung des Rheinlandes) von 2 Marokkanern vergewaltigt. Sie erkrankt mit heftigem Erbrechen. Der hinzugezogene Arzt, dem sie ihr Erlebnis verschweigt, vermutet Wegstörung durch Verwachsungen, ohne daß die Kranke sich dieser Deutung widersetzt. Es wird operiert und nach Lösung einiger Verwachsungen eine Gastroenterostomie angelegt. Im Laufe von 2 Jahren folgen zwei weitere Operationen. Unterbrochen von Zeiten relativer Besserung immer wieder Rückfälle mit Erbrechen. Die Kranke ist ein hinfälliger gebrochener Mensch. Sie gelangt schließlich in eine chirurgische Klinik, von dort nach Ablehnung einer neuen Operation zu uns. Erst jetzt wird mühsam und unter Widerständen die Psychoanamnese erhoben. Beseitigung des Erbrechens gelingt nur unter hypnotischer Behandlung. Es geht der Kranken bereits ausgezeichnet, als ein kurzer, schnell zu beseitigender Rückfall erfolgt: Sie war in die Stadt gegangen, ein Stück Seife zu kaufen. In dem Geschäft wird ihr ganz plötzlich schlecht und sie muß erbrechen. Erst nachträglich wird ihr klar, daß es in dem Laden nach einem eigentümlichen aufdringlichen Parfüm roch, das jener marokkanische Unteroffizier an sich hatte (bedingter Reflex).

Fall 3. Ein 58jähriger Arbeiter wird gezwungen, eine Benzolgrube zu reinigen, was sonst nicht zu seinen Verrichtungen gehörte. Der Gestank ist ihm widerlich. Während er sich vor diesem Ereignis völliger subjektiver Gesundheit erfreute, erkrankte er unmittelbar danach mit Magendrücken und vollkommener Appetitlosigkeit. Er klagte auf Unfallrente. Die Magenuntersuchung ergibt ein fortgeschrittenes Carcinom der pylorischen Gegend. (Bedeutung der psychischen Einstellung selbst bei schwerster somatischer Magenveränderung.)

Fall 4. Ein Fall von Aerophagie erweist sich (nicht in seinem Entstehen, aber in seinem Ausbau) als ausgesprochene Zweckneurose. Der Patient E. A. diente im Jahre 1910 als Infanteriesoldat. Er war von Haus aus ein ängstlicher Mensch, der sich als Soldat nicht sehr wohlfühlte. Bei der fiktiven Erstürmung eines Berges während einer Truppenübung bekam er plötzlich ein heftiges Druckgefühl in der Brust und mußte damals zum ersten Male heftig krampfartig aufstoßen. Derartige Anfälle sind seitdem mehrmals im Jahre bei verschiedenen Anlässen aufgetreten und schnell wieder vergangen. Im Jahre 1915, als die Einziehung zum Kriegsdienst drohte, häufen sich diese Anfälle. Bald ist das Aufstoßen ununterbrochen, ,,Tag und Nacht" vorhanden. Die Beziehung zu der drohenden militärischen Einziehung stellt der Kranke bewußt nicht her. Charakteristisch ist nun, daß allmählich die Luftschluckneurose eine Form annimmt, die den Patienten tatsächlich unfähig macht, Soldat zu sein, ja überhaupt irgendeine Arbeit zu verrichten. Bei jedem Aufstoßen erfolgt ein heftiges krampfartiges drehendes Seitwärtszucken des Kopfes, das etwas an eine verschrobene Würgbewegung erinnert. Der 29jährige Mann wird wegen ,,Tic" berufsunfähig erklärt, erhält Invalidenrente und wird zur Nachbegutachtung für 3 Tage in die Marburger Klinik geschickt (Mai 1917). Keinerlei pathologischer Befund, weder am Magen noch an anderen Organen. Ich habe den Patienten damals durch eine fingierte Kehlkopfoperation während eines Chloräthylrausches mit Verbalsuggestion während des Erwachens aus dem Rausch sehr schnell symptomatisch geheilt. Er verließ symptomfrei und als Nichtinvalide die Klinik. Über sein späteres Ergehen weiß ich nichts.

Fall 5. Bei der Inappetenz der Tuberkulösen hat bisweilen der alte Name ,,Schwindsucht" eine unheilvolle, suggestiv verstärkende Kraft. Daß man diese Suggestion therapeutisch auch umdrehen kann, lehrte mich folgender Fall, den ich Herrn Dr. KLEIN, Idstein, verdanke. Ein junges Bauernmädchen hatte aufopferungsvoll seine von schwerer Lungen- und Darmtuberkulose befallene Mutter zu Tode gepflegt. Danach erkrankt sie selbst an unüberwindlicher Anorexie, ist überzeugt, sie habe die Schwindsucht. Zahllose therapeutische Versuche schlagen fehl. Auch strengstes Isolement in einer Nervenheilanstalt und andere Heilversuche von psychiatrischer Seite erreichen nichts. Die Kranke liegt kraftlos und kachektisch extrem abgemagert im Bett. Schließlich wird ein sog. Naturheilkundiger gerufen. Er erklärt, entgegen den Behauptungen der Ärzte, das Mädchen habe tatsächlich die ,,Schwindsucht", er gebe ihm einen Tee, durch den werde es die ,,Freßsucht" bekommen. Danach war das Mädchen geheilt.

Fall 6. Einem älteren Pfleger unseres Krankenhauses ist wegen pylorischen Ulcus eine Magenresektion gemacht. Vor der Operation hat er oft erbrechen müssen. Der Brechakt ist in dem jahrelangen Kranksein gebahnt. Nach der Operation monatelanges Wohlbefinden.

Dann plötzlich Neuerkrankung mit heftigem Erbrechen nach jeder Nahrungsaufnahme, ja schon während des Essens. Er hat dabei auch Schmerzen im Leib (wie man später erklären muß lediglich durch das heftige Erbrechen). Es wird bei dem Mann, der schnell sehr elend aussieht, an Ulcus jejuni pepticum gedacht. Aufnahme auf unserer Magenstation. Er bekommt dort am ersten Tage nur Suppenkost, die er nicht erbricht. Es stellt sich heraus, daß der Beginn seines Erbrechens seiner Versetzung auf die Tuberkuloseabteilung kurz auf dem Fuße gefolgt ist. Dort war eine seiner Pflichten das Reinigen der zahlreichen Sputumbecher. Er empfand diese Tätigkeit, die ihm bis dahin in seiner vieljährigen Krankenhauslaufbahn nicht aufgetragen war, als Zumutung. Sie ekelte ihn. Bacillenfurcht spielte mit. Als ordentlicher Mensch empfand er gleichwohl, daß er sich nicht weigern dürfe, auch diesen Krankendienst zu verrichten. So kommt es zur Flucht in die Krankheit, die man als Ekelneurose bezeichnen darf. Wir haben uns, ärztlich gesprochen, in diesem Falle die Sache leicht gemacht. Der Pfleger kam auf eine andere Station und sein Erbrechen war schnell und endgültig beseitigt. Das ist gewiß keine Heilung im psychologischen Sinne, sondern ein Ausweichen vor dem Konflikt. In vielen Fällen, in denen wir zu raten haben, ist ein solches Ausweichen nicht möglich, darin liegt gerade die Schwierigkeit.

Diagnose. Der alten Regel, daß man die Diagnose Magenneurose per exclusionem stellen soll, möchten wir nochmals die *Forderung* entgegenstellen, die *Magenneurose direkt zu diagnostizieren*. Durch Aufdeckung der in ihr wirksamen Ursachen, wobei die psychischen oft die wichtigsten sind.

Diesen diagnostischen Weg zu gehen, der im Verfahren ein anderer ist als der zur Erkennung organischer Veränderungen und Funktionsstörungen am Magen, werden wir bisweilen sofort bei unserer ersten Bekanntschaft mit dem Kranken veranlaßt. Seine Gesamterscheinung, sein Gebaren, die Art seiner Klagen, die „grelle Farbgebung" (Boas) usw. führen uns dazu. Dennoch beginnen wir unsere diagnostische Arbeit nicht mit der Aufklärung der Neurose. Aus 2 Gründen: Einerseits gelingt es in der Regel erst nach einiger Bekanntschaft mit dem Kranken und nach Erwerben seines Vertrauens (vor allem durch eine sorgfältige somatische Untersuchung). die Psychologie seiner neurotischen Reaktion aufzuklären. Andererseits kann trotz jenes ersten neurotischen Eindrucks, und trotzdem die Persönlichkeit tatsächlich eine neurotische ist, ein organisches Magenleiden bestehen. Das *gilt* ganz *besonders vom Ulcus*. In solchen Fällen ist zumeist die beste Behandlung auch für die Neurose, daß man die somatische Veränderung nachhaltig günstig beeinflusse. Es kann dann aus therapeutischen Gründen zweckmäßig sein, daß man von vornherein nicht viel Seelisches aufwühlt. Man begünstigt bewußt die Bereitschaft des Neurotikers, sein Leiden in das materiell kranke Organ hinein zu objektivieren, und beseitigt wie in einer großen Suggestion mit dem Objekt auch das Leiden. Sehr viel seltener sind die Fälle, in denen es umgekehrt liegt, in denen ein direktes Angreifen der Neurose neben der Behandlung des Somatischen unerläßlich, ja wichtiger ist als dieses. Mithin geht im allgemeinen eine sorgfältige somatische Untersuchung dem engeren Diagnostizieren der Magenneurose voran. Aber ein negativer somatischer Befund genügt niemals, die Diagnose auf Magenneurose zu stellen. Und auch ein positiver somatischer Befund schließt das Wirken neurotischer Reaktion keineswegs aus.

Behandlung. Die Behandlung der Magenneurosen richtet sich in der individuellen Formung, allgemein gesprochen, *nach den bei der Entstehung im Einzelfalle wirkenden Faktoren*. Insofern ist das sorgfältige diagnostische Erfassen der individuellen Entstehungsbedingungen für die Behandlung wichtig und fruchtbar. Die Behandlung ist daher zum Teil psychisch, zum Teil somatisch. Die reinsten Fälle von sog. Neurosen, wie manche Brechneurosen, sind Neurosen schlechthin. Sie bedürfen einer Neurosebehandlung, die an dieser Stelle nicht zu erörtern ist. Große Neurosen mit starkem Persönlichkeitszerfall sind, wie erörtert wurde, in der Verkleidung einer sog. Magenneurose recht selten. Infolgedessen ist auch nur selten eines der schweren eingreifenden Verfahren der großen

Psychotherapie am Platze. Da es sich in den schweren Fällen nicht selten um Psychopathen mit primärer Lebensinsuffizienz handelt, ist auch der geschulte und geschickte Psychotherapeut nicht immer erfolgreich. Es ist in unserer Schilderung genügend hervorgehoben worden, daß die dem praktischen Arzt begegnenden sog. „Magenneurosen" einerseits auf einer sekundären Lebensinsuffizienz beruhen können, die therapeutisch bisweilen leicht zu packen ist. Durch den Rat zur Pensionierung oder zur Aufgabe eines aufreibenden Ehrenamtes ist schon so manche Magenneurose beseitigt worden. Andererseits sind viele dieser Neurosen, deren körperliche Äußerung einen Mißbrauch vegetativer Mechanismen darstellt, „von ihrem Sinnursprung abgerissene Erscheinungen" (v. WEIZSÄCKER). Es gibt sehr verschiedenartige Verfahren, vorzugehen. Da die Neurose oft eine Verkleidung oder Tarnung ungelöster Konfliktsituationen ist, so kann „eine Anstrengung zur Wahrhaftigkeit" (v. WEIZSÄCKER) berechtigt sein. Nicht bei allen Kranken ist dies der erfolgreiche Weg. Und auch wo man ihn wählt, ist es meist besser, den Kranken so zu führen, daß er Sinn und Ursprung seiner Neurose scheinbar selbst entdeckt. Bei anderen Kranken ist unnötige Logisierung (KLAGES) ganz zu vermeiden. Man begnügt sich mit Eingriffen in das vegetative Reflexspiel, die an der Grenze somatischer und psychologischer Manöver liegen, und versucht gleichzeitig, durch Erziehung oder suggestive Maßnahmen lebhafte seelische Gegenbesetzungen anzuregen. Mitwirkung von Familie und Umgebung, Reisen usw. können hier Hilfsmittel sein. Der Arzt wird Phantasie und Glauben für die Aufgabe der Selbstumbildung mobilisieren. Er wird prospektive Tendenzen zu wecken suchen; damit kann er nicht schaden, während mit seelischer Tiefenanalyse ein oft gefährlicher Weg beschritten wird. Nicht wenigen Neurotikern gelingt es, wenn man ihnen nur kleine Anregungen gibt, die Zukunft anzupacken ohne „Katharsis", ohne Reinigung von altem innerem Konfliktballast. Für den Verirrten ist es oft wichtiger, daß er ein Ziel sehe und enthusiastisch erfasse, als daß er wisse, wo er steht und warum er sich verirrte.

Eingriffe in das bedingte Reflexspiel kommen in verschiedener Form in Frage. Erregende Wirkungen auf die bedingten Reflexe durch Coffein werden selten am Platze sein. Häufiger sieht man eine Unterstützung durch zentralberuhigende Medikamente, Luminaletten, Adalin, Bromural, Valeriana in großen Dosen. Mit Opiumpräparaten ist Vorsicht geboten. Vorübergehend können indessen kleine Dosen von Codeintropfen oder Paracodin angebracht sein. Ist Mißbrauch, Sinnentfremdung, Fixation eines bedingten Reflexes deutlich, so kann man diesen Vorgang öfters ziemlich leicht erschöpfen oder wenn man will, den Kranken „desensibilisieren". Man bietet das Signal (Geruch, Situation), das als bedingter Reiz Erbrechen hervorruft, oft und immer wieder an. Dann tritt ein Erlöschen der bedingten Reaktion ein durch sog. „innere Hemmung" (in der Ausdrucksweise PAWLOWS). Gelegentlich hat es sich auch mir bewährt, bei einer Brechneurose vom Arzt aus das Erbrechen zeitlich zu bestimmen durch Injektion kleiner Apomorphindosen. Der starke Brechreiz bewirkt dann, daß die schwächeren, psychogenen Reize unwirksam werden, — wenn diese schwächer sind. Es kommt auf den einzelnen Fall an, ob solche Verfahren Erfolg bringen, ob der Kranke daraufhin die Sinnentfremdung seiner bedingten Lenkung aufgibt. Oft zeigt es sich, daß ein Anpacken des Persönlichkeitskernes sich erübrigt. Dann möge man den ärztlichen Fehler vermeiden, mit zu schwerem Geschütz zu schießen.

Öfters erörtert worden ist die Frage, ob man ganz allgemein bei Magenneurosen *somatische therapeutische Maßnahmen* ergreifen soll. So hat sich SCHÜLE für Verordnung einer Sonderkost ausgesprochen, andere sind bei den vorwiegend psychogenen Fällen dagegen usw. Nicht wenige Autoren verwandten ein Elektrisieren des Magens nach Einführung von Sondenelektroden und rühmten die

Erfolge, die ihnen eine solche, wohl vorwiegend auf suggestivem Wege wirkende Behandlung brachten. Ich habe hierauf und ebenso auf suggestive Magenspülungen stets verzichtet. Sehr speziell *auf den Magen gerichtete Heilmaßnahmen* leisten einer Verankerung der *Selbsttäuschung und Fixierung der Organdetermination Vorschub.* Sie sind deshalb nicht ungefährlich. Zweckmäßiger erscheinen physikalische und hydrotherapeutische Maßnahmen, die eine Beeinflussung des ganzen Menschen anstreben und die Aufmerksamkeit vom Magen ablenken (Packungen, Duschen, kohlensaure Bäder).

Viel zu wenig verwendet wird meines Erachtens bei Magenneurotikern der wohltätige Einfluß *körperlicher Bewegung.* Sie wirkt in verschiedenem Sinne günstig, vor allem wohl durch große vegetative Umschaltungen. Wenn irgend angängig, ist das einfache Spazierengehen besser durch eine nicht zu anstrengende *sportliche Betätigung* zu ersetzen. Sie bringt den Gewinn, daß sie eine *interessierte Außeneinstellung* verlangt, während der spazierengehende Neurotiker nicht selten eine hypochondrische Gedankenwelt mit sich spazieren trägt und von der Beobachtung oder Beachtung seines somatischen Mißbehagens auch unterwegs nicht loskommt. Leichte sportliche Betätigung läßt sich übrigens durchaus mit gleichzeitiger Anwendung von Ruhekuren verbinden.

Auch in bezug auf die Diätbehandlung der Magenneurosen darf man wohl nicht schematisieren. Für die rein psychogenen Fälle läßt es sich verstehen, daß es Gegner jeglicher Diätverordnung gibt („Unfug der Diät", Speer 1949). Vor allem darf man solche Fälle nicht ausschließlich durch eine Kostverordnung zu heilen versuchen. Fraglos werden Magenneurosen oft durch ärztlich verordnete strenge Diätvorschriften fixiert und verschlimmert. Der Kreis der unverträglichen Speisen wird durch ein Zusammenarbeiten von Arzt und Patient allmählich immer *größer* usw. Die Züchtung von Gastrophobien unter Begünstigung des Arztes spielt ja auch bei nicht wenigen, von Haus aus ganz vorwiegend somatisch kranken Menschen (Ulcus, Achylie) eine verderbliche Rolle. Es kommt indessen auf das Wie der Diätverordnung an. Dem Neurotiker tut es wohl, sich geführt zu fühlen. In diesem Sinne kann im Rahmen der Gesamtbehandlung eine nicht zu pedantische, Phobien züchtende Kostvorschrift Nützliches leisten. Man wählt diese selbstverständlich so, daß sie sich irgendwelchen somatischen oder funktionellen Tatbeständen des Einzelfalles anpaßt. So wird man bei dem mageren Enteroptotiker eine Gewichtszunahme anstreben, dem Subaciden und Appetitlosen eine etwas appetitreizende und säureweckende, mit Sorgfalt angerichtete Kost anbieten. Ein achylischer Basedowfall mit Magenneurose wird für kurze Zeit Nutzen von ausgesprochener Achyliediät haben. Ist Superacidität festgestellt, so kann eine Kostordnung ähnlich wie bei Ulcus ventriculi am Platze sein, etwa indem man mit dem 12. oder 15. Tage des Kalkschen Schemas beginnt. Allgemein gesprochen fordert die Feststellung sekretorischer oder motorischer Funktionsanomalien zur Diätbehandlung auf. Nur darf man gerade bei Magenneurotikern nicht, wie es oft geschieht, vergessen, sich um den Abbau der Diätvorschriften zu bekümmern. Die Diätbehandlung ist erst abgeschlossen, wenn eine Rückkehr zu annähernd normaler Kost vollzogen ist.

Es ist fast selbstverständlich, daß man jeden Mißbrauch mit Reizmitteln (Nicotin, Alkohol, erst recht Opiaten) eindämmen wird, und zwar selbst dann, wenn er nicht als wichtiger Ursachenfaktor erscheint. Andererseits braucht man bei den zu Depressionen geneigten Neurotikern nicht zu schroff alle Reizmittel absolut zu verbieten. Besonders kleine Mengen Alkoholica dürfen erlaubt werden. Ein Glas Wein zur Mahlzeit leistet bei Appetitlosen oft Gutes.

In bezug auf *medikamentöse Verordnung* gilt Ähnliches wie von der Diät. Nur möchte ich hier *noch strengere Zurückhaltung* empfehlen. Kranke, die

Arzneimittel als psychische Krücken benutzen, sind unglücklich daran. Noch heute gilt das Wort von BRINTON (1885): Die Dyspepsien „sind seit Jahrhunderten der Gegenstand von mehr Quacksalberei gewesen als irgendeines der anderen Übel, deren das Fleisch teilhaftig ist". Man verordne *Medikamente nur* auf ganz *besondere Indikationen*, etwa Brom dem Basedowoiden, Calcium dem Tetaniker, Atropin bei ausgesprochenen Spasmen oder starker Superacidität. Daß man vielen Achylikern Salzsäure geben wird, ist natürlich. Arsenkuren können bisweilen am Platze sein. Und öfters sind Abführmittel nicht zu entbehren. Statt Alkalien gebe ich lieber Magnesiumperhydrol oder schwache $^1/_2$%ige H_2O_2-Lösung. Auch bei *medikamentösen Verordnungen* kümmere man sich um deren *Abbau*. Dasselbe gilt von der suggestiven Bandagenbehandlung, die ich persönlich nicht schätze.

Es ist selbstverständlich, daß bei solchen Magenneurosen, unter deren Entstehungsbedingungen somatische Veränderungen überwiegende Bedeutung haben, die Behandlung nur eine somatische sein soll, abgesehen von dem psychischen Einfluß, den jeder Arzt bei jeder Krankenbehandlung ausübt oder ausüben sollte. Ist die Lebensinsuffizienz des Kranken durch Kreislaufschwäche begründet, so ist eine wirksame Kreislaufbehandlung zugleich die beste Psychotherapie. Wenn ein florides Ulcus vorhanden ist und das zugehörige Beschwerdebild zu einer kleinen Zweckneurose sekundär verwertet wird, dann ist eine zweckmäßige Ulcusbehandlung die Behandlung der Wahl. Freilich wird man verhindern müssen, daß durch neue psychische Traumen oder Umweltbedingungen die Heilung gehemmt oder verhindert wird.

XXXIV. Funktionelle Störungen und Krankheiten nach Magenoperationen.

Der vielfach gewählte Ausweg in eine operative Behandlung von Magenerkrankungen hat dazu geführt, daß uns der operierte Magenkranke häufig ärztlich in Anspruch nimmt. Wenn man auch voraussetzen möchte, daß Operationen am Magen und Zwölffingerdarm mit gezielter Indikation und in dem Wunsche, dem Kranken Hilfe zu schaffen, durchgeführt werden, so müssen wir bekennen, daß Operationen nicht immer vollen Erfolg haben. Wir kennen indessen **Krankheitszustände** nach Magenoperationen **ohne pathologisches Substrat**, die zum Teil in Funktionsstörungen des neugeschaffenen Weges des Verdauungskanals eine Begründung finden oder aber auf den Ausfall der Stoffwechselfunktionen des Magens zurückzuführen sind. Es bedarf keiner besonderen Erwähnung, daß Krankheitszustände des Restmagens und der umgrenzenden Darmabschnitte **mit pathologischem Substrat** oft mit Hartnäckigkeit erneut Oberbauchbeschwerden bedingen, so daß selbst nach gelungener Magenoperation gerade der Internist immer wieder vor die Aufgabe gestellt wird, postoperative *Magen*beschwerden zu behandeln.

Zwischenfälle im Heilungsverlauf nach gewöhnlichen Magen- und Zwölffingerdarmoperationen sind bei der heute entwickelten Operationstechnik selten, was allerdings Können und Erfahrungen beim Operateur voraussetzt. Solange Komplikationen in unmittelbarer Folge auf die Operation zustande kommen, interessieren sie vorwiegend den behandelnden Chirurgen. ZENKER (1951) gibt einen Überblick und nennt an erster Stelle **Nachblutungen,** die in die freie Bauchhöhle oder in den Magen- und Darmkanal hin erfolgen können. Bei der Nachblutung in die Bauchhöhle wird eine Relaparotomie, mit Bluttransfusion während der Operation, unverzüglich einzuleiten sein, während man bei Nachblutungen in den Magen- und Darmkanal von einem erneuten Eingriff absehen soll, da in der Regel die Blutungsquelle nicht gefunden wird. Unter Bluttransfusionen steht die Blutung gewöhnlich.

Als Folge einer Nahtinsuffizienz kann eine *Peritonitis* auftreten. Sie ist Ausdruck einer nicht sorgfältigen Operation und findet sich besonders nach einer nicht spannungslosen Vereinigung der Magen- und Darmabschnitte. Als häufigste Ursache einer Peritonitis nach Resektion nach Billroth II wird das Aufgehen des Duodenalstumpfes angegeben. Bei postoperativer Peritonitis wird nicht zum erneuten großen Eingriff geraten, sondern nach Eröffnung des oberen Wundwinkels saugt man das Exsudat aus dem Bauchraum ab und verabfolgt Antibiotica bei gleichzeitiger Bekämpfung des Kreislaufkollapses. Auf die schlechte Prognose der postoperativen Peritonitis ist besonders hinzuweisen.

Die akute postoperative **Magenatonie** beginnt mit Aufstoßen, Singultus und Erbrechen gewöhnlich in den ersten Tagen nach der Operation, gelegentlich in der 2. Woche. Das Vollbild der Atonie des Magenrestes gleicht dem Syndrom der „plötzlichen Magenlähmung" (s. S. 423).

Sollte sich nach Magen- und Darmoperationen eine *Fistel* einstellen, dann wird zunächst Abwarten empfohlen, wobei der Patient über mehrere Wochen durch eine Miller-Abbott-Sonde ernährt wird. Schließt sich die Fistel nach Monaten nicht und wird bei dem Patienten eine laufende Gewichtsabnahme festgestellt, dann ist eine Fisteloperation angezeigt.

Als Grundlage der Entleerungsstörung des Magens kann bereits frühzeitig nach der Operation eine **Verengung der Magen- und Darmverbindung** vorliegen. Nach Zenker ist sie fast stets auf einen Fehler in der Ausführung der Naht zurückzuführen. Die Stenosierung des neuen Magenausgangs macht sich vor allen Dingen bemerkbar, wenn bei der Operationsmethode Billroth I die Anastomose zu eng angelegt worden ist. Postoperative Schwellungszustände und Stumpfatonie tragen zur Frühmanifestation der Stenose bei (Leger und Loygue 1948). Späterhin können Narbenschrumpfungen und gastritische Schwellungen der Schleimhaut Stenosen erheblichen Grades bedingen. Es können also im Laufe von Jahren nach der Operation Stenosierungen verschiedengradiger Prägung ins Bild treten. Eine Röntgenuntersuchung wird diese Zustände verhältnismäßig leicht erkennen lassen. Nachoperationen sind in solchen Fällen mitunter notwendig, stellen aber nicht immer ein einfaches Unternehmen dar. Andere Entleerungsstörungen des Magenrestes nach Billroth II werden verursacht durch falsche Anlage der Jejunumschlinge, Enge des Mesocolonschlitzes, durch Achsendrehung der zur Anastomose verwendeten Jejunumschlinge und durch aufsteigende Invagination der abführenden Dünndarmschlinge.

Die Bedeutung von **Adhäsionen** für die Erzeugung von Beschwerden nach Magenoperationen wurde früher überschätzt und auch heute noch muß nachdrücklich darauf hingewiesen werden, daß man sich nur nach sehr sorgfältiger Prüfung zur Erklärung von Magenbeschwerden durch Verwachsungen bereit finden und sehr große *Zurückhaltung* in dem Vorschlag *einer erneuten Laparotomie* üben soll.

Innere Einklemmungen nach Magenresektionen oder nach einfacher Gastroenterostomie müssen in die differentialdiagnostischen Erwägungen bei Beschwerden nach Operationen einbezogen werden. Zenker unterscheidet 4 verschiedene Formen der inneren Einklemmung, die für den Chirurgen von Bedeutung sind. Das Beschwerdebild ist gleichartig. Die Betroffenen klagen über anhaltende, sich steigernde Schmerzen im Oberbauch. Dabei weist der Magen einen Entleerungsstop auf. Peritonitische Erscheinungen infolge Strangulation des betroffenen Darmabschnittes treten hinzu und schieben sich immer mehr in den Vordergrund.

Als Circulus vitiosus (nach Gastroenterostomie bei offenem Pylorus) wird das Stagnieren von Speisebrei in der zuführenden Darmschlinge und ihr Rücklauf in den Magen bezeichnet. Dieser Circulus kann auch als Spätfolge auftreten. Dann liegt gewöhnlich kein vollständiger Circulus wie unmittelbar nach der Operation vor. An Erscheinungen finden sich anfallsweise Schmerzen im Oberbauch und fäkulent riechendes Erbrechen. Eine Korrekturoperation (BRAUNsche Enteroanastomose) muß der Gefahr einer Überdehnung der zuführenden Darmschlinge vorbeugen.

Blutverlust wird heute umfassender gewertet, nachdem bekannt ist, welche Bedeutung gleichzeitiger Eiweißverlust hat. Mit 100 cm³ Blut verliert der Operierte etwa 4 g Plasmaeiweiß und 16 g in den Blutzellen gebundenes Eiweiß. Nach WANGENSTEEN, COLLER und CROOK beträgt der durchschnittliche Blutverlust bei Magenresektion 500 cm³, nach totaler abdominal-thorakaler Magenexstirpation 1600 cm³. Die Eiweißbilanz des Operierten wird durch Narkose, Wundheilung und Erhöhung der Körpertemperatur gleichfalls ungünstig gestaltet, so daß in den ersten 5 Tagen nach Magenresektionen täglich 100—150 g Körpereiweiß verbraucht werden. Diese Hinweise sollten bei der Feststellung verzögerter Wundheilung, anhaltender Magenrest- und Darmparese, auffälliger Ödembereitschaft u. a. in unmittelbarer Folge von Magenoperationen bedacht und therapeutisch berücksichtigt werden. Wasserverlust und hochgradige Einbußen von Natriumchlorid spielen zudem eine Rolle bei den frühen Funktionsstörungen nach großen Magenoperationen (HABELMANN 1941, FRETHEIM 1947, LEGER und LOYGUE 1948).

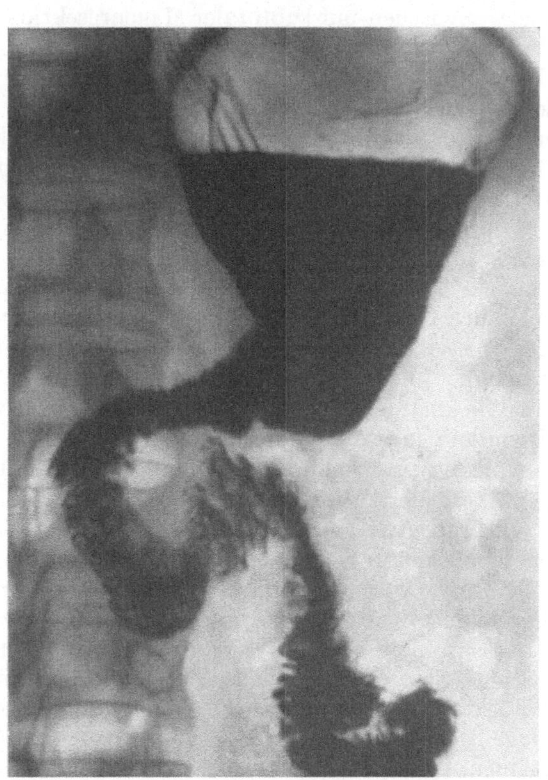

Abb. 203.   Resektionsmagen. End-zu-End-Anastomose. Darstellung der Kardiaeinstrahlung. (Vor 20 Jahren Resektion wegen Magenulcus. Wiederholte Laparotomien wegen „Narbenbeschwerden". Häufig heftige Stumpfgastritis.)

Der Beschwerdekomplex des sog. „kleinen Magens" tritt vielfach erst in Erscheinung, wenn nach Entlassung aus der chirurgischen Klinik der Operierte infolge guten Appetits nach und nach diätetische Beschränkungen aufgibt. Er ist durch das geringe Fassungsvermögen des Restmagens und durch dessen schnelle Entleerung bedingt. Der Kranke fühlt sich während oder unmittelbar nach der Mahlzeit beengt, klagt über Druckgefühl, vornehmlich im linken Oberbauch, und in Einzelfällen stellt sich Übelkeit, Herzklopfen und Flaugkeit ein. Ein Teil des Beschwerdebildes kann als Ausdruck eines Kollapszustandes gedeutet werden und findet sich wieder beim sog. „Dumping Syndrom". Bedrohlich wird das Bild fast niemals. Abhilfe schaffen kleine Mahlzeiten und Bevorzugung der Horizontallage während und nach dem Essen. Diese Beschwerden können relativ früh nach der Operation auftreten, verlieren sich aber gewöhnlich in einigen Monaten.

Den Physiologen ist es lange bekannt, daß viele Tiere nach operativer völliger Ausrottung des Magens nicht am Leben bleiben. Demgegenüber haben uns die

Chirurgen bewiesen, daß der Mensch eine totale oder „subtotale" Magenresektion recht gut überleben kann. Dieses unterschiedliche Verhalten wurde damit erklärt, daß der Mensch bereits in gesunden Tagen gewisse, die Verdauung vorbereitende mechanische und physikalisch-chemische Aufbereitungsarbeit in die Küche vorverlegt, während das Tier mit dem Magen auf nicht aufbereitete Nahrung angewiesen ist. Zudem kann die küchenmäßige Aufbereitung vom Menschen im Bedarfsfalle durch diätetische Maßnahmen verstärkt werden. Das Wohlergehen vieler Menschen mit subtotaler Magenresektion ebenso wie der viel zahlreicheren, die mit histaminrefraktärer Achylie, also praktisch ohne peptische Magenverdauung, ihr Leben fristen und ihren Körperbestand erhalten, zwang zu der Erkenntnis, daß für eine ausreichende Verdauung die Pankreas- und Darmfermente nach Ausfall der peptischen Magenverdauung vikariierend das Nötige leisten. Erst das Versagen nachgeordneter Instanzen erzeugt gewisse „gastrogene" Schäden (s. Kapitel Achylie).

Durchfälle nach Magenresektionen werden an sich selten beobachtet (V. Hoffmann 1952, v. Haberer 1924). Es kann aber nicht in Abrede gestellt werden, daß ein Teil der Operierten unter Durchfallsperioden zu leiden hat. Es wechseln auch Obstipation und Diarrhoe. Die Anacidität, die verkürzte Verweildauer der Speisen im Restmagen führen in diesen Fällen ganz besonders zur Anfälligkeit gegenüber diätetischen Fehlern. „Gastrogene" Diarrhoen sind als Folge der Achylie auch bei Nichtoperierten geläufig und werden als Folge der veränderten Darmflora mit Aufwanderung von Keimen in die oberen Darmabschnitte und den Magen zurückgeführt. Es mag in Einzelfällen nach Operation zutreffen, daß ganz besonders Süßigkeiten derartige Durchfälle verursachen.

Therapeutisch werden sie in der Regel nicht zum Problem. Kostregelung und eventuell kleine Gaben von Sulfonamiden, die schwer resorbierbar sind (Sulfaguanidine *Ruocid-Homburg*, *Resulfon-Nordmark*, Kondensationsprodukt von Formaldehyd mit Cibazol *Formocibazol-Ciba*) werden empfohlen.

Es werden auch **Avitaminoseerscheinungen** nach Magenoperationen beobachtet. Eine eindrucksvolle Beobachtung stammt z. B. von Busacchi (1941): Bei einem 36-Jährigen wurde zunächst eine Gastroenterostomose, danach eine Magenresektion ausgeführt. In deren Folge kam es zu Diarrhoen mit Fettstühlen, Ödemen, Tetaniezeichen, Anämie und Hypoproteinämie — gemeinsam mit der Abmagerung entstand ein vollständiges Spruesyndrom. Es kann keinem Zweifel unterliegen, daß der Ausfall von Magenfunktionen die Veranlassung zu diesem komplexen Krankheitsprozeß gewesen ist.

Von Hoffmann stammt die Zusammenfassung eines Syndroms unter der Bezeichnung „*nutritive Hypersekretion*". Es kommt bei den Betroffenen ohne Schmerzen morgens oder kurz nach dem Essen zum Erbrechen gallig gefärbter Verdauungssäfte, denen keine Speisereste beigemengt sind. Auslösend für derartiges Erbrechen sollen Vollmilch und Süßigkeiten sein. Völlegefühl und allgemeines Unbehagen gehören mit zu der Beschwerde. Man erklärt diese Störung durch eine Schleimhautreizung und glaubt, daß eine ausgesprochene Zuckerempfindlichkeit vorliegt, denn er hält auch den Zucker der Milch für einen wesentlichen Störungsfaktor. Hoffmann schätzt, daß die Hälfte der Magenresezierten eine feststellbare Milch-Zucker-Empfindlichkeit aufweist. Uns scheint dieser Beschwerdekomplex noch nicht genügend abgeklärt zu sein. Allergische Momente müssen in Betracht gezogen werden. Hinzu kommen Störungen im Gleichgewicht des vegetativen Nervensystems, welche für einen Teil der Kranken bereits vor der Operation bestanden haben.

Die Einbeziehung des operierten Magens in eine Neurose, speziell eine Brechneurose, trifft ebenfalls in einigen Fällen zu und man geht fehl, wenn man durch eine Überwertung eines morphologischen Befundes (etwa „Stumpfgastritis") zur Fixation dieser Neurose beiträgt.

Dieser Hinweis beleuchtet auch, wie kompliziert das Problem der Beschwerden nach Magenoperation sein kann, so daß wir nicht immer in der Lage sind, eine strenge Trennung der Erscheinungen entsprechend dem Vorschlag von BOLLER (1947) in Beschwerden mit oder ohne pathologisches Substrat am Magen nach Magenoperation durchzuführen. Es überschneiden sich die Symptomengruppierungen und auch für den Magenoperierten gilt, daß er in der Gesamtheit bewertet werden muß.

In zahlreichen Publikationen (KALK und MEYER 1932, BECKERMANN 1933, LAPP und DIBOLD 1933, SNELL 1937, SCHWARTZ, REINGOLD und NECHELES 1942, BERKMAN und HECK 1945, EVENSON 1945, CUSTER, BUTT und WAUGH 1946, BARNES 1947, GILBERT und DUNLOP 1947, KENNEDY, REYNOLDS und CANTOR 1947, PERMAN 1947, ZOLLINGER und HOERR 1947, IRVINE 1948, ADLERSBERG und HAMMERSCHLAG 1949, MECHELLA 1950, O'NEILL 1950, BUTLER und CAPPER 1951, WELLS und WELBOURN 1951) ist seit der ersten Beschreibung durch MIX zum sog. **„Dumping Syndrom"** (MIX 1922: „Dumping stomach", MOUTIER 1950: „Syndrome de chasse", „Postgastrectomy syndrome") Stellung genommen worden. Etwa $1/_2$ Std nach der Mahlzeit stellt sich bei den Magenoperierten ein Schwächegefühl ein, das bei extremer Ausprägung in Bewußtseinsschwund mit Schweißausbruch und Vestibularisreizung übergeht, ohne daß Oberbauchbeschwerden nennenswert im Vordergrund stehen. Ein Brechgefühl fehlt gewöhnlich. HOFFMANN (1952) spricht in solchen Fällen von einer „nicht regulierten Sturzentleerung" und weist zusammenfassend darauf hin, daß der Beschwerdekomplex verhältnismäßig häufig nach Herunterschütten heißer Flüssigkeiten ohne festen Bissen, nach hastigem Essen großer Mengen fester Kost bei Beschränkung auf 3 Tagesmahlzeiten und nach Bohnenkaffee und Süßigkeiten auftritt.

CUSTER, BUTT und WAUGH (1946) stellten diese Störung in 5,6% von 500 Magenresezierten fest. Sie teilen auch mit, daß bei 21 von 24 Betroffenen die Erscheinungen noch 5—8 Jahre nach der Operation laufend auftraten.

Für das Auftreten dieses Syndroms erachtet PERMAN (1947) folgende Erfahrung für wichtig: Je höher die Resektion gemacht wird, desto geringer ist das Risiko für das Auftreten eines postoperativen Jejunalgeschwürs, je stärker aber treten die Folgen der Sturzentleerung in Erscheinung. In Fällen hoher Resektionen kommt der Restmagen praktisch nur einer Verlängerung der Speiseröhre gleich. Eine Alteration der Speisen findet in diesem Teil nicht statt; eine angemessene Sammlung („facultas receptrix") und eine abgestimmte Entleerung („facultas expultrix") erfolge nicht mehr. Wenn auch die Resektion nicht einer anatomisch vollkommenen Beseitigung des Magens entspricht, dann ist sie hier in funktionell-physiologischer Hinsicht als vollständig anzusehen.

Die zugrunde liegende Störung dieses Symptombildes ist offenbar komplexer Natur. Eine Sturzentleerung ist wahrscheinlich von Wichtigkeit. Die Entleerung des operierten Magens kann an sich günstig gestaltet sein dadurch, daß das neue Stoma mit richtigem Öffnen und Schließen näherungsweise im Sinne eines Pylorus funktioniert, so daß die Entleerung des Magens „dosiert" vor sich geht. Gelangt die Nahrung überstürzt in das Jejunum, dann sind Bedingungen gegeben, die Blutverteilungsstörungen zur Folge haben. Eine ungepufferte Zuckerresorption bedingt nach starker Hyperglykämie eine reaktive Hypoglykämie. Gleichgültig, welcher Mechanismus, Entspannungskollaps oder Hypoglykämie, mehr in den Vordergrund tritt, das Erscheinungsbild kann sich in vielen Zügen gleich kommen.

Es wird behauptet, daß die subjektiven Beschwerden des „Dumping Syndroms", speziell Schmerzen in der Oberbauchgegend, auf Jejunitis oder Stumpfgastritis zurückgeführt werden können (Porges 1949). Aber nicht bei allen Betroffenen sind entsprechende Veränderungen in diesen Magen-Darmabschnitten festzustellen (Perman 1947). Es schälen sich aus dem Symptomenkomplex in Einzelfällen ganz besonders Zirkulationsstörungen, die vom Darm her ausgelöst werden, heraus. Blässe, Übelkeit und Schwäche sind kennzeichnend. Man findet auch eine Verminderung des Blutdrucks. Perman macht darauf aufmerksam, daß dieses Beschwerdebild ganz den Symptomen der Zirkulationsschwäche entspricht, die in der ersten Zeit nach Sympathektomien in Abhängigkeit von den Mahlzeiten auftreten.

Die Patienten zeigen auch außerhalb des Beschwerdeanfalls Symptome einer hypodynamen Kreislaufdysregulation. Zugunsten der vasomotorischen Störung bei der Verursachung dieses Syndroms werden die Untersuchungen von Butler und Capper (1951) gewertet, welche durch indifferente Substanzen (Bariumbrei) oder infolge mechanischer Dehnung des Restmagens durch einen mit Quecksilber gefüllten Ballon bei Magenresezierten dieses Bild willkürlich hervorrufen konnten. Der Kollapszustand wurde in einzelnen Fällen durch Splanchnicusanästhesie verhindert. Machella (1950) glaubt ebenfalls, in mechanischen Momenten den auslösenden Faktor erkennen zu können, da durch forsche Blähung des Jejunums mit einer Ballonsonde das Bild entsteht (auch bei einzelnen Kranken, die nicht operiert worden waren). Allerdings kann man nach seinen Untersuchungen auch auf osmotische Faktoren schließen, gelang es doch durch intrajejunale Instillationen von hypertonischen Zucker-, Kochsalzlösungen oder Proteinhydrolysaten die Symptome zu reproduzieren. Es sei im übrigen auf Arbeiten von Brauch (1939) hingewiesen, welche die reflektorische Beeinflussung auch des Resektionsmagens vom Duodenum und Jejunum her sicherstellen, Befunde, die für die Beurteilung postoperativer Störungen beachtet werden müssen.

Es bieten aber auch Störungen des Kohlenhydratstoffwechsels nach Magenoperationen für das Zustandekommen des „Dumping Syndroms" weitere Erklärungen an. Bereits bei (nichtoperierten) Ulcuskranken kann eine Labilität des Blutzuckerspiegels nachgewiesen werden. Diese nicht ausgewogene Lage des Blutzuckerspiegels bleibt auch nach Magenresektion bestehen und verstärkt sich in vielen Fällen. Barnes (1947), Meythaler und Rossow (1949), Adlersberg und Hammerschlag (1949) haben in neueren Untersuchungen die Feststellung bestätigt, daß nach Magenresektion (vornehmlich bei Ulcuskranken) eine alimentäre Glykosurie häufiger und bei kleinerer Zuckergabe beobachtet wird und daß auf die alimentäre Hyperglykämie viel ausgesprochener eine hypoglykämische Nachphase folgt. Es können in der 2. Phase Blutzuckerwerte von weniger als 30 mg-% beobachtet werden. In Abhängigkeit von diesen tiefen Blutzuckerwerten treten Symptome des hypoglykämischen Schocks auf. Für die Frage, warum es beim Magenoperierten zu derart starkem Blutzuckerabfall in der 2. Phase nach Traubenzuckerbelastung kommt, werden 3 Erklärungen diskutiert: Es kann der initiale hohe Blutzucker eine ungewöhnlich große Insulinausschüttung hervorrufen, welche Anlaß zu hypoglykämischen Reaktionen gibt. Gegen diese Erklärung spricht, daß nach intravenöser Traubenzuckergabe bei normalen Personen der Blutzucker noch stärker ansteigt, jedoch eine ausgesprochene reaktive Hypoglykämie vermißt wird. Barnes (1947) stellt dazu fest, daß die Neigung zu Hypoglykämie erst Wochen oder Monate nach der Operation eintreten kann. Es besteht weiter die Möglichkeit, daß der Betroffene gegen sein eigenes Insulin empfindlicher wird. (Barnes glaubt eine-

Steigerung der Insulinempfindlichkeit nach Magenoperationen festgestellt zu haben.) Da es bekannt ist, daß eine verschiedene Nahrungszusammensetzung eine unterschiedliche Insulinempfindlichkeit bedingen kann, so muß in Erwägung gezogen werden, ob die Bevorzugung von Kohlenhydraten bei Magenoperierten eine Steigerung der Insulinempfindlichkeit mit sich bringt. Es entspricht der Vorstellung, daß bei diesem Störungskomplex das Gleichgewicht des vegetativen Nervensystems gestört ist, wenn man in Erwägung zieht, daß bei normaler Insulinabgabe durch das Pankreas und bei normaler Insulinempfindlichkeit die Gegenregulationen gestört sind. Allerdings weisen auch Spontanhypoglykämien nach Magenresektionen deutlich Zeichen der Adrenalinwirkung wie Zittern, Blässe, erweiterte Pupillen und Tachykardie auf.

Die Mitwirkung der Hypoglykämie an der Entstehung des „Dumping Syndroms" wird von einer Reihe von Autoren (MACHELLA 1950, BUTLER und CAPPER 1951 u. a.) in Frage gestellt, denn nicht immer werden tiefe Blutzuckerwerte bei voll ausgeprägtem Beschwerdebild konstatiert. ADLERSBERG und HAMMERSCHLAG (1947) sowie ZOLLINGER und HOERR (1947) versuchen dieser Schwierigkeit zu entgehen, indem sie das Gesamtsyndrom in Früh- und Spätsymptome unterteilen. Zu den Frühsymptomen gehören Brechreiz, Völlegefühl, Aufstoßen und gelegentlich Erbrechen, Erscheinungen, die während des Essens oder unmittelbar nach der Mahlzeit auftreten. Spätsymptome, welche gewöhnlich 2 Std nach der Mahlzeit bemerkbar werden, beziehen sich auf Kopfschmerzen, Müdigkeit, Schwächegefühl, Schwitzen, Palpitationen, Luftknappheit und gelegentlich präkordiales Druckgefühl. Man sieht einen beachtenswerten Unterschied zwischen Früh- und Spätsymptomen darin, daß die Spätsymptome durch Nahrungsaufnahme beseitigt, während die Frühsymptome eher dadurch verstärkt werden. Die *Frühsymptome* sollen danach allein auf mechanische Momente zurückzuführen sein. Fördernde Faktoren sind gegeben durch den „kleinen Magen", durch eine schnelle Entleerung und dementsprechend schnelle Füllung und Dehnung des Jejunums. In Abhängigkeit davon erfolgt eine mesenteriale Irritation. Als weitere disponierende Veränderungen kommen Stumpfgastritis, Anastomositis und Jejunitis hinzu. Das *Spätsyndrom* wird durch den schnellen und steilen Abfall des Blutzuckerspiegels erklärt. Es scheint uns nicht unwichtig, daß für das Zustandekommen des Gesamtsyndroms auch ein psychogener Faktor bestimmenden Einfluß hat.

Die Einteilung des Syndroms in 2 Phasen hat gewisse Vorzüge. Sie erscheint aber zu schematisch, als daß sie für alle Fälle zutreffen könnte. JASIŃSKI und OTT (1951) machen wahrscheinlich, daß larvierter Eisenmangel einen wesentlichen Teilfaktor für die Entstehung des „Dumping Syndroms" darstellen kann und machen damit auf die Kompliziertheit der Störungen nach Magenoperationen aufmerksam.

Die *Behandlung* des „*Dumping Syndroms*" kann nicht in einer operativen Korrektur liegen, sondern muß durch eine Regelung der Kost*aufnahme* und der Kost*form* erzielt werden. Die einzelne Mahlzeit ist gründlich zu kauen, während der Mahlzeit ist das Trinken zu unterlassen. Wenn der Patient beim Essen liegt, zeigen sich gewöhnlich keine Symptome und es sollte das Ruhen auf der linken Seite bevorzugt werden. Wir werden zahlreiche kleine Mahlzeiten empfehlen und auf eine genügende Fettzulage Wert legen, da wir wissen, daß Fettaufnahme die Labilität des Kohlenhydratstoffwechsels einschränkt. Die Verordnung blutdrucksteigernder Mittel (Analeptica) vor der Mahlzeit wirkt nicht nur der Blutverteilungsstörung entgegen, sondern auch der reaktiven Hypoglykämie. Die Erfahrungen von JASIŃSKI und OTT (1951) ermutigen, eine Eisenbehandlung zur Beseitigung derartiger Beschwerden zu versuchen, auch in den

Fällen, die normale Werte des Blutbestandes aufweisen. Serumeisenbestimmungen sollen es ermöglichen, treffende Indikationen zu geben. Nicht zuletzt erscheint uns eine Beruhigung des Betroffenen notwendig zu sein — in psychischer und vegetativ-nervöser Hinsicht.

Magenresektionen können in Einzelfällen von **Anämien** gefolgt sein. Da die Eisenresorption und damit der Eisenstoffwechsel in viel stärkerem Umfang von einer ungestörten Funktion des Magen- und Darmkanals abhängt als die Bildung des Castle-Prinzips, ist in der **hypochromen Eisenmangelanämie** die häufigste Form der Anämien nach Magenoperation zu sehen. In zahlreichen Tierexperimenten [Ivy, Morgan und Farrell 1931 (Hundeversuche), Gutzeit 1932 (Hundeversuche), Petri, Ohlsen und Bøggild 1935, 1936, 1937 (Hundeversuche), Strauss 1940 (Hundeversuche), Bucher und Ivy 1947 (in Zusammenhang mit Untersuchungen über die Uropepsinausscheidung bei Katzen] ist diese Anämie reproduziert worden. Auffallend ist beim Menschen, daß Frauen in überwiegender Zahl davon betroffen sind. Mit dieser Beobachtung erweist sich die relativ beschränkte Reserve des Eisenstoffwechsels von Frauen, die zusätzlich menstruellen Eisenverlusten unterliegen. Eine Häufung der hypochromen Anämie infolge Resektion nach Billroth II ergibt sich statistisch (Chiatellino 1934). Seit Morawitz (1930) wird daher von einer „agastrischen Anämie" gesprochen. Die Manifestierung dieser Anämieform benötigt gewöhnlich Jahre. Weitere Symptome des Eisenmangels (Glossitis, Hohlnagelbildung, Plummer-Vinson-Syndrom) vervollständigen das Bild der essentiellen hypochromen Anämie. In einigen Fällen wurden gleichzeitig schwere Leukopenien und ausgeprägte Lymphocytosen beobachtet. Der komplexe Charakter der Störung äußert sich in Einzelfällen auch durch das gleichzeitige Auftreten einer hämorrhagischen Diathese, bei der gewisser Vitamin C-Mangel im Spiele sein kann. Wenn Monasterio (1939) zu der Ansicht kommt, daß normochrome, aregenerative Anämien nach Magenoperationen am häufigsten sind, dann haben wir uns bislang nicht davon überzeugen können. Für die hypochrome Anämie vermag die Behandlung mit kräftigen Eisengaben eine Bestätigung der pathogenetischen Erklärung ex juvantibus zu geben.

Das Auftreten einer **Biermerschen Anämie** wird ebenfalls — wenn auch seltener — nach Magenresektionen oder totaler Magenentfernung gesehen. Sie entwickelt sich gewöhnlich mit noch größerem Verzug nach der Operation. Versuche von Bence (1936) an Schweinen (Hunde sind für solche Versuche ungeeignet, da ihnen ein Blutbildungsfaktor im Sinne des Antiperniciosaprinzips fehlt) zeigten, daß nach Resektion des Magens in der Regel zunächst eine hypochrome Anämie entsteht. Leben die Tiere jedoch länger, so tritt nach 3—4 Jahren eine Veränderung des Blutbildes im Sinne einer hyperchromen Anämie ein. Gleichlaufende Beobachtungen am Menschen sind von Planteydt (1935) sowie Buchgraber und Fleischhacker (1938) gemacht worden. (Weitere Hinweise auf Kasuistik und Übersichten siehe Heilmeyer und Begemann 1951).

Die perniziöse Anämie entsteht in gewisser Abhängigkeit vom Umfang der Resektion, am häufigsten nach totaler Gastrektomie. [Kontrolluntersuchungen von Stucke (1950) nach „totaler" Magenresektion (bis zu 3 Jahren Beobachtungszeit) erwiesen allerdings bei allen 9 Operierten nur hypochrome Anämien.] Warum die Anämie nicht regelmäßig nach Magenausrottung auftritt, ist noch Angelegenheit der Hypothese. (Ausführliche Behandlung der Probleme in Beziehung zu histologischen und histochemischen Befunden von Ceranke und Feyrter 1948.) Die Beobachtung, daß bei der perniziösen Anämie die argentophilen Zellen — eine Gruppe von charakteristischen Epithelzellen im oberen Darm — atrophieren und fluorescierende Inhaltsstoffe nicht mehr nachweisbar sind, während sie beim Gesunden stets vorkommen, ist in diesem Zusammenhang interessant, wenn man annimmt, daß die argentophilen Zellen an der Bildung des intrinsic factor beteiligt sind. Ein durch Operation herbeigeführter Verlust wesentlicher Anteile dieses Zellsystems könnte an der Entstehung der perniziösen Anämie beteiligt sein. Übersieht man die neuen Ergebnisse der Perniciosaforschung (Shemin und Rittenberg 1946, Haenel 1950, Ternberg und Eakin 1949, Meyer und Mitarbeiter 1950, Stern und McGinnis 1950), so kann man ermessen, wie weit wir von einer pathogenetischen Klärung der perniziösen Anämie noch entfernt sind. Es ist heute nicht möglich, zu entscheiden, ob die Perniciosa in erster oder in zweiter Linie eine Mangelkrankheit ist und wie weit gestörte Magenfunktionen Ursache oder Symptom der Erkrankung darstellen. Das Auftreten der Perniciosa nach Magenoperationen scheint aber zu beweisen, daß Magenfunktionen für die Verhinderung einer derartigen Anämie von Bedeutung sind. Die wirksame Behandlung solcher postoperativen perniziösen Anämien geschieht nach denselben Grundsätzen wie bei der spontanen perniziösen Anämie.

Diese Hinweise auf Anämien nach Magenoperationen wären unvollständig, wenn nicht Möglichkeiten von **Eiweißmangelanämien** in Betracht gezogen würden. Nicht nur Tierversuche (Hahn und Whipple 1939, Gülzow und Pickert 1949), sondern auch unsere Erfahrungen während der zurückliegenden Notzeiten haben auf den Eiweißmangel als Faktor von Blutbildungsstörungen hingewiesen (Demole 1946, Berning 1947). Nach Magenoperationen können diätetische Einschränkungen und Pedanterien zu exogenem Eiweißmangel führen. Der behandelnde Arzt wird also der Kost der Vorperiode eine gewisse Aufmerksamkeit schenken müssen. Im weitesten Rahmen von Operationsfolgen können aber auch Resorptionsstörungen zu einem Eiweißdefizit führen, in dessen Abhängigkeit sich die Anämie manifestieren kann. In reiner Form dürfte diese Störung kaum jemals vorliegen. Die Therapie ergibt sich aus diesen Überlegungen ohne weiteres.

Der erneuten Empfehlung der **bilateralen Vagotomie** durch Dragstedt (1943) lag die Erfahrung zugrunde, daß damit die Acidität des Magensaftes herabzusetzen und durch Dämpfung der Peristaltik eine Ruhestellung des Magens zu erzeugen war. Dadurch soll eine bessere Ausheilung des Ulcus erreicht werden. (Über Indikationen und Wert der Vagotomie s. S. 689, über tierexperimentelle Untersuchungen s. Alvarez 1948.) Untersuchungen am vagektomierten Magen zeigen, daß regelmäßig eine Einschränkung der Saftsekretion und der Säurebildung vorliegt, wenn die Vagotomie vollständig ist. Auf intravenöse Insulingaben (Hollander-Test) kommt es zu keinem Anstieg der Sekretionswerte (s. S. 295). Unterbrechung der Vagusinnervation des Magens führt ferner zu Atonie mit mangelnder Peristaltik. Folgen sind Magenretention, Druck und Völlegefühl im Oberbauch. Von chirurgischer Seite wird daher die Kombination der Vagotomie mit einer Gastroenterostomie vorgeschlagen. Auch Kardiospasmus kann als Folge der Vagotomie auftreten. Häufig stellen sich Durchfälle ein, die jedoch medikamentös beeinflußt werden können.

Röntgenologisch findet man nach dem Eingriff starke Dilatation des Magens, Vergrößerung der Luftblase und gleichzeitigen Hochstand des linken Zwerchfells. Im Gegensatz zum klinischen Bild der Pylorusstenose kommt es nicht zum Erbrechen. Beim stehenden Patienten ist eine Entleerung des Magens nicht zu beobachten. Diese setzt erst nach Rechtsseitenlage ein und folgt der Schwere. Fuchs (1948) beobachtete auch bei tiefer Inspiration ruckartigen Übertritt von Kontrastbrei in das Duodenum. Die Dilatation betrifft nicht nur den Magen, sondern auch Bulbus duodeni und weitere distale Dünndarmabschnitte.

Motilitätsverringerung und Tonusverlust können durch Urecholin, Doryl und Mecholyl vorübergehend beseitigt werden (Postlethwait und Mitarbeiter 1947).

Die Empfindung von spontanen Ulcusschmerzen ist bei den vagotomierten Kranken aufgehoben, Druckmanipulationen der Röntgenuntersuchung können in der Ulcusgegend keinen Schmerz mehr auslösen.

Im Laufe mehrerer Monate (2—3—4) nimmt der Tonus des Magens gewöhnlich wieder zu und die Peristaltik setzt wieder ein. Im Durchschnitt gilt, daß nach 3 Monaten die röntgenologischen Verhältnisse in bezug auf Peristaltik und Magenform den endgültigen Zustand erreicht haben, der allerdings durch eine herabgesetzte Motilität gekennzeichnet ist. Die Säuresekretion ist bei vollständiger Vagotomie viel nachhaltiger gedrosselt. Von 33 Kranken wiesen 10 nach 2 Jahren keine freie Salzsäure im Magensaft auf. Bei 3 wurde das gleiche Ergebnis noch nach 4 Jahren festgestellt (Grimson und Mitarbeiter 1950).

Paulson und Gladsden (1949) machten bei ihren gastroskopischen Untersuchungen nach Vagotomie die Beobachtung, daß der Magenpförtner spannungslos ist und offensteht. Diese Beobachtung läßt Zweifel an der Theorie eines reziproken Effektes in der autonomen Innervation des Magens einerseits und des Pylorus andererseits aufkommen. Für die Entleerungsstörung des Magens nach Vagotomie ist also Magentonus und Peristaltik wichtiger als Dysfunktion des Pylorus, was sich mit der gleichen Deutlichkeit aus Röntgenbeobachtungen ergibt. Auf die Unterdrückung der gastralen Neu-

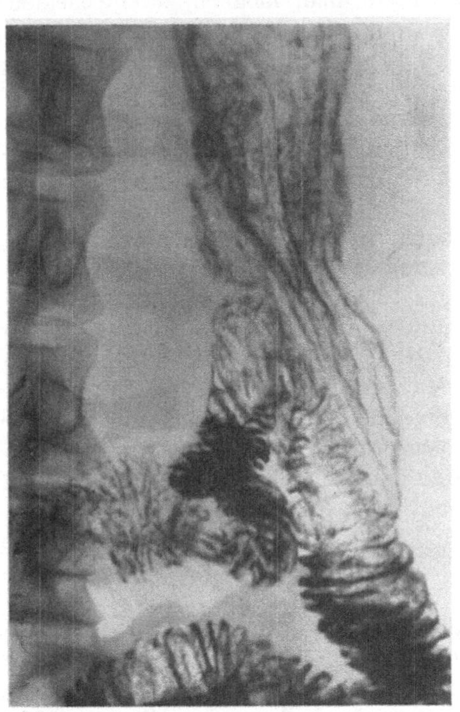

Abb. 204. Operierter Magen. Resektion nach Billroth II. Klinisch beschwerdefrei.

tralrotausscheidung durch vollständige Vagotomie wird hingewiesen (Gullickson und Campbell 1949). Die häufig nach Vagotomie beobachteten Durchfälle sind offenbar nicht (oder nur in untergeordnetem Maße) „gastrogener" Natur. Sie werden auf veränderte Sekretion und Resorption im Dünndarm bezogen (s. Alvarez 1948).

„Postoperative Beschwerden sind im allgemeinen desto stärker, je geringfügiger der organische Befund am Magen war" (Meyer-Burgdorff 1930). Das ist eine Erfahrung, die mit Nachdruck Kritik und Zurückhaltung bei der Indikationsstellung zur Magenoperation verlangt. Bei der Klärung der „Krankheiten durch Magenoperation" hat die röntgenologische Beurteilung ein gewichtiges Wort zu sprechen. Wir können uns auf eine Reihe zusammenfassender Arbeiten beziehen, die das Spezielle derartiger Röntgenuntersuchungen darstellen (Goetze 1924, Meyer-Burgdorff und Schmidt 1930, Teschendorf 1937, 1950, Schinz, Baensch, Friedl und Uehlinger 1952).

Die vorausgegangene Operation verursacht eine Reihe differentialdiagnostischer Schwierigkeiten, die bereits mit der Feststellung der Art des ausgeführten Eingriffes beginnen können (falls durch den Operationsbericht nicht darüber

Auskunft zu erlangen ist). Die Kenntnis der Röntgenbilder, wie sie nach Anwendung typischer Operationsmethoden zur Beobachtung gelangen, ist unerläßlich, die Bewertung von Füllungsbild und Reliefdarstellung nicht zu umgehen.

Die **Entzündung der Schleimhaut** des operierten Magens und der angrenzenden Darmteile stellt das häufigste Substrat chronischer Beschwerden der Operierten dar. Der Hinweis von PRIBRAM (1923) auf die „Gastroenterostomie als Krankheit" bedeutet im wesentlichen, daß die Entzündung von Magen und Jejunum am stärksten nach einer Gastroenterostomie auftritt und Beschwerden machen kann. Röntgenologisch und gastroskopisch können diese Veränderungen in zahlreichen Fällen nachgewiesen werden.

Kennzeichnend ist oft eine erhebliche Verbreiterung der Schleimhautfalten auf ein Maß, wie es beim nichtoperierten Magen kaum gefunden wird. (Ähnliche Bilder sind uns nur bei schwerstem chronischem Alkoholabusus junger Menschen begegnet.) KONJETZNY (1928) bezeichnet die postoperative Gastritis als „Umbaugastritis" und hält sie für eine der Operation zwangsläufig folgende Veränderung. Jedoch wird auch eine präoperative Gastritis weiterhin bestehen und sich verstärken können.

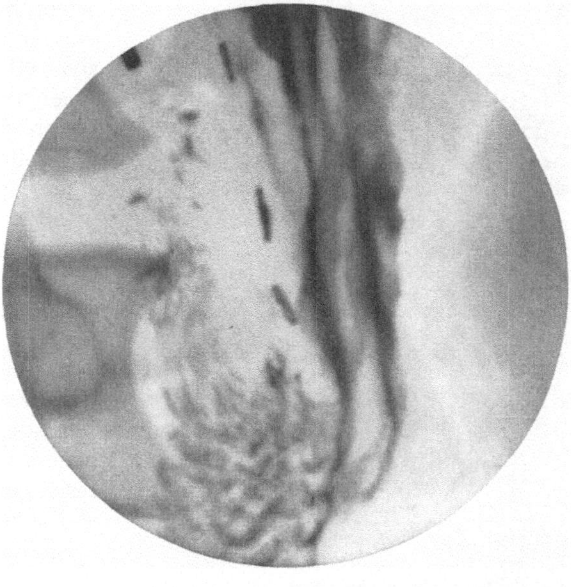

Abb. 205. Resektionsmagen. End-zu-End-Anastomose. Metallklammern an der kleinen Kurvatur. Keine nennenswerte Stumpfgastritis. (Magenresektion wegen Zwölffingerdarmgeschwür vor 4 Jahren. Jetzt beschwerdefrei.)

Bei der Beurteilung des Nutzens des einzelnen *Operationsverfahrens* hat das Röntgenergebnis nur relativen Wert, da neben den eigenartigen Reizantworten des Patienten (Alter! Jugendliche haben vielfach nach Magenoperationen mehr Beschwerden als ältere Menschen!) auch die Erfahrung und Technik des Operateurs ausschlaggebend ist. Dabei sprechen z. B. Weite der Öffnungen, Länge der zuführenden Jejunumschlinge, Dicke der Naht, Sitz der Anastomose bzw. Umfang der Resektion und andere Faktoren bestimmend mit.

Die postoperative Gastritis gibt bezüglich der Pathogenese gleichartige Probleme auf wie der Formenkreis der Gastritis am nichtoperierten Magen. SCHINDLER (1937, 1940) hat darauf hingewiesen, daß diejenigen Restmägen am wenigsten von Gastritis betroffen sind, bei denen eine pylorusähnliche Funktion des Stoma Jejunalreflux weitgehend hindert. Allerdings gibt es zahlreiche gastroskopische Beobachtungen, die dieser Regel nicht entsprechen (MOERSCH und WALTERS 1940, CHRISTIANSEN 1942, 1945, BROWNE und McHARDY 1944, E. D. PALMER 1948). Gastroskopisch zeigt der operierte Magen keine spezifischen Veränderungen, es fällt aber das häufige Nebeneinander von hypertrophischer und atrophischer Entzündung auf, ein Zusammentreffen, das im nichtoperierten Magen selten ist. Kurze Zeit nach der Operation findet man ein außerordentlich buntes Bild: Ödematöse Partien neben akuten Rötungen, hypertrophische Bezirke neben atrophischen Regionen, Erosionen und eitrigen

Beschlägen. Durch Rückbildung der mehr akuten Erscheinungen kann sich der Befund ändern, periodenweise aber wiederkehren. Gewöhnlich nehmen die atrophischen Veränderungen im Laufe von Jahren zu.

Die Anastomose weist häufig polypenartige Ränder auf, welche als Folge der Nähte an der Anastomose gedeutet werden (Boller 1947). Entzündliche Schwellungen dieser Gebilde führen zur Anastomositis. Derartige Schwellungszustände, die lokal um die Anastomose begrenzt sein können, bedingen eine schlechte Funktion der Verbindung. Boller spricht in dem Bestreben, die Entzündungen des Anastomosenringes zu unterteilen und sie der gastroskopischen Bezeichnungsweise einzuordnen, von einer Anastomositis simplex, erosiva oder ulcerosa. Problematisch erscheint die letzte Form, während die ersten beiden die Kennzeichen des Schwellungskatarrhs oder erosiver Gastritis aufweisen. Die ulceröse Anastomositis weist gewöhnlich nicht sehr tiefgreifende Substanzverluste auf, die eitrige Beläge tragen. Boller glaubt Beziehungen zur Trypsinwirkung annehmen zu können. — Insgesamt liegt nach unserer Meinung kein Grund vor, wesensmäßig die postoperative Gastritis besonders hervorzuheben. Wir sehen allgemein morphologisch und gastroskopisch gleichartige Bilder, wie sie im Gastritiskapitel beschrieben worden sind.

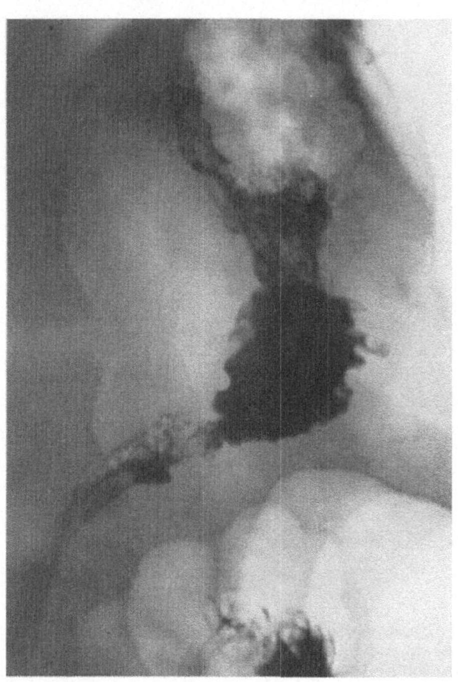

Abb. 206. Operierter Magen. Resektion nach Billroth I. Schwere Stumpfgastritis. Jejunalulcus. Klinisch heftige Ulcusbeschwerden. Fast normale Säureverhältnisse bei der fraktionierten Ausheberung.

Klinisch stehen bei der Stumpfgastritis (im weitesten Sinne mit Einbeziehung der Jejunitis) Druck im Oberbauch, Völlegefühl, Mattigkeit, fortschreitende Abmagerung und häufige Übelkeit im Vordergrund. Manch Kranker klagt über nach links abwärts strahlende Schmerzen, vielfach im Gefolge der Nahrungsaufnahme. Sie sind Ausdruck der Jejunitis. Im Magensaft wird fast stets Sub- oder Anacidität festgestellt. Breiiger Stuhl läßt Störungen der Fettverdauung erkennen.

Eine Behandlung dieser postoperativen Gastritis gleicht dem Vorgehen bei Schleimhautentzündungen des nichtoperierten Magens. Magenspülungen mit physiologischer Kochsalzlösung haben sich bewährt. Man kann auch hier die diätetische Behandlung mit einer Targesin-Rollkur nach Konjetzny zum Vorteil verbinden. Einer Korrekturoperation muß dringend widerraten werden.

Das **postoperative Jejunalgeschwür** stellt eine sehr bedeutungsvolle Komplikation von Magenoperationen dar. Sein Auftreten gilt als Prüfstein der Operationsmethode, sind doch einzelne Operationsverfahren in hohem Maße von dieser Komplikation gefolgt, so alle palliativen Maßnahmen der Ulcuschirurgie, wie unilaterale Pylorusausschaltung, Gastroenterostomie und Resektion zur Ausschaltung.

Berg berichtete auf dem nordischen Chirurgenkongreß 1897 erstmalig über postoperative Geschwüre am Jejunum. Auf der deutschen Chirurgentagung

1899 legte Braun seine Erfahrungen dar und teilte die Beobachtung einer tödlichen Perforation eines Ulcus jejuni 11 Monate nach Anlegen einer Gastroenterostomie mit. Späterhin bezog sich Wydler (1922) auf die große Todesrate durch Ulcus jejuni und löste eine intensive Beschäftigung mit Ursachen und Verhütung des Ulcus jejuni aus. Es wird in der Literatur über eine Anzahl primärer Jejunalgeschwüre berichtet (s. Morrin 1931, Ebeling 1933, Puhl 1933, Evert, Black und Dougherty 1948, Konjetzny 1947). Leotta (1936) war der Ansicht, daß es sich hier um tryptische Ulcerationen handelt. Machella, Rhoads und Hobler (1949) berichten über eine merkwürdige Beobachtung, die nach ihrer Meinung die „peptische" Entstehung von primären Jejunalgeschwüren belegen kann. Der Verlauf verdient Interesse. Die Eilfertigkeit des operativen Vorgehens aber ist kühn und verlangt keineswegs unsere Zustimmung.

42jähriger Mann. Seit 3 Jahren Oberbauchschmerzen. Magensaftanalyse: Hohe Werte für freie Salzsäure. Unter Ulcusregime Gewichtszunahme und Beschwerdefreiheit. Röntgenuntersuchung: Deformierung des Bulbus duodeni, Erweiterung des unteren Teiles des Zwölffingerdarms. Gesamtserumeiweiß 3,5 g-% (!). Zufuhr von Eiweißpräparaten oral und parenteral als Vorsorge für eine exploratorische Laparotomie. Bereits vorher akute Perforation von 3 Geschwüren in der oberen Schlinge des Jejunums. 1. Operation: Übernähung der Geschwüre nach Probeexcision. Histologische Untersuchung: „Typische peptische Geschwüre". 2. Operation (August 1947): Subtotale Magenresektion mit subdiaphragmatischer Vagotomie. Krankenhausaufnahme Dezember 1947, nachdem bereits seit 3 Wochen wieder Schmerzen im Oberbauch bestanden. Röntgenuntersuchung: Ulcus am Magenstoma. Jetzt 3. Operation: Vollständige

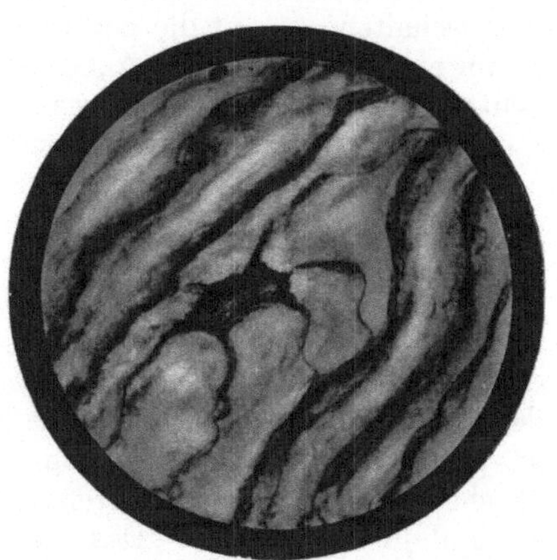

Abb. 207. Operierter Magen. Schwere infiltrative Entzündung des Restmagens, wulstige Entzündung des Magenstomas.

Entfernung des Magens. Anastomose zwischen Jejunum und Oesophagus. Die vollständige Magenentfernung war durchgeführt worden mit dem Ziel, jedes Auftreten aktiven Magensaftes, welchen man als entscheidenden Bildungsfaktor der verschiedenen Geschwürsbildungen angesehen hat, unmöglich zu machen, nachdem Magenresektion und Vagotomie versagt hatten. Nachuntersuchung in einem Jahr: Beschwerdefreiheit, röntgenologisch o. B.

In Anlehnung an Erklärungsversuche für die Genese von Magen- und Zwölffingerdarmgeschwüren werden die gleichen Auffassungen für die Entstehung der postoperativen Jejunalgeschwüre diskutiert.

Es liegt besonders nahe, Mängel der Operationstechnik oder des Operationsverfahrens hierfür verantwortlich zu machen. Klemmendruck bei der Verwendung von Magen- und Darmklemmen, die Anlage der inneren Nahtreihen mit Seidenfäden, eine schlechte Adaptation der Schleimhaut, eine zu weite Anastomosenöffnung und mechanische Schädigung durch Speisen werden im einzelnen angeschuldigt.

Spath (1950) weist darauf hin, daß im Tierexperiment die Gefahrlosigkeit der Anwendung von Klemmen erwiesen wurde. Es wurden auch beim Menschen Jejunalulcera beobachtet, ohne daß bei der Operation Darmklemmen angelegt worden waren. Dem Einwand, daß Seidenfäden an der Ulcusgenese teilhaben, kann begegnet werden mit dem Hinweis, daß heute vom Operateur für die inneren Nahtreihen fast ausschließlich Catgut verwandt wird. V. Haberer (1924) hat vertreten, daß das Auftreffen des Speisebreies auf die Dünndarmschleimhaut zur mechanischen Schädigung des Epithels führt. Es kann hierin die Übertragung der Ansichten Aschoffs gesehen und ihnen dementsprechend entgegnet werden. Gegen diese Annahme spricht auch, daß bei einem 2 Monate alten Säugling, dem wegen angeborener Pylorusstenose eine Gastroenterostomie angelegt worden war, sich nach 2 Monaten ein Ulcus jejuni entwickelte, ohne daß feste Nahrung zugeführt worden war (Mikulicz und Tiegel). Wenn Angerer (1926) in der beeinträchtigten Verschieblichkeit der Schleimhaut im Bereiche der Anastomose eine Entstehungsursache erkennen möchte, dann darf man darauf hinweisen, daß nicht nur mechanische Momente in Betracht gezogen werden müssen, sondern die durch den Eingriff bedingte Veränderung der Submucosa mit Störung von Gefäßfunktionen und koordinierten Innervationsvorgängen verantwortlich zu machen ist.

Das Vorkommen eines Ulcus jejuni gerade in den Fällen, bei denen es durch die vorangehende Operation nicht gelang, die Sekretion von saurem Magensaft auszuschalten, scheint die peptische Genese zu belegen. Jedoch kann das Ulcus jejuni auch bei Sub- oder Anacidität auftreten. Wir weisen dazu auf die Beobachtung von Breitner hin, der ein postoperatives Jejunalgeschwür nach Magenresektion wegen eines Carcinoms feststellte.

Wir sind auch für das postoperative Jejunalgeschwür der Meinung, daß in der Magensafteinwirkung nur ein Gestaltungsfaktor zu erblicken ist. Es soll zugegeben werden, daß unter geeigneten Bedingungen das völlig unphysiologische Hineingelangen von Magensaft in die oberen Darmabschnitte noch bedeutungsvoller für die Entstehung eines Geschwürs ist. Das mag sich darin ausdrücken, daß bei der Resektion zur Ausschaltung, welche die Säuresekretion des Magens nicht voll hemmt, eine Häufung von Jejunalgeschwüren festzustellen ist [nach Ringel (1920) im Durchschnitt 44%]. Hartl (1951) bewertet aus gleichen Gründen den „Säurefaktor" als „erwiesene" Ursache des postoperativen Jejunalgeschwürs. Das häufige Auftreten von Jejunalgeschwüren nach Gastroenterostomie hat allgemein zu der Ansicht geführt, daß dieser Eingriff nur eine Verlegenheitsoperation darstellen kann. Entschließt man sich zur Ulcusoperation, dann ist eine Resektion angezeigt.

Für das Jejunalulcus sind ebenfalls neurogene Faktoren interpretiert worden. Wir stehen dabei aber vor der gleichen ungelösten Frage, wie sie für das spontane Magen- und Zwölffingerdarmgeschwür besteht.

Mit der Deutung von chirurgischer Seite (Spath 1950) sind wir einer Meinung, daß zur Entstehung des postoperativen Ulcus jejuni primär eine Schädigung der Darmschleimhaut wichtig ist. Sekundär wird die geschädigte Stelle durch wirksamen Magensaft angedaut. Zweifellos kommen auch für diese Ulcusentstehung nach Magenoperation mehrere Faktoren zusammen, die allein durch ihr *gemeinsames Wirken* das Ulcus entstehen lassen.

Es muß zugegeben werden, daß auch ein Anlagefaktor von Bedeutung ist. Kalk (1938) wies darauf hin, daß Ulcuskranke mit hereditärer Belastung ganz besonders zum Ulcus jejuni neigen, vor allen Dingen jugendliche Ulcuskranke, die operiert werden. Es überwiegen auch hier Menschen, die dem Typ der vegetativ Stigmatisierten (v. Bergmann) angehören.

Das postoperative Ulcus ist gewöhnlich unmittelbar am Anastomosenring lokalisiert (Marginalulcus, Gastrojejunalgeschwür) oder findet sich einige Zentimeter abwärts von der Stenose (Jejunalgeschwür). Im überwiegenden Maße entwickelt es sich im abführenden Schenkel der oberen Dünndarmschlinge und sitzt dann häufig der Anastomose gegenüber an der Vorderwand. Der zuführende Schenkel ist nach Feststellungen von Enderlen (1931) bei 93 Fällen nur 9mal betroffen gewesen. Nach Moutier (1950) treten Jejunalgeschwüre am häufigsten im Laufe der ersten 2 Jahre nach der Operation auf, allerdings werden sie auch nach 5 und 10 Jahren beobachtet. Auch das postoperative Ulcus befällt das männliche Geschlecht in bevorzugter Weise. Nach HERTEL (1930) sind 77% der Betroffenen Männer. Entsprechende Zahlen gibt JUDD (1921) mit 90% und BIRGFELD (1925) sogar mit 92% an.

Anatomisch entspricht das Ulcus jejuni weitgehend der Eigenart des Ulcus ventriculi. CHIARI (1925) hebt die große Regenerationsbereitschaft der Darmwand hervor und weist auf Veränderungen der Muscularisschichten hin.

Das *Beschwerdebild* des Ulcus jejuni zeigt gewisse Eigenarten auf. Eine Periodizität der Beschwerden ist gewöhnlich nicht nachweisbar. Der Crescendocharakter ist aber in vielen Fällen auffällig (KALK 1938). Gegenüber der Beschwerde vor der Operation empfindet der Kranke einen Wandel. Häufig ist jetzt ein ausgesprochener Frühschmerz, außerdem ist der Schmerz heftiger als beim regulären Ulcus. Der Schmerz wird vielfach in den linken Oberbauch lokalisiert. Aufstoßen, Erbrechen, Sodbrennen können sich in der gleichen Weise wie beim gewöhnlichen Ulcus finden. Allerdings sollen okkulte Blutungen beim Ulcus jejuni häufiger nachweisbar sein.

KALK ist immer wieder dafür eingetreten, den Wert der *fraktionierten Ausheberung* für die Diagnose des Ulcus jejuni zu erkennen. Es kommen Aciditätskurven mit deutlichem Klettertyp zustande. Die Saftsekretion kann maximal sein. Darin liegen nach Magenoperationen Hinweise auf ein Ulcus jejuni.

Die Bestätigung der Diagnose ist durch den Nachweis der Ulcusnische im *Röntgenbild* zu erlangen. An sich entspricht die röntgenologische Symptomatologie ganz den Erscheinungen des gewöhnlichen Ulcus. GUTMANN (1950) bestätigt unsere Erfahrungen, daß die röntgenologische Feststellung des Geschwürs im Jejunum nicht immer möglich ist. Die *Röntgendiagnose* stellt im wesentlichen ein technisches Problem dar. GUTMANN kommt auf Grund seiner Erfahrung zu der Ansicht, daß nicht die „Sternnische", sondern viel häufiger „Riesennischen" ohne Faltenstern als röntgenologisches Substrat die Regel sind. Wir können darin nicht beipflichten. Auch müssen wir eine ganz besondere Kritik gegenüber einem „Nischenfleck" im Jejunum verlangen. Unter den indirekten Ulcuszeichen verdient die Stumpfgastritis, welche in einem hohen Prozentsatz bei Jejunalulcus nachzuweisen ist (KNOTHE 1926), Beachtung. Daneben findet sich regelmäßig eine Jejunitis, so daß man sagt: „Ohne Jejunitis kein postoperatives Geschwür" (GUTMANN 1950). Das Fehlen der KERKRINGschen Faltenzeichnung im Jejunum entspricht einer entzündlichen Schwellung, die fast immer auf ein frisches Ulcus hinweist (TESCHENDORF 1937), den direkten Nachweis aber erschweren kann.

Gastroskopisch kann man Marginalgeschwüre in vielen Fällen beurteilen. Die Einstellung von Jejunalgeschwüren gelingt nur ausnahmsweise. In Einzelfällen ist es möglich, das Gastroskop in die efferente Jejunalschlinge vorzuschieben, ein Unternehmen, das gefährlich ist. Diagnostische Ergebnisse stehen in keinem Verhältnis dazu. Zur gastroskopischen Technik nach Magenoperation muß auf folgende Erfahrungen hingewiesen werden. BOLLER (1947) macht auf die Cocainempfindlichkeit der Magenoperierten aufmerksam und dosiert bei der Anästhesie niedriger. Für die Gastroskopie am operierten Magen fordern wir ganz besonders, daß die Röntgenuntersuchung der Magenspiegelung vorausgeht. Das erleichtert einmal die Orientierung, bewahrt uns auch vor Schädigungen des Patienten und macht die gastroskopische Untersuchung zielsicherer. Es ist nämlich im operierten Magen die gastroskopische Orientierung nicht immer einfach. Es gelingt jedoch, wenn Verwachsungen, Taschenbildungen und entzündliche Veränderungen nicht allzu stark sind, in vielen Fällen, ein Recidivulcus oder Marginalulcus zu sehen und einen Überblick zu gewinnen, in welchem Zustand sich die Anastomose befindet.

Als *Komplikationen* des Ulcus postoperativum jejuni sind zu nennen 1. die
große *Blutung*, die meist in Form einer Melaena zutage tritt. Das Eintreten
dieser Blutung muß bei einer großen Zahl von Jejunalgeschwüren erwartet
werden [KALK (1938) schätzt in $^2/_3$ aller Fälle]. Schwerwiegend ist weiterhin
die Gefahr der *Perforation* und die *Penetration*. Neben der freien Perforation
in die Bauchhöhle verdient die Penetration ins Colon und die Bildung einer

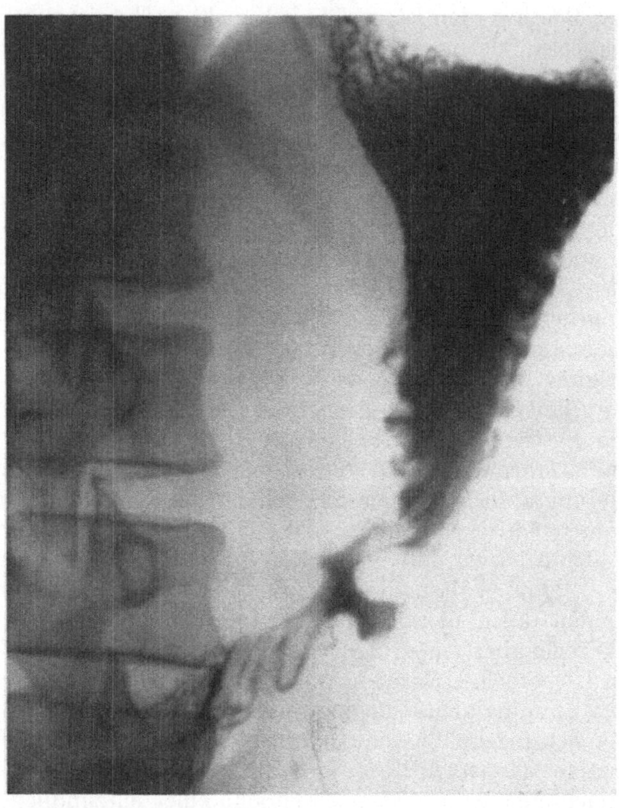

Abb. 208. Magenresektion nach Billroth I. Druckschmerz an der Gastroenterotomiestelle. Hier große Nische
eines Jejunalgeschwürs. (52jährige Frau, vor 4 Jahren Magenresektion wegen Ulcus duodeni. Seitdem keine
Diät eingehalten. Im Laufe des letzten halben Jahres zunehmende Schmerzen in der Gegend der Operationsnarbe.
Subacide Säurewerte, Blutstatus normal, Blutdiastase normal. Beschwerdebesserung und Schwinden der
Ulcusnische nach strenger Diätkur.) (Aufnahme Dr. KOSER, Stralsund.)

Jejunum-Colonfistel eine besondere Beachtung. (HALLER hat bereits 1755 diese
Fistel beschrieben.) Sie stellt heute ein nicht sehr häufiges Ereignis dar, weil
Jejunalgeschwüre infolge Änderung von Operationsindikationen und -methoden
seltener geworden sind, während sie vor Jahrzehnten nach den Angaben von
BÜRKLE DE LA CAMP (1928) und URRUTIA (1927) bei 20% aller Jejunalgeschwüre
vorgekommen sein soll. Klinisch macht sich die drohende Penetration ins Colon
durch eine steigende Neigung zu Durchfällen und Zunahme der Ulcusschmerzen
beim Stuhlgang kenntlich. Erfolgt der Durchbruch, dann tritt eine *Lienterie*
ins Bild, d. h. es finden sich im Stuhl unverdaute Speisen. Das Aufstoßen riecht
fäkulent, in Einzelfällen kommt es auch zu Koterbrechen. Es folgt eine schnelle
Abmagerung der Kranken, eine Wirkung von Unterernährung, Intoxikation
und Avitaminose. Eine Röntgenuntersuchung ergibt zweifelsfrei die direkte
Verbindung zwischen Magenstumpf bzw. Jejunum und dem Quercolon, welches

fast ausnahmslos betroffen ist. Eine solche Fistel erfordert ihre chirurgische Beseitigung. Das Ulcus jejuni bildet sich nach erfolgter Fistelbildung gewöhnlich zurück, wird also bei der Operation nicht aufgefunden.

Ein Ulcus jejuni ist ernster zu bewerten als ein gewöhnliches Magen- oder Zwölffingerdarmgeschwür. Eine dauerhafte Heilung dieses postoperativen Geschwürs ist schwerlich zu erreichen. Ein Ulcusrecidiv am Magenstumpf ist etwas günstiger zu beurteilen. Beide Formen erweisen sich gegen internistische Therapie resistent. Jejunalsondenernährung kann von Nutzen sein. Die Neigung zum Rezidiv ist aber außerordentlich belastend, so daß ein operativer Eingriff in Erwägung zu ziehen ist. Die Anlage einer zweiten Gastroenterostomie oder die Wiederherstellung der alten Verhältnisse bedeutet kein aussichtsvolles Vorgehen. Es wird die weitgehende Resektion des Magens mit einer Resektion der ulcustragenden Jejunumschlinge unter End-zu-End-Anastomose und Beendigung der Operation nach Billroth II empfohlen. Es ist aber nicht immer leicht, bei dem mißtrauisch gewordenen Patienten den Entschluß zur zweiten Operation durchzusetzen. Der Chirurg ist belastet durch das Wissen um eine erhöhte Operationssterblichkeit bei solchen Eingriffen, die sich naturgemäß durch die vorhergehenden Verwachsungen und Veränderungen der anatomischen Verhältnisse schwieriger gestalten.

Von chirurgischer Seite wird dazu dargelegt (HUBER: Schattenseiten der Ulcuschirurgie, 1949): „Während wir aber an die Operation eines Ulcus pepticum jejuni nach Gastroenterostomie mit dem befriedigenden Bewußtsein herangehen, daß wir damit den Kranken fast sicher dauernd von seinem Leiden befreien können, können wir diese innere Überzeugung von der Zweckmäßigkeit unseres Handelns bei der Resektion eines Ulcus pepticum nach Billroth II nicht aufbringen; denn nur selten finden wir klare Anhaltspunkte dafür, warum sich im Einzelfall das Ulcus pepticum jejuni entwickelt hat." HUBER (1949) hat bei Nachresektionen wegen Ulcus jejuni nach Billroth II von 13 Operierten 4 verloren. Die Mortalität beträgt im Durchschnitt (nach Überschlag von KALK 1938) 15—20% und nur bei erfahrenen Chirurgen dürfte die Sterblichkeit niedriger liegen.

Nach Wertung dieser ungünstigen Erfahrungen werden an die bilaterale, abdominale Vagotomie zur Behandlung des postoperativen Geschwürs besondere Erwartungen geknüpft. 1947 ist die Vagotomie in diesem Sinne von A. W. ALLEN, WALTERS und Mitarbeitern empfohlen worden. Diese Empfehlung beruht eben auf der Einsicht, daß die Nachresektion nur eine Wiederholung der Methode darstellt, die bei dem Kranken schon einmal versagt hat.

Nach Übersicht der Indikationen zur Vagotomie (ZENKER 1951) wird die Vagotomie heute fast nur noch für die Behandlung eines Rezidivulcus oder eines unkomplizierten postoperativen Jejunalgeschwürs zugelassen. Größere Erfahrungen müssen zeigen, welchen Wert dieser Eingriff beim postoperativen Geschwür hat. (Spezielle Operationsindikationen s. HUBER 1949.)

Das **Carcinom des Restmagens** verdient entsprechend unseren Darlegungen im Carcinomkapitel vermehrte Beachtung. Für diese Frage unterscheiden wir das *Rezidiv* eines Carcinoms am Restmagen von einem *Primärcarcinom* des Magenstumpfes. Rezidive sind 5—7—10 Jahre nach der Resektion beobachtet worden (ANSCHÜTZ 1925, 1929). Auch muß daran gedacht werden, daß ein Ulcus reseziert wurde, welches carcinomatöse Veränderungen im callösen Wall enthielt, die nicht bei der Resektion erfaßt worden sind. Dieser Fall ist aber selten. Um solche Fälle abzuklären, wird gefordert, daß alle callösen Magengeschwüre, welche reseziert werden, auch einer histologischen Kontrolle unterworfen werden. Klinisch kann die Anamnese, eine erneute Gewichtsabnahme des Kranken, sein Aussehen und seine Beschwerde die Diagnose eines Krebsrezidivs wahrscheinlich machen, die eine Röntgenuntersuchung sichert.

Das primäre Carcinom des Restmagens tritt oft erst Jahrzehnte nach der Operation an der Anastomosenstelle auf. Es entspricht nicht den Tatsachen, wenn Wolfsohn (1928) zu der Ansicht gelangt, daß eine Gastroenterostomie imstande sei, das Wachstum eines Magencarcinoms zu verhindern. Schwarz hat 1926 wohl als Erster ein Carcinom am Gastroenterostomiering beobachtet. Der Kranke war 7 Jahre nach einer Gastroenterostomie beschwerdefrei geblieben; das ursprüngliche Ulcus war abgeheilt und es fand sich ein metastasierendes Carcinom der Anastomose. Weitere hierhergehörige Beobachtungen liegen vor von Braun (1927), Heymann (1928), Eichelter (1930), Singer (1932), Lurje (1935), Rehli (1951). Ein ausgesprochenes Anastomosencarcinom fand sich bei den 3 Fällen von Prinz (1938). Zwischen der Magenoperation (Gastroenterostomie, Resektion) und dem Auftreten des Carcinoms lagen regelmäßig mehrere Jahre.

Huber (1949) erwähnt einen seltenen Ablauf: Bei einer 72jährigen Frau, die früher wegen eines Ulcus nach Billroth II operiert worden war, konnte man sich zur Nachoperation eines massiv blutenden Anastomosengeschwürs nicht entschließen. Die Frau ging 3 Jahre später an einer „carcinomatösen Degeneration des Ulcus pepticum jejuni zugrunde". Wir beobachteten bei einem Manne im Laufe von 18 Jahren folgende Entwicklungsreihe: 1932 Magenresektion wegen Magenulcus — seit 1937 perniziöse Anämie, fortlaufend mit Leberpräparaten kompensiert — 1950 metastasierendes Carcinom des Anastomosenringes.

Es soll hier nicht noch einmal die Frage erörtert werden, ob der operierte Magen und die Anastomose mit ihren entzündlichen Veränderungen als Präcancerose für das Wachstum eines Carcinoms bedeutungsvoll ist. Obwohl Konjetzny in unermüdlicher Weise und mit beispielhafter Gründlichkeit dieser Frage nachgegangen ist, müssen wir bekennen, daß uns auch für das Restcarcinom des Magens die intimen pathogenetischen Vorgänge unbekannt sind (s. S. 694).

Die *Klinik* des *Carcinoms des Restmagens* zeigt keinen Unterschied gegenüber den Magencarcinomen vor jeder Operation. Es kommen allerdings Träger eines solchen Krebses noch viel später als allgemein in die Hand des Arztes, speziell des Chirurgen, da von den Kranken die einsetzenden Beschwerden auf die Operation bezogen und auch von Ärzten allzu leichtfertig als Stumpfgastritis oder als Ausdruck entzündlicher Störungen an der Anastomose gedeutet werden. Appetitlosigkeit, dauerndes Druckgefühl in der Magengegend, kontinuierliche Gewichtsabnahme, fortschreitende Anämie, okkultes Blut im Stuhl müssen den Verdacht auf die Entwicklung eines Carcinoms lenken. Der röntgenologische Beweis, daß es sich um ein Carcinom handelt, ist bei unübersichtlichen Verhältnissen nicht immer leicht zu erbringen. Bei Ungewißheiten muß auch die Gastroskopie herangezogen werden oder aber die Diagnose muß durch die Probelaparotomie erhärtet werden. Eine wirksame Therapie kann nur in einer Radikaloperation liegen, die technische Schwierigkeiten bereitet und vielfach zu spät kommt.

Literatur.

B. Phyletische Vorbemerkungen.

Czepa, A., u. R. Stigler: Der Wiederkäuermagen im Röntgenbild. Pflügers Arch. **212**, 300 (1926).

Dobreff, M.: Experimentelle Studien über die vergleichende Physiologie der Verdauung. I. Magenverdauung der Haifische nebst einer Bemerkung über die Hungerausdauer derselben Fische. Pflügers Arch. **217**, 221 (1927).

FLAUM, M.: Einfluß niederer Temperaturen auf die Funktion des Magens. Z. Biol. **10**, 433 (1891).

HERWERDEN, VAN: Zur Magenverdauung der Fische. Z. physiol. Chem. **56**, 453—494 (1908).

KRZYWANEK, FR.: Lehrbuch der Veterinärphysiologie, S. 59—81. Berlin: Paul Parey 1944.

MANGOLD: Bedeutung von Sand und Steinchen im Hühnermagen. Arch. Geflügelkde **1**, 145 (1927). — Die Verdauung bei den Nutztieren. Berlin: Akademie-Verlag 1950.

PERNKOPF: Vergleichung der verschiedenen Formtypen des Vorderdarms der Cranioten. In Handbuch der vergleichenden Anatomie der Wirbeltiere, Bd. III, S. 477—557. Herausgeb. BOLK, GÖPPERT, KALLIUS, LUBOSCH. Berlin u. Wien: Urban & Schwarzenberg 1937. — PERNKOPF-LEHNER: Vergleichende Beschreibungen des Vorderdarms bei den einzelnen Klassen der Cranioten. In Handbuch der vergleichenden Anatomie der Wirbeltiere, Bd. III, S. 349 bis 476. Berlin u. Wien: Urban & Schwarzenberg 1937. — PLENK, H.: Handbuch der mikroskopischen Anatomie des Menschen, herausgeg. von W. v. MÖLLENDORF, Bd. V/2, Magen, S. 1—234. Berlin: Springer 1932.

RENSCH, BERNHARD: Neuere Probleme der Abstammungslehre. (Die transspezifische Evolution.) Stuttgart: Ferdinand Enke 1947. — RICHET: Zit. nach PLENK, Handbuch der mikroskopischen Anatomie, Bd. V/2.

SMIRNOFF: Zur Verdauung bei Kaltblütern. Ber. Physiol. **13**, 87 (1920).

TRAUTMANN, A.: Lehrbuch der Veterinärphysiologie. Berlin: Paul Parey 1944.

WEINLAND: Zur Magenverdauung der Haifische. I. u. II. Z. Biol. **41**, 35 (1901). — WOLTERECK, R.: Beobachtungen und Versuche zum Fragenkomplex der Artbildung. Biol. Zbl. **51**, 231 (1931).

C. Anatomische Vorbemerkungen.

Zusammenfassende Arbeiten.

ALVAREZ, W. C.: The mechanics of the digestive tract. New York: Höber 1922. — ASCHOFF: Über den Engpaß des Magens. Jena: Gustav Fischer 1918.

BERG, H. H.: (1) Die direkten Röntgensymptome des Ulcus duodeni und ihre klinische Bedeutung. Erg. med. Strahlenforschg **2**, 249 (1926). — (2) Röntgenuntersuchungen am Innenrelief des Verdauungskanals, 2. Aufl. Leipzig: Georg Thieme 1931. — BERGMANN, G. v.: (1) Röntgenuntersuchung des Magens. Spezielle Pathologie und Therapie innerer Krankheiten von FR. KRAUS und TH. BRUGSCH, Bd. 5, S. 367. Berlin u. Wien: Urban & Schwarzenberg 1921. — (2) Funktionelle Pathologie, 2. Aufl. Berlin: Springer 1936. — BICKEL, A.: Der nervöse Mechanismus der Sekretion der Magendrüsen und der Muskelbewegung am Magen-Darmkanal. Erg. Physiol. **24**, 228 (1925). — BOAS, J.: Diagnostik und Therapie der Magenkrankheiten. Leipzig: Georg Thieme 1920 u. 1925. — BOUVERET, L.: Traité des maladies de l'estomac. Paris: I. B. Baillière & Fils 1893.

CRUVEILHIER: Einfluß der subserösen Schicht auf die Magenform. Anatomie pathologique. Paris 1829—1835.

EINHORN, M.: Diseases of the stomach. New York: William Wood & Co. 1896 u. 1920. — ELLENBERGER: Der Magen. Handbuch der vergleichenden mikroskopischen Anatomie der Haustiere, Bd. 3, S. 169. Berlin: Paul Parey 1911.

FORSSELL, G.: Über die Beziehung der Röntgenbilder des Magens zu seinem anatomischen Bau. Hamburg: Lucas Gräfe u. Sillern 1913. Hier die gesamte ältere Literatur.

GROEDEL, F. M.: Die Magenbewegungen. Erg.-Bd. 27 zu Fortschritte der Röntgenstrahlen. Hamburg: Lucas Gräfe u. Sillern 1913. — GUTZEIT, K.: Die Gastroskopie im Rahmen der klinischen Magendiagnostik. Erg. inn. Med. **35**, 1 (1929).

HALLER, A. v.: Icones anatomicae (et arteriarum potissimum historia). Gottingae 1756. HAVLICEK, H.: Vasa privata und Vasa publica. Hippokrates-Verlag 1929. — Die Leistungszweiteilung des Kreislaufs in Vasa privata und Vasa publica. Verh. dtsch. Ges. Kreislaufforschg (8. Tagg) **1935**. — Vortrag in Societé Royale de Médicine de Gano 1935. — HEIDENHAIN, R.: Physiologie der Absonderungsvorgänge. In HERMANNS Handbuch der Physiologie, Bd. 5, Teil 1, S. 91. 1883. — HEMMETER, I. C.: Diseases of the stomach. Philadelphia: P. Blakiston Son & Co. 1897.

KLEE, PH.: Die Magenbewegungen. In BETHE-BERGMANNS Handbuch der normalen und pathologischen Physiologie, Bd. 3, S. 398. 1927.

LEUBE, W.: Spezielle Diagnose der inneren Krankheiten. Leipzig: F. C. W. Vogel 1889. — LÜDIN, M.: Röntgendiagnostik des Magendarmkanals. In MOHR-STAEHELINS Handbuch der inneren Medizin, 1. Aufl., Bd. 3, Teil 1, S. 405. Berlin: Springer 1918. — LUSCHKA: Die Anatomie des Menschen, Bd. 2, Abt. I. Tübingen 1863.

MAYER, E.: Die Gefäßversorgung des Magens nach Röntgenphotographien der einzeln injizierten Magenarterien. Inaug.-Diss. Frankfurt a. M. 1921. — MÜLLER, L. R.: Über die Lebensnerven. Berlin: Springer 1924.

Petersen: Histologie und mikroskopische Anatomie. 4. u. 5. Abschn. München: J. F. Bergmann 1931. — Plenk, H.: Handbuch der mikroskopischen Anatomie des Menschen, herausgeg. von W. v. Möllendorff, Bd. 5, Verdauungsapparat, Teil 2: Magen, S. 1—234. Berlin: Springer 1932.

Riegel, F.: Erkrankungen des Magens. Wien u. Leipzig: Alfred Hölder 1908.

Schlesinger, E.: Die Röntgendiagnostik der Magen- und Darmkrankheiten, 2. Aufl. Berlin u. Wien: Urban & Schwarzenberg 1922. — Stöhr jr.: Zusammenfassende Ergebnisse über die mikroskopische Innervation des Magen-Darmkanals. Erg. Anat. **34**, 244 (1944). — Anatomie, Histologie, Embryologie. Fiat Rev. German Sci. 1939—1946. Wiesbaden: Dietrich 1947.

Velde, G.: Die Magenschleimhaut bei Achylia gastrica und perniziöser Anämie. Ihr Verhalten auf vegetative Reize. Erg. med. Strahlenforschg **6**, 347 (1933). — Virchow, R.: Einfaches, chronisches Magengeschwür. Arch. path. Anat. **5**, 361 (1853).

Zimmermann, K. W.: Beitrag zur Kenntnis des Baues und der Funktion der Fundusdrüsen im menschlichen Magen. Erg. Physiol. **24**, 281 (1925).

Einzelarbeiten.

Arey and Bothe: On the occurence of epithelium and glands of the intestinal type in the gastric mucosa. Surg. etc. **90**, 86 (1950). — Aschoff, L.: Über das Relief der Magenschleimhaut und seine Bedeutung für Lokalisation und Formgebung der Magengeschwüre. Z. angew. Anat. (Festschrift für Emil Gasser) **3**, 222 (1918). — Über die Dreiteilung des Magens mit besonderer Berücksichtigung der Schleimhautverhältnisse. Pflügers Arch. **201**, 67 (1927). — Aufschnaiter, v.: Sitzgsber. Akad. Wiss. Wien, Math.-naturwiss. Kl. III **103**, 75 (1894).

Barclay, A. E., and F. H. Bentley: The vascularisation of the human stomach. Brit. J. Radiol. **22**, 62 (1949). — Gastroenterology **12**, 177 (1949). — Barlow, T. E.: Zit. nach J. A. Key, Blood vessels of a gastric ulcer. Brit. Med. J. **1950**, No 4695, 1464. — Beckey: Zit. nach Forssell. — Bickel, A.: Zur normalen und pathologischen Physiologie der motorischen Magenfunktion. Der nervöse Mechanismus für Tonus und Peristaltik. Klin. Wschr. **1925** I, 200. — Billenkamp, H.: Zur vergleichenden Histologie der Magenstraße. Beitr. path. Anat. **82**, 475 (1929). — Bohatyrtschuck, F.: Die Frage der Mikroröntgenographie. Fortschr. Röntgenstr. **65**, 253 (1942). — Büchner, F.: Die Histologie der peptischen Veränderungen und ihre Beziehungen zum Magencarcinom. Veröff. Kriegs- u. Konstit.path. **1927**, H. 4. — Über akute peptische Gastritis. Verh. dtsch. path. Ges. **1929**. (24. Tagg, Wien, vom 4.—6. April 1926.) — Zbl. Path. **46**, Erg. H., 347.

Cunningham: The varying form of the stomach in man and the anthropoid ape. Trans. Roy. Soc. Edinburgh **41**, No 2 (1906).

Disse: Über die Blutgefäße der menschlichen Magenschleimhaut, besonders über die Arterien derselben. Arch. mikrosk. Anat. **63**, 512 (1904). — Dogiel, A. S.: Zur Frage über die Ganglien der Darmgeflechte bei den Säugetieren. Anat. Anz. **10**, 517 (1895). — Über den Bau der Ganglien in den Geflechten des Darmes und der Gallenblase des Menschen und der Säugetiere. Arch. f. Anat. **1899**, 130.

Elze, K.: Über Form und Bau des menschlichen Magens. Sitzgsber. Heidelberg. Akad. Wiss., Math.-naturwiss. Kl., 10. Abh. **1919**. — Engström, A.: Mikroradiographie. Acta radiol. (Stockh.) **31**, 503 (1949).

Goetze, O.: Die Funktion des operierten Magens im Röntgenbild. Fortschr. Röntgenstr. **30**, 5 (1922). — Govaerts u. van Geetruyden: Application de la vagotomie au traitement de l'ulcère gastro-duodénal. Kongr.ber. der Tagg der belgischen Ges. für Gastroenterologie vom Juni 1949, Brüssel 1949, S. 95—183.

Hasse, C., u. F. Strecker: Der menschliche Magen. Arch. f. Anat. **1905**, 33. — Hasselwander, A.: Die Lage der Bauchorgane. Ber. physik.-med. Ges. Erlangen **65**, 35 (1934). — Herzog: Prinzipielles zur normalen und pathologischen Histologie des peripheren vegetativen Nervensystems. Klin. Wschr. **1948**, 641. — Hofmann, L., u. K. Nather: Zur Anatomie der Magenarterien. Ein Beitrag zur Ätiologie des chronischen Magengeschwürs und seiner chirurgischen Behandlung. Arch. klin. Chir. **115**, 650 (1921). — Holzknecht, G.: Mitt. Labor. radiol. Diagn. u. Ther. allg. Krk.haus Wien **1906**, 72. Ref. Zbl. inn. Med. **28**, 411 (1907).

Jatrou: Über die arterielle Versorgung des Magens und ihre Beziehung zum Ulcus ventriculi. Dtsch. Z. Chir. **159**, 196 (1920).

Katsch, G.: Beitrag zum Studium der Magenmotilität. Internat. Beitr. Path. u. Ther. Ernähr.stör. usw. **3**, 1 (1912). — Der menschliche Darm bei pharmakologischer Beeinflussung seiner Innervation. Fortschr. Röntgenstr. **21**, 159 (1914). — Physiologisch-Pharmakologisches über Darmbewegung und Darmform. Verh. dtsch. Röntgen-Ges. **9**, 51 (1914). — Erklärung der Haustrenformung des Colons. Z. angew. Anat. (Festschrift für Emil Gasser) **3**, 18 (1918). — Über die Magenstraße. 33. Kongr. Inn. Med. 1921, S. 470. — Katsch, G., u. L. v. Friedrich: Über die funktionelle Bedeutung der Magenstraße. Mitt. Grenzgeb. Med. u. Chir. **34**, 343 (1921). — Katsch, G., u. H. Kalk: Zum Ausbau der kinetischen Methode für die Untersuchung des Magenchemismus. Die Chloride des Magensaftes, besonders bei Salzsäuremangel. Klin. Wschr. **1926** I, 881. — KAUFMANN, R.: Anatomisch-experimentelle Studien über die Magenmuskulatur. (Über die Rinnenbildung an der kleinen Kurvatur.) Z. Heilk., Abt. path. Anat. **28**, 203 (1907). — KEITH, A.: On a new theory of the causation of enterostasis. Lancet **1915** II, 371. — KLEE, PH.: Die Magenform bei gesteigertem Vagus- und Sympathicustonus. Münch. med. Wschr. **1914** I, 1044. — KONDRATJEW, N.: Zur Lehre von der Mageninnervation beim Menschen. I. Mitt. Z. Anat. **86**, 320 (1928). — Zur Lehre von der Mageninnervation beim Menschen. II. Mitt. Z. Anat. **89**, 328 (1929). — KREUZFUCHS: Die Magenmotilität beim Ulcus duodeni. Dtsch. med. Wschr. **1912**, Nr 46, 2168. — KUX, E.: Der endoskopische transpleurale Zugang zum vegetativen System in der Brusthöhle. Dtsch. med. Wschr. **1949**, 753.

LAWRENTJEW, B. J.: Über die Verbreitung der nervösen Elemente (einschließlich der „interstitiellen Zellen" CAJALS) in der glatten Muskulatur, ihre Endigungsweise in den glatten Muskelzellen. Z. mikrosk.-anat. Forschg **6**, 467 (1926). — Experimentell-morphologische Studien über den feineren Bau des autonomen Nervensystems. II. Über den Aufbau der Ganglien der Speiseröhre nebst einigen Bemerkungen über das Vorkommen und die Verteilung zweier Arten von Nervenzellen in dem autonomen Nervensystem. Z. mikrosk.-anat. Forschg **18**, 233 (1929). — Zur Lehre von der Cytoarchitektonik des peripherischen autonomen Nervensystems. I. Die Cytoarchitektonik der Ganglien des Verdauungskanals beim Hunde. Z. mikrosk.-anat. Forschg **23**, 527 (1930). — LEHNER: Zur Benennung und Charakterisierung der Magendrüsen. Wien. klin. Wschr. **1928** I, 702.

MANGOLD: Über den feineren Mechanismus der Totenstarre und die Erregbarkeit des totenstarren Muskels. Pflügers Arch. **182**, 205 (1920). — MÜLLER, E.: Beiträge zur Anatomie des menschlichen Fötus. Kungl. svenska Vetenskapsakad. Handl. **29**, Nr 2 (1897). — MUSSGNUG, H.: Der Anteil des N. phrenicus an der Innervation von Brust- und Bauchorganen beim Hunde. Dtsch. Z. Chir. **227**, 132 (1930).

PASCHKIS, K., u. V. ORATOR: Zur normalen Histologie des Magens. Wien. klin. Wschr. **1923**, Nr 2, 26. — Beiträge zur Normalhistologie des menschlichen Magens. Z. Anat. **67**, 494 (1923). — PERMAN, E.: Arch. Zool. (Stockh.) **10**, Nr 11 (1916/17). — PERNKOPF: Beiträge zur vergleichenden Anatomie des Vertebratenmagens. Z. Anat. **91**, 329 (1929). — PICARD: Intrathorakale endoskopische Splanchnicusexärese bei Magen-Duonenal-Ulcus. Schweiz. med. Wschr. **1951**, 250.

RETZIUS: Arch. f. Anat. 1862. — RIEDER, H.: Radiologische Untersuchungen des Magens und des Darmes beim lebenden Menschen. Münch. med. Wschr. **1904** II, 1548. — Das Röntgenverfahren im Dienste der Pathologie und Therapie des Magen-Darm-Kanals. Verh. dtsch. Kongr. inn. Med. **29**, 17 (1912).

SCHABADASCH, A.: Die Nerven des Magens der Katze. Z. Zellforschg **10**, 254 (1930). — SCHLESINGER, E.: Die Grundformen des normalen und pathologischen Magens und ihre Entstehung. Berl. klin. Wschr. **1910** II, 1977. — Weitere Aufschlüsse über den Befund und die Genese der Gastroptose durch das Röntgenbild. Dtsch. Arch. klin. Med. **107**, 552 (1912). Chronische Gastroparese als Ursache schwerer motorischer Insuffizienz bei freiem Pylorus. Mitt. Grenzgeb. Med. u. Chir. **32**, H. 1 (1920). — Die Röntgendiagnostik der Magen- und Darmkrankheiten, 2. Aufl. Berlin u. Wien: Urban & Schwarzenberg 1922. — SCHWALBE, G.: Beiträge zur Kenntnis des menschlichen Magens. Z. Morph. u. Anthrop. **1912**, Sonderh. 2. (Festrede für G. RETZIUS.) — STILLER, B.: Die Lehre von der Enteroptose und nervösen Dyspepsie auf Grund des Costalstigmas. Berl. klin. Wschr. **1899** I, 742, 770, 787. — Kritische Glossen eines Klinikers zur Radiologie des Magens. Arch. Verdgskrkh. **16**, 121 (1910). — Zur Frage des radiologischen Magens. Arch. Verdgskrkh. **18**, 1 (1912). — STÖHR jr., PH.: Mikroskopische Studien zur Innervation des Magen-Darmkanals. Z. Zellforschg **12**, 66 (1930). Mikroskopische Studien zur Innervation des Magen-Darmkanals. II. Über die Nerven des menschlichen Magens und ihre Veränderungen beim Ulcus. Z. Zellforschg **16**, 123—197 (1932). Zur Anatomie und Physiologie des Magens. Dtsch. med. Wschr. **1939**, 989. — STOERCK, O.: Über Gastritis chronica. Wien. klin. Wschr. **1922**, 855.

THORELL, G.: Untersuchungen über die Bewegungsfähigkeit der Mucosamuskulatur des Magens. Münch. med. Wschr. **1925**, 338.

VELDE, G.: Veränderungen der Magenschleimhaut auf vegetative Reize. Klin. Wschr. **1932** II, 1513. — VOGT, WALTHER: Situsstudien an der menschlichen Bauchhöhle. I. Über genetische und konstruktive Bedingungen des Situs abdominis. II. Die peritoneale Befestigung der Nieren und Nebennieren. (Anatomie, Entwicklung und konstruktive Bedeutung der Nierenfascien; ihr Verhalten bei Nephroptose.) Z. Anat. **80**, 859 (1936).

WALDEYER: Sitzgsber. preuß. Akad. Wiss., Physik.-math. Kl. **29** (1908). — WERNSTEDT, W.: Verh. nord. Kongr. inn. Med. Stockh. 1904. Herausgeg. von H. KÖSTER. Stockholm: Nordstedt & Söhne 1905. — Canalis pylori und Vestibulum pylori. Arch. f. Anat. **1907**, 227. WHEELON and THOMAS: Rhythmicity of the pyloric sphincter. Amer. J. Physiol. **54**, 460 (1921).

Wheelon, H., and J. Earl Thomas: Observations on the motility of the duodenum and the relation of the duodenal activity to that of the pars pylorica. Amer. J. Physiol. **59**, 72 (1922). Worokiew: 16. Kongr. Internat. Med., Budapest. C. v. Sect. I, H. 2. 1910. Zucker, T. F., B. M. Berg and L. M. Zucker: J. Nutrit. **30**, 301 (1945).

D. Physiologie und funktionelle Pathologie des Magens.

I. Magenbewegungen.

Zusammenfassende Arbeiten.

Alvarez, W. C.: The mechanics of the digestive tract. New York: Höber 1922.

Babkin, B. P.: Die äußere Sekretion der Verdauungsdrüsen. Berlin: Springer 1928. — Berg, H. H.: Die direkten Röntgensymptome des Ulcus duodeni und ihre klinische Bedeutung. Erg. med. Strahlenforschg **2**, 251 (1926). — Bickel, A.: Der nervöse Mechanismus der Sekretion der Magendrüsen und der Muskelbewegung am Magen-Darmkanal. Erg. Physiol. **24**, 228 (1925). — Du Bois-Reymond: Untersuchungen über tierische Elektrizität. Berlin 1848 u. 1884. — Boldyreff, W. N.: Surgical method in the physiology digestion. Description of the most important operations on digestive system. (And of some operations of other organs.) Erg. Physiol. **24**, 399 (1925).

Cannon, W. B.: The mechanical factor of digestion. London: E. Arnold 1911. — Catel, W.: Normale und pathologische Physiologie der Bewegungsvorgänge im gesamten Verdauungskanal. Leipzig: Georg Thieme 1937. — Curtis, H. J.: Bioelectric measurements. In Uber, Biophysical research methods, S. 233—270. New York u. London: Interscience Publishers 1950.

Dietlen, H.: Ergebnisse des medizinischen Röntgenverfahrens für die Physiologie. Erg. Physiol. **13**, 47 (1913).

Forssell, G.: Über die Beziehungen der Röntgenbilder des Magens zu seinem anatomischen Bau. Hamburg: Lucas Gräfe u. Sillern 1913.

Helmont, van: Von der Morgenröte der Medizin. 1648. — Hess, W. R.: Vegetative Funktionen und Zwischenhirn. Basel: Benno Schwabe & Co. 1947. — Die funktionelle Organisation des vegetativen Nervensystems. Basel: Benno Schwabe & Co. 1948. — Die Bedeutung des Hypothalamus für die Regulierung vegetativer Funktionen. Dtsch. Arch. klin. Med. **195**, 55 (1949).

Klein, E.: Der Magen. In Strickers Handbuch der Lehre von den Geweben, Bd. 1. 1871.

Lintwarew, S. J.: Inaug.-Diss. St. Petersburg 1901.

Metzner, R.: Die histologischen Veränderungen der Drüsen bei ihrer Tätigkeit. In W. Nagels Handbuch der Physiologie des Menschen, Bd. 2, 2. Hälfte. Braunschweig 1907.

Plenk, H.: Handbuch der mikroskopischen Anatomie des Menschen, herausgeg. von W. v. Möllendorff, Bd. 5, Verdauungsapparat, Teil 2: Magen, S. 1—234. Berlin: Springer 1932.

Schaefer: Elektrophysiologie. Bd. I: Allgemeine Elektrophysiologie. Wien: Franz Deuticke 1940. Bd. II: Spezielle Elektrophysiologie. Wien: Franz Deuticke 1942. — Schmidt, R.: Schmerzphänomene bei inneren Krankheiten. Wien 1906. — Stumpf: In Stumpf-Weber-Weltz, Röntgenkymographische Bewegungslehre. Leipzig: Georg Thieme 1936.

Veit, H.: Inaug.-Diss. Frankfurt a. M. 1926.

Weltz: Magenphysiologie für Röntgenzwecke. Leipzig: Georg Thieme 1940.

Einzelarbeiten.

Benninghoff, A.: Über die Beziehungen zwischen elastischem Gerüst und glatter Muskulatur in der Arterienwand und ihre funktionelle Bedeutung. Z. Zellforschg **6**, 348 (1927). — Bergmann, G. v.: Das „epiphrenale Syndrom", seine Beziehungen zur Angina pectoris und zum Kardiospasmus. Dtsch. med. Wschr. **1932** I, 605. — Boldyreff, W. N.: Le travail périod. de l'appareil digest. en dehors de la digest. Arch. sci. Biol. St. Petersburg **1**, 1 (1907). Die periodische Tätigkeit des Verdauungsapparates außerhalb der Verdauung vom biologischen und medizinischen Gesichtspunkte aus betrachtet. Internat. Beitr. Path. u. Ther. Ernähr.stör. usw. **5** (1914). — Borchers, E.: Motilitätsstörungen des Magens und Vagusresektion. Zbl. Chir. **47**, 1535 (1920). — Anteil des Nervus vagus an der motorischen Innervation des Magens im Hinblick auf die operative Therapie von Magenkrankheiten. Studien zur Physiologie und Pathologie der Magenbewegungen sowie zu modernen Problemen der Magenchirurgie. Bruns' Beitr. **122**, 547 (1921). — Die Aussichten der Behandlung von Motilitätsstörungen des Magens durch Vagusunterbrechung. Dtsch. Z. Chir. **162**, 19 (1921). — Bozler: The action potentials of the stomach. Amer. J. Physiol. **144**, 693 (1945). — Conduction, Automaticity and Tonus of Visceral Muscles. Experientia **4**, 213 (1948). — Reflex peristalsis of the intestine. Amer. J. Physiol. **157**, 338 (1949). — Myenteric reflex. Amer. J. Physiol. **157**, 329 (1949). — BRAUCH, F.: Pylorusreflexe beim Menschen. Pflügers Arch. **229**, 694 (1932). — Zur Synthese der Magenfunktionen. Z. exper. Med. **86**, 829 (1933). — Peristaltikablauf am Ulcusmagen. Nordwestdtsch. Kongr. inn. Med. Hamburg 1937. — Studien zur normalen und pathologischen Physiologie der Bewegungsvorgänge am menschlichen Magen. I. Mitt. Über Spontanänderungen der Magenperistaltik. Z. klin. Med. **132**, 733 (1937). BRÜCKE, E.: Das Muskelsystem der Schleimhaut des Magens und Darmkanals. Sitzgsber. Akad. Wiss. Wien, Math.-naturwiss. Kl. **6**, 214 (1851). — BUYTENDYK: Über einige Anwendungen des Erregungsgesetzes. Pflügers Arch. **129**, 354 (1909).

CANNON, W. B.: Oesophageal Peristalsis after Bilateral Vagotomy. Amer. J. Physiol. **19**, 436 (1907).

DAHMANN, H.: Hiatus oesophageus oder Kardia? Eine experimentell-physiologische und klinische Studie zur Beurteilung der Spasmen in den unteren Speiseröhrenabschnitten sowie der Funktion des Hiatus oesophageus und der sog. abdominalen Speiseröhre. Z. Hals- usw. Heilk. **28**, 262 (1931). — DALE, H. H., and W. F. FELDBERG: The chemical transmitter of vagus effects to the stomach. J. of Physiol. **81**, 320 (1934).

EGAN, E.: Acidität und Entleerung. Untersucht mittels Dauermagensonde und Durchleuchtung. Arch. Verdgskrkh. **21**, 479 (1915).

FRAENKEL: Praktisch-diagnostische Ergebnisse aus dem Studium der Röntgenperistaltik des Magens. Fortschr. Röntgenstr. **34**, 1 (1926).

GOERTTLER, K.: Der konstruktive Bau der menschlichen Darmwand. Morph. Jb. **69**, 329 (1932). — Bau der Muscularis mucosae des Magens. Sitzgsber. Akad. Wiss. Heidelberg, Math.-naturwiss. Kl. **1939**. — GOETZE, O.: Die Funktion des operierten Magens im Röntgenbild. Fortschr. Röntgenstr. **30**, 5 (1922). — GUNN and UNDERHILL: Quart. J. Exper. Physiol. **8**, 275 (1914).

HEDBLOM, C. A., and W. B. CANNON: Some conditions affecting the discharge of food from the stomach. Amer. J. Med. Sci. **1909**. — HENNING, N., u. L. NORPOTH: Die Dehnungsprobe, eine Methode zur Diagnose der Gastritis. Dtsch. Arch. klin. Med. **173**, 524 (1932). — HIRSCH, A.: Untersuchungen über den Einfluß von Alkali und Säure auf die motorischen Funktionen des Hundemagens. Zbl. klin. Med. **74**, 73 (1893).

KATSCH, G.: Beitrag zum Studium der Magenmotilität. Internat. Beitr. Path. u. Ther. Ernähr.stör. usw. **1912**, 429. — KELLER y PISHA: Rev. Gastroenterol. **14**, 495 (1942). — KESTNER, O.: Der biologische Bauplan des Magens. Pflügers Arch. **205**, 34 (1924). — KLEIN, E.: Gastric motility. III. The mechanism of the pylorus. Arch. Surg. **12**, 1224 (1926). — KOENNECKE, W.: Experimentelle Innervationsstörungen am Magen und Darm. Klin. Wschr. **1922 II**, 1262. — KOENNECKE, W., u. H. MEYER: Röntgenuntersuchungen über den Einfluß von Vagus und Sympathicus auf Magen und Darm. Mitt. Grenzgeb. Med. u. Chir. **35**, 297 (1922). — Klinisches und Experimentelles zur chronischen Duodenalstenose. Dtsch. Z. Chir. **175**, 179 (1922). — KOLM u. PICK: Über Änderungen der Adrenalinwirkung nach Erregung des vagalen Endapparates. Pflügers Arch. **184**, 79 (1920). — KREUZFUCHS, S.: Die Magenmotilität beim Ulcus duodeni. Dtsch. med. Wschr. **1912 II**, 2168.

LATOTZKI: Kochsalzverarmung durch Diaphorese und ihr Einfluß auf die Magensalzsäuresekretion. Inaug.-Diss. Greifswald 1942. — LAUBER, H.: Zur Klinik der Bewegungsrhythmik des Magens. Z. exper. Med. **74**, 586 (1930).

MANGOLD, E.: Die Mundspeichelverdauung und ihre Fortsetzung im Magen und im Darm. Dtsch. zahnärztl. Wschr. **1911 I**, 41. — Über Automatie, Erregbarkeit und Totenstarre in verschiedenen Teilen des Froschmagens. Dtsch. med. Wschr. **1920 I**, 447. — MARBAIX: Cellule **14**, 251 (1898). — MERING, J. v.: Über die Funktion des Magens. Verh. Kongr. inn. Med. **1893**, 471. — Zur Funktion des Magens. Verh. Kongr. inn. Med. **1897**, 433. — MEYER, F.: Zur Frage der Verweildauer von Flüssigkeiten im Magen. Z. physiol. Chem. **71**, 466 (1911). — MIDDELDORPH, A. TH.: Disquisitio de glandulis Brunianis. Vratislaviae 1846. — MUSSGNUG, H.: Der Anteil des N. phrenicus an der Innervation von Brust- und Bauchorganen beim Hunde. Dtsch. Z. Chir. **227**, 132 (1930).

ONODERA, K., KANEGAE, MATUFUZI u. HASI: Über die gastrographische Methode der Diagnose von Magenkrebs, Magen-Darm-Geschwür und Cholecystitis. Z. klin. Med. **118**, 354 (1931). — ORBELI u. BRÜCKE: Die Aktionsströme der Ureterenmuskulatur während des Ablaufes spontaner Wellen. Pflügers Arch. **133**, 341 (1910).

REHM: A theory of the formation of HCl by the stomach. Gastroenterology **14**, 401 (1950). RICHTER: Action currents from the stomach. Amer. J. Physiol. **67**, 612 (1924). — RUBASCHOW: Beiträge zur Lehre von den Folgen der Vagotomie. Internat. Beitr. Path. u. Ther. Ernähr.stör. usw. **3**, 482 (1912).

SCHELLHAAS, H.: Über die Muscularis mucosae des Magens. Z. Zellforschg **30**, 463 (1940). SCHLESINGER, E.: Die Grundformen des normalen und pathologischen Magens und ihre Entstehung. Berl. klin. Wschr. **1910 II**, 1977. — SCHMIDT, H.: Der funktionelle Bau der Schleimhaut des Magens. Morph. Jb. **83**, 495 (1939). — SCHWARZ, G.: Versuch eines Systems der physiologischen und pathologischen Magenperistaltik. Fortschr. Röntgenstr. **17**, 128 (1911). SCHWELLWORTH: Rezeptionsorgane ohne Empfindung und ihr Verhältnis zu den Sinnesorganen. Z. Biol. **76**, 121 (1922). — STARY, Ž., u. P. MAHLER: Arch. Verdgskrkh. **32**, 201 (1924). — STÜBEL: Der Erregungsvorgang in der Magenmuskulatur nach Versuchen am Frosch- und am Vogelmagen. Pflügers Arch. **143**, 381 (1912). — SÜSSENBACH, G.: Über die Bewegungen des menschlichen Magens. Ein Beitrag zur Klinik der Bewegungsrhythmik des Magens. Z. klin. Med. **114**, 164 (1930).

TEZNER, O., u. M. TUROLD: Pharmakologische und physiologische Studien am überlebenden menschlichen Magen. Z. exper. Med. **12**, 275 (1921). — TÖNNIES, W., u. H. E. NEVER: Der Pylorusreflex auf Fett im Duodenum. Pflügers Arch. **207**, 24 (1925). — TRINKLER, K.: Über den Bau der Magenschleimhaut. Arch. mikrosk. Anat. **24**, 174 (1884). — TSCHERMAK, A. v.: Bioelektrische Studien an der Magenmuskulatur. I. Mitt. Das Elektrogastrogramm (Egg) bei Spontanrhythmik des isolierten Froschmagens. Pflügers Arch. **175**, 165 (1919). — Weitere Beiträge zur Elektrogastrographie. Pflügers Arch. **224**, 356 (1930).

WATANABE, T.: Über den Einfluß der doppelseitigen intrathorakalen Sympathico-Splanchnicotomie auf die motorische Funktion des Magens. Fortschr. Röntgenstr. **30**, 512 (1923). — Zur pathologischen Physiologie der motorischen Funktion des Magens. Einfluß von Lähmung und Reizung einzelner und mehrerer Komponenten des vegetativen Nervensystems auf Tonus und Peristaltik. Virchows Arch. **251**, 494 (1924). — WEBER, W. F.: Über den Bau der Muscularis mucosae im Verdauungsschlauch des Menschen. Z. mikrosk.-anat. Forschg **52**, 480 (1942). — WEITZ u. VOLLERS: Über peristaltische Bewegungen des Oesophagus. Z. exper. Med. **48**, 185 (1925). — Über rhythmische Kontraktionen der glatten Muskulatur an verschiedenen Organen (Magen, Darm, Harnblase, Scrotum, Penis, Uterus, Milz und Gefäße). Z. exper. Med. **52**, 723 (1926). — Beitrag zur Frage der Dünndarmbewegungen beim Menschen. Z. exper. Med. **52**, 747 (1926). — WEITZ, W.: Über fraktionierte Ausheberungen des Magens nach Probetrunk unter spezieller Berücksichtigung der Nachsekretion. Klin. Wschr. **1924 II**, 2040. — WELTZ: Über Peristaltik und Tonus des Magens. Münch. med. Wschr. **1950**, 489. — WHEELON: Relation of the gastric content to the secretory and motor functions of the stomach. Arch. Int. Med. **28**, 613 (1921).

II. Der Magensaft.

Zusammenfassende Arbeiten.

AMMON u. DIRSCHERL: Fermente, Hormone, Vitamine und die Beziehungen dieser Wirkstoffe zueinander. Leipzig: Georg Thieme 1948.

BABKIN, B. P.: Die äußere Sekretion der Verdauungsdrüsen. Berlin: Springer 1928. — BICKEL, A.: (1) OPPENHEIMERS Handbuch der Biochemie, Bd. 3, 1. Hälfte. 1907. — (2) Magen und Magensaft. In OPPENHEIMERS Handbuch der Biochemie, Bd. 4, Teil V, S. 503. 1925. — (3) Der nervöse Mechanismus der Sekretion der Magendrüsen und der Muskelbewegung am Magen-Darmkanal. Erg. Physiol. **24**, 228 (1925). — BIDDER, F., u. C. SCHMIDT: Die Verdauungssäfte und der Stoffwechsel. 1852. — BOLDYREFF, W.: Einige neue Seiten der Tätigkeit des Pankreas. Der Übertritt des Pankreassaftes und anderer Darmsekrete in den Magen. Die physiologische und klinische Bedeutung dieser Erscheinung. Erg. Physiol. **11**, 121 (1911). BUCHS: Über das Kathepsin des Magensaftes. Inaug.-Diss. Basel 1940. — Die Biologie des Magenkathepsins. Basel u. New York: S. Karger 1947. — Pepsin, Cathepsin and Parachymosin as equivalent and integrant constituents of stomach protease. Enzymologia **13**, 208 (1949). Über die Bedeutung von Pepsin und Kathepsin für die Labung. Biochem. Z. **320**, 247 (1950). BUCHS u. FREUDENBERG: Die Rolle des Kathepsins bei der Eiweißverdauung. Erg. inn. Med., N. F. **2**, 544 (1951).

EINHORN, M.: Diseases of the stomach. New York: William Wood & Co. 1896 u. 1920. — EPPINGER, H.: Die seröse Entzündung. Wien: Springer 1935.

HEIDENHAIN, R.: HERRMANNS Handbuch der Physiologie, Bd. 5, Teil 1, S. 158. 1883.

LINDE: Studies on the stimulation mechanism of gastric secretion. Acta physiol. scand. (Stockh.) **21**, Suppl. **74** (1950). — LINDERSTRØM-LANG u. HOLTER: Verteilung einiger Enzyme in den Schleimhautschichten des Magen-Darmkanals einiger Vertebraten. Tab. biol. **21**, 1 (1946).

MERTEN, R.: Die Klinik und Chemie der Proteinasen des menschlichen und tierischen Organismus, ihre besondere Bedeutung in seinen Abwehrleistungen und in der klinischen Diagnose. Erg. inn. Med. N. F. **2**, 50 (1951). — MIGAY: Inaug.-Diss. St. Petersburg 1901. — MODRAKOWSKI, G.: Die Sekretionsstörungen des Magens. In MOHR-STAEHELINS Handbuch der inneren Medizin, 1. Aufl., Bd. 3, Teil 1. Berlin: Springer 1918.

ÖBRINK, K. J.: Studies on the kinetics of the partial secretion of the stomach. Acta physiol. scand. (Stockh.) **15**, Suppl. **51** (1948).

PAWLOW, I. P.: Die Arbeit der Verdauungsdrüsen. Wiesbaden: J. F. Bergmann 1898. — PLENK, H.: Handbuch der mikroskopischen Anatomie des Menschen, herausgeg. von W. v. MÖLLENDORFF, Bd. 5, Verdauungsapparat, Teil 2: Magen, S. 1—234. Berlin: Springer 1932.

RIEGEL: Die Erkrankungen des Magens. Wien-Leipzig: Alfred Hölder 1908. — ROSE-MANN, R.: Physikalische Eigenschaften und chemische Zusammensetzung der Verdauungs-säfte unter normalen und abnormen Bedingungen. 2. Magensaft. In Handbuch der normalen und pathologischen Physiologie, Bd. 3, S. 839. Berlin: Springer 1927.

SAHLI, H.: Lehrbuch der klinischen Untersuchungsmethoden. Leipzig u. Wien: Franz Deuticke 1894.

WIEMER, W.: Zur Biologie des Kaliums unter besonderer Berücksichtigung seines Ver-haltens im menschlichen Magensaft. Inaug.-Diss. Greifswald 1936.

ZIMMERMANN, K. W.: Beitrag zur Kenntnis des Baues und der Funktion der Fundus-drüsen im menschlichen Magen. Erg. Physiol. **24**, 281 (1925).

Einzelarbeiten.

ALBERS, D., H., A. SCHNEIDER u. I. POHL: Über einen niedermolekularen proteolytischen Wirkstoff des Magensaftes. Ber. dtsch. chem. Ges. **75**, 1859 (1942). — Zur Frage des „eiweiß-freien" Pepsins. Z. physiol. Chem. **277**, 205 (1943).

BALINT, R.: (1) 5. Kongr. Verdgskrkh. Wien 1925. Sitzg vom 29. Sept. bis 3. Okt. 1925. Verh. Ges. Verdgskrkh. **1926**, 334, 347. — (2) Extraventrikuläre physikalisch-chemische Faktoren in der Pathogenese des Magengeschwürs. Wien. klin. Wschr. **1926**, 7. — BALTZER, FR.: Der Magenschleim. (Seine physikalischen und chemischen Eigenschaften.) Arch. Verdgskrkh. **56**, 35 (1934). — Protein und Muzin im normalen und pathologischen Magensaft. I. Die Bestimmung von Protein und Muzin im menschlichen Magensaft. Arch. Verdgskrkh. **62**, 113 (1937). — Protein und Muzin im normalen und pathologischen Magensaft. II. Die Bedeutung der Kolloide Schleim und Eiweiß zur Erkennung einer Gastritis. Arch. Verdgs-krkh. **62**, 305 (1937). — BECKER, K. PH.: Pharmakologische Untersuchungen am menschlichen Magen. II. Zur Alkalitherapie der Supersekretion und Superacidität. Dtsch. Arch. klin. Med. **177**, 115 (1935). — BECKER, K. PH., u. E. GEIS: Quantitative Bestimmungen der Insu-linwirkung auf die Teilfunktionen des gesunden menschlichen Magens. Dtsch. Arch. klin. Med. **176**, 154 (1934). — BENSLEY, R. R., and B. C. H. HARVEY: The formation of hydro-chloric acid on the free surface and not in the glands of the gastric mucous membrane. Trans. Chicago Path. Soc. **9**, 14 (1913). — BERGMANN: Amino-acids, proteins and proteolytic enzymes. Nature (Lond.) **131**, 698 (1933). — Classification of proteolytic enzymes. Adv. Enzymol. **2**, 49 (1942). — BERRIDGE, N. J.: Pure crystalline Rennin. Nature (Lond.) **151**, 473 (1943). — The purification and crystallization of Rennin. Biochemic. J. **39**, 179 (1945). — BERRIDGE, N. J., J. G. DAVIS, P. M. KON, S. K. KON and F. R. SPREATLING: Production of rennet from living calves. Biochemic. J. **36**, 3 (1942). — BICKEL, A.: Experimentelle Untersuchungen über den Magensaft. Berl. klin. Wschr. **1905 I**, 60. — Experimentelle Untersuchungen über die Magensaftsekretion bei den Herbivoren. Berl. klin. Wschr. **1905 I**, 144. — Experimentelle Untersuchungen über den Einfluß von Alkalien und Säuren auf die sekretorische Funktion der Magenschleimhaut. Berl. klin. Wschr. **1905 II**, 869. — Experimentelle Untersuchungen über die Magensaftsekretion beim Menschen. Verh. Kongr. inn. Med. **1906**, 481. — BOLDY-REFF, W. N.: Le travail périod. de l'appareil digest. en dehors de la digest. Arch. sci. Biol. St. Petersburg **1**, 1 (1907). — Die periodische Tätigkeit des Verdauungsapparates außerhalb der Verdauung vom biologischen und medizinischen Gesichtspunkte aus betrachtet. Internat. Beitr. Path. u. Ther. Ernähr.stör. usw. **5** (1914). — BOLDYREFF, W.: Der Übertritt des natür-lichen Gemisches aus Pankreassaft, Darmsaft und Galle in den Magen. Die Bedingungen und die wahrscheinliche Bedeutung dieser Erscheinung. Pflügers Arch. **121**, 13 (1907). — BOLTEN and GOODHART: Mucus factor in automatic regulation of acidity. J. of Physiol. **77**, 287 (1933). — BONIS, A.: Magenschleim und Säurebindung. Zugleich ein Beitrag zur Titra-tion mit Indicatoren und zur elektrometrischen Titration des Magens. Z. klin. Med. **113**, 611 (1930). — BRINCK, J.: Die Bedeutung des Rhodans für die Autodesinfektion des Magens. Z. klin. Med. **123**, 350 (1933). — BRÜCKE: Sitzgsber. Akad. Wiss. Wien, Math.-naturwiss. Kl. **43**, 601 (1861). — BÜRGER u. KRAMER: Über den muskulären Angriffspunkt des Insulins. Z. exper. Med. **61**, 449 (1928). — Über den hepatischen Angriffspunkt des Insulins. Die pri-märe paradoxe Insulinhyperglykämie. Z. exper. Med. **65**, 487 (1929).

CALVARY, H. O., R. M. HERRIOTT and J. H. NORTHROP: The determination of some amino acids in crystalline enzymes. J. of Biol. Chem. **113**, 11 (1936). — CASTLE, W. B.: Observations on the etiologic relationship of Achylia gastrica to pernicious anaemia. I. The affect of the administration to patients with pernicious anaemia of the contents of the normal human stomach recovered after the ingestion of beef muscle. Amer. J. Med. Sci. **178**, 748 (1929). — COLLIP, I. B.: Univ. Toronto Stud. physiol. Ser. **1920**, Nr 35.

DANILEWSKI: Hinweis in Referat über HENSEL, Malys Jber. **33**, 556 (1903). — DAVEN-PORT, H.: The inhibition of carbonic anhydrase and of gastric acid secretion by thiocyanate. Amer. J. Physiol. **129**, 505 (1940). — Untersuchungen über das fettspaltende Ferment des Magensaftes nebst Angaben zur quantitativen Bestimmung desselben. Berl. klin. Wschr. **1912 I**, 1132. — DELHOUGNE, F.: Beiträge zur Magensaftsekretion. I. Über Salzsäure- und

Chlorkonzentration im reinen Magensaft. Dtsch. Arch. klin. Med. **150**, 70 (1926). — Beiträge zur Magensaftsekretion. II. Über den Einfluß anstrengender Arbeit auf die Magensaft-sekretion. Dtsch. Arch. klin. Med. **150**, 78 (1926). — Untersuchungen über die Magensaft-sekretion. III. Über den Einfluß elektrischer und mechanischer Reize auf die Magensaft-sekretion. Dtsch. Arch. klin. Med. **150**, 170 (1926). — Untersuchungen über die Magensaft-sekretion. V. Über die Magenlipase. Dtsch. Arch. klin. Med. **152**, 166 (1926). — Unter-suchungen über den Pepsingehalt des Magensaftes. Dtsch. Arch. klin. Med. **157**, 299 (1927). — Zur Verteilung von Salzsäure und Fermenten im Mageninhalt. Dtsch. Arch. klin. Med. **160**, 267 (1928). — Über den Gehalt des Magensaftes an phosphorhaltigen Substanzen. Dtsch. Arch. klin. Med. **170**, 609 (1931).

EBSTEIN, W., u. P. GRÜTZNER: Über Pepsinbildung im Magen. Pflügers Arch. **8**, 122 (1874). Kritisches und Experimentelles über die Pylorusdrüsen. Pflügers Arch. **8**, 617 (1874). — EWALD, C. A., u. I. BOAS: Beiträge zur Physiologie und Pathologie der Verdauung. II. Virchows Arch. **104**, 271 (1886).

FELDBERG, W. D., D. KEILIN u. T. MANN: Activity of carbonic anhydrase in relation to gastric secretion. Nature (Lond.) **1940** II, 651. — FÖLDES, E.: Beiträge zur Physiologie und pathologischen Physiologie der Ausscheidungen des Magens. Klin. Wschr. **1924** II, 1951. — FREUDENBERG u. BUCHS: Über das Duodenalkathepsin. Ann. Paediatr. **166**, 77 (1946). — FULD, E., u. L. A. LEVISON: Die Pepsinbestimmung mittels der Edestinprobe. Biochem. Z. **6**, 473 (1907).

GLASS, G. B. J.: New physiological and clinical studies on the secretion of mucin in the human stomach. Rev. Gastroenterol. **16**, 687 (1949). — GLASS, G. B. J., and L. J. BOYD: The three main components of the human gastric mucin: dissolved mucoproteose, dissolved mucoprotein, and mucoid of the gastric visible mucus. Gastroenterology **12**, 821 (1949). — Studies on dissolved mucin of the gastric juice. Relationship of the mucoid of the visible gastric mucus, its split products, and the salivary mucin to the dissolved gastric mucoproteose and mucoprotein of the gastric juice. Bull. N. Y. Med. Coll. **12**, 1 (1949). — Patterns of response of gastric mucoprotein and acid to insulin; correlation with the underlying disease in the non-operated stomach of man. Gastroenterology **15**, 438 (1950). — A study of the alleged deficiency of gastric mucin in the stomach of humans with peptic ulcer. Gastroentero-logy **16**, 697 (1950). — GLASS, G. B. J., L. J. BOYD, A. HEISLER and I. J. DREKTER: Studies on dissolved mucin of the gastric juice. Bull. N. Y. Med. Coll. **11**, 8 (1948). — GLASS, G. B. J., J. L. BOYD and CH. S. SVIGALS: The absence of glandular mucoprotein and the pre-sence of mucoproteose from surface epithelium in the gastric juice of patients with pernicious anemia. Bull. N. Y. Med. Coll. **13**, 15 (1950). — GLASS, G. B. J., B. L. PUGH and ST. WOLF: Acid-binding capacity of dialyzed mucin fractions from human gastric juice. Proc. Soc. Exper. Biol. a. Med. **76**, 398 (1951). — GLICK: Properties of choline esterase in human serum. Biochemic. J. **31**, 521 (1937). — Studies on enzymatic histochemistry. XXV. A micro method for the determination of choline esterase and the activity-p_H-relationship on this enzyme. J. Gen. Physiol. **21**, 289 (1938). — Studies on enzymatic histochemistry. XXVI. The histological distribution of choline esterase in the gastric mucosa normally and after administration of certain drugs. J. Gen. Physiol. **21**, 297 (1938). — GRANT: Calcium in gastric mucus and regulation of gastric acidity. Amer. J. Physiol. **135**, 496 (1942). — GROEBBELS, F.: Neue Untersuchungen zur histologischen Physiologie der Magendrüsen. Münch. med. Wschr. **1922** II, 1622. — Beiträge zur histologischen Physiologie der Verdauungs-drüsen. 1. Mitt. Untersuchungen über die histologische Physiologie der Magenschleimhaut einiger Säugetiere und Vögel. Z. Biol. **80**, 1 (1924). — GROSS, O.: Die Wirksamkeit des Pep-sins und eine einfache Methode zu ihrer Bestimmung. Berl. klin. Wschr. **1908** I, 643. — GROSS, W.: Beitrag zur Kenntnis der Sekretionsbedingungen des Magens nach Versuchen am Hund. Arch. Verdgskrkh. **12**, 507 (1906).

HAMMARSTEN, O.: Studien über Chymosin- und Pepsinwirkung. VIII. Über die ver-schiedene Empfindlichkeit der Magenenzyme von Kalb und Schwein gegen Alkalieinwirkung. Z. physiol. Chem. **121**, 261 (1922). — Studien über Chymosin- und Pepsinwirkung. IX. Über das verschiedene Verhalten der Magenenzyme von Kalb und Schwein gegen Säureeinwirkung beim Erwärmen. Z. physiol. Chem. **130**, 55 (1923). — HARDY, T. L.: Hyperchlorhydria. A study based on the examination of 147 cases by the fractional test meal. Acta med. scand. (Stockh.) **64**, 427 (1926). — HARRINGTON, R. M., V. DESREUX and J. H. NORTHROP: Action of pepsin on acylated and non-acylated cysteine-(cystine-)tyrosine peptides. Science (Lan-caster, Pa.) **92**, 456 (1940). — HARROP, G. A., and E. M. BENEDICT: The role of phosphate and potassium in carbohydrate metabolism following insulin administration. Proc. Soc. Exper. Biol. a. Med. **20**, 430 (1923). — HEIDENHAIN, R.: Über die Absonderung der Fundus-drüsen des Magens. Pflügers Arch. **19**, 148 (1879). — HEILMEYER, L.: Klinische Beiträge zur Physiologie und Pathologie der Magensekretion. Dtsch. Arch. klin. Med. **148**, 273 (1925). — HEINZE: Über die primäre Acidität der Magensäure. Biochem. et Biophys. Acta **6**, 434 (1951). — HELMER: The relation of the secretion of mucus to the acidity of the gastric juice.

Amer. J. Physiol. **110**, 28 (1934/35). — HERRIOTT, R. M.: Isolation, crystallization and properties of swine pepsinogen. J. Gen. Physiol. **21**, 501 (1938). — Kinetics of the formation of pepsin from swine pepsinogen and identification of an intermediate compound. J. Gen. Physiol. **22**, 65 (1939). — HERRIOTT, R. M., and J. H. NORTHROP: Isolation of crystalline pepsinogen from swine gastric mucosa and its autocatalytic conversion into pepsin. Science (Lancaster, Pa.) **83**, 469 (1936). — HESSEL, G., E. PEKELIS u. A. MELTZER: Untersuchungen über die Ausscheidung harnfähiger Stoffe in den Magen-Darmkanal bei nephrektomierten Hunden. I. Mitt. Ein Beitrag zur Frage der sog. vikariierenden Sekretion. Z. exper. Med. **91**, 267 (1933). — Untersuchungen über die Ausscheidung harnfähiger Stoffe in den Magen-Darmkanal bei nephrektomierten Hunden. II. Mitt. Die Magensaftsekretion bei nephrektomierten Tieren. Z. exper. Med. **91**, 274 (1933). — HEYER, G. R.: Die Magensekretion beim Menschen unter besonderer Berücksichtigung der psychischen Einflüsse. I. Saftmenge und eiweißverdauende Kraft. Arch. Verdgskrkh. **27**, 227 (1921). — HOESCH, K.: Beiträge zur Magenfunktion. I. Mitt. Über die Phosphate im reinen Magensaft. Dtsch. Arch. klin. Med. **165**, 201 (1929). — HOLLÁN: Gastric urease. Brit. J. Exper. Path. 18, 365 (1947). — HOLLANDER, F.: Studies in gastric secretion. II. A comparison of criteria of acidity used in this investigation. J. of Biol. Chem. **91**, 481 (1931). — Studies in gastric secretion. III. Evidence in refutation of the Rosemann theory of hydrochloric acid formation. Amer. J. Physiol. **98**, 551 (1931). — Studies in gastric secretion. IV. Variations in the chloride content of gastric juice and their significance. J. of Biol. Chem. **97**, 585 (1932). — Studies in gastric secretion. V. The composition of gastric juice as a function of its acidity. J. of Biol. Chem. **104**, 33 (1934). — The composition of pure gastric juice. Amer. J. Digest. Dis. a. Nutrit. **1**, 319 (1934). — The components of the gastric secretion. Amer. J. Digest. Dis. a. Nutrit. **3**, 651 (1936). — Studies in gastric secretion. VI. A statistical analysis of the neutral chloride-hydrochloric acid relation in gastric juice. J. of biol. Chem. **125**, 161 (1938). — HOLLANDER u. COGWILL: Studies in gastric secretion. Gastric juice of constant acidity. J. of Biol. Chem. **91**, 151 (1931). — HOLLER: Über den Magenschleim und seine Fraktionen. Wien. Z. inn. Med. **32**, 73 (1951). — HOLTER, H.: Über die Labwirkung. Biochem. Z. **255**, 160 (1932). — HOLTER, H., u. B. ANDERSEN: Vergleich der Pepsin- und Labaktivität verschiedener Magensekrete. Biochem. Z. **269**, 285 (1934). — HORNYKIEWYTSCH, TH.: Das Acetylcholin-Cholinesterase-System und seine Beziehungen zu den physiologischen und pathologischen Zuständen des Magens. Radiol. clin. 18, 87 (1949). — Die Wasserstoffionenkonzentration in der Submukosa des Magens und ihre Änderungen unter verschiedenen experimentellen Bedingungen. I. Mitt. Die Methodik und die Ergebnisse der p_H-Messung im subkutanen Gewebe und in der Submukosa des Magens unter normalen physiologischen Bedingungen. Z. inn. Med. **6**, 119 (1951). — Die Wasserstoffionenkonzentration in der Submukosa des Magens und ihre Änderungen unter verschiedenen experimentellen Bedingungen. II. Mitt. Histochemische Untersuchungen über die Verteilung der Cholinesterase in der Magenwand. Änderungen des p_H in der Submukosa des Fundus und der präpylorischen Gegend nach Vagusreizung. Z. inn. Med. **6**, 129 (1951). — Die Wasserstoffionenkonzentration in der Submukosa des Magens und ihre Änderungen unter verschiedenen experimentellen Bedingungen. III. Mitt. Einfluß des p_H des Mageninhaltes auf die Wasserstoffionenkonzentration in der Submukosa des Magens. Z. inn. Med. **6**, 204 (1951). — Die Wasserstoffionenkonzentration in der Submukosa des Magens und ihre Änderungen unter verschiedenen experimentellen Bedingungen. IV. Mitt. Über den Einfluß des Prostigmins, Pilocarpins und Histamins auf das p_H der Submukosa verschiedener Magenteile. Z. inn. Med. **6**, 280 (1951). — Die Wasserstoffionenkonzentration in der Submukosa des Magens und ihre Änderungen unter verschiedenen experimentellen Bedingungen. V. Mitt. Klinische Bedeutung der Ergebnisse der p_H-Messung in der Submukosa des Magens. Z. inn. Med. **6**, 506 (1951).

JARNO, L.: Über quantitative Pepsinbestimmung für die Praxis. (Modifiziertes Kaseinverfahren nach GROSS.) Arch. Verdgskrkh. **29**, 164 (1922). — JORPES, E., and T. THANING: J. of Immun. **51**, 215 (1945).

KALK, H.: Über den Einfluß des Pilocarpins auf die Tätigkeit des menschlichen Magens. Arch. Verdgskrkh. **32**, 219 (1924). — KANITZ, H. R.: Rhodanwasserstoffsäure im Magensaft. Arch. Verdsgkrkh. **54**, 42 (1933). — KAPP: Untersuchungen über den Magenschleim. Über das Säurebindungsvermögen des Magenschleims. Gastroenterologia (Basel) **76**, 195 (1951). — KATSCH, G.: Klinisches über den reinen Magensaft. Verh. dtsch. Ges. inn. Med. (36. Kongr.) **1924**, 245. — Über reinen Magensaft und Magenchemismus. Münch. med. Wschr. **1924 II**, 1308. — Das Nebensekret des Magens. Münch. med. Wschr. **1933 I**, 675. — Gastritis serosa und Gastritis mucosa. Klin. Wschr. **1935 II**, 1561. — KATSCH, G., F. BALTZER u. J. BRINCK: Die anorganischen Substanzen des Magensaftes und ihre Beziehungen zueinander. Arch. Verdgskrkh. **56**, 1 (1935). — KATSCH, G., u. H. KALK: Statik und Kinetik des Magenchemismus. Methodisches. Arch. Verdgskrkh. **32**, 201 (1924). — Zum Ausbau der kinetischen Methode für die Untersuchung des Magenchemismus. III. Mitt. Die Chloride des Magensaftes, besonders bei Salzsäuremangel. Klin. Wschr. **1926 I**, 881. — KELLER, R.: Zur Säureproduktion des Magens. Biochem. Z. **214**, 395 (1929). — KOZAWA, S., K. FUKUSHIMA, M. UMENO, K. KURIHARA, C. TAKATA and M. HORIUCHI: Studien über Magensaftsekretion. I. Über das Verhalten der Ionen im Magensaft bei verschiedenen Patienten. Jap. J. med. Sci., Trans. Int. Med. etc. **3**, 15 (1933).

LEWIN, A. E.: Zur Methodik der Magenfunktionsprüfung. II. Mitt. Die praktische Durchführung der absoluten Bewertung der Magenfunktion. Arch. Verdgskrkh. **44**, 257 (1928). LINDE, TEORELL u. ÖBRINK: Experiments on the primary acidity of the gastric juice. Acta physiol. scand. (Stockh.) **14**, 220 (1947). — LINDERSTRØM-LANG, K.: Über die Einheitlichkeit des Caseins. Z. physiol. Chem. **176**, 76 (1928). — On the fractionation of casein. C. r. Trav. Labor. Carlsberg **17**, 1 (1929). — LINDERSTRØM-LANG u. A. S. OHLSEN: Studies on enzymatic histochemistry. XX. Distribution of urease in dog's stomach. Enzymologia **1**, 92 (1936). — LINDERSTRØM-LANG, K., u. C. F. JAKOBSON: The concentration accompanying enzymatic-breakdown of proteins. Enzymologia **10**, 97 (1941). — LOCKEMANN, G., u. W. ULRICH: Über Rhodangehalt und keimtötende Wirkung des menschlichen Magensaftes. Arch. Verdgskrkh. **50**, 7 (1931). — Colorimetrische Bestimmungen des Rhodangehaltes von Magensäften. Biochem. Z. **243**, 150 (1932). — LOEPER, M., et J. BAUMANN: La dissociation de l'activité chlorhydropeptique de l'estomac. Progrès méd. **49**, 253 (1922). — La dissociation de la sécrétion acidopeptique dans les affection de l'estomac. C. r. Soc. Biol. Paris **86**, 730 (1922). — LOISELEUR, J.: Sur le méchanisme de l'action des diastases du groupe tryptique. C. r. Acad. Sci. Paris **205**, 1103 (1937); **208**, 1355 (1939). — LÓPEZ-SUÁREZ, J.: Zur Kenntnis der Salzsäurebildung im Magen. Biochem. Z. **46**, 490 (1912). — LUBLIN, A., u. H. MIELKE: Über Stickstoffgehalt des Magensaftes. Z. klin. Med. **123**, 404 (1933). — LUCK: Ammonia production by animal tissues in vitro. II. The demonstration of urease in the animal body. Biochemic. J. **18**, 825 (1924). — LÜHR, K.: Das gastroskopische Bild der Gastritis serosa. Klin. Wschr. **1936 II**, 1800.

MAHLER, P.: Beiträge zur Chemie des menschlichen Magensaftes. Wien. Arch. inn. Med. **19**, 413 (1930). — MAHLER, P., u. Z. STARY: Zur quantitativen Bestimmung der Magenfunktion. Wien. Arch. inn. Med. **14**, 491 (1927); **15**, 149 (1928). — MALY, R.: Z. physiol. Chem. **1**, 174 (1877/78). — MARTIN: Gastric juice. I. Studies on the proteins of the gastric juice of humans. J. of Biol. Chem. **102**, 113 (1933). — Gastric juice. II. Studies on the ureas-splitting enzyme and pepsin in relation to the proteins. J. of Biol. Chem. **102**, 131 (1933). — MARTIN, L.: Protein nitrogen and nonprotein nitrogen determinations on gastric juice. A clinical evaluation. J. Amer. Med. Assoc. **100**, 1475 (1933). — MARTINI, P., u. K. PH. BECKER: Absolute Magenfunktionsprüfung bei Gesunden und Ulcuskranken. Dtsch. Arch. klin. Med. **175**, 1 (1933). — MERTEN, R.: Störungen im Fermentstoffwechsel nach Mangelernährung. I. Mitt. Untersuchungen über das Harnkathepsin und -pepsin. Klin. Wschr. **1948**, 260. — Fermente im Eiweißstoffwechsel und ihre Bedeutung für die Therapie. Verh. dtsch. Ges. inn. Med. (55. Kongr.) **1949**, 274. — Untersuchungen über das Magenkathepsin. Gastroenterologia (Basel) **76**, 63 (1950/51). — MERTEN, R., U. KLEFFNER u. H. RATZER: Zur Erfassung von Fermentstörungen im Magen-Darm-Kanal, zugleich ein Beitrag zur Ausnutzung der Nahrungsproteine. Z. klin. Med. **146**, 383 (1950). — MERTEN, R., u. H. RATZER: Zur Charakterisierung des Magen- und Harnkathepsins des Erwachsenen. Klin. Wschr. **1949**, 587. — MERTEN, R., H. RATZER u. U. KLEFFNER: Das Magenkathepsin des Erwachsenen in seiner Bedeutung für die Verdauung der Nahrungsproteine. Klin. Wschr. **1949**, 635. — Über Störungen der Ferment- und Säureproduktion im Magen, ihre diagnostische Erfassung und therapeutische Beeinflussung. Dtsch. Z. Verdgs- u. Stoffw.krkh. **10**, 160 (1950). — MESTREZAT, W., et P. GIRARD: Orgine de l'acidité gastrique. Formation d'acide chlorhydrique libre par dialyse élective de la solution d'un chlorure neutre. C. r. Soc. Biol. Paris **95**, 638 (1926). — METT, S. J.: Arch. f. Anat. **68** (1894). — MEYER and E. HAHNEL: The estimation of lysozyme by a viscosimetric method. J. of Biol. Chem. **163**, 723 (1946). — MEYER, PRUDDEN, LEHMAN and STEINBERG: Lysozyme content of the stomach and its possible relationship of peptic ulcer. Proc. Soc. Exper. Biol. a. Med. **65**, 220 (1947). — MICHAELIS, L., u. H. DAVIDSOHN: Die isoelektrische Konstante des Pepsins. Biochem. Z. **28**, 1 (1910). — Die Wirkung der Wasserstoffionen auf das Invertin. Biochem. Z. **35**, 386 (1911). — Die Bedeutung und die Messung der Magensaftazidität. Z. exper. Path. u. Ther. **8**, 398 (1911). — MORRIS, R. S., LEON SCHIFF, J. H. FOULGER, M. L. RICH and J. E. SHERMAN: Treatment of pernicious anemia. Effect of the single injection of concentrated gastric juice (Addison). J. Amer. Med. Assoc. **100**, 171 (1933). — MOZOLOWSKY, W., u. H. HILAROWICZ: Über die Bedeutung des sog. Serumantipepsins. Biochem. Z. **164**, 295 (1925).

NEUGEBAUER u. SCHMID: Über die Histaminbindungsfähigkeit des Magenschleimes. Wien. Z. inn. Med. **30**, 383 (1949). — NORPOTH, L.: Über stickstoffhaltige, insbesondere eiweißartige Substanzen im Magensaft. Klin. Wschr. **1948**, 406. — NORTHROP, J. H.: The mechanism of the influence of acids and alkalies on the digestion of proteins by pepsin and trypsin. J. Gen. Physiol. **5**, 263 (1922). — Crystalline pepsin. I. Isolation and rests of purity. J. Gen. Physiol. **13**, 739 (1930). — Crystalline Pepsin. II. General properties and experimental methods. J. Gen. Physiol. 13, 767 (1930). — Crystalline pepsin from inactive denatured pepsin. J. Gen. Physiol. 14, 713 (1931). — Chemie der kristallisierten Enzyme. Erg. Enzymforsch. 1, 295 (1932). — J. Gen. Physiol. 30, 177 (1946). — NORTHROP, J. H., u. M. KUNITZ: Pepsin, Trypsin, Chymotrypsin. In Handbuch der biologischen Arbeitsmethoden, Bd. IV/2, S. 440.

ORTMANN u. HEINZE: Zit. nach HEINZE 1951.

PARROT: Zit. nach SCHMID 1951. — PARROT, J. L., C. DEBRAY et G. RICHET: Sur le mécanisme physiologique des ulcères gastroduodénaux. Presse méd. 53, 218 (1945). — PATTERSON and STETTEN: A study of gastric HCl formation. Science (Lancaster, Pa.), 109, 256 (1949). PAWLOW, I. P., u. S. W. PARASTSCHUK: Über ein und demselben Eiweißfermente zukommende proteolytische und milchkoagulierende Wirkung verschiedener Verdauungssäfte. Z. physiol. Chem. 42, 415 (1904). — PROUT: Philos. Trans. Roy. Soc. Lond. 1824, 45.

REHFUSS: Gastro-intestinal studies. VI. The impossibility of interpreting the findings obtained by the customary examination of the test meal. J. Amer. Med. Assoc. 64, 569 (1915). — REHM: A theory of the formation of HCl by the stomach. Gastroenterology 14, 401 (1950). — REHM u. HOKIN: Amer. J. Physiol. 149, 162 (1947). — Feder. Proc. 6, 186 (1947). REIFENSTEIN, GRAY, SPIRO, YOUNG and CONNOLLY: The relationship of lysozyme to other components of gastric secretion in peptic ulcer. Gastroenterology 16, 387 (1950). — RICHARTZ, H. L.: Zur Frage der Chlorentziehung bei Hypersekretion des Magens. Dtsch. med. Wschr. 1912 I, 697. — RIEGEL, F.: Beiträge zur Lehre von den Störungen der Saftsecretion des Magens. Z. klin. Med. 11, 1 (1886). — Über die chronische continuirliche Magensaftsecretion. Dtsch. med. Wschr. 1892 I, 467. — ROSEMANN, R.: Beiträge zur Physiologie der Verdauung. I. Mitt. Die Eigenschaften und die Zusammensetzung des durch Scheinfütterung gewonnenen Hundemagensaftes. Pflügers Arch. 118, 467 (1907). — Beiträge zur Physiologie der Verdauung. III. Mitt. Die Magensaftsekretion bei Verminderung des Chlorvorrates des Körpers. Pflügers Arch. 142, 208 (1911). — Zur Physiologie und Pathologie der Säureabsonderung der Magenschleimhaut. Virchows Arch. 229, 67 (1920/21). — ROTH, W., u. H. STRAUSS: Untersuchungen über den Mechanismus der Resorption und Secretion im menschlichen Magen. Z. klin. Med. 37, 144 (1899). — RUBOW, V.: Beitrag zur Pathologie und Therapie des Magengeschwürs. Die diagnostische Bedeutung des hyperaciden Mageninhaltes. Arch. Verdgskrkh. 13, 577 (1907).

SCHMID: Der Magenschleim in der Ulcusgenese. Wien. klin. Wschr. 1951, 377. — SPRINGER: Zur Frage der Wirkung des Kathepsins und Pepsins des menschlichen Magensaftes auf feste Substrate. Biochem. Z. 321, 107 (1950). — STARY, Z. u. P. MAHLER: Zur quantitativen Bestimmung der Magensekretion. Über die physiologische Variationsbreite der Magensaftkonzentration. Z. exper. Med. 58, 306 (1927). — STEINITZ, H.: Der Magen als vikariierendes Exkretionsorgan bei Niereninsuffizienz. Klin. Wschr. 1927 I, 949. — Magen und Niere. Untersuchungen an einem Fall von 24tägiger Anurie. Klin. Wschr. 1930 II, 1720. — Über die stickstoffhaltigen Bestandteile des reinen Magensaftes. II. Rest-N und Gesamt-N, besonders beim Magenkarzinom. Arch. Verdgskrkh. 52, 249 (1932). — STOLZ, E.: Über das Antipepsin. Biochem. Z. 141, 483 (1923). — SUTHERLAND, CORI, HAYNES and OLSEN: Purification of the hyperglycemic-glycogenolytic factor from insulin and from gastric mucosa. J. of Biol. Chem. 180, 825 (1949). — SUTHERLAND and DE DUVE: J. of Biol. Chem. 175, 663, 670 (1948). — SWINGEDAUF, J.: Variations du potentiel développé dans la muceuse gastrique au cours de la sécrétion. C. r. Soc. Biol. Paris 98, 1433 (1928).

TAKATA, CH.: Studien über Magensaftsekretion. II. Über das Verhalten der Na- und K-Ionen im Magensafte und Blutserum des Hundes. Jap. med. Sci., Trans. Int. Med. etc. 3, 33 (1933). — TAKATA, M.: Studies in the gastric juice. I. Relation of lack of chlorids in the animal body to hydrochloric acid of the gastric juice. Tôkoku J. Exper. Med. 1, 354 (1920). — Studies in the gastric juice. III. On the empty stomach juice, the secretion at the time, when the stomach is empty. J. of Biochem. 1, 107 (1922). — TAUBER, H.: Activators and inhibitores of Encymes. Erg. Enzymforschg 1, 42 (1932). — Inhibitor of milk-curdling enzymes. J. of biol. Chem. 107, 161 (1934). — Experimental Enzyme Chemistry, S. 324. 1936. — The Chemistry and Technology of Enzymes. New York: Publishers J. Willy & Sons, Inc. 1949. — TAUBER, H., u. I. S. KLEINER: Die milchkoagulierenden Enzyme der Magenschleimhaut und ihre Zymogene. Z. physiol. Chem. 220, 205 (1933). — TEORELL, T.: Electrolyte diffusion in relation to the acidity regulation of the gastric juice. Gastroenterology 9, 425 (1947). — TISELIUS, A., and J. ERIKSSON-QUENSEL: Some observations on peptic digestion of egg albumin. Biochemic. J. 33, 1752 (1939).

UMBER, F.: Magensaftsekretion des (gastrostomierten) Menschen bei „Scheinfütterung" und Rectalernährung. Berl. klin. Wschr. 1905 I, 56.

VÁNDORFY, J.: Die salzsäuresezernierende Kraft der Magenschleimhaut. Verh. Ges. Verdgskrkh. 5, 353 (1925). — Über den Wert der Bestimmung der Aziditätskonzentration des Mageninhaltes nach einem Probefrühstück. I. Magendrüsensekret. Magensaft. Mageninhalt.

Arch. Verdgskrkh. 53, 289 (1933). — Über den Wert der Bestimmung der Aziditätskonzentration des Mageninhaltes nach einem Probefrühstück. II. Der digestive Funktionsmechanismus des Magens. Die Aziditätsachse. Arch. Verdgskrkh. 53, 390 (1933). — VOLHARD, F.: Über Resorption und Fettspaltung im Magen. Münch. med. Wschr. 1900 I, 141, 194. — Über das fettspaltende Ferment des Magens. Z. klin. Med. 42, 414 (1901). — Über das fettspaltende Ferment des Magens. Z. klin. Med. 43, 397 (1901).

WEBSTER, D. R., and S. A. KOMAROW: Mucoprotein as a normal constituent of the gastric juice. J. of Biol. Chem. 96, 133 (1932). — WICHELS u. LAUBER: Insulin und Hyperglykämie. Dtsch. Arch. klin. Med. 172, 613 (1932). — WIEMER, W.: Zur Biologie des Kaliums unter besonderer Berücksichtigung seines Verhaltens im menschlichen Magensaft. Inaug.-Diss. Greifswald 1936. — WILLSTÄTTER, R., u. E. WALDSCHMIDT-LEITZ: Über Pankreaslipase. Z. physiol. Chem. 125, 132 (1923).

ZITTLE, SMITH and KREJCI: Reaction of borate with polysaccharides: blood group substance from intestinal mucosa and gastric mucin. Arch. of Biochem. 19, 9 (1948).

III. Der Sekretionsmechanismus.

Zusammenfassende Arbeiten.

BABKIN, B. P.: Die äußere Sekretion der Verdauungsdrüsen. Berlin: Springer 1928. — BEAUMONT, W.: Neue Versuche und Beobachtungen über den Magensaft und die Physiologie der Verdauung. Übersetzt von DUDEN. Leipzig 1834. — BERNARD, CL.: Leçons sur les effets des substances fraignes et médicamenteuses. Paris 1857. — BICKEL, A.: Magen und Magensaft. In OPPENHEIMERS Handbuch der Biochemie. Bd. 3, 1. Hälfte. 1907. — Magen und Magensaft. In OPPENHEIMERS Handbuch der Biochemie, Bd. 4, Teil 5, S. 503. 1925. Der nervöse Mechanismus der Sekretion der Magendrüsen und der Muskelbewegung am Magen-Darmkanal. Erg. Physiol. 24, 228 (1925). — BIDDER, F., u. C. SCHMIDT: Die Verdauungssäfte und der Stoffwechsel. 1852. — BOLDYREFF, W.: Einige neue Seiten der Tätigkeit des Pankreas. Der Übertritt des Pankreassaftes und anderer Darmsekrete in den Magen. Die physiologische und klinische Bedeutung dieser Erscheinung. Erg. Physiol. 11, 121 (1911). BULAWINZOW: Inaug.-Diss. St. Petersburg 1903.

COHNHEIM, P.: Die Krankheiten des Verdauungskanals. Berlin: S. Karger 1923.

HESS, W. R.: Die funktionelle Organisation des vegetativen Nervensystems. Basel: Benno Schwabe & Co. 1948.

KUTTNER: KRAUS u. BRUGSCHS Spezielle Pathologie und Therapie, Bd. 5. 1921.

LANGHEINRICH, O.: Psychogenese und Psychotherapie körperlicher Symptome. Wien 1925. — LOBASSOW, I. O.: Inaug.-Diss. St. Petersburg 1896.

NOORDEN, C. V., u. H. SALOMON: Handbuch der Ernährungslehre. Bd. 2, Teil 1: Magen. (Encyklopädie der klinischen Medizin, herausgeg. von L. LANGSTEIN, C. V. NOORDEN u. A. SCHITTENHELM, Allgemeiner Teil.) Berlin: Springer 1929.

PAWLOW, I. P.: Die Arbeit der Verdauungsdrüsen. Wiesbaden: J. F. Bergmann 1898. — PLENK, H.: Handbuch der mikroskopischen Anatomie des Menschen, herausgeg. von W. v. MÖLLENDORFF, Bd. 5, Verdauungsapparat, Teil 2: Magen, S. 1—234. Berlin: Springer 1932.

SOKOLOFF, A. P.: Inaug.-Diss. St. Petersburg 1904.

WITTE, H.: Über das Säurebindungsvermögen von Duodenalsaft und Speichel. Inaug.-Diss. Greifswald 1934.

Einzelarbeiten.

BABKIN, B. P.: Amer. J. Digest. Dis. a. Nutrit. 1, 715 (1934). — BAXTER, ST. G.: Influence of splanchnic nerves on gastric secretion. Proc. Soc. Exper. Biol. a. Med. 29, 511 (1932). — BENNET, T. J., and J. F. VENABLES: The effects of the emotions on gastric secretion and motility in the human being. Brit. Med. J. 1920, 622. — BEST, C. H., and E. W. McHENRY: Histamine. Physiologic. Rev. 11, 371 (1931). — BICKEL, A.: Experimentelle Untersuchungen über den Einfluß von Affekten auf die Magensaftsekretion. Dtsch. med. Wschr. 1905 II, 1829. — Experimentelle Untersuchungen über den Magensaft. Berl. klin. Wschr. 1905 I, 60. — Experimentelle Untersuchungen über die Magensaftsekretion beim Menschen. Verh. Kongr. inn. Med. 1906, 481. — BICKEL, A., u. I. KANEI: Über den Angriffspunkt des Histamins und der in einigen Nahrungsmitteln vorkommenden sekretinartig wirkenden Substanzen am Sekretionsapparat der Magenfundusdrüsen. Arch. Verdgskrkh. 54, 1 (1933). — BLACKBURN, CH. M., CH. F. CODE, D. P. CHANCE and E. E. GAMBILL: Confirmation of presence of a gastric secretory depressant in gastric juice of humans. Proc. Soc. Exper. Biol. a. Med. 74, 233 (1950). — BOGEN, H.: Experimentelle Untersuchungen über psychische und assoziative Magensaftsekretion beim Menschen. Pflügers Arch. 117, 115 (1907). — BOLDYREFF, W. N.: Le travail périod. de l'appareil digest. en dehors de la digest. Arch. sci. Biol. St. Petersburg 1, 1. (1907). — Der Übertritt des natürlichen Gemisches aus Pankreassaft, Darmsaft und Galle in den Magen. Die Bedingungen und die wahrscheinliche Bedeutung dieser

Erscheinung. Pflügers Arch. **121**, 13 (1907). — BRAUCH, F.: Pylorusreflexe beim Menschen. Pflügers Arch. **229**, 694 (1932). — BRUNSCHWIG, A., J. VAN PROHASKA, T. H. CLARKE and E. KANDEL: A secretory depressant in gastric juice of patients with pernicious anemia. J. Clin. Invest. **18**, 415 (1939).

COMFORT, M. W.: Gastric acidity before and after development of gastric cancer. Ann. Int. Med. **34**, 1331 (1951). — CURSCHMANN, H.: Über die „Appetitmahlzeit" als Probeessen. Verh. Kongr. inn. Med. **1910**, 323. — Bemerkungen zu der Arbeit von K. GRANDAUER „Der hemmende Einfluß der Psyche auf die Sekretion des menschlichen Magens und seine Bedeutung für die diagnostische Verwertbarkeit des Probefrühstücks". Arch. klin. Med. **101**, 628 (1911).

DAUBER: Continuirliche Magenschleimsekretion. Arch. Verdgskrkh. **2**, 167 (1896). — DELHOUGNE, F.: Beiträge zur Magensaftsekretion. I. Über Salzsäure- und Chlorkonzentration im reinen Magensaft. Dtsch. Arch. klin. Med. **150**, 70 (1926). — Zur Verteilung von Salzsäure und Fermenten im Mageninhalt. Dtsch. Arch. klin. Med. **160**, 267 (1928). — DEUSCH, G., u. H. RÜRUP: Über den Rückfluß von Pankreassaft in den Magen und die Bestimmung der Salzsäureresistenz des Trypsins. Dtsch. Arch. klin. Med. **138**, 165 (1922). — DEUTSCH: Klin. Med. **24**, 1113 (1947). — DINKIN, L., u. Z. LICHTIG: Beiträge zur Methodik der Magenfunktionsprüfung. IV. Mitt. Die Aciditätskurve während der spontanen nüchternen Sekretion. Klin. Wschr. **1931 II**, 2043. — DOBREFF, M.: Weitere Untersuchungen über Insulin und Magensekretion. Arch. Verdgskrkh. **50**, 157 (1931).

EDKINS, I. S.: The chemical mechanism of gastric secretion. J. of Physiol. **34**, 133 (1906). EHRENREICH, M.: Über die kontinuierliche Untersuchung des Verdauungsablaufs mittels der Magenverweilsonde. Z. klin. Med. **75**, 231 (1912). — EHRMANN, R., u. R. LEDERER: Über die Wirkung der Salzsäure auf die Fermentsekretion des Magens und der Bauchspeicheldrüse. Berl. klin. Wschr. **1908 II**, 1450. — Über das Verhalten des Pankreas bei Achylie und Anazidität des Magens. Dtsch. med. Wschr. **1909 I**, 879. — EWALD, C. A., u. J. BOAS: Beiträge zur Physiologie und Pathologie der Verdauung. Arch. path. Anat. **104**, 271 (1886).

FORESTIER et AUBLANC: Presse méd. **1943**, 98. — FOGELSON, S. I.: Gastric mucin treatment for peptic ulcer. A report based on questionnaires. Arch. Int. Med. **55**, 7 (1935). — FRIEDMAN, M. H. F., H. C. SALTZSTEIN and A. A. FARBMAN: Effect on urine from gastrectomized and duodenectomized dogs on gastric secretion. Proc. Soc. Exper. Biol. a. Med. **43**, 181 (1940). — FRIEDRICH, L. v.: Über den Einfluß des Kauaktes auf die Sekretion des Magens bei Gesunden und Kranken. Arch. Verdgskrkh. **28**, 153 (1921).

GAVIN, McHENRY and WILSON: J. of Physiol. **79**, 234 (1937). — GRANDAUER, K.: Der hemmende Einfluß der Psyche auf die Sekretion des menschlichen Magens und seine Bedeutung für die diagnostische Verwertbarkeit des Probefrühstücks. Dtsch. Arch. klin. Med. **101**, 302 (1911). — GRAY, J. S.: Present status of urogastrone. Amer. J. Digest. Dis. a. Nutrit. **8**, 865 (1941). — GRAY, J. S., W. B. BRADLEY and A. C. IVY: On the preparation and biological assay of enterogastrone. Amer. J. Physiol. **118**, 463 (1937). — DE GREEF, BRONFMAN u. SCHUMANS: Modification de la sécrétion gastrique dans les états anxieux et dépressifs. Acta Neur. et Psychiatr. Belg. **49**, 81 (1949).

HANEBORG, A. O.: Investigations into the secretion of gastric juice in healthy persons. Acta med. scand. (Stockh.) Suppl. **7**, 237 (1924). — HARAMAKI, K.: Vergleichende Untersuchungen über die Wirkungsstärke der Secretine des Digestionstractus. Biochem. Z. **129**, 503 (1922). — HAUG, K.: Über die Magensekretion bei multipler Sklerose. Mschr. Psychiatr. **85**, 126 (1933). — HENNING, N.: Untersuchungen über die duodenale und jejunale Ernährung. I. Einfluß der duodenalen und jejunalen Ernährung auf die Nüchternsekretion. Arch. Verdgskrkh. **41**, 321 (1927). — Untersuchungen über die duodenale und jejunale Ernährung. II. Die jejunale Ernährung bei Ulcus pepticum ventriculi und duodeni. Arch. Verdgskrkh. **42**, 1 (1928). — HENNING, N., u. L. NORPOTH: Die Magensekretion während des Schlafes. Dtsch. Arch. klin. Med. **172**, 558 (1932). — Untersuchungen über die sekretorische Funktion des Magens während des nächtlichen Schlafes. Arch. Verdgskrkh. **53**, 64 (1933). — HESS, R.: Zbl. inn. Med. **1918**, Nr 29. — HEYER, G. R.: Arch. Verdgskrkh. **27**, 251 (1921). — HOLLER, G.: Über Magenschleim und seine Fraktionen. Wien. Z. inn. Med. **32**, 73 (1951). — HORNBORG, A. F.: Beiträge zur Kenntnis der Absonderungsbedingungen des Magensaftes beim Menschen. Skand. Arch. Physiol. (Berl. u. Lpz.) **15**, 209 (1904).

IVY, A. C., M. J. GROSSMAN and W. H. BACHRACH: Peptic Ulcer, S. 441. Philadelphia-Toronto: Blakiston Company 1950. — IVY, A. C., J. E. McCARTHY and B. H. ORNDORFF: Studies on the effect of Roentgen rays on glandular activity. IV. Effect of exposure of abdominal and thoracic areas to Roentgen rays on gastric secretion; note on Roentgen cachexia. J. Amer. Med. Assoc. **83**, 1977 (1924).

JAWORSKI: Med. doświadcz. i spol. (poln.) **1887**, Nr 1/2.

KALK, H.: Über den Einfluß der Fette auf die Magensekretion. Arch. Verdgskrkh. **34**, 333 (1925). — KALK, H., u. W. DISSÉ: Über den Einfluß der Fette auf die Magensekretion. Arch. Verdgskrkh. **33**, 117 (1924). — KAST, L.: Experimenteller Beitrag zum Mechanismus der Magensekretion nach Probefrühstück. Berl. klin. Wschr. 1906 I, 708, 752. — KATSCH, G.: Beitrag zum Studium der Magenmotilität. Internat. Beitr. Path. u. Ther. Ernähr.stör. usw. 3, 429 (1912). — KATSCH, G., F. BALTZER u. J. BRINCK: Die anorganischen Substanzen des Magensaftes und ihre Beziehungen zueinander. Arch. Verdgskrkh. 56, 1 (1935). — KATSCH, G., u. H. KALK: Statik und Kinetik des Magenchemismus. Methodis hes. Arch. Verdgskrkh. 32, 201 (1924). — Zum Ausbau der kinetischen Methode für die Untersuchung des Magenchemismus. Klin. Wschr. 1925 II, 2190. — KAUDERS, F., u. O. PORGES: Der Einfluß des Duodenalinhaltes auf die Magensekretion. (Vorl. Mitt.) Wien. klin. Wschr. 1922 I, 838. — KAULBERSZ, J., T. L. PATTERSON, D. J. SANDWEISS and H. C. SALTZSTEIN: Alterations in urogastrone excretion produced by extirpation of various endocrine glands. Amer. J. Physiol. 150, 373 (1947). — KAZNELSON, H.: Scheinfütterungsversuche am erwachsenen Menschen. Pflügers Arch. 118, 327 (1907). — KESTNER, O.: Der biologische Bauplan des Magens. Pflügers Arch. 205, 34 (1924). — KOSAKA, T., and R. K. S. LIM: On the mechanism of the inhibition of gastric secretion by fat. Chin. J. Physiol. 4, 213 (1930). — KREIDL, A., u. A. MÜLLER: Beiträge zur Physiologie der Verdauungsorgane. III. Mitt. Die Folgeerscheinungen nach operativer Entfernung der Muskulatur vom Magen und Dünndarm des Hundes. Pflügers Arch. 116, 171 (1906).

LANGHEINRICH, O.: Psychische Einflüsse auf die Sekretionstätigkeit des Magens und des Duodenums. Münch. med. Wschr. 1922 II, 1527. — LIM, R. K. S.: The gastric mucosa. Quart. J. Microsc. Sci. 66, 187 (1922). — The question of gastric hormone. Quart. J. Exper. Physiol. 13, 79 (1922). — LIM, R. K. S., A. C. IVY and I. E. McCARTHY: Contributions to the physiology of gastric secretion. I. Gastric secretion by local (mechanical and chemical) stimulation. Quart. J. Exper. Physiol. 15, 13 (1925).

MAGNUS, R.: Experimentelle Grundlagen für die Beurteilung der nervösen Magenstörungen. Verh. Kongr. inn. Med. 1924, 157. — MAJUS, M., u. O. PORGES: Über den Einfluß der psychischen Sekretion auf die Acidität des Mageninhaltes. Arch. Verdgskrkh. 49, 1 (1931).

NEUMAYR, A., u. J. SCHMID: Über die Beeinflussung der Magensaftsekretion und die Histaminämiefolgen durch Antisin. Wien. Z. inn. Med. 30, 338 (1949).

OKADA, S.: Nagoya J. Med. Sci. 7, 91 (1933).

PALMER: Certain aspects of benign and malignant gastric ulcer. Bull. N. Y. Acad. Med. 26, 527 (1950). — PALMER, KIRSNER and LEVIN: On internist views the surgical treatment of peptic ulcer. J. Amer. Med. Assoc. 145, 1041 (1951). — PAWLOW, I. P., u. E. O. SCHUMOW-SIMANOWSKI: Innervation der Magendrüsen beim Hunde. Zbl. Physiol. 3, 113 (1889). — PFAUNDLER: Über Saugen und Verdauen. Wien. klin. Wschr. 1899, 1012. — POPIELSKI, L.: (1) Über die physiologische Wirkung von Extrakten aus sämtlichen Teilen des Verdauungskanals. Pflügers Arch. 128, 191 (1909). — (2) Erscheinungen bei direkter Einführung von chemischen Körpern in die Blutbahn. Zbl. Physiol. 24, 1102 (1911). — (3) β-Imidazolyläthylamin und die Organextrakte. Pflügers Arch. 178, 237 (1919).

REED, J. A.: A study of gastric acids in prefrontal lobotomy. Gastroenterology 10, 118 (1948). — RICHET, CH.: J. Anat. a. Physiol. 1878, 170.

SACKS, J., A. C. IVY, J. P. BURGESS and J. E. VANDOLAH: Histamine as the hormone for gastric secretion. Amer. J. Physiol. 101, 331 (1932). — SANDWEISS, D. J.: Enterogastrone, anthelone and urogastrone. Gastroenterology 5, 404 (1945). — SANGSTER, GROSSMAN and IVY: Gastroenterology 6, 455 (1946). — SASAKI, K.: Experimentelle Untersuchungen über den Einfluß des Tees auf die Magensaftsekretion. Berl. klin. Wschr. 1905 II, 1781. — SCHABADASCH, A.: Die Nerven des Magens der Katze. Z. Zellforschg 10, 254 (1930). — SCHAUMANN: Sv. Läk.sällsk. Hdl. 1917, 149; 1918, 528. — SCHLESINGER, E.: Über Gastro-Pyloro-Duodenoptose als Ursache des Einfließens von Darmsaft, Galle und Pankreassaft in den Magen. Z. klin. Med. 75, 314 (1912). — SCHREIBER, J.: Gastrectasie und ihr Verhältnis zur chronischen Hypersekretion. Arch. Verdgskrkh. 2, 423 (1896). — SCHÜLE, A.: Inwieweit stimmen die Experimente von PAWLOW am Hunde mit den Befunden am normalen menschlichen Magen überein? Über die Beeinflussung der Salzsäurekurve durch die Qualität der Nahrung. Dtsch. Arch. klin. Med. 71, 111 (1901). — SMIDT, H.: Experimentelle Studien am nach PAWLOW isolierten kleinen Magen über die sekretorische Arbeit der Magendrüsen nach den Resektionen Billroth I und II, sowie nach der Pylorusausschaltung nach v. EISELSBERG. Arch. klin. Chir. 125, 26 (1923). — SOMMERFELD, P.: Arch. f. Anat. 1905 (Erg.-Bd.), 455. — Beitrag zur chemischen Zusammensetzung des menschlichen (kindlichen) Magensaftes. Biochem. Z. 9, 352 (1908). — STAHNKE, E.: Experimentelle Untersuchungen zur Frage der neurogenen Entstehung des Ulcus ventriculi; zugleich ein Beitrag zur pathologischen Physiologie der Mageninnervation. Arch. klin. Chir. 132, 1 (1924).

UEXKÜLL, TH. v.: Probleme und Möglichkeiten einer Psychosomatik unter dem Gesichtspunkt einer funktionellen Biologie mit experimentellen Untersuchungen zur Ulcusfrage. Z. klin. Med. 145, 117 (1949). — UMBER, P.: Magensaftsekretion des (gastrostomierten) Menschen bei „Scheinfütterung" und Rectalernährung. Berl. klin. Wschr. 1905 I, 56. — USCHAKOW, W.: Arch. Sci. biol. (russ.) 4, 429 (1896).

VALLERY-RADOT, P., B.-N. HALPERN et J. MARTIN: Recherches expérimentales sur la production de l'ulcus et de la perforation gastriques par l'histamine. Presse méd. 55, 185 (1947). — VOLHARD, F.: Über die Untersuchung des Pankreassaftes beim Menschen und eine Methode der quantitativen Trypsinbestimmung. Münch. med. Wschr. 1907 I, 403.

WINBERG, H., u. K. J. ÖBRINK: A note on the chemistry of enterogastrone. Acta chem. scand. 2, 49 (1948). — WOLF, S., and WOLFF, H. G.: (1) Human gastric function. An experimental study of a man and his stomach. New York: Oxford University Press 1947. — (2) An experimental study of changes in gastric function in response to varying life experiences. Rev. Gastroenterol. 14, 419 (1947).

IV. Beziehungen der Magensekretion zu intermediären Vorgängen.

Zusammenfassende Arbeiten.

BECKMANN, K.: Das Säurebasengleichgewicht und seine Bedeutung für die Therapie. Halle a. d. S.: Carl Marhold 1931.

HEILMEYER-BEGEMANN: Blut und Blutkrankheiten. In Handbuch der inneren Medizin, 4. Aufl., Bd. II, S. 249. Berlin-Göttingen-Heidelberg: Springer 1951.

LATOTZKI: Kochsalzverarmung durch Diaphorese und ihr Einfluß auf die Magensalzsäuresekretion. Inaug.-Diss. Greifswald 1942.

MACLEOD, J. J. R.: Kohlehydratstoffwechsel und Insulin. Berlin 1927.

NOORDEN, C. v., u. S. ISAAC: Die Zuckerkrankheit und ihre Behandlung. Berlin: Springer 1927.

ROSEMANN, R.: Physikalische Eigenschaften und chemische Zusammensetzung der Verdauungssäfte unter normalen und abnormen Bedingungen. 2. Magensaft. In Handbuch der normalen und pathologischen Physiologie, Bd. 3, S. 839. 1927.

SINGER, K.: Physiologie und Pathologie des Antiperniciosaprinzips. Erg. inn. Med. 47, 421 (1934). — STRAUB, H.: Störungen der physikalisch-chemischen Atmungsregulation. Erg. inn. Med. 25, 1 (1924).

WERTH: Die Chloride im Magensaft. Inaug.-Diss. Greifswald 1940. — WIEMER: Experimentelle Untersuchungen über die Beziehungen zwischen dem Stickstoffgehalt des Magensaftes und des Blutes. Inaug.-Diss. Greifswald 1936.

Einzelarbeiten.

ÅGREN: The intrinsic factor activity of highly purified preparations of aminopolypeptidase. Acta med. scand. (Stockh.) Suppl. 196, 432 (1947).

BAKALTSCHUK, M.: Der Magen als Mitregulator des Säurebasengleichgewichts. Klin. Wschr. 1928 II, 1551. — BALINT, R.: Untersuchungen über die Pathogenese des Ulcus ventriculi. Wien. klin. Wschr. 1926 I, 7. — LA BARRE, J., et C. DE CESPÉDÈS: Les variations de la sécrétion gastrique au cours de l'hypoglycémie insulinique. C. r. Soc. Biol. Paris 106, 480 (1931). — Le relèvement brusque de la glycemie par injection de dextrose supprime -t- il l'exagération postinsulinique de la sécrétion gastrique? C. r. Soc. Biol. Paris, 106, 482 (1931). Sur l'origine parasympathique de l'hypersécrétion gastrique consécutive à l'administration d'insuline. C. r. Soc. Biol. Paris 106, 484 (1931). — Rôle du système, nerveux central dans l'hypersecrétion gastrique consécutive à l'administration d'insuline. C. r. Soc. Biol. Paris 106, 1249 (1931). — LA BARRE, J., et P. DESTRÉE: L'influence des variations glycémiques sur la motilité gastrique. Arch. internat. Physiol. 33, 243 (1931). — BEERSTECHER and ALTGELT: J. of Biol. Chem. 189, 31 (1951). — BENCE, J.: Die Rolle des Magens und der Leber in der Pathologie der perniziösen Anämie. Wien. med. Wschr. 1933 II, 1055. — Z. klin. Med. 126, 127 (1934). — BENNETT, T. J., and E. C. DODDS: A contribution to the study of the mechanism of secretion in the upper alimentary tract. Internat. J. Gastroenterol. 1, 121 (1921). — BROWNE, J. S. L., and A. M. VINEBERG: Influence of hyperventilation on experimentally produced gastric secretion. Proc. Soc. Exper. Biol. a. Med. 28, 437 (1931).

CASTLE: Remark in Discussion. Ann. meeting of Amer. Soc. for clinical Investigation. May 1950. — CASTLE, W. B.: The etiology of pern. anemia and related macrocytic anemias. Ann. Int. Med. 7, 1 (1933).

DELHOUGNE, F.: Untersuchungen über den Pepsingehalt des Magensaftes. Dtsch. Arch. klin. Med. 157, 299 (1927). — DIENST, C.: Über die Bedeutung des Magenschleimes. I. Magenschleim und Salzsäure. Dtsch. Arch. klin. Med. 171, 52 (1931).

FERGER, O.: Magensaftsekretion und Chlormobilisation. Z. klin. Med. 114, 161 (1930). — FLEISCHHACKER, H., u. R. KLIMA: Über Anämien nach Magen- und Darmoperationen. Z. klin. Med. 129, 227 (1935). — FÖLDES, E.: Beiträge zur Physiologie und pathologischen Physiologie der Ausscheidungen des Magens. Klin. Wschr. 1924 II, 1951.

GUILLAIN, G., P. MATHIEU et J. LEREBOULLET: Action curative de l'irradiation de la région pylorique dans un cas de polyglobulie. Bull. Soc. méd. Hôp. Paris 58, 191 (1942).

HITZENBERGER, K.: Die Rolle des Magens in der Blutbildung. Klin. Wschr. 1934 II, 1345.

Jürgens, R.: Zur Frage der Chloridsekretion des Magens. Klin. Wschr. **1934 I**, 253.
Kalk, H., u. P. F. Meyer: Blutzuckerspiegel und Magensekretion. Z. klin. Med. **120**, 692 (1932). — Katsch, G.: Klinisches über den reinen Magensaft. Verh. Kongr. inn. Med. **1924**, 245. — Über reinen Magensaft und Magenchemismus. Münch. med. Wschr. **1924 II**, 1308. — Katsch, G., F. Baltzer u. J. Brinck: Die anorganischen Substanzen des Magensaftes und ihre Beziehungen zueinander. Arch. Verdgskrkh. **56**, 1 (1935). — Katsch, G., u. H. Kalk: Zum Ausbau der kinetischen Methode für die Untersuchung des Magenchemismus. III. Mitt. Die Chloride des Magensaftes, besonders bei Salzsäuremangel. Klin. Wschr. **1926 I**, 881. — Zum Ausbau der kinetischen Methode für die Untersuchung des Magenchemismus. IV. Mitt. Zur Differenzierung der Achylien. Klin. Wschr. **1926 I**, 1119. — Katsch, G., u. K. Mellinghoff: Über Magensaftentziehung. Z. klin. Med. **123**, 390 (1933). — Kaznelson, H., F. Reimann u. W. Weiner: Achylische Chloranämie. Klin. Wschr. **1929**, 1071. — Kestner, O.: Der Sättigungswert der Nahrung. Dtsch. med. Wschr. **1919 I**, 285. — Kestner, O., u. B. Warburg: Die Wirkung der Frühstücksgetränke auf die Verdauungsorgane. Klin. Wschr. **1923 II**, 1791. — Kraemer and Asher: J. Med. Sci. **191**, 234 (1936). — Kroetz, Chr.: Das Verhalten der Gewebspufferung beim Menschen. Verh. Kongr. inn. Med. **1928**, 91.

Landboe-Christensen and Plum: Experimental study on the localization of Castle's intrinsic factor in the human stomach. Anti-anemic effect of powdered human fundus and pylorus. Amer. J. Med. Sci. **215**, 17 (1947). — Lapp, F. W., u. H. Dibold: Magensekretion und Hypoglykämie. Klin. Wschr. **1931 II**, 1221. — Magentätigkeit in ihrer Beziehung zum Blutzuckerspiegel. Dtsch. Arch. klin. Med. **173**, 550 (1932).

Mahler, P.: Beiträge zur Chemie des menschlichen Magensaftes. Wien. Arch. inn. Med. **19**, 413 (1930). — Meulengracht, E.: The presence of the antianaemic factor in preparations of dried stomach from the cardia, fundus and pylorus respectively (Prelim. comm.). Acta med. scand. (Stockh.) **82**, 352 (1934). — Mohnike, G.: Klinisches und Experimentelles zum Insulin-glukagon-Problem. Klin. Wschr. **1951**, 674.

Ockrent: Nature (Lond.) **165**, 280 (1950). — Öbrink: Studies on the kinetics of the parietal secretion of the stomach. Acta physiol. scand. (Stockh.) **15**, Suppl. 51 (1948). — Oerting and Briggs: J. Amer. Med. Assoc. **104**, 250 (1935). — Okada, S., K. Kuramochi, T. Tsukahara and T. Ooinone: Pancreatic function. IV. The humoroneural regulation of the gastric, pancreatic and biliary secretions. Arch. Int. Med. **43**, 446 (1929). — Pancreatic function. V. The secretory mechanism of digestive juice. Arch. Int. Med. **45**, 783 (1930). — Onohara, K.: Über den Blutchemismus während der Tätigkeit der Verdauungsdrüsen. Biochem. Z. **154**, 263 (1924). — Über den Blutchemismus bei parenteraler Anregung der Tätigkeit der Verdauungsdrüsen, besonders des Magens. Biochem. Z. **157**, 271 (1925).

Pagano, G., e G. Sunzeri: La cura insulinica della ulcere gastro-duodenali. Ann. Clin. med. e Med. sper. **19** (1929). — Porges, O.: Über die Autointoxikation mit Säuren in der menschlichen Pathologie. Wien. klin. Wschr. **1911 II**, 1147. — Prikladovitzkij-Brestkin: Zit. nach Plenk.

Rickes, Brink, Konjuszy, Wood and Folkers: Vitamin B_{12}, a cobalt complex. Science (Lancaster, Pa.) **108**, 134 (1948). — Roholm, K.: Clinical investigations into the effect of intravenous injection of insulin. IV. Gastric secretion in normal individuals. Acta med. scand. (Stockh.) **73**, 472 (1930). — Clinical investigations into the effect of intravenous injection of insulin. Acta med. scand. (Stockh.) **74**, 359 (1931). — Rosemann, R.: Beiträge zur Physiologie der Verdauung. 1. Mitt. Die Eigenschaften und die Zusammensetzung des durch Scheinfütterung gewonnenen Hundemagensaftes. Pflügers Arch. **118**, 467 (1907). —

Sharp, E. A.: An antianemic factor in desiccated stomach. J. Amer. Med. Assoc. **93**, 749 (1929). — Shorb: Occidentified growth factors for lactobacillus lactis in refined liver extracts. J. of Biol. Chem. **169**, 455 (1947). — Sindler, A.: Über den Chlorspiegel des Blutes. (Experimentalbeitrag zur Frage der Abhängigkeit der Kochsalzkonzentration des Blutes von der Magensaftsekretion.) Z. exper. Med. **47**, 156 (1925). — Stern, R.: Studien über das Säure-basengleichgewicht beim Ulcus pepticum. Arch. exper. Path. u. Pharmakol. **158**, 108 (1930).

Ternberg and Eakin: J. Amer. Chem. Soc. **71**, 3858 (1949). — Zit. nach Beerstecher u. Altgelt 1951. — Teorell: Über den Zusammenhang zwischen dem Volumen und der Acidität des Magensaftes. Pflügers Arch. **231**, 140 (1932). — Skand. Arch. Physiol. (Berl. u. Lpz.) **66**, 225 (1933).

Wilder, J.: Das „Ausgangswert-Gesetz". Klin. Wschr. **1931 II**, 1889. — Wilkinson, J. F., and Kleine: Biochemic. J. **27**, 600 (1933). — Wolf, Wood, Valiant and Folkers: Proc. Soc. Exper. Biol. a. Med. **73**, 15 (1950).

V. Resorption im Magen.

Zusammenfassende Arbeiten.

London: Experimentelle Physiologie und Pathologie der Verdauung. Berlin u. Wien 1925.
Schade, H.: Physikalische Chemie in der inneren Medizin. Dresden: Theodor Steinkopff 1920.

Einzelarbeiten.

DELHOUGNE, FR.: Experimentelle Untersuchungen über die Resorption im Magen. Arch. exper. Path. u. Pharmakol. **159**, 128 (1931).

EDKINS, N., and M. M. MURRAY: Influence of CO_2 on the absorption of alcohol by the gastric mucosa. J. of Physiol. **59**, 271 (1924).

HENNING, N.: Über eine Methode zur Untersuchung der Resorption im menschlichen Magen. Klin. Wschr. **1929 II**, 2429. — Über die Resorption der normalen und entzündeten Magenschleimhaut. Dtsch. Arch. klin. Med. **166**, 205 (1930). — HIRSCH, A.: Zur Frage der Wasserresorption im Magen des Hundes. Zbl. klin. Med. **14**, 601 (1893).

LIM, R. K. S., A. C. IVY and I. E. McCARTHY: Contributions to the physiology of gastric secretion. I. Gastric secretion by local (mechanical and chemical) stimulation. Quart. J. Exper. Physiol. **15**, 13 (1925). — LIPSCHITZ, W.: Über das Verhalten der Halogene im Organismus. Klin. Wschr. **1931 II**, 2241.

MERING, J. v.: Über die Funktion des Magens. Verh. Kongr. inn. Med. 1893, 471. — Zur Funktion des Magens. Verh. Kongr. inn. Med. 1897, 433.

TAPPEINER, v.: Z. Biol. **16**, 497 (1880).

VOLHARD: Über Resorption und Fettspaltung im Magen. Münch. med. Wschr. **1900 I**, 141, 194.

VI. Gase und Gasaustausch im Magen.

Zusammenfassende Arbeiten.

MINKOWSKI, O.: Mitteilungen aus der Medizinischen Klinik Königsberg. Leipzig: F. C. W Vogel 1888.

POENSGEN: Die motorischen Verrichtungen des Magens. Straßburg 1882.

Einzelarbeiten.

CARNOT, P. W., et KOSKOWSKI: Action de l'acide carbonique sur la motricité gastrique et sur le passage pylorique. C. r. Soc. Biol. Paris **87**, 613 (1922).

EDKINS, NORA: Gaseous interchange in the stomach in the anaesthetised animal. J. of Physiol. **56**, 421 (1922). — EWALD, C. A.: Arch. f. Anat. 1874, 217.

HOPPE-SEYLER, G.: Zur Kenntnis der Magengärung mit besonderer Berücksichtigung der Magengase. Dtsch. Arch. klin. Med. **50**, 82 (1892).

McIVER, M. A., A. C. REDFIELD and E. B. BENEDICT: Gaseous exchange between the blood and the lumen of the stomach and intestines. Amer. J. Physiol. **76**, 92 (1926).

NAUNYN, B.: Über das Verhältnis der Magengährungen zur mechanischen Mageninsuffizienz. Dtsch. Arch. klin. Med. **31**, 225 (1882).

YLPPOE, A.: Über Magenatmung beim Menschen. Biochem. Z. **78**, 273 (1917).

VII. Ausscheidung durch den Magensaft.

Zusammenfassende Arbeiten.

MIELKE, H.: Experimentelle Untersuchungen über die Beziehungen zwischen dem Stickstoffgehalt des Magensaftes und des Blutes. Inaug.-Diss. Greifswald 1932.

Einzelarbeiten.

BECHER, E.: Zur Frage der intestinalen Autointoxikation. Klin. Wschr. **1931 I**, 1009, 1057.

DAWSON, A. B., and A. C. IVY: Contributions to the physiology of gastric secretion. VII. The elimination of dyes by the gastric mucosa. Amer. J. Physiol. **73**, 304 (1925). — DIENST, C.: Über die Bedeutung des Magenschleims. I. Magenschleim und Salzsäure. Dtsch. Arch. klin. Med. **171**, 52 (1931).

FULD, E.: Ausscheidung von Neutralrot aus dem Magen. Münch. med. Wschr. **1908 II**, 2264.

GLAESSNER, K., u. H. WITTGENSTEIN: Neue Funktionsprüfung des Magens. Wien. klin. Wschr. **1923 I**, 791. — GULLICKSON u. CAMPBELL: Gastric excretion of neutral red as influenced by vagotomy. Gastroenterology **12**, 454 (1949).

HENNING, N.: Farbstoffausscheidung im Froschmagen. Arch. exper. Path. u. Pharmakol. **165**, 111 (1932). — HESSEL, G., E. PEKELIS u. H. MELTZER: Untersuchungen über die Ausscheidung harnfähiger Stoffe in den Magen-Darmkanal bei nephrektomierten Hunden. I. Mitt. Ein Beitrag zur Frage der sog. vikariierenden Sekretion. Z. exper. Med. **91**, 267 (1933). Untersuchungen über die Ausscheidung harnfähiger Stoffe in den Magen-Darmkanal bei nephrektomierten Hunden. II. Mitt. Die Magensaftsekretion bei nephrektomierten Hunden. Z. exper. Med. **91**, 274 (1933).

Katsch, G., u. H. Kalk: Statik und Kinetik des Magenchemismus. Methodisches. Arch. Verdgskrkh. **32**, 201 (1924).

Lipschitz, W.: Über das Verhalten der Halogene im Organismus. Klin. Wschr. **1931 II**, 2241. — Lublin, A., u. H. Mielke: Über Stickstoffgehalt des Magensaftes. Z. klin. Med. **123**, 404 (1933). — Luria, A., u. A. I. Mikrin: Zur chromoskopischen Magenfunktionsprüfung. Arch. Verdgskrkh. **34**, 325 (1925).

Saxl, P., u. D. Scherf: Über die Ausscheidung von Farbstoffen durch den Magensaft. Wien. klin. Wschr. **1923 I**, 671. — Steinitz, H.: Der Magen als vikariierendes Exkretionsorgan bei Niereninsuffizienz. Klin. Wschr. **1927 I**, 949. — Magen und Niere. Untersuchungen an einem Fall von 24tägiger Anurie. Klin. Wschr. **1930 II**, 1720.

VIII. Magensensibilität.

Zusammenfassende Arbeiten.

Beaumont, W.: Neue Versuche und Beobachtungen über den Magensaft und die Physiologie der Verdauung. Übersetzt von Duden. Leipzig 1834. — Bergmann, G. v.: Funktionelle Pathologie des vegetativen Nervensystems. In Mohr-Staehelins Handbuch der inneren Medizin, 2. Aufl., Bd. 5, S. 1099. Berlin: Springer 1926. — Boas, J.: Diagnostik und Therapie der Magenkrankheiten. Leipzig: Georg Thieme 1925.

Carlson, A. J.: The control of hunger in health and disease. Chicago 1919.

Glaessner, K.: Albus Monographiensammlung, Bd. 5. 1916. — Goldscheider, R.: Das Schmerzproblem. Berlin: Springer 1920.

Haller, A. v.: Icones anatomicae (et arteriarum potissimum histores). Gottingae 1756. Head: Sensibilitätsstörungen der Haut bei Visceralstörungen. Berlin 1898.

Kappis, M.: Die Chirurgie des Sympathicus. Erg. inn. Med. **25**, 562 (1924). — Kries, J. v.: Allgemeine Sinnesphysiologie. Leipzig: F. C. W. Vogel 1923.

Mackenzie: Krankheitszeichen und ihre Auslegung. Würzburg 1917. — Müller, L. R.: Die Lebensnerven. Berlin: Springer 1924 u. 1931.

Pawlow, I. P.: Die Arbeit der Verdauungsdrüsen. Wiesbaden: J. F. Bergmann 1898. — Plönnies, W.: Die Reizungen des Sympathicus und Vagus beim Ulcus ventriculi mit besonderer Berücksichtigung der Bedeutung für Diagnose und Therapie. Wiesbaden 1902.

Schmidt, R.: Schmerzphänomene bei inneren Krankheiten. Wien 1906.

Einzelarbeiten.

Bykow, K. M.: Über bedingte extrazeptive und interozeptive Reflexe. Klin. Med. (russ.) **26**, 6 (1948). — Bykow, K. M., i J. T. Kurcin: Über eine neue Untersuchungsmethode der Magensekretion beim Menschen. Ter. Arch. (russ.) **1949**, 1.

Durig, A. v.: Appetit. Wien. klin. Wschr. **1925**.

Ganter, G.: Zur Frage der Temperaturempfindlichkeit des Magens. Med. Klin. **1921 I**, 865. — Goetze, O.: Mündliche Mitteilungen.

Hanser, A.: Viszerale Analgesie der Tabischen. Dtsch. med. Wschr. **1919 I**, 129.

Kalk, H.: Das Geschwür des Magens und Zwölffingerdarmes, S. 56. Berlin u. Wien: Urban & Schwarzenberg 1931. — Kappis, M.: Beiträge zur Frage der Sensibilität der Bauchhöhle. Mitt. Grenzgeb. Med. u. Chir. **26**, 493 (1913). — Über Ursache und Entstehung von Bauchschmerzen. Med. Klin. **1920 I**, 409. — Die Sensibilität der Bauchhöhle. Klin. Wschr. **1925 II**, 2041. — Katsch, G.: Aussprache über „Visceroviszeralreflex". Verh. Kongr. inn. Med. **1925**, 80. — Die Diagnose der leichten Pankreatitis. Klin. Wschr. **1925 I**, 289. — Kauffmann, Fr.: Über die Latenzzeit der Schmerzempfindung im Bereich hyperalgetischer Zonen bei Anwendung von Wärmereizen. Münch. med. Wschr. **1921 II**, 1174. — Kauffmann, Fr., u. H. Kalk: Untersuchungen über Form und Ausbreitung der lokalen Gefäßreaktion und ihre Beziehungen zu den spinalen Hautbezirken. Z. klin. Med. **96**, 349 (1923). — Kestner, O.: Der Sättigungswert der Nahrung. Dtsch. med. Wschr. **1919 I**, 285.

Lennander, K. G.: Beobachtungen über die Sensibilität in der Bauchhöhle. Mitt. Grenzgeb. Med. u. Chir. **10**, 89 (1902).

Melchior, E.: Zur Frage der Kälteempfindung des Magens. Berl. klin. Wschr. **1918 I**, 951. — Mendel, F.: Frühdiagnose und Therapie des Ulcus duodeni. Dtsch. med. Wschr. **1920 I**, 375, 433. — Die direkte Perkussion des Epigastrium, ein diagnostisches Hilfsmittel bei Ulcus ventriculi. Münch. med. Wschr. **1903 I**, 554.

Neisser, E., u. H. Bräuning: Über normale und über vorzeitige Sättigung. Münch. med. Wschr. **1911 II**, 1955.

Rubner, M.: Z. Biol. **15**, 115 (1879). — Arch. f. Anat. **53** (1918).

Wernøe, Th. B.: Ugeskr. Laeg. (dän.) **85**, 143, 166 (1924).

E. Untersuchungsmethoden bei Magenkranken.

I. Die Anamnese.

Zusammenfassende Arbeiten.

BOAS: Diagnostik und Therapie der Magenkrankheiten. Leipzig: Georg Thieme 1925. — BREMER, FR. W.: Zentralnervensystem und perniziöse Anämie. Erg. inn. Med. **41**, 143 (1931). MOYNIHAN, B. G. A.: Duodenal ulcer. Philadelphia u. London: W. B. Saunders Company 1910.

Einzelarbeiten.

CAMERER: Die Bedeutung der Erblichkeit für die Entstehung des Magen- und Zwölffinger-darmgeschwürs. Z. Konstit.lehre **19**, 416 (1935/36). — CAMERER u. SCHLEICHER: Die Bedeutung der Erbveranlagung für die Entstehung einiger häufig vorkommender Krankheiten nach Anamnesen von 1500 Zwillingspaaren. Erbarzt **5**, 75 (1935). — CURSCHMANN, H.: Die konstitutionelle Anlage bei der Entstehung der Rumination. Z. angew. Anat. **6**, 191 (1920).

HISADA, K.: Über die reflektorische Speichelsekretion durch Magenaufblähung. Pflügers Arch. **224**, 249 (1930).

JACARELLI, E.: Constituzione ed ereditarietà nella patogenesi dell' ulcera gastro-duodenale. Policlinico, sez. prat. **1930 II**, 1809.

KATSCH, G.: Die Diagnose der leichten Pankreatitis. Klin. Wschr. **1925 I**, 289.

MÜLLER, L. R.: Bericht über eine Wiederkäuerfamilie. Münch. med. Wschr. **1902 II**, 1293.

OLIVER-PASCUAL, E., J. GALAN, A. OLIVER-PASCUAL y E. ARIAS-VALLEJO: Untersuchungen über die Ulcuserkrankung: Die Hepatoenteropathie des Ulcuspatienten mit atropho-hypertrophischer Gastritis. Rev. españ. Enferm. Apar. digest. **8**, 68 (1949) [spanisch].

ROBINSON, H. M.: Duodenal ulcer concomitant in identical twins. Rev. of Gastroenterol. **14**, 489 (1947). — ROEMHELD, L.: Der gastro-kardiale Symptomenkomplex, eine besondere Form sog. Herzneurose. Z. physik. u. diät. Ther. **16**, 339 (1912).

III. Die Allgemeinuntersuchung des Kranken.

Zusammenfassende Arbeiten.

BAEHRECKE: Die Verminderung der Capillarresistenz in der Insulinhypoglykämie. Inaug.-Diss. Greifswald 1943. — BARTELHEIMER, H.: Die Capillardichte in der Hypoglykämie. Klin. Wschr. **1946/47**, 815.

HAUSMANN: Die methodische Gastrointestinalpalpation. Berlin: S. Karger 1918.

RUNEBERG u. ROVSING: Gastro-Coloptosis. Leipzig 1914.

SIKKEN: Über HEADsche Zonen und ihren objektiven Nachweis. Inaug.-Diss. Greifswald 1944.

Einzelarbeiten.

BERGMANN, v.: Ulcus duodeni und vegetatives Nervensystem. Verh. dtsch. Ges. Chir. **1913**, 68. — BORBÉLY, F. v.: Über die Blutungsbereitschaft der Haut. Münch. med. Wschr. **1930 I**, 886.

KATSCH, G.: Die Diagnose der leichten Pankreatitis. Klin. Wschr. **1925 I**, 289. — KORÁNYI, A. v.: Die Schwellenwertperkussion des Magens. Z. klin. Med. **67**, 1 (1909).

MELTZER, S. J.: Ein Beitrag zur Kenntnis der Reflexvorgänge, welche den Ablauf der Peristaltik des Oesophagus kontrollieren. Zbl. Physiol. **19**, 993 (1906).

IV. Die Magensonde.

Zusammenfassende Arbeiten.

FERGER, O.: Zur Geschichte und Technik der Magensondierung. Inaug.-Diss. Greifswald 1929.

KUTTNER: Störungen der Sekretion. In KRAUS u. BRUGSCH' Spezielle Pathologie und Therapie innerer Krankheiten, Bd. 5, Teil 1. 1921.

NAUNYN: Gedanken, Erinnerungen und Meinungen. München: J. F. Lehmann 1925.

STRAUSS, H.: Die Bedeutung der Sekretionsstörungen des Magens für Diagnose und Therapie. Deutsche Klinik, Bd. 5, S. 385. 1905.

Einzelarbeiten.

BRUNN, W. v.: Über die vor 100 Jahren von JOHN WEISS hergestellte Magenpumpe. Med. Klin. **1925 I**, 394. — BORGBJAERG, A.: Die Bedeutung der Magenfunktionsuntersuchung für die Diagnose des Ulcus ventriculi. Arch. Verdgskrkh. **14**, 251 (1908).

EHRENREICH, M.: Über die kontinuierliche Untersuchung des Verdauungsablaufs mittels der Magenverweilsonde. Z. klin. Med. **75**, 231 (1912). — EINHORN, M.: Über Gewinnung von Duodenalinhalt beim Menschen. Berl. klin. Wschr. **1910 I**, 522. — EWALD, C. A.: Zwei

Fälle von Nitrobenzol-Vergiftung mit Glycosurie. Berl. klin. Wschr. 1875 I, 3. — Ewald, C. A., u. J. Boas: Beiträge zur Physiologie und Pathologie der Verdauung. Virchows Arch. 101, 325 (1885).

Foged, J.: Skand. Arch. Physiol. (Berl. u. Lpz.) 59, 109 (1936).

Ganter: Über einen dünnen Magenschlauch. Münch. med. Wschr. 1924 I, 681. — Gross, M.: Eine Duodenalröhre. Münch. med. Wschr. 1910 II, 1177.

Harmer, T. W., and W. J. Dodd: Sources of error in the use of the stomach-tube for diagnosis. Arch. Int. Med. 12, 488 (1913). — Henning, N., L. Demling u. H. Kinzlmeier: Über ein Gerät zur fortlaufenden, gleichzeitigen Bestimmung wichtiger Magenfunktionen. Klin. Wochr. 1951, 605. — Hiss, W.: Zur Geschichte der Magenpumpe. Med. Klin. 1925 I, 391. Hochrein u. Schleicher: Magentemperatur und Magenacidität. Dtsch. med. Wschr. 1948, 161. — Hofstetter, F.: p_H-Messungen mit der Glaselektrode im Magensaft. Gastroenterologia (Basel) 72, 201 (1947).

Jürgensen, Th.: Zur Lokaltherapie der Magenkrankheiten. Dtsch. Arch. klin. Med. 7, 239 (1870). — Jutte, M. E.: Die „Trans-Duodenalspülung", ein „Klistier per os". Ther. Halbmh. 1921, 239.

Kinzelmeier, H., N. Henning u. L. Demling: Über die fortlaufende intragastrale elektrometrische p_H-Messung mit Hilfe der Antimonelektrode. Klin. Wschr. 1951, 468. — Kreitner u. Pantlitschko: Studien über die HCl-Sekretion des Magens mit der p_H-Sonde. Wien. Z. inn. Med. 30, 443 (1949). — Künsztler, M.: Eine neue Duodenalsonde und Magensonde. Med. Welt 1931 II, 1176. — Kussmaul, A.: Über die Behandlung der Magenerweiterung durch eine neue Methode mittels der Magenpumpe. Dtsch. Arch. klin. Med. 6, 455 (1869).

Pantlitschko u. Schmid: Über p_H-Messungen im Magen- und Darmkanal. Gastroenterologia (Basel) 76, 138 (1949/50). — Pongs: Verh. dtsch. Ges. inn. Med. 1920, 452.

Reis, van der: Apparatur zur fortlaufenden Messung und graphischen Registrierung der Innentemperatur des menschlichen Darmkanals. Dtsch. med. Wschr. 1926, 108.

Schindler, R.: Ergebnisse von 76 photographischen Aufnahmen der Magenschleimhaut mit Gastrophotor. Münch. med. Wschr. 1931 II, 1776. — Schoendube, W., u. H. Kalk: Untersuchungen über den Einfluß der Hypophysenextrakte auf den Magen. Arch. Verdgskrkb. 36, 227 (1924).

V. Die Verweilsondenmethode.

Zusammenfassende Arbeiten.

Driest, M.: Über quantitative Magenfunktionsprüfungen. Inaug.-Diss. Greifswald 1936.

Mayer, Hanna: Darstellung der Magenschichtung mit Indikatorenfarbstoffen. Inaug.-Diss. Frankfurt a. M. 1924.

Seiler: Allgemeine Diagnostik der Erkrankungen des Magens. In Mohr u. Staehelins Handbuch der inneren Medizin, 1. Aufl. Berlin: Springer 1918.

Einzelarbeiten.

Bennet, T. I.: The modification of gastric function by means and drugs. Brit. Med. J. 1923, No 3244, 366.

Driest: Über quantitative Magenfunktionsprüfungen. Arch. Verdgskrkh. 59, 332 (1936).

Egan, E.: Acidität und Entleerung. Untersucht mittelst Dauermagensonde und Durchleuchtung. Arch. Verdgskrkh. 21, 479 (1915). — Ehrenreich, M.: Über die kontinuierliche Untersuchung des Verdauungsablaufs mittels der Magenverweilsonde. Z. klin. Med. 75, 231 (1912). — Einhorn, M.: Über Gewinnung von Duodenalinhalt beim Menschen. Berl. klin. Wschr. 1910 I, 522. — Erfahrungen über den Duodenalinhalt. Dtsch. med. Wschr. 1910 II, 1519. — Ettinger, J.: Über die kontinuierliche Untersuchung des Verdauungsablaufs nach Ewald-Boasschem Probefrühstück. Internat. Beitr. Path. u. Ther. Ernähr.stör. usw. 4, 454 (1913).

Forschbach: Zur Beurteilung der Hypersekretion und Hyperacidität des Magens. Arch. Verdgskrkh. 15, 182 (1909). — Friedrich, L. v.: Beitrag zur Pathologie der Achylia gastrica. Verh. dtsch. Kongr. inn. Med. 1922, 524.

Gorham, F. D.: The Factor of Dilution in Gastric Analysis. J. Amer. Med. Assoc. 81, 1738 (1923). — Gregersen, J. P.: Untersuchungen über die Magensekretion während des Verlaufes der Verdauung. Arch. Verdgskrkh. 19, 263 (1913). — Gross, M.: Eine Duodenalröhre. Münch. med. Wschr. 1910 I, 1177.

Hayem, G.: Nouvelle contribution à l'étude des liquides stomacaux extrait à jeun. Bull. Soc. méd. Hôp. Paris 44, 1523 (1920). — Heckmann: Sekretions- und Regulationsmechanismen der Magenschleimhaut. Z. exper. Med. 93, 155 (1934). — Heyer: Die Magensekretion beim Menschen unter besonderer Berücksichtigung der psychischen Einflüsse. I. Saftmenge und eiweißverdauende Kraft. Arch. Verdgskrkh. 27, 227 (1921).

KATSCH: Klinisches über den reinen Magensaft. Verh. dtsch. Kongr. inn. Med. 1924, 245. KATSCH u. KALK: Statik und Kinetik des Magenchemismus. Methodisches. Arch. Verdgskrkh. 32, 201 (1924). — Zum Ausbau der kinetischen Methode für die Untersuchung des Magenchemismus. II. Mitt. Klin. Wschr. 1925 II, 2190. — Zum Ausbau der kinetischen Methode für die Untersuchung des Magenchemismus. IV. Mitt. Zur Differenzierung der Achylien. Klin. Wschr. 1926 II, 1119.

LANZ, W.: Über die Prüfung der Magenfunktionen mit dem Alkoholphenolphthalein-probefrühstück. Arch. klin. Chir. 115, 294 (1921). — LEWIN, A. E.: Zur Methodik der Magenfunktionsprüfung. II. Mitt. Die praktische Durchführung der absoluten Bewertung der Magenfunktion. Arch. Verdgskrkh. 44, 257 (1928).

PONGS: Die Beeinflussung der Säureverhältnisse des Magens durch Atropin. Verh. dtsch. Kongr. inn. Med. 1921, 452.

REHFUSS, M. E.: Gastro-Intestinal Studies. VI. The impossibility of interpreting the findings obtained by the customary examination of the test meal. J. Amer. Med. Assoc. 64, 569 (1915). — REISS, V. D.: Die Bedeutung der Eiweiß-Peptonlösung für die methodische Untersuchung des Magens. Dtsch. med. Wschr. 1933 I, 359.

SCHÜLE: Über die Beeinflussung der Salzsäurekurve durch die Qualität der Nahrung. Dtsch. Arch. klin. Med. 71, 111 (1901). — STRAUSS, H.: Über gleichzeitige Bestimmung von Sekretion, Motilität und Resorption im menschlichen Magen. Klin. Wschr. 1923 II, 1971.

WEITZ, W.: Über fraktionierte Ausheberungen des Magens nach Probetrunk unter spezieller Berücksichtigung der Nachsekretion. Klin. Wschr. 1924 II, 2040.

VI. Untersuchung des Nüchterninhalts.

Zusammenfassende Arbeiten.

KAUFFMANN, F.: Magenkatarrh. In Neue deutsche Klinik, Bd. 7. Liefg 31, S. 1—59. 1930. — KUTTNER: KRAUS u. BRUGSCH' Spezielle Pathologie und Therapie der inneren Krankheiten, Bd. 5, Teil 1. 1921.

RIEGEL: Erkrankungen des Magens. Wien u. Leipzig: Alfred Hölder 1908.

STRAUSS, H.: Die Bedeutung der Sekretionsstörungen des Magens für Diagnose und Therapie. In Deutsche Klinik, Bd. 5. 1905.

Einzelarbeiten.

BORGBJÄRG, A.: Die Bedeutung der Magenfunktionsuntersuchung für die Diagnose des Ulcus ventriculi. Arch. Verdgskrkh. 14, 251 (1908).

DELHOUGNE, F.: Über das polarimetrische Verhalten verschiedener Magensäfte. Dtsch. Arch. klin. Med. 169, 247 (1930).

HAUSMANN, TH.: Die Frühdiagnose der Lungentuberkulose durch die Mageninhaltsuntersuchung. Vorläufige Mitt. Dtsch. Arch. klin. Med. 94, 595 (1908).

KEMP, SK.: Über die Differentialdiagnose zwischen Cancer ventriculi und der chronischen Gastritis mit Achylie. Arch. Verdgskrkh. 18, 19 (1912).

LOEPER et MARSHALL: La Leukopédèse gastrique. Biologie méd. 16, 17 (1926).

MENDEL, B., u. W. ENGEL: Über die Milchsäurebildner beim Magencarcinom. Klin. Wschr. 1925 I, 119.

OETTINGER: Arch. des Mal. Appar. digest. 1910, Nr 10. — OPITZ, H.: Zur Frage der offenen Tuberkulose im Kindesalter. Dtsch. med. Wschr. 1928 II, 2139.

REHFUSS, BERGEIM and HAWK: J. of Biol. Chem. 19, 345 (1914).

SARTORY: Bull. Soc. Biol. 1906.

WARBURG, O.: Versuche an überlebendem Carcinomgewebe (Methoden). Biochem. Z. 142, 317 (1923). — WARBURG O., u. SEIGO MINAMI: Versuche an überlebendem Carcinomgewebe. Klin. Wschr. 1923 I, 776. — WARBURG, O., E. NEGELEIN u. K. POSENER: Versuche an überlebendem Carcinomgewebe. Klin. Wschr. 1924 I, 1062.

VII. Die Leersekretion.

Einzelarbeiten.

DELHOUGNE, FR.: Beiträge zur Magensaftsekretion. I. Über Salzsäure- und Chlorkonzentration im reinen Magensaft. Dtsch. Arch. klin. Med. 150, 70 (1926). — Beiträge zur Magensaftsekretion. II. Über den Einfluß anstrengender Arbeit auf die Magensaftsekretion. Dtsch. Arch. klin. Med. 150, 78 (1926). — Untersuchungen über die Magensaftsekretion. III. Über den Einfluß elektrischer und mechanischer Reize auf die Magensaftsekretion. Dtsch. Arch. klin. Med. 150, 170 (1926). — Untersuchungen über die Magensaftsekretion. IV. Über die

Magensaftsekretion bei Lungentuberkulose. Zugleich ein Beitrag zur Frage der Histaminwirkung. Dtsch. Arch. klin. Med. **150**, 373 (1926).

Seeber, Fr.: Zur klinischen Bedeutung der fraktionierten Magenausheberung. Dtsch. Arch. klin. Med. **153**, 152 (1926).

VIII. Probemahlzeiten.

Zusammenfassende Arbeiten.

Boas: Diagnostik und Therapie der Magenkrankheiten, 8. u. 9. Aufl., S. 119. Leipzig: Georg Thieme 1925.

Hartwig, H.: Der Zellgehalt des Magensaftes als Ausdruck morphologischer Veränderungen der Magenschleimhaut. Inaug.-Diss. Greifswald 1935.

Mathieu, A., u. J. Ch. Roux: Die klinischen Erscheinungsformen der motorischen Insuffizienz des Magens. Erg. inn. Med. **5**, 252 (1910).

Riegel: Die Erkrankungen des Magens. Wien u. Leipzig: Alfred Hölder 1908.

Sahli: Klinische Untersuchungsmethoden, 6. Aufl. Leipzig u. Wien: Franz Deuticke 1913.

Vollnhals: Die Magensaft-Untersuchungsmethode von Salamanca. Ein Vergleich mit der fraktionierten Ausheberung nach Katsch und Kalk. Inaug.-Diss. Greifswald 1944.

Einzelarbeiten.

Bedoya, J. M., y P. Augustin: Die Magenfunktionen bei der normalen Schwangeren [Spanisch]. Rev. españ. Obstetr. **8**, 85 (1949). — Broicher, H.: Der Zellgehalt und die Cytodiagnostik des Magensaftes bei verschiedenen Magenschleimhauterkrankungen. Dtsch. Arch. klin. Med. **194**, 84 (1949).

Crohn, Burrill, B., and J. Reiss: Amer. J. Med. Assoc. **161**, 43 (1921). — Curschmann, H.: Bemerkungen zu der Arbeit von K. Grandener, „Der hemmende Einfluß der Psyche auf die Sekretion des menschlichen Magens und seine Bedeutung für die diagnostische Verwertbarkeit des Probefrühstücks" in Dtsch. Arch. klin. Med. **101**, 302. Dtsch. Arch. klin. Med. **101**, 628 (1910).

Ewald, C. A., u. J. Boas: Beiträge zur Physiologie und Pathologie der Verdauung. Virchows Arch. **101**, 325 (1885).

Gluzinski, A.: Ein Beitrag zur Frühdiagnose des Magenkarzinoms nebst einigen Bemerkungen über die Aussichten der Radikaloperation. Mitt. Grenzgeb. Med. u. Chir. **10**, 1 (1902).

Heckmann: Sekretions- und Regulationsmechanismen der Magenschleimhaut. Z. exper. Med. **93**, 155 (1934). — Henning, N., u. E. Bach: Bestimmung von Fundus- und Pylorusdrüsenfunktion durch die klinische Methode der kombinierten Magenfunktionsprüfung. Arch. Verdgskrkh. **49**, 155 (1931).

Noring, O.: Sham feeding as a test for gastric function. Scand. J. clin. a labor. Invest. **2**, 120 (1950).

Salamanca, F. E. de: La exploracion funcional del estomago. El siglo medico, Num. 4.005 del 13 de Septembre de 1930. Madrid. — Schoen, A. M., and R. A. Griswold: The affect of vagotomy on human gastric function. A preliminary report. Ann. Surg. **126**, 655 (1947).

Weinstein, V. A., R. Colp, F. Hollander and E. E. Jemerin: Surg. etc. **79**, 297 (1944). Westphal, K., Walter Kuckuck u. Werner Kuckuck: Der Reizmagen. Untersuchungen über Funktion und Pathologie der Magenschleimhaut. V. K. Westphal u. Werner Kuckuck: Der Zell- und Leukocytengehalt des Magensaftes unter normalen und pathologischen Bedingungen. Z. klin. Med. **124**, 616 (1933). — Winkelstein, A.: Surg. Clin. N. Amer. **255** (1947).

IXa. Pufferfreie Reizlösungen und diagnostische Sekretionserregung durch Pharmaka (Histamin, Insulin).

Zusammenfassende Arbeiten.

Ehrmann u. Dinkin: Magen-Untersuchungsmethoden. In Neue Deutsche Klinik, Bd. 6, S. 557. 1930.

Einzelarbeiten.

Brooke: The insulin test for vagal section. Lancet **1949 II**, 1167.

Chenney, Garnett: A simplified method of gastric analysis. Amer. J. Med. Sci. **177**, 110 (1929). — Code, Ch. F., C. M. Blackburn, G. R. Livermore and H. V. Ratke: A method for the quantitative determination of gastric secretory inhibition. Gastroenterology **13**, 574 (1949). — Collazo u. Dobreff: Experimentelle Untersuchungen über die Wirkung des Insulins auf die äußere Sekretion der Verdauungsdrüsen. I. Insulinwirkung auf die Sekretion des Magensaftes. Biochem. Z. **154**, 349 (1924).

DETRE, L., and R. SIVÓ: Insulin und Magensekretion. Z. exper. Med. **46**, 594 (1925).

EHRMANN: Diskussionsbemerkung über: Ausheberung des Magens. Berl. klin. Wschr. **1914 I**, 662.

FRIEDRICH, L. v., u. K. E. NEUMANN: Dtsch. med. Wschr. **1921 I**, 43.

GLASS, G. B., u. A. WOLF: Hormonal mechanismus in nervous mechanism of gastric acid secretion in humans. Proc. Soc. Exper. Biol. a Med. **73**, 535 (1950).

HARRIS and SEALE: Gastrointestinal manifestations of hyperinsulinism. Amer. J. Digest. Dis. a. Nutrit. **2**, 557 (1935). — HUNT, J. N.: The interpretation of histamin and insulin tests of gastric function. Gastroenterology **13**, 336 (1949).

IHRE, B.: Studies in gastric secretion with an improved histamin test. Acta med. scand. (Stockh.) Suppl. **196**, 322 (1947).

JEMERIN, HOLLANDER and WEINSTEIN: A comparison of insulin and food as stimuli for differentiation of vagal and nonvagal gastric pouches. Gastroenterology **1**, 500 (1943).

KATSCH u. KALK: (1) Statik und Kinetik des Magenchemismus. Methodisches. Arch. Verdgskrkh. **32**, 201 (1923). — (2) Zum Ausbau der kinetischen Methode für die Untersuchung des Magenchemismus. IV. Mitt. Zur Differenzierung der Achylien. Klin. Wschr. **1926 I**, 1119.

MÜLLER, A.: (1) Der Einfluß der Salzsäure auf die Pepsinverdauung. II. Mitt. Dtsch. Arch. klin. Med. **94**, 27 (1908). — (2) Zur Methodik der Aziditätsbestimmung im Magensaft. Med. Klin. **1909 II**, 1438.

NECHELES, OLSON and SCRUGGS: Federat. Proc. **1**, 62 (1942).

PAPAYANNOPOULOS, G., and N. ATHANASOPOULOS: Gastric function and metabolism of carbohydrates. Amer. J. Digest. Dis. a. Nutrit. **17**, 124 (1950). — POE, W. D.: Wirkung von endogenem Insulin auf die Magenfunktion. Eine klinische Studie. Ann. Int. Med. **32**, 279 (1950).

RICKETTS, W. E., J. B. KIRSNER and W. L. PALMER: The secretory response to histamine in individuals with a normal and abnormal gastric mucosa. Amer. J. Med. Sci. **217**, 539 (1949).

SCHNETZ, H., u. M. FLUCH: Über den Einfluß von Priscol auf die Sekretion der Magendrüsen. Z. klin. Med. **140**, 593 (1942). — SHARICK, P. R., and A. CAMPBELL: Gastric secretory response to insulin hypoglycemia: Influence of insulin desage and blood sugar level. Amer. J. Med. Sci. **221**, 364 (1951). — SILVA, MELLO, A. DA: Das Alkoholprobefrühstück nach EHRMANN als Normalverfahren zur Prüfung der Magenfunktion. Berl. klin. Wschr. **1916 I**, 275.

THIELE, W.: Priscol, ein neues Mittel für die Magendiagnostik. Klin. Wschr. **1940 I**, 620.

WICHELS, P.: Coffein als Magensaftlocker. Z. klin. Med. **123**, 336 (1933).

IXb. Aminosäurengemische und Magensekretion.

BICKEL, A.: Über den Einfluß von Eiweißabbauprodukten auf die Magensaftsekretion. Arch. Verdgskrkh. **46**, 70 (1929).

EHRMANN: Diskussionsbeitrag über: Ausheberung des Magens. Berlin. klin. Wschr. **1914**, 662. — EISENHARDT: Internat. Beitr. Path. u. Ther. Ernähr.stör. usw. **2** (1910).

FABER, K.: Die chronische Gastritis, speziell die zur Achylie führende. Erg. inn. Med. **6**, 491 (1910).

HANSON, M. E., M. J. GROSSMAN u. A. C. IVY: Doses of histamine producing minimal and maximal gastric-secretory responses in dog and man. Amer. J. Physiol. **153**, 242 (1948). — HOPPS, H. C., and D. A. CAMPBELL: J. Labor a. Clin. Med. **28**, 1201 (1943).

IVY, A. C., and A. J. JAVOIS: Contributions to the Physiology of Gastric Secretion. IV. The Stimulation of Gastric Secretion by Hydrolized Proteins. Amer. J. Physiol. **71**, 583 (1925). — Contributions to the Physiology of Gastric Secretion. V. The Stimulation of Gastric Secretion by Amino Acids. Amer. J. Physiol. **71**, 590 (1925). — Contributions to the Physiology of Gastric Secretion. VI. The Stimulation of Gastric Secretion by Amines and other Substances. Amer. J. Physiol. **71**, 604 (1925).

OKADA, SEIZABURO, KWANICHI KURAMOCHI, TOSHIO TSUKAHARA and TATSUO OOINOUE: Pancreatic function. V. The secretory mechanism of digestive juice. Arch. Int. Med. **45**, 783 (1930).

RAUSCH, FR.: Die Wirkung von Aminosäuregemischen auf die Tätigkeit der Magenschleimhaut. Ärztl. Forschg **2**, 123 (1948).

SCHWEITZER: Haben Aminosäuren schlechthin Secretincharakter? Biochem. Z. **107**, 256 (1920). — SKALLER, M.: Unsere Methoden zur Untersuchung der Saftsekretion des Magens und Ersatz derselben durch Sekretionskurven. Berl. klin. Wschr. **1913 II**, 2176.

ZWEIG, M., K. A. MEYER and FR. STEIGMANN: The effect of intravenous protein hydrolysates on the stomach. Gastroenterology **12**, 586 (1949).

Xa. Theorie und Praxis der Aciditätsbestimmungen.

Zusammenfassende Arbeiten.

Buchs, S., u. E. Freudenberg: Die Rolle des Kathepsins bei der Eiweißverdauung. Erg. inn. Med., N. F. 2, 544 (1951).

Carlson: The control of hunger etc. The University of Chicago. Press Chicago 1916.

Fuld: Kraus u. Brugsch' Spezielle Pathologie und Therapie innerer Krankheiten, Bd. 5, S. 1.

Hoppe-Seyler-Thierfelder: Physiologisch und pathologisch-chemische Analyse, 9. Aufl. Berlin: Springer 1924.

Löning: Eduard Müllers Therapie des praktischen Arztes, Bd. 3, S. 1732. Berlin: Springer 1920.

Merten, R.: Die Klinik und Chemie der Proteinasen des menschlichen und tierischen Organismus, ihre besondere Bedeutung in seinen Abwehrleistungen und in der klinischen Diagnostik. Erg. inn. Med., N. F. 2, 49 (1951). — Michaelis: Die Wasserstoffionen-Konzentration. Berlin: Springer 1914. — Mislowitzer: Die Bestimmung von Wasserstoffionen-Konzentration in Flüssigkeiten. Berlin: Springer 1928.

Sahli: Klinische Untersuchungsmethoden, 6. Aufl. Leipzig u. Wien: Franz Deuticke 1913. — Schade: Die physikalische Chemie in der inneren Medizin. Dresden u. Leipzig: Theodor Steinkopff 1920.

Wilson-Philip: Die Gesetze der Funktionen des Lebens. Übersetzt von Sontheimer. Stuttgart 1882.

Einzelarbeiten.

Baltzer, F.: Der Magenschleim. (Seine physikalischen und chemischen Eigenschaften.) Arch. Verdgskrkh. 56, 35 (1934). — Bonis, A.: Magenschleim und Säurebindung. Zugleich ein Beitrag zur Titration mit Indikatoren und zur elektrometrischen Titration des Magensaftes. Z. klin. Med. 113, 611 (1930).

Friedrich, L. v.: Eine neue einfache Bestimmung der Magensalzsäure. Dtsch. med. Wschr. 1921 II, 1258.

Grote, L. R.: Der jetzige Stand der Methodik für die Prüfung der Magenfunktion. Dtsch. med. Wschr. 1921 II, 1133. — Grützner, P.: Ein Beitrag zum Mechanismus der Magenverdauung. Pflügers Arch. 106, 463 (1905).

Hull and Keeton: J. of Biol. Chem. 32, 127 (1917).

Kahn, G., and J. Stokes jr.: The comparison of the electrometric and colorimetric methods for determination of the p_H of gastric contents. J. of Biol. Chem. 69, 75 (1926). — Kalk u. Kugelmann: Titration, Bestimmung der Wasserstoffionenkonzentration und „Titration des Indicators" im Magensaft. Klin. Wschr. 1925 II, 1806. — Katsch, G., F. Baltzer u. J. Brinck: Die anorganischen Substanzen des Magensaftes und ihre Beziehungen zueinander. Arch. Verdgskrkh. 56, 1 (1935). — Katsch, G., u. H. Kalk: Statik und Kinetik des Magenchemismus (Methodisches). Arch. Verdgskrkh. 32, 201 (1924).

Lanz, W.: Über die Prüfung der Magenfunktionen mit dem Alkoholphenolphthaleinprobefrühstück. Arch. klin. Chir. 115, 294 (1921).

Michaelis, L., u. Fritz Müller: Eine Indicatorenmethode zur Aciditätsmessung im Magen- und Darmsaft beim Erwachsenen und beim Säugling. Z. exper. Med. 26, 149 (1922). — Mintz, S.: Zur Frage des Chemismus des Magens. Ein neues Probefrühstück. I. Mitt. Dtsch. Arch. klin. Med. 104, 481 (1911). — Müller, Albert: Der Einfluß der Salzsäure auf die Pepsinverdauung. II. Mitt. Dtsch. Arch. klin. Med. 94, 27 (1908).

Nissen: Über die Einwirkung von Soja auf die Magensekretion. Med. Klin. 1931 I, 88. — Norgaard, A.: (1) Sur la concentration en ions hydrogène dans le contenu gastrique. C. r. Soc. Biol. Paris 90, 884 (1924). — (2) Colorimetric p_H determinations of test meal filtrates in patients with gastric diseases, and their relation to titration determinations. Acta med. scand. (Stockh.) 60, 498 (1924).

Ryser, H.: Über ein Verfahren zur schätzungsweisen Bestimmung der Wasserstoffionenkonzentration im Mageninhalt mit Hilfe des Kongopapiers. Schweiz. med. Wschr. 1925, 357.

Sahli, H.: Über die Bestimmung der freien Säure des Magensaftes durch „Titration der Indikatorlösung", insbesondere von Methylviolett und Lackmus. Schweiz. med. Wschr. 1924, 1. — Silva Mello, A. da: Das Alkoholprobefrühstück nach Ehrmann als Normalverfahren zur Prüfung der Magenfunktion. Berl. klin. Wschr. 1916 I, 275. — Sörensen, S. P. L.: Enzymstudien. II. Mitteilung. Über die Messung und die Bedeutung der Wasserstoffionenkonzentration bei enzymatischen Prozessen. Biochem. Z. 21, 131 (1909).

Toepfer, G.: Eine Methode zur titrimetrischen Bestimmung der hauptsächlichsten Factoren der Magenacidität. Z. physiol. Chem. 19, 104 (1894).

Zorzi, P.: La misura del p_H gastrico con il „bleu di timolo". Giorn. med. Alto Adige 2, 150 (1930).

Xb. Intragastrale p_H-Messungen.

Zusammenfassende Arbeiten.

MAYER, HANNA: Darstellung der Magenschichtung mit Indikatorenfarbstoffen. Inaug.-Diss. Frankfurt a. M. 1924.

Einzelarbeiten.

FUNK, C.: Eine Vorrichtung zur Elektroskopie der Magenverdauung. Med. Klin. 1928 I, 898.

HOFSTETTER, F.: p_H-Messungen mit der Glaselektrode im Magensaft. Gastroenterologia (Basel) 72, 201 (1947).

KINZLMEIER, H., N. HENNING u. L. DEMLING: Über die fortlaufende intragastrale elektrometrische p_H-Messung mit Hilfe der Antimonelektrode. Klin. Wschr. 1951, 468. — KREITNER u. PANTLITSCHKO: Studien über die HCl-Sekretion des Magens mit der p_H-Sonde. Wien. Z. inn. Med. 30, 443 (1949).

McCLENDON, J. F.: New hydrogen electrodes and rapid methods of determining hydrogen ion concentration. Amer. J. Physiol. 38, 180 (1915).

PANTLITSCHKO u. SCHMID: Über p_H-Messungen im Magen-Darmkanal. Gastroenterologia (Basel) 76, 138 (1949/50).

SHAY, H., S. A. KOMAROV and J. E. BERK: Some fallacies in the clinical measurement of gastric acidity with special reference to the histamin test. Gastroenterology 15, 110 (1950)

Xc. „Ionenaustauscher" zur Bestimmung der Magenacidität.

ADAMS u. HOLMES: J. Soc. Chem. Ind. 54, 1 (1935).

DICKEL u. TITZMANN: Ionenaustauscher als Hilfsmittel im Laboratorium. Angew. Chem. 1951, 450.

EICHHORN, H.: Über die Einwirkung verdünnter Salzlösungen auf Silicate. Pogg. Ann. Physik u. Chem. 105, 126 (1858).

GANS: Centr. Mineral. Geol. 22, 728 (1913).

KELSEY, F. E., and E. M. R. GEILING: The micro-determination of Quinine in blood and tissues. J. of Pharmacol. 75, 183 (1942).

NACHOD, F. C.: Ion Exchange. New York: Acad. Press 1949.

SEGAL, H. L., L. L. MILLER, J. J. MORTON and H. Y. YOUNG: The use of cation exchange indicator compounds to determine gastric acidity without intubation. Gastroenterology 16, 380 (1950).

WAY, T.: J. Roy. Agric. Soc. 13, 123 (1852).

XI. Magensonde mit Thermoelement.

BRAUCH, R., u. F. BRAUCH: Die Beeinflussung der Nüchternsekretion des Magens durch ansteigende Teilbäder. Dtsch. Arch. klin. Med. 188, 161 (1941).

DEUTSCH, E., K. H. SPITZY u. K. WOHLRAB: Über die Beeinflussung der Magentemperatur durch verschiedene Pharmaka. I. Mitt. Der Einfluß von Histamin und Antistin auf die Magentemperatur. Arch. internat. Pharmacodynamie 85, 369 (1951).

HENNING, N., L. DEMLING u. H. KINZLMEIER: Über ein Gerät zur fortlaufenden, gleichzeitigen Bestimmung wichtiger Magenfunktionen. Klin. Wschr. 1951, 605. — HOCHREIN u. SCHLEICHER: Magentemperatur und Magenazidität. Dtsch. med. Wschr. 1948, 161.

KREIENBERG, W., u. W. THOMAS: Magentemperatur und Säureproduktion. Z. Biol. 104, 144 (1951). — KRONECKER u. MEYER: (1) Arch. f. Physiol. 1876, 546. — (2) Arch. f. Physiol. 1879, 567.

PANCTEN u. TIGERSTEDT: Biochem. Z. 11, 36 (1908).

QUINCKE: Über Temperatur und Wärmeausgleich im Magen. Arch. exper. Path. u. Pharmakol. 25, 375 (1889).

XII. Beurteilung der sekretorischen Leistung des Magens.

Zusammenfassende Arbeiten.

DRIEST, M.: Über quantitative Magenfunktionsprüfungen. Inaug.-Diss. Greifswald 1936.

MÜLLER, F.: Die Wirkung des Pankreashormones „Padutin" auf die Magensekretion. Inaug.-Diss. Greifswald 1937.

Einzelarbeiten.

BECKER, K. PH.: Pharmakologische Untersuchungen am menschlichen Magen. II. Zur Alkalitherapie der Supersekretion und Superacidität. Dtsch. Arch. klin. Med. 177, 115 (1935).

DRIEST, M.: Über quantitative Magenfunktionsprüfungen. Arch. Verdgskrkh. 59, 332 (1936).

Holler, G., J. Blöch u. J. Vecsler: Untersuchungen über den Chlorstoffwechsel bei Sekretionsstörungen des Magens. Z. klin. Med. 104, 412 (1926).

Katsch, G., u. H. Kalk: Statik und Kinetik des Magenchemismus. Methodisches. Arch. Verdgskrkh. 32, 201 (1924).

Lewin, A. E.: (1) Zur Methodik der Magenfunktionsprüfung. Bestimmung der Gesamtevakuation und Sekretion. Arch. Verdgskrkh. 40, 405 (1927). — (2) Zur Methodik der Magenfunktionsprüfung. II. Mitt. Die praktische Durchführung der absoluten Bewertung der Magenfunktion. Arch. Verdgskrkh. 44, 257 (1928). — (3) Die Magenfunktionsprüfung als Methode der Differentialdiagnostik. Z. exper. Med. 79, 134 (1931).

Mahler, P., u. Zd. Stary: Zur quantitativen Bestimmung der Magenfunktion. Wien. Arch. inn. Med. 14, 491 (1927). — Martini, P., u. K. Ph. Becker: Absolute Magenfunktionsprüfungen bei Gesunden und Ulcuskranken. Dtsch. Arch. klin. Med. 175, 1 (1933).

Stary, Zd., u. P. Mahler: Zur quantitativen Bestimmung der Magensekretion. Z. klin. Med. 104, 446 (1926).

Zwonitzky, N. S.: Funktionsprüfung des Magens nach Stary und Mahler oder nach Zwonitzky? Arch. Verdgskrkh. 42, 143 (1928).

XIII. Chemische Untersuchungen des Mageninhaltes. Fermentuntersuchungen.

Zusammenfassende Arbeiten.

Boas: Diagnostik und Therapie der Magenkrankheiten. Leipzig 1925. — Brugsch, Th., u. A. Schittenhelm: Lehrbuch klinischer Diagnostik und Untersuchungsmethodik, S. 453. Berlin u. Wien: Urban & Schwarzenberg 1921.

Hoppe-Seyler-Thierfelder: Pathologisch und physiologisch-chemische Analyse, 9. Aufl. Berlin: Springer 1924.

Leo: Diagnostik der Krankheiten der Bauchorgane, S. 316. 1895.

Schorer, G.: Über refraktometrische Pepsinbestimmungen. Inaug.-Diss. Bern 1908.

Treadwell: Lehrbuch der analytischen Chemie, Bd. 2. Leipzig: Franz Deuticke 1923.

Einzelarbeiten.

Anson, M. L.: The estimation of pepsin, trypsin, papain, and cathepsin with hemoglobin. J. Gen. Physiol. 22, 79 (1938/39). — Anson, M. L., and A. E. Mirsky: The estimation of pepsin with hemoglobin. J. Gen. Physiol. 16, 59 (1932).

Babkin, B. P.: Canad. Med. Assoc. J. 23, 268 (1930). — Baltzer, Fr.: (1) Der Magenschleim. (Seine physikalischen und chemischen Eigenschaften.) Arch. Verdgskrkh. 56, 35 (1934). — (2) Protein und Muzin im normalen und pathologischen Magensaft. I. Teil. Die Bestimmung von Protein und Muzin im menschlichen Magensaft. Arch. Verdgskrkh. 62, 113 (1937). — Bayliss, W. M.: Researches on the Nature of Enzyme-Action. I. On the causes of the Rise in electrical conductivity under the action of Trypsin. J. of Physiol. 36, 221 (1907). — Berger, W. J., Hartmann u. H. Leubner: Die Methode der kurzfristig fraktionierten Duodenalsondierung. (Beitrag zur klinischen Pankreasfunktionsprüfung.) Wien. Arch. inn. Med. 28, 1, 211 (1936). — Bergmann, v., u. K. Meyer: Über die klinische Bedeutung der Antitrypsinbestimmung im Blute. Berl. klin. Wschr. 1908 II, 1673. — Brinck, J., u. Rodriguez-Olleros: Zur Fermentdiagnostik des Pankreas. Der Diastasespiegel im Blut bei Erkrankungen der Gallenwege und des Duodenums. Arch. klin. Med. 175, 691 (1933).

Christiansen, J.: Einige Bemerkungen über die Mettsche Methode nebst Versuchen über das Aciditätsoptimum der Pepsinwirkung. Biochem. Z. 46, 257 (1902).

Ege, R.: Ein einfaches Verfahren zur Bestimmung von Milchsäure im Mageninhalt. Biochem. Z. 134, 476 (1923). — Eschenbrenner: Pharmaz. Z. 81, 967 (1936).

Fletscher, W. M., and F. G. Hopkins: Lactic acid in the amphibian muscle. J. of Physiol. 35, 247 (1907). — Folin, O., and V. Ciocalteu: On tyrosine and tryptophane determination in proteins. J. of Biol. Chem. 73, 627 (1927). — Fuld, E.: Die Wirksamkeit des Trypsins und ein einfaches Mittel zu ihrer Bestimmung. Arch. exper. Path. u. Pharmakol. 58, 468 (1908).

Gross, O.: Die Wirksamkeit des Pepsins und eine einfache Methode zu ihrer Bestimmung. Berl. klin. Wschr. 1908, 643. — Grützner, P.: Über eine neue Methode, Pepsinmengen colorimetrisch zu bestimmen. Pflügers Arch. 8, 452 (1874). — Ein Beitrag zum Mechanismus der Magenverdauung. Pflügers Arch. 106, 463 (1905).

Isaac-Krieger, K.: Zur quantitativen Bestimmung der Fermente im Duodenalsaft. Z. klin. Med. 92, 259 (1921).

Krijgsmann, B. J.: Beiträge zur biochemischen Mikromethodik. IV. Nephelometrische Mikrobestimmung von Pepsin. Z. physiol. Chem. 227, 251 (1934). — Beiträge zur biochemischen Mikromethodik. V. Nephelometrische Mikrobestimmung von Trypsin und Kathepsin. Z.

physiol. Chem. **228**, 256 (1934). — KUNITZ: A method for determining the ramet activity of chymo-trypsin. J. Gen. Physiol. 18, 459 (1935). — KUNITZ, M., and J. H. NORTHROP: Crystalline chymo-trypsin and chymotrypsinogen. I. Isolation, crystallization, and general properties of a new proteolytic enzyme and its precursor. J. Gen. Physiol. 18, 433 (1935).

LINDSTRÖM-LANG: (1) Über die Pepsinspaltung von S. P. L. SØRENSEN und LYDIA KATSCHIONI-WALTHER (Leningrad). Mit einer Notiz über die Indicatorfrage. Z. physiol. Chem. 174, 251 (1928). — (2) Erg. Enzymforschg 3, 309 (1934).

MERTEN, R.: Untersuchungen über das Magenkathepsin. Gastroenterologia (Basel) **76**, 64 (1950/51). — MERTEN, R., U. KLEFFNER u. H. RATZER: Zur Erfassung von Fermentstörungen im Magen-Darm-Kanal, zugleich ein Beitrag zur Ausnutzung der Nahrungsproteine. Z. klin. Med. 146, 383 (1950). — MERTEN, R., u. H. RATZER: Zur Charakterisierung des Magen- und Harnkathepsins. Klin. Wschr. 1949, 587. — MERTEN, R., H. RATZER u. U. KLEFFNER: Über Störungen der Ferment- und Säureproduktion im Magen, ihre diagnostische Erfassung und therapeutische Beeinflussung. Dtsch. Z. Verdgs- u. Stoffw.krkh. 10, 159 (1950). — MERTEN, R., H. RATZER u. U. KLEFFNER: Das Magenkathepsin des Erwachsenen in seiner Bedeutung für die Verdauung der Nahrungsproteine. Klin. Wschr. 1949, 635. — METT: Arch. f. Physiol. 68 (1894). — MICHAELIS, L., u. M. EHRENREICH: Die Adsorptionsanalyse der Fermente. Biochem. Z. 10, 283 (1908).

NIERENSTEIN, E., u. A. SCHIFF: Über die Pepsinbestimmung nach METTE und die Nothwendigkeit ihrer Modification für klinische Zwecke. Arch. Verdgskrkh. 8, 559 (1902). — Berl. klin. Wschr. 1903, 268. — NORTHROP, J. H.: The inactivation of trypsin. IV. The adsorption of trypsin by charcoal. J. Gen. Physiol. 5, 751 (1923). — Crystalline pepsin. III. Preparation of active crystalline pepsin from inactive denaturated pepsin. J. Gen. Physiol. 14, 713 (1931).

OTTENSTEIN, B.: Diastase und Haut. Zur Beeinflussung des Kohlehydratstoffwechsels durch percutane Diastasezufuhr. Klin. Wschr. 1931 I, 1114.

PECHMANN, E. v.: Über die enzymatische Hydrolyse von Xanthoproteinen und deren Verwendung zur colorimetrischen Bestimmung proteolytischer Fermente. Biochem. Z. **321**, 248 (1950). — PETERSEN, S.: Pepsinbestimmung im Mageninhalt mit Hilfe des Pulfrich-Photometers nach Zeiß. Mikrochem. 12, 215 (1932).

REISS, E.: Die refraktometrische Pepsinbestimmung im Mageninhalt. Schweiz. med. Wschr. 1923, 335. — RONA, P., u. H. KLEINMANN: Über nephelometrische Methoden zur Bestimmung von Trypsin und Pepsin im Magen- und Darmsaft nebst Beobachtungen über Stabilität des Trypsins. Klin. Wschr. 1927 I, 1174. — ROSTOCK, P.: Refraktometrische Bestimmung der verdauenden Kraft verschiedener Pepsinpräparate gegenüber tierischem Fibrin. Z. exper. Med. 39, 385 (1924).

SLYKE, VAN: J. of Biol. Chem. 9, 185 (1911). — SÖRENSEN, S. P. L.: Enzymstudien. II. Mitt. Über die Messung und die Bedeutung der Wasserstoffionenkonzentration bei enzymatischen Prozessen. Biochem. Z. 21, 131 (1909). — SPRIGGS: On a new method of observing peptic activity. J. of Physiol. 28, 5 (1902). — SPRIGGS, E. I.: Eine neue Methode zur Bestimmung der Pepsinwirkung. Z. physiol. Chem. 35, 465 (1902).

VINEBURG, A. M., and B. P. BABKIN: Histamine and pilocarpin in relation to the gastric secretion. Amer. J. Physiol. 97, 69 (1931).

WALDSCHMIDT, W.: Über die verschiedenen Methoden, Pepsin und Trypsin quantitativ zu bestimmen, nebst Beschreibung einer einfachen derartigen Methode. Pflügers Arch. 143, 189 (1912). — WALDSCHMIDT-LEITZ, E., u. E. SIMONS: Über die Wirkungsweise des Pepsins. VI. Mitt. Zur Spezifität tierischer Proteasen. Z. physiol. Chem. 156, 114 (1926). — WALLENFELS, K.: Über die Messung der proteolytischen Aktivität von Enzympräparaten. (Kritische Bemerkungen zur Anwendung des Proteinasetestes nach ANSON.) Biochem. Z. 321, 189 (1950). — WARBURG: Über den heutigen Stand des Karzinomproblems. 6. Tagg Ges. Verdgs- u. Stoffw.-krkh. Berlin 1926. Protokoll: Arch. Verdgskrkh. 39, 302 (1926). — WILLSTÄTTER, R., u. E. WALDSCHMIDT-LEITZ: Alkalimetrische Bestimmung von Aminosäuren und Peptiden. Ber. dtsch. chem. Ges. 54, 2988 (1921).

XIV. Schleim, Eiweiß, Aminosäuren und Stickstoff im Mageninhalt.

Zusammenfassende Arbeiten.

BECKMANN, H.: Refraktometrische Magensaftuntersuchungen. Inaug.-Diss. Greifswald 1937.

MÜLLER, FRIEDRICH: Die Wirkung des Pankreashormons „Padutin" auf die Magensekretion. Inaug.-Diss. Greifswald 1937.

RONA, P.: Fermentmethoden. Berlin: Springer 1931.

Einzelarbeiten.

BALTZER, FR.: (1) Der Magenschleim. Arch. Verdgskrkh. **56**, 35 (1934). — (2) Protein und Muzin im normalen und pathologischen Magensaft. I. Die Bestimmung von Protein und

Muzin im menschlichen Magensaft. Arch. Verdgskrkh. **62**, 113 (1937). (Literatur.) — Protein und Muzin im normalen und pathologischen Magensaft. II. Die Bedeutung der Kolloide Schleim und Eiweiß zur Erkennung einer Gastritis. Arch. Verdgskrkh. **62**, 305 (1937). (Literatur.) — Baxter, S. G.: Role of sympathitic nervous system in gastric secretion. Amer. J. Digest. Dis. a. Nutrit. **1**, 40 (1934). — Brummer, P.: On the mucin content of gastric juice. Acta med. scand. (Stockh.) **126**, 384 (1946).

Cagianut, B., K. Zehnder u. U. Nager: Papierchromatographische Analyse des menschlichen Magensaftes. Schweiz. med. Wschr. **1950**, 819. — Clarke, J. A., and M. E. Rehfuss: Gastro-intestinal Studies. V. The protein curve of gastric digestion in normal and pathologic cases. J. Amer. Med. Assoc. **64**, 1737 (1915). — Consden, R., H. A. Gordon and A. J. P Martin: Biochemic. J. **38**, 224 (1944).

Delhougne, F.: Über Magensaftkolloide und ihre Bestimmung nach der Goldzahlmethode. Arch. exper. Path. u. Pharmakol. **174**, 92 (1934). — Dent: Biochemic. J. **43**, 169 (1948).

Emerson, Ch. P.: Der Einfluß des Karzinoms auf die gastrischen Verdauungsvorgänge. Arch. klin. Med. **72**, 415 (1902).

Folin, O., and V. Ciocalteu: On tyrosine and tryptophane determination in proteins. J. of Biol. Chem. **73**, 627 (1927).

Glass, J.: Une methode quantitative pour le dosage de la mucine (du mucus) dans le suc gastrique, les crachats et la salive. Arch. des Mal. Appar. digest. **20**, 1017 (1938). — Metoda ilosciowego oznaczania mucyny (sluzu) w soku zoladkowym, slinie i plwocinie. Pols. Arch. Med. wewnetr. **16**, 262 (1938). — Eine quantitative chemische Methode zur Bestimmung des Mucin-(Schleim-) Gehaltes im Magensaft, Speichel und Sputum. Klin. Wschr. **1938**, 1802. — Mikrochem. **26**, 95 (1939). — Glass, G. B., and L. J. Boyd: Studies on dissolved mucin (mucoprotein) of the gastric juice. I. preliminary tests and the rationale for a new colorimetric quantitative method for the determination of dissolved gastric mucin. Rev. of Gastroenterol. **15**, 396 (1948). — Studies on dissolved mucin (mucoprotein) of the gastric juice. II. A new quantitative colorimetric method for the determination of total dissolved gastric mucin. Rev. of Gastroenterol. **15**, 511 (1948). — Glass, G. B., L. J. Boyd, A. Heisler and I. J. Drekter: Studies on dissolved mucin of the gastric juice. III. Heterogenity of the gastric dissolved mucin and its differentiation and separation into two main fractions: dissolved mucoproteose and dissolved mucoprotein. Bull. N. Y. Med. Coll. **11**, 1 (1948). — Glass, G. B., Jerzy and L. J. Boyd: Effect of vagotropic and sympathicotropic stimulation (with mecholyl, prostigmine, pilocarpine and ephedrine) on the concentration of the dissolved mucin and its fractions in the human stomach. J. of Pharmacol. **98**, 1 (1950). — Glass, G. B. J., and L. J. Boyd: The three main components of the human gastric mucin: Dissolved mucoproteose dissolved mucoprotein, and mucoid of the gastric visible mucus. Part I: Differentiation; some physical and chemical characteristics; classification. Part II: Method for separation and quantitative determination of each mucous component of the gastric content. Part III: Preliminary data on physiological and clinical significance of separate quantitative determination of the dissolved mucoproteose and dissolved mucoprotein in the gastric juice of man. Gastroenterology **12**, 821—878 (1949).

Hessel, G., E. Pekelis u. A. Meltzer: Untersuchungen über die Ausscheidung harnfähiger Stoffe in den Magen-Darmkanal bei nephrektomierten Hunden. Ein Beitrag zur Frage der sog. vikariierenden Sekretion. II. Mitt. Die Magensaftsekretion bei nephrektomierten Tieren. Z. exper. Med. **91**, 274 (1933). — Honigmann, G., u. C. v. Noorden: Über das Verhalten der Salzsäure im carcinomatösen Magen. Z. klin. Med. **13**, 87 (1887).

Katsch, G.: Gastritis serosa und Gastritis mucosa. Klin. Wschr. **1935 II**, 1561. — Katsch, G., u. F. Baltzer: Einfaches Verfahren zur Erkennung der Gastritis serosa. Klin. Wschr. **1936 I**, 554. — Katsch, G., F. Baltzer u. J. Brinck: Die anorganischen Substanzen des Magensaftes und ihre Beziehungen zueinander. Arch. Verdgskrkh. **56**, 1 (1934). — Kodejszko, E.: Poziom mucyny zoladkowej w stanach prawidlowych i chorobowych (zoladka, dwunastnicy, pecherzyka zolciowego oraz w niedokrwistosci zlosliwey). Pols. Arch. Med. wewnetr. **18**, Nr 1/2 (1948).

Lucke, H.: Beiträge zur Physiologie und Pathologie des menschlichen Harnsäurestoffwechsels. IV. Mitt. Der Harnsäuregehalt des Magensaftes bei normalem und krankem Magen. Z. exper. Med. **70**, 468 (1930).

Martin, L.: Gastric Juice. I. Studies on the proteins of the gastric juice of humans. J. of Biol. Chem. **102**, 113 (1933). — Martin, Gordon u. Synge: Zit. nach Cramer, Papierchromatographie. Angew. Chem. **1951**, 449 und Monographie, Papierchromatographie. Weinheim: Verlag Chemie 1951. — Mattioli-Foggia, C., e A. Marani: Le mucina gastrica neu dementi precoci. Note Psichiatr. **69**, 283 (1940). — Moro, M., e A. Torrini: Siu rapporti fra mucina e acido libero nel succo gastrico di normali e di gastropatici. Boll. Soc. ital. Biol. sper. **15**, 253 (1940).

NECHELES, H., and A. COYNE (assisted by H. GROSS): Secretion of mucus and acid by the stomach in healthy persons and in persons with peptic ulcer. Arch. Int. Med. 55, 395 (1935). — NEUBAUER, O.: Über den Abbau der Aminosäuren im gesunden und kranken Organismus. Dtsch. Arch. klin. Med. 95, 211 (1909). — NORPOTH, L.: Über stickstoffhaltige, insbesondere eiweißartige Substanzen im Mageninhalt. Klin. Wschr. 1948, 406.

SCHÜTZ, E.: Zur Pathologie der Magenschleimabsonderung. Berl. klin. Wschr. 1909 II, 1253. — STEINITZ, H.: Über die stickstoffhaltigen Bestandteile des reinen Magensaftes. I. Ammoniak im Magensaft. Arch. Verdgskrkh. 52, 31 (1932). — SURMONT, H., u. R. PROVINO: Dosages néphélémetriques des natières albuminoides, dans les liquides gastriques. Bull. Soc. Chim. biol. Paris 10, 413 (1928).

TULIN, M., J. GUTMANN and T. P. ALMY: The secretory of gastric mucin following an alcohol test meal: studies on normal subjects and on patients with peptic ulcer. Gastroenterology 9, 191 (1947).

VINEBERG, A. M.: The activation of different elements of the gastric secretion by variation of vagal stimulation. Amer. J. Physiol. 96, 363 (1931).

WOLF, S., and H. G. WOLFF: Human gastric function. An experimental study of a man and his stomach, 2. Aufl., S. 262. New York: Oxford University Press 1947. — Studies on mucus in the human stomach: Estimation of its protective action against corrosive chemicals applied to the gastric mucosa and attempts at quantitation of gastric mucin by two chemical methods. Gastroenterology 10, 251 (1948). — WOLFF, W., u. P. JUNGHANNS: Über die quantitative Bestimmung gelöster Eiweißstoffe im Mageninhalt. Berl. klin. Wschr. 1911 I, 978.

XV. Mikroskopische Untersuchung des Mageninhaltes.

Zusammenfassende Arbeiten.

AYRE, J. E.: The vaginal smear: „precancer“ cell studies using a modified technique. Atlas of cervical cytology. Abbot-Laboratories, North Chicago „What new“ 1947.

BOAS: Diagnostik und Therapie der Magenkrankheiten. Leipzig 1925.

HARTWIG, H.: Der Zellgehalt des Magensaftes als Ausdruck morphologischer Veränderungen der Magenschleimhaut. Inaug.-Diss. Greifswald 1935. — HENNING, N., u. W. BAUMANN: Lehrbuch der Verdauungskrankheiten. Stuttgart: Georg Thieme 1949.

KAUFFMANN, F.: Magenkatarrh. Neue deutsche Klinik. Bd. 7, 1. 1930.

RONDINI, P.: Einige Merkmale der Krebszelle und die Natur der krebsigen Umwandlung. In Mikroskopische und chemische Beiträge zum Krebsproblem, S. 7. Wien: Fromme 1949.

STAMBERGER, E.: Zur Technik und diagnostischen Verwertung der Zellanalyse des Magensaftes. Inaug. Diss. Basel 1939.

ZINSER, H. KL.: Zytodiagnostik in der Gynäkologie. Jena: Gustav Fischer 1951.

Einzelarbeiten.

ALBERTINI, A., v.: Praxis 35, 107 (1946). — ASKANAZY, M., A. SEDAD, W. GLOOR u. A. KOTZAREFF: Über Bau und Entstehung des chronischen Magengeschwürs, sowie Soorpilzbefunde in ihm. Virchows Arch. 234, 111 (1921).

BEALE, L. S.: Arch. Med. London 2, 44 (1860). — BOAS, J.: Über Schwefelwasserstoffbildung bei Magenkrankheiten. Zbl. inn. Med. 16, 68 (1895). — BOTSFORD, T. W.: J. Amer. Med. Assoc. 142, 975 (1950). — BRACHET, J.: La localisation des acides pentosenucléiques dans les tissus animaux et les oeufs d'amphibiens en voie de développement. Arch. belges de biol. 53, Nr 2 (1941). — BRINCK, J., u. P. WICHELS: Über die Erscheinungsformen der Achylia gastrica und ihre Beziehungen zu der Bakterienbesiedlung des Magens. Z. klin. Med. 123, 357 (1933). — BROICHER, H.: Der Zellgehalt und die Cytodiagnostik des Magensaftes bei verschiedenen Magenschleimhauterkrankungen. Dtsch. Arch. klin. Med. 194, 84 (1949).

CASPERSSON, T., u. L. SANTESSON: Studies on protein metabolism in the cells of epithelial tumours. Acta radiol. (Stockh.) Suppl. 46 (1942).

DANIELEWSKI, R.: Beitrag zur mikroskopischen Krebsdiagnose in Punktionsflüssigkeiten, im Urin und im Magensaft. Schweiz. med. Wschr. 1951, 382.

FELIX, K.: Die chemische Organisation der tierischen Zelle. Münch. med. Wschr. 1951, 2169. — FEULGEN, R., u. H. ROSSENBECK: Mikroskopisch-chemischer Nachweis einer Nucleinsäure vom Typus der Thymonucleinsäure und die darauf beruhende elektive Färbung von Zellkernen in mikroskopischen Präparaten. Z. physiol. Chem. 135, 203 (1924). — FOOT, N. CH.: Spezialmethoden zur Laboratoriumsdiagnose von Geschwülsten. Amer. J. Med. Sci. 215, 479 (1948). — Über den Wert und die Bedeutung der exfoliativen Zellforschung für die Krebsdiagnose. Mikroskopie (Wien) 5, 1 (1950). — FREMONT-SMITH, M. u. Mitarb.: Frühdiagnose des Krebses durch Untersuchung abgeschieferter Zellen. J. Amer. Med. Assoc. 138, 469 (1948).

GENTILI: Riforma med. 45, 13, 421. — GRAHAM, R. M.: The cytologic diagnosis of cancer. Philadelphia u. London: W. B. Saunders Company 1950. — GRAHAM, R. M., H. ULFELDER and T. R. Green: Cytologic method as aid in diagnostic of gastric carcinoma. Surg. etc. **86**, 257 (1948).

Hauth, W.: Die Darstellung unverdauter Zellen aus dem Magensaft. Dtsch. Arch. klin. Med. **183**, 363 (1938/39). — Henning, N.: Die Bakterienbesiedlung des gesunden und kranken Magens. Arch. Verdgskrkh. **47**, 1 (1930). — Henning, N., u. L. Norpoth: Über das Eintrocknungsbild des Magensaftes. Z. klin. Med. **126**, 1 (1934). — Henning, N., u. S. Witte: Untersuchungen zur Cytologie des Duodenalinhalts. Dtsch. Arch. klin. Med. **198**, 91 (1951). — Hoffmann, F. A.: Zit. nach Kauffmann.

Kapp, H., u. E. Stamberger: Zur Cytodiagnostik der Gastritis. Gastroenterologia (Basel) **65**, 229 (1940).

Loeper et Marshal: La leucopédèse gastrique. Biol. méd. **16**, 17 (1926). — Loeper, M., u. M. F. Binet: Cytodiagnostic des affections de l'estomac. Bull. Soc. méd. Hôp. Paris **31**, 563 (1911).

Meigs, J. V.: Amer. J. Path. **21**, 567 (1945). — Mohr, H. J.: Zur Krebsdiagnose aus dem Ausstrichpräparat nach Papanicolaou unter besonderer Berücksichtigung der Methodik, der Leistungsfähigkeit und der Anwendungsbereiche dieser Methode. I. Methodik, Färbeeffekt und zytologische Beurteilung. Dtsch. med. Wschr. **1949**, 1399. — Zur Krebsdiagnose aus dem Ausstrichpräparat nach Papanicolaou unter besonderer Berücksichtigung der Methodik, der Leistungsfähigkeit und der Anwendungsbereiche dieser Methode. II. Anwendungsbereiche und Leistungsfähigkeit. Dtsch. med. Wschr. **1949**, 1463.

Oppler, B.: Zur Kenntnis des Mageninhalts beim Carcinoma ventriculi. Dtsch. med. Wschr. **1895 I**, 73.

Panico, F., G. N. Papanicolaou and W. A. Cooper: Abrasive balloon for exfoliation of gastric cancer cells. J. Amer. Med. Assoc. **143**, 1308 (1950). — Papanicolaou, G. N.: Diagnostic value of exfoliated cells from cancerous tissues. J. Amer. Med. Assoc. **131**, 372 (1946). — Papanicolaou, G. N., and W. A. Cooper: The cytology of gastric fluid in diagnosis of carcinoma of the stomach. J. Nat. Canc. Inst. **7**, 357 (1947). — Papanicolaou, G. N., and H. F. Traut: Diagnosis of uterine cancer by the vaginal smear. (Monographie.) The Commonwealth Fund New York 1943—1948. — Piacentini, L.: Beitrag zum Studium der Tumorzellen im Elektronenmikroskop. Mikroskopie (Wien) **5**, 242 (1950). — Pollard, H. M., H. C. Bryant, M. Block and W. C. Hall: Die Bedeutung der cytologischen Untersuchung des Magensaftes bei der Diagnose des Magencarcinoms. J. Amer. Med. Assoc. **139**, 71 (1949).

Quincke, H.: (1) Über fetthaltige Transsudate, Hydrops chylosus und Hydrops adiposus. Dtsch. Arch. klin. Med. **16**, 121 (1875). — (2) Über die geformten Bestandteile von Transsudaten. Dtsch. Arch. klin. Med. **30**, 580 (1882).

Rust, Th.: Gynaekologia **122**, 169 (1946).

Seybolt, J. F., G. N. Papanicolaou and W. A. Cooper: Cytology in the diagnosis of gastric cancer. Cancer (N. Y.) **4**, 286 (1951). — Stollreiter, H.: (1) Über gastroskopische „Zytodiagnostik". Dtsch. med. Wschr. **1948**, 330. — (2) Das Excisions-Gastroskop. Schweiz. med. Wschr. **1950**, 944. — Sulzer, H., u. S. v. Salis: Möglichkeiten und Grenzen der cytologischen Krebsdiagnose unter Berücksichtigung der Färbetechnik von Papanicolaou. Schweiz. med. Wschr. **1951**, 625. — Swarts: Gastroenterology **14**, 265 (1950).

Tomenius, J. A.: A study on gastric sediment. Acta med. scand. (Stockh.) **189**. Suppl. 1, 197 (1947).

Ulfelder, H.: Exfoliative cytology. New England J. Med. **241**, 236 (1949). — Ulfelder, H., R. M. Graham and J. V. Meigs: Further studies on the cytologic method in the problem of gastric cancer. Ann. Surg. **128**, 422 (1948).

Westphal, K., u. Walter u. Werner Kuckuck: Der Reizmagen. Untersuchungen über Funktion und Pathologie der Magenschleimhaut. V. Westphal, Karl, u. Werner Kuckuck: Der Zell- und Leukocytengehalt des Magensaftes unter normalen und pathologischen Bedingungen. Z. klin. Med. **124**, 616 (1933). — Witte, S.: Die Cytologie des Magens. 57. Tagg Dtsch. Ges. für Inn. Med. Wiesbaden 1951. Ref. Klin. Wschr. **1951**, 457.

XVI. Chromoskopie des Magens.

Einzelarbeiten.

Dawson, A. B., and A. C. Ivy: Contributions to the physiology of gastric secretion. VII. The elimination of dyes by the gastric mucosa. Amer. J. Physiol. **73**, 304 (1925).

Fuld, E.: Ausscheidung von Neutralrot aus dem Magen. Münch. med. Wschr. **1908 II**, 2264.

Glaessner, K., u. H. Wittgenstein: Ein neuer Weg zur Funktionsprüfung des gesunden und kranken Magens. Klin. Wschr. **1923 II**, 1650.

Henning, N.: Die Ausscheidung von Farbstoffen durch die Magenschleimhaut. Mikroskopische Untersuchungen am lebenden Tier. Arch. exper. Path. **165**, 191 (1932). — Henning, N., u. R. Jürgens: Beziehungen der Farbstoffexkretion zur Sekretion und Morphologie des kranken Magens. Münch. med. Wschr. **1930 II**, 1961. — Hirabayashi, N.: Experimentelle Untersuchungen zur Chromodiagnostik der Sekretionsstörungen des Magens. Arch. Verdgskrkh. **33**, 71 (1924).

Katsch, G., u. H. Kalk: Zum Ausbau der kinetischen Methode für die Untersuchung des Magenchemismus. IV. Mitt. Zur Differenzierung der Achylien. Klin. Wschr. **1926 I**, 1119.

Luria, R. A., u. A. I. Mirkin: Zur chromoskopischen Magenfunktionsprüfung. Arch. Verdgskrkh. **34**, 325 (1925).

Mogena, H. G., et A. L. Fernando: Valeur clinique de la chromoscopie gastrique. Arch. des Mal. Appar. digest. **17**, 841 (1927).

Peco, G.: Klinischer Wert der Neutralrotprobe. Rev. méd. lat.-amer. **13**, 1932 (1928).

Vitale, A.: Contributo allo studio della funzione secretoria dello stomaco mediante l'eliminazione di una sostanza colorante somministrata per via endovenosa. (Ricerche sperim.). Giorn. med. Alto Adige **3**, 461 (1931).

XVII. Bestimmung der Jodresorptionszeit.

Einzelarbeiten.

Henning, N., u. R. Jürgens: Über die Resorption alkoholischer Jodkaliumlösungen durch die gesunde und entzündete Magenschleimhaut. Dtsch. Arch. klin. Med. **167**, 343 (1930).

XVIII. Sonden-Untersuchung der Austreibung.

Zusammenfassende Arbeiten.

Assmann, H.: (1) Klinische Röntgendiagnostik. Leipzig: F. C. W. Vogel 1932. — (2) Die klinische Röntgendiagnostik der inneren Erkrankungen. Bd. II, S. 539. Berlin-Göttingen-Heidelberg: Springer 1950.

Boas u. Kelling: Diätetik der Magen-Darmkrankheiten, Bd. I. Leipzig: Georg Thieme 1926. — Bourget: Die Krankheiten des Magens und ihre Behandlung. Wiesbaden: J. F. Bergmann 1906.

Faber: Die Krankheiten des Magens. Berlin: Springer 1924.

Leube: Spezielle Diagnose der inneren Krankheiten. Leipzig: F. C. W. Vogel 1889 bis 1904.

Schlesinger: Röntgendiagnostik. Berlin 1922. — Strauss, H.: Die Bedeutung der Sekretionsstörungen des Magens für Diagnose und Therapie. In Deutsche Klinik, Bd. 5, S. 385. 1905.

Einzelarbeiten.

Bennet, T. I.: The modification of gastric function by means of drugs. Brit. Med. J. **1923**, No 3244, 366.

Friedrich, L. v.: Beitrag zur Pathologie der Achylia gastrica. Verh. Kongr. inn. Med. **1922**, 524.

Jonas, S.: Über das Ermüdungsstadium der Pylorusstenose und seine Therapie. Wien. klin. Wschr. **1910 II**, 1135.

Kemp, Sk.: Über die Differentialdiagnose zwischen Cancer ventriculi und der chronischen Gastritis mit Achylie. Arch. Verdgskrkh. **18**, 19 (1912).

Rossbach, M. J.: Nervöse Gastroxynsis als eine eigene, genau charakterisierbare Form der nervösen Dyspepsie. Dtsch. Arch. klin. Med. **35**, 383 (1884).

XIX. Röntgenuntersuchung des Magens.

Zusammenfassende Arbeiten.

Assmann, H.: Die klinische Röntgendiagnostik der inneren Erkrankungen. Berlin-Göttingen-Heidelberg: Springer 1950.

Berg, H. H.: Die direkten Röntgensymptome des Ulcus duodeni und ihre klinische Bedeutung. Erg. med. Strahlenforschg **2**, 251 (1926).

Groedel: Grundriß und Atlas der Röntgendiagnostik in der inneren Medizin. München: J. F. Lehmann 1921.

Holzknecht, G., u. S. Jonas: Die Röntgenuntersuchung des Magens und ihre diagnostischen Ergebnisse. Erg. inn. Med. **4**, 455 (1909).

Stiller: Die nervösen Magenkrankheiten. Stuttgart 1884.

Velde: Die Magenschleimhaut bei Achylia gastrica und perniziöser Anämie. Ihr Verhalten auf vegetative Reize. Erg. med. Strahlenforschg **6**, 347 (1932).

Einzelarbeiten.

Åkerlund: Röntgenologische Studien über den Bulbus duodeni. Acta radiol. (Stockh.) Suppl. 1 (1921). — Albrecht, H. U.: Über das pathologische Schleimhautrelief des Magens im Röntgenbild und seine Bedeutung für die Klinik. Fortschr. Röntgenstr. **39**, 231 (1929).

Baensch, W.: Röntgenbefunde bei Magenneurose. Fortschr. Röntgenstr. **36**, 1240 (1927). Becker: Dtsch. med. Wschr. **1898 II**. — Bergmann, G. v.: Die Bedeutung der Radiologie für die Diagnostik der Erkrankungen des Verdauungskanals. Ref. 1. Tagg Verdgs- u. Stoffw.-krkh. Homburg 1914.

Chaoul: Das Schleimhautrelief des Magens im Röntgenbilde. Dtsch. Z. Chir. **214**, 46, 351 (1929).

Dyes, O.: Das Röntgenrelief der Magenschleimhaut. Fortschr. Röntgenstr. **43**, 1 (1931).

Eisler, F., u. R. Lenk: Die Bedeutung der Faltenzeichnung des Magens für die Diagnose des Ulcus ventriculi. Dtsch. med. Wschr. **1921 II**, 1459. — Elischer, I. v.: Über eine Methode zur Röntgenuntersuchung des Magens. Fortschr. Röntgenstr. **18**, 332 (1911).

Forssell, G.: Beobachtungen über die Bewegungen der Schleimhaut des Digestionskanals. Fortschr. Röntgenstr. (Erg.-Bd.) **30**, 54 (1923).

Haudek, M.: Wandlungen in der Magendiagnostik im Laufe von zwei Dezennien. Münch. med. Wschr. **1928 I**, 1111.

Kaestle, C.: Über Magenmotilitätsprüfungen mit Hilfe der Röntgenstrahlen. Münch. med. Wschr. **1908 II**, 1733.

Maley, O., u. G. Velde: Magenchemismus, gastroskopisches und röntgenologisches Bild in ihren wechselseitigen Beziehungen, besonders bei subaciden und anaciden Zuständen des Magens. Z. klin. Med. **114**, 180 (1930).

Rieder: Radiologische Untersuchungen des Magens und Darmes beim lebenden Menschen. Münch. med. Wschr. **1904 II**, 1548.

Stiller, B.: Die asthenische Konstitution. Z. angew. Anat. **6**, 48 (1920).

Teschendorf, W.: Über den Wert des Schleimhautreliefbildes bei Magen- und Darmerkrankungen. Fortschr. Röntgenstr. **37**, 268 (1927).

XX. Das normale Röntgenbild des Magens.

Zusammenfassende Arbeiten.

Berg, H. H.: Die direkten Röntgensymptome des Ulcus duodeni und ihre klinische Bedeutung. Erg. med. Strahlenforschg **2**, 251 (1926). — Becker, J.: Röntgendiagnostik und Strahlentherapie in der Kinderheilkunde, S. 191. Berlin: Springer 1931.

Holzknecht, G., u. S. Jonas: Die Röntgenuntersuchung des Magens und ihre diagnostischen Ergebnisse. Erg. inn. Med. **4**, 455 (1909).

Schlesinger, E.: Röntgendiagnostik der Magen-Darmkrankheiten, 2. Aufl. Berlin u. Wien: Urban & Schwarzenberg 1922.

Teschendorf, W.: Lehrbuch der röntgenologischen Differentialdiagnostik, Bd. II, Erkrankungen der Bauchorgane, S. 181. Stuttgart: Georg Thieme 1950.

Einzelarbeiten.

Albot, G., u. G. Marquis: Etude du relief muqueux périlésionnel dans le cancer de l'estomac au debut, par l'association de la pharmacoradiographie et de la compression dosée. Sem. Hôp. Paris **23**, 111 (1947).

Cole, L. G.: Die Diagnose der bösartigen und gutartigen Magen- und Duodenalläsionen und ihre Unterscheidung durch Serien-Röntgenaufnahmen. Z. klin. Med. **79**, 371 (1914).

Fray, W. W.: The effect of ephedrin upon the human stomach as determined roentgenologically. Amer. J. Med. Sci. **182**, 387 (1931).

Katsch, G.: Beiträge zum Studium der Darmbewegungen. Pharmakologische Einflüsse auf den Darm bei physiologischer Versuchsanordnung. Z. exper. Path. **12**, 253 (1913). — Der menschliche Darm bei pharmakologischer Beeinflussung seiner Innervation. Fortschr. Röntgenstr. **21**, 159 (1914).

Müller, F. W.: Form und Lage des menschlichen Magens nach neuen Untersuchungen. Klin. Wschr. **1923 I**, 1107.

Püllen, C.: Klinischer Beitrag zur Pharmakologie des menschlichen Magens. Z. Verdgskrkh. **2**, 115 (1939).

Rieder: Radiologische Untersuchungen des Magens und Darmes beim lebenden Menschen. Münch. med. Wschr. **1904 II**, 1548.

Sarasin, R., u. J. Garcia-Calderon: Possibilités de diagnostic précoce dans le cancer de l'estomac. Schweiz. med. Wschr. **1950**, 433.

Velde, G.: Die Magenschleimhaut bei Achylia gastrica und perniziöser Anämie. Ihr Verhalten auf vegetative Reize. Erg. med. Strahlenforschg **6**, 347 (1932).

XXI. Die Entfaltung des Magens.

Zusammenfassende Arbeiten.

ALVAREZ: The mechanic of the digestive tract. New York: Höber 1922. — ASCHOFF: Über den Engpaß des Magens. Jena: Gustav Fischer 1918.

BEAUMONT: Neue Versuche usw. Übersetzt von B. DUDEN. Leipzig 1834.

CANNON: The mechanical factors of digestion. London: Edward Arnold 1911.

FORSSELL: Über die Beziehungen der Röntgenbilder des menschlichen Magens zu seinem anatomischen Bau. Hamburg: Lucas Gräfe u. Sillern 1913.

GROEDEL: Röntgendiagnostik in der inneren Medizin. München: J. F. Lehmann 1921.

HOLZKNECHT, G., u. S. JONAS: Die Röntgenuntersuchung des Magens und ihre diagnostischen Ergebnisse. Erg. inn. Med. 4, 455 (1909).

KESTNER: ABDERHALDENS Handbuch der biologischen Arbeitsmethoden, Abt. 4.

SCHLESINGER, E.: Röntgendiagnostik der Magen- und Darmkrankheiten, 2 Aufl. Berlin u. Wien: Urban & Schwarzenberg 1922.

TRENDELENBURG: BETHE-BERGMANNS Handbuch der normalen und pathologischen Physiologie, Bd. 3, S. 452. 1927.

WILSON-PHILIP: Die Gesetze der Funktionen des Lebens, S. 114. Stuttgart 1822.

Einzelarbeiten.

ELZE: Sitzgsber. Heidelberg. Akad. Wiss., Math.-naturwiss. Kl., 10. Abt. 1919.

GRÜTZNER, P.: Ein Beitrag zum Mechanismus der Magenverdauung. Pflügers Arch. 106, 463 (1905).

HELMONT, J. B. VAN: Ortus medicinae vel opera et opuscula medicinae. 1648. — HIS: Arch. f. Physiol. 1903, 345.

KATSCH, G., u. L. v. FRIEDRICH: Über die funktionelle Bedeutung der Magenstraße. Mitt. Grenzgeb. Med. u. Chir. 34, 343 (1921). — KELLING, G.: Physikalische Untersuchungen über die Druckverhältnisse in der Bauchhöhle sowie über die Verlagerung und die Vitalkapazität des Magens. Slg klin. Vortr., N. F. Ser. 5, 1895, Nr 144.

LEHMANN, I. C.: Beiträge zur Frage der Magenstraße. Arch. klin. Chir. 127, 357 (1923).

ORATOR, V.: Über die funktionelle Bedeutung der Magenstraße und die kardianahen Geschwüre. Mitt. Grenzgeb. Med. u. Chir. 36, 725 (1923).

SICK, K., u. FR. TEDESCO: Studien über die Magenbewegung mit besonderer Berücksichtigung der Ausdehnungsfähigkeit des Hauptmagens (Fundus). Dtsch. Arch. klin. Med. 92, 416 (1908). — STROHMEYER: Die Pathogenese des Ulcus ventriculi, zugleich ein Beitrag zur Frage nach den Beziehungen zwischen Ulcus und Carcinom. Beitr. path. Anat. 54, 1 (1912).

XXII. Beobachtung der Magenperistaltik.

Zusammenfassende Arbeiten.

STUMPF, P., H. H. WEBER, G. A. WELTZ u. a.: Röntgenkymographische Bewegungslehre innerer Organe. Leipzig: Georg Thieme 1936. — SÜSSENBACH, G.: Über die Bewegung des menschlichen Magens. Zugleich ein Beitrag zur Klinik der Bewegungsrhythmik des Magens. Inaug.-Diss. Greifswald 1930.

WELTZ, G. A.: Magenphysiologie für Röntgenzwecke. Leipzig: Georg Thieme 1940.

Einzelarbeiten.

BRAUCH, F.: Pylorusreflexe beim Menschen. Pflügers Arch. 229, 694 (1932). — Studien zur normalen und pathologischen Physiologie der Bewegungsvorgänge am menschlichen Magen. I. Mitt. Über Spontanveränderungen der Magenperistaltik. Z. klin. Med. 132, 733 (1937).

LAUBER, H.: Zur Klinik der Bewegungsrhythmik des Magens. Z. exper. Med. 74, 586 (1930).

MARBAIX: Cellule 14, 251 (1898).

SCHILLING, K.: Über die Kymographie des Magens. Fortschr. Röntgenstr. 50, 30 (1937).

STUMPF, P.: Zur Kymographie des Magens. Fortschr. Röntgenstr. 50, H. 1 (1937).

XXIII. Die wichtigsten Röntgensymptome.

Zusammenfassende Arbeiten.

BECKER u. OPPENHEIMER: Normale und pathologische Funktionen der Verdauungsorgane im Röntgenbild. Leipzig: Georg Thieme 1931. — BERG, H. H.: Die direkten Röntgensymptome des Ulcus duodeni und ihre klinische Bedeutung. Erg. med. Strahlenforschg 2, 251 (1926).

Forssell: Über die Beziehungen des menschlichen Magens zu seinem anatomischen Bau. Hamburg: Lucas Gräfe u. Sillern 1924.

Schlesinger, E.: Röntgendiagnostik der Magen-Darmkrankheiten, 2. Aufl. Berlin u. Wien: Urban & Schwarzenberg 1922. — Stahnke: Experimentelle Untersuchung zur Frage der neurogenen Entstehung des Ulcus ventriculi. Habil.-Schr. Berlin: Springer 1924.

Einzelarbeiten.

Hürter, J.: Unsere Erfahrungen in der Radiologie des Digestionstraktus. Arch. Verdgskrkh. **16**, 202 (1910).

Kreuzfuchs, S.: Die Magenmotilität beim Ulcus duodeni. Dtsch. med. Wschr. **1912 II**, 2168.

Postlethwait, R. W., H. V. Hill, J. R. Chittum and K. S. Grimson: Effect of vagotomy and of drugs on gastric motility. Ann. Surg. **128**, 184 (1948).

Wolf, S., and W. de Andrus: The effect of vagotomy on gastric function. Gastroenterology **8**, 429 (1947).

XXIV. Der Nachweis okkulter Blutungen.

Zusammenfassende Arbeiten.

Bénard, H., A. Gaijdos et M. Tissier: Hémoglobine et pigments apparentés. Paris: Masson & Co. 1949. — Boas: Die Lehre von den okkulten Blutungen. 1914. — Brugsch, J.: Hämoglobin, der rote Blutfarbstoff. Stuttgart: Georg Thieme 1950.

Carrié, C.: Die Porphyrine. Leipzig: Georg Thieme 1936.

Lemberg, R., and J. W. Legge: Hematin compounds and bile pigments. New York: Interscience publishers 1949. — Lorisch: Methoden zur Untersuchung der menschlichen Faeces. In Abderhaldens Handbuch der biologischen Arbeitsmethoden, Liefg 112, Abt. 4, Teil 6, H. 1, S. 125—161.

Schumm, O.: Spektroskopische Analyse natürlicher organischer Farbstoffe. Jena: Gustav Fischer 1927.

Vannotti, A.: Porphyrine und Porphyrinkrankheiten. Berlin: Springer 1937.

Einzelarbeiten.

Arons, H.: Über die Pyramidonprobe zum Nachweis okkulter Blutungen. Dtsch. med. Wschr. **1921 I**, 190.

Boas, I.: (1) Über okkulte Magenblutungen. Dtsch. med. Wschr. **1901 I**, 315. — (2) Neue Beiträge zur Methodik des okkulten Blutnachweises. Berl. klin. Wschr. **1916**, 1357. — (3) Blutnachweis in Mageninhalt, Faeces und Urin. Biochem. Z. **79**, 105 (1917). — (4) Über den spektroskopischen Blutnachweis in den Faeces und im Mageninhalt. Berl. klin. Wschr. **1918 II**, 609. — (5) Beiträge zur Koprohämatologie. II. Mitt. Die klinische Untersuchung der Faeces auf Deuteroporphyrine. Klin. Wschr. **1932 I**, 1051. — (6) Beiträge zur Koprohämatologie. III. Mitt. Die klinische Bedeutung der Porphyrine für die Verdauungspathologie. Klin. Wschr. **1931 II**, 1496. — (7) Über das Vorkommen von Protoporphyrin im Harn. Klin. Wschr. **1933**, 589.

Duesberg, R.: Zur Physiologie und Pathologie des Hämoglobinstoffwechsels. Verh. dtsch. Ges. inn. Med. (54. Tagg) **1948**, 371.

Fischer, H.: Verh. dtsch. Ges. inn. Med. **1933**, 1.

Grundmann: Über die Technik und den Wert des Nachweises von okkulten Blutungen im Mageninhalt und Stuhl mittels der katalytischen Blutreaktionen. Berl. klin. Wschr. **1916 II**, 970.

Kämmerer, H.: Ausgewähltes über Porphyrin, Hämatin, Hämverbindungen. Verh. dtsch. Ges. inn. Med. (54. Tagg) **1948**, 388. — Kämmerer, H., H. Götz, J. Mühlhauer u. E. Lederer: Über das durch Darmbakterien gebildete Porphyrin und die Bedeutung der Porphyrinprobe für die Beurteilung der Darmfäulnis. Dtsch. Arch. klin. Med. **145**, 257 (1924).

Levin, M. B., and J. Y. C. Watt: A simple benzidine test for occult blood in feces. Rev. of Gastroenterol. **16**, 650 (1949). — Lohrisch, H.: Über den qualitativen Nachweis von Fett in den Sekreten und Exkreten mit besonderer Berücksichtigung der Fäzes. Arch. Verdgskrkh. **18**, 636 (1912).

Mielke, H.: Untersuchungen über die oxydativen Fermente der Leukocyten. Klin. Wschr. **1925 II**, 2201.

Schlesinger, E., u. F. Holst: Vergleichende Untersuchungen über den Nachweis von Minimalblutungen in den Faeces nebst einer neuen Modifikation der Benzidinprobe. Dtsch. med. Wschr. **1906 II**, 1444. — Snapper, J.: Über die Notwendigkeit, die spektroskopische Methode für den Nachweis von Blut in den Fäces zu benutzen. (Enterogenes Entstehen von Porphyrinen und Blutfarbstoff.) Arch. Verdgskrkh. **25**, 230 (1919).

Thévénon et Rolland: Presse méd. 1918, Nr 46. Zit. nach Arons.

Zeile, K.: Aus der Chemie des Blutfarbstoffs. Verh. dtsch. Ges. inn. Med. (54. Tagg) 1948, 357. — Zeile u. Rau: Hoppe-Seylers Z. 250, 197 (1937). — Zoeppritz, H.: Bemerkungen zur Technik des Nachweises von okkultem Blut mittels der Guajakreaktion. Münch. med. Wschr. 1912 I, 180.

XXV. Gastroskopie und Gastrophotographie.

Zusammenfassende Arbeiten.

Elsner, H.: (1) Über Gastroskopie. Erg. inn. Med. 7, 267 (1911). — (2) Die Gastroskopie. Leipzig 1911.

Gutzeit, K.: Die Gastroskopie im Rahmen der klinischen Magendiagnostik. Erg. inn. Med. 35, 1 (1933). — Gutzeit u. Teitge: Lehrbuch der Gastroskopie. Berlin u. Wien: Urban & Schwarzenberg 1937.

Henning: (1) Brugsch' Spezielle Pathologie und Therapie der inneren Erkrankungen, Erg.-Bd. 6. 1931. — (2) Lehrbuch der Gastroskopie. Leipzig: Johann Ambrosius Barth 1935. (3) Lehrbuch der Verdauungskrankheiten. Stuttgart: Georg Thieme 1949. — Hill: Gastroskopie. London 1912.

Jackson, C., and C. L. Jackson: Bronchoscopy, Esophagoscopy and Gastroscopy. Philadelphia u. London: W. B. Saunders Company 1934.

Korbsch: Die Gastroscopie und ihre neueren Ergebnisse. Berlin: S. Karger 1926.

Moutier: Traité de Gastroscopie. Paris 1935. — Traité de gastroscopie et le pathologie endoscopique de l'estomac. Paris: Masson & Co. 1945.

Palmer, E. D.: Stomach disease as diagnosed by gastroscopy. Philadelphia: Lea u. Febiger 1949.

Schindler, R.: Lehrbuch und Atlas der Gastroskopie. München: J. F. Lehmann 1923. — Gastritis. New York: Grune and Stratton 1947. — Gastroscopy. The endoscopic study of gastric pathology. Chicago: Univ. of Chicago Press 1950. — Stieda: Der gegenwärtige Stand der Gastroskopie. Erg. Chir. 4, 387 (1912). — Stocker, H. E. F.: Gastroscopia. Buenos Aires: El Ateneo 1939.

Vaz, O.: Gastroscopia. Rio de Janeiro: Guana Bara 1945.

Einzelarbeiten.

Afendulis u. Gülzow: Die allergisch-hyperergische Gastritis. Z. exper. Med. 104, 167 (1938). — Asher and Cohen: Gastroscopic perforation of the esophagus and stomach. Gastroenterology 12, 966 (1949).

Bergh, G. S., W. F. Bowers and O. W. Wangensteen: Perforation of the gastrointestinal tract. An experimental study of factors influencing the development of peritonitis. Surgery 2, 196 (1937). — Berk, J. E.: Pneumoperitoneum following gastroscopy without evidence of perforation at laparotomy fourteen hours later. Gastroenterology 6, 218 (1946). Boller: Über die Differentialdiagnose zwischen Ulkus und Magenkarzinom. Gastroenterologia (Basel) 77, 129 (1951).

Chamberlin, D. T.: Pneumoperitoneum following gastroscopy apparently without perforation. New England J. Med. 237, 843 (1947).

Elsner: 6. Tagg Ges. Verdgs- u. Stoffw.krkh. Berlin Okt. 1926.

Fletcher and Jones: Brit. Med. J. 2, 23 (1945).

Gilbert, Knight and Dalton: Pneumoperitoneum following gastroscopy without demonstrable perforation at laparotomy. Gastroenterology 12, 139 (1949). — Gülzow: Tierexperimentelle Gastroskopie und Gastrophotographie. Dtsch. med. Wschr. 1939, 506. — Peristaltik und Kardiafunktion. Z. exper. Med. 108, 646 (1941). — Gülzow u. Th. Afendulis: Gastroskopische Studien an Fistelhunden. Z. exper. Med. 104, 160 (1938). — Über die Stauungsgastritis. Z. exper. Med. 104, 465 (1938). — Zur Technik der Gastroskopie. Dtsch. med. Wschr. 1938, 970. — Gutzeit, K.: Die Bedeutung der Gastroskopie. (Unter besonderer Berücksichtigung der Gastritis.) Die Ergebnisse der Gastroskopie. Verh. Kongr. inn. Med. 1935, 368.

Henning, N.: Die Bedeutung der Gastroskopie. Technik, Indikationen, Gegenindikationen. Verh. Kongr. inn. Med. 1935, 359. — Die Frühdiagnostik des Magenkarzinoms. Gastroskopie und Gastrophotographie. Internat. Gastroenterologen-Kongr. Paris 1937. Bericht S. 427. — Hoffmann, M.: Optische Instrumente mit beweglicher Achse und ihre Verwendung für die Gastroskopie. Münch. med. Wschr. 1911 II, 2446.

Kenamore: A Biopsy forceps for the flexible gastroscope. Amer. J. Digest. Dis. a. Nutrit. 7, 539 (1940). — Kenamore, Scheff and Womack: Study of gastric lesions by means of biopsy specimens removed endoscopically. Arch. Surg. 52, 50 (1946). — Korbsch, R.: Über ein neues Gastroskop. Münch. med. Wschr. 1925 I, 129. — Mein Gastroskop. Münch. med. Wschr. 1926 I, 20. — Das kleinkalibrige Gastroskop. Med. Klin. 1933 I, 392.

Maley, O., u. G. Velde: Magenchemismus, gastroskopisches und röntgenologisches Bild in ihren wechselseitigen Beziehungen, besonders bei subaciden und anaciden Zuständen des Magens. Z. klin. Med. 114, 180 (1930). — Miculicz, v.: Wien. med. Presse 45, 1405 (1881). — Moersch and Snell: Gastroscopy in the diagnosis of gastric disease. Amer. J. Surg. 39, 521 (1938).

Palmer, E. D.: Error in gastroscopic diagnosis: a consideration of sources. Gastroenterology 16, 341 (1950). — Palmer, E. D, u. Demmel: Bemerkungen über den gegenwärtigen Stand der Gastroskopie. Med. Monatsber. 1949, 183. — Palmer, Templeton and Schindler: A roentgenologic and gastroscopic study of gastric ulcer. Trans. Assoc. Amer. Physicians 52, 264 (1938). — Paul u. Antes: Rev. of Gastroenterol. 13, 23 (1946). — Paul u. Lage: Perforation of esophagus caused by flexible gastroscope. J. Amer. Med. Assoc. 122, 596 (1943). Pierson, J. C., u. G. T. Pack: Indications for vertical gastroscopy. Rev. of Gastroenterol. 11, 111 (1944).

Raghavan and Sa: Pneumoperitoneum following gastroscopy. Indian J. Med. Sci. 3, 511 (1949). — Rumball, J. M.: Perforation of the jejunum during a gastroscopic examination of a resected stomach. J. Amer. Med. Assoc. 113, 2053 (1939).

Satyanarayana-Murthy: Pneumoperitoneu min a case of gastric ulcer without a demonstrable perforation at laparotomy. Indian J. Med. Sci. 4, 149 (1950). — Schiff, Stevens and Goodman: Pneumoperitoneum following the use of flexible gastroscope. Ann. Int. Med. 14, 1283 (1941). — Schindler, R.: Probleme und Technik der Gastroskopie mit der Beschreibung eines neuen Gastroskops. Arch. Verdgskrkh. 30, 133 (1922). — Die diagnostische Bedeutung der Gastroskopie. Münch. med. Wschr. 1922 I, 535. — Ein völlig ungefährliches, flexibles Gastroskop. Münch. med. Wschr. 1932 II, 1268, 1269. — The value of gastroscopy in diagnosis and surgical treatment of chronic gastroduodenal ulcer. Surgery 2, 692 (1937). — Passage of air through the gastric wall during gastroscopy with no wound demonstrable there hours later. Gastroenterology 5, 34 (1945). — The gastroscopic differentiation of benign and malignant gastric ulcer. Gastroenterology 10, 234 (1948). — Stollreiter, H.: Das Exzisionsgastroskop. (Neue Vorrichtung am Gastroskop zur Gewebsentnahme.) Schweiz. med. Wschr. 1950, 944. — Sussmann, M.: Ein biegsames Gastroskop. Ther. Gegenw. 52 (N. F. 13), 433 (1911). — Zur Dioptik des Gastroskops. Ther. Gegenw. 53 (N. F. 14), 115 (1912).

Wood, Doig, Motteram and Hughes: Gastric biopsy: A report on 55 biopsies using a new flexible gastric biopsy tube. Lancet 1949 I, 18. — Wood, Doig, Motteram, Weiden and Moore: The relationship between the secretions of the gastric mucosa and its morphology as shown by biopsy specimens. Gastroenterology 12, 949 (1949).

F. Spezielle Pathologie der Magenkrankheiten.

I. Verlagerung des Magens durch angeborene Fehler.

Friedrich, L. v.: Ein Fall von chronischem Magen- und Duodenalvolvulus. Arch. Verdgskrkh. 41, 350 (1927).

Melchior, E.: Beiträge zur chirurgischen Duodenalpathologie. II. Das Megaduodenum. Arch. klin. Chir. 128, 1 (1924).

Schindler: Lehrbuch und Atlas der Gastroskopie. München 1923. — Schmieden: Magengeschwür und Magenkrebs. Arch. klin. Chir. 97, 253 (1912). — Schubert, v.: Über das Verhalten des Magens gegen Ende der Schwangerschaft und nach der Geburt. Fortschr. Röntgenstr. 26, 277 (1918/19).

II. Verlagerung und Formänderung des Magens durch Druck und Zug.

Assmann: Die klinische Röntgendiagnostik der inneren Erkrankungen. Berlin: F. C. W. Vogel 1934.

Friedrich, L. v.: (1) Ein Fall von chronischem Magenvolvulus. Dtsch. Z. Chir. 198, 185 (1926). — (2) Ein Fall von chronischem Magen- und Duodenalvolvulus. Arch. Verdgskrkh. 41, 350 (1927).

Haberer, H. v.: Volvulus des Magens bei Carcinom. Dtsch. Z. Chir. 115, 497 (1912).

Koppenstein, E.: (1) Magenvolvulus als Nebenbefund. Arch. Verdgskrkh. 41, 400 (1927). (2) Über die Divertikel des Magens. Fortschr. Röntgenstr. 38, 807 (1928).

III. Verwachsungen am Magen.

Åkerlund, A.: Diverticula of the stomach from a roentgenological point of view. Acta radiol. (Stockh.) 2, 476 (1923).

Goetze, O.: Die Funktion des operierten Magens im Röntgenbild. Fortschr. Röntgenstr. 30, 5 (1922). — Gutzeit u. Kuhlmann: Über Divertikel und divertikelähnliche Gebilde des Magens. Dtsch. Arch. klin. Med. 175, 291 (1933).

KALK, H.: Von den Folgen der häufigsten Bauchoperationen. Jkurse ärztl. Fortbildg 18, 7 (1927). — KATSCH, G.: (1) Zur Klinik der Pankreaserkrankungen. 4. Tagg Verdgs- u. Stoffw.krkh., Berlin 1924. — (2) Die Diagnose der leichten Pankreatitis. Klin. Wschr. 1925 I, 289. — KUHLMANN, F.: Über Infiltrationen der Magenwand im Röntgenbild. Klin. Wschr. 1933 II, 1939.

ZANDER, Z.: Zur Frage der Pericholecystitis und Perigastritis. Zbl. Chir. 51, 2632 (1924).

IV. Magendivertikel.

ÅKERLUND, A.: Diverticula of the stomach from a roentgenological point of view. Acta radiol. (Stockh.) 2, 476 (1923).

BÁRSONY, TH.: Das Divertikel als zweite Krankheit. Wien. klin. Wschr. 1928 II, 1308. — BERG, H. H.: Divertikel des Magens und des Duodenum. In Handbuch der inneren Medizin, 2. Aufl., Bd. 3, Teil 1, S. 916. Berlin: Springer 1926. — Über das klinische und röntgenologische Bild der Hiatusbrüche und der Divertikel des Magen-Darmkanals. Verh. Ges. Verdgskrkh. (10. Tagg) 1931, 67. — BEUTEL, A., u. P. MAHLER: Zur Symptomatologie und Diagnose der kardianahen Magendivertikel. Fortschr. Röntgenstr. 41, 630 (1930). — BOCKUS, H. L.: Gastro-Enterology. Philadelphia u. London: W. B. Saunders Company 1946. — BROWN, P. W., and J. T. PRIESTLEY: Massive and Recurrent Gastrointestinal Hemorrhage from Diverticulum of Stomach. Proc. Staff Meet. Mayo Clinic 13, 270 (1938).

FLEISCHNER, F.: Das kardianahe Magendivertikel. Klin. Wschr. 1924 II, 1619.

GUTZEIT u. KUHLMANN: Über Divertikel und divertikelähnliche Gebilde des Magens. Dtsch. Arch. klin. Med. 175, 291 (1933).

HURST, A. F., and P. J. BRIGGS: Diverticula of the Stomach; A Possible Source of Error in the Radiological.Diagnosis of the Gastric Ulcer. Guy's Hosp. Rep. 74, 432 (1924).

KEITH, A.: Diverticula of the alimentary tract of congenital or of obscure origin. Brit. Med. J. 1940, 376.

MALLET-GUY, P., et P. MARION: Diverticule sous-cardique de l'estomac. Exérèse. Lyon. chir. 37, 221 (1942). — MICHEL, M. L., and W. T. WILLIAMS: Tri-locular gastric diverticulum. Treated by surgical extirpation through thoraco-abdominal incision. Ann. Surg. 132, 273 (1950). — MOEBIUS: Zit. nach MICHEL u. WILLIAMS 1950. — MOSES, W. R.: Diverticula of Stomach. Arch. Surg. 52, 59 (1946).

PANNHORST, R.: Atypisches Magendivertikel. Fortschr. Röntgenstr. 75, 572 (1951).

REICH, N. E.: Gastric diverticula. Amer. J. of Digest. Dis. a. Nutrit. 8, 70 (1941). — RIVERS, A. B., G. A. STEVENS and B. R. KIRKLIN: Diverticula of Stomach. Surg. etc. 60, 106 (1935). — ROAX: Zit. nach MICHEL u. WILLIAMS 1950.

SCHMIDT, H. W., and W. WALTERS: Diverticula of Stomach. Surg. etc. 60, 106 (1935). — SUTHERLAND, C. G.: Multiple Diverticula, with Hemorrhage, in the Wall of the Stomach. Case Report. Radiology 5, 523 (1925).

VOIGTEL, F. G.: Handbuch der pathologischen Anatomie. Halle 1804/05.

WALTERS, WALTMAN: Diverticula of the Stomach. J. Amer. Med. Assoc. 131, 954 (1946).

V. Verlagerung des Magens bei Zwerchfellschwäche.

ASSMANN: Die klinische Röntgendiagnostik innerer Krankheiten. Berlin: F. C. W. Vogel 1934.

BERGMANN, JOH.: Über Relaxatio diaphragmatica (Eventratio diaphragmatica). Erg. inn. Med. 12, 327 (1913).

CRUVEILHIER: Traité d'Anatomie pathologique générale, Bd. 1, S. 169. 1849.

EPPINGER: Allgemeine und spezielle Pathologie des Zwerchfells. In NOTHNAGELS Handbuch, Suppl. I. 1911.

FELIX: Über den Nervus phrenicus und die Zwerchfellinnervation. Zbl. Chir. 49, 1832 (1922). — Anatomische, experimentelle und klinische Untersuchungen über den Phrenicus und die Zwerchfellinnervation. Dtsch. Z. Chir. 171, 283 (1922). — Untersuchungen über den Spannungszustand und die Bewegung des gelähmten Zwerchfells. Z. exper. Med. 33, 458 (1923). — Die Phrenicusausschaltung bei Lungenerkrankungen. Erg. Chir. 18, 690 (1925). — FRANCK: Über Zwerchfellinsuffizienz. Beitr. klin. Chir. 74, 358 (1911).

GLAESSNER: Über Eventratio diaphragmatica. Fortschr. Röntgenstr. 24, 268 (1916). — GOETZE: Die radikale Phrenicotomie als selbständiger therapeutischer Eingriff bei einseitiger Lungenphthise. Klin. Wschr. 1922, 1496, 1544. — Münch. med. Wschr. 1922, 838; 1925, 1110. — GRIFFIN: Ann. Surg. 1912.

HÄRTEL u. KEPPLER: Erfahrungen über die KULENKAMPFFsche Anästhesie des Plexus brachialis. Arch. klin. Chir. 103, 1 (1924). — HERZ: Zur Diagnostik der Zwerchfellhernie. Münch. med. Wschr. 1905 II, 1925. — HITZENBERGER: Das Zwerchfell im gesunden und kranken Zustand. Wien: Springer 1927. — HOFFMANN: Über chronische idiopathische Magenblase. Münch. med. Wschr. 1905 I, 832.

Kalbfleisch: Weitere Beiträge zur Kenntnis der Relaxatio diaphragmatica und ihre Behandlung. Arch. klin. Chir. 178, 124 (1933). — Kuré, Hiramatsu, Takagi, Nakajama u. Matsui: Experimentelle Untersuchung über die Entstehung der Relaxatio diaphragmatica. Z. exper. Med. 26, 164 (1922). — Kuré, Maéda u. Tojama: Chemische Untersuchungen über den Zwerchfelltonus. Z. exper. Med. 26, 176 (1922). — Kuré u. Shimbo: Trophischer Einfluß des Sympathicus auf das Zwerchfell. Z. exper. Med. 26, 190 (1922). — Königer: Zur Differentialdiagnose der Zwerchfellhernie und des einseitigen idiopathischen Zwerchfellhochstandes (infolge von Zwerchfellatrophie). Münch. med. Wschr. 1909, 282.

Landois: Chirurgie des Zwerchfells und des Nervus phrenicus. In Kirschner-Nordmann, Die Chirurgie, Bd. 5, S. 287—340. Berlin u. Wien: Urban & Schwarzenberg 1940. — Leichtenstern: Hernien. Berl. klin. Wschr. 1874, 497. — Ziemssens Handbuch der speziellen Pathologie und Therapie, Bd. VII, Teil 2. 1876. — Luhmann: Über die Relaxatio diaphragmatica und ihre Behandlung. Arch. klin. Chir. 178, 124 (1933).

Matthews, F. S., and H. M. Imboden: Hernia of the diaphragm. Amer. J. Surg. 72, 6, 668 (1920). — Minkowski: Eventratio diaphragmatica. Berl. klin. Wschr. 1917, 541.

Otten u. Schefold: Beitrag zur Differentialdiagnose zwischen Eventratio und Hernia diaphragmatica. Dtsch. Arch. klin. Med. 99, 468 (1910).

Roemheld: Z. physikal. u. diät. Ther. 1912. — Zur Therapie nervöser Herzstörungen. Fortschr. Ther. 1, 353 (1925). — Angina pectoris. Verh. dtsch. Ges. inn. Med. 1931.

Sauerbruch: Pathologie und Therapie der Zwerchfellhernien. Zbl. Chir. 1928, 3159.

Uebelhoer: Relaxatio diaphragmatica nach künstlicher Zwerchfelldehnung. Dtsch. Z. Chir. 211, 266 (1928).

Weigert: Demonstration eines Falles von Eventratio diaphragmatica. Ref. Med. Klin. 1914, 435. — Ein geheilter Fall von Relaxatio (Eventratio diaphragmatica). Bruns' Beitr. 119, 100 (1920). — Wels: Untersuchungen zur Diagnose und zum Entstehungsmechanismus des idiopathischen Zwerchfellhochstandes. Fortschr. Röntgenstr. 28, 162 (1921/22). — Wieting: Über die Hernia diaphragmatica, namentlich ihre chronischen Formen. Dtsch. Z. Chir. 82, 314 (1906). — Über Zwerchfellschußverletzungen mit Ileus. Dtsch. Z. Chir. 134, 553 (1915). — Williams: The Roentgen Rays in thoracic diseases. Amer. J. Med. Sci. 1897, 663.

VI. Verlagerung des Magens bei Zwerchfellhernien.

Åkerlund, Öhnell u. Key: Hernia diaphragmatica hiatus oesophagei. Acta radiol. (Stockh.) 6, H. 1—6 (1926). — Assmann: Die klinische Röntgendiagnostik innerer Krankheiten. Berlin: F. C. W. Vogel 1934.

Bakes: Radikaloperation der Zwerchfellhernie mittels Kirschners Angelhakenschnittes und temporärer Phrenicusblockade nach Perthes-Goetze. Zbl. Chir. 1921, 554. — Broemann: Muskulöses Diaphragmadivertikel als wahrscheinliche Folge eines Lipoms. Beitr. path. Anat. 27, 371 (1900).

Cuendet: Hernie. Rev. suisse Med. 21, 22 (1918).

Dorfman, M.: Carcinoma associated with diaphragmatic herniation of the stomach. Radiology 55, 254 (1950).

Götze: Die Röntgendiagnostik bei gasgefüllter Bauchhöhle, eine neue Methode. Münch. med. Wschr. 1918, 1275.

Haenisch: Enormes Oesophagusdivertikel, anfänglich als Hernia diaphragmatica imponierend. Fortschr. Röntgenstr. 30, 520 (1922/23). — Harrington: The Surgical Treatment of 105 Cases of Diaphragmatic Hernia. West. J. Surg. 1936. — Esophageal Hiatus Diaphragmatic Hernia. J. Thorac. Surg. 8, 127 (1938). — Hess: Über den Zwerchfellreflex und die Zwerchfellinnervation. Münch. med. Wschr. 1906, 1754. — Hitzenberger: Das Zwerchfell im gesunden und kranken Zustand. Wien: Springer 1927.

Iselin: Von den Zwerchfellverletzungen und ihren Folgen, den Zwerchfellhernien. Dtsch. Z. Chir. 88, 150 (1907). — Heilung der Zwerchfellwunden. Bruns' Beitr. 102, 443 (1916).

Jahn: Die Genese der angeborenen Zwerchfellhernien nach dem Stande der neueren embryologischen Forschung. Z. Anat. 61, 165 (1925). — Jehn u. Haegeli: Über traumatische Eventratio des Magens in die linke Brusthöhle unter dem klinischen Bilde des Spannungspneumothorax. Münch. med. Wschr. 1918, 1429.

Kienböck: Über Magengeschwüre bei Hernia und Eventratio diaphragmatica. Fortschr. Röntgenstr. 21, 322 (1914). — Küttner: Zwerchfellhernien. Zbl. Chir. 1928, 1686.

Lacher: Über Zwerchfellhernien. Dtsch. Arch. klin. Med. 27, 268 (1880). — Landois: Die Chirurgie des Zwerchfells und des Nervus phrenicus. In Kirschner-Nordmann, Die Chirurgie, Bd. V, S. 287. Berlin u. Wien 1940. — Leichtenstern: Zur Diagnose der Hernia diaphragmatica. Berl. klin. Wschr. 1874, 497. — Ziemssens Handbuch der speziellen Pathologie und Therapie, Bd. VII, Teil 2. 1876.

Quénu: Les hernies diaphragmatiques. Etude clin. et opérat. Paris 1921. 136 S.

RAUTENBERG: Röntgenphotographie der Leber, der Milz und des Zwerchfells. Dtsch. med. Wschr. 1914, 1205.

SAUERBRUCH: Pathologie und Therapie der Zwerchfellhernien. Zbl. Chir. 1928, 3159. — SAVY: Progrès méd. 1910, 371. — SCHINDLER: Zwerchfellhernien. Zbl. Chir. 1928, 1302. — SCHLECHT u. WELS: Zur Röntgendiagnose der Relaxatio diaphragmatica. Fortschr. Röntgenstr. 27, 244 (1920). — Zur Röntgendiagnose der Hernia diaphragmatica. Fortschr. Röntgenstr. 27, 544 (1920). — SCHMITT, W.: Wann sollen Zwerchfellhernien operiert werden? Z. inn. Med. 2, 693 (1947). — SEIDEL: Zur Diagnose und Therapie der Zwerchfellhernie. Zbl. Chir. 1927, 834. — SMITHERS, D. W.: Cancer of the gastric cardia with partial thoracic stomach, short oesophagus and peptic ulceration. Brit. J. Radiol. 23, 261 (1950).

TESCHENDORF: Lehrbuch der röntgenologischen Differentialdiagnostik der Erkrankungen der Bauchorgane. Leipzig: Georg Thieme 1937.

WIETING: Über Zwerchfellschußverletzungen mit Ileus. Dtsch. Z. Chir. 134, 553 (1915).

VII. Brüche der Schlundlücke.

ÅKERLUND: Der Hiatusbruch (Hernia hiatus oesophagei). Fortschr. Röntgenstr. 54, 111 (1926). — ANDERS u. BAHRMANN: Über die sog. Hiatushernie des Zwerchfells im höheren Alter und ihre Genese. Z. klin. Med. 122, 736 (1932).

BÁRSONY: Über die Hiatushernien. Fortschr. Röntgenstr. 38, 629 (1928). — BÁRSONY u. POLYGÁR: Symptomlose und funktionelle Speiseröhrendivertikel. Fortschr. Röntgenstr. 36, 593 (1927). — BARTELHEIMER: Persönliche Mitteilungen 1944. — BERG, H. H.: Röntgenuntersuchungen am Innenrelief des Verdauungskanals. Leipzig: Georg Thieme 1931. — Über das klinische und röntgendiagnostische Bild der Hiatusbrüche und der Divertikel des Magen-Darmkanals. Verh. Ges. Verdgskrkh. (10. Tagg) 1931, 67. — Über die verborgenen Brüche und die Insuffizienz des Hiatus oesophageus. Röntgenprax. 3, 443 (1931). — BERGMANN, V.: Das „epiphrenale Syndrom", seine Beziehung zur Angina pectoris und zum Kardiaspasmus. Dtsch. med. Wschr. 1932 I, 605. — BERNING: Die Hiatusbrüche (Herniae diaphragmaticae hiatus oesophagei). Erg. inn. Med. 53, 523 (1937).

DIETRICH u. SCHWIEGK: Das Schmerzproblem der Angina pectoris. Klin. Wschr. 1933 I, 135.

EPPINGER, H.: Beitrag zur Röntgendiagnostik und pathologischen Anatomie einer Hernia diaphragmatica (serosa) paraoesophagea. Z. Heilk., Abt. inn. Med. 25, 364 (1904).

HARRINGTON: Esophageal Hiatus Diaphragmatic Hernia. J. Thorac. Surg. 2, 127 (1930). — HEDLY: Amer. J. Roentgenol. 12, 266 (1925).

KNOTHE: Die „Hiatushernien" vom Standpunkt des Röntgenologen. Dtsch. med. Wschr. 1932 I, 609. — KÖPPEN u. FRANK: Anatomische Untersuchungen über Hernien des Hiatus oesophageus. Dtsch. med. Wschr. 1933 I, 211.

ROEMHELD: (1) Z. physik. u. diät. Ther. 1912. — (2) Der gastrokardiale Symptomenkomplex, eine besondere Form „sog." Herzneurose, nosologische Stellung und Therapie. Jkurse ärztl. Fortbildg 1929, Februar-Heft 1—16.

SAUERBRUCH, CHAOUL u. ADAM: Anatomisch-klinischer und röntgenologischer Beitrag zur „Hiatushernie". Dtsch. med. Wschr. 1932 II, 1391. — SCHWALBE, E.: Beobachtung eines Falles von Hernia diaphragmatica vera. Zbl. Path. 11, 262 (1900).

TESCHENDORF: Lehrbuch der röntgenologischen Differentialdiagnostik der Erkrankungen der Bauchorgane, S. 36. Leipzig: Georg Thieme 1937.

VELDE: Die Bedeutung der Hiatus-Hernien. Med. Welt 1932, 545.

VIII. Kaskadenmagen.

HEUPKE, W.: Der Kaskadenmagen. Münch. med. Wschr. 1950, 505.

KATSCH: Die Diagnose der leichten Pankreatitis. Klin. Wschr. 1925 I, 289.

LAURELL: Über den sog. Kaskadenmagen. Dtsch. med. Wschr. 1920 II, 1300.

ORHAN TOYGAR: Die Formveränderungen des Magens (Kaskadenmagen, Volvulus des Magens). Schweiz. med. Wschr. 1948, 767.

RATKOCZI: Über die Ätiologie und diagnostische Bedeutung des Kaskadenmagens. Fortschr. Röntgenstr. 43, 593 (1931). — REGELSBERGER, H.: Der Kaskadenmagen. Erg. Strahlenforschg 5, 1 (1931).

SCHLESINGER: Über den spastischen Kaskadenmagen. Fortschr. Röntgenstr. 27, 261 (1919/21). — SCHMIDT, R.: Zur Klinik atypischer Magenformen (Kugel-, Retorten-, Kaskadenmagen). Med. Klin. 1921 I, 769. — SCHÜTZE: Über Kaskadenmagen. Dtsch. med. Wschr. 1920 I, 656. — STIERLIN: Klinische Röntgendiagnostik des Verdauungskanals. Wiesbaden 1916.

ZEHBE: Über Kaskadenmagen. Fortschr. Röntgenstr. 25, 107 (1917/18).

IX. Magenvolvulus.

Beati: Zit. nach Orhan Toygar, Schweiz. med. Wschr. 1948, 767. — Berg: Nord. med. Ark. (schwed.) 8 (1897). — Borchardt: Zur Pathologie und Therapie des Magenvolvulus. Arch. klin. Chir. 74, 243 (1904). — Bourcart: Estomac biloculaire avec torsion de la poche musculaire. Rev. de Chir. 33, 800 (1913).

Collischon: Inaug.-Diss. Kiel 1888.

Eisenstein: Fall von eigenartiger angeborener Lageanomalie des Magens (Situs inversus partialis pylori et duodeni). Fortschr. Röntgenstr. 36, 100 (1927).

Friedrich, v.: Ein Fall von chronischem Magenvolvulus. Dtsch. Z. Chir. 198, 185 (1926).

Goetze: Die radikale Phrenicotomie als selbständiger therapeutischer Eingriff bei einseitiger Lungenphthise. Klin. Wschr. 1922, 1496, 1544.

Haberer, v.: Volvulus des Magens bei Carcinom. Dtsch. Z. Chir. 115, 497 (1912). — Hamdi: Der Magen als Inhalt einer rechtsseitigen Zwerchfellhernie mit sekundärer Ausstülpung nach der Bauchhöhle zu, eine rechtsseitige Pyonephrose vortäuschend. Dtsch. Z. Chir. 79, 313 (1905).

Kocher: Ein Fall von Magenvolvulus. Dtsch. Z. Chir. 127, 591 (1914). — Köhn: Chronischer Magenvolvulus. Mitt. Grenzgeb. Med. u. Chir. 41, 220 (1928/30). — Koppenstein: Magenvolvulus als Nebenbefund. Arch. Verdgskrkh. 41, 400 (1927). — Kuhlmann: Erbarzt 1934.

Läwen: Zit. nach Orahn Toygar 1927. Schweiz. med. Wschr. 1948, 767.

Niosi: Riforma med. 1907, Nr 47.

Payer: Volvulus ventriculi und die Achsendrehung des Magens. Mitt. Grenzgeb. Med. und Chir. 20, 686 (1909).

Reichel, W. S.: Ein Beitrag zur Diagnostik des Magenvolvulus. Fortschr. Röntgenstr. 71, 900 (1949).

Schnitzler u. Spitzer: Über eine eigentümliche Mißbildung mit Stenosierung des Magenausganges. Med. Klin. 1926 I, 723. — Stepp, W., u. Fr. Kuhlmann: Zur Diagnostik des intermittierenden Magenvolvulus. Med. Klin. 1933, Nr 16.

Wiesinger: Ein Fall von Volvulus des Magens mit totalem dadurch bedingtem Verschluß von Kardia und Pylorus und akuter Fettnekrose. Heilung. Dtsch. med. Wschr. 1901 I, 833. — Wieting: Über die Hernia diaphragmatica, namentlich ihre chronische Form. Dtsch. Z. Chir. 82, 315 (1906). — Wollner: Magenvolvulus. Bruns' Beitr. 146, 708 (1929).

X. Mageninvaginationen.

Agati, D.: Quadri radiologici di invaginazione gastro-gastrica e gastro-duodenale. Radiol. med. 27, 865 (1940). Ref. Zbl. Radiol. 33, 192 (1941).

Bignami: Quadri radiologici da invaginazione gastro-gastro-duodenale e duodeno-duodenale. Arch. di Radiol. 15, 255 (1939). — Bonomimi, B.: I quadri radiologici delle invaginazioni del tubo dirigente, 114 S. Belluno: Casa edit. Libraria A. Salvador 1937. — Brooks, Stevens, Pendergrass and Bassols: Experimental studies on the motility of the gastric mucosa in dogs. Amer. J. Roentgenol. 59, 482 (1948).

Capua: Sindrome radiologica di un caso di invaginazione gastro-gastrica. Ann. Rad. e Fis. med. 12, 121 (1938). — Cove, A. M., and W. C. Curphey: Prolaps of reduntant gastric mucosa. Surg. etc. 88, 108 (1949).

Darling, H.: Jejunogastric intussusception. Brit. J. Surg. 14, 53, 190 (1926). Ref. Z.org. Chir. 36, 824 (1928)

Engel: Wien. med. Wschr. 1887, 737.

Fiori: Polipo gastrico a sede digiunale. Arch. ital. Chir. 52, 103 (1938). Donati-Festschrift. — Fiorentini, A.: L'ileo da invaginazione retrograda dopo la gastroenterostomia. Policlinico, sez. chir. 33, 456 (1926). Ref. Z.org. Chir. 36, 824 (1927).

Henschen, C.: Über die Invaginationen im Bereiche des Magens, insonderheit die gastroduodenalen Invaginationen. Verh. dtsch. Ges. Chir. 1927.

Kalk: Die Mageninvaginationen. In Handbuch der inneren Medizin, 3. Aufl., Bd. III/1, S. 778. Berlin: Springer 1938. — Kny: Dtsch. Z. Verdgs- u. Stoffw.krkh. 10, 4, 155 (1950).

Lenarduzzi: Sull' intermittenza dell' invaginazione dignino-gastrica postoperatoria. Nuntius radiol. (Siena) 7, 199 (1939). — Lindenschmidt: Zur Pathologie und Klinik der Invaginationen im Bereiche des Magens. Bruns' Beitr. 182, 191 (1951).

Manning and Highswith: Gastroenterology 10, 643 (1938).

Nygard and Levitan: Amer. J. Surg. 75, 502 (1948). Ref. Z.org. Chir. 112, 201 (1949).

Oselladore, G.: Riproduzione sperimentale dell'invaginazione gastro-gastrica retrograda. Arch. ital. Mal. Appar. diger. 6, 401 (1937). Ref. Zbl. Radiol. 27, 15 (1938).

Schmieden: Verh. dtsch. Ges. Chir. 1911 u. 1913. — Schmieden, V., u. H. Westhues: Über Invaginationen am Magen. Dtsch. Z. Chir. 200, 251 (1927).

Zdansky, E.: Über Invaginationen des Magens. Bericht über einen Fall von gastroduodenaler und über zwei Fälle von retrograder, gastro-gastrischer Invagination. Röntgenprax. 11, 537 (1939).

XI. Hypertonische Magenformen und Spasmen.

ASSMANN, H.: Die klinische Röntgendiagnostik, 5. Aufl. Berlin: F. C. W. Vogel 1934.

BERGMANN, G. V.: BERGMANN u. STAEHELINS Handbuch der inneren Medizin, Bd. 4/2.

FRIEDENWALD, J., W. H. GAUBB and T. H. MORRISON: Studies in fractional analyses. Ann. Clin. Med. 2, 292 (1924).

GAULTIER: Les dyspepsies gastriques. Paris: Ballière & Fils 1927.

HOLZKNECHT, G., u. A. LUGER: Zur Pathologie und Diagnostik des Gastrospasmus. Mitt. Grenzgeb. Med. u. Chir. 26, 669 (1913).

KLEE, PH.: Der Einfluß der Vagusreizung auf den Ablauf der Verdauungsbewegungen. Röntgenversuche an der Rückenmarkskatze. Pflügers Arch. 145, 557 (1912).

LÜDIN: Korresp.bl. Schweiz. Ärzte 1919, Nr 38.

MAGNUS, R.: Die experimentellen Grundlagen der Röntgenuntersuchung des Magen-Darmkanals. Verh. dtsch. Kongr. inn. Med. 29, 42 (1912).

SCHLESINGER: Röntgendiagnostik der Magen- und Darmkrankheiten. Berlin u. Wien: Urban & Schwarzenberg 1922. — SCHWARZ: Wien. klin. Wschr. 1918. — SMIDT, H.: Röntgenologische Untersuchungen über das Verhalten des Magens während des Gallensteinanfalls. Arch. klin. Chir. 117, 425 (1921).

VELDEN, R. V. D.: Zur Pharmakologie der Magenmotilität. Verh. Kongr. inn. Med. 1910, 339.

WESTPHAL, K.: Muskelfunktion, Nervensystem und Pathologie der Gallenwege. I. Untersuchungen über den Schmerzanfall der Gallenwege und seine ausstrahlenden Reflexe. Z. klin. Med. 96, 22 (1923).

XII. Magensenkung.

ASSMANN: Klinische Röntgendiagnostik. Berlin: F. C. W. Vogel 1934.

BERGMANN, V.: Röntgenuntersuchung des Magens. In KRAUS-BRUGSCH' Spezielle Pathologie und Therapie innerer Krankheiten, Bd. 5. Berlin u. Wien: Urban & Schwarzenberg 1921. — BERTI u. Mitarb.: Arch. Farmacol. sper. 24, 361; 25, 240 (1918). — BRUGSCH, TH.: KRAUS-BRUGSCH' Konstitutionelle und nervöse Erkrankungen des Magens, Bd. 5. 1921. — BRUNS, D.: Eine neue Methode zur Feststellung der Tonusfunktion des Magens. Dtsch. Arch. klin. Med. 131, 70 (1919). — BORGBJAERG, A., u. I. F. FISCHER: Die Wirkungen einer Binde bei der Gastroptose. Eine klinisch-röntgenologische Studie. Arch. Verdgskrkh. 18, 441 (1912).

DAPRÀ, L.: Le ptosi gastriche. Arch. Sci. med. 74, 243 (1942).

FABER, K.: Die Gastroptosen-Frage. Klin. Wschr. 1923 I, 813. — FORSELL, G.: Über die Beziehung der Röntgenbilder des Magens zu seinem anatomischen Bau. Hamburg: Lucas Gräfe u. Sillern 1913. — FRIEDRICH, L. V.: Studien über Wechselbeziehungen zwischen Magen und Harnblase. Z. exper. Med. 25, 52 (1921).

GLÉNARD: Les ptoses viscérales. Paris: Alcan 1899 u. 1904. — GOETZE: GROEDELS Lehrbuch und Atlas der Röntgendiagnostik. München: J. F. Lehmann 1924. — GRIMAUD: Cours. complet de physiol. Bd. 2. Paris 1818.

HEYER, G. R.: Psychische Einflüsse auf die Motilität von Magen und Darm; zugleich ein Beitrag zur Gastroptosenfrage. Klin. Wschr. 1923 II, 2274.

KELLING: (1) Slg klin. Vortr. 1895, Nr 244. — (2) Z. Biol. 44, 161 (1903). — KLEE, PH.: Der Einfluß der Vagusreizung auf den Ablauf der Verdauungsbewegungen. Röntgenversuche an der Rückenmarkskatze. Pflügers Arch. 145, 557 (1912). — KNAPP: Die Prophylaxe und Therapie der Enteroptose. Berlin u. Wien: Urban & Schwarzenberg 1921. — KOCH, R.: Enteroptosen bei Tabes dorsalis. Z. Nervenheilk. 54, 150 (1916).

LANDAU: Die Wanderniere der Frau. Berlin: August Hirschwald 1881. — LÜDIN, M.: Röntgenologische Beobachtungen. Fortschr. Röntgenstr. 23, 501 (1915/16).

MATHES: Der Infantilismus, die Asthenie und deren Beziehungen zum Nervensystem. Berlin: S. Karger 1912.

QUINCKE, H.: Enteroptose und Hängebauch. Ther. Gegenw. 3, Nr 1 (1905).

ROVSING: Die Gastro-Koloptosis. Leipzig: F. C. W. Vogel 1914.

SCHUBERT, V.: Über das Verhalten des Magens gegen Ende der Schwangerschaft und nach der Geburt. Fortschr. Röntgenstr. 26, 277 (1918/19). — STILLER: Die asthenische Konstitutionskrankheit. Stuttgart: Ferdinand Enke 1907.

TANDLER, J.: Zur Anatomie des Magens. Wien. med. Wschr. 1922, 333. — TREITZ: Hernia retroperitonealis. Ein Beitrag zur Geschichte innerer Hernien. Prag 1857.

WENCKEBACH, K. F.: Über pathologische Beziehungen zwischen Atmung und Kreislauf beim Menschen. Slg klin. Vortr. 1907, Nr 465/466. — WIEDHOPF, O.: Die Splanchnoptose und ihre Behandlung. Dtsch. Z. Chir. 128, 1 (1914). — WOLCKOW u. DELITZIN: Die Wanderniere. Berlin: August Hirschwald 1899.

XIII. Sanduhrmagen.

Aschoff: Über den Engpaß des Magens. Jena: Gustav Fischer 1918.

Braus: Anatomie des Menschen, Bd. 2, S. 218. Berlin: Springer 1924. — Bromann: Anatomie des Bauchfells. In Bardelebens Handbuch der Anatomie. 1914.

Elze, C.: Zwei kasuistische Beiträge zur Frage der Form des menschlichen Magens. Anat. Anz. 54, 526 (1921).

Fried: Ein Fall von traumatischem Sanduhrmagen. Med. Klin. 1921, 778. — Forsell, G.: Über die Beziehung der Röntgenbilder des Magens zu seinem anatomischen Bau. Hamburg: Lucas Gräfe u. Sillern 1913.

Hitzenberger, K., u. L. Reich: Der Sanduhrmagen in Rückenlage. Wien. Arch. inn. Med. 4, 279 (1922). — Holzknecht, G.: Über die radiologische Untersuchung des Magens im allgemeinen und ihre Verwertung für die Diagnose des beginnenden Carcinoms im besonderen. Berl. klin. Wschr. 1906 I, 127. — Holzknecht, G., u. M. Sgalitzer: Papaverin zur röntgenologischen Differentialdiagnose zwischen Pylorusspasmus und Pylorusstenose. (Vorläufige Mitt.) Münch. med. Wschr. 1913 II, 1989.

Jaworski u. Glüzinski: Wien. med. Presse 1886, 1681.

Kuckro, H.: Klinik und operative Behandlung des Sanduhrmagens. Inaug.-Diss. Leipzig 1905.

Lüdin: Korresp.bl. Schweiz. Ärzte 1919, Nr 38.

Mangold, E.: Die Totenstarre der menschlichen Magenmuskulatur. Z. exper. Med. 12, 288 (1921).

Nussbaum, R.: Über Zwerchfellhernie und ihre klinisch-radiologische Erkennung. Kasuistischer Beitrag. Med. Klin. 1921 I, 285.

Rieder: Die Sanduhrform des menschlichen Magens. Wiesbaden 1910.

Schmieden, V.: (1) Magenerkrankungen im Röntgenbilde. Berl. klin. Wschr. 1908 II, 2180. — (2) Magengeschwür und Magenkrebs. Arch. klin. Chir. 97, 253 (1912). — Schürmayer: Beitrag zur röntgenologischen Diagnose der Erkrankungen des Verdauungstractus. Med. Klin. 1909 I, 958. — Simmonds: Über Form und Lage des Magens. Jena: Gustav Fischer 1907. — Stapelmohr, v.: Nord. med. Ark. (schwed.) 1916, H. 24. — Stieve, H.: Der Sphincter centri pylori des menschlichen Magens. Anat. Anz. 51, 513 (1919). — Strauss, H.: Über Magen-Syphilis. Med. Klin. 1931 I, 275.

Unger, E.: Erg. Med. 3 (1922).

Volkmann, J.: Über die Form des Magens, mit besonderer Berücksichtigung der Aschoffschen Lehre vom Isthmus ventriculi. Mitt. Grenzgeb. Med. u. Chir. 32, 607 (1920).

Westphal, K.: Muskelfunktion, Nervensystem und Pathologie der Gallenwege. I. Untersuchungen über den Schmerzanfall der Gallenwege und seine ausstrahlenden Reflexe. Z. klin. Med. 96, 22 (1923).

XIV. Pförtnerverengung.

Ach, A.: Oesophagusstenosen und ihre Behandlung. Retrograde Oesophagoskopie. Bruns' Beitr. 70, 371 (1910). — Agéron: Diagnostisch-therapeutische Bemerkungen zum Magengeschwür. Münch. med. Wschr. 1902 II, 1256. — Andral: Klin. Med. Paris 1834. — Assmann: Die klinische Röntgendiagnostik. Berlin: F. C. W. Vogel 1934.

Bennet, T. J.: The early diagnosis of cancer of the stomach by means of gastric analysis. Brit. Med. J. 1923, No 3268, 275. — Boas, J.: (1) Über das Vorkommen von Schwefelwasserstoff im Magen. Dtsch. med. Wschr. 1892 II, 1110. — (2) Zur Kenntnis der mechanischen Insuffizienz des Magens. Dtsch. med. Wschr. 1894, 576. — (3) Über Magensteifung. Dtsch. med. Wschr. 1902 I, 170. — Bourget: Les maladies de l'estomac. Paris 1907.

Cohnheim, P.: (1) Über Gastrektasie nach Traumen, die Ätiologie der Magenerweiterung im allgemeinen und ihr Verhältnis zur Atonie und zum Magensaftfluß. Arch. Verdgskrkh. 5, 405 (1899). — (2) Die Heilwirkung großer Dosen von Olivenöl bei organischen und spastischen Pylorus- und Duodenalstenosen und deren Folgezuständen (Gastrektasie). Ther. Gegenw. 1902, H. 2. — Cruveilhier: Revue, Febr., März, Juli 1823.

Einhorn: Diseases of the stomach. New York: William Wood 1896 u. 1926. — Ewald, C. A.: Klinik der Verdauungskrankheiten. 1893.

Hart, C.: Erhebungen und Betrachtungen über das Geschwür des Zwölffingerdarmes. Mitt. Grenzgeb. Med. u. Chir. 31, 291 (1919). — Haussmann: Gastro intestinal palpation. Berlin: S. Karger 1913. — Hetzer, W.: Akut entstandene Pylorusstenose nach Benzolvergiftung. Dtsch. med. Wschr. 1922 I, 627. — Hoppe-Seyler, G.: Zur Kenntnis der Magengährung mit besonderer Berücksichtigung der Magengase. Dtsch. Arch. klin. Med. 50, 82 (1892).

Ibrahim, I.: Die Pylorusstenose der Säuglinge. Erg. inn. Med. 1, 208 (1908).

Jonas: Über die Entwicklungsstadien der Pylorusstenose und ihre klinisch-radiologische Diagnostik. Wien. klin. Wschr. 1909 II, 1515.

KELLING, G.: Über kallöse Magengeschwüre. Münch. med. Wschr. **1910 II**, 1993. — KÖNNECKE, W., u. H. MEYER: Klinisches und Experimentelles zur chronischen Duodenalstenose. Dtsch. Z. Chir. **175**, 179 (1922). — KONJETZNY, G. E., u. W. ANSCHÜTZ: Die Geschwülste des Magens. In Deutsche Chirurgie. Liefg 46, 1921. — KREUZFUCHS, S.: Die Magenmotilität beim Ulcus duodeni. Dtsch. med. Wschr. **1912 II**, 2168. — KUSSMAUL, A.: Über die Behandlung der Magenerweiterung durch eine Methode mittels der Magenpumpe. Dtsch. Arch. klin. Med. **6**, 455 (1869). — KUTTNER: Störungen der Motilität. In KRAUS-BRUGSCH' Spezielle Pathologie und Therapie innerer Krankheiten, Bd. 5. 1921.

LONDON: Physiologische und pathologische Chymologie. Leipzig 1913.

NAUNYN, B.: Über das Verhältnis der Magengährungen zur mechanischen Mageninsuffizienz. Dtsch. Arch. klin. Med. **31**, 225 (1882).

PENZOLDT: Die Magenerweiterung. Erlangen: Eduard Besold 1875. — PETRÉN, K., K. LEWENHAGEN u. J. THORLING: Über die Ergebnisse der internen Behandlung von Ulcus ventriculi (sive duodeni) mit Stauungsinsuffizienz. Mitt. Grenzgeb. Med. u. Chir. **26**, 256 (1913).

RIEDER, H.: Röntgenuntersuchungen des Magens und Darmes. Münch. med. Wschr. **1906 I**, 111. — RIEGEL, F.: (1) Die Magenerweiterung, ihre Diagnose und Behandlung. In Deutsche Klinik, Bd. 5, S. 85. Leipzig: Urban & Schwarzenberg 1905. — (2) Die Erkrankungen des Magens. Wien u. Leipzig 1908. — ROSENHEIM: Zit. nach KUTTNER. — RÜTIMEYER, L.: Über die therapeutischen Erfolge der Öltherapie bei Magenkrankheiten. Korresp.bl. Schweiz. Ärzte **38**, 20, 21 (1908).

SCHMIDT, A. u. C. V. NOORDEN: Klinik der Darmkrankheiten. München u. Wiesbaden: J. F. Bergmann 1921. — SCHREIBER, J.: Über den continuirlichen Magensaftfluß. (Secretio hydrochlorica ventriculi continua.) Dtsch. med. Wschr. **1893 II**, 692, 720; **1894 I**, 395. — STRAUSS, H.: Über das spezifische Gewicht und den Gehalt des Mageninhalts an rechtsdrehender Substanz, sowie über das Verhalten der HCl-Secretion bei Darreichung von Zuckerlösungen. Z. klin. Med. **1896**, 221.

TILGER, A.: Über die stenosirende Pylorushypertrophie. Virchows Arch. **132**, 290 (1893).

ZAWADSKI, J.: Schwefelwasserstoff im erweiterten Magen. Zbl. inn. Med. **15**, 1177 (1894). ZWEIG: Lehrbuch der Magen- und Darmkrankheiten. Berlin u. Wien: Urban & Schwarzenberg 1923.

XV. Tiefe Enge des Zwölffingerdarms.

ALBRECHT, P. A.: Über arterio-mesenterialen Darmverschluß an der Duodeno-Jejunalgrenze und seine ursächliche Beziehung zur Magenerweiterung. Virchows Arch. **156**, 285 (1899).

CAHN, A.: Über die Diagnose der Verengerung des unteren Theiles des Duodenum nebst Bemerkungen über das Zurücktreten von Darminhalt in den Magen und den Nutzen der Magenausspülungen beim Ileus. Berl. klin. Wschr. **1886**, 353.

FINSTERER, H.: Arteriomesenterialer Duodenalverschluß und akute Magendilatation. Dtsch. Z. Chir. **154**, 375 (1920).

HABERER, H. V.: Der arteriomesenteriale Duodenalverschluß. Erg. Chir. **5**, 467 (1913). — HALPERT, B.: Zur Frage des arteriomesenterialen Duodenalverschlusses nebst Bemerkungen über orthostatisch-lordotische Albuminurie. Virchows Arch. **244**, 439 (1923). — HOLZKNECHT, G.: Die Duodenalstenose durch Füllung und Peristaltik radiologisch erkennbar. Dtsch. Z. Chir. **105**, 54 (1910).

KOENNECKE, W., u. H. MEYER: Klinisches und Experimentelles zur chronischen Duodenalstenose. Dtsch. Z. Chir. **175**, 179 (1922).

MELCHIOR, E.: Über den sog. arterio-mesenterialen Duodenalverschluß. (Atonia gastroduodenalis acuta.) Berl. klin. Wschr. **1914 II**, 1637.

RANZEL, F.: Über den arteriomesenterialen Duodenalverschluß. Dtsch. Z. Chir. **150**, 361 (1919). — ROKITANSKY: Lehrbuch der pathologischen Anatomie. 1861 u. 1863.

SCHNITZLER, J.: Über mesenteriale Darmincarceration. Wien. klin. Rdsch. **1895**, 579.

ZOEPFFEL, H.: Chronische Duodenalstenose durch Knickung an der Flexura duodenojejunalis. Fortschr. Röntgenstr. **27**, 422 (1919/21).

XVI. Fremdkörper im Magen.

BROWNE, D. C., u. G. MACHARDY: Gastroscopy and phytobezoar: report of case of diospyrobezoar. Arch. Int. Med. **65**, 368 (1940).

HARDT, L. L., A. R. HUFFORD and J. I. RABENS: Analytical survey of 1132 patients gastroscopically examined. Gastroenterology **4**, 447 (1945). — HENNING, N.: Lehrbuch der Verdauungskrankheiten, S. 351. Stuttgart: Georg Thieme 1949.

KALK, H.: Fremdkörper des Magens. In Handbuch der inneren Medizin, Bd. III, Teil 1, S. 781. Berlin: Springer 1938.

Lyons, Cl. G., and G. L. Cody: Bezoar. Radiology **31**, 225 (1938).

Mitchell, E. D.: Gastroscopy in relation to gastric surgery. South. Surg. **13**, 521 (1947).

Moersch, H. J., and W. Walters: Phytobezoar with visualization by means of gastroscopy. Amer. J. Digest. Dis. a. Nutrit. **3**, 15 (1936).

Palmer, E. D.: Stomach disease as diagnosed by gastroscopy. Philadelphia: Lea a. Febiger 1949. — Patterson, C. O., and M. O. Rouse: Foreign bodies in the stomach observed through the gastroscope; report of five cases. Texas J. Med. **36**, 238 (1940).

Weitzen, M.: Chronic gastritis caused by bezoar. N. Y. State J. Med. **40**, 136 (1940).

XVII. Plötzliche Magenlähmung.

Bäumler: Über akuten Darmverschluß an der Grenze zwischen Duodenum und Jejunum. Münch. med. Wschr. **1901** I, 657. — Bennet, W. H.: A clinical lecture on some cases of dilatation of the stomach considered from the surgical aspect. Brit. Med. J. **1900** I, 241. — Berning: Die Bauchsymptomatologie des diabetischen Komas. Erg. inn. Med. **57**, 582 (1939). Birnbaum, R.: Akute postoperative Magenlähmung mit sekundärem Duodenal-Verschluß. Mschr. Geburtsh. **24**, 170 (1906). — Bloodgood: Ann. Surg. **1907**. Zit. nach v. Haberer. — Bockus, H. L.: In Postgraduate Gastroenterology, S. 192: The present status of vagotomy in the treatment of peptic ulcer. Philadelphia u. London: W. B. Saunders Company 1950. — Braun, W., u. H. Seidel: Klinisch-experimentelle Untersuchungen zur Frage der akuten Magenerweiterung. Mitt. Grenzgeb. Med. u. Chir. **17**, 533 (1907). — Brinkmann, H. E.: Beobachtungen über schwere neurogene Tonusstörungen am Magen und Darm. Inaug.-Diss. Greifswald 1949. — Brinton: Die Krankheiten des Magens. Würzburg 1862.

Cahn, A.: Über die Diagnose der Verengerung des unteren Theiles des Duodenums nebst Bemerkungen über das Zurücktreten von Darminhalt in den Magen und den Nutzen der Magenausspülungen beim Ileus. Berl. klin. Wschr. **1886**, 353. — Catalano, G.: La dilatazione acuta dello stomaco. Clinica **7**, 271 (1941). — Chavannez: Bull. Soc. Chir. Paris **1905**, 866.

Dragstedt, L. R., M. L. Montgomery, I. C. Ellis and W. B. Matthews: The pathogenesis of acute dilatation of the stomach. Surg. etc. **52**, 1075 (1931).

Fraenkel, A.: Über eigenartig verlaufene septikopyämische Erkrankungen nebst Bemerkungen über acute Dermatomyositis. Dtsch. med. Wschr. **1894**, 193, 227, 245.

Geser, L.: Zur Klinik der akuten Magendilatation. Münch. med. Wschr. **1942** I, 444. — Grimson, K. S., G. J. Baylin, H. M. Taylor, F. H. Hesser and R. W. Rundles: Transthoracic vagotomy; the effect in 57 patients with peptic ulcer and the clinical limitations. J. Amer. Med. Assoc. **134**, 925 (1947). — Griswold, R. A.: Discussion. Ann. Surg. **126**, 15 (1947).

Haberer, H. v.: Der arteriomesenteriale Duodenalverschluß. Erg. Chir. **5**, 467 (1913). — Heine: Wien. med. Wschr. **1900** II. — Herff, D. v.: Über schwere Darm- und Magenlähmungen, insbesondere nach Operationen. Z. Geburtsh. **44**, 250 (1901).

Kehr: Dtsch. Arch. klin. Chir. **58**, 470 (1899). — Kelling, G.: Über den Mechanismus der akuten Magendilatation. Arch. klin. Chir. **64**, 393 (1901). — Kirch, R.: Ein Fall von akuter Magendilatation mit tödlichem Ausgang. Dtsch. med. Wschr. **1899**, 545. — Kuru, Haruzo: Über die akute Magenerweiterung. Mitt. Grenzgeb. Med. u. Chir. **23**, 168 (1911). — Kussmaul: Zur Lehre vom Diabetes mellitus. Dtsch. Arch. klin. Med. **14**, 1 (1874).

Laffer: Acute dilatation of the stomach and arterio-mesenteric ileus. Ann. Surg. **47**, 390 (1908). — Legueu: Bull. Soc. Chir. Paris **1905**, 974. — Lim, R. K. S., A. C. Ivy and J. E. McCarthy: Contributions to the physiology of gastric secretion. I. Gastric secretion by local (mechanical and chemical) stimulation. Quart. J. Exper. Physiol. **15**, 13 (1925). — Linke, R.: Beitrag zur Kenntnis, Kasuistik und Therapie der akuten atonischen Magendilatation. Bruns' Beitr. **93**, 360 (1914). — Litthauer, M.: Über die Folgen der Vagusdurchschneidung, insbesondere ihre Wirkung auf die Funktion des Magens. Arch. klin. Chir. **113**, 712 (1920).

Meek, W. J., and R. C. Herrin: The effect of vagotomy on gastric emptyingtime. Amer. J. Physiol. **109**, 221 (1934). — Montel, G.: Un cas de dilatation aigue spontanée de l'estomac. Lyon chir. **37**, 343 (1942). — Müller, Fr.: Gastrektasie bei Diabetes mellitus. Z. inn. Med. **4**, 598 (1949).

Neck: Mitt. Grenzgeb. Med. u. Chir. **1905**, Nr 14—17. — Nieden, H.: Beitrag zur Ätiologie der akuten Magenlähmung. Eine klinische, und experimentelle Studie. Arch. klin. Chir. **117**, 338 (1921). — Noorden, v., u. Salomon: Der Magen. In Handbuch der Ernährungslehre, Teil 2. Berlin 1929.

Payer, A.: Die postnarkotische Magenlähmung. Mitt. Grenzgeb. Med. u. Chir. **22**, 411 (1911).

STAEHELIN: Motilitätsstörungen. In MOHR-STAEHELINS Handbuch der inneren Medizin, Bd. 3. Berlin: Springer 1918. — STIEDA, A.: Ein Beitrag zum sogenannten arteriomesenterialen Darmverschluß an der Duodeno-Jejunalgrenze. Dtsch. Z. Chir. **56**, 201 (1900).

WALTZ, W.: Akute Magendilatation bei HEINE-MEDINscher Krankheit. Berl. klin. Wschr. **1921** I, 667.

XVIII. Muskelschwäche des Magens.

BOURCHARD: Soc. méd. Hôp. Paris **1884**. — BRINTON: Die Krankheiten des Magens. Würzburg 1862.

FULL, H., u. L. v. FRIEDRICH: Ulcus und Aerophagie. Mitt. Grenzgeb. Med. u. Chir. **34**, 53 (1921).

HAYEM: Maladies de l'estomac. Traité de médicine et thérapeutique, Bd. 4. Paris 1897. — HEYER, G. R.: Psychische Einflüsse auf die Motilität von Magen und Darm; zugleich ein Beitrag zur Gastroptosenfrage. Klin. Wschr. **1923** II, 2274.

KATSCH u. BORCHERS: Beiträge zum Studium der Darmbewegungen. Mitt. 1. Das experimentelle Bauchfenster. Z. exper. Path. u. Ther. **12**, 225 (1913). — KEITH, A.: A new theory of the causation of enterostasis. Lancet **1915** II, 371. — KOCH, R.: Enteroptosen bei Tabes dorsalis. Z. Nervenheilk. **54**, 150 (1916).

LÜDIN, M.: Röntgenologische Beobachtungen. Fortschr. Röntgenstr. **23**, 501 (1915/16).

MATHIEU, A., u. J. CH. ROUX: Die klinischen Erscheinungsformen der motorischen Insuffizienz des Magens. Erg. inn. Med. **5**, 252 (1910).

PARISER: Diskussionsbeitrag zu: „Die Beziehungen der weiblichen Geschlechtsorgane zu inneren Erkrankungen." Menstruation und Magenfunktionen. 25. Kongr. inn. Med. **1908**, 148.

SCHLESINGER, E.: Chronische Gastroparese als Ursache schwerster motorischer Insuffizienz bei freiem Pylorus. Mitt. Grenzgeb. Med. u. Chir. **32**, 30 (1920). — SCOTT: Ref. Amer. J. Roentgenol. **1923**, 504. — STILLER: Die asthenische Konstitutionskrankheit. Stuttgart: Ferdinand Enke 1907.

VOGELSANG: Slg klin. Vortr. **1898**, Nr 233.

XIX. Magensaftmangel.

ALBU, A.: Konstitution und Verdauungskrankheiten. Z. angew. Anat. **6**, 205 (1920).

BAUER: Konstitutionelle Disposition zu inneren Krankheiten. Berlin 1917. — BECKER, K. PH., u. J. FELDHAUS: Die Tagesmengen der Wasser-, Salzsäure- und Chloridsekretion des gesunden und des ulcuskranken menschlichen Magens. Dtsch. Arch. klin. Med. **176**, 138 (1934). BOAS: Diagnostik und Therapie der Magenkrankheiten. Leipzig: Georg Thieme 1925. — BRAUCH, F.: Zur Klinik der anikterischen Leptospirose. Dtsch. Arch. klin. Med. **197**, 543 (1950). — BREMER, F. W.: (1) Zentralnervensystem und Anämie. Erg. inn. Med. **41**, 143 (1931). — (2) Über die Pathogenese der perniziösen Anämie. Klin. Wschr. **1932** II, 1657. — BRINCK, J.: Das Vorkommen von Bakterien der Coli-Aerogenes-Gruppe im Mageninhalt bei erhaltener Säureproduktion. Z. klin. Med. **123**, 380 (1933). — BRINCK, J., u. P. WICHELS: Über die Erscheinungsformen der Achylia gastrica und ihre Beziehungen zu der Bakterienbesiedlung des Magens. Z. klin. Med. **123**, 357 (1933). — BRUGSCH: KRAUS-BRUGSCH' Spezielle Pathologie und Therapie der inneren Krankheiten, Bd. 5. 1921.

CASTLE, W. B.: (1) Observations on the etiologic relationship of achylia gastrica to pernicious anemia. I. The effect of the administration to patients with pernicious anemia of the contents of the normal human stomach recovered after the ingestion of beef muscle. Amer. J. Med. Sci. **178**, 748 (1929). II. Zusammen mit TOWNSEND, W. C.: The effect of the administration to patients with pernicious anemia of beef muscle after incubation with normal human gastric juice. Amer. J. Med. Sci. **178**, 764 (1929). III. Zusammen mit TOMNSEND, W. C., and C. W. HEATH: The nature of the reaction between normal human gastric juice and beef muscle leading to clinical improvement and increased blood formation similar to the effect of liver feeding. Amer. J. Med. Sci. **180**, 305 (1930). — (2) Zusammen mit HEATH, C. W., and M. B. STRAUSS: Amer. J. Med. Sci. **182**, 741 (1931). — (3) Zusammen mit MINOT, C. R.: Pathological Physiology and clinical Description of the Anemias. New York: Oxford University Press 1936. — (4) Zusammen mit HEATH, C. W., M. B. STRAUSS and R. W. HEINLE: Amer. J. Med. Sci. **194**, 618 (1937). — COBET, R., u. P. MORAWITZ: Über die Atrophie der Zungenschleimhaut und ihre Beziehungen zur perniziösen Anämie und zum Magencarcinom. Z. angew. Anat. **6**, 240 (1920).

DAVIDSON, L. S. P.: J. of Path. **31**, 537 (1928).

EGAN, E.: Anacidität und Entleerungsmechanismus des Magens. Med. Klin. **1922** II, 1152. — EINHORN, M.: (1) Med. Rec. 1892. — (2) Zur Achylia gastrica. Arch. Verdgskrkh. **1**, 158 (1896). — Lectures on dietetics. Philadelphia u. London: W. B. Saunders Company 1922. — EWALD, C. A.: Ein Fall von Atrophie der Magenschleimhaut mit Verlust der Salzsäuresecretion. Ulcus carcinomatosum duodenale. Berl. klin. Wschr. **1886**, 527.

Faber, K.: Die chronische Gastritis, speziell die zur Achylie führende. Erg. inn. Med. 6, 491 (1910). — Fenwick, W.: Über den Zusammenhang einiger krankhafter Zustände des Magens mit anderen Organerkrankungen. Virchows Arch. 118, 187, 349 (1889). — Frank, H.: Erblichkeit der Anaemia perniciosa und Beobachtung an eineiigen Zwillingen. Dtsch. Arch. klin. Med. 175, 96 (1933).

Girdwood, R. H.: Blood 5, 1009 (1950). — Gram, H. C.: Further observations on a family showing many cases of pernicious anemia. Acta med. scand. (Stockh.) 34, 107 (1930). — Gutzeit: Über die Gastroenteritis. München: J. F. Lehmann 1933.

Hall, B. E.: Brit. Med. J. 1950, 585. — Hartfall, S. J., and L. J. Witts: The intrinsic factor of Castle in simple achlorhydric anaemia. Guy's Hosp. Rep. 83, 24 (1933). — Heath: Med. Clin. N. Amer. 15, 1015 (1932). — Heilmeyer, L., u. K. Plötner: Das Serumeisen und die Eisenmangelkrankheit. Jena: Gustav Fischer 1937. — Hemmeter: Diseases of the stomach. Philadelphia: P. Blakiston Son & Co. 1897. — Henning, N., u. L. Norpoth: Die Diagnose der funktionellen Achylie. Klin. Wschr. 1932 I, 159.

Jürgensen, Chr.: (1) Kochlehrbuch und praktisches Kochbuch. Berlin: Springer 1910. (2) Allgemeine diätetische Praxis. Berlin: Springer 1917.

Kalk, H.: Beitrag zur Frage der Magensekretion nach HCl-Verätzung. Arch. Verdgs-krkh. 35, 280 (1935). — Katsch, G., u. H. Kalk: Zum Ausbau der kinetischen Methode für die Untersuchung des Magenchemismus. IV. Mitt. Zur Differenzierung der Achylien. Klin. Wschr. 1926 I, 1119. — Kaznelson, P., F. Reimann u. W. Weiner: Achylische Chloranämie. Klin. Wschr. 1929 I, 1071. — Konjetzny: Handbuch der speziellen pathologischen Anatomie und Histologie, Bd. 4/2. Berlin: Springer 1928. — Kuttner, L.: Zur Frage der „Achylia gastrica". Z. klin. Med. 45, 1 (1902).

Lotze, H.: Über den Wirkungsmechanismus oraler Eisenmedikation auf die Darmflora. Eine experimentell-bakteriologische Studie. Dtsch. Arch. klin. Med. 175, 505 (1933). — Lühr, K.: Endoskopische Studien an der entzündlich veränderten Magenschleimhaut. Habil.-Schr. Greifswald 1944.

Martius u. Lubarsch: Achylia gastrica. Wien 1897. — Merten, R.: (1) Störungen im Fermentstoffwechsel nach Mangelernährung. Klin. Wschr. 1948, 260. — Untersuchungen über das Magenkathepsin. II. Mitt. Die Erfassung von Fermentstörungen des Magen-Darm-kanals, die Abgrenzung der Subfermentie und Afermentie des Magens. Gastroenterologia (Basel) 76, 255 (1950/51). — Minot, C. R., and W. P. Murphy: Paper read before the Association of American physicians, 4. Mai 1926. In R. H. Major, Classic descriptions of disease. Springfield: C. O. Thomas 1945. — Mogena, H. S., J. S. Orogen et A. Lopez: Arch. des Mal. Appar. digest. 22, 38 (1932).

Noorden, C. v. (unter Mitarbeit von Strassner): Adolf Schmidts Klinik der Darmkrankheiten. München-Wiesbaden 1921. — Zur Diagnostik und Therapie der Magen- und Darmkrankheiten. Med. Klin. 1934 I, 43.

Oppler, B.: Über die Abhängigkeit gewisser chronischer Diarrhöen von mangelnder Secretion des Magensaftes. Dtsch. med. Wschr. 1896 I, 511.

Rickes, E. L., N. G. Brink, F. R. Koniuszy, T. R. Wood and K. Folkers: Crystalline Vitamin B_{12}. Science (Lancaster, Pa.) 107, 396 (1948).

Schmidt: Klinik der Darmkrankheiten. Wiesbaden 1912. — Schmidt, R.: Über die „konstitutionelle" Achylie. Med. Klin. 1912 I, 595. — Schottmüller: Nordwestdtsch. Kongr. inn. Med., Greifswald 1932. Ref. Zbl. inn. Med. 1932, Nr 44. — Schulten, H.: Über die essentielle hypochrome Anämie und verwandte Krankheitsbilder. Erg. inn. Med. 46, 236 (1934). — Seyderhelm, R.: Die Pathogenese der perniciösen Anämie. Erg. inn. Med. 21, 361 (1922). — Sharp, E. A., R. M. McKlean and E. C. von der Heide: J. Michigan med. Soc. 1931. — Pernicious anemia: The behavior of various extracts of stomach and duodenum used to induce remissions. Ann. Int. Med. 4, 1282 (1931). — Shorb, M. S.: Nicht identifizierte Wachstumsfaktoren für den Lactobacillus lactis in gereinigten Leberextrakten. J. of Biol. Chem. 169, 455 (1947).

Tabora, v.: Die Darmerscheinungen bei Achylia gastrica. Münch. med. Wschr. 1904 I, 865. — Talquist: Über experimentelle Blutgiftanämien. Helsingfors 1899. — Ternberg, T. L., and R. E. Eakin: J. Amer. Chem. Soc. 71, 3858 (1949).

Velde, G.: Die Beziehungen zwischen perniziöser Anämie, Magenpolypen und Magencarcinom. Z. klin. Med. 134, 653 (1938). — Velden, R. v. d.: Über Vorkommen und Mangel der freien Salzsäure im Magensaft bei Gastrektasie. Dtsch. Arch. klin. Med. 23, 369 (1879).

Wichels, P., u. J. Brinck: Beiträge zur Pathogenese der Gastritis. V. Mitt. Krankheiten im Quellgebiet der Pfortader. Magensekretion und Gastritis. Z. klin. Med. 123, 330 (1933).

Zondek, H.: Über pluriglanduläre Insuffizienz. Dtsch. med. Wschr. 1923 I, 339.

XX. Magensaftverlust.

BLUM, L., et VAN CAULAERT: Le rôle du sel dans les néphrites. Paris: Masson & Co. 1931. BLUM, L., et P. GRABAR: Troubles de la sécrétion rénale par manque de chlorure de sodium. C. r. Soc. Biol. Paris **98**, 527 (1928). — BORST, J. G. G.: Urämie durch Kochsalzmangel. Z. klin. Med. **117**, 55 (1931). — BRANDT, F.: Beitrag zur Pathogenese der „chloropriven Azotämie". Dtsch. med. Wschr. **1932 II**, 1606. — BROWN, G. E., G. B. EUSTERMANN, H. R. HARTMANN and L. G. ROWNTREE: Toxic nephritis in pyloric and duodenal obstruction. Renal insufficiency complicating gastric tetany. Arch. Int. Med. **32**, 425 (1923). — BÜCHNER, F.: Allgemeine Pathologie. Pathologie als Biologie und als Beitrag zur Lehre vom Menschen. München u. Berlin: Urban & Schwarzenberg 1950. — BUINEWITSCH, K.: Klinische Vorlesungen. 1933.

DARROW, D. C., u. H. YANNET: The changes in the distribution of body water accompanying increase and durease in extracellular electrolyte. J. Clin. Invest. **14**, 266 (1935). — DRAGSTEDT, L. R., and J. C. ELLIS: (1) Proc. Soc. Exper. Biol. a. Med. **26**, 305 (1929). — (2) The fatal effect of the total loss of gastric juice. Amer. J. Physiol. **93**, 407 (1930).

FREY, E., u. J. FREY: Die Funktionen der gesunden und kranken Niere. Berlin-Göttingen-Heidelberg: Springer 1950. — FREY, J.: Die Rolle des Kochsalzes bei der Harnbereitung. Klin. Wschr. **1950**, 263. — FREY, J., LIEBEGOTT u. WALTERSPIEL: Siehe J. FREY: Die Bedeutung des Nebennierenrindenhormons für die Behandlung von Nierenkrankheiten. Ärztl. Forschg **1949**, 514.

GLASS: Untersuchungen über die experimentelle Chlorverarmung, ihre Folgen und die Ursache des Dechlorurationstodes. Z. exper. Med. **82**, 776 (1932). — GOLLWITZER-MEIER, KL.: Tetaniestudien. III. Die Magentetanie. Z. exper. Med. **40**, 83 (1924).

HADEN, R. L., and TH. G. ORR: (1) Blood fibrin in upper gastrointestinal tract obstruction. J. of Exper. Med. **45**, 427 (1927). — (2) The excretion of nitrogen after upper gastrointestinal tract obstruction. J. of Exper. Med. **45**, 433 (1927). — (3) Experimental dehydration: Chemical changes in the blood of the dog contrasted with those following obstruction of the cardiac end of the stomach. J. of Exper. Med. **49**, 945 (1929). — (4) Chemical findings in the blood of the dog after closedloop obstruction in the jejunum. J. of Exper. Med. **49**, 955 (1929). — HALDANE: Yale University Press 1922. — HATANO, S.: Experimente über Kalknephrose bei Hypochlorämie. Beitr. path. Anat. **102**, 316 (1936).

KATSCH, G., u. K. MELLINGHOFF: Über Magensaftentziehung. Z. klin. Med. **123**, 390 (1933). — KERPEL-FRONIUS, E.: Salzmangelzustände und chloroprive Azotämie. Erg. inn. Med. **51**, 623 (1936).

LEHNBERG, O.: Über Frühveränderungen der hypochlorämischen Nephrose. Beitr. path. Anat. **105**, 476 (1940). — LICHTWITZ: Klinische Chemie. Berlin: Springer 1930.

MACH, R. S.: Les troubles du métabolisme du sel et de l'eau. Paris: Masson & Co. 1946. MAINZER, F.: Über eine Störung des Säurebasengleichgewichtes bei der idiopathischen Tetanie des Erwachsenen. Z. exper. Med. **52**, 103 (1926). — Zur Pathogenese des konvulsiven Anfalls nach Überventilation. Z. exper. Med. **52**, 476 (1926). — MELLINGHOFF, K.: Über Urämie bei Kochsalzmangel. Dtsch. med. Wschr. **1934 II**, 1127. — MEYER, P.: (1) „Urämie" infolge langdauernden Erbrechens. Klin. Wschr. **1931 I**, 155. — (2) Intoxikation mit Eiweißzerfall (Scheinurämie) infolge Erbrechens. Klin. Wschr. **1932 II**, 1383. — MUYLDER, E. DE: (1) Fonctionnement rénal et concentrations ioniques du plasma. Paris: Gaston Doin & Co. 1949. — Zusammen mit SONNET, J.: (2) Le déterminisme de l'anurie hypochlorémique expérimentale. Arch. internat. Pharmacodynamie **78**, 595 (1949).

NONNENBRUCH, W.: (1) Das hepatorenale Syndrom und die Hypourie N. Klin. Wschr. **1939 II**, 917. — (2) Über das hepatorenale Syndrom bei der Stauungsleber Herzkranker und seine Beeinflussung durch Salyrgan. Dtsch. Arch. klin. Med. **187**, 465 (1941). — (3) Das extrarenale Nierensyndrom. Dtsch. Arch. klin. Med. **189**, 56 (1942). — (4) In BECHER: Nierenkrankheiten, Bd. I, S. 568. Jena: Gustav Fischer 1944.

PICKERT, H.: Extrarenale Störungen der Nierenfunktion. Greifswald: Panzig & Co. 1951. — PORGES, O.: Über Coma hypochloraemicum. Klin. Wschr. **1932 I**, 186.

RATHERY, F.: Sur la classification des néphrites. Réponse à Mm. H. CHABANIER et C. LOBO-QUELL. Presse méd. **1938 II**, 1626. — ROHLAND, R.: Über hypochlorämische Nephrose. Klin. Wschr. **1936**, 825. — ROSEMANN, R.: (1) Beiträge zur Physiologie der Verdauung. I. Mitt. Die Eigenschaften und die Zusammensetzung des durch Scheinfütterung gewonnenen Hundemagensaftes. Pflügers Arch. **118**, 467 (1907). — (2) Beiträge zur Physiologie der Verdauung. II. Mitt. Über den Gesamtchlorgehalt des tierischen Körpers. Pflügers Arch. **135**, 177 (1910). — (3) Beiträge zur Physiologie der Verdauung. III. Mitt. Die Magensaftsekretion bei Verminderung der Chlorvorräte des Körpers. Pflügers Arch. **142**, 208 (1911). — (4) Beiträge zur Physiologie der Verdauung. VIII. Mitt. Die Bedeutung der Chlorverarmung des Körpers für die Magensaftsekretion. Pflügers Arch. **190**, 1 (1921).

STRAUSS, H.: Chloroprive Azotämie als klinisches Problem. Med. Welt **1933**, 45.

Volland, W.: Kalkeiseninkrustationen der Lungen bei kallösem Magengeschwür mit Pylorusstenose. Virchows Arch. **307**, 85 (1940).

Whipple: J. of Exper. Med. **13**, 282 (1918).

Youmans, J. B., and J. W. Greene: Gastric tetany. Report of a case treated with ammonium chlorid. J. Amer. Med. Assoc. **84**, 808 (1925).

XXI. Starrkrampf vom Magen her (gastrogene Tetanie).

Albu, A.: (1) Zur Frage der Tetanie bei Magendilatation nebst Bemerkungen über die „Frühdiagnose" und „Frühoperation" von Magencarcinomen und über die Restitution der Magenfunctionen nach Pylorusresektion. Arch. Verdgskrkh. **4**, 466 (1898). — (2) Vorstellung zweier Fälle von Tetanie bei Magenectasie. Berl. klin. Wschr. 1899 I, 199.

Bakaltschuk, M.: Der Magen als Mitregulator des Säure-Basen-Gleichgewichts. Klin. Wschr. 1928 II, 1551. — Bayer, F.: Magensaftstudien bei latenter Tetanie. Inaug.-Diss. Greifswald 1951. — Behrendt, H., u. E. Freudenberg: Über die Angriffspunkte der tetanigenen Reize. Beobachtungen bei der Atmungstetanie. Klin. Wschr. 1923 I, 866, 919. — Berkeley and Beebe: J. Med. Res. **20**, 149 (1909). — Biedl: Innere Sekretion, 4. Aufl., Bd. 1. Berlin u. Wien: Urban & Schwarzenberg 1922. — Billigheimer, E.: Über die Bedeutung des Kalkes im Blut. Klin. Wschr. 1923 I, 1033. — Blažiček: Über einige seltene Formen der Tetanie. Wien. klin. Wschr. 1894 I, 826. — Blühdorn, K.: Zur Frage der Wirkungsweise des Calciums bei Spasmophilie. Klin. Wschr. 1922 II, 2525. — Bouveret et Devic: Rev. Méd. 1892. — Brehm, Th., u. G. Popoviciu: Beiträge zum Tetanieproblem. I. Mitt. Z. exper. Med. **52**, 579 (1926).

Curschmann, H.: Über einige ungewöhnliche Ursachen und Syndrome der Tetanie der Erwachsenen nebst Vorschlägen zu ihrer Behandlung. Dtsch. Z. Nervenheilk. **39**, 36 (1910). Du Pasquier, G.: Le tétanie gastrique. Rev. méd. Suisse rom. **47**, 789 (1927).

Eckstein u. Romminger: Handbuch der normalen und pathologischen Physiologie, Bd. 3, S. 1423. Berlin: Springer 1927. — Elias, H.: Über die Beziehungen von Säure und Alkali zur Tetanie mit besonderer Berücksichtigung des Phosphorsäureions. Wien. klin. Wschr. 1922, 784. — Ellis, A. W. M.: Disturbance of the acid-base equilibrium of the blood to the alkaline side: alkaliaemia. Quart. J. Med. **17**, 405 (1924).

Falta, W., u. F. Kahn: Klinische Studien über Tetanie mit besonderer Berücksichtigung des vegetativen Nervensystems. Z. klin. Med. **74**, 108 (1912). — Feltyn, A. R., and H. A. Murray: Observations on the dogs with experimental pyloric obstruction. The acid base equilibrium, chlorides, non-protein nitrogen, and urea in the blood. J. of Biol. Chem. **57**, 573 (1923). — Fleiner, W.: (1) Über Neurosen gastrischen Ursprungs mit besonderer Berücksichtigung der Tetanie und ähnlicher Krampfanfälle. Arch. Verdgskrkh. **1**, 243 (1896). — (2) Über Tetanie gastrischen und intestionalen Ursprungs. Münch. med. Wschr. 1903 I, 409. Fog, Mogens: Encéphalite épidémique chronique à crises respiratoires et tétaniques. Acta psychiatr. (København) **7**, 101 (1932). — Frankl-Hochwart, v.: Die Tetanie der Erwachsenen. Wien u. Leipzig 1907. — Freudenberg, E.: Einfluß der Ionen auf die Diurese beim Säugling. Z. Kinderheilk. **39**, 608 (1925). — Freudenberg, E., u. P. György: (1) Über Kalkbindung durch tierische Gewebe. I. Biochem. Z. **110**, 299 (1920). — (2) Zur Pathogenese der Tetanie. Jb. Kinderheilk. **96**, (III. F. 46), 5 (1921). — (3) Untersuchungen über die Pathogenese der infantilen Tetanie. Klin. Wschr. 1922 I, 222.

Gerhardt: Über Pylorusstenose. Berl. klin. Wschr. 1886 I, 603. — Germain-Sér: Zit. nach Kraus-Brugsch' Handbuch, Bd. 5/1, S. 808. — Gollwitzer-Meier, Kl.: Tetaniestudien. III. Die Magentetanie. Z. exper. Med. **40**, 83 (1924). — Grant, S. B.: Tetany. A report of cases with acid-base disturbance. Arch. Int. Med. **30**, 355 (1922). — Greenwald, J.: The supposed relation between alkalosis and tetany. J. of Biol. Chem. **54**, 285 (1922). — Gumprecht: Zbl. inn. Med. 1897. — Gunther, Lewis, D. M. Greenberg and J. B. Dalton: The diffusible calcium of the blood stream in tetany. Arch. Int. Med. **47**, 660 (1931). — György, P.: (1) Die Kalkbehandlung der Tetanie ist eine Säuretherapie. Klin. Wschr. 1922 II, 1399. — (2) Über Rachitis und Tetanie. Jb. Kinderheilk. **102**, (III. F. 52), 145 (1923). — György, P., Th. Brehme u. M. B. Brahdy: Über Stoffwechseleigentümlichkeiten. Jb. Kinderheilk. **118**, (III. F. 68), 178 (1927).

Haden, R. L., and Th. G. Orr: (1) Chemical changes in the blood of the dog after pyloric obstruction. J. of Exper. Med. **37**, 377 (1923). — (2) The effect of inorganic salts on the chemical changes in the blood of the dog after obstruction of the duodenum. J. of Exper. Med. **39**, 321 (1924). — (3) The excretion of nitrogen after upper gastrointestinal tract obstruction. J. of Exper. Med. **45**, 433 (1927). — Hastings, A. B., C. D. Murray and H. A. Murray jr.: Certain chemical changes in the blood after pyloric obstruction in dogs. J. of Biol. Chem. **46**, 223 (1921). — Hertz, W.: (1) Der ultrafiltrierbare Anteil des Serumkalkes. Z. Kinderheilk. **47**, 215 (1929). — (2) Die Verteilung des Kalkes im Serum. Biochem. Z. **217**, 337 (1930). — Höber, R.: Zur Analyse der Calciumwirkung. Pflügers Arch. **182**, 104 (1920). — Holló,

J., u. St. Weiss: Tetanie und Alkalose. Wien. klin. Wschr. **1926**, 1422. — Holt jr., L. E.. R. J. Striegel u. W. A. Perlzweig: Über das Verhältnis zwischen Alkalose und Tetanie. Mschr. Kinderheilk. **34**, 437 (1926).

Ibrahim, J.: Über Tetanie der Sphinkteren, der glatten Muskulatur und des Herzens bei Säuglingen. Dtsch. Z. Nervenheilk. **41**, 436 (1911).

Jacobowitz, S.: Über den Einfluß tetanischer Erkrankungen auf den Blutkalk. Jb. Kinderheilk. **92** (III. F. 42), 256 (1920). — Jaensch, W.: Über Wechselbeziehungen von optischen, cerebralen und somatischen Stigmen bei Konstitutionstypen. Vorl. Mitt. Z. Neur. **59**, 104 (1920). — Jonnescu, Th., u. J. Grossman: Pylorusspasmus mit Hypersekretion und Tetanie. Riv. Chir. **1904**, Nr 7. Ref. Münch. med. Wschr. **1905** I, 329. — Jürgensen, Th.: Tod unter schweren Hirnerscheinungen bei hochgradiger Erweiterung des Magens. Dtsch. Arch. klin. Med. **60**, 327 (1898).

Kaufmann: Amer. J. Med. Sci. **127** (1904). — Kleinmann, H.: Über die Bedingungen der Kalkablagerungen in tierischen Geweben. I. Mitt. Die Zustandsform des Calciums in Geweben und Gewebssäften. Biochem. Z. **196**, 98 (1928). — II. Mitt. (mit J. Remesow). Untersuchungen über die Acidität des Gewebes bei der dystrophischen Verkalkung. Biochem. Z. **196**, 146 (1928). — III. Mitt. Experimentelle Verkalkung durch Zuführung von Kalksalzen. Biochem. Z. **196**, 161 (1928). — Klinke, K.: Neuere Ergebnisse der Calciumforschung. Erg. Physiol. **26**, 235 (1928). — Korczynski, E. v., u. W. Jaworski: Über einige bisher wenig berücksichtigte klinische und anatomische Erscheinungen im Verlauf des runden Magengeschwürs und des sog. sauren Magenkatarrhs. Dtsch. Arch. klin. Med. **47**, 578 (1891). Kratinoff, A. G., u. N. Panira Kratinoff: Beiträge zur Physiologie der Hungertätigkeit des Verdauungsapparates. IV. Mitt. Weitere Ergebnisse über den Zustand der Hungerbewegungen des Magens bei parathyreopriver Tetanie. Z. exper. Med. **57**, 337 (1927). — Kussmaul, A.: Über die Behandlung der Magenerweiterung durch eine neue Methode mittelst der Magenpumpe. Dtsch. Arch. klin. Med. **6**, 455 (1869). — Kuttner: Kraus-Brugsch' Handbuch, Bd. 5/1, S. 809. 1921.

Langenskiöld: Acta chir. scand. (Stockh.) **60**, 143 (1926). — Leicher, H.: Calciumbestimmungen im Liquor cerebrospinalis des Menschen. Dtsch. Arch. klin. Med. **141**, 196 (1922). — Lenggenhager, K.: Studien über die Hyperventilationstetanie zur Vereinfachung der Tetaniegenesen. Schweiz. med. Wschr. **1951**, 548. — Lichtwitz: (1) Bergmann-Staehelins Handbuch der inneren Medizin, 2. Aufl., Bd. 4, S. 942. 1926. — (2) Klinische Chemie, 2. Aufl. Berlin: Springer 1930. — Loeb, J.: Ist die erregende und hemmende Wirkung der Ionen eine Funktion ihrer elektrischen Ladung? Pflügers Arch. **91**, 248 (1902). — Lorenz, H. E.: Zur Theorie der Calciumwirkung bei spasmophilen Zuständen. Klin. Wschr. **1922** II, 2043. — Lühr, K., F. Bayer, H. Jordan u. G. Osterloh: Die latente idiopathische Tetanie — eine Regulationskrankheit. Z. ärztl. Fortbildg **1949**, 196.

Mainzer, F.: Über eine Störung des Säurebasengleichgewichtes bei der idiopathischen Tetanie des Erwachsenen. Z. exper. Med. **52**, 103 (1926). — Zur Pathogenese des konvulsiven Anfalls nach Überventilation. Z. exper. Med. **52**, 476 (1926). — McCallum and Voegtlin: (1) Bull. Hopkins Hosp. **19**, 91. — (2) J. of Exper. Med. **11**, 118 (1909). — McCallum, W. G.: Die Nebenschilddrüsen. Erg. inn. Med. **11**, 569 (1913). — Über die Übererregbarkeit der Nerven bei Tetanie. Mitt. Grenzgeb. Med. u. Chir. **25**, 941 (1913). — McCallum, W. G., J. Lintz, H. N. Vermilye, T. H. Legget and E. Boas: The effect of pyloric obstruction in relation to gastric tetany. Bull. Hopkins Hosp. **31**, 1 (1920). — McCann: J. of Biol. Chem. **35** (1918). — Melchior, E.: Klinische Studien zur Tetanie. Mitt. Grenzgeb. Med. u. Chir. **34**, 400 (1922). — Müller, Fr.: Charité-Ann. **1888**, 273.

Neurath, R.: Über die Bedeutung der Kalksalze für den Organismus des Kindes unter physiologischen und pathologischen Verhältnissen. Auf Grund klinischer Bestimmungen des Blutkalkes (nach Wright). Z. Kinderheilk. **1**, 3 (1911).

Overton, E.: Beiträge zur allgemeinen Muskel- und Nervenphysiologie. III. Mitt. Studien über die Wirkung der Alkali- und Erdalkalisalze auf Skelettmuskeln und Nerven. Pflügers Arch. **105**, 176 (1904).

Pette, H.: Zum Problem der zentralen Genese tetanischer Syndrome. Dtsch. Z. Nervenheilk. **160**, 285 (1949). — Pineles: Handbuch der gesamten normalen und pathologischen Physiologie, Bd. 16/1. Berlin: Springer 1927.

Rossier, P. H., et P. Mercier: Etudes sur l'équilibre acide-base du sang. V. Les tétanies. Tétanie par hyperpnée. Alcalose du coma. Tétanie et maladie de Biermer. Tétanie idiopathique. Arch. internat. Méd. expér. **7**, 5 (1932).

Schlesinger, H.: Erkrankungen des Nervensystems durch Nährschäden und Hunger. Z. Neur. **59**, 1 (1920). — Schmidt, R.: Zur Klinik neuro-parathyreogener Krankheitszustände. Münch. med. Wschr. **1931** II, 2027. — Shelling and Maslow: J. of Biol. Chem. **78**, 661 (1928). — Sievers, R.: Über Tetanie bei Dilatatio ventriculi. Berl. klin. Wschr. **1898** I, 680 Spadolini, J.: Ricerche sulla patogenesi della tetania. I. L'influenza della dieta sulla tetania di animali operati di estirpazione dei nervi mesenterici, e di animali a regime avitaminico.

Arch. di Fisiol. 22, 417 (1925). — Spiegel, E. A., u. Y. Nishikawa: Der zentrale Mechanismus der Tetaniekrämpfe und ihre Beziehungen zur Enthirnungsstarre. Arb. neur. Inst. Wien 24, 221 (1923). — Steinitz, H.: Über chloroprive Tetanie bei Magenerkrankungen. Z. klin. Med. 107, 560 (1928). — Strauss, H.: Klinische Studien über den Magensaftfluß (Begriff, Entstehung, Behandlung, Stoffwechsel). Mitt. Grenzgeb. Med. u. Chir. 12, 25 (1903). — Folgezustände erschöpfenden Erbrechens. In Neue Deutsche Klinik, Erg.-Bd. 1, S. 247—254. 1933. Tezner, O.: (1) Tetanie und Alkalose. Mschr. Kinderheilk. 28, 97 (1924). — (2) Beobachtungen bei Tetanie. Mschr. Kinderheilk. 29, 577 (1925). — Tisdall, F. F.: The influence of the sodium ion in the production of tetany. J. of Biol. Chem. 54, 35 (1922).

Vollmer, H., u. J. Serebriyski: Stoffwechselpathologie des Pylorospasmus. Z. Kinderheilk. 41, 209 (1926).

Wirth, K.: Tetanie im höheren Alter. Wien. klin. Wschr. 1910 II, 1029.

Youmans, J. B., and J. W. Greene: Gastric tetany. Report of a case treated with ammonium chlorid. J. Amer. Med. Assoc. 84, 808 (1925).

XXII. Magen bei Unterernährung.

Bansi: Das Hungerödem. Stuttgart: Ferdinand Enke 1949. — Berning: Die Dystrophie. Leipzig: Georg Thieme 1949. — Bogoras: Über das Geschwür des exper. hungernden Magens. Arch. klin. Chir. 181, 554 (1935). — Boenheim: Beiträge zur Frage der Kriegsnährschäden. Münch. med. Wschr. 1917, 874. — Böttner: Achylia gastrica in den letzten Jahren. Med. Klin. 1947, 420. — Bürger, M.: (1) Epidemisches Ödem und Enterokolitis. Z. exper. Med. 8, 309 (1919). — (2) Die Ödemkrankheit. Erg. inn. Med. 18, 189 (1920).

Díaz-Rubio: Das gastrische Syndrom der Mangelernährung. Rev. clin. españ. 2, 37 (1941). — Dieckmann: Über das Verhalten der Magenfermente bei Dystrophikern. Ärztl. Wschr. 1949, 559.

Giese: Vortr. 31. Tagg Nordwestdtsch. Ges. inn. Med. Hamburg 1947. — Gsell: Untersuchungen über Hungerödem. Helvet. med. Acta 12, H. 4/5 (1945). — Gülzow: Zur Speicheldrüsenhypertrophie als Folge der Fehlernährung. Z. inn. Med. 1948, 470. — Zur Dystrophie des Erwachsenen. Dtsch. med. Rdsch. 1949, Nr 7. — Experimentelle Hypoproteinämie und Plasmaeiweißkörperregeneration. Verh. dtsch. Ges. inn. Med. 1949, 271. — Hunger und Hungerödem. Virchows Arch. 316, 187 (1949).

Hamperl: Beiträge zur geographischen Pathologie unter besonderer Berücksichtigung der Verhältnisse in Sowjet-Rußland und des runden Magengeschwürs. Ergebnisse dtsch. russ. Rassenforschung. Erg. Path. 26, 353 (1932). — Harris, Hove, Mellot and Hickmann: Ernährungsbedingte Bildung von Magengeschwüren bei Ratten und ihre Verhütung durch Tokopherol. Proc. Soc. Exper. Biol. a. Med. 64, 273 (1947). — Henning, N.: Die Ausscheidung von Farbstoffen durch die Magenschleimhaut. Arch. exper. Path. u. Pharmakol. 166, 42 (1932). — Henning, N., u. Jürgens: Beziehungen der Farbstoffexkretion zur Sekretion und Morphologie des kranken Magens. Münch. med. Wschr. 1930, 1961. — Hottinger, Gsell, Uehlinger, Salzmann u. Labhart: Hungerkrankheit, Hungerödem, Hungertuberkulose. Basel: Benno Schwabe & Co. 1948.

Kalk, H.: Einige Beobachtungen über kriegsbedingte Änderungen am Verdauungskanal und Kreislauf. Dtsch. med. Wschr. 1943, 562. — Knack, A. V., u. J. Neumann: Beiträge zur Ödemfrage. Dtsch. med. Wschr. 1917 II, 901. — Konjetzny: Die Geschwürsbildung im Magen, Duodenum und Jejunum. Stuttgart: Ferdinand Enke 1947.

Lubarsch: Erschöpfungskrankheiten in Schjerning, Handbuch der ärztlichen Erfahrungen im Weltkriege 1914—1918, Bd. VIII. Leipzig 1921.

Maase u. Zondek: Das Hungerödem. Leipzig: Georg Thieme 1920. — Merten: Störungen im Fermentstoffwechsel nach Mangelernährung. Klin. Wschr. 1948, 260. — Moutier: Gastrites cachectisantes. Arch. des Mal. Appar. digest. 31, 289 (1942).

Overzier: Über Beziehungen der Trophoneurose zur Dystrophie. Z. inn. Med. 1950, 564.

Perakis, K., u. D. Bakalos: Klinische Beobachtungen bei Unterernährten. Dtsch. med. Wschr. 1943, 746.

Salamanca, de: Die physiologische Pathologie des Magens bei den Unterernährten. „El Siglo Medico" 1930. Vortr. der Med. Ges. Greifswald Juli 1942. — Schubothe u. Schwanz: Die Magensaftsekretion bei chronischer Unterernährung. Klin. Wschr. 1948, 373. — Spang: Das Altersulcus am Magen und Zwölffingerdarm. Stuttgart: Georg Thieme 1948.

Tarsentino: Hämorrhagische Magenerosionen beim Tod durch akutes Verhungern. Zacchia 2, 200 (1939).

Weech and Paige: Ernährungsödem beim Hund. IV. Amer. J. Path. 13, 249 (1937).

XXIII. Magen und Allergie.

Abderhalden, E. u. a.: Weitere Studien über die normale Verdauung der Eiweißkörper im Magendarmkanal des Hundes. III. Mitt. Hoppe-Seylers Z. 53, 148 (1907). — Über die Resorptionsverhältnisse von in den Magendarmkanal eingeführten Monoaminosäuren. Hoppe-Seylers

Z. **53**, 326 (1907). — Abbau des Diglycyl-glycins und der Biuretbase im Magendarmkanal des Hundes. Hoppe-Seylers Z. **53**, 334 (1907). — ABEL: Acetylcholine in paralytic ileus. Lancet **1933** I, 1247. — AFENDOULIS, T. C.: Observations on acute allergic gastritis. Amer. J. Digest. Dis. a. Nutrit. **15**, 90 (1948). — AFENDULIS u. BARTELHEIMER: Insulinshocks gegen Allergie. (Versuche an Meerschweinchen.) Z. exper. Med. **103**, 226 (1938). — Die allergisch-hyperergische Gastritis. Tierexperimentelle Untersuchungen. Z. exper. Med. **104**, 167 (1938). — ALESSIO, F.: Contributo sperimentale alla teoria anafilattica dell'ulcera gastrica. Pathologica (Genova) **20**, 302, 327 (1928). — ALSTYNE, VAN and GRANT: J. Metabol. Res. **25**, 400 (1911). — ANDRESEN: Med. J. a. Rec. **122**, 271 (1925).

BARTELHEIMER u. AFENDULIS: Histaminausschüttende und antiallergische Wirkung des Insulinshocks. Z. exper. Med. **104**, 31 (1938). — BAUER: Über den Nachweis der präcipitalen Substanz der Kuhmilch im Blute atrophischer Säuglinge. Berl. klin. Wschr. **1906**, 711. — BAYER u. WENSE: Die Beeinflussung der Acetylcholinwirkung durch Histamin. Arch. exper. Path. u. Pharmakol. **182**, 533 (1936). — BECK, O.: Untersuchungen über den Stoffwechsel des Kindes bei parenteraler Proteinkörperzufuhr. I. Die Veränderungen des Stoffwechsels bei parenteraler Proteinkörperzufuhr im Vergleich zum vorangegangenen Impffieber. Jb. Kinderheilk. **117** (III. F. **67**), 140 (1927). — BERGER u. HANSEN: Funktionelle Pathologie der allergischen Reaktion in „Allergie", herausgeg. von K. HANSEN, S. 60. Leipzig: Georg Thieme 1943. — BIEDL u. KRAUS: Kriterien der anaphylaktischen Vergiftung. Dtsch. med. Wschr. **1911** II, 1300. — BLOCH: Allergie, Anaphylaxie, Idiosynkrasie. Klin. Wschr. **1928** I, 1065, 1113. — BORCHARDT u. LIPPMANN: Über die Resorptionsweise des BENCE-JONESschen Eiweißkörpers. Biochem. Z. **25**, 6 (1910). — BRETT: Bedeutung neuerer sog. Histamin-Indikatoren in der Dermatologie. Dtsch. med. Rdsch. **1948**, 201. — BRUNNER, M., and M. WALZER: Absorption of undigested proteins in human beings. The absorption of unaltered fish proteins in adults. Arch. Int. Med. **42**, 172 (1928). — BUCHS: (1) Über das Kathepsin des Magensaftes. Inaug.-Diss. Basel 1940. — (2) Die Biologie des Magenkathepsins. Basel u. New-York: S. Karger 1947.

CAMPENHAUSEN, V.: Die allergische Hautreaktion in Bezug zur „allergischen" Reaktion im Magen. Inaug.-Diss. Heidelberg 1947. — CARNOT, KOSKOWSKI et LIBERT: L'influence de l'histamine sur la sécrétion des sucs, digestifs chez l'homme. C. r. Soc. Biol. Paris **86**, 575 (1922). — CEBAVS, R., u. A. PROPST: Beitrag zur Frage der allergischen Entstehung des runden Magengeschwürs. Wien. klin. Wschr. **1948**, 171. — CHEVALLIER, R.: Oedeme gastrique fugace par allergie au venin d'abeille. C. r. Soc. Biol. Paris **109**, 203 (1935). — CHEVALLIER, R., et F. MOUTIER: L'estomac dans les maladies de la peau. Rev. Path. comp. et Hyg. gén. **470**, 1325 (1935). — Angioneurotic edema of the stomach. Presse méd. **54**, 860 (1946). — CULMONE, G. B.: Anafilassi ed ulcera dello stomaco. Policlinico, sez. chir. **40**, 297 (1933).

DALE: Das Freiwerden wirksamer Stoffe (Histamin) aus den Geweben beim anaphylaktischen Symptomenkomplex. In Monographie von GADDUM-DALE: Gefäßerweiternde Stoffe der Gewebe. Leipzig: Georg Thieme 1936. — DALE u. LAIDLAW: The physiological action of B-iminazolyl-ethylamine. J. of Physiol. **41**, 318 (1910). — Further observations on the action of B-iminazolyl-ethylamine. J. of Physiol. **43**, 182 (1911). — Histamine-Shock. J. of Physiol. **52**, 355 (1919). — DEMEL: Pathologica (Genova) **1923**. — DITTMAR: Neue Gesichtspunkte zu einer grundsätzlichen Änderung der üblichen Ulcusdiäten. Dtsch. med. Wschr. **1940**, 1395. — Diätetische Behandlung der Nahrungsmittelallergie. (Diätpläne und Kochrezepte.) Stuttgart 1942. — DOERR: (1) Neuere Ergebnisse der Anaphylaxieforschung. Erg. Hyg. **1**, 257 (1914). — (2) Anaphylaxieforschung im Zeitraume 1914—1921. Erg. Hyg. **5**, 71 (1922). — (3) Allergische Phänomene. In Handbuch der normalen und pathologischen Physiologie, Bd. 13, S. 650. Berlin: Springer 1929. — (4) Allergie und Anaphylaxie. In Handbuch pathogener Mikroorganismen, Bd. 1, S. 759. Jena: Gustav Fischer 1929. — (5) Die Idiosynkrasien als allergische Krankheiten. In Handbuch der inneren Medizin, Bd. VI/2, S. 343. Berlin: Springer 1944.

EBSTEIN: Über die Veränderungen, welche die Magenschleimhaut durch die Einverleibung von Alkohol und Phosphor in den Magen erleidet. Virchows Arch. **55**, 469 (1872). — EILERS, GOLDECK u. HERRNRING: Leukozytenschwankungen und statistische Fehlerbreite. Dtsch. med. Wschr. **1949**, 267. — EISELSBERG: Nutritiv-allergisches Erbrechen und Spontanhypoglykämie. Med. Klin. **1933**, 1304.

FANG: Allergie und Magenerkrankung. Klin. Wschr. **1948**, 141. — FLANDIN, CH.: Un cas d'anaphylaxie alimentaire chez l'homme. Epreuves d'anaphylaxie positive. Bull. Soc. méd. Hôp. Paris **46**, 911 (1930). — FOSHAY, L., and O. E. HAGEBUSCH: Histaminase in the treatment of serum sickness. J. Amer. Med. Assoc. **112**, 2398 (1939). — FREUDENBERG, E.: Über das Kathepsin des Magensaftes. Enzymologia (Den Haag) **8**, 385 (1940). — FROBENIUS: Die Bedeutung des leukopenischen Index für den Allergienachweis. Dtsch. med. Wschr. **1949**, 284. — FUNK: Nutritive Allergie. Berlin: S. Karger 1930.

GANGHOFNER u. LANGER: Über die Resorption genuiner Eiweißkörper im Magendarmkanal neugeborener Tiere und Säuglinge. Münch. med. Wschr. **1904**, 1497. — GAY, L. P.:

Radiological demonstration of an allergic reaction in the mucosa and musculature of the colon. Amer. J. Digest. Dis. a. Nutrit. 3, 181 (1936). — Gastrointestinal allergy. IV. The leucopenic index as a method of specific diagnosis of allergens causing peptic ulcer. J. Amer. Med. Assoc. 106, 969 (1936). — Gray, I., and M. Walzer: Studies in absorption of undigested proteins in human beings. VI. The absorption of unaltered protein from the abnormal gastrointestinal tract. Amer. J. Digest. Dis. a. Nutrit. 3, 403 (1936). — Guerrisi: Fol. med. (Napoli) 20, 903 (1935). — Gutmann, R. A.: Les intolerances digestives. Les troubles digestifs à type d'anaphylaxie. Presse méd. 1932 II, 1654. — Gutzeit: Enterale und parenterale Resorption. Diskussionsbemerkung. Verh. Ges. Verdgskrkh. (11. Tagg) 1932, 92. — György, Moro u. Witebsky: (1) Kuhmilchpräzipitin im Blute eines $4^1/_2$ Monate alten Atrophikers Münch. med. Wschr. 1906, 214. — (2) Eiklarempfindlichkeit bei Eczema infantum. Klin. Wschr. 1930, 1012. — (3) Milchantikörper im Serum von Säuglingen. Klin. Wschr. 1931, 821.

Hamburger, F., u. Moro: Über die biologisch nachweisbaren Veränderungen des menschlichen Blutes nach Seruminjektion. Wien. klin. Wschr. 1903 I. — Hansen: Über Manifestationsbedingungen der allergischen Reaktionsformen beim Menschen. Dtsch. Arch. klin. Med. 177, 410 (1935). — Gastritis allergica. Dtsch. med. Wschr. 1941, 197. — Allergie, herausgeg. von Karl Hansen, S. 523. Leipzig: Georg Thieme 1943. — Hansen u. Nachmann: Über die Mannigfaltigkeit der allergischen Reaktionsformen beim Menschen. Dtsch. Arch. klin. Med. 177, 432 (1935). — Hanzlik, P. J.: Quantitative studies of the gastrointestinal absorption of drugs. II. The absorption of sodium iodide. J. of Pharmacol. 3, 387 (1912). — Heim: Allergie und vegetatives Nervensystem. Ärztl. Forschg 1947, 285.

Ivy and Javois: The stimulation of gastric secretion by amines and other substances. Amer. J. Physiol. 71, 604 (1924).

Jaffé: Nachweis spezifischer Antikörper in vitro bei hochgradiger Fisch- und Hefeallergie. Klin. Wschr. 1931, 304.

Kämmerer: Allergische Diathese und allergische Erkrankungen. München: J. F. Bergmann 1934. — Kaijser: Zur Kenntnis der allergischen Affektionen des Verdauungskanals vom Standpunkt des Chirurgen aus. Arch. klin. Chir. 188, 36 (1937). — Kaiserling u. Ochse: Vergleichende Untersuchungen über die allergisch-hyperergische Reaktion des Magen-Darmtractus. Virchows Arch. 298, 177 (1937). — Kallós u. Kallós-Deffner: Die experimentellen Grundlagen der Erkennung und Behandlung der allergischen Krankheiten. Erg. Hyg. 1937, 178. — Kallós u. Pagel: Experimentelle Beiträge zur Pathologie des Asthma bronchiale. Acta med. scand. (Stockh.) 91, 292 (1937). — Keeton, Koch and Luckhardt: The response of the stomach mucosa of various animals to gastric bodies. Amer. J. Physiol. 51, 454 (1920). — Kern, R. A., and S. G. Steward: Allergy in duodenal ulcer: Incidence and significance of food hypersensitiveness as observed in 32 patients. J. of Allergy 3, 51 (1931). — Kimmig: Histamininhibitoren. Dtsch. med. Wschr. 1947, 598. — Klinge: Pathologische Anatomie der allergischen Reaktion. In „Allergie", herausgeg. von K. Hansen, S. 78. Leipzig: Georg Thieme 1943. — Knepper: Über die Lokalisierung der experimentellen allergischen Hyperergie. Virchows Arch. 296, 364 (1936). — Kofler: Die Bedeutung und Rolle der Saponine für die Therapie. Dtsch. med. Wschr. 1932, 1488. — Konjetzny: (1) Die Entzündungen des Magens. In Henke-Lubarsch' Handbuch der speziellen pathologischen Anatomie und Histologie. Berlin: Springer 1928. — (2) Die Geschwürsbildung im Magen, Duodenum und Jejunum. Stuttgart: Ferdinand Enke 1947.

Lesné et Dreyfuss: C. r. Soc. Biol. Paris 70, 136 (1911). — Lewis: The blood vessels of the human skin and their responses. London 1927. — Lewke, J.: Über die funktionelle Bedeutung der Interzellularsubstanz und über die Beziehungen der Zellen zu derselben. Habil.-Schr. Greifswald 1950. — Lichstein, J., and M. Benjamin: Transient allergic gastric edema: report of gastroscopic observations during asthmatic attacks. Ann. Int. Med. 32, 967 (1950). — Loewi, O.: Über humorale Übertragbarkeit der Herznervenwirkung. V. Mitt. Die Übertragbarkeit der negativ chrono- und dromotropen Vaguswirkung. Pflügers Arch. 204, 629 (1924). — Schweiz. med. Wschr. 1937, 850. — London u. Polowzowa: Zum Chemismus der Verdauung im tierischen Körper. VI. Mitt. Hoppe-Seylers Z. 49, 328 (1906). — London u. a.: Weitere Untersuchungen über die Verdauung und Resorption unter normalen und pathologischen Verhältnissen. Hoppe-Seylers Z. 87, 314 (1913). — Lortart-Jacob: Presse méd. 1925, 1699. — Lundbaek, K.: Gastroscopically verified oedema of the stomach in a case of familiar Quincke's disease. Gastroenterologica 65, 129 (1940).

Manwaring, W. H., A. C. Beattie and R. W. McBride: The intestinal lesion in anaphylaxis. J. Amer. Med. Assoc. 80, 1437 (1923). — Marx, A.: Zur Wirkung der Proteinkörpertherapie auf das anatomische Bild des Ulcus ventriculi und duodeni. Mitt. Grenzgeb. Med. u. Chir. 38, 447 (1925). — Merten, R.: Die Klinik und Chemie der Proteinasen des menschlichen und tierischen Organismus, ihre besondere Bedeutung in seinen Abwehrleistungen und in der klinischen Diagnose. Erg. inn. Med. N. F. 2, 50 (1951). — Messerli: Über die Resorptionsgeschwindigkeit der Eiweiße und ihrer Abbauprodukte im Dünndarm. Biochem. Z. 54, 446 (1913). — Morris: Amer. J. Med. Sci. 128, 812 (1904).

Nolf: Bull. Acad. Méd. Belg. **153**, 198 (1904). — Nonnenbruch: Über die Resorption aus dem entzündeten Dünndarm. Dtsch. med. Wschr. **1932**, 1589.

Olschanetzky: Über die Resorptionsfähigkeit des Mastdarms. Dtsch. Arch. klin. Med. **48**, 619 (1891). — Oppenheimer u. Michaelis: Arch. f. Psychiol. Suppl. **1902**. — Otto: Die Bedeutung der Serumkrankheit für die Überempfindlichkeitsforschung. Zbl. Bakter. I. Ref. **101**, 478 (1931).

Pagniez et Vallery-Radot: Presse méd. **1916**, 529. — Perman, E.: Der Nervenapparat des Magens und das Geschwür an der kleinen Kurvatur. Nord. med. Ark. (Stockh.) **51**, 355 (1919). — Pirquet, v.: Allergie. Erg. inn. Med. **1**, 420 (1904). — Klinische Studien über Vaccination und vaccinale Allergie. Wien: Franz Deuticke 1907. — Allergie. Berlin: August Hirschwald 1910. — Puhl: Über die Entstehung und Entwicklung des Magen-Duodenalgeschwürs. Arch. klin. Chir. **158**, 1 (1930).

Richet: Die Anaphylaxie. Leipzig: Akademische Verlagsgesellschaft 1920. — C. r. Soc. Biol. Paris **1904**. — Rössle: Allergie und Pathergie. Klin. Wschr. **1933** I, 574. — Rosenau and Anderson: Hygiene Labor. Bulletin 29 u. 36. Washington 1906 u. 1909. — Rowe: Food Allergy. Its manifestations, diagnosis and treatment. Philadelphia: Lea u. Febiger 1931. — Rowe, A. H.: Gastro-intestinal allergy. J. Amer. Med. Assoc. **97**, 1440 (1931). — Röntgenstudies of patients with gastro-intestinal food allergy. J. Amer. Med. Assoc. **100**, 394 (1933).

Salén u. Juhlin-Dannfeldt: Über das Vorkommen von sog. latenter Allergie. Gleichzeitig einige Gesichtspunkte über gewisse, prinzipiell bedeutungsvolle Allergieprobleme. Acta med. scand. (Stockh.) **86**, 505 (1935). — Sante, L.: Amer. J. Roentgenol. **1929**. — Schorer, G.: Das angioneurotische Ödem (Quincke) mit ungewöhnlichen Begleiterscheinungen. Schweiz. med. Wschr. **1925**, 340. — Shapiro, P. F., and A. C. Jvy: Gastric ulcer: IV. Experimental production of gastric ulcer by local anaphylaxis. Arch. Int. Med. **38**. 237 (1926). — Shin-Maie: Die enterale Zufuhr von Antigenen in ihren Beziehungen zur Anaphylaxie. Biochem. Z. **132**, 311 (1922). — Squier and Madison: Thrombocytopenic purpure due to food allergy. J. Allergy **8**, 142 (1937). — The hematologic responses in food allergy eosinophilia in the leucopenic index. J. Allergy **8**, 250 (1937). — Strümpell, v.: Über das Asthma bronchiale und seine Beziehungen zur sog. exsudativen Diathese. Med. Klin. **1910**, 889.

Tobler: Über die Eiweißverdauung im Magen. Hoppe-Seylers Z. **45**, 185 (1905).

Urbach, E.: Behandlung alimentär bedingter Hautkrankheiten. Verh. dtsch. Ges. Verdgskrkh. (11. Tagg) **1932**, 93. — Klinik und Therapie der allergischen Krankheiten. Wien: Wilhelm Maudrich 1935.

Vallery-Radot et Rouqués: Les phénomènes de choc etc. Paris 1930. — Vaughan: Das diagnostische Programm bei Nahrungsallergie. Amer. J. Med. Sci. **182**, 459 (1931). — Food allergy as a common problem. J. Labor a. Clin. Med. **19**, 53 (1933). — „Minor allergy". Ihre Verbreitung, klinische Bedeutung und Kennzeichen. J. Allergy **5**, 184 (1934). — The leucopenic index. Preliminary report. J. Allergy **5**, 601 (1934). — Further studies on the leucopenic index in food allergy. J. Allergy **6**, 78 (1934). — Food idiosyncrasy as a factor in the digestive leucocyte response. J. Allergy **6**, 421 (1935). — Vaughan and Pipes: Is there a correlation between food dislikes and food allergy? J. Allergy **1937**, 257. — Vejlens, G.: Eosinophilia in ulcus ventriculi. Acta med. scand. (Stockh.) **138**, Suppl. **246**, 256 (1950).

Walzer: Studies in absorption of undigested proteins in human beings. I. A simple direct method of studying the absorption of undigested protein. J. of Immun. **14**, 143 (1927). — J. Allergy **1**, 231 (1930). — Walzer, A., and M. Walzer: Studies in urticaria. I. Wheal production through internal channels. Amer. J. Med. Sci. **173**, 279 (1927). — Widal u. Mitarb.: Bull. Soc. méd. Hôp. Paris **37**, 256 (1914). — Wiedemann, H.: Die sog. Idiosynkrasien. Klinisches Bild, Wesen und Behandlung. Z. ärztl. Fortbildg **18**, 630, 667 (1921). Williams, J. R.: Allergic insulin reactions. Report of a case exhibiting severe gastro-intestinal allergic reactions following injections of insulin. J. Amer. Med. Assoc. **94**, 1112 (1930). — Wolf, St., and H. G. Wolff: An experimental study of changes in gastric function in response to varying life experiences. Rev. of Gastroenterol. **14**, 419 (1947). — Human gastric function. An experimental study of a man and his stomach. New York: Oxford University Press 1947.

Zunz: Ann. Soc. Sci. Méd. et natur. Brux. **1908**. — Arch. internat. Pharmacodynamie **15**, 3 (1908).

XXIV. Magentuberkulose.

Ackermann, A. J.: Roentgenological study of gastric tuberculosis. Amer. J. Roentgenol. **44**, 59 (1940). — Arloing: Thèse de Lyon. 1902.

Biernath, P.: Zur Kasuistik der Magentuberkulose. Dtsch. med. Wschr. **1921**, 47, 1091. Binder, I., V. M. Ruby and B. J. Shuman: Tuberculosis of the stomach with special reference to its incidence in children. Gastroenterology **5**, 474 (1945). — Broders, A. C.: Tuberculosis of the stomach, with report of a case of multiple tuberculous ulcers. Surg. etc. **25**,

490 (1917). — Browne, M. C., G. McHardy and C. Wilen: Gastric mucosal changes of tuberculosis. Amer. J. Digest. Dis. a. Nutrit. 9, 407 (1942).

Cameron, O. J.: Gastric tuberculosis with report of two cases. Ann. Int. Med. 2, 1265 (1929). — Chaffin, L.: Tuberculosis of the stomach. Surgery 5, 186 (1939). — Clagett, O. T., and W. Walters: Tuberculosis of the stomach. Arch. Surg. 37, 505 (1938). — Clairmont, P.: Bericht über 258 von Prof. von Eiselsberg ausgeführte Magenoperationen. Arch. klin. Chir. 76, 180 (1905). — Cogswell, H. D., and L. Cenni: Tuberculosis of the stomach. Surgery 27, 145 (1950). — Collinson, H., and M. J. Stewart: Chronic peptic ulcer of the stomach with acute miliary tuberculosis of the gastric mucosa. Brit. J. Surg. 15, 626 (1928). Connolly, A. E.: Tuberculosis of the stomach. Brit. J. Radiol. 13, 351 (1940). — Crawford, P. M., and H. P. Sawyer: Intestinal tuberculosis in 1400 autopsies. Amer. Rev. Tbc. 30, 568 (1934). — Crismer, R., u. J. Gomez: Contribution à l'étude de la tuberculeuse gastrique. Acta gastro-enterol. belg. 13, 1044 (1950). — Cullen, J. H.: Intestinal tuberculosis: A clinical pathological study. Quart. Bull., Sea View Hosp. 5, 143 (1940).

Demel, R.: Zur Pylorusstenose auf tuberkulöser Basis. Dtsch. Z. Chir. 183, 348 (1923).

Fiessinger, N., M. Gaultier et M. Lamotte: Tuberculose gastrique d'origine exogène avec image radiologique en plateau. Bull. Soc. méd. Hôp. Paris III 57, 419 (1941). — Froehlich, A.: La tuberculose gastrique. Acta gastro-enterol. belg. 9, 110 (1946).

Good, R. W.: Tuberculosis of the stomach: Analysis of cases recently reviewed. Arch. Surg. 22, 415 (1931).

Hamilton, A.: Multiple tuberculous ulcers of the stomach with a report of three cases. Bull. Hopkins Hosp. 8, 75 (1897). — Hardt, L. L., and S. J. Cohen: Gastrointestinal complications in pulmonary tuberculosis. Amer. Rev. Tbc. 43, 628 (1941). — Hartz and van der Sar: Amer. Rev. Tbc. 47, 46 (1943). — Howard, J. T.: Experiences with the gastroscope over a period of six years. South. Med. J. 38, 293 (1945).

Knoflach, J. G., u. R. Pape: Ein Fall von polypöser, nicht ulcerierter Magentuberkulose. Wien. klin. Wschr. 1934, 1288. — Kraft: Radiol. clin. (Basel) 15, 280 (1946).

Logeais, P.: Tuberculose gastrique à forme hypertrophique. Mém. Acad. Chir. 71, 309 (1945).

MacCarty, W. C.: Surgical pathology of malignant conditions of the stomach. In W. Walters, H. K. Gray and J. T. Priestley: Carcinoma and other Malignant Lesions of the Stomach, S. 209—223. Philadelphia u. London: W. B. Saunders Company 1943. — Moersch, H. J.: Gastroscopy and intragastric photography. In W. Walters, H. K. Gray and J. T. Priestley: Carcinoma and other Malignant Lesions of the Stomach, S. 57—71. Philadelphia u. London: W. B. Saunders Company 1943. — Morris, H. R.: Gastric tuberculosis: A case report. Amer. J. Roentgenol. 59, 682 (1948).

Nicolo, R.: Contributo alla conoscenza delle forme chirurgiche della tuberculosi gastrica. Giorn. ital. Chir. 3, 446 (1947).

Ostrum, H. W., and W. Serber: Tuberculosis of the stomach and duodenum. Amer. J. Roentgenol. 60, 315 (1948).

Palmer, E. D.: Stomach disease as diagnosed by gastroscopy. Philadelphia: Lea a. Febiger 1949. — Tuberculosis of the stomach and the stomach in tuberculosis. Amer. Rev. Tbc. 61, 116 (1950). — Pöschl, M.: Beitrag zur Kenntnis der Magentuberkulose. Fortschr. Röntgenstr. 63, 110 (1941). — Pohl, R.: Über Tuberkulose des Magens. Röntgenprax. 4, 423 (1932).

Renander, A.: Roentgen diagnosis of tuberculosis of the stomach. Acta radiol. (Stockh.) 18, 851 (1937). — Rentschler, C. B., and R. C. Travis: Sarcoma and tuberculosis of the stomach. J. Amer. Med. Assoc. 102, 686 (1934).

Scacswag, St.: Ein Beitrag zur Klinik der Magentuberkulose. Arch. klin. Chir. 179, 529 (1934). — Sprunt, D. H.: Carcinoma and tuberculosis of the stomach: Report of a case with review of the literature. Surg. etc. 51, 245 (1930). — Sullivan, R. C., N. T. Francona and J. D. Kirshbaum: Tuberculosis of the stomach: Clinical and pathologic study. Ann. Surg. 112, 225 (1940).

Teschendorf: Lehrbuch der röntgenologischen Differentialdiagnostik der Erkrankungen der Bauchorgane, S. 166. Stuttgart: Georg Thieme 1950. — Toole and Propatoridis: Contribution to the study of gastric tuberculosis. Rev. of Gastroenterol. 17, 125 (1950).

Walters, W., B. R. Kirklin and O. T. Clagett: Tuberculosis of the stomach. Proc. Staff. Meet. Mayo Clin. 11, 83 (1936). — Watson, G. W., E. R. Flint and M. J. Stewart: Hyperplastic tuberculosis of the stomach causing hour-glass deformity, with complete squamous metaplasia of the upper loculus. Brit. J. Surg. 24, 333 (1936). — White, R. R.: Simultaneous carcinoma and tuberculosis of the stomach in a case of pernicious anemia. Proc. Staff Meet. Mayo Clin. 18, 165 (1943). — Windwer, C.: Tuberculosis of the stomach. Rev. of Gastroenterol. 15, 38 (1946).

XXV. Magenlues.

AOYAMA: Über die syphilitische Erkrankung des Magens. Dtsch. Z. Chir. **174**, 34 (1922). BASCH, G., KIPFER et LOGEAIS: Un cas de syphilis gastrique héréditaire tardive. Bull. Soc. méd. Hôp. Paris III, **51**, 661 (1935). — BENSAUDE et RIVET: Manifestations gastriques de la syphilis. J. Méd. et Chir. prat. **95**, 845 (1924). — BERGER, H.: A new diagnostic criterion for gastric syphilis. Gastroenterology **14**, 147 (1950). — BOCKUS, H. L.: Gastroenterology, Bd. 1, S. 720—721. Philadelphia u. London: W. B. Saunders Company 1946. — BOCKUS, H. L., and J. BANK: Upper gastro-intestinal disease associated with syphilis. J. Amer. Med. Assoc. **90**, 175 (1928).

CADE und MORÉNAS: Ulcus gastriques d'origine syphilitique. Arch. des Mal. Appar. digest. **12**, 109 (1922). — CAREY, J. B., and R. S. YLVISAKER: Gastroscopic observations of syphilis of the stomach. Ann. Int. Med. **12**, 544 (1938). — CHIARI: Über Magensyphilis. Internationale Beiträge zur wissenschaftlichen Medizin. Virchow-Festschrift, Bd. 2. 1891. — COHN, B.: Magensyphilis. Med. Klin. **1926**, 253.

FLEXNER: Gastric syphilis with the report of a case of perforating syphilitic ulcer of the stomach. Amer. J. Med. Sci. **66** (1898). — FRAENKEL, E.: (1) Zur Lehre der akquirierten Magendarmsyphilis. Virchows Arch. **155**, 507 (1899). — (2) Über einen Fall von ulzeröser Syphilis des Dünndarms und Magens bei Erwachsenen. Münch. med. Wschr. **1898**, 1657.

GÄBERT: Zur Kenntnis und Diagnose der Magensyphilis. Mitt. Grenzgeb. Med. u. Chir. **40**, 224 (1926). — GIGON, A.: Syphilis des Intestinaltractus und des Peritoneum. In Handbuch der Haut- und Geschlechtskrankheiten, Bd. XVI, Teil 2, S. 430. Berlin: Springer 1931. GMELIN: Zur Diagnose der Magenlues. Bruns' Beitr. **134**, 597 (1925). — GROSS: Die syphilitisch-fibrinöse Magen- und Darmstriktur. Münch. med. Wschr. **1903**, 157.

HAUSMANN, TH.: (1) Syphilitische Tumoren des Magens und sonstige syphilitische Tumoren der Oberbauchgegend und ihre Diagnostizierbarkeit, mit besonderer Berücksichtigung der mit Hilfe der topographischen Gleit- und Tiefenpalpation erzielten Resultate. Erg. inn. Med. **7**, 267 (1911). — (2) Neue Beiträge zur Magensyphilis. Z. klin. Med. **98**, 433 (1924). — (3) Luetische Erkrankungen der Bauchorgane. Halle: Carl Marhold 1913. — HIRSCHBERG: (1) Fall von syphilitischem Schrumpfmagen. Klin. Wschr. **1926**, 42. — (2) Über syphilitischen Schrumpfmagen. Med. Klin. **1926**, 653. — HUBER, H. G.: Deformierende Magenerkrankung bei einem hereditär-luetischen Kinde. Z. Kinderheilk. **49**, 179 (1930).

KALK, H.: Magensyphilis bei einem Knaben mit kongenitaler Lues. Klin. Wschr. **1934 II**, 1823. — Magensyphilis. In Handbuch der inneren Medizin, Bd. 3, Teil 1, S. 759. Berlin: Springer 1938. — KARDOS, G., u. J. ORMOS: Über einen Fall von Magensyphilis. Wien. klin. Wschr. **1950**, 370. — KNIGHT, W. A., and A. FALK: Tertiary gastric syphilis. Gastroenterology **9**, 17 (1947). — KONJETZNY, G. E.: Die Entzündung des Magens. In Handbuch der speziellen pathologischen Anatomie, Bd. IV, Teil 2, S. 1015. Berlin: Springer 1928.

LEVRAT, M., and P. NICOLLET: Anatomie pathologique de la syphilis gastrique pseudotumorale. J. Méd. Lyon **26**, 117 (1945). — LOEPER u. BORY: Zit. nach GIGON 1931. — LURIA, R.: Syphilitische und syphilogene Magenerkrankungen (Gastrolues). Arch. Verdgskrkh. **46**, Beih. 1 (1929).

MOUTIER, F.: Essai statistique et critique sur la syphilis gastrique. Arch. des Mal. Appar. digest. **20**, 473 (1930). — MOUTIER, F., A. GIRAULT et C. DEBRAY: Pseudocancers gastriques d'origine syphilitique; leur aspect gastroscopique. Arch. des Mal. Appar. digest. **27**, 637 (1937). — MÜHLMANN: Beiträge zum Schrumpfmagen auf luetischer Basis. Dtsch. med. Wschr. **1915 I**, 733.

O'LEARY, P. A.: Gastric syphilis; data accumulated from 89 cases. Amer. J. Surg. **11**, 286 (1931). — OLIVEIRA, N. C. DE: Un caso de sifilis pseudomoplásica do estômago. Vida Méd. **14**, 19 (1946).

PALMER, W. L., R. SCHINDLER, F. E. TEMPLETON and E. M. HUMPHREYS: Syphilis of the stomach: a case report. Ann. Int. Med. **18**, 393 (1943). — PATER: Syphilis de l'estomac. Presse méd. **1905**, Nr 14. — PATTERSON, C. O., M. O. ROUSE and J. S. BAGWELL: The gastroscopic diagnosis of syphilis of the stomach. South. Med. J. **35**, 565 (1942). — PATTERSON, C. O., and M. O. ROUSE: Description of gastroscopic appearance of luetic gastric lesions in late acquired syphilis. Gastroenetrology **10**, 474 (1948). — PERRY, J. E.: Gastric syphilis. J. Nat. Med. Assoc. **38**, 56 (1946).

REYNOLDS, F. W.: Gastric lesions associated with early syphilis. Amer. J. Syph. **26**, 218 (1942).

SCHLESINGER: Syphilis und innere Medizin, Bd. 2. Berlin: Springer 1927. — SCHWARTZ, J. R.: Gastroscopic observations in secondary syphilis. Gastroenterology **10**, 227 (1948). — SCHWARZ: Die Entwicklung eines syphilitischen Schrumpfmagens. Fortschr. Röntgenstr. **37**, 313 (1928). — SEXTON, R. L., R. E. DUNKLEY and A. F. KREGLOW: Gastroscopic study of 100 cases of early syphilis. Trans. Amer. Ther. Soc. **37**, 73 (1937). — SINGER, H. A., and F. G. DYAS: Syphilis of the stomach with special reference to certain diagnostic criteria. Arch.

Int. Med. 42, 718 (1928). — Spellberg, M. A., and W. J. Norfleet: Early gastric syphilis. Gastroenterology 2, 191 (1944).

Velde, G.: Über einen Fall von Magenlues. Med. Verein Greifswald 6. Dez. 1929. Med. Klin. 1930, 332. — Verbrycke jr., I. R.: Congenital syphilis of the stomach. Amer. J. Syph. 13, 524 (1929). — Voss, F. H.: Syphilis of the stomach; a case report. Rev. Gastroenterol. 12, 111 (1945).

Weber, G.: Das syphilitische Magengeschwür. Dtsch. med. Wschr. 1948, 163. — Williams, C., and P. Kimmelstiel: Syphilis of the stomach. J. Amer. Med. Assoc. 115, 578 (1940). Windholz: Über erworbene Syphilis des Magens. Virchows Arch. 269, 384 (1928).

Zimdars: Über diffuse syphilitische Magenschrumpfung. Inaug.-Diss. Greifswald 1910.

XXVI. Lymphogranulomatose des Magens.

Brass, K.: Über Lymphogranulomatose des Magens. Frankf. Z. Path. 54, 47 (1939). — Browne, D. C., and G. McHardy: Isolated Hodgkins disease of the stomach. Gastroenterology 6, 596 (1946). — Bukowski, R.: Zur Klinik der Lymphogranulomatose des Magens. Münch. med. Wschr. 1938 II, 2021.

Comando, H. N.: Primary isolated lymphogranulomatosis of the stomach. Report of a case. Arch. Surg. 30, 228 (1935). — Craver, L. F., and J. B. Herrmann: Abdominal lymphogranulomatosis. Amer. J. Roentgenol. 55, 165 (1946).

Ebstein, W.: Das chronische Rückfallfieber, eine neue Infektionskrankheit. Berl. klin. Wschr. 1887, 565.

Jungmann, H.: Hodgkins disease of the stomach. Brit. J. Radiol. 16, 386 (1943).

Kalk, H.: Die Lymphogranulomatose des Magens. In Handbuch der inneren Medizin, Bd. 3, Teil 1, S. 775. Berlin: Springer 1938. — Kamniker, K., u. K. Kratochwil: Zur Lymphogranulomatosis des Magens. Dtsch. Z. Chir. 247, 383 (1936). — Kaznelson, P.: Über einen Fall von Nischenbildung und Pylorusstenose infolge Lymphogranulomatose des Magens. Wien. Arch. inn. Med. 7, 117 (1923). — Koenig, E. C., and G. J. Culver: Hodgkins disease involving the stomach: report of two cases. Amer. J. Roentgenol. 46, 827 (1941). — Konjetzny: In Lubarsch-Henkes Handbuch der speziellen pathologischen Anatomie und Histologie, Bd. IV, Teil 2, S. 1060. Berlin: Springer 1926.

Mittelbach, M.: Beitrag zur primären Lymphogranulomatose des Magens. Zbl. Path. 55, 49 (1932).

Pel, P. K.: Zur Symptomatologie der sog. Pseudo-Leukämie. Berl. klin. Wschr. 1885, 3.

Redwitz, v.: Demonstration eines Falles von isolierter Lymphogranulomatose des Magens. Zbl. Chir. 53, 2087 (1926).

Steindl, A.: Über einen Fall von Lymphogranulomatose des Magens. Arch. klin. Chir. 130, 110 (1924).

XXVII. Magenaktinomykose und anderer Pilzbefall des Magens.

Askanazy, M.: Über Bau und Entstehung des chronischen Magengeschwürs, sowie Soorpilzbefunde in ihm. I. Teil. Virchows Arch. 234, 111 (1921). — Über Bau und Entstehung des chronischen Magengeschwürs sowie Soorpilzbefunde in ihm. II. Teil. Virchows Arch. 250, 370 (1924).

Blain, A. W.: Primary actinomycosis of the stomach: report of case. J. Amer. Med. Assoc. 100, 168 (1933).

Fuller, C. C., and H. Wood: Actinomycotic granuloma of the stomach. J. Amer. Med. Assoc. 129, 1163 (1945).

Grill, A.: Über Aktinomykose des Magens und Darms beim Menschen. Bruns' Beitr. klin. Chir. 13, 551 (1895). — Grimson, K. S., R. W. Rundles, G. J. Baylin, H. M. Taylor and E. J. Linberg: Vagotomy. Observations during four years. Surgery 27, 49 (1950).

Hadjipetros: Über primäre Magenaktinomykose. Dtsch. Z. Chir. 159, 224 (1920). Heller, A.: Beitrag zur Lehre vom Soor. Arch. klin. Med. 55, 123 (1895).

Konjetzny, G. E.: Die Entzündungen des Magens. In Handbuch der pathologischen Anatomie, Bd. IV, Teil 2, S. 1064. Berlin: Springer 1928.

Maresch, R.: Zur Kenntnis der Soormykose des Magens. Z. Heilk., Abt. path. Anat. 28 (N. F. 8), 145 (1907). — Meyenburg, v.: Zur Kenntnis der pathologischen Wirkung des Soorpilzes im Magen. Münch. med. Wschr. 1921, 633.

Nathan, H.: Primäre Aktinomykose des Magens. Virchows Arch. 273, 480 (1929). — Nauwerk: Mykotisch-peptisches Magengeschwür. Münch. med. Wschr. 1895, 877, 908.

Palmer, E. D.: Stomach disease as diagnosed by gastroscopy, S. 109. Philadelphia: Lea a. Febiger 1949. — Plascuda: Hauterkrankungen bei kachektischen Kindern. Fall von Purpura mit ausgebreiteter Soorbildung im Magen. Berl. klin. Wschr. 1864, 501. — Pohl: Kasuistischer Beitrag zur Frage der primären Magenaktinomykose. Dtsch. Z. Chir. 117, 195 (1912).

RAMOND, F., et F. SOULÈS: Gastrite chronique probablement mycosique. Arch. des Mal. Appar. digest. 20, 987 (1930). — REUBOLD: Beiträge zur Lehre vom Soor. Virchows Arch. 7, 76 (1854).
ZALESKY: Ein Fall von Soor im Magen. Virchows Arch. 31, 426 (1864).

XXVIII. Entzündung des Magens.

ACKMANN, F. D. A case of congenital hypertrophic pyloric stenosis in a man aged seventy-two. Canad. Med. Assoc. J. 21, 423 (1929). — AFENDULIS, T.: Über einen Fall von Gastritis allergica. Dtsch. med. Wschr. 1943, 398. — ÅKERLUND, A.: (1) Acta radiol. (Stockh.) Suppl. 1 (1921). — (2) Later experiences concerning the niche diagnosis in cases of duodenal ulcer. Acta radiol. (Stockh.) 8, 538, 590 (1927). — ALBRECHT, H. U.: Über das pathologische Schleim-hautrelief des Magens im Röntgenbild und seine Bedeutung für die Klinik. Fortschr. Röntgen-str. 39, 231 (1929). — ANDERSEN, K.: Roentgenologic follow-up examination in congenital pyloric stenosis after the manifest stage. Acta paediatr. (Stockh.) 29, 334 (1940). — ANDRAL, G., u. BILLARD: Grundriß der pathologischen Anatomie. Übersetzt von BECKER. Leipzig 1830. — ARCHER, V. W.: Hypertrophic pyloric stenosis in adults: Roentgen aspects. Amer. J. Roentgenol. 23, 510 (1930).

BABES, A., u. V. BUSILA: Pelagra in România. Bucuresti 1915. — BABES: Nouvelles recherches sur la pellagre. Bull. Sect. sci. Acad. roum. 3, 102 (1914/15). — BALFOUR, D. C.: Surg. etc. 28, 465 (1919). — BALTZER, FR.: (1) Studien zum Problem des Magenschleimes. I. Mitt. Zur Bestimmung des Magenschleimes. Biochem. Z. 264, 28 (1933). — (2) Der Magen-schleim. (Seine physikalischen und chemischen Eigenschaften.) Arch. Verdgskrkh. 56, 35 (1934). — (3) Protein und Muzin im normalen und pathologischen Magensaft. Arch. Verdgskrkh. 62, 113 (1938). — BANSI, H. W.: Das Hungerödem und andere alimentäre Mangelerkrankungen. Stuttgart: Ferdinand Enke 1949. — BEAUMONT, W.: Experiments and observations on the gastric juice and the physiology of digestion. Plattsburg, N. Y.: J. P. Allen 1833. — BECK-MANN, K.: Über den Einfluß der Kost auf die Atmungsregulation bei Herbivoren, Carmivoren und Omnivoren. Z. exper. Med. 42, 424 (1924). — BENEDICT, E. B.: Endoscopy. Baltimore: Williams a. Wilkins Co. 1951. — BENNET, T. J.: The modification of gastric function by means of drugs. Brit. Med. J. 1923, No 3244, 366. — BERG, H. H.: (1) Zur Klinik der Gallenstein-krankheit. Dtsch. med. Wschr. 1925 I, 651. — (2) Schleimhautrelief und Gastritis. Verh. Ges. Verdgskrkh. (6. Tagg) 1926, 105. — (3) Röntgenuntersuchungen am Innenrelief des Verdauungskanals. Leipzig: Georg Thieme 1930. — BERK, J. E., and H. J. DUNLAP: Hyper-trophic pyloric stenosis in adults: report of two cases.. Ann. Surg. 119, 124 (1944). — BERNARD CL.: Leçons sur la physiologie et la pathologie du système nerveux, Bd. II/2, Abschn. XII. Paris 1858. — BERNING, H.: Die Dystrophie. Stuttgart: Georg Thieme 1949. — BERNSTEIN, A.: Die Diagnose der idiopathischen Pylorushypertrophie des Erwachsenen. Röntgenprax. 4, 673 (1932). — BICHAT: Anatomie générale, appliquée à la physiologie et à la médicine, Teil II (Bibliothèque positiviste). Paris 1901. — BOAS, J.: (1) Beitrag zur Symptomatologie des chronischen Magenkatarrhes und der Atrophie der Magenschleimhaut. Münch. med. Wschr. 1887, 792. — (2) Wien. med. Wschr. 1895. — (3) Über hypertrophische Pylorus-stenose (stenosierende Gastritis) und deren Behandlung. Arch. Verdgskrkh. 4, 47 (1898). — (4) Diagnostik und Therapie der Magenkrankheiten. Leipzig 1925. — BOLTON, CH.: Dis-cussion on diseases of the stomach, with special reference to modern methods of investigation. Brit. Med. J. 1923 II, 269. — BOURGET: Die Krankheiten des Magens und ihre Behandlung, Wiesbaden 1906. — BRAUCH, F.: Zur Klinik der anikterischen Leptospirose. Dtsch. Arch. klin. Med. 197, 543 (1950). — BRINTON, W.: (1) The diseases of the stomach. London 1859. — (2) Die Krankheiten des Magens. (Übersetzt von O. BAUER.) Würzburg 1862. — BROICHER, H.: Der Zellgehalt und die Cytodiagnostik des Magensaftes bei verschiedenen Magenschleimhaut-erkrankungen. Dtsch. Arch. klin. Med. 194, 84 (1948). — BROUSSAIS: Histoire des phleg-masies ou inflammations chroniques. Paris 1803. — BÜCHNER, F.: (1) Pathogenese der pepti-schen Magenveränderungen. Jena: Gustav Fischer 1931. — (2) Allgemeine Pathologie. München u. Berlin: Urban & Schwarzenberg 1950. — BÜCKER, J.: (1) Die Pellagragastritis im Röntgenbild. Dtsch. Z. Verdgs.- usw. Krkh. 3, 76 (1939). — (2) Die hyperplastische Gastritis im Röntgenbild. Fortschr. Röntgenstr. 71, 246 (1949). — (3) Gastritis, Ulcus und Karzinom. (Röntgenstudie unter Berücksichtigung formal-genetischer Beziehung.) Stutt-gart: Georg Thieme 1950. — BÜRGER, M.: (1) Epidemisches Ödem und Enterokolitis. Z. exper. Med. 8, 309 (1919). — (2) Die Ödemkrankheit. Erg. inn. Med. 18, 189 (1920).

CANELLI, A. F.: Contributo alla conoscenza dell'intossicazione acuta da yprite et in parti-colare del suo reperto anatomo-patologico. Riv. osped. 8, 2 (1918). — CARAVATI, C. M.: (1) Salicylate toxicity: the probable mechanism of its action. Ann. Int. Med. 24, 638 (1946). — (2) Gastric endoscopic and secretory findings during salicylism. Gastroenterology 6, 7 (1946).
CAREY, J. B., M. WETHERBY and R. S. YLVISAKER: Gastric observations in achlorhydria.

Amer. J. Digest. Dis. 8, 401 (1941). — Carswell: Pathological Anatomy. London 1938. — Cattan, R.: Sitzg der Gastro-Enterologischen Ges. Paris, Paris 13. Febr. 1951. — Charin: (1) Maladie pyocyanique. Paris 1889. — (2) C. r. Acad. Sci. Paris 1893, 1043. — Churchill, T. P., and F. H. van Wagoner: (1) Cinchophen poisoning. Proc. Soc. Exper. Biol. a. Med. 28, 581 (1930/31). — (2) The production of gastric and duodenal ulcers in experimental cinchophen poisoning. Arch. of Path. 13, 850 (1932). — Coleman, M.: Hypertrophic pyloric stenosis in adults. Lancet 1932 II, 892. — Crismer, R.: Les hémorragies gastriques provoquées par l'acide acétyl-salicylique. Acta clin. belg. 2, 193 (1947). — Cruveilhier, J.: Maladies de l'estomac. Atlas d'Anatomie pathologique du corps humain. Paris 1829 u. 1835.

Delhougne, F.: Klinische und experimentelle Studien zur verminderten Salzsäure- und Fermentabscheidung des Magens. Arch. Verdgskrkh. 45, 294 (1929). — Dienst, C.: (1) Über den Einfluß des Wasserstoffsuperoxydes und des Magnesiumperhydrols auf die Magensekretion. Arch. Verdgskrkh. 38, 325 (1926). — (2) Über die Bedeutung des Magenschleimes. I. Magenschleim und Salzsäure. Dtsch. Arch. klin. Med. 171, 52 (1931). — Dieulafoy P.: Clinique médicale de l'Hotel-Dieu de Paris. Bd. 2. 1897/98. — Douglas, D. M., W. R. Ghent and S. Rowlands: Atrophy of the gastric glands produced by beta rays. Histological findings in animals. Lancet 1950 I, 1035. — Douthwaite, A. H., and G. A. M. Lintott: Gastroscopic observation of the effect of aspirin and certain other substances on the stomach. Lancet 1938 II, 1222. — Drabig, F.: Über zwei tödliche Magenblutungen aus arrodierten submukösen Magenarterien. Virchows Arch. 300, 487 (1937). — Driest, M.: Über quantitative Magenfunktionsprüfungen. Inaug.-Diss. Greifswald 1936. — Dubarry, J. J., u. G. Dubourg: (1) Die vagotonische pseudo-ulceröse Antro-pyloro-bulbitis. Wien. med. Wschr. 1950, 296. — (2) Antro-pyloro-bulbites pseudo-ulcereuses vagotoniques. Acta gastroenterol. Belg. 12, 366 (1949). — Duschl, L.: Anatomische Untersuchungen an Ulcusmägen. Dtsch. Z. Chir. 187, 55 (1924). — Dyes, O.: Das Röntgenrelief der Magenschleimhaut. Fortschr. Röntgenstr. 43, 1 (1931).

Eichhorst, H.: Handbuch der speziellen Pathologie und Therapie. 1885. — Einhorn, M.: (1) Med. Rec. 1892. — (2) Zur Achylia gastrica. Arch. Verdgskrkh. 1, 158 (1896). — Eliason, E. L., and V. M. W. Wright: (1) Benign tumors of the stomach. Surg. etc. 41, 461 (1925). — (2) Roentgen-ray diagnosis of pedunculated growths and gastric mucosa prolapsing through the pylorus. Amer. J. Roentgenol. 15, 295 (1926). — Elsner, H.: Ein Gastroskop. Berl. klin. Wschr. 1910 I, 593. — Enriquez et Hallion: Ulcère gastrique expérimental, par toxine diphthérique. C. r. Soc. Biol. Paris 5 (1893). — Eppinger, H., u. R. Leuchtenberger: Zur Pathogenese der Gastritis und des Ulcus ventriculi. Z. exper. Med. 85, 598 (1932). — Ewald: Klinik der Verdauungskrankheiten. Berlin 1889. — Ewald, C. A.: Ein Fall von Atrophie der Magenschleimhaut mit der Salzsäuresecretion. Ulcus carcinomatosum duodenale. Berl. klin. Wschr. 1886 II, 527.

Faber, K.: (1) Die chronische Gastritis. Hosp.tid. (dän.) 1904, Nr 35 u. 36. — (2) Die chronische Gastritis, speziell die zur Achylie führende. Erg. inn. Med. 6, 491 (1910). — (3) Akute und chronische Gastritis. In Kraus-Brugsch' Spezielle Pathologie innerer Krankheiten, Bd. 5. Berlin 1921. — (4) Die Krankheiten des Magens und Darmes. Berlin: Springer 1924. — Faber, K., u. C. E. Bloch: Über die pathologischen Veränderungen am Digestionstractus bei der perniziösen Anämie und über die sog. Darmatrophie. Z. klin. Med. 40, 98 (1900). — Fabian, G.: Experimentell-klinische Untersuchungen über die sekretorischen und motorischen Leistungen des Magens bei der fortgeschrittenen, vorwiegend exsudativen und zu einem großen Teil durch spezifische Darmerkrankungen komplizierten Lungenphthise. Beitr. Klin. Tbk. 104, 121 (1950). — Fahr, K.: Beiträge zur Frage des chronischen Alkoholismus. Virchows Arch. 205, 397 (1911). — Feldmann, M.: Giant rugae with diffuse hypertrophic gastritis; case resembling neoplasm on lesser curvature. Radiology 41, 181 (1943). — Fenwick, W.: Über den Zusammenhang einiger krankhafter Zustände des Magens mit anderen Organerkrankungen. Virchows Arch. 118, 187, 349 (1889). — Findley, J. W., J. B. Kirsner and W. L. Palmer: Atrophic gastritis. A follow up study of 100 patients. Gastroenterology 16, 347 (1950). — Fogelson, S. J.: Clinical experiences in the treatment of peptic ulcer with gastric mucin. Illinois Med. J. 62, 516 (1932). — Forrester-Wood, W. R.: Giant hypertrophic gastritis. A survey of the literature and the record of a case treated surgically. Brit. J. Surg. 37, 278 (1950). — Friedenwald, J.: The pathologic effects of alcohol on rabbits. An experimental study. J. Amer. Med. Assoc. 45, 780 (1905). — Funck: Nutritive Allergie. Berlin: S. Karger 1930.

Gerlach, W.: Studien über hyperergische Entzündung. Virchows Arch. 247, 294 (1923). — Giese: Referat: Über Folgen langdauernder Unterernährung. 31. Tagg der Nordwestdtsch. Ges. für inn. Med., Hamburg 29.—31. Mai 1947. Siehe Klin. Wschr. 1948, 32. — Glässner, K., u. H. Wittgenstein: Ein neuer Weg zur Funktionsprüfung des gesunden und kranken Magens. Klin. Wschr. 1923 II, 1650. — Glaser: Wien. med. Wschr. 1905 II. — Goedel, A.: Zur Kenntnis sog. parenchymatöser Magenblutungen. Wien. klin. Wschr. 1924, 1184. — Gülzow, M.: (1) Ulkus- und Gastritisbehandlung mit Sexualhormonen. Dtsch. med. Wschr.

1942, 1071. — (2) Zur Dystrophie der Erwachsenen. Dtsch. med. Rdsch. **1949**, H. 7. — (3) Hunger und Hungerödem. Virchows Arch. **316**, 187 (1949). — GÜLZOW, M., u. TH. C. AFENDULIS: (1) Gastroskopische Studien an Fistelhunden. Z. exper. Med. **104**, 160 (1938). — (2) Über die Stauungsgastritis. Tierexperimentelle Untersuchungen. Z. exper. Med. **104**, 465 (1938). — GUTHRIE, J. B.: Pellagra. Hydrochloric-acid in the stomach contents. Amer. J. Trop. Med. **6**, 357 (1926). — GUTMANN et JAHIEL: Périgastrite lacunaire. Presse méd. **1926**, 1459. — GUTZEIT u. TEITGE: Lehrbuch der Gastroskopie. Berlin: Urban & Schwarzenberg 1937. — GUTZEIT, K.: (1) Zur Frage des röntgenologischen Nachweises gastritischer Veränderungen. Med. Klin. **1927** II, 1145. — (2) Die Gastroskopie im Rahmen der klinischen Magendiagnostik. Erg. inn. Med. **35**, 1 (1929). — (3) Über die Gastroenteritis. München: J. F. Lehmann 1933. — (4) Die Bedeutung der Gastroskopie. (Unter besonderer Berücksichtigung der Gastritis.) Die Ergebnisse der Gastroskopie. Verh. Kongr. inn. Med. **1935**, 368.

HALE WHITE: Gastrostaxis. Lancet **1906**. — Brit. Med. J. **1910**. — HANHART, E.: Idiosynkrasien gegen Nahrungsmittel. (Alimentäre oder nutritive Allergien.) Mit besonderer Berücksichtigung der Symptome am Verdauungsapparat (enterale Allergien). Dtsch. med. Wschr. **1937** II, 1753. — HANKE, H.: (1) Experimentelle Untersuchung zur spastischen oder peptischen Genese der akuten hämatogenen Pilocarpingastritis. Z. exper. Med. **91**, 1 (1933). (2) Zur Pathogenese der experimentellen, akuten und erosiven Gastritis infolge parenteraler Zufuhr bestimmter Pharmaca. (Morphin, Pilocarpin, Coffein.) Klin. Wschr. **1933** II, 1524. — (3) Experimentelle Erzeugung chronischer Magengeschwüre durch Coffein. Klin. Wschr. **1934** II, 978. — (4) Experimentelle Untersuchungen über hormonale Ulcuserzeugung. I. Mitt. Die akute erosive Insulingastritis und ihre Pathogenese. Z. exper. Med. **93**, 447 (1934). — (5) Experimentelle Untersuchungen über hormonale Ulcuserzeugung. II. Mitt. Die akute erosive Suprareningastritis und ihre Pathogenese. Z. exper. Med. **94**, 405 (1934). — (6) Über experimentelle erosive (peptische) Gastritis durch Diphtherietoxin. Beitr. path. Anat. **95**, 391 (1935). — (7) Experimentelle Untersuchungen über die Rolle des C-Vitaminmangels beim Magengeschwür. Dtsch. Z. Chir. **249**, 213 (1937). — HARTWIG, H.: Der Zellgehalt des Magensaftes als Ausdruck morphologischer Veränderungen der Magenschleimhaut. Inaug.-Diss. Greifswald 1935. — HAUDEK, M.: Ein Typus von schneckenförmiger Einziehung der Pars pylorica, der Karzinom vortäuschen kann. Zugleich ein Beitrag zur Antrumgastritis. Fortschr. Röntgenstr. **42**, 284 (1928). — HAUTH, W.: Die Darstellung unverdauter Zellen aus dem Magensaft. Dtsch. Arch. klin. Med. **183**, 363 (1939). — HAYEM, G.: (1) Resumé de l'anatomie pathologique de la gastrite chronique. Gaz. Sci. méd. Bordeaux **1892, 1893**. — (2) Bull. Soc. méd. Hôp. Paris **1896**. — (3) Maladies de l'estomac. Traité de médecine et de thérapeutique, Bd. 4. Paris 1897. — (4) Gastrite dégénerative produite experimentalement par injection intravasculair de toxin diphthérique. Bull. Soc. méd. Hôp. Paris **1905**. — HECKER, H. v., u. R. PRÉVÔT: (1) Zur Röntgendiagnostik der hypertrophischen Gastritis. Fortschr. Röntgenstr. **42**, 486 (1930). — (2) Zur Röntgendiagnostik der hypertrophischen Gastritis. Fortschr. Röntgenstr. **62**, 325 (1940) — HEINLEIN, H., u. M. HEINLEIN: Magenschleimhautveränderungen bei toxischer Diphtherie. Dtsch. Z., Verdgs.-usw. Krkh. **5**, 1 (1941). — HEMMETER: Diseases of the stomach. Philadelphia 1900. — HENNING, N.: (1) Die Gastritis des operierten Magens. Mitt. Grenzgeb. Med. u. Chir. **42**, 401 (1931). — (2) Die Entzündung des Magens. Leipzig: Johann Ambrosius Barth 1934. — (3) Lehrbuch der Gastroskopie. Leipzig: Johann Ambrosius Barth 1935. — (4) Untersuchungen über das Vorkommen von reduzierenden Substanzen im Mageninhalt von Gastritiskranken. Arch. Verdgskrkh. **44**, 311 (1928). — (5) Die Bedeutung der Gastroskopie. Technik, Indikationen, Gegenindikationen. Verh. Kongr. inn. Med. **1935**, 359. — (6) Lehrbuch der Verdauungskrankheiten. Stuttgart: Georg Thieme 1949. — HENNING, N., u. R. JÜRGENS: (1) Beziehungen der Farbstoffexkretion zur Sekretion und Morphologie des kranken Magens. Münch. med. Wschr. **1930** II, 1961. — (2) Über die Resorption alkoholischer Jodkaliumlösungen durch die gesunde und entzündete Magenschleimhaut. Dtsch. Arch. klin. Med. **167**, 343 (1930). — HENNING, N., u. L. NORPOTH: Die Dehnungsprobe, eine Methode zur Diagnose der Gastritis. Dtsch. Arch. klin. Med. **173**, 526 (1932). — HENNING, W.: Über Magenstörungen bei Nierenleiden. Dtsch. Z. Verdgs.- usw. Krkh. **1**, 250 (1938). — HERFORT, K.: Rare gastroscopic observation: acute gastritis. Čas. lék. česk. **73**, 1207 (1934). — HERTEL, E.: Die Entstehungsursachen des postoperativen Jejunalgeschwürs. Mitt. Grenzgeb. Med. u. Chir. **42**, 57 (1931). — HESSEL, G.: Untersuchungen über die Ausscheidung harnfähiger Stoffe in den Magendarmkanal bei nephrektomierten Hunden. I. Mitt. Ein Beitrag zur Frage der sog. vikariierenden Sekretion. Z. exper. Med. **91**, 267 (1933). — HESSEL, G., E. PEKELIS u. H. MELTZER: (1) Untersuchungen über die Ausscheidung harnfähiger Stoffe in den Magendarmkanal bei nephrektomierten Hunden. Ein Beitrag zur Frage der sog. vikariierenden Sekretion. II. Mitt. Die Magensaftsekretion bei nephrektomierten Tieren. Z. exper. Med. **91**, 274 (1933). (2) Untersuchungen über die Ausscheidung harnfähiger Stoffe in den Magen-Darmkanal bei nephrektomierten Hunden. Ein Beitrag zur Frage der sog. vikariierenden Sekretion. V. Mitt. Die Bedeutung der harnpflichtigen Stoffwechselschlacken in den Verdauungssäften für das

Krankheitsbild und den Verlauf der Urämie. Z. exper. Med. **91**, 331 (1933). — Heupke. W.: Die Wirkung der Gewürze auf die Abscheidung des Magensaftes. Dtsch. Arch. klin. Med. **172**, 583 (1932). — Heupke, W., u. E. Holländer: Die Wirkung der Gewürze auf die Abscheidung des Magensaftes. II. Mitt. Dtsch. Arch. klin. Med. **173**, 241 (1932). — Hirsch, E. F.: The gastric mucosa in delirium tremens. Arch. Int. Med. **17**, 354 (1916). — Hohlweg, H.: (1) Über Störungen der Salzsäureabscheidung des Magens bei Erkrankungen und nach Exstirpation der Gallenblase. Dtsch. Arch. klin. Med. **108**, 255 (1912). — (2) Die klinische Diagnose der Gastritis. Die Beziehungen der Gastritis zum Ulcus. Verh. Ges. Verdgskrkh. (6. Tagg) **1926**, 96. — (3) Wichtige Probleme der Gastroskopie. Münch. med. Wschr. **1927 I**, 751. — Holzknecht, G., u. A. Luger: Zur Pathologie und Diagnostik des Gastrospasmus. Mitt. Grenzgeb. Med. u. Chir. **26**, 669 (1913). — Hurst, A. F.: (1) Die Einheit der Magenkrankheiten. Arch. Verdgskrkh. **55**, 13 (1934). — (2) Gastritis. Arch. Verdgskrkh. **58**, 121 (1935).

Jaworski, W.: Beobachtungen über das Schwinden der Salzsäuresecretion und den Verlauf der katarrhalischen Magenerkrankungen. Münch. med. Wschr. **1887**, 117. — Jerusalem, E.: Über die Veränderungen der Magenschleimhaut bei akuten Infektionskrankheiten. Dtsch. Arch. klin. Med. **101**, 283 (1911).

Kade, H.: Die Bedeutung der chronischen Gastritis als präcarcinomatöse Erkrankung. Hamburg: H. H. Nölke 1949. — Kämmerer: Allergische Diathese. München: J. F. Bergmann 1934. — Kaiserling, H., u. W. Ochse: Vergleichende Untersuchungen über die allergisch-hyperergische Reaktion des Magen-Darmtractus. Virchows Arch. **298**, 177 (1937). — Kalk, H.: Erfahrungen mit der Proteinkörpertherapie des Ulcus ventriculi und duodeni. Klin. Wschr. **1923 II**, 1310. — Kasten, P.: Die Bedeutung der Neutralchloride im Mageninhalt für die Erkennung krankhafter Veränderungen der Magenschleimhaut. Inaug.-Diss. Greifswald 1935. — Kastrup, H., u. N. Anagnostides: Über die experimentelle, hämatogene Gastritis und ihre Pathogenese. Dtsch. Z. Verdgs.-usw. Krkh. **2**, 1 (1939). — Katsch, G.: (1) Erkrankungen des Magens. In v. Bergmann-Staehelins Handbuch der inneren Medizin, 2. Aufl. Berlin: Springer 1926. — (2) Von Gastritis-Problemen. Jkurse ärztl. Fortbildg **20**, 1 (1929). — (3) Die Diagnose Gastritis. Klin. Wschr. **1935 I**, 411. — (4) Gastritis serosa und Gastritis mucosa. Klin. Wschr. **1935 II**, 1561. — Katsch, G., u. Fr. Baltzer: Einfaches Verfahren zur Erkennung der Gastritis serosa. Klin. Wschr. **1936 I**, 554. — Katsch, G., Fr. Baltzer u. J. Brinck: Die anorganischen Substanzen des Magensaftes und ihre Beziehungen zueinander. Arch. Verdgskrkh. **56**, 1 (1934). — Katsch, G., u. H. Kalk: Zum Ausbau der kinetischen Methode für die Untersuchung des Magenchemismus. IV. Mitt. Zur Differenzierung der Achylien. Klin. Wschr. **1926 I**, 1119. — Katsch, G., u. H. Mellinghoff: Über Magensaftentziehung. Z. klin. Med. **123**, 390 (1933). — Katz, A. B.: Hypertrophic pyloric stenosis in the adult. Amer. J. Digest. Dis. **14**, 85 (1947). — Kauffmann, F.: Untersuchungen zur hämatogenen Gastritis. Verh. dtsch. Ges. inn. Med. (41. Kongr.) **1929**, 265. — Kauffmann, Fr.: (1) Experimentelles zur Gastritisfrage. Dtsch. med. Wschr. **1929 II**, 1380. — (2) Entzündungen der Verdauungsorgane als pathogenetisches Problem. Vom allgemein-pathologischen Standpunkt. Verh. Ges. Verdgskrkh. (10. Tagg) **1930**, 263. (3) Magenkatarrh. In Neue Deutsche Klinik, Bd. 7, S. 1. Berlin u. Wien: Urban & Schwarzenberg 1930. — Kaufmann, J.: Mangel an Magenschleim (Amyxorrhoea gastrica), seine pathologische Bedeutung und seine Beziehungen zur Hyperacidität und zum Magengeschwür. Arch. Verdgskrkh. **13**, 616 (1907). — Kemp: Internat. Beitr. Path. u. Ther. Ernähr.stör. usw. **2**, 61 (1911). — Kestel, J. L.: Hypertrophic pyloric stenosis in adults. J. Iowa Med. Soc. **28**, 147 (1938). — Keys, A., J. Brozek, A. Henschel, O. Mickelsen u. H. L. Taylor: The Biology of Human Starvation, 2 Bde. Minneapolis: University of Minnesota Press 1950. — Klinge, F.: Die Merkmale der „hyperergischen Entzündung". Klin. Wschr. **1927 II**, 2265. — Konjetzny, G. E.: (1) Über die Beziehungen der chronischen Gastritis mit ihren Folgeerscheinungen und des Magenulcus zur Entwicklung des Magenkrebses. Beitr. klin. Chir. **85**, 455 (1913). — (2) Verh. dtsch. Ges. Chir. (43. Kongr.) **1914**. — (3) Chronische Gastritis und Duodenitis als Ursache des Magen Duodenalgeschwürs. Beitr. path. Anat. **71**, 595 (1923). — (4) Zur Pathologie und chirurgischen Behandlung des Ulcus duodeni. Dtsch. Z. Chir. **184**, 85 (1924). — (5) Bisher nicht beachtete Gesichtspunkte für die Beurteilung der Ätiologie und chirurgischen Behandlung des Magen-Duodenalgeschwürs. Arch. klin. Chir. **133**, 100, 559 (1924). — (6) Entzündliche Genese des Magen-Duodenalgeschwürs. Ein Beitrag zur Kenntnis der Ätiologie, Pathogenese und Therapie des Magen-Duodenalgeschwürs. Arch. Verdgskrkh. **36**, 189 (1926). — (7) Die Entzündungen des Magens. In Henke-Lubarsch' Handbuch der pathologischen Anatomie, Bd. 4/2. Berlin: Springer 1928. — (8) Gibt es eine Anzeige zur chirurgischen Behandlung der Gastritis? Arch. klin. Chir. **151**, 370 (1928). — (9) Die Deckepithelveränderungen der Magenschleimhaut bei akuter Gastritis. Virchows Arch. **275**, 816 (1929). — (10) Gastro-Duodenitis. Zbl. inn. Med. **1932**, 225. — (11) Die Pylorushypertrophie des Erwachsenen als selbständiges Krankheitsbild. Med. Welt **1932**, Nr 21. — (12) Die Geschwürsbildung im Magen, Duodenum und Jejunum, S. 120. Stuttgart: Ferdinand Enke 1947. — Konjetzny, G. E., u. H. Puhl:

Das sog. Ulcus pepticum des Magens der Absetzkälber. Virchows Arch. 262, 615 (1926). — KORBSCH, R.: (1) Die Gastroskopie und ihre neueren Ergebnisse. Berlin 1926. — (2) Gastroskopische Ergebnisse. Münch. med. Wschr. 1924 II, 1498. — (3) Zur Kenntnis der chronischen Gastritis, insbesondere der Gastritis acida; ein Beitrag zur Bewertung der Gastroskopie. Med. Klin. 1925 I, 959; 1925 II, 1006. — (4) Gastroskopische Bilder zur Pathogenese und Therapie des Ulcus ventriculi. Arch. Verdgskrkh. 38, 247 (1926). — (5) Der Pylorus im Gastroskop. Med. Klin. 1931, 319. — (6) Endoskopische Magenpathologie. Leipzig: Georg Thieme 1941. — (7) Über den Wirkungsmechanismus der Keimdrüsenhormone beim Magengeschwür und bei der Gastritis; der Turgortest. Med. Klin. 1942 II, 1114. — KRIEGER, A.: Die akute solitäre Magenerosion Dieulafoy mit tödlicher Massenblutung. Schweiz. med. Wschr. 1950, 1070. — KUSSMAUL, A.: Über die Behandlung der Magenerweiterung durch eine neue Methode mittelst der Magenpumpe. Dtsch. Arch. klin. Med. 6, 455 (1869). — KUTSCHER, FR.: Zur Kasuistik der Gastri is diphtheritica. Inaug.-Diss. Gießen 1893. — KUTTNER, L.: Zur Frage der „Achylia gastrica". Z. klin. Med. 45, 1 (1902).

LANGENSKJÖLD, F.: Über die Widerstandsfähigkeit einiger lebender Gewebe gegen die Einwirkung eiweißspaltender Enzyme. Eine experimentelle Studie. Skand. Arch. Physiol. (Berl. u. Lpz.) 31, 1 (1914). — LAUBER, H.: Zur Klinik der Bewegungsrhythmik des Magens. Z. exper. Med. 74, 586 (1930). — LEBERT: Die Krankheiten des Magens. Tübingen 1878. — LEICHTENSTERN, O.: Influenza. Leipzig 1912. — LEPINE et BRET: Gastritis chronique hématémèse mortelle par une légère ulceration de la muqueuse stomacale. Arch. Méd. exper. 1893, Nr 2. — LEUBE, W. O.: (1) Die Krankheiten des Magens und Darms. In Handbuch der speziellen Pathologie und Therapie, Bd. 3/2. 1876. — (2) Über nervöse Dyspepsie. Dtsch. Arch. klin. Med. 23, 98 (1879). — LEVA, J.: Zur Lehre des Merycismus. Münch. med. Wschr. 1890, 351. — LEWIN, A. E.: Zur Methodik der Magenfunktionsprüfung. II. Mitt. Die praktische Durchführung der absoluten Bewertung der Magenfunktion. Arch. Verdgskrkh. 44, 257 (1928). — LOEPER, M.: Leçons de pathologie digestive. 1911. — LOTZIN, R.: Über das feinere Magenrelief. Dtsch. Z. Chir. 238, 309 (1932). — LUBARSCH, O.: (1) Erschöpfungskrankheiten. In SCHJERNINGS Handbuch der ärztlichen Erfahrungen im Weltkriege 1914—1918, Bd. VIII. Leipzig 1921. — (2) In ASCHOFFS Lehrbuch der pathologischen Anatomie. Jena: Gustav Fischer 1923. — (3) Pathologische Anatomie und Histologie der entzündlichen Erkrankungen des Magens. Verh. Ges. Verdgskrkh. 1926. — LÜHR, K.: (1) Med. Ver. Greifswald 1937. — (2) Embolische Herdgastritis. Arch. Verdgskrkh. 61, 33 (1937). — (3) Gastritisbefunde bei der Achylia perniciosa. Gastroskopische Untersuchungen. Dtsch. Arch. klin. Med. 182, 327 (1938). — (4) Die akute Gastritis im gastroskopischen Bild. Dtsch. Arch. klin. Med. 189, 517 (1942). — (5) Endoskopische Studien an der entzündlich veränderten Magenschleimhaut. Habil.-Schr. Greifswald 1944. — LYNCH, V., H. W. SMITH and E. K. MARSHALL jr.: On dichlorethylsulphide (mustard gas). I. The systematic effects and mechanism of action. J. of Pharmacol. 12, 265 (1918).

MACKENZIE, W. C., J. W. MACLEOD and J. N. BOUCHARD: Canad. Med. Assoc. J. 54, 553 (1946). — MAIMON, S. N., J. P. BARTLETT, E. M. HUMPHREYS and W. L. PALMER: Giant hypertrophic gastritis. Gastroenterology 8, 397 (1947). — MAINZER, FR.: Fortschritte auf dem Gebiete der Pellagra-Forschung. Klin. Wschr. 1950, 728. — MALEY, O., u. G. VELDE: Magenchemismus, gastroskopisches und röntgenologisches Bild in ihren wechselseitigen Beziehungen, besonders bei subaciden und anaciden Zuständen des Magens. Z. klin. Med. 114, 180 (1930). — MCCANN, J. C., and M. A. DEAN: Hypertrophy of pyloric muscle in adult. Experiences with conservative and radical surgical treatment. Surg. etc. 90, 535 (1950). — MELAMED, A., and R. J. HILLER: Prolapsed gastric mucosa: roentgenologic demonstration of ulcer crater in prolapsed polypoid mucosa. Amer. J. Digest. Dis. 10, 93 (1943). — MELAMED, M., and A. MELAMED: Prolapsed gastric mucosa: a possible cause of „gastric" symptoms in right heart failure. Ann. Int. Med. 31, 245 (1949). — MERKEL, H.: Die akute experimentelle Atophanylgastritis. Z. inn. Med. 5, 197 (1950). — MERTEN, R.: Untersuchungen über das Magenkathepsin. 2. Erfassung und Umfang der Fermentstörungen des Magens. Gastroenterologia (Basel) 76, 255 (1950/51). — MIKULICZ, J.: (1) Über Gastroskopie und Oesophagoskopie. Zbl. Chir. 1881, 673. — (2) Wien. med. Presse 1881, 50, 52. — MOERSCH, H. J., u. J. F. WEIR: Redundant gastric mucosa simulating carcinoma of the stomach. Amer. J. Digest. Dis. 9, 289 (1942). — MORAWITZ, P.: (1) Zur Therapie des Magengeschwürs. Betrachtungen und Ergebnisse. Münch. med. Wschr. 1925 II, 1995. — (2) Agastrische Anämien und ihre Beziehungen zur Anaemia perniciosa. Arch. Verdgskrkh. 47, 305 (1930). — MORTON, CH. B.: Hypertonicity with hypertrophy of the pylorus in adult. Arch. Surg. 20, 508 (1930). MOSZKOWICZ, L.: Zur Histologie des ulcusbereiten Magens. Arch. klin. Chir. 122, 444 (1922). — MÜLLER, O.: Die feinsten Blutgefäße des Menschen. Stuttgart: Ferdinand Enke 1937. — MUTSCH, N.: (1) Synthetic Magnesium Trisilicate. Its action in the alimentary tract. Brit. Med. J. 1936, 205. — (2) Antipeptische und antacide Therapie. Lancet 1949 I, 859. — MYERS, V. C., and M. S. FINE: Investigations of the Thompson-MacFadden Pellagra Commission; metabolism in pellagra. Trans. Nat. Assoc. Study Pellagra (1912). Columbia 1914.

NEUWALD, F.: Die Prüfung von Magnesiumtrisilikat. Pharmaz. Ztg 1951, Nr 6. — NIEMEYER: Lehrbuch der speziellen Pathologie und Therapie, Bd. I, S. 534. Berlin: August Hirschwald 1868. — NOATE, H. F. VAN, W. T. ARNOLD and E. D. PALMER: Clinical and gastroscopic observations on prolapse of the gastric mucosa. Rev. Gastroenterol. 15, 696 (1948). — NOORDEN, V.: (1) Handbuch der Ernährungslehre, Bd. 1, Allgemeine Diätetik, S. 377. Berlin: Springer 1920. — (2) Ernährungsfragen. Berlin u. Wien: Springer 1931. — NOORDEN, V., u. SALOMON: Handbuch der Ernährungslehre. Bd. 2/1, Magen. Berlin 1929.— NORTH, J. P., and J. H. JOHNSON: Pyloric hypertrophy in the adult. Ann. Surg. 131, 316 (1950).

OHLY, A.: (1) Über das Verhalten des Magenchemismus nicht operierter und operierter Gallenblasenkranker und seine Bedeutung für die interne und chirurgische Therapie. Arch. Verdgskrkh. 32, 61 (1923). — (2) Über die Säurewerte des Magens bei Cholezystopathie. Arch. Verdgskrkh. 45, 239 (1929). — ORATOR, V.: (1) Beiträge zur Magenpathologie (histologische Untersuchungen an klinischem Resektionsmaterial). I. Das Magen-Duodenal- und postoperative Jejunalgeschwür. Virchows Arch. 255, 639 (1925). — (2) Beiträge zur Magenpathologie (histologische Untersuchungen an klinischem Resektionsmaterial). II. Zur Pathologie und Genese des Carcinoms und Ulculcarcinoms des Magens. Virchows Arch. 256, 202 (1925). — (3) Beiträge zur Magenpathologie (histologische Untersuchungen an klinischem Resektionsmaterial). IV. Klinischer Teil. Arch. klin. Chir. 134, 663 (1925). — ORTH: Lehrbuch der speziellen pathologischen Anatomie. 1894.

PÄSSLER: (1) Über die Beziehungen einiger septischer Krankheitszustände zu chronischen Infektionen der Mundhöhle. Verh. dtsch. Ges. inn. Med. (26. Kongr.) 1909, 321. — (2) Über Herdinfektion. Klinische Grundlagen und Probleme. Verh. dtsch. Ges. inn. Med. 1930, 381. PALMER, E. D.: Stomach disease as diagnosed by gastroscopy. Philadelphia: Lea a. Febiger 1949. — PAPPENHEIMER, A. M., and M. VANCE: The effect of intravenous injections of dichloroethylsulfide in rabbits, with special reference to its leukotoxic action. J. of Exper. Med. 31, 71 (1920). — PARADE, G. W.: Therapie des Ulcus ventriculi und duodeni mit Geschlechtshormonen. Ther. Gegenw. 1940, 81. — PENDERGRASS, R. C.: Hypertrophic pyloric stenosis in the adult. Radiology 20, 221 (1933). — PENKERT, H.: Experimente zur Frage der peptischen Schädigung lebender Schleimhaut. Beitr. path. Anat. 105, 453 (1941). — PENTSCHEW, A.: Über Reaktionsformen der Magen- und Darmschleimhaut bei parenteralen Schädigungen an Hand des Tellurexperiments, sowie über Beziehungen zwischen Magen-Darm und Leber. Dtsch. Z. Verdgs.- usw. Krkh. 1, 102 (1938). — PERMIN: Internat. Beitr. Path. u. Ther. Ernähr.stör. usw. 1910. — POHLANDT, KL.: Detailstudien am pylorusnahen Duodenalabschnitt. Fortschr. Röntgenstr. 72, 564 (1950). — PÉRVÔT, R.: Grundriß der Röntgenologie des Magen-Darmkanals. Hamburg: H. H. Nölke 1948. — PRINZ, H.: Pylorushypertrophie des Erwachsenen. Arch. klin. Chir. 197, 1 (1939). — PUHL, H., u. H. BRODERSEN: Zur Ätiologie der ulcerösen Gastritis und Duodenitis. Experimentelle Untersuchungen zur Frage der Einwirkung arteigenen Magensaftes auf die Magen-Duodenalschleimhaut. Arch. klin. Chir. 168, 30 (1932).

RAMOND, F.: La gastrite de la région pylorique. Presse méd. 36, 341 (1928). — RATING, B., u. H. VOEGT: Gastroskopisch beobachtete Magenschleimhautveränderungen bei Hepatitis contagiosa. Dtsch. Z. Verdgs.- usw. Krkh. 11, 49 (1951). — REES, C. E.: Prolapse of the gastric mucosa through the pylorus surgical treatment. Surg. etc. 64, 689 (1937). — REMÉ, H.: 67. Tagg der Dtsch. Ges. für Chir. 1950. — RENDICH, R. A.: The roentgenographic study of the mucosa in normal and pathological states. Amer. J. Roentgenol. 10, 526 (1923). — RICKETTS, W. E., W. L. PALMER and J. B. KIRSNER: „Chronic gastritis". A study of the relation between mucosal changes and symptoms. Gastroenterology 12, 391 (1949). — RÖSSLE, R.: Die geweblichen Äußerungen der Allergie. Wien. klin. Wschr. 1932 I, 609, 648. — ROHDE, C.: Untersuchungen über die sekretorische Funktion und das röntgenologische Verhalten des Magens und Duodenums bei Cholelithiasis. Arch. klin. Chir. 115, 727 (1921). — RØJEL, K.: On linitis plastica and on sclerosing carcinom of the stomach (Carcinoma disseminatum KROMPECHER; Carcinoma fibrosum KONJETZNY). Acta chir. scand. (Stockh. 97, 451 (1948). — ROQUES, V.: Dtsch. Ärztebl. 1942, 69. — ROSENAU, M. J., and J. F. ANDERSON: A stomach lesion in guinea pig caused by diphtheria toxine, and its bearing upon experimental gastric ulcer. J. Inf. Dis. 4, 1 (1907). — ROUX, MOUTIER et CAILLÉ: Patholog. gastrointestinal. Paris: Gaston Doin 1923. — ROWE, A. H.: Food allergy in the differential diagnosis of abdominal symptoms. Amer. J. Med. Sci. 183, 529 (1932). — RUHBAUM: Hypertrophie und Verhärtung des Magens. Med. Z. Ver. Heilk. Preußen 1848. — RYDGAARD, FR.: Cholelithiasis und Achylie. Arch. klin. Chir. 115, 511 (1921).

SACHS, A.: (1) Zur Kenntnis der Magendrüsen bei krankhaften Zuständen. Inaug.-Diss. Breslau 1886. — (2) Zur Kenntnis der Magenschleimhaut in krankhaften Zuständen. I. Theil. Arch. exper. Path. u. Pharmakol. 22, 155 (1887). — SCHEIDEGGER, S.: Über zwei seltene Formen von Blutungen aus Speiseröhre und Magen. Frankf. Z. Path. 44, 527 (1933). — SCHEMENSKI, W., u. J. GELING: (1) Das Gastritisproblem im Lichte moderner Magenfunktionsprüfungen. II. Mitt. Der Wert der Neutralrotausscheidung bei Norm-, Hyper- und Hypazidität. Arch. Verdgskrkh. **51**, 373 (1932). — (2) Das Gastritisproblem im Lichte moderner Magenfunktionsprüfungen. III. Mitt. Die Fermentbestimmung in ihrer Bedeutung für die Azidität des Magens, insbesondere für die komplette Achylie. Arch. Verdgskrkh. **52**, 427 (1932). — SCHINDLER: Lehrbuch und Atlas der Gastroskopie. München: J. F. Lehmann 1923. SCHINDLER, R.: (1) Amer. J. Digest. Dis. **6**, 523 (1939). — (2) Gastritis. New York: Grune a. Stratton 1947. — (3) Gastroscopy. The endoscopy study of gastric pathology. Chicago, Illinois: The University of Chicago Press 1950. — SCHINDLER, R., P. B. NUTTER, H. E. GROOM and W. L. PALMER: Anatomic foundation of anacidity: a gastroscopic study. Arch. Int. Med. **66**, 1060 (1940). — SCHINDLER, R., and M. ORTMAYER: Classification of chronic gastritis with special reference to the gastroscopic method: study based on 1200 cases. Arch. Int. Med. **57**, 959 (1936). — SCHMIEDEN, V.: Über die kausale Behandlung des Magengeschwürs. Arch. klin. Chir. **118**, 1 (1921). — SCHMIDT, ADOLF: (1) Ein Fall von Magenschleimhautatrophie nebst Bemerkungen über die sog. „schleimige Degeneration der Drüsenzellen des Magens". Dtsch. med. Wschr. **1895**, 300. — (2) Über die Schleimabsonderung im Magen. Dtsch. Arch. klin. Med. **57**, 65 (1896). — (3) Untersuchungen über das menschliche Magenepithel unter normalen und pathologischen Verhältnissen. Virchows Arch. **143**, 477 (1896). — SCHOEMAKER: Zit. nach DUBARRY u. DUBOURG 1950. — SCHULZ, W.: Die Behandlung der Ulzerationen am Magen-Darmtraktus mit männlichem Sexualhormon. Med. Klin. **1940**, 597. — SCHWARZ, E., u. M. OPPENHEIM: Über die hypertrophische, sog. pseudotumoröse Gastritis. Gastroenterologia (Basel) **78**, 1 (1952). — SIEBECK, R.: Über den Reizzustand des Magens. Dtsch. med. Wschr. **1929** II, 1746. — SPITZ: Kasuistischer Beitrag zur Kenntnis der echten Diphtherie der Speiseröhre und des Magens. Z. Laryng. usw. **13** (1925). — SPRIGGS, E. J., and O. A. MARXER: Quart. J. Med. **12**, 1 (1943). — STAHNKE, E.: Experimentelle Untersuchungen zur Frage der neurogenen Entstehung des Ulcus ventriculi; zugleich ein Beitrag zur pathologischen Physiologie der Mageninnervation. Arch. klin. Chir. **132**, 1 (1924). STAMBERGER, E.: Zur Technik und diagnostischen Verwertung der Zellanalyse des Magensaftes. Inaug.-Diss. Basel 1939. — STANGL, E., u. K. SPITZER: Beobachtungen über die Sulfonamidwirkung auf die Magenschleimhaut. Schweiz. med. Wschr. **1946**, 346. — STARY, Z., u. P. MAHLER: Zur quantitativen Bestimmung der Magenfunktion. Arch. Verdgskrkh. **41**, 355 (1927). — STOERK, O.: (1) Über Gastritis chronica. Wien. klin. Wschr. **1922**, 855. — (2) Zur Pathogenese der akuten Gastritis. Wien. klin. Wschr. **1925**, 44. — STORM VAN LEUWEN: Allergische Erkrankungen, 2. Aufl. Berlin: Springer 1928. — STRAUSS, H.: Über das Vorkommen von Ammoniak im Mageninhalt und die Beeinflussung der neueren Salzsäurebestimmungsmethoden durch dasselbe. Berl. klin. Wschr. **1893** I, 398. — STRAUSS, A. A., J. MEYER and A. BLOOM: Gastric polyposis. A report of two cases with a review of the literature. Amer. J. Med. Sci. **176**, 681 (1928). — SÜSSWEIN, J.: Das Schicksal der Diphtheriebazillen im Verdauungskanal und die dasselbe bestimmenden Faktoren. Wien. klin. Wschr. **1902**, 148. — SZÖCS, M., u. CAHANA MARÉS: Beitrag zum Studium des Magensaftes bei der Pellagra. Der Einfluß des Histamins auf die Achlorhydria der Pellagra. Rev. Ştiinţ. med. (rum.) **19**, 2372 (1930). Ref. Zbl. Hautkrkh. **39**, 537.

THOMSEN, E.: Etudes sur l'achylie neurogène et cellulaire. Acta med. scand. (Stockh.) **61**, 377, 522 (1925).

VELDE, G.: (1) Zum Röntgenbild der Gastritis. Röntgenprax. **2**, 289 (1930). — (2) Die Magenschleimhaut bei Achylia gastrica und perniciöser Anämie. Ihr Verhalten auf vegetative Reize. Erg. med. Strahlenforschg **6**, 347 (1933). — VIRCHOW, R.: Historisches, Kritisches und Positives zur Lehre der Unterleibsaffektionen. Virchows Arch. **5**, 281 (1853). — VORHANS, M. G.: Hypertrophic pyloric stenosis in the adult. Gastroenterology **7**, 464 (1946).

WAKEFIELD, H.: Hypertrophic pyloric stenosis in adults. Gastroenterology **2**, 250 (1944). WALK, L.: Über röntgenologische, gastroskopische und histologische Befunde bei Gastritiden. Z. klin. Med. **141**, 348 (1942). — WANKE, R.: Zur Röntgendiagnostik und Therapie der hypertrophischen Pylorusstenose auf dem Boden der chronischen Gastritis. Zbl. Chir. **1932**, 896. WARTHIN, A. S., and C. V. WELLER: The aspects of mustard gas piosoning. St. Louis: C. V. Nosby 1919. — WEECH, A. A.: Nutritional edema. Internat. Clin., II. s. **46**, 223 (1936). WEECH, A. A., E. GOETTSCH and E. B. REEVES: Nutritional edema in the dog. III. Salt and the augmentation of tissue fluid. Bull. Hopkins Hosp. **58**, 1 (1936). — WELTZ, G. A.: Hyperplastische Gastritis. Röntgenprax. **3**, 577 (1931). — WESTPHAL, K., u. W. KUCKUCK: Über die Alkaliachylie und andere Nachteile der Alkalibehandlung des Magens. Münch. med. Wschr. **1930** II, 1592. — WESTPHAL, K., W. KUCKUCK u. W. KUCKUCK: (1) Der Reizmagen. Untersuchungen über Funktion und Pathologie der Magenschleimhaut. I. K. WESTPHAL, Probleme des Entzündungsbegriffs und der Geschwürsentstehung der Magenschleimhaut. Z. klin. Med. **124**, 537 (1933). — (2) Der Reizmagen. Untersuchungen über Funktion und Pathologie der Magenschleimhaut. V. K. WESTPHAL u. W. KUCKUCK, Der Zell- und Leukozytengehalt des Magensaftes unter normalen und pathologischen Bedingungen. Z. klin. Med. **124**, 616 (1933). — (3) Der Reizmagen. Untersuchungen über Funktion und Pathologie der Magenschleimhaut. II. K. Westphal, Untersuchungen über die Funktion und pathologische Entwicklung der Magenschleimhaut unter verschiedener vegetativ nervöser Reizung. Z. klin. Med. **124**, 542 (1933). — Wichels, P.: (1) Über das Vorkommen von Bacterium coli im Inhalt des nüchternen Magens bei perniciöser Anämie. Z. klin. Med. **100**, 535 (1924). — (2) Zur Entstehung der Gastritis. Klin. Wschr. **1932 II**, 1797. — Wichels, P., u. Brinck: (1) Beiträge zur Pathogenese der Gastritis. I. Mitt. Magensekretion und Gastritis bei Erkrankungen der Gallenwege. Z. klin. Med. **123**, 303 (1933). — (2) Lungentuberkulose und Magensekretion. Z. klin. Med. **123**, 340 (1933). — Wieland, H.: Ein Beitrag zum Kapitel der „unverträglichen" Arzneigemische. Klin. Wschr. **1924 II**, 1518. — Wolf, S., and H. G. Wolff: (1) Action of drugs and various chemical agents on the gastric mucosa and gastric function in man. N. Y. State J. Med. **46**, 2509 (1946). — (2) Studies on mucus in the human stomach: Estimation of its protective action against corrosive chemicals applied to the gastric mucosa and attempts at quantitation of gastric mucin by two chemical methods. Gastroenterology **10**, 251 (1948). — Wright: Arch. Int. Med. **46**, 841 (1930).

Zimmer, E. A.: Klinik und Röntgenologie des Prolapses von Magenschleimhaut in den Pylorus und in den Bulbus duodeni. Schweiz. med. Wschr. **1950**, 351. — Zimmermann, K. W.: Beitrag zur Kenntnis des Baues und der Funktion der Fundusdrüsen im menschlichen Magen. Erg. Physiol. **24**, 281 (1925). — Zondek, H.: Über pluriglanduläre Insuffizienz. Dtsch. med. Wschr. **1923 I**, 339. — Zweig, W.: Die Erkrankungen des Darmes, S. 32. Stuttgart: Georg Thieme 1949.

XXIX. Magenphlegmone.

Andral: Clinique médicale, S. 33. Paris 1824.

Brinton, W.: Die Krankheiten des Magens. (Übersetzung von O. Bauer.) Würzburg 1862. — Britton, C. J. C., and P. T. Warner: Leukaemoid blood reaction simulating acute aleukaemic leukaemia in a case of phlegmonous gastritis. Lancet **1945 II**, 430. — Buetti, C., u. P. Loustalot: Zum röntgenologischen und pathologisch-anatomischen Bild der chronischen Magenphlegmone. Radiol. clin. (Basel) **19**, 65 (1950).

Cheinisse, L.: La gastrite phlegmoneuse. Semaine méd. **1908**, 577.

Deiniger, G.: Zwei Fälle von idiopathischer Gastritis phlegmonosa. Arch. klin. Med. **23**, 624 (1879).

Ewald: Klinik der Verdauungskrankheiten. Berlin 1889.

Koenig, F.: Über Magenwandphlegmone im subakuten Stadium und eine Heilung durch Magenresektion. Dtsch. med. Wschr. **1911**, 631. — Konjetzny: (1) Spontanheilung beim Karzinom, insbesondere beim Magenkarzinom. Münch. med. Wschr. **1918**, 292. — (2) Die sog. Linitis plastica des Magens. Mitt. Grenzgeb. Med. u. Chir. **31**, 282 (1919). — (3) Die Entzündungen des Magens. In Henke-Lubarsch' Handbuch für pathologische Anatomie und Histologie, Bd. 4/2. Berlin: Springer 1928.

Lebert: Die Krankheiten des Magens. Tübingen 1878. — Lengemann: Eine operative Heilung von Gastritis phlegmonosa diffusa. Mitt. Grenzgeb. Med. u. Chir. **9**, 762 (1902). — Lewandowski, H.: Zur Casuistik der idiopathischen Gastritis phlegmonosa. Berl. klin. Wschr. **1879**, 568.

Novak, E.: Circumscribed phlegmonous gastritis (submucous abscess of the stomach). J. Amer. Med. Assoc. **73**, 1038 (1919).

Palmer, E. D.: Stomach disease as diagnosed by gastroscopy, S. 71. Philadelphia: Lea a. Febiger 1949. (Hier Literatur.)

Rosenow, E. C.: Herdinfektion und elektive Lokalisation. Verh. dtsch. Ges. inn. Med. **42**, 408 (1930).

Sarens, A.: Diffuse phlegmonöse Gastritis. Dtsch. Z. Verdgs.- usw. Krkh. **4**, 304 (1941). Schmieden, V.: (1) Die Differentialdiagnose zwischen Magengeschwür und Magenkrebs; die pathologische Anatomie dieser Erkrankungen in Beziehung zu ihrer Darstellung im Röntgenbilde. Arch. klin. Chir. **96**, 253 (1911). — (2) Über die kausale Behandlung des Magengeschwürs. Arch. klin. Chir. **118**, 1 (1921). — (3) Gegenwart und Zukunft der Magengeschwürschirurgie. Klin. Wschr. **1922 I**, 5. — Schnarrwyler, K.: Über Gastritis phlegmonosa. Arch. Verdgskrkh. **12**, 116 (1906). — Simmonds: Über Gastritis phlegmonosa. Münch. med. Wschr. **1901 I**, 440. — Stapelmohr, St. v.: Über einen Fall von in vivo diagnostizierter diffuser akuter phlegmonöser Streptokokkengastritis. Heilung mit Sanduhrmagen. Wien. klin. Wschr. **1925 II**, 1010. — Stigliani, R.: Sulla gastrite flegmonosa. Arch. „De Vecchi" (Firenze) **3**, 802 (1941). — Sundberg: Ark. inn. Med. (schwed.) **57** (1919).

Weens, H. S.: Emphysematous gastritis. Amer. J. Roentgenol. **55**, 588 (1946). — Welch, C. E., and C. M. Jones: Emphysematous gastritis. New England J. Med. **237**, 983 (1947).

Zoepffel, H.: Idiopathische zirkumskripte Magenphlegmone, Heilung durch Resektion. Dtsch. Z. Chir. **182**, 158 (1923).

XXX. Magenverätzung.

ARENA, J. M.: Pyloric stricture following the ingestion of muriatic acid. South Med. J. **29**, 331 (1936).

DEGENHARDT, P., and R. G. HENDERSON: Corrosive pyloric stenosis without esophageal involvement. Lancet **1942 II**, 425.

GRAY, H. K., and CH. L. HOLMES: Pyloric stenosis caused by ingestion of corrosive substances. Surg. Clin. N. Amer. **28**, 1041 (1948).

KALK, H.: Über den Einfluß der Fette auf die Magensekretion. II. Mitt. Arch. Verdgskrkh. **35**, 333 (1925).

LATORRE-AGUERO, A.: Die Bedeutung der beim Verschlucken von Ätzmitteln auftretenden Magenschädigungen. Rev. Otorinolaringol. **9**, 85 (1949).

McLANAHAN, S.: Pyloric occlusion following the ingestion of corrosive liquids. J. Amer. Med. Assoc. **102**, 735 (1934). — MERKEL, H.: Die Magenverätzungen. In HENKE-LUBARSCH' Handbuch der speziellen pathologischen Anatomie und Histologie, Bd. IV, Teil 1, S. 219 bis 315. Berlin: Springer 1926.

ORTH: Pathologisch-anatomische Diagnostik. Berlin: R. Hirschwald 1909.

SCHULENBURG, C. A. R.: Corrosive stricture of the stomach without involvement of the esophagus. Lancet **1941 II**, 367. — SICK, K.: Radiologische und klinische Beobachtungen zur Mechanik des Magens. Med. Klin. **1912 I**, 682. — STRODE, E. C., and M. L. DEAN: Acid burns of the stomach. Ann. Surg. **131**, 801 (1950).

XXXI. Das Ulcus des Magens und Zwölffingerdarmes.

1. Begriffsbestimmungen.

ASCHOFF, L.: Pathologische Anatomie, 7. Aufl. Jena: Gustav Fischer 1928.

BOCKUS, H. L.: Gastroenterology, Bd. I. Philadelphia: W. B. Saunders Company 1943.

HAUSER, G.: Die peptischen Schädigungen des Magens, des Duodenums und der Speiseröhre und das peptische postoperative Jejunalgeschwür. In HENKE-LUBARSCH' Handbuch der speziellen pathologischen Anatomie und Histologie, Bd. IV, Teil 1, S. 339. Berlin: Springer 1926. — HURST, A. F., and M. J. STEWART: Gastric and duodenal ulcer. London: Oxford University Press 1929.

IVY, A. C., M. J. GROSSMAN and W. H. BACHRACH: Peptic ulcer. Philadelphia-Toronto: The Blakiston Company 1950.

MORAWITZ, P.: Zur Therapie des Magengeschwürs. Münch. med. Wschr. **1925 II**, 1995; **1926 I**, 107.

QUINCKE, H.: Über die Entstehung des Magengeschwürs. Dtsch. med. Wschr. **1882**, 79.

2. Historisches.

ABERCROMBIE, J.: Pathological and practical researches on diseases of the stomach, the intestinal canal, the liver and other viscera of the abdomen. Edinburgh: Waugh and Innes 1828.

BAILLIE, M.: Ulcers of the stomach. The morbid anatomy of some of the most important parts of the human body. London 1797. — BERGMANN, G. v.: (1) Das spasmogene Ulcus pepticum. Münch. med. Wschr. **1913**, 169. — (2) Ulcus duodeni und vegetatives Nervensystem. Berl. klin. Wschr. **1913**, 2374. — (3) Klinisches zur Lehre vom Ulcus ventriculi und Ulcus duodeni. Ärztl. Verein Hamburg 1914. Ref. Münch. med. Wschr. **1914**, 625. — (4) Funktionelle Pathologie, eine klinische Sammlung von Ergebnissen und Anschauungen einer Arbeitsrichtung. Berlin: Springer 1936. — (5) Neuere Probleme in Beziehung zur Magengeschwürsentstehung. Dtsch. med. Wschr. **1948**, 621. — BLEULAND: ICONES Anatomische Pathologie. 1785. — BROUSSAIS: Sur la duodénite chronique. Thèse de Paris 1824/25. — BSTEH, O.: Die Geschwürskrankheit des Magens und ihre chirurgischen Probleme. Wien: Wilhelm Maudrich 1949. — BÜCHNER, F.: (1) Die Histologie der peptischen Veränderungen. Veröff. Kriegs- u. Konstit.path. **18** (1927). — (2) Die Pathogenese der peptischen Veränderungen. Dtsch. med. Wschr. **1934**, 1460. — (3) Über den heutigen Stand der Lehre von der Pathogenese des peptischen Geschwürs. Ref. auf der 67. Tagg der Dtsch. Ges. für Chirurgie 1950. — (4) Allgemeine Pathologie. Pathologie als Biologie und als Beitrag zur Lehre vom Menschen. München u. Berlin: Urban & Schwarzenberg 1950. — BÜCHNER, F., u. P. J. MOLLOY: Das echte peptische Geschwür der Ratte. Klin. Wschr. **1927**, 2193. — BÜCHNER, F., P. SIEBERT u. P. J. MOLLOY: Über experimentell erzeugte akute peptische Geschwüre des Rattenvormagens. Beitr. path. Anat. **81**, 391 (1928).

CRUVEILHIER, J.: Anatomie pathologique. Paris: J. B. Baillière 1835—1842.

DONATI, MARCELLUS: De medica historia mirabeli. Lib. IV, Kap. III, S. 186. Mantua 1586.

GOLDSTEIN: Diskussion zu W. L. PALMER, J. KIRSNER u. E. LEVIN: On internist views the surgical treatment of peptic ulcer. J. Amer. Med. Assoc. **145**, 1041 (1951). — GRASSINO,

S.: De perforato ventriculo hydropis ascites causa Ephemeridum Medico-Physicorum Germanicarum annus tertius 1696, observat. 40, S. 44. — Günsburg, F.: Zur Kritik des Magengeschwüres, insbesondere des perforierenden. Arch. physiol. Heilk. 11, 516 (1852).

Hauser, G.: Die peptischen Schädigungen des Magens, des Duodenums und der Speiseröhre und das peptische postoperative Jejunalgeschwür. In Henke-Lubarsch' Handbuch der speziellen pathologischen Anatomie und Histologie, Bd. IV, Teil 1, S. 339. Berlin: Springer 1926. — Henning, N.: Kriegsulcus. Vortrag auf der Kriegstagg der Dtsch. Ges. für inn. Med. Wien, Oktober 1943.

Ivy, A. C., M. J. Grossman and W. H. Bachrach: Peptic ulcer. Philadelphia-Toronto: The Blakiston Company 1950.

Kalk, H.: (1) Das Geschwür des Magens und Zwölffingerdarms. Berlin: Urban & Schwarzenberg 1931. — (2) Ulcus pepticum. In Handbuch der inneren Medizin, 3. Aufl., Bd. III, Teil 1, S. 510—653. Berlin: Springer 1938. — (3) Das Magen- und Zwölffingerdarmgeschwür im Kriege. Leipzig: Georg Thieme 1945. — Konjetzny, G. E.: (1) Über die Beziehungen der chronischen Gastritis mit ihren Folgeerscheinungen und des chronischen Magenulcus zur Entwicklung des Magenkrebses. Beitr. klin. Chir. 85 (1913). — (2) Chronische Gastritis und Duodenitis als Ursache des Magen-Duodenalgeschwürs. Beitr. path. Anat. 71, 595 (1923).— (3) Bisher nicht beachtete Gesichtspunkte für die Beurteilung der Ätiologie und chirurgischen Behandlung des Magen-Duodenalgeschwürs. Arch. klin. Chir. 133, 559 (1924). — (4) Entzündliche Genese des Magen-Duodenalgeschwürs. Arch. Verdgskrkh. 36, 189 (1925). — (5) Die Entzündungen des Magens. In Henke-Lubarsch' Handbuch der speziellen pathologischen Anatomie und Histologie, Bd. IV, Teil 2, S. 768—1116. Berlin: Springer 1928. — (6) Die entzündliche Grundlage der typischen Geschwürsbildung im Magen und Duodenum. Erg. inn. Med. 37, 184 (1930). — (7) Die Geschwürsbildung im Magen, Duodenum und Jejunum. Stuttgart: Ferdinand Enke 1947.

Littré: Acad. Royale des Science de l'année 1704. Hist. S. 36.

Morgagni, G. B.: De sedibus et causis morborum per anatomen indagatis. Tomus II. Venet. 1756. — Moynihan, G. B.: Duodenal ulcer. Philadelphia u. London: W. B. Saunders Company 1910. — Müller, L.: Das corrosive Geschwür im Magen- und Darmkanal und dessen Behandlung. Erlangen: Ferdinand Enke 1860.

Quincke, H.: Über die Entstehung des Magengeschwürs. Dtsch. med. Wschr. 1882, 79.

Redwitz, E., u. H. Fuss: Die Pathogenese des peptischen Geschwürs des Magens und der oberen Darmabschnitte. Stuttgart: Ferdinand Enke 1928. — Rokitansky, W.: Handbuch der speziellen pathologischen Anatomie, Bd. II. Wien: Braumüller u. Seidel 1842.

Spang, K.: Das Altersulkus an Magen und Zwölffingerdarm. Stuttgart: Georg Thieme 1948.

Trier, F.: (1) Ulcus corrosivum duodeni. Copenhagen 1863. — (2) Sur l'ulcère simple du duodénum. Gaz. hébdoms., II. s. 1, 476 (1864). — Trousseau: Zit. nach Kalk 1931.

Virchow, R.: (1) Historisches, Kritisches und Positives zur Lehre der Unterleibsaffektionen. Virchows Arch. 5, 281 (1853). — (2) Einfaches chronisches Magengeschwür. Arch. path. Anat. 5, 361 (1853).

Westphal, K., u. G. Katsch: Das neurotische Ulcus duodeni. Mitt. Grenzgeb. Med. u. Chir. 26, 391 (1913).

3. Pathologische Anatomie.

Alvarez, W. C., and W. C. MacCarty: Sizes of resected gastric ulcers and gastric carcinomas. J. Amer. Med. Assoc. 91, 226 (1928). — Aschoff, L.: Pathologische Anatomie, 7. Aufl. Jena: Gustav Fischer 1928.

Barclay, A. E., and F. H. Benthy: The vascularisation of the human stomach. A preliminary note on the shunting effect to trauma. Brit. J. Radiol. 22, 62 (1949). — Gastroenterology 12, 177 (1949).

Cruveilhier, J.: (1) Anatomie pathologique, Bd. 1. Paris: J. B. Baillière 1829—1835. — (2) Anatomie pathologique, Bd. 2. Paris: J. B. Baillière 1835—1842.

Disse: Über die Blutgefäße der menschlichen Magenschleimhaut, besonders über die Arterien derselben. Arch. mikroskop. Anat. 63, 512 (1904). — Doran, F. S. A.: Aetiology of chronic gastric ulcer. Observations on the blood-supply of the human gastric mucosa with a note on the arteriovenous shunt. Lancet 1951 I, 199.

Eder, M.: Die Endarteriitis obliterans in der Umgebung chronischer Magengeschwüre. Ein Beitrag zur Frage anatomisch feststellbarer Ulcusursachen. Frankf. Z. Path. 62, 269 (1951).

Gruber, G. B.: Pathologie der Bauchspeicheldrüse. In Henke-Lubarsch' Handbuch der speziellen pathologischen Anatomie und Histologie, Bd. V, Teil 2, S. 211, 379. Berlin: Springer 1929.

Hauser, G.: Die peptischen Schädigungen des Magens, des Duodenums und der Speiseröhre und das peptische postoperative Jejunalgeschwür. In Henke-Lubarsch' Handbuch der speziellen pathologischen Anatomie und Histologie, Bd. IV, Teil 1, S. 339. Berlin: Springer 1926. — HOFFMANN, V.: (1) Das frische tiefe Magen- und Zwölffingerdarmgeschwür in seinem augenblicklichen Auftreten. Arch. klin. Chir. **205**, 163 (1943). — (2) Zur Entstehung des tiefen Ulcus duodeni. Chirurg **1949**, 49. — HOFMANN, L., u. K. NATHER: Zur Anatomie der Magenarterien. Arch. klin. Chir. **115**, 650 (1921). — HURST, A. F., u. M. J. STEWART: Gastric and duodenal ulcer. London: Oxford University Press 1929.

IVY, A. C., M. J. GROSSMAN and W. H. BACHRACH: Peptic ulcer. Philadelphia-Toronto: The Blakiston Company 1950.

JATROU, S.: Über die arterielle Versorgung des Magens und ihre Beziehung zum Ulcus ventriculi. Dtsch. Z. Chir. **159**, 196 (1920).

KALK, H.: Ulcus pepticum (ventriculi, duodeni). In Handbuch der inneren Medizin, 3. Aufl. Bd. III, Teil 1, S. 510. Berlin: Springer 1938. — KEY, J. A.: Blood vessels of a gastric ulcer. Brit. Med. J. **1950**, No 4695, 1464. — KONJETZNY, G. E.: Die entzündliche Grundlage der typischen Geschwürsbildung im Magen und Duodenum. Erg. inn. Med. **37**, 184 (1930).

MIYAKE, H.: Veränderungen des intramuralen Nervenapparates bei chirurgischen Magenkrankheiten. Dtsch. Z. Chir. **247**, 329 (1936).

PERCY, E. C., and L. E. SHAW: On diseases of the duodenum. Guy's Hosp. Rep. **50**, 171 (1893).

ROKITANSKY, C.: Handbuch der speziellen pathologischen Anatomie, Bd. II. Wien: Braumüller u. Seidel 1842.

STÖHR, P.: (1) Mikroskopische Anatomie des vegetativen Nervensystems. Berlin: Springer 1928. — (2) Beobachtungen über die Nerven des menschlichen Magens und ihre Veränderungen beim Ulcus chronicum. Klin. Wschr. **1932** II, 1214. — (3) Anatomische Betrachtungen über das vegetative Nervensystem und seine Veränderungen beim Magenulcus. Dtsch. med. Wschr. **1934**, 45. — (4) Mikroskopische Studien zur Innervation des Magen-Darmkanals. Z. Zellforsch. **27**, 341 (1937).

TORHORST, A.: Untersuchungen über die Gefäßveränderungen am Boden des chronischen Magengeschwürs. Beitr. path. Anat. **95**, 489 (1935). — TRUETA, J., A. E. BARCLAY, P. M. DANIEL, K. J. FRANKLIN and M. M. L. PRICHARD: Studies of the renal circulation. Oxford: Blackwell Scientific Publications 1947.

4. Betrachtungen zur Pathogenese.

a) Statistik.

ALLISON, R. S.: Peptic ulcer in the Royal Navy: Etiology. Lancet **1941** I, 596. — ALLISON, R. S., and A. R. THOMAS: Peptic ulcer in the Royal Navy: Symptoms and pathology. Lancet **1941** I, 565.

BOLLER, R.: Gegenwärtige und zukünftige Probleme der Ulcusbehandlung. Wien. med. Wschr. **1949**, 28. — BRAUN, H.: Über die Häufigkeit des Ulcus gastroduodenale und seine Narben. Dtsch. Z. Verdgs.- usw. Krkh. **5**, 249 (1942).

DOLL, R., F. A. JONES and M. M. BUCKATZSCH: Occupational factors in the aetiology of gastric and duodenal ulcers with an estimate of their incidence in the general population. London: His Majesty's Stationary Office 1951.

ESCHBACH, H.: Die Röntgenbeurteilung der Ulkuskrankheit. Leipzig: Georg Thieme 1949.

FALCONER, B.: Über die peptischen Läsionen. Jena: Gustav Fischer 1943.

GORDON jr., J. S., and J. J. MANNING: An autopsy survey of gastroduodenal ulcers in the Philadelphia General Hospital 1920—1937. Amer. J. Med. Sci. **202**, 423 (1941).

HART, C.: Erhebungen und Betrachtungen über das Geschwür des Zwölffingerdarms. Mitt. Grenzgeb. Med. u. Chir. **31**, 291 (1918/19). — HENNING, N.: (1) Lehrbuch der Verdauungskrankheiten. Leipzig: Georg Thieme 1949. — (2) Neuere Aspekte zur Genese und Therapie der „peptischen" Geschwürsbildungen. Münch. med. Wschr. **1950**, 497, 601. — HILLEMAND, P., et S. SONÉA: Arch. des Mal. Appar. digest. **36**, 547 (1947).

IVY, A. C., M. J. GROSSMAN and W. H. BACHRACH: Peptic ulcer. Philadelphia-Toronto: The Blakiston Company 1950.

JENNINGS, D.: Perforated peptic ulcer; changes in age incidence and sex distribution in the last 150 years. Lancet **1940** I, 395, 444.

KALK, H.: Das Magen- und Zwölffingerdarmgeschwür im Kriege. Leipzig: Georg Thieme 1945. — KAUFMANN, W.: Magen- und Magenausgangsgeschwüre einer Dresdner Magen-Fachpraxis. Verteilung auf Alter, Geschlecht und Berufsart als Grundlage ursächlicher Deutung im Rahmen der Ergebnisse anatomischer und experimenteller Ulkusforschung. Dtsch. Z. Verdgs.- usw. Krkh. **5**, 76 (1941). — Probleme um das Ulcus pepticum. Dtsch. med. Wschr. **1950**, 700. — KNUTSEN, B., u. O. SELVAAG: The incidence of peptic ulcer; an investigation of the population of the town of Drammen. Acta med. scand. (Stockh.) Suppl. **196**, 341 (1947).

Madelung, W.: Häufigkeit und Folgezustände von Magen- und Duodenalgeschwüren. Z. klin. Med. **136**, 727 (1939). — Morris, J. N., and R. M. Titmuss: Epidemiology of peptic ulcer; vital statistics. Lancet **1944 II**, 841.

Norf, H.: Vergleichende Gegenüberstellung der Häufigkeit des Ulcus pepticum in München in den Jahren 1900—1910 und 1920—1930. Dtsch. Z. Verdgs.- usw. Krkh. **1**, 163 (1938).

Payne, R. T., and C. Newman: Interim report on dyspepsia in the army. Brit. Med. J. **1940**, No 4171, 819. — Petersen, M.: Ulcus pepticum. Beitrag zur Genese nach Erfahrungen an 3031 Kranken. (Greifswald 1951 — noch nicht erschienen.)—Portis, S. A., and R. H. Jaffé: A study of peptic ulcer based on necropsy records. J. Amer. Med. Assoc. **110**, 6 (1938).

Sällström, T.: The ulcer and wartime. Acta med. scand. (Stockh.) **120**, 288 (1945). — Saffley: Brit. J. Radiol. **14**, 96 (1940).

United States Bureau of Census: Vital Statistics, Bd. 16, 126.

Wade, H. J.: Dyspepsia in the Royal Navy. Lancet **1942 II**, 636. — Weiss, S., R. B. Espinal, J. Weiss and R. L. Cooper: Peptic ulcer: Theory and practice. Rev. Gastroenterol. **16**, 336 (1949). — Westphal, K., u. G. Katsch: Das neurotische Ulcus duodeni. Mitt. Grenzgeb. Med. u. Chir. **26**, 391 (1913).

b) Ulcus und Lebensalter.

Berglund, N.: Zur Kenntnis des Magen- und Duodenalgeschwüres bei Kindern. Acta paediatr. (Stockh.) **8**, 323 (1928). — Bird, C. E., M. A. Limper and J. M. Mayer: Surgery in peptic ulcer of the stomach and duodenum in infants and children. Ann. Surg. **114**, 526 (1941).

Cruveilhier, J.: Anatomie pathologique du corps humain, Bd. 2, Teil 6. Paris: J. B. Ballière 1829.

Doll, R., F. A. Jones and M. M. Buckatzsch: Occupational factors in the aetiology of gastric and duodenal ulcers with an estimate of their incidence in the general population. London: His Majesty's Stationary office 1951. — Dwyer, M. F., J. M. Blackford, W. S. Cole and R. H. Williams: Radiology **36**, 217 (1941).

Eusterman, G. B., and D. C. Balfour: The stomach and duodenum. Philadelphia: W. B. Saunders Company 1935/36.

Fisher, J. H.: Duodenal ulcers in infants. Amer. J. Dis. Childr. **79**, 50 (1950).

Gerdine, L., and H. F. Helmholtz: Duodenal ulcer in infancy. An infectious disease. Amer. J. Dis. Childr. **10**, 397 (1915). — Gruber, G. B.: (1) Zur Statistik der peptischen Affektionen im Magen, Oesophagus und Duodenum. Münch. med. Wschr. **1911**, 1668, 1730. — (2) Zur Lehre über das peptische Duodenalgeschwür. Mitt. Grenzgeb. Med. u. Chir. **25**, 465 (1913). — Guthrie, K. J.: Peptic ulcer in infancy and childhood with a review of the literature. Arch. Dis. Childh. **17**, 32 (1942).

Hart, C.: Erhebungen und Betrachtungen über das Geschwür des Zwölffingerdarms. Mitt. Grenzgeb. Med. u. Chir. **31**, 291 (1918/19). — Hauser, G.: Die peptischen Schädigungen des Magens, des Duodenums und der Speiseröhre und das peptische postoperative Jejunalgeschwür. In Henke-Lubarsch' Handbuch der speziellen pathologischen Anatomie und Histologie, Bd. IV, Teil 1, S. 339. Berlin: Springer 1926.

Kennedy, R. L. J.: Peptic ulcer in children. J. Pediatr. **2**, 641 (1933).

Ladd, W. E., and R. E. Gross: The abdominal surgery of infancy and childhood. Philadelphia: W. B. Saunders Company 1941. — Lee, W. E., and J. R. Wells: Perforation in utero of a gastric ulcer. Ann. Surg. **78**, 36 (1923).

Mattison, K.: Das Magengeschwür. Berlin: Urban & Schwarzenberg 1931. — Miller, R. A.: Gastric acidity during the first year of life. Arch. Dis. Childh. **17**, 198 (1942).

Petersen, M.: Ulcus pepticum. Beitrag zur Genese nach Erfahrungen an 3031 Kranken. (Statistisches Material der Medizinischen Universitätsklinik Greifswald.) Noch nicht erschienen. — Polson, D. A.: Perforated peptic ulcer in infants. M. S. Thesis, Northwestern Univ. 1947.

Redwitz, E. v., u. H. Fuss: Die Pathogenese des peptischen Geschwürs des Magens und der oberen Darmabschnitte. Stuttgart: Ferdinand Enke 1928. — Rosenberg, A. A., and M. H. Heath: Acute gastric ulcer with perforation in one of premature twins. J. Pediatr. **28**, 93 (1943).

Schmidt, W.: Das Ulcus rotundum duodeni im ersten Lebensjahr. Berl. klin. Wschr. **50**, 593 (1913). — Smythe, F. W.: Gastric ulcers in the premature newborn: Report of two cases. Amer. J. Surg. **24**, 818 (1934). — Spang, K.: (1) Das Altersulkus des Magens und Zwölffingerdarmes, Klinik und Pathogenese. Dtsch. med. Wschr. **1947**, 605. — (2) Das Altersulkus an Magen und Zwölffingerdarm. Stuttgart: Georg Thieme 1948.

Tammann, H., u. E. Hugo: Die Altersverteilung des Ulcus duodeni und sein Vorkommen bei Jugendlichen. Münch. med. Wschr. **1937 II**, 1806.

ZÖBISCH, C.-G.: Das Ulcus ventriculi et duodeni bei Säuglingen und Kindern. Dtsch. Gesundheitswesen **1949**, 825.

c) Ulcus und Lebensweise.

ALSTED, G.: Ulcus sygdommens geographiske og erhvervsmoessige forekomst. Ugeskr. Laeg. (dän.) **104**, 1430 (1942). — BERG, H. H.: Klinik des Hungers und der Mangelernährung. Synopsis **1948**, 77. — BERGSMA, S.: Gastric and duodenal ulcer in the black people of Abyssinia. Arch. Int. Med. **47**, 144 (1931). — BONNE, C., P. H. HARTZ, J. V. KLERKS, J. H. POSTHUMA, W. RADSMA and S. TJOKRONEGORO: Morphology of the stomach and gastric secretion in Malays and Chinese and the different incidence of gastric ulcer and cancer in these races. Amer. J. Canc. **33**, 265 (1938). — BONORINO-UDAONDO, C., y J. NASIO: Incidencia de la úlcera gástrica y duodenal en las profesiones v oficios. Revision, de 2557 casos. Prensa méd. argent. **32**, 1581 (1945).

CASTROVILLI, G.: La malattia ulcerosa gastro-duodenale nelle varie professioni (con particolare riguardo alla morbilità gastrica del personale viaggiante delle tramvie di Milano). Med. Lav. **28**, 330 (1937). — Co TUI, A. M., WRIGHT, J. H. MUHOLLAND, T. GALVIN, J. BARCHAM and G. R. GERST: The hyperalimentation treatment of peptic ulcer with amino acids (protein hydrolysate) and dextri-maltose. Gastroenterology **5**, 5 (1945); **6**, 315 (1946). — CROHN, B. B.: Understand your Ulcer. New York: Sheridan House, Publishers 1950.

DAHL, S.: Über die Häufigkeit des Ulcus ventriculi und Ulcus duodeni. Schweiz. med. Wschr. **1948 I**, 593. — DAUWE: Beobachtungen während der Besetzung Belgiens. 1946. Zit. nach R. BOLLER: Gegenwärtige und zukünftige Probleme der Ulcusbehandlung. Wien. med. Wschr. **1949**, 28. — DOLL, R., F. A. JONES and M. M. BUCKATZSCH: Occupational factors in the aetiology of gastric and duodenal ulcers with an estimate of their incidence in the general population. London: His Majesty's Stationary Office 1951. — DUESBERG, R.: Ulcus ad pylorum und Arbeitspause; statistische Erhebungen. Med. Welt **12**, 595 (1938).

EAGLE, P. C., and J. GILLMAN: The incidence of peptic ulcer in the South African Bantu. S. Afr. J. Med. Sci. **3**, 1 (1938). — EUSTERMAN, G. B., and D. C. BALFOUR: The stomach and duodenum. Philadelphia: W. B. Saunders Company 1936.

GINANNESCHI, G.: L'ulcera gastro-duodenale nelle varie categorie professionali nella provincia di Parma. Med. Lav. **29**, 65 (1938).

HURST, A. F., and M. J. STEWART: Gastric and duodenal ulcer. London: Oxford University Press 1929.

IHRE, B. J. E., u. R. MÜLLER: Gastric and duodenal ulcer. Acta med. scand. (Stockh.) **116**, 33 (1943). — IVY, A. C., M. J. GROSSMAN and W. H. BACHRACH: Peptic ulcer. Philadelphia-Toronto: The Blakiston Company 1950.

JAFFÉ, R. H.: Über die Häufigkeit des peptischen Magen- und Duodenalgeschwürs beim nordamerikanischen Neger. Zbl. Path. **63**, 379 (1935).

KALK, H.: Das Magen- und Zwölffingerdarmgeschwür im Kriege. Leipzig: Georg Thieme 1945. — KEYS, A., J. BROZEK, A. HENSCHEL, O. MICKELSEN and H. L. TAYLOR: The biology of human starvation. 2 Bde. Minneapolis: Univ. of Minnesota Press 1950. — KOUWENAAR, W.: (1) Befeeknis van het voorkomen van maagsweren in de tropen voor de studie der aetiologie. Nederl. Tijdschr. Geneesk. **74**, 2321 (1930). — (2) Gastric and duodenal ulcers in Sumatra's East Coast and their pathogenesis. Tr. VIII Cong. Far. East Assu. Trop. Med. Bangkok 1930, S. 587.

LI, T., and S. FREEMAN: The frequency of „peptic ulcer" in protein deficient dogs. Gastroenterology **6**, 140 (1946). — LINN, H. W.: An analysis of peptic ulcer in South Australia based on a study of 1027 case reports. Med. J. Austral. **2**, 649 (1946). — LUBLIN, A.: Über die Pathomorphose von Krankheiten beim Leben in großer Höhe. Z. klin. Med. **149**, 640 (1952).

McCARRISON, R.: Problems of nutrition in India. Nutrit. Abstr. a. Rev. **2**, 1 (1932). — MORRIS, J. N., and R. M. TITMUSS: Epidemiology of peptic ulcer; vital statistics. Lancet **1944 II**, 841.

POGRA, J. R.: (1) Studies on peptic ulcer in South India. Part I. Introduction and clinical study of 258 cases. Indian J. Med. Res. **28**, 145 (1940). — (2) Studies on peptic ulcer in South India. Part II. A statistical survey. Indian J. Med. Res. **28**, 481 (1940). — (3) Studies on peptic ulcer in South India. Part IV. Incidence of peptic ulcer in India with particular reference to South India. Indian J. Med. Res. **29**, 665 (1941). — POPPE, E.: Nord. Med. (norw.) **30**, 1063 (1946).

SÄLLSTRÖM, T.: (1) The ulcer in wartime. Acta med. scand. (Stockh.) **120**, 288 (1945).— (2) Regarding occupational factors in gastric ulcer and duodenal ulcer. Acta med. scand. (Stockh.) **120**, 340 (1945). — SCHANKE, K.: The behavior of gastric and duodenal ulcer in a fishing village in the north of Norway. Acta chir. scand. (Stockh.) Suppl. **115** (1946). — SCHELLONG: Die Häufigkeit der Magengeschwürserkrankung bei den Bauarbeitern und ihre soziale Bedeutung. Z. ärztl. Fortbildg **34**, 245 (1937). — SPANG, K.: Das Altersulkus an Magen und Zwölffingerdarm. Stuttgart: Georg Thieme 1948.

TASCHEFF, T. A.: Beitrag zur Frage über die Pathogenese und die Behandlung der Ulcuskrankheit. Clin. bulgara **14**, 517 (1943). — TIDY, H.: Peptic ulcer and dyspepsia in the army. Brit. Med. J. **1943 I**, 473.

WHITE, J. C.: Perforating ulcer of the duodenum. Brit. Med. J. **1892 I**, 1359.

d) Erbfaktoren und Ulcus.

ADLER, E.: Über hereditäres Vorkommen des Magen- und Zwölffingerdarmgeschwürs. Arch. Verdgskrkh. **37**, 393 (1926). — ASCHNER, B.: Über Konstitution und Vererbung beim Ulcus ventriculi und duodeni. Z. Konstit.lehre **9**, 6 (1924).

BAUER, J.: Zur Heredität des Ulcus ventriculi. Mitt. der Ges. Inn. Med. u. Kinderheilk. Wien. Wien. med. Wschr. **1922**, 1130. — BOROS, V.: Zit. nach PASCUAL und Mitarb. 1949.

CAMERER: Die Bedeutung der Erblichkeit für die Entstehung des Magen- und Zwölffingerdarmgeschwürs. Z. Konstit.lehre **19**, 416 (1936). — CAMERER u. SCHLEICHER: Die Bedeutung der Erbveranlagung für die Entstehung einiger häufig vorkommenden Krankheiten nach Anamnesen von 1500 Zwillingspaaren. Erbarzt **1935**, 75. — CURTIUS u. KORKHAUS: Klinische Zwillingsstudien. Z. Konstit.lehre **15**, 229 (1930). — CZERNECKI: Über den Einfluß der Heredität auf die Bildung des Magengeschwürs. Wien. med. Wschr. **1910 I**, 587.

D'AMATO: Die Bedeutung der Erblichkeit und der Prädisposition beim Ulcus ventriculi. Arch. argent. Entferm. Apar. digest. **7**, 769 (1932). — DAUWE, F.: L'hérédité de l'ulcère rond de l'estomac. Arch. des Mal. Appar. digest. **7**, 375 (1913).

GROTE, L. R.: Über den Einfluß der Konstitution auf die Pathogenese der Magen- und Darmerkrankungen. Halle a. d. Saale: Marhold 1920. — GUTZEIT u. LEHMANN: Erbpathologie des Verdauungsapparates. In Handbuch der Erbbiologie des Menschen, Bd. IV/2, S. 581. Berlin: Springer 1940.

HEISSEN, F.: Zur Frage der Erblichkeit vagotonisch bedingter Krankheiten. Münch. med. Wschr. **1920 II**, 1406. — HUDDY: A study of the family histories of 300 patients suffering from chronic upper abdominal lesions. Lancet **1925 II**, 276. — HUHN, G.: Magenerkrankungen bei Zwillingen. Inaug.-Diss. Hamburg 1939.

KALK, H.: (1) Das Ulcus der Jugendlichen. Z. klin. Med. **108**, 225 (1928). — (2) Über die Erblichkeit von Krankheiten des Verdauungskanales. Dtsch. med. Wschr. **1934 II**, 1465.

MATTISON, K.: Das Magengeschwür. Wien u. Berlin: Urban & Schwarzenberg 1931. — MENTZINGER, V.: Über ein erbgleiches Zwillingspaar mit Ulcus duodeni und hypophysären Störungen. Z. menschl. Vererbgs- u. Konstit.lehre **19**, 432 (1936).

NCRELIN: Bidrag till Känndomen om och behandlingen af perforande enkla ventriculi — och duoc.enalsär. Uppsala 1915. Zit. nach MATTISON.

PASCUAL, E. O., J. GALAN, A. O. PASCUAL y E. ARIAS-VALLEJO: Untersuchungen über die Ulcuserkrankung: Die Hepatoenteropathie des Ulcuspatienten mit atropho-hypertrophischer Gastritis. Ref. españ. Enferm. Apar. digest. **8**, 68 (1949) (spanisch). — PLITEK: Über das familiäre Auftreten des Ulcus ventriculi. Arch. Verdgskrkh. **20**, 461 (1910). — PLÖNIES: Über das familiäre Auftreten des Ulcus ventriculi. Arch. Verdgskrkh. **20**, 461 (1910).

REICH, F.: Erblichkeit der Disposition für Magengeschwüre. Z. Abstammgslehre **38**, 258 (1925).

SCHINDLER: Ulcusperforation bei Zwillingen. Chirurg **1935**, 327. — STRAUSS, H.: Über hereditäres und familiäres Vorkommen von Ulcus ventriculi und duodeni. Münch. med. Wschr. **1921 I**, 274.

WEITZ, W.: (1) Studien an eineiigen Zwillingen. Z. klin. Med. **101**, 115 (1924). — (2) Ösophagus-, Magen- und Darmkrankheiten. Fortschr. Erbpath. usw. **7/8**, 87 (1943/44). — WESTPHAL, K.: Untersuchungen zur Frage der nervösen Entstehung peptischer Ulcera. Dtsch. Arch. klin. Med. **114**, 327 (1914).

e) Ulcus und Magensaft.

ABRAMSON, L.: On the occurence of achlorhydria in gastric and duodenal ulcer. Acta med. scand (Stockh.) **1931/32**, 77. — ASCHOFF, L.: Über die mechanischen Momente in der Pathogenese des runden Magengeschwürs und über seine Beziehungen zum Krebs. Dtsch. med. Wschr. **1912**, 494.

BÁLINT, R.: Ulcusproblem und Säurebasengleichgewicht. Berlin: S. Karger 1927. — BERGMANN, G. V.: (1) Das spasmogene Ulcus pepticum. Münch. med. Wschr. **1913**, 4. — (2) Pathogenese des chronischen Ulcus pepticum. Berl. klin. Wschr. **1918**, 44. — BOCKUS, H. L.: Gastroenterology, 3 Bde. Philadelphia: W. B. Saunders Company 1943. — BUCHS, S.: Die Biologie des Magenkathepsins. Basel-New York: S. Karger 1947. — BÜCHNER, F.:

(1) Die Histologie der peptischen Veränderungen. Veröff. Kriegs- u. Konstit.path. 18 (1927).
(2) Die Pathogenese der peptischen Veränderungen. Jena: Gustav Fischer 1931. — (3) Über
peptische Gastritis. Dtsch. med. Wschr. 1934, 1460. — (4) Über den heutigen Stand der
Lehre von der Pathogenese des peptischen Geschwürs. Ref. auf der 67. Tagg der Dtsch.
Ges. für Chirurgie 1950. — (5) Allgemeine Pathologie. (Pathologie als Biologie und als
Beitrag zur Lehre vom Menschen.) München-Berlin: Urban & Schwarzenberg 1950. —
BÜCHNER, F., u. P. J. MOLLOY: Das echte peptische Geschwür der Ratte. Klin. Wschr. 1927,
2193. — BÜCHNER, F., P. SIEBERT u. P. J. MOLLOY: Über experimentell erzeugte akute pep-
tische Geschwüre des Rattenvormagens. Beitr. path. Anat. 81, 391 (1928).

DIAZ-RUBIO, M.: Über den gastrischen Symptomenkomplex bei Mangelernährung. Rev.
clin. españ. 2, 46 (1941). Ref. Med. Klin. 1941, 492.

FRENZEL, J.: Verdauung lebenden Gewebes und Selbstverdauung. Biol. Zbl. 6, 681
(1886/87). — FREUDENBERG, E.: Über das Kathepsin des Magensaftes. Enzymologia 8,
385 (1940).

GÜNZBURG, F.: Zur Kritik des Magengeschwürs, insbesondere des perforierenden. Arch.
physiol. Heilk. 11, 516 (1852). — GÜNZBURG, H.: Über eine Beziehung von peptischen Geschwüren zur Pepsinkonzentration. Arch. Verdgskrkh. 33, 134 (1924).

HEDIN, S. G., u. S. ROWLAND: Über ein proteolytisches Enzym in der Milz. Hoppe-
Seylers Z. 32, 341 (1901). — Untersuchungen über das Vorkommen von proteolytischen
Enzymen im Thierkörper. Hoppe-Seylers Z. 32, 531 (1901). — HORTON, B. T.: Histamine
cephalgia resulting in production of acute duodenal ulcer. J. Amer. Med. Assoc. 122, 59
(1943). — HORTON, B. T., H. P. WAGENER, J. A. AITA and H. W. WOLTMAN: Treatment of
multiple sclerosis by intravenous administration of histamine. J. Amer. Med. Assoc. 124,
800 (1944).

IVY, A. C., M. J. GROSSMAN and W. H. BACHRACH: Peptic ulcer. Philadelphia-Toronto:
The Blakiston Company 1950.

JAMES, A. M., and P. T. HORTON: An ulcer which appeared in the stomach of a man
receiving intravenous histamine. Gastroenterology 6, 449 (1946). — JONSSON, S. O.: Spätresultate von Billroth I. Acta chir. scand. (Stockh.) 78 (1936).

KAHN, J. R.: Absence of peptic ulcer in pernicious anemia. Amer. J. Med. Sci. 194, 463
(1937). — KATSCH, G.: Spezielle Pathologie der Magenkrankheiten. I. In Handbuch der
inneren Medizin, Bd. 3, Teil 1, S. 429. Berlin: Springer 1938. — KATZENSTEIN, M.: (1) Der
Schutz des Magens gegen die Selbstverdauung nebst einem Vorschlag zur Behandlung des
Ulcus ventriculi. Berl. klin. Wschr. 1908, 1749. — (2) Beitrag zur Entstehung des Magengeschwürs. I. Über die Widerstandsfähigkeit lebenden Gewebes gegen die Verdauung. Arch.
klin. Chir. 100, 939 (1913). — KLEWITZ, F.: Kritische Bemerkungen zur Ulkusgenese. Dtsch.
med. Wschr. 1949, 296. — KONJETZNY, G. E.: (1) Die entzündliche Grundlage der typischen
Geschwürsbildung im Magen und Duodenum. Erg. inn. Med. 37, 184 (1930). — (2) Die
Geschwürsbildung im Magen, Duodenum und Jejunum, S. 111. Stuttgart: Ferdinand Enke
1947. — KONJETZNY, G. E., u. H. PUHL: (1) Über die Bedeutung der Gastritis und Duodenitis für die Pathogenese des Magen·Duodenalulcus. Verh. dtsch. path. Ges. Würzburg 1925. —
(2) Das sog. Ulcus pepticum des Magens der Absetzkälber. Virchows Arch. 262, 615 (1926). —
(3) Über die Bedeutung der Gastritis und Duodenitis für die Entstehung des Magen- und
Duodenalgeschwürs. Med. Klin. 1927, 986. — KREBS, H. A.: Über die Proteolyse der
Tumoren. Biochem. Z. 238, 174 (1931).

LANGENSKIØLD, F.: Über die Widerstandsfähigkeit einiger lebender Gewebe gegen die
Einwirkung eiweißspaltender Enzyme; eine experimentelle Studie. Skand. Arch. Physiol.
(Berl. u. Lpz.) 31, 1 (1914). — LASHER jr., E. P.: The course of peptic ulceration in elderly
persons. Surgery 23, 501 (1948).

MAKISHIMA, K.: Beitrag zur Erkenntnis der Ulcusentstehungspathogenese. Über zwei
interessante Fälle von Magengeschwür. Arch. klin. Chir. 187, 87 (1937). — DU MESNIL,
DE ROCHEMONT: Zur Ätiologie des Magengeschwürs. Münch. med. Wschr. 1894, 1007.

ODIN, M.: An investigation into questions of social hygiene in the counties of Vaster-
botten and Norbotten, Sweden. Lund: Hoaken Ohlson 1937.

PALMER, W. L.: Certain phases of the ulcer problem. Med. Clin. N. Amer. 13, 413 (1929).—
PALMER, W. L., and P. B. NUTTER: Peptic ulcer and achlorhydria. Arch. Int. Med. 65, 499
(1940). — PARROT, J. L., C. DEBRAY et G. RICHET: Sur le mécanisme physiologique des
ulcères gastroduodénaux. Presse méd. 53, 218 (1945). — PAVY, F. W.: (1) On the gastric
juice as a solvent of the tissues of living animals. Guy's Hosp. Rep. 2, 260 (1856). — (2) On
the reason why the stomach is not digested by its own secretion during life. Med. Times a.
Gazette 2, 285 (1863). — (3) On the immunity enjoyed by the stomach from being digested
by its own secretion during life. Phil. Trans. Roy. Soc. 153, 161 (1863). — (4) On gastric
erosion. Guy's Hosp. Rep. 13, 494 (1868). — PETERSEN, M.: Geschwürsentstehung im Magen
bei chronischem Säuremangel. In Festschrift KATSCH. Greifswald 1952. — PENKERT, J.:
Experimente zur Frage der peptischen Schädigung lebender Schleimhaut. Beitr. path. Anat.

105, 453 (1941). — Philopowicz, J.: Rezidivierende Ulcera peptica jejuni postoperativa bei Achylie. Zbl. Chir. 1936.

Quincke, H.: Über die Entstehung des Magengeschwürs. Dtsch. med. Wschr. 1882, 79.

Remé, H.: (1) 67. Tagg der Dtsch. Ges. Chirurg. 1950. — (2) Neuere chirurgische Experimente zum Problem des peptischen Geschwürs. Langenbecks Arch. u. Dtsch. Z. Chir. 267, 357 (1950).

Thelen, A.: Histologische Untersuchungen am chronischen Geschwür des Magens und Duodenums. Virchows Arch. 302, 515 (1928).

Virchow, R.: Einfaches chronisches Magengeschwür. Arch. path. Anat. 5, 361 (1853).

Washburn, R. N., and H. M. Rosendaal: Gastric lesions associated with pernicious anemia. Ann. Int. Med. 11, 2172 (1937). — Weinland, E.: (1) Über Antifermente. I. Z. Biol. 44, 1 (1903). — (2) Über Antifermente. II. Zur Frage: Weshalb die Wand von Magen und Darm während des Lebens durch die proteolytischen Fermente nicht angegriffen wird. Z. Biol. 44, 45 (1903). — Willstätter, R., u. E. Bamann: Über die Proteasen der Magenschleimhaut. Erste Abhandlung über die Enzyme der Leukocyten. Hoppe-Seylers Z. 180, 127 (1929). — Willstätter, R., E. Bamann u. M. Rohdewald: Zur Kenntnis der proteolytischen Wirkungen farbloser Blutkörperchen. Zweite Abhandlung über Enzyme der Leukocyten. Hoppe-Seylers Z. 185, 267 (1929). — Über die Enzyme der Speicheldrüse. Dritte Abhandlung über Enzyme der Leukocyten. Hoppe-Seylers Z. 186, 85 (1930). — Über das Trypsin der farblosen Blutkörperchen. Fünfte Abhandlung über Enzyme der Leukocyten. Hoppe-Seylers Z. 188, 107 (1930).

f) Gastritis und Ulcus.

Abercrombie, J.: Pathological and practical researches on diseases of the stomach, the intestinal canal, the liver and other viscera of the abdomen. Edinburgh: Waugh and Innes 1828. — Krankheiten des Magens. Deutsch von G. v. d. Busch. 1830.

Bongert, J.: Über die Entstehung des Ulcus pepticum beim Kalbe. Vereinigung zur Pflege der vergleichenden Pathologie. Berl. klin. Wschr. 1912, 807. — Bloch, C. E.: Beitrag zur Pathogenese des chronischen Magengeschwürs. Dtsch. med. Wschr. 1905, 1224. — Broussais, F. J. V.: Histoire des phlegmasies ou inflammations chroniques. Fondée sur de nouvelles observations de clinique et d'anatomie pathologique, 2. Aufl. Paris: Gabon et Crochard 1816.

Cruveilhier, J.: (1) Maladies de l'estomac. Considérat. générales. Atlas d'Anat. pathologique du corps humain. Paris 1829—1835. — (2) Anatomie pathologique du corps humain. Paris: J. B. Baillière 1835—1842.

Duschl, L.: Anatomische Untersuchungen an Ulcusmägen. Dtsch. Z. Chir. 187, 55 (1924). — Duval et Moutier: L'influence dans le cycle évolutif des ulcères gastro-duodénaux. Paris méd. 15, Nr 14 (1925). — Duval, P., J. C. Roux, J. Gatellier, M. A. Girault et F. Moutier: Le rôle de l'influence dans l'évolution des ulcères chroniques gastroduodénaux. Arch. des Mal. Appar. digest. 16, 1 (1926).

Girault, A.: Das infektiöse Element bei den Magen-Duodenalgeschwüren. Rév. med. Barcelona 6 (1926). Ref. Z.org. Chir. 38 (1927). — Gülzow, M.: Hunger und Hungerödem. Tierexperimentelle Untersuchungen über Organgewichte. Virchows Arch. 316, 187 (1949).

Heyrovsky, H.: (1) Magenschleimhautbefund bei Ulcus ventriculi und Carcinom. Wien. klin. Wschr. 1912, 80. — (2) Histologische Untersuchungen der Magenschleimhaut bei Ulcus ventriculi und Carcinom. Dtsch. Z. Chir. 122, 359 (1913).

Kalima, T.: (1) Pathologisch-anatomische Studien über die Gastritis des Ulcusmagens nebst einigen Bemerkungen zur Pathogenese und pathologischen Anatomie des Magengeschwürs. Arch. klin. Chir. 128, 20 (1924). — (2) Über die Bedeutung der chronischen Gastritis für die Ulcusgenese und für die chirurgische Behandlung des Magen-Duodenalgeschwürs. Acta chir. scand. (Stockh.) 58, 122 (1925). — Konjetzny, G. E.: (1) Die Entzündungen des Magens. In Henke-Lubarsch' Handbuch der speziellen pathologischen Anatomie und Histologie, Bd. 4, Teil 2, S. 768—1116. Berlin: Springer 1926. — (2) Die entzündliche Grundlage der typischen Geschwürsbildung im Magen und Duodenum. Erg. inn. Med. 37, 184 (1930) (hier weitere Literatur!). — (3) Die Geschwürsbildung im Magen, Duodenum und Jejunum. Stuttgart: Ferdinand Enke 1947 (neuere Literatur!).

Lehmann, J. C.: Neuere Anschauungen über die Pathogenese des Magenulcus und Carcinoms. Münch. med. Wschr. 1925, 410. — Lühr, K.: Die akute Gastritis im gastroskopischen Bilde. Dtsch. Arch. klin. Med. 189, 517 (1942).

Moszkowicz, L.: (1) Zur Histologie des ulcusbereiten Magens. Arch. klin. Chir. 122, 444 (1923). — (2) Regeneration und Krebsbildung an der Magenschleimhaut. Grundlagen einer biologischen Krebstheorie. Arch. klin. Chir. 132, 558 (1924).

Nauwerk, C.: Gastritis ulcerosa chronica. Ein Beitrag zur Kenntnis des Magengeschwürs. Münch. med. Wschr. 1897, 955.

ORATOR, V.: Die Pathogenese der Magen-Duodenalgeschwüre im Lichte der neueren Forschung. Krkh.forsch. **3**, 490 (1926).

PUHL, H.: (1) Die Veränderungen der Duodenalschleimhaut beim Ulcusleiden. Virchows Arch. **265**, 160 (1927). — (2) Zur Pathologie und Klinik des Ulcus duodeni. Dtsch. Z. Chir. **207**, 202 (1927). — (3) Über die Entstehung und Entwicklung des Magen-Duodenalgeschwürs. Habil.schr. Kiel 1929. — Arch. klin. Chir. **158**, 1 (1930).

REDWITZ, E. v., u. H. FUSS: Die Pathogenese des peptischen Geschwürs des Magens und der oberen Darmabschnitte. In Neue Deutsche Chirurgie, Bd. 42. Stuttgart: Ferdinand Enke 1928.

WALDMANN (seinerzeit Präsident der Forschungsanstalt für Viruskrankheiten Insel Riems, jetzt Argentinien): Persönliche Mitteilung.

g) Ulcus und Verbrennung.

BARSOUM and GADDUM: The pharmacological estimation of histamine and adenosine in blood. J. of Physiol. **85**, 1 (1935a). — The effect of cutaneous burns of the blood histamine. Nach GADDUM und PALE: Gefäßerweiternde Stoffe der Gewebe. Leipzig: Georg Thieme 1936. — BENNET and DRURY: Further observations relating to the physiological activity of adenine compounds. J. of Physiol. **72**, 288 (1931). — BERGK: Chirurg **1938**, 549. — BUSSE, O.: Über Darmveränderungen nachVerbrennung. Verh. der Dtsch. Path. Ges. 17. Tagg 1914, S. 290.

CHIARI u. GRUBER: Zit. nach HAUSER: Peptische Schädigungen des Magens und Darmes. In HENKE-LUBARSCH' Handbuch der speziellen pathologischen Anatomie und Histologie, Bd. IV, Teil 1, S. 561. Berlin 1926. — CURLING: On acute ulceration of the duodenum, in cases of burn. Read June 28th 1842, Medico-chirurgical transactions, Bd. XXV, S. 260. London 1842.

EPPINGER, H., u. R. LEUCHTENBERGER: Zur Pathogenese der Gastritis und des Ulcus ventriculi. Z. exper. Med. **85**, 598 (1932).

FISCHER, A. W.: Handbuch der ärztlichen Begutachtung (LINIGER u. WEICHBRODT). 1931.

HARRIS: Observations upon a histamine-like substance in skin extracts. Heart **14**, 161 (1927). — HARTMAN, ROSE and SMITH: The influence of burns on epinephrin secretion. Amer. J. Physiol. **78**, 47 (1926). — HAUSEMANN, v.: Aussprache zu BUSSE: Über Darmveränderungen nach Verbrennung. Verh. dtsch. path. Ges. **1914**. — HAUSER: Peptische Schädigungen des Magens und Darmes. In HENKE-LUBARSCH' Handbuch der speziellen pathologischen Anatomie und Histologie, Bd. IV, Teil 1, S. 339. Berlin: Springer 1926. — HEINLEIN, H., u. H. KASTRUP: Beitrag zur Genese der Gastritis. (Über die experimentelle Histamingastritis.) Z. exper. Med. **102**, 517 (1938). — HOLMES, T.: Burns and Sealds. A Syst. of Surg. **1**, 738 (1860). — HUNTER: Pathology of duodenitis after burns. Lancet **1890** I, 81.

KAPP: Ulcus duodeni als Unfallserkrankung. Gastroenterologia (Basel) **64**, 290 (1939). — KIRCHMAYR, L.: Ein chronisches Duodenalgeschwür nach Verbrennung. Dtsch. Z. Chir. **171**, 109 (1922). — KISIMA: Ref. Dtsch. Z. gerichtl. Med. **30**, 384 (1938). — KLEBS: Diskussion zum Vortrag PONFICKS über Verbrennung. Ber. der 50. Verslg Dtsch. Naturforsch. u. Ärzte in München 1877, S. 260.

LEOTTA: Siehe Bericht von BARBACCI. Zbl. Path. **16**, 679 (1905).

MACFARLANE: Klinischer Bericht: Verbrennungen und Erfrierungen. Med. chir. Rev. **10**, 38 (1833). — Schmidts Jb. **1**, 366. — MARCHAND: Die thermischen Krankheitsursachen. In KREHL-MARCHANDS Handbuch der allgemeinen Pathologie, S. 80. 1912. — MAYER: Cas de brûlure suivie de mort causée par la perforat du duodén. Ann. de la Soc. de méd. d'Auvers Jan. u. Febr. 1866. Virchow-Hirsch's Jahrb. **1866**, 133.

NECHELES and OLSON: Amer. J. Physiol. **133**, 396 (1941). — NETTER u. ORZECHOWSKI: Diskussionsanmerkung in ZINCK, Pathologische Anatomie der Verbrennung. Jena: Gustav Fischer 1940.

PONFICK: (1) Über den Tod nach ausgedehnten schweren Verbrennungen. Berl. klin. Wschr. **1876**, 225. — (2) Über Verbrennung. Ber. der 50. Verslg Dtsch. Naturforsch. u. Ärzte in München 1877, S. 259.

RÖSSLE: Briefliche Mitteilung 1949.

SALVIOLI, J.: Über die Ursachen des Todes durch Hautverbrennung. Giorn. Accad. Med. Torino A **53**, 502 (1890). — Siehe Zbl. Path. **2**, 436 (1891).

UNDERHILL and FISK: Studies on the mechanism of water exchange in the animal organism. The composition of edema fluid resulting from a superficial burn. Amer. J. Physiol. **95**, 330 (1930).

VERDAN, CL.: L'ulcère gastro-duodénal consécutif aux brûlures cutanées. Gastroenterologia (Basel) **70**, 57 (1945).

WELTI, F.: (1) Über die Todesursachen nach Hautverbrennungen. Beitr. path. Anat. **4**, 519 (1888). — (2) Drei Fälle von Verbrennungstod. Zbl. Path. **1**, 587 (1890).

Zinck, K. W.: Pathologische Anatomie der Verbrennung, zugleich ein Beitrag zur Frage der Blutgewebsschranke und zur Morphologie der Eiweißzerfallsvergiftungen. Jena: Gustav Fischer 1940.

h) Ulcus und Intoxikationen.

Churchill, T. P., u. F. H. van Wagoner: (1) Cinchophen poisoning. Proc. Soc. Exper. Biol. a. Med. **28**, 581 (1930/31). — (2) The production of gastric and duodenal ulcers in experimental cinchophen poisonings. Arch. of Path. **13**, 850 (1932). — Churchill, T. P., and D. O. Manshardt: Experimental production of gastric and duodenal ulcers in dogs in cinchophen poisoning. Proc. Soc. Exper. Biol. a. Med. **30**, 825 (1932/33). — Csepai: Mschr. Unfallheilk. **45**, 425 (1938).

Eiken: Ulcus ventriculi und Atophanvergiftung. Nord. Med. (Dän.) **40**, 2264 (1948).

Glaser, A.: Ulzerationen im Magen-Darmkanal und chronische Bleivergiftung. Berl. klin. Wschr. **1921**, 152. — Gutzeit, K.: Die Gastroskopie im Rahmen der klinischen Magendiagnostik. Erg. inn. Med. **35**, 1 (1929).

Hetényi: Entstehung und Behandlung der Ulkuskrankheit. Wien. Z. inn. Med. **1948**, 293.

Jores: Zit. nach Seiser u. Litzner, in Ergebnisse der gesamten Medizin, Bd. 13, S. 367. Berlin u. Wien 1929.

Kapp: Ulcus duodeni als Unfallserkrankung. Gastroenterologia (Basel) **64**, 290 (1939). — Klein u. Seliger: Wien. med. Wschr. **1933**, 1240.

Legge u. Gobay: Zit. nach Seiser u. Litzner, in Ergebnisse der gesamten Medizin, Bd. 13, S. 367. Berlin u. Wien 1929. — Loewy, G.: Essais de traitement des ulcères expérimentaux produits par le cinchophène. Arch. des Mal. Appar. digest. **29**, 415 (1939).

Maier: Zit. nach Seiser u. Litzner, in Ergebnisse der gesamten Medizin, Bd. 13, S. 367. Berlin u. Wien 1929.

Schönlebe: Zit. nach Flury, Handbuch der experimentellen Pharmakologie, Bd. 3, S. 1575. — Stalker, L. K., J. L. Bollman and F. C. Mann: Experimental peptic ulcer produced by cinchophen. Methods of production, the effect of a mechanical irritant and the life history of the ulcer. Arch. Surg. **35**, 290 (1937).

Tagariello: Richerche sperimentali sulla produzione di ulcere gastriche con acido fenilchinolin carbonico. Arch. ital. Chir. **55** (1939).

i) Ulcus und Nikotin.

Bandel: Zigarette und Magengeschwür. Münch. med. Wschr. **1934 II**, 1280.

Craemer: Nikotin und Verdauung. Münch. med. Wschr. **1925 I**, 908.

Friedrich: (1) Das Nicotin in der Ätiologie und in der postoperativen Nachbehandlung der Ulcuskrankheiten. Arch. klin. Chir. **179**, 9 (1934). — (2) Das Nicotin in der Ätiologie und in der postoperativen Behandlung der Ulcuskrankheit. Ges. der Ärzte in Wien, 9. Febr. 1934. Wien. klin. Wschr. **1934 I**, 217.

Gainsborough and Slater: A study of peptic ulcer. Brit. Med. J. **1946**, 253. — Géronne: Über das Ulcus pepticum im Kriege mit Bemerkungen zu seiner Pathogenese und Therapie. Dtsch. med. Wschr. **1943 I**, 121. — Glatzel: Ulcuspersönlichkeit und Ulcuserlebnis. Erg. inn. Med. **65 II**, 504 (1945). — Gotsev, T.: Über die Wirkung des Nicotins auf das Herz, den Blutdruck und die Blutgefäße. Arch. exper. Path. u. Pharmakol. **180**, 275 (1936). — Gray: Tabacco smoking and gastric symptoms. Amer. Int. Med. **3**, 267 (1927).

Hayashi-Kato: Experimentelle Untersuchungen über die Genese der Magengeschwüre mit Anaphylaxie. Trans. jap. path. Soc. **12**, 118 (1922). — Hayashi, T.: Experimentelle Beiträge zur Frage der Ulcusentstehung. Z. exper. Med. **34**, 224 (1923).

Jagic u. Spengler: Zur Klinik der excitativen Sekretionsstörungen des Magens. Med. Klin. **1922 II**, 920. — Jamieson, Illingworth and Scott: Tabacco and ulcer dyspepsia. Brit. Med. J. **1946**, 287.

Lickint: Tabak und Organismus. Stuttgart: Hippokrates 1939. — Über den Einfluß des Tabakrauches auf den Magen. Arch. Verdgskrkh. **35**, 230 (1925).

Noah: Über den Einfluß des Nikotins auf den Verdauungsapparat. Arch. Verdgskrkh. **37**, 319 (1926).

Ortner: Diskussionsbemerkung in der Ges. der Ärzte in Wien, 15. Febr. 1918. Wien. klin. Wschr. **1918**, 257.

Schimert: Die Wirkung des Nicotins auf die Durchblutung des Magens. Klin. Wschr. **1944**, 164. — Selcher: Tabak und Magenkrankheiten. Ugeskr. Laeg. (dän.) **1934**, 1053. — Strauss, L. H.: Nicotinwirkungen und -schädigungen. Erg. inn. Med. **52**, 375 (1937).

k) Ulcus und Leberschädigung.

Björnboe: Zit. nach Edlén.

Edlén: Pathophysiology of peptic ulcer. Lund 1947.

Fuchs: Statistisches über Ulcus ventriculi und duodeni. Schweiz. med. Wschr. **1942**, 415.

Gandy: La nécrose hémorrhag. des toxénies et l'ulcère simple. Thèse de Paris 1899. — Gordon and Manning: Amer. J. Med. Sci. **202**, 423 (1941).

Hadlich, E.: Die Bilirubinämie bei Ulcus duodeni. Klin. Wschr. **1922**, 1091.

Jahn, D.: Das hepatogene Ulcus pepticum. Med. Klin. **1946**, 221. — Jegersen and Simonds: J. Labor. a. Clin. Med. **19**, 1054 (1934). — Johnson and Bockus: J. Amer. Med. Assoc. **121**, 729 (1943).

Kalk u. Siebert: Klin. Wschr. **1927**, 2313.

Lichtwitz: Kongr. Verdgs. u. Stoffw.krkh. 1920, S. 120.

Marino e Saladino: Arch. Farmacol. sper. **63**, 161 (1937). — Meyer, P. F.: Zur peroralen Zuckerbelastung. Z. klin. Med. **121**, 455 (1932). — Morrison: Rev. Gastroenter. Mex. **9**, 448 (1942).

Pollak: Lancet **1947** I, 131.

Quick, A. J.: Clinical value of the test for hippuric acid in cases of disease of the liver. Arch. Int. Med. **57**, 544 (1936). — Quick, A. J., and M. A. Cooper: The synthesis of hippuric acid: A new test of liver function. Amer. J. Med. Sci. **185**, 630 (1933).

Scharpff, W.: Über eine charakteristische Blutzuckerreaktion beim Ulcus ventriculi. Klin. Wschr. **1926**, 138. — Schnittker and Hass: Amer. J. Digest. Dis. a. Nutrit. **1**, 537 (1934). — Sjöström: Acta chir. scand. (Stockh.) **79**, 1 (1937). — Strehler: Latente Hepatopathie bei Ulcuskrankheit. Dtsch. Arch. klin. Med. **193**, 601 (1948).

Vilardell y Corachán: Rev. méd. Barcelona **17**, 140, 255 (1932).

l) Allergie und Ulcus.

Bergmann, v.: Neuere Probleme in Beziehung zur Magengeschwürsentstehung. Dtsch. med. Wschr. **1948**, 621. — Berger, W.: Die Hautidiosynkrasie bei Asthmatikern und Nichtasthmatikern. Verh. dtsch. Ges. inn. Med. **40**, 194 (1928).

Cebavs u. Propst: Beitrag zur Frage der allergischen Entstehung des runden Geschwürs. Wien. klin. Wschr. **1948**, 171.

Dzsinis, A., J. Toth u. J. Zöld: Zur Pathogenese des Magen- und Duodenumgeschwürs. Orvostud. Közle mények **2**, 44 (1941). Ref. Zbl. Path. **81**, 378 (1943).

Ehrenfeld, Brown and Sturtevant: Studies in gastrointestinal allergy. Allergy in the pathogenesis of peptic ulcer. J. Allergy **10**, 342 (1939).

Hansen: Allergie, S. 523. Leipzig: Georg Thieme 1943.

Kern and Stewart: Allergy in duodenal ulcer. J. Allergy **3**, 51 (1931).

Lewicki, E.: Ulcus ventriculi und allergische Konstitution. Wien. klin Wschr. **1943**, 664.

Nothhaas, R.: (1) Untersuchungen über das Verhalten der Kreislaufperipherie bei Gesunden und Kranken. Klin. Wschr. **1936** I, 778. — (2) Zur Pathogenese des Magen- und Duodenalgeschwürs. Z. exper. Med. **104**, 188 (1938). — (3) Fleischnahrung und Ulcuskrankheit. Ein experimenteller Beitrag zur Frage der Genese des Ulcus pepticum. Z. exper. Med. **108**, 207 (1940).

Tuft: Allergy as a factor in gastrointestinal disorders. Rev. Gastroenterol. **16**, 209 (1949).

m) Ulcus und innere Sekretion.

Bastenie, P. A., J. Desneux et K. Kowalewski: Clinique, physiopathologie et therapeutique endocrino-gastro-duodenales. Acta gastro-enterol. belg. Suppl. **57**, 94 (1949). — Bauereisen: Über einen Fall von eitriger Peritonitis im Anschluß an ein perforiertes Duodenalulcus im Puerperium. Fränkische Ges. Geburtsh. u. Gynäkol. Sitzg. 28. Mai 1905. Bericht: Zbl. Gynäk. **1906**, 185. — Beck, J. C., J. S. L. Browne, L. G. Johnson, B. J. Kennedy and D. W. McKenzie: Occurence of peritonitis during ACTH administration. Canad. Med. Assoc. J. **62**, 423 (1950). — Bird, C. E., M. A. Limper and J. M. Mayer: Surgery in peptic ulceration of stomach and duodenum in infants and children. Ann. Surg. **114**, 526 (1941).

Biro, L., u. G. Nagy: Beziehungen zwischen Ulkuskrankheit und Nebenniere. (Behandlung der Ulkuskrankheit mit Nebennierenrindenhormon, Adrenalin, Kochsalz und Histamin.) Gastroenterologia (Basel) **76**, 169 (1951).

Eppinger, H.: Sectionsergebnisse an der Prager pathologisch-anatomischen Anstalt vom 1. Januar 1868 bis letzten Juni 1871. Prag. Vjschr. **113**, 1 (1872); **116**, 129 (1872).

Finzi, O.: Über Veränderungen der Magenschleimhaut bei Tieren nach Nebennierenexstirpation und über experimentell erzeugte Magengeschwüre. Virchows Arch. **214**, 413 (1913). — Fischer, J. H.: Duodenal ulcers in infants. Amer. J. Dis. Childr. **79**, 50 (1950). — Friedman, M. H.: Peptic ulcer and functional dyspepsia in the armed forces. Gastroenterology **10**, 586 (1948).

Gray, S. J., J. A. Benson, R. W. Reifenstein and H. M. Spiro: Chronic stress and peptic ulcer. Effect of corticotropin (ACTH) and cortisone on gastric secretion. J. Amer. Med. Assoc. **147**, 1529 (1951). — Gray, S. J., H. M. Spiro and R. W. Reifenstein: ACTH and gastrointestinal enzymes. Proceedings of the first clinical ACTH conference, S. 177—183.

Philadelphia: Blakiston 1950. — Gray, J. S., J. A. Benson jr., H. M. Spiro and R. W. Reifenstein: Effects of ACTH and cortisone upon the stomach: its significance in the normal and in peptic ulcer. Gastroenterology 19, 685 (1951). — Grollmann: The Adrenals. London 1936. — Gruber, G., u. E. Kratzeisen: Beiträge zur Pathologie des peptischen Magen- und Zwölffingerdarmgeschwürs. Beitr. path. Anat. 72, 1 (1924). — Gutherie, K.: Peptic ulcer in infancy and childhood with a review of the literature. Arch. Dis. Childh. 17, 82 (1942).

Habif, D. V., G. C. Hare and G. H. Glaser: Perforated duodenal ulcer after ACTH therapy. J. Amer. Med. Assoc. 144, 996 (1950). — Heckscher, S.: Steißbeinspitze als Geburtshindernis. Blutendes Magenulcus als Todesursache nach der Geburt. Zbl. Gynäk. 1928, 2886. — Hernando, T., A. R. Olleros, G. Gurriaran et G. F. Valdecara: C. r. 1. Congr. thérap. Paris 2, 134 (1933). — Hess, W. R.: (1) Die Organisation des vegetativen Nervensystems. Basel: Benno Schwabe & Co. 1948. — (2) Vegetative Funktionen und Zwischenhirn. Helvet. physiol. Acta, Suppl. 4, 176 (1947).

Ikeda: Jap. J. Obstetr. 14, 489 (1931). Ref. Ber. Gynäk. 22, 139 (1932). — Ivy, A. C., and C. G. Martin: Sex as a constitutional factor for susceptibility to peptic ulcer. Gastroenterology 13, 215 (1949).

Kossinsky, J.: Laesiones pepticae (erosiones, ulcera et cicatrices) ventriculi et duodeni: Eine statistische Studie. Inaug.-Diss. Erlangen 1913.

Ladd, W. E., and R. E. Gross: The abdominal surgery of infancy and childhood. Philadelphia: W. B. Saunders Company 1941. — Lee, W. E., and J. R. Wells: Perforation in utero of a gastric ulcer. Ann. Surg. 78, 36 (1923). — LePlay: Ann. gynéc. 1905, 288. — Lubin, R. J., W. D. Misbach, E. M. Zemke, J. F. Hammarsten and B. J. Heller: Acute perforation of duodenal ulcer during ACTH and cortisone therapy. Zit. nach Gray u. Mitarb. 1951.

Mann, F. C.: J. of Exper. Med. 23, 203 (1916). — Markoff, N.: Liegt eine Zunahme der Magen-Darmkrankheiten in der jetzigen Zeit vor? Gastroenterologia (Basel) 68, 225 (1943). Mulsow, F. W., and W. E. Brown: Ulcus pepticum als Komplikation einer Schwangerschaft. Amer. J. Obstetr. 31, 1041 (1936). — Mussey, A. D.: Operations of necessity during pregnancy. Zit. nach Sandweiss, Saltzstein u. Farbman 1939.

Paterson, D.: Duodenal ulcer in infancy. Lancet 1922 I, 63. — Petrén, G.: Zur Frequenz des Magen- und Duodenalgeschwürs in Schweden während der Kriegsjahre. Acta chir. scand. (Stockh.) 92, 150 (1945).

Rowntree, L. G., and A. M. Snell: A clinical Study of Addison's disease. Philadelphia 1931.

Sandweiss, D. J., H. C. Saltzstein and A. A. Farbman: The relation of sex hormones to peptic ulcer. Amer. J. Digest. Dis. 6, 6 (1939). — Schmid, H. H.: Warum ist die Magengeschwürskrankheit in der Schwangerschaft so selten? Z. klin. Med. 147, 627 (1951). — Selye, H.: (1) A syndrome produced by diverse nocuous agents. Nature (Lond.) 138, 32 (1936). — (2) Studies on adaptation. Endocrinology 21, 169 (1937). — (3) The general adaptation syndrome and the diseases of adaptation. J. Clin. Endocrin. 11, 117 (1946). — (4) The general adaptation syndrome and the diseases of adaptation. Textbook of Endocrinology, Acta Endocrinologica. Montreal (Canada): Montreal University 1947. — (5) The alarm reaction and the diseases of adaptation. Ann. Int. Med. 29, 403 (1948). — (6) „Stress". Montreal: Acta inc., Med. Publisher 1950. — (7) Stress and the general adaptation syndrome. Brit. Med. J. 1950, 1383. — (8) Das allgemeine Adaptationssyndrom als Grundlage für eine einheitliche Theorie der Medizin. Dtsch. med. Wschr. 1951, 965, 1001. — Selye, H., and C. Fortier: (1) Adaptive reaction to stress. Psychosomatic Med. 12, 149 (1950). — (2) Adaptive reaction to stress. Life Stress a. Bodily Disease 19, 3 (1950). — Smyth, G. A.: Activation of peptic ulcer during pituitary adrenocorticotropic hormone therapy. J. Amer. Med. Assoc. 145, 474 (1951). — Soffer, L. J.: Disease of Adrenals. Philadelphia: Lea und Febiger 1946. Spicer, C. C., D. N. Stewart and D. M. de R. Winser: Perforated peptic ulcer: Effect of heavy air raids. Lancet 1944 I, 14. — Stephan, S.: Ulcus duodeni bei Eklampsie. Zbl. Gynäk. 1922, 208.

Tidy, H. L.: The incidence of peptic ulcer at St. Thomas Hospital 1910—1937. Brit. Med. J. 1945 I, 319. — Tidy, H. L., C. E. Newman, J. G. Scadding, A. Hurst, S. J. Hartfall and R. T. Payne: Discussion on: Dyspepsia in the forces. Proc. Roy. Soc. Med. 34, 411 (1941). — Tschakmakoff: Perforiertes Magenulcus im Wochenbett. Inaug.-Diss. Berlin 1939.

Warren, L.: Zit. nach Gray 1951. — Willigk, W. H.: Sectionsergebnisse an der Prager pathologisch-anatomischen Anstalt vom Februar 1850—1855. Prag. Vjschr. 38, 1 (1853); 44, 81 (1854); 50, 1 (1856). Zöbisch, C.-G.: Das Ulcus ventriculi et duodeni bei Säuglingen und Kindern. Dtsch. Gesundheitswesen 1949, 825. — Zweifel, P.: Diskussionsbemerkung über: Peritonitiden im Verlauf der Schwangerschaft. Ges. Geburtsh. u. Gynäk. Leipzig, Sitzg vom 12. Febr. 1919. Zbl. Gynäkol. 1919, 442.

n) Ulcuslokalisationen. Ulcus und Magenmechanik.

ALLEY, A.: The secretory activity of the gastric mucosa in the region of the lesser curvature. Trans. Roy. Soc. Canada 27, Sec. V, 71 (1933). — ASCHOFF, L.: (1) Über die mechanischen Momente in der Pathogenese des runden Magengeschwürs und seine Beziehungen zum Krebs. Dtsch. med. Wschr. 1912, 494. — (2) Über das Relief der Magenschleimhaut und seine Bedeutung für Lokalisation und Formgebung der Magengeschwüre. Z. angew. Anat. 1917. (3) Über den Engpaß des Magens (Isthmus ventriculi). Ein Beitrag zum funktionell-anatomischen Aufbau des Magens. Jena: Gustav Fischer 1918. — (4) Über den Engpaß des Magens. Med. Klin. 1920, 974. — (5) Lectures on Pathology. New York: P. B. Hoeber 1924. — (6) Über die Beziehungen der Schleimhauterosionen zum Ulcus rotundum ventriculi chronicum. Vorträge über Pathologie, gehalten an Akademien und Universitäten Japans, S. 253. Jena: Gustav Fischer 1925.

BARCLAY, A. E., and F. H. BENTLEY: The vascularisation of the human stomach. Brit. J. Radiol. 22, 62 (1949). — BERGMANN, G. v.: Ulcus pepticum (ventriculi, duodeni, jejuni). In Handbuch der inneren Medizin, 2. Aufl. Bd. 3, Teil 1, S. 633—830. Berlin: Springer 1926. BILLENKAMP, H.: Zur vergleichenden Histologie der Magenstraße. Beitr. path. Anat. 82, 475 (1929). — BRANDT, W.: Die Innervation des Magens. Z. angew. Anat. 5, 302 (1920). — BRINTON, W.: Diseases of the stomach. Philadelphia: Lea and Blanchard 1865. — BUSSCHER, G. DE: La vascularization de l'estomac ulcéreux. Gastroenterologia (Basel) 72, 154 (1947).

CHUMA, M.: Zur normalen und pathologischen Histologie der Magenschleimhaut. Arch. path. Anat. 247, 236 (1923). — CLAR, F.: Über heterotope Darmschleimhaut im Magen und ihre Bedeutung für die Ulcusgenese. Beitr. klin. Chir. 160, 145 (1934). — COLE, L. G.: Anatomical factors predisposing to corporic ulcer. New England J. Med. 201, 1081 (1929). — COLLIN, H.: Etude sur l'ulcère simplex de duodénum. Thesis Paris 1894.

DIETRICH, H. A.: Statistische und ätiologische Bemerkungen zum Ulcus pepticum duodeni. Münch. med. Wschr. 1912, 638. — DJØRUP, F.: Untersuchungen über die feinere topographische Verteilung der Arterien in den verschiedenen Schichten des menschlichen Magens. Z. Anat. 64, 279 (1922).

ESCHBACH, H.: Die Röntgenbeurteilung der Ulkuskrankheit. Leipzig: Georg Thieme 1949.

GRUBER, G., u. E. KRATZEISEN: Beiträge zur Pathologie des peptischen Magen- und Zwölffingerdarmgeschwürs. Beitr. path. Anat. 72, 1 (1924).

HARI, P.: Über das normale Oberflächenepithel des Magens und über Vorkommen von Randsaumepithelien und Becherzellen in der menschlichen Magenschleimhaut. Arch. mikroskop. Anat. 58, 685 (1901). — HART, C.: Erhebungen und Betrachtungen über das Geschwür des Zwölffingerdarms. Mitt. Grenzgeb. Med. u. Chir. 31, 291 (1918/19). — HAUSER, G.: Die peptischen Schädigungen des Magens, des Duodenums und der Speiseröhre und das peptische postoperative Jejunalgeschwür. In HENKE-LUBARSCH' Handbuch der speziellen pathologischen Anatomie und Histologie, Bd. 4, Teil 1, S. 339. Berlin: Springer 1926. — HOFMANN, L., u. K. NATHER: Zur Anatomie der Magenarterien. Arch. klin. Chir. 115, 650 (1921). — HURST, A. F., and M. J. STEWART: Gastric and duodenal ulcer. London: Oxford University Press 1929.

IHRE, B. J. E., u. R. MÜLLER: Gastric and duodenal ulcer. Acta med. scand. (Stockh.) 116, 33 (1943). — ISELIN, H.: Von den Zwerchfellverletzungen und ihren Folgen. Zwerchfellhernie. Dtsch. Z. Chir. 88, 150 (1907). — IVY, A. C., M. J. GROSSMAN and W. H. BACHRACH: Peptic ulcer. Philadelphia-Toronto: The Blakiston Company 1950.

JATROU, S.: Über die arterielle Versorgung des Magens und ihre Beziehung zum Ulcus ventriculi. Dtsch. Z. Chir. 159, 196 (1920).

KATSCH, G., u. L. v. FRIEDRICH: Über die funktionelle Bedeutung der Magenstraße. Mitt. Grenzgeb. Med. u. Chir. 34, 343 (1921). — KEUTNER, H.: Die heutige Treffsicherheit der Röntgendiagnose bei Erkrankungen des Magens und Zwölffingerdarmes. Fortschr. Röntgenstr. 60, 421 (1939). — KLEIN, E.: Gastric motility. Arch. Surg. 12, 571, 583, 1224 (1926). — KRISTENSON, A.: The pathogenesis of ulcer. Acta med. scand. (Stockh.) Suppl. 170, 31 (1946).

LOTZIN: Über die funktionelle Morphogenese des Magen- und Duodenalgeschwürs. Vortr. med. Ges. Basel, 18. März 1948. Ref. Schweiz. med. Wschr. 1948, 749.

MARTIN, C. F.: Organic diseases of the stomach. In OSLER's and McCRAE's System of Medicine, Bd. 5, S. 175. 1909. — MAYER, E.: Die Gefäßversorgung des Magens nach Röntgenphotographien der einzelnen injizierten Magenarterien. Inaug.-Diss. Frankfurt a. M. 1923. MAYO, W. J.: The contributions of surgery to a better understanding of gastric and duodenal ulcer. Ann. Surg. 45, 810 (1907). — MOYNIHAN, B. G. A.: Duodenal ulcer. Philadelphia: W. B. Saunders Company 1910.

PATERSON, H. J.: The treatment of severe gastric and duodenal hemorrhage. Proc. Roy. Soc. Med. 17, 1 (1924). — PETERSEN, M.: Ulcus pepticum. Beitrag zur Genese nach Erfahrungen an 3031 Kranken. Untersuchungen an der Medizinischen Universitätsklinik Greifswald 1951. Noch unveröffentlicht. — PORTIS, S. A., and R. H. JAFFÉ: A study of peptic ulcer based on necropsy records. J. Amer. Med. Assoc. 110, 6 (1938). — Puhl, H.: Zur Pathologie und Klinik des Ulcus duodeni. Dtsch. Z. Chir. 207, 202 (1927).

Redwitz, E. v., u. H. Fuss: Die Pathogenese des peptischen Geschwürs des Magens und der oberen Darmabschnitte. In Neue Deutsche Chirurgie, Bd. 42. Stuttgart: Ferdinand Enke 1928. — Reeves, T. B.: A study of the arteries supplying the stomach and duodenum and their relation to ulcer. Surg. etc. 30, 374 (1920).

Schabadasch, A.: Die Nerven des Magens der Katze. Z. Zellforsch. 10, 254 (1930). — Schridde, H.: Über Magenschleimhautinseln vom Bau der Cardialdrüsenzone und Fundusdrüsenregion und der unteren oesophagealen Cardialdrüsen gleichende Drüsen im obersten Oesophagusabschnitt. Arch. path. Anat. 175, 1 (1904). — Shapiro, A. L., and G. L. Robillard: Morphology and variations of the duodenal vasculature. Arch. Surg. 52, 571 (1946).

Vogt, A.: Über die Bedeutung der Magenformen für das Auftreten der Ulkuskrankheit. Fortschr. Röntgenstr. 71, 6, 861 (1949).

Westphal, K.: Über die Engen des Magens und ihre Beziehungen zur Chronizität der peptischen Ulcera. Mitt. Grenzgeb. Med. u. Chir. 32, 659 (1920). — Wilmer, H. A.: Blood supply of the first part of the duodenum. Surgery (St. Louis) 9, 679 (1941). — Wüstefeld, M.: Magengeschwür bei Kyphoskoliose und Spangenbildung an der Wirbelsäule. Z. klin. Med. 145, 423 (1949).

o) Ulcus und Nervensystem, „zentrale" Genese.

Andral: Maladies de l'encéphale, S. 372, 558. Paris 1840. — Arndt, R.: Ein Tumor cerebri. Arch. f. Psychiatr. 4, 432 (1874). — Ask-Upmark, E.: Contribution to the neurogenic conception of the pathogenesis of peptic ulcer. Acta chir. scand. (Stockh.) 42, 336 (1939).

Bailey, P., D. Buchanan and P. Bucy: Intracranial tumors in infancy and childhood, S. 59—63. The University of Chicago Press 1948. — Balò, J. v.: (1) Gehirnblutung und peptisches Geschwür. Wien. klin. Wschr. 1941, 326. — (2) Die neurogene Theorie des peptischen Magen- und Duodenalgeschwürs. Dtsch. med. Wschr. 1941, 479. — Baumgartner, W.: (1) Vagotomie oder Splanchnicotomie zur Behandlung des peptischen Geschwüres. Gastroenterologia (Basel) 74, 156 (1948/49). — (2) Die Behandlung des Magen- und Zwölffingerdarmgeschwürs mit Sympathicotomie. Europ. med. Rdsch. 1949, 83. — Baumgartner, W., C. Job u. E. Kux: Die endoskopische transpleurale Splanchnicotomie beim Magen- und Duodenalulcus. Ausführung und Aussichten. Schweiz. med. Wschr. 1949, 435. — Bergmann, G. v.: Das spasmogene Ulcus pepticum. Münch. med. Wschr. 1913, 169. — Blazell, J. M., u. A. C. Ivy: Chronic gastric ulcer following bilateral vagotomy in the rabbit and in the dog. Arch. of Path. 22, 213 (1936). — Bockus, H. L.: The present status of vagotomy in the treatment of peptic ulcer. Postgraduate Gastroenterology (Dez. 1948). Philadelphia-London: W. B. Saunders Company 1950. — Boles, R. S., and H. E. Riggs: Neurogenic factors in the production of acute gastric ulcer. J. Amer. Med. Assoc. 115, 1771 (1940). — Bsteh, F.: Das peptische Ulcus und intrakranielle Prozesse. Wien. klin. Wschr. 1951, 310.

Comröe, B. I.: Association of pituitary tumor and peptic ulcer. Amer. J. Med. Sci. 186, 568 (1933). — Crohn, B. B.: The existence of gastric ulcer with tabes dorsalis. J. Amer. Med. Assoc. 77, 2023 (1921). — Cushing, H.: (1) The Lister memorial lecture on neurohypophysical mechanism from a clinical standpoint. Lancet 1930 II, 119, 175. — (2) Papers relating to the pituitary body, hypothalamus and parasympathetic nervous system. London: Baillière, Tindall & Cox 1932. — (3) Peptic ulcer and interbrain. Surg. etc. 55, 1 (1932).

Daniels, P. A.: Over den Neurogen oorsprung van het ulcus ventriculi. Neederl. Tijdschr. Geneesk. 78, 1747 (1934). — Dragstedt, L. R., and F. M. Owens jr.: Supra-diaphragmatic section of the vagus nerves in treatment of duodenal ulcer. Proc. Soc. Exper. Biol. a. Med. 53, 152 (1934). — Dürck, H.: Untersuchungen über die pathologische Anatomie der Beriberi. Jena 1908.

Edlén, A.: Pathophysiology of peptic ulcer: a clinical study of 115 cases treated with ergotamine. Acta med. scand. (Stockh.) Suppl. 202 (1947).

Ferguson, J. H.: Effects of vagotomy on the gastric functions of monkeys. Surg. etc. 62, 689 (1936). — Foerster, A.: Zur Kenntnis des Geschwürs des Duodenums. Fall von Stenosis pylori und Stenosis ductus choledochi durch geheilte Duodenalgeschwüre. Fall von perforiertem Duodenalgeschwür. Würzburg. med. Z. 2, 167 (1861). — Foley, M. P., A. M. Snell and W. McCraig: Anterior pituitary tumor associated with cachexy, hypoglycemia and duodenal ulcer. Amer. J. Med. Sci. 198, 1 (1939). — Fuertes, A. M.: Consideraciones sobre un caso de meningoencefalitis seguramente tuberculosa con hematemesis final. Rev. clin. españ. 10, 130 (1943).

Gagel, O.: Die Diencephalose. Klin. Wschr. 1947, 389. — Graves, A. J., and P. J. Hodes: Peptic ulcer associated with pituitary tumors. J. Florida Med. Assoc. 27, 503 (1941). — Greggio, E.: Ulcera gastrica sperimentale da lesione del vago. Gazz. Osp. 36, 291 (1915). — Greiss: Zur Statistik des runden Magengeschwürs. Inaug.-Diss. Kiel 1879. — Gruber, G. B.: Zur Statistik der peptischen Affektionen in Magen, Oesophagus und Duodenum.

Münch. med. Wschr. 1911, 1730. — Gundelfinger, E.: Klinische und experimentelle Untersuchungen über den Einfluß des Nervensystems bei der Entstehung des runden Magengeschwürs. Mitt. Grenzgeb. Med. u. Chir. 30, 189 (1918). — Gutzeit u. Teitge: Lehrbuch der Gastroskopie. Berlin u. Wien: Urban & Schwarzenberg 1937.

Hart, C.: (1) Über neurotische Hämorrhagie. Frankf. Z. Path. 13, 242 (1913). — (2) Betrachtungen über die Entstehung des peptischen Magen- und Zwölffingerdarmgeschwürs. Mitt. Grenzgeb. Med. u. Chir. 31, 350 (1918/19). — Hartung, C., and J. Wakany: Duodenal ulcer as cause of death in a case of meningococcic meningitis. J. Amer. Med. Assoc. 110, 1101 (1938). — Hess, W. R.: Die Organisation des vegetativen Nervensystems. Basel: Benno Schwabe & Co. 1948. — Holler, G.: Peptisches Ulcus und vegetatives System. Acta neurovegetativa (Wien) 1, 145 (1950). — Holler, G., u. E. Pollack: Über histo-anatomische Hirnbefunde bei Ulcuskranken und ihre klinische und ätiologische Verwertung. Wien. med. Wschr. 1923, 335. — Hunt, E., and J. Lisa: Peptic and duodenal ulcer in tabes dorsalis. J. Amer. Med. Assoc. 96, 95 (1931).

Kobulniczky, E., u. E. Bunyor: Die Ulcuskrankheit und das Hypophysen-Hypothalamus-System. Schweiz. med. Wschr. 1948, 832. — Koga, H.: Tierexperimentelle Untersuchung über die Magenveränderung bei der Läsion des Vorderhirns und des autonomen Nervensystems. Arch. klin. Chir. 188, 449 (1937). — Kossinsky: Laesiones pepticae ventriculi et duodeni. Inaug.-Diss. Erlangen 1913. — Kreck: Beziehungen des Ulcus ventriculi, der hämorrhagischen Erosionen des Magens zum Zentralnervensystem. Inaug.-Diss. Erlangen 1922. — Krueg, J.: Über Magenblutungen im Verlauf der paralytischen Geistesstörungen. Arch. f. Psychiatr. 10, 567 (1880). — Kux, E.: Wien. klin. Wschr. 1948, 472.

Lamkin, G.: Etiological factor in peptic ulcer. Ohio State Med. J. 36, 959 (1940). — Lédontal, P.: Méningite à pneumocoques avec hématémèse chez un nourrisson de huit mois. Union méd. Canada 69, 811 (1940). — Leube: Krankheiten des chylopoetischen Apparates. In Ziemssen's Handbuch der experimentellen Pathologie und Therapie, Bd. 7, S. 144. 1874. — Lillehei, C. W., and O. H. Wangensteen: Effect of celiac ganglionectomy upon experimental peptic ulcer formation. Proc. Soc. Exper. Biol. a. Med. 68, 369 (1948). Lium, R.: Peptic ulcer and diarrhea following the removal of the prevertebral ganglia in dogs. Surgery 9, 538 (1941).

Mason, St. C., and H. M. Pollard: Peptic ulcer following splanchnicectomy. A report of thirteen cases. Surgery 89, 271 (1949). — Masten, M. G., and R. C. Bunts: Neurogenic erosions and perforations of the stomach and esophagus in cerebral lesions: report of six cases. Arch. Int. Med. 54, 916 (1934). — Moolten, S. E.: Duodenal ulcer following acute injury of the spinal cord. J. Mt. Sinai Hosp. 8, 868 (1942).

Parson, Plummer, Ewalt and Gaskill: Peptic ulcer in syphilis of the central nervous system. J. Amer. Med. Assoc. 110, 1991 (1938). — Peet: Zit. nach Berglund, Sympathikuschirurgie und Hypertension. Verh. der Dtsch. Ges. für Kreislaufforsch. 15. Tagg 1949, S. 186. Frankfurt a. M.: D. Steinkopff. — Siehe auch J. Amer. Med. Assoc. 130, 467 (1946). Penner, A., and A. Bernheim: Acute post-operative esophageal, gastric and duodenal ulcerations: a further study of the pathologic changes in shock. Arch. of Path. 28, 129 (1939). Polstorff, F.: Über die seltene Verletzung im epileptischen Anfall mit tödlichem Ausgang, gleichzeitig Beitrag zur Entstehung des runden Magengeschwürs. Mschr. Psychiatr. 35, 566 (1933). — Pomorski, J.: Experimentelles zur Ätiologie der Melaena neonatorum. Arch. Kinderheilk. 14, 165 (1892). — Preuschen, F. v.: Verletzungen des Kindes bei der Geburt als Ursache der Melaena neonatorum (klinische und experimentelle). Festschr. zur Feier des fünfzigjährigen Jubiläums der Ges. für Geburtsh. und Gynäk. in Berlin. Wien: Alfred Hölder 1894.

Rees and Masten: The 1947 New Year Book of Neurology, Psychiatry and Neurosurgery. Sanders 1948. — Rössle, R.: Das runde Geschwür des Magens und des Zwölffingerdarms als „zweite Krankheit“. Mitt. Grenzgeb. Med. u. Chir. 25, 766 (1912).

Sack, H.: Magenulcusgenese und Hirnschädigung. Med. Klin. 1946, 448. — Schmid, O.: Zit. nach Konjetzny, G. E., Die Geschwürsbildung im Magen, Duodenum und Jejunum. Stuttgart: Ferdinand Enke 1947. — Shrimpton: Le bastard. 1845. Zit. nach R. Tidow, Kälteschäden des Magendarmkanals unter besonderer Berücksichtigung der Auskühlung. Münch. med. Wschr. 1943, 597. — Siebert: Zur Lehre der umschriebenen Magendurchlöcherung und Magenerweiterung. Caspers Wschr. Heilk. 1842, 465. — Smithwick: 1938 zit. nach Berglund, Sympathikuschirurgie und Hypertension. Verh. der dtsch. Ges. für Kreislaufforsch., 15. Tagg 1949, S. 186. Frankfurt a. M.: D. Steinkopff. — Siehe auch Ann. Surg. 112, 1085 (1940). — Staemmler, M.: Gehirnerkrankung und Magengeschwür. Dtsch. med. Wschr. 1949, 1485. — Stern, W.: Über nervöse Feinstrukturen im Ulcusmagen. Acta neurovegetativa (Wien) 3, 533 (1952). — Stöhr jr., Ph.: (1) Mikroskopische Anatomie des vegetativen Nervensystems. Berlin: Springer 1928. — (2) Zusammenfassende Ergebnisse über die normale und pathologische Histologie der sympathischen Ganglienzelle und der Endapparate im vegetativen Nervensystem. Erg. Anat. **33**, 135 (1941). — (3) Zusammenfassende Ergebnisse über die mikroskopische Innervation des Magen-Darmkanals. Erg. Anat. **34**, 244 (1944). Sun, T. P.: The effect of starvation and re-feeding on the intestinal epithelium of the albinomouse. Chin. J. Physiol. **1**, 1 (1927).

Tartarini, E.: Gastro-duodenal ulcers as a result of lesion or disease of the nervous system. Acta med. scand. (Stockh.) **134**, 346 (1949). — Tidow, R.: Kälteschäden des Magen-Darmkanals unter besonderer Berücksichtigung der Auskühlung. Münch. med. Wschr. **1943**, 597.

Veil, W. H., u. A. Sturm: Die Pathologie des Stammhirns und ihre vegetativen klinischen Bilder. Jena: Gustav Fischer 1942.

Weber, J., H. L. Goldblum and L. A. Gregg: Gastric ulceration following vagotomy. Report of three cases. Gastroenterology **16**, 495 (1950).

Yzeren, W. van: Die Pathogenese des chronischen Magengeschwürs. Z. klin. Med. **43**, 181 (1901).

p) Psychosomatische Aspekte des Ulcusproblems.

Avancini, L. P.: Ein Beitrag zur Neurogenese des Ulcus pepticum. Wien. klin. Wschr. **1949**, 104.

Beaumont, W.: Experiments and observations on the gastric juice, and the physiology of digestion. Plattsburgh-New York: F. P. Allen 1833. (Faksimile of the original, Cambridge, Mass.: Harvard University Press 1929.) — Berg, G.: Charakteristische Wesenszüge magenkranker Soldaten. Leipzig: Georg Thieme 1942.

Carlson, A. J., and J. H. Lewis: Contributions to the physiology of the stomach: I. The character of the movements of the empty stomach in man. Amer. J. Physiol. **31**, 151 (1912).

Dunbar, F.: (1) Emotions and bodily disease. 1. Aufl. 1935; 2. Aufl. 1938; 3. Aufl. 1950. Columbia University Press, N. Y. — (2) Psychosomatic diagnosis, 3. Aufl. New York 1945.

Glatzel, H.: (1) Ulcuspersönlichkeit und Ulcuserlebnis. Die Bedeutung der abnormen Erlebnisreaktion in der Ätiologie des Ulcus pepticum ventriculi und duodeni. Erg. inn. Med. **65** II, 504 (1945). — (2) Ulcuspersönlichkeit und Ulcuserlebnis. Klin. Wschr. **1947**, 257. — (3) Magengeschwür und Beruf. Ärztl. Wschr. **1947**, 424, 1065. — (4) Über die Ursachen der Ulkuskrankheit. Med. Klin. **1947**, 9. — Glatzel, H., u. M. Pasche: Krankheitsgestaltung und Charakter. III. Klinische und graphologische Untersuchungen zur Charakterologie der ulcuskranken Frau. Ärztl. Wschr. **1949**, 494.

Hellpach, W.: Klinische Psychologie. Stuttgart: Georg Thieme 1949.

Katsch, G.: Einsatzmöglichkeiten Ulcuskranker. 3. Arbeitstagung Ost der beratenden Fachärzte 24.—26. Mai 1943, Berlin.

Petrén, G.: Zur Frequenz des Magen- und Duodenalgeschwürs in Schweden während der Kriegsjahre. Acta chir. scand. (Stockh.) **92**, 150 (1945).

Richet, Ch.: J. Anat. a. Physiol. **1878**, 170.

Sällström, T.: The ulcer and wartime. Acta med. scand. (Stockh.) **120**, 288 (1945). — Slaughter, F. G.: Medicine for moderns. New York: Julian Messner 1947. — Stewart, D. N., and D. M. de R. Winser: Incidence of perforated peptic ulcer: Effect of heavy air raids. Lancet **1942** I, 259.

Weiss, E., and O. Sp. English: Psychosomatic medicine. Philadelphia u. London: W. B. Saunders Company 1944. — Wolf, S., and H. G. Wolff: (1) Human gastric function. New York: Oxford University Press 1943. 2. Aufl. 1944. — (2) An experimental study of changes in gastric function in response to varying life experiences. Rev. Gastroenterol. **14**, 419 (1947).

q) Ulcus und andere Krankheiten.

Arx, J. v.: Über die Syntropie des Magengeschwürs mit sogenannten Quellaffektionen und ihre Bedeutung für die Lehre vom Magengeschwür als zweite Krankheit. Z. Konstit.-lehre **14**, 542 (1929).

Barfood, L. J.: A statistical enquiry into the etiology, symptoms, signs and results of treatment in 166 cases of gastric and duodenal ulcer. Guy's Hosp. Rep. **78**, 127 (1928). — Briest, K.: Lungentuberkulose in Verbindung mit anderen Erkrankungen — ihre Häufigkeit und Behandlung. Leipzig: Georg Thieme 1937.

Falconer, B.: Über die peptischen Läsionen. Jena: Gustav Fischer 1943.

Hartmann, H. R., and G. E. Brown: The systolic blood pressure in duodenal and in gastric ulcer. A statistical study. Arch. Int. Med. **44**, 843 (1929).

Jaenisch, R.: Über Dauererfolge bei chronischen Magenerkrankungen der Gastritis-Ulkusgruppe nach Elimination chronischer Infektionsherde in der Mundhöhle. Dtsch. med. Wschr. **1931** II, 2011. — Joslin, E. P.: The treatment of diabetes mellitus, 6. Aufl. Philadelphia: Lea & Febiger 1937.

Leotta, N.: La cura dell'ulcera gastro duodenale in rapporto alla sua patogenesi. Boll. acad. lancis Roma 7, 362 (19J4).

Petersen, M.: Ulcus pepticum. Beitrag zur Genese nach Erfahrungen an 3031 Kranken. Untersuchungen an der Med. Univ.-Klinik Greifswald 1951. Noch unveröffentlicht. — Pfaundler u. v. Seht: Über Syntropie von Krankheitszuständen. Z. Kinderheilk. 30, 100 (1921). Abgedruckt in „Biologische Allgemeinprobleme der Medizin", herausgeg. von de Rudder. Berlin-Heidelberg: Springer 1947.

Redwitz, E. v., u. H. Fuss: Die Pathogenese des peptischen Geschwürs des Magens und der oberen Darmabschnitte. In Neue Deutsche Chirurgie, Bd. 42. Stuttgart: Ferdinand Enke 1928. — Rössle, R.: (1) Genese des Magen- und Duodenalgeschwürs. Dtsch. med. Wschr. 1912, 1766. — (2) Das runde Geschwür des Magens und des Zwölffingerdarmes als „zweite Krankheit". Mitt. Grenzgeb. Med. u. Chir. 25, 766 (1913). — Roulet, F., u. U. Frutiger: Welche Schlüsse lassen sich aus der pathologischen Anatomie des Magengeschwürs für die Praxis ziehen? Schweiz. med. Wschr. 1943 I, 57.

Schliack, V.: Zur Frage von Syntropien beim Diabetes mellitus nebst statistischen Angaben über unser Krankengut und die diabetische Bevölkerung unseres Einzugsgebietes. Inaug.-Diss. Greifswald 1950. — Slauck, A.: Herdkrankheit und Ulkusleiden. Münch. med. Wschr. 1943 I, 327. — Sturtevant, M., and L. L. Shapiro: Arch. Int. Med. 48, 1198 (1931).

Vilardell, J.: Verh. Internat. Kongr. Gastroenterol. Brüssel 1935, S. 552.

Watkinson, G.: A preliminary communication on the post mortem survey into the relation of peptic ulcer with other medical disorders. Gastroenterologia (Basel) 76, 325 (1951). — Wilder, R. M.: Clinical diabetes and hyperinsulinism, S. 303. Philadelphia: W. B. Saunders Company 1940.

r) Experimentelles.

Albertoni: Sulle emoragie per lesioni nervose e sulle innervazioni vasomotoriche. Sperimentale 42, 20 (1878).

Baggio, G.: Ulcere gastriche sperimentale da ostacolo allo svuotamento della stomaco (trauma ab ingestis?). Policlinico, Sez. chir. 33, 437 (1926). — Bakey, M. E. de: The physiology of peptic ulcer. Surgery 2, 653 (1937). — Barfour, H. G., and M. R. Fisk: J. Pharmacol. 48, 341 (1933). — Baronofsky, J. D., S. Friesen, E. Sanchez-Palomera, F. Cole and O. H. Wangensteen: Vagotomy falls to protect against histamine provoked ulcer. Proc. Soc. Exper. Biol. a. Med. 62, 114 (1946). — Baronofsky, J. D., K. A. Merendino, T. E. Bratrud and O. H. Wangensteen: Fate of intravenously injected fat. Its role in the production of ulcer. Proc. Soc. Exper. Biol. a. Med. 59, 231 (1945). — Baronofsky, J. D., and O. H. Wangensteen: Obstruction of splenic vein increases weight of stomach and predisposes to erosion or ulcer. Proc. Soc. Exper. Biol. a. Med. 59, 234 (1945). — The experimental production of erosion or ulcer (gastric and/or duodenal) by the intravenous injection of small amounts of fat in animals. Bull. Amer. Coll. Surg. 30, 58 (1945). — Erosion or ulcer (gastric and/or duodenal) experimentally produced through the agency of chronic arterial spasm invoked by the intramuscular implantation of epinephrine or pitressin in beeswax. Bull. Amer. Coll. Surg. 30, 59 (1945). — Role of Nitroglycerine in accelerating occurence of the histamine-provoked ulcer. Proc. Soc. Exper. Biol. a. Med. 62, 127 (1946). — Battaglia, F.: Lesioni a tipo ulcerative dello stomaco e dell'intestino da lesioni dei centri nervosi; richerche sperimentali. Policlinico, Sez. med. 34, 133 (1927). — Beattle, J.: Relation of tuber cinereum to gastric and cardiac functions. Canad. Med. Assoc. J. 26, 278 (1932). — Beazell, J. M., and A. C. Ivy: Chronic gastric ulcer following bilateral vagotomy in the rabbit and in the dog. Arch. of Path. 22, 213 (1936). — Berg, B. N.: Vascular changes in the mucosa in experimental nutritional gastritis. Gastroenterology 7, 340 (1946). — Berg, B. N., and J W. Jobling: Biliary and hepatic factors in peptic ulcers. Experimental study. Arch. Surg. 20, 997 (1930). — Berg, M.: (1) Experimental studies in the production of peptic ulcers by vasomotor alterations (Pitressin episodes). Amer. J. Digest. Dis. 7, 78 (1940). — (2) Studies on the pathogenesis of peptic ulcers. Arch. of Path. 33, 636 (1942). — (3) The experimental production and treatment of peptic ulcers. Amer. J. Digest. Dis. 16, 35 (1949). — Bickel, A.: Beobachtungen an Hunden mit exstirpiertem Duodenum. Berl. klin. Wschr. 1909, 1201. — Bishton, R. L.: Experimental peptic ulceration with a neurovascular basis. Brit. J. Exper. Path. 31, 316 (1950). — Bollman, J. L., and F. C. Mann: Chronic duodenal ulcers in animals with Eck fistulas on certain diets. Arch. of Path. 4, 492 (1927). — Peptic ulcer in experimental obstructive jaundice. Arch. of Surg. 24, 126 (1932). Experimental production of gastric ulcers. Proc. Staff. Meet. Mayo Clin. 10, 580 (1935). — Bolton, C.: Further observations on the pathology of gastric ulcer. Proc. Roy. Soc. Lond. 82, 236 (1909/10). — Ulcer of the stomach. London: Arnold 1913. — Bòngert, J.: Über die Entstehung des Ulcus pepticum beim Kalbe; Vereinigung zur Pflege der vergleichenden Pathologie. Berl. klin. Wschr. 1912, 807. — Brown-Séquard: Des ulcérations qui surviennent dans la muqueuse de l'estomac consécutivement à des lésions cérébrales. Progrès méd. 1897. — Brunschwig, A., and R. A. Rasmussen: The relation of diet to benign neoplasia (ulcero-papillomas) of the rat's stomach. Cancer Res. 1, 371 (1941). — Büchner, F., F. Siebert u. P. J. Malloy: Über experimentell erzeugte akute peptische Geschwüre des Rattenvormagens. Beitr. path. Anat. 81, 391 (1928). — Bürkle de la Camp, H.: Zur Pathologie und Chirurgie der peptischen Schädigungen des Magen-Darmkanals. Dtsch. Z. Chir. 220, 31 (1929). — Burdenko: Der Einfluß des Nervensystems auf pathologische Zustände des Magen-Darmkanals. Z. Neur. 148, 343 (1933).

Celler, H. L.: (1) Experimental studies of the etiology of gastric and duodenal ulcer. Med. Rec. 90, 389 (1916). — (2) Bacteriological and experimental studies on gastric ulcer. J. of Exper. Med. 23, 791 (1916). — Chen, K. C.: Experimental gastric ulcer in albino rats. Am. J. Digest. Dis. 8, 28 (1941). — Churchill, T. P., and F. H. van Wagoner: Cinchophen poisoning. Proc. Soc. Exper. Biol. a. Med. 28, 281 (1931). — Cohnheim, J.: Lectures on general pathology, Bd. 3. London: The New Sydenham Society 1890. — Cushing, H.: Peptic ulcers and the interbrain. Surg. etc. 55, 1 (1932).

Dalla Vedova, R.: Richerche sperimentali sulla patogenesi dell'ulcera gastrica. Policlinico 60, Suppl. 1153 (1900). — Dalldorf, G., and M. Kellogg: Incidence of gastric ulcer in albino rats fed diets deficient in vitamin B (B_1). J. of Exper. Med. 56, 391 (1932). — Dodds, E. C., G. M. Hills, R. L. Noble and P. C. Williams: The posterior lobe of the pituitary gland: Its relationship to the stomach and to the blood picture. Lancet 1935 I, 1099. — Dragstedt, L. R.: Contributions to the physiology of the stomach: 38. Gastric juice in duodenal and gastric ulcers. J. Amer. Med. Assoc. 68, 330 (1917). — Pathogenesis of gastro-duodenal ulcer. Arch. Surg. 44, 438 (1942). — Dragstedt, L. R., and W. B. Matthews: The digestion of living tissues by gastric and pancreatic juice. Amer. J. Physiol. 105, 29 (1933). — Dragstedt, L. R., M. L. Montgomery and J. C. Ellis: A new type of pancreatic fistula. Proc. Soc. Exper. Biol. a. Med. 28, 109 (1930). — Durante, L.: The trophic element in the origin of gastric ulcer. Surg. etc. 22, 399 (1916).

Ebstein: Experimentelle Untersuchungen über das Zustandekommen von Blutextravasaten in der Magenschleimhaut. Arch. exper. Path. u. Pharmakol. 2, 183 (1874). — Exalto, J.: Ulcus jejuni nach Gastroenterostomie. Mitt. Grenzgeb. Med. u. Chir. 23, 13 (1911).

Fauley, G. B., and A. C. Ivy: Experimental gastric ulcer: Effect of consistency of diet in healing. Arch. Int. Med. 46, 524 (1930). — The prevention of postoperative jejunal ulcers by diet and fundusectomy. Surg. etc. 63, 717 (1936). — The factor of spasm in the etiology of jejunal ulcer. Amer. J. Digest. Dis. 4, 160 (1937). — Fauley, G. B., A. C. Ivy, L. Terry and W. B. Bradley: An attempt to present post-operative jejunal ulcer by aluminum hydroxide therapy. Amer. J. Digest. Dis. 5, 792 (1939). — Findlay, G. M.: Pellagra-like lesions associated with deficiency of vitamin B_2 in rat. J. of Path. 31, 353 (1928). — Flood, C. A., and E. L. Howes: Experimental study of the effect of histamine on the healing of gastric defects. Artificial gastric ulcer. Surg. etc. 58, 136 (1934). — Flood, C. A., and C. R. Mullins: Experimental peptic ulcer. Amer. J. Digest. Dis. 3, 249 (1936). — Florey, H. N., and H. E. Harding: Further observations on the secretion of Brunner's glands. J. of Path. 39, 255 (1934). — Friedman, G. A.: The experimental production of lesions, erosions and acute ulcers in rabbits, by repeated injections of pilocarpin and adrenalin. J. Marine Res. 38, 449 (1918). — Friesen, S. R., and O. H. Wangensteen: Experimental burns accompanied by histamine administration abets ulcer diasthesis. Proc. Soc. Exper. Biol. a. Med. 63, 245 (1946). — Fujimaki, Y.: Formation of gastric carcinoma in albino rats fed on deficient diets. J. Canc. Res. 10, 469 (1926).

Gallagher, W. J.: Acute traumatic ulcers of the small intestine. Arch. Surg. 15, 689 (1927). — Giddings, G., W. Wynn and J. Haldi: A study of the alleged role of coffein in the pathogenesis of gastric ulcer. Gastroenterology 5, 210 (1945). — Grossi, V.: Recherches expérimentales sur la production de l'ulcère gastrique par troubles circulatoires. J. de Chir. 17, 502 (1921). — Gundelfinger, E.: Klinische und experimentelle Untersuchungen über den Einfluß des Nervensystems bei der Entstehung des runden Magengeschwürs. Mitt. Grenzgeb. Med. u. Chir. 30, 189 (1918). — Gundermann, W.: Production expérimentale d'ulcères gastriques et duodénaux contribution à l'étude d'une function pathologique du foie. J. de Chir. 12, 635 (1914).

Haden, R. L.: The elective localization of bacteria in peptic ulcer. Arch. Int. Med. 35, 457 (1925). — Haden, R. L., and P. T. Bohan: Focal infection in peptic ulcer. J. Amer. Med. Assoc. 84, 409 (1925). — Hanke, H.: Experimentelle Erzeugung chronischer Magengeschwüre durch Coffein. Klin. Wschr. 1934, 978. — Hartman, F. W.: Curling's ulcer in experimental burns. II. The effect of penicillin therapy. Gastroenterology 6, 130 (1946). — Hoelzel, F., and E. da Costa: Production of peptic ulcers in rats and mice by diets deficient in protein. Am. J. Digest. Dis. 4, 325 (1937). — Hoff, E. C., and D. Sheehan: Experimental gastric erosions following hypothalamic lesions in monkeys. Amer. J. Path. 11, 789 (1935). — Howes, E. L., and P. J. Vivier: The relation of diet to the occurence of gastric lesions in the rat. Amer. J. Path. 12, 689 (1936).

Ivy, A. C.: Studies on gastric and duodenal ulcer. J. Amer. Med. Assoc. **75**, 1540 (1920). Contributions to the physiology of the stomach. Arch. Int. Med. **25**, 6 (1920). — Studies on experimental gastric and duodenal ulcer. Amer. J. Physiol. **49**, 143 (1919/20). — The prevention of recurrence of peptic ulcer; an experimental study. Gastroenterology **3**, 443 (1944). — The problem of peptic ulcer. J. Amer. Med. Assoc. **132**, 1055 (1946). — Ivy, A. C., M. J. Grossman and W. H. Bachrach: Peptic Ulcer. Philadelphia-Toronto: The Blakiston Company 1950. (Hier umfassende Übersicht über experimentelle Ulcuserzeugung!)

Jensen, J. E.: Effect of tocopherols in preventing gastric ulcers (due to vitamin A deficiency) in rats. Science (Lancaster, Pa.) **103**, 586 (1946). — Jona, J. L.: An experimental study of duodenal ulcer. Med. J. Austral. **1**, 165 (1918); **1**, 316 (1919). — Judd, E. T.: Bull. Amer. Coll. Surgeons **28**, 46 (1943).

Kehrer, J. K. W.: Über die Ursache des runden Magengeschwüres. Mitt. Grenzgeb. Med. u. Chir. **27**, 679 (1914). — Keller, A. D.: Ulceration in the digestive tract of the dog following intracranial procedures; preliminary study. Arch. of Path. **21**, 127 (1936). — Keller, A. D., W. K. Hare and d'Armour: Ulceration in the digestive tract following experimental lesions in the brain stem. Proc. Soc. Exper. Biol. a. Med. **30**, 772 (1933). — Kolouch, F. J.: A direct visual technique for studying chemical injury to exposed mucosal surface. Surgery **17**, 641 (1945).

Langenskjöld, F.: Über die Widerstandsfähigkeit einiger lebender Gewebe gegen die Einwirkung eiweißspaltender Enzyme. Skand. Arch. Physiol. (Berl. u. Lpz.) **31**, 1 (1914). Latzel, R.: Recherches expérimentales sur l'étiologie de l'ulcère de l'estomac et conséquences théoriques sur la pathogénie de l'ulcère de l'estomac du duodénum. J. de Chir. **11**, 788 (1913). Lebert, H.: Traité d'anatomie pathologique, Bd. V/1, S. 537. Paris: J. B. Ballière et fils 1857. — Li, T. W., and S. Freeman: The frequency of peptic ulcers in protein deficient dogs. Gastroenterology **6**, 140 (1946). — Lichtenbelt, J. W. T.: Die Ursachen des chronischen Magengeschwürs. Jena: Gustav Fischer 1912. — Litthauer, M.: Experimentelle Untersuchungen zur Pathogenese des runden Magengeschwürs. Arch. path. Anat. u. Physiol. **95**, 317 (1909).

Mann, F. C.: A study of gastric ulcers which followed the removal of the adrenals. J. of Exper. Med. **23**, 203 (1916); **24**, 329 (1916). — Mechanism of peptic ulceration, review of results of experimental investigation. Brit. Med. J. **1**, 707 (1939). — Mann, F. C., and J. L. Bollman: Experimentally produced peptic ulcers. J. Amer. Med. Assoc. **99**, 1576 (1932). Mann, F. C., and C. S. Williamson: The experimental production of peptic ulcer. Ann. Surg. **74**, 409 (1923). — Matthes, M.: Untersuchungen über die Pathogenese des Ulcus rotundum ventriculi und über den Einfluß von Verdauungsenzym auf lebendes und totes Gewebe. Beitr. path. Anat. **13**, 309 (1893). — Matthews, W. B., and L. R. Dragstedt: The etiology of gastric and duodenal ulcers. Surg. etc. **55**, 265 (1932). — Matzner, M. J., C. Windwer and A. E. Sobel: Role of protein in prevention of experimental gastric ulcers. Amer. J. Digest. Dis. **5**, 36 (1938). — Matzner, M. J., C. Windwer, A. E. Sobel and S. H. Polayes: Role of pepsin in experimental production of gastric ulcer in rat. Proc. Soc. Exper. Biol. a. Med. **34**, 243 (1936). — McCann, J. C.: Experimental peptic ulcer. Arch. Surg. **19**, 600 (1929). McCarrison, R.: Some surgical aspects of faulty nutrition. Lancet **1931** I, 1151. — Merckel, H.: Über experimentelle Erzeugung akuter und chronischer peptischer Magenschleimhautveränderungen durch Histamin. Beitr. path. Anat. **106**, 223 (1942). — Merendino, K. A., E. S. Judd, l. D. Baronofsky, S. S. Litow, B. G. Lannin and O. H. Wangensteen: Influence of coffein on ulcer genesis. Surgery **17**, 650 (1945). — Merendino, K. A., S. S. Litow, L. D. Armstrong and O. H. Wangensteen: The experimental production of ulcer (gastric and/or duodenal) in animals by fractures or curettement of bone marrow. Bull. Amer. Coll. Surgeons **30**, 58 (1945). — Merendino, K. A., R. L. Varco, S. S. Litow, F. Jr. Kolouch, J. D. Baronofsky and O. H. Wangensteen: A stomal ulcer attending complete intra-gastric regurgitation as influenced by length of afferent duodenal jejunal loop. Proc. Soc. Exper. Biol. a. Med. **58**, 222 (1945). — Metz, M. H.: Gastric lesions produced by posterior pituitary extract. Texas State J. Med. **34**, 295 (1938). — Metz, M. H., and R. W. Lackey: Treatment of peptic ulcer with posterior pituitary extract. Texas State J. Med. **32**, 589 (1937). — Peptic ulcer treated by posterior pituitary extract. Texas State J. Med. **34**, 214 (1938). — Moltini, M.: Lesioni gastriche da coffeina: Experimental study. Arch. ital. Chir. **53**, 135 (1938). — Morton, C. B.: Observations on peptic ulcer. Ann. Surg. **85**, 207, 229 (1927). — Observations on peptic ulcer: IV. Patch transplants of jejunum in stomach. Ann. Surg. **85**, 879 (1927). — Mueller, L.: Das corrosive Geschwür im Magen und Darmkanal (Ulcus ventriculi perforans chronicum rotundum) und dessen Behandlung, S. 274. Stuttgart: Ferdinand Enke 1860.

Nedzel, A. J.: Pressure reactions and gastric ulcer. Proc. Soc. Exper. Biol. a. Med. **34**, 150 (1936). — Experimental gastric ulcer (pitressin episodes). Arch. of Path. **26**, 988 (1938).

Orndorff, J., G. S. Bergh and A. C. Ivy: Peptic ulcer and anxiety complex; Failure of pharmacologically sustained hypersecretion and hypermotility of the stomach to produce gastric ulcers in dogs. Surg. etc. **61**, 162 (1935). — Overgaard, K.: Untersuchungen über die Entwicklung der Antrumgastritis. Acta med. scand. (Stockh.) **81**, 429 (1934). Panum, P. L.: Experimentelle Beiträge zur Lehre von der Embolie. Virchows Arch. **25**, 433 (1862). — Pappenheimer, A. M., and L. D. Larimore: The occurence of gastric lesions in rats. Their relation to dietary deficiency and hair ingestion. J. of Exper. Med. **40**, 719 (1924). — Payr, E.: Experimente über Magenveränderungen als Folge von Thrombose und Embolie im Pfortadergebiet. Arch. klin. Chir. **84**, 799 (1907). — Pigalew: Zur Frage der Genese geschwüriger Prozesse im Magen-Darmkanal. Z. exper. Med. **82**, 617 (1932). — Pomorski: Experimentelles zur Ätiologie der Melaena neonatorum. Arch. Kinderheilk. **14**, 165 (1892). — Preuschen, v.: Die Läsion der Zentralorgane bei der Geburt als Ursache der Melaena neonatorum. Zbl. Gynäk. **18**, 201 (1894).

Rassers, J. R. F.: Über die Pathogenese des Ulcus digestivum. Klin. Wschr. **1925**, 644. Reid, P. E., and A. C. Ivy: Gastric mucin a prophylactic against gastro-duodenal ulcers and „acute" toxicity resulting from cinchophen. Proc. Soc. Exper. Biol. a. Med. **34**, 142 (1936). — Reymount, A.: A study of liver function in experimental peptic ulcer. Amer. J. Digest. Dis. **7**, 65 (1940). — Rokitansky: Über das perforierende Magengeschwür. Österr. Jb. **18**, 184 (1839). — Rokitansky, C.: Handbuch der pathologischen Anatomie. 1841. — Rosenau, M. J., and J. F. Anderson: A stomach lesion in guinea pigs caused by diphtheria toxin, and its bearing upon experimental gastric ulcer. J. Inf. Dis. **4**, 1 (1907). — Rosenow, E. C.: (1) The production of ulcer of the stomach by injection of streptococci. J. Amer. Med. Assoc. **61**, 1947 (1913). — (2) Elective localization of streptococci. J. Amer. Med. Assoc. **65**, 1687 (1915). — (3) The causation of gastric and duodenal ulcer by streptococci. J. Inf. Dis. **19**, 333 (1916). — (4) The specificity of the streptococcus of gastro-duodenal ulcer and certain factors determining its localization. J. Inf. Dis. **33**, 248 (1923). — Roth, J. A., and A. C. Ivy: Coffein and peptic ulcer. J. Amer. Med. Assoc. **126**, 814 (1944). — The experimental production of acute and subacute gastric ulcers in cats by the intramuscular injection of coffeine in beeswax. Gastroenterology **2**, 274 (1944). — The effect of coffein upon gastric secretion in dog, cat and man. Amer. J. Physiol. **141**, 454 (1944). — The pathogenesis of coffein induced ulcers. Surgery **17**, 644 (1945). — Effects of vagotomy and atropine upon coffein stimulation of gastric secretion. Gastroenterology **5**, 129 (1945). — Coffein and peptic ulcer. Gastroenterology **7**, 576 (1946). — Saitta, S.: Contributo alla pathogenesi dell'ulcera gastrica. Gazz. Osp. **21**, 599 (1900). — Salant, W., and J. B. Reiger: The toxicity of coffein. J. of Pharmacol. **1**, 572 (1909). — Schiff, J. M.: Leçons sur la physiologie de la digestion, Bd. V/2, S. 557. Florence: H. Loescher 1867. — Schiff, M.: Beitrag zur Kenntnis des motorischen Einflusses der im Seehügel vereinigten Gebilde. Arch. phys. Heilk. **5**, 667 (1846). — Schriffin, M. J., and A. A. Warren: Some factors concerned in the production of experimental ulceration of the gastro-intestinal tract in cats. Amer. J. Digest. Dis. **9**, 205 (1942). — Schroeder, C. R., and H. M. Wegeforth: The occurence of gastric ulcers in sea mammals of the California coast, their etiology and pathology. J. Amer. Vet. Med. Assoc. **87**, 333 (1935). Shay, H., S. A. Komarov, S. Fels, D. Merenze, M. Gruenstein and H. Siplet: A simple method for uniform production of gastric ulceration in rat. Gastroenterology **5**, 43 (1945). Shay, H., S. A. Komarov and M. Gruenstein: An evaluation of some antacid and antipeptic agents in the prevention of gastric ulceration in the rat. Amer. J. Digest. Dis. **14**, 99 (1947). — Shay, H., S. A. Komarov, M. Gruenstein and S. S. Fels: The effect of thiamin deprivation upon gastric secretion in rats. Gastroenterology **6**, 199 (1946). — Simonds, J. P.: Mode of origin of experimental gastric ulcer induced by cinchophen. Arch. of Path. **26**, 44 (1938). — Singer, C.: The production of ulcer of the stomach in the rat. Lancet **1913 II**, 279. — Slocomb, L. H.: Experimental gastro-duodenal ulcer produced by partial obstruction of the duodenum. J. Missouri Med. Assoc. **24**, 351 (1927). — Smith, G. M.: An experimental study of the relation of bile to ulceration of the mucous membrane of the stomach. J. Med. Res. **30**, 147 (1914). — Smith, D. T., and M. McConkey: Peptic ulcer (gastric, pyloric and duodenal); occurrence in guinea pigs fed on a diet deficient in Vitamin C. Arch. Int. Med. **51**, 413 (1933). — Stahnke, E.: Experimentelle Untersuchungen zur Frage der neurogenen Entstehung des Ulcus ventriculi zugleich ein Beitrag zur pathologischen Physiologie der Mageninnervation. Arch. klin. Chir. **132**, 1 (1924). — Stalker, L. K., J. L. Bollman and F. C. Mann: Prophylactic treatment of peptic ulcers produced experimentally by cinchophen. Amer. J. Digest. Dis. **3**, 822 (1937). — Experimental peptic ulcer produced by cinchophen; methods of production. Arch. of Surg. **35**, 290 (1937). — Steinberg, M. E., and P. J. Starr: The factor of spasm in the etiology of peptic ulcers. Arch. of Surg. **29**, 895 (1934). — Sure, B., and H. S. Thatcher: Avitaminose XVI. Production of gastric ulcers in Albino rats as a result of specific influence of deficiency of vitamin B. Arch. of Path. **16**, 809 (1933).

Talma, S.: Untersuchungen über Ulcus ventriculi simplex, Gastromalacie und Ileus. Z. klin. Med. **17**, 10 (1890). — Tedeschi, C. E.: Gastric mucosal lesions in rats submitted to head trauma. Proc. Soc. Exper. Biol. a. Med. **57**, 268 (1944). — Turck, F. B.: (1) Ulcer of the stomach; pathogenesis and pathology; experiments in producing artificial gastric ulcer and genuine induced peptic ulcer. J. Amer. Med. Assoc. 46, 1753 (1906). — (2) Preliminary report on ulcer of the stomach pathogenesis and pathology. Illinois Med. J. 9, 540 (1906). (3) Experimental studies on round ulcer of the stomach and duodenum. J. Med. Res. 17, 365 (1907/08).

UNDERHILL, F. D., and J. M. FREIHEIT: Effect of pilocarpine and epinephrine in production of specific lesions in the stomach of rabbits. Arch. of Path. 5, 411 (1928).

VEEN, H. H. LE: Chemical physiological and pathological observations on the role of pepsin and hydrochloric acid in the production of experimental ulcers. Gastroenterology 8, 648 (1947). — VIRCHOW, R.: Historisches, Kritisches und Positives zur Lehre der Unterleibsaffektionen. Virchows Arch. 5, 362 (1853). — VOLINI, J. F., H. L. WIDENHORN and H. DE FEO: Pseudoulcers of the duodenum of the normal dog; including a study of the incidence of intestinal ulcers in the normal dog. Arch. of Surg. 37, 259 (1938).

WALPOLE, S. H., and O. H. WANGENSTEEN: Production of gastric and duodenal ulcers in cat by intramuscular implantations of histamine. Proc. Soc. Exper. Biol. a. Med. 44, 619 (1940). — WATTS, J. W., and J. F. FULTON: The effect of lesions of the hypothalamus upon the gastrointestinal tract and heart in monkeys. Ann. Surg. 101, 363 (1935). — WESTPHAL, E., u. W. KUCKUCK: Reizmagen und peptische Ulzera, ihre Ätiologie und Therapie. Dtsch. med. Wschr. 1934, 1003. — WESTPHAL, K.: Untersuchungen zur Frage der nervösen Entstehung peptischer Ulcera. Dtsch. Arch. klin. Med. 114, 327 (1914). — WILKIE, D. P. D.: Retrograde venous embolism as a cause of gastric ulcer. J. of Path. 15, 355 (1911).

5. Zusammenfassender Überblick.

ABERCROMBIE, J.: Pathological and practical researches on diseases of the stomach, the intestinal canal, the liver and other viscera of the abdomen. Edinburgh: Waugh and Innes 1828. — ASCHOFF, L.: Über den Engpaß des Magens. Jena: Gustav Fischer 1918.

BACHRACH, W. H., M. J. GROSSMAN and A. C. IVY: Problems in the etiology of peptic ulcer: The resistance of the gastrointestinal tract to the digestive action of its own secretions. Gastroenterology 6, 563 (1946). — BARCLAY, A. E., and F. H. BENTLEY: The vascularisation of the human stomach. Brit. J. Radiol. 22, 62 (1949). — Gastroenterology 12, 177 (1949). — BAUER, K. H.: Das Lokalisationsgesetz der Magengeschwüre und daraus sich ergebende neue Fragestellungen für das Ulcusproblem. Mitt. Grenzgeb. Med. u. Chir. 32, 217 (1920). — BERGMANN, G. V.: Neuere Probleme in Beziehung zur Magengeschwürsentstehung. Dtsch. med. Wschr. 1948, 621. — BERLET, K.: Über die Arterien des menschlichen Magens und ihre Beziehungen zur Ätiologie und Pathogenese des Magengeschwürs. Inaug.-Diss. Erlangen 1923. — BROUSSAIS: Histoire des phlegmasies chroniques etc. Paris 1808.

COULOUMA, P., et J. DUBAS: Le problème arteriel anatomo-radiologique du duodénum et le siège de l'ulcus bulbaire. Lausanne: Roth & Roth S. A. 1948. — CRUVEILHIER, J.: Maladies de l'estomac. Considérat. générales. Atlas d'Anat. pathologique du corps humain. Paris 1829—1835.

GLICK, D.: Study on encymatic histochemistry. Trav. Labor. Carlsberg 21, 225 (1937). — GROSSMAN, M. J., D. F. DUTTON and A. C. IVY: On attempt to confirm the alleged inhibitory effect on gastric secretion of jejunal pedicle grafts in the wall of the stomach. Surgery 17, 685 (1945). — GÜNZBURG, F.: Zur Kritik des Magengeschwüres, insbesondere des perforierenden. Arch. physiol. Heilk. 11, 516 (1852).

HOFFMANN, V.: Zur Entstehung des tiefen Ulcus duodeni. Chirurg 20, 49 (1949). — HOFMANN, L., u. K. NATHER: Zur Anatomie der Magenarterien. Arch. klin. Chir. 115, 650 (1921). — HORNYKIEWYTSCH, TH.: (1) Das Acetylcholin-Cholinesterase-System und seine Beziehungen zu den physiologischen und pathologischen Zuständen des Magens. Radiol. clinica (Basel) 18, 87 (1949). — (2) Die Wasserstoffionenkonzentration in der Submukosa des Magens und ihre Änderungen unter verschiedenen experimentellen Bedingungen. I. Mitt.: Die Methodik und die Ergebnisse der p_H-Messung im subkutanen Gewebe und in der Submukosa des Magens unter normalen physiologischen Bedingungen. Z. inn. Med. 6, 119 (1951). — (3) II. Mitt.: Histochemische Untersuchungen über die Verteilung der Cholinesterase in der Magenwand. Änderungen des p_H in der Submukosa des Fundus und der präpylorischen Gegend nach Vagusreizung. Z. inn. Med. 6, 129 (1951). — (4) III. Mitt.: Einfluß des p_H des Mageninhaltes auf die Wasserstoffionenkonzentration in der Submukosa des Magens. Z. inn. Med. 6, 204 (1951). — (5) IV. Mitt.: Über den Einfluß des Prostigmins, Pilokarpins und Histamins auf das p_H der Submukosa verschiedener Magenteile. Z. inn. Med. 6, 280 (1951). — (6) V. Mitt.: Klinische Bedeutung der Ergebnisse der p_H-Messung in der Submukosa des Magens. Z. inn. Med. 6, 506 (1951).

NAUWERK, C.: Gastritis ulcerosa chronica. Ein Beitrag zur Kenntnis des Magengeschwürs. Münch. med. Wschr. 1897, 955.

REEVES, T. B.: A study of the arteries supplying the stomach and duodenum and their relation to ulcer. Surg. etc. 30, 374 (1920).

Solano-Aliende, J.: Tratamiento de la úlcera de estómago y duodeno con la asociación de suero y penicilina. Rev. españ. Enferm. Apar. digest. 8, 763 (1949).
Virchow, R.: Historisches, Kritisches und Positives zur Lehre der Unterleibsaffektionen. Virchows Arch. 5, 281 (1853).

6. Beschwerdebild.

Alexander, F.: Psychosomatic medicine. New York: Norton & Comp. 1950.
Barford, L. J.: A statistical inquiry into the etiology, symptoms, signs, and results of treatment in 166 cases of gastric and duodenal ulcer. Guy's Hosp. Rep. 78, 127 (1928). — Berg G.: Charakteristische Wesenszüge magenkranker Soldaten. Leipzig: Georg Thieme 1942. — Boas J.: Diagnostik und Therapie der Magenkrankheiten. Leipzig: Georg Thieme 1903. — Bonney, G. L. W., and G. W. Pickering: Observations on the mechanism of pain in ulcer of the stomach and duodenum. Clin. Sci. 6, 63 (1946/48). — Bouveret: Traité des maladies de l'estomac. Paris: Ballière 1893. — Brinton, W.: Diseases of the stomach. Philadelphia: Lea a. Blanchard 1865.
Crohn, B. B.: Affections of the stomach. Philadelphia: W. B. Saunders Company 1927.
Eads, J. T.: Massive gastrointestinal hemorrhage. J. Amer. Med. Assoc. 131, 891 (1946). — Einhorn, M.: Diseases of the intestines. New York: Williams Wood & Co. 1900. — Ewald, C. A.: Die Lehre von der Verdauung. Berlin: August Hirschwald 1879.
Faber, K.: Über sogenannte Ulkusschmerzen. Verh. Dtsch. Kongr. für Inn. Med., 40. Kongr. Wiesbaden 1928, Ber. S. 209. München: J. F. Bergmann 1928. — Fox, W.: Diseases of the stomach. Philadelphia: H. E. Lea 1872.
Gaskill, H. S.: Personality study of patients with organic digestive tract disease. In H. L. Bockus, Postgraduate Gastroenterology, S. 255. Philadelphia u. London: W. B. Saunders Company 1950. — Glatzel, H.: Ulcuspersönlichkeit und Ulcuserlebnis. Die Bedeutung der abnormen Erlebnisreaktion in der Ätiologie des Ulcus pepticum ventriculi und duodeni. Erg. inn. Med. 65, Teil 2 (1945). — Gottsegen, G., u. B. Hermann: Die Salzsäureprobe in der Ulcusdiagnostik. Gastroenterologia (Basel) 74, 270 (1949). — Graham, Ch.: Notes on gastric and duodenal ulcer. Collect. Papers Mayo Clin. a. Mayo Found. 7, 184 (1915). — Gutmann: Sur l'origine des hématémèses. Soc. Méd. Hôp. Paris 9, 5 (1932). Arch. des Mal. Appar. digest. 1932, 921.
Hellpach, W.: Klinische Psychologie. Stuttgart: Georg Thieme 1949. — Hemmeter, J. C.: Diseases of the intestines. Philadelphia: The Blakiston Comp. 1902. — Hurst, A. F., and M. J. Stewart: Gastric and duodenal ulcer. London: Oxford University Press 1929.
Johnson, E. G., u. K. Behm: Beiträge zur Kenntnis der krankhaft gesteigerten Absonderung von Magensaft. Z. klin. Med. 22, 478 (1893).
Kalk, H.: (1) Das Geschwür des Magens und Zwölffingerdarmes. Berlin u. Wien: Urban & Schwarzenberg 1931. — (2) Ulcus pepticum (ventriculi, duodeni). In Handbuch der inneren Medizin, 3. Aufl., Bd. III, Teil 1, S. 510—653. Berlin: Springer 1938. — Katsch, G.: (1) Über Ulkusschmerzen (Diskussion). Verh. des Dtsch. Kongr. für Inn. Med. 40. Kongr. Wiesbaden 1928. Bericht S. 215. München: J. F. Bergmann 1928. — (2) Einsatzmöglichkeit Ulcuskranker. Bericht über die 3. Arbeitstagung Ost der Beratenden Fachärzte 24.—26. Mai 1943. Bericht S. 134—141. Berlin 1943.
Leube, W. O. v.: Die Krankheiten des Magens und Darms in v. Ziemssens Handbuch der speziellen Pathologie und Therapie, 2. Aufl., Bd. VII, 2. Hälfte, S. 255. Leipzig: F. C. Vogel 1878.
Miller, T. G., E. P. Pendergrass and K. S. Andrews: A statistical study of clinical and laboratory finding in gastric and duodenal ulcer, with special reference to roentgenologic data. Amer. J. Med. Sci. 177, 15 (1929). — Moynihan, B. G. A.: (1) On duodenal ulcer and its surgical treatment. Lancet 1901 II, 1656. — (2) Duodenal ulcer. Philadelphia: W. B. Saunders Company 1910. Deutsche Übersetzung von Kreuzfuchs bei Theodor Steinkopf, Dresden-Leipzig 1913.
Palmer, W. L.: The „acid test" in gastric and duodenal ulcer. J. Amer. Med. Assoc. 88, 1778 (1928).
Reichmann, N.: (1) Ein Fall von krankhaft gesteigerter Absonderung des Magensaftes. Berl. klin. Wschr. 1882, 606. — (2) Über Magensaftfluß. Ein Beitrag zur Pathologie des Magens. Berl. klin. Wschr. 1887, 199, 221. — Riegel, F.: (1) Beiträge zur Lehre von den Störungen der Saftsekretion des Magens. Z. klin. Med. 11, 1 (1886). — (2) Über chronische continuirliche Magensaftsekretion. Dtsch. med. Wschr. 1892, 467. — (3) Die Erkrankungen des Magens. In Nothnagels Spezielle Pathologie und Therapie, Bd. XVI, Teil II, S. 637. Wien: Alfred Hölder 1897.
Sticker: Hypersecretion und Hyperacidität des Magensaftes. Münch. med. Wschr. 1886, 561, 580. — Strauss, H.: (1) Über „digestive" und „alimentäre" Hypersecretion des Magens (nebst Bemerkungen über Atonia et Ptosis gastrica). Z. klin. Med. 53, 133 (1904). — (2) Über digestiven Magensaftfluß. Dtsch. med. Wschr. 1907, 582.

UEXKÜLL, TH. V.: Probleme und Möglichkeiten einer Psychosomatik unter dem Gesichtspunkt einer funktionellen Biologie mit experimentellen Untersuchungen zur Ulcusfrage. Z. klin. Med. **145**, 117 (1949).

VELDEN, VON DEN: Über Hypersekretion und Hyperazidität des Magensaftes. Volkmanns Slg klin. Vortr. **1886—1890**, Nr 290.

WESTPHAL, K., u. G. KATSCH: Das neurotische Ulcus duodeni. Mitt. Grenzgeb. Med. u. Chir. **26**, 391 (1913).

7. Ulcussymptome.

ANDERSON, R. K., and S. J. FOGELSON: Secretion of gastric mucin in man. Comparative study in normal subject and in patient with peptic ulcer in response to alcohol test meal. J. Clin. Invest. **15**, 169 (1936). — ANDERSON, R. K., S. J. FOGELSON and C. J. FARMER: Gastric mucin secretion in gastroduodenal ulcerative disease. Proc. Soc. Exper. Biol. a. Med. **31**, 520 (1933/34). — ANGIER, P., J. DIESNIS et M. RAYBAUT: Recherches sur la sécrétion pancréatique dans les ulcères gastroduodénaux. C. r. Soc. Biol. Paris **132**, 160 (1939). — ASK-UPMARK: Nord. Med. **25**, 8 (1945).

BERGMANN, G. V.: Ulcus pepticum (ventriculi, duodeni, jejuni). In Handbuch der inneren Medizin, Bd. III, Teil 1, S. 633—831. Berlin: Springer 1926. — BESANCON, L.: Public health in France from the invasion to the liberation. War Med. **8**, 283 (1945). — BICKEL: Zit. FREDENHAGEN 1947. — BIGLAND, A. D.: Oedema as a symptom in so-called food deficiency diseases. Lancet **1920**, 243. — BIRKMAYER, W., u. W. WINKLER: Klinik und Therapie der vegetativen Funktionsstörungen. Wien: Springer 1951. — BIRÓ, L., u. G. NAGY: Beziehungen zwischen Ulkuskrankheit und Nebenniere. (Behandlung der Ulkuskrankheit mit Nebennierenrindenhormon, Adrenalin, Kochsalz und Histamin.) Gastroenterologia (Basel) **76**, 169 (1951). — BLOOMFIELD, A. L.: The problem of gastric hyperacidity. Amer. J. Digest. Dis. **6**, 700 (1939). — BLOOMFIELD, A. L., C. K. CHEN and L. R. FRENCH: Basal gastric secretion as a clinical test for gastric function with special reference to peptic ulcer. J. Clin. Invest. **19**, 863 (1940). — BOAS, J.: Die Lehre von den okkulten Blutungen. Berlin 1914. — BRUMMER, P.: On the mucin content of gastric juice. Acta med. scand. (Stockh.) **126**, 384 (1946). — BSTEH, O.: Die Geschwürskrankheit des Magens und ihre chirurgischen Probleme. Wien: Wilhelm Maudrich 1949.

CHALFEN, S. S.: (1) Zur Frage der Sekretion des nüchternen Magens. Arch. Verdgskrkh. **44**, 250 (1928). — (2) Die Sekretion des Magens während der Nacht. Arch. Verdgskrkh. **47**, 106 (1930). — CHERNORUTSKII, M. V.: Problem of alimentary dystrophy. Stud. Leningrad Physicians **3**, 3 (1943). — CICERI u. ARRIGONI: Zit. FREDENHAGEN 1947. — COMFORT, M. W., and A. E. OSTERBERG: External pancreatic secretion in cases of duodenal ulcer. Gastroenterology **4**, 85 (1945). — CORNELL, A., A. WINKELSTEIN and F. HOLLANDER: Nocturnal secretion studies in normals and in patients with peptic ulcer. Bull. New York Acad. Med. **20**, 413 (1944). — Co TUI, A. M. WRIGHT, J. H. MULHOLLAND, T. GALVIN, J. BARCHAM and G. R. GERST: The hyperalimentation treatment of peptic ulcer with amino acids (protein hydrolysate) and dextri-maltose. Gastroenterology **5**, 5 (1945).

DAUGHADAY, W. H., H. JAFFÉ and R. H. WILLIAMS: Chemical assay for „cortin": Determination of formaldehyde liberated on oxidation with periodic acid. J. Clin. Endocrin. **8**, 166 (1948). — DRAGSTEDT, L. R., W. L. PALMER, W. P. SCHAFER and P. C. HODGES: Supradiaphragmatic section of the vagus nerves in the treatment of duodenal and gastric ulcers. Gastroenterology **3**, 450 (1944).

ENRIGHT, J. I.: War oedema in Turkish prisoners of war. Lancet **1920**, 314.

FLIEDERBAUM, J., A. HELLER, K. ZWEIBAUM, J. ZARCHI, S. SZEJNFINKEL, J. GOLIBORSKA, R. ELBINGER u. E. FERSZT: Recherches cliniques et biochimiques sur les malades en famine. In APFELBAUM, Maladie de famine. Recherches cliniques sur la famine exécutées dans le Ghetto de Varsovie en 1942. Am. Joint Distribution Commitee, Warschau 1946. — FLOREY, H. W., R. D. WRIGHT and M. A. JENNINGS: The secretions of the intestine. Physiologic. Rev. **21**, 36 (1941). — FOGELSON, S. J.: The treatment of peptic ulcer with gastric mucin. J. Amer. Med. Assoc. **96**, 673 (1931). — FONTAINE, R.: Contribution à l'étude du mucus gastrique. Son rôle dans la pathogénie de l'ulcère gastrique. Presse méd. **40**, 678 (1932). — FORMAD, H. F., and BIRNEY: The intestinal lesions of starvation. Trans. Path. Soc. Philadelphia **15**, 37 (1891). — FREDENHAGEN, H.: Beitrag zur Pathogenese und Therapie der Ulcuskrankheit des Magens unter spezieller Berücksichtigung der vegetativen Konstitution. Schweiz. med. Wschr. **1947**, 1251.

GARIN, C., P. BERNAY et D. VINCENT: Technique et resultate des dosages de la mucine dans le suc gastrique. Arch. des Mal. Appar. digest. **27**, 697 (1937). — GERONNE, A.: Über das Ulcus pepticum im Kriege, mit Bemerkungen zu seiner Pathogenese und Therapie. Dtsch. med. Wschr. **1943**, 121. — GLASS, G. B. JERZY: (1) Une méthode quantitative pour le dosage de la mucine (du mucus) dans le suc gastrique, les crachats et la salive. Arch. des

Mal. Appar. digest. **20**, 1017 (1938). — (2) Eine quantitative chemische Methode zur Bestimmung des Mucin-(Schleim-)Gehaltes im Magensaft, Speichel und Sputum. Klin. Wschr. **1938**, 1802. — Mikrochem. **26**, 95 (1939). — (3) New physiological and clinical studies on the secretion of mucin in the human stomach. Rev. Gastroenterol. **16**, 687 (1949). — Glass, G. B. Jerzy, and L. J. Boyd: A study of the alleged deficiency of gastric mucin in the stomach of humans with peptic ulcer. Gastroenterology **16**, 697 (1950). — Glass, G. B. Jerzy, B. L. Pugh, W. J. Grace and S. Wolf: Observations on treatment of human gastric and colonic mucus with lysozyme. J. Clin. Invest. **29**, 12 (1950). — Gottlieb, M. L.: Impressions of a POW medical officer in a Japanese concentration camp. U.S. Naval Med. Bull. **46**, 663 (1946). — Gray, S. J., R. W. Reifenstein, J. C. Young, H. M. Spiro, and E. P. Conolly: The source of gastric lysozyme. J. Clin. Invest. **29**, 1595 (1950).

Hastings, A. B., and M. B. Shimkin: Medical research mission to the Soviet Union. Science (Lancaster, Pa.) **103**, 637 (1946). — Hellebrandt, F. A., R. H. Tepper, H. Grant and R. Catherwood: Nocturnal and diurnal variations in the acidity of the spontaneous secretion of gastric juice. Amer. J. Digest. Dis. **3**, 477 (1936/37). — Helmer, O., and P. J. Fouts: Gastric analysis methods. Amer. J. Clin. Path. **7**, 41 (1937). — Henning, N.: (1) Kriegsulcus. Vortr. an der Kriegstagg der Dtsch. Ges. für Inn. Med. Wien, Oktober 1943. — (2) Lehrbuch der Verdauungskrankheiten. Stuttgart: Georg Thieme 1949. — Henning, N., u. A. Czerwensky: Das „Kriegsulkus", eine neue und kriegsbedingte Form des Ulcus pepticum. Dtsch. med. Wschr. **1944**, 439. — Henning, N., u. L. Norpoth: Die Magensekretion während des Schlafes. Dtsch. Arch. klin. Med. **172**, 558 (1932). — Henning, N., u. H. Stadler: Weitere Untersuchungen über das Kriegsulcus. Dtsch. med. Wschr. **1949**, 136. Hodges, H. H.: Protein hydrolysate therapy for peptic ulcer. Gastroenterology 8, 476 (1947). — Hoeden, R. van der: Evolution de la maladie ulcéreux gastroduodénale pendant les années de guerre en Belgique. In Bigwood, Enseignements de la guerre 1939—1945 dans le domaine, de la nutrition. Paris: Masson; Liége: Desoer 1947. — Hoelzel, F., u. E. Da Costa: (1) Production of ulcers in the prostomach of rats by protein restriction. Proc. Soc. Exper. Biol. a. Med. **29**, 382 (1931/32). — (2) Production of peptic ulcers in rats and mice by diets deficient in protein. Amer. J. Digest. Dis. **4**, 325 (1937).

Ihre, B.: Human gastric secretion. A quantitative study of gastric secretion in normal and pathological conditions. Acta med. scand. (Stockh.) Suppl. **95** (1938). — Ivy, A. C., M. J. Grossman and W. H. Bachrach: Peptic ulcer, Kap. 19. Philadelphia-Toronto: The Blakiston Comp. 1950.

Kalk, H.: (1) Ulcus pepticum (ventriculi, duodeni). In Handbuch der inneren Medizin, 3. Aufl., Bd. III, Teil 1, S. 510—653. — (2) Einige Beobachtungen über kriegsbedingte Änderungen am Verdauungskanal und Kreislauf. Dtsch. med. Wschr. **1943**, 559. — (3) Das Magen- und Zwölffingerdarmgeschwür im Kriege. Leipzig: Georg Thieme 1945. — Katsch, G., u. H. Kalk: (1) Statik und Kinetik des Magenchemismus. Methodisches. Arch. Verdgskrkh. **32**, 201 (1924). — (2) Zum Ausbau der kinetischen Methode für die Untersuchung des Magenchemismus. II. Mitt. Klin. Wschr. **1925 II**, 2190. — Kaufmann, J.: Lack of gastric mucus (amyxorrhea gastrica) and its relation to hyperacidity and gastric ulcer. Amer. J. Med. Sci. **135**, 207 (1908). — Kellermann, E.: Untersuchungen mit der fraktionierten Magenausheberung: Die klinische Verwertung der nüchternen Sekretion. Arch. Verdgskrkh. **45**, 81 (1929). — Kirsner, J. B., E. Levin and W. L. Palmer: Observations on excessive nocturnal gastric secretion in patients with duodenal ulcer. Gastroenterology **11**, 598 (1948). — Klein, B.: Die Benzidinprobe beim Ulcus ventriculi und duodeni. Inaug.-Diss. Basel 1941. — Kreitner, H.: Azidität und Ulkus. Untersuchungen am ulkuskranken Magen mit der p_H-Sonde. Wien. klin. Wschr. **62**, 422 (1950). — Kretschmer, E.: Körperbau und Charakter. Untersuchungen zum Konstitutionsproblem und zur Lehre von den Temperamenten. 9. u. 10. Aufl. 1931. 17. u. 18. Aufl. 1944. Berlin: Springer.

Lagerlöf, H.: The secretin test of pancreatic function. Quart. J. Med. 8, 115 (1939). — Lerberghe, R. van: Ulcère duodénale et polyglobulie. Acta gastro-enterol. belg. **14**, 509 (1951). — Leriche, R.: (1) Pathogénie de l'ulcère peptique postopératoire. 40. Congr. de Chir. Oct. 1931. — (2) Necessité d'une étude systématique de la fontion des glandes à mucus du point de vue de la physiologie, de la pathologie et de la thérapeutique. Presse méd. **40**, 650 (1932). — Levin, E., J. B. Kirsner and W. L. Palmer: (1) Twelve-hour nocturnal gastric secretion in uncomplicated duodenal ulcer patients before and after healing. Proc. Soc. Exper. Biol. a. Med. **69**, 153 (1948). — (2) The nocturnal gastric secretion in patients with gastric carcinoma. Gastroenterology **12**, 561 (1949). — Levin, E., J. B. Kirsner, W. L. Palmer and C. Butler: Nocturnal gastric secretion: Studies on normal subjects and on patients with duodenal ulcer, gastric ulcer and gastric carcinoma. Arch. Surg. **56**, 345 (1948). — Lipscomb, F. M.: Medical aspects of Belsen Concentration camp. Lancet **1945 II**, 313.

Macrae, J. F.: Nutritional state of civilian population in Belgium. Report to Medical Research Council Nov. 15, 1944. — Magee, H. E.: Some effects of inanition and their treatment. Proc. Nutrit. Soc. **3**, 53 (1945). — MATZNER, M. J., C. WINDMER and A. E. SOBEL: The role of protein in the prevention of experimental gastric ulcers. Amer. J. Digest. Dis. **5**, 36 (1938). — McCLURE, C. W.: Functional activities of the pancreas and liver. New York: Medical Authors Publ. Co. 1937. — MEARS, F. B.: The effect of atropine on gastric secretion during the night. Surgery **13**, 214 (1943). — MELLINGHOFF, K.: Unveröffentlichte Untersuchungen 1933 an unserer Klinik. — MEYER, K., J. F. PRUDDEN, W. L. LEHMAN and A. STEINBERG: Lysozyme content of the stomach and its possible relationship to peptic ulcer. Proc. Soc. Exper. Biol. a. Med. **65**, 220 (1947). — MIRAULT-KRETCHMAR, M.: Recrudescence des ulcères gastro-duodénaux au cours des années 1939—1944 et alimentation en période de guerre. Gastroenterologia (Basel) **70**, 225 (1945). — MONCEAUX, R. H.: (1) Importance du rôle de la mucine dans l'équilibre de l'acidité gastrique. Presse méd. **43**, 988 (1935). — (2) Le pouvoir protecteur des mucines et son importance en gastroenterologie. Arch. des Mal. Appar. digest. **23**, 424 (1933).—(3) Les mucines. Proprietés physico-chimique. Leur rôle physiologique. Gaz. Hôp. **106**, 272 (1933). — MONCEAUX, R. H. et R. FONTAINE:, Le mucus gastrique et son rôle protecteur. Importance physiologique et thérapeutique des mucines. Presse méd. **41**, 927 (1933). — MORO, M., and A. TORRINI: Sui rapporti fra mucin e acido libero nel succo gastrico di normali e di gastro patici. Bol. Soc. ital. Biol. sper. **15**, 253 (1940). — MOUTIER, F.: Les conditions alimentaires et l'ulcère gastroduodénale pendant la guerre. In BIGWOOD, Enseignements de la guerre 1939—1945 dans le domaine de la nutrition. Paris: Masson; Liège: Desoer 1947.

NECHELES, H., and A. COYNE: Secretion of mucus and acid by the stomach in healthy persons and in persons with peptic ulcer. Arch. Int. Med. **55**, 395 (1935).

PALMER, W. L.: Certain aspects of benign and malignant gastric ulcer. Bull. New York Acad. Med. **26**, 527 (1950). — POLLAND, W. S., and A. L. BLOOMFIELD: The diagnostic value of determinations of pepsin in gastric juice. J. Clin. Invest. **9**, 107 (1930/31). — PORTER, A.: The diseases of the Madras famine of 1877—78. Madras, India: Government press 1889.

RAFSKY, H. A., CH. J. KRIEGER and L. J. HONIG: Protein studies on peptic ulcer. Gastroenterology **16**, 358 (1950). — REHFUSS, M. E., O. BERGEIM and P. B. HAWK: Gastrointestinal studies: II. The fractional study of gastric digestion with a description of normal and pathological curves. J. Amer. Med. Assoc. **63**, 909 (1914). — RIEGEL, F.: Die Erkrankungen des Magens. In NOTHNAGELS Spezielle Pathologie und Therapie, Bd. XVI, Teil II. Wien: Alfred Hölder 1897. — RIGGS, H. E., J. G. REINHOLD, R. S. BOLES and P. S. SHORE: Qualitative circulatory deficiencies observed in peptic ulcer: I. Chemical composition of the blood. Amer. J. Digest. Dis. **8**, 383 (1941). — ROBBIE, W. A., and R. B. GIBSON: Rapid clinical determination of urinary 17-ketosteroids. J. Clin. Endocrin. **3**, 200 (1943). — ROULET, F., u. V. FRUTIGER: Welche Schlüsse lassen sich aus der pathologischen Anatomie des Magengeschwürs für die Praxis ziehen? Schweiz. med. Wschr. **1943 I**, 57. — REVELSTAD, R. A., C. A. OWEN and TH. B. MAGATH: Factors influencing the continuous recording of in situ p_H of gastric and duodenal contents. Vortrag vor Federation of Amer. Societies for Experimental Biology and Medicine. Cleveland, Ohio, 29. 4.—3. 5. 1951. Gastroenterology **20**, 609 (1952).

SANDWEISS, D. J.: Is a disturbance of endocrine or sex glands responsible for duodenal ulcer? Hebrew Med. J. **2**, 182 (1942). — SANDWEISS, D. J., M. H. F. FRIEDMAN, M. H. SUGARMAN and H. M. PODOLSKY: Nocturnal gastric secretion: Studies on normal subjects and patients with duodenal ulcer. Gastroenterology **7**, 38 (1946). — SANDWEISS, D. J., H. M. PODOLSKY, H. C. SALTZSTEIN and A. A. FARBMAN: Deaths from perforation and hemorrhage of gastroduodenal ulcer during pregnancy and puerperium. Amer. J. Obstetr. **45**, 131 (1943). — SANDWEISS, D. J., H. C. SALTZSTEIN and A. A. FARBMAN: The relation of sex hormones to peptic ulcer. Amer. J. Digest. Dis. **6**, 6 (1939). — SANDWEISS, D. J., H. C. SALTZSTEIN, S. R. SCHEINBERG and A. PARKS: Hormon studies in peptic ulcer. Pituitary adrenocorticotropic hormone (ACTH) and cortisone. J. Amer. Med. Assoc. **144**, 1436 (1950). — SANDWEISS, D. J., M. H. SUGARMAN, H. M. PODOLSKY and M. H. F. FRIEDMAN: Nocturnal gastric secretion in duodenal ulcer. J. Amer. med. Assoc. **130**, 258 (1946). — SAPPINATON, TH. S., and H. L. BOCKUS: Nitrogen balance studies in chronic peptic ulcer disease. Ann. Int. Med. **31**, 271 (1949). — SCHEPPACH, H. A.: Concerning the occurence of continuous gastric secretion. Amer. J. Gastroenterology **3**, 167 (1913). — SCHMIDT-KESSEN, W.: Fortlaufende Registrierung der intragastralen Azidität mit Glaselektroden. Festschr. KATSCH S. 219—228. Greifswald 1952. — SINGER, K.: Gibt es eine gastrogene Polyglobulie? Klin. Wschr. **1935**, 751. — SONNENSCHEIN, R. R., M. J. GROSSMAN u. A. C. IVY: The humoral regulation of BRUNNER's glands. Acta med. scand. (Stockh.) Suppl. **196**, 296 (1947). — STARE, F. J.: Nutritional conditions in Holland. Nutrit. Rev. **3**, 225 (1945). — STRAUSS, H.: Kritisches zur Diagnostik des Magengeschwürs. Jkurse ärztl. Fortbildg **10**, 1 (1919).

Thiele: Zit. Fredenhagen 1947. — Tidow, R., u. O. Nekarda: Beobachtungen bei Magenkranken im Kriege. Dtsch. med. Wschr. **1943**, 171. — Tuchfeld, F.: Ulcus duodeni und Polyglobulie. Zur Frage: Magenfunktion und rotes Blutbild. Med. Klin. **1931**, 130. — Tulin, M., J. Guttmann and T. P. Almy: The secretion of gastric mucin following an alcohol test meal: Studies on normal subjects and on patients with peptic ulcer. Gastroenterology **9**, 191 (1947).

Uexküll, Th. v.: Probleme und Möglichkeiten einer Psycho-Somatik unter dem Gesichtspunkt einer funktionellen Biologie mit experimentellen Untersuchungen zur Ulcusfrage. Z. klin. Med. **145**, 117 (1949).

Vanzant, F. R., A. E. Osterberg, W. C. Alvarez and A. B. Rivers: Studies of gastric pepsin: II. Secretion of pepsin in cases of duodenal ulcer and pseudoulcer. J. Clin. Invest. **12**, 557 (1933).

Wang, K. J., R. Grant, H. D. Janowitz and M. I. Grossman: Action of lysozyme on gastrointestinal mucosa. Arch. of Path. **48**, 298 (1950). — Wanke: Zit. Fredenhagen 1947. — Werth, G.: Die Chloride im Magensaft. Inaug.-Diss. Greifswald 1940. — Winkelstein, A.: One hundred and sixty-nine studies in gastric secretion during the night. Amer. J. Digest. Dis. **1**, 778 (1934/35). — Witt, J. de: L'influence de la guerre mondiale sur la fréquence et la localisation des ulcères gastroduodénaux. Acta gastro-enterol. belg. **9**, 396 (1946). — Wohl, M. G., J. G. Reinhold, S. B. Rose unter Assistenz von Adams, L. A., T. Harvey, M. Francis and G. Clough: Arch. Int. Med. **83**, 402 (1949). — Woldman, E. E., D. Fishman, R. S. Knowlton, A. A. Rousuck and W. C. Stoner: J. Amer. Med. Assoc. **137**, 1289 (1948). — Wolf, S., and H. G. Wolff.: (1) Studies on mucus in the human stomach; estimation of its protective action against corrosive chemicals applied to the gastric mucosa and attempts at quantitation of gastric mucin by two chemical methods. Gastroenterology **10**, 251 (1948). — (2) Human gastric function. An experimental study of a man and his stomach, 2. Aufl., 262 S. New York: Oxford Univ. Press 1947.

Zuckerman, H. S., L. W. Leiter and A. J. Kauvar: The prognostic significance of nocturnal gastric secretion in ulcer patients. Amer. J. Digest. Dis. **18**, 122 (1951).

8. Röntgensymptomatologie.

Åkerlund, A.: (1) Röntgenologische Studien über den Bulbus duodeni mit besonderer Berücksichtigung des Ulcus duodeni. Acta radiol. (Stockh.) **1921**, Suppl. I, 162. — (2) Röntgendiagnosis of duodenal ulcer. Mitt. Grenzgeb. Med. u. Chir. **36**, 577 (1923). — (3) The roentgendiagnosis of ulcus duodeni with respect to the local „direct" roentgen symptoms. Acta radiol (Stockh.) **2**, 14 (1923). — (4) Later experiences concerning the niche diagnosis in cases of duodenal ulcer. Acta radiol. (Stockh.) **8**, 538 (1927). — (5) Present day criteria of X-ray diagnosis of duodenal ulcer. Amer. J. Surg. **11**, 233, 504 (1931). — Albrecht, H. U.: (1) Über das pathologische Schleimhautrelief des Magens. Fortschr. Röntgenstr. **39**, 231 (1929). — (2) Die Ulkusprobleme im Lichte moderner Röntgenforschung. Leipzig: Georg Thieme 1930. — Assmann: Die klinische Röntgendiagnostik der inneren Erkrankungen. 4. Aufl. Leipzig: F. C. W. Vogel 1929. 6. Aufl. Berlin-Göttingen-Heidelberg: Springer 1949/50.

Baensch, W.: (1) Röntgendiagnose des Ulkus. Fortschr. Röntgenstr. **35**, 669 (1926). — (2) Röntgenbefunde bei Magenneurose. Fortschr. Röntgenstr. **36**, 1240 (1927). — Baensch, W. E.: Peptisches Magen- und Duodenalgeschwür. In Lehrbuch der Röntgendiagnostik, S. 3111—3151. 4. Aufl. Leipzig: Georg Thieme 1940. 5. Aufl. Stuttgart: Georg Thieme 1952. — Berg, H. H.: (1) Röntgenuntersuchungen am Innenrelief des Verdauungskanals. Ein Beitrag zur klinischen Röntgendiagnostik insbesondere von Entzündung, Geschwür und Krebs. Leipzig: Georg Thieme 1930. — (2) Beitrag zur röntgenologischen Magendiagnostik. Chirurg **2**, 143 (1930). — Boylston, G. A.: Ulcer of the pyloric ring. Report of twenty cases. Arch. Int. Med. **84**, 532 (1949). — Brdiczka, J. G.: Das große Ulcus duodeni. Fortschr. Röntgenstr. **44**, 177 (1931). — Bücker, J.: (1) Die Diagnose des kleinen Magenkrebses. Berlin: Springer 1944. — (2) Gastritis, Ulkus und Karzinom. Röntgenstudie unter Berücksichtigung formalgenetischer Beziehungen. Stuttgart: Georg Thieme 1950. — Butsch, W. L.: Ulcers of the pyloric ring. Proc. Staff Meet. Mayo Clin. **10**, 435 (1935).

Chaoul: Das Schleimhautrelief des Magens im Röntgenbilde. Fortschr. Röntgenstr. **39**, 505 (1929). — Cole, L. G.: (1) The value of serial radiography in gastro-intestinal diagnosis. J. Amer. Med. Assoc. **59**, 1947 (1912). — (2) Preliminary report on the diagnosis of post-pyloric (duodenal) ulcer by means of serial radiography. New York Med. J. **97**, 960 (1913). — (3) The diagnosis of post-pyloric (duodenal) ulcer by serial radiography. Lancet **1914** I, 1239. — (4) Die Diagnose der bösartigen und gutartigen Magen- und Duodenalläsionen und ihre Unterscheidung durch Serien-Röntgenaufnahmen. Z. klin. Med. **79**, 371 (1914).

Doub, H. P.: Differential diagnosis of pyloric and prepyloric ulceration. Amer. J. Roentgenol. **43**, 826 (1940).

EISLER, F., u. R. LENK: Ulcus ventriculi. Dtsch. med. Wschr. **1921 II**, 1459. — ESCH-BACH, H.: (1) Magengeschwürsbildung und Röntgenuntersuchung. Fortschr. Röntgenstr. **67**, 80 (1943). — (2) Die Pathomorphose der Ulkuskrankheit. Ein Musterbeispiel aktueller Pathomorphosen und ihre Deutung. Z. inn. Med. **3**, 292 (1948). — (3) Röntgenbeurteilung der Ulkuskrankheit. Leipzig: Georg Thieme 1949. — (4) Röntgenstudien zur Geschwürskrankheit. Fortschr. Röntgenstr. **71**, 436 (1949).

FELDMAN, M.: Clinical roentgenology of digestive tract. Baltimore: Williams & Wilkins Company 1948. — FORSSELL, G.: (1) Über die Beziehung der Röntgenbilder des menschlichen Magens zu seinem anatomischen Bau. Erg. Strahlenforsch. **1913**, 30. — (2) Studies of the mechanism of the movement of the mucous membrane of the digestive tract. Amer. J. Roentgenol. **10**, 87 (1923). — (3) Beobachtungen über die Autoplastik des Digestionskanals. Fortschr. Röntgenstr. **37**, 393 (1928). — (4) Normale und pathologische Reliefbilder der Schleimhaut: Ein Überblick über die Autoplastik des Digestionskanals. Verh. Ges. Verdgskrkh. (7. Tagg) **1927**, 199. — (5) The role of the autonomous movements of the gastro-intestinal mucous membrane in digestion. Amer. J. Roentgenol. **41**, 145 (1939). — FRAENKEL, A.: (1) Die Eigenbewegungen des Magens im Röntgenbilde. Fortschr. Röntgenstr. **34**, 1 (1926). — (2) Die Röntgenkinographie des Magens und ihr Kritiker. Erwiderung auf den Aufsatz MARTIN HAUDEKS (S. 505). Fortschr. Röntgenstr. **35**, 650 (1927). — FREUD, J.: Röntgendiagnostik der Erkrankungen des Duodenums. Jkurse ärztl. Fortbildg 8, 40 (1917).

GUTZEIT, K., u. F. KUHLMANN: Ulcera ventriculi der großen Kurvatur. Fortschr. Röntgenstr. **49**, 613 (1934).

HAENISCH, F.: In HAENISCH-HOLTHUSEN, Einführung in die Röntgenologie. Leipzig: Georg Thieme 1940. — HÄRTEL, F., u. V. SCHMIEDEN: Röntgenuntersuchung chirurgischer Magenkrankheiten. Berl. klin. Wschr. **1909**, 669, 721, 772. — HART, C.: (1) Erhebungen und Betrachtungen über das Geschwür des Zwölffingerdarmes. Mitt. Grenzgeb. Med. u. Chir. **31**, 291 (1918/19). — (2) Betrachtungen über die Entstehung des peptischen Magen- und Zwölffingerdarmgeschwürs. Mitt. Grenzgeb. Med. u. Chir. **31**, 350 (1918/19). — HARTMANN, W.: Vorgetäuschtes Ulcus duodeni durch orthoröntgenograd getroffenes Duodenallumen bei Duodenum mobile. Dtsch. med. Wschr. **1940**, 624. — HAUDEK, M.: (1) Zur röntgenologischen Diagnose der Ulzerationen in der Pars media des Magens. Münch. med. Wschr. **1910**, 1587. — (2) Zur Frage der Verläßlichkeit der Magennische für die Ulkusdiagnose. Fortschr. Röntgenstr. **33**, 651 (1925). — (3) Wandlungen in der Magendiagnostik im Laufe von zwei Dezennien. Münch. med. Wschr. **1928**, 1111. — (4) Die Deutung der Veränderungen am präpylorischen Magenabschnitt. Fortschr. Röntgenstr. **38**, 912 (1928). — (5) Zur Deutung der Veränderungen am präpylorischen Magenabschnitt. Fortschr. Röntgenstr. **39**, 583, 829 (1929). — HEMMETER, J. C.: Neue Methoden zur Diagnose des Magengeschwürs. Arch. Verdgskrkh. **12**, 357 (1906). — HORSLEY, G. W.: Ulcers of the pyloric sphincter with case reports. Virgin. Med. Mthl. **67**, 29 (1940). — HORSLEY, J. S.: Ulcer of the pyloric sphincter. Ann. Surg. **103**, 738 (1936).

JENSEN, R. M., and A. B. RIVERS: Carcinoma or ulcer involving the pyloric ring: differential diagnosis. Proc. Staff Meet. Mayo Clin. **14**, 1 (1939).

KALK, H.: Ulcus pepticum (ventriculi, duodeni). In Handbuch der inneren Medizin, 3. Aufl., Bd. III, Teil 1, S. 510—653 (Röntgenuntersuchung S. 562). Berlin: Springer 1938. — KAUFMANN, W.: Probleme um das Ulcus pepticum. Dtsch. med. Wschr. **1950**, 700. — KEUTNER, H.: Die heutige Treffsicherheit der Röntgendiagnose bei Erkrankungen des Magens und Zwölffingerdarmes. Inaug.-Diss. Würzburg 1939 und Fortschr. Röntgenstr. **60**, 421 (1939). — KÖHLER, V., u. L. PENEW: Über die Lokalisation des Ulcus-Rezidivs am Magen. Med. Mschr. **1951**, 21. — KNUTSSON, F.: Die Nischendiagnostik bei sehr großen Duodenalgeschwüren. Acta radiol. (Stockh.) **13**, 35 (1932). — KUHLMANN, F.: Über die Veränderungen beim Ulcus der großen Kurvatur des Magens. Fortschr. Röntgenstr. **50**, Kongr.-H. 44 (1934).

MOUTIER, F., et P. PORCHER: Guérison médicale sous contrôle radiologique des ulcères cavitaires de l'estomac. Presse méd. **35**, 1091 (1927). Ref. Zbl. Radiol. **5**, 40 (1928).

POLZIEN, F.: Der Formwechsel des Magens und seine Gleitfunktion als Ursache für die Entstehung pathologischer Veränderungen bei der Ulkuskrankheit. Fortschr. Röntgenstr. **66**, 1 (1942) — PRÉVÔT, R.: Grundriß der Röntgenologie des Magen-Darmkanals. Hamburg: H. H. Nölke 1948.

REICHE, F.: Zur Diagnose des Ulcus ventriculi im Röntgenbild. Fortschr. Röntgenstr. **14**, 171 (1909).

SCHMIEDEN, V., u. F. HÄRTEL: Differentialdiagnose zwischen Magengeschwür und Magenkrebs. Arch. klin. Chir. **1913**, 159.

TESCHENDORF, W.: Lehrbuch der röntgenologischen Differentialdiagnostik. Erkrankungen der Bauchorgane. 1. Aufl. Leipzig: Georg Thieme 1937. 2. Aufl. Stuttgart: Georg Thieme 1950.

ZEITLIN: The roentgen aspect of gastric ulcer therapy. Radiology **23**, 491 (1934).

9. Gastroskopie.

Aschner, P. W., and S. Grossman: Gastritis and duodenitis in relation to the ulcer problem: a study of 124 cases of partial gastrectomy. Surg. etc. **57**, 334 (1933).

Benedict, E. B.: (1) The importance of gastroscopy in surgical diagnosis. Amer. J. Surg. **40**, 5 (1938). — (2) Endoscopy, as related to diseases of the bronchus, esophagus, stomach, and peritoneal cavity. Baltimore: Williams & Wilkins Company 1951.

Freeman, H.: A gastroscopic control of the treatment of gastric ulcer by duodenal feeding. Brit. J. Surg. **32**, 303 (1944).

Gutzeit, K.: Die Gastroskopie im Rahmen der klinischen Magendiagnostik. Berlin: Springer 1929. — Gutzeit, K., u. H. Teitge: Die Gastroskopie: Lehrbuch und Atlas. Berlin: Urban & Schwarzenberg 1937.

Hebbel, R.: Chronic gastritis: relation to gastric and duodenal ulcer and to gastric carcinoma. Amer. J. Path. **19**, 43 (1943). — Henning, N.: (1) Die bisherigen Ergebnisse und der klinische Wert der Gastroskopie. Erg. inn. Med. **16**, 539 (1931). — (2) Die Entzündung des Magens. Leipzig: Johann Ambrosius Barth 1934. — (3) Die Bedeutung der Gastroskopie. Technik. Indikationen. Gegenindikationen. Verh. dtsch. Ges. inn. Med. 47. Kongr. 1935. S. 359. München: J. F. Bergmann 1935. — Horner, J. L., and H. Scheff: Incidence of gastritis in gastric ulcer. Amer. J. Digest. Dis. **12**, 202 (1945).

Konjetzny, G. E.: (1) Über die Beziehungen der chronischen Gastritis mit ihren Folge-erscheinungen und des chronischen Magenulcus zur Entwicklung des Magenkrebses. Beitr. klin. Chir. **85**, 455 (1913). — (2) Die chronische Gastritis des Ulcusmagens. Zbl. Chir. **50**, 1026 (1923). — (3) Die Entzündungen des Magens. In Henke und Lubarsch' Handbuch der speziellen pathologischen Anatomie und Histologie, Bd. 4, Teil 2, S. 768—1116. Berlin: Springer 1928. — (4) Die Geschwürsbildung im Magen, Duodenum und Jejunum; Entstehungsbedingungen und Entwicklungsgang. Stuttgart: Ferdinand Enke 1947. — Korbsch, R.: Endoskopische Magenpathologie. Leipzig: Georg Thieme 1941.

Martini, P.: Methodenlehre der therapeutisch-klinischen Forschung. Berlin-Göttingen: Springer 1947.

Nicolosi, G.: Interferenze etiopatogenetiche ed anatomocliniche fra gastrite cronica ed ulcera gastro-duodenale. Arch. ital. Chir. **57**, 183 (1939). — Nogueira, P.: A gastrite das ulceras gastricas e duodenaes como lesão precancerosa. Rev. Cir. São Paulo **1**, 610 (1935).

Overgaard, K.: Experimentelle Untersuchungen über die Entwicklung der Antrum-gastritis. Acta med. scand. (Stockh.) **81**, 429 (1934).

Palmer, E. D.: Stomach disease as diagnosed by gastroscopy. Philadelphia: Lea a. Febiger 1949. — Palmer, W. L., R. Schindler and F. E. Templeton: Development and healing of gastric ulcer: clinical, gastroscopic, and roentgenologic study. Amer. J. Digest. Dis. **5**, 501 (1938). — Palmer, W. L., F. E. Templeton and R. Schindler: A roentgenologic and gastroscopic study of gastric ulcer. Trans. Assoc. Amer. Physicians **52**, 264 (1937). — Peco, G.: La gastritis concomitante de los ulcerosos. Prensa méd. argent. **16**, 1106 (1930).

Renshaw, J. F.: The role of gastroscopy in the diagnosis of gastric diseases, with especial reference to peptic ulcer and carcinoma. Med. Clin. N. Amer. **24**, 493 (1940).

Schindler, R.: (1) The value of gastroscopy in diagnosis and surgical treatment of chronic gastroduodenal ulcer. Surgery **2**, 692 (1937). — (2) The gastroscopic differentiation of benign and malignant gastric ulcer. Gastroenterology **10**, 234 (1948). — (3) Gastritis. New York: Grune & Stratton 1947. — (4) Gastroscopy; the endoscopic study of gastric pathology. Chicago, Ill.: The University of Chicago Press 1950. — Schindler, R., and R. J. Baxmeier: Mucosal changes accompanying gastric ulcer: a gastroscopic study. Ann. Int. Med. **13**, 693 (1939).

Templeton, F. E., and R. Schindler: Roentgenologic and gastroscopic studies in chronic gastritis and peptic ulcer. Amer. J. Roentgenol. **41**, 354 (1939).

11. Ulcuskomplikationen.

e) Ulcusperforation.

Bakey, M. de: Acute perforated gastroduodenal ulceration. A statistical analysis and review of the literature. Surgery **8**, 852, 1028 (1940). — Bakay, M. de, and Ch. Odem: Significant factors in the prognosis and mortality of perforated ulcer. South. Surgeon **9**, 425 (1940). — Baltzer, F.: Zur Diastasebestimmung im Blut. II. Mitt. Klin. Wschr. **1935 II**, 1395. — Barber, R. F., and J. L. Madden: Acute gastroduodenal perforation. Amer. J. Surg. **59**, 484 (1943). — Baritell, A. L.: Perforated gastroduodenal ulcer. Surgery **21**, 24 (1947). — Blalock, A.: Experimental studies on the effects of the perforation of peptic ulcer. Surg. etc. **61**, 20 (1935).

Cohn, R.: Repeated perforations of peptic ulcer. Surgery **9**, 688 (1941).

Deucher, F.: Über die konservative Behandlung der Perforationsperitonitis. Schweiz. med. Wschr. **1952**, 1.

Feldman, M.: (1) Localized walled-off gas-pockets due to perforation complicating peptic ulceration and gastric carcinoma. Gastroenterology **14**, 201 (1950). — (2) Peptic ulcer perforation into the lesser peritoneal sac. A statistical study of 57 collected cases. Amer. J. Digest. Dis. **17**, 333 (1950). — (3) Perforation of peptic ulcer. A roentgenologic consideration of the various forms and uncommon types of perforation. Radiology **55**, 217 (1950). — (4) Lesser peritoneal sac perforation complicating benign peptic ulcer. II. A clinical and roentgenologic study. Gastroenterology **15**, 689 (1950). — (5) Lesser peritoneal sac perforation complicating gastric carcinoma. Report of 2 cases. Gastroenterology **15**, 696 (1950). — Flood, C. A., and E. L. Howes: Experimental study of the effect of histamine on the healing of gastric defects — arteficial gastric ulcer. Surg. etc. **58**, 136 (1934).

Gottlieb, Ch., Fl. Chu and H. S. Sharlin: Perforation of a gastric ulcer associated with intracranial hemorrhage in a newborn infant. Radiology **54**, 595 (1950). — Graham, R. R.: The treatment of perforated duodenal ulcers. Surg. etc. **64**, 235 (1937).

Hamperl, H.: Beiträge zur geographischen Pathologie unter besonderer Berücksichtigung der Verhältnisse in Sowjet-Rußland und des runden Magengeschwürs. Erg. Path. **26**, 353 (1932). — Harrison, Carrington and Cooper: Immediate and late results of perforation of peptic ulcer. Ann. Surg. **116**, 194 (1942). — Hauser, G.: Die peptischen Schädigungen des Magens, des Duodenums und der Speiseröhre und das peptische postoperative Jejunalgeschwür. In Henke-Lubarsch' Handbuch der speziellen pathologischen Anatomie und Histologie, Bd. 4, Teil 1, S. 339—811. Berlin: Springer 1926.

Illingworth, C. F. W., L. D. W. Scott and R. A. Jamieson: Progress after perforated peptic ulcer. Brit. Med. J. **1946**, 787. — Ivy, A. C., M. J. Grossman and W. H. Bachrach: Peptic ulcer. Philadelphia u. Toronto: Blakiston Company 1950.

Kalk, H.: Ulcus pepticum (ventriculi, duodeni). In Handbuch der inneren Medizin, 3. Aufl., Bd. 3, Teil 1, S. 510—653. Berlin: Springer 1938. — Kortilla, K.: On the operative treatment of gastric and duodenal ulcer at the district hospital Hämeenlinna, Finland. Ann. chir. et gynaec. fenn. Suppl. **38** (1949).

Luer, C. A.: (1) Acute perforations of stomach and small Cowel ulcerations. An analysis of three hundred sixty-two consecutive cases. Surgery **25**, 404 (1949). — (2) A follow-up report of one hundred two cases of perforated peptic ulcer. Surgery **27**, 360 (1950).

McCreery, J. A.: Perforated gastric and duodenal ulcer. Ann. Surg. **107**, 350 (1938). — McIlroy, P. T.: Experimental production of gastric ulcer. Proc. Soc. Exper. Biol. a. Med. **25**, 268 (1927/28). — Merkel, H.: Über experimentelle Erzeugung akuter und chronischer peptischer Magenschleimhautveränderungen durch Histamin. Beitr. path. Anat. **106**, 223 (1942). — Mialaret, J., et G. Edelmann: Les problèmes du traitement des ulcères perforés gastro-duodénaux. Paris: Masson & Cie. 1949.

Paas, H. R.: Über die Magen- und Duodenalperforation nach Kontrastmahlzeit und ihre Folgen. Dtsch. Z. klin. Chir. **247**, 461 (1936). — Price, P. B.: Repair in the normal and hyperacid stomach. Surg. etc. **86**, 59 (1948). — Puhl, H., u. R. Schmidt: Zur Histologie des perforierten Magen-Duodenalgeschwürs. Zbl. Chir. **63**, 993 (1936). — Pulaski, E. J., and J. R. Sheaffer u. Mitarb.: Studies on the use of terramycin in experimental and clinical peritonitis. Amer. Coll. Surg. **1951**.

Quervain, F. de, u. K. Lenggenhager: Spezielle chirurgische Diagnostik, 10. Aufl. Berlin-Göttingen-Heidelberg: Springer 1950.

Renkonen, H. O.: Die Behandlung des perforierten peptischen Geschwürs. Ann. chir. et gynaec. fenn. **38**, 1 (1949). — Reynolds, R. P., M. O. Cantor and Ch. Stebbins: Factors influencing mortality rate of perforated peptic ulcer. Gastroenterology **16**, 440 (1950). — Rosenberger, H.: Über die Genese der Perforation des Ulcus duodeni. Bruns' Beitr. **182**, 48 (1951).

Schnitzler, J.: Über die gedeckte Magenperforation und über die Entstehung des penetrierenden Magengeschwürs. Med. Klin. **1912 I**, 938. — Schwiegk, H.: Shock und Kollaps. Funktionelle Pathologie und Therapie. Klin. Wschr. **1942**, 741, 765. — Shawan, H. K.: Acute perforated ulcer. Amer. J. Surg. **40**, 70 (1938). — Shellito, J. G., and A. B. Rivers: Gastric perforation: A clinico pathologic study. Gastroenterology **12**, 913 (1949). — Smith, G. A., and E. L. Brackney: Surgery **27**, 817 (1950). — Spicer, C. C., D. N. Stewart and D. M. R. de Winser: Perforated peptic ulcer: Effects of heavy air raids. Lancet **1944 I**, 14. — Stead, J. R. St. G.: Conservative treatment of perforated peptic ulcer. Lancet **1951 I**, 12. — Stewart, D. N., and D. M. R. de Winser: Incidence of perforated peptic ulcer: Effect of heavy air raids. Lancet **1942 I**, 259. — Strang, Ch., and J. O. B. Spencer: Factors associated with perforation in peptic ulcer. Brit. Med. J. **1950**, No 4658, 873.

Taylor, F. u. Mitarb.: Surg. etc. **94**, 464 (1952). — Taylor, H.: Aspiration treatment of perforated ulcers. Lancet **1951 I**, 7. — Thompson, H. L.: Acute perforation of peptic ulcer. J. Amer. Med. Assoc. **113**, 2015 (1939). — Truscott, B. M. N., and J. F. R. Withycombe:

Perforated peptic ulcer. An assessment of the value of nonoperative treatment. Lancet **1950 I**, 894.

ULFELDER, HOWARD and ALLEN: Acute perforation of ulcers of the stomach and duodenum. New England J. Med. **227**, 780 (1942).

WANGENSTEEN, O. H.: (1) Minnesota Med. **18**, 477 (1935). — (2) Intestinal obstructions. (A physiological and clinical consideration with emphasis on therapy; including description of operative procedures.) 2. Aufl., 3. Druck. Springfield, Ill.: Charles C. Thomas 1947. — WATSON, J. H.: Acute perforating duodenal and gastric ulcers. Brit. Med. J. **2**, 169 (1930).

YEAGER, G. H., u. Mitarb.: (1) Ann. New York Acad. Sci. **53**, 319 (1950). — (2) Ann. Surg. **130**, 576 (1949). — (3) Ann. Surg. **129**, 797 (1949).

ZENKER, R.: Die Eingriffe in der Bauchhöhle. Allgemeine und spezielle chirurgische Operationslehre, 2. Aufl., Bd. VII, Teil 1. Berlin-Göttingen-Heidelberg: Springer 1951. — ZUKSCHWERDT, L., u. T. ECK: Die Behandlung des frei durchgebrochenen Geschwüres des Magens und Zwölffingerdarmes. Dtsch. Z. Chir. **232**, 299 (1931).

f) Ulcusblutung.

ABBOTT, W. O., and E. P. PENDERGRASS: Intubation studies of the human small intestine. Amer. J. Roentgenol. **35**, 289 (1936). — ALLEN, A. W.: (1) Bleeding duodenal ulcer. New England J. Med. **208**, 232 (1933). — (2) Acute massive hemorrhage of the upper gastrointestinal tract. Surgery **2**, 713 (1937). — ALLEN, A. W., and E. B. BENEDICT: Acute massive hemorrhage from duodenal ulcer. Ann. Surg. **98**, 736 (1933). — ALLEN, J. G., G. BOGARDUS, W. EGENER and D. B. PHEMISTER: Correction of hypoproteinemia by the administration of plasma and blood. Surg. etc. **86**, 604 (1948). — ALSTED, G.: Changing incidence of peptic ulcer. London: Oxford University Press 1939. — AMENDOLA, F. H.: The management of massive gastroduodenal hemorrhage. Ann. Surg. **129**, 47 (1949). — ANDRESEN, A. F. R.: Results of treatment of massive gastric hemorrhage. Amer. J. Digest. Dis. **6**, 641 (1939). — ASK-UPMARK: Nord. Med. **25**, 8 (1945).

BAKER, C.: Bleeding peptic ulcer. Guy's Hosp. Rep. **96**, 1 (1947). — BEHREND, M.: The incidence of hemorrhage in perforated gastric and duodenal ulcers. J. Amer. Med. Assoc. **95**, 1889 (1930). — BENEDICT, E. B.: Hemorrhage from gastritis. Amer. J. Roentgenol. **47**, 254 (1942). — BENNETT: Lancet **1924 I**, 545. — BERNSTINE and FRIEDMAN: Amer. J. Obstetr. **56**, 973 (1948). — BIXLY u. Mitarb.: Intraoesophageal venous tamponage. J. Amer. Med. Assoc. **135**, 630 (1947). — BLACK, D. A. K.: Critical review: Azotemia in gastroduodenal hemorrhage. Quart. J. Med. **11**, 77 (1942). — BOCKUS, H. L.: Gastroenterology, Bd. I. Philadelphia: W. B. Saunders Company 1943. — BOHMANSSON, G.: The problem of the bleeding peptic ulcer. Acta chir. scand. (Stockh.) **94**, 362 (1946). — BOLLER, R.: (1) Die Behandlung des Magen- und Zwölffingerdarmgeschwüres. Wien: Urban & Schwarzenberg 1947. — (2) Der operierte Magen. Wien: Urban & Schwarzenberg 1947. — BROWN, J. R., S. G. MEYERS, J. L. POSCH and O. DENEEN: Massive hemorrhage from the upper gastrointestinal tract. A study of 324 cases observed at the Detroit Receiving Hosp. over a nine year period. Arch. Surg. **61**, 767 (1950). — BROWNE, D. C., and G. McHARDY: Management of peptic ulcer hemorrhage. Amer. J. Digest. Dis. **6**, 87 (1939). — BRÜHL, W.: Gastroskopische Untersuchungen über die Wirkung thermischer Hautreize auf den Magen. Dtsch. med. Wschr. **1937**, 129. — BULMER, E.: Mortality from hematemesis. Lancet **1932 I**, 720. — BURGER, G. N., and S. J. HARTFALL: Hematemesis in peptic ulcer. Guy's Hosp. Rep. **84**, 197 (1934).

CANNON, W. B.: Die Notfallsfunktionen des sympathico-adrenalen Systems. Erg. Physiol. **27**, 380 (1928). — CATES, H. B.: Massive hemorrhage from peptic ulcer: prognosis and treatment, conclusions drawn from a large series treated in a municipal hospital. Ann. Int. Med. **32**, 1144 (1950). — CHRISTIANSEN, T.: (1) On massive hemorrhage in peptic ulcer. Acta med. scand. (Stockh.) **84**, 374 (1934). — (2) Biochemical changes in the organism produced by massive intra-intestinal hemorrhage. Rev. Gastroenterol. **4**, 166 (1937). — CHIESMAN, W. E.: Mortality of severe hemorrhage from peptic ulcers. Lancet **1932 I**, 722. — CROHN, B. B., and H. H. LERNER: Gross hemorrhage as a complication of peptic ulcer. Amer. J. Digest. Dis. **6**, 15 (1939). — CURRY, M.: Über Ursachen und Bedeutung der Wettereinflüsse auf den Organismus. Ärztl. Forsch. **1948**, 81.

DANIEL, W. A., and S. EGAN: The quantity of blood required to produce a tarry stool. J. Amer. Med. Assoc. **113**, 2223 (1939).

EADS, J. T.: (1) Clinical results from the continuous intragastric drip, using colloidal aluminum hydroxide in the treatment of peptic ulcer. Amer. J. Digest. Dis. **7**, 32 (1940). — (2) Massive gastrointestinal hemorrhage. J. Amer. Med. Assoc. **131**, 891 (1946). — EATON, R. M.: Pulmonary edema. J. Thorac. Surg. **16**, 668 (1947). — EINHORN, M.: Management of acute hemorrhage in peptic ulcer. Med. J. a. Rec. **135**, 219 (1932). — ENOCKSSON, B.: Discussion of the paper by S. HESSER: The prognosis of internally treated bleeding gastric ulcer. Acta med. scand. (Stockh.) Suppl. 78, 409 (1936). — Eschbach, H.: (1) Magengeschwürsblutung und Röntgenuntersuchung. Fortschr. Röntgenstr. 67, 80 (1943). — (2) Die Röntgenbeurteilung der Ulkuskrankheit. Leipzig: Georg Thieme 1949. — Ewertsen u. Meulengracht: Arthritis-urica-Anfälle und erhöhte Harnsäureausscheidung bei Patienten mit Haematemesis und Melaena. Klin. Wschr. 1941, 1095.

Ferguson, D. A., and A. L. Wyman: Bleeding peptic ulcer. Lancet 1951 I, 814. — Finsterer, H.: (1) Die operative Behandlung der akuten profusen Magen- und Duodenalblutungen. Wien. klin. Wschr. 1931, 1125, 1160, 1185. — (2) Operative treatment of severe gastric hemorrhage of ulcer origin. Lancet 1936 II, 303. — (3) Wann muß ein blutendes Magengeschwür operiert werden? Wien. klin. Wschr. 1937, 11. — (4) Das akut blutende Magen- und Duodenalgeschwür. Erg. Chir. 35, 174 (1949). — Franzen, B.: Blutendes Ulcus bei konservativer Behandlung. Acta med. scand. (Stockh.) 110, 390 (1942). — Fraser, R. W., and J. P. West: The management of bleeding duodenal ulcers. Ann. Surg. 129, 299 (1949). — Frey, E.: Nierentätigkeit und Wasserhaushalt. Berlin-Göttingen-Heidelberg: Springer 1951. — Frey, E., u. J. Frey: Die Funktionen der gesunden und kranken Niere. Berlin-Göttingen-Heidelberg: Springer 1950. — Frey, J.: Die Rolle des Kochsalzes bei der Harnbereitung. Klin. Wschr. 1950, 263. — Frostad, S.: Some statistical data on hematemesis and melena. Norsk. Mag. Laegevidensk. 95, 578 (1934).

Gainsbourough, H.: A Study of peptic ulcer. Brit. Med. J. 1946, 253. — Goldman, L.: Gross hemorrhage from peptic ulcer. J. Amer. Med. Assoc. 107, 1537 (1936). — Graham, J. G., J. C. Alexander and J. D. O. Kerr: Hemorrhage in peptic ulcer. Lancet 1939 II, 727. — Gray, S. J., J. A. Benson and R. W. Reifenstein: Chronic stress and peptic ulcer. I. Effect of corticotropin (ACTH) and cortisone on gastric secretion. J. Amer. Med. Assoc. 147, 1529 (1951). — Gülzow, M., u. H. Pickert: (1) Plasmaeiweißkörperregulation. V. Mitt. Akuter Blutverlust bei Fehlernährung. (Tierexperimentelle Untersuchungen.) Klin. Wschr. 1949, 50. — (2) Plasmaeiweißkörperregulation. VI. Mitt. Regeneration des Plasmaeiweiß und Stoffwechseluntersuchungen nach Plasmaentzug (Plasmapheresen). Z. exper. Med. 115, 40 (1949). — (3) Plasmaeiweißkörperregulation. VII. Mitt. Plasmaeiweißregeneration nach bestimmten schädigenden Eingriffen. Untersuchungen an Hunden nach Plasmaentzug (Plasmapheresen). Z. exper. Med. 115, 52 (1949). — Guldager, A., u. F. Heintzelmann: Manifest hemorrhages from peptic ulcer as observed in Aarhus from 1918—1937. Ugeskr. Laeg. 101, 826 (1939). — Guleke: Die Klinik des peptischen Magengeschwürs und die Klinik des peptischen Geschwürs des Zwölffingerdarmes. In Nordmann-Kirschner, Die Chirurgie, Bd. 6/1. Berlin: Urban & Schwarzenberg 1941.

Hampton, A. O.: A safe method for the roentgen demonstration of bleeding duodenal ulcers. Amer. J. Roentgenol. 38, 565 (1937). — Hellier, F. F.: Etiology and mortality rate of hematemesis. Lancet 1934 II, 1271. — Hesser, S.: (1) Über die Dauer von Magengeschwürsblutungen. Acta med. scand. (Stockh.) Suppl. 59, 367 (1934). — (2) The prognosis of internally treated bleeding gastric ulcers. Acta med. scand. (Stockh.) Suppl. 78, 409 (1936). — (3) On relapsing gastric hemorrhages and their treatment. Acta med. scand. (Stockh.) 98, 340 (1939). — Heuser, G. J.: The surgical aspects of hemorrhage from peptic ulcer. New England J. Med. 235, 774 (1946). — Hinton, J. W.: (1) Bleeding gastric and duodenal ulcer. Ann. Surg. 93, 844 (1931). — (2) Massive hemorrhage in peptic ulcer: Transfusion test for determining the necessity for operation. Ann. Surg. 110, 376 (1939). — (3) Indications for surgery in the treatment of gastric and duodenal ulcers. Bull. New York Acad. Med. 22, 623 (1946). — Holmgren, J.: (1) Traitement de l'ulcère de l'estomac et de l'ulcère du duodénum. Acta med. scand. (Stockh.) 80, 566 (1933). — (2) Discussion of paper by A. Rischel: Further observations on the treatment of hematemesis and melena with the Meulengracht food method. Acta med. scand. (Stockh.) Suppl. 78, 418 (1936). — Hurst, A. F., and J. A. Ryle: The incidence, mortality and treatment of hemorrhage in gastric and duodenal ulcer. Lancet 1937 I, 1. — Hurst, A. F., and D. N. Stewart: Gastric and duodenal ulcer. London: Oxford University Press 1929.

Ihre, B. J. E., u. R. Müller: Gastric and duodenal ulcer. Acta med. scand. (Stockh.) 116, 33 (1943). — Ivy, A. C., M. J. Grossman and W. H. Bachrach: Peptic ulcer. Philadelphia u. London: Blakiston Company 1950.

Jones, F. A.: (1) Hematemesis and melena. Brit. Med. J. 1939, 915. — (2) Hematemesis and melena. Brit. Med. J. 1943, 689. — (3) Hematemesis and melena. Brit. Med. J. 1947, 441, 477.

Kalk, H.: (1) Das Geschwür des Magens und Zwölffingerdarmes und das Geschwür des operierten Magens. Berlin u. Wien: Urban & Schwarzenberg 1931. — (2) Einiges über die große Blutung bei der Geschwürskrankheit des Magens und Zwölffingerdarmes. Dtsch. med. Wschr. 1936, 1202. — (3) Ulcus pepticum (ventriculi, duodeni). In Handbuch der inneren Medizin, 3. Aufl., Bd. 3, Teil 1. S. 510—653. Berlin: Springer 1938. — Kirsner, J. B., and W. L. Palmer: The treatment of massive hemorrhage from peptic ulcer. New Internat. Clinics 4, 105 (1938). — Kortilla, K.: On the operative treatment of gastric and duodenal ulcer at the district hospital Hämeelinna, Finland. Helsinki 1949. Ann. chir. et gynaec. fenn. Suppl. 38 (1949). — Kozoll, D. D., J. A. McMahon and J. P. Kiely: Massive gastrointestinal hemorrhage due to jejunal divertikel. J. Amer. Med. Assoc. 142, 1258 (1950).

Lenhartz, H.: (1) Eine neue Behandlung des Ulcus ventriculi. Dtsch. med. Wschr. 1904, 412. — (2) Über die Behandlung des Magengeschwürs. Mitt. hambg. Staatskrk.anst. 6, 345 (1906). — Lipp, F. W., M. H. Lipsitz, E. Milch and A. H. Aaron: Management of massive hemorrhage from gastro-duodenal ulceration. J. Amer. Med. Assoc. 145, 14 (1951). — Lopez-Fernandez-Boado, O., y E. Gras-Noves: Über blutende Geschwüre des Magens und Zwölffingerdarms. Med. clin. (Barcelona) 13, 1 (1949). — Lyons and Brenner: L'érythropoièse après les hémorragies d'ulcères. Amer. J. Med. Sci. 1939, 492.

Madden, S. C., u. G. H. Whipple: Plasma proteins, their source, production and utilization. Physiologic. Rev. 20, 194 (1940). — Manheim, S. D.: The incidence and prognosis of hemorrhage as a complication of gastroduodenal ulcer. Med. J. a. Rec. 124, 98 (1926). — Marriott, H. L., and A. Kekwick: Continuous drip blood transfusions. Lancet 1935 I, 977. Markoff, N.: Klinik und Therapie der massiven Magen-Darmblutung. Bern: H. Huber 1950. Mattison, K.: Das Magengeschwür. Wien u. Berlin: Urban & Schwarzenberg 1931. — Meulengracht, E.: (1) Behandlung von Haematemesis und Melaena ohne Einschränkung der Nahrung. Klin. Wschr. 1934 I, 48. — (2) Treatment of hematemesis and melena with food. Acta med. scand. (Stockh.) Suppl. 59, 375 (1934). — (3) Behandlung von Haematemesis und Melaena mit uneingeschränkter Kost. Wien. klin. Wschr. 1936 I, 148. — (4) The medical treatment of peptic ulcer and its complitations. Brit. Med. J. 1939, 321. — (5) Weitere Erfahrungen über die Behandlung massiver Magenblutungen ohne Einschränkung der Nahrungszufuhr. Dtsch. med. Wschr. 1937 II, 1565. — (6) Fifteen years experience with free feeding of patients with bleeding peptic ulcer. Arch. Int. Med. 80, 697 (1947). — Meyer, J., and O. Saphir: Peptic ulcer in the aged. Amer. J. Digest. Dis. 10, 28 (1943). — Miller, T. G.: Massive gastric hemorrhage from the point of view of the internist. Pennsylvania Med. J. 32, 237 (1928/29). — Miller, T. G., and K. O. Elsom: The management of massive hemorrhage from peptic ulcer. Med. Clin. N. Amer. 22, 1711 (1938). — Mossberg, O.: Bidrag till Kämdnomen om prognose och behandling av stora blödningar vid Ulcus ventriculi och Ulcus duodeni. Hygiea (Stockh.) 95, 897 (1933).

Nonnenbruch, W.: (1) Das hepatorenale Syndrom. Verh. dtsch. Ges. inn. Med. 1939, 341. — (2) Über das hepatorenale Syndrom bei der Stauungsleber Herzkranker und seine Beeinflussung durch Salyrgan. Dtsch. Arch. klin. Med. 187, 465 (1941). — (3) Das extrarenale Nierensyndrom. Dtsch. Arch. klin. Med. 189, 56 (1942). — (4) Das extrarenale Nierensyndrom. In Becher, Nierenkrankheiten, Bd. I, S. 568. Jena: Gustav Fischer 1944.

Ogilvie, A. G., and J. O. B. Spencer: Haemorrhage from peptic ulcer. Brit. Med. J. 1950, No 4671, 138.

Pedersen, J.: Lethality rate of hematemesis and melena treated non-operatively (Meulengracht's regimen) and criteria for surgical intervention. Gastroenterology 12, 597 (1949). — Petersen, M.: Ulcus pepticum. Beitrag zur Genese nach Erfahrungen an 3031 Kranken. Unveröffentlichte Arbeit aus der Med. Univ.-Klinik Greifswald. — Petsopopoulos, Q.: Beitrag zu der Frage: Konservative oder operative Behandlung bei schwer blutendem Magen- und Darmgeschwür? Mitt. Grenzgeb. Med. u. Chir. 44, 181 (1935—1937). Phemister, D. B.: The mechanism and management of surgical shock. J. Amer. Med. Assoc. 127, 1109 (1945). — Pickert, H.: Extrarenale Störungen der Nierenfunktion. (Antrittsvorlesung.) Greifswald: W. Panzig & Co. 1951. 18 S. — Pollard, H. M., and A. Wollum: Role of transfusions in the management of gastric hemorrhage. J. Amer. Med. Assoc. 145, 22 (1951).

Rafsky, H. A.: The treatment of gastric hemorrhage in peptic ulcer. Internat. J. of Med. 38, 8 (1925). — Rafsky, H. A., and M. Weingarten: Bleeding peptic ulcer: Clinical appraisal of various methods of treatment based on a series of 408 cases. J. Amer. Med. Assoc. 118, 5 (1942). — Rütimeyer: Über die geographische Verbreitung und die Diagnose des Ulcus ventriculi rotundum. Wiesbaden 1906.

Sanguinetti: Curvas azohemicas en las hemorragies retenidas del tubo digestivo. Arch. argent. Enferm. Apar. digest. 9, 68, 264 (1933/34). — Schatzki, R.: Roentgenologic examination in patients with bleeding from the gastrointestinal tract. New England J. Med. 235, 783 (1946). — Schiff, L.: (1) Hematemesis and melena. Clinics 2, 1542 (1944). — (2) Treatment of bleeding peptic ulcer. South. Med. J. 37, 335 (1944). — (3) Hematemesis and Melena. In „Signs and Symptoms", herausgeg. von C. M. McBryde. Philadelphia: J. B. Lippincott Company 1947. — Schiff, L., and R. J. Stevens: Elevation of urea nitrogen content of the blood following hematemesis or melaena. Arch. Int. Med. 64, 1239 (1939). Schiff, L., R. J. Stevens, S. Goodman and E. Garber: Observations on the oral administration of citrated blood in man: I. Effects on the blood urea nitrogen. Amer. J. Digest. Dis. 6, 597 (1939). — Schiff, L., R. J. Stevens, H. K. Moss and E. S. Garber: The prognostic significance of the blood urea nitrogen following hematemesis or melena. Amer. J.

Digest. Dis. **9**, 110 (1942). — Schiff, L., R. J. Stevens, N. Shapiro and S. Goodman: Observations on the oral administration of citrated blood in man. Amer. J. Med. Sci. **203**, 409 (1942). — Schindler, R.: Gastroscopy. The endoscopic study of gastric pathology, 2. Aufl. Chicago: The University of Ch·cago Press 1950. — Schittenhelm: Pathogenese und Einteilung der Anämien. Verh. dtsch. Ges. inn. Med. **1940**, 180. — Sippy, B. W.: In „Oxford Loose Leaf Medicine." New York: Oxford University Press 1921. — Smyth, G. A.: Activation of peptic ulcer during pituitary adrenocorticotropic hormone therapy. Report of 3 cases. J. Amer. Med. Assoc. **145**, 474 (1951). — Spriggs, E. J.: Treatment of gastric ulcer by immediate feeding. Brit. Med. J. **1909**, 825. — Stevens, R. J., L. Schiff, A. Lublin and E. S. Garber: Renal function and azotemia following hematemesis. J. Clin. Invest. **19**, 233 (1940). — Stewart, J. D., and G. M. Rourke: The effects of large intravenous infusions on body fluid. J. Clin. Invest. **21**, 197 (1942). — Stewart, J. D., J. Rudman, C. Citret and H. W. Hale jr.: The definitive treatment of bleeding peptic ulcer. Ann. Surg. **132**, 681 (1950). — Stewart, J. D., S. M. Schaer, W. H. Potter and A. J. Massover: Management of massively bleeding peptic ulcer. Ann. Surg. **128**, 791 (1948). — Stolte, J. B.: (1) The influence of sex upon the frequency of bleeding in peptic ulcer. Acta med. scand. (Stockh.) **116**, 594 (1944). — (2) The frequency of manifest bleeding in peptic ulcer with regard to the duration of the disease and to the age of the diseased. Acta med. scand. (Stockh.) **116**, 584 (1944). — (3) The etiology of gross intestinal bleeding. Acta med. scand. (Stockh.) **116**, 577 (1944). — Sučič, D.: Akute Azotämie bei großen gastrointestinalen Blutungen. Klin. Wschr. **1935**, 1316.

Thompson, H. L., J. M. Oyster, J. K. Heid and F. M. Morgan: Hematemesis: A study of underlying causes. Gastroenterology **7**, 320 (1946). — Tillisch: (1) Hemorrhage from duodenal ulcer in pilot while flying. Proc. Staff. Meet. Mayo Clin. **16**, 209 (1941). — (2) Transportation of patients by air. Med. Clin. N. Amer. **32**, 4 (1948).

Wechsler, L., and S. G. Odle: The management of profuse bleeding from peptic ulcer. Amer. J. Digest. Dis. **17**, 276 (1950). — Whipple, G. H.: Hemoglobin and plasma proteins: Their production, utilization and interrelation. Amer. J. Med. Sci. **203**, 477 (1942). — Witts, L. J.: Hematemesis and melena. Brit. Med. J. **1937**, 847. — Wood, I. J.: Treatment of hemorrhage. Brit. Med. J. **1936**, 115. — Wood, M. N.: Chronic peptic ulcer in ninety-four diabetics. Amer. J. Digest. Dis. **14**, 1 (1947). — Wüstefeld, M.: Über die Häufung von Magenblutungen und Pneumonien unter psychischen Einflüssen des Krieges. Z. klin. Med. **145**, 436 (1949).

g) Maligne Entartung.

Allen, A. W.: Gastric ulcer and cancer. Surgery **17**, 750 (1945). — Allen, A. W., and C. E. Welch: Gastric ulcer; the significance of the diagnosis and its relationship to cancer. Ann. Surg. **114**, 498 (1941). — Anglem, T. J.: Dyspepsia, ulcer and gastric cancer. New England J. Med. **235**, 322 (1946).

Baillie, M.: The morbid anatomy of some of the most important parts of the human body, S. 146—154. London: W. Blumer & Co. 1818. — Brinton, W.: Cancerous infiltration of a chronic gastric ulcer. Trans. Path. Soc. London **9**, 200 (1857).

Cabot, H., and G. C. Adie: Etiology of cancer of the stomach. Ann. Surg. **82**, 86 (1925). — Chamberlin, D. T.: Gastroscopy. J. Clin. N. Amer. **21**, 769 (1941). — Crimes, O. F., and H. G. Bell: Clinical and pathological studies of benign and malignant gastric ulcers. Surg. etc. **90**, 359 (1950). — Crohn, B. B.: Affections of the stomach. Philadelphia: W. B. Saunders Company 1927. — Cruveilhier, J.: Anatomie pathologique du corps humain, Bd. I, Teil 10, S. 20. Paris: J. B. Baillière 1829—1835.

Dittrich, F.: Die krebsige Erkrankung des Magens vom pathologisch-anatomischen Standpunkt aus betrachtet. Vjschr. prakt. Heilk. **1848**, 26.

Hauser, G.: (1) Das chronische Magengeschwür und sein Vernarbungsprozeß und dessen Beziehungen zur Entwicklung des Magencarcinoms. Leipzig 1883. — (2) Die peptischen Schädigungen des Magens, des Duodenums und der Speiseröhre und das peptische postoperative Jejunalgeschwür. In Henke-Lubarsch' Handbuch der speziellen pathologischen Anatomie und Histologie, Bd. 4, Teil 1, S. 339—811. Berlin: Springer 1926.

Ivy, A. C., M. J. Grossman and W. H. Bachrach: Peptic ulcer. Philadelphia u. Toronto: Blakiston Company 1950.

Kalk, H.: Ulcus pepticum (ventriculi, duodeni). In Handbuch der inneren Medizin, 3. Aufl., Bd. 3, Teil 1, S. 510—653. Berlin: Springer 1938.

Lampert, E., J. W. Waugh and M. B. Dockerty: The incidence of malignancy in gastric ulcers believed preoperatively to be benign. Surg. etc. **91**, 673 (1950). — Lebert, H.: Die Krankheiten des Magens. Tübingen: H. Laupp 1878.

MacCarty, W. C.: Pathology and clinical significance of stomach ulcer. Surg. etc. **10**, 449 (1910). — Does cancer arise in chronic gastric ulcer? J. Amer. Med. Assoc. **79**, 1928 (1922). — MacCarty, W. C., and A. C. Broders: Chronic gastric ulcer and its relationship to gastric carcinoma. Arch. Int. Med. **13**, 208 (1914). — Mallory, T. B.: Carcinoma in situ of stomach and its bearing on histogenesis of malignant ulcers. Arch. of Path. **30**, 348 (1940). Mayo Robson, A. W.: The treatment of cancer. Lancet **1904 II**, 1545. — Moersch, H. J., and B. R. Kirklin: Gastroscopy and its relationship to roentgenology in the diagnosis of carcinoma of the stomach. Gastroenterology **7**, 285 (1946). — Morley, J.: The relation of gastric ulcer to carcinoma. Lancet **1923 II**, 823.

Newcomb, W. D.: The relationship between peptic ulceration and gastric carcinoma. Brit. J. Surg. **20**, 279 (1932).

Palmer, E. D.: Stomach disease as diagnosed by gastroscopy. Philadelphia: Lea a. Febiger 1949. — Palmer, W. L.: Certain aspects of benign and malignant gastric ulcer. Bull. New York Acad. Med. **26**, 527 (1950).

Renshaw, J. F.: (1) Correlation of roentgenologic and gastroscopic examination from the standpoint of the gastro-enterologist. Amer. J. Roentgenol. **51**, 585 (1944). — (2) Gastroscopy. Cleveld Clin. Quart. **11**, 93 (1944). — Rivers, A. B., and T. J. Dry: Differentiation of benign and malignant gastric ulcers: Unreliability of diagnostic criteria. Arch. Surg. **30**, 702 (1935). — Rokitansky, C.: Handbuch der pathologischen Anatomie. Wien: Braumüller u. Seidel 1842—1846.

Schindler, R.: The gastroscopic differentiation to benign and malignant gastric ulcer. Gastroenterology **10**, 234 (1948). — Schindler, R., and O. Andral: Gastroscopic differential diagnosis of benign and malignant ulcer of stomach. Arch. Surg. **44**, 473 (1942). — Smith, F. H., and S. M. Jordan: Gastric ulcer: A study of 600 cases. Gastroenterology **11**, 575 (1948). — Smithies, F.: On the etiologic relationship existing between gastric ulcer and gastric cancer. Illinois Med. J. **31**, 149 (1917).

Taylor, S. P., and T. G. Miller: An analysis of one hundred and eighty two cases of cancer of the stomach, with special reference to the incidence of preexisting ulcer. Amer. J. Med. Sci. **162**, 862 (1921). — Templeton, F. E., and R. C. Boyer: Diagnosis of gastric cancer; analysis of gastroscopic and roentgenologic findings. Amer. J. Roentgenol. **47**, 262 (1942). — Tumen, H. J.: An evaluation of criteria useful in the differentiation of benign and malignant lesions of the stomach. Pennsylvania Med. J. **49**, 609 (1946).

Walters, W., H. K. Gray and J. T. Priestley: Carcinoma and other malignant lesions of the stomach. Philadelphia: W. B. Saunders Company 1942. — Wilson, L. B., and W. C. MacCarty: (1) The pathological relationships of gastric ulcer and gastric carcinoma. Trans. Assoc. Amer. Physicians **24**, 593 (1909). — (2) The pathological relationships of gastric ulcer and gastric carcinoma. Amer. J. Med. Sci. **138**, 846 (1909).

12. Ulcustherapie.

a) Internistische Behandlung.

Abbot, F. K., M. Mack and St. Wolf: The action of Banthine on the stomach and duodenum of man with observations on the effects of placebos. Gastroenterology **20**, 249 (1952). — Althausen, Th. L.: Prevention of recurrences in peptic ulcer. Ann. Int. Med. **30**, 544 (1949). — Arneth, J.: Die neueren Behandlungsmethoden des Magen- und Zwölffingerdarmgeschwürs und die Leubesche Ulcuskur. Leipzig: Johann Ambrosius Barth 1943. — Aschenbrenner, R., u. A. Schwardt: Die „Ulkuskur" in der praktischen Diätbehandlung Magenkranker. Dtsch. med. Wschr. **1950**, 679.

Babkin, B. P.: Secretory mechanism of the digestive glands. New York: P. B. Hoeber Inc. 1944. — Bauke, F. E.: Neue Wege der Diagnostik und Therapie gastroduodenaler Erkrankungen. Dtsch. med. Wschr. **1936 II**, 1224. — Bayer, L.: (1) Über eine neue Möglichkeit therapeutischer Beeinflussung akuter Magengeschwüre. Dtsch. med. Wschr. **1936 I**, 636. — (2) Die Anästhesiebehandlung des Magengeschwürs. (Anästhesie als Heilmittel.) Monographie. München: J. F. Lehmann 1938. — Beer, A. G., u. H. Thalmann: Über eine Behandlung chronischer Magengeschwüre mit Cyrenpreßlingen. Ärztl. Wschr. **1949**, 1. — Benjamin, F. B., C. E. Rosiere and M. J. Grossman: A comparison of the effectiveness of Banthine and atropine in depressing gastric acid secretion in man and the dog. Gastroenterology **15**, 727 (1950). — Bennett, J.: The modification of gastric function by means of drugs. Brit. Med. J. **1923**, 366. — Bergmann, G. v.: Ulcus pepticum (ventriculi, duodeni, jejuni). In Handbuch der inneren Medizin, 2. Aufl., Bd. III, Teil 1, S. 633. Berlin: Springer 1926. — Bernstein, B. M.: Histamine in the treatment of peptic ulcer. Rev. Gastroenterol. **14**, 129 (1947). — Bernstine, J. B., and M. H. F. Friedman: Amer. J. Obstetr. **56**, 973 (1948). — Binter, P. A., and Th. J. Rankin: The relief of peptic ulcer pain by tetraethyl ammonium chloride. Ann. Int. Med. **33**, 649 (1950). — Bircher-Benner: Zum Problem der Ulcusdiät. Münch. med. Wschr. **1935 I**, 496. — Biró, L., u. G. Nagy: Beziehungen zwischen Ulkus und Nebenniere. Gastroenterologia (Basel) **76**, 169 (1951). — Bockus, H. L.: Jejunal alimentation in treatment of peptic ulcer. J. Amer. Med. Assoc. **82**, 351 (1924). — Bone, F. C., Ch. Cassel, J. M. Ruffin and R. J. Reeves: Enterogastrone parenterally in the treatment of peptic ulcer: a controlled clinical study. Gastroenterology 17, 35 (1951). — BRANSCHEID, FR.: Ambulante Ulcusbehandlung mit Progynon per os. Dtsch. med. Wschr. 1942 II, 1048. — BRAUCH, F.: Zur physikalischen Therapie der Magenkrankheiten. Med. Klin. 1949, 173. — BREITLÄNDER, K.: (1) Röntgentherapie des Ulcus callosum (penetrans) ventriculi. Med. Welt 1940 II, 1273. — (2) Die Röntgentherapie des Magen- und Zwölffingerdarmgeschwürs. (Zugleich ein Beitrag zur Wirkung der Röntgenstrahlen auf das vegetative System.) Leipzig: Georg Thieme 1951. — BROWN, C. H., and E. N. COLLINS: The use of Banthine in the treatment of duodenal ulcer. Gastroenterology 18, 26 (1951). — BRUTSCHKE, KL.: Die Wirkung des Scopolamins auf den Magen. Inaug.-Diss. Greifswald 1952. — BUBB, W.: Erfahrungen bei der Behandlung der Ulcus-Krankheit mit Mitteilung der Resultate einer vergleichsweisen Behandlung mit der Diät-Ruhe-Kur und dem Magen-Dünndarm-Präparat „Robuden". Schweiz. med. Wschr. 1949, 663. — BÜRGER, M., R. MANCKE u. K.-A. SEGGEL: Die Nahrungsausnutzung beim kranken Menschen. Dtsch. Arch. Verdgskrkh. 2, 209 (1939). — BURGHARTZ, N.: (1) Behandlung von Ulcuskranken mit einem Magen-Dünndarm-Extrakt (Robuden). I. Mitt. Klin. Wschr. 1949, 543. — (2) Dreijährige Erfahrung in der Behandlung mit Robuden bei 277 Ulcuskranken. II. Mitt. Ärztl. Wschr. 1951, 509. — BUSCH, F. A.: Das Ulcusproblem. Dtsch. med. Wschr. 1940 II, 1354.

CATEL, W.: Roher Kartoffelpreßsaft in der Ernährung von Säuglingen und älteren Kindern. Dtsch. med. Wschr. 1941 I, 203. — CLARK, A. M.: Continuous drip treatment of peptic ulcer. Lancet 1950 I, 435. — Co TUI, A. M. WRIGHT, J. H. MULHOLLAND, T. GALVIN, J. BARCHAM and G. R. GERST: The hyperalimentation treatment of peptic ulcer with amino acids (protein hydrolysate) and dextrimaltose. Gastroenterology 5, 5 (1945). — CU TUI, F.: (1) The ambulatory treatment of peptic ulcer with protein hydrolysates and dextrimaltose. Rev. Gastroenterol. 14, 108 (1947). — (2) The hyperalimentation treatment of intractable peptic ulcer with protein hydrolysates in modern management of gastrointestinal disease. Philadelphia: J. B. Lippincott Company 1948. — CRANE, J. T., M. S. LINDSEY and M. E. DAILEY: An attempt to prevent histamine ulcers in guinea pigs with benadryl. Amer. J. Digest. Dis. 14, 56 (1947). — CROHN, B. B.: Understand your ulcer. A manual for the ulcer patient. New York: Sheridan House 1950.

DIENST, C.: (1) Der Einfluß des Sauerstoffs auf die Magensekretion. Inaug.-Diss. Frankfurt a. Main 1925. — (2) Der Einfluß des Magnesiumperhydrols auf die Magensekretion. Arch. Verdgskrkh. 38, 325 (1926). — DOLL, R., and F. PYGOTT: Factors influencing the rate of healing of gastric ulcers. Admission to hospital, phenobarbitone, and ascorbic acid. Lancet 1952 I, 171.

EDLÉN, Å.: Pathophysiology of peptic ulcer. Lund: Hakon Ohlssons Boktryckeri 1947. Acta med. scand. (Stockh.) Suppl. 202 (1947). — EINHORN, M.: (1) Duodenal alimentation. Med. Rec. 78, 92 (1910). — (2) Die Duodenalsonde. Leipzig: Georg Thieme 1924. — (3) Results of duodenal alimentation in peptic ulcers. Med. Rec. 96, 95 (1919).

FASCHING, H.: Spontanheilungen beim unbehandelten peptischen Geschwür. Med. Mschr. 1949, 615. — FERRER, J. M.: The effect of tetra-ethylammonium-chloride on gastric secretion and acidity in peptic ulcer. Surg. etc. 87, 76 (1948). — FOCKEN, M.: Über ambulante Behandlung des Ulcus ventriculi und duodeni in der Allgemeinpraxis mit Sexualhormonen. Dtsch. med. Wschr. 1941 II, 1118. — FOGELSON, S. J.: (1) The treatment of peptic ulcer with gastric mucine. Preliminary report. J. Amer. Med. Assoc. 96, 673 (1931). — (2) Gastric mucin treatment for peptic ulcer. Arch. Int. Med. 55, 7 (1935). — FORSTER, E.: Umstimmungs- und Reiztherapie mit kurzwellenbestrahltem Blut. Dtsch. med. Wschr. 1942 I, 86. — FRANKE, K., u. A. BÖHME: Frischsäfte in der Behandlung von Magenleiden. Hippokrates 1937, 1049. — FREY, K., H. KRAUT u. E. WERLE: Kallikrein (Padutin). Stuttgart: Ferdinand Enke 1950. — FRIEDMAN, M. H. F.: Enterogastrone and urogastrone in peptic ulcer: An experimental and clinical appraisal. Postgraduate Gastroenterology, S. 156. Philadelphia u. London: W. B. Saunders Company 1950. — FRIEDMAN, M. H. F., R. O. RECKNAGEL, D. J. SANDWEISS and T. L. PATTERSON: Inhibition effect of urine extracts on gastric secretion. Proc. Soc. Exper. Biol. a. Med. 41, 509 (1939). — FRIEDMAN, M. H. F., and D. J. SANDWEISS: The gastric secretory depressant in urine. Amer. J. Digest. Dis. 8, 366 (1941).

GOTTSEGEN, G., u. B. HERMANN: Über die Wirkung des Gynergen bei der üblichen Behandlung des peptischen Geschwürs. Schweiz. med. Wschr. 1950, 1312. — GRAEBER: Zum heutigen Stand der Ulkustherapie mit Follikelhormon. Münch. med. Wschr. 1952, 894. — GRAEBER, H.: Diskussion zu H. KÜRTEN. Ärztl. Ver. München. Münch. med. Wschr. 1942 II, 945. — GRAY, J. S., E. WIECZOROWSKI and A. C. IVY: Inhibition of gastric secretion by extracts of normal male urine. Science (Lancaster, Pa.) 89, 489 (1939). — Inhibition of gastric secretion in man with urogastrone. Amer. J. Digest. Dis. 7, 513 (1940). — GRAY, J. E., E. WIECZOROWSKI, J. A. WELLS and S. C. HARRIS: The preparation and properties of urogastrone. Endocrinology 30, 129 (1942). — GRAY, S. J., J. A. BENSON, R. W. REIFENSTEIN and H. M. SPIRO: Effect of corticotropin (ACTH) and cortisone on gastric secretion.

J. Amer. Med. Assoc. **147**, 1529 (1951). — GRAY, S. J., J. A. BENSON, H. M. SPIRO and R. W. REIFENSTEIN: Effects of ACTH and cortisone upon the stomach: its significance in the normal and peptic ulcer. Gastroenterology **19**, 658 (1951). — GRIMSON, K. S.: A clinical trial of Banthine in cases of peptic ulcer. Gastroenterology **14**, 583 (1950). — GROTE, L. R.: Die Arbeit im Rudolf Hess-Krankenhause. Verh. Kongr. inn. Med. **1936**, 41. — GÜLZOW, M.: (1) Insulinschockbehandlung des Ulcus. Dtsch. med. Wschr. **1941 II**, 1115. — (2) Ulcus- und Gastritisbehandlung mit Sexualhormonen. Dtsch. med. Wschr. **1942 II**, 1071. — GÜTTNER, J.: Targesin bei Magen- und Zwölffingerdarmerkrankungen. Dtsch. med. Wschr. **1937 I**, 827.

HABIF, D. V., C. C. HARE and G. H. GLASER: Perforated duodenal ulcer associated with pituitary adrenocorticotropic hormone (ACTH) therapy. J. Amer. Med. Assoc. **144**, 996 (1950). — HALL, A. A., CH. J. HORNISHER and R. E. WEEKS: The effect of Banthine on the disappearance time of duodenal ulcer craters. Gastroenterology **18**, 197 (1951). — HAMBOURGER, COOK, WINBURY and FREESE: J. of Pharmacol. **99**, 245 (1950). — HÁMORI, A.: Die perorale Novocainbehandlung des Magen- und Duodenalgeschwürs. Z. klin. Med. **142**, 406 (1943). — HANSEN, K.: Gastritis allergica. Dtsch. med. Wschr. **1941 I**, 197. — HECHT-JOHANSEN, A.: Treatment of peptic ulcer with quarternary ammoniums ions. Acta med. Scand. (Stockh.) **136**, Suppl. **234**, 153 (1949). — HEDFELD, A.: Die Magengeschwürserkrankung und ihre strahlentherapeutische Beeinflussung. Strahlenther. **77**, 387 (1948). — HENNEMANN, H. H., J. SZAAMANN, F. BAUMGARTEN u. M. ALBERT: Die Behandlung des Ulcus ventriculi und duodeni mit Succus liquiritiae. Z. inn. Med. **1952**, 385. — HENNING, N.: (1) Über die Entzündung des Magens. Dtsch. med. Wschr. **1935 II**, 1455. — (2) Die Therapie des Ulcus ventriculi und duodeni. Med. Welt **1940 II**, 1193. — (3) Lehrbuch der Verdauungskrankheiten. Stuttgart: Georg Thieme 1949. — HENNING, N., u. L. NORPOTH: Über eine neue Therapie des pylorusnahen Geschwürs. Dtsch. med. Wschr. **1935 I**, 452. — HODGES, H. H.: Protein hydrolysate therapy for peptic ulcer. Gastroenterology **8**, 476 (1947). — HOFFMEISTER, W., u. H. G. MEYER-KRAHMER: Die Percortenbehandlung der Ulkuskrankheit. Therapeutischer Bericht mit Stellungnahme zum Schmerzproblem und K-Stoffwechsel. Ärztl. Wschr. **1951**, 297. — HOWES, E. L., and P. T. VIVIERS: The relation of diet to the occurence of gastric lesions in the rat. Amer. J. Path. **12**, 689 (1936). — HUBACHER, O.: Peptic ulcer treated with gastric and intestinal extracts. Lancet **1946 II**, 272.

IVY, A. C., and J. S. GRAY: Enterogastrone. Cold Spring Harbor. Symp. Quant. Biol. **5**, 405 (1937).

JAMIESON, R. A., F. W. ILLINGWORTH and L. D. W. SCOTT: Tobacco and ulcer dyspepsia. Brit. Med. J. **1946**, 287. — JENSEN, J. E.: Effects of tocopherols in preventing gastric ulcers (due to vitamin A deficiency) in rats. Science (Lancaster, Pa.) **103**, 586 (1946).

KALK, H.: (1) Die Therapie des Ulcus ventriculi und duodeni. Klin. Wschr. **1928 II**, 2254. — (2) Über die Erblichkeit von Krankheiten des Verdauungskanales. Dtsch. med. Wschr. **1934 II**, 1465. — (3) Ulcus pepticum (ventriculi, duodeni). In Handbuch der inneren Medizin, 3. Aufl., Bd. III, Teil 1, S. 510. Berlin: Springer 1938. — KATSCH, G.: Kochsalzfreie Diät bei Ulkus und superacider Gastritis. Med. Klin. **1932 II**, 1485. — KATSCH, G., u. K. MELLINGHOFF: Chlorfreie Diät mit Magensaftentziehung bei Ulcus und Gastritis. Dtsch. Arch. klin. Med. **175**, 614 (1933). — KAY, A. W., and A. N. SMITH: The effect of the ganglion-blocking methonium salts on gastric secretion and motility. Gastroenterology **18**, 503 (1951). — KEISER, D.: Ergebnisse der Ulcusbehandlung mit Robuden. Schweiz. med. Wschr. **1945**, 913. — KENAMORE, B., W. LONERGAN and J. C. SHY: Protein hydrolysate therapy in peptic ulcer. Gastroenterology **10**, 177 (1948). — KIMBLE jr., S. T.: A preliminary report on protein hydrolysate therapy for peptic ulcer. Gastroenterology **8**, 467 (1947). — KIRSNER, J. B., E. LEVIN and W. L. PALMER: Studies on nocturnal and 24-hour gastric secretion during the injection of an enterogastrone concentrate in man. Gastroenterology **10**, 256 (1948). — KÖHLER, V.: Nebennierenrindenhormon und Ulkuskrankheit. Endokrinol. **26**, 34 (1949). — KÖHLER, V., u. A. FLECKENSTEIN: Ulcusbehandlung mit Percorten. Dtsch. med. Wschr. **1942 I**, 476. — KOLTA, E., u. L. DUNAY: Die neuere Strahlenbehandlung der Magengeschwüre. Klin. Wschr. **1929**, 1125. — KONJETZNY, G. E.: Med. Welt **1931**. — KORBSCH, R.: (1) Die Magersucht im Gefolge der akuten Magenschleimhautatrophie junger Mädchen als eigenes Krankheitsbild. Dtsch. med. Wschr. **1936**, 48. — (2) Heilungen von Magenulcera durch Follikulinhormoninjektionen. Dtsch. med. Wschr. **1937**, 15. — (3) Zur Therapie des Magengeschwürs, ein gastroskopischer Bericht. Dtsch. med. Wschr. **1939**, 30. — (4) Endoskopische Magenpathologie. Leipzig: Georg Thieme 1941. — KOSAKA, T., and R. K. S. LIM: (1) Demonstration of the humoral agent in fat inhibition of gastric secretion. Proc. Soc. Exper. Biol. a. Med. **27**, 890 (1930). — (2) On the mechanism of inhibition of gastric secretion by fat. Chin. J. Physiol. **4**, 213 (1930). — KRAUCHER, G. K.: Weitere Ergebnisse der intravenösen Anwendung der Lokalanaesthetica in der Behandlung der Ulcuskrankheit. Ärztl. Wschr. **1951**, 488. — KRAUSE, W.: Zur Behandlung von Magen- und Darmkrankheiten mit Targesin. Münch. med. Wschr. **1935 II**, 1285. — KÜRTEN, H.: (1) Ambulante

Ulcustherapie. Münch. med. Wschr. **1942 I**, 256. — (2) Das Ende der Ulcusdiätbehandlung als der Methode der Wahl. Münch. med. Wschr. **1942 I**, 536. — KUGELMEIER, L. M.: Zur Behandlung der entzündlichen und geschwürigen Erkrankungen des Magens und Duodenums mit silberhaltigen Adstringentien. Ther. Gegenw. **1936**, 477.

LAINER, F.: Gastritis und Ulcuskrankheit unter dem Einfluß von hypertonischer Traubenzuckerlösung. Klin. Wschr. **1941 I**, 607. — LANGE, H.: Über den Einfluß des Natriumbikarbonats auf die Magensekretion. Inaug.-Diss. Frankfurt a. M. 1924. — LARIZZA, P., u. A. PAVESI: Die Behandlung des Ulcus ventriculi und duodeni mit Follikelhormon und oestrogenen Kunststoffen. Dtsch. Arch. klin. Med. **190**, 293 (1943). — LEHMANN, G., and P. L. STEFKO: The action of thephorin upon histamine-induced gastric secretion in dogs and on gastric ulcer formation in rats. J. Labor. a. Clin. Med. **34**, 372 (1949). — LEMAIRE: Bull. Acad. Med. Belg. **6**, 4 (1926). — LESCHKE, E.: Erfahrungen mit dem Kreislaufhormon Kallikrein. Münch. med. Wschr. **1930 II**, 1524. — LEUBE, W.: Über die Erfolge der inneren Behandlung des peptischen Magengeschwürs und die Indikationen zum chirurgischen Eingreifen in dieselbe. Mitt. Grenzgeb. Med. u. Chir. **2**, 1 (1897). — LEUTKE, H. J., u. H. KAMIETH: Kritik einer Novocaintherapie von Magenkranken. Dtsch. Gesundheitswesen **4**, 198 (1949). — LEVY, J. S., and K. A. SILER: Clinical studies of amino acids. The effect of oral administration of a solution of amino acid mixture on gastric acidity. Amer. J. Digest. Dis. **9**, 354 (1942). — LIM, R. K. S.: Observations on the mechanism of the inhibition of gastric function by fat. Quart. J. Exper. Physiol. **23**, 263 (1933). — LONGINO, F. H., K. S. GRIMSON, J. R. CHITTUM and B. H. METCALF: An orally effective quarternary amine, Banthine, capable of reducing gastric motility and secretions. Gastroenterology **14**, 301 (1950). — LORBER, ST. H., and TH. E. MACHELLA: The effect of dibutoline sulfat on interdigestive gastric secretion of peptic ulcer patients. Amer. J. Med. Sci. **219**, 133 (1950).

MAGERL, J. F.: Zur Übersäuerung des Magens und deren Behandlung mit Kartoffelsaft. Dtsch. med. Wschr. **1941 I**, 119. — MANCKE, R., u. R. TIDOW: Das Problem des magenkranken Soldaten. Münch. med. Wschr. **1944**, 168. — MARTINI, P.: (1) Wege und Irrwege der therapeutischen Forschung. Dtsch. med. Wschr. **1940 II**, 842. — (2) Methodenlehre der therapeutisch-klinischen Forschung. Berlin-Göttingen: Springer 1947. — MATTISON, K.: Das Magengeschwür. Wien u. Berlin: Urban & Schwarzenberg 1931. — McDONOUGH, F. E., and PH. B. O'NEIL: The therapeutic value of Banthine in gastrointestinal disorders. Gastroenterology **19**, 265 (1951). — McGEORGE, M.: Results of treatment of gastric hyperacidity by radium, with special reference to duodenal ulceration. Quart. J. Med., N. S. **19**, 111 (1950). — MEZÖ, B. v.: Neues Verfahren zur Behandlung der Magen- und Duodenalgeschwüre. Wien. klin. Wschr. **1940**, 1049. — MILANÉS, F.: Seleccion del tratamiento medico o quirurgico en la ulcera peptica. Concepto del internista, basado en los resultados tardios. Trab. Memor. Soc. Nac. Cir. **4**, 23 (1950). — MILTZOW, G.: Klinische Beobachtungen an Magenkranken bei subkutanen Infiltrationen von Novocain. Dtsch. Gesundheitswesen **1948**, 324. — MOLHUYSEN, J. A., J. GERBRAND, L. A. DE VRIES, J. C. DE JONG, J. B. LENSTRA, K. P. TURNER and J. G. G. BORST: A liquirice extract with deoxycortonelike action. Lancet **1950 II**, 381. — MORAWITZ, P., u. N. HENNING: Über jejunale Ernährung. Klin. Wschr. **1929 I**, 681. — MORGAN, W. G.: Ducdenal alimentations. Amer. J. Med. Sci. **148**, 360 (1914). MOSCHINSKI, G.: (1) Diagnostische und therapeutische Beobachtungen am Magen. Dtsch. med. Wschr. **1935 II**, 1851. — (2) Zur Magengeschwürstherapie. Fortschr. Ther. **1936**, 286. — MUTCH, N.: (1) The silicates of magnesium. Brit. Med. J. **1936**, 143. — (2) Synthetic magnesium trisilicate. Its action in the alimentary tract. Brit. Med. J. **1936**, 205. — (3) Magnesium trisilicate. Brit. Med. J. **1937**, 735. — (4) Antipeptic and antacid therapy. With special reference to adsorbent complexes of calcium and magnesium phosphates. Lancet **1949 I**, 859.

NECHELES, H., M. E. HANKE and E. FANTL: Preparation and assay of inhibitor of gastric secretion and motility from normal human urine. Proc. Soc. Exper. Biol. a. Med. **42**, 618 (1939).

PALMER, W. L., J. B. KIRSNER and J. LEVIN: The treatment of intractable peptic ulcer. Ann. Int. Med. **33**, 590 (1950). — PARADE, G. W.: Therapie des Ulcus ventriculi et duodeni mit Geschlechtshormonen. Ther. Gegenw. **1940**, 81. — PENSKY, P. G.: Über die Targesinbehandlung der Gastritis und des Ulcus ventriculi. Ther. Gegenw. **1940**, 480. — PETRI, A.: Über den Einfluß des Wasserstoffsuperoxyds auf die Sekretion des Magens. Arch. Verdgskrkh. **14**, 479 (1908). — POLLARD, H. M., M. BLOCK, W. H. BACHRACH and J. MASON: Treatment of peptic ulcer with enterogastrone. Arch. Surg. **56**, 372 (1948).

RECHT, G.: Zuckertherapie des Ulcus ventriculi und duodeni. Klin. Wschr. **1929 I**, 544. — REID, F. P.: On some difficulties in medical treatment and causes of recurrences of peptic ulceration. S. Afric. Med. J. **21**, 434 (1947). — REIMER, K.: Targesin-Atropinbehandlung bei Magenkranken. Münch. med. Wschr. **1941 II**, 911. — REVERS, F. E.: (1) Nederl. Tijdschr. Geneesk. **90**, 135 (1946). — (2) Die Behandlung des Ulcus ventriculi et duodeni mit Succus liquiritiae. Nederl. Tijdschr. Geneesk. **92**, 2968 (1948). — RIEGEL, F.: Die Erkrankungen des Magens. In NOTHNAGELS Handbuch der speziellen Pathologie und Therapie, Bd. XVI, Teil 2. Wien: Alfred Hölder 1897. — RIVERS, A. B., F. R. VANZANT and H. E. ESSEX: The dangers of using impure mucin in the treatment of peptic ulcer. J. Amer. Med. Assoc. 98, 1156 (1932). — Roch et Frommel: Presse méd. 1927, Nr 25. — Rossien, A. X.: Protein hydrolysate: study of effect on peptic ulcer patients during one year. Rev. Gastroenterol. 14, 623 (1947). — Roubitschek, R.: Zur medikamentösen Therapie der Hyperazidität. Dtsch. med. Wschr. 1911, 874. — Ruggiero, W. F., F. Co Tui and A. A. Bianco: The management of ambulatory peptic ulcer patients with protein hydrolysates. N. Y. State J. Med. 46, 2395 (1946). — Ryss, S., u. H. Stroikova: Die Schocktherapie einiger Erkrankungen des Verdauungskanals mittels intravenöser Einverleibung von heterogenem Blut. Arch. klin. Chir. 185, 38 (1936).

Sandweiss, D. J.: Enterogastrone, anthelone and urogastrone. A review of literature and a suggestion for the organization of a national committee for the study of peptic ulcer. Gastroenterology 5, 404 (1945). — Sandweiss, D. J., H. C. Saltzstein and A. Farbman: The prevention or healing of experimental ulcer in Mann-Williamson dogs with the anterior pituitary-like hormone (antuitrin-S). Amer. J. Digest. Dis. 5, 24 (1938). — Sandweiss, D. J., H. C. Saltzstein, S. R. Scheinberg and A. Parks: Hormone studies in peptic ulcer. Pituitary adrenocorticotropic hormone (ACTH) and cortisone. J. Amer. Med. Assoc. 144, 1436 (1950). — Schindler, R.: Gastroscopy, 2. Aufl. Chicago, Ill.: The Univ. of Chicago Press 1950. — Schittenhelm, A.: (1) Diskussion zu H. Kürten. Ärztl. Ver. München. Münch. med. Wschr. 1942 II, 945. — (2) Kritisches zur Hormontherapie. Dtsch. med. Wschr. 1942 I, 33. — Scott, L. D. W., A. W. Kay, M. M. O'Hare and J. A. Simpson: Hexamethionium bromide in duodenal ulcer. Brit. Med. J. 1950, No 4695, 1470. — Segal, H. L., E. E. Ellis and J. S. Watson: Observations on the gastric secretion in two duodenal ulcer patients during the prolonged injections of an enterogastrone concentrate. Gastroenterology 15, 118 (1950). — Segal, H. L., H. A. Friedman, E. E. Ellis and J. S. Watson: Ein Polyamin-Formaldehyd-Harz. IV. Klinische Bewertung für die Behandlung von Duodenalgeschwüren. Amer. J. Digest. Dis. 17, 293 (1950). — Seip u. Keller: Erfahrungen mit einem Schleimhaut-anaestheticum in der Behandlung des Ulcus ventriculi. Med. Mschr. 3, 526 (1949). — Severino, A.: Behandlung von gastroduodenalen Geschwüren mit parenteraler Verabreichung von Follikulin und Wismut. Minerva Med. (Torino) 1949, 569. — Simnitzky, S. S.: Das Insulin in der Therapie der peptischen Magengeschwüre. Wien. klin. Wschr. 1927 II, 1635. — Schmassmann, H.: (1) Über die interne Behandlung des Ulcus ventriculi und Ulcus duodeni mit den Magen-Dünndarmpräparaten Robuden. Schweiz. med. Wschr. 1944, 576. — (2) Zur Therapie des Ulcus ventriculi und des Ulcus duodeni. Klinische Erfahrungen mit Robuden 1944—1950. Schweiz. med. Wschr. 1951, 166. — Schmid, H. H.: Warum ist die Magengeschwürskrankheit in der Schwangerschaft so selten? Z. klin. Med. 147, 627 (1951). — Scholz, W.: Zur peroralen Zuckerwirkung auf die Magensaftsekretion bei Magen- und Darmkrankheiten. Münch. med. Wschr. 1934 II, 1965. — Schubert: Zur Schmerzbekämpfung bei einigen Erkrankungen von Bauchorganen im Leitungsbereich des vegetativen Nervensystems. Ther. Gegenw. 1943, 171. — Schuler, W.: Über die Wirkung von Pyribenzamin und anderen Antihistaminica auf die durch Histaminverabreichung erzeugten Magenulcera. Experientia (Basel) 5, 361 (1949). — Schulze, E., u. R. Franke: Über die Behandlung des Magengeschwürs mit Succus liquiritiae. Dtsch. med. Wschr. 76, 988 (1951). — Schwenk, R.: Über den Wert des Histidins bei der Behandlung des Ulcus ventriculi und duodeni. Dtsch. Arch. klin. Med. 187, 139 (1941). — Smith, C. A., E. R. Woodward, C. W. Janes and L. R. Dragstedt: Effect of Banthine on gastric secretion in man and experimental animals. Gastroenterology 15, 718 (1950). — Smyth, G. A.: Activation of peptic ulcer during pituitary adrenocorticotropic hormon therapy. Report of 3 cases. J. Amer. Med. Assoc. 145, 474 (1951). — Sohler, H.: Die Targesinbehandlung des Gastritis-Ulcus-Syndroms (Magengeschwürs). Fortschr. Ther. 1940, 390. — Solano-Aliende, J.: Tratamiento de la úlcera de estómago y duodeni con la asociación de snero y penicillina. Rev. españ. Enferm. Apar. digest. 8, 763 (1949). — Steigmann, F., and R. B. Schlesinger: A resin-gastric mucin in the medical management of peptic ulcer. Amer. J. Digest. Dis. 17, 361 (1950). — Steinberg, N.: A new protein hydrolysate for the treatment of peptic ulcer. Rev. Gastroenterol. 15, 319 (1948). — Steuer, K.: Über Dauerresultate der internen Magengeschwürsbehandlung. Erg. inn. Med. 59, 100 (1940). — Stolte, J. B.: A therapeutic experiment in peptic ulcer. Lancet 1950 II, 858. — Szenes, T.: Die perorale Novocainbehandlung des Magen-Duodenalgeschwürs im Lichte der röntgenologischen Beobachtung. Z. klin. Med. 142, 414 (1943).

Traxel, E.: Der Allgemeinpraktiker und die synthetischen Vitamine. Münch. med. Wschr. 1942 I, 400.

Vándorfy, J.: Die Behandlung des Magen-Duodenalgeschwürs als Thrombosekrankheit. Schweiz. med. Wschr. 1950, 1314. — Vinci, V. G., H. E. Speight, L. O. la Bella and W. E. Buckley: Management of peptic ulcer with a high protein, high caloric diet. Conn. State Med. J. 10, 281 (1946). — Voigt, W.: Über Erfolge der Histidinbehandlung der Ulcuskrankheit. Dtsch. med. Wschr. 1940 II, 1218.

WAGNER, S.: (1) Die Gefahren der Behandlung des Ulcus ventriculi mit Sexualhormonen und ihre Überwindung durch cholinergische Pharmaka. Wien. med. Wschr. 1943, 571. — (2) Formaldehyd als internes Therapeutikum in der Magenpathologie. Münch. med. Wschr. 1950, 524. — (3) Die Formen der vegetativ-nervösen Disharmonie in ihrer Bedeutung für Entstehung und Heilung der Geschwüre am Magen und Zwölffingerdarm. Dtsch. med. Wschr. 1950, 129. — WINKELSTEIN, A.: (1) A new therapy of peptic ulcer: Continuous alkalinized milk drip into the stomach. Amer. J. Med. Sci. 185, 695 (1933). — ( ) Modern treatment of peptic ulcer. New York: Oxford University Press 1948. — (3) Banthine in the therapy of peptic ulcer. J. Amer. Med. Assoc. 144, 1501 (1950). — WINKELSTEIN, A., A. CORNELL and F. HOLLANDER: Intragastric drip therapy for peptic ulcer: Summary of 10 years experience. J. Amer. Med. Assoc. 120, 743 (1942). — WINTER, H.: Über die Wirkung von Magnesium-silikathydraten (Magnesiumtrisilikat) bei hyperaciden Magenerkrankungen. Dtsch. med. Rdsch. 3, 45 (1949). — WITHERING, W.: Siehe Deutsche Ausgabe: Boehringer u. Söhne, Mannheim, Der Fingerhut und seine medizinische Anwendung. Birmingham 1785. — WOLLUM, A., and H. M. POLLARD: The ineffectiveness of enterogastrone on severe chronic peptic ulcer in man. Gastroenterology 17, 535 (1951). — WYCHERT, H.: (1) Zur Therapie des Ulcus ventriculi et duodeni. Fortschr. Ther. 1940, 335. — (2) Gastritis- und Ulcusbehandlung mit Milcheiweiß. Fortschr. Ther. 1941, 133.

b) Chirurgische Behandlung.

ALVAREZ, W. C.: Sixty years of vagotomy; a review of some 200 articles. Gastroenterology 10, 413 (1948). — ARTHAUS et BUTTE: Recherches sur les effets produits par la section des vagues au-dessous du diaphragme. C. r. Soc. Biol. Paris 41, 581 (1889).

BARRON, L. E., G. M. CURTIS and W. T. HAVERFIELD: Effect of splanchnic resection and of vagotomy on gastric motility. J. Amer. Med. Assoc. 106, 413 (1936). — BAUMGARTNER, W.: (1) Vagotomie oder Splanchnicotomie zur Behandlung des peptischen Geschwürs? Gastroenterologia (Basel) 74, 156 (1948/49). — (2) Die Behandlung des Magen- und Zwölffingerdarmgeschwürs mit Sympathicotomie. Europ. med. Rdsch. 1949, 83. — BAUMGARTNER, W., C. JOB u. E. KUX: Die endoskopische transpleurale Splanchnicotomie beim Magen- und Duodenalulcus. Ausführung und Aussichten. Schweiz. med. Wschr. 1949, 435. — BEAL, J. M., and P. DINEEN: A study of vagotomy. Arch. Surg. 60, 203 (1950). — BIRCHER, E.: (1) Die Resektion von Ästen des Nervus vagus zur Behandlung gastrischer Affektionen. Schweiz. med. Wschr. 1920, 519. — (2) Die Behandlung gastrischer Affektionen durch Eingriffe am N. vagus und sympathicus. Arch. klin. Chir. 167, 463 (1931). — BOCKUS, H. L.: The present status of vagotomy in the treatment of peptic ulcer: The internists viewpoint. Postgraduate Gastroenterology. Philadelphia u. London: W. B. Saunders Company 1950. — BRODIE, B. C.: Experiments and observations on the influence of the nerves of the eight pair on the secretion of the stomach. Phil. Trans. Roy. Soc. Lond. 104, 102 (1814).

CANNON, W. B.: On the motor activities of the alimentary canal after splanchnic and vagus section. Science (Lancaster, Pa.) 24, 764 (1906). — CRILE, G.: (1) Surg. Clin. N. Amer. 55, 1303 (1937). — (2) Cleveld Clin. Quart. 14, 264 (1947). — CRILE, JONES and DAVIS: Ann. Surg. 130, 31 (1949). — CUSHING, H.: Peptic ulcer and interbrain. Surg. etc. 55, 1 (1932).

DRAGSTEDT, L. R.: Vagotomy for gastro-duodenal ulcer. Ann. Surg. 122, 973 (1945). — DRAGSTEDT, L. R., and F. M. OWENS: Supra-diaphragmatic section of the vagus nerves in treatment of duodenal ulcer. Proc. Soc. Exper. Biol. a. Med. 53, 152 (1943). — DRAGSTEDT, L. R., W. L. PALMER, P. W. SCHAFER and P. C. HODGES: Supra-diaphragmatic section of the vagus nerves in the treatment of duodenal and gastric ulcers. Gastroenterology 3, 450 (1944). — DRAGSTEDT, L. R., E. R. WOODWARD, P. V. HARPER and E. H. STORER: Mechanism of the relief of ulcer distress by gastric vagotomy. Gastroenterology 10, 200 (1948).

EBNER, E.: Über Erfahrungen mit der dauernden und zeitweiligen Ausschaltung des Nervus vagus (Vagotomie und Vagotrypsie) bei der Ulcuskrankheit. Wien. klin. Wschr. 1949, 296. — EMERSON, D. M., E. R. WOODWARD, E. B. TOREE, W. B. NEAL jr., J. A. SIBLEY and L. R. DRAGSTEDT: Failure of vagotomy to prevent the formation of Mann-Williamson ulcers in dogs. Arch. Surg. 60, 223 (1950). — EXNER, A.: Ein neues Operationsverfahren bei tabischen Crises gastriques. Dtsch. Z. Chir. 111, 576 (1911). — EXNER, A., u. E. SCHWARTZMANN: (1) Tabische Krisen, Ulcus ventriculi und Vagus. Wien. klin. Wschr. 1912, 1405. — (2) Gastrische Krisen und Vagotomie. Mitt. Grenzgeb. Med. u. Chir. 28, 15 (1914).

FRITSCH, K.: Experimentelle Untersuchungen über den Einfluß der doppelseitigen intrathorakalen Vagusdurchschneidung. Verh. Ges. dtsch. Naturforsch. 1911, 136.

GIORDANO, D.: Contributo allo studio delle lesioni chirurgiche del pneumogastrico. Clinica chir. 1, 241 (1893). — GRIMSON, K. S., F. H. HESSER and W. W. KITCHIN: Early clinical results of transabdominal celiac and superior mesenteric ganglionectomy, vagotomy, or transthoracic splanchnicectomy in patients with chronic abdominal visceral pain. Surgery 22, 230 (1947).

Hammesfahr, C.: Zbl. Chir. **1951**, 1690. — Hartzell, J. B.: The effect of section of the vagus nerves on gastric acidity. Amer. J. Physiol. **91**, 162 (1929). — Healy, M. J., u. P. K. Sauer: Some limitations of vagotomy in the treatment of peptic ulcer. Ann. Surg. **130**, 985 (1949). — Hess, L., u. J. Faltitschek: Studien über Motilität und Sekretion des Magens. Wien. klin. Wschr. **1924 II**, 1132.

Johnsson, S., H. Lindholm u. Th. Stenström: Should gastric ulcer as a rule be treated surgically ? Acta med. scand. (Stockh.) Suppl. **246** (1950).

Kalk, H.: Ulcus pepticum (ventriculi, duodeni). In Handbuch der inneren Medizin, 3. Aufl., Bd. III, Teil 1, S. 510. Berlin: Springer 1938. — Koennecke, W.: Experimentelle Innervationsstörungen am Magen und Darm. Z. exper. Med. **28**, 384 (1922). — Kux, E.: (1) Wien. klin. Wschr. **1948**, 472. — (2) Der endoskopische transpleurale Zugang zum vegetativen System in der Brusthöhle. Dtsch. med. Wschr. **1949**, 753. — (3) Die thoracoskopische Vago- und Sympathicotomie beim Ulcus duodeni. Wien. klin. Wschr. **1952**, 66.

Latarjet, A.: Resection des nerfs de l'estomac. Technique operatoire. Résultats chirurgiques. Bull. Acad. Méd. Paris **87**, 681 (1922). — Latarjet, A., et P. Wertheimer: Quelques résultats de l'innervation gastrique. Presse méd. **31**, 993 (1923). — Lauwers, M. E.: Megagaster par section des nerfs vagues. Bull. Acad. Méd. Belg. **7**, 510 (1927). — Litthauer, M.: Über die Folgen der Vagusdurchschneidung, insbesondere ihre Wirkung auf die Funktionen des Magens. Arch. klin. Chir. **113**, 712 (1920).

Mandl, F.: (1) Kardiospasmus und chirurgisch unheilbares Ulcus. Ein Beitrag zur neurogenen Ulcuslehre. Wien. med. Wschr. **1920**, 507. — (2) Die Hernien der Linea alba und ihre Beziehungen zu den ulcerösen Prozessen des Magens und Duodenums. Arch. klin. Chir. **115**, 537 (1921). — (3) Operations- und Autopsiebefunde nach Vagusresektion. Wien. klin. Wschr. **1950**, 857. — Mandl, F., u. H. Männchen: Ein neuer Test für die effektiv durchgeführte Vagotomie bei der Ulcuskrankheit. Wien. med. Wschr. **1948**, 97. — Mason, St. C., and H. M. Pollard: Peptic ulcer following splanchnicectomy. A report of thirteen cases. Surg. etc. **89**, 271 (1949). — McCrea, E. D.: (1) Abdominal distribution of the vagus. J. of Anat. **59**, 18 (1924). — (2) The nerves of the stomach and their relation to surgery. Brit. J. Surg. **13**, 621 (1926). — McCrea, E. D., B. A. McSwiney and J. S. B. Stopford: (1) Effects of section of the vagi nerves on the motor activity of the stomach. J. of Physiol. **60**, 29 (1925). — (2) The effect on the stomach of section of the vagi nerves. Quart. J. Exper. Physiol. **16**, 195 (1926). — Mezö, v.: Neues Verfahren zur Behandlung der Magen- und Duodenalgeschwüre. Wien. klin. Wschr. **1940 I**, 51. — Milanés, F.: Seleccion del tratamiento medico o quirurgico en la ulcera peptica. Concepto del internista, basado en los resultados tardios. Frab. Memor. Soc. Nac. Cir. **4**, 23 (1950). — Moore, F. D.: (1) The etiology of peptic ulcer in the light of vagus surgery. Bull. New England M. Center **8**, 193 (1946). — (2) Vagus resection for ulcer. Operative technique and hospital management. Arch. Surg. **55**, 164 (1947). — (3) Vagus resection for ulcer: Clinical results. Ann. Surg. **126**, 664 (1947). — Moore, F. D., W. P. Chapman, M. D. Schulz and C. M. Jones: (1) Transdiaphragmatic resection of the vagus nerves for peptic ulcer. New England J. Med. **234**, 241 (1946). — (2) Vagusresection in peptic ulcer. J. Amer. Med. Assoc. **133**, 741 (1947). — Morin, G., T. Kofman et P.-J. Dugal: Etude radiologique des relations du transit gastriques et de la vagotomie intra thoracique chez le chien. C. r. Soc. Biol. Paris **124**, 190 (1937).

Nuboer, J. F.: Quelques remarques sur la vagotomie dans le traitement chirurgical des ulcères gastroduodénaux. Acta gastro-enterol. belg. **12**, 380 (1949).

Orr, J. M., and H. D. Johnson: Vagotomy for peptic ulcer. Indications and results. Brit. Med. J. **1949**, No 4640, 1316.

Palmer, W. L., J. B. Kirsner and J. Levin: (1) The treatment of intractable peptic ulcer. Ann. Int. Med. **33**, 590 (1950). — (2) On internist views the surgical treatment of peptic ulcer. J. Amer. Med. Assoc. **145**, 1041 (1951). — Pawlow, J., u. E. Schumova-Simanowskaja: Innervation der Magendrüsen beim Hunde. Zbl. Physiol. **3**, 113 (1889).

Schiassi, B.: The role of the pyloro-duodenal nerve supply in the surgery of duodenal ulcer. Ann. Surg. **81**, 939 (1925). — Spath, F.: Die chirurgische Therapie des Magen-Duodenal-Ulcus in der Schule von Haberer. Wien: Springer 1950. — Starck, H.: Intrathorakale doppelseitige Vagotomie. Münch. med. Wschr. **1904**, 507. — Stierlin, E.: Über die Mageninnervation in ihrer Beziehung zur Ätiologie und Therapie des Ulcus. Dtsch. Z. Chir. **152**, 358 (1920).

Troell, L.: Comments in connection with follow-up of patients after vagotomy. Acta chir. scand. (Stockh.) **99**, 197 (1949). — Turnher, B., u. M. Wenzel: Wien. klin. Wschr. **1949**, 837.

Unger, E., M. Bettmann u. S. Rubaschow: Die doppelseitige intrathorakale Vagotomie. Berl. klin. Wschr. **1911**, 939.

Walters, W., B. C. Browson and Sp.-K. Phillips: The problem of vagotomy in the treatment of peptic ulcer. Kentucky Med. J. **1949**. — Walters, W., H. A. Neibling, W. F. Bradley, J. T. Small and J. W. Wilson: (1) Gastric neurectomy, anatomic and physiologic studies with favorable and unfavorable results in the treatment of peptic ulcer. Arch. Surg. **55**, 151 (1947). — (2) Favorable and unfavorable results of gastric neurectomy (vagotomy) for peptic ulcer: An anatomic, physiologic and clinical study. Surg. Clin. N. Amer. **1947**. — (3) Vagotomy in peptic ulcer. Minnesota Med. **40**, 965 (1947). — WEBER, J., H. L. GOLD-BLUM and L. A. GREGG: Gastric ulceration following vagotomy. Gastroenterology **16**, 495 (1950). — WIDENHORN, H. L.: Vagusresektion und gastroduodenales Ulcus. Langenbecks Arch. u. Dtsch. Z. Chir. **263**, 388 (1950). — WOOD jr., H. C.: Suspension of intestinal secretion and failure to produce purgation after section of the par vagus. Amer. J. Med. Sci. **59**, 395 (1870).

ZENKER, R.: Die Eingriffe in der Bauchhöhle, 2. Aufl., Bd. VII, Teil 1: Allgemeine und spezielle chirurgische Operationslehre. Berlin-Göttingen-Heidelberg: Springer 1951. — ZIEGLER, H.: Ein Beitrag zur Geschichte der Gastroenterostomia retrocolica posterior. Wien. klin. Wschr. **1952**, 275.

XXXII. Tumoren des Magens.

1. Magencarcinom.

a) Statistik. Vergleichende Pathologie.

ABEL: Statistisches ums Krebsproblem. Z. Krebsforsch. **56**, 36 (1948). — ADAM-AULER: Neuere Ergebnisse auf dem Gebiete der Krebskrankheiten. Leipzig: S. Hirzel 1937.

BAUER, K. H.: Das Krebsproblem. Berlin-Göttingen-Heidelberg: Springer 1944. — BORRMANN: Geschwülste des Magens und Duodenums. In HENKE-LUBARSCH' Handbuch der speziellen pathologischen Anatomie und Histologie, Bd. 4, S. 1. Berlin: Springer 1926.

DOBBERSTEIN: Die Geschwülste der Tiere. Onkologentagg Berlin Okt. 1948. Tagungsbericht S. 54—60. Dresden u. Leipzig: Theodor Steinkopff 1949. — DORMANNS: Beitrag zur Frage der Zunahme der Krebskrankheit. Z. Krebsforsch. **39** (1933). — Die vergleichende geographisch-pathologische Rektumkarzinom-Statistik 1925—1933. Verh. 2. internat. Kongr. für Krebsforsch. u. Krebsbekpf., Brüssel 1936, S. 450. — Die vergleichende geographisch-pathologische Reichs-Carcinomstatistik 1925—1933. Z. Krebsforsch. **45**, 471 (1937).

FISCHER, W.: Krebsstatistik in Rostock. Z. Krebsforsch. **46**, 221 (1937). — Krebshäufigkeit und Sektionsstatistik. Z. Krebsforsch. **49**, 476 (1939). — Die Häufigkeit des Krebses in verschiedenen Organen. Med. Klin. **1940**, 319. — Einiges über Magengeschwür, Magenkrebs und ihre Beziehungen zueinander. Med. Klin. **1941**, 4. — Krebsfragen. Jena: Gustav Fischer 1949. — FUCHS, R.: Krebsstatistik 1925—1934 in Bayern. Z. Krebsforsch. **56**, 426 (1949).

GRAMM: Die Krebssterblichkeit in Leipzig in den letzten 20 Jahren. Dtsch. Gesundheitswesen **1948**, 562.

LENTZ, O.: Die Vererbung der Krebsveranlagung. Nova Acta Leopold. **14**, Nr 101 (1944).

OESER, H.: Aufgaben der Krebsbekämpfung. Dtsch. Gesundheitswesen **1946**, 724. — Zukünftige Krebsbehandlung. Dtsch. Gesundheitswesen **1947**, 177. — Masken der Krebskrankheit. Dtsch. Gesundheitswesen **1947**, 561.

b) Ätiologie und Pathogenese.

Allgemeines.

ADAIR: Der Kampf gegen den Krebs. Universitas **2**, 313 (1947).

BAUER, K. H.: Mutationstheorie der Geschwulstentstehung. Berlin: Springer 1928. — Die Mutationstheorie der Geschwulstentstehung. In ADAM-AULER, Neuere Ergebnisse auf dem Gebiete der Krebskrankheiten, S. 33. Leipzig 1937. — Handbuch der Erbbiologie des Menschen, Bd. IV, Teil 2, S. 1122. Berlin: Springer 1944. — Vom Krebsproblem. Universitas **3**, 57 (1948). — Das Krebsproblem. Berlin-Göttingen-Heidelberg: Springer 1949. — BOSC, F. J.: Les Epithéliomas parasitaires. La clavelée et l'Epithélioma claveleux. Zbl. Bakter. **34**, 413, 517, 666 (1903). — BORREL, A.: Epithélioses infectieuses et Epithéliomas. Ann. Inst. Pasteur **17**, 81 (1903). — BORST: Pathologische Histologie. Berlin: Springer 1938. — BROWNING, COHEN, COOPER, ELLINGWORTH and GULBRAUSEN: Proc. Roy. Soc. Lond. **113**, 300 (1933). — BROWNING, GULBRAUSEN u. NIVEN: Z. Path. **42**, 155 (1936). — BUTENANDT: Die Struktur der cancerogenen Substanzen. In ADAM-AULER, Neuere Ergebnisse auf dem Gebiete der Krebskrankheiten, S. 75. Leipzig 1937. — BUTENANDT, A.: Über cancerogene Stoffe. Arch. exper. Path. u. Pharmakol. **190**, 74, 112 (1938). — Neuere Beiträge der biologischen Chemie zum Krebsproblem. In Chemie und Krebs, S. 27. Berlin: Verlag Chemie 1940. — Über den Stoffwechsel der Steroide und ihre Beziehungen zu cancerogenen Verbindungen. Schriftenr. Akad. ärztl. Fortbildg Dresden **2**, 45 (1940). — Biochemische Untersuchungen zum Problem der Krebsentstehung. Verh. dtsch. Ges. inn. Med. **55**, 342 (1949). — BUTENANDT, A., u. H. WOLFF: Über die photochemische Umwandlung $\alpha.\beta$-ungesättigter Steroidketone unter der Wirkung ultravioletten Lichtes. Ber. dtsch. chem. Ges. **72**, 1121 (1938).

Caspersson u. Santesson: Studies of protein metabolism in the cells of epithelial tumors. Acta radiol. (Stockh.) Suppl. 46 (1942). — Cohnheim: Allgemeine Pathologie, Bd. I. Berlin 1882. — Cook, J. W.: Chemistry and biological properties of the cancerogenic substances. Erg. Vitamin- u. Hormonforsch. 2, 213 (1939). — Cook, J. W., G. A. D. Haslewood, C. L. Hewett, J. Hieger, E. L. Kennaway u. W. V. Mayneord: Chemical compounds as carcinogenic agents. Verh. internat. Kongr. Krebsforsch. 1, 1 (1936). — Cook, J. W., and E. L. Kennaway: Chemical compounds as carcinogenic agents. I. suppl. rep.: Literature of 1937. Amer. J. Canc. 33, 50 (1938).

Daneel: Theorien der Krebsentstehung und ihre Unterlagen. Dtsch. med. Wschr. 1946, 52. — Darrier: Bull. Assoc. franç. Étude Canc. 21, 169 (1922). — Dubreuilh, W.: Des hyperkératoses circonscrites. I. Ann. de Dermat. 7, 1158 (1896).

Fieser and Newman: J. Amer. Chem. Soc. 57, 1602 (1935). — Fischer-Wasels, B.: Allgemeine Geschwulstlehre. In Bethe-Bergmanns Handbuch der normalen und pathologischen Physiologie, Bd. XIV/2. Berlin: Springer 1928. — Erblichkeit und Geschwulstbildung. Dtsch. med. Wschr. 1933, 1489. — Bekämpfung der Krebskrankheit durch Erbpflege. Dtsch. Ärztebl. 1934, 92. — Die Bedeutung der besonderen Allgemeindisposition des Körpers für die Entstehung der Krebskrankheit und die Möglichkeiten ihrer Bekämpfung. Strahlenther. 50, 5 (1934). — Die Vererbung der Krebskrankheit. In Schriften zur Erblehre und Rassenhygiene, herausgeg. von Prof. Günther Just, Greifwald. Berlin: Alfred Metzner 1935. — Krebsursachen, Krebsangst und Krebsheilung. Westermanns Mh. 1936, 422. — Die allgemeine Geschwulstdisposition (Krebsbereitschaft). Acta internat. Ver.igg Krebsbekpf. 1, 197 (1936). — Die allgemeine Krebsdisposition. Referate des 2. Internat. Kongr. für Krebsforsch. u. Krebsbekämpfg Madrid 1, 1933 (1936). — Die experimentelle Erzeugung maligner Leberzelladenome durch o-Amidoazotoluol. Verh. dtsch. path. Ges. 1936, 182. — Die Erblichkeit der Geschwulstentwicklung. Fortschr. Erbpath. usw. 2, 221 (1938). — Friedrich-Freska: Grenzdosis, Kombinations- und Spätwirkungen von Methylcholanthren und Benzpyren an der Haut von Mäusen. Biol. Zbl. 60, 498 (1940).

Graff, Rittenberg u. Foster: J. of Biol. Chem. 133, 745 (1940).

Hevesy u. Euler: Über die Permeabilität der Zellwand des Sarkoms für Phosphat und die Geschwindigkeit der Neubildung von phosphorhaltigen Verbindungen in den Sarkomzellen. Ark. Kem., Mineral. Geol., Ser. A. 15, 1 (1942).

Inhoffen, H. H.: Aromatisierungsreaktionen in der Gallensäurereihe und Beziehungen zum Krebsproblem. Angew. Chem. 63, 297 (1951).

Kennaway: Biochemic. J. 24, 497 (1930). — Kennaway, E. L.: On the cancer producing factor in tar. Brit. Med. J. 1924, No 3300, 564. — Kinosita: Studies on the cancerogenic chemical substances. Trans. jap. path. Soc. 27, 665 (1937). — Kögl: Angew. Chem. 52, 212 (1939). — Zur Ätiologie der Tumoren. Klin. Wschr. 1939, 801. — Chemische und biochemische Untersuchungen über Tumorproteine. Experientia (Basel) 5, 173 (1949). — Kögl u. Erxleben: Z. physiol. Chem. 258, 57 (1939).

Michaelis: Biol. Zbl. 49, 302 (1929). — Z. Abstammgslehre 65, 1, 353 (1933). — Zur Theorie der Krebsentstehung. Z. Krebsforsch. 56, 165 (1948). — Über die Beziehungen zwischen Krebsentstehung und plasmatischer Vererbung. Z. Krebsforsch. 56, 225 (1949).

Nothdurft: Vortr. Med. Ges. Berlin 17. Dez. 1947. — Zur Theorie der primären Geschwulstursachen. Z. Krebsforsch. 56, 176 (1948). — Über ein Modell der Geschwulstzellenentstehung und über die experimentelle Erzeugung plasmatisch vererbter Tomatenmerkmale mittels cancerogener Kohlenwasserstoffe. Z. Krebsforsch. 56, 234 (1949).

Orth: Präkarzinomatöse Krankheiten und künstliche Krebse. Z. Krebsforsch. 10, 42 (1911).

Plenge: Präkanzeröse Veränderungen. In Adam-Auler, Neuere Ergebnisse auf dem Gebiete der Krebskrankheiten, S. 7. Leipzig 1937.

Rajewsky, B.: Zur Mutationstheorie der Krebsentstehung. Z. Krebsforsch. 56, 274 (1949). — Ribbert: Das Carcinom des Menschen. Bonn 1911. — Rous, P.: J. Amer. Med. Assoc. 56, 198 (1911).

Schabad: Zur Klinik einiger Vorstellungen über die Entstehung der Geschwülste. Arch. Pat. (Moskau) 11, 3 (1949). — Schubert: Kernphysik und Medizin. Göttingen: Muster Schmidt 1947. — Schürch, O.: Studien über Präcancerosen mit besonderer Berücksichtigung des experimentellen Röntgencarcinoms. I.—III. Z. Krebsforsch. 32, 449; 33, 1, 35 (1930). — Das Carcinom der Korksteinarbeiter. Dtsch. med. Wschr. 1931 I, 139. — Strong, L. C.: Eine neue Theorie über Mutation und Krebsentstehung. Z. Krebsforsch. 56, 290 (1949). Krebs durch Mutation. Z. Krebsforsch. 56, 258 (1949).

Tyzzer u. Slye: J. Canc. Res. 1, 125 (1916).

Virchow: Die krankhaften Geschwülste. Berlin 1863.

Wieland, Th., u. W. Paul: Bestimmung von l- und d-Glutaminsäure im Hydrolysat von Brown-Pearce-Tumoren mit ^{15}N-Glutaminsäure. Ber. dtsch. chem. Ges. 77, 34 (1944).

Woodard: The relation of tissue phosphatase to the disposition of radioactive phosphorus in bone tumors. J. Appl. Physics **12**, 335 (1941).

Yamagiwa and Ichikawa: Gann (jap.) **8**, 132 (1914); **10**, 249 (1916). — Mitt. med. Fak. Tokyo **15**, 295 (1916). — Yoshida: Trans. jap. path. Soc. **22**, 934 (1932).

Gastritis und Carcinom.

Anschütz u. Wanke: Über das Ulkuskarzinom des Ulkusmagens. Dtsch. Z. Chir. **234**, 424 (1931).

Borchardt: Über das Verhalten der Magenschleimhaut beim Carcinoma ventriculi, beim Ulcus ventriculi und beim Carcinoma exulcere. Virchows Arch. **275**, 790 (1930).

Carrel: Zit. nach Weiss.

Geissendörfer, R.: Untersuchungen über Vorkommen, Lokalisation und Ausbreitungsweise der Umbaugastritis in Carcinommägen. Arch. klin. Chir. **153**, 235 (1928).

Hillenbrand, K.: Histotopographische und histologische Untersuchungen über die sog. chronische Gastritis. Beitr. path. Anat. **85**, 1 (1930).

Kapp (u. Iljan): Zur Bedeutung der Anamnese des Magencarcinoms. 2. Internat. Gastroenterologen-Kongr. Paris 1937. Ber. S. 592. — Kline and Culver: Roentgen findings in primar duodenal and paraduodenal malignant lesions. Amer. J. Roentgenol. **58**, 425 (1947).

Konjetzny, G. E.: (1) Über die Beziehungen der chronischen Gastritis mit ihren Folgeerscheinungen und des chronischen Magenulcus zur Entwicklung des Magenkrebses. Beitr. klin. Chir. **85**, 455 (1913). — (2) Die Geschwülste des Magens. In Deutsche Chirurgie, Bd. 46, I, 1. 1921. — (3) Referat 6. Tagg der Ges. für Verdgs.- u. Stoffw.krkh. Berlin 1926. — (4) Chronische Gastritis und Magenkrebs. Mschr. Krebsbekpf. **1934**, 65. — (5) Der Magenkrebs. Stuttgart: Ferdinand Enke 1938.

Orator: (1) Beiträge zur Magenpathologie. II. Zur Pathologie und Genese des Karzinoms und Ulcuskarzinoms des Magens. Virchows Arch. **256**, 202 (1925). — (2) Über den Ulkus- und Karzinommagen. Wien. klin. Wschr. **1925**. — (3) Beiträge zur Magenpathologie. I. Virchows Arch. **255**, 639 (1925).

Prévôt: Grundriß der Röntgenologie des Magen-Darmkanals. Hamburg: Nölke-Verlag 1948. — Puchert: Über die Magenschleimhaut bei Geschwulst und bei Krebs, mit Berücksichtigung des lymphatischen Gewebes. Virchows Arch. **280**, 385 (1931).

Saltzmann: Arbeiten aus dem Pathol. Institut der Univ. Helsingfors. 1913. — Staemmler: Über Frühformen des Magencarcinoms. Deuxième congrès de la Société internat. de Gastro-Entérologie, Paris 1937. Ber. S. 461.

Usland: Über die Bedeutung der chronischen Gastritis für die Entwicklung des Magenkrebses. Acta chir. scand. (Stockh.) **76**, 485 (1935).

Weiss: Gastritis putrida, eine neue Magenkrankheit, und ihr Zusammenhang mit dem Magenkrebs. Ther. Gegenw. **1949**, 231. — Weiss, Folke u. Henschen: Nord. Med. **11**, 3 (1949).

Magengeschwür und Magenkrebs.

Balfour: Indikationen für Operationen bei Magenkranken. Acta med. scand. (Stockh.) **104**, 335 (1940). — Berg: Über das Wachstum des Magenkrebses und die Frühdiagnose. Münch. med. Wschr. **1950**, 31. — Borrmann: Geschwülste des Magens und Duodenums. In Henke-Lubarsch' Handbuch der pathologischen Anatomie und Histologie, Bd. IV/1. Berlin: Springer 1926. — Borst: Über Ulkusnarbenkrebs des Magens. Zit. nach Konjetzny, Der Magenkrebs. Stuttgart 1938. — Bueermann: A clinical and pathological study of the carcinomatous gastric ulcer. Surg. etc. **1930/31**. — 13 Einzelarbeiten Nov. 1930 bis Dez. 1931.

Dittrich: Die krebsige Erkrankung des Magens vom pathologisch-anatomischen Standpunkt aus betrachtet. Vjschr. prakt. Heilk. **1948**, 1, 26.

Ewing: The relation of gastric ulcer to cancer. Ann. Surg. **1918**.

Faber: Beiträge zur Pathologie der Verdauungsorgane. Berlin 1905. — Finsterer, H.: Zur Frage des Ulcuscarcinoms des Magens. Med. Klin. **1923**, 1425. — Das Ulcuscarcinom des Magens. Arch. klin. Chir. **131**, 71 (1924).

Gruber, G. B.: Beitrag zur Frage nach den Beziehungen zwischen Krebs und peptischem Geschwür im oberen Digestionstrakt. Z. Krebsforsch. **13**, 105 (1913).

Hauser: Die peptischen Schädigungen des Magens. In Henke-Lubarsch' Handbuch der speziellen pathologischen Anatomie und Histologie, Bd. IV/1. Berlin: Springer 1926.

Nielsen: Über Carcinoma ex ulcere ventriculi. Zbl. Chir. **1919**, 913.

Payr: Altes und Neues zur Unterscheidung von Ulkustumor und Krebs am Magen. Z. Chir. **1922**, 1706. — Petersen, M.: Ulcus pepticum. Beitrag zur Genese nach Erfahrungen an 3031 Kranken. (Noch nicht veröffentlicht.)

Rokitansky: Handbuch der speziellen pathologischen Anatomie, Bd. 2. 1842.

Schindler: The gastroscopic differentiation of benign and malignant gastric ulcer. Gastroenterology 10, 234 (1948). — Staemmler: Über Frühformen des Magencarcinoms. 2. Internat. Kongr. der Ges. für Gastroenterologie, Paris 1937. Ber. S. 461.

Wilson and McCarty: The pathological relationships of gastric ulcer and gastric carcinoma. Amer. J. Med. Sci. 138, 846 (1909).

Polyposis und Carcinom.

Balfour, D. C., and Earl F. Handerson: Benign tumors of the stomach. Ann. Surg. 85, 354 (1927). — Brunn und Pearl: Diffuse gastric polyposis. Surg. 43, 559 (1926).

Hurst, A. F.: (1) Diffuse gastric polyposis. Lancet 1927, 103. — (2) Die Einheit der Magenkrankheiten. Arch. Verdgskrkh. 55, 13 (1934). — (3) Gastritis. Arch. Verdgskrkh. 58, 121 (1935).

Konjetzny, G. E.: Der Magenkrebs. Stuttgart: Ferdinand Enke 1938.

Meulengracht, E.: (1) Über Gastritis polyposa. Hosp.tid. (dän.) 56, 1261 (1913). — (2) Über die Gastritis polyposa. Virchows Arch. 214, 438 (1913). — Miller, T. G., E. L. Eliason and V. W. M. Wright: Carcinomatous degeneration of polyp of the stomach. Report of eight personal cases with a review of twenty-four recorded by others. Arch. Int. Med. 46, 841 (1930). — Mills, G. P.: Multiple polypi of the stomach (gastritis polyposa): with the report of a case. Brit. J. Surg. 10, 226 (1922).

Staemmler: Über Frühformen des Magencarcinoms. 2. Internat. Gastrologenkongr., Paris 1937. S. 461. — Stewart, M. J.: Observations on the relation of malignant disease to benign tumors of the intestinal tract. Brit. Med. J. 1929, No 3586, 567.

Tønnesen: Polyposis Gastro-intestinalis. Kopenhagen: Nordisk Forlag 1931.

Versé: Über die Entstehung, den Bau und das Wachstum der Polypen, Adenome und Carcinome des Magen-Darmkanals. Leipzig 1908.

Perniziöse Achylie und Magenkrebs.

Auler: Ernährung und Krebs. Ernährung 1, 150 (1936).

Caspari u. Ottensooser: Bedeutungen der Vitamine A und B. Z. Krebsforsch. 30, 1 (1930). — Untersuchungen über das Vitamin D. Z. Krebsforschg. 32, 74 (1930). — Caylor, Baldes and Mann: Wirkung der Leber- und Muskelfütterung auf das Tumorwachstum. Arch. of Path. 11, 954 (1931). — Ceranke u. Feyrter: Über die Pathogenese der Anaemia perniciosa. Wiener Z. inn. Med. 29, 47 (1948). — Coester: Magenkrebs nach perniciöser Anaemia. Frankf. Z. Path. 55, 269 (1941).

Francois: Der Einfluß der Ernährungsform auf das Verhalten des Teerkrebses bei weißen Mäusen. Cancer, (Berl.) 8, 1 (1931).

Gutzeit, K.: Die Gastroenteritis und ihre Folgeerscheinung. Teil V: Störungen der Erythropoese. Münch. med. Wschr. 1932 II, 1591.

Hurst, A. F.: (1) Procursors of carcinoma of the stomach. Lancet 1929 II, 1023. — (2) Die Einheit der Magenkrankheiten. Arch. Verdgskrkh. 55, 13 (1934). — (3) Gastritis. Arch. Verdgskrkh. 58, 121 (1935).

Jamer: Perniziöse Anämie und Magenkarzinom. Acta med. scand. (Stockh.) 102, 529 (1939).

Kade, H.: (1) Die Bedeutung der perniciösen Anämie als präcarcinomatöse Erkrankung. Martini-Preisarbeit, Hamburg 1943. — (2) Perniciosa und Magenkrebs. Vortr. ärztl. Verein Hamburg 30. Juli 1946. — (3) Die Notwendigkeit und Aufgabe der Perniciosa-Beratungsstellen für die Früherfassung des Magenkrebses. Med. Klin. 1947, 329. — (4) Bedeutung der chronischen Gastritis als präcarcinomatöse Erkrankung. Hamburg: H. H. Nölke 1949. — Kaplan and Rigler: (1) Pernicious anemia and carcinoma of the stomach — autopsy studies concerning their interrelationship. Amer. J. Med. Sci. 209, 339 (1945). — (2) Pernicious anemia and suspectibilities to gastric neoplasm. J. Labor. a. Clin. Med. 32, 644 (1947).

Lühr u. Gülzow: Gastritisbefunde bei Achylia perniciosa. Dtsch. Arch. klin. Med. 182, 327 (1938).

Maisin and Poubaix: Wachstumsbeschleunigende und wachstumshemmende, aus normalen Organen extrahierte Substanzen. Amer. J. Canc. 24, 357 (1935).

Ollendorf u. Curths: Acanthosis nigricans und Krebs. Z. Krebsforsch. 56, 307 (1949).

Rambach: Mschr. Krebsbekpf. 4, 201 (1936). — Rigler and Kaplan: Pernicious anemia and tumors of the stomach. J. Nat. Canc. Inst. 7, 327 (1947). — Rigler, Kaplan and Fink: Pernicious anemia and the early diagnosis of tumors of the stomach. J. Amer. Med. Assoc. 128, 426 (1945).

Thiele, W.: Perniciöse Anämie und Magencarcinom unter besonderer Berücksichtigung ihres familiären Auftretens. Klin. Wschr. 1936 I, 921.

Velde, G.: (1) Magenpolypen bei perniziöser Anämie. Verh. dtsch. Röntgen-Ges. 24, 153 (1932). — (2) Die Magenschleimhaut bei Achylia gastrica und perniziöser Anämie. Ihr

Verhalten auf vegetative Reize. Erg. med. Strahlenforsch. 6, 348 (1933). — (3) Nordwest-dtsch. Kongr. Inn. Med. Rostock 1937. Zbl. inn. Med. 1938, 20. — (4) Die Beziehungen zwischen perniziöser Anämie, Magenpolypen und Magencarcinom. Z. klin. Med. 134, 653 (1938).

c) Pathologische Anatomie. d) Verbreitungswege.

ASCHOFF: Pathologische Anatomie. Jena: Gustav Fischer 1928.

BERG, H. H.: Die Frühdiagnose des Magenkrebses. Vortr. im Ärztl. Verein Hamburg, 7. Febr. 1939. — BERTRAND: Diagnostic histologique précoce du cancer de l'estomac. 2. Kongr. der Internat. Ges. für Gastroenterologie, Paris 1937. Ber. S. 275. — BIENENGRÄBER, A.: Über Geschwulstmetastasierung. Arch. Geschwulstforsch. 2, 65, 105 (1950). — BORRMANN: Geschwülste des Magens und Duodenums. In HENKE-LUBARSCH' Handbuch der speziellen pathologischen Anatomie und Histologie, Bd. IV/1. Berlin 1926. — BORST: Allgemeine Pathologie der malignen Geschwülste. Leipzig: S. Hirzel 1924. — BRÜHL, W.: Der Formenkreis des Magencarcinoms und seine klinische Differenzierung. Ein Beitrag zur Verbesserung der Frühdiagnostik. Z. klin. Med. 144, 114 (1944). — BÜCKER: Die Diagnose des kleinen Magenkrebses. Berlin: Springer 1944. — BÜNGELER, W.: Die Metastasenbildung bei bösartigen Geschwülsten. Med. Welt 1938, 1587, 1625.

COPELAND: Skeletal metastases arising from carcinoma and from sarcoma. Arch. Surg. 23, 581 (1931).

GESCHICKTER: Metastatic carcinoma. Radiology 16, 172 (1931).

HELLNER: Knochenmetastasen bösartiger Geschwülste. Erg. Chir. 28, 72 (1935). — Die Knochengeschwülste. Berlin-Göttingen-Heidelberg: Springer 1950. — HUECK: Morphologische Pathologie. Leipzig: Georg Thieme 1948.

KALK, H.: Das Magencarcinom. In Handbuch der inneren Medizin, Bd. III/1, S. 687—742. 1938. — KITAIN: Zur Kenntnis der Häufigkeit und der Lokalisation von Krebsmetastasen. Virchows Arch. 238, 289 (1922). — KNOTHE, W.: Zur Frühdiagnose des schüsselförmigen Magencarcinoms. Klin. Wschr. 1931 I, 520. — Röntgenologie und Gastroskopie unter besonderer Berücksichtigung des Ringwallkarzinoms (schüsselförmiges Karzinom). Dtsch. med. Wschr. 1942, 905. — KONJETZNY: (1) Der Magenkrebs. Stuttgart: Ferdinand Enke 1938. (2) Der oberflächliche Schleimhautkrebs des Magens. Chirurg 12, 192 (1940). — KYRLE: Zur klinischen Bedeutung des zwei- und mehrfach-primären Krebses. Klin. Med. (Wien) 4, 209 (1949).

POSCHARISSKY: 500 Fälle von Magenkrebs. Z. Krebsforsch. 31, 263 (1930).

RØJEL: On linitis plastica and on sclerosing carcinoma of the stomach (Carcinoma disseminatum KROMPECHER; Carcinoma fibrosa KONJETZNY). Acta chir. scand (Stockh.) 97, 451 (1948). — RÖSSLE: Über die Metastasierung bösartiger Geschwülste auf dem Schleimhautwege und ihre Bedeutung für das Problem der Malignität. Virchows Arch. 316, 501 (1949).

STAEMMLER: Über Frühformen des Magencarcinoms. 2. Internat. Gastroenterologen-Kongr., Paris 1937.

THIERSCH: Der Epithelkrebs. Leipzig 1865.

WALDEYER: (1) Die Entwicklung der Carcinome. Virchows Arch. 41, 470 (1867). — (2) Die Entwicklung der Carcinome. (Zweiter Artikel.) Virchows Arch. 55, 67 (1872). — WALTHER: (1) Schweiz. Z. Tbk. 4, 319 (1947). — (2) Krebsmetastasen. Basel: Benno Schwabe & Co. 1948.

e) Anamnese. f) Klinisches Bild.

ANSCHÜTZ: Die Geschwülste des Magens. In Deutsche Chirurgie. Stuttgart: Ferdinand Enke 1921.

BERGMANN, V.: Das Magenkarzinom. In Handbuch der inneren Medizin, 2. Aufl., Bd. 3/1, S. 831. 1926. — BOAS: Die Lehre von den okkulten Blutungen. Leipzig 1914. — Diagnostik und Therapie der Magen- und Darmkrankheiten. Leipzig: Georg Thieme 1925. — BOCCUZZI, G., u. W. PAOLINO: Bedeutung der fehlenden Leukocytose bei Magenkarzinomen und Verhalten der weißen Blutzellen nach Magenresektion. Minerva med. (Torino) 1948 I, 10, 245. — BOCK: Über das Vorkommen makrocytärer Anämien bei Magenkarzinomen. Med. Klin. 1934 I, 263. — BRAUCH: Studien zur normalen und pathologischen Physiologie der Bewegungsvorgänge am menschlichen Magen. IV. Zur mechanographischen Frühdiagnose des Magenkrebses. Z. klin. Med. 135, 15 (1938). — BRÜHL, W.: Der Formenkreis des Magencarcinoms und seine klinische Differenzierung. Ein Beitrag zur Verbesserung der Frühdiagnostik. Z. klin. Med. 144, 114 (1944). — BÜCKER: Die Diagnose des kleinen Magenkrebses. Berlin: Springer 1944.

CARLSON, A. J.: Contributions to the physiology of the stomach. I. The character of the movements of the empty stomach in man. Amer. J. Physiol. 31, 151 (1912). — CHENEY, G.: The anemia of gastric cancer. Its response to therapy. Fol. haemat. (Lpz.) 52, 51 (1934). — CHRISTENSEN: Pathophysiology of hunger-pains. Copenhagen 1931. — COMFORT, M. W.:

Gastric acidity before and after development of gastric cancer. Its etiologic, diagnostic and prognostic significance. Ann. Int. Med. **34**, 1331 (1951). (Hier Literaturangaben.)
Danielopolu: Die viszerographische Methode. Berlin: S. Karger 1930.
Falzoi, M., e G. Terzi: Contributo alla patogenesi dell'anemia da carcinoma gastrico. I. Comportamento del tessuto mieloide e della prova di Singer nelle varie forme dineoplasia dello stomaco. Giorn. Clin. med. **21**, 837 (1940). — Fricker: Die Bedeutung des Nachweises okkulter Blutungen für die Diagnose des Magenkrebses und des peptischen Magengeschwürs. Schweiz. med. Wschr. **1921**, 174.
Goette: (1) Untersuchungen zur Physiologie der Magenmotilität. Über Pylorusreflexe. Dtsch. Arch. klin. Med. **180**, 490 (1937). — (2) Über den Mageninnendruck des gesunden Magens. Dtsch. Arch. klin. Med. **182**, 288 (1938). — (3) Über den Innendruck des Magens bei erheblicher Pylorusstenose. Dtsch. Arch. klin. Med. **190**, 210 (1943). — Goldhamer, S. M.: Macrocytic anemia in cancer of the stomach, apparently due to lack of intrinsic factor. Amer. J. Med. Sci. **195**, 17 (1938). — Gulkewitsch: Klin. Med. (Wien) **1941**.
Hallén: Acta med. scand. (Stockh.) Suppl. **90**, 398 (1937). — Heilmeyer, Keiderling u. Stüwe: Kupfer und Eisen als körpereigene Wirkstoffe. Jena: Gustav Fischer 1941. — Heilmeyer u. Plötner: Das Serumeisen und die Eisenmangelkrankheit. Jena: Gustav Fischer 1937. — Heilmeyer, L.: Die Blutkrankheiten. In Handbuch der inneren Medizin, 3. Aufl., Bd. 2. Berlin: Springer 1942.
Kade: Die Bedeutung der chronischen Gastritis als präcarcinomatöse Erkrankung. Hamburg: H. H. Nölke 1949. — Kalk, H.: Das Magencarcinom. In Handbuch der inneren Medizin, 3. Aufl., Bd. 3/1, S. 686. Berlin: Springer 1938. — Kapp: Die Bedeutung der Anamnese des Magencarcinoms. 2. Internat. Gastroenterologen-Kongr., Paris 1937. — Katsch, G.: Frühdiagnostik vom Standpunkt des inneren Klinikers. 2. Internat. Gastroenterologen-Kongr., Paris 1937. — Kienle: Die Sternalpunktion in der Diagnostik. Leipzig: Georg Thieme 1943. — Konjetzny: Der Magenkrebs. Stuttgart: Ferdinand Enke 1938.
Lahey, Swinton and Pulm: Cancer of the stomach. New England J. Med. **1935**, 212. — Leitner: Die intravitale Knochenmarksuntersuchung. Basel: Benno Schwabe & Co. 1945. — Lindenschmidt: Über die Vorgeschichte von in frühen Stadien erfaßten Magenkrebsen. Dtsch. med. Wschr. **1948**, 214. — Luger (Kovács, Lauda, Preissecker): Grundrisse der klinischen Stuhluntersuchung. Wien: Springer 1928.
Mettier, St. R., F. Kellog and J. F. Rinehart: Chronic idiopathic hypochronic anemia. Etiologic relationship of achlorhydria to the anemia, with special reference to the effect of large doses of iron, organic (dietary) iron and of prodigested food upon formation of erythrocytes. Amer. J. Med. Sci. **186**, 694 (1933). — Monasterio, G.: La sindrome anemica del carcinoma gastrico e sua patogenesi. Haematologica (Pavia) **20**, 443 (1939).
Onodera, N., S. Kanegae, M. Matufuzi u. T. Hasi: Über die gastrographische Methode der Diagnose von Magenkrebs, Magendarm-Geschwür und Cholecystitis. Z. klin. Med. **118**, 354 (1931).
Petermann and Hogness: Elektrophoretic studies on the plasma proteins of patients with neoplastic disease. I. Gastric cancer. Cancer (N. Y.) **1**, 100 (1948). — Elektrophoretic studies on the plasma proteins of patients with neoplastic disease. II. An acid protein present in the plasma. Cancer (N. Y.) **1**, 104 (1948).
Risak: Der klinische Blick. Wien: Springer 1942. — Rohr: Das menschliche Knochenmark. Leipzig: Georg Thieme 1940 u. Stuttgart: Georg Thieme 1944, 1950. — Roost: Fortschritte der ameiikanischen Chirurgie. Schweiz. med. Wschr. **1947**, 1109. — Rütimeyer: Zum klinischen Verhalten des Magenkarzinoms. Korresp.bl. Schweiz. Ärzte **1900**, 658. — Das Magencarcinom. In Handbuch der inneren Medizin, 1. Aufl., Bd. 3/1. Berlin: Springer 1918. — Rydmén: Besitzt die Senkungsreaktion einen praktischen Wert bei der Differentialdiagnose zwischen Magengeschwür und Magenkrebs? Nord. Med. **1942**, 1521.
Schmidt, R.: Die Schmerzphänomene bei inneren Erkrankungen. Wien u. Leipzig: Wilhelm Braumüller 1906. — Interne Klinik der bösartigen Neubildungen der Bauchorgane. Berlin u. Wien 1911. — Klinik der Magen- und Darmkrankheiten. Berlin u. Wien 1916. — Schridde: Krebshaare. Münch. med. Wschr. **1922**, 1565. — Schütz: Ergebnisse neuerer klinischer Erfahrungen über Magenkarzinom. Arch. Verdgskrkh. **21**, 429 (1915). — Schulten: Über die essentielle hypochrome Anämie und verwandte Krankbeitsbilder. Erg. inn. Med. **46**, 236 (1934). — Singer, K.: Physiologie und Pathologie des Antiperniciosaprinzips. Erg. inn. Med. **47**, 421 (1934). — Stumpf, Weber u. Welk: Röntgenkymographische Bewegungslehre. Leipzig: Georg Thieme 1936. — Süssenbach: Über die Bewegung des menschlichen Magens. Inaug.-Diss. Greifswald 1930.
Thiele u. Kühl: Über die essentielle hypochrome Anämie. Klin. Wschr. **1938** II, 1137.
Velden, v. d.: Über Vorkommen und Mangel der freien HCl im Magensaft bei Gastrektasie. Dtsch. Arch. klin. Med. **23**, 369 (1879).
Wacker u. Alphonse: Eiweißverminderung im Blutserum. Helvet. med. Acta **1945**, 679.
Waldenström, J.: Iron and epithelium. Some clinical observations. I. Regeneration of the

epithelium. Acta med. scand. (Stockh.) Suppl. **90**, 380 (1938). — Nord. med. Ark. (Schwed.) **1940**, 940. — WALDENSTRÖM, J., u. S. R. KJELLBERG: The roentgenological diagnosis of sideropenic dysphagia. Acta radiol. (Stockh.) **20**, 618 (1939). — WELTZ: Magenphysiologie für Röntgenzwecke. Leipzig: Georg Thieme 1940. — WERTH: Die Chloride im Magensaft. Inaug.-Diss. Greifswald 1940. — WOLF, H. J., u. W. STICH: Magencarcinom und makrocytäre Anämie. Kongreßverh. dtsch. Ges. inn. Med. **1939**, 411. — WUHRMANN u. WUNDERLY: Die Bluteiweißkörper des Menschen. Basel: Benno Schwabe & Co. 1947.

ZWEIG: Die Erkrankungen des Darmes. Stuttgart: Georg Thieme 1949.

Zu Stoffwechselveränderungen, „Krebsreaktionen".

ABDERHALDEN: Die ABDERHALDENsche Reaktion. Berlin 1922. — ALBERS, D.: Die Änderung der Serumphosphatase bei Krebskranken und ihre Verwendung als diagnostische Reaktion. Z. exper. Med. **104**, 146 (1939). — APITZ: Über das Melanophorenhormon und seinen Hemmstoff bei Karzinomkranken usw. Inaug.-Diss. Greifswald 1943. — ASCOLI, M., u. R. INDOVINA: Sero-hämatologische Untersuchungen mit besonderer Berücksichtigung der bösartigen Geschwülste. II. Klin. Wschr. **1934**, 956.

BERNHARD, FR., u. K. KÖHLER: Die Carcinomdiagnose durch Lipasebestimmung im Blutserum und die Carcinomreaktion nach FUCHS. Dtsch. Z. Chir. **248**, 72 (1937). — BRDICKA: (1) Acta internat. Ver.igg. Krebsbekpf. **3**, 13 (1938). — (2) Acta radiol. et cancerol. **2**, 7 (1939). BURK, D., and R. J. WINZLER: Biochemistry of malignant tissue. Annual. Rev. Biochem. **13**, 487 (1944).

CHRISTIANI, A. Frhr. v.: (1) Mikrotechnische und mikrobiologische Probleme in der Krebsforschung. Wien. klin. Wschr. **1937**, 243. — (2) Fermentproblem und Krebs. Z. Krebsforsch. **49**, 221 (1939).

DOBRINER, K.: The Excretion of steroids in health and in disease, presented at the Fourth International Cancer Research. Congress, St. Louis, Sept. 1947. Acta Union Internat. Contra le Cancer **6**, 315 (1949). — DOBRINER, K., S. LIEBERMANN, J. ABELS, F. HOMBURGER. E. C. REIFENSTEIN jr. and C. P. RHOADS: Steroid excretion in gastric cancer, read at the Annual Meeting of the American Association for Cancer Research, 16. April 1949, Detroit, Michigan. — DOBRINER, K., S. LIEBERMANN and N. M. EGGLESTON: Symposium on urinary corticosteroids. Conference on metabolic aspects of convalescence including bone and wound healing. 10. Meeting 15.—16. Juni 1945, S. 125—200. — DOBRINER, K., S. LIEBERMANN and C. P. RHOADS: The excretion in the urine of adrenal cortical hormones in health and disease including neoplastic growth, read at the 38th Annual Meeting of the American Association for Cancer Research, Chicago, Ill., 16.—17. Mai 1947.

FORSSBERG, A., u. F. JACOBSSON: Studies on the brown-pearce rabbit carcinoma with the aid of radioactive Isotopes. Acta radiol. (Stockh.) **26**, 523 (1945). — FREUND u. KAMINER: Biologische Grundlagen der Disposition für Carcinom. Berlin: Springer 1925. — FUCHS, H. J.: Die „Ca R" (Krebsreaktion) nach FUCHS. Z. exper. Med. **98**, 70 (1936).

GRAFE:: Die pathologische Physiologie des Gesamtstoff- und Kraftwechsels bei der Ernährung des Menschen. München: J. F. Bergmann 1923. — GRAY, J., SCHULMAN and FALKENHEIM: The uptake of radioactive phosphorus by gastric carcinoma in the human. Gastroenterology **13**, 501.

HINSBERG: (1) Über die chemischen Krebsreaktionen beim Menschen und ihre biochemischen Zusammenhänge. In Chemie und Krebs, S. 62. Berlin: Verlag Chemie 1940. — (2) Über den diagnostischen Wert biologischer Carcinomreaktionen. Z. Krebsforsch. **47**, 509 (1938); **49**, 371 (1940). — (3) Das Geschwulstproblem in Chemie und Physiologie. Dresden u. Leipzig: Theodor Steinkopff 1942.

JONES, A. B., I. L. CHAIKOFF and J. H. LAWRENCE: Phosphorus metabolism of neoplastic tissues as indicated by radioactive phosphorus. Amer. J. Canc. **40**, 243 (1940).

KAHLE: Zur Zitronensäurebelastung bei Carcinom. Klin. Wschr. **1949**, 28. — KÖGL: Zur Ätiologie der Tumoren. Klin. Wschr. **1939**, 801. — KRAUS, FR.: Über den Einfluß von Krankheiten, besonders von anämischen Zuständen, auf den respiratorischen Gaswechsel. Z. klin. Med. **22**, 449 (1893).

LACASSAGUE, A.: Les rapports entre les hormones sexuelles et la formation du cancer. Erg. Vitamin- u. Hormonforsch. **2**, 259 (1939).

MAGNUS-LEVY, A.: Der Einfluß von Krankheiten auf den Energiehaushalt im Ruhezustand. Z. klin. Med. **60**, 177 (1906). — MEYER-HECK: Z. Krebsforsch. **49**, 142 (1939). — MINIBECK, H.: Neue Methodik der FUCHSschen Reaktion als Carcinomdiagnose. Z. exper. Med. **96**, 362 (1935).

NEUBERG, C.: Weitere Beiträge zur Chemie der Geschwülste. VII. Mitt. Biochem. Z. **26**, 344 (1910).

PURR, A., u. M. RUSSEL: Die Aktivierungsfähigkeit des Papains, angewendet auf eine Bestimmungsmethode physiologisch aktiver Stoffe im Blut. Hoppe-Seylers Z. **228**, 198 (1934).

Reifenstein, E. C., B. J. Duffy and M. S. Grossman: Studies on adrenal cortical function in cancer. Acute effects of adrenocorticotropic hormone in patients with gastric cancer. Gastroenterology 13, 493 (1949). — Rodewald: Über einen das Melanophorenhormon bindenden Stoff im Serum Krebskranker. Dtsch. med. Wschr. 1936, 726. — Die Eigenschaften des das Melanophorenhormon bindenden Stcffes im Karzinomserum. Dtsch. med. Wschr. 1937, 1271, 1294. — Rodewald, W.: (1) Z. Krebsforsch. 48, 162 (1938). — (2) Über das Auftreten eines gegen das Melanophorenhormon gerichteten Hemmstoffes während des Sexualzyklus bei der weiblichen weißen Ratte. Dtsch. med. Wschr. 1940 I, 238. — (3) Die antigonadotrope Wirkung von Carcinomserum. Klin. Wschr. 1939, 26.
Sauerbruch, F., u. Knake: Bericht über weitere Ergebnisse experimenteller Tumorforschung. Arch. klin. Chir. 189, 185 (1937). — Svenson, N.: Stoffwechselversuche an Reconvalescenten. Z. klin. Med. 43, 86 (1901).
Thorn, G. W., P. H. Forsham, F. T. G. Prunty and A. G. Hills: A test for adrenal cortical insufficiency: The response to pituitary adrenocorticotropic hormone. J. Amer. Med. Assoc. 137, 1005 (1948). — Thorn, G. W., F. T. G. Prunty and P. H. Forsham: Clinical studies on the effects of pituitary adrenocorticotropic hormone. Trans. Assoc. Amer. Physicians 60, 143 (1947). — Tropp: Polarographische Serumuntersuchungen in Beziehung zur Krebsreaktion von Brdicka. Klin. Wschr. 1938, 1141.
Waldschmidt-Leitz, E., K. Mayer u. R. Hatschek: Über das Auftreten von d-Peptidase im Serum als Abwehrreaktion. Vorläufige Mitt. Hoppe-Seylers Z. 263, 1 (1940). — Wallersteiner, E.: Untersuchungen über das Verhalten von Gesamtstoffwechsel und Eiweißumsatz bei Carcinomatösen. Dtsch. Arch. klin. Med. 116, 145 (1914). — Warburg: Über den Stoffwechsel der Tumoren. Berlin: Springer 1926. — Wedemeyer u. Daur: Z. Krebsforsch. 49, 10 (1939). — Wetzler, C., Ligeti u. R. Willheim: Zur Frage einer Beeinflussung der Blutglykolyse durch die Krebskrankheit und ihrer diagnostischen Verwertbarkeit. Wien. klin. Wschr. 1933, 1252. — Wilken, L.: Febrile hämolytische Anämie bei Magencarcinom. Festschrift Katsch 1952.

g) Formenkreis des Magencarcinoms.

Åkerlund, A.: Nischensymptom bei Carcinoma ventricuii. Acta radiol. (Stockh.) 1, 274 (1922).
Beekhuis, W. H.: Das schüsselförmige Magencarcinom. Nederl. Tijdschr. Geneesk. 1935, 763. — Berg, H. H.: Über das Wachstum des Magenkrebses und die Frühdiagnose. Münch. med. Wschr. 1950, 31. — Brühl, W.: Der Formenkreis des Magencarcinoms und seine klinische Differenzierung. Z. klin. Med. 144, 114 (1944). — Bockus: J. Amer. Med. Assoc. 136, 293 (1948).
Churchill, E. D., and R. H. Sweet: Transthoracic resection of tumors of stomach and esophagus. Ann. Surg. 115, 897 (1942). — Clagett, O. T.: Proc. Staff. Meet. Mayo Clin. 20, 506 (1945).
Gray, H. K., D. C. Balfour and B. R. Kirklin: Cancer of the stomach. Amer. J. Canc. 22, 249 (1934). — Gutmann, R. A.: Le diagnostic radiologique précoce du cancer de l'estomac. 2. Kongr. der Internat. Ges. für Gastroenterologie, Paris 1937. Ber. S. 59.
Hellmer, H.: Über die Größenabnahme der Nische bei Carcinoma ventriculi. Acta radiol. (Stockh.) 27, 156 (1946). — Henning, N.: (1) Die Frühdiagnostik des Magencarcinoms. Gastroskopie und Gastrophotographie. 2. Kongr. der Internat. Ges. für Gastroenterologie. Paris 1937. Ber. S. 427. — (2) Lehrbuch der Verdauungskrankheiten. Stuttgart: Georg Thieme 1949. — Henning, N., u. W. Baumann: Die Diagnose des Fornixkarzinoms. Münch. med. Wschr. 1936, 1918. — Hückel, R., W. Sieke u. W. Brühl: Die pathologische Anatomie des Ringwallcarcinoms. Med. Klin. 1942, 224.
Kalk, H.: (1) Magenkrebs (vom internistischen Standpunkt). In Ergebnisse auf dem Gebiete der Krebskrankheiten von Adam und Auler, S. 227. Leipzig: S. Hirzel 1937. — (2) Das Magencarcinom. In Handbuch der inneren Medizin, 3. Aufl., Bd. III/1, S. 686. Berlin: Springer 1938. — Knothe: (1) Zur Frühdiagnose des schüsselförmigen Magencarcinoms. Klin. Wschr. 1931 I, 520 (Sitzgsber.). — (2) Röntgenologie und Gastroskopie unter besonderer Berücksichtigung des Ringwallcarcinoms (schüsselförmiges Carcinom). Dtsch. med. Wschr. 1942, 905.
Lezius, A.: Erfahrungen mit typischen Eingriffen am thorakalen Abschnitt der Speiseröhre. Chirurg 19, 490 (1948). — Lindstedt, F.: Gibt es eine vermehrte Disposition für Karzinomentwicklung während der Gravidität? Dtsch. med. Wschr. 1911, 1079.
Pack, G. T., and McNeer: Total gastrectomy for cancer. Surg. etc. 77, 265 (1943). — Pack, G. T., G. McNeer and R. J. Booher: Principles governing total gastrectomy. Arch. Surg. 55, 457 (1947). — Palmer, E. D., u. D. Demmel: Bemerkungen über den gegenwärtigen Stand der Gastroskopie. Med. Mschr. 1949, 183.
Robecchi, E.: Carcinoma gastrico e gravidanza. Atti Soc. ital. Ostetr. 37, Suppl. 6, 336 (1942). Ref. Kongr.zbl. inn. Med. 115, 164 (1943).

Schmid, H. H.: Magencarcinom und Gravidität. (Mit besonderer Berücksichtigung der Krebsmetastasen in den Eierstöcken.) Arch. Gynäk. **121** (1924). — Schockemöhle: Gravidität und extrauterine Krebse. Inaug. Diss. Münster 1948. — Siegmund: Extragenitale Krebse in der Schwangerschaft. Klin. Wschr. **1949**, 681. — Spéder: J. de Radiol. **19**, 651 (1935). — Sweet, R. H.: (1) Ann. Surg. **124**, 653 (1946). — (2) Carcinoma of the esophagus, and the cardiac end of the stomach. Immediate and late results of treatment by resection and primary esophagogastric anastomosis. J. Amer. Med. Assoc. **135**, 485 (1947). — (3) J. Amer. Med. Assoc. **137**, 1213 (1948).

Welch, Cl. E., and A. W. Allen: Gastric ulcer. A study of the Massachusetts General Hospital cases during the ten-year period 1938—1947. New England J. Med. **240**, 277 (1949). Wilken, L.: Febrile hämolytische Anämie bei Magencarcinom. Festschrift Katsch 1952.

h) Röntgendiagnostik des fortgeschrittenen Magencarcinoms.

Albrecht, H. V.: Röntgenologisches und Klinisches zur Frage des Ulcus carcinomatosum ventriculi. Fortschr. Röntgenstr. **40**, 26 (1929).

Baensch, W., u. Schinz, Baensch u. Friedl: Lehrbuch der Röntgendiagnostik. Leipzig: Georg Thieme 1939. — Berg, H. H.: Röntgenuntersuchungen am Innenrelief des Verdauungskanals. Leipzig: Georg Thieme 1930. — Bertrand: Diagnostic histologique précoce du cancer de l'estomac. 2. Kongr. der Internat. Ges. für Gastroenterologie. Paris 1937. Ber. S. 275. — Boehm, G.: Der Cardiospasmus mit Ektasie der Speiseröhre und seine Behandlung. Dtsch. Arch. klin. Med. **136**, 358 (1921). — Bücker, J.: Die Diagnose des kleinen Magenkrebses. Berlin: Springer 1944. — Butenandt, A.: Biochemische Untersuchungen zum Problem der Krebsentstehung. Verh. dtsch. Ges. inn. Med. **55**, 342 (1949).

Carman: The röntgen-diagnosis of diseases of the alimentary canal, 2. Aufl. Philadelphia u. London: W. B. Saunders Company 1921. — Technical aids in the roentgenologic demonstration of lesions high in the stomach and on the posterior wall. Radiology **1925**. — Chaoul: In Stierlins Klinische Röntgendiagnostik des Verdauungskanals, 2. Aufl. Berlin: Springer 1928. — Charrier, Bertrand et Jahiel: Arch. des Mal. Appar. digest. **24**, 81 (1934). — Charrier, J., u. J. Gatellier: Le diagnostic du cancer gastrique au début, au cours de la laparotomie exploratrice. 2. Kongr. der Internat. Ges. für Gastroenterologie, Paris 1937. Ber. S. 313.

Dahm u. Mayer: Befunde am Schleimhautrelief des Magens und ihre pathologisch-anatomische Klärung. Fortschr. Röntgenstr. **53**, 327 (1936).

Eisler: Zur röntgenologischen Frühdiagnose des Magenkrebses. Fortschr. Röntgenstr. **54**, 289 (1936). — Elischer, v.: Über eine Methode zur Röntgenuntersuchung des Magens. Fortschr. Röntgenstr. **18**, 332 (1911).

Forssell, G.: Über die Beziehungen der Röntgenbilder des menschlichen Magens zu seinem anatomischen Bau. Hamburg: Lucas Gräfe u. Sillern 1913. — Fraenkel, A.: (1) Die Eigenbewegungen des Magens im Röntgenbild. Fortschr. Röntgenstr. **34**, 1 (1926). — (2) Dynamische Zeichen des Magengeschwürs. Fortschr. Röntgenstr. **36**, 687 (1927).

Groedel: Die Röntgenuntersuchung des Magens. In Lehrbuch und Atlas der Röntgendiagnostik. München 1924. — Gutmann: Le diagnostic radiologique précoce du cancer de l'estomac. 2. Kongr. der Internat. Ges. Gastroenterologie, Paris 1937. Ber. S. 59. — Gutmann, R. A., J. Charrier et J. Bertrand: Un cas de cancer ulcériforme au début. Bull. Soc. méd. Hôp. Paris. **1936**, Nr 18.

Hammer: Zur Röntgendiagnose des kardialen Magencarcinoms. Fortschr. Röntgenstr. **36**, 1 (1927). — Haudek: Zur Deutung der Veränderungen am präpylorischen Magenabschnitt. Wien. Röntgengesellschaft, Referat. Fortschr. Röntgenstr. **39**, 583 u. 829. — Henning, N.: Die Frühdiagnostik des Magenkarzinoms. Gastroskopie und Gastrophotographie. 2. Kongr. der Internat. Ges. für Gastroenterologie, Paris 1937. Ber. S. 427. — Holmes, G. W., and A. O. Hampton: The importance of localisation in the differential diagnosis of cancer. New England J. Med. **208**, 971 (1933). — Holzknecht,.: (1) Über die radiologische Untersuchung des Magens im allgemeinen und ihre Verwertung für die Diagnose des beginnenden Carcinomes im besonderen. Berl. klin. Wschr. **1906**, 127. — (2) Über neuere Fortschritte der Röntgenuntersuchung des Verdauungstractus. Berl. Med. Ges. 14. Dez. 1910.

Kalk: Das Magenkarzinom. In Handbuch der inneren Medizin, 3. Aufl., Bd. III/1, S. 686. Berlin: Springer 1938. — Knofloch, J. G., u. A. Pape: Ein Fall von polypöser, nicht ulcerierter Magentuberkulose. Wien. klin. Wschr. **1934**, 1288. — Knothe: Zur Frühdiagnose des schüsselförmigen Magenkarzinoms. Klin. Wschr. **1931** I, 520. — Köhler: Grenzen des Normalen und Anfänge des Pathologischen im Röntgenbild, S. 640. Leipzig: Georg Thieme 1943. — Konjetzny: (1) Zur Frage der Frühdiagnose des Magenkrebses. Med. Klin. **1935**, 16. — (2) Wege zur Frühdiagnose des Magenkarzinoms. 2. Kongr. der Internat. Ges. für Gastroenterologie, Paris 1937. Ber. S. 517—590. — (3) Eine besondere Form der chronischen hypertrophischen Gastritis unter dem klinischen und röntgenologischen Bilde des Karzinoms.

Chirurg 10, 260 (1938). — (4) Der oberflächliche Schleimhautkrebs des Magens (ein weiterer Beitrag zur Kenntnis des Magenkrebses im Beginn). Chirurg 12, 192 (1940).

Lohmann: Zur Differentialdiagnose präpylorischer Magenerkrankungen im Röntgenbild. Fortschr. Röntgenstr. 54, 327 (1936).

Matthes, M.: Lehrbuch der Differentialdiagnose innerer Krankheiten. Berlin: Springer 1929. — Moutier, Fr.: La gastroscopie dans le diagnostic précoce du cancer de l'estomac. 2. Kongr. der Internat. Ges. für Gastroenterologie, Paris 1937. Ber. S. 193—226.

Palugyay, J.: Zur Technik der Darstellung der Kardia und des unteren Ösophagusabschnittes im Röntgenbilde. Med. Klin. 1920, 1179. — Prinz, H.: Zur Frage der Pylorushypertrophie des Erwachsenen unter besonderer Berücksichtigung bestimmter Formen des Pförtnerkrebses. Arch. klin. Chir. 197, 1 (1939).

Quervain, Fr. de: Chirurgische Erfahrungen mit der Radiologie des Magen-Darmkanals. 29. Kongr. für Inn. Med. 1912, S. 64.

Rendich: The roentgenographic study of the mucosa in normal and pathological states. Amer. J. Roentgenol. 10, 526 (1923).

Schinz: Lehrbuch der Röntgendiagnostik. Leipzig: Georg Thieme 1929. — Schur, H.: Über die Frühdiagnose des Magenkrebses. 2. Kongr. der Internat. Ges. für Gastroenterologie, Paris 1937. Ber. S. 635. — Schwarz, G.: Über die Erkennbarkeit einer bestimmten Form von chronischer Gastritis. Wien. klin. Wschr. 1916, 49. — Stierlin, E.: Klinische Röntgendiagnostik des Verdauungskanals. Wiesbaden 1916. — Stumpf, P. u. Mitarb.: Röntgenkymographische Bewegungslehre innerer Organe. Leipzig: Georg Thieme 1936.

Teschendorf, W.: Lehrbuch der röntgenologischen Differentialdiagnostik der Erkrankungen der Bauchorgane. Leipzig: Georg Thieme 1937 u. Stuttgart: Georg Thieme 1950. — Töppner, R.: Zur Differentialdiagnose zwischen Cardiospasmus und Cardia-Carcinom. Dtsch. Z. Verdgs.- usw. Krkh. 6, 199 (1942).

Weltz, G. A.: Magenphysiologie für Röntgenzwecke. Leipzig: Georg Thieme 1940.

i) Gastroskopische Diagnose.

Chevallier, R.: Le diagnostic gastroscopique précoce du cancer antro-pylorique. J. Méd. Lyon 17, 719 (1936).

Elsner, H.: Die Gastroskopie. Leipzig: Georg Thieme 1911.

Gutzeit, K.: Die Gastroskopie im Rahmen der klinischen Magendiagnostik. Berlin: Springer 1929.

Henning, N.: (1) Lehrbuch der Gastroskopie. Leipzig: Johann Ambrosius Barth 1935. — (2) Die Frühdiagnostik des Magenkarzinoms. Gastroskopie und Gastrophotographie. 2. Kongr. der Internat. Ges. für Gastroenterologie, Paris 1937. Ber. S. 427. — Hübner, A.: Gastroskopie. Jena: Gustav Fischer 1928.

Korbsch, R.: (1) Die Gastroskopie. Berlin: S. Karger 1926. — (2) Endoskopische Magenpathologie. Leipzig: Georg Thieme 1941.

Mikulicz, v.: (1) Über Gastroskopie und Oesophagoskopie. Wien. med. Presse 1881, Nr 45—49. — (2) Über Gastroskopie und Oesophagoskopie. Verh. dtsch. Ges. Chir. 1882. — (3) Oesophagoscopy and gastroscopy. Med. Tim. 1883. — Moutier: (1) Traité de gastroscopie et de pathologie endoscopique de l'estomac. Paris: Masson & Co. 1935. (2) La gastrite précancéreuse. Paris méd. 1, 283. — (3) La gastroscopie dans le diagnostic précoc du cancer de l'estomac. 2. Kongr. der Internat. Ges. für Gastroenterologie, Paris 1937. Ber. S. 193.

Palmer, E. D.: Stomach disease as diagnosed by gastroscopy. Philadelphia: Lea a. Febiger 1949.

Schindler, R.: (1) Probleme und Technik der Gastroskopie. Arch. Verdgskrkh. 30, 133 (1922). — (2) Gastroskopie. München: J. F. Lehmann 1923. — (3) Gastroscopy. The endoscopic study of gastric pathology. Chicago, Ill.: Univ. of Chicago Press 1937 u. 1950. — (4) Gastritis simulating tumor formation. Amer. J. Digest. Dis. 6, 523 (1939). — (5) Early diagnosis and prognosis of gastric carcinoma. J. Amer. Med. Assoc. 115, 1693 (1940). — (6) Early diagnosis of cancer of the stomach gastroscopy and gastric biopsies, gastrophotography and X rays. J. Nat. Canc. Inst. 1, 451 (1941). — (7) Relative surgical curability of cartain gross types of gastric carcinoma. Surg. etc. 83, 453 (1946). — (8) What does gastroscopy offer in the early diagnosis of cancer of the stomach? California Med. 66, 1, (1947). — (9) The gastroscopic differentiation of benign and malignant gastric ulcer. Gastroenterology 10, 234 (1948).

k) Laparoskopie.

Jacobaeus, H. C.: Über die Möglichkeit, die Zytoskopie bei Untersuchung seröser Höhlungen anzuwenden. Vorl. Mitt. Münch. med. Wschr. 1910 II, 2090.

Kalk, H.: (1) Erfahrungen mit der Laparoskopie. (Zugleich mit Beschreibung eines neuen Instruments.) Z. klin. Med. 111, 303 (1929). — (2) Indikationsstellung und Gefahrenmoment bei der Laparoskopie. Dtsch. med. Wschr. 1935, 1831. — (3) Eine Beobachtung über die Bewegungsvorgänge an der Appendix. Dtsch. med. Wschr. **1937**, 772. — (4) Das Magenkarzinom. In Handbuch der inneren Medizin, Bd. III, Teil 1, 3. Aufl., S. 726. Berlin: Springer 1938. — (5) Fortschritte der Laparoskopie. Dtsch. med. Wschr. **1942**, 677. — (6) Erfahrungen mit der Laparoskopie (Bauchspiegelung) mit besonderer Berücksichtigung der Leberkrankheiten. Dtsch. Arch. klin. Med. **193**, 342 (1948). — KALK, H., u. W. BRÜHL: Leitfaden der Laparoskopie und Gastroskopie. Stuttgart: Georg Thieme 1951.

l) Zur Frühdiagnose des Magenkrebses.

ALBOT et MARQUIS: Etude du relief muqueux périlésionnel dans le cancer de l'estomac au début, par l'association de la pharmacoradiographie et de la compression dosée. Semaine Hôp. **23**, 111 (1947). — ALBOT et TOULET: (1) Correspondance entre les lésions histologiques et les signes radiologiques des cancers de l'estomac au début. Arch. des Mal. Appar. digest. **40**, 5 (1951). — (2) Rapport entre les lésions histologiques et les signes radiologiques des cancers de l'estomac au début. Gastroenterologia (Basel) **77**, 73 (1951). — ANGLEM: New England J. Med. **1946**, 235, 322.

BAUER, K. H.: Das Krebsproblem. Berlin-Göttingen-Heidelberg: Springer 1949. — BERG, H. H.: (1) Wegweiser zur Frühdiagnose des Magenkrebses. Festschrift zum 70. Geburtstag von Prof. v. BERGMANN. Z. klin. Med. **145**, 258 (1949). — (2) Über das Wachstum des Magenkrebses und die Frühdiagnose. Münch. med. Wschr. **1950**, 31. — BERGMANN, V.: Das Magenkarzinom. In Handbuch der inneren Medizin, 2. Aufl., Bd. III/1, S. 831. Berlin: Springer 1926. — BONADIES: La diagnosi precoce de carcinoma dello stomaco. 2. Internat. Kongr. für Gastroenterologie, Paris 1937. Kongreßber. S. 683. Bruxelles 1937. — BÜCKER: (1) Die Diagnose des kleinen Magenkrebses. Berlin: Springer 1944. — (2) Gastritis, Ulkus und Karzinom. Stuttgart: Georg Thieme 1950.

CHEVALLIER: Le diagnostic gastroscopique précoce du cancer antro-pylorique. J. Méd. Lyon **17**, 719 (1936).

EICHLER: Ist Volksaufklärung in der Krebsbekämpfung während des Krieges notwendig und möglich? Mschr. Krebsbekpf. **10**, 61 (1942). — EISELT, KROILEK, MASEK u. SKOP: Contribution au diagnostic précoce du cancer de l'estomac. Arch. des Mal. Appar. digest. **37**, 488 (1948).

FINSTERER, H.: (1) Zur Frühdiagnose des Magenkrebses während der Operation. 2. Internat. Kongr. für Gastroenterologie, Paris 1937. Kongreßber. S. 560. Bruxelles 1937. — (2) Die Bedeutung der frühzeitigen Diagnose des Magenkrebses für das weitere Schicksal der Kranken. Mschr. Krebsbekpf. **11**, 53 (1943).

GRAY, HOWARD: Magenkrebs. J. Amer. Med. Assoc. **116**, 22 (1940). — GREENSTEIN: Biochemistry of Cancer. New York: Academic Press Inc. N. 4, 1947. — GRIMES and BELL: Clinical and pathological studies of benign and malignant gastric ulcers. Surg. etc. **90**, 359 (1950). — GUTMANN, A.: (1) Le diagnostic radiologique précoce du cancer de l'estomac. 2. Internat. Kongr. für Gastroenterologie, Paris 1937. Kongreßber. S. 59. Bruxelles 1937. — (2) Les aspects radiologiques du cancer gastrique au début. La ,,niche dans une Lacume enarc". Bull. Soc. Electro-Radiol. méd. France **27**, 15 (1939). — (3) Le diagnostic précoce du cancer gastrique. Gastroenterologia (Basel) **77**, 65 (1951). — GUTMANN, A., BERTRAND et PERISTIANY: Le cancer de l'estomac au début. Paris: Gaston Doin 1939.

JOHN, ST., SWENSON and HANEY: Ann. Surg. **119**, 225 (1944).

KADE: Die Bedeutung chronischer Gastritis als präkarzinomatöse Erkrankung. Hamburg: H. H. Nölke 1949. — KAPP: Zur Bedeutung der Anamnese des Magenkarzinoms. 2. Internat. Kongr. für Gastroenterologie, Paris 1937. Kongreßber. S. 592. Bruxelles 1937. — KATSCH, G.: Frühdiagnostik des Magenkarzinoms vom Standpunkt des inneren Klinikers. 2. Internat. Kongr. für Gastroenterologie, Paris 1937. Kongreßber. S. 355. Bruxelles 1937. — KONJETZNY: (1) Der Magenkrebs. Stuttgart: Ferdinand Enke 1938. — (2) Der oberflächliche Schleimhautkrebs des Magens. Chirurg **12**, 192 (1940). — (3) Gastritis und Magenkrebsentwicklung. Arch. klin. Chir. **204**, 4 (1942).

LINDENSCHMIDT, O.: Über die Vorgeschichte von in frühen Stadien erfaßten Magenkrebsen. Dtsch. med. Wschr. **1948**, 214.

MORGAN, GOULD u. VAN ALLEN: Two danish photofluorographic therapy. Amer. J. Roentgenol. **59**, 416 (1948).

NIELSEN, AAGE: Zit. nach ÅKERLUND, Das Nischensymptom bei Carcinoma ventriculi. Acta radiol. (Stockh.) **1**, 274 (1921/22).

OSTERTAG, B.: Krebsfortbildung? Ja! Aber praktisch. Mschr. Krebsbekpf. **10**, 5 (1942).

PALMER and HUMPHREYS: Gastroenterology **1944**, 3, 257. — PALMER, E. D.: Stomach disease as diagnosed by Gastroscopy. Philadelphia: Lea a. Febiger 1949. — PALMER, W. L.: Certain aspects of benign and malignant gastric ulcer. Bull. New York Acad. Med. **26**, 527 (1950). — PRÉVÔT: (1) Über das Karzinom im operierten Ulkusmagen. Fortschr. Röntgenstr. **68**, 75 (1943). — (2) Grundriß der Röntgenologie des Magen-Darmkanals. Hamburg:

H. H. Nölke 1948. — Prinz: (1) Zur Frage der Pylorushypertrophie des Erwachsenen unter besonderer Berücksichtigung bestimmter Formen des Pförtnerkrebses. Arch. klin. Chir. **197**, 1 (1939). — (2) Zur Frage der Frühdiagnose und Behandlung des Magenkrebses. Med. Klin. **1941**, 382. — (3) Frühformen des Magenkrebses. Hamburg: H. H. Nölke 1947.

Roach, Sloan and Morgan: The detection of gastric carcinoma by photofluorographic methods. Part. I.: introduction. Amer. J. Roentgenol. **61**, 183 (1949). — Rømcke u. Sponland: Om forholdet mellom Ulcus duodeni, Ulcus ventriculi og Cancer ventriculi. Tidsskr. Norsk. Laegefor. **1949**.

Schindler: The gastroscopic differentiation of benign and malignant gastric ulcer. Gastroenterology **10**, 234 (1948). — Schindler and Gold: Gastroscopy in gastric carcinoma; especially in its early diagnosis. Surg. etc. **69**, 1 (1939). — State, Gaviser, Brannou, Hubbard and Wangensteen: Early diagnosis of gastric cancer. J. Amer. Med. Assoc. **142**, 1128 (1950). — State, Moore and Wangensteen: Carcinoma of the stomach. A ten year Survey (1936—1945) of early and late results of surgical treatment at the University of Minnesota Hospitals. J. Amer. Med. Assoc. **135**, 262 (1942).

Taylor, H.: Carcinoma of the stomach. Lancet **1948**, 581.

Velde: Die Magenschleimhaut bei Achylia gastrica und perniciöser Anaemie. Ihr Verhalten auf vegetative Reize. Erg. med. Strahlenforsch. **6**, 347 (1933).

Wangensteen: J. Amer. Med. Assoc. **134**, 1161 (1947). — Welch and Allen: Gastric ulcer. A study of Massachusetts General Hospital cases during the ten-year period 1938—1947. New England J. Med. **240**, 277. — Westhues: Magenkrebs und Gastritis. Zur Deutung der sogenannten Krebsanamnese. Dtsch. med. Wschr. **1942**, 649. — Winter: Die Früherfassung des Krebses in der Zukunft. Mschr. Krebsbekpf. **10**, 1 (1942).

m) Verlauf des Magencarcinoms.

Albu: Das Magencarcinom. In Kraus-Brugsch' Spezielle Pathologie und Therapie innerer Krankheiten, Bd. 5/1. Berlin u. Wien: Urban & Schwarzenberg 1921. — Anschütz: Über die Heilbarkeit des Magenkrebses. Mschr. Krebsbekpf. **4**, 161 (1936).

Boas, J.: Über Magen- und Darmcarcinom. In v. Leyden u. F. Klemperer, Die deutsche Klinik am Eingang des 20. Jahrhunderts, Bd. 5. Berlin u. Wien 1905.

Finsterer: Resultate der operativen Behandlung des Magencarcinoms. Wien. klin. Wschr. **1924 II**.

Henning, N.: Die Frühdiagnose des Cardiacarcinoms. Dtsch. med. Wschr. **1949**, 329.

Kalk, H.: Das Magencarcinom. In Handbuch der inneren Medizin, 3. Aufl., Bd. 3/1, S. 686. Berlin: Springer 1938.

Thiele: Perniciöse Anaemie und Magencarcinom. Klin. Wschr. **1936 I**, 921.

Volbeding, K. H.: Perforation eines Magencarcinoms in die Milz. Beitrag zur Untersuchungstechnik bei penetrierenden Prozessen der Magenwand. Röntgenprax. **14**, 446 (1942).

n) Differentialdiagnose des Magencarcinoms.

Anglem: New England J. Med. **1946**, 235, 322.

Basslew, A., and A. G. Peters: Klinische Unterscheidungsmerkmale zwischen Magensarkom und Magencarcinom. J. Amer. Med. Assoc. **138**, 489 (1948). — Brühl, W.: Der Formenkreis des Magencarcinoms und seine klinische Differenzierung. Z. klin. Med. **144**, 115 (1944).

Gutmann, R. A.: Cancer de l'estomac. In Traité de Médicine, Bd. VII, S. 365. Paris: Masson & Co. 1948.

Hobson, A.: Hypertrophy pyloric in the adults. Brit. Med. J. **1948**, No 4541, 99. — Holmes and Hampton: J. Amer. Med. Assoc. **99**, 905 (1932).

Kalk, H.: (1) Das Magencarcinom. In Handbuch der inneren Medizin, 3. Aufl., Bd. 3/1, S. 686. Berlin: Springer 1938. — (2) Vortr. auf der Kriegstagg der Dtsch. Ges. für Inn. Med., Wien 1943. — (3) Einige Beobachtungen über kriegsbedingte Änderungen am Verdauungskanal und Kreislauf. Dtsch. med. Wschr. **1943 II**, 559. — Keutner, H.: Die heutige Treffsicherheit der Röntgendiagnose bei Erkrankungen des Magens und Zwölffingerdarms. Fortschr. Röntgenstr. **60**, 421 (1939).

Ledoux-Lebard, R., J. Garcia-Cal) déron et Nemours-Auguste: L'ulcère géant de l'estomac à forme pseudotumorale et son diagnostic radiologique. Arch. des Mal. Appar. digest. **31**, 174 (1942).

Moutier, F.: Gastrites cachectisantes. Arch. des Mal. Appar. digest. **31**, 289 (1942). — Myhre, H.: On the significance of large niches in the stomach. Acta radiol. (Stockh.) **22**, 482 (1941).

Palmer, W. L.: Certain aspects of benign and malignant gastric ulcer. Bull. New York Acad. Med. **26**, 527 (1950). — Prinz, H.: Zur Frage der Pylorushypertrophie des Erwachsenen unter besonderer Berücksichtigung bestimmter Formen des Pförtnerkrebses. Arch. klin. Chir. **197**, 1 (1939).

Sampson, D. A., and M. C. Sosman: Amer. J. Roentgenol. **24**, 797 (1939). — Snoek, Th., u. N. J. Schulte: Das Ulcus pepticum an der großen Magenkurvatur. Nederl. Tijdschr. Geneesk. **22**, 1776 (1949). — Spang, K.: Das Altersulcus an Magen- und Zwölffingerdarm. Stuttgart: Georg Thieme 1948. — Sproull, J.: A discussion of the occurence of benign ulcer on the greater curvature. Amer. J. Roentgenol. **25**, 464 (1931).

Töppner, R.: Zur Differentialdiagnose zwischen Kardiospasmus und Kardiakarzinom. Dtsch. Z. Verdgs.- usw. Krkh. **6**, 199 (1942).

Welch, C. E., u. A. W. Allen: Gastric ulcer. New England J. Med. **240**, 277 (1949).

o) Behandlung des Magencarcinoms.

Bergmann, G. v.: Das Magenkarzinom. In Handbuch der inneren Medizin, 2. Aufl., Bd. 3/1, S. 831. Berlin: Springer 1926.

Chaoul, H.: Die Nahbestrahlung. Leipzig: Georg Thieme 1944. Dort ganze übrige Literatur über die Nahbestrahlung. — Conner, Ph. S.: Report of case of complete resection of stomach. Med. News **45**, 578 (1884).

Despeignes, V.: Observation concernant un cas de cancer de l'estomac traité par les rayons Röntgen. Lyon méd. **82**, 428 (1896).

Finney, J. M. T. and W. F. Rienhoff jr.: Gastrectomy. Arch. Surg. **18**, 140 (1929). — Finsterer, H.: (1) Dauererfolge bei Resektion des Magenkarzinoms. Wien. klin. Wschr. **1924**, 1157. — (2) Zur Therapie inoperabler Magen- und Darmcarcinome. Strahlenther. **6**, 205 (1915). — Frey, E. K.: (1) Die abdominothorakale Resektion des Kardiakarzinoms. 1951. — (2) Transdiaphragmale Laparotomie. Langenbecks Arch. u. Dtsch. Z. Chir. **267**, 593 (1951).

Gotô, S.: Erfahrungen über die totale Exstirpation des Magens. Arch. klin. Chir. **197**, 385 (1940). — Graham, R.: Technique for total gastrectomy. Surgery **8**, 257 (1940). — Gülzow, M.: Zur Bewertung des Plasmaeiweiß bei der Dystrophie des Erwachsenen. Z. inn. Med. **1947**, 518. — Gussenbauer, C., u. A. v. Winiwarter: Die partielle Magenresection. Arch. klin. Chir. **19**, 347 (1876).

Hoefelder, H.: Methodische Fortschritte der Röntgentherapie der Krebse des Verdauungskanals. Strahlenther. **42**, 497 (1931). — Hume u. Blackburn: Brit. Med. J. **1947**, No 4533, 817.

Konjetzny, G. E.: Der Magenkrebs. Stuttgart: Ferdinand Enke 1938. — Kügel, A. J., and J. Janzen: Vagus nerve section for relief of intractible abdominal pain in a case of gastric carcinoma. Gastroenterology **12**, 993 (1949). — Kussmaul, A.: (1) Ber. der 41. Verslg Dtsch. Naturforsch. u. Ärzte 1867. — (2) Über die Behandlung der Magenerweiterung durch eine Methode mittelst der Magenpumpe. Dtsch. Arch. klin. Med. **6**, 455 (1869).

Mandl, F.: Die Vagotomie als schmerzstillende Operation beim inoperablen Magenkarzinom. Wien. klin. Wschr. **1949**, 209. — Merrem, D. K. Th.: Animadversiones quaedam chirurgicae experimentis in animalibus factis illustratrae. Inaug.-Diss. Gießen 1810. — Mikulicz, J.: Beiträge zur Technik der Operation des Magencarcinoms. Arch. klin. Chir. **57**, 524 (1898).

Pack, G. T.: Radical surgical treatment of gastric cancer. J. Nat. Canc. Inst. **7**, 337 (1947). — Cancer of esophagus and gastric cardia. St. Louis: C. v. Mosby Comp. 1949. — Pack, G. T., and G. McNeer: Total gastrectomy for cancer. Surg. etc. **77**, 265 (1943). — Pack, G. T., G. McNeer and R. J. Booher: Principles governing total gastrectomy. Arch. Surg. **55**, 457 (1947). — Pack, G. T., J. M. Scharnagel, E. H. Quimby and M. C. Loizeaux: Palliative Irradiation of gastric cancer. Arch. Surg. **31**, 851 (1935). — Palmer, W. L.: The duration of gastric cancer. Gastroenterology **1**, 723 (1943). — Péan: Paris 9. April 1879. Zit. nach Spath, Die chirurgische Therapie des Magen-Duodenal-Ulcus. Wien: Springer 1950.

Rydigier: Exstirpation des carcinomatösen Pylorus. Tod nach 12 Stunden. Dtsch. Z. Chir. **14**, 252 (1881).

Schaetter, C.: Oesophago-enterostomy after total exstirpation of the stomach. Lancet **1898 I**, 141. — Schindler, R., S. S. Schlossberg and M. Benjamin: Radiation therapy of carcinoma of the cardia. Radiology **55**, 223 (1950). — Scholz, T.: Application of Roentgen radiation to the bariumfilled stomach. A contribution to the radiation treatment of inoperable gastric tumors. Radiology **18**, 269 (1932). — Scott, H. W., and W. P. Longmire: Total gastrectomy. Surgery **26**, 488 (1949). — Smithwick, R. H.: In einer Diskussion um A. O. Whipple. Ann. Surg. **124**, 991 (1946). — Steiner, P. E., S. N. Maimon, W. L. Palmer and J. B. Kirsner: Gastric cancer: Morphologic factors in five-year survival after gastrectomy. Amer. J. Path. **24**, 947 (1948). — Stücke, K.: Zur „totalen" Magenresektion. Langenbecks Arch. u. Dtsch. Z. Chir. **265**, 17 (1950).

West, J. P.: Total gastrectomy for carcinoma of the stomach. Ann. Surg. **129**, 373 (1949).

2. Polypöse Geschwülste des Magens. „Zottentumor".

Borrmann, R.: Geschwülste des Magens und Duodenums. In Henke-Lubarsch' Handbuch der speziellen pathologischen Anatomie und Histologie, Bd. IV, Teil 1, S. 812. Berlin: Springer 1926. — Bourne, W. A.: Cancer of the stomach in Addison's anaemia. Brit. Med. J. 1948, No 4541, 92. — Brulé, M., A. Cain, P. Moulonget, P. Hillemand et W. Aubrun: Les tumeurs villeuses de l'estomac. Presse méd. 44, 482 (1936).

Cain, A., et R. Cattan: Étude d'un cas de tumeur villeuse de l'estomac. Arch. des Mal. Appar. digest. 27, 1009 (1937). — Carey, J. B., and L. Hay: Gastric polyps. Gastroenterology 10, 102 (1948). — Chamberlin, W. T.: Polyps of stomach as precancerous lesions. Surg. Clin. N. Amer. 18, 649 (1938).

Gutzeit, K., u. H. Teitge: Die Gastroskopie. In Lehrbuch und Atlas, S. 256. Berlin u. Wien: Urban & Schwarzenberg 1937.

Haring, W.: (1) Magenpolypen und perniziös-anämisches Syndrom. Fortschr. Röntgenstr. 45, 521 (1932). — (2) Röntgenbefunde am Magen bei perniciöser Anaemie. Med. Klin. 1932 II, 1094.

Ikle, A.: Beitrag zur Klinik und Pathologie der papillären Schleimhautgeschwülste des Magens (Magenpapillome). Helvet. chir. Acta 14, 435 (1947).

Kade, H.: Die Bedeutung der chronischen Gastritis als präcarcinomatöse Erkrankung. Hamburg: H. H. Nölke 1949. — Kalk, H.: Die polypösen Geschwülste des Magens. In Handbuch der inneren Medizin, Bd. III, Teil 1, S. 748. Berlin: Springer 1938. — Kelsey: New York Med. J. 1886.

Marre, P.: Contribution à l'étude des tumeurs villeuses de l'estomac. Thésis. Paris 1942. Ménétrier, P. E.: Des polyadenomes gastriques et leurs rapports avec cancer de l'estomac. Arch. Physiol., Paris 1, 33; 2, 236 (1888). — Moulonget, M. P.: Tumeur villeuse de l'estomac. Arch. des Mal. Appar. digest. 31, 244 (1942).

Palmer, E. D.: Stomach disease as diagnosed by gastroscopy, S. 110. Philadelphia: Lea a. Febiger 1949.

Rambach, H.: Mschr. Krebsbekpf. 7, 201 (1936). — Retzlaff, H. J.: Über Magenpolypen. Dtsch. Z. Verdgs.- usw. Krkh. 6, 132 (1942). — Rienits, J. H., and A. C. Broders: Gastric adenomas; a pathologic study. VIII. u. IX. West. J. Surg. etc. 54, 21, 65 (1946). — Rigler, L. G., H. S. Kaplan and D. L. Fink: Pernicious anemia and the early diagnosis of tumors of the stomach. J. Amer. Med. Assoc. 128, 426 (1945).

Schindler, R.: The gastric mucosa in benign adenomas. Amer. J. Digest. Dis. 9, 149 (1942).

Tønnesen, H.: Polyposis gastro-intestinalis. Kopenhagen: Arnold Busck 1931.

Udaondo, B. C., E. Cabanne y A. Pedace: Pólipo velloso del estómago. Prensa méd. argent. 31, 1914 (1944).

Velde, G.: (1) Die Magenschleimhaut bei Achylia gastrica und perniziöser Anämie. Ihr Verhalten auf vegetative Reize. Erg. med. Strahlenforsch. 6, 347 (1932). — (2) Die Beziehungen zwischen perniziöser Anämie, Magenpolypen und Magencarcinom. Z. klin. Med. 134, 653 (1938).

Walk, L.: Villous tumor of the stomach. Arch. Int. Med. 87, 560 (1951).

3. Das Magensarkom.

Anschütz u. Konjetzny: Die Geschwülste des Magens. Teil 1: Allgemeine Pathologie und spezielle pathologische Anatomie. In Deutsche Chirurgie, Liefg 46, 1. Hälfte, Teil 1. Stuttgart: Ferdinand Enke 1911.

Balaban: Zur Frage des primären Magensarkoms. Fortschr. Röntgenstr. 49, 513 (1934). Boas: Diagnostik und Therapie der Magenkrankheiten, 8. u. 9. Aufl. Leipzig: Georg Thieme 1925. — Borrmann: Henke-Lubarsch' Handbuch der speziellen pathologischen Anatomie und Histologie, Bd. IV/1, S. 825. Berlin: Springer 1926. — Brodowski: Ein ungeheures Myosarkom des Magens nebst sekundären Myosarkomen der Leber. Virchows Arch. 67, 227 (1876).

Chiovenda u. Majocchi: Primäres Sympathoblastom der Pars pylorica. Tumori 16, 340 (1942). — Collins and Carmody: Amer. J. Digest. Dis. 3, 884 (1937). — Copeland and Greiner: Lymphosarcoma of the duodenum. Arch. Surg. 58, 511 (1949).

Desjardins: Zit. nach Eusterman and Balfour, The stomach and duodenum. Philadelphia: W. B. Saunders Company 1935. — Donath: Ein Beitrag zur Kenntnis der Sarkome und Endotheliome des Magens. Virchows Arch. 195, 341 (1909).

Fleiner: Lehrbuch der Krankheiten des Verdauungskanals, Bd. 1. 1896. — Frank u. Naumann: Das Magensarkom, seine klinische, röntgenologische und endoskopische Diagnostik. Gastroenterologia (Basel) 76, 127 (1950/51).

Harvier, Lannotte et Lavergue: Paris méd. 1942 II, 317. — Henning and Garland: Leiomyosarcoma of the duodenum. Radiology 37, 353 (1941). — Hosch: Das primäre Magensarkom mit cystischen Lebermetastasen. Dtsch. Z. Chir. **90**, 98 (1907). — Howard and Stone: California Med. **33**, 486 (1930).

Junghaven: Zit. nach Kadrnka u. Sierro.

Kadrnka, S., et A. Sierro: Le sarcome primitif de l'estomac diagnostic clinique et radiologique. Arch. des Mal. Appar. digest. **23**, 51 (1933). — Kaiser: Ein Lymphosarkom des Magens und seine Heilung durch Röntgenbestrahlung. Röntgenprax. **6**, 233 (1934). — Kalk, H.: Handbuch der inneren Medizin, Bd. 3, S. 743. 1938. — Kondring, H.: Primäres Cystosarkom des Magens. Zbl. Gynäk. **1913**, 417. — Konjetzny: Das Magensarkom. Erg. Chir. **14**, 256 (1921).

Madding and Walters: Primary lymphosarcoma of the stomach. Arch. Surg. **40**, 120 (1940). — Mass and Kirshbaum: Leiomyosarcoma of the fundus of the stomach with perforation. Amer. J. Roentgenol. **44**, 716 (1940). — Moutier, F.: Traité de Gastroscopie. Paris 1935. — Sur un cas de recto-colite hémorragique avec anasarque et asciter intolerance aux sulfamides. Arch. des Mal. Appar. digest. **31**, 63 (1942).

Naumann u. Frank: Beitrag zur Diagnose des Magensarkoms. Dtsch. Arch. klin. Med. **193**, 236 (1947). — Nitshe and Suckle: Leiomyosarcoma of the Ampulla of Vater associated with a tumor of the eight nerve and neurogenic perforation of the duodenum. Amer. J. Clin. Path. **17**, 827 (1947).

O'Donoghue and Jacobs: Primary lymphosarcoma of the stomach. Statistical summary and case report of a five-year cure. Amer. J. Surg. **74**, 174 (1947).

Payr-Hohlbaum: Die Geschwülste des Magens als Gegenstand chirurgischer Behandlung. In Kraus-Brugsch, Spezielle Pathologie und Therapie innerer Krankheiten, Bd. 5, Teil 1, S. 1237. Berlin u. Wien: Urban & Schwarzenberg 1921.

Radu u. Macavei: Lymphosarkom des Magens mit generalisierter Metastase [Rumänisch]. Ardealul med. **1**, 313 (1941). — Renshaw, J. F.: Lymphoblastoma of the stomach. Report of a case, with especial reference to the gastroscopic appearence. J. Amer. Med. Assoc. **107**, 426 (1936). — Renshaw, J. F., and Spencer: Gastroscopy and lymphoma of the stomach. Gastroenterology **9**, 1 (1947).

Schiller: Über einen klinisch und histologisch eigenartigen Fall von primärem Magensarkom. Arch. Verdgskrkh. **20**, 179 (1914). — Schindler, R.: (1) Die gastroskopische Diagnose des diffusen Lymphosarkoms des Magens. Klin. Wschr. **1922** II, 2086. — (2) Gastroskopie. München: J. F. Lehmann 1923. — Schindler, R., Blouquist, Thompson and Pettler: Leiomyosarcoma of stomach. Surg. etc. **82**, 239 (1946). — Schlesinger: (1) Unterscheidet sich das Magensarkom klinisch vom Karzinom? Wien. klin. Wschr. **1916**, 785. — (2) Die Röntgendiagnostik der Magen- und Darmkrankheiten, 2. Aufl. Berlin u. Wien 1922. — Schmassmann: Über einen Fall von Lymphosarkom des Magens in generalisierter Lymphadenose. Inaug.-Diss. Basel 1941. 63 S. — Snoddy, W.: Primary lymphosarcoma of the stomach. Gastroenterology **20**, 537 (1952).

Tilger: Über primäres Magensarcom. Virchows Arch. **133**, 183 (1893).

Zaph, D. S., H. A. Olin u. J. D. Kirshbaum: Lymphosarcoma of stomach: Clinical and roentgenological aspects. Review of recent literature; report of a case. Amer. J. Surg. **36**, 476 (1937).

4. Seltenere Geschwülste des Magens.

a) Myome.

Brodowsky, W.: Ein Myom des Magens. Virchows Arch. **68**, 315 (1876).

Düttmann: Demonstration eines über 5 kg schweren exogenen Magenmyoms. Zbl. Chir. **52**, 601 (1925).

Erlach, v.: Über ein Myom des Magens und ein Myofibrom der Nierenkapsel. Wien. klin. Wschr. **1895**, 272.

Feyrter, F.: Über die Myome des menschlichen Magen-Darmschlauches. Virchows Arch. **316**, 689 (1949).

Gutzeit, K., u. H. Teitge: Die Gastroskopie. In Lehrbuch und Atlas. Berlin: Urban & Schwarzenberg 1937.

Hansemann, v.: Über einige seltenere Geschwülste des Magens. Verh. der pathologischanatomischen Sektion auf der 67. Naturforsch.-Verslg in Lübeck 1895. Zbl. path. Anat. **6**, 717 (1895).

Kny, W.: Symptomlose Perforation bei Adenomyom des Magens. Bruns' Beitr. **177**, 265 (1948).

Melnick, P. J.: Metastasizing Leiomyoma of the stomach. Amer. J. Canc. **16**, 890 (1932).

Palmer, E. D.: (1) Stomach diesease as diagnosed by gastroscopy. Philadelphia: Lea a. Febiger 1949. — (2) Benign intramural tumors of the stomach. A review with special reference to gross pathology. Medicine **30**, 81 (1951). — Peres, M., u. F. Neelsen: Lehrbuch der allgemeinen Pathologie für Studierende und Ärzte, 2. Aufl., S. 288—289. Stuttgart: Ferdinand Enke 1886. — Pevaroff, H. H.: Benign tumors of the stomach. Amer. J. Surg. 74, 488 (1947).

Timonen, S.: On gastric myoma and fibroma. Ann. chir. et gynaec. fenn. 37, 52 (1948).

b) Neurofibrome („Neurome", „Neurinome").

Böck, K.: Ein Beitrag zur Neurofibromatose des Magens. Fortschr. Röntgenstr. 73, 101 (1950). — Browne, D. C., G. McHardy and S. G. Mack: Gastric neurofibroma. Case report. Rev. Gastroenterol. 16, 177 (1949).

Cedermark, J.: Neurinoma in the gastrointestinal tract. Acta chir. scand. (Stockh.) 97, 473 (1948).

Ellis, F. T., S. W. Windham and S. G. Latioldis: Neurofibroma of the stomach. A case report. Surgery 25, 752 (1949).

Feyrter, F.: Über Neurome und Neurofibromatose, nach Untersuchungen am menschlichen Magendarmschlauch. Wien: Wilhelm Maudrich 1948.

Gosset, A., u. J. Bertrano: La gliomatose gastrique. Trav. Clin. Chir. Salpétrière 1, 93 (1926).

Hortolomei, N., u. T. Burghele: Kasuistischer Beitrag zur Frage der Neurinome des Magens. Zbl. Chir. 64, 2822 (1937).

König, E.: Neurinome des Magen-Darmkanals. Chirurg 4, 636 (1932).

Levy, G.: Een geval van een enkloudig neurofibroom van den maagwand. Nederl. Tijdschr. Geneesk. 80, 2601 (1936).

Moutier, F., et A. Cornet: Tumeurs bénignes de l'estomac. Semaine Hôp. 23, 1343 (1947).

Neuner, L., u. A. Plenk: Neurom des Magens und Hämatopoese. Wien. klin. Wschr. 1951, 422. — Neyraud, C. M. J.: Les Schwannomas de l'estomac, S. 220. Thèse, Paris. Paris: Louis Arnett 1938.

Palmer, E. D.: (1) Stomach disease as diagnosed by gastroscopy, S. 200. Philadelphia: Lea a. Febiger 1949. — (2) Benign intramural tumors of the stomach. Medicine 30, 81 (1951). Piringer-Kuchinka, A.: Zur Histologie und Biologie der Neurome des Magen-Darmschlauches. Acta neurovegetativa (Wien) 1, 441 (1950).

Ransom, H. K., and E. B. Kay: Abdominal neoplasms of neurogenic origin. Ann. Surg. 112, 700 (1940). — Rehn, E.: Zur Diagnostik des Magenneurinoms. Wien: Urban & Schwarzenberg 1948.

Sanguili and Blanco: Gastric Schwannoma. Surgery 17, 328 (1945).

Verocay, J.: Zur Kenntnis der „Neurofibroma". Beitr. path. Anat. 48, 1 (1910).

c) Fibrome.

Palmer, E. D.: (1) Stomach disease as diagnosed by gastroscopy, S. 129. Philadelphia: Lea a. Febiger 1949. — (2) Benign intramural tumors of the stomach. Medicine 30, 81 (1951). Pàmpari, D., e. E. Fontanesi: Il fibroma dello stomaco. Ateneo parm., II. s. 13, 421 (1941).

Rucker, W. H.: Fibroma of the stomach: a case report. Minnesota Med. 29, 1042 (1946).

d) Lipome (Fettgeschwülste).

Allison, T. D., and J. R. Babcock: Lipom des Duodenums mit Melaena. Ann. Surg. 127, 754 (1948).

Culver, G. J., and A. Dobrak: Submucosal gastric lipoma. Report of a case presenting an interesting roentgen sign. Amer. J. Roentgenol. 64, 938 (1950).

Donnelly, G. H., and E. Gottlieb: A case of lipoidosis of the stomach. Gastroenterology 12, 982 (1949).

Feyrter, F.: Herdförmige Lipoidablagerung in der Schleimhaut des Magens (Lipoidinseln der Magenschleimhaut — Lubarsch). Virchows Arch. 273, 736 (1929).

Geever, E. F.: Multiple Lipome im Magen und Duodenum. Ann. Surg. 129, 524 (1949).

Hobbs, W. H., und S. E. Cohen: Gastroduodenal invagination due to a submucous lipoma of the stomach. Amer. J. Surg. 71, 505 (1946).

Lubarsch, O., u. H. Borchardt: Atrophie und sogenannte Degenerationen des Magens und Darmes. In Handbuch der speziellen pathologischen Anatomie und Histologie, Bd. IV, Teil 3. Berlin: Springer 1929.

Paaby, H.: Bengn tumours of the stomach. A case of lipoma submucosa ventriculi simulating cancer of the stomach. Acta chir. scand. (Stockh.) 97, 381 (1949). — Palmer, E. D.: Benign intramural tumors of the stomach. Medicine 30, 81 (1951). — Pusey, W. A., and O. P. Johnstone: A case of xanthoma diabeticorum and lipoma multiplex and a case of xanthoma approaching the diabetic type with diabetes insipidus. J. Cutan. Dis. 26, 552 (1908).

REITTER, H.: Beitrag zur Differentialdiagnose der malignen Pylorusstenose. Chirurg 1947, 561.

SCOTT, O. B., and A. BRUNSCHWIG: Submucosal lipomas of the stomach: a review of the literature and report of case associated with carcinoma. Arch. Surg. 52, 253 (1946).

URBACH, E., u. C. WIEHE: Lipoidosis cutis et mucosae. Virchows Arch. 273, 285 (1929).

e) Vasculäre Tumoren.

BORRMANN, R.: Zum Wachstum und zur Nomenclatur der Blutgeschwülste. Virchows Arch. 157, Suppl. VII, 297 (1898). — BURTY, M.: Un cas de volumineux angiosarcome sous-muqueux, pediculé de la grande courture de l'estomac. Paris chir. 6, 731 (1914).

GUISEZ: (1) Angiome du cardia, diagnostic oesophagoscopique. Larynx 6, 201 (1913). (2) Bull. Soc. internat. Hôp. Paris 10, 4 (1913).

KAIJSER, R.: (1) Über Hämangiome des Tractus gastrointestinalis. Arch. klin. Chir. 187, 351 (1936). — (2) Zur Diagnostik kavernöser Hämangiome im Verdauungskanal. Acta radiol. (Stockh.) 22, 665 (1941).

LAMMERS, R.: Angioma ventriculi simplex; Beitrag zur Entwicklungsgeschichte der Angiome. Inaug.-Diss. Greifswald 1893.

PALMER, E. D.: Benign intramural tumors of the stomach. Medicine 30, 81 (1951). — PENDL, O.: Über angioblastische Geschwülste des Magens. Krebsarzt (Wien) 2, 155 (1947). — PICK, P.: Wien. med. Wschr. 1935 II, 816.

SIEBNER, M.: Hämangiom des Magens. Dtsch. Z. Chir. 241, 176 (1933).

Mischtumoren.

BATTAGLIA, S.: Zur Kenntnis der Kollosionstumoren des Magens. Krebsarzt (Wien) 6, 129 (1951).

f) Cystische Tumoren.

ASSMANN, H.: Die klinische Röntgendiagnostik der inneren Erkrankungen, Teil 2, S. 496. Berlin-Göttingen-Heidelberg: Springer 1950.

BAUMANN-SCHENKER, R.: Über Pneumatosis cystoides ventriculi et jejuni. Acta radiol. (Stockh.) 20, 365 (1939).

CAMP, J. D.: Recurring mucous cyst of the stomach: report of a case. Radiology 6, 257 (1926).

ENGEL-REIMERS: Lymphangiom des Magens. Dtsch. Arch. klin. Med. 23, 632 (1879).

FERRARO, F. P.: Enterocystomas: report of a patient with duplication of the stomach. Amer. J. Surg. 57, 525 (1942).

LADD, W. E.: Duplications of the alimentary tract. South. Med. J. 30, 363 (1937). — LADD, W. E., and R. E. GROSS: Surgical treatment of duplications of the alimentary tract: enterogenous cysts, enteric cysts or ileum duplex. Surg. etc. 70, 295 (1940). — LEFAUCHEUX: Observation sur un sac membraneux faisant partie de l'estomac, rendu par le vomissement. J. gén. méd. chir. et pharm. (Paris) 23, 349 (1805). — LYON, W.: A case of congenital cyst of the stomach. J. Michigan Med. Soc. 15, 40 (1916).

METZ, A. R., R. HOUSEHOLDER and J. F. DE PREE: Obstruction of the stomach due to congenital double septum with cyst formation. Surgery 11, 586 (1942).

PANCOTTO, E.: Contributo alla conoscenza delle cisti dello stomaco. Pathologica (Genova) 19, 521 (1927).

SCAGLIA, G.: Su la patogenesi delle formazioni adenomatoso-cistiche delle mucose. Contributo sperimentale. Gastrite cistica. Nota preventiva. Arch. ital. Anat. e Istol. pat. 1, 605 (1930). — SHEPPARD, M. D., and J. R. GILMOUR: Tortion of a pedunculated gastric cyst. Brit. Med. J. 1, 874 (1945).

TCHERNISHER, A. D.: Ein Fall einer Cyste der Magenwand [Russisch]. Sovjet Khir. 4, 686 (1936).

WALDECK, K.: Pneumatosis cystoides ventriculi. Nederl. Tijdschr. Geneesk. 1942, 2385.

ZIEGLER: Ein seltener Fall einer großen traumatischen Magenwandcyste. Münch. med. Wschr. 1894, 103. — ZWICKNAGEL: Ein seltener Fall von traumatischer Magenwandcyste. Inaug.-Diss. München 1893.

g) Versprengtes Pankreasgewebe.

ASKANAZY, M.: Zur Pathogenese der Magenkrebse und über ihren gelegentlichen Ursprung aus angeborenen epithelialen Keimen in der Magenwand. Dtsch. med. Wschr. 49, 49 (1923).

BRANSCHEID, F.: Über einen gutartigen zystischen Tumor des Magenausgangs. Röntgenprax. 10, 448 (1938).

CASTRO BARBOSA, J. DE, M. B. DOCKERTY and J. M. WAUGH: Pancreatic heterotopia; surgical cases. Proc. Staff Meet. Mayo Clin. 21, 246 (1946). — Pancreatic heterotopia: review of the literature and report of 41 authenticated surgical cases, of which 25 were clinically significant. Surg. etc. **82**, 527 (1946). — Centeno, A. M.: Tumores benignos del estómago. Prensa méd. argent. **30**, 2196 (1943). — An. Dispen. Púb. nac. para enferm. ap. digest. **6**, 749 (1943). — Chapman, B. M., W. F. Vogel and T. P. Schomaker: Massive gastric hemorrhage associated with aberrant pancreas in the stomach. Gastroenterology **8**, 367 (1947).

Diethelm, L.: Zur Differentialdiagnose der benignen Magentumoren. Fortschr. Röntgenstr. **58**, 375 (1938).

Ellis, A. G.: Accessory pancreas, with report of two cases. Proc. Path. Soc. Philad. **11**, 25 (1908). — Eloesser, L.: Die in den letzten Jahren an der Heidelberger chirurgischen Klinik beobachteten Fälle von Pankreaserkrankungen, nebst Beiträgen zur Klinik der Pankreasaffektionen und Bemerkungen über die Cammidgesche Urinprobe. Mitt. Grenzgeb. Med. u. Chir. **18**, 195 (1908).

Faust, D. B., and C. S. Mudgett: Aberrant pancreas, with review of the literature and report of a case. Ann. Int. Med. **14**, 717 (1940).

Gardiner, J. P.: A case of congenital hour-glass stomach with accessory pancreas. J. Amer. Med. Assoc. **49**, 1598 (1907). — Gegenbaur, C.: Ein Fall von Nebenpankreas in der Magenwand. Arch. f. Anat. **1863**, 163. — Gibson, C. L.: Accessory pancreas in the gastrointestinal tract. Med. Rec. **82**, 426 (1912). — Glinski, L. K.: Zur Kenntnis des Nebenpankreas und verwandter Zustände. Virchows Arch. **164**, 132 (1901).

Hoche, O.: Zur Klinik und Therapie der Magengeschwulstbildungen unter besonderer Berücksichtigung seltener gutartiger Magentumoren. Zbl. Chir. **68**, 633 (1941). — Horrocks, W. H.: A case of congenital diverticulum of the stomach and duodenum in an physiological hour glass stomach. Lancet **1907 I**, 1296.

Keiser, D. v.: Das Nebenpankreas unter dem Bilde benigner Magentumoren. Chirurg **19**, 154 (1948). — Klob, J.: Pankreas-Anomalien. Z. Ges. Ärzte z. Wien **2**, 723 (1859).

Lapidari, M.: Pancreas accessorio dello stomaco o metaplasia eterotopica a tipo pancreatico della mucosa gastrica? Arch. ital. Chir. **47**, 432 (1937). — Letulle, M.: Pancréas surnuméraires. Soc. biol. Paris **52**, 233 (1900). — Letulle, M., et L. Vinay: Pancréas aberrant à la face antérieure de l'estomac. Bull. Soc. Anat. Paris **91**, 33 (1921).

Martin, L.: Diverticula of the stomach. Ann. Int. Med. **10**, 447 (1936). — May, M.: Une tumeur kystique développée aux dépens d'un pancréas accessoire intragastrique à cellules exclusivement Langerhansiennes, ayant déterminé une ulceration gastrique. Enucléation, Résection. Guérison. Bull. Acad. Chir. Paris **63**, 562 (1937). — Merkel: Über abgesprengte Pankreasanlagen. Münch. med. Wschr. **1905**, 337. — Moynihan, B.: Diverticula of the alimentary canal. Lancet **1927 I**, 1061. — Müller, G. P.: Accessory pancreas in posterior wall of stomach. Proc. Path. Soc. Philad. **7**, 226 (1904).

Nauwerck, C.: Zur Kenntnis der Divertikel des Magens. I. Angeborene Pankreasdivertikel. Dtsch. med. Wschr. **1920**, 119.

Palmer, E. D.: Stomach disease as diagnosed by gastroscopy, S. 200. Philadelphia: Lea u. Febiger 1949. — Benign intramural tumors of the stomach: A review with special reference to gross pathology. Medicine **30**, 81 (1951). — Picco, A.: Adenoma pilorica associato a pancreas aberrante. Arch. Ital. Anat. e Istol. pat. **8**, 632 (1938). — Present, A. J.: Aberrant pancreas. Amer. J. Roentgenol. **56**, 55 (1946).

Roach, J. F., and M. H. Poppel: The roentgen demonstration of an aberrant pancreatic nodule in the stomach; report of three cases. Amer. J. Roentgenol. **56**, 586 (1946).

Schmidt, H.: Versprengte Pankreaskeime. Zbl. Chir. **47**, 772 (1933).

Tanner, N. C.: A critique of gastroscopy. Brit. Med. J. **1944**, 849. — Taylor, A. L.: The epithelial heterotopias of the alimentary tract. J. of Path. **30**, 415 (1927). — Thelemann: Über accessorisches Pankreas in der Magenwand. Dtsch. Z. Chir. **85**, 692 (1906). — Thorel, C.: Histologisches über Nebenpankreas. Virchows Arch. **173**, 281 (1903).

Vigi, F., e M. Gamberini: Diverticolo dello stomaco da pancreas aberrante. Riforma med. **40**, 1 (1924),

Wagner, E.: Accessorisches Pankreas in der Magenwand. Arch. Heilk. **3**, 283 (1862).

XXXIII. „Magen"-Neurosen.

Auswahl neuerer Literatur zu allgemeinen Problemen der Neurose und ihrer Behandlung.

Alexander, F., and Th. M. French: Psychoanalytic Therapy. New York: Ronald Press Company 1947.

Boss, M.: Die neuesten Fortschritte auf dem Gebiete der Psychoanalyse. Studium gen. **1950**, 303. — Brun, R.: Allgemeine Neurosenlehre. Biologie, Psychoanalyse und Psychohygiene leib-seelischer Störungen, 2. Aufl. Basel: Benno Schwabe & Co. 1946.

Dunbar, Fl.: (1) Emotions and bodily changes. New York 1950. — (2) Psychosomatic Diagnosis, 3. Aufl. New York 1945.

FREEMAN: Physiological Psychology. New York 1948.

GEBSATTEL, V. E. v.: Die Person und die Grenzen des tiefenpsychologischen Verfahrens. Studium gen. **1950**, 273. — GRINKER, R. R., and J. P. SPIEGEL: (1) War neuroses in North Africa. New York: Josiah Macy jr. Foundation 1943. — (2) Men under Stress. Philadelphia: Blakiston 1945. — GRUHLE, H.: (1) Verstehende Psychologie (Erlebnislehre). Stuttgart: Georg Thieme 1948. — (2) Kritik der Psychoanalyse. Studium gen. **1950**, 369.

HEYER, R. G.: Praktische Seelenheilkunde. München: J. F. Lehmann 1950.

KATSCH, G.: Das Leib-Seele-Problem in medizinischer Sicht. Berlin-Spandau: H. Renner 1951. — KEMPER, W.: Die Störungen der Liebesfähigkeit beim Weibe. Leipzig: Georg Thieme 1943. — KUNZ, H.: Zur wissenschaftstheoretischen Problematik der Psychoanalyse. Studium gen. **1950**, 308. — KRETSCHMER, E.: (1) Hysterie, Reflex und Instinkt. Leipzig: Georg Thieme 1946. — (2) Psychotherapeutische Studien. Stuttgart: Georg Thieme 1949.

McDOUGALL: Psychoanalyse und Sozialpsychologie. Bern 1947. — MEINERTZ, J.: Die spezifische Art der Erfassung tiefenpsychologischer Zusammenhänge. Studium gen. **1950**, 284. — MICHEL, E.: Zur anthropologischen Deutung der Hysterie. Ein Beitrag zur Neurosenlehre. Studium gen. **1950**, 292. — MITSCHERLICH, A.: Widerstand und Einsicht. Studium gen. **1950**, 358.

PFISTER-AMMENDE, M.: Die Psychohygiene. Bern: Hans Huber 1949.

SCHULTZ, I. H.: (1) Seelische Krankenbehandlung, 4. Aufl. Jena: Gustav Fischer 1930. — (2) Das autogene Training, 4. Aufl. Leipzig: Georg Thieme 1940. — (3) Bionome Psychotherapie. Stuttgart: Georg Thieme 1951. — SCHULTZ-HENCKE, H.: (1) Der gehemmte Mensch. Stuttgart: Georg Thieme 1947. — (2) Lehrbuch der Traumanalyse. Stuttgart: Georg Thieme 1949. — (3) Neo-Psychoanalyse. Studium gen. **1950**, 316. — SPEER, E.: (1) Der Arzt der Persönlichkeit. Stuttgart: Georg Thieme 1949. — (2) Die ärztliche Haltung in der Psychotherapie. Stuttgart: Georg Thieme 1948. — (3) Vom Wesen der Neurose und von ihren Erscheinungsformen. Stuttgart: Georg Thieme 1949. — (4) Die Liebesfähigkeit (Kontaktpsychologie). München: J. F. Lehmann 1951.

WEISS, E., u. O. SP. ENGLISH: Psychosomatic Medicine. Philadelphia u. London: W. B. Saunders Company 1944. — WEIZSÄCKER, V. v.: (1) Arzt und Kranker, 2. Aufl. Leipzig: Koehler u. Amelang 1941. — (2) Der Gestaltkreis. Leipzig: Georg Thieme 1943. — (3) Der Begriff der allgemeinen Medizin; Beiträge aus der Allgemeinen Medizin, 1. Heft. Stuttgart: Ferdinand Enke 1947. — WENDT, C. FR.: Psychotherapie im abgekürzten Verfahren. Berlin-Göttingen-Heidelberg: Springer 1948. — WOLFF, H. G., and WOLF: Human Gastric Function, 2. Aufl. New York 1944.

Bezugsliteratur des Kapitels XXXIII: „Magen"-Neurosen.

ADLER: Über Minderwertigkeit von Organen. München 1907. — ALT, K.: Beitrag zur Lehre vom Merycismus. Berl. klin. Wschr. **1888**, 519, 544.

BAUER, J.: Konstitutionelle Disposition für innere Krankheiten. Berlin: Springer 1917. — BAUER, K. H.: Über das Wesen der Magenstraße. Arch. klin. Chir. **124**, 565 (1923). — BENEDIKT: Zit. bei FULD. — BENNET, T. J., and J. F. VENABLES: The effects of the emotions on gastric secretion and motility in the human being. Brit. Med. J. **1920**, 622. — BERGMANN, G. v.: (1) Die nervösen Erkrankungen des Magens. Verh. Kongr. inn. Med. **1924**, 168. — (2) Zum Abbau der „Organneurosen" als Folge interner Diagnostik. Dtsch. med. Wschr. **1927 II**, 2057. — BOAS: Diagnostik und Therapie der Magenkrankheiten. Leipzig: Georg Thieme 1925. — BRINTON: Die Krankheiten des Magens. Würzburg 1862. — BRUN, R.: Über biologische Psychologie. Schweiz. Z. Psychol. **1949**, 1.

CURSCHMANN, H.: Die konstitutionelle Anlage bei der Entstehung der Rumination. Z. angew. Anat. **6**, 191 (1920).

DESTERNES: Etude radiologique de l'estomac de MacNorton. Arch. d'Electr. méd. **20**, 158 (1912).

EINHORN: Diseases of the stomach, 6. Aufl. 1920.

FREUD: Studien zur Psychoanalyse der Neurosen, 1913—1925. Leipzig, Wien u. Zürich 1926. — FULD: KRAUS-BRUGSCH' Spezielle Pathologie und Therapie innerer Krankheiten, Bd. 5. 1921.

GAULTIER, R.: Les dyspepsies gastriques. Paris: Baillière & Fils 1927.

HANSEN, K.: Die Organdetermination in den psychogenen Neurosen. Verh. Kongr. inn. Med. **1924**, 189. — HATCHER and WEISS: J. of Pharmacol. **22**, 139 (1924). — HEYER: Psychogene Funktionsstörungen des Verdauungstraktes. Psychogenese und Psychotherapie körperlicher Symptome, herausgeg. von OSWALD SCHWARZ. Wien: Springer 1925. — HUFELAND, CHR. W.: Makrobiotik oder die Kunst, das menschliche Leben zu verlängern. Leipzig: Ph. Reclam jr. 1905.

Johannessen: Über das Wiederkäuen beim Menschen. Z. klin. Med. 10, 274 (1886). Katsch, G.: (1) Diskussionsbemerkung über Headsche Zonen. Verh. Kongr. inn. Med. 37, 80 (1925). — (2) Die Klinik der Magenneurosen. Verh. Ges. Verdgskrkh. 1926, 236. — (3) Darmneurosen. In Neue Deutsche Klinik, Bd. 2, S. 522. 1928. — (4) Magenneurosen. In Neue Deutsche Klinik, Bd. 7, S. 108. 1931. — Kestner, O., u. R. Plaut: Die erfrischende Wirkung des Essens. Pflügers Arch. 205, 43 (1924). — Klee, Ph.: Der Einfluß der Vagusreizung auf den Ablauf der Verdauungsbewegungen. Röntgenversuche an der Rückenmarkskatze. Pflügers Arch. 145, 557 (1912). — Beiträge zur pathologischen Physiologie der Mageninnervation. I. Mitt. Der Brechreflex. Dtsch. Arch. klin. Med. 128, 204 (1919). — Krasnogorski, N.: Über die Bedingungsreflexe im Kindesalter. Jb. Kinderheilk. 69 (III. F. 19), 1 (1909). — Kretschmer: (1) Körperbau und Charakter. Berlin: Springer 1931. — (2) Hysterie. Leipzig: Georg Thieme 1923. — Kuttner: Kraus-Brugsch' Spezielle Pathologie und Therapie innerer Krankheiten, Bd. 5. 1921. — Kuttner, L.: Über nervöses Erbrechen. Med. Klin. 1912 I, 809.

Landé: Mschr. Kinderheilk. 14, H. 3 (1916). — Leube, W. O.: Über nervöse Dyspepsie. Dtsch. Arch. klin. Med. 23, 98 (1879).

Müller, L. R.: Bericht über eine Wiederkäuerfamilie. Münch. med. Wschr. 1902 II, 1293. — Nachschrift zu dem „Bericht über eine Wiederkäuerfamilie". Münch. med. Wschr. 1902 II, 1504.

Palágyi, M.: (1) Naturphilosophische Vorlesungen, 2. Aufl. Leipzig 1924. — (2) Wahrnehmungslehre. Leipzig 1925. — Pawlow: Arbeit der Verdauungsdrüsen. Wiesbaden: J. F. Bergmann 1898. — Peiper, A.: Die Eigenart der kindlichen Hirntätigkeit. Leipzig: Georg Thieme 1949. — Pron: Les maladies de l'estomac. Paris: A. Meloine 1921.

Reichmann, M.: Ein zweiter Fall von continuirlicher stark saurer Magensecretion. Berl. klin. Wschr. 1884, 21. — Über sogenannte „Dyspepsia acida". Ein Beitrag zur Symptomatologie der Magenkrankheiten. Berl. klin. Wschr. 1884, 768. — Riegel: Erkrankungen des Magens. Wien u. Leipzig 1908. — Riegel, F.: Beiträge zur Lehre von den Störungen der Saftsecretion des Magens. Z. klin. Med. 11, 1 (1886). — Beiträge zur Diagnostik und Therapie der Magenkrankheiten. Z. klin. Med. 11, 167 (1886). — Roemheld, L.: (1) Der gastro-kardiale Symptomenkomplex, eine besondere Form sogenannter Herzneurose. Z. physik. u. diät. Ther. 16, 339 (1912). — (2) Zur Therapie nervöser Herzstörungen. Fortschr. Ther. 1, 353 (1925). — Rosenbach: Nervöse Zustände und ihre psychische Behandlung. Berlin: Fischer med. Buchhandel, H. Hornfeld 1903. — Roux, Moutier et Caille: Pathologie intestinale. Paris: Gaston Doin 1923. — Rovsing: Die Gastro-Koloptosis. Leipzig: F. C. W. Vogel 1914.

Scheler, M.: (1) Mensch und Geschichte. Neue Rdsch. 1926, 449. — (2) Stellung des Menschen im Kosmos. Darmstadt: O. Reichl 1928. — Schilder: Leib-Seele-Problem. In Psychogenese und Psychotherapie körperlicher Symptome, herausgeg. von Oswald Schwarz. Wien: Springer 1925. — Schippers, J. C.: Zur sogenannten Rumination im Säuglingsalter. Z. Kinderheilk. 10, 92 (1914). — Schulz, I. H.: Zbl. Psychoanal. u. Psychother. 3, H. 2 (1930). — Schütz, E., u. S. Kreuzfuchs: Ein Fall von Rumination mit dem Röntgenbefund eines intermittierenden Sanduhrmagens. Wien. klin. Wschr. 1914 I, 698. — Stiller, B.: Die asthenische Konstitutionskrankheit. Stuttgart: Ferdinand Enke 1907. — Die asthenische Konstitution. Z. angew. Anat. 6, 48 (1920). — Strauss, H.: Die Bedeutung der Secretionsstörungen des Magens für Diagnose und Therapie. In Deutsche Klinik, Bd. 5, S. 385. 1903. — Strümpell, A.: Einige Bemerkungen über das Wesen und die Diagnose der sog. nervösen Dyspepsie. Dtsch. Arch. klin. Med. 73, 672 (1902).

Vorkastner: Organneurosen und Organnervenerkrankungen. In Lewandowskys Handbuch der Neurologie, Bd. 5, S. 1—178. Berlin: Springer 1914. Hier ältere Literatur!

Weizsäcker, v.: Verh. Ges. Verdgskrkh. 1926, 222. — Wenckebach, K. S.: Über pathologische Beziehungen zwischen Atmung und Kreislauf beim Menschen. Slg klin. Vortr. 1907, Nr 465/466. — Wittkower, E.: (1) Über affektiv-somatöse Veränderungen. IV. Mitt. Zur affektiven Beeinflußbarkeit der Magensecretion. Klin. Wschr. 1931 II, 1811. — (2) Neue Ergebnisse über affektive Beeinflussung der Magenfunktion. Verh. dtsch. Ges. inn. Med. 43, 68 (1931).

Yllpö, A.: Über Rumination mit Luftschlucken beim Säugling. Z. Kinderheilk. 15, 85 (1917).

XXXIV. Funktionelle Störungen und Krankheiten nach Magenoperationen.

Adlersberg, D., u. E. Hammerschlag: (1) The postgastrectomy syndrome. Surgery 21, 720 (1947). — (2) Mechanism of the postgastrectomy syndrome. J. Amer. Med. Assoc. 139, 429 (1949). — Allen, A. W.: Gastric ulcer and cancer. Surgery 17, 750 1945). — Alvarez, W. C.: Sixty years of vagotomy; a review of some 200 articles. Gastroenterology

10, 413 (1948). — ANGERER, H.: Veränderungen im Magendarmtrakt nach operativer Änderung der Reizlage. Arch. klin. Chir. **139**, 547 (1926). ANSCHÜTZ, W.: (1) Über die palliative Resektion des Magenkarzinoms. Dtsch. Z. Chir. **214**, 1 (1929). — (2) Die Diagnose und Prognose bei der chirurgischen Behandlung des Magenkarzinoms. Münch. med. Wschr. **1925** I, 1.

BARNES, C. G.: Hypoglycemia following partial gastrectomy. Lancet **1947** II, 536. — BECKERMANN: Über spontane Hypoglykämie nach Magenoperationen. Dtsch. med. Wschr. **1933**, 683. — BENCE, J.: Die Beziehungen der experimentellen agastrischen Anämie zur Perniciosa. Z. klin. Med. **130**, 275 (1936). — BERG: Nordischer Chirurgenkongr. 1897. — BERG, H. H.: Mißerfolge nach Magenoperationen. Chirurg **1932**, 318. — BERKMAN, J. M., u. F. J. HECK: Symptoms following partial gastric resection. Gastroenterology **5**, 85 (1945). BERNING, H.: Die Eiweißmangelanämie. Klin. Wschr. **1947**, 585. — BIRGFELD, E.: Über das Ulcus pepticum jejuni nach Magenresektion. Arch. klin. Chir. **137**, 568 (1925). — BOLLER, R.: Der operierte Magen. Wien: Urban & Schwarzenberg 1947. — BRAUCH, F.: Zur pathologischen Physiologie des resezierten Magens. Klin. Wschr. **1939**, 53. — BRAUN: Dtsch. Chirurgenkongr. 1899. — BRAUN, W.: Berl. Ges. Chir. Sitzg vom 12. Dez. 1927. Diskussionsbemerkung über „Karzinom an alter Gastroenterostomiestelle". Ber. Zbl. Chir. **55**, 539 (1928). — BREITNER: Zit. nach SPATH 1950. — BROWNE, D. C., and G. McHARDY: Postgastrectomy gastritis. Ann. Int. Med. **20**, 789 (1944). — BUCHER, G. R., and A. C. IVY: Disappearance of uropepsin from the urine of gastrectomized cats. Amer. J. Physiol. **150**, 415 (1947). — BUCHGRABER, K., u. H. FLEISCHHACKER: Übergang einer hypochromen Resektionsanämie in Perniciosa. Wien. Arch. inn. Med. **32**, 33 (1938). — BÜRKLE DE LA CAMP, H.: Zur Pathologie und Chirurgie der peptischen Schädigungen des Magen-Darm-Kanals. Dtsch. Z. Chir. **220**, 31 (1929). — BUSACCHI, V.: Sindrome di spure in resecato gastrico. Arch. Pat. e Clin. med. **22**, 169 (1941). — BUTLER, T. J., and W. M. CAPPER: Experimental study of 79 cases showing the early post-gastrectomy syndrome. Brit. Med. J. **1951**, No 4716, 1177.

CERANKE, P., u. F. FEYRTER: Über die Pathogenese der Anaemia perniciosa. Wien. Z. inn. Med. **29**, 47 (1948). — CHIARI, O. M.: Über das postoperative Jejunalulcus. Arch. klin. Chir. **134**, 709 (1925). — CHIATELLINO: Arch. ital. Mal. Appar. digest. **3**, 160 (1934). — CHRISTIANSEN, T.: (1) Über postoperative Gastritis. Gastroskopische Untersuchungen. Gastroenterologia (Basel) **67**, 309 (1942). — (2) Om gastritis postoperativa. Nord. Med. (Hospitalstid.) **25**, 300 (1945). — CUSTER, M. D., H. R. BUTT and J. M. WAUGH: The so-called „dumping syndrome" after subtotal gastrectomy. A clinical study. Ann. Surg. **123**, 410 (1946).

DEMOLE, H. M.: Traitement des anemies par la caseine. Schweiz. Ges. für Inn. Med. Jverslg am 11. u. 12. Mai 1946 in Montreux. Ref. Schweiz. med. Wschr. **1946**, 615. — DRAGSTEDT, L. R., and F. M. OWNS jr.: Supra diaphragmatic section of vagus nerves in treatment of duodenal ulcer. Proc. Soc. Exper. Biol. a. Med. **53**, 152 (1943).

EBELING, W. W.: Primary jejunal ulcer. Ann. Surg. **97**, 857 (1933). — EICHELTER, G.: Spontanperforation des paralytisch erweiterten Duodenalschenkels 4 Jahre nach subtotaler Magenresektion wegen Ulcus. (Primäres Carcinom an der Anastomosenstelle.) Dtsch. Z. Chir. **222**, 106 (1930). — ENDERLEN, E., u. ZUKSCHWERDT: (1) Die Erregung der Magensaftsekretion nach Resektion des Antrum-Pylorusanteils des Magens. Dtsch. Z. Chir. **232**, 290 (1931). — (2) Die chirurgische Behandlung des peptischen Geschwürs. Chirurg **5**, 849 (1933). — EVENSON, O. K.: Alimentary hypoglycemia after stomach operations and influence of gastric emptying on glucose tolerance curve. Acta med. scand. (Stockh.) Suppl. **126**, 1 (1942). — EVERT, J. A., M. BLACK u. M. B. DOUGHERTY: Surgery **23**, 185 (1948).

FRETHEIM, B.: Postoperative hypopreoteinemia after gastrectomies. Acta chir. scand. (Stockh.) **96**, Suppl. 130 (1947). — FUCHS: Wien. klin. Wschr. **1948**, 639.

GILBERT, J. A. L., and D. M. DUNLOP: Hypoglycemia following partial gastrectomy. Brit. Med. J. **1947**, 330. — GOETZE, O.: (1) Der operativ veränderte Magen-Darmtraktus. In GROEDELS Lehrbuch der Röntgenologie. München: J. F. Lehmann 1924. — (2) Die Motilität und Sekretion des operierten Magens. In Handbuch der normalen und pathologischen Physiologie, Bd. III, S. 1199—1239. Berlin: Springer 1927. — GOLDHAMER, S. M.: Pernicious anemia syndrome in gastrectomized patients. Surg. etc. **57**, 257 (1933). — GRIMSON, K. S., R. W. RUNDLES, G. J. BAYLIN, H. M. TAYLOR and E. J. LINBERG: Vagotomy. Observations during four years. Surgery **27**, 49 (1950). — GÜLZOW, M.: (1) Zur Dystrophie der Erwachsenen. Dtsch. med. Rdsch. **1949**, H. 7. — (2) Zur Frage Cystin und Unterernährung. Klin. Wschr. **1949**, 780. — (3) Experimentelle Hypoproteinämie und Plasmaeiweißkörperregeneration. Verh. dtsch. Ges. inn. Med. (55. Kongr.) **1949**. — GÜLZOW, M., u. H. PICKERT: (1) Plasmaeiweißkörperregulation. V. Mitt. Akuter Blutverlust bei Fehlernährung. Klin. Wschr. **1949**, 50. — (2) Plasmaeiweißkörperregulation. VI. Mitt. Regeneration des Plasmaeiweiß und Stoffwechseluntersuchungen nach Plasmaentzug (Plasmapheresen). Z. exper. Med. **115**, 40 (1949). — (3) Plasmaeiweißkörperregulation. VII. Mitt. Plasmaeiweißregeneration nach bestimmten schädigenden Eingriffen. Z. exper. Med. **115**, 52 (1949). — GULLICKSON, M. J., and D. A. CAMPBELL: Gastric excretion of neutral red as influenced by vagotomy. Gastroenterology **12**, 454 (1949). — GUTMANN, R. A.: Les complications de la gastrectomie du point de vue radiologique. Acta gastro-enterol. belg. 13, 969 (1950). — GUTZEIT, K.: Schwere Anämien und Systemerkrankungen des Mesenchyms beim magenlosen Hund. Verh. dtsch. Ges. inn. Med. 44, 478 (1932).

HABELMANN, G.: Die postoperativen Komplikationen. Leipzig: Georg Thieme 1941. — HABERER, V.: Nachkrankheiten nach Magenoperationen. 4. Tagg der Ges. für Verdgs- u. Stoffw.krkh. 1924, Ber. S. 197. — HAENEL, U.: Helvet. med. Acta 17, 627 (1950). — HAHN and WHIPPLE: J. of Exper. Med. 69, 315 (1939). — HARTL, H.: Erwiesene und unwahrscheinliche Ursachen des Ulcus pepticum jejuni. Wien. klin. Wschr. 1951, 945. — HEILMEYER, L., u. H. BEGEMANN: Blut und Blutkrankheiten. In Handbuch der inneren Medizin, Bd. 2. Berlin-Göttingen-Heidelberg: Springer 1951. — HEMMELER, G.: L'anémie hypochrome après résection d'estomac. Schweiz. med. Wschr. 1942 II, 1105. — HERTEL, E.: Die Entstehungsursachen des postoperativen Jejunalgeschwürs. Mitt. Grenzgeb. Med. u. Chir. 42, 57 (1930). — HEYMANN, E.: Diskussionsbemerkung über Magencarcinomentstehung aus einem Ulcus. Ber.: Zbl. Chir. 55, 539 (1928). — HOFFMANN, V.: Beschwerden nach Magenoperationen. Münch. med. Wschr. 1952, 691, 821. — HUBER, P.: Schattenseiten der Ulkuschirurgie. Wien: Wilhelm Maudrich 1949.

IRVINE, W. T.: Postprandial symptoms following partial gastrectomy. Brit. Med. J. 1948, 514. — IVY, A. C., MORGAN and FARRELL: Effects of total gastrectomy: experimental achylia gastrica in dogs with occurence of spontaneous anaemia and anaemia of pregnancy. Surg. etc. 53, 611 (1931).

JASIŃSKI, B., u. W. OTT: Larvierter Eisenmangel, ein wesentlicher Teilfaktor des Dumping-Syndroms bei Magenresezierten. Schweiz. med. Wschr. 1951, 1141. — JUDD, E. S.: Jejunal ulcer. Surg. etc. 33, 120 (1921). — JUDD, E. S., E. STARR and M. TISCHER-HOERNER: Jejunal ulcer. Ann. Surg. 102, 1003 (1935).

KALK, H.: Die Krankheiten nach Magenoperationen. Das postoperative Geschwür. In Handbuch der inneren Medizin, Bd. 3, Teil 1, S. 654—685. Berlin: Springer 1938. — KALK, H., u. MEYER: Blutzuckerspiegel und Magenresektion. Z. klin. Med. 120, 692 (1932). — KENNEDY, C. S., R. P. REYNOLDS and M. O. CANTOR: „Dumping syndrome" following anterior gastrojejunostomy. J. Michigan State Med. Soc. 46, 1153 (1947). — KNOTHE, W.: Ein Beitrag zur Röntgenuntersuchung operierter Mägen. Fortschr. Röntgenstr. 34, 688 (1926). — KONJETZNY, G. E.: (1) Die Entzündung des Magens. In HENKE-LUBARSCH' Handbuch der speziellen pathologischen Anatomie und Histologie, Bd. 4, Teil 2, S. 768. Berlin: Springer 1928. — (2) Mißerfolge nach Magenoperationen. Teil I: Gastritis, Duodenitis, Jejunitis. Chirurg 4, 402 (1932). — (3) Die Geschwürsbildung im Magen, Duodenum und Jejunum. Stuttgart: Ferdinand Enke 1947.

LAPP u. DIBOLD: (1) Magentätigkeit in ihrer Beziehung zum Blutzuckerspiegel. Dtsch. Arch. klin. Med. 173, 550 (1932). — (2) Blutzuckerablauf in seiner Beziehung zum resezierten Magen. Klin. Wschr. 1933, 547. — LEGER, L., et J. LOYGUE: Les dysfonctionnements précoces de l'anastomose après gastrectomie. J. de Chir. 65, 116 (1949). — LEOTTA, N.: Die Gastritis bei den verschiedenen Baucherkrankungen, ihr Verhältnis zum Magen-Duodenal-Geschwür. Forze san. 4 (1936). — Boll. acad. Lancis Roma 8 (1936). — LURJE, A.:Krebs an der gastroenteroanastomotischen Öffnung. Zbl. Chir. 62, 2304 (1935).

MACHELLA, TH. E.: (1) The mechanism of the postgastrectomy „dumping syndrome". Ann. Surg. 130, 145 (1949). — (2) Mechanism of the post-gastrectomy dumping syndrome. Gastroenterology 14, 237 (1950). — MEYER, C. E., S. H. EPPSTEIN, F. H. BETHELT and B. E. HALL: Federat. Proc. 9, 205 (1950). — MEYER-BURGDORFF u. W. SCHMIDT: Der operierte Magen. Leipzig: Georg Thieme 1930. — MEYTHALER, F., u. G. Rossow: Kohlenhydrat-stoffwechselstörungen nach Magenoperationen. Ther. Gegenw. 1949, 79. — MIKULICZ u. TIEGEL: Zit. nach DENK, Studien über die Ätiologie und Prophylaxe des postoperativen Jejunalgeschwüres. Arch. klin. Chir. 116, 1 (1921). — MIX, C. L.: „Dumping stomach" following gastro-jejunostomy. Surg. Clin. N. Amer. 3, 617 (1922). — MOERSCH, H. J., and W. WALTERS: Gastroscopic observations in cases of distress following operations on the stomach. Surg. etc. 71, 129 (1949). — MONASTERIO, G.: Über die agastrischen Anämien. Klin. Wschr. 1939 II, 1385. — MOORE, F. D.: Vagusresection for ulcer, an interim evaluation. Ann. Surg. 126, 664 (1947). — MORAWITZ: Agastrische Anämien und ihre Beziehungen zur Anaemia perniciosa. Arch. Verdgskrkh. 47, 305 (1930). — MORRIN, F.: Ir. J. Med. Sci. 6, 198 (1931). — MOUTIER, F.: Ulcères et ulcérations gastriques et jéjunales après gastrectomie. Acta gastro-enterol. belg. 13, 973 (1950).

O'NEILL, T.: The dumping syndrome; an operation for its prevention. Brit. Med. J. 1950, No 4669, 15.

PALMER, E. D.: Stomach disease as diagnosed by gastroscopy, S. 150—160. Philadelphia: Lea a. Febiger 1949. — PAULSON, M., and S. GLADSDEN: Gastroscopic appearance following vagotomy. With significance of observations in relation to gastric innervation. J. Amer. Med. Assoc. 139, 151 (1949). — PERMAN, E.: The so-called dumping syndrome after gastrectomy. Acta med. scand. (Stockh.) 1947, Suppl. 196, 361. — PETRI, S., A. S. OHLSEN u. D.

Bøggild: Experimentelle Untersuchungen über gastrogene Anämien (bei Hunden). Acta med. scand. (Stockh.) 87, 14 (1935). — Fol. haemat. (Lpz.) 54, 150 (1936); 55, 161 (1936). — Acta path. scand. (København) Suppl. 26, 190 (1936); 14, 11 (1937). — Planteydt, J. M.: Übergang hypochromer Anämie in hyperchrome, Jahre nach einer Magenresektion. Nederl. Tijdschr. Geneesk. 1935, 4153. — Porges: Diskussion zu Adlersberg u. Hammerschlag, J. Amer. Med. Assoc. 139, 429 (1949). — Postlethwait, R. W., F. H. Hesser, J. R. Chittum and H. C. Hill: Effect of drugs on gastric motility following vagotomy. Proc. Soc. Exper. Biol. a. Med. 65, 95 (1947). — Pribram, B. O.: Die Gastroenterostomie als Krankheit. Klin. Wschr. 1923 II, 1542. — Prinz, H.: Über Krebsbildungen im Gastroenterostomieiing und deren Bedeutung für die Lehre von der Krebsentstehung im Magen. Arch. klin. Chir. 191, 140 (1938). — Puhl, H.: Primäres Jejunalgeschwür mit heterotroper Fundusschleimhaut. Dtsch. Z. Chir. 239, 624 (1933).

Rehli, P.: Das Carcinom des Restmagens. Gastroenterologia (Basel) 77, 281 (1951). Ringel: Diskussionsbemerkung über Ulcus pepticum jejuni nach Gastroenterostomie. 17. Tagg Ver.igg nordwestdtsch. Chirurgen 1919. Ber.: Zbl. Chir. 47, 230 (1920).

Schindler, R.: (1) The value of gastroscopy in diagnosis and surgical treatment of chronic gastroduodenal ulcer. Surgery 2, 692 (1937). — (2) Gastroscopic observations in resected stomachs. Amer. J. Digest. Dis. 7, 505 (1940). — Schinz, H. R., W. E. Baensch, E. Friedl u. E. Uehlinger: Lehrbuch der Röntgendiagnostik. 7. Liefg, 3183—3206. Stuttgart: Georg Thieme 1952. — Schwartz, A., J. Reingold and H. Necheles: Investigation of the relationship between blood sugar and general complaints following subtotal gastric resection. Amer. J. Digest. Dis. 9, 151 (1942). — Schwarz, E.: Über die Totalexstirpation des Magens. Zbl. Chir. 53, 578 (1926). — Shemin, D., and J. Rittenberg: J. of Biol. Chem. 166, 621 (1946). — Singer, H. A.: Arch. Int. Med. 49, 429 (1932). — Snell, A. M.: Behaviour of stomach after operation for duodenal ulcer. Amer. J. Surg. 35, 45 (1937). — Spath, F.: Die chirurgische Therapie des Magen-Duodenal-Ulcus in der Schule v. Haberer. Wien: Springer 1950. — Stern, J. R., and J. McGinnis: Arch. of Biochem. 28, 364 (1950). — Strauss: Hypochrome Anämie nach Magenresektion beim Hund. Arch. klin. Chir. 199, 139 (1940). — Stucke, K.: Zur „totalen" Magenresektion. Langenbecks Arch. u. Dtsch. Z. Chir. 265, 17 (1950).

Ternberg, T. L., and R. E. Eakin: J. Amer. Chem. Soc. 71, 3858 (1949). — Teschendorf, W.: Lehrbuch der röntgenologischen Differentialdiagnostik der Erkrankungen der Bauchorgane. Leipzig: Georg Thieme 1937. Stuttgart: Georg Thieme 1950.

Urrutia: Das Ulcus pepticum jejuni nach Magenoperationen in Spanien. Arch. Verdgskrkh. 40, 339 (1927).

Walters, W.: Diskussion zu Walters, Gray u. Priestley, Annual report on the stomach and duodenum for 1946. Proc. Staff Meet. Mayo Clin. 23, 35 (1948). — Walters, W., H. A. Neibling, W. Bradley, J. T. Small and J. W. Wilson: A study for the results, both favorable and unfavorable, of section of the vagus nerves in the treatment of peptic ulcer. Ann. Surg. 126, 679 (1947). — Wangensteen, Coller u. Crook: Zit. nach W. Roost, Fortschritte der amerikanischen Chirurgie: Warum? Schweiz. med. Wschr. 1947, 1109. — Wells, C., and R. Welbourn: Postgastrectomy syndromes. A study in applied physiology. Brit. Med. J. 1951, No 4706, 546. — Wolfsohn: Magenkarzinom nach Gastroenterostomie. Berl. Ges. Chir., Sitzg von 12. Dez. 1927. Ber.: Zbl. Chir. 55, 539 (1928). — Wydler, A.: Ein Beitrag zur Chirurgie des Magen- und Duodenalgeschwüres. Mitt. Grenzgeb. Med. u. Chir. 35, 171 (1922).

Zenker, R.: Die Eingriffe in der Bauchhöhle. Allgemeine und speziell-chirurgische Operationslehre, 2. Aufl., Bd. VII, Teil 1. Berlin-Göttingen-Heidelberg: Springer 1951. — Zollinger and Hoerr: Gastric operations: Troublesome postoperative symptoms with special reference to carbohydrate ingestion. J. Amer. Med. Assoc. 134, 575 (1947).